Handbuch der inneren Medizin

Begründet von L. Mohr und R. Staehelin

Herausgegeben von H. Schwiegk

Vierter Band: Erkrankungen der Atmungsorgane

Fünfte, völlig neu bearbeitete und erweiterte Auflage

Teil 2

Bronchitis · Asthma Emphysem

Bearbeitet von:
H. Bachofen H. Fabel R. Ferlinz E. Fuchs W. Hartung
P. Hilpert E. Kammler B. Rasche H.St. Stender W.T. Ulmer

Herausgegeben von W.T. Ulmer

Mit 336 Abbildungen und 57 Tabellen

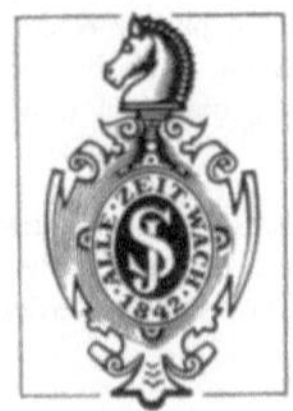

Springer-Verlag Berlin Heidelberg New York 1979

CIP-Kurztitelaufnahme der Deutschen Bibliothek:

Handbuch der inneren Medizin / begr. von L. Mohr u. R. Staehelin. Hrsg. von
H. Schwiegk. – Berlin, Heidelberg, New York : Springer.
NE: Mohr, Leo [Begr.]; Schwiegk, Herbert [Hrsg.]
Bd. 4. Erkrankungen der Atmungsorgane.
Teil 2. → Bronchitis, Asthma, Emphysem
Bronchitis, Asthma, Emphysem / bearb. von: H. Bachofen ... Hrsg. von W.T. Ulmer.
– 5., völlig neu bearb. u. erw. Aufl. – Berlin, Heidelberg, New York : Springer,
1979.
   (Handbuch der inneren Medizin ; Bd. 4, Teil 2)
ISBN-13: 978-3-642-67074-9   e-ISBN-13: 978-3-642-67073-2
DOI: 10.1007/978-3-642-67073-2

NE: Bachofen, Hans [Mitarb.]; Ulmer, Wolfgang T. [Hrsg.]

Vorwort

Sicher gibt es nicht allzu viele Gebiete der inneren Medizin, die während der Zeit zwischen zwei Handbuchausgaben so große Fortschritte belegen können wie die Pneumologie. Diese Ergebnisse auf den Gebieten Bronchitis, Emphysem und obstruktive Atemwegserkrankungen sind natürlich wesentlicher Inhalt der hier vorgelegten Beiträge. Diese Fortschritte haben erfreulicherweise nicht bei der Verbesserung unseres theoretischen Wissens haltgemacht; sie haben sich bis in die täglich angewandte Therapie mit großer Effektivität und Effizienz ausgewirkt.

Die hier abgehandelten Erkrankungen zählen zu den häufigsten in der gesamten inneren Medizin. Sowohl die Häufigkeit als auch die großen Fortschritte führten zu einer Flut von Publikationen. Hier stehen die Verfasser eines derartigen Handbuches vor fast unüberwindlichen Schwierigkeiten: Es ist nicht mehr möglich, alle Arbeiten zu lesen oder gar sorgfältig durchzuarbeiten. So müssen sich die Autoren konzentrieren auf Wesentliches, wobei die Gefahren der Willkür und des Übersehens unausbleiblich sind. Hier müssen wir uns sicher gelegentlich entschuldigen, andererseits ist hier stärker als früher die Möglichkeit gegeben, daß die persönliche Meinung der Autoren deutlich zur Darstellung kommt. Alle Autoren der verschiedenen Beiträge haben sich hiervor nicht gescheut, wirkt doch dieses Vorgehen zumindest anregender für die weitere Diskussion und für die weiter zu leistende Arbeit.

Daß hier in einem Handbuch, in welchem mehrere Autoren zu verwandten Themen Stellung zu nehmen haben, gewisse Überschneidungen nicht zu vermeiden sind, sollte toleriert werden. Gerade diese Stellen werden dem Leser die Vielfalt der Aspekte deutlich machen. Die feineren Unterschiede sagen oft mehr als vereinfachende Harmonisierung.

Die Autoren wünschen sich, daß dieser Handbuchband mit den vielen neuen Aspekten in diesem Sinne aufgenommen wird und daß, was sicher die Arbeit für den nächsten Neubearbeiter nicht leichter macht, bis zur nächsten Auflage der Fortschritt in gleicher Rasanz, Intensität und Effizienz zum Nutzen unserer Patienten anhält.

Dem Verlag sei für die verständnisvolle Geduld, die hervorragende Ausstattung wie für die große Sorgfalt, die ja schon zum internationalen Maßstab ähnlicher Werke geworden ist, wieder sehr gedankt.

Bochum   W.T. ULMER

Mitarbeiterverzeichnis

BACHOFEN, H., Prof. Dr.,
Pneumologische Abteilung der
Medizinischen Universitätsklinik, Inselspital,
CH-3010 Bern

FABEL, H., Prof. Dr., Leiter der Abteilung für
Pneumologie, Medizinische Hochschule Hannover,
Podbielskistr. 380, 3000 Hannover 51

FERLINZ, R., Prof. Dr., Klinikum der Universität,
Abteilung für Pneumologie,
Langenbeckstr. 1, 6500 Mainz

FUCHS, E., Prof. Dr., Stiftung Deutsche Klinik für Diagnostik,
Fachbereich Allergologie,
Aukammallee 33, 6200 Wiesbaden

HARTUNG, W., Prof. Dr., Ruhr-Universität, Institut für Pathologie,
Universitätsstr. 150, Gebäude MAFB, 4630 Bochum-Querenburg

HILPERT, P., Prof. Dr., Chefarzt der II. Medizinischen Klinik,
Elisabeth Krankenhaus GmbH,
Schulgasse 20, 8440 Straubing

KAMMLER, E., Dr., Medizinische Universitätsklinik und
Poliklinik der Berufsgenossenschaftlichen Krankenanstalten
„Bergmannsheil Bochum"
Hunscheidtstr. 1, 4630 Bochum

RASCHE, BRIGITTE, Dr., Silikose-Forschungsinstitut, Bergbau-
Berufsgenossenschaft, Medizinische Abteilung,
Hunscheidtstr. 12, 4630 Bochum

STENDER, H.St., Prof. Dr., Medizinische Hochschule,
Institut für klinische Radiologie,
Karl-Wiechert-Allee 9, 3000 Hannover 61

ULMER, W.T., Prof. Dr., Chefarzt der Medizinischen Universitätsklinik und Poliklinik der Berufsgenossenschaftlichen Krankenanstalten „Bergmannsheil Bochum"
Hunscheidtstr. 1, 4630 Bochum

Inhaltsverzeichnis

Störungen der Lungenfunktion und ihre Meßmöglichkeiten (Übersicht) 99

W.T. ULMER. Mit 23 Abbildungen und 2 Tabellen

**Das EKG bei Bronchitis,
Emphysem und obstruktiven
Atemwegserkrankungen** 293

H. FABEL. Mit 1 Abbildung und 3 Tabellen

**Die primäre chronische, nichtobstruktive Bron-
chitis** 303

E. KAMMLER und W.T. ULMER. Mit 3 Abbildungen und 6 Tabellen

Bronchiektasie: Klinik 347

P. HILPERT. Mit 2 Abbildungen und 1 Tabelle

Das Lungenemphysem 377

R. FERLINZ. Mit 20 Abbildungen und 8 Tabellen

Allergische Atemwegsobstruktion (Allergisches-extrinsic-Asthma bronchiale) . . 543

E. Fuchs. Mit 22 Abbildungen und 19 Tabellen

Klinisches Bild der nichtatopischen Atemwegsobstruktion 675

W.T. ULMER. Mit 25 Abbildungen und 4 Tabellen

Anatomie der Lunge

W. Hartung

Mit 16 Abbildungen

Voraussetzung für den äußeren Gasaustausch ist eine große Kontaktfläche mit möglichst geringem Diffusionswiderstand, an der die Reaktionspartner Luft und venöses Blut in optimal abgestimmter Menge aneinander vorbeigeführt werden. Auf der Blutseite ist dafür der Lungenkreislauf zwischen rechter und linker Herzkammer mit einem großen Kapillarsystem im respiratorischen Alveolargebiet entwickelt. Auf der Luftseite dagegen erfolgt der Luftwechsel in- und exspiratorisch über das gleiche verzweigte System der Luftwege, so daß jeweils nur ein verhältnismäßig kleiner Frischluftanteil dem Alveolarluftvolumen inspiratorisch zugemischt wird, von dem zudem noch ein Teil in dem für den Gasaustausch nicht nutzbaren Anteil des sog. Totraumes der Atemwege verbleibt.

Die anatomischen Grundlagen können in diesem Kapitel wegen des begrenzten Raumes nur kursorisch unter Herausstellung funktionell und klinisch wichtig erscheinender Zusammenhänge behandelt werden. Weitere Einzelheiten sind insbesondere den ausführlichen Darstellungen der Anatomie zu entnehmen (Felix, 1928; Braus, 1934; Bargmann, 1936; Heiss, 1936; Miller, 1950; Fischer, 1952; Policard, 1955; Weibel, 1963; v. Hayek, 1970).

A. Das Thorax-Lungensystem

I. Zusammenhang der Atemkräfte

Das Alveolarluftvolumen (bei ruhiger Atmung die sog. funktionelle Residualkapazität) wird durch die ständige elastische Ausspannung der beiden Lungenflügel in den Hemithoraces aufrechterhalten. Lungen und Thoraxwandungen einschließlich der Atemmuskulatur wirken nach dem Prinzip einer federgebremsten Waage (v. Hayek, 1970) bei den Ventilationsbewegungen zusammen (Abb. 1). Die exspiratorisch gerichtete elastische Lungenretraktionskraft steht dabei in der Ruhestellung mit den inspirationswärts gerichteten Kräften der Thoraxwand im Gleichgewicht. Zur Thoraxwand gehört auch das Zwerchfell als untere Grenze. Der elastische Lungenzug wirkt sich auch noch auf das obere Drittel des Abdominalraumes aus. Seine Übertragung auf die im Mediastinum gelagerten Organe hat für die Blutfüllung der Herzvorhöfe Bedeutung. Speziell kann diese Druckübertragung auf den Oesophagus für atemmechanische Messungen mittels der Oesophagusballonsonde genützt werden.

Die Inspirationsbewegung erfolgt aktiv durch Anspannung der Inspirationsmuskulatur, deren wichtigster Teil das Zwerchfell ist. Da dessen inspiratorische Bewegung gegen das Abdomen gerichtet ist, können abnorme Druckverhältnisse im Abdominalraum (Aszites, Adipositas, Schwangerschaft u.dgl.) zu einer Minderung der exspiratorischen Reser-

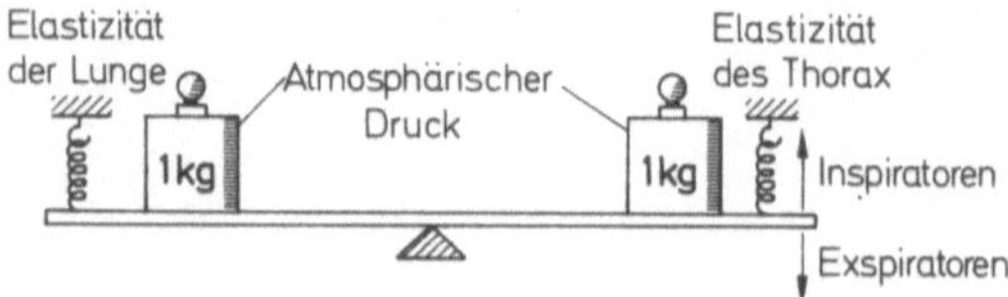

Abb. 1. Darstellung der Druckverhältnisse im Thorax-Lungensystem am Modell der federgebremsten Waage. Der Gleichgewichtszustand entspricht der Atemmittellage (funktionelle Residualkapazität); in- und exspiratorische Bewegungen bedürfen der Muskelaktion. (Aus: v. Hayek, Die menschliche Lunge 1970)

vekapazität führen (Hartung u. Kafarnik, 1966). Auch Form- und Bewegungsstörungen der knöchernen Thoraxwand einschließlich der Wirbelsäule (Rippenserienfraktur, Kyphoskoliose, Lähmung der Atemmuskulatur u.dgl.) wirken sich als weitere extrapulmonale Störungsursachen auf die Lungenventilation aus (Uehlinger, 1960). Im Alter bewirkt die Kyphosierung der Wirbelsäule eine Änderung der Lungenform mit Zunahme des Querdurchmessers (Loeschcke, 1928).

Die Exspirationsbewegung erfolgt aktiv erst im Bereich der exspiratorischen Reservekapazität. Die Exspirationsphase wird entscheidend durch die elastische Retraktionskraft der Lunge geprägt. Dies gilt auch für die muskulär bewirkte forcierte Exspiration, während der bei schlaffer Lunge bronchiale Kollapsmechanismen als Folge positiver Intrathorakaldrücke zu einer starken Abschwächung des Atemstoßes führen. Auch die Bauchmuskulatur ist zu der Exspirationsmuskulatur zu rechnen, indem sie bei Kontraktion den Abdominaldruck steigert und damit die passive exspiratorische Zwerchfellbewegung verstärkt. Auch die Form der unteren Thoraxapertur wirkt sich auf die Zwerchfellfunktion aus, so wie dieses andererseits auf das untere Thoraxdrittel einwirkt und unter bestimmten krankhaften Bedingungen zu paradoxen Atembewegungen der Thoraxwand führen kann (Wade, 1954; Spühler, 1956; Campbell, 1958). Auf die überwiegend thorakalen oder abdominalen Atmungstypen hat die Straffheit der abdominalen Muskulatur neben der von der Funktionsfähigkeit der kleinen Rippengelenke und der knorpeligen Verbindungen zwischen Rippen und Sternum bewirkten Beweglich-

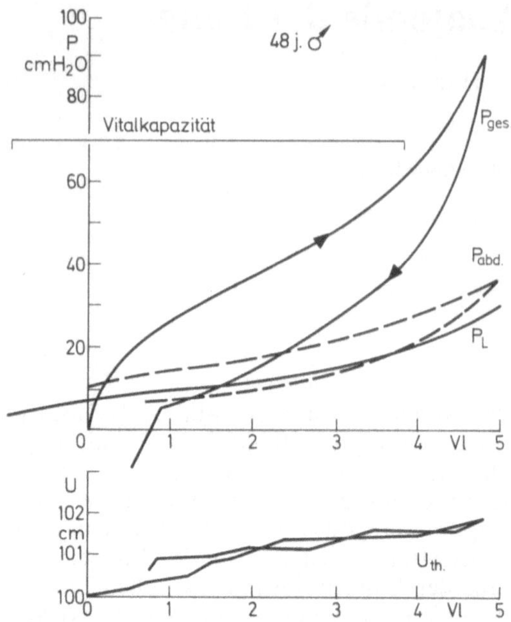

Abb. 2. Darstellung der Druck-Volumenbeziehungen im gesamten Thorax-Lungensystem an der Leiche. Ausgezogene Schleife = Diagramm des gesamten Systems (p_{ges}), gestrichelt = Bauchdruck (p_{abd}), ausgezogene Linie = inspiratorischer Diagrammschenkel der isolierten Lunge (p_L). Darunter: Umfangsänderungen des Thorax in Höhe der Mamillen. Die vermutlichen Grenzen der Vitalkapazität (4,75 l) bei dem 48jähr. lungengesunden Mann sind mit eingezeichnet. Die Pfeile kennzeichnen die In- und Exspirationsbewegung. (Aus: Hartung, Lungenemphysem, Springer 1964)

keit des knöchernen Thorax einen wesentlichen Einfluß (Abb. 2), der auch bei postmortaler Analyse der Atmungskräfte nachgewiesen werden kann (Hartung, 1963; Hartung u. Kafarnik, 1966). Die Zusammenhänge aller bei der Atmung auftretenden Kräfte wurden erstmals zusammenfassend von Rohrer (1925) dargestellt.

II. Die Lungenentwicklung

Die Anlage des Atemapparates (Braus, 1934; Grosser, 1945; Engel, 1950; Bucher u. Reid, 1961; Boyden, 1977; Hodson, 1977) geht aus einer medianen ventralen Aussprossung des Vorderdarmes hervor, die nach kranial vorwächst und im 5-mm-Stadium mit je einer seitlichen Bronchialknospe die primären Hauptbronchien zu bilden beginnt. Die Kehlkopfanlage rückt erst sekundär kranialwärts in die ursprüngliche Kiemenregion, die das knorpelige Kehlkopfskelett liefert. Die Lungen entwickeln sich durch weitere Aussprossung der Bronchusanlage in die Mesenchymfelder der Hemithoraces. Die Lappenbronchien sind etwa im 7-mm-Stadium, die Segmentbronchien im 9-mm-Stadium gebildet, die tertiären Bronchusgenerationen entstehen etwa bis zur 20. Woche. Die Mesenchymfelder mit den Bronchussprossen werden durch bindegewebige Septen gegliedert. Etwa von der 16. Woche an besteht das voll entwickelte Drüsenstadium. In der axialen Linie des Unterlappenbronchus führen etwa 17 Teilungsgenerationen bis zum Ende der späteren luftleitenden Wege. In anderen Abschnitten ergibt sich eine unterschiedliche, von den räumlichen Bedingungen abhängige Teilungsfolge.

Von der 20. Woche an setzt mit der Differenzierung der Endknospen die Bildung des eigentlichen respiratorischen Parenchyms mit Entstehung kapillarisierter Alveolen ein. Durch die Bildung der Alveolarräume wird das ursprüngliche kapillarisierte Mesenchym weitgehend reduziert. Das zunächst kubische Epithel der Lufträume wird z.T. abgestoßen, es verbleiben schließlich die mit der respiratorischen Entfaltung noch weiter gestreckten flachen Zytoplasmaausläufer der Pneumozyten vom Typ I.

Der Wachstumsprozeß setzt sich auch nach der Geburt noch durch Umwandlung von Alveolargängen in alveolen-freie Bronchiolen und Abspaltung neuer Alveolargänge aus den respiratorischen Bronchiolen fort (ENGEL, 1950).

Aus diesem Entwicklungsgang resultieren zahlreiche, im einzelnen sehr unterschiedliche Fehlbildungen der Luftwege, des respiratorischen Parenchyms und der Gefäße (SCHNEIDER, 1912; MÜLLER, 1928; GIESE, 1960; SPENCER, 1977). Fehlbildungen der Nachbarschaftsorgane, des Herzens und der großen Gefäße, des knöchernen Thorax oder des Zwerchfells können sich auf die Lungen auswirken und zu sekundären Fehlentwick-

lungen führen. Es ist aber festzustellen, daß erworbene Erkrankungen mit ähnlichen Störungen der Lungenstruktur ungleich häufiger auftreten, die gegen eine Lungenfehlbildung differentialdiagnostisch abgegrenzt werden müssen (HARTUNG, 1975).

III. Pleura und Pleurahöhle

Der Lungenkörper wird durch die Pleura visceralis (pulmonalis) zusammengefaßt. Auch die Pleura ist dehnbar. Sie ist durch die besonders im Bereich der Kanten kräftig entwickelten interlobulären Bindegewebssepten und die relativ stark vaskularisierte subpleurale interstitielle Bindegewebsschicht mit dem Lungengewebe verbunden. Ihre mechanische Festigkeit erlangt sie durch eine kräftige Faserschicht (Haupt- oder Mittelschicht). Diese enthält ein kräftiges unregelmäßiges Netzwerk dehnbarer elastischer Fasern. Die gewellt in Bündeln angeordneten kollagenen Fasern gehen erst in inspiratorischer Lage in Streckung über und bewirken den hohen Endwiderstand bei der Dehnung isolierter Lungen. Die Deckzellen sind nach Art eines flachen einschichtigen Epithels angeordnet, deren Einzelzellen ihre Form mit den wechselnden Dehnungslagen ändern.

Die resorptiven Funktionen werden von der Pleura parietalis wahrgenommen. Die Resorption wird durch die Pumpwirkung der Interkostalmuskulatur begünstigt. Sie kann über das Blut- und Lymphsystem erfolgen; auch dem eingelagerten Fettgewebe wird eine resorptive Funktion zugeschrieben (LOESCHCKE, 1934).

Die Pleurahöhle ist im Normalfall lediglich ein feiner, von einer schmalen Flüssigkeitsschicht gefüllter Spaltraum, der die gleitende Verschieblichkeit der Pleurablätter und damit der Lungen gegenüber der Thoraxwand ermöglicht. Im Bereich des Hilus und des sog. Mesopneumonium gehen das viscerale und parietale Pleurablatt ineinander über. Ergüsse im Pleuraraum führen zum Lungenkollaps bzw. bei großer Menge zur Lungenkompression. Sie sammeln sich der Schwerkraft folgend an und sind zuerst in den Sinus phrenico-costales zu finden. Bei Einlagerung eines kompressiblen Mediums, insbesondere von Luft bei Pneumothorax, wird der Koppelungszwang von Lunge und Thoraxwand aufgehoben, die Lunge kann sich hiluswärts retrahieren, der Hemithorax sich gemäß seiner inspirationsnäher liegenden elastischen Ruhestellung erweitern.

B. Der Aufbau des Lungenkörpers

I. Die Gliederung des Lungenkörpers

Die Eigenform der Lungenflügel ist der Form des jeweiligen Hemithorax einschließlich der in das Mediastinum eingelagerten Organe, besonders des Herzens, angepaßt. Sie bleibt an dem normalerweise passiv im Thorax ausgedehnten Organ wegen der ziemlich gleichmäßigen Dehnbarkeit aller Teile in den verschiedenen Dehnungslagen annähernd erhalten. Formdifferenzen gegenüber den sich unterschiedlich inspiratorisch erweiternden Thoraxabschnitten werden durch gleitende Verschiebung ausgeglichen. Der

Pleuraspalt zwischen Pleura parietalis und visceralis ermöglicht diese Bewegungen, die durch die Lappengliederung zusätzlich begünstigt werden. Flächenhafte Pleuraverwachsungen können sie stören und zu unregelmäßiger Dehnung und mechanischer Beanspruchung der Lungenstrukturen führen. Pleuraverwachsungen sind ein außerordentlich häufiger Befund (Hartung, 1963).

Die Gliederung des Lungenkörpers in Lappen, deren Interlobärspalten unterschiedlich tief bis an den Hilusbereich durchschneiden, die Untergliederung der Lappen in Segmente und deren weitere Untergliederung bis zu den Lobuli und Azini entspricht den Bronchusaufzweigungen, denen auch die Pulmonalarterienverzweigungen folgen. Lappungsanomalien sind nicht selten, sie haben aber – mit Ausnahme der sog. intralobären Lungensequestration, die eine echte Fehlbildung darstellt – keine nennenswerte Bedeutung (Segmentgliederung Abb. 3).

Nach funktionellen Gesichtspunkten läßt sich der Lungenkörper in die zentrale Kernzone, eine Intermediärzone und die periphere Mantelzone gliedern. Im Lungenkern sind die großen Leitungsbahnen massiert, während das Lungengewebe in der Mantelzone am stärksten dehnbar ist. Der größten Dehnbarkeit in der Mantelzone stehen die längsten Luftwege mit entsprechend erhöhten Strömungswiderständen entgegen, so daß

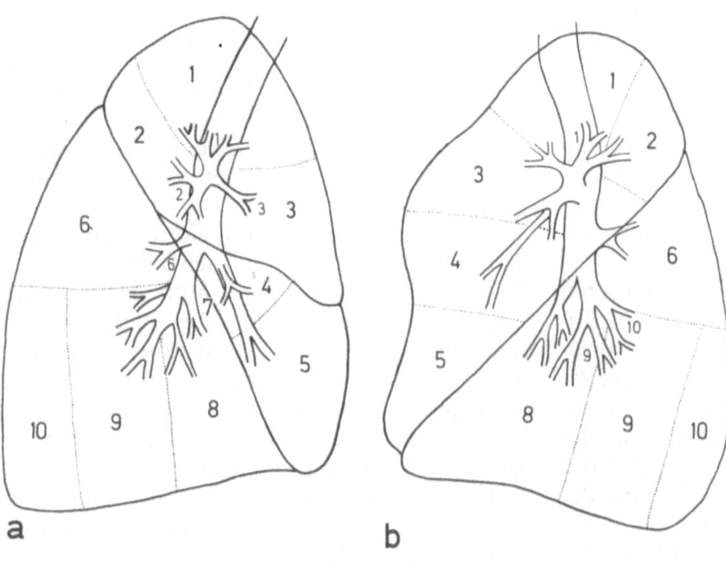

a   b

Abb. 3. Segmentgliederung der Lungen jeweils von der lateralen Fläche mit Durchprojektion der Bronchialbaumaufzweigungen nach der internationalen Nomenklatur (London 1949). a) rechte Lungen, b) linke Lunge. (Aus: v. Hayek, Die menschliche Lunge 1970)

man für die gesamte Lunge ein annähernd gleiches Produkt aus Compliance und Resistance (die sog. Zeitkonstante, OTIS et al., 1956) annimmt.

Bei aufrechter Haltung des Oberkörpers wirkt sich weiterhin auch noch die hydrostatische Druckschichtung aus. In der Lungenspitzenzone herrscht demnach ein höherer negativer Druck als in der Basalzone mit der Folge einer relativ stärkeren Lungenentfaltung in den apikalen Anteilen. Auf den Blutgehalt und die Perfusion, insbesondere unter Ruhebedingungen, wirkt sich diese Druckschichtung noch stärker aus, die basalen Abschnitte werden bevorzugt perfundiert.

Die Lungen sind lediglich im Bereich des Hilus und des sich kaudalwärts anschließenden Mesopneumonium (sog. Ligamentum pulmonale) mit der äußeren Wand des Pleuraraumes verbunden. Eine elastische Aufhängung am Skelettsystem erfolgt ausschließlich über das System der großen Luftwege, das über den Kehlkopf und Rachen an der Schädelbasis fixiert ist und ebenfalls unter einer sich mit den Atembewegungen ändernden elastischen Zugspannung steht. Die respiratorische Hilusbewegung, die für die Belüftung der oberen Lungenabschnitte von großer Bedeutung ist, wird erst durch diese relativ lockere Fixierung ermöglicht.

Die innere Strukturstabilisierung erfolgt über das System der Bronchien und Gefäße sowie einerseits das diese Leitungsbahnen begleitende, andererseits das von der Pleura über die Septen in das Lungengewebe einstrahlende interstitielle Bindegewebe. Die intravaskuläre Blutfüllung trägt ebenfalls zur Spannung und Formstabilisierung der Lunge bei und wirkt sich durch übertragene systolische Druckänderungen bis auf die Gasmischungsvorgänge im Alveolargebiet aus (ULMER, 1959).

II. Lungensegmente, Lobuli und Azini

Die weitere Untergliederung der Lungenflügel jenseits der Lappen führt zu den Lungensegmenten (CHURCHILL, 1949). Diese sind durch die Bronchial- und Arterienaufzweigungen bestimmt und können am sichersten bronchographisch dargestellt werden. Ihre z.B. chirurgisch präparierbaren, oft miteinander etwas verzähnelten Grenzen werden durch gröbere Bindegewebssepten, in denen die Lungenvenen verlaufen, gesetzt. Die Bezeichnung der Segmente erfolgt nach internationaler Vereinbarung entsprechend der Numerierung der Segmentbronchusaufteilungen. Sie wird auf die Subsegmente fortgesetzt. Diese Segmenteinteilung ist für die Lokalisation und ggf. schonende Resektion krankhafter Prozesse zumal auch wegen des bronchoskopischen diagnostischen Zuganges von großer klinischer Bedeutung. Eine nerval-segmentale Gliederung (REINHARDT, 1934, 1941) ist nicht zweifelsfrei erwiesen.

Anatomisch treten die Lobuli als periphere Lungeneinheiten besonders deutlich hervor. Sie sind durch lockere unvollständige Bindegewebsschichten abgegrenzt, die funktionell auch als Verschiebeschichten dienen (V. HAYEK, 1970). Die Größe ist unterschiedlich, die lobuläre Gliederung im subpleuralen Lungenmantel am deutlichsten entwickelt. Auf der Pleura ist die Markierung durch Ablagerung anthrakotischen Pigmentes besonders auffällig. Die Kantenlänge der Lobuli beträgt hier zwischen 2–20, im Spitzenbereich 20–30 mm. Im Lungenkern ist die lobuläre Gliederung weniger deutlich und unregelmäßiger entwickelt.

Insbesondere angiographisch lassen sich jenseits der Subsegmentarterien jeweils zwei Prälobuli differenzieren, von deren Gefäßstämmen annähernd rechtwinklig die 0,7–0,8 cm langen Lobulararterienstämme und von denen wiederum die Terminalarterien abgehen. Die randliche Lobularabgrenzung wird durch den in den Septen erfolgenden venösen Abfluß dargestellt.

In den Lobuli liegen mehrere, meist 4–6 Azini. Diese stellen die eigentlichen kleinsten Lungengewebseinheiten (»Pulmon«) dar. Mit der Aufzweigung des Bronchiolus terminalis in den sog. Arbor alveolaris beginnt das eigentliche respiratorische Parenchym (Abb. 4), das aus den zunehmend Alveolen tragenden Bronchioli respiratorii, den Alveolargängen und den diesen angelagerten Al-

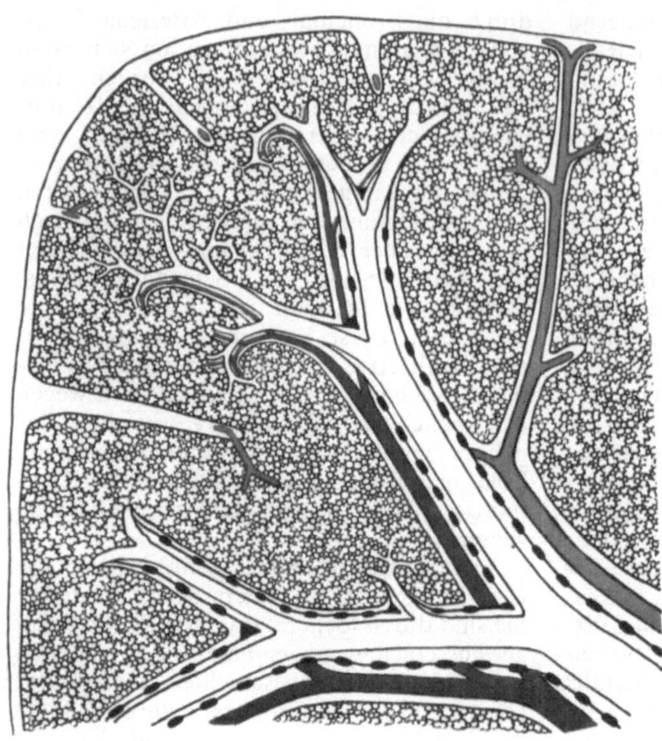

Abb. 4. Schema der Läppchengliederung der Lunge mit Lage der Bronchien (weiß), Arterien (schwarz) und Venen (grau) und Darstellung der Bindegewebssepten. (Aus: v. Hayek, Die menschliche Lunge 1970)

veolen besteht. Die atemmechanische Bedeutung dieser als (große) Azini bezeichneten, funktionell einem Expander vergleichbaren terminalen Einheiten hat v. Gehlen (1941) herausgestellt. In der Pathologie haben sie hinsichtlich Verteilung, Lokalisation und Begünstigung der Entwicklung krankhafter Prozesse eine besondere Bedeutung (Giese, 1957). Histologisch sind die Bronchioli terminales als letzte Luftwegsverzweigungen mit geschlossener Auskleidung durch zylindrisches Bronchialepithel leicht zu identifizieren. Sie entsprechen im Mittel der 16. Bronchusteilungsgeneration (Abb. 5).

III. Die elastische Retraktionskraft der Lunge

Die elastische Retraktionskraft der Lunge ist von größter funktioneller Bedeutung für den ungestörten Ablauf der Ventilationsbewegungen. Sie setzt sich aus einer an das Fasergerüst gebundenen Gewebskomponente und der Oberflächenspannung zusammen, die an der Grenzfläche zwischen feuchtem Gewebe und Alveolarluft entsteht (v. Neergaard, 1929) und durch einen oberflächenaktiven Film auf der Alveolarwand (sog. Surfactant) modifiziert wird (Pattle, 1955; Clements, 1957; Clements et al., 1961; Kluge, 1967; Benzer u. Lampert, 1967; Scarpelli, 1968; Schoedel, 1971). Zwischen Lungentextur und Oberflächenspannung besteht insofern ein direkter Zusammenhang, als die Oberflächenspannung umgekehrt proportional dem Radius ist und deshalb wesentlich von den maßgeblichen Krümmungsradien im Alveolar- und Alveolargangsbereich beeinflußt wird. Ein krankhafter Umbau der Lungenstruktur muß sich deshalb nicht nur auf die Faserelastizität, sondern auch auf die Oberflächenkräfte auswirken. In der gesunden jugendlichen Lunge macht die Oberflächenspannung nach Messungen an isolierten

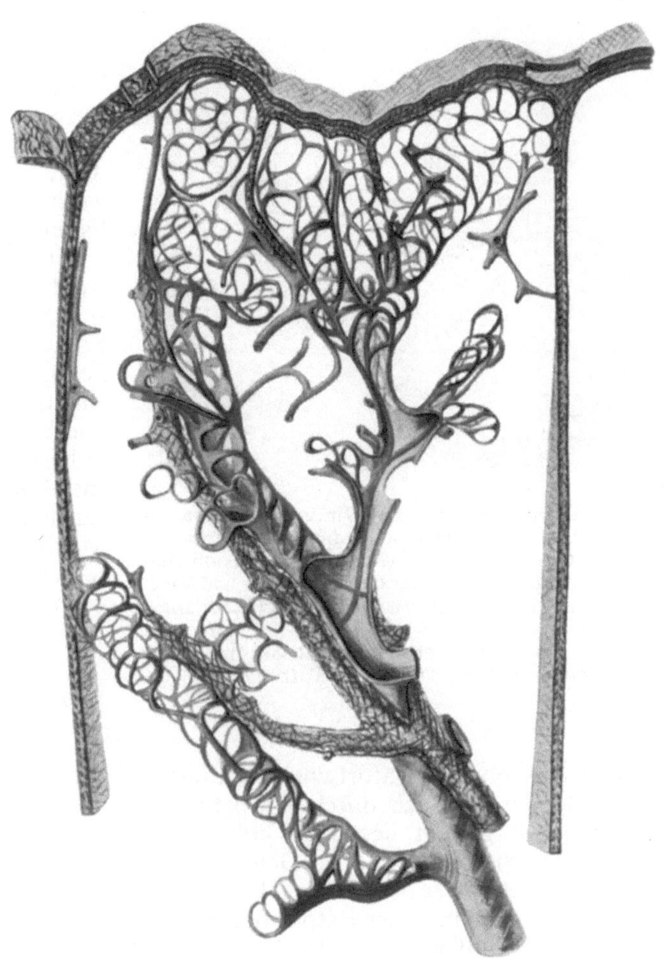

Abb. 5. Halbschematische
Darstellung des myoelastischen
Systems im Azinus. (Aus: v.
GEHLEN, Gegenbaurs Morph. Jb.
1940)

Lungen etwa 50–70% der Gesamtretraktion aus.

Als Maß der elastischen Retraktionskraft dient der Druck, der von der gedehnten Lunge ausgeübt wird (DONDERS, 1853). Er nimmt mit zunehmender Lungendehnung zu. Das Verhältnis von Drucksteigerung zu Volumenzunahme ist das Maß der Lungenelastizität. Statt dieser sog. Elastance wird gewöhnlich deren Kehrwert, die Volumendehnbarkeit pro Druckänderung, als sog. statische Compliance bestimmt. Nach den Ergebnissen von Messungen an isolierten Lungen wird das Maximum der elastischen Retraktionskraft um das 20.–25. Lebensjahr erreicht; im Alter erschlafft die Lunge, ihre Compliance nimmt zu (HARTUNG, 1957). Damit verbunden ist ein allmählicher Umbau der Lungenstruktur (s. bei Emphysem).

Fasergerüst und Oberflächenspannung wirken zusammen (MEAD et al., 1957). Der erste steile Anstieg der Druck-Volumenkurve wird bei vermutlich anfänglich im Mittel abnehmenden Krümmungsradien von der Oberflächenspannung bewirkt. Mit im Laufe der weiteren Dehnung wieder zunehmenden Krümmungsradien nimmt die Oberflächenspannung ab, jedoch geraten nunmehr die elastischen Fasersysteme unter stärkere Spannung. Die durch steilen Druckanstieg

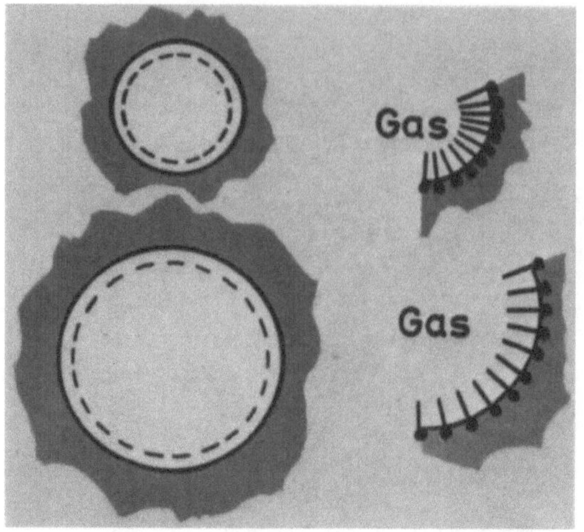

Abb. 6. Schema zur Surfactant-Wirkung. Gasblase mit Oberflächenfilm in flüssigem Medium. Bei Verkleinerung der Gasblase steigt die Konzentration des oberflächenaktiven Materials an der Grenzfläche an und wirkt durch den erhöhten Filmdruck dem Oberflächendruck entgegen. Rechts »Stecknadel«-Schema der Surfactantmoleküle mit hydrophilem und hydrophobem Anteil. (Aus: Schoedel, Verh. Dtsch. Ges. Path. 1971)

hydrophilen Enden in die Subphase eintauchen, während die lipophilen, hydrophoben Enden die Oberfläche bilden. Während der Exspirationsphase wird der Oberflächenfilm durch Zusammenrücken der Moleküle verdichtet und in seiner Wirksamkeit verstärkt, worauf das charakteristische Hystereseverhalten (s. oben) beruht (Abb. 6).

Ein Mangel an Surfactantaktivität, der sowohl durch fehlende Nachbildung des sich ständig verbrauchenden Materials, z.B. als Folge von Mikrozirkulationsstörungen im Schock oder bei Fettembolie, als auch durch Inaktivierung, z.B. bei Ödem und Austritt von Blutplasma, bewirkt sein kann, führt zu hohem Dehnungswiderstand der Lunge mit Instabilität der Lufträume, zu Atelektase, Zirkulationsstörungen, Bildung hyaliner Membranen und Lungenblutungen mit schwerer respiratorischer Insuffizienz (s. auch bei Atelektase).

gekennzeichnete inspiratorische Dehnungsgrenze wird schließlich durch Anspannung der zunächst gewellt liegenden kollagenen Fasersysteme mit ihrem hohen Dehnungswiderstand gesetzt. Der oberflächenaktive Film wirkt sich vor allem in der Exspirationsphase aus. Sein Einfluß wird aus der Druckdifferenz zwischen in- und exspiratorischem Schenkel der Dehnungskurve bei volumengleichen Punkten (Hysterese) deutlich. Er wirkt insbesondere auch einer Instabilität der in unterschiedlichem Tempo sich entleerenden Lungenabschnitte entgegen (Clements et al., 1961). Das Ende der Exspirationsbewegung wird zumindest in der alternden schlaffen Lunge und bei Emphysem durch vorzeitigen Bronchialkollaps (entsprechend dem sog. Closing volume) herbeigeführt.

Die Surfactantsubstanz, vorwiegend Dipalmitoyllecithin, wird in den Pneumozyten vom Typ II gebildet und liegt in deren Zytoplasma zunächst in Form der charakteristischen osmiophilen Lamellenkörperchen vor (Weibel u. Gil, 1968). Nach der Ausschleusung wird sie auf einer wässerigen Subphase über die Alveolarfläche gespreitet, wobei die

C. Das luftleitende System

Das luftleitende System ist vom Kehlkopf an bis zur Peripherie ein stark verzweigtes Röhrensystem, das – im Gegensatz zum Lungenkreislauf – in- und exspiratorisch unter Wechsel der Strömungsrichtung den Gasaustausch im respiratorischen Alveolargebiet ermöglicht. Es entsteht dadurch ein Totraum, in dem ein Teil der Atemluft bewegt wird, ohne zum Austausch gekommen zu sein. Innerhalb der Luftwege, denen die oberen Luftwege, Nase und Nasennebenhöhlen, vorgeschaltet sind, wird die Atemluft gereinigt und den Bedingungen der Alveolarluft angepaßt. Die respiratorische Schleimhaut ist diesen Aufgaben entsprechend im gesamten Luftwegssystem nach dem gleichen Prinzip aufgebaut.

Hohe Strömungswiderstände in den oberen Luftwegen können durch den Übergang von der Nasen- zur Mundatmung umgangen werden. Eine weitere Verkleinerung des Totraumes wird operativ durch die Tracheotomie möglich.

Im Bereich der oberen Luftwege, die zuerst mit der Einatmungsluft in Berührung kommen, liegen sensorische Fühler für Atemreflexe, durch die Schutzmechanismen, z.B. bei der Beimischung reizender Gase, ausgelöst werden. Die Regio olfactoria ist Sitz des Geruchssinnes.

Die gleichartige Ausstattung der respiratorischen Schleimhaut ist einer der Gründe für die nicht selten gemeinsamen Erkrankungen der oberen und tiefen Luftwege, z.B. das sog. sinubronchiale Syndrom (RUNGE, 1928; LÜTGERATH, 1970; HARTUNG, 1972).

I. Obere Luftwege

Der Nasenvorhof, der von Plattenepithel ausgekleidet wird und durch die Vibrissen zu einer ersten groben Reinigung der Atemluft beiträgt, wird durch das schwellenartige Limen nasi von der Haupthöhle abgegrenzt. Diese wird durch das Septum in zwei gewöhnlich leicht asymmetrische Hälften geteilt, die wiederum durch lateral entspringende Muscheln in je einen oberen, mittleren und unteren Nasengang gegliedert werden. Die hintere Grenze bilden die Choanen. Die in der Schleimhaut reichlich entwickelten Schwellkörper dienen der Erwärmung der Atemluft. Ihre Blutfülle unterliegt einem zyklischen Wechsel, der für die Luftanfeuchtung Bedeutung hat. Schleimdrüsen sind reichlich entwickelt. Das Verhältnis von Becherzellen zu Flimmerzellen im Epithel unterliegt stärkeren Schwankungen.

Die Nasennebenhöhlen entstehen durch Vorwachsen des Nasenepithels in die Mesenchymräume und werden erst sekundär von Knochen umgeben. Ihre Entwicklung, sog. Pneumatisation, ist besonders im Stirnhöhlenbereich unterschiedlich. Die größten Höhlen sind die Kieferhöhlen. Die Abflußsysteme münden in die Nasenhaupthöhle. Deren Lage und Schleimhautumkleidung, die durch entzündliche Schwellung zu Verschlüssen führen kann, begünstigen die Sekretstagnation und Infektion.

Durch entzündliche Schwellung und gesteigerte Sekretbildung wird der normal bei 1,6–3,0 cm $H_2O/l/s$ liegende Strömungswiderstand in der Nase stark erhöht (SCHUMANN u. MANN, 1975). Bei Übergang auf Mundatmung gehen wesentliche Funktionen der Reinigung, Anwärmung und Befeuchtung der Atemluft verloren.

Zu dem System der oberen Luftwege sind auch noch die Tuben zu rechnen, die dem Druckausgleich in den Mittelohrräumen dienen.

II. Kehlkopf, Trachea und große Bronchien

Der Kehlkopf wird durch die Plicae ventriculares und vocales in ein Cavum superius (Vestibulum), intermedium und inferius geteilt und durch den ersten Trachealknorpel nach kaudal begrenzt. Die Engstelle ist die Glottis, die seitlich durch die Stimmbänder begrenzt ist und durch deren Bewegungen unterschiedlich weit gestellt werden kann. Die dem Cavum intermedium seitlich angelagerten taschenartigen Räume des Ventriculus laryngis enthalten Drüsen, die mit ihrem Sekret die Stimmbänder benetzen. Die Schleimhaut trägt mit Ausnahme der Stimmbänder, der Ränder der Plicae ventriculares und der unteren Epiglottisfläche, die von Plattenepithel überkleidet werden, respiratorisches Flimmerepithel. Das knorpelige Kehlkopfskelett wird ganz vorwiegend von hyalinem Knorpel gebildet und beginnt besonders im Schild- und Ringknorpel vom 4. Lebensjahrzehnt an bevorzugt bei Männern zu verknöchern (Abb. 7).

Die Nerven des Kehlkopfes entstammen dem N. vagus. Der R. internus des N. laryngeus superior versorgt die obere Kehlkopfhälfte sensibel, der R. externus versorgt den M. cricothyreoideus. Der N. laryngeus inferior (recurrens) ist der eigentliche motorische Kehlkopfnerv und bewirkt die motorische Glottisfunktion. Beidseitige Paresen führen zu schwerer Atemnot bis zur Erstickung.

Die Trachea ist mit dem recht formvariablen ersten Trachealknorpelring über die derbe Grundmembran (Tunica fibrosa tra-

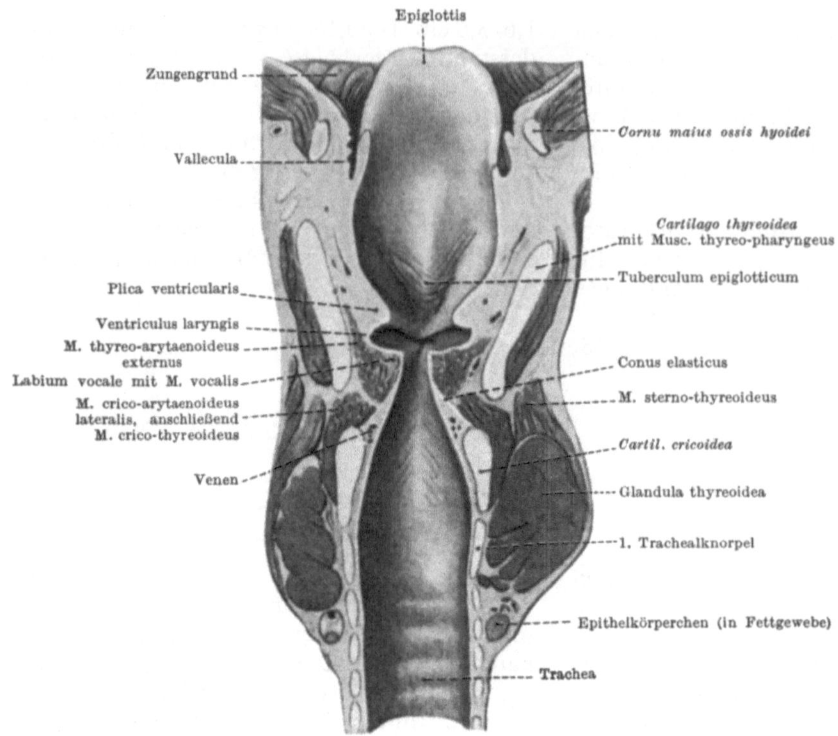

Abb. 7. Frontalschnitt durch den Kehlkopf. (Aus: Braus, Anatomie des Menschen, Bd. 2, Springer 1934)

cheae bzw. cartilagineo-musculo-fibrosa, v. Hayek, 1970) am Ringknorpel des Kehlkopfes befestigt. Sie unterliegt einer ständigen, mit den Atembewegungen und Kopfbewegungen wechselnden Längsspannung; stärkere Streckungen, die bis zu 30% der Gesamtlänge gehen können, sind nur mit unwesentlichen Einengungen der Lichtungsweite verbunden. Die Grundmembran bildet die feste Basis des Trachealrohres, in die die 16–20 gelegentlich seitlich gegabelten hinten offenen U-förmigen Knorpelspangen eingelassen sind. Die Grundmembran wird dadurch in eine starke äußere und eine schwächere innere, jeweils mit dem Perichondrium verbundene Faserschicht unterteilt, zwischen denen in den mittleren Anteilen auch Fettläppchen und Schleimdrüsen in den Zwischenknorpelräumen eingelassen sind. Der hintere Trachealwandabschnitt, der Paries membranaceus, enthält eine kräftige, fast

ausschließlich querverlaufende Muskulatur (M. transversus tracheae), dem nur außen noch eine schwache Längsmuskelschicht angelagert ist. Die Muskulatur kann eine Lichtungseinengung unter Annäherung der Knorpelspangenenden und Faltung des Paries membranaceus bewirken. Schleimdrüsen sind im membranösen Teil oft besonders kräftig entwickelt und können bis in das lokkere adventitielle Bindegewebe reichen. Ihre Ausführungsgänge sind in parallelen Reihen angeordnet.

Die großen extrapulmonalen Bronchien folgen dem gleichen Bauprinzip (Abb. 8).

Durch den Übergang in den Thoraxraum unterliegt die Trachea im oberen und unteren Abschnitt unterschiedlichen Außendrücken. Der negative, bei forcierten Exspirationsbewegungen positive Intrathorakaldruck wirkt sich noch bis zur Grenze des oberen Trachealdrittels aus. Eine Kompressibilität ist

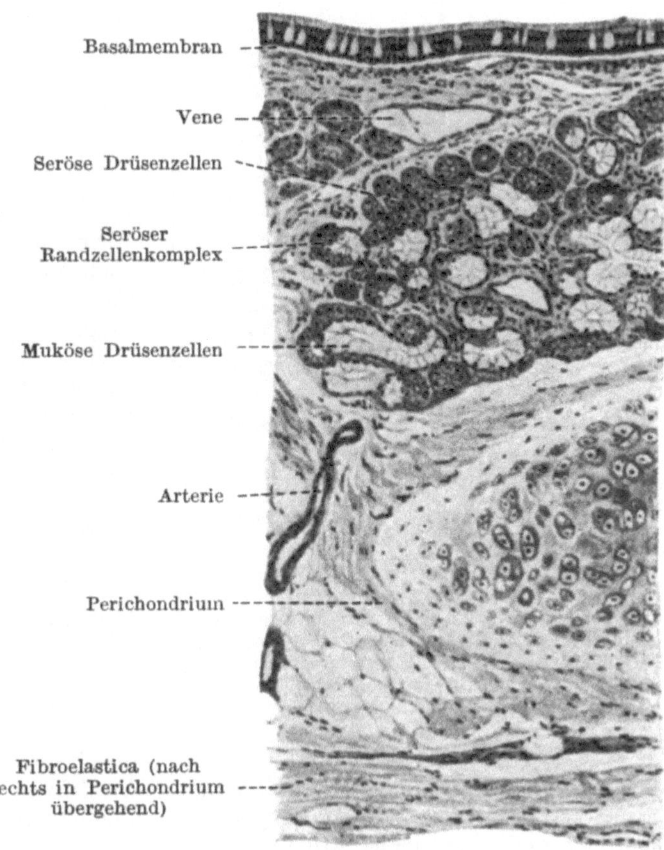

Abb. 8. Wandaufbau der Trachea und der großen Bronchien. (Aus: BRAUS, Anatomie des Menschen, Bd. 2, Springer 1934)

besonders im Bereich des Paries membranaceus gegeben. Dieser kann besonders im Alter erschlaffen und zusätzlich durch eine Annäherung der hinteren Knorpelspangenenden, z.B. bei der seitlich abgeplatteten sog. Säbelscheidentrachea, zusätzlich entspannt werden. Die Volumendehnbarkeit und Kompressibilität der Trachea und der großen Hauptbronchien nimmt z.T. in Abhängigkeit von diesem Formwandel im Alter zu (HARTUNG u. DÜWELING, 1964).

Im Bereich der Bifurkation spalten sich die Knorpelspangen unregelmäßig auf, um dann eine Fortsetzung der Teilringstruktur in den großen Bronchien zu finden. Mit dem Übergang in die intrapulmonalen Bronchusabschnitte wandelt sich der Wandaufbautyp unter zunehmender Reduktion der Knorpel ab. Zur Peripherie hin übernimmt die radiale Traktion durch das gespannte umliegende Lungengewebe einen wesentlichen Anteil an der Lichtungsstabilität.

Der rechte Hauptbronchus ist kürzer und verläuft steiler, fast in Fortsetzung der Längsrichtung der Trachea, während der linke Hauptbronchus länger und stärker abgewinkelt ist. Dadurch ergibt sich eine stärkere Aspirationsgefährdung des rechtsseitigen Bronchialsystems.

III. Intrapulmonale Luftwege

Als mittlere Bronchien gelten die Ober- und Mittellappenbronchien sowie alle Segmentbronchien. Sie haben in ihrer Wand nur noch

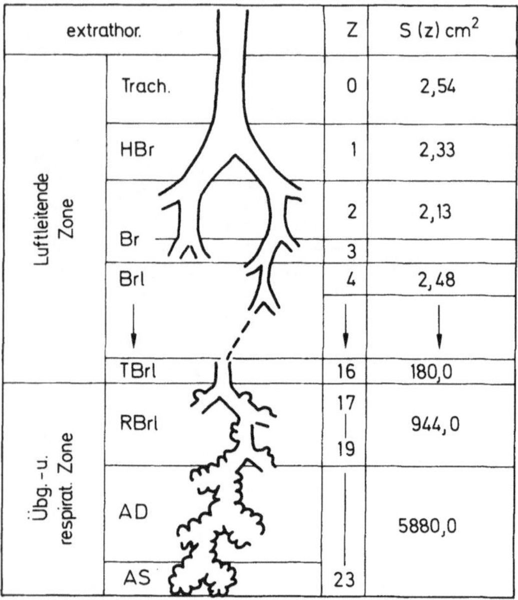

Abb. 9. Schema des Bronchialbaumes mit den Gesamt-querschnitten ($S_{(z)}$) in den einzelnen Bronchialgeneratio-nen (z) nach Werten von WEIBEL. (Aus: HARTUNG, Atemwegs- und Lungenkrankheiten 1975)

unregelmäßige und immer kleiner werdende Knorpelplatten. In der tieferen Tunica propria bildet sich eine eigene Muskelschicht. Die Schleimdrüsen nehmen peripherwärts an Zahl und Größe ab. Das Venengeflecht wird stärker entwickelt. Ab etwa 1 mm Lichtungsweite gehen die kleinen Bronchien in die Bronchiolen über.

Bronchiolen haben weder Knorpel noch Schleimdrüsen. Ihre Muskulatur ist relativ kräftig entwickelt. In der Tunica propria liegt ein stark ausgebautes Kapillarnetz. Die Lichtung wird durch den Einbau in das umliegende Lungengewebe ausgespannt gehalten. Die respiratorischen Lichtungsweiteänderungen sind in diesem Bereich am stärksten (STUTZ u. VIETEN, 1955). Durch Muskelkontraktion wird die Schleimhaut in Falten gelegt, die Lichtung kann auf die Hälfte bis sogar ein Viertel eingeengt werden. Das peribronchiale Bindegewebe teilt sich an der Lobulusbasis auf. Um die Bronchiolen ist nur noch spärliches Bindegewebe vorhanden, das in den Endaufzweigungen in die Alveolarsepten übergeht. Die in den Lobuli verlaufenden

Bronchiolen enden in den 0,5–0,15 mm weiten Bronchioli terminales, deren Aufzweigungen, die Bronchioli respiratorii, Alveolen tragen und deshalb schon zum respiratorischen Parenchym gerechnet werden.

Der Aufzweigungsmodus der Luftwege entspricht einer unregelmäßigen Dichotomie. Er bedingt, daß trotz der abnehmenden Bronchusradien die Querschnittssumme aller Lichtungen zur Peripherie hin stark zunimmt (WEIBEL, 1963; Abb. 9). Abweichend von der ursprünglichen Auffassung von ROHRER (1915) liegt die anatomische Engstelle des Bronchialsystems im Bereich der großen Bronchien (s. dazu bei Obstruktion). Die Verzweigungswinkel ändern sich mit dem Lungendehnungsgrad.

IV. Die Schleimhaut des luftleitenden Systems

Die sog. respiratorische Schleimhaut ist in allen Abschnitten der Luftwege nach dem gleichen Prinzip gebaut, wobei sich jedoch Modifikationen je nach Standort ergeben. Diese betreffen vor allem den Aufbau der Tunica propria (bzw. Submukosa). Besondere funktionelle Anforderungen ergeben sich in bezug auf die Erwarmung und Anfeuchtung der Außenluft und den Schutz des respiratorischen Parenchyms vor mit der Außenluft eingeschleppten Schadstoffen.

Das Epithel der Luftwege ist ein mehrreihiges Flimmerepithel mit eingestreuten schleimbildenden Becherzellen. Es hat eine in den einzelnen Abschnitten wechselnde, verhältnismäßig hohe Umsatzrate (BERTALANFFY, 1968) und wird nach dem inäqualen Teilungsmechanismus regeneriert, wobei jeweils eine Tochterzelle in der basalen Zellschicht verbleibt, während sich die andere differenziert und an die Oberfläche rückt. Das Verhältnis von Becherzellen zu Flimmerzellen kann erheblichen Schwankungen unterliegen; normal wird mit etwa 1:6–8 gerechnet. Eine starke Becherzellvermehrung tritt bei der chronisch-katarrhalischen Bronchitis und besonders bei Asthma bronchiale auf. Eine vermehrte Regeneration kann mit

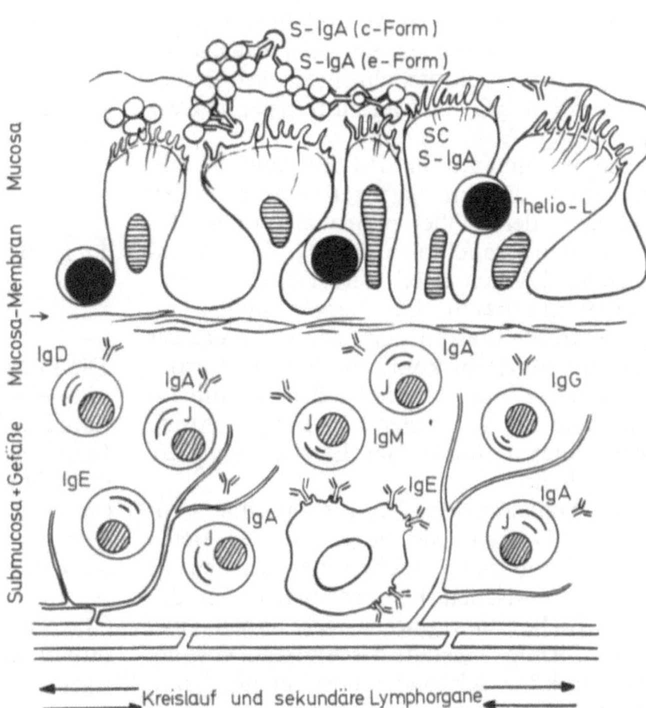

Abb. 10. Schema zur Funktion des sekretorischen Immunsystems und der immunologischen Wechselwirkungen im Bereich der Bronchialschleimhaut. (Aus: GÖTZ, Atemwegs- und Lungenkrankheiten 1975)

einer Basalzellhyperplasie und ggf. daraus entwickelter Übergangs- bis Plattenepithelmetaplasie einhergehen. In solchen Fällen ist der ziliäre Sekrettransportmechanismus gestört. Im Bereich von Karinen kommen Epithelmetaplasien häufiger auch unter normalen Bedingungen vor.

In den Bronchioli fehlen Becherzellen. Stattdessen werden größere Zylinderepithelien ohne Flimmerbesatz gefunden, die sog. Clara-Zellen (CLARA, 1936), die Sekretgranula und Sekretkuppen nach Art einer apokrinen Sekretion erkennen lassen und von manchen Autoren für die Produzenten von Surfactant-Material gehalten werden. Den sog. »hellen Zellen« im Bronchialepithel, die mit Silberfärbungen nachgewiesen werden können, werden neurorezeptorische Funktionen zugeschrieben (FRÖHLICH, 1949; FEYRTER, 1969).

Die mechanische Reinigungsfunktion des Bronchialepithels hat man mit einem oralwärts »rollenden Teppich« verglichen, auf dem eingeatmete Partikel niedergeschlagen und eliminiert werden. In gleicher Weise werden die Makrophagen transportiert, die bis in den Alveolarraum gelangte Partikel phagozytiert haben. Die in ihrer Schlagfolge synchronisierten Flimmerhaare schlagen in einer dünneren serösen Sekretphase, der eine oberflächliche dickflüssigere Schicht aufliegt (IRAVANI, 1971; BARTON, 1973). Abnorme Viskosität und Zusammensetzung des Sekretes (Dyskrinie) behindern die Zilienfunktion (REID, 1974). Im Zustand der sog. mukoziliaren Insuffizienz und bei Störungen des Hustenmechanismus kann es zu ausgedehnten Schleimstauungen in den Luftwegen kommen, die eine regelmäßige Absaugung (»Bronchialtoilette«) erforderlich machen.

In das Gewebe eingedrungene Partikel werden phagozytiert und können über das Lymphsystem zu den regionalen Lymphknoten abtransportiert werden. In anderen Fällen entwickelt sich eine granulomatöse gewebliche Abwehrreaktion.

An der Schleimhautbarriere sind weiterhin immunologische Abwehrmechanismen wirksam. Dabei spielt insbesondere das spezielle Sekret-IgA eine Rolle, das erst unter Mitwirkung des Bronchialepithels entsteht (GÖTZ, 1975). Eine lockere Durchsetzung der Tunica propria mit Lymphozyten und Plasmazellen sowie das Vorkommen einzelner Mastzellen sind physiologisch. Bei chronischen Infektionen gewinnt IgG als Zweitantikörper größere Bedeutung (Abb. 10).

Die Basalmembran des Epithels besteht aus einem dichten Netz retikulärer Fasern und ist in den größeren Bronchien etwa bis 8 μ, in den Bronchiolen um 2 μ dick. Wanderzellen können durch ihre Lücken in das Epithel übertreten. Die Fasern stehen mit den Retikulumfasern der obersten Lage der Tunica propria in kontinuierlichem Zusammenhang. Dicht unterhalb der Basalmembran sind die vorwiegend in Längsrichtung angeordneten Bündel der Elastica mucosae ausgebildet.

Die Schleimdrüsen sind gemischte seromuköse Drüsen. Sie liegen in der tiefen Schleimhautschicht, nicht selten reichen sie auch bis zwischen Knorpelspangen in das adventitielle Bindegewebe. Sie haben etwa walzenförmige Gestalt. Als Endstücke findet man muköse Schläuche und seröse Azini. Die Ausführungsgänge sind besonders in den kleinen Bronchien nahe ihrer Mündung in die Bronchuslichtung ampullenartig erweitert und von Lymphozytenhaufen umgeben (»Tonsilla pulmonalis«, v. Hayek, 1970).

Die tiefere Tunica propria, meist als Submukosa bezeichnet (v. Hayek, 1970), ist eine lockere lamelläre Verschiebeschicht, in die Gefäße, Drüsen und glatte Muskulatur eingelagert sind. Sie geht in das innere Perichondrium, außerhalb der Knorpel in die derbere Tunica fibrosa über. Unterschiede im Aufbau sind bereits oben bei den verschiedenen Abschnitten des Luftwegssystems angeführt.

D. Der Lungenkreislauf

In der Lunge gelten die Pulmonalarterien als Vasa publica, die Bronchialarterien als Vasa privata. Es gibt jedoch Verbindungen zwischen beiden Systemen, auch wird nur ein Teil des Lungengewebes, namentlich die größeren Bronchien, von den Bronchialarterien

versorgt. Bei den verschiedensten krankhaften Prozessen kommt es zu einem starken Ausbau des Bronchialarteriensystems (Liebow et al., 1949; Florange, 1960; Meessen, 1960).

I. Der Pulmonalarterienkreislauf

Die Pulmonalarterienäste folgen bis zur Peripherie den Aufzweigungen des Bronchialbaumes. Die großen Äste haben elastischen Bautypus, wobei die Volumendehnbarkeit des Windkessels größer als in der Aorta ist (W.W. Meyer u. Simon, 1959; v. Hayek, 1970). Im Bereich physiologischer Drucke wurde die Compliance des arteriellen Kompartments zu 3,5%/cm H_2O bestimmt (Backmann, 1969). Das Volumen des Pulmonalisstammes beträgt bis zu den beiderseitigen Hili etwa 50 ml, er kann bis zu etwa 85 ml Blut aufnehmen.

Im Lungengewebe sind die größeren Pulmonalarterienäste in ein perivaskuläres Bindegewebe eingelagert, das gewöhnlich mit dem peribronchialen Bindegewebe in Zusammenhang steht. Die kleinen Äste werden oft zu einem großen Teil ihres Umfanges von Lymphräumen umgeben. Die kleinen Arterien besitzen aufgrund ihrer Muskulatur eine Kontraktilität, die nach v. Hayek (1970) den Durchmesser bis auf etwa ein Drittel verkleinern kann. Die dadurch eintretende beträchtliche Zunahme des Strömungswiderstandes macht regulatorische Durchblutungsänderungen wahrscheinlich (v. Euler, 1951), die möglicherweise auch noch durch sphinkterartige Muskelstrukturen an Verzweigungen und beim Übergang der Arteriolen in die Präkapillaren bewirkt werden können.

Die Arteriolen haben nur noch abschnittsweise Muskelringe in ihrer Wand, in den Präkapillaren fehlt die Muskulatur völlig. Die Fasern der Elastika ihrer Wände gehen in das elastische Fasergerüst der benachbarten Alveolen über. Die Weite wird damit vom Dehnungsgrad des Lungengewebes abhängig. Bei stärkerer Lungendehnung können

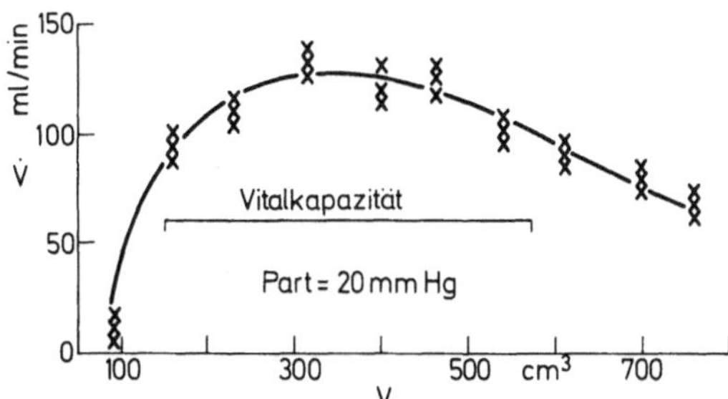

Abb. 11. Perfusibilität eines normalen Lungenlappens in Abhängigkeit vom Dehnungszustand bei postmortaler Messung. Bei konstantem arteriellem Einlaufdruck von 20 mm Hg ist die Durchströmbarkeit in Kollapslage minimal, das Optimum liegt etwa in mittlerer Inspirationslage, bei Überdehnung wird die Durchströmbarkeit wieder eingeschränkt. (Aus: HARTUNG u. DELFMANN, Beitr. Klin. Tuberk. 1960)

die Präkapillaren mit 40–70 μ weiter als die Arteriolen sein. Die Perfusibilität isolierter Lungen ist vom Lungendehnungsgrad unmittelbar abhängig (PIIPER 1957; HARTUNG u. DELFMANN, 1960; Abb. 11).

Die Präkapillaren sind nicht mehr Bronchioli alveolares zugeordnet, sondern liegen zwischen Alveolargängen, an deren Alveolen sie sich in durchschnittlich 12–20 Kapillaren aufzweigen. Ihre Weite beträgt – je nach Fixationsmodus – 10–12 μ (v. HAYEK, 1970). Ihr Netzwerk ist so dicht, daß die Zwischenräume vielfach enger sind als die Kapillarbreiten. Innerhalb der Maschen sind unterschiedlich lange Blutwege möglich (s. unten).

Das arterialisierte Blut wird zunächst in Postkapillaren gesammelt, deren Wände ebenfalls in kontinuierlichem Zusammenhang mit den Fasersystemen des umliegenden Lungengewebes stehen. Sie gehen in Venolen über, an deren Eingängen kleine Muskelringe entwickelt sind. Der Übertritt in kleine Venen erfolgt meist im Bereich interlobulärer Septen, in denen die Venen verlaufen und somit von einer Bindegewebsscheide umgeben sind. Die Venen haben eine lockere muskulo-elastische Media. Wegen des Verlaufes der Venen in den Septen liegen diese immer zwischen dem Aufzweigungsgebiet zweier benachbarter Pulmonalarterien, aus denen sie Blut aufnehmen. In das kurze intraperikardiale Mündungstück im linken Herzvorhof ziehen noch einzelne Muskelfa-

serbündel der Vorhofsmuskulatur. Eine Segmentbezeichnung der Venenstämme wie für die Arterien und Bronchien ist wegen ihrer Grenzlage nicht zweckmäßig.

Für das venöse Kompartment wurde eine Compliance von 5%/cm H_2O ermittelt (BACKMANN, 1969).

II. Der Blutgehalt der Lunge

Bestimmungen des Blutgehaltes von Leichenlungen mittels der Hämiglobinmethode haben einen mittleren Blutgehalt von 508 ± 120 ml ergeben (BACKMANN, 1969). Hierbei sind die extrapulmonalen Gefäßstrecken nicht erfaßt, die z.B. bei der Bestimmung des »zentralen Blutvolumens« mit gemessen werden. Dies entspricht einem Wert von 255 ml pro 1 000 ml Lungenvolumen bei funktioneller Residualkapazität. Die Werte entsprechen klinischen Messungen (FORSSBERG, 1964; DONATO et al., 1962).

Unter pathologischen Bedingungen kann der Gesamtblutgehalt sehr starken Schwankungen unterliegen. So wurde er bei Emphysem bis auf etwa die Hälfte vermindert, in Stauungslungen auf über das Doppelte vermehrt gefunden. Die Relation zwischen Ober- und Unterlappen lag bei 1:1,15 (BACKMANN, 1961).

Die Verteilung der Blutmenge auf die einzelnen Kompartments ergab Anteile an der Gesamtblutmenge von 23% im arteriellen, 24% im venösen und 53% im kapillären Kompartment (BACKMANN u. HARTUNG, 1970). In letzterem Wert kann noch der auf etwa 2–3% zu schätzende arterioläre Anteil enthalten sein.

III. Das Kapillarblutvolumen und die Differenzierung der Endstrombahn

Für die Gasaustauschfunktion ist das Kapillarblutvolumen einer der wichtigsten Parameter. Seine Größe ist wiederum eng verbunden mit der mittleren Kontaktzeit. Der ur-

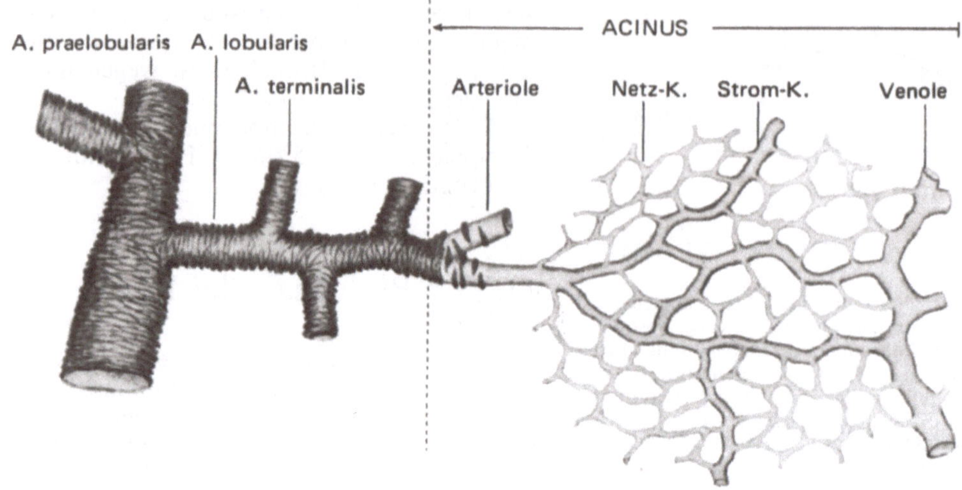

Abb. 12. Schematische Darstellung der pulmonalen Endstrombahn. Links die muskuläre Gefäßstrecke mit Aa. prälobulares, lobulares und terminales, rechts intraazinäre Gefäßstrecke mit Arteriolen, Strom- und Netzkapillaren und Venolen. (Aus: GIESE, Organpathologie, Bd. 1, Thieme 1974)

sprünglich von ROUGHTON (1945) angegebene Wert von 67,5 ml in Ruhe und bis etwa 95 ml unter Belastung erscheint recht klein. Es wurden auch größere Volumina von 108 ml (KRUHØFFER, 1954) und 153 ml (BATES et al., 1960) mitgeteilt. Offenbar werden durch die Diffusionsmeßtechniken nur submaximale Mengen bestimmt.

Nach morphometrischer Analyse bezogen auf Kapillarsegmente wurden von WEIBEL (1963) 200 ml angenommen.

Versuche an isolierten normalen menschlichen Leichenlungen ergaben mit der Differenzmethode [Gesamtblutgehalt – (arterielles + venöses Blutvolumen)] 265 ml, mit der Displacement-Methode (Auspressung durch Intrapulmonaldrucksteigerung nach maximaler Gefäßfüllung) 270 ± 50 ml (BACKMANN, 1969). Diese Werte sind eher zu hoch, weil wahrscheinlich auch noch Anteile des venösen Kompartments mit erfaßt werden.

Unter pathologischen Bedingungen ist insbesondere das Kapillarblutvolumen betroffen. So wurden bei diffusem atrophischem Emphysem (s. auch dort) bis auf 20% reduzierte Kapillarblutvolumina bestimmt. Dieser funktionelle Befund steht in Übereinstimmung mit klinischen Befunden, die eine Reduktion der kapillarisierten Kontaktfläche auf 30% ergaben (DONALD et al., 1952).

Beziehungen zur funktionellen Reserve und zur mittleren Kontaktzeit ergeben sich bei einer näheren Analyse der kapillären Zirkulation. SJÖSTRAND (1953) nahm ein hohes Reserveblutvolumen in den Venolen an. Es scheint aber, daß sich das Reserveblutvolumen aus einer Differenzierung der kapillären Endstrombahn mit unterschiedlichen Strömungsbedingungen ergibt (GIESE, 1957, 1961).

Nach später bestätigten Lebendbeobachtungen von WEARN et al. (1926, 1934) wird das Kapillarnetz unterschiedlich durchströmt. Es ergaben sich relativ kurze, konstant durchblutete Strömungswege, denen inkonstant durchströmte Kapillarabschnitte angeschlossen sind. Erstere wurden als Strom-(bzw. Arbeits-)kapillaren, letztere als Netz-(bzw. Ruhe-)kapillaren bezeichnet. Diese Differenzierung konnte sowohl postmortal-angiographisch unter Verwendung von Kontrastmitteln unterschiedlicher Viskosität (JUNGHANSS, 1958) als auch semifunktionell bei postmortaler Perfusion mittels einer Farbstoffverdünnungsmethode (BACKMANN, 1969) bestätigt werden. Bei Emphysem war bereits ISAAKSOHN (1871) die Reduktion des Kapillarbettes auf ein weitmaschiges Netz großer Stromkapillaren aufgefallen (bestätigt bei LOESCHCKE, 1928; JUNG-

HANSS, 1959). Dieses reicht zumindest in Ruhe noch aus, um eine Arterialisierung und die hämodynamische Passage des Herzzeitvolumens ohne Drucksteigerung zu ermöglichen. Die funktionelle Reserve liegt im Netzkapillarsystem, das in Ruhe nur fakultativ, unter Belastung zunehmend gleichmäßiger und stärker durchströmt wird (Abb. 12). Die Stromkapillaren sind nicht mit arteriovenösen Anastomosen gleichzusetzen, weil in ihnen ein vollständiger Gasaustausch möglich ist.

IV. Der Bronchialarterienkreislauf

Die Abgänge der Aa. bronchiales aus der Aorta zeigen häufiger Variationen. Ihre Äste versorgen die Hilus- und Bifurkationslymphknoten, große Teile besonders der mediastinalen Pleura und folgen im übrigen den großen Bronchien, deren Wände vollständig von Bronchialarterien versorgt werden, während je nach den Durchströmungsbedingungen in den Anastomosen die kleinen Bronchien und nahezu regelmäßig die Bronchiolen von der Pulmonalarterie versorgt werden (v. HAYEK, 1970).

Der Blutabfluß erfolgt in die kleinen Läppchenvenen. Aus den großen Bronchien fließt das Blut über Vv. bronchiales in die Pulmonalvenen, die auch Äste aus dem Mediastinum (Lymphknoten und Oesophagus) aufnehmen und über Anastomosen im hinteren Mediastinum mit den zur V. azygos bzw. hemiazygos führenden Venen in Verbindung stehen.

Die Pleura wird an der Konvexität vorwiegend von Ästen der A. pulmonalis, an den Interlobärspalten und Lungenkanten sowie der mediastinalen Fläche von Ästen der A. bronchialis versorgt. Die Äste münden in ein Netz von sehr weiten Kapillaren (sog. Riesenkapillaren, v. HAYEK, 1970), die wie arterio-venöse Anastomosen wirken können, obwohl sie den Wandaufbau von Kapillaren besitzen.

V. Die Anastomosen

Anastomosen werden in der Lunge in verschiedenen Formen nachgewiesen und führen zu komplexen, noch nicht in allen Fällen geklärten Beziehungen zwischen Pulmonal- und Bronchialarteriensystem.

Broncho-pulmonale Anastomosen wurden schon 1721 von RUYSCH durch Injektionen nachgewiesen und später vielfach bestätigt (s. bei v. HAYEK, 1970). Subpleurale Anastomosen liegen vorwiegend im Bereich der Fissurae interlobares und erfolgen über Gefäße mit dem Bautyp von sog. Sperrarterien. Im Bereich der kleinen Bronchien sind Rr. pulmobronchiales entwickelt, die wegen einer relativ dicken, in steilen Schraubentouren verlaufenden und mit elastischen Fasernetzen ausgestatteten Längsmuskelschicht ebenfalls als Sperrarterien zu bezeichnen sind. Die von ihnen ausgehenden, zu benachbarten Alveolen, zur Bronchialwand und zur Gefäßwand ziehenden Ästchen dürften wegen der unterschiedlichen Druckverhältnisse in Pulmonal- und Bronchialarterien normalerweise bei Öffnung der Sperrarterien von der Bronchialarterie aus durchströmt werden. Wird ihr Abgang von der Bronchialarterie verschlossen, kommt eine Blutversorgung von der Pulmonalarterie aus in Betracht. Nach embolischen Verschlüssen der Pulmonalarterie kann die Durchblutung von der Bronchialarterie aus erfolgen, ähnlich bei Herzfehlbildungen mit Pulmonalstenose (LAPP, 1950; GIAMPALMO u. SCHOENMAKKERS, 1952).

Arterio-venöse Anastomosen gehen aus Sperrarterienästen der Bronchialarterien in die bronchialen Venenplexus über, in die auch kleine Venen der Bronchialschleimhaut und benachbarter Alveolen münden. Die Venenplexus führen im Bereich der kleinen Bronchien und Bronchiolen ihr Blut in Pulmonalvenen ab. Auch zwischen den Sperrarterien der Pleura und Pulmonalvenen bestehen dünnwandige anastomotische Zweige. Diese Verbindungen laufen demnach über veno-venöse Verbindungen des bronchialen Venenplexus in die Pulmonalvenen, doch wurden auch unmittelbare arterio-venöse Anastomosen zwischen Bronchialarterien

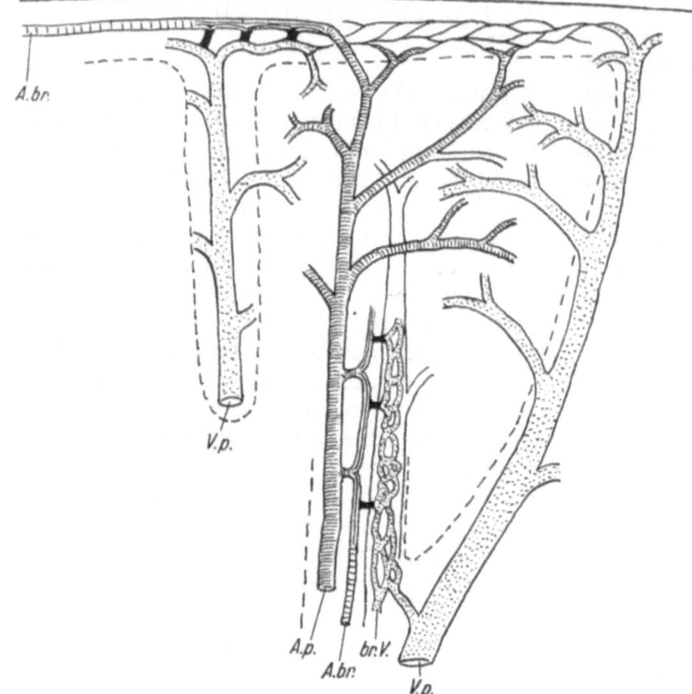

Abb. 13. Kreislaufschema im Lobulus mit arterio-venösen Anastomosen (schwarz). $A.p.$ = A. pulmonalis, $A.br.$ = A. bronchialis, $br.V.$ = bronchiales Venennetz, $V.p.$ = V. pulmonalis. (Aus: v. Hayek, Die menschliche Lunge 1970)

und Pulmonalvenen nachgewiesen (v. D. Schüren u. Lauweryns, 1962; Lauweryns, 1962).

Insgesamt ergibt sich ein außerordentlich komplexes System des Läppchenkreislaufes (Abb. 13). V. Hayek (1970) schätzt aufgrund seiner Untersuchungen, daß bis zu einem Fünftel des Blutes im Lungenkreislauf über die Anastomosen ohne Gasaustausch fließen kann. Durchströmungsversuche mit 20–40 μ großen Kügelchen haben eine verhältnismäßig langsame, offenbar kapilläre Passage der 20 μ großen Kügelchen ergeben, während die größeren Kügelchen weitgehend zurückgehalten wurden (Bostroem u. Piiper, 1955). Dieser Befund spricht gegen eine so starke Anastomosendurchblutung unter normalen Verhältnissen.

Die funktionelle Bedeutung dieses Anastomosennetzes wird im Zusammenhang mit dem Konzept der Reserveatelektasen gesehen. Die Kontraktionsreaktion der Lungenvenen auf einen niedrigen Sauerstoffdruck (v. Euler, 1951) wird durch Zufluß arterialisierten Bronchialarterienblutes einge-

schränkt und eine Blutstauung im zugehörigen Läppchen dadurch vermieden. Es bleibt demgegenüber aber immerhin fraglich, ob ganze Läppchen im Sinne von Reserveatelektasen normalerweise weitgehend von der Belüftung abgeschaltet werden oder ob nicht die Reservefunktion vielmehr vorwiegend in der Differenzierung der Durchströmung der Endstrombahn (s. oben) begründet ist. Auffällig ist, daß sich Trommelschlegelfinger besonders in den Fällen bilden, in denen es wie z.B. bei der Bronchiektasenkrankheit zu einem besonders starken Ausbau des Bronchialarteriensystems und seiner Anastomosen kommt (Liebow et al., 1949).

E. Kontaktfläche und alveolokapilläre Membran

Morphometrische Untersuchungen (Weibel, 1963) haben ergeben, daß beim Erwachsenen

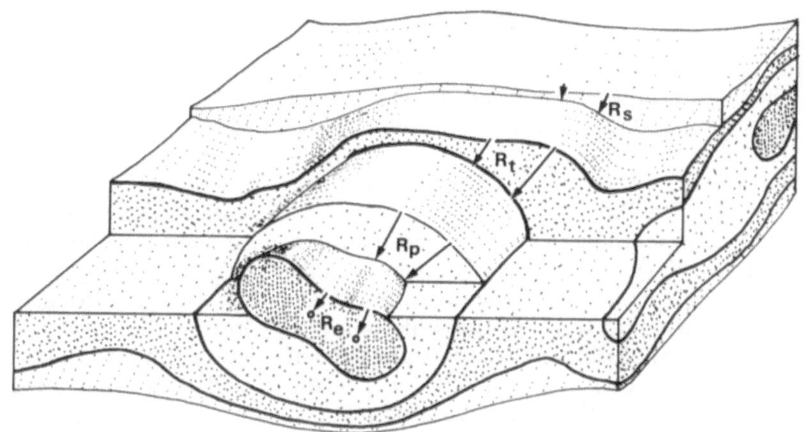

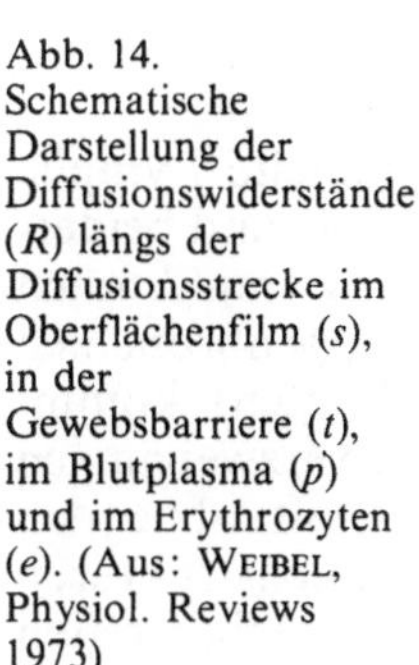

Abb. 14.
Schematische
Darstellung der
Diffusionswiderstände
(*R*) längs der
Diffusionsstrecke im
Oberflächenfilm (*s*),
in der
Gewebsbarriere (*t*),
im Blutplasma (*p*)
und im Erythrozyten
(*e*). (Aus: WEIBEL,
Physiol. Reviews
1973)

abnehmend mit dem Alter 62–55% des Lungengewebes von alveolärem respiratorischem Parenchym eingenommen werden. Es wurden dabei um 300 Millionen Alveolen angenommen. Die alveoläre Oberfläche (wie auch die kapilläre Oberfläche) wurden zu 70–80 m² bei etwa Dreiviertel der maximalen Inspiration bestimmt, bei weiteren Untersuchungen (DUNNILL, 1962; THURLBECK, 1967) zwischen 40–120 m² gefunden. Die endgültige Alveolenzahl ist etwa mit dem 5. Lebensjahr erreicht, während die Alveolarfläche noch bis in das Erwachsenenalter zunimmt (BURRI u. WEIBEL, 1977).

Entscheidend ist dabei die Fläche vom Bautyp der alveolo-kapillären Membran, d.h. der dünnsten Trennschicht zwischen Alveolarluft und Blut, die einen vollständigen und unbehinderten Gasaustausch ermöglicht. Viele Fragen, insbesondere die kontinuierlich epitheliale Auskleidung der Alveolarwände, konnten erst mit der Elektronenmikroskopie geklärt werden (LOW, 1953; POLICARD et al., 1954; GIESEKING, 1956; SCHULZ, 1959; WEIBEL, 1973; MEYRICK u. REID, 1977).

Die minimale (optimale) Dicke der alveolo-kapillären Membran beträgt 0,15–0,50 μ und wird in etwa 80% der Alveolarwandfläche angetroffen. Die Membran wird in diesen Abschnitten nur von den Zytoplasmaausläufern der Pneumozyten Typ I, einer mit den Kapillaren gemeinsamen Basalmembran und der Endothelzellschicht gebildet. In den restlichen 20% liegen einzelne Fasern, Alveolarzellen Typ II oder auch vereinzelte Lymphozyten in der Alveolarwand vor, welche die Membran verdicken. Dem Alveolarepithel liegt auf einer wässerigen Subphase gespreitet der Surfactantfilm auf. Winkel der Alveolenwände werden durch eine Verdickung der Subphasenschicht abgerundet (Abb. 14).

In krankhaften Fällen wird der Diffusionswiderstand gewöhnlich zunächst durch ein interstitielles Ödem mit Verbreiterung der Membran erhöht. Kapillarabbau bei Emphysem oder in der Fibrose, entzündliche interstitielle Infiltrate und Faserneubildung in den Alveolarwänden können den Membranwiderstand stark erhöhen und zugleich entsprechend dem Kapillarverlust auch die aktive Gasaustauschfläche verkleinern.

F. Das Lymphsystem der Lunge

Das Lymphsystem bewirkt nicht nur eine Drainage des Lungenparenchyms. Es hat auch eine weitere wichtige Aufgabe bei der Lungenreinigung von allen partikulären und löslichen Schadstoffen, die nicht durch den broncho-alveolären Reinigungsmechanismus eliminiert werden, sondern in die Bindegewebsräume gelangen. Diese Funktionen, beginnend mit der Beseitigung der fetalen intrapulmonalen Flüssigkeit bei der Geburt, sind für die Aufrechterhaltung des Gasaustausches von größter Bedeutung. Es ist deshalb verständlich, daß die Lunge über ein besonders reich entwickeltes Netz von Lymphgefäßen verfügt (v. Hayek, 1970; Lauweryns u. Baert, 1977).

Die Lymphbahnen können in ein pleurales (superfizielles) und ein peribroncho-vasales (tiefes) Netz eingeteilt werden. Die Alveolarsepten selbst sind frei von Lymphkapillaren, wenn auch Spalträume nachgewiesen werden können (Kutsuma, 1935; Engel, 1957), die aber nicht den Aufbau von Lymphkapillaren haben. Das ebenfalls reich entwickelte Lymphgefäßsystem der parietalen Pleura hat besondere resorptive Funktionen (Nai-San Wang, 1975).

Nach dem Bautyp werden Lymphkapillaren und Lymphgefäße unterschieden. Beide haben eine endotheliale Auskleidung, nur letztere verfügen hingegen über strömungsrichtende Klappen und gelegentlich glatte Muskulatur. Sie sind überall dort entwickelt, wo Bindegewebsräume bestehen, und stehen unter der Zugspannung des umliegenden Lungengewebes.

Hauptübertrittspunkte der Gewebsflüssigkeit in die Lymphräume sind demnach das lockere periarterielle Bindegewebe im Bereich der Bronchioli respiratorii des Azinusstieles, das perilobuläre, subpleurale und interlobuläre perivenöse Bindegewebe, schließlich das peribronchiale Bindegewebe.

Das pleurale Lymphsystem ist außerordentlich reich verzweigt und z.B. bei Ödem als besonders die Läppchengrenzen markierendes Netzwerk unmittelbar zu erkennen. Angeschlossen sind zahlreiche, unregelmäßig angeordnete, blind endende Seitenverzweigungen. Die Gefäße, die meist über Klappen verfügen, nehmen offenbar wegen ihrer tiefen, der Grenzmembran zum Lungengewebe benachbarten Lage noch die Funktion von Lymphkapillaren wahr. Sie sammeln vorwiegend die Lymphe aus der Pleura und einem schmalen ihr anliegenden Lungengewebsstreifen und ziehen über die gesamte Pleurafläche. Im Hilusbereich anastomosieren sie mit dem Lymphgefäßsystem des tiefen Plexus.

Die peribroncho-vasalen Lymphgefäße beginnen ebenfalls mit kleinen blinden Endstücken, sind dann vorwiegend periarteriell entwickelt und treten erst in der Wand der größeren Bronchien in die dort verlaufenden oberflächlichen und tiefen Netze über.

Die im Hilusbereich gesammelte Lymphe wird zu den Hilus-, Bifurkations- und beiderseitigen tracheobronchialen Lymphknoten geleitet. Peripher der Lappenbronchien (bronchopulmonale Lymphknoten) kommt bis in die Segmentbronchusverzweigungen noch lymphatisches Gewebe oft ohne den vollen Aufbau zu Lymphknotenstrukturen vor. Es ergeben sich für das Übergreifen krankhafter Prozesse enge Beziehungen zur unteren Trachea und den großen Bronchien, zur Pleura und zum Perikard. Obere tracheobronchiale und paratracheale Lymphknoten haben weiterhin enge Beziehungen zum Lig. Botalli, zu den Nn. recurrentes und dem zum Plexus pulmonalis anterior ziehenden Vagusast. Ein Teil der Lymphe besonders der Unterlappen wird auch über Lymphknoten des hinteren Mediastinums zum Zwerchfell und zu diaphragmalen und subphrenischen Lymphknoten geleitet (Abb. 15).

Im Bifurkationsbereich bestehen Verbindungen, die einen größeren Teil der Lymphe der linken Lunge, namentlich des Unterlappens, zu den rechtsseitigen tracheobronchialen Lymphknoten und über die rechtsseitigen Trunci broncho-mediastinales und Truncus lymphaticus dexter zum rechten Venenwinkel leitet. Nur der linke Lungenoberlappen, ggf. sogar nur Teile von diesem, haben ihren Lymphabfluß über den Ductus thoracicus.

Die Lymphgefäße der Pleura parietalis costalis stehen in enger Verbindung miteinander und mit subpleuralen und subkutanen Lymphbahnen der Thoraxwand. Die Lymphgefäße der Pleura diaphragmatica stehen durch das Zwerchfell hindurch mit subperitonealen Lymphgefäßen in Verbindung. Die Lymphe der Pleura wird zum größten Teil nach ventral über die sternalen, teils nach dorsal über die interkostalen Lymphknoten abgeführt, die auch Lymphe der Pleura diaphragmatica und mediastinalis aufnehmen.

Die Beziehungen der Lungenlappen zu bestimmten Lymphknotengruppen als erste

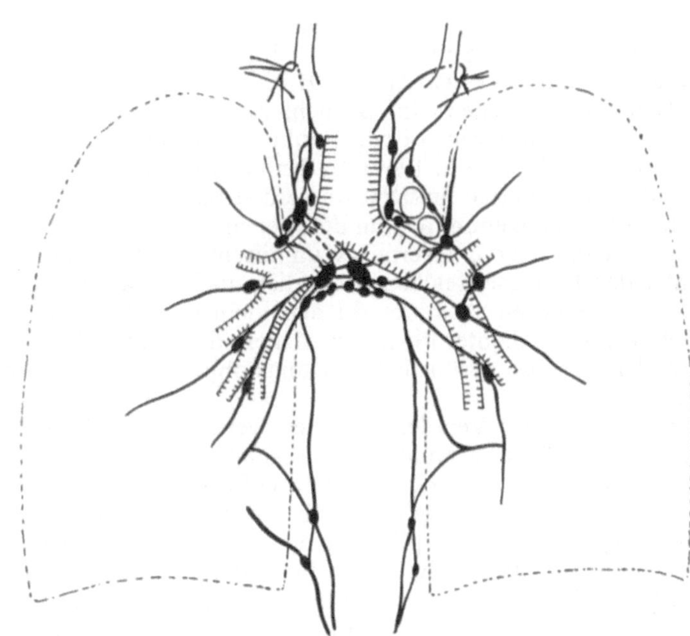

Abb. 15. Anordnung der pulmonalen Lymphknoten und Lymphgefäße mit Abfluß in Truncus bronchomediastinalis anterior und posterior und durch das Lig. pulmonale zum Zwerchfell. (Aus: v. HAYEK, Die menschliche Lunge 1970)

und nachfolgende Stationen wurden von EN-GEL (1957) anhand der tuberkulösen Primärinfektion untersucht. Über den lymphogenen Staubtransport s. bei KÖNN et al. (1976) in diesem Handbuch.

G. Der nervale Apparat der Lunge

An der nervalen Versorgung der Lunge sind der N. vagus, der Sympathikus und z.T. der N. phrenicus beteiligt. Es bestehen im einzelnen schwer übersehbare Anastomosen und Verlaufsvarietäten (v. HAYEK, 1970). Abgesehen von der Steuerung der Atembewegungen und der Schutzreflexe wurde in neuerer Zeit auch die besondere Bedeutung für die Bronchusmotorik, die Blutzirkulation und die sekretorische Aktivität der Drüsen herausgestellt (LARSELL u. DOW, 1933; GAYLOR, 1934; SPENCER u. LEOF, 1964; WIDDICOMBE, 1963, 1964; BLÜMCKE, 1970; JABONERO u. SA-

BADELL, 1972). Die Entwicklung des pulmonalen Nervensystems ist wahrscheinlich schon in den ersten Lebensmonaten abgeschlossen (LOOSLI u. HUNG, 1977).

Steuerung und Zusammenwirken der In- und Exspirationsmuskulatur wurden auf der Grundlage ausführlicher elektromyographischer Untersuchungen von CAMPBELL (1958) zusammenfassend dargestellt. Über den Nies- und Hustenreflex s. u.a. bei FRIEBEL (1969). Zur Regulation der Atmung und Organisation des Atemzentrums wird u.a. auf die Verhandlungen der Gesellschaft für Lungen- und Atmungsforschung (ULMER, 1976) verwiesen.

Die Afferenz verläuft über den N. vagus. Afferente Impulse stammen aus den Dehnungs- und Pressorezeptoren (afferenter Schenkel des Hering-Breuer-Reflexes), die sowohl in bzw. unmittelbar unter der Pleura in Alveolarwänden als auch in der Tunica propria, der Muskulatur und perichondral in der Wand vor allem der größeren Bronchien entwickelt sind. Weitere Dehnungsrezeptoren liegen in der Interkostalmuskulatur und können nach Denervierung (experimenteller beiderseitiger Autotransplantation) der Lungen eine ausreichende rhythmische Ventilation unterhalten, deren Efferenz über Motoneuronen der Spinalnerven und des N. phrenicus läuft (Nasseri et al., 1970).

Den »hellen Zellen« im Bronchialepithel wird eine chemorezeptorische Funktion zugesprochen (Fröhlich, 1949). In den Gefäßwänden der Arterien und Venen werden Barorezeptoren angenommen, in den Venen, in deren Wand Nervenfasern bis unmittelbar unter das Endothel reichen, zusätzlich auch Chemorezeptoren vermutet. In den kleinen Gefäßen ist ein dichter Plexus entwickelt, der mit dem Plexus peribronchialis anastomosiert.

Im Bereich der Venolen kommen weiterhin kleine nicht-chromaffine paraganglionäre Zellgruppen mit Chemorezeptorenfunktion ähnlich den Glomera vor, die bei pulmonaler Hypertonie hyperplasieren und dann gelegentlich in tumorähnlicher Form ·deutlicher beobachtet werden können (Korn et al., 1960; Spencer, 1977). Einige solcher Zellen enthalten argyrophile Granula und haben möglicherweise eine neurosekretorische Funktion. Glomera sind im übrigen abgesehen vom Glomus caroticum mit seiner schon lange bewiesenen Funktion auch in verhältnismäßig großer Zahl im suprakardialen Raum im Bereich der großen Gefäße entwickelt. Besonderes Interesse hat dabei das sog. Glomus pulmonale (Krahl, 1962) gefunden, dessen Bedeutung jedoch insoweit unsicher ist, als eine Blutversorgung aus der A. pulmonalis zumindest für den erwachsenen Menschen nicht unbestritten bewiesen werden konnte (Heyers, 1963; Knoche, 1966; Becker, 1966; Blessing u. Hora, 1968).

Die efferenten Impulse werden vom Sympathicus und N. vagus der Lunge zugeleitet, zwischen denen schon extrapulmonale Faserverbindungen bestehen; auch der N. phrenicus erhält einige Fasern des Sympathicus. Die Ursprungsganglien der Vagusfasern liegen wahrscheinlich vornehmlich noch oberhalb des Ggl. nodosum in der Medulla oblongata und im Ggl. jugulare. Der Plexus pulmonalis dorsalis, in den die Sympathicusäste des Grenzstranges eintreten, ist kräftiger als der ventrale. Er setzt sich beiderseits in die kräftigen Plexus peribronchiales und die schwächeren Äste zu den Pulmonalarterien

und -venen fort. Ausläufer ziehen in die Bronchialschleimhaut, zu den Drüsen und in die Muskulatur der Bronchien und Gefäße. In der Mehrzahl handelt es sich um adrenergische Elemente, die spezifische Catechinamin-Vesikel aufweisen. Die präsynaptischen Fasern sind z.T. markhaltig. Ein Teil von ihnen stammt auch aus autonomen intrapulmonalen Ganglien, deren marklose Fasern sich im peribronchialen Plexus mit Elementen des Vagus und Sympathicus synaptisch verbinden (Blümcke, 1970). Der autonome intrapulmonale Nervenapparat bleibt auch an der denervierten Lunge erhalten (Abb. 16).

Die efferente Innervation der Bronchialmuskulatur reicht bis in die Peripherie zu respiratorischen Bronchiolen. Fasern enden in peribronchialen Ganglienzellen, die Fortsätze zur glatten Muskulatur haben. Diese versorgen anscheinend Muskelfasergruppen, nicht Einzelfasern. Möglicherweise werden auch die Bronchialdrüsen und die Becherzellen im Bronchialepithel, für die eine nervale (cholinergische und adrenergische) Stimulation nachgewiesen werden konnte (Jeffery u. Reid, 1973; Sturgess u. Reid, 1973), ähnlich über drüsennahe gelegene kleine Ganglien versorgt.

Eine Innervation der glatten Muskulatur der Lungenarterien und -venen ist nachgewiesen, der anatomische Verlauf der Bahnen jedoch noch nicht ausreichend geklärt. Vasomotoren sind in den peripheren Pulmonalarterienästen reichlicher als zentral in Form eines mit dem peribronchialen Plexus anastomosierenden plexiformen Fasernetzes entwickelt. Ob noch eine Umschaltung in Ganglien der Arterienwand stattfindet, ist unsicher. An der Wand der großen vorhofsnahen Venen sind Ganglien nachgewiesen. Die mittleren und kleinen Venen werden bis zu den feinsten Ästen von Nervenstämmen begleitet und von einem Plexus feiner Nervenfasern umgeben, denen eine venomotorische Funktion zugesprochen wird. Nach physiologischen Versuchen sind vasodilatatorische Fasern im Sympathikus und im N. phrenicus anzunehmen, während das nach Vagusdurchschneidung auftretende hämorrhagische Lungenödem auf efferente vasomotorische Vagusfasern hinweist.

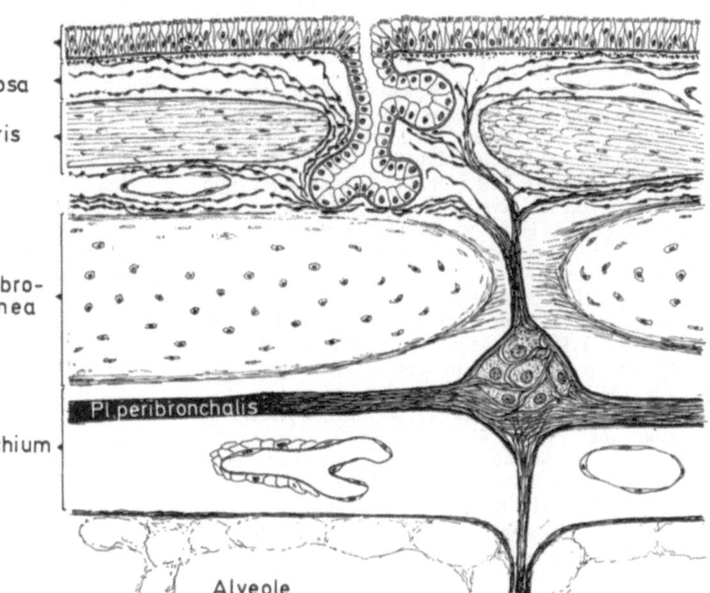

Abb. 16. Schematische Darstellung der Nervenversorgung des Bronchus. Stränge und Ganglien des Plexus peribronchialis, von den Ganglien abgehende kleine Nervenstränge, die zwischen den Knorpellücken zur Muskulatur, Submukosa und Mukosa ziehen und den Plexus intramuralis bilden. (Aus: BLÜMCKE, Beitr. path. Anat. 1968)

Für die pulmonale Zirkulation und deren Änderungen sind die Einflüsse der hydrostatischen Druckschichtung, des Druckes im linken Vorhof und des Alveolardruckes sowie die funktionellen Auswirkungen der O_2- und CO_2-Partialdrücke, die oft nur regional abnorme, zu reflektorischer Arteriolenkonstriktion (v. EULER u. LILJESTRAND, 1946) führende Werte annehmen, bedeutsam. Die Wirkung neurohormonaler Substanzen ist im ganzen geringer als im großen Kreislauf. Ausführliche Diskussion zu diesen Fragen s.u.a. bei WIDIMSKY, DAUM u. HERZOG, 1970.

Literatur

BACKMANN, R.: Blutgehalt und Blutverteilung in den Lungen gesunder und kranker Menschen. Beitr. path. Anat. **125**, 222 (1961)

BACKMANN, R.: Blutvolumen, Gefäßbett und Blutverteilung in der Lunge. Jena: VEB Fischer 1969

BACKMANN, R., HARTUNG, W.: Differentiating measurements of blood volumes in isolated human lungs. Progr. Resp. Res. **5**, 327 (1970)

BARGMANN, W.: Die Lungenalveole. In: Handbuch der mikr. Anatomie (MÖLLENDORF), Bd. V/3. Berlin: Springer 1936

BARTON, A.D.: Bronchial secretion and mucociliary clearance. Arch. intern. Med. **131**, 140 (1973)

BATES, D.V., VARIS, C.J., DONEVAN, R.E., CHRISTIE, R.V.: Variation in the pulmonary capillary blood volume and membrane diffusion component in health and disease. J. clin. Invest. **39**, 1401 (1960)

BECKER, A.E.: The glomera in the region of the heart and the great vessels. Path. europ. **1**, 410 (1966)

BENSCH, K.G., GORDON, G.B., MILLER, L.R.: Studies on the bronchial counterpart of the Kulschitzky (argentaffine) cell and innervation of bronchial glands. J. Ultrastruct. Res. **12**, 668 (1965)

BENZER, H., LEMPERT, J.: Zur Bedeutung oberflächenaktiver Substanzen in der Lunge. Wien. klin. Wschr. **79**, 828 (1967)

BERTALANFFY, F.D.: Dynamics of cellular populations in the lung. In: The lung (A.A. LIEBOW and D.E. SMITH, eds.). Baltimore: Williams & Wilkins Co. 1968

BLESSING, M.H., HORA, B.J.: Glomera in der Lunge des Menschen. Z. Zellforsch. **87**, 562 (1968)

BLÜMCKE, S.: Morphologische Grundlagen der Lungeninnervation. Beitr. Klin. Tuberk. **138**, 229 (1968)

BLÜMCKE, S.: Das vegetative Nervensystem der Lunge. Med. Welt **1970**, 173

BOSTROEM, B., PIIPER, J.: Über arterio-venöse Anastomosen und Kurzschlußdurchblutung in der Lunge. Pflügers Arch. ges. Physiol. **261**, 165 (1955)

Boyden, E.A.: Development and growth of the airways. In: Development of the lung (W.A. Hodson, ed.). Lung biology in health and disease, vol. VI, pp. 3–35. New York: M. Dekker Inc. 1977

Braus, H.: Anatomie des Menschen, 2. Aufl., Bd. II. Berlin: Springer 1934

Bucher, U., Reid, L.: Development of the intrasegmental bronchial tree; the pattern of branching and development of cartilage at various stages of intrauterine life. Thorax 16, 207 (1961)

Burri, P.H., Weibel, E.R.: Ultrastructure and morphometry of the developing lung. In: Development of the lung (W.A. Hodson, ed.). Lung biology in health and disease, vol. VI, pp. 215–268. New York: M. Dekker Inc. 1977

Campbell, E.J.M.: The respiratory muscels and the mechanics of breathing. London: Lloyd-Luke Ltd. 1958

Churchill, E.D.: The segmental and lobular physiology and pathology of the lung. J. thorac. Surg. 18, 279 (1949)

Clara, M.: Histobiologie des Bronchialepithels. Z. mikr.-anat. Forsch. 41, 321 (1936)

Clements, J.A.: Surface tension of lung extracts. Proc. Soc. exp. Biol. (N.Y.) 95, 170 (1957)

Clements, J.A., Hustead, R.F., Johnson, R.P., Gribetz, J.: Pulmonary surface tension and alveolar stability. J. appl. Physiol. 16, 444 (1961)

Donald, K.W., Renzetti, A., Riley, R.D., Cournand, A.: Analysis of factors affecting concentrations of oxygen and carbon dioxide in gas and blood of lungs. J. appl. Physiol. 4, 497 (1952)

Donato, L., Rochester, D.F., Lewis, M.L., Durand, J., Parker, J.O., Harvey, R.M.: Quantitative radiocardiography. II. Technic and analysis of curves. Circulation 26, 183 (1962)

Donders, F.C.: Beiträge zum Mechanismus der Respiration und Zirkulation im gesunden und kranken Zustande. Z. rat. Med., N.F. 3, 287 (1853)

Dunnill, M.S.: Postnatal growth of the lung. Thorax 17, 329 (1962)

Engel, St.: Die Lunge des Kindes. Stuttgart: G. Thieme 1950

Engel, St.: The origin of the pulmonary lymph system. Acta anat. (Basel) 29, 229 (1957)

Euler, U.S. v.: Physiologie des Lungenkreislaufes. Verh. dtsch. Ges. Kreisl.-Forsch. 17, 8 (1951)

Euler, U.S. v., Liljestrand, G.: Observations on the pulmonary arterial pressure in the cat. Acta physiol. scand. 12, 301 (1946)

Felix, W.: Topographische Anatomie des Brustkorbes, der Lunge und der Lungenfelle. In: Sauerbruch, Die Chirurgie der Brustorgane, 3. Aufl. Berlin: Springer 1928

Feyrter, F.: Das bronchiale (bronchopulmonale) Helle-Zellen-Organ. In: Lehrbuch der spez. path. Anatomie (M. Staemmler, Hrsg.), 11. u. 12. Aufl., Erg.-Bd. Berlin: de Gruyter 1969

Fischer, F.K.: Konstruktiver Lungenbau. Bronchialbaum. In: Lehrbuch der Röntgendiagnostik (Schinz-Baensch-Friedl-Uehlinger, Hrsg.), 5. Aufl., Bd. III/1. Stuttgart: G. Thieme 1952

Florange, W.: Anatomie und Pathologie der Arteria bronchialis. Ergebn. allg. Path. path. Anat. 39, 152 (1960)

Forssberg, S.A.: Pulmonary blood volume in man. A study using the double indicator technique in patients with cardiovascular disease. Acta med. scand. 175, Suppl., 410 (1964)

Friebel, H.: Experimenteller Husten. In: Handbuch der exper. Pharmakologie, Bd. XVI/2, S. 19–76. Berlin-Heidelberg-New York: Springer 1969

Fröhlich, F.: Die »Helle Zelle« der Bronchialschleimhaut und ihre Beziehungen zum Problem der Chemorezeptoren. Frankfurt. Z. Path. 60, 517 (1949)

Gaylor, J.B.: Intrinsic nerve mechanism of the human lung. Brain 57, 143 (1934)

Gehlen, H.v.: Der Acinus der menschlichen Lunge als elastisch-muskulöses System. Gegenbaurs morph. Jb. 85, 186 (1941)

Giampalmo, A., Schoenmackers, J.: Die Lunge bei Morbus caeruleus. Beitr. path. Anat. 112, 387 (1952)

Giese, W.: Über die Strombahn der Lunge. In: Lungen und kleiner Kreislauf. Bad Oeynhausener Gespräche I, 45. Berlin-Göttingen-Heidelberg: Springer 1957

Giese, W.: Acinus und Lobulus der Lunge. Zbl. allg. Path. path. Anat. 97, 233 (1957)

Giese, W.: Atemorgane. In: Lehrbuch der spez. path. Anatomie (Kaufmann-Staemmler), 11. u. 12. Aufl., Bd. II/3. Berlin: de Gruyter 1960

Giese, W.: Die allgemeine Pathologie der äußeren Atmung. In: Handbuch der allg. Pathologie, Bd. V/1. Berlin-Göttingen-Heidelberg: Springer 1961

Gieseking, R.: Elektronenoptische Beobachtungen im Alveolarbereich der Lunge. Beitr. path. Anat. 116, 177 (1956)

Götz, H.: Bedeutung der Immunologie im Bereich der Atemwege. Atemwegs- u. Lungenkrh. 1, 69 (1975)

Grosser, O.: Grundriß der Entwicklungsgeschichte des Menschen, 2. Aufl. Berlin: Springer 1945

Hartung, W.: Die Altersveränderungen der Lungenelastizität nach Messungen an isolierten Leichenlungen. Beitr. path. Anat. 118, 368 (1957)

Hartung, W.: Messungen am gesamten Thorax-Lungensystem der Leiche. Verh. dtsch. Ges. inn. Med. 69, 277 (1963)

Hartung, W.: Über pleurogene Lungenfunktionsstörungen und subpleurale Emphyseme. Beitr. Silikose-Forsch., S.Band Grundfragen Silikoseforsch. 5, 397 (1963)

Hartung, W.: Über Zusammenhänge zwischen Nase und Lungen vom pathologisch-anatomischen Standpunkt. Med. Mschr. 26, 246 (1972)

Hartung, W.: Pathologische Anatomie der Lungenfehlbildungen. Thoraxchirurgie 23, 194 (1975)

Hartung, W., Delfmann, L.: Perfusionsversuche an Leichenlungen. Beitr. Klin. Tuberk. 123, 41 (1960)

Hartung, W., Düweling, A.: Histomechanische Messungen an isolierten Leichentracheen. Med. thorac. (Respiration) 21, 257 (1964)

Hartung, W., Kafarnik, D.: Zur Statik des Thorax-Lungen-Systems. I. Methodik, globale Volumendehnbarkeit und Vergleich mit Meßergebnissen am Lebenden. II. Einfluß krankhafter Veränderungen und experimenteller Variation der Versuchsbedingungen auf die Volumendehnbarkeit. Med. thorac. (Respiration) 23, 1, 77 (1966)

Hayek, H. v.: Die menschliche Lunge, 2. Aufl. Berlin-Heidelberg-New York: Springer 1970

Heiss, R.: Der Atmungsapparat. In: Handbuch der

mikr. Anatomie (MÖLLENDORF), Bd. V/3. Berlin: Springer 1936

HEYERS, W.: Beitrag zur Morphologie des Glomus pulmonale. Frankfurt. Z. Path. **72**, 616 (1963)

HODSON, W.A. (ed.): Development of the lung. Lung biology in health and disease, vol. VI. New York: M. Dekker Inc. 1977

IRAVANI, J.: Physiologie und Pathophysiologie der Cilientätigkeit und des Schleimtransportes im Tracheobronchialbaum (Untersuchungen an Ratten). Pneumonologie **144**, 93 (1971)

ISAAKSOHN: Pathologisch-anatomische Veränderungen der Lungengefäße beim Emphysem. Virchows Arch. path. Anat. **53**, 466 (1871)

JABONERO, V., SABADELL, J.: Die sensible Innervation der glatten Muskulatur der Luftwege. Z. mikr.-anat. Forsch. **86**, 213 (1972)

JEFFERY, P., REID, L.: Intra-epithelial nerves in normal rat airways–a quantitative electron microscopic study. J. Anat. (Lond.) **114**, 35 (1973)

JUNGHANSS, W.: Die Endstrombahn der Lunge im postmortalen Angiogramm. Virchows Arch. path. Anat. **331**, 263 (1958)

JUNGHANSS, W.: Das Lungenemphysem im postmortalen Angiogramm. Virchows Arch. path. Anat. **332**, 538 (1959)

KLUGE, A.: Oberflächenspannung in der Lunge. Ergebn. ges. Lungen- u. Tuberk.-Forsch. **16**, 10 (1967)

KNOCHE, H.: Beitrag zur Gefäßversorgung der aortico-pulmonalen Glomera. Z. mikr.-anat. Forsch. **74**, 283 (1966)

KÖNN, G., SCHEJBAL, V., OELLIG, W.P.: Die pathologische Anatomie der Pneumokoniosen. In: Handbuch der inn. Medizin, 5. Aufl., Bd. IV/1. Berlin-Heidelberg-New York: Springer 1976

KORN, D., BENSCH, K., LIEBOW, A.A., CASTLEMAN, B.: Multiple minute pulmonary tumors resembling chemodectomas. Amer. J. Path. **37**, 641 (1960)

KRAHL, V.E.: The glomus pulmonale; its location and microscopic anatomy. In: CIBA-Foundation symposion on pulmonary structure and function. London: Churchill 1962

KRUHØFFER, P.: Studies on the lung diffusion coefficient for carbon-monoxide in normal human subjects by means of $C^{14}O$. Acta physiol. scand. **32**, 106 (1954)

KUTSUMA, M.: Lymphgefäße der Lunge. Folia anat. jap. **13**, 385 (1935)

LAPP, H.: Zur Pathologie der Blutgefäßanastomosen in der Lunge. Verh. dtsch. Ges. Path. **34**, 273 (1950)

LARSELL, O., DOW, R.S.: Innervation of human lung. Amer. J. Anat. **52**, 125 (1933)

LAUWERYNS, J.: De longvaten. Brussel: Arscia Uitgaven 1962

LAUWERYNS, J.M., BAERT, J.H.: Alveolar clearance and the role of the pulmonary lymphatics. Amer. Rev. resp. Dis. **115**, 625 (1977)

LIEBOW, A.A., HALES, M.H., LINDSKOG, G.E.: Enlargement of the bronchial arteries and their anastomoses with the pulmonary arteries in bronchiectasis. Amer. J. Path. **25**, 211 (1949)

LOESCHCKE, H.: Störungen des Luftgehaltes der Lunge. In: Handbuch der spez. path. Anatomie u. Histologie (HENKE-LUBARSCH), Bd. III/1. Berlin: Springer 1928

LOESCHCKE, H.: Experimentelle Untersuchungen über Saftstrom und Resorptionswege. Virchows Arch. path. Anat. **292**, 281 (1934)

LOOSLI, C.G., HUNG, K.-S.: Development of pulmonary innervation. In: Development of the lung (W.A. HODSON, ed.). Lung biology in health and disease, vol. VI, pp. 269–306. New York: M. Dekker Inc. 1977

LOW, F.N.: The pulmonary alveolar epithelium of laboratory mammals and man. Anat. Rec. **117**, 241 (1953)

LÜTGERATH, F. (Hrsg.): Obere Luftwege und Lunge als funktionelle und klinische Einheit. Stuttgart: G. Thieme 1970

MEAD, J., WHITTENBERGER, J.L., RADFORD, E.P.: Surface tension as a factor in pulmonary volume-pressure hysteresis. J. appl. Physiol. **10**, 191 (1957)

MEESSEN, H.: Pathomorphologie der Diffusion und Perfusion. Verh. dtsch. Ges. Path. **44**, 98 (1960)

MEYER, W.W., SIMON, E.: Die phasenartige Abwandlung der Pulmonalis-Volumendehnbarkeit im Verlauf des Lebens und ihre Bedeutung für das Verständnis einiger krankhafter Arterienveränderungen. Verh. dtsch. Ges. Path. **43**, 190 (1959)

MEYRICK, B., REID, L.M.: Ultrastructure of alveolar lining and its development. In: Development of the lung (W.A. HODSON, ed.). Lung biology in health and disease, vol. VI, pp. 135–214. New York: M. Dekker Inc. 1977

MILLER, W.S.: The lung, 3rd ed. Springfield (Ill.): Ch.C. Thomas 1950

MÜLLER, H.: Mißbildungen der Lunge und Pleura. In: Handbuch der spez. Pathologie u. Histologie (HENKE-LUBARSCH), Bd. III/1. Berlin: Springer 1928

NASSERI, M., BLÜMCKE, S., EISELE, R., KÖTTER, D., BÜCHERL, E.S.: Funktionelle und morphologische Befunde an autotransplantierten Hundelungen. Verh. dtsch. Ges. Path. **54**, 185 (1970)

NEERGAARD, K. v.: Neue Auffassungen über einen Grundbegriff der Atemmechanik. Z. ges. exp. Med. **66**, 373 (1929)

OTIS, A.B., MCKERROW, C.B., BARTLETT, R.A., MEAD, J., MCILROY, M.B., SELVERSTONE, N.J., RADFORD, E.P.: Mechanical factors in distribution of pulmonary ventilation. J. appl. Physiol. **8**, 477 (1956)

PATTLE, R.E.: Properties, function and origin of the alveolar lining layer. Nature (Lond.) **175**, 1125 (1955)

PIIPER, J.: Verhalten des Strömungswiderstandes und der Blutfüllung im isolierten Lungenlappen des Hundes. Pflügers Arch. ges. Physiol. **264**, 596 (1957)

POLICARD, A.: Le poumon. Structures et mechanismes à l'état normal et pathologique, 2. Aufl. Paris: Masson & Cie. 1955

POLICARD, A., COLLET, A., GILTAIRE-RALYTE, L.G.: L'alvéole pulmonaire au microscope électronique. Presse méd. **62**, 1775 (1954)

REID, L.: Rheology – relation to the composition of sputum. Scand. J. resp. Dis. **90**, 27 (1974)

REINHARDT, E.: Beiträge zur Kenntnis der Lunge als neurovasculäres und neuromuskuläres Organ nach Beobachtungen am Kaninchen. Virchows Arch. path. Anat. **292**, 322 (1934)

REINHARDT, E.: Die Lunge – ein neurovasculares und neuromusculares Organ. Allg. path. Schriftenreihe H. 1 (1941)

Rohrer, F.: Der Strömungswiderstand in den menschlichen Atemwegen und der Einfluß der unregelmäßigen Verzweigung des Bronchialsystems auf den Atemverlauf in verschiedenen Lungenbezirken. Pflügers Arch. ges. Physiol. 162, 225 (1915)

Rohrer, F.: Physiologie der Atembewegung. In: Handbuch der norm. u. path. Physiologie (Bethe-Bergmann-Embden), Bd. II. Berlin: Springer 1925

Roughton, F.J.W.: The average time spent by the blood in the human capillary and its relations to the rates of CO uptake and elimination in man. Amer. J. Physiol. 143, 621 (1945)

Runge, H.G.: Die entzündlichen Erkrankungen der Nase und ihrer Nebenhöhlen. In: Handbuch der spez. Pathologie u. Histologie (Henke-Lubarsch), Bd. III/1. Berlin: Springer 1928

Ruysch, F.: Opera omnia, Bd. 1. Amstelod 1721. Zit. nach v. Hayek 1970

Scarpelli, E.M.: The surfactant system of the lung. Philadelphia: Lea & Febiger 1968

Schneider, P.: Die Mißbildungen der Atmungsorgane. In: Die Morphologie der Mißbildungen des Menschen und der Tiere (Schwalbe), Bd. III/2. Jena: Fischer 1912

Schoedel, W.: Physiologische Grundlagen des Atemnotsyndroms. Verh. dtsch. Ges. Path. 55, 2 (1971)

Schulz, H.: Die submikroskopische Anatomie und Pathologie der Lunge. Berlin-Göttingen-Heidelberg: Springer 1959

Schüren, G.v.d., Lauweryns, J.: Documents radiologiques et histologiques sur la circulation bronchique du chien. Bull. Ass. Anat. (Nancy) 114, 825 (1962)

Schumann, K., Mann, W.: The indirect measurement of nasal airway resistance. Rhinology 13, 173 (1975)

Sjöstrand, T.: Volume and distribution of blood and their significance in regulating circulation. Physiol. Rev. 33, 202 (1953)

Spencer, H.: Pathology of the lung, 3rd ed. Oxford: Pergamon Press 1977

Spencer, H., Leof, D.: The innervation of the human lung. J. Anat. (Lond.) 98, 599 (1964)

Spühler, O.: Die Erkrankungen des Zwerchfells. In: Handbuch der inn. Medizin, 4. Aufl., Bd. IV/4. Berlin-Göttingen-Heidelberg: Springer 1956

Sturgess, J., Reid, L.: The effect of isoprenaline and pilocarpine on a) bronchial mucus-secreting tissue and b) pancreas, salivary glands, heart, thymus, liver and spleen. Brit. J. exp. Path. 54, 388 (1973)

Stutz, E., Vieten, H.: Die Bronchographie. Stuttgart: G. Thieme 1955

Thurlbeck, W.M.: Internal surface area and other measurements in emphysema. Thorax 22, 483 (1967)

Uehlinger, E.: Extrapulmonal bedingte Ventilationsstörungen. Verh. dtsch. Ges. Path. 44, 59 (1960)

Ulmer, W.: Untersuchungen bei Menschen und Hunden über die Wirksamkeit herzsynchroner Mischungsvorgänge in den Atemwegen. Pflügers Arch. ges. Physiol. 268, 460 (1959)

Ulmer, W.T. (Hrsg.): Atmungsregulation. Verhandl. Ges. Lungen- u. Atmungsforsch., Bd. 6. Berlin-Heidelberg-New York: Springer 1976

Wade, O.L.: Movements of the thoracic cage and diaphragm in respiration. J. Physiol. (Lond.) 124, 193 (1954)

Wang, Nai-San: The preformed stomas connecting the pleural cavity and the lymphatics in the parietal pleura. Amer. Rev. resp. Dis. 111, 12 (1975)

Wearn, J.T., Barr, J.S., German, W.J.: Behavior of the arterioles and capillaries of the lung. Proc. Soc. exp. Biol. (N.Y.) 24, 114 (1926)

Wearn, J.T., Ernstene, A.C., Bromer, A.W., Barr, J.S., German, W.J., Zschiesche, L.J.: The normal behavior of the pulmonary blood vessels with observation on the intermittence of the flow of blood in the arterioles and capillaries. Amer. J. Physiol. 109, 236 (1934)

Weibel, E.R.: Morphometry of the human lung. Berlin-Göttingen-Heidelberg: Springer 1963

Weibel, E.R.: Morphological basis of alveolar-capillary gas exchange. Physiol. Rev. 53, 419 (1973)

Weibel, E.R., Gil, J.: Electron microscopic demonstration of an extracellular duplex lining layer of alveoli. Resp. Physiol. 4, 42 (1968)

Widdicombe, J.G.: Regulation of tracheobronchial smooth muscle. Physiol. Rev. 43, 1 (1963)

Widdicombe, J.G.: Respiratory reflexes. In: Handbook of Physiology, Vol. 1. Washington, D.C.: Amer. Physiol. Society 1964

Widimsky, J., Daum, S., Herzog, H. (eds.): Pulmonary circulation. Progr. Resp. Res. 5 (1970)

Atemphysiologie

H. BACHOFEN

Mit 52 Abbildungen und 3 Tabellen

A. Einführung

Hauptaufgabe des Atemapparates ist die Arterialisation des venösen Blutes: Thorax und Lunge sind für die ersten zwei Etappen im vierstufigen Gastransportsystem verantwortlich, welches den gegenläufigen Austausch von Sauerstoff und Kohlendioxyd zwischen Zellen und Umgebung nach Bedarf des Stoffwechsels gewährleisten muß. Abbildung 1 zeigt lediglich die allgemeine Organisation des Systems und das Prinzip des Gasaustausches. Dieser erfolgt durchwegs entlang eines Partialdruckgefälles der Atemgase. Nicht ersichtlich ist die beachtliche Leistungsreserve und vor allem das enge Zusammenspiel zwischen den verschiedenen Komponenten des Systems. Beide Eigenschaften ermöglichen, die Funktionsbeeinträchtigung einer Komponente durch Änderung der Arbeitsweise der anderen auszugleichen. Deshalb kann die Lungenfunktion niemals durch eine einzige Meßgröße charakterisiert werden. Erst die

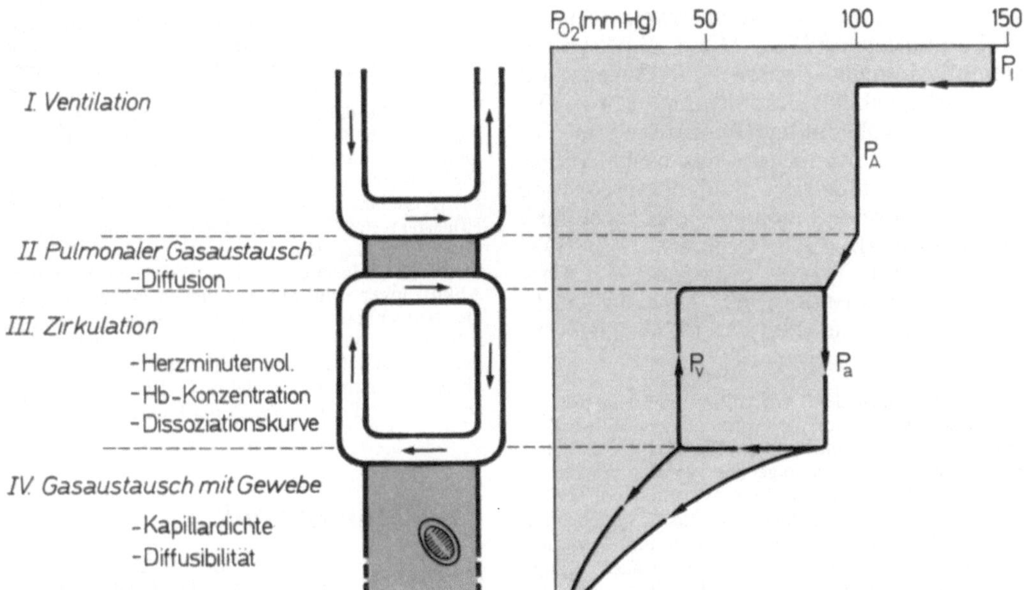

Abb. 1. Schematische Darstellung des Gastransports zwischen Umgebung und Gewebe. Die Atemgase werden durchwegs entlang eines Partialdruckgefälles transportiert. P_I, P_A, P_a und P_v stehen für den inspiratorischen, alveolären, arteriellen und venösen Sauerstoffpartialdruck

Tabelle 1. Nichtrespiratorische Funktionen von Lunge und Thorax

1. Mechanische Aspekte:
Körperhaltung
Reinigung der Luftwege: Husten, Niesen, Schneuzen
Phonation

2. Elimination von Metaboliten außer CO_2:
Kohlenmonoxid u.a.m.

3. Regulation des Säure-Basen-Gleichgewichts

4. Filterfunktion:
Aussieben von Emboli
Elimination von Blutzellen

5. Fibrinolytische Aktivität

6. Metabolische Aktivität:
Aufbau des Oberflächenfilms und andere Lipide
    bzw. Lipoproteine
Inaktivierung von Bradykinin
Metabolisierung von Serotonin, Noradrenalin,
    Prostaglandin *E* und *F*
Synthese von Prostaglandin *E* und *F*
Umwandlung von Angiotensin I in Angiotensin II
    (u.a.m.)

Abb. 2. Einfluß der Form auf die Dehnungseigenschaften eines Ballons. Die *P-V*-Beziehungen (Diagramm) werden durch beide, die elastische Eigenschaft und die Geometrie des dehnbaren Elementes bestimmt

Überprüfung einer Reihe von Teilfunktionen zeichnet das Bild, welches die Beurteilung des Funktionszustandes der Lunge zuläßt.

Neben dem Gasaustausch hat der Atemapparat zahlreiche nicht-respiratorische Funktionen zu erfüllen. Diese Aspekte der Atemphysiologie können nicht Gegenstand der vorliegenden Besprechung sein. Die keineswegs vollständige Aufzählung in Tabelle 1, welche wenigstens das weite Aufgabenspektrum illustriert, und entsprechende Literaturhinweise müssen hier genügen (Bouhuys et al., 1966; Coburn, 1970; Davenport, 1971; Tenney u. Lamb, 1965; Heinemann u. Fishman, 1969; Marder et al., 1972; Fishman u. Pietra, 1974; Tierney, 1974).

Die Grundlagen der Lungenfunktion können ohne detailliertes Wissen um die Anatomie erlernt werden. Elementare Zusammenhänge sind mit Hilfe einfacher Modelle, wie sie in den folgenden Abschnitten dargestellt sind, leicht erfaßbar. Eine Warnung vor diesen einfachen Modellen ist jedoch angebracht, indem diese der engen Beziehung zwischen Struktur und Funktion nicht oder nur ungenügend Rechnung tragen. Lunge und Alveolen sind keine Ballone. Die Bedeutung der Geometrie kann indessen anhand eines einfachen Ballonmodells illustriert werden (Abb. 2). Die elastischen Wandeigenschaften eines frei dehnbaren Ballons lassen sich durch die Druck-Volumen-Beziehung charakterisieren. Wird aber während der Blähung der Form des Ballons ein Zwang auferlegt, indem man ihn in einer offenen Flasche dehnt (analog der Lungendehnung im Thorax), ändert sich die Druck-Volumen-Beziehung, obwohl die elastischen Eigenschaften des dehnbaren Materials in beiden Situationen identisch sind. Für ein umfassenderes Verständnis der physiologischen Zusammenhänge und vor allem auch für die richtige Interpretation von Meßdaten sind deshalb möglichst wirklichkeitsnahe Modelle erforderlich. Deren Konzeption setzt indessen gute Kenntnisse der quantitativen und physiologischen Anatomie voraus (Rohrer, 1915; Weibel, 1963; Weibel, 1967; Weibel, 1973; Weibel u. Gil, 1975; Gil u. Weibel, 1972; Gehr u. Weibel, 1974; Horsfield u. Cumming, 1968; Parker et al., 1971; Glazier et al., 1969).

Die im folgenden Text verwendeten Symbole und Abkürzungen sind im wesentlichen mit der Pappenheimer Nomenklatur konform (Pappenheimer et al., 1950); lediglich die Indices wurden vereinfacht. Die wichtigsten Symbole sind im Anhang tabellarisch aufgeführt. Die übrigen werden im Text definiert. Ebenfalls im Anhang enthalten sind einige physikalische Grundbegriffe.

B. Atemmechanik

I. Theoretische Grundlagen

Die Belüftung der Alveolen erfolgt durch periodische Änderung des Lungenvolumens.

Um die Ventilation der Alveolen zu sichern, muß die Atemmuskulatur gegen *elastische Widerstände*, welche bei der Dehnung von Lunge und Thorax auftreten, *Reibungskräfte* als Folge der Luftströmung im Bronchialbaum und der Gewebedeformation, und gegen meist nur geringe *Trägheitskräfte* Arbeit leisten. Der Arbeitsaufwand hängt von der Ventilationsgröße einerseits, von den mechanischen Eigenschaften – der *Elastizität*, der *Reibung* und der *Trägheit* – des Atemapparates anderseits ab. Eine abnorme Zunahme der Atemarbeit bzw. ein Mißverhältnis zwischen Kraftaufwand und Wirkung werden in der Regel subjektiv als Dyspnoe registriert (HOWELL u. CAMPBELL, 1966; ROSSIER et al., 1958), im Extremfall resultiert eine Mangelbelüftung der Alveolen.

In Abbildung 3 werden die Zusammenhänge zwischen Kraft und Bewegung des Atemapparates durch ein elementares Modell veranschaulicht. Dieses besteht aus einem elastischen und einem resistiven Element (Ballon und Verbindungsrohr). Kraftquelle ist eine Zylinderpumpe, ähnlich wie bei einem maschinell beatmeten Patienten. Da die Trägheit von Lunge und Thorax minim ist, wird sie im Modell vernachlässigt (DuBois et al., 1956; MEAD, 1956; SHARP et al., 1964). Das mechanische Arbeitsprinzip des Modells ist überaus einfach: 1. Die Geometrie ist durch das Volumen bestimmt. Bewegungen sind identisch mit Volumenänderungen (ΔV). Die Geschwindigkeit der Bewegung entspricht der Stromstärke ($\dot{V}$) im Verbindungsrohr, dem Analog zum Bronchialbaum. 2. Der von der Pumpe erzeugte Druck (P_{appl}) ist stets gleich der Summe der entgegengesetzten Drucke (P_{el}) und (P_{res}),

welche die elastische Retraktionskraft des Ballons und die Reibung des Luftstroms im Verbindungsrohr überwinden (drittes Newtonsches Gesetz). 3. P_{el} ist eine Funktion des Volumens und P_{res} eine Funktion der Stromstärke. Innerhalb bestimmter Grenzen dürfen beide Funktionen als einigermaßen linear betrachtet werden. Das Verhältnis Volumenänderung (ΔV) pro Einheit Änderung der elastischen Druckkomponente (ΔP_{el}) ist definitionsgemäß die Dehnbarkeit bzw. die Compliance des Systems.

$$C = \frac{\Delta V}{\Delta P_{\text{el}}}.$$

Ebenfalls nach Definition wird das Verhältnis der Druckkomponente P_{res} zur entsprechenden Stromstärke als visköser Widerstand bezeichnet.

$$R = \frac{P_{\text{res}}}{\dot{V}}.$$

Durch Umformung der in Abbildung 3 dargestellten Beziehung ergibt sich eine einfache Bewegungsgleichung des Atemapparates.

$$P_{\text{appl}} = \frac{1}{C} \cdot \Delta V + R \cdot \dot{V}.$$

Dem Modell von Abbildung 3 weiter folgend können Thorax und Lunge als ein System zweier konzentrisch angeordneter Ballone betrachtet werden. Da die elastischen und resistiven Elemente von Lunge und Thorax in Serie geschaltet sind, lautet die erweiterte Bewegungsgleichung

$$P_{\text{appl}} = \left(\frac{l}{C_w} + \frac{l}{C_l} \right) \cdot \Delta V + (R_w + R_l) \cdot \dot{V},$$

wobei die Indices w und l für den Thorax bzw. für die Lunge stehen.

Die vereinfachenden Annahmen, welche dem Modell zugrunde liegen, engen indessen die praktische Anwendbarkeit der Bewegungsgleichung in der vorliegenden Form erheblich ein (MEAD, 1960; AGOSTONI u. MEAD, 1964): Denn in Wirklichkeit sind Volumen und Volumenänderung nicht hinreichend für die Beschreibung von Form und Bewegung des Atemapparates. Dieser besitzt bereits als Ganzes mehr als einen Freiheitsgrad. Ein bestimmtes Lungenvolumen kann vorwiegend mit dem Brustkorb oder mit dem Zwerchfell gefördert werden (KONNO u. MEAD, 1967; AGOSTONI u. TORRI, 1967;

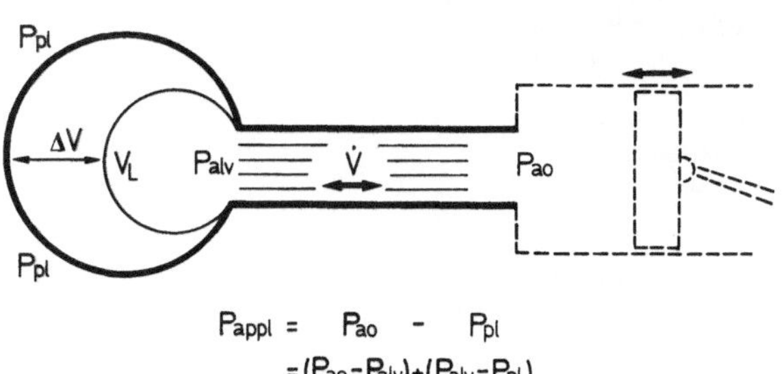

Abb. 3. Grundmodell der Lungenmechanik. Erklärungen im Text

Grimby et al., 1968). Der Einfluß der Formänderung auf die Druck-Volumen-Beziehung ist aus Abbildung 2 ersichtlich. Eine unbestimmte Zahl zusätzlicher Freiheitsgrade besitzt die Lunge dann, wenn ihre überaus zahlreichen viskoelastischen Bauelemente ungleich mechanisch beschaffen sind und sich disproportional zur Lungenvolumenänderung dehnen und entdehnen (Otis et al., 1956). Im Gegensatz zum Modell wirken überdies die Drucke nicht uniform auf die Lunge ein. Regionale Druckunterschiede sind (u.a.m.) Folge der Einwirkung der Schwerkraft (Milic-Emili, 1974; Agostoni, 1972) und der mechanischen Inhomogenität der Lunge (s. Abschn. B IV). Und nicht zuletzt sind weder R noch C konstant, sondern komplizierte Funktionen des Lungenvolumens, der Art der vorangegangenen Lungenvolumenänderung (»volume history«) und der Atemstromstärke.

II. Lungenvolumina

Die Lungenvolumina sind gleichermaßen anatomische und physiologische Meßgrößen: Sie widerspiegeln die anatomische Dimension und die Beweglichkeitsgrenzen des Atemapparates. Die Bestimmung der Lungenvolumina ist die Basis jeder Lungenfunktionsuntersuchung und Voraussetzung für die korrekte Interpretation komplexerer atemphysiologischer Meßwerte. Aus diesem Grund werden die Definitionen der verschiedenen Lungenvolumina an den Anfang gestellt.

Konventionsgemäß unterscheidet man vier verschiedene Lungenvolumina und vier Lungenkapazitäten (Pappenheimer, 1950). Als Gedächtnisstütze mag dienen, daß sich die Lungenvolumina nicht überlappen, während die Kapazitäten zwei oder mehrere

Tabelle 2. Die Lungenkapazitäten und Lungenvolumina

TLC	*Totalkapazität:* Pulmonales Gasvolumen nach maximaler Inspiration
VC	*Vitalkapazität:* Volumendifferenz zwischen maximaler Ein- und Ausatmung
FRC	*Funktionelle Residualkapazität:* Pulmonales Gasvolumen am Ende einer spontanen Exspiration
IC	*Inspiratorische Kapazität:* Differenz zwischen Totalkapazität und funktioneller Residualkapazität
RV	*Residualvolumen:* Das nach maximaler Exspiration in der Lunge verbleibende Gasvolumen
IRV	*Inspiratorisches Reservevolumen:* Das nach einer spontanen Inspiration zusätzlich maximal einatembare Luftvolumen
ERV	*Exspiratorisches Reservevolumen:* Das nach einer spontanen Exspiration maximal ausatembare Luftvolumen
VT	*Atemzugvolumen:* Luftvolumen, das pro Atemzug befördert wird

Lungenvolumina einschließen. Anordnungen, Definitionen und die gebräuchlichsten Abkürzungen sind in Abbildung 4 und Tabelle 2 enthalten. Alle Lungenvolumina werden stets unter BTPS-Bedingungen angegeben: die spirometrischen Meßwerte sind in entsprechender Weise umzurechnen (s. Anhang).

Die in und ausatembaren Lungenvolumina können direkt mit einem Spirometer gemessen werden. Nur indirekt erfaßbar sind die funktionelle Residualkapazität und das Residualvolumen. Zu ihrer Bestimmung sind drei verschiedene Meßprinzipien anwend-

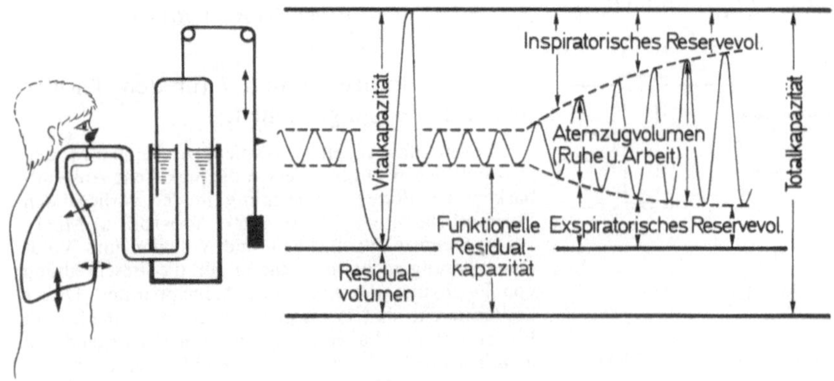

Abb. 4.
Lungenvolumina und
Lungenkapazitäten

bar: 1. die Gasmischung im geschlossenen System, wobei als Fremdgas am häufigsten Helium verwendet wird (MENEELY u. KALTREIDER, 1949); 2. die Auswaschung von Stickstoff aus der Lunge (COURNAND et al., 1941); 3. und die Ganzkörperplethysmographie (DuBois et al., 1956; MEAD, 1960).

Bei Gesunden ergeben alle Methoden gut übereinstimmende Meßwerte. Abweichungen sind aber vor allem bei Patienten mit Lungenemphysem zu beobachten. Mit der Plethysmographie wird das gesamte Gasvolumen in der Lunge, einschließlich die gefangene Luft in nicht-ventilierten, emphysematösen Bullae gemessen. Die Gasmisch- und Gasauswaschmethoden erfassen indessen bloß belüftete Alveolarbezirke. Bei adäquater Handhabung der letzteren Methoden ist der Fehler allerdings nicht schwerwiegend (EMMANUEL et al., 1961; TIERNEY u. NADEL, 1962). Eine klare Darstellung der verschiedenen Meßtechniken und deren Vor- und Nachteile ist in der Übersichtsarbeit von BRISCOE (1965) enthalten.

Die Lungenvolumina des Gesunden sind in erster Linie von der Körpergröße, vom Alter und vom Geschlecht abhängig (BÜHLMANN u. SCHERRER, 1973; CARA, 1958). Von untergeordneter Bedeutung sind konstitutionelle Faktoren, Trainingszustand, Körperlage und nicht zuletzt die ethnische Abstammung (COTES, 1975; AGOSTONI, 1970; DA COSTA, 1971).

III. Thorax und Lunge

1. Aufbau und Statik

Ohne einschränkende Vereinfachungen wie im Modell von Abbildung 3 darf das atemmechanische System von Lunge und Thorax als konzentrisch angeordnete, dreiteilige Volumenpumpe betrachtet werden. Der *Thorax* ist die Kraftquelle und gewährleistet gleichzeitig die Stabilität des Systems. Vom Standpunkt der funktionellen Anatomie gehört neben Brustkorb und Zwerchfell auch die Wirbelsäule, die Halsmuskulatur und das Abdo-

men zum Thorax. Die *Lunge* gleicht einem passiven Pumpenbalg. Zu ihr gehören das Lungenparenchym mit dem alveolären Oberflächenfilm und die Luftwege zwischen Mund- bzw. Nasenöffnung und den Alveolen. Dem *Pleuraspalt*, eine weitgehend imaginäre Struktur, fällt schließlich die Funktion eines Kupplungselementes zwischen Thorax und Lunge zu.

Aus dem besonderen Aufbau ergibt sich eine ebenso enge wie komplexe Beziehung zwischen Lunge und Thorax. Das Zusammenspiel ist nicht zuletzt deshalb verwickelt, weil dem Atemapparat neben der Ventilation eine Reihe weiterer Aufgaben mechanischer Art (Bewegung des Rumpfes, Husten, Pressen, usw.) übertragen sind (RAHN, 1970). Eindrücklich manifestiert sich die gegenseitige Beeinflussung bei krankhaften Veränderungen: Als Beispiel sei die sekundäre Funktionsbeeinträchtigung des Thorax beim Lungenemphysem erwähnt (KRUMHOLZ u. ALBRIGHT, 1968; HARTUNG, 1964; CHERNIACK, 1963).

Betrachten wir vorerst das rein passive Verhalten von Lunge und Thorax. Unter statischen Bedingungen und bei völlig relaxierter Atemmuskulatur ist der vom System entwickelte Druck das Resultat elastischer Kräfte. Entsprechend der Bewegungsgleichung (Abschn. I) ist der Druck nur vom Volumen abhängig. Um die statische Druck-Volumen-Beziehung des Atemapparates zu bestimmen, läßt man den Probanden an einem Spirometer verschieden große Volumina ein- und ausatmen. Nach jedem Volumenschritt wird das Mundstück für kurze Zeit verschlossen. Dabei läßt der Proband die Atemmuskulatur vollständig erschlaffen; der im Alveolarraum herrschende Druck kann nun am Mund gemessen werden. Aus den Meßpunkten läßt sich die Relaxationsdruckkurve konstruieren (Abb. 5: stark ausgezogene, sigmoidförmige Linie $P_w +_1$). Je nach Lungenvolumen sind die Drucke positiv oder negativ. Das Volumen beim Druck null ist das Ruhevolumen; es entspricht dem endexspiratorischen Lungenvolumen bei Ruheatmung.

Bei jedem Volumen ist der Relaxationsdruck des Atemapparates gleich der Summe der von Lunge und Thorax individuell er-

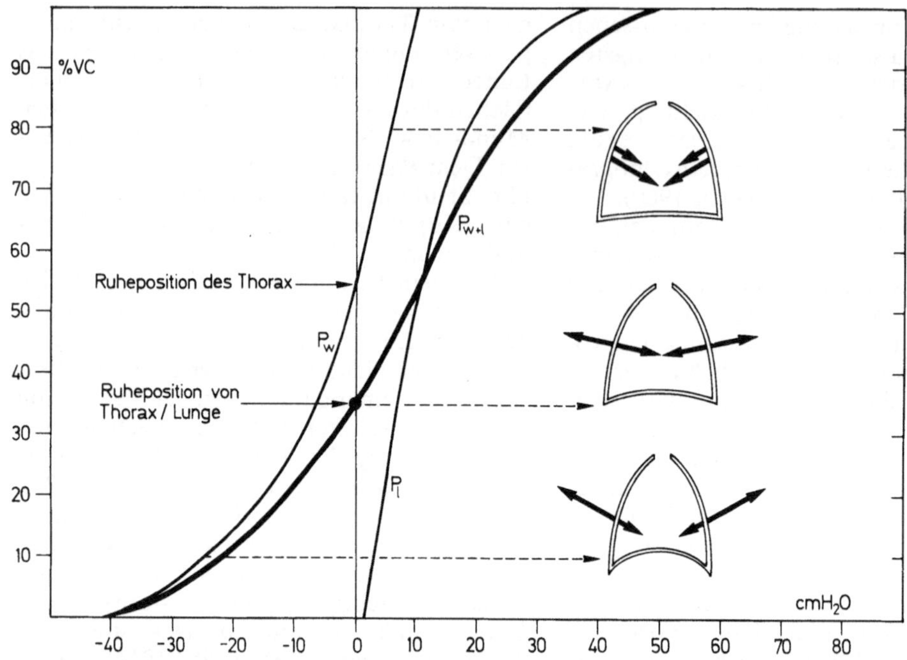

Abb. 5. Statische Druck-Volumen-Kurven der Lunge (P_l), des Thorax (P_w) und des Atemapparates (P_{w+l}; Thorax und Lunge) bei vollständiger Relaxation der Atemmuskulatur. Die statischen Kräfte von Thorax und Lunge sind in den Skizzen durch Pfeile dargestellt

zeugten Drucke. Durch gleichzeitige Messung des Relaxationsdruckes und des Intrapleural- bzw. Intraoesophagealdruckes können die elastischen Retraktionsdrucke von Lunge und Thorax separat bestimmt werden. Die individuellen Druck-Volumen-Beziehungen sind wiederum in Abbildung 5 dargestellt. Beim Ruhevolumen sind die Drucke von Thorax und Lunge gleich und einander entgegengesetzt. Die Expansionskraft des Thorax und die gleich große Retraktionskraft der Lunge sind die Ursache eines negativen Intrapleuraldruckes von rund −5 cm H_2O. Wird der Thorax eröffnet, kollabiert die Lunge auf ihr Kollapsvolumen; der Thorax expandiert auf sein Ruhevolumen, welches bei etwa 60% der Vitalkapazität liegt. Erst oberhalb dieses Volumens entwickelt die Thoraxelastizität einen der Retraktionskraft der Lunge gleichsinnigen Druck. Die Neigung der Volumen-Druck-Kurve entspricht übrigens der Dehnbarkeit (Compliance) des Atemapparates, bzw. des Thorax und der Lunge (vgl. Abschn. I).

Abbildung 5 zeigt die Relaxationskurve bei aufrechter Körperhaltung. Im Liegen verschiebt sich diese erheblich nach rechts; die funktionelle Residualkapazität ist im Liegen geringer. Ursache der Verschiebung ist die bisher vernachlässigte Einwirkung der Schwerkraft auf den Thorax (AGOSTONI u. MEAD, 1964). Noch wichtiger ist ein weiterer Effekt der Schwerkraft. Vor allem durch das Gewicht des Abdomen ändert sich die Form des Thorax. Die Formänderung wird der Lunge aufgezwungen (Abb. 6). Beide, Formänderung und Gewicht der Lunge resultieren bei aufrechter Körperstellung in einer apiko-basalen Zunahme des Intrapleuraldruckes (WEST u. MATTHEWS, 1972; AGOSTONI u. D'ANGELO, 1971; D'ANGELO u. AGOSTONI, 1974). Ungleiche Drucke bedeuten indessen ungleiche Dehnung verschiedener Lungenpartien (KANEKO et al., 1966). Abbildung 5 ist also eine erhebliche Vereinfachung: Tatsächlich müßte die Statik des Systems durch eine Schar von Druck-Volumen-Linien charakterisiert werden. Als wei-

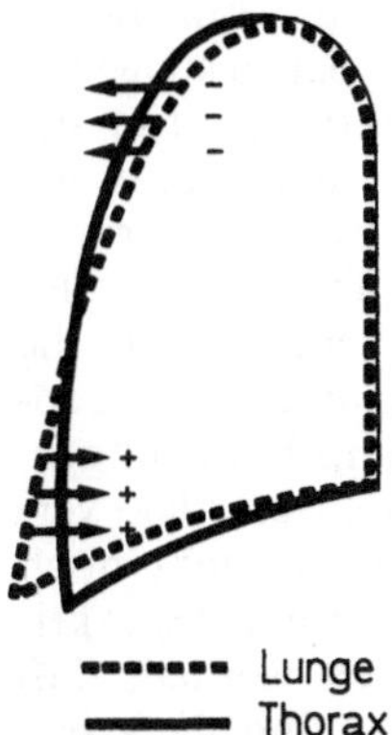

Abb. 6. Freie Konfiguration von Lunge und Thorax bei aufrechter Körperstellung. Der Lunge wird die Form des Thorax aufgezwungen: Daraus resultiert basal ein höherer Intrapleuraldruck als apikal. Die intrapleuralen Druckunterschiede werden zusätzlich durch das Gewicht der Lunge vergrößert

tere Vereinfachung ist schließlich die Vernachlässigung der erheblichen elastischen Hysteresis von Lunge und Thorax zu erwähnen (SHARP et al., 1967).

2. Der Pleuraspalt

Wie erwähnt spielt der Pleuraspalt die Rolle einer mechanischen Kupplung zwischen Lunge und Thorax. Er enthält wenige Milliliter einer proteinarmen Flüssigkeit (ROHRER, 1925; AGOSTONI, 1972), welche als Gleitmittel zwischen den Pleurablättern dient. Fälschlicherweise wird dieser dünnen Flüssigkeitsschicht oft die Funktion zugeschrieben, durch ihre Kohäsionskräfte die beiden Pleurablätter in engem Kontakt zu halten. Die Flüssigkeit könnte diese Aufgabe nur erfüllen, falls die Pleurablätter für Wasser und Gase undurchlässig wären. In Wirklichkeit beruht die Kupplungsfunktion auf jenen Mechanismen, welche den Pleuraspalt »trokken« und gasfrei halten. Es sind dies die gleichen Mechanismen, welche die spontane Absorption von Pleuraergüssen und des Pneumothorax bewirken.

Die Flüssigkeitsabsorption wird durch die osmotischen und hydrostatischen Drucke in den Pleurakapillaren und der Pleuraflüssigkeit bestimmt (AGOSTONI et al., 1957; LEA-

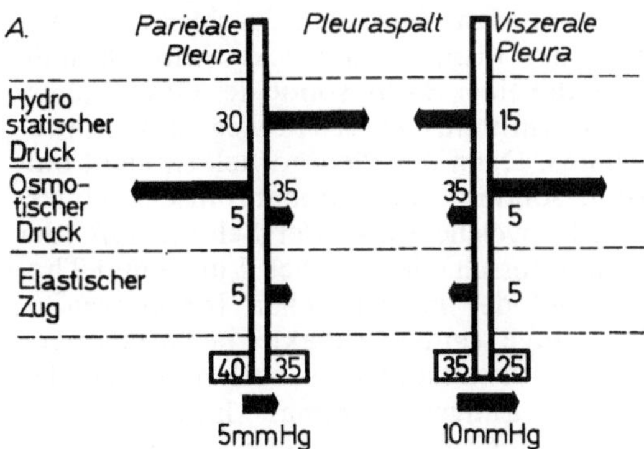

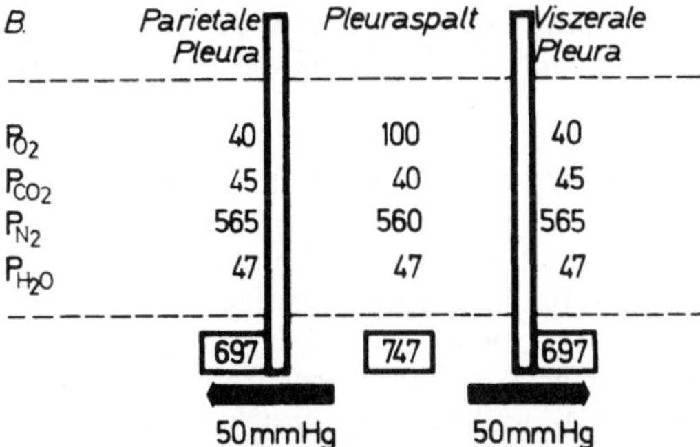

Abb. 7. (*A*.) Die an der Resorption von Pleuraflüssigkeit beteiligten Kräfte. (*B*.) Resorption des Pneumothorax. Dargestellt ist die Situation, wie sie unmittelbar nach Eindringen von Alveolarluft in den Pleuraspalt vorliegt. Der Intrapleuraldruck entspricht ungefährt dem Barometerdruck (747 mmHg), der totale Gasdruck im Gewebe ist stets niedriger

THES u. STARLING, 1895; STEWART u. BURGEN, 1958). Insbesondere begünstigt der niedrige hydrostatische Druck der Lungenkapillaren die Absorption. Abbildung 7A illustriert versuchsweise die Zusammenhänge; völlige Klarheit besteht aber nicht in allen Punkten.

Die Absorption von Gas aus dem Pleuraraum ist Folge der ungleichen Dissoziationskurven für O_2 und CO_2 im Blut: Im venösen Blut und folglich auch im Gewebe ist der totale Gasdruck erheblich geringer als der Atmosphärendruck bzw. der Intrapleuraldruck. Entlang diesem Druckgefälle diffundieren die Gase ins Gewebe und werden vom Blut wegtransportiert (Abb. 7B; PIIPER, 1965; RAHN, 1961).

Die Messung der mechanischen Oberflächendrucke der Pleura ist beim Tier schwierig, beim Menschen nicht durchführbar. Anstelle des Intrapleuraldruckes wird deshalb mit Hilfe einer Ballonsonde der Oesophagusdruck ermittelt. Dieser Ausweg ist nicht problemlos. Denn der Pleuradruck ist nicht uniform, sondern zeigt topographische Unterschiede, welche Folge der Schwerkraft, der Formunterschiede zwischen Lunge und Thorax, und der mechanischen Inhomogenität der Lunge sind. Artefakte beeinträchtigen überdies die Oesophagusdruckmessungen bei kleinen Lungenvolumina. Innerhalb bestimmter Grenzen ergeben Oesophagusdruckmessungen aber ein zuverlässiges Bild des mechanischen Verhaltens der Lunge (Milic-Emili et al., 1964; Milic-Emili, 1974).

3. Die Atemmuskulatur

Bei Ruheatmung ist die Aktivität des Zwerchfells fast von alleiniger Bedeutung (Goldman, 1974). Erst bei vertiefter bzw. gesteigerter Atmung werden in zunehmendem Maß andere Atemmuskeln wirksam, unter anderem auch die Exspiratoren (Campbell et al., 1970). Das Zwerchfell ist aber in jedem Fall der wichtigste Atemmuskel. Bei der Kontraktion dieser kuppelförmigen Muskelplatte, welche breitbasig vom gesamten Umfang der unteren Thoraxapertur entspringt, wird die vertikale Dimension der Brusthöhle vergrößert. Gleichzeitig bewirkt die Zwerchfellkontraktion durch Erhöhung des Intraabdominaldruckes eine Hebung der Rippen mit entsprechender Zunahme des anterior-posterioren Thoraxdurchmessers. Einfach ausgedrückt übt das Zwerchfell normalerweise einen Zug auf die Lunge und einen Druck auf das Abdomen und den Brustkorb aus (Goldman u. Mead, 1973; Goldman, 1974; Mead, 1974). Die thoraxerweiternde Wirkung des Zwerchfells entfällt bei Eröffnung des Abdomens (Duchenne, 1867). Rund zwei Drittel der inspiratorischen Kapazität kann vom Zwerchfell allein gefördert werden. Die Hälfte der Volumenänderung wird auf das Abdomen übertragen, die andere Hälfte nimmt der durch die Zwerchfellkontraktion erweiterte Brustkorb auf (Agostoni et al., 1965; Eisele et al., 1968; Konno u. Mead, 1967).

Die Abdominalmuskeln – die kräftigsten Exspiratoren – werden erst bei gesteigerter Atemtätigkeit rhythmisch aktiviert. Für die Atmung entwickeln sie aber nur relativ geringe Drucke: Hohe Intrapleuraldrucke komprimieren die Luftwege und wären daher sinnlos. Die volle Kraft entwickeln die Bauchmuskeln beim Husten und Niesen, sowie bei anstrengenden Rumpfbewegungen. Über die mechanische Funktion der verschiedenen Mm. intercostales besteht noch keine völlige Klarheit. Auf Grund des Aktivitätsmusters darf geschlossen werden, daß die Mm. intercostales externi und die parasternalen Mm. intercostales interni die Rippen heben, die übrigen Mm. intercostales aber vorwiegend exspiratorisch wirken.

Die verschiedenen Atemmuskelgruppen sind aber nicht als freie und unabhängige Synergisten und Antagonisten zu betrachten. In Wirklichkeit sind alle Atemmuskeln lediglich Elemente eines komplexen und koordiniert gesteuerten Muskelsystems. Wichtigster Muskel ist das Zwerchfell. Die Aufgabe der übrigen Muskeln besteht im wesentlichen darin, Wirkung und Wirkungsgrad der Zwerchfellkontraktionen zu erhöhen (Mead, 1974).

Die von der Atemmuskulatur maximal erzeugbaren Drucke sind in Abbildung 8 dargestellt. Sie dienen als Maß für die Leistungsfähigkeit der Atemmuskulatur. Zur Orientierung ist die Relaxationsdruckkurve des Atemapparates (Abb. 5) eingezeichnet (P_{rs}; dünn ausgezogene Linie). Das Spiegelbild dieser Kurve (dünn gestrichelt) zeigt bei jedem Volumen die notwendige Muskelkraft, um den Relaxationsdruck des Atemapparates auszugleichen. Alle durch die Muskulatur erzeugten Drucke rechts von dieser Linie bewirken eine exspiratorische, alle links davon liegenden eine inspiratorische Atembewegung. Die maximalen statischen Drucke, welche vom Atemapparat bzw. von der Atemmuskulatur erzeugt werden können, sind durch die dicken durchgezogenen bzw. gestrichelten Linien angegeben. Die exspiratorischen Drucke sind am größten bei voll gedehntem Thorax, und umgekehrt erreichen die Inspirationsdrucke ein Maximum bei exspiratorischer Lage des Thorax. Dieses Verhalten wird durch die Kraft-Länge-Bezie-

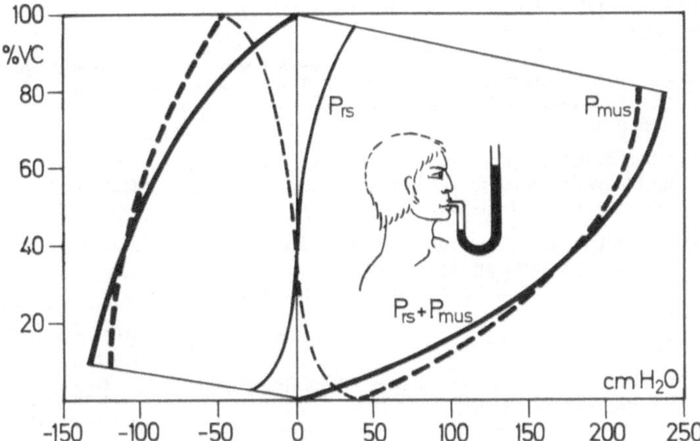

Abb. 8. Beziehung zwischen Lungenvolumen und Alveolardruck bei maximalen, statischen in- und exspiratorischen Anstrengungen der Atemmuskulatur. Dünn ausgezogen ist im Zentrum die aus Abb. 5 übertragene Relaxationskurve des Atemapparates (P_{rs}). Die dicken gestrichelten Linien zeigen den von der Muskulatur allein erzeugten Druck (P_{mus})

hung der Muskeln einerseits (WILKIE, 1956), durch den geringeren mechanischen Wirkungsgrad der Exspiratoren in Exspirationslage und der Inspiratoren in Inspirationslage anderseits erklärt.

Unter dynamischen Bedingungen, d.h. bei offenen Atemwegen und freier Beweglichkeit des Thorax, werden die in Abbildung 8 aufgezeigten Maximaldrucke nie erreicht. Auch bei heftigen Atemmanövern, beispielsweise während der willentlichen maximalen Ventilation oder des Atemstoßes ist die Lücke zwischen maximalen dynamischen und statischen Drucken noch ganz beachtlich. Der Unterschied beruht darauf, daß die von einem Muskel erzeugte maximale Kraft mit dessen Verkürzungsgeschwindigkeit abnimmt (FENN u. MARSH, 1935; WILKIE, 1950). Übertragen auf das Atemsystem bedeutet dies, daß bei einem bestimmten Lungenvolumen der maximal erzeugbare Druck um so geringer wird, je höhere Werte die Atemstromstärke erreicht (AGOSTONI u. FENN, 1960). Tatsächlich wird unter normalen Bedingungen die maximale Leistung der Atemmuskeln nicht durch die Mechanik des Atemsystems, sondern durch die physiologischen Eigenschaften der Muskeln begrenzt, insbesondere durch ihre Fähigkeit, chemische in mechanische Energie umzusetzen (AGOSTONI u. FENN, 1960). Erst bei einer Behinderung der Atembewegung kann eine größere Atemarbeit geleistet werden. Die Differenz zwischen den maximalen dynamischen und statischen Drucken reflektiert gewissermaßen die Leistungsreserve der Atemmuskulatur.

IV. Die Lunge

1. Das Lungenparenchym

a) Elastische Eigenschaften

Das elastische Verhalten der Lunge wird durch die Beziehung zwischen Volumen und Retraktionsdruck bestimmt. Diese mechanische Beschreibung sagt vorerst nichts über die Mechanismen aus, welche der Lungenelastizität zugrunde liegen. Tatsächlich widerspiegelt der elastische Druck der geblähten Lunge nicht einfach die Retraktionskraft elastischer Gewebestrukturen, sondern das Zusammenspiel verschiedener Faktoren (Tabelle 3): Gleichermaßen von erster Bedeutung sind die Eigenschaften der Stützgerüstelemente, die Oberflächenspannung des Flüssigkeitsfilms, welcher die Alveolen auskleidet (VON NEERGAARD, 1929) und die Geometrie der Makro- und Mikrostruktur. Durchblutung der Lunge und Muskeltonus der kleinen Luftwege dürften eher indirekt, via Änderung der Geometrie der peripheren Lufträume eine Rolle spielen.

Tabelle 3. Faktoren, welche das elastische Verhalten der Lunge mitbestimmen

1. Elastische Eigenschaften der morphologischen Grundelemente (elastische und kollagene Fasern, Zellen usw.)

2. Oberflächenkräfte an der Grenzfläche zwischen Gas und Gewebe und ihre Modifikation durch den oberflächenaktiven Grenzfilm

3. Geometrie der Strukturen: Form der gesamten Lunge, geometrische Anordnung des Gewebegerüstes und Oberflächengeometrie der peripheren Lufträume

4. Durchblutung der Lunge

5. Kontraktionszustand der glatten Muskulatur in den peripheren Luftwegen

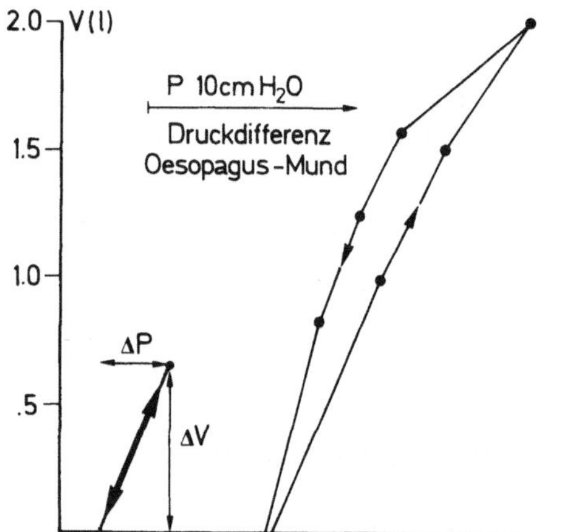

Abb. 9. Die quasistatische Druck-Volumen-Beziehung der normalen Lunge. Bei kleinen Volumenamplituden ist die Dehnung linear und völlig reversibel, die Compliance ($\Delta V/\Delta P$) eindeutig. Alinearität und Hysteresis treten aber bei großen Volumenzyklen mit entsprechenden Variationen der Compliance in Erscheinung

Betrachten wir vorerst das Druck-Volumen (P-V)-Verhältnis der Lunge beim normalen Menschen. Die Volumenänderung wird mit einem Spirometer, die entsprechende Druckänderung mit der Oesophagussonde registriert (vgl. Abb. 12). Bei kleiner Volumenexkursion, ausgehend von der funktionellen Residualkapazität, ist die quasistatische P-V-Beziehung praktisch geradlinig, die in- und exspiratorischen Kurven überlagern sich (Abb. 9). Unter diesen besonderen Meßbedingungen scheint sich die Lunge ideal elastisch zu verhalten. Die Neigung der P-V-Linie wird als *Compliance* der Lunge de-

finiert; sie ist noch immer der gebräuchlichste Index für die Lungenelastizität (s. Abschn. B I). Vergrößert man indessen die Volumenamplitude, wird die P-V-Kurve alinear, und die Compliance ändert sich in Abhängigkeit vom Lungenvolumen. Überdies deckt sich die Entdehnungskurve nicht mehr mit der Dehnungskurve. Bei gleichem Lungenvolumen ist die Retraktionskraft während der Entblähung durchwegs geringer. Die sich manifestierende *Hysteresis* ist hier Maß für die elastische Unvollkommenheit der Lunge (Mead et al., 1957).

Ein vollständigeres Bild der Lungenelastizität ergeben Untersuchungen an exzidierten Lungen (Abb. 10). Die durchgezogenen Linien (Kurve I) zeigen die P-V-Beziehungen bei Luftblähung. Der große P-V-Zyklus erstreckt sich über den gesamten Volumenbereich zwischen Kollapsvolumen und Totalkapazität. Die kleinere Schleife entspricht hingegen der Volumenexkursion eines Atemzuges bei Spontanatmung. Drei Beobachtungen scheinen besonders erwähnenswert:

1. Der Dehnungsdruck der Lunge ist innerhalb eines bestimmten Volumenzyklus immer größer als der Entdehnungsdruck. Der Unterschied ist bei Blähungen, welche von kleinen Lungenvolumina oder gar vom Kollapsvolumen ausgehen, besonders groß.

2. Die Drucke der Entdehnungsphase hängen vom vorangehenden Blähungsmanöver ab. Sie sind am geringsten unmittelbar nach einer vollständigen Dehnung der Lunge. Bei darauf folgenden, kleinvolumigen Zyklen nimmt der Retraktionsdruck wieder zu, die Compliance fällt ab. In vivo ist dieses Verhalten der Lunge besonders bei künstlicher Beatmung von Patienten bedeutungsvoll (Mead u. Collier, 1959; Bendixen et al., 1964).

3. Die Lunge kollabiert nicht vollständig. Ein geringes Gasvolumen bleibt gefangen. Offensichtlich erfolgt der Kollaps peripherer Luftwege vor der völligen Entleerung der zugehörigen Alveolen.

b) Die strukturelle Basis der Lungenelastizität

Wird die Lunge nicht mit Luft, sondern mit einer Flüssigkeit, z.B. mit physiologischer

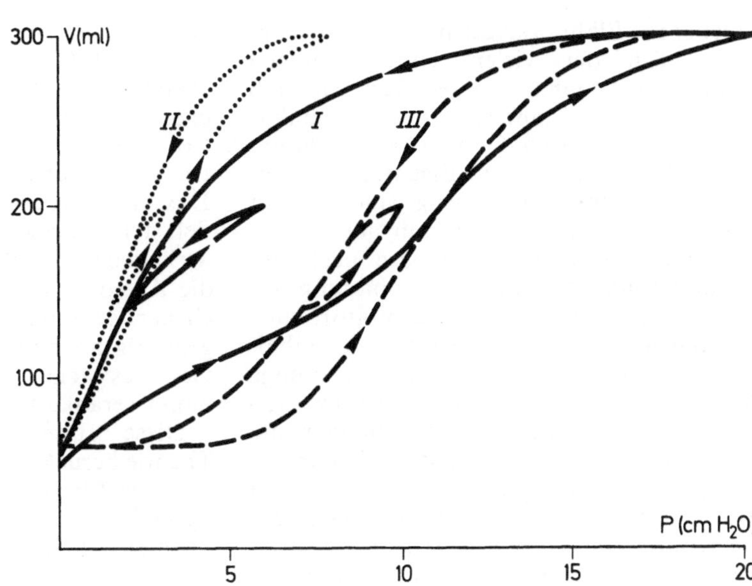

Abb. 10. Vollständige quasistatische *P-V*-Kurven der exzidierten Lunge (Katze). Die kleinen Volumenzyklen entsprechen einem normalen Atemzugvolumen. Kurve *I*: Bei Luftfüllung. Kurve *II*: Bei Füllung mit physiologischer Kochsalzlösung. Die Oberflächenkräfte sind ausgeschaltet, der Retraktionsdruck widerspiegelt bloß die Gewebeelastizität. Kurve *III*: Luftfüllung nach vorangehender Zerstörung des natürlichen alveolären Oberflächenfilms. Beachte den hohen Eröffnungs- und Kollapsdruck der Lunge. (Nach BACHOFEN et al., 1970)

Kochsalzlösung gebläht, so ist die elastische Retraktionskraft erheblich geringer (VON NEERGAARD, 1929), und die *P-V*-Hysteresisschleife wird eingeengt (Abb. 10). Ebenfalls eine Verminderung der Hysteresisfläche, aber eine substantielle Zunahme der Retraktionskraft der Lunge treten nach Zerstörung des normalen Oberflächenfilms durch Spülung der Alveolen mit einem Detergens in Erscheinung (Abb. 10). Wie bereits erwähnt, zeigen diese grundlegenden Experimente, daß beide, die elastischen Eigenschaften des Gewebes bzw. des Fasergerüstes und die Eigenschaften des alveolären Oberflächenfilmes das elastische Verhalten der Lungen im wesentlichen bestimmen.

Die Einzelbeiträge der beiden Komponenten – des Faserwerkes und des Oberflächenfilmes – lassen sich indessen durch den Vergleich der *P-V*-Schleifen in Abbildung 10 nicht in einfacher Weise abschätzen. Auch die Dehnungseigenschaften isolierter Strukturelemente, beispielsweise von einzelnen Alveolarsepten (FUKAYA et al., 1968) oder elastischen Fasern, erlauben nur unsichere Rückschlüsse auf das Verhalten des bindegewebigen Kontinuums als Ganzes [dieses dreidimensionale Fasernetzwerk besteht aus drei ineinander verwobenen Bindegewebesystemen, wobei in allen Regionen, wenn auch

zu unterschiedlichen Anteilen, elastische und (nicht-elastische) kollagene Fasern eng miteinander verbunden sind (ORSOS, 1907, 1936; KRAHL, 1964; WEIBEL u. GIL, 1977)]. Denn morphologische Studien zeigen, daß zumindest bei normalen Atemmittellagen der Dehnungszustand verschiedener Strukturelemente recht unterschiedlich sein kann, und vor allem, daß bei einem bestimmten Lungenvolumen die funktionelle Anordnung des parenchymatösen Faserwerkes nicht konstant ist, sondern u.a.m. durch Änderungen der Oberflächenspannung modifiziert werden kann (GIL u. WEIBEL, 1972; GIL u. BACHOFEN, 1977; BACHOFEN et al., 1977).

Über die Existenz einer oberflächenaktiven, intraalveolären Flüssigkeit bestehen heute keine Zweifel mehr. Beim oberflächenaktiven Material scheint es sich um einen makromolekularen Komplex von Lipiden und Proteinen zu handeln, welcher große Mengen von gesättigtem Lecithin enthält (KING u. CLEMENTS, 1972; GIL u. REISS, 1973). Uneinigkeit herrscht hingegen in bezug auf die Größe der Oberflächenspannung an der Grenzschicht zwischen Luft und Oberflächenfilm, deren Veränderlichkeit in Abhängigkeit von der Alveolaroberfläche, und entsprechend in bezug auf deren Anteil an der Retraktionskraft der Lunge bei verschiedenen Blähungsgraden. Der überwiegende Teil der vielen Untersuchungen scheint die Annahme zu rechtfertigen, daß im Lungenvolumenbereich der Normalatmung die alveolären Grenzschichtspannungen dank den besonderen Eigenschaften des Oberflächenfilms sehr gering sind. Damit dient der Alveolarfilm nicht nur der Verringerung der Atemarbeit, sondern auch der Verhinderung der Lungenödembildung sowie der Stabilisation der respiratorischen Oberfläche. In jedem Fall ist aber festzuhalten, daß die Retraktionskraft der Lunge nicht als eine einfache Summe der Einzelwirkungen der verschiedenen Strukturelemente betrachtet werden darf: Sie ist vielmehr das Resultat einer komplexen Wechselwirkung zwischen den elastischen Kräften des fibrösen Kontinuums, den wahrscheinlich variablen alveolären Grenzschichtspannungen, und der Geometrie der peripheren Lufträume.

c) Die Stabilität der Alveolen

Der besondere Aufbau der Lunge, und vor allem die Aufteilung des Gesamtvolumens in mehrere hundert Millionen Alveolen, ermöglicht auf kleinstem Raum die Anordnung einer riesigen Gasaustauschoberfläche, welche beim Menschen rund 100–200 m² mißt (Gehr et al., 1978). Die Wirkung der Grenzschichtspannung zwischen Luft und Gewebe scheint dem Zweck dieser anatomischen Anordnung zuwiderzulaufen, indem sie eine möglichst geringe Oberfläche anstrebt, und folglich den Kollaps der Alveolen zugunsten größerer Lufträume fördert. Tatsache ist aber, daß in der normalen Lunge die Alveolen trotz den zyklischen, durch die Atembewegungen bedingten Deformationen recht stabil sind. Über die Mechanismen, welche die Stabilität der peripheren Lufträume gewährleisten, bestehen kontroverse Meinungen.

In der klassischen Stabilitätstheorie wird dem Oberflächenfilm eine entscheidende Rolle als Stabilitätsfaktor zugeschrieben, und zwar insbesondere dessen Fähigkeit, die Oberflächenspannung gleichläufig mit der Oberfläche zu verändern (positive Oberflä-

chenelastance) (Clements et al., 1958, 1961; Pattle, 1965; Scarpelli, 1968). Entsprechend wäre in kleinen Alveolen die Oberflächenspannung geringer als in großen, so daß trotz unterschiedlicher Oberflächengeometrie ein Druckausgleich gewährleistet wäre. Das dieser Theorie zugrunde liegende Modell steht indessen nicht im Einklang mit der wirklichen Morphologie der Lunge. Denn die Alveolen sind keine unabhängige, bläschenartige Funktionseinheiten, sondern gegenseitig abhängige Teile eines feinwabigen Gewebesystems, welches im fibrösen Kontinuum verankert ist.

Diese Tatsache wurde in einer alternativen Theorie berücksichtigt, welche eine Stabilisation der Alveolen durch mechanische Interdependenz postuliert (Mead et al., 1970; Takishima u. Mead, 1972; Menkes et al., 1972; Fung, 1975). Das Prinzip ist in Abbildung 11 illustriert. Im oberen Drittel ist ein übliches Lungenmodell mit parallel angeordneten und funktionell unabhängigen »Lungenbläschen« dargestellt. Alle sind einem »Pleuradruck« von -5 cm H_2O ausgesetzt. Durch Änderung des transparietalen Druckes mit Hilfe eines Mikrokatheters wird die Größe eines Bläschens verändert. Es wird kollabieren, wenn der Alveolardruck auf den Pleuradruck absinkt. Die Druck-Volumen-Kurve des Elementes ist im Diagramm (Bildmitte) eingezeichnet (zur Vereinfachung wird die Hysteresis vernachlässigt). Im unteren Bildabschnitt ist ein Lungenmodell skizziert, in welchem die Interdependenz wirksam ist. Genau gleich wie oben ist diese Modell-Lunge einem Pleuradruck von -5 cm H_2O ausgesetzt. Dieser negative Druck wird durch das Gerüstwerk auf die zentrale Alveole übertragen: Die radialen Kräfte, welche auf die äußere Alveolaroberfläche einwirken, entsprechen einem transparietalen Druck von 5 cm H_2O. Bei der erzwungenen Verkleinerung der Alveole gegenüber dem Nachbarn nehmen die radialen Kräfte im günstigsten Fall zwar nicht nennenswert zu; jetzt aber wirken sie auf eine kleinere Oberfläche, und der Dehnungsdruck wird erheblich erhöht (Druck = Kraft pro Flächeneinheit!). Vergleichsweise ist die P-V-Kurve dieses abhängigen Elementes ebenfalls im Diagramm der Bildmitte eingezeichnet: ein ex-

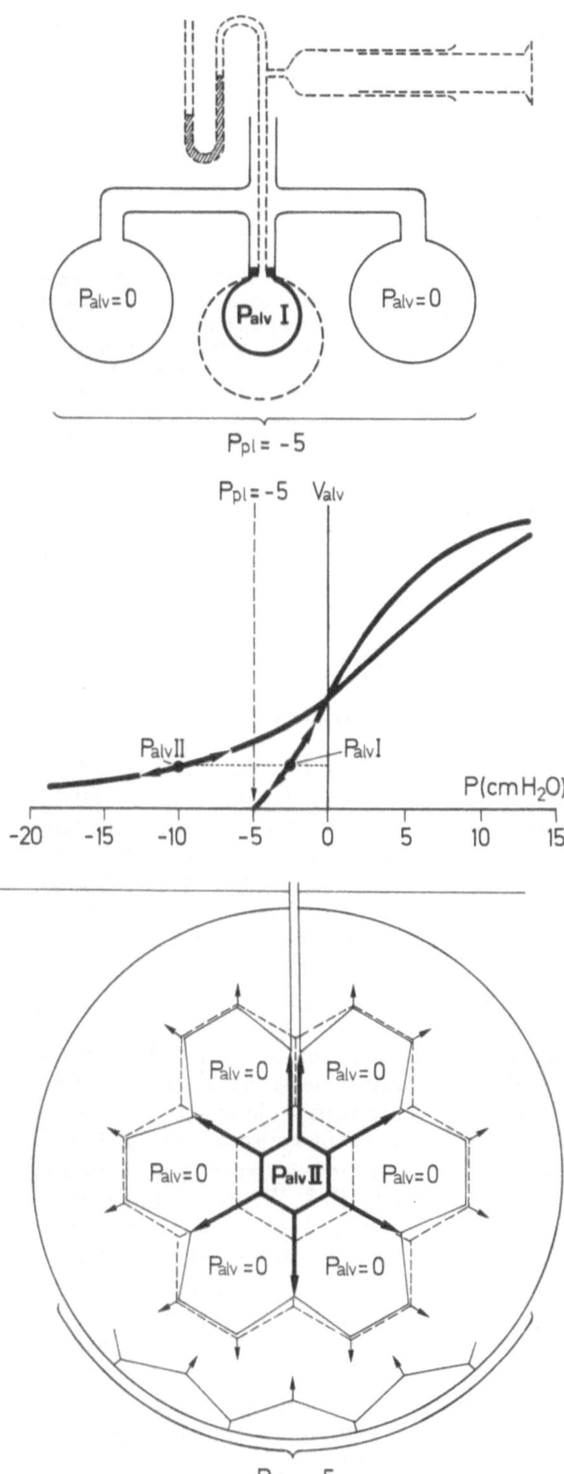

Abb. 11. Die Interdependenz der elastischen Strukturen. Oben: übliches Lungenmodell mit unabhängig voneinander funktionierenden Alveolen. Unten: Strukturstabilisierende Krafteinwirkung der Nachbarelemente auf die Alveole mit disproportionaler Volumenänderung. Mitte: Druck-Volumen-Beziehungen der unabhängigen ($P_{alv}I$) und der interdependenten Alveole ($P_{alv}II$). Weitere Erklärungen im Text

trem negativer Alveolardruck ist notwendig, um die Alveole zum Kollaps zu bringen. Durch ungleiche Blähung werden also lokale Kräfte wirksam, welche sich gegen das inhomogene mechanische Verhalten der Struktur richten. Dieser Ausgleichmechanismus funktioniert unter quasistatischen und dynamischen Bedingungen, und begünstigt somit auch die gleichmäßigere Belüftung der Alveolen bei ungleicher Obstruktion der peripheren Luftwege. Bei der vollständigen Obstruktion von Bronchiolen sorgt überdies die Interdependenz für eine verbesserte *kollaterale Ventilation* der kompromittierten Alveolarbezirke via Kohnsche Poren (MACKLEM, 1971; HOGG et al., 1969; WOOLCOCK u. MACKLEM, 1971). Allerdings birgt die ausgleichende Wirkung der Interdependenz auch Gefahren in sich. Dem Diagramm ist zu entnehmen, daß die lokalen Spannungen Werte erreichen können, welche zu Strukturschäden, insbesondere zum Einriß der Alveolarsepten führen.

Morphometrische Analysen zeigen aber, daß auch das Netzwerkmodell der Interdependenztheorie die Struktur-Funktions-Beziehung der Lunge nur teilweise richtig widerspiegelt. Tatsächlich scheint der Dehnungs-Entdehnungs-Mechanismus der peripheren Lufträume äußerst komplex zu sein: Diese sind weder mit Ballons noch mit Einheiten eines gleichförmig elastischen Wabensystems vergleichbar. Bei der Entblähung der Lunge findet man nicht nur eine isotrope Relaxation der Gewebeelemente, sondern auch Einfaltungen der Alveolarsepten unter dem Oberflächenfilm, und wellenförmige Deformationen der Alveolaroberflächen (»surface crumpling«) (GIL u. WEIBEL, 1972; GIL und BACHOFEN, 1977; BACHOFEN et al., 1977). Überdies treten bei Veränderungen der Grenzschicht Instabilitätserscheinungen auf. Besonders bei mittleren und geringen Lungenvolumina können in diesem Fall ausgedehnte Alveolarkollapse beobachtet werden, die bei zunehmender Lungendehnung sequentiell entfaltet werden (Rekrutierung von Alveolen) (Bachofen et al., 1977). Offensichtlich wird die alveoläre Struktur durch ein subtiles Gleichgewicht zwischen den Oberflächen- und Gewebespannungen bestimmt, und entsprechend sind beide, die Interdependenz der Strukturelemente und ein normaler Oberflächenfilm für die Stabilität der Alveolen erforderlich.

d) Compliance

Die Problematik der Compliancemessung beim Patienten geht aus den vorangehenden Abschnitten und auch aus Abbildung 2, welche die Beeinflußbarkeit der Compliance durch extrapulmonale Faktoren (passive Vergrößerung des Mediastinums, Pleuraergüsse u.a.m.) aufzeigt, klar hervor. Unter bestimmten Voraussetzungen ist die Compliance aber trotzdem ein brauchbares und nützliches Kriterium für die Erkennung und Beurteilung pathologischer Veränderungen des Lungengewebes.

Beim Gesunden ist die Compliance in erster Linie durch die Lungengröße bestimmt. Kleine Lungen weisen eine kleine, große Lungen eine große Compliance auf. Im gleichen Sinn ist die Compliance eines Lungenflügels nur rund halb so groß wie die der ganzen Lunge. Um der Lungengröße Rechnung zu tragen, wurde die *spezifische Compliance*, das Verhältnis der Compliance zur funktionellen Residualkapazität, als Index für die Lungenelastizität vorgeschlagen (Lim und Luft, 1959). Eine wahrscheinlich noch aussagekräftigere Alternative ist die Angabe der Compliance als Fraktion des Sollwertes der Vitalkapazität (Radford, 1964). Schließlich wurde auch versucht, das elastische Verhalten der Lunge durch andere, einfache Parameter zu charakterisieren (Schlueter et al., 1966; Salazar und Knowles, 1964). Als absolut unzweideutige Messung bleibt aber bloß die Registrierung der quasistatischen *P-V*-Kurve der Lunge zwischen funktioneller Residualkapazität und Totalkapazität.

Im Unterschied zur bisher betrachteten statischen Compliance wird die *dynamische Compliance* entsprechend der Methode von von Neergaard und Wirz (1927) während normaler Atmung gemessen. Sie wird als Quotient des Atemzugvolumens zur intraoesophagealen Druckdifferenz zwischen Beginn und Ende der Inspiration definiert (s. Abb. 12). Beim völlig lungengesunden Menschen stimmen statische und dynamische Compliance überein (Otis et al., 1956), eine Beobachtung, welche Macklem und Mead (1967) einleuchtend erklären konnte. Bei mechanischer Inhomogenität der Lunge wird indessen die dynamische Compliance eine komplexe Größe (Otis et al., 1956), indem sie mit zunehmender Atemfrequenz geringer wird. Sie verliert ihren Wert als Index für die Lungenelastizität und widerspiegelt eher den Grad der asynchronen Ventilation ver-schiedener Lungenpartien. Tatsächlich ist der Nachweis der Frequenzabhängigkeit der Compliance ein empfindlicher Test für den Nachweis diskreter Erkrankungen der peripheren Luftwege (Woolcock et al., 1969).

e) Der Lungengewebewiderstand

Der eigentliche Reibungswiderstand im Lungengewebe ist gering und weder von physiologischer noch von klinischer Bedeutung (Bachofen, 1968; Macklem und Mead, 1967). Zum Gewebewiderstand wird aber aus meßtechnischen Gründen der durch die Hysteresis bedingte Energieverlust gezählt. Bei sehr tiefen Atemzügen oder bei versteifter Lunge kann diese Komponente einen gleich großen oder gar größeren Bruchteil der Atemarbeit ausmachen als der Strömungswiderstand in den Luftwegen (Bachofen, 1968; Bachofen und Scherrer, 1967). Im Gegensatz zum letzteren wird die Gewebehysteresis kaum durch die Atemfrequenz und Atemstromstärke, sondern durch die Volumenamplitude und die Compliance bestimmt (Bachofen und Hildebrandt, 1971).

2. Die Luftwege

a) Der Luftwegwiderstand

Definitionsgemäß wird der Luftwegwiderstand (R_{aw}) (Synonym: bronchialer Strömungswiderstand) durch den Quotienten zwischen Alveolardruck (P_{alv}), d.h. dem gesamten Druckgefälle zwischen Mundöffnung und Alveolarraum und der entsprechenden Atemstromstärke ($\dot{V}$) berechnet:

$$R_{aw} = P_{alv}/\dot{V} \ (\mathrm{cm\ H_2O/1/sec}).$$

Trotz der Berechnungsweise ist der bronchiale Strömungswiderstand kein einfacher Ohmscher Widerstand; denn der Tracheobronchialbaum ist ein kompliziertes, sich unregelmäßig dichotom verzweigendes Röhrensystem (Rohrer, 1915; Weibel, 1963; Horsfield und Cumming, 1968; Horsfield et al., 1971). Entsprechend der Geometrie ist das Strömungsmuster der Atemgase kompliziert, und die Gasströmung läßt sich nicht durch die konventionellen Gesetze der Gasdynamik beschreiben (Jaeger und Matthys, 1970). Ähnlich wie die Compliance ist auch der Strömungswiderstand nur bei genauer Angabe der Meßbedingungen interpretierbar.

Im wesentlichen bestimmen drei Faktoren den Strömungswiderstand: 1. Die Art der Strömung in den Luftwegen (laminar – nicht laminar), welche von der Luftweggeometrie, den physikalischen Eigenschaften der Atemgase und der Atemstromstärke abhängt; 2. die Geometrie der Luftwege (Durchmesser, Länge, Verzweigungswinkel und Wandkonfiguration der einzelnen Luftwegsegmente; 3. die Dichte und Viskosität der Atemgase.

Für die Messung des gesamten Luftwegwiderstandes ist die gleichzeitige Registrierung der Alveolardruckschwankungen und der Atemstromstärke erforderlich. Letztere wird direkt mit Hilfe eines Pneumotachographen am Mund bestimmt (FLEISCH, 1925). Die Alveolardruckänderungen können mit dem Ganzkörperplethysmographen gemessen werden. Die Oesophagusdruckmessung ist eine weitere, ebenfalls häufig verwendete Methode. Die Auswertung der Intraoesophagealdruckmessung ergibt zwar nicht den Alveolardruck, sondern die Summe von Alveolardruck und Druck zur Überwindung des Lungengewebewiderstandes. Bei kleinen Atemzugvolumina ist letzterer aber vernachlässigbar klein. Das Prinzip der Widerstandsbestimmung mit der Oesophagusdrucksonde ist in Abbildung 12 dargestellt (MILIC-EMILI et al., 1964). Das Prinzip der Plethysmographie, meßtechnische Details, sowie die Beschreibung weiterer, weniger gebräuchlicher Meßtechniken sind der Literatur zu entnehmen (DuBois et al., 1956; DuBois und VAN DE WOESTIJNE, 1968; MEAD, 1960; JAEGER und OTIS, 1964; STANESCU et al., 1972; JAEGER, 1962; FISHER et al., 1968).

b) Den Strömungswiderstand beeinflussende Faktoren

α) Die Atemstromstärke

Bei rein laminarer Strömung der Luft in den Atemwegen wäre R_{aw} unabhängig von der Atemstromstärke (Hagen-Poiseuillesches Gesetz). Wie erwähnt, wird der komplizierten Geometrie der Luftwege entsprechend das Strömungsprofil durch Turbulenzen und Wirbel gestört, und der Atemwiderstand steigt mit zunehmender Atemstromstärke an

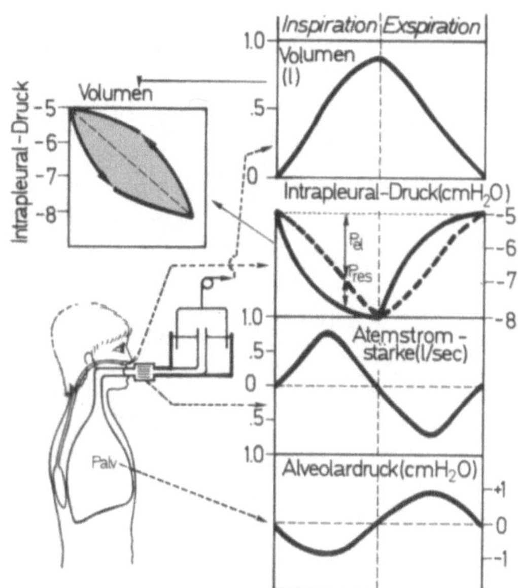

Abb. 12. Druck- und Volumenänderungen während des Atemzyklus. Bei vernachlässigbar kleinen Reibungswiderständen wäre der Alveolardruck gleich null, und der Pleuradruck würde der gestrichelten Kurve folgen. Die Druckamplitude zwischen Anfang und Ende der Inspiration ist elastischer Natur; in Beziehung zum entsprechenden Atemzugvolumen gesetzt ergibt sie die dynamische Compliance. Die Fläche der Atemschleife (Quadrant links oben) entspricht der Atemarbeit gegen die Reibungskräfte der Lunge

(ROHRER, 1915; JAEGER und MATTHYS, 1970; PEDLEY et al., 1970).

β) Das Lungenvolumen

Durch den Zug des elastischen Lungenparenchyms folgen die Luftwege Lungenvolumenbzw. Intrapleuraldruckänderungen; der peribronchiale (und auch der perivaskuläre) Druck ist ungefähr gleich negativ wie der Pleuradruck. Bei der Dehnung der Lunge nehmen Länge und Kaliber der Luftwege zu und zwar ungefähr proportional zur dritten Wurzel der Volumenänderung (HYATT und FLATH, 1966; HUGHES et al., 1972). Ähnlich wie das Lungenparenchym zeigt auch der Bronchialbaum eine Hysteresis, welche morphometrisch, durch die Strömungswiderstandsmessung und die Bestimmung des anatomischen Totraumes erfaßbar ist. Diese ist allerdings nicht nur das Spiegelbild der Par-

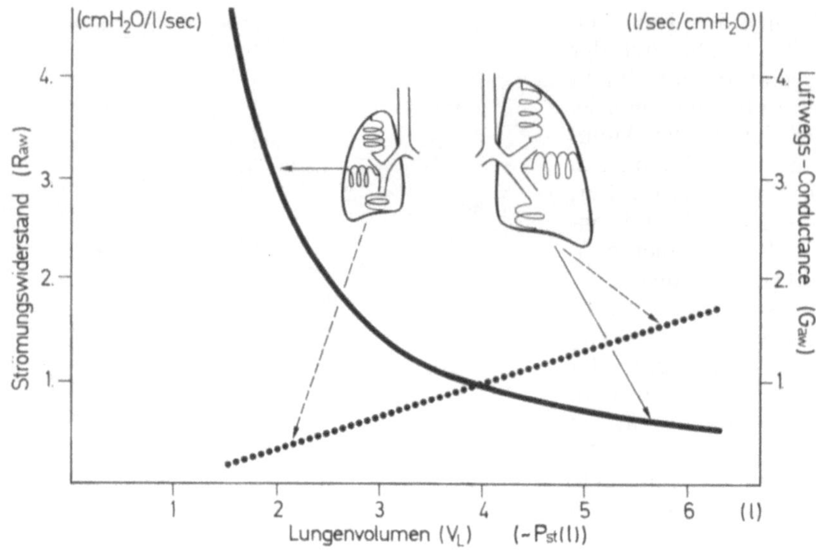

Abb. 13. Die Änderungen des Luftwegwiderstandes (R_aw) in Abhängigkeit vom Lungenvolumen. Eine weitgehend lineare Beziehung besteht zwischen dem Lungenvolumen und dem Reziprok des R_aw, der Luftwegconductance (G_aw)

enchymhysteresis, sondern auch das Resultat von Muskeltonusänderungen. Der Widerstand ist also vom Lungenvolumen und der Art vorangegangener Lungendehnungen abhängig (Froeb und Mead, 1968; Vincent et al., 1970).

Zeichnet man den Strömungswiderstand in Abhängigkeit vom Lungenvolumen auf, resultiert eine hyperbolische Kurve. Eine einfache, weitgehend lineare Beziehung besteht hingegen zwischen Lungenvolumen und dem Reziprok des Luftwegwiderstandes, der *Luftwegconductance* (G_aw) (Abb. 13). Damit ist der Quotient der Conductance zum Lungenvolumen, die *spezifische Conductance* ($SG_\mathrm{aw} = G_\mathrm{aw}/V_L$) ein zweckmäßiger Index, welcher die Reibungskräfte in den Luftwegen unabhängig von der Lungengröße und unabhängig von der Atemmittellage charakterisiert (Briscoe und DuBois, 1958; Butler et al., 1960).

γ) Dynamische Bronchialkaliberänderungen

Der Einfluß der intrathorakalen Druckänderungen auf das Bronchialkaliber und den Bronchialwiderstand werden im Abschnitt »Forcierte Exspiration« erörtert.

c) Die Verteilung des Strömungswiderstandes

Auf Grund von einfachen anatomischen Messungen betrachtet Rohrer (1915) die peripheren Luftwege mit einem Durchmesser von weniger als 2 mm als die wesentlichsten Widerstandsegmente. Neuere morphometrische und physiologisch-experimentelle Untersuchungen beantworten die klinisch wichtige Frage nach der Lokalisation des Strömungswiderstandes indessen ganz anders. Beim Gesunden entfällt einmal rund die Hälfte des Widerstandes auf den supralaryngealen Raum und den Larynx selbst (Hyatt und Wilcox, 1961; Ferris et al., 1964; Blide et al., 1964; Spann und Hyatt, 1971). Von den sublaryngealen Luftwegen sind beim Lungengesunden vor allem die zentralen Bronchien Widerstandssegmente. Dagegen ist der Strömungswiderstand in den peripheren Luftwegen sehr gering; er beträgt lediglich rund zehn Prozent des Gesamtwiderstandes (Abb. 14 und 15). Die Erklärung für dieses Resultat gibt der anatomische Aufbau des Bronchialbaumes: Die gesamte Querschnittsfläche der Luftwege jeder Generation nimmt peripherwärts gewaltig zu (Weibel, 1963). Berechnungen, welche auf morphometrischen Daten basieren, stimmen

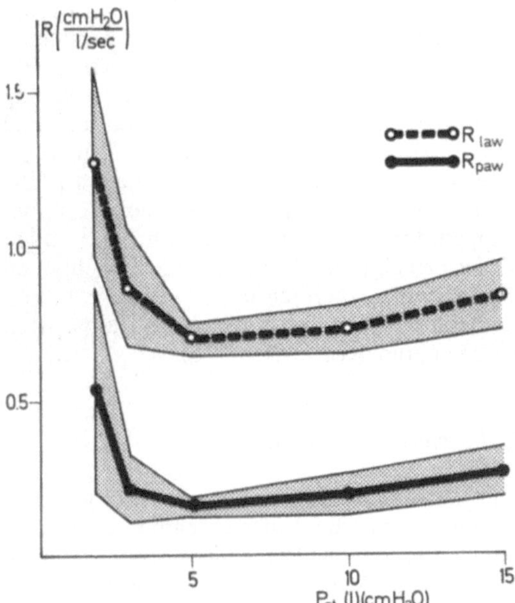

Abb. 14. Die Strömungswiderstände in den unteren Luftwegen zwischen Larynx und Alveolen (R_{law}) und in den kleinen, peripheren Luftwegen (Durchmesser kleiner als 3 mm; R_{paw}) der menschlichen Lunge in Abhängigkeit vom Lungenvolumen. Der Widerstand in den kleinen Luftwegen ist normalerweise äußerst gering. (Nach HOGG et al., 1968)

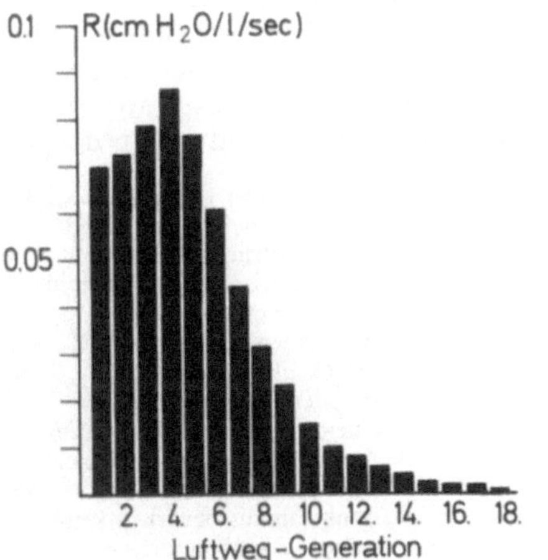

Abb. 15. Modellberechnungen stimmen mit den Experimenten von Abb. 14 voll überein. Der periphere Strömungswiderstand ist normalerweise unerheblich. Im vorliegenden Fall wurde eine Atemstromstärke von 60 l/min angenommen. (Nach PEDLEY et al., 1970)

daher qualitativ und quantitativ mit den direkten Messungen weitgehend überein (MACKLEM und MEAD, 1967; HOGG et al., 1968; MACKLEM et al., 1969; SILVERS et al., 1974; OLSON et al., 1970; PEDLEY et al., 1970). Dies bedeutet, daß krankhafte Einengungen der kleineren Luftwege erst in einem fortgeschrittenen Stadium zu einer signifikant meßbaren Erhöhung des Atemwiderstandes führen. Milde oder beginnende bronchiolo-obstruktive Lungenerkrankungen sind hingegen durch die Bestimmung des Luftwegwiderstandes nicht erfaßbar. In diesem Sinn wurden die peripheren Luftwege als »stille Zone« (silent zone) bezeichnet (WOOLCOCK et al., 1969).

d) Die Bronchialmuskulatur

Die glatte Muskulatur der Luftwege ist normalerweise nicht schlaff; durch Vagusefferenzen wird ein Tonus aufrechterhalten (WIDDICOMBE, 1963). Nach Gabe von Atropin oder Katecholamin fällt deshalb auch beim gesunden Menschen der Luftwegwiderstand leicht ab. Die physiologische Bedeutung des Muskeltonus ist nicht völlig klar. Als teleologische Erklärung ist anführbar, daß der Tonus das optimale Gleichgewicht zwischen dem kleinstmöglichen Strömungswiderstand einerseits, und dem minimalen Totraumvolumen anderseits, in Ruhe und bei Körperarbeit aufrechterhält (WIDDICOMBE und NADEL, 1963). Eine »physiologische« Rolle spielt die Bronchialmuskulatur auch beim Hustenstoß: Die nach Reizung der Hustenrezeptoren reflektorisch ausgelöste Bronchokonstriktion stabilisiert die großen Luftwege, verhindert einen übermäßigen Kollaps der Bronchien unter dem Einfluß der hohen intrathorakalen Drucke und erhöht dadurch die Wirksamkeit des Hustenstoßes (OLSON et al., 1967; BOUHUYS und VAN DE WOESTIJNE, 1971).

e) Verschluß der kleinen Luftwege

Beim Kollaps der Lunge entweicht nie alles Gas. Ein bestimmtes Volumen bleibt im Alveolarraum gefangen (Abb. 10). (In vivo kann das verbleibende Gas allerdings vom zirkulierenden Blut vollständig absorbiert werden.) Offensichtlich kollabiert aus bisher nicht geklärten Gründen ein Teil der peripheren Luftwege vor der vollständigen Entleerung der Alveolen; der Ort des Verschlusses liegt wahrscheinlich in den terminalen Bronchioli (Hughes et al., 1970). Die Tendenz zum Verschluß der Bronchiolen ist um so größer, je weiter der Dehnungsdruck der Lunge abfällt (Glaister et al., 1973). Den topographischen Ungleichheiten des Dehnungsdruckes der Lunge in situ entsprechend ist die Kollapstendenz peripherer Luftwege regional unterschiedlich stark. Unter der Einwirkung der Schwerkraft auf Thorax und Lunge ist der Intrapleuraldruck über den basalen Lungenpartien weniger negativ als über den apikalen. Außer bei vollständiger Inspiration sind deshalb die basalen Lungenpartien weniger gedehnt. Bei niedrigen Lungenvolumina wird der Intrapleuraldruck über der Lungenbasis positiv, und die peripheren Luftwege der unteren Lungenabschnitte kollabieren. Tatsächlich konnte mit Hilfe der Szintigraphie gezeigt werden, daß während der Atmung in Exspirationslage die Unterfelder nicht belüftet werden (Dollfuss et al., 1967; Sutherland et al., 1968). Dasjenige Lungenvolumen, bei welchem sich die ersten Zeichen des Verschlusses der kleinen Luftwege bemerkbar machen, wird als »closing volume« bezeichnet. Bei jungen, lungengesunden Menschen ist dieses wenig größer als das Residualvolumen, kann aber beim alten Menschen, als Folge der altersbedingten Ab-

nahme der elastischen Retraktionskraft der Lunge, 50% der Totalkapazität übersteigen (McCarthy et al., 1972; Holland et al., 1968). Eine abnorme Zunahme des »closing volume« findet man bei Lungenstauung und allen Erkrankungen der kleinen Luftwege. Die Messung scheint sich vor allem für die Frühdiagnose von pathologischen Veränderungen der im Abschn. c) erwähnten »stillen Zone« zu eignen. Ob mit den gebräuchlichen Methoden tatsächlich das »closing volume« gemessen wird, ist allerdings umstritten (Hyatt und Rodarte, 1975).

f) Forcierte Exspiration

Der Bronchialbaum ist nicht starrwandig, vielmehr sind die Luftwegsegmente je nach anatomischem Aufbau mehr oder weniger nachgiebig. Auf dieser Eigenschaft beruht die lungenvolumenabhängige Änderung der Dimensionen und der Leitfähigkeit der Luftwege, und ebenso die *dynamische Kompression* der Bronchien, welche bei heftiger Exspiration die Atemstromstärke begrenzt. Steigt beim Exspirationsstoß der Intrapleuraldruck auf positive Werte an, werden alle Luftwege eingeengt, deren Innendruck geringer ist als der Pleuraldruck. Einengung der Luftwege bedeutet Erhöhung der Reibung: Die treibende Kraft, der pleurale Überdruck, entfaltet also gegenläufige Wirkungen. Die komplexe Beziehung zwischen der Höhe des Druckes und maximaler exspiratorischer Atemstromstärke ist in Abbildung 16 darge-

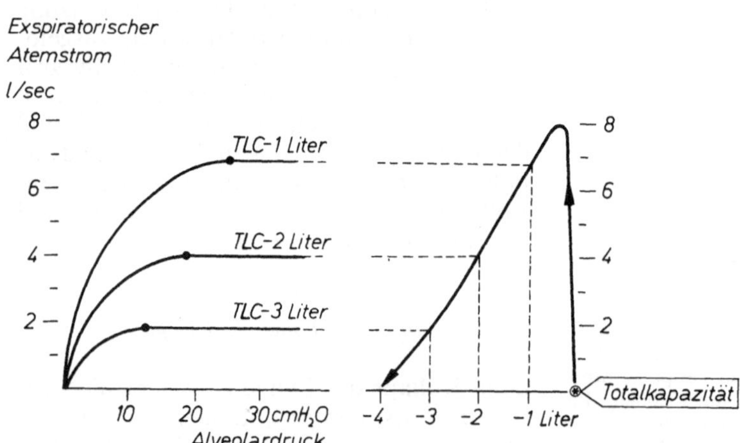

Abb. 16. Der Exspirationsstoß. Links: Beziehung zwischen Alveolardruck und exspiratorischem Atemstrom bei drei verschiedenen Atemlagen (Isovolumen-Druck-Fluß-Kurven). In jeder Atemlage wird bei einem bestimmten Druck ein Atemstrommaximum erreicht; Drucksteigerungen über diesen Punkt hinaus bewirken keine weitere Zunahme des Atemstromes. Rechts: Beziehung zwischen Atemlage und exspiratorischem Atemstrommaximum (durch Projektion des Diagramms links). Nach Fry und Hyatt (1960)

stellt. Zwei besonders wichtige Resultate sind augenfällig: 1. Die maximale exspiratorische Atemstromstärke ($\dot{V}_{max}$) ist vom Lungenvolumen abhängig. Je höher die Inspirationslage, desto größer ist der maximale Atemstrom. 2. In jeder Atemlage wird bei einem bestimmten, keineswegs hohem Druck ein Maximalwert des exspiratorischen Atemstromes erreicht: Weitere, selbst extreme Druckerhöhungen erzielen keine weitere Steigerung des Atemstromes wegen der immer ausgeprägteren dynamischen Einengung der Luftwege. Dies bedeutet, daß $\dot{V}_{max}$ nicht durch die Muskelkraft, sondern durch die mechanischen Eigenschaften der Lunge begrenzt ist.

Auf der Basis von einfachen Modellen haben FRY (1958), FRY und HYATT (1960), MEAD et al. (1967) und PRIDE et al. (1967) Konzepte entwickelt, welche das besondere Verhalten der Lunge bei forcierter Exspiration erklären. Das Studium aller erwähnten Arbeiten ist für das Verständnis des Atemstoßes unerläßlich. In groben Zügen folgt Abbildung 17 den Ideen von MEAD et al. (1967). Beim Atemstoß wird sehr rasch ein positiver Intrapleuraldruck entwickelt. Ungefähr gleich groß wie dieser ist der peribronchiale Druck (HYATT und FLATH, 1966). Der Luftweginnendruck entspricht hingegen am alveolären Ende der Luftwege dem Alveolardruck, fällt stromabwärts kontinuierlich ab und ist am Tracheaende null oder negativ gegenüber dem Atmosphärendruck (HYATT und WILCOX, 1961). Am alveolären Ende ist der Innendruck der Luftwege also größer als der Außendruck, das Umgekehrte ist am Ende der Trachea der Fall. Dazwischen muß ein Punkt (EPP=»equal pressure point«) liegen, wo der Innendruck gleich dem Außendruck und damit auch gleich dem Pleuradruck ist; der transmurale Druckgradient ist an diesem Punkt gleich null. Nur in den Luftwegsegmenten mundwärts vom EPP kann eine Atemstrombehinderung durch dynamische Kompression auftreten. Die Lage des EPP wird durch den Dehnungszustand der Lunge bzw. durch die elastische Retraktionskraft ($P_{st(l)}$) mitbestimmt. Die Abnahme des radialen Zuges auf die Luftwege vermindert deren Kaliber, der Strömungswiderstand steigt an, das intrabronchiale Druckgefälle wird größer. Gleichzeitig wird die Kompres-

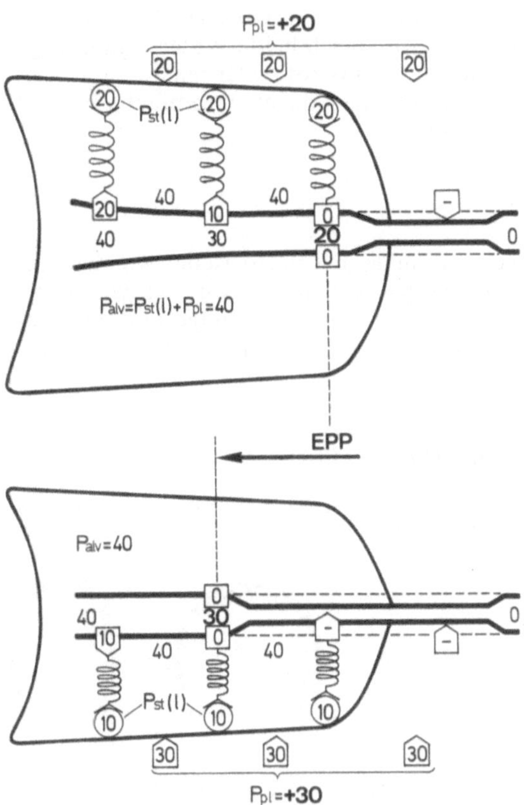

Abb. 17. Der Exspirationsstoß. Einfluß der Dehnung der Lunge auf das Ausmaß der dynamischen Luftwegeinengung. Beim EPP (»equal pressure point«) ist der transmurale Druck gleich null, nur stromabwärts werden die Luftwege eingeengt. Oberes Bild: Vollständige Inspirationslage. Unteres Bild: Mittlere Atemlage; wegen der verringerten Retraktionskraft der Lunge wandert der EPP peripherwärts. Genaue Erklärung im Text

sibilität der Luftwege begünstigt. Beide Faktoren verschieben den EPP weiter in die Peripherie, und ein größerer Abschnitt des Bronchialbaumes wird komprimiert. Ganz unabhängig von der Lage des EPP läßt sich nun der Bronchialbaum durch zwei in Serie geschaltete Widerstände schematisieren. Der eine Widerstand liegt unterhalb des EPP, ist variabel und trägt die Eigenschaften eines Starling Widerstandes (Abb. 31; BANISTER und TORRANCE, 1960). Der andere Widerstand liegt zwischen Alveolarraum und dem EPP. Bei einem bestimmten Lungenvolumen besitzt er einen bestimmten Wert (R_{us}). Treibende Kraft durch diesen Widerstand ist die Differenz zwischen Alveolardruck und EPP;

diese entspricht der elastischen Retraktionskraft ($P_{st(1)}$). Durch beide Widerstände fließt
der gleiche Atemstrom. Der maximale Atemstrom ist demnach durch die einfache Formel
bestimmt:

$$\dot{V}_{max} = \frac{P_{st(l)}}{R_{us}}$$

Die maximale exspiratorische Atemstromstärke ist also gleichermaßen von den elastischen Eigenschaften der Lunge und den mechanischen Eigenschaften der Luftwege abhängig.

g) Der Hustenstoß

Inspiration, Glottisverschluß mit aktiver Kompression
der Alveolarluft und die folgende heftige Exspiration

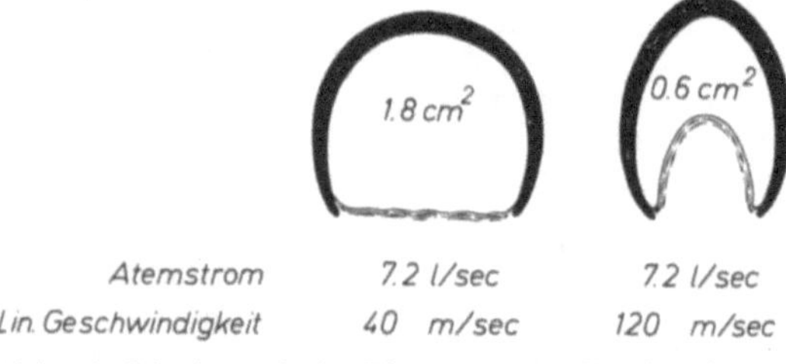

Abb. 18. Die dynamische Einengung der Trachea beim
Hustenstoß und die resultierende Erhöhung der linearen
Geschwindigkeit der Exspirationsluft

charakterisieren den Bewegungsablauf des Hustens (Bucher, 1958; Burkart und Bucher, 1966). Die wichtigste Phase ist die explosive Exspiration, wobei in diesem
Fall die dynamische Kompression der Luftwege von
entscheidender Bedeutung ist (Ross et al., 1955). Erst
die Einengung der Luftwege ermöglicht die Beschleunigung der Exspirationsluft auf maximale lineare Geschwindigkeiten (Abb. 18) und damit die Erzeugung von
Reibungskräften, welche die Luftwege von Sekret zu
säubern vermögen. Tatsächlich wird die Spitzenge-
schwindigkeit des Luftstromes nicht gleich zu Beginn
des Hustenstromes erreicht, wenn die Atemstromstärke
am höchsten ist, sondern erst später nach erfolgter Einengung der Luftwege (Lawson und Harris, 1967; Harris und Lawson, 1968). Beide, ein möglichst großer
Atemstrom und die dynamische Kompression der Luftwege tragen also zur optimalen Scheuerkraft des Hustens bei. Aufgrund von Abbildung 19 scheint deshalb
ein Hustenstoß aus maximaler Inspirationslage am wirkungsvollsten zu sein. Da die Luftwege nur mundwärts
vom EPP (siehe vorangehender Abschnitt) dynamisch
eingeengt werden, ist der Hustenstoß aber nur in diesen
Segmenten wirksam. Der Reinigungseffekt des kräftigsten Hustenstoßes aus voller Inspirationslage ist daher
im wesentlichen auf die Trachea beschränkt. Bei Hustenstößen aus tieferen Atemlagen wandert der EPP weiter in die Peripherie, und der Hustenstoß entfaltet auch
in den kleineren Bronchien eine Wirkung, die natürlich
durch den geringeren Atemstoß begrenzt ist. Nicht nur
der erste Hustenstoß ist produktiv, sondern die ganze
Sequenz von Hustenstößen, indem die Reinigungswir-
kung fortschreitend auf tiefere Abschnitte des Bronchialbaumes übergreift. Wichtig ist dieser Mechanismus
auch für die Gewinnung von Bronchialsekret zur mikroskopischen Untersuchung. Der Patient ist aufzufordern,
in mittlerer Atemlage zu husten, damit das repräsentative Material aus den tiefen Luftwegen herausbefördert
werden kann.

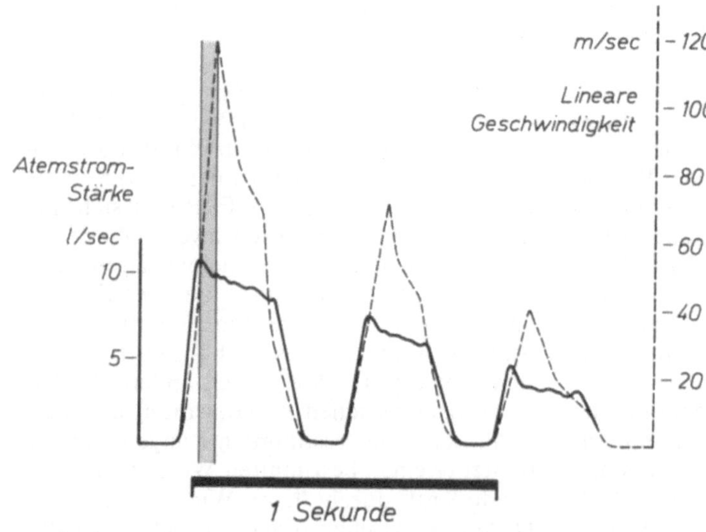

Abb. 19. Atemstromstärken und
lineare Geschwindigkeiten der
Exspirationsluft in der Trachea bei
drei aufeinander folgenden
Hustenstößen. Die maximale
Luftgeschwindigkeit wird erst
nach erfolgter Kompression der
Luftwege erreicht und ist deshalb
gegenüber dem
Atemstrommaximum verspätet.
Nach Harris und Lawson (1968)

V. Atemarbeit

1. Mechanische Arbeit

Die Arbeit (W) einer Volumenpumpe (Abb. 3) ist durch die Beziehung $W = \int P \, dV$ festgelegt. Übereinstimmend kann die mechanische Arbeit, welche der Atemapparat leistet, durch Registrierung der Druck-Volumen-Schleife ermittelt werden (Abb. 12).

Die in dieser Weise gemessene mechanische Arbeit schließt allerdings nicht die gesamthaft geleistete Muskelarbeit ein. Der Arbeitsaufwand für Formänderungen des Thorax (KONNO und MEAD, 1967; AGOSTONI und TORRI, 1967), statische Haltearbeit und negative Muskelarbeit (HILL, 1960), werden durch das Druck-Volumen-Diagramm nicht erfaßt. Der wesentlichste mechanische Effekt der Atemmuskelkontraktion ist aber die Volumenänderung der Lunge, und entsprechend wird der Großteil der Arbeit durch die Druck-Volumen-Schleife reflektiert.

Bei sehr langsamer, »quasistatischer« Dehnung von Thorax und Lunge ist bloß gegen elastische Kräfte Arbeit zu leisten (Abb. 20 A; Fläche OAB). Die am Ende der Inspiration gespeicherte potentielle (elastische) Energie kann während der Entdehnung von der Muskulatur nicht wiedergewonnen werden und geht verloren. Unter dynamischen Bedingungen ist zur Überwindung von Strömungs- und Gewebedeformationswiderständen ein zusätzlicher Arbeitsaufwand notwendig (Abb. 20 B). In diesem Fall entspricht die inspiratorische Atemarbeit der Fläche OCAB. Bei Ruheatmung ist die Exspiration wiederum passiv, da die endinspiratorisch gespeicherte potentielle Energie größer ist als die gegen die exspiratorische Reibung zu leistende Arbeit (ADO); im Vergleich zur quasistatischen Entdehnung wird ein Teil der potentiellen Energie verwendet. Bei stark gesteigerter Atmung sowie bei Zunahme der Reibungswiderstände muß indessen nicht nur inspiratorisch, sondern zusätzlich auch exspiratorisch aktive Arbeit geleistet werden (Abb. 20 C). Bei hyperpnoebedingter Verminderung der funktionellen Residualkapazität sind überdies auch während der Exspiration elastische Kräfte zu überwinden (Abb. 20 C; Fläche OFG).

Besonders große Arbeit gegen elastische Kräfte, also inspiratorische Atemarbeit, ist bei langsamer, stark vertiefter Atmung und vor allem bei ausgeprägter Erhöhung der funktionellen Residualkapazität zu leisten (Abb. 20 D; Fläche CDEAB). Eine Zunahme der FRC um 2,5 Liter – keine Seltenheit bei einem akuten Asthmaanfall – bedeutet rund eine Verzehnfachung der Atemarbeit, die allein von der Inspirationsmuskulatur bewältigt werden muß (PERMUTT, 1973).

In Abbildung 20 ist die gesamte mechanische Atemarbeit von Thorax und Lunge aufgezeichnet. Die entsprechenden Druck-Volumen-Schleifen wären nur bei künstlicher Beatmung des Probanden darstellbar. Normalerweise muß man sich auf die Messung der an der Lunge geleisteten Atemarbeit beschränken: die P-V-Schleife wird durch Re-

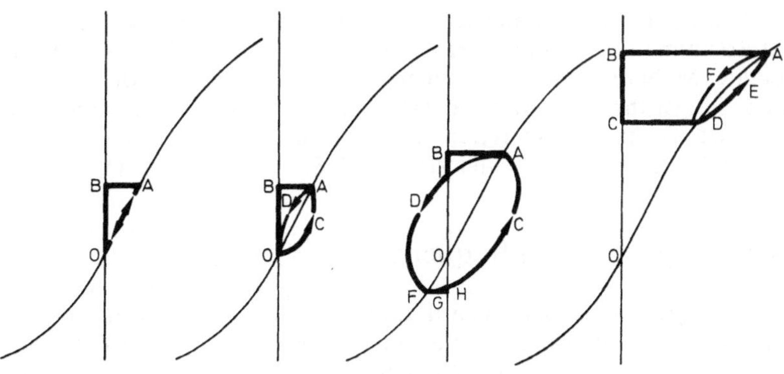

Abb. 20. Die Atemarbeit bei verschiedenen Atemzyklen. Erklärung im Text. Nach OTIS (1950)

gistrierung der Ösophagusdruckschwankungen und des Atemzugvolumens aufgezeichnet. Bei Anwendung dieser gebräuchlichen Methode (Abb. 12) werden die folgenden Komponenten der Atemarbeit nicht berücksichtigt:

1. die Atemarbeit gegen visköse Widerstände des Thorax;

2. je nach Atemmittellage ein größerer oder kleinerer Anteil der elastischen Atemarbeit;

3. die Atemarbeit für die Kompression und Expansion der Alveolarluft, welche bei geringem Barometerdruck bzw. in großer Höhe erheblich werden kann (Jaeger und Otis, 1964).

2. Die Energiekosten der Atmung

Der durch die Atemarbeit bedingte Sauerstoffverbrauch ist nicht einer direkten Messung zugänglich. Er kann nur durch eine mehr oder weniger zuverlässige Extrapolationsmethode ermittelt werden (Liljestrand, 1918). Dabei wird der O_2-Verbrauch in Körperruhe während Spontanatmung und während verschiedenen Ventilationsstufen gemessen. Die Ventilationssteigerung kann willentlich erfolgen, oder durch einen zusätzlichen Totraum, bzw. durch Beimischung von CO_2 zur Inspirationsluft erzwungen werden. Mit dieser Methode läßt sich ein O_2-Verbrauch der Atemmuskulatur von ungefähr 1 ml/min pro Liter Ventilationsvolumen bei Ruheatmung errechnen (Liljestrand, 1918; Fritts et al., 1959; Cherniack, 1959). Bei gesteigerter Atmung nimmt der relative Sauerstoffverbrauch aber erheblich zu. Ist die Atemarbeit abnorm erhöht, so kann im Extremfall der atemarbeitsbedingte Mehrverbrauch an Sauerstoff die durch Steigerung der Atmung erzwungene O_2-Mehraufnahme übertreffen (Campbell et al., 1957; Levison und Cherniack, 1968).

3. Die optimale Atemfrequenz

Ein bestimmtes alveoläres Ventilationsvolumen kann durch langsame, tiefe, oder aber durch hochfrequente, kleine Atemzüge gefördert werden. Die optimale Atemfrequenz

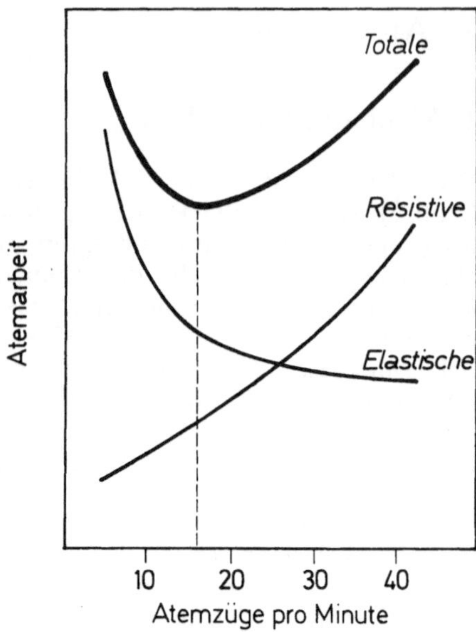

Abb. 21. Die Beziehung zwischen Atemarbeit und Atemfrequenz. Die spontan gewählte Atemfrequenz entspricht normalerweise dem Aufwandminimum. Nach Otis (1950)

ist diejenige, welche die geringsten Energiekosten verursacht. Hinsichtlich der Reibungswiderstände wäre eine sehr langsame, tiefe Atmung vorteilhaft. Die elastische Atemarbeit ist hingegen bei kleinvolumiger Atmung am geringsten: Allerdings wird der Verringerung der Atemzugvolumina vom Totraum her eine Grenze gesetzt. Diese Zusammenhänge sind in Abbildung 21 dargestellt. Das Aufwandminimum liegt offensichtlich bei einer Atemfrequenz, welche ungefähr derjenigen des Menschen bei Spontanatmung entspricht. Die Zufälligkeit dieses Resultats scheint unwahrscheinlich in Anbetracht der Tatsache, daß Säugetiere verschiedenster Körpergröße mit der vom Standpunkt des Energieverbrauchs günstigsten Atemfrequenz atmen (Crossfill und Widdicombe, 1961). Bei einer Zunahme des elastischen Widerstandes des Atemapparates wäre folglich eine Atemfrequenzzunahme, bei Erhöhung der Strömungswiderstände eine Verlangsamung der Atmung vorteilhaft. Daß dieser Vorteil ausgenutzt wird, zeigen klinische Beobachtungen bei Patienten mit Lungenfibrose einerseits, mit obstruktiver Lungenerkrankung andererseits.

C. Gasaustausch

I. Ventilation

1. Totalventilation, O_2-Aufnahme, CO_2-Abgabe

Extrem vereinfacht kann der pulmonale Gasaustausch anhand eines T-Rohres illustriert werden (Abb. 22). Durch das Hauptrohr strömt die Atemluft; via Seitenstück wird ihr O_2 entzogen und CO_2 beigemischt. Die totale Ventilation ($\dot{V}_E$), hier als kontinuierlicher Vorgang dargestellt, entspricht dem Produkt aus mittlerem Atemzugvolumen ($\overline{V}_T$) und Atemfrequenz (f) pro Minute: $\dot{V}_E = \overline{V}_T \cdot f$. Offensichtlich sind inspiratorisches ($\dot{V}_I$) und exspiratorisches Ventilationsvolumen ($\dot{V}_E$) nur in jenem Ausnahmefall gleich, wenn O_2-Aufnahme und CO_2-Abgabe gleich groß sind, d.h. wenn das Gasaustauschverhältnis R gleich eins ist. Totalventilation, Atemzugvolumen und alveoläre Ventilation werden immer auf die exspirierten Gasvolumina bezogen. Der Unterschied zwischen in- und exspiratorischen Gasvolumina kompliziert die Berechnung der O_2-Aufnahme. Die Formel von Abbildung 22 ist eine Vereinfachung; die Herleitung der präzisen Gleichung ist im Anhang dargestellt.

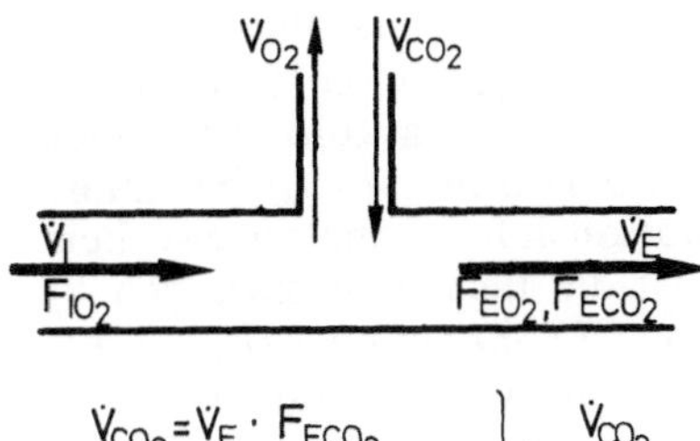

$$\left. \begin{aligned} \dot{V}_{CO_2} &= \dot{V}_E \cdot F_{ECO_2} \\ \dot{V}_{O_2} &= \dot{V}_E \left(F_{IO_2}{}^* - F_{EO_2} \right) \end{aligned} \right\} R = \frac{\dot{V}_{CO_2}}{\dot{V}_{O_2}}$$

Abb. 22. Basismodell für den Gasaustausch der Lunge

2. Totraum – Totraumventilation

Nicht die gesamte Einatmungsluft beteiligt sich am Gasaustausch. Der zuletzt inspirierte Teil verbleibt in den konduktiven Luftwegen.

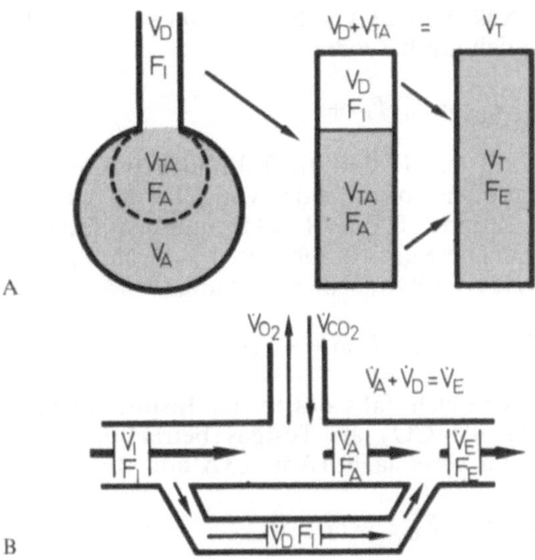

Abb. 23. A. Anatomischer Totraum (V_D) und Gasaustausch. $\dot{V}_{TA}$ ist der alveoläre Anteil der Ausatmungsluft. B. Die Totraumventilation ($\dot{V}_D$) ist gleichbedeutend wie ein »Gas-Shunt«

Dazu gehören Mund- bzw. Nasenhöhlen, der Pharynx, der Larynx und der Bronchialbaum bis und mit den terminalen Bronchiolen. Das Volumen der konduktiven Luftwege entspricht dem *anatomischen Totraum* [Abb. 23; LOEWY (1894), ROHRER (1915, 1916)]. Die Totraumluft wird mit Wasserdampf aufgesättigt, im übrigen aber unverändert ausgeatmet. Die Exspirationsluft ist also ein Gemisch von Inspirations- und Alveolarluft. Die Belüftung des Totraumes entspricht einem Gas-Shunt (ROSS und FARHI, 1960; vgl. Abb. 22 und 23). MUNDT et al. (1940) und später FOWLER (1948) entwickelten eine »single-breath« Methode, welche unter bestimmten Kautelen eine recht genaue Schätzung des anatomischen Totraumes erlaubt. Ihre Anwendbarkeit wurde auch bei Patienten mit Lungenerkrankungen von FOWLER (1950) und BIRATH (1962) belegt. Erwartungsgemäß ändert der Totraum bei Änderungen der elastischen Retraktionskraft der Lunge bzw. des Lungenvolumens (FROEB und MEAD, 1968; SHEPARD et al., 1957). Eine sehr enge Korrelation besteht zwischen Totraum und Körpergröße (HART et al., 1963).

Als Alternative bietet sich die Berechnung von Totraum und Totraumventilation mit Hilfe der *Bohrschen Formel* an.

Aus Abb. 23 A geht unmittelbar folgende Beziehung hervor:

$$V_T \cdot F_{EX} = V_D \cdot F_{IX} + V_A \cdot F_{AX}$$

F_E, F_A und F_I sind die fraktionellen Konzentrationen von O_2 oder von CO_2 in der Exspirationsluft, der Alveolar- und Inspirationsluft. Die Substitution von V_A durch $V_T - V_D$ ergibt die Bohr'sche Gleichung (Bohr, 1891),

$$V_D = V_T \cdot (F_E - F_A)/(F_I - F_A)$$

welche sich, falls das in der Inspirationsluft fehlende CO_2 als Testgas betrachtet wird, weiter vereinfacht (Abb. 23 A und B):

$$V_D = V_T \cdot (F_{A_{CO_2}} - F_{E_{CO_2}})/F_{A_{CO_2}} \quad \text{bzw.}$$

$$\dot{V}_D = \dot{V}_E \cdot (F_{A_{CO_2}} - F_{E_{CO_2}})/F_{A_{CO_2}}$$

Kritische Meßgröße ist die alveoläre CO_2-Konzentration ($F_{A_{CO_2}}$). Diese ändert sich schon normalerweise während des Atemzyklus (Du Bois et al., 1952). Zusätzliche, oft ganz erhebliche Konzentrationsvariationen sind Folge zeitlicher und räumlicher Ungleichheiten der Ventilation verschiedener Alveolarbezirke. Die Meßbarkeit von $F_{A_{CO_2}}$ ist also weniger ein meßtechnisches Problem, als eines der Definition der repräsentativen Alveolarluft (Haldane, 1915, Krogh und Lindhard, 1914; Rahn, 1949; Rossier und Bühlmann, 1955). Die Unsicherheiten lassen sich beseitigen, indem anstelle der alveolären CO_2-Konzentration der arterielle CO_2-Partialdruck in die Bohr'sche Gleichung eingesetzt wird. Dadurch wird aber nicht mehr der anatomische, sondern der *physiologische* bzw. der *funktionelle Totraum* berechnet (Enghoff, 1938; Rossier und Bühlmann, 1955; Riley und Cournand, 1949).

$$V_D = V_T \cdot (P_{a_{CO_2}} - P_{E_{CO_2}})/(P_{a_{CO_2}}).$$

Die Substitution basiert auf der Überlegung, daß in allen Alveolen ein vollständiger Ausgleich des CO_2-Partialdruckes zwischen Alveolarluft und Kapillarluft zustande kommt. Entsprechend kann die arterielle CO_2-Span-

nung als Mittelwert aller kapillären und alveolären PCO_2 betrachtet werden. Die Annahme ist zutreffend, sofern alle Alveolen mehr oder weniger gleichmäßig belüftet und durchblutet werden. So stimmen denn auch beim jungen, lungengesunden Menschen der anatomische und physiologische Totraum weitgehend überein. Der anatomische Totraum ist aber eine anatomische, der physiologische Totraum eine funktionelle Größe. Ersterer ist im letzteren enthalten. Der physiologische Totraum umfaßt zusätzlich das Volumen undurchbluteter Alveolarbezirke und widerspiegelt überdies den Totraumeffekt überventilierter Alveolen (alveolärer Totraum). Bei Patienten mit ausgeprägten Ventilations-Perfusionsstörungen der Lunge ist deshalb der physiologische Totraum durchwegs größer als der anatomische (Rossier et al., 1958; Severinghaus und Stupfel, 1957; Riley und Cournand, 1949, 1951).

3. Alveolarluft – Alveoläre Ventilation

Die Alveolarluft ist das Endprodukt des Gasaustausches nach erfolgtem Kontakt mit dem Kapillarblut. Bei einer bestimmten metabolischen Aktivität des Organismus, welche die O_2-Aufnahme und die CO_2-Abgabe festlegt, werden die Partialdrucke von O_2 und CO_2 in der Alveolarluft durch die inspiratorischen Gaskonzentrationen und die *alveoläre Ventilation* ($\dot{V}_A$) bestimmt. Da die Inspirationsluft normalerweise kein CO_2 enthält, ist die Beziehung zwischen $\dot{V}_A$ und alveolärer CO_2-Spannung ($P_{A_{CO_2}}$) besonders einfach (vgl. Abb. 22 und 23)

$$\dot{V}_A = 0{,}863 \frac{\dot{V}_{CO_2}}{P_{A_{CO_2}}} \; (\text{l/min})$$

(0,863 ist der Korrekturfaktor für die Umrechnung der CO_2-Konzentration ($F_{A_{CO_2}}$) in die CO_2-Spannung, und berücksichtigt überdies, daß $\dot{V}_A$ unter BTPS, $\dot{V}_{CO_2}$ unter STPD Bedingungen angegeben werden).

Den Zusammenhang zwischen $\dot{V}_A$ und $P_{A_{O_2}}$ anderseits beschreibt die etwas kompli-

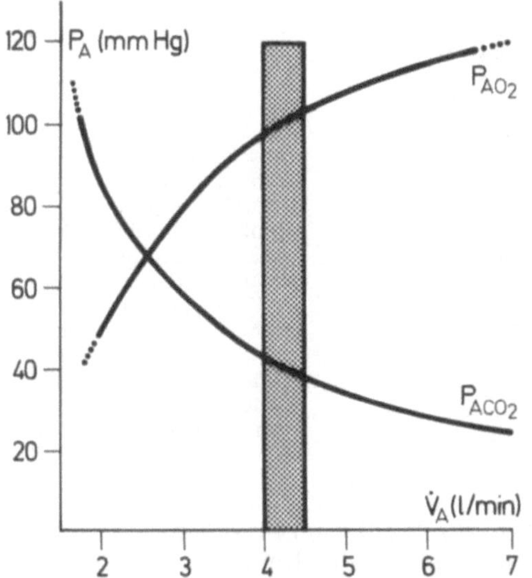

Abb. 24. Die Beziehung zwischen der alveolären Ventilation und den alveolären Gasspannungen. (Die Berechnung fußt auf den folgenden Annahmen: O_2-Aufnahme 300 ml/min; CO_2-Abgabe 250 ml/min)

ziertere *Alveolarluftgleichung für* O_2, welche im Anhang abgeleitet wird. Abbildung 24 illustriert die Änderungen der alveolären Gasspannungen in Abhängigkeit von der alveolären Ventilation. Steigt der alveoläre CO_2-Druck über 45 mm Hg an, so liegt definitionsgemäß eine *alveoläre Hypoventilation* vor.

Wie bei der Totraummessung ist auch bei der Bestimmung der alveolären Ventilation die alveoläre CO_2-Konzentration bzw. der CO_2-Partialdruck die kritische Meßgröße, welche unlösbare Definitionsprobleme aufwirft. Den gleichen Argumenten wie bei der Definition des physiologischen Totraumes folgend kann aber auch in den Alveolarluftformeln wie in der Bohrschen Gleichung der arterielle CO_2-Druck anstelle des alveolären eingesetzt werden (ENGHOFF, 1938; RILEY und COURNAND, 1949; ROSSIER et al., 1958):

$$\dot{V}_A = 0{,}863 \, \frac{\dot{V}_{CO_2}}{P_{a_{CO_2}}} \; (\text{l/min}).$$

Die Definition des Totraumes und der alveolären Ventilation in dieser Weise ergibt ein eindeutiges, leicht verständliches, und nicht zuletzt deshalb auch für klinische Belange zweckmäßiges Konzept. Der physiologische Totraum zeigt denjenigen Teil des Atemvolumens an, welcher in bezug auf die CO_2-Elimination vergeudet wird. Die alveoläre Ventilation ist hingegen die für den CO_2-Austausch mit dem Blut optimal wirksame Fraktion des totalen Ventilationsvolumens. Für die Beurteilung der alveolären Ventilation ist deshalb der arterielle CO_2-Druck das entscheidende Kriterium; die alveoläre Hypoventilation wird durch die Hyperkapnie definiert.

Den Vorteilen dieser klaren Definition der alveolären Ventilation und des physiologischen Totraumes steht ein wesentlicher Nachteil gegenüber. Beide beziehen sich bloß auf die CO_2-Ausscheidung. Wegen der unterschiedlichen Dissoziationskurven von O_2 und CO_2 ist der physiologische Totraum für beide Gase (und auch für andere Gase) verschieden groß (FARHI, 1966, 1967). Für die Analyse des pulmonalen Gasaustausches ist es daher richtiger, die alveoläre Ventilation aus der totalen Ventilation und dem anatomischen Totraum zu berechnen. Die bloße Schätzung des letzteren ergibt keine schwerwiegenden Fehler (HART et al., 1963).

4. Die Verteilung der Inspirationsluft

Die gleichmäßige Verteilung der Inspirationsluft auf die großflächige alveolo-kapilläre Membran ist ebenso wichtig für den Gasaustausch wie die Größe des Ventilationsvolumens. Gleichmäßig belüftet wäre die Lunge dann, wenn die in- und exspiratorische Volumenänderung jeder der Millionen Alveolen synchron und proportional zur Volumenänderung der gesamten Lunge erfolgte. Diese ideale Verteilung gibt es nur in übervereinfachten Lungenmodellen; selbst in der völlig gesunden Lunge bestehen erhebliche regionale und lokale Belüftungsunterschiede. Zahlreiche Methoden sind für die Erfassung und Abschätzung des Schweregrades von Verteilungsungleichheiten der Atemluft anwendbar (COURNAND et al., 1941; FOWLER, 1952; BOUHUYS, 1964; KNIPPING et al., 1955; MARTIN und YOUNG, 1957); in

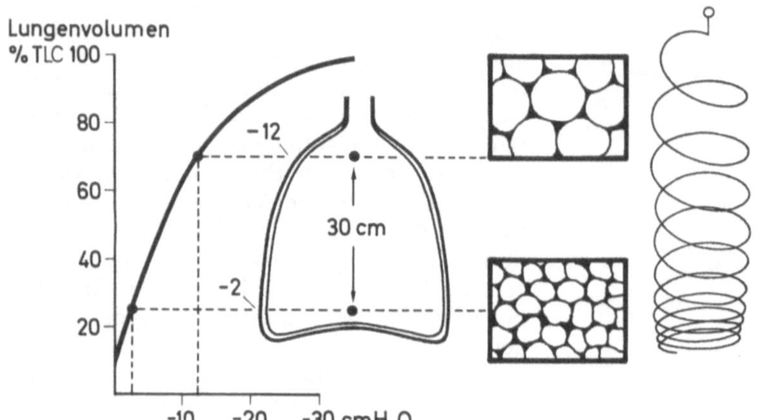

Abb. 25. Als Folge der Schwerkraft ist der Pleuradruck apikal negativer als basal, die apikalen Alveolen sind mehr gebläht als die basalen. Entsprechend dem alinearen Verlauf der *P-V*-Kurve werden bei einer inspiratorischen, uniformen Pleuradruckänderung die Oberfelder weniger Frischluft erhalten als die Unterfelder. Nach Glazier et al. (1967)

Anbetracht der komplizierten Lungenstruktur ist die Aufzeichnung des wirklichen Verteilungsmusters aber ausgeschlossen. Zwar gewähren szintigraphische Meßtechniken eine direkte Einsicht in die regionale Distribution der Atemluft (West, 1966; Bryan et al., 1964; Milic-Emili et al., 1966). Durch Überlagerungseffekte und ungenügendes Auflösevermögen sind indessen gerade die bei Lungenerkrankungen besonders schwerwiegenden Verteilungsstörungen innerhalb eng umschriebener Bezirke nicht erkennbar (Engel et al., 1974; Young und Martin, 1966).

Es sind vor allem drei ursächliche Faktoren erwähnenswert, welche einzeln oder zusammen der ungleichen Belüftung des Alveolarraumes zugrunde liegen können:

1. Unterschiede in der Dehnbarkeit verschiedener Lungenbezirke; die besser dehnungsfähigen Teile erhalten einen relativ größeren Anteil der Frischluft. 2. Unterschiedliche Strömungswiderstände in den Parallelluftwegen verschiedener Alveolarräume. 3. Zu große oder abnorm erweiterte periphere Lufträume, in welchen die Durchmischung zwischen Inspirations- und Alveolarluft nur unvollständig erfolgt.

Die *unterschiedliche Dehnbarkeit* verschiedener Zonen der Lunge sind beim gesunden Menschen Ursache *regionaler Verteilungsstörungen*. Allerdings widerspiegeln in diesem Fall die Compliance-Unterschiede nicht regionale Strukturbesonderheiten des Lungenparenchyms, sondern die Einwirkung der

Schwerkraft auf Lunge und Thorax. Entsprechend sind die Belüftungsunterschiede auch von der Körperlage abhängig. Wegen der Schwerkraft ist bei aufrechter Körperhaltung der Pleuradruck im Bereich der Lungenspitze erheblich negativer als über der Basis. Die Folgen dieser Ungleichheit sind in Abbildung 25 dargestellt: Die apikalen Lungenzonen sind mehr gedehnt als die basalen. Da die Druck-Volumen-Beziehung der Lunge alinear ist, oder in anderen Worten, da bereits stark gedehnte Lungenpartien weniger dehnungsfähig sind als mäßig entfaltete, verteilt sich die während einer normalen Inspiration geförderte Luft vorwiegend auf die mittleren und unteren, gleichzeitig auch gut durchbluteten Lungenpartien (West, 1966; Milic-Emili et al., 1966). Die Richtigkeit der Hypothese, daß die Lunge bei aufrechter Körperhaltung nicht gleichmäßig gedehnt ist, wurde durch Messungen der Alveolargröße von Glazier et al. (1967) untermauert. Bei in aufrechter Körperstellung eingefrorenen Hunden waren die apikalen Alveolen eindeutig größer als die basalen. Die Spiralfeder in Abbildung 25 soll lediglich als Gedächtnisstütze dienen; tatsächlich ist sie in keiner Weise ein einwandfreies Analogon zur Lunge (Agostoni, 1972; Katsura et al., 1970; vgl. auch Abb. 6). Die der ungleichen Dehnbarkeit entsprechenden Belüftungsunterschiede zwischen Spitze und Basis sind in Abbildung 26 dargestellt (Bake et al., 1974). Bei gesteigerter Atmung, beispielsweise während Körperarbeit, verschwinden

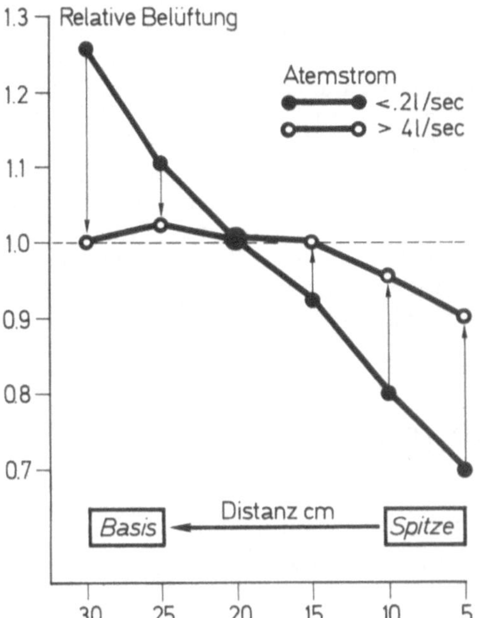

Abb. 26. Verteilung der Inspirationsluft auf die verschiedenen Lungenregionen beim Menschen in aufrechter Körperstellung. Bei Ruheatmung (Punkte) werden die basalen Lungenabschnitte fast doppelt so gut belüftet wie die apikalen. Bei gesteigerter Atmung (Kreise) ist die Belüftung der Lunge hingegen fast uniform. Nach BAKE et al. (1974)

diese allerdings weitgehend. Der zweiterwähnte Verteilungsfaktor – die Ungleichheit der Strömungswiderstände – kommt ins Spiel: Wegen der geringeren Dehnung der basalen Lungenpartien ist der Strömungswiderstand der basalen Luftwege etwas höher als derjenige der apikalen. Der Unterschied fällt erst bei hohen Atemstromstärken soweit ins Gewicht, um eine ausgleichende Wirkung entfalten zu können.

Der einwandfeie Nachweis gravitationsbedingter Ventilationsunterschiede soll aber nicht die Tatsache verschleiern, daß auch bei der gesunden Lunge innerhalb der einzelnen apiko-basalen Zonen Belüftungsungleichheiten bestehen, welche ausgeprägter sind als die regionalen, und die mit der Schwerkraft nichts zu tun haben (ENGEL et al., 1974; MARTIN und YOUNG, 1957).

Sind die *bronchialen Strömungswiderstände ungleich*, werden Lungenpartien mit weiten Luftwegen einen überproportionalen Anteil der Frischluft erhalten. Die Bedeutung dieses Verteilungsmechanismus ist in der gesunden Lunge wahrscheinlich von geringer Bedeutung trotz der keineswegs uniformen Dimensionen der Luftwege (ROHRER, 1915; WEIBEL, 1963; HORSFIELD und CUMMING, 1968). Denn der Hauptanteil des Strömungswiderstandes entfällt auf die großen zentralen Luftwege, welche allen Lungenpartien gemeinsam sind. Der Widerstand der peripheren Parallelluftwege ist hingegen äußerst klein, und im Normalbereich liegende Kalibervariationen fallen daher wenig ins Gewicht (MACKLEM und MEAD, 1967). Bei den bronchioloobstruktiven Lungenerkrankungen ist hingegen dieser Mechanismus die wichtigste Ursache schwerwiegender, lokaler Verteilungsstörungen. Für die Ungleichheit der Ventilation sind allerdings nicht die Widerstandsunterschiede, sondern die Unterschiede der mechanischen Zeitkonstanten der ventilatorischen Einheiten entscheidend (OTIS et al., 1956; RAU et al., 1957). Die Zeitkonstante eines Elementes ist das Produkt von Compliance und »privatem« Luftwegwiderstand (Abb. 27 B). Die komplexen Folgen stark ungleicher Zeitkonstanten sind in Abbildung 27 dargestellt. Die Ventilationseinheiten werden nicht nur *ungleich* (Abb. 27 A), sondern auch *asynchron* belüftet (Abb. 27 C).

Hohe Atemfrequenzen akzentuieren diese Effekte. Bei asynchroner Dehnung erhalten verschiedene Alveolarbezirke ungleiche Anteile der Totraumluft, und überdies pendelt ein Teil der Ausatmungsluft zwischen mechanisch ungleichen Einheiten (Pendelluftphänomen). Der Gasaustausch wird also zusätzlich kompromittiert. Allerdings widerspiegelt das dargestellte Bläschenmodell die Verhältnisse in der Lunge unvollständig: Die ausgleichende Wirkung der Interdependenz und der kollateralen Ventilation via Kohnsche Poren darf nicht übersehen werden (MEAD et al., 1970; MACKLEM, 1971; vgl. Abschn. B IV).

In den bisherigen Lungenmodellen wurde die konvektive Strömung als einziger Gastransportmechanismus betrachtet. Peripher von den terminalen Bronchioli ist indessen die totale Querschnittfläche der Luftwege gleicher Generation so groß (WEIBEL, 1963), daß die Strömungsgeschwindigkeit der Ein-

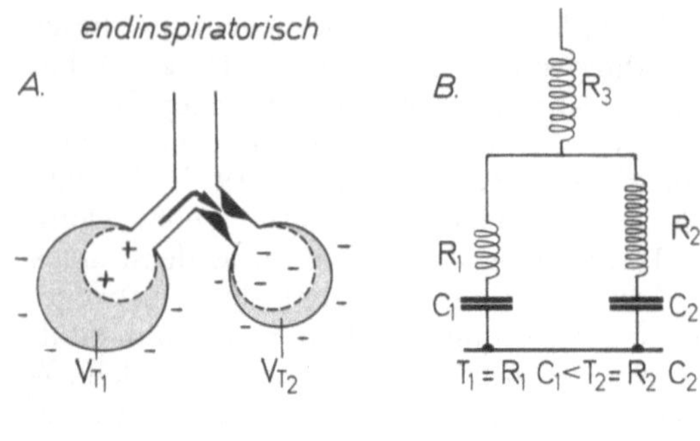

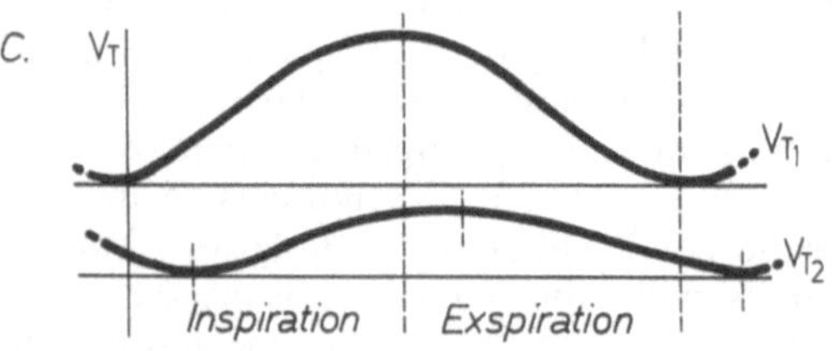

Abb. 27. A. Zweiteiliges Lungenmodell mit stark ungleichen Strömungswiderständen in den »privaten« Luftwegen, und entsprechend ungleiche Verteilung der Inspirationsluft. B. Elektrisches Analog. Das Verteilungsverhältnis bestimmen die Zeitkonstanten (T). C. Ungleiche Zeitkonstanten bedeuten nicht nur ungleiche, sondern auch asynchrone Belüftung; ein Teil der Luft zirkuliert als Pendelluft zwischen den mechanisch ungleichen Lungenbezirken

atmungsluft auf einen vernachläßigbar kleinen Wert absinkt; für den Gastransport in den peripheren Lufträumen ist die Gasdiffusion der dominierende Faktor (Cumming, 1966; Wilson und Lin, 1970). Damit ergibt sich eine weitere, mögliche Ursache der ungleichen Belüftung des Alveolarraumes. Ob die Diffusionsgeschwindigkeit für die vollständige Durchmischung der Inspirationsluft mit der Alveolarluft ausreichend ist, hängt im wesentlichen von den anatomischen Dimensionen der periphersten Luftwege ab. Ist der Diffusionsweg zu lang, treten Verteilungsungleichheiten *entlang* der respiratorischen Einheiten auf (*Stratifikation*). Die Existenz von schichtförmigen Inhomogenitäten in der normalen Lunge ist nach wie vor umstritten (Rauwerda, 1946; La Force et al., 1970; Cumming et al., 1966; Chang und Farhi, 1973). Eine Reihe von Modellberechnungen und auch experimentelle Untersuchungen bejahen jedenfalls die Möglichkeit (Cumming et al., 1966; Farhi, 1969; Chang

et al., 1973). In diesen theoretischen Untersuchungen wurde allerdings nicht berücksichtigt, daß die Übertragung der Herzpulsationen auf die Lunge die Gasdurchmischung in den peripheren Lufträumen erheblich begünstigt (Engel et al., 1973). Bei einer abnormen, beispielsweise emphysematösen Erweiterung der Lobuli dürften indessen keine Zweifel bestehen, daß die Transportgeschwindigkeit der Gasdiffusion ungenügend ist, und die respiratorischen Zonen ungleich mit Frischluft versorgt werden.

II. Perfusion

1. Besondere Eigenschaften der Lungenzirkulation

Unterschiede zwischen Lungen- und Systemkreislauf sind zahlreicher als Gemeinsamkeiten. Die Verschiedenartigkeit ergibt sich aus den unterschiedlichen Aufgaben und den entsprechenden anatomischen Besonderheiten. Eine Hauptaufgabe des Systemkreislaufs ist die aktive Regulation der Blutzufuhr zu einer Vielzahl von Organen nach deren Bedarf. Nicht zuletzt unter dem Einfluß der Schwerkraft sind hohe Druckgefälle und Widerstände zu bewältigen. Erste Aufgabe der Lungenzirkulation ist hingegen, innerhalb eines kleinen Raumes, aber auf einer riesigen Fläche das Blut mit der Alveolarluft in engsten Kontakt zu bringen. Da das gesamte Herzminutenvolumen die Lunge durchströmt, entfällt normalerweise die Notwendigkeit für einen aktiven Regulationsmechanismus. Das Durchblutungsmuster wird vorwiegend durch äußere mechanische Kräfte bestimmt. Die ausgeprägte Deformierbarkeit der Lunge und insbesondere die Struktur des Kapillarbettes, welches nur durch ein minimales Bindegewebegerüst stabilisiert ist, bieten dazu günstige Angriffsflächen. Unter den funktionellen Besonderheiten der Lungenzirkulation sind die folgenden hervorzuheben:

Der niedrige Druck: Der Mitteldruck in den Pulmonalarterien beträgt nur rund 15 mm Hg; diastolischer und systolischer

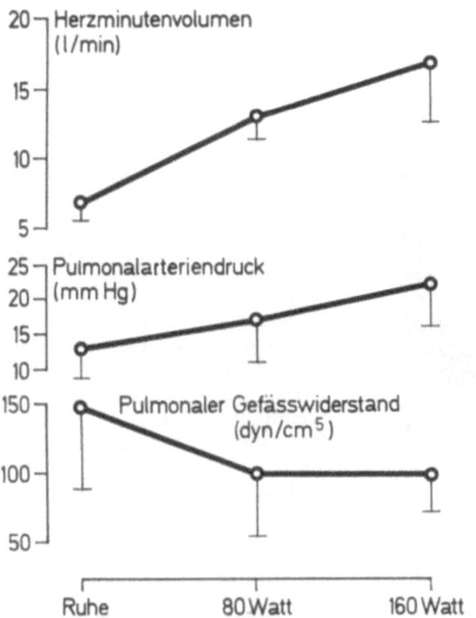

Abb. 28. Pulmonale Hämodynamik bei 30 jungen und gesunden Probanden. Nach GURTNER et al. (1975)

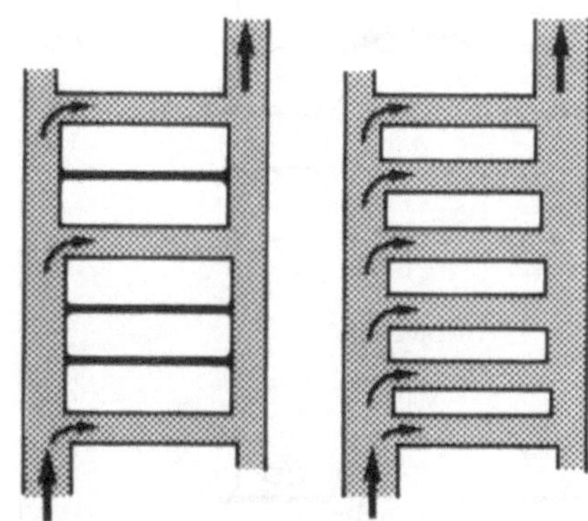

Abb. 29. Öffnung bzw. »Rekrutierung« von Lungenkapillaren mit entsprechender Verminderung des pulmonalen Gefäßwiderstandes bei einer Druckerhöhung bzw. einer Zunahme des Herzminutenvolumen

Druck liegen bei etwa 8 bzw. 25 mm Hg. Der intravasale hydrostatische Druck ist also durchwegs geringer als der kolloidosmotische. Dieses günstige Druckverhältnis bannt die Gefahr einer schwerwiegenden Gasaustauschstörung als Folge der Transudation von Flüssigkeit ins Interstitium und in die Alveolen. Auch die Zunahme der Durchblutung bewirkt nur eine geringe Druckänderung. Steigt das Herzminutenvolumen von 5 l/min (Ruhe) auf 20 l/min (Schwerarbeit) an, ist eine Zunahme des Mitteldruckes von lediglich 10 mm Hg zu beobachten (Abb. 28; (GURTNER et al., 1975).

Der hohe Blutdurchfluß: Da die Lunge in Serie zum Systemkreislauf geschaltet ist, wird sie vom gesamten Herzminutenvolumen durchströmt, und weist somit die größte Organdurchblutung auf.

Der geringe Widerstand: Der Lungengefäßwiderstand ist rund 8mal geringer als der Widerstand des Systemkreislaufs. Steigt der Druck an, beispielsweise bei arbeitsbedingter Erhöhung des Herzminutenvolumens, fällt der Widerstand weiter ab (Abb. 28). Dieser Effekt beruht auf der passiven Erweiterung

des pulmonalen Gefäßbettes. Bei Ruhedurchblutung werden nicht alle Kapillaren durchströmt. Die »Reservegefäße« werden aber bei steigendem Druck bzw. bei einer Zunahme der Durchblutung »rekrutiert«, d.h. in die Zirkulation einbezogen (Abb. 29; PERMUTT et al., 1969; WEST, 1974). Die Ursache für die fehlende Ruhedurchblutung eines erheblichen Teils der Kapillaren ist nicht vollständig geklärt; möglicherweise liegt der Blutdruck in Ruhe unter dem kritischen Öffnungsdruck aller Gefäße. Bei einer Erhöhung des Druckes trägt aber neben der Rekrutierung von Kapillaren auch die passive Dehnung der Gefäße zur Widerstandsverminderung bei (GLAZIER et al., 1969).

Die vasomotorische Aktivität: Auf Änderungen der Gasspannungen von O_2 und CO_2, sowie auf einzelne Drogen und Hormone zeigen die Lungengefäße eine ausgesprochene Andersreaktion als die Gefäße der Großkreislauforgane. Nicht ausgeschlossen ist allerdings, daß das unterschiedliche Verhalten weniger die Eigenschaften der Gefäße selbst, als vielmehr die Folgen des engen Kontaktes mit dem benachbarten Lungengewebe widerspiegelt (LLOYD, 1967).

2. Der Lungengefäßwiderstand

Bei normaler Dehnung der Lunge verteilen sich der Gefäßwiderstand und proportional

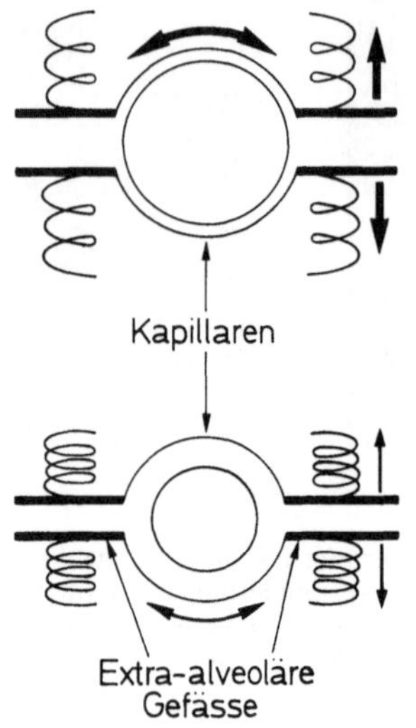

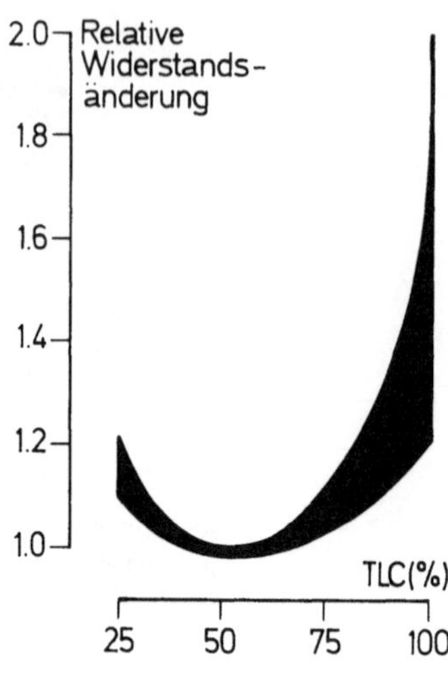

Abb. 30. Der pulmonale Gefäßwiderstand in Abhängigkeit vom Dehnungsgrad der Lunge. Bei hohem Lungenvolumen Widerstandszunahme durch Einengung der Kapillaren (links oben). Bei geringem Dehnungsgrad der Lunge Widerstandsanstieg in den »extraalveolären« Gefäßen, deren Kaliber durch die elastische Retraktionskraft der Lunge beeinflußt wird. Das Widerstandsminimum liegt bei mittleren Atemlagen. Nach Ross et al. und Thomas et al. (1961)

dazu der Druckabfall zwischen Pulmonalarterien und linkem Vorhof ungefähr gleichmäßig auf das arterielle, das kapilläre und das venöse Segment des Gefäßbettes (Garr et al., 1967; McDonald und Butler, 1967; Brody et al., 1968). In Abhängigkeit vom Dehnungszustand der Lunge sind aber die drei Widerstandskomponenten erheblichen Änderungen unterworfen. Dabei zeigen die großen, *extraalveolären* Gefäße ein anderes Verhalten als die *alveolären* Gefäße, die Kapillaren. Ganz allgemein wird das Kaliber aller Gefäße durch den transmuralen Druck, d.h. durch die Differenz zwischen Innen- und Außendruck bestimmt. Die größeren, extraalveolären Gefäße sind im Lungenparenchym eingebettet, und folgen, ähnlich wie die Luftwege, dem radialen Zug des elastischen Lungenparenchyms.

Bei hohem Lungenvolumen werden diese Gefäße erweitert, und ihr Widerstand fällt ab. Läßt der äußere Zug mit abnehmendem Lungenvolumen nach, engen sich die Gefäße ein und der Widerstand steigt an (Hughes et al., 1968); denn die Gefäßwände enthalten glatte Muskulatur und elastische Fasern, welche den äußeren Zugkräften entgegenwirken. Andersartig wirken sich die Lungenvolumenänderungen auf die Kapillaren aus. Durch die Dehnung der Lunge werden die Alveolarsepten gestreckt; die Streckung der Septen ihrerseits bewirkt eine Einengung der Kapillaren (Glazier et al., 1969), und der

kapilläre Strömungswiderstand steigt mit zunehmendem Lungenvolumen an. Die lungenvolumenabhängige Widerstandsänderung der extraalveolären und alveolären Gefäße ist also gegenläufig; ungefähr bei einer normalen Atemlage ist der gesamte Lungengefäßwiderstand am geringsten (Abb. 30; Whittenberger et al., 1960; Roos et al., 1961; Thomas et al., 1961). Bei verminderter Lungendehnung steigt er wegen dem Kollaps der extraalveolären, bei stärkerer Blähung der Lunge wegen der Einengung der alveolären Gefäße erheblich an. Tatsächlich ist die Erhöhung des pulmonalen Gefäßwiderstandes bei der asthmatischen Blähung der Lunge zu einem wesentlichen Teil der passiven Einengung des Kapillarbettes zuzuschreiben. Anderseits verhindert der Kollaps der größeren Gefäße die unnütze Durchblutung atelektatischer Lungenbezirke.

Der kapilläre Gefäßwiderstand wird aber nicht nur durch den Dehnungsgrad der Alveolarsepten, sondern zusätzlich durch den Absolutwert und die Schwankungen des Alveolardruckes beeinflußt. Anders als bei den extraalveolären Gefäßen entspricht der transmurale Druck der Kapillaren der Differenz zwischen Gefäßinnendruck und Alveolardruck. Die Auswirkungen des Alveolardruckes auf den kapillären Gefäßwiderstand und die Durchblutung kann durch ein einfaches Modell, nämlich einen Starling-Widerstand veranschaulicht werden (Abb. 31; Per-

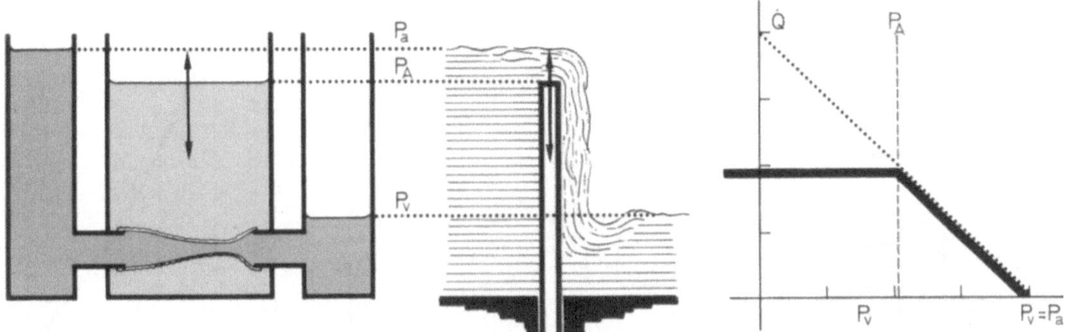

Abb. 31. Der pulmonale Wasserfall. A. Das Lungenkapillarbett verhält sich ähnlich wie ein Starling Widerstand. B. Der Starling Widerstand ist mit einem Wasserfall bzw. einer Schleuse vergleichbar; die Fallhöhe hat keinen Einfluß auf die Menge des herabstürzenden Wassers. C. So bleibt der pulmonalvenöse Druck (P_v) ohne Einfluß auf die Durchblutungsgröße, solange er niedriger ist als der Alveolardruck (P_A)

MUTT et al., 1962; PERMUTT und RILEY, 1963). Dieser besteht aus einem kollabierbaren Rohrsegment, dessen Kaliber durch den transmuralen Druckgradienten reguliert wird. Ist der Außendruck, bzw. der Alveolardruck (P_A) größer als der arterielle (P_a) und der venöse Druck (P_v), kollabiert das Segment vollständig, der Fluß ist gleich null. Liegt der Alveolardruck zwischen dem arteriellen und venösen Druck, so bestimmt lediglich die arteriell-alveoläre Druckdifferenz den Widerstand und die Durchblutungsgröße; das gesamte Druckgefälle zwischen Pulmonalarterie und rechtem Vorhof bleibt ohne Einfluß. In dieser Situation verhält sich das Lungengefäßbett wie ein *Wasserfall* oder eine *Schleuse*: Die Fallhöhe wirkt sich nicht auf die herabstürzende Wassermenge aus. Der Alveolardruck entspricht der Höhe des Schleusentors. Fällt der Alveolardruck aber unter den venösen Druck ab, verschwindet der Wasserfalleffekt, und der Durchfluß wird allein durch die arterio-venöse Druckdifferenz reguliert. Der Gefäßwiderstand ist in diesem Fall besonders gering, weil der positive transmurale Druck die Gefäße erweitert (Abb. 32).

Zusammenfaßend ist festzuhalten, daß der Lungengefäßwiderstand auch bei konstanter vasomotorischer Aktivität ausgesprochen variabel ist. Der pulmonal-arterielle, der pulmonal-venöse, der intrapleurale und der alveoläre Druck beeinflussen den Gefäßwider-

stand, und sind bei der Interpretation von Widerstandsmessungen entsprechend zu berücksichtigen.

3. Die Blutverteilung in der Lunge

Beim lungengesunden Menschen in aufrechter Körperstellung nimmt die Durchblutung der Lunge von der Basis zur Spitze kontinuierlich ab. Der Durchblutungsunterschied kann durch die hydrostatische Druckdifferenz im pulmonalen Gefäßbett erklärt werden, welche entsprechend dem Basis-Spitzen-Abstand rund 25 cm H_2O beträgt. Die Auswirkungen dieses für das pulmonale Niederdrucksystem erheblichen Druckgefälles ist in Abbildung 32 illustriert (WEST et al., 1964). In diesem Lungenmodell ist das Kapillarbett als ein System von parallel angeordneten Starling-Widerständen dargestellt. In der apikalen Zone 1 kann der arterielle Druck geringer sein als der alveoläre; die Kapillaren kollabieren, die Durchblutung ist sistiert. Beim normalen Menschen existiert diese Zone allerdings nicht. Zumindest der systolische Druck reicht für die Durchblutung der Spitzen aus (MALONEY et al., 1968). Damit gehören Zone 1 und 2 der Region des *pulmonalen Wasserfalls* an (s. Abb. 31). Der Alveolardruck ist kleiner als der arterielle, aber größer als der venöse. Die Durchblutung

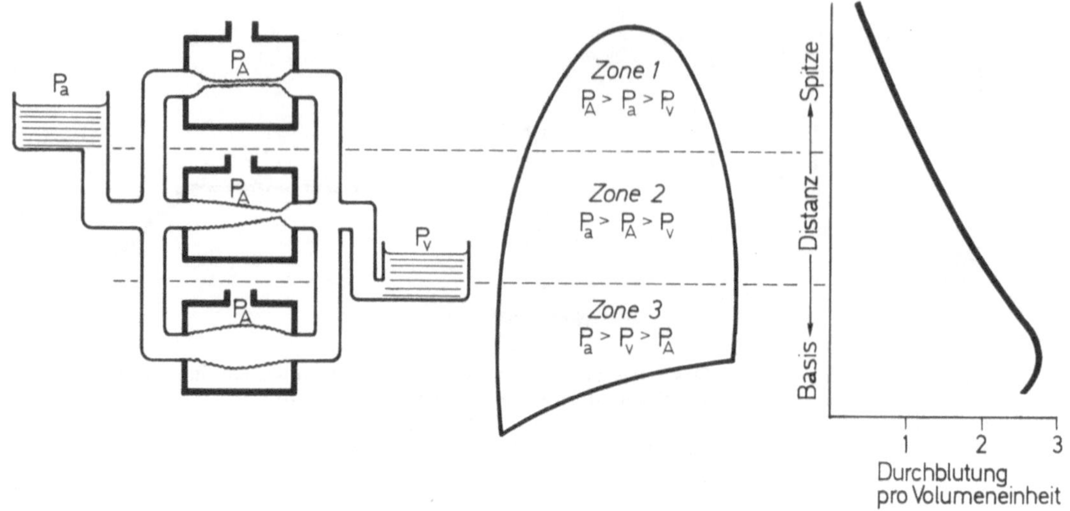

Abb. 32. Die Durchblutung der Lunge bei aufrechter Körperstellung. Erklärung im Text. Nach West et al. (1964)

wird durch die arteriell-alveoläre Druckdifferenz bestimmt, welche schichtweise in Richtung Lungenbasis zunimmt. Ganz basal, in Zone 3, übersteigt der venöse Druck den alveolären, und der arterio-venöse Druckunterschied wird die treibende Kraft. Der kapilläre Widerstand ist in dieser Zone besonders gering, da der venöse Überdruck das Gefäßbett dehnt und alle verfügbaren Kapillaren rekrutiert.

In Rückenlage ist der hydrostatische Druckunterschied zwischen den verschiedenen Lungenregionen bedeutend geringer, und übereinstimmend ist die Durchblutung weit ausgeglichener. Ein geringer dorso-ventraler Durchblutungsunterschied ist aber nachweisbar. Bei verminderter Lungendurchblutung, beispielsweise im Kreislaufkollaps, wird dieser akzentuiert.

Aber auch im Stehen ist die Durchblutung bei geringerer Lungendehnung, d.h. bei normaler Atemmittellage, ausgeglichener (die Verhältnisse in Abb. 32 beziehen sich auf die vollständige Inspirationslage). Paradoxerweise ist die bessere Blutverteilung ebenfalls der Wirkung der Schwerkraft zuzuschreiben. Basal ist der Pleuradruck größer als apikal; der elastische Gewebezug auf die basalen extraalveolären Gefäße ist entsprechend geringer. Die resultierende Widerstandserhöhung zwingt zur Umverteilung des Blutes nach apikal (vgl. Abb. 30; Hughes et al., 1968).

Aus den vorangehenden Abschnitten geht hervor, daß sich die Schwerkraft gleichsinnig auf die Ventilation und Perfusion der Lunge auswirkt. Bei aufrechter Körperhaltung sind beide, Durchblutung und Belüftung in den basalen Lungenpartien größer als in den apikalen. Bei kleinem Lungenvolumen kollabieren die peripheren Luftwege im Unterfeld, gleichzeitig ist der basale Gefäßwiderstand erhöht. Bei Körperarbeit verbessert der höhere Pulmonalarteriendruck die Spitzendurchblutung, gleichzeitig wird bei gesteigerter Atmung mehr Luft den Oberfeldern zugeleitet. Die Übereinstimmung von Ventilation und Perfusion – die wichtigste Voraussetzung für einen effektiven Gasaustausch – ist zwar in keiner Situation perfekt. Sie ist aber so gut, daß nur ein geringes Partialdruckgefälle der Atemgase zwischen der Alveolarluft und dem arteriellen Blut nachweisbar bleibt.

4. Aktive Regulation der Lungendurchblutung

a) Pulmonale Vasokonstriktion durch Hypoxie und Hyperkapnie

Hypoxie und Hyperkapnie zeigen einen paradoxen Kreislaufeffekt: Der Systemkreislauf reagiert mit einer Vasodilatation und entsprechender Widerstandsverminderung, der Lungenkreislauf mit einer Widerstandserhöhung. Die hypoxiebedingte Zunahme des pulmonalen Gefäßwiderstandes haben erstmals von EULER und LILJESTRAND (1946) bei der Katze beschrieben. Überaus zahlreiche Tierstudien mit teils widersprechenden Resultaten wurden in der Folge durchgeführt. Unter ihnen ist die Arbeit von RAHN und BAHNSON (1953) erwähnenswert, durch welche die regulatorische Wirkung der von Eulerschen Reaktion belegt wurde, indem bei unilateraler Hypoxie eine erhebliche Redistribution der Lungendurchblutung aus dem hypoxischen in den normoxischen Lungenflügel beobachtet werden konnte.

Nach Einführung des Herzkatheters wurde der vasokonstriktorische Effekt hypoxischer Atemgase beim Menschen bestätigt. Die Resultate der grundlegenden Untersuchungen wurden von FISHMAN (1961) zusammengefaßt. Bei einem erträglichen Grad von akuter Hypoxie scheint die resultierende pulmonalarterielle Druckerhöhung bescheiden: Sie beträgt rund 6 mm Hg, wobei neben der Vasokonstriktion auch die Erhöhung des Herzminutenvolumens eine Rolle spielt. Die Drucksteigerung ist aber in Anbetracht dessen beachtlich, als die Redistribution der Pulmonaldurchblutung und die druckbedingte Rekrutierung kollabierter Gefäße kompensierend wirken. Die gleichmäßigere Perfusion der Lunge bei Hypoxie konnten übrigens DUGARD und NAIMARK (1967) belegen. Die Angaben über das Ausmaß der Reaktion gehen allerdings erheblich auseinander; von wenigen Ausnahmen abgesehen sind die Unterschiede aber nicht prinzipiell, sondern widerspiegeln das unterschiedliche Verhalten verschiedener Species und die großen individuellen Schwankungen.

Weniger einheitlich sind die Angaben über die Wirkung der Hyperkapnie. Deren vasokonstriktive Wirkung dürfte aber kaum mehr bezweifelt werden. Beim Menschen scheint sie geringer zu sein als die hypoxische Reaktion (FISHMAN, 1961; BÜHLMANN und ROSSIER, 1970). Die Ansicht wurde vertreten, daß die Azidose als Stimulus zu betrachten sei (BERGOFSKY et al., 1962). Andere Untersuchungen sprechen hingegen für eine unabhängige Wirkung von H^+-Ionen und CO_2;

insbesondere bestehen gute Anhaltspunkte, daß der CO_2-Druck für die Potenzierung des Hypoxieeffektes von weit größerer Bedeutung sei (MALIK und LANFORD KIDD, 1973; BÜHLMANN und ROSSIER, 1970).

b) Mechanismus und Lokalisation

Stimulus für die hypoxische Vasokonstriktion ist ein auf etwa 50 mm Hg oder mehr erniedrigter, *alveolärer* O_2-Druck. Die Reaktion kann global (bei Inspiration hypoxischer Gasgemische) oder lokal sein (bei Ventilations-Perfusions-Ungleichheiten). Unwesentlich ist hingegen der O_2-Druck im gemischt venösen Blut. Für das Zustandekommen der Vasokonstriktion spielt das autonome Nervensystem höchstens eine untergeordnete Rolle. Die Reaktion läßt sich gleich gut an der exzidierten und artifiziell perfundierten Lunge nachweisen (BERGOFSKY, 1975; LLOYD, 1964, 1966, 1970). Es handelt sich also nicht um einen Reflex im eigentlichen Sinn. Die Beobachtungen an der isolierten Lunge schließen auch eine in einem anderen Organ ausgeschüttete humorale Substanz als wesentlichen Faktor aus. Dies bedeutet nicht, daß humorale Substanzen überhaupt keine Rolle spielen. GORSKY und LLOYD (1967) beobachteten eine viel geringere hypoxische Reaktion bei Perfusion der Lunge mit physiologischer Kochsalzlösung anstelle von Plasma. BERKOV (1974) fand erst eine Hypoxiereaktion, wenn er der Salz-Albumin-Perfusionslösung geringste Mengen von Angiotensin zufügte. Dieses Resultat ist insofern bemerkenswert, als in der Lunge Angiotensin I in Angiotensin II konvertiert wird (RYAN et al., 1972). Die Annahme eines lokalen Mechanismus als wichtigster Faktor wurde aber von LLOYD (1968) durch den Nachweis einer hypoxischen Kontraktion von isolierten Pulmonalarterienstreifen bestätigt. Entscheidend für die Reaktion ist allerdings, daß Gewebereste von Lungenparenchym an den Gefäßstreifen haften. Werden diese vollständig entfernt, reagieren die Pulmonalarterien mit einer Dilatation auf die Hypoxie, also gleich wie die Gefäße des Systemkreislaufs. Diese Resultate führen zum Schluß, daß der O_2-Mangel zwar lokal, aber nicht direkt, sondern via einen oder mehrere Intermediärschritte auf die glatte Muskulatur einwirkt. Der alpha-stimulatorähnliche Effekt der Hypoxie läßt vermuten, daß adrenergische Mechanismen eine Rolle spielen (Abb. 33; Porcelli und Bergofsky, 1973; Barer und McCurrie, 1969). Die Promptheit der hypoxischen Reaktion verlangt, daß die Intermediärsubstanz im perivaskulären Gewebe gespeichert wird. Bisher in Betracht gezogen wurden vor allem Histamin (Susmano und Carleton, 1971), Noradrenalin, Angiotensin und Prostaglandin $F_{2\alpha}$. Eine endgültige Antwort steht aber noch aus.

In der intakten Lunge lokalisiert sich die hypoxische Vasokonstriktion im wesentlichen auf die peripheren, von Alveolen umgebenen Arteriolen, auf welche sich der alveoläre O_2-Druck voll auswirken kann (Jamieson, 1964). Die hyperkapnische Vasokonstriktion scheint sich hingegen auf längere Segmente der Pulmonalarterien zu erstrekken (Bergofsky, 1974).

c) Die Auswirkungen der hypoxischen Vasokonstriktion

Durch den Mechanismus der hypoxischen Vasokonstriktion wird die Durchblutung mangelbelüfteter Alveolen vermindert; das Blut wird nach Möglichkeit in gut ventilierte, normoxische Regionen umgeleitet. Dadurch wird die Durchblutung der Lunge besser auf die Belüftung abgestimmt, und die Effizienz des Gasaustausches der Lunge als Ganzes erhöht. Daß dieser Regulationsvorgang von Bedeutung ist, zeigen einige klinische Modelle. 1. Die Infusion von Acetylcholin in den Pulmonalkreislauf oder die Inhalation von beta-Stimulatoren beim Asthmatiker erhöhen den alveolo-arteriellen O_2-Partialdruckunterschied. Beide Substanzen antagonisieren die Hypoxiereaktion (Fritts et al., 1958; Ingram et al., 1970). 2. Ebenfalls eliminiert wird die Hypoxiereaktion durch kleine Dosen von Endotoxin (Reeves und Grover, 1974). Bei der Sepsis ist der pulmonale Gasaustausch nicht selten auch ohne radiologisch sichtbare Lungenveränderungen beeinträchtigt. 3. Die Hypoxiereaktion fehlt bei Patienten mit Leberzirrhose (Daoud et al., 1972) und bei familiärer Dys-

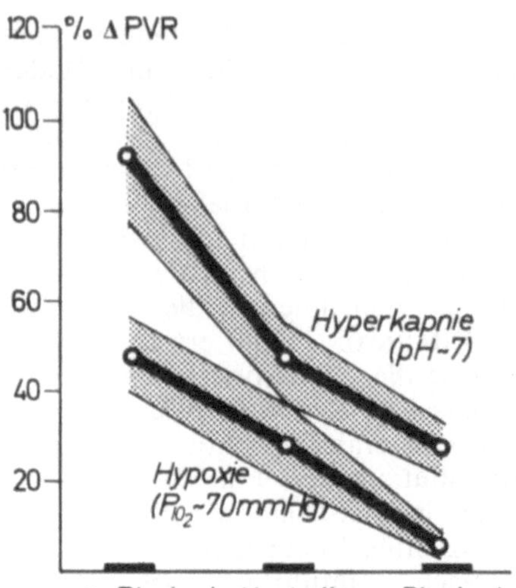

Abb. 33. Die Erhöhung des pulmonalen Gefäßwiderstandes bei Hypoxie und Hyperkapnie. Die Vasokonstriktion wird durch beta-Blockade verstärkt, durch alpha-Blockade vermindert. (Resultate von Experimenten an der Katze; nach Porcelli und Bergofsky, 1973)

autonomie (Dancis und Smith, 1966). Bei beiden Erkrankungen ist die alveolo-arterielle O_2-Differenz erhöht. Die hypoxische Vasokonstriktion ist aber keineswegs in jeder Hinsicht vorteilhaft. Beim Patienten mit alveolärer Hypoventilation entfaltet sie via Rechtsherzbelastung bzw. Rechtsherzüberlastung eine deletäre Wirkung. Wenig sinnvoll ist die hypoxische Vasokonstriktion auch für die Bewohner hochgelegener Regionen (Fishman, 1961; Hultgren und Grover, 1968). Eine allseitig befriedigende teleologische Erklärung für die hypoxische Vasokonstriktion gibt es also nicht. Möglicherweise ist sie beim Erwachsenen ein Überbleibsel des überaus wichtigen Regulationsmechanismus, welcher vor der Geburt eine unnütze Lungendurchblutung verhindert (Dawes, 1969).

III. Die Beziehungen zwischen Gas und Blut

1. Die O_2-Dissoziationskurve

Die Atemgase werden im Blut nur zu einem geringen Teil in der physikalisch gelösten

Form transportiert. Zur Hauptsache beruht die Gastransportkapazität des Blutes auf reversiblen chemischen Bindungen von O_2 und CO_2, wobei das Hämoglobin von zentraler Bedeutung ist. Die chemische Bindungsfähigkeit erhöht gewissermaßen die Löslichkeit von O_2 und CO_2 im Blut; zwischen der physikalischen und dieser »chemischen« Löslichkeit ist aber streng zu unterscheiden. Im Gegensatz zur physikalischen ist die »chemische« Löslichkeit von O_2 und CO_2 im Blut nicht konstant. Die Beziehung zwischen O_2-Gehalt und O_2-Partialdruck wird durch die O_2-*Dissoziationskurve* charakterisiert, welche einen ausgesprochen S-förmigen Verlauf zeigt (Abb. 34). Die »chemische« O_2-Löslichkeit entspricht der Steilheit der Dissoziationskurve; oberhalb eines O_2-Druckes von rund 70 mm Hg flacht sich diese zunehmend ab. Bei einem P_{O_2} von etwa 300 mm Hg ist das Hb vollständig mit O_2 beladen. Diese maximale ans Hb gebundene O_2-Menge wird als O_2-*Kapazität* bezeichnet; 1 g aktives Hämoglobin bindet maximal 1,39 ml O_2 (International Committee for Standardization in Hematology, 1965). Jede weitere Zunahme des O_2-Gehaltes des Blutes ist durch die geringe physikalische Löslichkeit von Sauerstoff begrenzt (HEDLEY-WHYTE und LAVER, 1964; ROUGHTON und SEVERINGHAUS, 1973).

Zwei Darstellungen der O_2-Dissoziationskurve sind üblich. Die eine zeigt die Beziehung zwischen O_2-Partialdruck und O_2-Gehalt, wobei der Gehalt die Summe des physikalisch gelösten und des an Hb gebundenen O_2 ist (Abb. 34). In dieser Form sind neben den Bindungseigenschaften auch gleichzeitig der Hb-Gehalt und damit die O_2-Transportkapazität des Blutes ersichtlich. In der alternativen Aufzeichnung (Abb. 35) ist die O_2-Sättigung abhängige Variable. Als Sättigung (S_{O_2}) wird definiert:

$$S_{O_2} = \frac{(O_2\text{-Gehalt}) - (O_2 \text{ phys. gelöst})}{(O_2\text{-Kapazität})} \times 100.$$

Diese allgemeinere Darstellung der Kurve ist zum Vergleich der O_2-Bindungseigenschaften verschiedener Blutproben zweckmäßig.

Für den O_2-Transport bietet die besondere Form der O_2-Dissoziationskurve große Vorteile. Der flache Verlauf der Kurve oberhalb

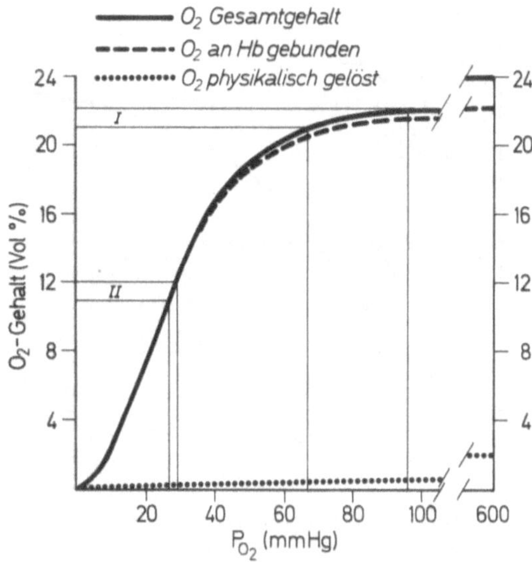

Abb. 34. Die O_2-Dissoziationskurve (Hb = 16 g%; pH = 7.4; P_{CO_2} = 40 mmHg; Temperatur = 37° C). Beachte die unterschiedlichen Partialdruckänderungen bei gleichen Gehaltsänderungen (I und II) im flachen und steilen Abschnitt der Kurve

eines O_2-Druckes von 70 mm Hg gewährleistet einen fast optimalen O_2-Gehalt des endkapillären Blutes trotz erheblichen Schwankungen des alveolären P_{O_2}. Die Steilheit des Abschnittes zwischen 20–60 mm Hg erlaubt hingegen dem peripheren Gewebe, unter nur geringer Verminderung des P_{O_2} dem Blut erhebliche Mengen von O_2 zu entziehen.

Der O_2-Druck, welcher für eine bestimmte Sättigung des Blutes erforderlich ist, hängt von der keineswegs konstanten Affinität des Hb für O_2 ab. Ergibt ein geringer Druck eine hohe Sättigung, ist die Affinität groß (*Linksverschiebung* der Dissoziationskurve); umgekehrt ist die Affinität gering, falls hohe O_2-Drucke für eine bestimmte O_2-Sättigung notwendig sind (*Rechts*verschiebung). Als Index für die Affinität wird häufig derjenige O_2-Partialdruck (P_{50}) verwendet, bei welchem das Hb zu 50% gesättigt ist. Im »normalen« Blut (pH = 7,4; Temperatur = 37° C; normaler Hb-Gehalt) beträgt der P_{50} rund 27 mm Hg (SEVERINGHAUS, 1966). Die Affinität hängt vom pH, P_{CO_2}, von der Bluttemperatur, von der Konzentration organischer Phosphate, und von der Anwesenheit von CO-Hämoglobin (ROUGHTON und DARLING,

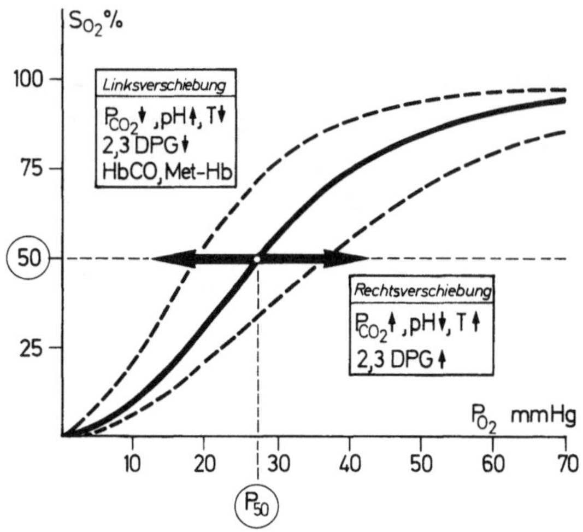

Abb. 35. Die Faktoren, welche eine Änderung der O_2-Affinität des Hämoglobins bewirken

1944) und von Methämoglobin ab (Darling und Roughton, 1942).

1. Effekt des P_{CO_2} und des pH: Bohr-Effekt.
Eine Zunahme des CO_2-Druckes oder der H^+-Konzentration im Blut erhöht den P_{50} (Abb. 35; Bohr, 1904). Die CO_2-Abgabe des Gewebes an das Blut begünstigt damit die O_2-Übertragung aus dem Blut ans Gewebe. Der Bohr-Effekt verläuft so rasch, daß bei erhöhtem Metabolismus und folglich vermehrtem CO_2-Anfall im Gewebe die O_2-Abgabe lokal erleichtert wird (Salhany, 1972). Umgekehrt wird in der Lunge durch die CO_2-Abgabe die O_2-Aufnahme verbessert. Die Wirkung des CO_2-Druckes auf das Hb ist zweifach: Er vermindert das pH und bildet Carbaminohämoglobin ($HbCO_2$). Die Affinität von $HbCO_2$ für O_2 ist bedeutend geringer als diejenige von Hb. Die pH-Änderung ist für rund 80% des Bohr-Effektes verantwortlich, die Carbaminohämoglobinbildung für die restlichen 20% (Margaria und Green, 1933; Naeraa et al., 1966; Bauer, 1969).

2. Temperatureffekt. Temperaturerhöhungen verschieben die O_2-Kurve nach rechts (Severinghaus, 1966). Dadurch wird die O_2-Abgabe an metabolisch besonders aktive Zellen erleichtert.

3. Effekt organischer Phosphate. Die Erhöhung der Konzentration organischer Phosphate im Erythrozyten verschieben die O_2-Kurve nach rechts (Benesch, 1967; Chanutin und Curnish, 1967). Unter diesen Verbindungen ist mengenmäßig das 2,3-Diphosphoglyzerat (2,3-DPG) von größter Bedeutung. 2,3-DPG bindet sich an deoxygeniertes Hb und erschwert dadurch die O_2-Aufnahme. Die Konzentration von 2,3-DPG ist nicht konstant sondern wird durch das pH und die Konzentration von deoxygeniertem Hb beeinflußt (Bellingham et al., 1971; Hamasaki et al., 1970). Die Konzentrationsänderungen erfolgen aber relativ langsam, d.h. über Tage. Die Zunahme des 2,3-DPG spielt insbesondere auch bei der Höhenadaptation eine Rolle (Lenfant und Sullivan, 1971).

2. Die CO_2-Dissoziationskurve

Kohlendioxyd wird im Blut auf drei verschiedene Arten transportiert: 1. als physikalisch gelöstes CO_2, 2. als Bikarbonat, 3. als Carbaminoverbindungen.

Vom totalen CO_2-Gehalt im Blut entfallen etwa 5% auf das physikalisch gelöste CO_2. Die physikalische Löslichkeit von CO_2 im Blut ist etwa 20mal größer als diejenige von O_2 (Bartels und Wrbitzky, 1960; van Slyke et al., 1928). Rund 85% des CO_2 werden in Form von Bikarbonat transportiert. Das Bikarbonat wird auf folgendem Weg gebildet:

$$CO_2 + H_2O \overset{C}{\leftrightarrow} H_2CO_3 \leftrightarrow H^+ + HCO_3^-$$

Die erste Reaktion ist langsam im Plasma; im Erythrozyt hingegen durch das Enzym Carboanhydrase (C) um das Vieltausendfache beschleunigt (Kernohan et al., 1963). Die zweite Reaktion verläuft rasch: H^+ wird durch Hb gepuffert (für Kationen ist die Erythrozytenmembran undurchlässig), HCO_3^- diffundiert im Austausch gegen Cl^- ins Plasma (Hamburger, 1918); der Austausch erfolgt unter Aufrechterhaltung des Gibbs-Donnan-Gleichgewichtes. Der restliche, rund 10% betragende Anteil liegt in Form von Carbamino-Hb vor. Dabei han-

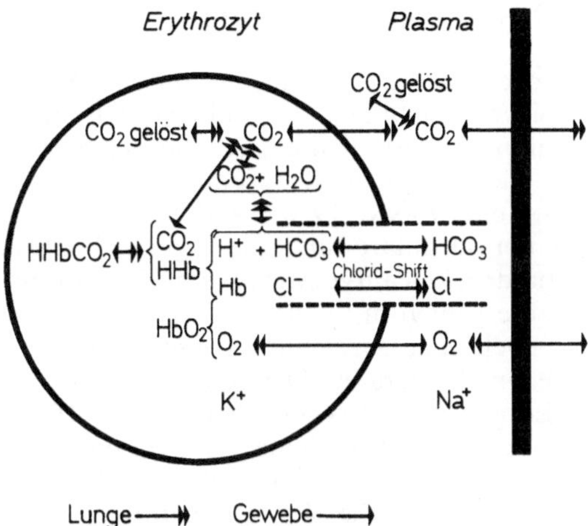

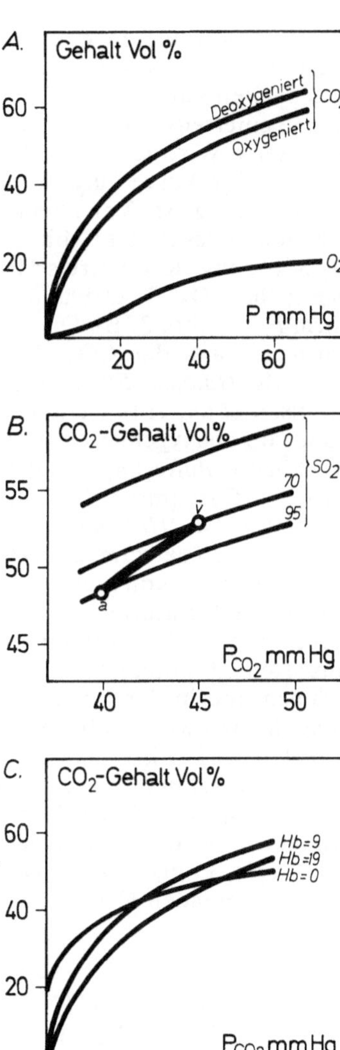

Abb. 37. Die CO_2-Dissoziationskurve. Oben: Verlauf der Kurve (im Vergleich zur O_2-Kurve) und Einfluß der HbO_2-Sättigung (Haldane-Effekt). Mitte: Die »physiologische« CO_2-Kurve zwischen arteriellem und gemischt-venösem Blut. Unten: Abhängigkeit der CO_2-Kurve vom Hb-Gehalt des Blutes

Abb. 36. Schema der reversiblen Bindung von O_2 und CO_2 durch den Erythrozyten

delt es sich um eine Verbindung zwischen CO_2 und terminalen Aminogruppen des Hämoglobins. Diese Reaktion verläuft äußerst rasch und erfordert kein Enzym oder Katalysator. Das Carbamino-CO_2 ist nur geringfügig Änderungen des P_{CO_2} unterworfen, sofern die Gasspannung nicht unter 15 mm Hg abfällt (FERGUSON, 1936). Im Gegensatz zu den früheren Daten von FERGUSON (1936) zeigten neuere Untersuchungen, daß die CO_2-Abgabe in der Lunge ungefähr proportional zum relativen Anteil des gelösten CO_2, des Bikarbonates und des Carbamino-CO_2 im Blut erfolgt (BAUER und SCHRÖDER, 1972).

Abbildung 36 zeigt stark vereinfacht die wichtigsten Reaktionen im CO_2-Transport. Zu beachten ist insbesondere das Wechselspiel zwischen CO_2- und O_2-Transport. Desoxygeniertes Hb ist alkalischer als HbO_2 und besitzt deshalb eine größere Pufferkapazität: Die Deoxygenation des Hb erleichtert überdies die Bildung von Carbamino-Hb. Die O_2-Abgabe im Gewebe begünstigt also die CO_2-Aufnahme, das umgekehrte ist in der Lunge der Fall. Für das genaue Studium der Zusammenhänge sei auf das in mehrfacher Hinsicht faszinierende Buch von HENDERSON (1928) und den neuere Daten enthaltenden Band von RÖRTH und ASTRUP (1972) verwiesen.

Die Beziehung zwischen dem P_{CO_2} und dem CO_2-Gehalt des Blutes ist in Abb. 37A dargestellt. Im Vergleich zur O_2-Dissoziationskurve sind drei Eigenschaften bemerkenswert: 1. Die größere Steilheit; 2. die geringe Krümmung oberhalb eines P_{CO_2} von 20 mm Hg; 3. das Fehlen eines Plateaus. Alle drei Punkte erklären den unterschiedlichen Einfluß von Ventilations-Perfusions-Ungleichheiten auf die CO_2-Elimination in der Lunge einerseits, und auf die O_2-Aufnahme anderseits. Wie die O_2-Kurve wird die CO_2-Dissoziationskurve durch verschiedene Faktoren modifiziert. Vor allem wichtig ist der Hb-Gehalt des Blutes (Abb. 37C) und dessen O_2-Sättigung. Reduziertes Hb bindet erheblich mehr CO_2 als Oxyhämoglobin bei gleichem P_{CO_2} (Abb. 37B). Dieser Effekt der O_2-Sättigung auf die CO_2-Dissoziationskurve wird als *Haldane-Effekt* bezeichnet (CHRISTIANSEN et al., 1914). Die bessere CO_2-Bindung von deoxygeniertem Blut ist durch dessen höhere Pufferkapazität und die erleichterte Carbamino-Bindung erklärbar (Abb. 36). Der *Haldane-Effekt*, gewissermaßen Gegenstück zum *Bohr-Effekt*, ist aber physiologisch von größerer Bedeutung. Durch die Desaturation von HbO_2 im Gewebe kann das Blut rund die Hälfte des produzierten CO_2 ohne Änderung des P_{CO_2} aufnehmen und in der Lunge bei der Aufsättigung des Hb wieder abgeben. Der Haldane-Effekt bewirkt also, daß die effektive CO_2-Dissoziationskurve noch steiler verläuft (Abb. 37B). In anderen Worten ausgedrückt erhöht er die Löslichkeit des zwischen Gewebe und Lunge zusätzlich vom Blut zu transportierenden CO_2.

3. Das O_2-CO_2-Diagramm

Ein zweckmäßiges Vorgehen, um das Wechselspiel zwischen den O_2- und CO_2-Dissoziationskurven festzuhalten, ist die Konstruktion des O_2-CO_2-Diagramms (Abb. 38; RAHN und FENN, 1955). Auf der Abszisse und der Ordinate sind die O_2- und CO_2-Partialdrucke aufgetragen. Im Diagramm sind die Linien mit gleichem O_2-Gehalt und CO_2-Gehalt eingezeichnet. Diese Linien verlaufen nicht gerade: Die Krümmungen der O_2-Linien widerspiegeln den Bohr-Effekt, diejenige der CO_2-Linien den Haldane-Effekt. Sind zwei Größen bekannt, können dem Diagramm die Werte der übrigen zwei Variablen entnommen werden. Beispielsweise ergeben sich durch Einzeichnung der O_2- und CO_2-Drucke eines bestimmten Blutes unmittelbar die entsprechenden O_2- und CO_2-Gehalte. Wie im nächsten Kapitel gezeigt wird, ist das O_2-CO_2-Diagramm ein unerläßliches Werkzeug für die Analyse des pulmonalen und peripheren Gasaustausches. Prohibitiv war bisher allerdings der gewaltige Arbeitsaufwand. Denn in Abhängigkeit vom Hb-Gehalt des Blutes, der Körpertemperatur und des Säure-Basen-Gleichgewichtes ist für jeden Patienten ein individuelles Diagramm zu konstruieren. Durch kürzlich publizierte Tabellen und Diagramme von KELMAN und

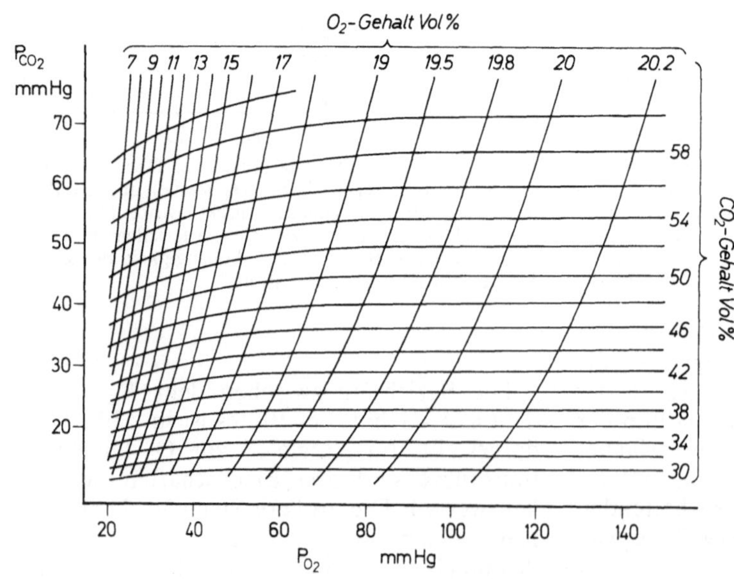

Abb. 38. Das O_2-CO_2-Diagramm. Eingezeichnet sind die Linien gleichen O_2- und CO_2-Gehaltes. Wegen dem Bohr- und dem Haldane-Effekt verlaufen die Linien nicht parallel zur Ordinate und Abszisse ($Hb = 15$ g%; Basenüberschuß $= 0$; Temperatur $= 37°$ C)

NUNN (1968) und OLSZOWKA et al. (1973), mit welchen die meisten der in der Klinik anfallenden Probleme gelöst werden können, ist diese Schwierigkeit aber weitgehend behoben.

IV. Der Gasaustausch zwischen Alveolarluft und Blut

1. Übersicht

Die Funktion des Gasaustauschapparates wäre perfekt, falls zwischen der Alveolarluft und dem arteriellem Blut ein vollständiger Partialdruckausgleich der Atemgase zustande käme. Diese Bedingung wird selbst von der Lunge des jungen, gesunden Menschen nicht vollständig erfüllt. Normalerweise findet man eine alveolo-arterielle O_2-Partialdruckdifferenz (AaDO$_2$) von rund 10 mm Hg, eine CO_2-Differenz von rund 1 mm Hg und eine N_2-Differenz von etwa 5 mm Hg. Insbesondere die AaDO$_2$ und die AaDCO$_2$ werden im höheren Lebensalter größer (LENFANT, 1963; ULMER und REICHEL, 1963; HOFER und SCHERRER, 1965; MELLEMGAARD, 1966; SCHERRER und BIRCHLER, 1967; BACHOFEN et al., 1973). Für den unvollständigen Druckausgleich tragen drei Mechanismen die Verantwortung: 1. Die Beimischung von venösem Blut zum arteriellen (Shunt); 2. ungleiche Ventilations-Perfusions-Verhältnisse in verschiedenen Lungenbezirken; 3. und Diffusionsbehinderungen zwischen Alveolarluft und kapillärem Blut. Alle drei Faktoren beeinträchtigen also den Wirkungsgrad des Gasaustauschapparates. Sind die resultierenden alveolo-arteriellen Partialdruckunterschiede abnorm vergrößert, so wird das Blut unvollständig arterialisiert.

Der vierte Mechanismus, welcher den pulmonalen Gasaustausch behindert, – die alveoläre Hypoventilation – wurde im Abschnitt I besprochen. Im Gegensatz zu den oben erwähnten drei Faktoren ist die Hypoventilation nicht Ursache eines Partialdruckgradienten. Vielmehr ändert sie die Gasspannungen in der Alveolarluft, welche von gleichsinnigen Partialdruckänderungen im arteriellen Blut begleitet werden. Da der Effekt eines Shunts, einer Diffusionsbehinderung und einer Verteilungsstörung auch von den Absolutwerten der alveolären Gasspannungen abhängig ist, übt aber die Hypoventilation bei einer kombinierten Störung einen mitbestimmenden Einfluß auf die alveolo-arteriellen Partialdruckgradienten aus (PIIPER, 1961).

2. Vaskulärer Kurzschluß – Rechts-links-Shunt

Auch beim Lungen- und Kreislaufgesunden findet eine geringe Menge venösen Blutes Eintritt in die arterielle Strombahn, ohne mit alveolärem Gas in Kontakt getreten zu sein. Diese venöse Beimischung vermindert den O_2-Druck und die O_2-Sättigung des postkapillären Blutes und ist damit Ursache einer alveolo-arteriellen O_2-Partialdruckdifferenz (AaDO$_2$). Der Einstrom des venösen Blutes erfolgt teils via pulmonale Kurzschlüsse (Blut aus vollständig kollabierten Alveolarbezirken und aus arterio-venösen Anastomosen (TOBIN, 1966), teils via Kollateralgefäße (Bronchialzirkulation, Pleuragefäße, Vv. thebesii, u.a.m.). O_2-Druck und O_2-Sättigung des pulmonalen Shuntblutes sind gleich wie im gemischt-venösen Blut, die Blutgase des Kollateralblutes sind hingegen unbestimmt. Der Shunteffekt der verschiedenen Quellen ist deshalb nicht zwangsläufig gleich.

Der anatomische Shunt läßt sich bei reiner Sauerstoffatmung des Probanden bestimmen. Durch die Zufuhr von reinem Sauerstoff wird der Effekt einer Diffusionsbehinderung oder einer Verteilungsstörung eliminiert. Ein O_2-Defizit im arteriellen Blut kann nur noch durch einen vaskulären Kurzschluß erklärt werden. Die Berechnung beruht auf der Feststellung, daß die O_2-Menge des arteriellen Blutes gleich der Summe der O_2-Menge aus dem Kurzschlußblut und der O_2-Menge aus dem gesamten Kapillarblut ist.

$$\dot{Q}_t \cdot C_{a_{O_2}} = \dot{Q}_s \cdot C_{\bar{v}_{O_2}} + \dot{Q}_c \cdot C_{c_{O_2}}$$

$\dot{Q}_t$ = Herzminutenvolumen; $\dot{Q}_s$ = Shuntdurchblutung; $\dot{Q}_c$ = Kapillardurchblutung; $C_{a_{O_2}}$, $C_{\bar{v}_{O_2}}$ und $C_{c_{CO_2}}$ sind die O_2-Gehalte im arteriellen, gemischt-venösen und im kapillären Blut). Die Substitution von $\dot{Q}_c$ durch die Differenz $(\dot{Q}_t - \dot{Q}_s)$ ergibt die klassische Shuntformel:

$$\frac{\dot{Q}_s}{\dot{Q}_t} = \frac{C_{c_{O_2}} - C_{a_{O_2}}}{C_{c_{O_2}} - C_{\bar{v}_{O_2}}}.$$

Der arterielle O_2-Gehalt kann gemessen werden. Der kapilläre O_2-Gehalt ergibt sich aus der O_2-Kapazität des Blutes (Hb × 1,39; vgl. Abschn. III) und dem endkapillären O_2-Druck, welcher bei reiner O_2-Atmung gleich dem alveolären ist:

$$P_{A_{O_2}} = P_{c_{O_2}} = P_B - P_{a_{CO_2}} - P_{H_2O};$$

und

$$C_{c_{O_2}} = Hb \times 1{,}39 + P_{A_{O_2}} \times \alpha \ (Vol.\ \%);$$

($\alpha = 0{,}003$ ist der physikalische Löslichkeitskoeffizient des O_2 im Blut). Der gemischt-venöse O_2-Gehalt kann ebenfalls gemessen oder mit einiger Sicherheit geschätzt werden. Die in dieser Weise gemessene vaskuläre Kurzschlußdurchblutung beträgt beim jungen, gesunden Menschen rund 1% des Herzminutenvolumens; beim betagten Menschen steigt sie auf etwa 3–4% an (Hofer und Scherrer, 1965; Mellemgaard, 1966; Cole und Bishop, 1967).

In der Shuntgleichung ist offensichtlich die Annahme enthalten, daß der O_2-Gehalt des Shuntblutes durchwegs demjenigen des gemischt-venösen Blutes entspricht. Wie oben erwähnt, trifft diese Annahme für das Blut aus Kollateralgefäßen nicht unbedingt zu; der nicht vermeidbare Fehler dürfte aber in der Regel gering sein. Sehen wir von den artifiziellen Meßbedingungen ab (reine O_2-Atmung), so ist der Einfluß eines bestimmten Shunts von drei Faktoren abhängig, nämlich vom endkapillären O_2-Gehalt, von der Form der O_2-Dissoziationskurve und vom gemischt-venösen O_2-Gehalt (Riley und Cournand, 1949, 1951; Prys-Roberts et al., 1967).

3. Das Ventilations-Perfusions-Verhältnis

a) Die Beziehung zwischen Ventilation, Perfusion und dem Gasaustausch

Aus den Abschnitten I und II geht hervor, daß die Lunge weder gleichmäßig belüftet noch gleichmäßig durchblutet wird. Diese Unterschiede beeinträchtigen den Gasaustausch nicht, falls in allen Lungenpartien die alveoläre Ventilation ($\dot{V}_A$) und die Perfusion ($\dot{Q}$) im gleichen Verhältnis aufeinander abgestimmt wären. Variieren aber die Ventilations-Perfusions-Verhältnisse in den verschiedenen Lungenbezirken, erfolgt kein vollständiger Druckausgleich für O_2, CO_2 und N_2 zwischen der »gemischten« Alveolarluft und dem »gemischten« arteriellen Blut. Insbesondere resultiert zwangsläufig eine alveolo-arterielle O_2-Differenz mit einem entsprechenden arteriellen O_2-Defizit (Riley und Cournand, 1949, 1951; Rahn, 1949; Farhi und Rahn, 1955). Beachten wir vorerst den Einfluß des $\dot{V}_A/\dot{Q}$-Verhältnisses auf den Gasaustausch in individuellen Alveolen. (Für das folgende gelten durchwegs die Annahmen, daß 1. alle Alveolen mit dem gleichen gemischt-venösen Blut und mit der gleichen Inspirationsluft versorgt werden, und 2. in jeder Alveole ein vollständiges Äquilibrium zwischen Alveolarluft und endkapillärem Blut zustande kommt.) Abbildung 39 illustriert die Norm und die Extreme. Das $\dot{V}_A/\dot{Q}$-Verhältnis der mittleren Alveole entspricht demjenigen einer normalen Lunge als Ganzes. Entsprechend sind die Gasspannungen von O_2, CO_2 und N_2 im alveolären Gas und im endkapillären Blut »normal«. In der Alveole links mit der gleichen Durchblutungsgröße wird die Ventilation und damit das $\dot{V}_A/\dot{Q}$-Verhältnis durch Einengung des zuführenden Luftweges vermindert. Bei extremer Stenose gleichen sich schließlich die Gasspannungen in der Alveole und im endkapillären Blut denjenigen im gemischt-venösen Blut an, mit Ausnahme des N_2-Druckes, welcher erheblich erhöht ist. Tatsächlich kann aufgrund des N_2-Druckes im Blut entschieden werden, ob eine venöse Beimischung via vaskulären Kurzschluß oder via mangelbelüfteten Alveolar-

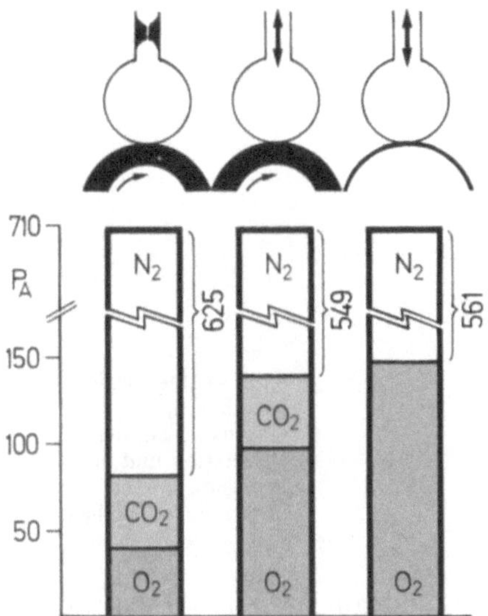

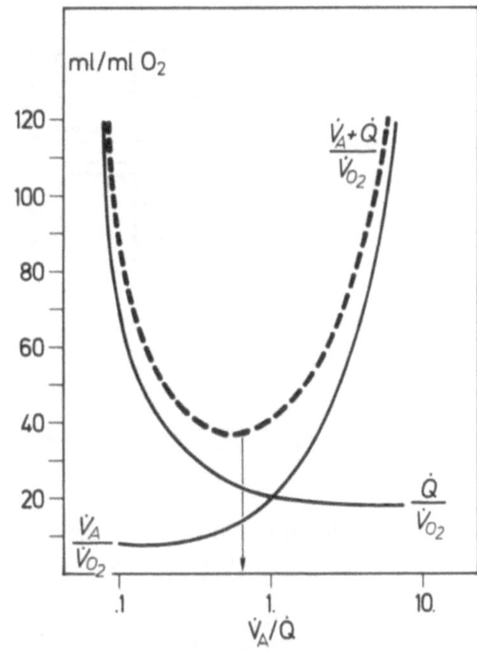

Abb. 39. Effekt des $\dot{V}_A/\dot{Q}$-Verhältnisses auf die Partialdrucke von O_2, CO_2 und N_2 in der Alveolarluft und im Kapillarblut. Die mittlere Alveole ist normal belüftet und durchblutet. Das $\dot{V}_A/\dot{Q}$ der linken Alveole ist praktisch null, dasjenige der Alveole rechts unendlich groß

Abb. 40. Die Summe der Belüftungs- und Durchblu-O_2-Menge erforderlich sind, ändert mit dem $\dot{V}_A/\dot{Q}$-Verhältnis. Das Aufwandminimum liegt bei einem $\dot{V}_A/\dot{Q}$ von ungefähr eins

bezirk erfolgt (MARKELLO et al., 1973; OLSZOWKA und MARKELLO, 1973). In der Alveole rechts wird hingegen bei normaler Ventilation die Durchblutung auf ein Minimum gedrosselt: Mit zunehmendem $\dot{V}_A/\dot{Q}$-Verhältnis steigt der O_2-Druck an und der CO_2-Druck fällt ab. Bei völligem Unterbruch der Durchblutung ist schließlich das $\dot{V}_A/\dot{Q}$ unendlich groß, und die Gasspannungen in der Alveole entsprechen denjenigen in der Inspirationsluft.

Der mittleren Alveole wurde das $\dot{V}_A/\dot{Q}$-Verhältnis einer »normalen« Lunge zugeordnet. Beim Menschen beträgt in Ruhe das Herzminutenvolumen etwa 5 l/min, die alveoläre Ventilation rund 4,5 l/min. Das $\dot{V}_A/\dot{Q}$-Verhältnis der gesamten Lunge ist folglich 0,9. Quantitative Untersuchungen von FARHI und RAHN (1960) ergaben, daß dieser Wert nicht beziehungslos, sondern in ökonomischer Hinsicht für den pulmonalen Gasaustausch beinahe optimal ist (Abb. 40). Für die Aufnahme von 1 ml O_2 müssen bei diesem $\dot{V}_A/\dot{Q}$ 20 ml Blut und 18 ml Luft, zusammen also 38 ml gefördert werden. Fällt die Durchblutung nur wenig ab, ist für die gleiche O_2-Aufnahme eine disproportional gro-

ße Steigerung der Ventilation und des $\dot{V}_A/\dot{Q}$ erforderlich. Andererseits ist die mögliche Verminderung der Ventilation bei einer übermäßigen Steigerung der Perfusion gering. Beim $\dot{V}_A/\dot{Q}$ von 0,9 liegt offensichtlich ein Aufwandminimum vor; eine Abweichung von diesem Wert ist gleichbedeutend mit einer Effizienzverminderung des Gaswechsels in der Lunge.

Gemäß Abbildung 39 können die alveolären und endkapillären O_2- und CO_2-Drucke je nach $\dot{V}_A/\dot{Q}$ in einem Bereich variieren, welcher nur durch die Gasspannungen im gemischt-venösen Blut und in der Inspirationsluft begrenzt wird. Die O_2- und CO_2-Drucke sind aber nicht völlig frei, sondern stehen in einer bestimmten Beziehung zueinander. Nur eine quantitative Betrachtung läßt die entsprechenden Zusammenhänge klar erkennen (RAHN und FENN, 1955; FARHI, 1966). Abbildung 41 ist eine Erweiterung der Abbildung 22. Sie illustriert die Anwendung des Fickschen Prinzips auf die Gas- und Blut-

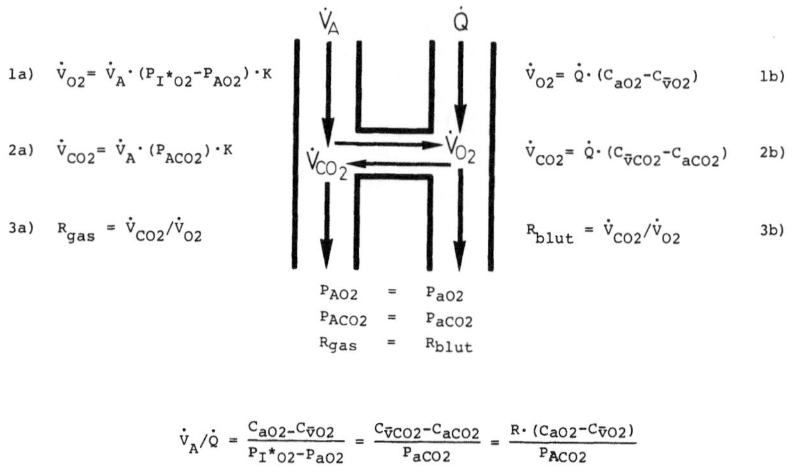

$$\dot{V}_A \qquad \dot{Q}$$

1a) $\quad \dot{V}_{O2} = \dot{V}_A \cdot (P_{I*O2} - P_{AO2}) \cdot K$
2a) $\quad \dot{V}_{CO2} = \dot{V}_A \cdot (P_{ACO2}) \cdot K$
3a) $\quad R_{gas} = \dot{V}_{CO2}/\dot{V}_{O2}$

$$\dot{V}_{CO_2} \qquad \dot{V}_{O_2}$$

1b) $\quad \dot{V}_{O2} = \dot{Q} \cdot (C_{aO2} - C_{\bar{v}O2})$
2b) $\quad \dot{V}_{CO2} = \dot{Q} \cdot (C_{\bar{v}CO2} - C_{aCO2})$
3b) $\quad R_{blut} = \dot{V}_{CO2}/\dot{V}_{O2}$

$$P_{AO2} = P_{aO2}$$
$$P_{ACO2} = P_{aCO2}$$
$$R_{gas} = R_{blut}$$

$$\dot{V}_A/\dot{Q} = \frac{C_{aO2} - C_{\bar{v}O2}}{P_{I*O2} - P_{aO2}} = \frac{C_{\bar{v}CO2} - C_{aCO2}}{P_{aCO2}} = \frac{R \cdot (C_{aO2} - C_{\bar{v}O2})}{P_{ACO2}}$$

Abb. 41. Die Beziehungen zwischen dem Gasaustausch, der Ventilation und der Perfusion in einer funktionellen Einheit

phasen, welche miteinander verkoppelt sind. Die von der Alveolarluft abgegebene O_2-Menge ($\dot{V}_{O_2}$) wird vollständig vom Kapillarblut aufgenommen, und der gesamte CO_2-Anfall ($\dot{V}_{CO_2}$) in der Alveolarluft stammt aus dem venösen Kapillarblut. Da die ausgetauschten Gasmengen – $\dot{V}_{CO_2}$ und $\dot{V}_{O_2}$ – im Blut und in der Alveolarluft identisch sind, ist auch auf beiden Seiten das Gasaustauschverhältnis (R) gleich. Mit Hilfe der Fickschen Gleichungen lassen sich einige der möglichen $\dot{V}_A/\dot{Q}$-Formeln herleiten, welche die Beziehung zwischen dem Ventilations-Perfusions-Verhältnis und den Gasspannungen bzw. den Gasgehalten in der Alveolarluft bzw. im arterialisierten Blut festlegen. Die in Abbildung 41 ganz rechts dargestellte Form der $\dot{V}_A/\dot{Q}$-Gleichung zeigt, daß bei einem gegebenen $\dot{V}_A/\dot{Q}$ eine ganz bestimmte Kombination von O_2- und CO_2-Werten vorliegen muß. Dabei ist eine vollständige Übereinstimmung der Gasspannungen in der Alveolarluft mit den Gasgehalten im arterialisierten Blut erforderlich. Diese Transformation ist überaus komplex, da die O_2- und CO_2-Dissoziationskurven weder gleich noch linear sind und sich überdies wechselseitig beeinflussen (Abb. 38). Mit Hilfe iterativer Verfahren kann aber für jedes $\dot{V}_A/\dot{Q}$ eine unzweideutige numerische Lösung gefunden werden (Olszowka und Farhi, 1968, 1969; Kelman, 1968). Zeitraubender, aber viel anschaulicher sind indessen die graphischen Lösungsverfahren, welche von Riley und Cournand

(1949, 1951) und von Rahn (1949) entwickelt wurden. Beide stützen sich auf die Tatsache, daß das Gasaustauschverhältnis (R) der Alveolarluft mit demjenigen des Blutes übereinstimmt (Abb. 41).

Davon ausgehend läßt sich das Problem in fünf Schritten lösen (Abb. 42): 1. Alle möglichen Kombinationen von $P_{A_{CO_2}}$ und $P_{A_{O_2}}$ werden aufgetragen, welche bei einem bestimmten R auftreten könnten (Abb. 42b und c). Die entsprechenden R-Linien entspringen dem inspiratorischen Punkt auf dem im O_2-CO_2-Diagramm. 2. Ausgehend vom gemischt-venösen Punkt werden ähnliche R-Linien für das Blut konstruiert: In diesem Fall sind aber vorerst nicht die O_2- und CO_2-Drucke, sondern die O_2- und CO_2-Gehalte auf der X- und Y-Achse des Diagrammes aufgetragen. 3. Durch Transformation der Blutgasgehalte in entsprechende Blutgaspartialdrucke werden die Blut-R-Linien ins O_2-CO_2-Diagramm übertragen; der Ungleichheit und Alinearität der O_2- und CO_2-Dissoziationskurven entsprechend verlaufen die Blut-R-Linien nun kurvenförmig. 4. Die Schnittpunkte der gleichen Blut-R-Linien und Gas-R-Linien ergeben als Lösungen die gesuchten O_2- und CO_2-Kombinationen. 5. Die Verbindungslinie durch diese Schnittpunkte, welche sich vom inspiratorischen bis zum gemischt-venösen Punkt erstreckt, ist die $\dot{V}_A/\dot{Q}$-Linie (Abb. 42c). Das $\dot{V}_A/\dot{Q}$-Verhältnis eines jeden Punktes auf die-

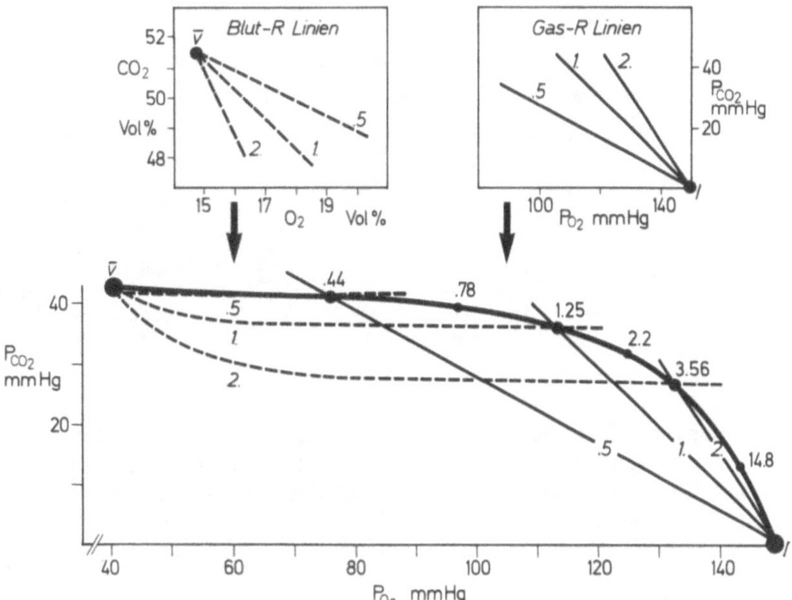

Abb. 42. Die graphische Bestimmung der O_2- und CO_2-Partialdrucke in der Alveolarluft und im kapillärem Blut von Alveolen mit verschiedenem Gasaustauschverhältnis (R) bzw. verschiedenem $\dot{V}_A/\dot{Q}$-Verhältnis. Genaue Erklärung im Text. Nach RAHN und FARHI (1964)

ser Linie ist nun mit Hilfe der in Abbildung 40 eingetragenen und im Anhang abgeleiteten Formel direkt berechenbar. Umgekehrt aber, bei gegebenem $\dot{V}_A/\dot{Q}$-Verhältnis, sind die O_2- und CO_2-Drucke, die O_2- und CO_2-Gehalte und eine Reihe weiterer Variabler unmittelbar von der $\dot{V}_A/\dot{Q}$-Kurve im O_2-CO_2 Diagramm ableitbar.

Zusammenfassend sind die folgenden Punkte festzuhalten: Die Alveolen der Lunge sind mit Mikrotonometern vergleichbar, in welchen Gase zwischen der Inspirationsluft und dem gemischt-venösen Blut ausgetauscht werden. Der Austausch führt zu einem Gasäquilibrium zwischen dem endkapillären Blut und der Alveolarluft. Das Ventilations-Perfusions-Verhältnis ist die freie Variable, welche bei bestimmten Gasgehalten des gemischt-venösen Blutes und der Inspirationsluft die Gasspannungen des Äquilibriums bestimmt. Die $\dot{V}_A/\dot{Q}$-Linie zeigt die möglichen Kombinationen der O_2- und CO_2-Drucke, welche in den individuellen Alveolen in Abhängigkeit des individuellen $\dot{V}_A/\dot{Q}$-Verhältnisses vorliegen können. Nicht zu übersehen sind die getroffenen Annahmen. Eine davon schließt einen Diffusionsgradienten zwischen der Alveolarluft und dem endkapillären Blut aus. Von Fall zu Fall muß

entschieden werden, welche Annahmen akzeptabel sind und welche nicht. Eine besonders ausführliche Diskussion dieses Problems enthält die Arbeit von FARHI (1966).

b) Die Auswirkung von Ventilations-Perfusions-Ungleichheiten

Bestenfalls semiquantitativ kann der Einfluß ungleicher Ventilations-Perfusions-Verhältnisse in der Lunge durch ein einfaches Modell veranschaulicht werden. Dieses besteht aus einer dreiteiligen Lunge, welche im O_2-CO_2-Diagramm der Abbildung 43 eingezeichnet ist, und zwar in Beziehung zur $\dot{V}_A/\dot{Q}$-Kurve. Wäre die Lunge völlig gleichmäßig belüftet und durchblutet, müßte bloß die mittlere Alveole als repräsentatives Modell betrachtet werden. Die Gasspannungen im arteriellen Blut und in der Alveolarluft wären gleich und durch den Schnittpunkt (i) der Blut-R- und der Gas-R-Linie bestimmt. Zu beachten ist, daß der Gasaustausch und das Gasaustauschverhältnis R der Gesamtlunge durch den Körpermetabolismus festgelegt sind. Die Belüftung und Durchblutung der »Ideallunge« werden nun auf drei Alveolen verteilt. Die mittlere Alveole erhält rund die

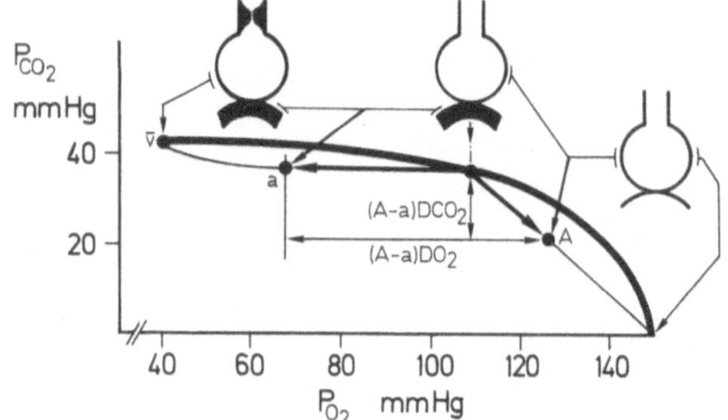

Abb. 43. Dreiteiliges Lungenmodell mit extremer Verteilungsstörung. Der Punkt (i) zeigt die alveolären und kapillären O_2- und CO_2-Partialdrucke des mittleren, normal ventilierten und perfundierten Lungenabschnittes. Die Zusammensetzung der gemischten Alveolarluft (Punkt A) widerspiegelt vor allem den Anteil der Lunge an gut- und relativ überbelüfteten Alveolen; die arteriellen Gasspannungen (Punkt a) ergeben sich hingegen vorwiegend aus der Blutbeimischung von normal- und relativ überperfundierten Alveolen. Weitere Erklärungen im Text

Hälfte der Atemluft und des Blutes; das $\dot{V}_A/\dot{Q}$ und entsprechend die Gasspannungen bleiben normal. Die Alveole links wird von der gleichen Blutmenge umspült wie die Normalalveole; die Belüftung wird aber extrem gedrosselt, das $\dot{V}_A/\dot{Q}$ ist extrem klein und die Gasspannungen in der Alveole und im Kapillarblut unterscheiden sich nicht wesentlich von denjenigen im venösen Blut. Die Alveole rechts wird gleich gut wie die Normalalveole belüftet aber kaum durchblutet. Entsprechend ist der Gasaustausch gering, und die Gasspannungen in der Alveole und im Kapillarblut sind praktisch gleich wie in der Inspirationsluft. Die Mischung des kapillären Blutes aus allen drei Alveolen ergibt das arterielle Blut. Aus dem offensichtlich ungleichen Mischverhältnis ergibt sich eine arterielle O_2-Untersättigung; der arterielle Punkt (a) ist auf der Blut-R-Linie nach links verschoben. Der ungleiche Beitrag der drei Alveolen an die gemischte Alveolarluft verschiebt hingegen den gemeinsamen alveolären Punkt auf der Gas-R-Linie nach rechts. Die resultierenden O_2- und CO_2-Partialdruckdifferenzen zwischen dem arteriellen Blut und der mittleren Alveolarluft zeigen, daß ein Teil des Blutes und ein Teil der Inspirationsluft nicht voll am Gasaustausch teilgenommen haben und gewissermaßen vergeudet wurden.

Gegen das aufgezeichnete Modell können allerdings eine Reihe von Einwänden erhoben werden. Nur vier seien hier erwähnt: 1. Nicht nur die arteriellen Blutgase werden durch die Verteilungsstörung verändert, sondern auch diejenigen des gemischt-venösen Blutes und damit die gesamte $\dot{V}_A/\dot{Q}$-Kurve. 2. Der alveolo-arterielle O_2-Druckunterschied $AaDO_2$ ist lediglich als Folge des ungleichen Mischverhältnisses der Alveolarluft- und der Kapillarblutanteile dargestellt. Tatsächlich resultiert ein wesentlicher Teil der $AaDO_2$ aus dem nicht-linearen Verlauf der O_2-Dissoziationskurve. Die venöse Beimischung von Blut aus Alveolarbezirken mit niedrigem $\dot{V}_A/\dot{Q}$ kann nur zu einem kleinen Teil durch die Überbelüftung anderer Alveolen kompensiert werden. Zwar ist bei hohem $\dot{V}_A/\dot{Q}$ der O_2-Druck erhöht, wegen dem flachen Verlauf der O_2-Kurve bleibt die entsprechende O_2-Gehaltzunahme im Blut gering (s. Abb. 34). 3. Das Modell zeigt eine so extreme Situation, welche weniger als Beispiel einer ungleichen $\dot{V}_A/\dot{Q}$-Verteilung, sondern vielmehr als dasjenige einer »Ideallunge« mit einem Rechts-links-Shunt und einem Alveolartotraum betrachtet werden kann. Die Betrachtungsweise ändert aber nichts am Prinzip; letztlich entspricht ein Alveolartotraum einem Alveolarbezirk mit einem unendlich großen $\dot{V}_A/\dot{Q}$-Verhältnis, ein $\dot{V}_A/\dot{Q}$ von null ist hingegen einem Shuntäquivalent. 4. Im Modell wird nicht berücksichtigt, daß bei jeder Inspiration zuerst Totraumluft aus den konduktiven Luftwegen in die Alveolen einströmt. Auch in Alveolen mit unendlich großem $\dot{V}_A/\dot{Q}$ ist deshalb der CO_2-Druck niemals gleich null (Ross und Farhi, 1960). Eine vollständigere Vorstellung der Auswirkung von Ventilations-Perfusions-Inhomogenitäten ergibt sich aus Abbildung 44. Die Berechnungsresultate basieren auf einem Modell einer Lunge, welche aus 100 gleichen

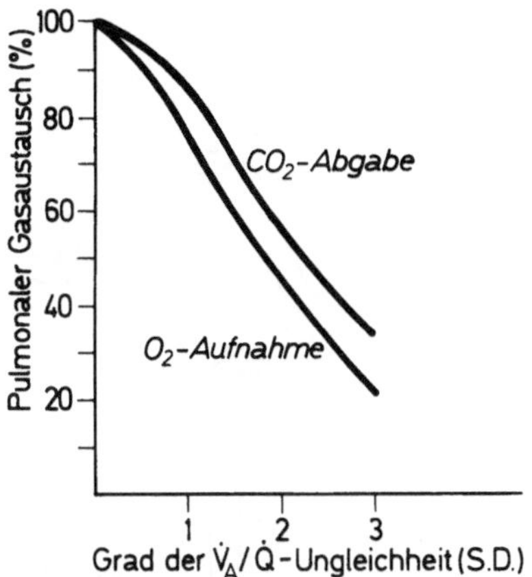

Abb. 44. Die prozentuale Verminderung des Gasaustausches in der Lunge mit zunehmender Ungleichheit des $\dot{V}_A/\dot{Q}$-Verhältnisses in verschiedenen Lungenbezirken. Die Gesamtventilation und -perfusion sind konstant. Der O_2- und CO_2-Transport wird fast gleich schwer beeinträchtigt. (In der vorliegenden Modellberechnung ist die Streuung der $\dot{V}_A/\dot{Q}$-Verhältnisse durch ein lognormales Verteilungsmuster festgelegt; der Schweregrad der Inhomogenität wird durch die Standardabweichung (S.D.) charakterisiert). Nach WEST (1969)

Regionen besteht, denen die Belüftungs- und Durchblutungsgrößen einem log-normalen Verteilungsmuster entsprechend zugeteilt werden (WEST, 1969). Der Schweregrad der $\dot{V}_A/\dot{Q}$-Ungleichheiten in der Modellunge kann durch die Standardabweichung der Verteilungskurve charakterisiert werden. Bei einer ideal funktionierenden Lunge mit durchwegs gleichem $\dot{V}_A/\dot{Q}$ in allen Regionen ist die Standardabweichung gleich null. Abbildung 44 zeigt, daß die Effizienz der Lunge als Gasaustauscher mit dem Ausmaß der Verteilungsungleichheit abnimmt, wobei die O_2-Aufnahme und die CO_2-Abgabe fast gleich schwer beeinträchtigt werden. Im Modell wurde allerdings die unwirkliche Annahme getroffen, daß nur die $\dot{V}_A/\dot{Q}$-Verteilung sich ändert, die Gesamt-Ventilation und -Perfusion der Lunge sowie der Gasgehalt des gemischt-venösen Blutes konstant bleiben. In Wirklichkeit werden sich auch diese Variabeln kompensatorisch ändern, damit der pulmonale Gasaustausch den Anforderungen des Körperstoffwechsels entsprechend aufrechterhalten wird. Parallel zur ungenügenden Arterialisation des Blutes wird vorerst die O_2-Sättigung des gemischt-venö-

sen Blutes abfallen, der CO_2-Gehalt ansteigen. Damit weiten sich die Partialdruckunterschiede der Atemgase zwischen dem venösen Blut und der Inspirationsluft aus; das größere Druckgefälle erleichtert die O_2-Aufnahme und CO_2-Abgabe durch die ungenügend funktionierende Lunge. Die Änderung der arteriellen Blutgase aktiviert weitere Kompensationsmechanismen. Vorab wird die Gesamtventilation der Lunge als Folge der hypoxämie- und hyperkapniebedingten Stimulation der Chemorezeptoren gesteigert. Die Ventilationszunahme ist indessen für den O_2-Austausch weniger wirkungsvoll als für die CO_2-Elimination. Der unterschiedliche Einfluß wird durch die unterschiedlichen Dissoziationskurven erklärt. Im physiologischen Bereich ist die CO_2-Kurve praktisch geradlinig. Sowohl in Lungenbezirken mit niedrigem wie mit hohem $\dot{V}_A/\dot{Q}$ wird durch die bessere Belüftung mehr CO_2 ausgeschieden. Für die O_2-Aufnahme ist die Mehrbelüftung von Alveolen mit normalem oder hohem $\dot{V}_A/\dot{Q}$ hingegen wirkungslos, da in diesen Lungenabschnitten das endkapilläre Blut praktisch bereits voll gesättigt ist. Damit resultiert eine normokapnische Hypoxämie, welche beispielsweise bei obstruktiven Lungenerkrankungen leichteren und mittelschweren Grades fast regelmäßig nachgewiesen werden kann.

c) Nachweis und Abschätzung des Schweregrades von $\dot{V}_A/\dot{Q}$-Ungleichheiten

Verschiedene Meßmethoden eignen sich für den direkten Nachweis von $\dot{V}_A/\dot{Q}$-Ungleichheiten in der Lunge. Besonders eindrücklich ist die Demonstration regionaler Unterschiede mit Hilfe radioaktiver Gase: In der Lunge des gesunden, aufrecht stehenden Menschen ist damit eine rund fünffache Variation des $\dot{V}_A/\dot{Q}$-Verhältnisses entlang der vertikalen Achse der Lunge nachweisbar. Apikal beträgt die relative Ventilation rund das Dreifache, basal etwas mehr als die Hälfte der relativen Perfusion (WEST, 1962, 1970). Auch wenn diese Werte keineswegs extrem sind, ergeben sie doch erhebliche Unterschiede der Partialdrucke der Atemgase und der pH's im regionalen Kapillarblut

(Abb. 42). Dank dem besonderen Verlauf der Dissoziationskurven resultieren indessen bloß geringe alveolo-arterielle Druckunterschiede, d.h. die Effizienz der Lunge ist nur unwesentlich beeinträchtigt. Die Anwendung der Scanningmethoden ist aber durch das geringe Auflösungsvermögen äußerst begrenzt. Gerade bei diffusen Lungenerkrankungen widerspiegeln sie nur unvollständig das Spektrum der $\dot{V}_A/\dot{Q}$-Inhomogenität umschriebener Alveolarbezirke; tatsächlich ist in der Regel bloß die »Spitze des Eisberges« erkennbar. Aber auch mit anderen Methoden gelingt es nicht, die wirkliche Verteilung der Ventilation und Perfusion auf die unzähligen respiratorischen Einheiten aufzuzeichnen. Weit aufschlußreicher ist deshalb die Messung der Auswirkung funktioneller Inhomogenitäten auf den Gasaustausch. Zur Illustration der Meßresultate können überblickbare, äquivalente Lungenmodelle konstruiert werden, welche sich im Hinblick auf den Gasaustausch gleich oder ähnlich verhielten wie die betrachtete Lunge. Je nach der verwendeten Meßmethode ist der Spielraum für Modellvorstellungen enger oder weiter: Zweiteilige (Canfield und Rahn, 1957; Briscoe, 1959; Briscoe et al., 1966; Farhi, 1966; Gurtner, 1968), dreiteilige (Riley und Cournand, 1949, 1951; Hatzfeld et al., 1967; Arndt et al., 1970) und vielteilige Modelle mit kontinuierlicher Verteilung der Ventilation und Perfusion (Wagner et al., 1974) können zur Charakterisierung des Inhomogenitätsgrades herangezogen werden. Für klinische Zwecke ist dabei die Wirklichkeitstreue, mit welcher ein Modell die tatsächlichen $\dot{V}_A/\dot{Q}$-Ungleichheiten widerspiegelt von geringerer Bedeutung als die Prägnanz, mit welcher die $\dot{V}_A/\dot{Q}$-bedingte Ineffizienz des Gasaustausches quantitativ zur Darstellung gebracht werden kann. Das dreiteilige Lungenmodell, welches Riley und Cournand (1949) in ihren fundamentalen Untersuchungen zum pulmonalen Gasaustausch entwickelt haben, entspricht diesen Anforderungen am ehesten. Dieses umfaßt ein »ideal« funktionierendes Kompartiment und je ein der festgestellten Gasaustauschstörung äquivalenter Blut- und Gas-Shunt. Der Gas-Shunt entspricht einem Totraum (s. Abb. 23), welcher neben dem anatomischen

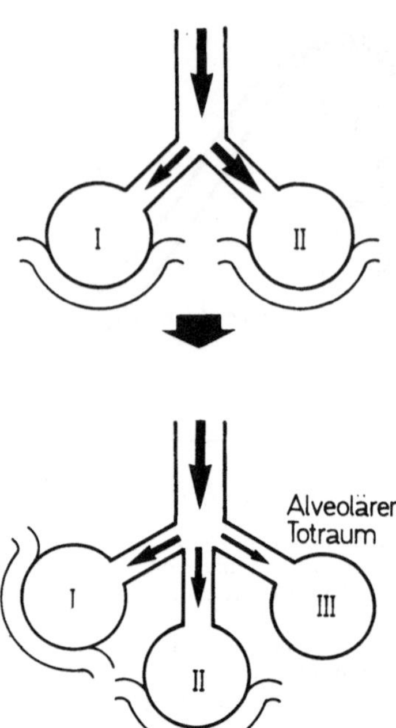

Abb. 45. Ein überventilierter Lungenbezirk (oben) ist durch ein äquivalentes Modell darstellbar, welches aus einem Teil mit normalem $\dot{V}_A/\dot{Q}$ und einem parallel dazu angeordneten Alveolartotraum besteht

Totraum auch den Totraumeffekt überbelüfteter Alveolen einschließt. Abbildung 45 erklärt diese Vorstellung: Eine Alveole mit hohem $\dot{V}_A/\dot{Q}$-Verhältnis ist in eine Alveole mit normalem $\dot{V}_A/\dot{Q}$ und einen Alveolartotraum unterteilbar. Der Totraum ist genau so groß, daß aus der Beimischung der Totraumluft, d.h. der Inspirationsluft zur »idealen« Alveolarluft die gleichen Gasspannungen resultieren wie in der urspünglichen Alveole mit hohem $\dot{V}_A/\dot{Q}$. Analog dazu werden hyperperfundierte Alveolen mit kleinem $\dot{V}_A/\dot{Q}$ als Kombination normal perfundierter Alveolen mit einem entsprechenden Shunt dargestellt. Daraus ergibt sich das bereits in Abschnitt I teilweise besprochene Konzept einer Lunge, welche aus einem effizient am Gasaustausch beteiligten Kompartiment, einem physiologischen bzw. funktionellen Totraum und einem funktionellen Shunt besteht. Die enge Verwandtschaft dieses Modells mit dem $\dot{V}_A/\dot{Q}$-Konzept geht aus der Abbildung 43 hervor. Die »ideale« Alveolarluft wird durch den Punkt (i) auf der $\dot{V}_A/\dot{Q}$-Linie charakterisiert.

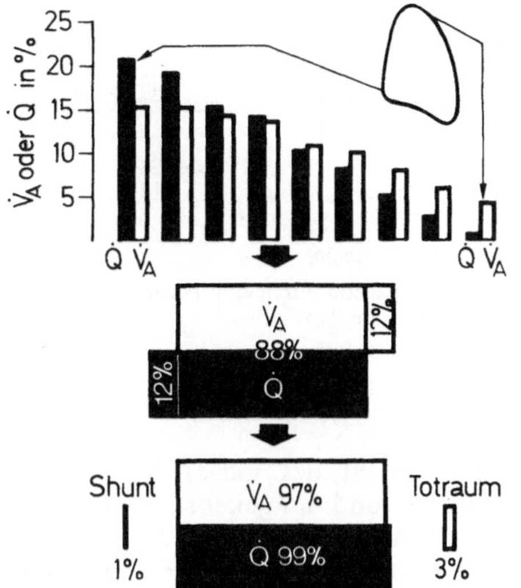

Abb. 46. Oben: Die relative Ventilation und Perfusion in verschiedenen Lungenregionen bei aufrechter Körperstellung. Mitte: Addiert man die relative Überventilation bzw. Überperfusion der einzelnen Lungenabschnitte, resultiert ein Lungenmodell, in welchem 88% der Ventilation mit 88% der Perfusion genau aufeinander abgestimmt sind. Je 12% der Ventilation und Perfusion scheinen überflüssig. Unten: Tatsächlich werden die Überschuß-Ventilation und -Perfusion nur zum geringen Teil vergeudet; denn die im oberen Bildabschnitt aufgezeichnete Lunge verhält sich wie eine ideal funktionierende Lunge mit einem Rechts-links-Shunt von bloß 1% und einem Alveolartotraum von nur 3%. Nach WEST (1962) und FARHI (1974)

Der arterielle CO_2-Druck ist ungefähr gleich groß wie der »ideal« alveoläre; denn Verteilungsungleichheiten beeinflussen den arteriellen CO_2-Druck nur wenig. Unabhängig vom Schweregrad der $\dot{V}_A/\dot{Q}$-Inhomogenität muß der arterielle Blutgaspunkt auf der globalen Blut-R-Linie liegen, welche weitgehend horizontal verläuft. Damit ergibt sich aber eine einfache und unzweideutige Bestimmung der drei Anteile des Lungenmodells. Die effektive alveoläre Ventilation ist durch Messung des arteriellen CO_2-Druckes und der CO_2-Ausscheidung bestimmbar (s. Abschn. I). Die Subtraktion der alveolären von der totalen Ventilation ergibt die Belüftung des funktionellen Totraumes. Das Gasaustauschverhältnis R und der $P_{a_{CO_2}}$ legen die alveoläre und endkapilläre O_2-Spannung und den O_2-Gehalt fest (s. Anhang). Durch Einsetzung der endkapillären und arteriellen

O_2-Gehalte in die Shuntformel (s. Abschn. IV, 2) wird schließlich die venöse Beimischung berechnet.

Bei der Interpretation des pulmonalen Gasaustausches mit Hilfe des dreiteiligen Lungenmodells von RILEY und COURNAND sind allerdings drei Besonderheiten zu beachten: 1. Weder der funktionelle Shunt noch der funktionelle Totraum sind empfindliche Indices für $\dot{V}_A/\dot{Q}$-Ungleichheiten. Abbildung 46 beleuchtet diese Tatsache. Im oberen Bildabschnitt sind die mit einer Scanningmethode ermittelten regionalen $\dot{V}_A/\dot{Q}$-Verhältnisse in der gesunden Lunge dargestellt (WEST, 1962). Die meisten Lungenabschnitte werden teils überflüssig stark belüftet, teils übermäßig durchblutet. Summiert man die überschüssigen Anteile der Belüftung bzw. der Durchblutung jedes Abschnittes, so resultiert ein Lungenmodell, in welchem 88% der Belüftung und Durchblutung optimal aufeinander abgestimmt sind, 12% der Ventilation und 12% der Perfusion aber überflüssig scheinen (Bildmitte). Analysiert man hingegen die aufgezeigten $\dot{V}_A/\dot{Q}$-Inhomogenitäten mit Hilfe des dreiteiligen Lungenmodells von RILEY und COURNAND, ergibt sich für die normale Lunge ein äquivalenter Shunt von bloß einem Prozent des Herzminutenvolumens und eine äquivalente Alveolartotraumbelüftung von bloß drei Prozent. Der Nachweis eines eindeutig vergrößerten Alveolartotraumes oder Shunts spricht somit für das Vorliegen ganz erheblicher $\dot{V}_A/\dot{Q}$-Ungleichheiten. 2. Der funktionelle Totraum bezieht sich lediglich auf die CO_2-Elimination, der funktionelle Shunt nur auf den O_2-Gaswechsel. Insbesondere ist wegen der Verschiedenheit der O_2- und CO_2-Dissoziationskurven der Totraumeffekt überventilierter Alveolarbezirke für O_2 und CO_2 verschieden: Bei einer Verdoppelung des $\dot{V}_A/\dot{Q}$-Verhältnisses werden für den O_2-Austausch 40%, für den CO_2-Austausch hingegen nur 13% des Ventilationsvolumens vollständig vergeudet. Ein bestimmter Totraum oder Shunt bezieht sich somit nicht nur auf ein bestimmtes Verteilungsmuster in der Lunge, sondern auch auf ein bestimmtes Atemgas (FARHI, 1967; FARHI, 1974; FARHI und YOKOYAMA, 1967). 3. In die Messung des funktionellen Shunts geht neben dem

Shunteffekt überperfundierter Alveolen auch der vaskuläre Rechts-links-Shunt und das O_2-Defizit bei Diffusionsbehinderungen ein. Die Abgrenzung der letzteren Komponente von den ersteren ist gerade bei der funktionell inhomogenen Lunge mit großen Unsicherheiten behaftet (Riley und Permutt, 1973).

Eine bessere Vorstellung von der $\dot{V}_A/\dot{Q}$-Streuung in der Lunge ergibt die Messung des alveolo-arteriellen Gradienten für O_2, CO_2 und N_2. Im Blut aus Alveolen mit kleinem $\dot{V}_A/\dot{Q}$ ist der N_2-Druck höher als in der gemischten Alveolarluft (Abb. 39). Eine alveolo-arterielle N_2-Druckdifferenz widerspiegelt damit das Vorliegen und die Bedeutung relativ unterbelüfteter Alveolarbezirke (Canfield und Rahn, 1957; Farhi, 1966). Die alveolo-arterielle CO_2-Differenz ist hingegen vor allem Ausdruck einer Verdünnung der Alveolarluft mit wenig CO_2 enthaltendem Gas aus Alveolen mit hohem $\dot{V}_A/\dot{Q}$-Verhältnis (Abb. 43). Die Messung der N_2- und CO_2-Gradienten erlaubt die Konstruktion eines zweiteiligen Lungenmodells, aufgrund dessen der $\dot{V}_A/\dot{Q}$-bedingte Anteil des $AaDO_2$ berechnet werden kann (Farhi, 1966). Die Subtraktion der errechneten O_2-Differenz von der gemessenen $AaDO_2$ erlaubt eine Abschätzung des Effektes von Diffusionsbehinderungen auf den O_2-Austausch (Markello et al., 1973; Farhi, 1966).

4. Diffusion

a) Diffusionskapazität: Grundlagen und Definition

Der Gasaustausch zwischen Alveolarluft und Kapillarblut erfolgt durch passive Diffusion der Atemgase. Der passive Gasstrom durch eine permeable Trennschicht wird durch drei Faktoren bestimmt (Abb. 47): 1. Durch die geometrische Dimension der Trennschicht, d.h. durch deren Fläche (F) und Dicke (l). 2. Durch eine Diffusionskonstante (K), welche durch die physikalischen Eigenschaften der Trennschicht und des diffundierenden Gases bestimmt wird. K ist direkt proportio-

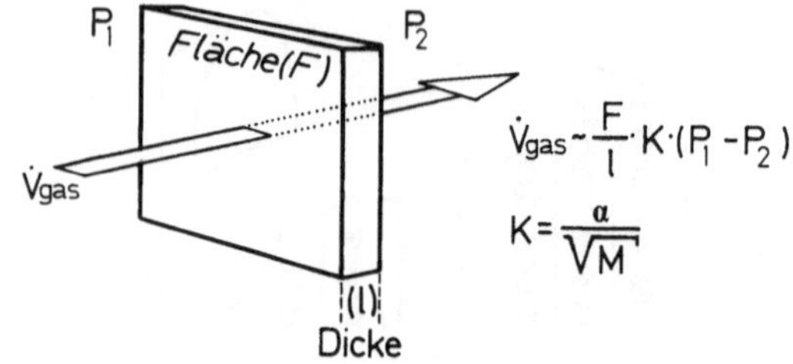

Abb. 47. Die Gasdiffusion durch eine permeable Gewebeschicht. Erklärung im Text

nal zur Löslichkeit des Gases im Trennschichtmaterial, und umgekehrt proportional zur Quadratwurzel aus dem Molekulargewicht des Gases. So erfolgt die Diffusion von CO_2 im Gewebe rund 20mal schneller als diejenige von O_2, weil die CO_2-Löslichkeit rund 20mal größer ist. Die CO_2-Diffusion ist deshalb auch kein limitierender Faktor im pulmonalen Gasaustausch. 3. Durch den Partialdruckunterschied des Gases beidseits der Trennschicht. In vivo sind die Diffusionsfläche (F) und die Dicke (l) der Trennschicht zwischen Alveolarluft und Erythrozyten keiner direkten Messung zugänglich. Selbst hinsichtlich der Diffusionskonstante (K) bestehen Unsicherheiten. Deshalb führte Bohr (1909) als Index für die Diffusionsverhältnisse in der Lunge die Größe D_L ein, welche als *Diffusionskapazität*, seltener auch als Transferfaktor bezeichnet wird. Die O_2-Diffusionskapazität wird als diejenige Sauerstoffmenge definiert, welche pro Minute und pro mm Hg mittlerer Druckdifferenz zwischen Alveolarluft und Kapillarblut vom Blut aufgenommen wird (Abb. 49):

$$D_{L_{O_2}} = \frac{\dot{V}_{O_2}}{P_{A_{O_2}} - P_{\bar{c}_{O_2}}} \, (\text{ml/min/mm Hg})$$

($P_{A_{O_2}}$ = alveolärer Druck; $P_{\bar{c}_{O_2}}$ = über die Länge der Kapillare gemittelter O_2-Druck im Blut). In Analogie zum Ohmschen Gesetz ist die $D_{L_{O_2}}$ der O_2-Leitfähigkeit (Conductance) der Luft-Blut-Schranke äquivalent; der Kehrwert der $D_{L_{O_2}}$ entspricht dem Diffusionswiderstand, welcher den freien O_2-Strom behindert.

*b) Die Membrandiffusionskapazität und
die Reaktionsgeschwindigkeit
zwischen O_2 und Hb*

Die Luft-Blut-Schranke besteht aus drei Schichten mit variabler Dicke, nämlich aus dem alveolären Oberflächenfilm, der dreiteiligen Gewebeschicht (Alveolarepithel, Interstitium, Kapillarendothel) und dem Blutplasma. Entscheidend für die O_2-Durchlässigkeit sind die Schichtoberflächen und die harmonischen Mittel der Schichtdicken (WEIBEL, 1973). Entgegen früheren Annahmen wird aber die Diffusionskapazität nicht allein durch die Dimension dieser komplexen Trennschicht bestimmt. Ein ebenso gewichtiges Diffusionshindernis ist die Reaktionsgeschwindigkeit des Sauerstoffes mit dem Hämoglobin (ROUGHTON und FORSTER, 1957; STAUB et al., 1962; FORSTER, 1964; FRECH et al., 1968). Die Aufsättigung des Hämoglobins ist nicht ein unendlich rascher Vorgang, sondern benötigt rund 0,2 s. Der O_2-Transport erfolgt also in zwei Schritten: 1. Diffusion des O_2 durch die Luft-Blut-Schranke in den Erythrozyten hinein. Der Vorgang ist durch die Membrandiffusionskapazität (D_M) bzw. durch den Membrandiffusionswiderstand ($1/D_M$) limitiert. 2. Reaktion des O_2 mit Hämoglobin (Abb. 48). Als Maß für die Reaktionsgeschwindigkeit dient die Größe θ; sie wird als diejenige O_2-Menge definiert, welche 1 ml Blut pro Minute und pro mm Hg Druckdifferenz aufnehmen kann. Damit entspricht θ gewissermaßen der »Diffusionskapazität« von 1 ml Blut. Die »Diffusionskapazität« des gesamten Kapillarblutes ist demnach das Produkt θ mal kapilläres Blutvolumen (V_c); der entsprechende Diffusionswiderstand beträgt $1/\theta \times V_c$. Daraus ergibt sich für den totalen Diffusionswiderstand der Lunge:

$$\frac{1}{D_L} = \frac{1}{D_M} + \frac{1}{\theta \times V_c}.$$

Außer von den Dimensionen der alveolo-kapillären Trennschicht hängt die Diffusionskapazität der Lunge offensichtlich auch vom Kapillarvolumen und vom Hämatokrit des Kapillarblutes ab. Überdies ist θ nicht konstant, sondern wird bei hoher O_2-Sättigung

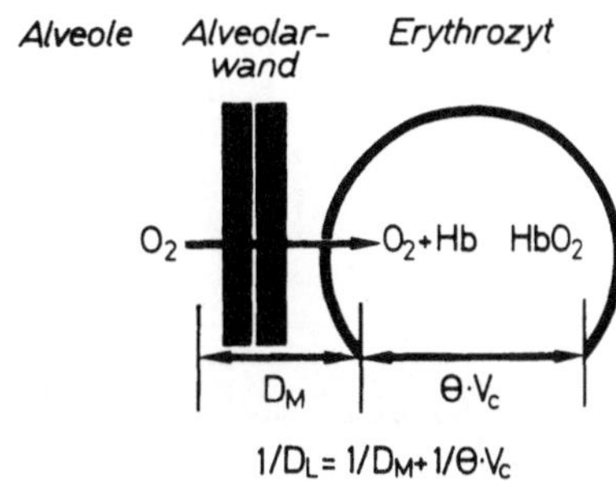

Abb. 48. Die O_2-Diffusion erfolgt in zwei Schritten: Diffusion durch die Luft-Blut-Schranke und Reaktion des O_2 mit Hämoglobin

des Hb kleiner, so daß der Oxygenationsgrad des Kapillarblutes als weiterer Faktor hinzukommt (STAUB et al., 1962).

Unter normalen Bedingungen scheinen Membran- und Blutwiderstand etwa gleich groß zu sein. Durch die Einengung des pulmonalen Kapillarbettes, beispielsweise bei emphysematöser Alveolarseptendestruktion wird folglich die O_2-Diffusion in doppelter Hinsicht beeinträchtigt; die Diffusionsoberfläche und das Kapillarvolumen werden beide vermindert. Die entsprechende Behinderung der O_2-Aufnahme ist ausgeprägter als bei einer bloßen Verbreiterung der alveolo-kapillären Membran (WEIBEL, 1973).

c) Die Aufsättigung des Kapillarblutes

Der Einstrom des Sauerstoffs ins Kapillarblut hängt von der alveolo-kapillären O_2-Druckdifferenz ab: Diese ist am größten beim Eintritt des gemischt-venösen Blutes in die Kapillare. Entsprechend steigt anfänglich der O_2-Druck und die O_2-Sättigung im Kapillarblut steil an (Abb. 49). Während der Passage des Blutes flacht der Aufsättigungsvorgang parallel zur kontinuierlichen Verkleinerung der Druckdifferenz ab. Unter normalen Bedingungen und bei Atmung eines normoxischen Gasgemisches stellt sich aber ein O_2-Druckausgleich zwischen Alveolarluft und Kapillarblut ein, bevor das Blut die Kapillare verläßt. Die Arterialisation des Blutes wird also nicht durch die O_2-Diffusion limitiert.

Ein anderes Bild ergibt sich, wenn die Diffusionseigenschaften der Lunge unter ungün-

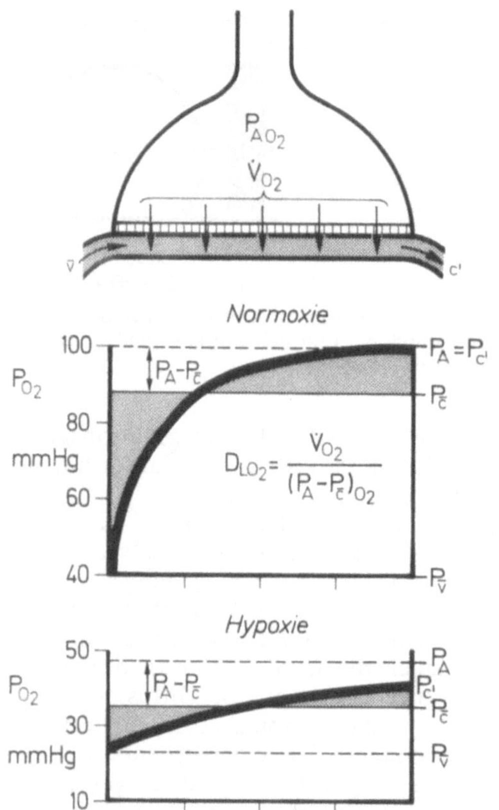

Abb. 49. Die Aufsättigung des Blutes in der Kapillare bei Atmung eines normoxischen (Bildmitte) und eines hypoxischen Gasgemisches (Bild unten). Erklärungen im Text

stigeren Bedingungen geprüft werden, nämlich bei Atmung eines stark hypoxischen Gasgemisches. Der alveolo-kapilläre Druckgradient ist dann auf der venösen Seite bedeutend geringer, der O_2 wird entsprechend langsamer durch die Trennschicht diffundieren. Der O_2-Druck in der Kapillare steigt überdies langsamer an, weil die Aufsättigung des Blutes im steilsten Bereich der O_2-Dissoziationskurve erfolgt, und deshalb bei der Bindung einer bestimmten O_2-Menge die O_2-Druckänderung im Blut am geringsten ist. Beide Faktoren verzögern den kapillären O_2-Partialdruckanstieg, so daß in der zur Verfügung stehenden Zeit kein Druckausgleich zwischen Alveolarluft und endkapillärem Blut zustande kommt: Es resultiert ein O_2-Endgradient und folglich ein zusätzliches,

diffusionsbedingtes arterielles O_2-Defizit (Abb. 49). Der Endgradient wird um so größer, je schwerwiegender die Hypoxie, je höher der Diffusionswiderstand und je schneller der kapilläre Blutdurchfluß ist.

In jedem Fall ändert sich die alveolo-kapilläre O_2-Differenz, d.h. die »treibende Kraft« der O_2-Diffusion und damit die Diffusionsgeschwindigkeit entlang der Kapillare. Für die Bestimmung des mittleren Diffusionsgradienten, welcher für die Ermittlung der Diffusionskapazität benötigt wird, ist die Kenntnis des Verlaufs des O_2-Druckanstieges im Kapillarblut erforderlich. Bei Annahme einer unendlich raschen Reaktionsgeschwindigkeit des Hb mit O_2 ist der Kurvenverlauf durch den Diffusionsgradienten und die Form der O_2-Dissoziationskurve bestimmt und läßt sich mit Hilfe eines Integrationsverfahrens, der sog. Bohrschen Integration darstellen. Ist der Kurvenverlauf festgelegt, kann der mittlere O_2-Druck in der Kapillare planimetrisch ermittelt werden (Abb. 49). [Ein vollständiges und leicht verständliches Rechenbeispiel enthält das Buch von Scherrer (1961).] In einem etwas komplizierten Integrationsverfahren kann auch der Einfluß der O_2-Hb-Reaktion berücksichtigt werden (Staub et al., 1962). Wohl das experimentell am besten fundierte Verfahren ist dasjenige von Thews (1963), welches einen exponentiellen Kurvenverlauf postuliert; tatsächlich konnten Frech et al. (1968) in einem der Situation in der Lunge ähnlichen Modellversuch zeigen, daß bei der Aufsättigung des Blutes der O_2-Druck einem exponentiellen Pfad folgt. Darauf basierend kann der Mitteldruck und die Diffusionskapazität mit einer einfachen Formel direkt berechnet werden. Für jedes der erwähnten Verfahren ist allerdings der Endgradient die kritische Meßgröße, welche nur bei Atmung eines hypoxischen Gasgemisches, beim Gesunden oft erst bei gleichzeitiger Körperarbeit mit Sicherheit erfaßbar ist.

d) Das Diffusions-Perfusions-Verhältnis (D/Q̇)

Genau betrachtet wird indessen der alveolo-kapilläre Gasaustausch weniger durch die

Diffusionskapazität selbst, sondern durch das Diffusions-Perfusions-Verhältnis bestimmt. Die Abhängigkeit der alveolo-mittelkapillären O_2-Differenz von der Durchblutungsgröße wird nach der Substitution der Größe $\dot{V}_{O_2}$ durch den Ausdruck $\dot{Q} \cdot (C_{a_{O_2}} - C_{\bar{v}_{O_2}})$ in der Bohr'schen Formel offensichtlich (vgl. Abb. 41):

$$D/\dot{Q} = (C_{a_{O_2}} - C_{\bar{v}_{O_2}})/(P_{A_{O_2}} - P_{\bar{c}_{O_2}}), \quad \text{und}$$

$$P_{A_{O_2}} - P_{\bar{c}_{O_2}} = \frac{\dot{Q}}{D} \cdot (C_{a_{O_2}} - C_{\bar{v}_{O_2}}).$$

Bei einem Anstieg der Durchblutungsgröße wird also der Mittelgradient bei gleichbleibender Diffusionskapazität vergrößert; der alveolo-kapilläre Druckausgleich ist weniger vollständig. In anderen Worten reicht die Kontaktzeit des Blutes in der Kapillare nicht mehr unbedingt aus, um eine vollständige Aufsättigung des Blutes zu gewährleisten.

Aus der Bedeutung des $D/\dot{Q}$-Verhältnisses ergibt sich, daß die O_2-Aufnahme in der Lunge nicht nur durch eine Verminderung der globalen Diffusionskapazität der Lunge, sondern auch durch $D/\dot{Q}$-Ungleichheiten in verschiedenen Lungenbezirken behindert werden kann (PIIPER, 1961; THEWS und WITTE, 1963; HYDE et al., 1967). Anhand eines einfachen, zweiteiligen Lungenmodells ist dieser Mechanismus erklärbar (Abb. 50). Alveole I und Alveole II werden beide gleich belüftet und gleich durchblutet; das $\dot{V}_A/\dot{Q}$-Verhältnis ist uniform. In Alveole I steht das Blut nur auf einer sehr kurzen Strecke mit der Alveolarluft in Kontakt. Die Kontaktzeit ist so klein, daß das Blut nicht vollständig aufgesättigt werden kann. Die Kapillare II ist hingegen viel länger, die Diffusionskapazität der Alveole II also viel größer. Das Blut ist bereits nach rund der Hälfte der Kapillarlänge vollständig aufgesättigt, die verbleibende Diffusionsoberfläche erweist sich funktionell als nutzlos und wird gewissermaßen vergeudet. Im gemischten Kapillarblut wird somit ein diffusionsbedingtes O_2-Defizit nachweisbar sein, obwohl die Diffusionskapazität der gesamten »Lunge« vollständig normal ist. Im unteren Abschnitt der Abb. 50 ist schließlich dargestellt, daß bereits relativ geringe $D/\dot{Q}$-Ungleichheiten eine

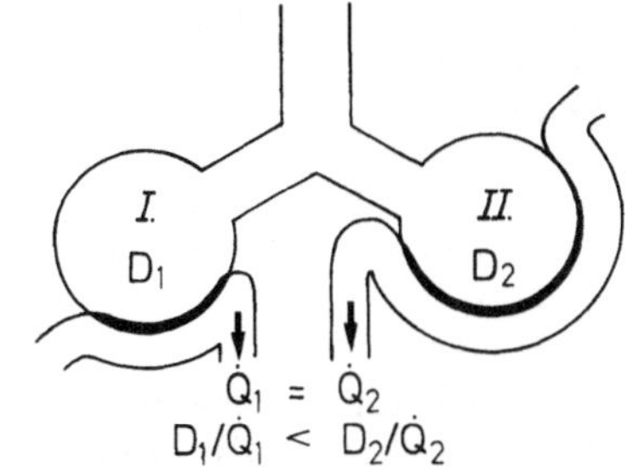

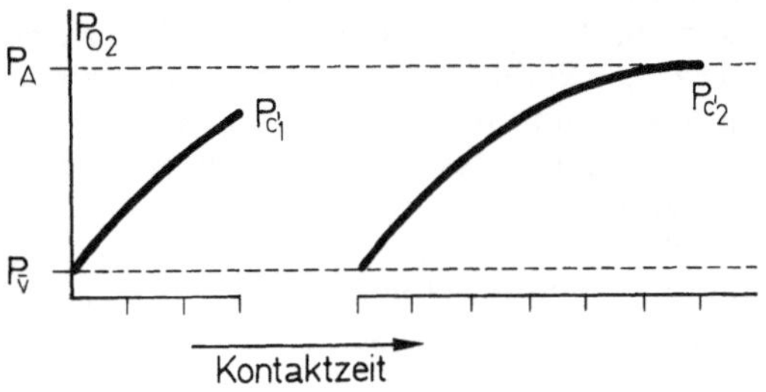

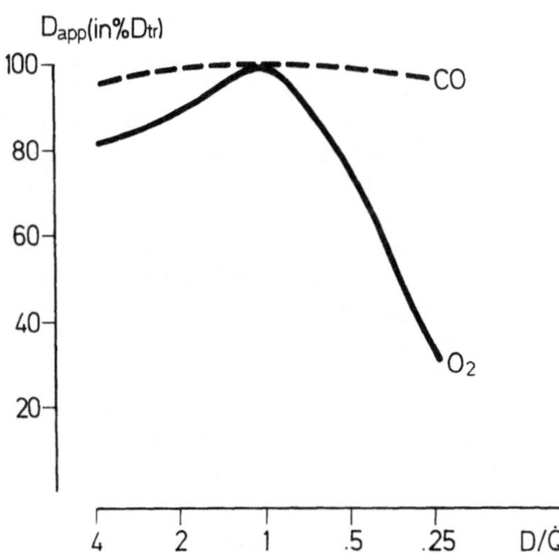

Abb. 50. Oben: Einfaches Lungenmodell mit ungleicher $D/\dot{Q}$-Verteilung. Mitte: Entsprechend der kleinen Diffusionskapazität der Alveole *I* wird das kapilläre Blut nicht voll aufgesättigt; die übergroße Diffusionskapazität der Alveole *II* kompensiert dieses O_2-Defizit nicht. Unten: Die »wahre« Diffusionskapazität (D_{tr}) der Lunge kann nur bei uniformen $D/\dot{Q}$-Verhältnis ausgenützt werden. $D/\dot{Q}$-Ungleichheiten bewirken eine äquivalente Behinderung der O_2-Aufnahme wie eine global massiv verminderte Diffusionskapazität (D_{app}). Hingegen wird die CO-Aufnahme durch ungleiche $D/\dot{Q}$'s kaum beeinträchtigt. (Annahmen: $D_1 = 14$, $D_2 = 43$ ml/min/mmHg; $\dot{Q}_1 + \dot{Q}_2 = 7200$ ml/min; auf der Abszisse sind $D/\dot{Q}$-Variationen der Alveole I in arbiträren Einheiten aufgetragen. Der Wert 1 bedeutet funktionelle Homogenität der Lunge. Nach HYDE et al., 1967)

äquivalente Gasaustauschstörung bewirken wie eine massive Verminderung der globalen Diffusionskapazität.

e) Die Auswirkungen einer Diffusionsbehinderung

Daß die O_2-Diffusion normalerweise nicht Ursache eines meßbaren alveolo-arteriellen O_2-Gradienten ist, wurde bereits erwähnt. Tatsächlich sind die Diffusionsreserven der gesunden Lunge erheblich. Die Diffusionskapazität kann ganz beträchtlich eingeschränkt sein, ohne daß daraus eine O_2-Untersättigung des arteriellen Blutes resultiert. Allerdings stimmt dies nur solange, als sich der Patient nicht körperlich betätigt oder sich nicht im Hochgebirge befindet. Die Diffusionskapazität setzt gewissermaßen eine theoretische Grenze für den O_2-Verbrauch des Organismus (SHEPARD, 1958). Wird der Sauerstoffverbrauch über den Grenzwert hinaus gesteigert, sinkt die O_2-Sättigung im arteriellen Blut rapide ab (Abb. 51). Das Vorliegen einer Normoxämie in Ruhe und einer ausgeprägten, normokapnischen Arbeitshypoxämie bei der gleichen Person darf deshalb als ein recht zuverlässiges Zeichen für eine Diffusionsstörung gewertet werden. Daß bei sehr schweren Lungenerkrankungen auch eine diffusionsbedingte Ruhehypoxämie als Folge der Einschränkung der Diffusionsoberfläche und der extremen Verdickung der Luft-Blut-Schranke (»alveolo-kapillärer Block«) auftreten kann, ist in Kenntnis neuerer morphometrischer Untersuchungen nicht mehr zu bezweifeln (BACHOFEN und WEIBEL, 1974).

f) Die Größe der Diffusionskapazität

Die Beobachtung, daß sich beim jungen Gesunden die Diffusionskapazität höchstens in Extremsituationen als limitierender Faktor des pulmonalen Gasaustausches auswirkt, und daß folglich die Luft-Blut-Schranke für einen praktisch unbehinderten Durchstrom hoher Sauerstoffmengen dimensioniert ist, stimmt mit den morphometrischen Untersuchungsresultaten voll überein. Tatsächlich ergeben Ausmessungen der Feinstruktur des Gasaustauschapparates Schätzungswerte, welche für die gesamte Diffusionskapazität der Lunge bei 100–200 ml/min/mm Hg, für die Membrandiffusionskapazität bei 400 ml/min/mm Hg liegen (WEIBEL, 1970/71; SIEGWART et al., 1971; WEIBEL, 1973). Mit physiologischen Methoden werden indessen durchwegs geringere Werte ermittelt. Der Unterschied zwischen »anatomischen« und »physiologischen« Meßresultaten ist zumindest teilweise erklärbar: Die morphometrisch bestimmte Diffusionskapazität ist gewissermaßen als Maximalwert zu interpretieren, welcher unter optimaler Ausnützung der alveolo-kapillären Trennschicht erreicht werden könnte. Die physiologischen Meßwerte widerspiegeln hingegen zusätzlich Gasaustauschbehinderungen als Folge von Funktionsungleichheiten in verschiedenen Lungenbezirken. Diese Tatsache wurde schon früh erkannt und stand im Zentrum überaus zahlreicher theoretischer und experimenteller Untersuchungen (CHINET et al., 1971; HAAB et al., 1971; FORSTER et al., 1958; KING und BRISCOE, 1967; VISSER und MAAS, 1959; KREUKNIET und VISSER, 1962; PIIPER und SIKAND, 1966; PIIPER, 1969; READ et al., 1965; THEWS und WITTE, 1963; ARNDT et al., 1970; HYDE et al., 1967; PIIPER et al., 1969; SIKAND und PIIPER, 1966).

Bei der Messung der »steady-state«-O_2-Diffusionskapazität (RILEY und COURNAND, 1949, 1951) fallen vor allem $\dot{V}_A/\dot{Q}$- und $D/\dot{Q}$-Ungleichheiten als Fehlerquellen ins Gewicht (RILEY und PERMUTT, 1973; PIIPER, 1969). Die mit dieser Methode ermittelte $D_{L_{O_2}}$ beträgt beim Gesunden in Ruhe 30–40 ml/min/mm Hg (HOFER und

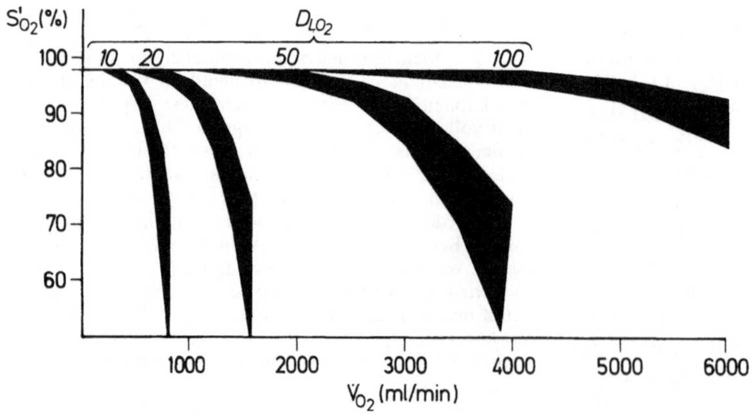

Abb. 51. Die Begrenzung der Sauerstoffaufnahme ($\dot{V}_{O_2}$) bei Körperarbeit durch die Diffusionskapazität der Lunge. Auf der Ordinate ist die arterielle O_2-Sättigung aufgetragen. Modifiziert nach SHEPARD (1958), unter Anwendung der Berechnungsmethode von THEWS (1963)

SCHERRER, 1965), steigt aber bei schwerer Körperarbeit auf Werte um 100 ml/min/mmHg an und reicht damit recht nahe an die morphometrischen Schätzungen heran (SCHERRER und BIRCHLER, 1967; TURINO et al., 1963; BITTERLI et al., 1971; COHEN et al., 1971). Die Zunahme der Diffusionskapazität parallel zum erhöhten Gaswechsel hat zwei Gründe. Einmal werden durch die Erhöhung des Herzminutenvolumens zusätzliche Kapillaren rekrutiert; die $D_{L_{O_2}}$ wird tatsächlich erhöht. Wichtiger ist aber, daß sich bei einer Steigerung der O_2-Aufnahme die Auswirkungen der $D/\dot{Q}$- wie auch der $\dot{V}_A/\dot{Q}$-Ungleichheiten vermindern (PIIPER, 1969; PIIPER et al., 1969; CHINET et al., 1971). Eine bessere Abschätzung der $D_{L_{O_2}}$ bei ausgeprägten Verteilungsstörungen der Lunge erlaubt zwar die »non-steady-state«-Methode von KING und BRISCOE (1967) bzw. von ARNDT et al. (1970); sie eignet sich aber nicht zur Analyse des Gaswechsels im Arbeitsversuch.

Häufig wird zur Beurteilung der Diffusionsverhältnisse der Lunge Kohlenmonoxid als Testgas verwendet (FORSTER et al., 1954; FILLEY et al., 1954; OGILVIE et al., 1957; FORSTER, 1964). Dabei läßt man den Probanden ein Gasgemisch mit sehr niedriger CO-Konzentration einatmen. Da die CO-Dissoziationskurve rund 200mal steiler verläuft als die O_2-Kurve, ist der Anstieg des CO-Partialdruckes so gering, daß er vernachlässigt werden darf. Die CO-Diffusionskapazität errechnet sich damit einfach aus der CO-Aufnahme ($\dot{V}_{CO}$) und dem alveolären CO-Druck: $D_{CO} = \dot{V}_{CO}/P_{A_{CO}}$. Damit lassen sich Werte ermitteln, welche in der Regel etwas höher liegen als diejenigen der O_2-Diffusionskapazität. Die Vorteile der CO-Methoden sind die Einfachheit der Messung und die Unempfindlichkeit auf $D/\dot{Q}$-Ungleichheiten (Abb. 50; PIIPER und SIKAND, 1966). Andere Verteilungsstörungen können aber schwerwiegende Fehlerquellen sein (FORSTER et al., 1954; KREUKNIET und VISSER, 1962; CHINET et al., 1971). Hauptnachteil der CO-Methoden ist indessen, daß sie wohl die CO-Aufnahme, nicht aber den O_2-Austausch zu charakterisieren vermögen. Die Objektivierung des letzteren ist aber insbesondere für klinische Beurteilungen von unvergleichbar größerer Bedeutung.

D. Die Atemregulation

Unabhängig vom wechselnden O_2-Bedarf und den gleichsinnigen Änderungen der CO_2-Produktion des aktiven Organismus werden normalerweise die arteriellen Blutgase in recht engen Grenzen konstant gehalten. Die entsprechende Anpassung des pulmonalen Gasaustausches an den Körperstoffwechsel beruht wesentlich auf der sorgfältigen Regulation der Ventilation. Die Abstimmung der Atmung auf den erforderlichen Gaswechsel ist indessen keineswegs der einzige Aspekt der Atemsteuerung. Von zentraler Bedeutung ist vorerst die Entstehung der spontanen Atemtätigkeit überhaupt, d.h. die Funktion des Schrittmachers, welcher die rhythmische Kontraktion und Relaxation der Atemmuskulatur veranlaßt. Überdies steht die Atemtätigkeit auch im Dienste des Säure-Basen-Haushalts, indem die Atmung als rasch aktivierbarer Hilfsmechanismus zur Wiederherstellung eines akzeptablen chemischen Milieus im Gewebe bei einer Überproduktion von fixen Säuren und Basen herangezogen wird. Ein weiterer Aspekt der Atemsteuerung ist schließlich die Optimierung des Zusammenspiels der verschiedenen Atemmuskelgruppen, damit die erforderliche Ventilation mit dem günstigsten Wirkungsgrad gefördert werden kann. Diese Optimierung wirft dann besondere Probleme auf, wenn die Atemmuskeln für nicht-respiratorische Funktionen zusätzlich aktiviert werden müssen; beispielsweise bei körperlichen Betätigungen, welche die Rumpfmuskulatur beanspruchen.

Eine Kurzdarstellung eines derart komplexen Themas wie der Atemregulation kann nur höchst fragmentarisch sein. Wichtiger als der Text sind deshalb die Literaturhinweise auf neuere Übersichtsarbeiten, welche am Ende jedes Abschnittes eingefügt sind. An dieser Stelle sei der umfassende und klare Text von KOEPCHEN erwähnt (PIIPER und KOEPCHEN, 1972).

Unbekannt ist nach wie vor der genaue Ursprungsort des Atemrhythmus. Eine klare Abgrenzung von »Atemzentren« nach den Vorstellungen von PITTS (1946), wie sie auch in den meisten Lehrbüchern aufgezeichnet sind, ist bisher nicht gelungen. Für die Rhythmogenese scheinen aber in erster Linie Neuronenverbände (und ihre gegenseitigen Verbindungen) in den lateralen retikulären Formationen der Medulla verantwortlich zu sein. Im Tier persistiert jedenfalls eine, wenn auch unregelmäßige und ineffiziente Atmung nach Durchtrennung des Hirnstamms an der Grenze zwischen Medulla und Pons. Tiefere Querschnitte (zwischen Obex und obersten Halsnervenwurzeln) bewirken einen exspiratorischen Atemstillstand. Die respiratorischen Neurone im Ponsbereich zeigen keine eigene Periodizität; wohl ihrem Einfluß ist aber die Regelmäßigkeit und der fließende Wechsel zwischen den Atemphasen bei der eupnoischen Atmung zuzuschreiben. Eine wesentliche Rolle in der Rhythmogenese dürften auch Afferenzen spielen. LOESCHKE und KOEPCHEN (1958) konnten beispielsweise zeigen, daß beim Tier nach Ausschaltung der peripheren Chemorezeptoren und der zentralen chemosensitiven Zonen ein Atemstillstand eintritt (Literatur: WANG und NGAI, 1964; WYSS, 1964; KARCZEWSKI, 1974; CUNNINGHAM, 1974; MITCHELL und BERGER, 1975).

Die Ventilation wird durch die CO_2- und O_2-Drucke sowie das pH im arteriellen Blut, durch Reflexe aus Lunge und Thorax, Reflexe anderen Ursprungs, durch Impulse aus höheren Hirnzentren, durch die Körpertemperatur und durch humorale Faktoren beeinflußt. Wichtigste Kontrollvariable ist zweifellos der arterielle CO_2-Druck, durch dessen Anstieg periphere und zentrale chemosensitive Zonen stimuliert werden. Die Hauptrolle bei der überaus empfindlichen CO_2-Steuerung spielen aber die zentralen Chemorezeptoren, welche teils auf den ventro-lateralen Oberflächen der Medulla lokalisiert sind, wo sie vom Liquor cerebrospinalis (CSF) umspült werden. Andere Rezeptorgruppen scheinen hingegen nicht mit dem CSF in direktem Kontakt zu stehen. Eigentlicher Stimulus für diese Chemorezeptoren ist nicht das P_{CO_2} per se, sondern die H^+-

Ionenkonzentration, welche parallel zur CO_2-Spannung variiert [die Chemorezeptoren sind wohl primär um die Aufrechterhaltung eines konstanten Stoffwechselmilieus besorgt: In der Phylogenese der Wirbeltiere änderte jedenfalls die arterielle CO_2-Spannung enorm, die relative Alkalinität von Blut und Gewebe blieb jedoch konstant (Rahn, 1967)]. Respiratorische Verschiebungen des *Blut*-pH sind indessen weit intensivere Stimuli als gleichwertige metabolische pH-Änderungen. Der Unterschied beruht auf der freien Diffusion der CO_2-Moleküle durch die Blut-Liquor- bzw. die Blut-Hirn-Schranke, während für H^+- und HCO_3^--Ionen die Blut-Liquor-Barriere relativ impermeabel ist. Festzuhalten ist, daß die Atemreaktion auf P_{CO_2}-Änderungen individuell enorm verschieden ist (Rebuck und Read, 1971), eine Beobachtung, welche möglicherweise die ganz unterschiedliche Tendenz zur alveolären Hypoventilation bei Patienten mit schweren Atemwegserkrankungen erklärt (Literatur: Loeschke, 1972, 1974; Sorensen, 1971; Leusen, 1972; Pappenheimer et al., 1965; Fencl et al., 1966; Plum und Siesjö, 1975).

Die arterielle Hypoxämie führt zur Atemsteigerung durch Stimulation der peripheren, arteriellen Chemorezeptoren (Glomera aortica und carotica); die entsprechenden Afferenzen werden über den 9. und 10. Hirnnerven geleitet. Die Hypoxämie ist hingegen kein zentral stimulierender Faktor, im Gegenteil: Nach Ausschaltung der arteriellen Rezeptoren entfaltet ein O_2-Mangel eine atemdepressive Wirkung auf das Atemzentrum. Der Stimulus für die peripheren Rezeptoren ist die arterielle O_2-Spannung und nicht der O_2-Gehalt. Auch bei normalen oder sogar erhöhten O_2-Drucken zeigt der Carotisnerv eine geringe tonische Aktivität. Eindeutig atemstimulierend sind die Afferenzen aber erst, wenn die arterielle O_2-Spannung deutlich unter 60 mm Hg abfällt. Für den normalen Bewohner im Tiefland scheinen also die peripheren Rezeptoren von geringerer Bedeutung zu sein, und einige Physiologen betrachten die Aorten- und Carotiskörperchen als wenig relevante Überbleibsel aus der Phylogenese. Für den Lungenkranken bedeutet indessen die Ausschaltung der peripheren Rezeptoren (beispielsweise nach Endarterektomie der Carotiden oder nach Exstirpation der Glomera im Rahmen einer autistischen Asthmabehandlung) den Verlust eines wichtigen Sicherheitsmechanismus: So reagiert er bei einem bedrohlichen O_2-Defizit nicht mehr mit einer Ventilationssteigerung, und gleichzeitig wird ein CO_2-Anstieg einen geringeren atemstimulierenden Effekt entfalten (Wade et al., 1970). Wie bereits erwähnt, werden die peripheren Rezeptoren ebenfalls durch Erhöhungen des CO_2-Druckes und der H^+-Ionenkonzentration im Blut stimuliert. Der periphere Stimulationseffekt von CO_2 und H^+ ist aber weniger ausgeprägt als der zentrale (Literatur: Comroe, 1964; Biscoe, 1971; Sorensen, 1971; Severinghaus, 1972; Guz, 1975).

Für die Aufrechterhaltung der normalen, eupnoischen Ruheatmung spielen beim normalen Menschen (im Gegensatz zum Tier) die Vagusafferenzen eine geringe Rolle: Eine Vagusblockade ändert die Ruheatmung nicht. Hingegen werden die Lungenreflexe unterbrochen, die Ventilationssteigerung bei Einatmung eines CO_2-haltigen Luftgemisches vermindert, und der Atem kann willentlich länger angehalten werden. Einen eindeutig nachweisbaren Beitrag zur Atemsteuerung leisten die pulmonalen Vagusafferenzen in abnormen Situatio-

nen, wobei vier Reflexmechanismen eine Rolle spielen: 1. Hustenreflex. Die Rezeptoren liegen in der Trachea und in den großen Bronchien. Aktiviert werden sie durch eine Vielzahl von physikalischen und chemischen Reizen. Reflexantwort ist neben dem Husten eine Bronchokonstriktion. Der Hustenreflex wird durch Alkohol unterdrückt (Berkowitz et al., 1973). 2. Dehnungsreflex (Hering-Breuer). Dieser spielt eine Rolle bei der Optimierung der Atembewegungen. 3. Deflationsreflex (Koller, 1973) bzw. »lung irritant« Reflex (Widdicombe, 1974). Die entsprechenden Rezeptoren sind noch nicht genau lokalisiert. Stimulus ist vor allem der Kollaps umschriebener Alveolarbezirke oder auch der gesamten Lunge. Reflexantworten sind eine inspiratorische Reaktion, Hyperpnoe und Bronchokonstriktion. Der Reflex erklärt die Hyperventilation beim Pneumothorax (Guz, 1971), bei akuten Atelektasen und im Beginn eines Asthmaanfalls. 4. J-Reflex (Paintal, 1973). Die Rezeptoren liegen wahrscheinlich in den Alveolarsepten. Sie werden durch Lungenstauung und andere Stimuli aktiviert und scheinen eine Tachypnoe und Hyperpnoe zu bewirken (Literatur: Wyss, 1964; Porter, 1970; Paintal, 1973; Karczewski und Widdicombe, 1973; Widdicombe, 1974).

Bei der reflektorischen Steuerung der Atmung spielen neben vagalen Reflexen auch spinale propriozeptive Mechanismen eine erhebliche Rolle. Die Efferenzen des »Atemzentrums« fließen nicht direkt den Atemmuskeln zu, sondern werden auf spinaler Ebene verarbeitet. So werden die Entladungen der spinalen Motoneurone durch die Aktivität der thorakalen Dehnungsrezeptoren modifiziert. Vor allem aber beweist die Synchronizität der gamma-Efferenzen (Muskelspindeln) mit den alpha-Efferenzen (Atemmuskeln) die enge Kontrolle der Atembewegungen durch Eigenreflexe. Der alpha-gamma-Mechanismus dient der raschen Stabilisierung und Optimierung der Atmung in ökonomischer Hinsicht bei Änderungen der mechanischen Belastung. Wird beispielsweise durch eine Änderung der Körperhaltung die Thoraxatmung behindert, kommt es innerhalb des nächsten Atemzuges zu einer verstärkten Zwerchfellatmung. Möglicherweise produziert dieses Regulationssystems bei abnormen Atembehinderungen auch afferente Informationen, welche für die Dyspnoegenese von Bedeutung sind (Literatur: Campbell et al., 1970; Newsom Davis, 1974; Porter, 1970; Karczewski und Widdicombe, 1973).

E. Alterung der Lunge

I. Allgemeines

Wie bei anderen Organen manifestiert sich die Alterung der Lunge vorab durch die Abnahme der Leistungsreserve. Die entsprechenden strukturellen Veränderungen sind, soweit sie mit den bekannten anatomischen und morphologischen Untersuchungsmethoden erfaßt werden können, wenig charakteristisch. Zwar findet man eine geringgradige Erweiterung der peripheren Lufträume, eine leichte aber eindeutige Abnahme der Alveolaroberfläche (THURLBECK, 1967) und eine Verminderung des Bronchiolarkalibers (HOGG et al., 1970; NIEWOEHNER und KLEINERMAN, 1974). Die bisher erarbeiteten Daten lassen aber die strukturelle Basis für die funktionellen Änderungen noch nicht völlig klar erkennen. Die Bemerkung von RICHARDS (1956) ist nach wie vor zutreffend, daß über die altersbedingte Funktionseinbuße klarere Vorstellungen bestehen als über. den Einfluß des Alters auf die Struktur. Diese Feststellung stimmt allerdings nur bei der Betrachtung der verschiedenen Alterskollektive. Der Einfluß des Alters auf die Lungenfunktion zeigt ganz erhebliche individuelle Schwankungen. Ebenso eindeutig wie die durchschnittliche Funktionseinbuße ist die größere Streuung der physiologischen Meßwerte bei höheren Altersklassen. Sie erschwert die für den Kliniker besonders wichtige Abgrenzung zwischen »normal« und »krankhaft«.

II. Lungenvolumina

Übereinstimmung besteht darüber, daß mit zunehmendem Alter die Vitalkapazität kleiner, das Residualvolumen aber größer wird (BÜHLMANN und SCHERRER, 1973; ULMER et al., 1970). Die Verminderung der Vitalkapazität verteilt sich auf beide Volumenteile, die inspiratorische Kapazität und das exspiratorische Reservevolumen. Umstritten ist hingegen, ob die Residualvolumenvergrößerung in erster Linie auf altersbedingten Veränderungen des Thorax beruht (PIERCE und EBERT, 1958), oder aber dem Verschluß der kleinen Luftwege als Folge der im Alter geringeren elastischen Retraktionskraft der Lunge zuzuschreiben ist (LEITH und MEAD, 1967).

III. Atemmechanik

Die wichtigste Veränderung ist zweifellos die Abnahme der elastischen Retraktionskraft der Lunge. Diese manifestiert sich durch eine Verminderung der maximalen Retraktionskraft nach vollständiger Inspiration (FRANK et al., 1957; COHN und DONOSO, 1963; SCHLUETER et al., 1967; TURNER et al., 1968), durch eine Linksverschiebung der elastischen Druck-Volumen-Kurve der Lunge (TURNER et al., 1968; HOLLAND et al., 1968) und durch eine Vergrößerung des Kollapsvolumens. Die statische Compliance im Bereich des normalen Atemzugvolumens bei Ruheatmung ist hingegen wenig altersabhängig. Bemerkenswert ist, daß die offensichtliche Erschlaffung der Lunge im Alter nicht auf eine Verminderung des elastischen Fasermaterials beruht (BRISCOE, 1958; PIERCE und HOCOTT, 1960; PIERCE und EBERT, 1965; JOHN und THOMAS, 1972). Möglicherweise ist die Funktionsänderung dadurch zu erklären, daß die Länge der entspannten elastischen Elemente im Alter zunimmt.

Der Abnahme der elastischen Retraktionskraft ist zumindest teilweise die Erhöhung der Strömungswiderstände in den peripheren Luftwegen zuzuschreiben (HOGG et al., 1970; NIEWOEHNER und KLEINERMAN, 1974). Die Zunahme des gesamten Luftwegwiderstandes ist beim gesunden Betagten aber gering (BRISCOE und DuBOIS, 1958; COHN und DONOSO, 1963; BACHOFEN, 1969) und erklärt jedenfalls kaum die erhebliche Einschränkung der maximalen Ventilation (ANDERSON et al., 1968). Für diese Funktionseinbuße dürften in erster Linie extrapulmonale Veränderungen vorab die Kraftabnahme der Atemmuskulatur verantwortlich sein (COOK et al., 1964; BLACK und HYATT, 1969).

IV. Die Verteilung der Ventilation und Perfusion

Die Abnahme der Lungenelastizität beeinträchtigt auch die gleichmäßige Verteilung der Inspirationsluft (GREIFENSTEIN et al., 1952; BOUHUYS, 1963; HOLLAND et al., 1968). Die Mangelbelüftung einzelner Bezirke scheint vor allem auf der Tendenz der kleinen Luftwege zu beruhen, bereits bei einer normalen funktionellen Residualkapazität zu kollabieren (HOLLAND et al., 1968; ANTHONISEN et al., 1969; MCCARTHY et al., 1972). Jedenfalls kann die altersbedingte Inhomogenität der Belüftung des Alveolarraumes durch vertiefte Atemzüge weitgehend behoben werden (EDELMAN et al., 1968). Die durch die ungleiche Verteilung der Inspirationsluft verursachten Ventilations-Perfusions-Ungleichheiten erklären zumindest teilweise die Zunahme der alveolo-arteriellen Partialdruckgradienten, die Vergrößerung des funktionellen Totraumes und den geringeren O_2-Druck im arteriellen Blut des alten Menschen (SCHERRER, 1961; LOEW und THEWS, 1962; LENFANT, 1963; ULMER und REICHEL, 1963; HOFER und SCHERRER, 1965; MELLEMGAARD, 1966; SCHERRER und BIRCHLER, 1967; BACHOFEN et al., 1973). Verteilungsungleichheiten der Pulmonaldurchblutung scheinen hingegen im Alter eine geringere Rolle zu spielen (HOLLAND et al., 1968).

V. Die Diffusionskapazität

Unabhängig von der Meßmethode findet man beim betagten Menschen eine Einschränkung der Diffusionskapazität (COHN et al., 1954; OGILVIE et al., 1957; DONEVAN et al., 1959; SCHERRER, 1961; SCHERRER und BIRCHLER, 1967; HOFER und SCHERRER, 1965). Die Abnahme der Diffusionskapazität ist ausgeprägter, als dies durch die Verminderung der alveolären Oberfläche erklärt werden kann (THURLBECK, 1967). Wahrscheinlich widerspiegeln die Meßwerte auch die ausgeprägten Verteilungsstörungen im Alter. Bei der O_2-Diffusionskapazität dürften insbesondere Diffusions-Perfusions-Ungleichheiten ins Gewicht fallen, welche möglicherweise Teilursache der altersbedingten Zunahme der alveolo-arteriellen O_2-Differenz bei Körperarbeit sind (BACHOFEN et al., 1973).

F. Anhang

I. Symbole

1. Atemmechanik

P	=	Druck
P_{pl}	=	Intrapleuraldruck
P_{alv}	=	Alveolardruck
P_{el}	=	$P_{pl} - P_{alv}$
$P_{st(l)}$	=	Statischer, elastischer Retraktionsdruck der Lunge
V_L	=	Arbiträres Lungenvolumen
$\dot{V}$	=	Atemstromstärke
C	=	Compliance
R_{aw}	=	Luftwegwiderstand
G_{aw}	=	Luftwegconductance
SG_{aw}	=	Spezifische Luftwegconductance = G_{aw}/V_L

2. Gasaustausch

a) Primäre Abkürzungen

C	=	Gaskonzentration im Blut
F	=	Fraktionelle Gaskonzentration im trockenen Gasgemisch
P	=	Druck oder Partialdruck
V	=	Gasvolumen
$\dot{V}$	=	Volumen pro Zeiteinheit
Q	=	Blutvolumen
$\dot{Q}$	=	Durchblutungsgröße
R	=	Gasaustauschverhältnis ($\dot{V}_{CO_2}/\dot{V}_{O_2}$)
S	=	Sättigung des Hämoglobins
D	=	Diffusionskapazität

b) Indices der Gasphase

B	=	barometrisch
A	=	alveolär
E	=	exspiratorisch
I	=	inspiratorisch
D	=	zum Totraum gehörig

c) Indices der Blutphase

a	=	arteriell
$\bar{v}$	=	gemischt-venös
c	=	kapillär
c'	=	endkapillär
$\bar{c}$	=	mittelkapillär

d) Beispiele

Totraumventilation $\dot{V}_D$
CO_2-Konzentration im gemischt-venösen Blut $C_{\bar{v}_{CO_2}}$
O_2-Konzentration der Exspirationsluft $F_{E_{O_2}}$

II. Physikalische Grundbegriffe

Der folgende Abschnitt beschränkt sich auf einige wenige physikalische Zusammenhänge, welche dem Verständnis des vorliegenden Textes dienlich sind. Ausführlichere Darstellungen der angewandten Physik zur quantitativen Lösung atemphysiologischer und auch anaesthesiologischer Probleme sind in der Literaturliste angeführt (TABOR, 1969; WILLIAMS, 1973; RADFORD, 1964; KETY, 1951).

1. Partialdruck

Der Partialdruck eines Gases in einem Gasgemisch entspricht demjenigen Druck, welches dieses einzelne Gas ausüben würde, falls es allein das gesamte Volumen des Gasgemisches einnehmen könnte. Die Summe der Partialdrucke aller im Gasgemisch enthaltenen Gase ist gleich dem Gesamtdruck des Gemisches (Gesetz von DALTON). Der Partialdruck des Gases ist nur von dessen Menge abhängig, nicht aber von den Eigenschaften (ideal – nichtideal) und der Menge der übrigen Gase. Wendet man das Daltonsche Gesetz auf die exhalierte Alveolarluft an, deren Druck (P_A) gleich dem Barometerdruck ist (P_B), so ergibt sich als Beispiel die wohlbekannte Beziehung

$$P_A = P_B = P_{A_{N_2}} + P_{A_{O_2}} + P_{A_{CO_2}} + P_{A_{H_2O}}.$$

Der Partialdruck eines Gases in einer Flüssigkeit ist definitionsgemäß gleich dem Partialdruck dieses Gases im Gasgemisch, welches sich mit der Flüssigkeit im *Äquilibrium* befindet. Jedes Gas ist mehr oder weniger gut in Flüssigkeiten löslich: Ein Äquilibrium zwischen Gas- und Flüssigkeitsphase besteht dann, wenn gleich viele Gasmoleküle pro Zeiteinheit in Lösung gehen wie aus der Flüssigkeit wieder in die Gasphase austreten. Äquilibrium heißt zwar Gleichheit der Partialdrucke, nicht aber Gleichheit der Gaskonzentration in beiden Phasen. Das Konzentrationsverhältnis wird durch die Löslichkeit des Gases in der Flüssigkeit bestimmt, welche durch den temperaturabhängigen Löslichkeitskoeffizienten charakterisiert wird.

2. Wasserdampf

Die eingeatmete Luft wird in den großen Luftwegen auf Körpertemperatur aufgewärmt und vollständig mit Wasserdampf gesättigt. Die Beifügung von Wasserdampf zum Inhalationsgas kommt einer Verdünnung gleich: Die Partialdrucke der inhalierten Gase fallen ab (Abb. 52). Wasserdampf ist ein ausgesprochen nichtideales Gas. Insbesondere ist er praktisch inkompressibel; im Äquilibrium mit Wasser wird der Dampfdruck durch die Wassertemperatur bestimmt. Damit ist Wasserdampf das konstanteste Atemgas, dessen Partial-

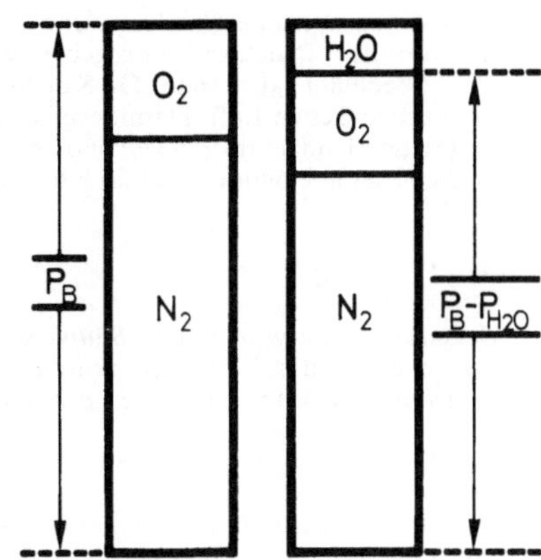

Abb. 52. Der Verdünnungseffekt des Wasserdampfes

druck sich nicht ändert, unabhängig davon, ob die beobachtete Person mit Hilfe der Atemmuskulatur die Alveolarluft komprimiert, sich in einer Überdruckkammer oder auf dem Mount Everest befindet. Diese außergewöhnlichen Eigenschaften – Verdünnungseffekt und Inkompressibilität – verlangen in der Atemphysiologie eine besondere Berücksichtigung des Wasserdampfes. Insbesondere ist es üblich, bei Konzentrationsangaben für Gase in Gasgemischen das Wasserdampfvolumen zu vernachlässigen; bei der Berechnung der Partialdrucke aus der Gaskonzentration ist nicht der Gesamtdruck des Gemisches, sondern der um den Wasserdampfpartialdruck reduzierte Druck zu verwenden. Das gleiche gilt für die plethysmographische Messung des Alveolardrucks.

3. Konzentration

Normalerweise gibt die Konzentration eine Stoffmenge pro Volumen an. In der Atemphysiologie ist diese Definition für Gaskonzentrationen aus den folgenden Gründen unzweckmäßig. 1. Das Bezugsvolumen wird durch Druckänderungen beeinflußt, die Gaskonzentration wäre damit vom Barometerdruck abhängig. 2. Je nach Barometerdruck ändert (bei konstanter Temperatur) der Volumenanteil des Wasserdampfes in einem Gasgemisch. Beispielsweise beträgt dieser in der Alveolarluft auf Meereshöhe rund 6%, auf dem Mount Everest aber rund 20%. 3. Die klassischen Gasanalysegeräte (Apparate von HALDANE, SCHOLANDER, VAN SLYKE) ermitteln die Zusammensetzung von Gasgemischen unter Vernachlässigung des Wasserdampfes.

In der *Gasphase* wird daher die Gaskonzentration durch das Verhältnis zwischen der Menge des betreffenden Gases (M_i) und der Gesamtmenge des Gasgemisches (M_{tot}) unter Vernachlässigung des Wasserdampfes ausgedrückt:

$$F_i = M_i / M_{tot}.$$

F ist eine dimensionslose Größe, welche in Prozent oder einem absoluten Bruchwert angegeben werden kann. $F_{O_2} = 0,21$ bedeutet also eine O_2-Konzentration von 21% in der trockenen Luft. Damit ergibt sich die Beziehung zwischen Konzentration (F_i) und dem Partialdruck (P_i) eines Gases in einem Gasgemisch bei Atmosphärendruck (P_B):

$$P_i = F_i \cdot (P_B - P_{H_2O}).$$

Im Gegensatz dazu wird in der *Blutphase* die Gaskonzentration durch das Verhältnis zwischen extrahierbarem Gasvolumen (V_i) pro Volumen Blut (Q) angegeben:

$$C_i = V_i/Q.$$

Dabei wird das Gasvolumen immer auf STPD-Bedingungen umgerechnet (s. unten).

4. Volumen

In der Regel werden Gasvolumina bei Zimmertemperatur, d.h. unter *ATPS*-Bedingungen (*A*mbient, *T*emperature, *P*ressure, *S*aturated) gemessen. In Anbetracht der Variabilität des Barometerdrucks und der Temperatur, mit letzterer auch der Wasserdampfsättigung, ist es in der Atemphysiologie üblich, die gemessenen Gasvolumina auf standardisierte Bedingungen umzurechnen.

1. Lungenvolumina, Atemstromstärken, Ventilationsgrößen werden auf *BTPS*-Bedingungen [*B*ody *T*emperature (37° C), *P*ressure (aktueller Barometerdruck), *S*aturated (47 mm Hg)] korrigiert. Volumeneinheit ist in der Regel der Liter.

2. O_2-Aufnahme und CO_2-Abgabe, wobei weniger das Volumen als vielmehr die Menge von Interesse ist, sind unter *STPD*-Bedingungen [*S*tandard *T*emperature (0° C), *P*ressure (760 mm Hg), *D*ry] anzugeben.

Die dreiteiligen Umrechnungen weisen folgende Schritte auf:

1. Temperaturkorrektur – nach GAY-LUSSAC ($V = V_o \cdot T/273$);

2. Druckkorrektur – nach BOYLE-MARIOTTE ($P_1 \cdot V_1 = const = P_2 \cdot V_2$);

3. Wasserdampfkorrektur nach Maßgabe der gemessenen oder geschätzten Wasserdampfdrucke.

Beispiel. Der Sauerstoffverbrauch ($\dot{V}_{O_2}$) eines Patienten wird mit einem Spirometer gemessen. Das Gerät registriert einen Wert von 250 ml/min (ATPS). Barometerdruck 710 mm Hg, Temperatur 20° C, entsprechender Wasserdampfdruck im Spirometer 18 mm Hg. Die Umrechnung auf STPD-Bedingung ergibt:

$$\dot{V}_{O_2}(STPD) = \dot{V}_{O_2}(ATPS) \cdot \frac{273}{T} \cdot \frac{P_B}{760} \cdot \frac{P_B - P_{H_2O}}{P_B}$$

$$= 250 \cdot \frac{273}{273+20} \cdot \frac{710}{760} \cdot \frac{710-18}{710}$$

$$= 212 \, (ml/min).$$

III. Die Gasaustausch-Gleichungen

1. O_2-Aufnahme, CO_2-Abgabe
(vgl. Abb. 22)

$$\dot{V}_{O_2} = \dot{V}_I \cdot F_{I_{O_2}} - \dot{V}_E \cdot F_{E_{O_2}} \tag{1}$$

$$\dot{V}_{CO_2} = \dot{V}_E \cdot F_{E_{CO_2}} \tag{2}$$

$$\dot{V}_{N_2} = \dot{V}_I \cdot F_{I_{N_2}} - \dot{V}_E \cdot F_{E_{N_2}} = 0 \tag{3}$$

$$\dot{V}_I = \dot{V}_E \cdot \frac{F_{E_{N_2}}}{F_{I_{N_2}}} \tag{4}$$

Aus (1) und (4) ergibt sich für die O_2-Aufnahme:

$$\dot{V}_{O_2} = \dot{V}_E \left(F_{I_{O_2}} \cdot \frac{F_{E_{N_2}}}{F_{I_{N_2}}} - F_{E_{O_2}} \right) \tag{5}$$

2. Alveolarluftgleichung für O_2
(vgl. Abb. 23 und 42)

Da im Totraum kein Gasaustausch stattfindet, sind die Gleichungen 1–5 auch für die Alveolarluft gültig:

$$\dot{V}_{O_2} = \dot{V}_A \cdot \left(F_{I_{O_2}} \cdot \frac{F_{A_{N_2}}}{F_{I_{N_2}}} \right) - F_{A_{O_2}} \tag{6}$$

$$\dot{V}_{CO_2} = \dot{V}_A \cdot F_{A_{CO_2}} \tag{7}$$

$$R = \dot{V}_{CO_2}/\dot{V}_{O_2}. \tag{8}$$

Gleichungen 6 und 7 werden in Gleichung 8 eingesetzt unter gleichzeitiger Substitution von:

$$F_{A_{N_2}} = 1 - F_{A_{O_2}} - F_{A_{CO_2}} \quad \text{und} \quad F_{I_{N_2}} = 1 - F_{I_{O_2}}$$

$$R = \frac{F_{A_{CO_2}} \cdot (1 - F_{I_{O_2}})}{F_{I_{O_2}} - F_{A_{O_2}} - (F_{A_{CO_2}} \cdot F_{I_{O_2}})}. \tag{9}$$

Die Umrechnung von fraktionellen Konzentrationen in Partialdrucke erfolgt durch Multiplikation der Gleichung (9) mit ($P_B - 47$):

$$R = \frac{P_{A_{CO_2}} \cdot (1 - F_{I_{O_2}})}{P_{I_{O_2}} - P_{A_{O_2}} - (P_{A_{CO_2}} \cdot F_{I_{O_2}})}. \tag{9a}$$

Mit der Gleichung (9a) können die Gas-R-Linien in Abb. 42 konstruiert werden. Die Auflösung der Gleichung (9a) ergibt die Alveolarluftgleichung für $P_{A_{O_2}}$:

$$P_{A_{O_2}} = P_{I_{O_2}} - \frac{P_{A_{CO_2}}}{R} + \frac{P_{A_{CO_2}} \cdot F_{I_{O_2}} \cdot (1 - R)}{R}. \tag{10}$$

Für die »ideale« Alveolarluft wird anstelle des alveolären CO_2-Druckes ($P_{A_{CO_2}}$) der arterielle ($P_{a_{CO_2}}$) eingesetzt (s. Kapitel Gasaustausch, Abschn. IV, 3c).

Literatur

Allgemeine Texte

Handbook of Physiology. Sect. 3. Respiration. Ed.: W.O. Fenn, H. Rahn. Washington, D.C.: American Physiological Society, Vol. I, 1964; Vol. II, 1965

Bartels, H., Bücherl, E., Hertz, C.W., Rodewald, G., Schwab, M.: Lungenfunktionsprüfung. Methoden und Beispiele klinischer Anwendung. Berlin-Göttingen-Heidelberg: Springer 1959

Bates, D.V., Macklem, P.T., Christie, R.V.: Respiratory Function in Disease. Philadelphia: W.B. Saunders 1971

Caro, C.G. (ed.): Advances in Respiratory Physiology. London: Arnold 1966

Comroe, J.H.: Physiology of Respiration. 2nd ed. Chicago: Year Book Medical Publishers 1974

Cotes, J.E.: Lung Function. 3rd ed. Oxford: Blackwell Scientific Publications 1975

Cumming, G., Semple, S.J.: Disorders of the Respiratory System. Oxford: Blackwell Scientific Publications 1973

Dejours, P.: Respiration. New York: Oxford University Press 1966

Piiper, J., Koepchen, H.P.: Atmung. München-Berlin-Wien: Urban & Schwarzenberg 1972

Rossier, P.H., Bühlmann, A., Wiesinger, K.: Physiologie und Pathophysiologie der Atmung. 2. Aufl. Berlin-Göttingen-Heidelberg: Springer 1958

Ruch, T.C., Patton, H.D.: Physiology and Biophysics. Vol. II. Circulation, Respiration and Fluid Balance. Philadelphia: W.B. Saunders 1974

Ulmer, W.T., Reichel, G., Nolte, D.: Die Lungenfunktion. Stuttgart: Thieme 1970

West, J.B.: Respiratory Physiology. Baltimore: Williams and Wilkins 1974

West, J.B. (ed.): Bioengineering Aspects of the Lung. New York-Basel: M. Dekker 1977

Widdicombe, J.G. (ed.): Respiratory Physiology. London: Butterworths 1974

A. Einführung

Bouhuys, A., Proctor, D.F., Mead, J.: Kinetic aspects of singing. J. appl. Physiol. 21, 483–496 (1966)

Coburn, R.F.: Endogenous carbon monoxide production. New Engl. J. Med. 282, 207–209 (1970)

Davenport, H.W.: The ABC of Acid-Base Chemistry. 5th ed. Chicago: University of Chicago Press 1971

Fishman, A.P., Pietra, G.G.: Handling of bioactive materials by the lung. New Engl. J. Med. 291, 884–889/953–960 (1974)

Gehr, P., Weibel, E.R.: Morphometric estimation of regional differences in the dog lung. J. appl. Physiol. 37, 648–653 (1974)

Gil, J., Weibel, E.R.: Morphological study of pressure-volume hysteresis in rat lungs fixed by vascular perfusion. Resp. Physiol. 15, 190–205 (1972)

Glazier, J.B., Hughes, J.M.B., Malony, J.R., West, J.B.: Measurement of capillary dimensions and blood volume in rapidly frozen lungs. J. appl. Physiol. 26, 65–76 (1969)

Heinemann, J.O., Fishman, A.P.: Nonrespiratory function of mammalian lung. Physiol. Rev. 49, 1–47 (1969)

Horsfield, K., Cumming, G.: Morphology of the bronchial tree in man. J. appl. Physiol. 24, 373–383 (1968)

Marder, V.J., Sherry, S.: Fibrinolysis, Pathophysiology: Altered mechanisms in disease. Ed.: E.D. Frohlich. Philadelphia: J.B. Lippincott 1972

Parker, H., Horsfield, K., Cumming, G.: Morphology of distal airways in the human lung. J. appl. Physiol. 31, 386–391 (1971)

Rohrer, F.: Der Strömungswiderstand in den menschlichen Atemwegen und der Einfluß der unregelmäßigen Verzweigung des Bronchialsystems auf den Atmungsverlauf in verschiedenen Lungenbezirken. Pflügers Arch. ges. Physiol. 162, 225–259 (1915)

Tenney, S.M., Lamb, T.W.: Physiological consequences of hypoventilation and hyperventilation. In: Handbook of Physiology, Sect. 3, Vol. II, 1965

Tierney, D.F.: Lung metabolism and biochemistry. Ann. Rev. Physiol. 36, 209–233 (1974)

Weibel, E.R.: Morphometry and lung models. In: Quantitative Methods in Morphology. Berlin-Göttingen-Heidelberg: Springer 1967

Weibel, E.R.: Morphometry of the Human Lung. Berlin-Göttingen-Heidelberg: Springer 1963

Weibel, E.R.: Morphological basis of alveolar-capillary gas exchange. Physiol. Rev. 53, 419–495 (1973)

Weibel, E.R., Gil, J.: Structure-function relationship at the alveolar level. In: Bioengineering Aspects of Lung Biology. Ed.: J. West. In Print, 1976

B. Atemmechanik

I. Theoretische Grundlagen

Agostoni, E.: Mechanics of the pleural space. Physiol. Rev. 52, 57–128 (1972)

Agostoni, E., Torri, G.: An analysis of the chest wall motions at high values of ventilation. Resp. Physiol. 3, 318–332 (1967)

Agostoni, E., Mead, J.: Statics of the respiratory system. In: Handbook of Physiology, Sect. 3, Vol. I, pp. 387–409 (1964)

DuBois, A.B., Brody, A.W., Lewis, D.H., Burgess, F.H., Jr.: Oscillation mechanics of lungs and chest in man. J. appl. Physiol. 88, 587–594 (1956)

Grimby, G., Bunn, J., Mead J.: Relative contribution of rib cage and abdomen to ventilation during exercise. J. appl. Physiol. 24, 159–164 (1968)

Howell, J.B.L., Campbell, E.J.M.: Breathlessness. Oxford: Blackwell Scientific Publications 1966

Konno, K., Mead, J.: Measurement of separate volume changes of rib cage and abdomen during breathing. J. appl. Physiol. 22, 407–422 (1967)

Mead, J.: Measurement of inertia of the lungs at increased ambient pressure. J. appl. Physiol. 9, 208–212 (1956)

Mead, J.: Mechanical properties of lungs. Physiol. Rev. 41, 281–330 (1961)

MEAD, J., MILIC-EMILI, J.: Theory and methodology in respiratory mechanics with glossary of symbols. In: Handbook of Physiology, Sect. 3, Vol. I, pp. 363–376 (1964)

MILIC-EMILI, J.: Pulmonary statics. In: Respiratory Physiology. Ed.: J.G. WIDDICOMBE. London: Butterworths 1974

OTIS, A.B., McKERROW, C.B., BARTLETT, R.A., MEAD, J., McILROY, M.B., SELVERSTONE, N.J., RADFORD, E.P., JR.: Mechanical factors in distribution of pulmonary ventilation. J. appl. Physiol. 8, 427–443 (1956)

ROSSIER, P.H., BÜHLMANN, A., WIESINGER, K.: Physiologie und Pathophysiologie der Atmung. Berlin-Göttingen-Heidelberg: Springer 1958

SHARP, J.T., HENRY, J.P., SWEANY, S.K., MEADOWS, W.R., PIETRAS, R.J.: Total respiratory inertance and its gas and tissue components in normal and obese men. J. clin. Invest. 43, 503–509 (1964)

II. Lungenvolumina

AGOSTONI, E.: Mechanics of the chest wall. Statics. In: CAMPBELL, E.J.M., AGOSTONI, E., NEWSOM DAVIS, J.: The Respiratory Muscles. Philadelphia-London: W.B. Saunders 1970

BRISCOE, W.A.: Lung volumes. In: Handbook of Physiology, Sect. 3, Vol. II, pp. 1345–1379 (1965)

BÜHLMANN, A.A., SCHERRER, M.: Neue Normalwerte für die Vital- und Totalkapazität der Lungen. Schweiz. med. Wschr. 103, 600–668 (1973)

CARA, M.: Auswertung einer statistischen Untersuchung der ventilatorischen Funktionsgrößen bei normalen Personen. Europ. Gemeinschaft f. Kohle u. Stahl. Arbeitsdokument 6082/58 d (1958). In: ULMER, W.T., REICHEL, R. und NOLTE, D., Die Lungenfunktion. Stuttgart: Thieme 1970

COTES, J.E.: Lung Function. 3rd ed. Oxford: Blackwell Scientific Publications 1975

COURNAND, A., BALDWIN, E.D., DARLING, R.C., RICHARDS, D.W., JR.: Studies on the intrapulmonary mixture of gases. IV. Significance of pulmonary emptying rate and simplified open circuit measurement of residual air. J. clin. Invest. 20, 681–689 (1941)

DA COSTA, J.L.: Pulmonary function studies in healthy Chinese adults in Singapore. Amer. Rev. resp. Dis. 104, 128–131 (1971)

DUBOIS, A.B., BOTELHO, S.Y., BEDELL, G.N., MARSHALL, R., COMROE, J.H., JR.: A rapid plethysmographic method for measuring thoracic gas volume: A comparison with a nitrogen washout method for measuring functional residual capacity in normal subjects. J. clin. Invest. 35, 322–326 (1956)

DUBOIS, A.B., BOTELHO, S.Y., COMROE, J.H., JR.: A new method for measuring airway resistance in man using a body plethysmograph: Values in normal subjects and in patients with respiratory disease. J. clin. Invest. 35, 327–335 (1956)

EMMANUEL, G., BRISCOE, W.A., COURNAND, A.: A method for the determination of the volume of air in the lungs: Measurements in chronic pulmonary emphysema. J. clin. Invest. 40, 329–337 (1961)

MEAD, J.: Volume displacement body plethysmograph for respiratory measurements in human subjects. J. appl. Physiol. 15, 736–740 (1960)

MENEELY, G.R., KALTREIDER, N.L.: The volume of the lung determined by helium dilution. Description of the method and comparison with other procedures. J. clin. Invest. 28, 129–139 (1949)

PAPPENHEIMER, J.: Standardisation of definitions and symbols in respiratory physiology. Fed. Proc. 9, 602–605 (1950)

TIERNEY, D.F., NADEL, J.A.: Concurrent measurements of functional residual capacity by three methods. J. appl. Physiol. 17, 871–873 (1962)

III. Thorax und Lunge

Übersichtsarbeiten

AGOSTONI, E.: Action of respiratory muscles. In: Handbook of Physiology, Sect. 3, Vol. I, pp. 377–386 (1964)

AGOSTONI, E., MEAD, J.: Statics of the respiratory system. In: Handbook of Physiology, Sect. 3, Vol. I, pp. 387–409 (1964)

CAMPBELL, E.J.M., AGOSTONI, E., NEWSOM DAVIS, J.: The Respiratory Muscles. Mechanics and Neural Control. Philadelphia-London: W.B. Saunders 1970

MEAD, J., AGOSTONI, E.: Dynamics of breathing. In: Handbook of Physiology, Sect. 3, Vol. I, pp. 411–427 (1964)

PENGELLY, L.D., REBUCK, A.S., CAMPBELL, E.J.M.: Loaded Breathing. Edinburgh-London: Churchill-Livingstone 1974

Spezielle Literatur

AGOSTONI, E.: Mechanics of the pleural space. Physiol. Rev. 52, 57–128 (1972)

AGOSTONI, E., D'ANGELO, A.: Topography of pleural surface pressure during simulation of gravity effect on abdomen. Resp. Physiol. 12, 102–109 (1971)

AGOSTONI, E., FENN, W.O.: Velocity of muscle shortening as a limiting factor in respiratory air flow. J. appl. Physiol. 15, 349–353 (1960)

AGOSTONI, E., MEAD, J.: Statics of the respiratory system. In: Handbook of Physiology, Sect. 3, Vol. I (1964)

AGOSTONI, E., MOGNONI, P., TORRI, G., SARACINO, F.: Relation between changes of rib cage circumference and lung volume. J. appl. Physiol. 20, 1179–1186 (1965)

AGOSTONI, E., RAHN, H.: Abdominal and thoracic pressures at different lung volumes. J. appl. Physiol. 15, 1087–1092 (1960)

AGOSTONI, E., TAGLIETTI, A., SETNIKAR, I.: Absorption force of the capillaries of the visceral pleura in determination of intrapleural pressure. Amer. J. Physiol. 191, 277–282 (1957)

D'ANGELO, E., AGOSTONI, E.: Distribution of transpulmonary pressure and chest wall shape. Resp. Physiol. 22, 335–344 (1974)

CHERNIACK, R.M., HODSON, A.: Compliance of the chest wall in chronic bronchitis and emphysema. J. appl. Physiol. **18**, 707–711 (1963)

DUCHENNE, G.B.A.: Physiologie des mouvements démontrée à l'aide de l'experimentation électrique et de l'observation clinique. Paris: Baillière 1867

EISELE, J., TRENCHARD, D., BURKI, N., GUZ, A.: The effect of chest wall block on respiratory sensation and control in man. Clin. Sci. **35**, 23–33 (1968)

FENN, W.O., MARSH, B.S.: Muscular force at different speeds of shortening. J. Physiol. (Lond.) **85**, 277–297 (1935)

GOLDMAN, M.: Mechanical coupling of the diaphragm and rib cage. In: Loaded Breathing. Ed.: L.D. PENGELLY, A.S. REBUCK, E.J.M. CAMPBELL. Edinburgh-London: Churchill-Livingstone 1974

HARTUNG, W.: Lungenemphysem. Morphologie, Pathogenese und funktionelle Bedeutung. Berlin-Göttingen-Heidelberg: Springer 1964

KANEKO, K., MILIC-EMILI, J., DOLIVICH, M.B., DAWSON, A., BATES, D.V.: Regional distribution of ventilation and perfusion as a function of body position. J. appl. Physiol. **21**, 767–777 (1966)

KNOWLES, J.H., HONG, S.K., RAHN, H.: Possible errors using esophageal balloon in determination of pressure-volume characteristics of the lung and thoracic cage. J. appl. Physiol. **14**, 525–530 (1959)

KONNO, K., MEAD, J.: Measurement of the separate volume changes of rib cage and abdomen during breathing. J. appl. Physiol. **22**, 407–422 (1967)

KRUMHOLZ, R.A., ALBRIGHT, C.D.: The compliance of the chest wall in emphysema. Amer. Rev. resp. Dis. **97**, 927–931 (1968)

LEATHES, J.B., STARLING, E.M.: The absorption of salt solution from the pleural cavities. J. Physiol. (Lond.) **18**, 106–116 (1895)

MEAD, J.: Mechanics of the chest wall. In: Loaded Breathing. Ed.: L.D. PENGELLY, A.S. REBUCK, E.J.M. CAMPBELL. Edinburgh-London: Churchill-Livingstone 1974

MILIC-EMILI, J.: Pulmonary statics. In: Respiratory Physiology. Ed.: J.G. WIDDICOMBE. London: Butterworths 1974

MILIC-EMILI, J., MEAD, J., TURNER, J.M., GLAUSER, E.M.: Improved technique for estimating pleural pressure from esophageal balloons. J. appl. Physiol. **19**, 207–211 (1964)

PIIPER, J.: Physiological equilibria of gas cavities in the body. In: Handbook of Physiology, Sect. 3, Vol. II, pp. 1205–1218 (1965)

RAHN, H.: The role of N_2 gas in various biological processes with particular reference to the lung. Harvey Lect., Ser. **55**, 173–199 (1961)

RAHN, H., OTIS, A.B., CHADWICK, L.E., FENN, W.O.: The pressure-volume diagram of the thorax and lung. Amer. J. Physiol. **146**, 161–178 (1946)

ROHRER, F.: Der Zusammenhang der Atemkräfte und ihre Abhängigkeit vom Dehnungszustand der Atmungsorgane. Pflügers Arch. ges. Physiol. **165**, 419–444 (1916)

ROHRER, F.: Physiologie der Atembewegung. In: Handbuch der Normalen und Pathologischen Physiologie. Ed.: A. BETHE, G. VON BERGMANN, G. EMBDEN, A. ELLINGER. Berlin: Springer 1925

SHARP, J.T., JOHNSON, F.N., GOLDBERG, N.B., VAN

LITH, P.: Hysteresis and stress adaptation in the human respiratory system. J. appl. Physiol. **23**, 487–497 (1967)

STEWART, P.B., BURGEN, A.S.V.: The turnover of fluid in the dogs pleural cavity. J. Lab. clin. Med. **52**, 212–230 (1958)

WEST, J.B., MATTHEWS, F.L.: Stresses, strains, and surface pressures in the lung caused by its weight. J. appl. Physiol. **32**, 332–345 (1972)

WILKIE, D.R.: The mechanical properties of muscle. Brit. med. Bull. **12**, 177–182 (1956)

IV. Die Lunge

Übersichtsarbeiten

BACHOFEN, H.: Die mechanischen Eigenschaften der Lunge. Bern-Stuttgart: Hans Huber 1969

BOUHUYS, A. (ed.): Airway Dynamics. Physiology and Pharmacology. Springfield: C.C. Thomas 1970

CLEMENTS, J.A., TIERNEY, D.F.: Alveolar instability associated with altered surface tension. In: Handbook of Physiology, Sect. 3, Vol. II, pp. 1565–1584 (1965)

HOPPIN, F.G., JR., HILDEBRANDT, J.: Mechanical properties of the lung. In: Bioengineering Aspects of the Lung. Ed.: J.B. WEST. New York-Basel: M. Dekker 1977

HYATT, R.E.: Dynamic lung volumes. In: Handbook of Physiology, Sect. 3, Vol. II, pp. 1381–1398 (1965)

MARSHALL, R.: Objective tests of respiratory mechanics. In: Handbook of Physiology, Sect. 3, Vol. II, pp. 1399–1412 (1965)

MEAD, J.: Mechanical properties of lung. Physiol. Rev. **41**, 281–330 (1961)

RADFORD, E.P., JR.: Static mechanical properties of mammalian lungs. In: Handbook of Physiology, Sect. 3, Vol. I, pp. 429–449 (1964)

SETNIKAR, I.: Meccanica respiratoria. Aggiornamenti di Fisiologica, Vol. III. Ed.: L. MACRI, Firenze 1955

Spezielle Literatur

BACHOFEN, H.: Lung tissue resistance and pulmonary hysteresis. J. appl. Physiol. **24**, 296–301 (1968)

BACHOFEN, H., GIL, J., GEHR, P., WEIBEL, E.R.: Morphometric study of normal and detergent rinsed rabbit lungs. Proc. Intern. Union Physiol. Sci. **13**, 41 (1977)

BACHOFEN, H., HILDEBRANDT, J.: Area analysis of pressure-volume hysteresis in mammalian lungs. J. appl. Physiol. **30**, 493–497 (1971)

BACHOFEN, H., HILDEBRANDT, J., BACHOFEN, M.: Pressure-volume curves of air and liquid filled excised lungs – surface tension in situ. J. appl. Physiol. **29**, 422–431 (1970)

BACHOFEN, H., SCHERRER, M.: Lung tissue resistance in diffuse interstitial pulmonary fibrosis. J. clin. Invest. **46**, 133–140 (1967)

BANISTER, J., TORRANCE, D.W.: The effects of tracheal pressure upon flow. Quart. J. exp. Physiol. **45**, 351–367 (1960)

BENDIXEN, H.H., BULLWINKEL, B., HEDLEY-WHYTE, J.,

Laver, M.B: Atelectasis and shunting during spontaneous ventilation in anesthetized patients. Anesthesiology 25, 297–301 (1964)

Blide, R.W., Kerr, H.D., Spicer, W.S., Jr.: Measurement of upper and lower airway resistance and conductance in man. J. appl. Physiol. 19, 1059–1069 (1964)

Bouhuys, A., Woestijne, K.P.: Mechanical consequences of airway smooth muscle relaxation. J. appl. Physiol. 30, 670–676 (1971)

Briscoe, W.A., DuBois, A.B.: The relationship between airway resistance, airway conductance and lung volume in subjects of different age an body size. J. clin. Invest. 37, 1279–1285 (1958)

Bucher, K.: Pathophysiology and pharmacology of cough. Pharmacol. Rev. 10, 43–58 (1958)

Burkart, F., Bucher, K.: Zur Bedeutung des Vagus für Husten und Niesen. Med. Exp. 3, 297–302 (1966)

Butler, J., Caro, C.G., Alcala, R., DuBois, A.B.: Physiological factors affecting airway resistance in normal subjects and in patients with obstructive respiratory disease. J. clin. Invest. 39, 584–591 (1960)

Clements, J.A., Brown, E.S., Johnson, R.P.: Pulmonary surface tension and the mucus lining of the lungs: Some theoretical considerations. J. appl. Physiol. 12, 262–268 (1958)

Clements, J.A., Hustead, R.F., Johnson, R.P., Gribetz, I.: Pulmonary surface tension and alveolar stability. J. appl. Physiol. 16, 444–450 (1961)

Dollfuss, R.E., Milic-Emili, J., Bates, D.V.: Regional ventilation of the lung, studied with boluses of 133 xenon. Resp. Physiol. 2, 234–246 (1967)

DuBois, A.B., Botelho, S.Y., Bedell, G.N., Marshall, R., Comroe, J.H., Jr.: A rapid plethysmographic method for measuring thoracic gas volume: A comparison with a nitrogen washout method for measuring functional residual capacity in normal subjects. J. clin. Invest. 35, 322–326 (1956)

DuBois, A.B., Botelho, S.Y., Comroe, J.H., Jr.: A new method for measuring airway resistance in man using a body plethysmograph: Values in normal subjects and in patients with respiratory disease. J. clin. Invest. 35, 327–335 (1956)

DuBois, A.B., Woestijne, K.P. von de (Editors): Body Plethysmography. Progr. Resp. Res. 4 (1968)

Ferris, B.G., Jr., Mead, J., Opie, L.H.: Partitioning of respiratory flow resistance in man. J. appl. Physiol. 19, 653–658 (1964)

Fisher, A.B., DuBois, A.B., Hyde, R.W.: Evaluation of the forced oscillation technique for the determination of resistance to breathing. J. clin. Invest. 47, 2045–2051 (1968)

Fleisch, A.: Der Pneumotachograph, ein Apparat zur Geschwindigkeitsregistrierung der Atemluft. Pflügers Arch. ges. Physiol. 209, 713 (1925)

Froeb, H.F., Mead, J.: Relative hysteresis of the dead space and lung in vivo. J. appl. Physiol. 25, 244–248 (1968)

Fry, D.L., Hyatt, R.E.: Pulmonary mechanics. A unified analysis of the relationship between pressure, volume and gas flow in the lungs of normal and diseased human subjects. Amer. J. Med. 29, 672–689 (1960)

Fukaya, H., Martin, C.J., Young, A.C., Katsura, S.: Mechanical properties of alveolar wall. J. appl. Physiol. 25, 689–695 (1968)

Fung, Y.C.: Does the surface tension make the lung inherently unstable? Circulat. Res. 37, 497–502 (1975)

Gehr, P., Bachofen, M., Weibel, E.R.: The normal human lung: ultrastructure and morphometric estimation of diffusing capacity. Resp. Physiol. 32, 121–140 (1978)

Gil, J., Bachofen, H.: Morphometric study of Triton rinsed, air and saline filled, excised lungs. Fed. Proc. 36, 493 (1977)

Gil, J., Reiss, O.K.: Isolation and characterization of lamellar bodies and tubular myelin from rat lung homogenates. J. Cell Biol. 58, 152–171 (1973)

Gil, J., Weibel, E.R.: Morphological study of pressure-volume hysteresis in rat lungs fixed by vascular perfusion. Resp. Physiol. 15, 190–213 (1972)

Glaister, D.H., Schroter, R.C., Sudlow, M.F., Milic-Emili, J.: Bulk elastic properties of excised lungs and the effect of a transpulmonary pressure gradient. Resp. Physiol. 17, 347 (1973)

Harris, R.S., Lawson, T.V.: The relative mechanical effectiveness and efficiency of successive voluntary coughs in healthy young adults. Clin. Sci. 34, 569–577 (1968)

Hogg, J.C., Macklem, P.T., Thurlbeck, W.M.: Site and nature of airway obstruction in chronic obstructive lung-disease. New Engl. J. Med. 278, 1355–1360 (1968)

Hogg, J.C., Macklem, P.T., Thurlbeck, W.M.: The resistance of collateral channels in excised human lungs. J. clin. Invest. 48, 421–431 (1969)

Holland, J., Milic-Emili, J., Macklem, P.T., Bates, D.V.: Regional distribution of pulmonary ventilation and perfusion in elderly subjects. J. clin. Invest. 47, 81–92 (1968)

Horsfield, K., Cumming, G.: Functional consequences of airway morphology. J. appl. Physiol. 24, 384–390 (1968)

Horsfield, K., Dart, G., Filley, G.F., Olson, D.E., Cumming, G.: Models of the human bronchial tree. J. appl. Physiol. 31, 207–217 (1971)

Hughes, J.M.B., Hoppin, F.G., Jr., Mead, J.: Effect of lung inflation on bronchial length and diameter in excised lungs. J. appl. Physiol. 32, 25–35 (1972)

Hughes, J.M.B., Rosenzweig, D.Y., Kivitz, P.B.: Site of airway closure in excised dog lungs: histologic demonstrations. J. appl. Physiol. 29, 340 (1970)

Hyatt, R.E., Flath, R.E.: Influence of lung parenchyma on pressure-diameter behaviour of dog bronchi. J. appl. Physiol. 21, 1448–1452 (1966)

Hyatt, R.E., Rodarte, J.R.: "Closing volume"–one man's noise–other man's experiment. Mayo Clin. Proc. 50, 17–27 (1975)

Hyatt, R.E., Wilcox, R.E.: Extrathoracic resistance in man. J. appl. Physiol. 16, 326–330 (1961)

Jaeger, M.J.: Verbessertes Verfahren zur Bestimmung des Alveolardruckes mit der Verschlußdruckmethode. Schweiz. med. Wschr. 92, 67–72 (1962)

Jaeger, M.J., Matthys, H.: The pressure flow characteristics of the human airways. In: Airway Dynamics. Ed.: A. Bouhuys. Springfield: C.C. Thomas 1970

Jaeger, M.J., Otis, A.B.: Measurement of airway resistance with a volume displacement plethysmograph. J. appl. Physiol. **19**, 813–820 (1964)

KING, R.J., CLEMENTS, J.A.: Surface active materials from dog lungs. II. Composition and physiological correlations. Amer. J. Physiol. **223**, 715–726 (1972)

KRAHL, V.: Anatomy of the mammalian lung. In: Handbook of Physiology, Sect. 3, Vol. 1. Eds.: W.O. FENN und H. RAHN. Washington, D.C.: American Physiological Society 1964

LAWSON, T.V., HARRIS, R.S.: Assessment of the mechanical efficiency of coughing in healthy adults. Clin. Sci. **33**, 209–224 (1967)

LIM, T.P.K., LUFT, U.C.: Alterations in lung compliance and functional residual capacity with posture. J. appl. Physiol. **14**, 164–166 (1959)

MACKLEM, P.T.: Airway obstruction and collateral ventilation. Physiol. Rev. **51**, 368–436 (1971)

MACKLEM, P.T., FRASER, R.G., BATES, D.V.: Bronchial pressures and dimensions in health and obstructive airway disease. J. appl. Physiol. **18**, 699–706 (1963)

MACKLEM, P.T., MEAD, J.: Resistance of central and peripheral airways measured by a retrograde catheter. J. appl. Physiol. **22**, 395–401 (1967)

MACKLEM, P.T., WILSON, N.J.: The measurement of intrabronchial pressure in man. J. appl. Physiol. **20**, 653–663 (1965)

MACKLEM, P.T., WOOLCOCK, A.J., HOGG, J.C., NADEL, J.A., WILSON, N.J.: Partitioning of pulmonary resistance in the dog. J. appl. Physiol. **26**, 798–805 (1969)

McCARTHY, D.S., SPENCER, R., GREENE, R., MILIC-EMILI, J.: Measurement of "closing volume" as a simple and sensitive test for early detection of small airway disease. Amer. J. Med. **52**, 747–753 (1972)

MEAD, J.: A volume displacement body plethysmograph for respiratory measurements in human subjects. J. appl. Physiol. **15**, 736–740 (1960)

MEAD, J., COLLIER, C.: Relation of volume history of lungs to respiratory mechanics in anesthetized dogs. J. appl. Physiol. **14**, 669–678 (1958)

MEAD, J., TAKISHIMA, T., LEITH, D.: Stress distribution in lungs: a model of pulmonary elasticity. J. appl. Physiol. **28**, 596–608 (1970)

MEAD, J., TURNER, J.M., MACKLEM, P.T., LITTLE, J.B.: Significance of the relationship between lung recoil and maximum expiratory flow. J. appl. Physiol. **22**, 95–108 (1967)

MEAD, J., WHITTENBERGER, J.L., RADFORD, E.P., JR.: Surface tension as a factor in pulmonary volume-pressure hysteresis. J. appl. Physiol. **10**, 191–196 (1957)

MENKES, H., LINDSAY, D., WOOD, L.D.H., MUIR, A.L., MACKLEM, P.T.: Interdependence of lung units in intact dog lungs. J. appl. Physiol. **32**, 661 (1972)

MILIC-EMILI, J., MEAD, J., TURNER, J.M., GLAUSER, E.M.: Improved technique for estimating pleural pressure from esophageal balloons. J. appl. Physiol. **19**, 207–211 (1964)

NEERGAARD, K. VON: Neue Auffassungen über einen Grundbegriff der Atemmechanik. Die Retraktionskraft der Lunge, abhängig von der Oberflächenspannung in den Alveolen. Z. ges. exp. Med. **66**, 373–394 (1929)

NEERGAARD, K. VON, WIRZ, K.: Über eine Methode zur Messung der Lungenelastizität am lebenden Menschen, insbesondere beim Emphysem. Z. klin. Med. **105**, 35–50 (1927)

OLSON, C.R., DEKOCK, M.A., COLEBATCH, H.J.H.: Stability of airways during reflex bronchoconstriction. J. appl. Physiol. **23**, 23–26 (1967)

OLSON, C.R., STEVENS, A.E., McILROY, M.B.: Rigidity of trachea and bronchi during muscular constriction. J. appl. Physiol. **23**, 27–34 (1967)

OLSON, D.E., DART, G.A., FILLEY, G.F.: Pressure drops and fluid flow regime of air inspired into the human lung. J. appl. Physiol. **28**, 482–494 (1970)

ORSOS, F.: Über das elastische Gerüst der normalen und emphysematösen Lunge. Beitr. path. Anat. **41**, 95–121 (1907)

ORSOS, F.: Die Gerüstsysteme der Lunge und deren physiologische und pathologische Bedeutung. Beitr. Klin. Tuberk. **87**, 568–609 (1936)

OTIS, A.B., McKERROW, C.B., BARTLETT, R.A., MEAD, J., McILROY, M.B., SELVERSTONE, N.J., RADFORD, E.P., JR.: Mechanical factors in distribution of pulmonary ventilation. J. appl. Physiol. **8**, 427–443 (1956)

PATTLE, R.E.: Surface lining of lung alveoli. Physiol. Rev. **45**, 48–79 (1965)

PEDLEY, T.J., SCHROTER, R.C., SUDLOW, M.F.: Energy losses and pressure drop in models of human airways. Resp. Physiol. **9**, 371–386 (1970)

PEDLEY, T.J., SCHROTER, R.C., SUDLOW, M.F.: The prediction of pressure drop and variation of resistance within the human bronchial airways. Resp. Physiol. **9**, 387–405 (1970)

PRIDE, N.B., PERMUTT, S., RILEY, R.L., BROMBERGER-BARNEA, B.: Determinants of maximal expiratory flow from the lungs. J. appl. Physiol. **23**, 646–662 (1967)

ROSS, B.B., GRAMIAK, R., RAHN, H.: Physical dynamics of cough mechanism. J. appl. Physiol. **8**, 264–268 (1955)

ROHRER, F.: Der Strömungswiderstand in den menschlichen Atemwegen. Pflügers Arch. ges. Physiol. **162**, 225–259 (1915)

SALAZAR, E., KNOWLES, J.H.: Analysis of pressure-volume characteristics of lungs. J. appl. Physiol. **19**, 97–104 (1964)

SCARPELLI, E.M.: The Surfactant System of the Lung. Philadelphia: Lea-Febiger 1968

SCHLUETER, D.P., IMMEKUS, J., STEAD, W.W.: Relationship between maximal inspiratory pressure and total lung capacity (coefficient of retraction) in normal subject and in patients with emphysema, asthma, and diffuse pulmonary infiltration. Amer. Rev. resp. Dis. **96**, 656–665 (1967)

SILVERS, G.W., MAISEL, J.C., PETTY, T.L., FILLEY, G.F., MITCHELL, R.S.: Flow limitation during forced expiration in excised human lung. J. appl. Physiol. **36**, 737–744 (1974)

SPANN, R.W., HYATT, R.E.: Factors affecting upper airway resistance in conscious man. J. appl. Physiol. **31**, 708–712 (1971)

STANESCU, D.C., DESUTTER, P., WOESTIJNE, K.P. VAN DE: Pressure-corrected flow body plethysmograph. Amer. Rev. resp. Dis. **105**, 304–305 (1972)

SUTHERLAND, P.W., KATSURA, T., MILIC-EMILI, J.: Previous volume history of the lung and regional distribution of gas. J. appl. Physiol. **25**, 566–574 (1968)

Takishima, T., Mead, J.: Tests of a model of pulmonary elasticity. J. appl. Physiol. **33**, 576–581 (1972)

Vincent, N.J., Knudson, R., Leith, D.E., Macklem, P.T., Mead, J.: Factors influencing pulmonary resistance. J. app. Physiol. **29**, 235–243 (1970)

Weibel, E.R.: Morphometry of the Human Lung. New York: Academic Press 1963

Weibel, E.R., Gil, J.: Structur-function relationship at the alveolar level. In: Bioengineering Aspects of Lung Biology. Ed.: J. West (In press.)

Widdicombe, J.G.: Regulation of trachebronchial smooth muscle. Physiol. Rev. **43**, 1–37 (1963)

Widdicombe, J.G., Nadel, J.A.: Airway volume, airway resistance and work and force of breathing: theory. J. appl. Physiol. **18**, 863–868 (1963)

Woolcock, A.J., Macklem, P.T.: Mechanical factors influencing collateral ventilation in human, dog, and pig lungs. J. appl. Physiol. **30**, 99–115 (1971)

Woolcock, A.J., Vincent, N.J., Macklem, P.T.: Frequency dependence of compliance as a test for obstruction in small airways. J. clin. Invest. **48**, 1057–1106 (1969)

V. Atemarbeit

Agostoni, E., Torri, G.: An analysis of chest wall motions at high value of ventilation. Resp. Physiol. **3**, 318–332 (1967)

Campbell, E.J.M., Westlake, E.K., Cherniack, R.M.: Simple methods of estimating oxygen consumption and efficiency of the muscles of breathing. J. appl. Physiol. **11**, 303–308 (1957)

Cherniack, R.M.: The oxygen consumption and efficiency of respiratory muscles in health and emphysema. J. clin. Invest. **38**, 494–499 (1959)

Crossfill, M.L., Widdicombe, J.G.: Physical characteristics of the chests and lungs and the work of breathing in different mammalian species. J. Physiol. (Lond.) **158**, 1–14 (1961)

Fritts, H.W., Jr., Filler, J., Fishman, A.P., Cournand, A.: The efficiency of ventilation during voluntary hyperpnea. J. clin. Invest. **38**, 1339–1348 (1959)

Hill, A.V.: Production and absorption of work by muscle. Science **131**, 897–903 (1960)

Jaeger, M.J., Otis, A.B.: Effects of compressibility of alveolar gas on dynamics and work of breathing. J. appl. Physiol. **19**, 83–91 (1964)

Konno, K., Mead, J.: Measurement of the separate volume changes of rib cage and abdomen during breathing. J. appl. Physiol. **22**, 407–422 (1967)

Levison, H., Cherniack, R.M.: Ventilatory cost of exercise in chronic obstructive pulmonary disease. J. appl. Physiol. **25**, 21–27 (1968)

Liljestrand, G.: Untersuchungen über die Atmungsarbeit. Skand. Arch. Physiol. **35**, 199–293 (1918)

Mead, J.: Control of respiratory frequency. J. appl.. Physiol. **15**, 325–336 (1960)

Otis, A.B.: The work of breathing. Physiol. Rev. **34**, 449–458 (1954)

Otis, A.B.: The work of breathing. In: Handbook of Physiology, Sect. 3, Vol. I, pp. 463–476 (1964)

Permutt, S.: Physiologic changes in acute asthmatic attack. In: Asthma. Eds.: K.F. Austen, L.L. Lichtenstein. New York-London: Academic Press 1973

C. Gasaustausch:

I. Ventilation

Übersichtsarbeiten

Bouhuys, A.: Respiratory dead space. In: Handbook of Physiology. Sect. 3, Vol. I, pp. 699–714 (1964)

Bouhuys, A.: Distribution of inspired gas in the lungs. In: Handbook of Physiology. Sect. 3, Vol. I, pp. 714–733 (1964)

Fowler, W.S.: Intrapulmonary distribution of inspired gas. Physiol. Rev. **32**, 1–20 (1952)

Otis, A.B.: Quantitative relationships in steady-state gas exchange. In: Handbook of Physiology. Sect. 3, Vol. I, pp. 681–698 (1964)

Regional Lung Function. Scand. J. Resp. Dis. Suppl. 62. Copenhagen: Munksgaard 1966

Rossier, P.H., Bühlmann, A.: The respiratory dead space. Physiol. Rev. **35**, 860–876 (1955)

Spezielle Literatur

Agostoni, E.: Mechanics of pleural space. Physiol. Rev. **52**, 57–128 (1972)

Bake, B., Wood, L., Murphy, B., Macklem, P.T., Milic-Emili, J.: Effect of inspiratory flow rate on regional distribution of inspired gases. J. appl. Physiol. **37**, 8–17 (1974)

Birath, G.: Airway and physiologic dead space in patients with obstructive emphysema. Med. Thorac. **19**, 4 (1962)

Bohr, C.: Über die Lungenatmung. Skand. Arch. Physiol. **2**, 236–268 (1891)

Bryan, A.C., Bentivoglio, L.G., Beerel, F., MacLeish, H., Zidulka, A., Bates, D.V.: Factors affecting regional ventilation and perfusion in the lung. J. appl. Physiol. **19**, 395–402 (1964)

Chang, H.K., Cheng, R.T., Farhi, L.E.: A model study of gas diffusion in alveolar sacs. Resp. Physiol. **18**, 386–397 (1973)

Chang, H.K., Farhi, L.E.: On mathematical analysis of gas transport in the lung. Resp. Physiol. **18**, 370–385 (1973)

Cournand, A., Baldwin, E. deF., Darling, R.C., Richards, D.W.: Studies on intrapulmonary mixture of gases. IV. The significance of the pulmonary emptying rate and a simplified open circuit measurement of residual air. J. clin. Invest. **20**, 681–689 (1941)

Cumming, G., Crank, J., Horsfield, K., Parker, I.: Gaseous diffusion in the airways of the human lung. Resp. Physiol. **1**, 58–74 (1966)

DuBois, A.B., Britt, A.G., Fenn, W.O.: Alveolar CO_2 during the respiratory cycle. J. appl. Physiol. **4**, 535–548 (1952)

Engel, L.A., Utz, G., Wood, L.D.H., Macklem, P.T.:

Ventilation distribution in anatomical lung units. J. appl. Physiol. **37**, 194–200 (1974)

ENGEL, L.A., WOOD, L.D.H., UTZ, G., MACKLEM, P.T.: Gas mixing during inspiration. J. appl. Physiol. **35**, 18–24 (1973)

ENGHOFF, H.: Volumen Inefficax. Bermerkungen zur Frage des schädlichen Raumes. Upsala Läk.-Fören. Förh. **44**, 191–218 (1938)

FARHI, L.E.: Ventilation-perfusion relationship and it's role in alveolar gas exchange. In: Advances in Respiratory Physiology. Ed.: C.C. CARO. London: Edward Arnold 1966

FARHI, L.E.: Diffusive and convective movement of gas in the lung. In: Ciba Foundation Symposium on Circulatory and Respiratory Mass Transport. Eds.: G.E.W. WOLSTENHOLME, J. KNIGHT. London: Churchill 1969

FARHI, L.E., YOKOYAMA, T.: Effects of ventilation-perfusion inequality on elimination of inert gases. Resp. Physiol. **3**, 12–20 (1967)

FOWLER, W.S.: Lung function studies. V. Respiratory dead space in old age and in pulmonary emphysema. J. clin. Invest. **29**, 1439–1444 (1950)

FOWLER, W.S.: Lung function studies. II. The respiratory dead space. Amer. J. Physiol. **154**, 405–416 (1948)

FROEB, H.F., MEAD, J.: Relative hysteresis of the dead space and lung in vivo. J. appl. Physiol. **25**, 244–248 (1968)

GLAZIER, J.B., HUGHES, J.M.B., MALONEY, J.E., WEST, J.B.: Vertical gradient of alveolar size in lungs of dogs frozen intact. J. appl. Physiol. **23**, 694–705 (1967)

HALDANE, J.S.: The variations of effective dead space in breathing. Amer. J. Physiol. **38**, 20–28 (1915)

HART, M.C., ORZALES, M.M., COOK, C.D.: Relation between anatomic respiratory dead space and body size and lung volume. J. appl. Physiol. **18**, 519–522 (1963)

HORSFIELD, K., CUMMING, G.: Functional consequences of airway morphology. J. app. Physiol. **24**, 384–390 (1968)

KATSURA, T., ROZENCWAJG, R., SUTHERLAND, P.W., HOGG, J., MILIC-EMILI, J.: Effect of external support on regional alveolar expansion in excised dog lungs. J. appl. Physiol. **28**, 133–137 (1970)

KNIPPING, H.W., BOLT, W., VENRATH, H., VALENTIN, H., LUDES, H., ENDLER, P.: Eine neue Methode zur Prüfung der Herz- und Lungenfunktion. Die regionale Funktionsanalyse in der Lungen- und Herzklinik mit Hilfe des radioaktiven Edelgases Xenon [133] (Isotopen Thorakographie). Dtsch. med. Wschr. **80**, 1146 (1955)

KROGH, A., LINDHARD, J.: On the average composition of the alveolar air and its variation during the respiratory cycle. J. Physiol. (Lond.) **47**, 431–445 (1914)

LA FORCE, R.C., LEWIS, B.M.: Diffusional transport in the human lung. J. appl. Physiol. **28**, 291–298 (1970)

LOEWY, A.: Über die Bestimmung der Größe des „schädlichen Luftraumes" im Thorax und der alveolären Sauerstoffspannung. Pflügers Arch. ges. Physiol. **58**, 416–427 (1894)

MACKLEM, P.T.: Airway obstruction and collateral ventilation. Physiol. Rev. **51**, 368–436 (1971)

MACKLEM, P.T., MEAD, J.: Resistance of central and peripheral airways measured by a retrograde catheter. J. appl. Physiol. **22**, 395–401 (1967)

MARTIN, C.J., YOUNG, A.C.: Ventilation-perfusion variations within the lung. J. appl. Physiol. **11**, 371–376 (1957)

MEAD, J., TAKISHIMA, T., LEITH, D.: Stress distribution in lungs: a model of pulmonary elasticity. J. appl. Physiol. **28**, 596–608 (1970)

MILIC-EMILI, J., HENDERSON, J.A.M., DOLOVICH, M.B., TROP, D., KANEKO, K.: Regional distribution of inspired gas in the lung. J. appl. Physiol. **21**, 749–759 (1966)

MUNDT, E., SCHOEDEL, W., SCHWARZ, H.: Über den effektiven schädlichen Raum der Atmung. Pflügers Arch. Ges. Physiol. **244**, 107–119 (1940)

OTIS, A.B., MCKERROW, C.B., BARTLETT, R.A., MEAD, J., MCILROY, M.B., SELVERSTONE, N.J., RADFORD, E.P., JR.: Mechanical factors in distribution of pulmonary ventilation. J. appl. Physiol. **8**, 427–443 (1956)

RAHN, H.: A concept of mean alveolar air and the ventilation-perfusion relationships during pulmonary gas exchange. Amer. J. Physiol. **158**, 21–30 (1949)

RAU, G., BEHN, H., GEBHARDT, W., ROSSIER, P.H., BÜHLMANN, A.: Atemmechanische Untersuchungen am Lungenmodell, bei Lungengesunden und bei Patienten mit obstruktivem Emphysem. Schweiz. med. Wschr. **87**, 374–381 (1957)

RAUWERDA, P.E.: Unequal ventilation of different parts of the lung and determination of cardiac outputs. Thesis. Rijks-Universiteit, Groningen, Holland, 1946

RILEY, R.L., COURNAND, A.: Analysis of factors affecting partial pressures of oxygen and carbon dioxide in gas and blood of lungs. Theory. J. appl. Physiol. **4**, 77–101 (1951)

Riley, R.L., Cournand, A.: »Ideal« alveolar air and the analysis of ventilation-perfusion relationships in the lungs. J. appl. Physiol. **1**, 825–847 (1949)

ROHRER, F.: Die Größe des schädlichen Raumes der Atemwege. Pflügers Arch. Ges. Physiol. **164**, 295–302 (1916)

ROHRER, F.: Der Strömungswiderstand in den menschlichen Luftwegen und der Einfluß der unregelmäßigen Verzweigung des Bronchialsystems auf den Atmungsverlauf in verschiedenen Lungenbezirken. Pflügers Arch. Ges. Physiol. **162**, 225–299 (1915)

ROSS, B.B., FARHI, L.E.: Dead space ventilation as a determinant in the ventilation-perfusion concept. J. appl. Physiol. **15**, 363–371 (1960)

ROSSIER, P.H., BÜHLMANN, A.: The respiratory dead space. Physiol. Rev. **35**, 860–876 (1955)

ROSSIER, P.H., BÜHLMANN, A., WIESINGER, K.: Physiologie und Pathophysiologie der Atmung. Berlin-Göttingen-Heidelberg: Springer 1958

SEVERINGHAUS, J.W., STUPFEL, M.: Alveolar dead space as an index of distribution of blood flow in pulmonary capillaries. J. appl. Physiol. **10**, 335–348 (1957)

SHEPARD, R.H., CAMPBELL, E.J.M., MARTIN, H.B., ENNS, T.: Factors affecting the pulmonary dead space as determined by single breath analysis. J. appl. Physiol. **11**, 241–244 (1957)

WEIBEL, E.R.: Morphometry of the human lung. Berlin-Göttingen-Heidelberg: Springer 1963

West, J.B.: Regional differences in blood flow and ventilation in the lung. In: Advances in Respiratory Physiology. Ed.: C.G. Caro. London: Edward Arnold 1966.

Wilson, T.A., Lin, K.H.: Convection and diffusion in the airways and the design of the bronchial tree. In: Airway Dynamics. Ed.: A. Bouhuys. Springfield: C.C. Thomas 1970

II. Perfusion

Übersichtsarbeiten

Aviado, D.M.: The Lung Circulation. 2 vols. New York: Pergamon Press 1965

Caro, C.G.: Mechanics of the pulmonary circulation. In: Advances in Respiratory Physiology. Ed.: C.G. Caro. London: Edward Arnold 1966

Daly, I., deB., Hebb, C.: Pulmonary and Bronchial Vascular Systems. Baltimore: Williams and Wilkins 1966

Fishman, A.P.: Respiratory gases in the regulation of the pulmonary circulation. Physiol. Rev. 41, 214–280 (1961)

Fishman, A.P.: Dynamics of the pulmonary ventilation. In: Handbook of Physiology. Sect. 2, Circulation, Vol. II. Eds.: W.F. Hamilton, P. Dow, pp. 1667–1743. Washington D.C.: Am. Physiol. Soc. 1963

Fishman, A.P., Hecht, H.H.: The Pulmonary Circulation and Interstitial Space. Chicago-London: University of Chicago Press 1969

Harris, P., Heath, D.: The Human Pulmonary Circulation. Edinburgh-London: Livingstone 1962

Mead, J., Whittenberger, J.L.: Lung inflation and hemodynamics. In: Handbook of Physiology. Sect. 2, Vol. I, pp. 477–486 (1964)

West, J.B.: Topographical distribution of blood flow in the lung. In: Handbook of Physiology. Sect. 3, Vol. II, pp. 1437–1451 (1965)

Pulmonary Circulation. Ed.: J. Widimsky, S. Daum, H. Herzog. Progr. Resp. Res. Vol. 5. Basel: Karger 1971

Spezielle Literatur

Barer, G.R., McCurrie, J.R.: Pulmonary vasomotor responses in the cat: the effects and interrelationships of drugs, hypoxia and hypercapnia. Quart. J. exp. Physiol. 54, 156–172 (1969)

Bergofsky, E.H.: Mechanisms underlying vasomotor regulation of regional pulmonary blood flow in normal and disease state. Amer. J. Med. 57, 378–394 (1974)

Bergofsky, E.H., Lehr, D.E., Fishman, A.P.: The effect of changes in hydrogen ion concentration on the pulmonary circulation. J. clin. Invest. 41, 1492–1501 (1962)

Berkov, St.: Hypoxic pulmonary vasoconstriction: The necessary role of angiotensin II. Circulat. Res. 35, 256–261 (1974)

Brody, J.S., Stemmler, E.J., DuBois, A.B.: Longitudinal distribution of vascular resistance in the pulmonary arteries, capillaries, and veins. J. clin. Invest. 47, 783–799 (1968)

Bühlmann, A.A., Rossier, P.H.: Klinische Pathophysiologie der Atmung. Berlin-Heidelberg-New York: Springer 1970

Cancïs, J., Smith, A.A.: Current concepts: familial dysautonomia. New Engl. J. Med. 274, 207 (1966)

Daoud, F.S., Reeves, J.T., Schaefer, J.W.: Failure of hypoxic pulmonary vasoconstriction in patients with liver cirrhosis. J. clin. Invest. 51, 1076–1080 (1972)

Dawes, G.S.: Foetal and Neonatal Physiology. Chicago: Year Book Medical Publishers 1969

Dugard, A., Naimark, A.: Effect of hypoxia on distribution of pulmonary blood flow. J. appl. Physiol. 23, 663–671 (1967)

Euler, U.S. von, Liljestrand, G.: Observations on the pulmonary arterial blood pressure in the cat. Acta physiol. scand. 12, 301–320 (1946)

Fritts, H.W., Jr., Harris, P., Clauss, R.H., Odell, J.E., Cournand, A.: The effect of acethylcholine on the human pulmonary circulation under normal and hypoxic conditions. J. clin. Invest. 37, 99 (1958)

Garr, K.A., Jr., Taylor, A.E., Owens, L.J., Guyton, A.C.: Pulmonary capillary pressure and filtration coefficient in the isolated perfused lung. Amer. J. Physiol. 213, 910–914 (1967)

Glazier, J.B., Hughes, J.M.B., Maloney, J.E., West, J.B.: Measurements of capillary dimensions and blood volume in rapidly frozen lungs. J. appl. Physiol. 26, 65–76 (1969)

Gorsky, B.H., Lloyd, T.C., Jr.: Effects of perfusate composition on hypoxic vasoconstriction in isolated lung lobes. J. appl. Physiol. 23, 683–686 (1967)

Gurtner, H.P., Walser, P., Fässler, B.: Normal values for pulmonary haemodynamics at rest and during exercise in man. Progr. Resp. Res. 9, (1975)

Hughes, J.M.B., Glazier, J.B., Maloney, J.E., West, J.B.: Effect of lung volume on the distribution of pulmonary flow in man. Resp. Physiol. 4, 58–72 (1968)

Hughes, J.M.B., Glazier, J.B., Maloney, J.E., West, J.B.: Effect of extra-alveolar vessels on the distribution of blood flow in the dog lung. J. appl. Physiol. 25, 701–712 (1968)

Hultgren, H.N., Groves, R.F.: Circulatory adaptation to high altitude. Amer. Rev. Med. 19, 119–152 (1968)

Ingram, R.H., Jr., Krumpe, P.E., Diffell, G.M.: Ventilation-perfusion changes after aerosolized isoproterenol in asthma. Amer. Rev. resp. Dis. 101, 364–370 (1970)

Jamieson, A.G.: Gaseous diffusion from alveoli into pulmonary arteries. J. appl. Physiol. 19, 448–456 (1964)

Lloyd, T.C., Jr.: Effect of alveolar hypoxia on pulmonary vacular resistance. J. appl. Physiol. 19, 1086–1094 (1964)

Lloyd, T.C., Jr.: Role of nerve pathways in the hypoxic pulmonary vasoconstriction of lung. J. appl. Physiol. 21, 1351–1355 (1966)

LLOYD, T.C., JR.: Hypoxic pulmonary vasoconstriction: role of perivascular tissue. J. appl. Physiol. **25**, 560–565 (1968)

LLOYD, T.C., JR.: Responses to hypoxia of pulmonary arterial strips in non-aqueous baths. J. appl. Physiol. **28**, 566–569 (1970)

MALIK, A.B., LANFORD KIDD, B.S.: Adrenergic blockade and the pulmonary vascular response to hypoxia. Resp. Physiol. **19**, 96–106 (1973)

MALONEY, J.E., BERGEL, D.H., GLAZIER, J.B., HUGHES, J.M.B., WEST, J.B.: Effects of pulsatile pulmonary artery pressure on distribution of blood flow in isolated lung. Resp. Physiol. **4**, 154–167 (1968)

MCDONALD, I.G., BUTLER, J.: Distribution of vascular resistance in the isolated perfused dog lung. J. appl. Physiol. **23**, 463–474 (1967)

PERMUTT, S., BROMBERGER-BARNEA, B., BANE, H.N.: Alveolar pressure, pulmonary venous pressure and the vascular waterfall. Med. Thorac. **19**, 47–68 (1962)

PERMUTT, S., CALDINI, P., MASERI, A., PALMER, W.H., SASAMORI, T., ZIERLER, K.: Recruitment versus distensibility in the pulmonary vascular bed. In: The Pulmonary Circulation and Interstitial Space. Eds.: A.P. FISHMAN, H.H. HECHT. Chicago-London: University of Chicago Press 1969

PERMUTT, S., RILEY, R.L.: Hemodynamics of collapsible vessels with tone: the vascular waterfall. J. appl. Physiol. **18**, 924–932 (1963)

PORCELLI, R.J., BERGOFSKY, E.H.: Adrenergic receptors in pulmonary vasoconstrictor responses to gaseous and humoral agents. J. appl. Physiol. **34**, 483–488 (1973)

RAHN, H., BAHNSON, H.T.: Effect of unilateral hypoxia on gas exchange and calculated pulmonary blood flow in each lung. J. appl. Physiol. **6**, 105 (1953)

REEVES, J.T., GROVES, R.F.: Blockade of acute hypoxic pulmonary hypertension by endotoxin. J. appl. Physiol. **36**, 328–332 (1974)

ROOS, A., THOMAS, L.J., JR., NAGEL, E.L., PROMMAS, D.C.: Pulmonary vascular resistance as determined by lung inflation and vascular pressures. J. appl. Physiol. **16**, 77–84 (1961)

RYAN, J.W., SMITH, U., NIEMEYER, R.S.: Angiotensin I.: Metabolism by plasma membrane of lung. Science **176**, 64–66 (1972)

SUSMANO, A., CARLETON, R.A.: Prevention of hypoxic pulmonary hypertension by chlorpheniramine. J. appl. Physiol. **31**, 531–535 (1971)

THOMAS, L.J., JR., GRIFFO, Z.J., ROOS, A.: Effect of negative pressure inflation of the lung on pulmonary vacular resistance. J. appl. Physiol. **16**, 451–456 (1961)

THOMAS, L.J., JR., ROOS, A., GRIFFO, Z.J.: Relation between alveolar surface tension and pulmonary vascular resistance. J. appl. Physiol. **16**, 457–462 (1961)

WEST, J.B.: Blood flow to the lung and pulmonary gas exchange. Anesthesiology **41**, 124–138 (1975)

WEST, J.B., DOLLERY, C.T., NAIMARK, A.: Distribution of blood flow in isolated lung; relation to vascular and alveolar pressures. J. appl. Physiol. **19**, 713–724 (1964)

WHITTENBERGER, J.L., MCGREGOR, M., BERGLUND, E., BORST, H.G.: Influence of state of inflation of the lung on pulmonary vascular resistance. J. appl. Physiol. **15**, 878–882 (1960)

III. Die Beziehungen zwischen Gas und Blut

Übersichtsarbeiten

HENDERSON, L.J.: Blood, a Study in General Physiology. New Haven: Yale Univ. Press 1928

KILMARTIN, J.V., ROSSI-BERNARDI, L.: Interaction of hemoglobin with hydrogen ions, carbon dioxide, and organic phosphates. Physiol. Rev. **53**, 836–890 (1973)

MICHEL, C.C.: The transport of oxygen and carbon dioxide by the blood. In: Respiratory Physiology. Ed.: J.G. WIDDICOMBE. London: Butterworths 1974

PETERS, J.P., SLYKE, D.D. VAN: Quantitative Clinical Chemistry. Baltimore: Williams and Wilkins 1931

RÖRTH, M., ASTRUP, P. (ed.): Oxygen Affinity of Haemoglobin and Red Cell Acid Base Status. Copenhagen: Munksgaard 1972

ROUGHTON, F.J.W.: Transport of oxygen and carbon dioxide. In: Handbook of Physiology. Sect. 3, Vol. I, pp. 767–825 (1964)

SEVERINGHAUS, J.W.: Blood gas concentrations. In: Handbook of Physiology. Sect. 3, Vol. II, pp. 1475–1488 (1965)

Spezielle Arbeiten

BARTELS, H., WRBITZKY, R.: Bestimmung des CO_2-Absorptionskoeffizienten zwischen 15 und 38° C in Wasser und Plasma. Pflügers Arch. ges. Physiol. **271**, 162 (1960)

BAUER, C.: Antagonistic influence of CO_2 and 2,3-diphosphoglycerate on the Bohr effect of human haemoglobin. Life Sci. **8**, 1041 (1969)

BAUER, C., SCHRÖDER, E.: Carbamino compounds of haemoglobin in human adult and foetal blood. J. Physiol. (Lond.) **227**, 457–468 (1972)

BELLINGHAM, A.J., DETTER, J.C., LENFANT, C.: Regulating mechanisms of hemoglobin oxygen affinity in acidosis and alkalosis. J. clin. Invest. **50**, 700–706 (1971)

BENESCH, R., BENESCH, R.E.: The effect of organic phosphates from the human erythrocyte on the allosteric properties of hemoglobin. Biochem. biophys. Res. Commun. **26**, 162–167 (1967)

BOHR, C., HASSELBALCH, K.A., KROGH, A.: Über einen in biologischer Beziehung wichtigen Einfluß, den die Kohlensäurespannung des Blutes auf dessen Sauerstoffbindung übt. Skand. Arch. Physiol. **16**, 402–412 (1904)

CHANUTIN, A., CURNISH, R.R.: Effect of organic and inorganic phosphates on the oxygen equilibrium of human erythrocytes. Arch. Biochem. Biophys. **121**, 96–102 (1967)

CHRISTIANSEN, J., DOUGLAS, C.C., HALDANE, J.S.: The absorption and dissociation of carbon dioxide by human blood. J. Physiol. (Lond.) **48**, 244–277 (1914)

DARLING, R.C., ROUGHTON, F.J.W.: The effect of methemoglobin on the equilibrium between oxygen and hemoglobin. Amer. J. Physiol. **137**, 56–68 (1942)

FERGUSON, J.K.W.: Carbamino compounds of CO_2 with human haemoglobin and their role in the transport of CO_2. J. Physiol. (Lond.) **88**, 40–55 (1936)

HAMASAKI, N., ASAKURA, I., MINAKAMI, S.: Effect of

oxygen tension on glycolysis in human erythrocytes. J. Biochem. (Tokyo) 68, 157–161 (1970)
HAMBURGER, H.J.: Anionenwanderungen im Serum und Blut unter dem Einfluß von CO_2, Säure und Alkali. Biochem. Z. 86, 309–324 (1918)
HEDLEY-WHYTE, J., LAVER, M.B.: O_2-solubility in blood and temperature correction factors for P_{O_2}. J. appl. Physiol. 19, 901–906 (1964)
International Committee for Standardization in Hematology. Nature (Lond.) 206, 491 (1965)
KELMAN, G.R., NUNN, J.F.: Computer Produced Physiological Tables. New York: Appleton-Century-Crofts 1968
KERNOHAN, J.C., FORREST, W.W., ROUGHTON, F.J.W.: The activity of concentrated solutions of carbonic anhydrase. Biochim. biophys. Acta (Amst.) 67, 31–41 (1963)
LENFANT, C., SULLIVAN, K.: Adaptation to high altitude. New Engl. J. Med. 284, 1298–1309 (1971)
MARGARIA, R., GREEN, A.A.: The first dissociation constant, pk', of carbonic acid in hemoglobin solutions and its relation to the existence of a combination of hemoglobin with carbon dioxide. J. biol. Chem. 102, 611–634 (1933)
NAERAA, N., PETERSEN, E.S., BOYE, E., SEVERINGHAUS, J.W.: pH and molecular CO_2 components of the Bohr effect in human blood. Scand. J. clin. Lab. Invest. 18, 96–102 (1966)
OLSZOWKA, A.J., RAHN, H., FARHI, L.E.: Blood Gases: Hemoglobin, Base Excess and Maldistribution. Philadelphia: Lea and Febiger 1973
RAHN, H., FENN, W.O.: Graphical Analysis of the Respiratory Gas Exchange. Washington: Amer. Physiol. Soc. 1955
ROUGHTON, F.J.W., DARLING, R.C.: The effect of carbon monoxide on the oxyhemoglobin dissociation curve. Amer. J. Physiol. 141, 17–31 (1944)
ROUGHTON, F.J.W., SEVERINGHAUS, J.W.: Accurate determination of O_2 dissociation curve of human blood above 98.7% saturation with data on O_2 solubility in unmodified human blood from 0° to 37° C. J. appl. Physiol. 35, 861–869 (1973).
SALHANY, J.M.: Effect of carbon dioxide on human hemoglobin. Kinetic basis for the reduced oxygen affinity. J. biol. Chem. 247, 3799–3801 (1972)
SEVERINGHAUS, J.W.: Blood gas calculator. J. appl. Physiol. 21, 1108–1116 (1966)
SLYKE, D.D. VAN, SENDROY, J., JR., HASTINGS, A.B., NEILL, J.M.: The solubility of carbon dioxide at 38° C in water, salt solution, serum, and blood cells. J. biol. Chem. 78, 765 (1928)

IV. Gasaustausch zwischen Alveolarluft und Blut

Übersichtsarbeiten

BARTELS, H., WITZLEB, E.: Physiologie und Pathologie des Gasaustausches in der Lunge. Berlin-Göttingen-Heidelberg: Springer 1961.
FARHI, L.E.: Ventilation-perfusion relationship and its role in alveolar gas exchange. In: Advances in Respiratory Physiology. Ed.: C.G. CARO. London: Edward Arnold 1966
FORSTER, R.E.: Rate of gas uptake by red cells. In: Handbook of Physiology. Sect. 3, Vol. I, pp. 827–838 (1964)
FORSTER, R.E.: Diffusion of gases. In: Handbook of Physiology. Sect. 3, Vol. I, pp. 839–872 (1964)
GURTNER, H.P.: Die Verteilung der Lungendurchblutung beim chronischen Emphysem. Bern-Stuttgart: Hans Huber 1968
LENFANT, C.: Gastransport and gasexchange. In: Physiology and Biophysics. Vol. II. Circulation, Respiration, Fluid Balance. Eds.: T.C. RUCH, H.D. PATTON. Philadelphia: Saunders 1974
RAHN, H., FARHI, L.E.: Ventilation, perfusion and gas exchange – the $\dot{V}_A/\dot{Q}$ concept. In: Handbook of Physiology. Sect. 3, Vol. I, pp. 735–766 (1964)
RAHN, H., FENN, W.O.: A Graphical Analysis of the Respiratory Gas Exchange. The O_2-CO_2-Diagram. Washington, D.G.: Amer. Physiol. Soc. 1955
RILEY, R.L., COURNAND, A.: »Ideal« alveolar air and the analysis of ventilation perfusion relationships in the lungs. J. appl. Physiol. 1, 825–847 (1949)
RILEY, R.L., COURNAND, A.: Analysis of factors affecting partial pressures of oxygen and carbon dioxide in gas and blood of lungs. Theory. J. appl. Physiol. 4, 77–101 (1951)
SCHERRER, M.: Störungen des Gasaustausches in der Lunge. Bern-Stuttgart: Hans Huber 1961.
SCHERRER, M.: Pulmonary Diffusing Capacity on Exercise. Bern-Stuttgart-Vienna: Hans Huber 1971
WEIBEL, E.R.: Morphological basis of alveolar-capillary gas exchange. Physiol. Rev. 53, 419–495 (1973)
WEST, J.B.: Ventilation/Bloodflow and Gas Exchange. 2nd ed. Oxford: Blackwell 1970

Spezielle Literatur

ARNDT, H., KING, T.K.C., BRISCOE, W.A.: Diffusing capacities and ventilation-perfusion ratios in patients with the clinical syndrome of alveolar capillary block. J. clin. Invest. 49, 408–422 (1970)
BACHOFEN, H., HOBI, J., SCHERRER, M.: Alveolar-arterial N_2-gradients at rest and during exercise in healthy men of different ages. J. appl. Physiol. 34, 137–142 (1973)
BACHOFEN, M., WEIBEL, R.E.: Basic pattern of tissue repair in human lungs following unspecific injury. Chest 65, Suppl. I, 14–19 (1974)
BITTERLI, J., BACHOFEN, H., KYD, K., SCHERRER, M.: Repeated measurements of pulmonary O_2-diffusing capacity in man during grades exercise. In: Pulmonary Diffusing Capacity on Exercise. Ed.: M. SCHERRER. Bern-Stuttgart-Vienna: Hans Huber 1971
BOHR, C.: Über die spezifische Tätigkeit der Lungen bei der respiratorischen Gasaufnahme und ihr Verhalten zu der durch die Alveolarwand stattfindenden Gasdiffusion. Skand. Arch. Physiol. 22, 221–280 (1909)
BRISCOE, W.A.: A method for dealing with data concerning uneven ventilation of the lung and its effect on blood gas transfer. J. appl. Physiol. 14, 291–298 (1959)
BRISCOE, W.A.: Comparison between alveolo-arterial gradient predicted from mixing studies and the

observed gradient. J. appl. Physiol. **14**, 299–303 (1959)

BRISCOE, W.A., CREE, E.M., FILLER, J., HOUSSAY, H.E., COURNAND, A.: Lung volume, alveolar ventilation and perfusion interrelationships in chronic pulmonary emphysema. J. appl. Physiol. **15**, 785–795 (1960)

CANFIELD, R.E., RAHN, H.: Arterial-Alveolar N_2 gas pressure differences due to ventilation-perfusion variation. J. appl. Physiol. **10**, 165–172 (1957)

CHINET, A., MICHELI, J.L., HAAB, P.: Inhomogeneity effects on O_2 and CO-pulmonary diffusing capacity estimates by steady-state methods. Theorey. Resp. Physiol. **13**, 1–22 (1971)

COHEN, R., OVERFIELD, E.M., KYLSTRA, J.A.: Diffusion component of alveolar-arterial oxygen pressure difference in man. J. appl. Physiol. **31**, 223–226 (1971)

COLE, R.B., BISHOP, J.M.: Variation in alveolar-arterial O_2-tension difference at high levels of alveolar O_2-tension. J. appl. Physiol. **22**, 685–693 (1967)

FARHI, L.E.: Elimination of inert gas by the lung. Resp. Physiol. **3**, 1–11 (1967)

FARHI, L.E.: Lung models for representation of $\dot{V}_A/\dot{Q}$ distribution. In: Studies in Pulmonary Physiology. Eds.: L.E. FARHI, H. RAHN. USAF School of Aerospace Medicine. Report. SAM-TR-74-20, 185–192 (1974)

FARHI, L.E., RAHN, H.: A theoretical analysis of the alveolar-arterial oxygen difference with special reference to the distribution effect. J. appl. Physiol. **7**, 699–703 (1955)

FARHI, L.E., RAHN, H.: Total flow requirements for gas transport. In: Studies in Pulmonary Physiology. Ed.: H. RAHN. Wright Air Dev. Div., Tech. Rept. 60-1, 147–153 (1960)

FARHI, L.E., YOKOYAMA, T.: Effects of ventilation-perfusion inequality on elimination of inert gases. Resp. Physiol. **3**, 12–20 (1967)

FILLEY, G.F., MACINTOSH, D.J., WRIGHT, G.W.: CO-uptake and pulmonary diffusing capacity in normal subjects at rest and during exercise. J. clin. Invest. **33**, 530–539 (1954)

FORSTER, R.E., FOWLER, W.S., BATES, D.V.: Considerations on the uptake of carbon monoxide by the lungs. J. clin. Invest. **33**, 1128–1134 (1954)

FRECH, W.E., SCHULTEHINRICHS, D., VOGEL, H.R., THEWS, G.: Modelluntersuchungen zum Austausch der Atemgase. I. Die O_2-Aufnahmezeiten der Erythrozyten unter den Bedingungen des Lungenkapillarblutes. Pflügers Arch. ges. Physiol. **301**, 292–301 (1968)

HAAB, P., CHINET, A., MICHELI, J.L.: Model analysis of apparent steady state pulmonary diffusing capacity on exercise. In: Pulmonary diffusing capacity on exercise. Ed.: M. SCHERRER. Bern: Hans Huber 1971

HATZFELD, C., WIENER, F., BRISCOE, W.A.: Effects of uneven ventilation-diffusion ratios on pulmonary diffusing capacity in diesease. J. appl. Physiol. **23**, 1–10 (1967)

HOFER, P., SCHERRER, M.: Altersabhängigkeit des Alveoloarteriellen O_2-Partialdruckgradienten in Normoxie, Hypoxie und Hyperoxie. Med. Thorac. **22**, 450–469 (1965)

HYDE, R.W., RYNES, R., POWER, G.L., NAIRN, J.: Determination of distribution of diffusing capacity in

relation to blood flow in human lung. J. clin. Invest. **46**, 463–474 (1967)

KELMAN, R.: Computer program for the production of O_2-CO_2 diagrams. Resp. Physiol. **4**, 260–269 (1968)

KING, T.K.C., BRISCOE, W.A.: Bohr integral isopleths in the study of blood gas exchange in the lung. J. appl. Physiol. **22**, 659–674 (1967)

KREUKNIET, J., VISSER, B.F.: CO-diffusing capacity, fractional CO-uptake and unequal ventilation. Acta physiol. pharmacol. neerl. **11**, 386–404 (1962)

LENFANT, C.: Measurement of ventilation/perfusion distribution with alveolar-arterial differences. J. appl. Physiol. **18**, 1090–1094 (1963)

MARKELLO, R., OLSZOWKA, A., WINTER, P., FARHI, L.E.: An up-dated method for determining $\dot{V}_A/\dot{Q}$ inequalities and direct shunts using O_2, CO_2 and N_2. Resp. Physiol. **19**, 221–232 (1973)

MELLEMGAARD, K.: The alveolar-arterial oxygen-difference: its size and components in normal man. Acta physiol. scand. **67**, 10–20 (1966)

OGILVIE, C.M., FORSTER, R.E., BLAKEMORE, W.S., MORTON, J.W.: A standardized breath-holding technique for the clinical measurement of the diffusing capacity of the lung for carbon monoxide. J. clin. Invest. **36**, 1–17 (1957)

OLSZOWKA, A.J., FARHI, L.E.: A system of digital computer subroutines for blood gas calculations. Resp. Physiol. **4**, 270–280 (1968)

OLSZOWKA, A.J., FARHI, L.E.: A digital computer program for constructing ventilation-perfusion lines. J. appl. Physiol. **26**, 141–146 (1969)

OLSZOWKA, A., MARKELLO, R.: »Shunt« fractions using O_2 versus N_2. J. appl. Physiol. **34**, 531–533 (1973)

PIIPER, J.: Unequal distribution of pulmonary diffusing capacity and the alveolar-arterial P_{O_2} differences: theory. J. appl. Physiol. **16**, 493–498 (1961)

PIIPER, J.: Variations of ventilation and diffusing capacity to perfusion determining the alveolar-arterial O_2-difference: theory. J. appl. Physiol. **16**, 507–516 (1961)

PIIPER, J.: Apparent increase of O_2-diffusing capacity with increased O_2-uptake in inhomogeneous lungs: theory. Resp. Physiol. **6**, 209 (1969)

PIIPER, J., HUCH, A., KÖTTER, D., HERBST, R.: Pulmonary diffusing capacity at basal and increased O_2-uptake levels in anesthetized dogs. Resp. Physiol. **6**, 219 (1969)

PIIPER, J., SIKAND, R.S.: Determination of D_{CO} by the single breath method in inhomogeneous lungs: theory. Resp. Physiol. **1**, 75–87 (1966)

PRYS-ROBERTS, C., KELMAN, G.R., GREENBAUM, R.: The influence of circulatory factors on arterial oxygenation during anaesthesia in man. Anaesthesia **22**, 257–275 (1967)

RAHN, H.: A concept of mean alveolar air and the ventilation-blood flow relationship during pulmonary gas exchange. Amer. J. Physiol. **158**, 21–30 (1949)

READ, J., READ, D.J.C., PAIN, M.C.F.: Influence of nonuniformity of lungs on measurements of pulmonary diffusing capacity. Clin. Sci. **29**, 107–118 (1965)

RILEY, R.L., PERMUTT, S.: Venous admixture component of the AaP_{O_2} gradient. J. appl. Physiol. **35**, 430–431 (1973)

ROSS, B., FARHI, L.E.: Dead-space ventilation as a determinant in the ventilation-perfusion concept. J. appl. Physiol. **15**, 363–371 (1960)

Roughton, F.J.W., Forster, R.E.: Relative importance of diffusion and chemical reaction rates in determining rate of exchange of gases in the human lung, with special reference to true diffusing capacity of pulmonary membrane and volume of blood in lung capillaries. J. appl. Physiol. **11**, 290–302 (1957)

Scherrer, M., Birchler, A.: Altersabhängigkeit des alveoloarteriellen O_2-Partialdruckgradienten bei Schwerarbeit in Normoxie, Hypoxie und Hyperoxie. Med. Thorac. **24**, 99–117 (1967)

Shepard, R.H.: Effect of diffusion capacity on exercise tolerance. J. appl. Physiol. **12**, 487–488 (1958)

Siegwart, B., Gehr, P., Gil, J., Weibel, E.R.: Morphometric estimation of pulmonary diffusion capacity. IV. The normal dog lung. Resp. Physiol. **13**, 141–159 (1971)

Sikand, R.S., Piiper, J.: Pulmonary diffusing capacity for CO in dogs by the single breath method. Resp. Physiol. **1**, 172–192 (1966)

Staub, N.C., Bishop, J.M., Forster, R.E.: Importance of diffusion and chemical reaction rates in O_2-uptake in the lung. J. appl. Physiol. **17**, 21–27 (1962)

Thews, G.: Die theoretischen Grundlagen der Sauerstoffaufnahme in der Lunge. Ergebn. Physiol. **53**, 41–107 (1963)

Thews, G., Witte, K.: Der Einfluß statistisch verteilter ungleicher O_2-Diffusionswiderstände der Lungenmembran auf die O_2-Diffusionskapazität. Beitr. Silikose-Forsch. **5**, 329 (1963)

Tobin, C.E.: Arteriovenous shunts in the peripheral pulmonary circulation in the human lung. Thorax **21**, 197–204 (1966)

Turino, G.M., Bergofsky, E.H., Coldring, R.M., Fishman, A.P.: Effect of exercise on pulmonary diffusing capacity. J. appl. Physiol. **18**, 447 (1963)

Ulmer, W.T., Reichel, G.: Untersuchungen über die Altersabhängigkeit der alveolären und arteriellen Sauerstoff- und Kohlensäuredrucke. Klin. Wschr. **41**, 1 (1963)

Visser, B.F., Maas, A.H.J.: Pulmonary diffusion of oxygen. Phys. in Med. Biol. **3**, 264–272 (1959)

Wagner, P.D., Laravuso, R.B., Uhl, R.R., West, J.B.: Continuous distributions of ventilation-perfusion ratios in normal subjects breathing air and 100% O_2. J. clin. Invest. **54**, 54–68 (1974)

Wagner, P.D., Saltzman, H.A., West, J.B.: Measurement of continuous distributions of ventilation-perfusion ratios. Theory. J. appl. Physiol. **36**, 588–599 (1974)

Weibel, E.R.: Morphometric estimation of pulmonary diffusing capacity, I. Model and method. Resp. Physiol. **2**, 54–75 (1970/1971).

Weibel, E.R.: A simplified morphometric method for estimating diffusing capacity in normal and emphysematous human lungs. Amer. Rev. resp. Dis. **107**, 574–588 (1973)

West, J.B.: Regional differences in the gas exchange in the lung of errect man. J. appl. Physiol. **17**, 893–898 (1962)

West, J.B.: Ventilation-perfusion inequality and overall gas exchange in computer models of the lung. Resp. Physiol. **7**, 88–110 (1969)

D. Atemregulation

Berkowitz, H., Reichel, J., Shim, C.: The effect of ethanol on the cough reflex. Clin. Sci. Mol. Med. **45**, 527–531 (1973)

Biscoe, T.J.: Carotid body: structure and function. Physiol. Rev. **51**, 437–495 (1971)

Campbell, E.J.M., Agostoni, E., Newsom Davis, J.: The Respiratory Muscles. Mechanics and Neural Control. Philadelphia-London: W.B. Saunders 1970

Comroe, J.H., Jr.: The peripheral chemoreceptors. In: Handbook of Physiology. Sect. 3, Vol. I, pp. 557–583 (1964)

Cunningham, D.J.C.: The control system regulating breathing in man. Quart. Rev. Biophys. **6**, 433–483 (1974)

Fencl, V., Miller, T.B., Pappenheimer, J.R.: Studies on the respiratory response to disturbances of acid base balance, with deductions concerning the ionic composition of cerebral interstitial fluid. Amer. J. Physiol. **210**, 459–472 (1966)

Guz, A.: Regulation of respiration in man. Amer. Rev. Physiol. **37**, 303–324 (1975)

Guz, A., Noble, M.I.M., Widdicombe, J.G., Eisele, J.H., Trenchard, D.W.: The effect of lung deflation on breathing in man. Clin. Sci. **40**, 451–461 (1971)

Karczewski, W.A.: Organisation of the brain stem respiratory complex. In: Respiratory Physiology. Ed.: J.G. Widdicombe. London: Butterworths 1974

Karczewski, W.A., Widdicombe, J.G. (eds): Neural control of breathing. Acta Neurobiol. Exp. **33** (1973)

Koller, E.A.: Afferent vagal impulses in anaphylactic bronchial asthma. Acta Neurobiol. Exp. **33**, 51 (1973)

Leusen, I.: Regulation of cerebrospinal fluid composition with reference to breathing. Physiol. Rev. **52**, 1–56 (1972)

Loeschke, H.H.: Der Säure-Basenstatus des Liquor cerebrospinalis und seine Regulation durch die Lungenventilation. Klin. Wschr. **50**, 581–593 (1972)

Loeschke, H.H.: Central nervous chemoreceptors. In: Respiratory Physiology. Ed.: J.G. Widdicombe. London: Butterworths 1974.

Loeschke, H.H., Koepchen, H.P.: Beeinflussung von Atmung und Vasomotorik durch Einbringen von Novocain in die Liquorräume. Pflügers Arch. ges. Physiol. **266**, 611 (1958)

Mitchell, R.A., Berger, A.J.: Neural regulation of respiration. Amer. Rev. resp. Dis. **111**, 206–224 (1975)

Newsom Davis, J.: Control of the muscles of breathing. In: Respiratory Physiology. Ed.: J.G. Widdicombe. London: Butterworths 1974

Paintal, A.S.: Vagal sensory receptors and their reflex effects. Physiol. Rev. **53**, 159–227 (1973)

Pappenheimer, J.R., Fencl, V., Heisey, S.R., Held, D.: Role of cerebral fluids in control of respiration as studied in unanesthetized goats. Amer. J. Physiol. **208**, 436–450 (1965)

Piiper, J., Koepchen, H.P.: Atmung. München-Berlin-Wien: Urban & Schwarzenberg 1972

Pitts, R.F.: Organisation of the respiratory center. Physiol. Rev. **26**, 609–630 (1946)

Plum, F., Siesjö, B.K.: Recent advances in CSF physiology. Anesthesiology **42**, 708–730 (1975)

PORTER, R. (ed.): Breathing: Hering-Breuer Centenary Symposium. Ciba Found. Symp. London: Churchill 1970

RAHN, H.: Evolution of the gas transport system in vertebrates. Proc. roy. Soc. Med. **59**, 493–494 (1967)

REBUCK, A.S., READ, J.: Patterns of ventilatory response to carbon dioxide during recovery from severe asthma. Clin. Sci. **41**, 13–21 (1971)

SEVERINGHAUS, J.W.: Hypoxic respiratory drive and its loss during chronic hypoxia. Clin. Physiol. **2**, 57–79 (1972)

SORENSEN, S.C.: The chemical control of ventilation. Acta physiol. scand., Suppl. **361**, 1–72 (1971)

WADE, J.G., LARSON, C.P., JR., HICKEY, R.F., EHRENFIELD, W.K., SEVERINGHAUS, J.W.: Effect of carotid endarterectomy on carotid chemoreceptor and baroreceptor function in man. New Engl. J. Med. **282**, 823–829 (1970)

WANG, S.C., NGAI, S.H.: General organisation of central respiratory mechanisms. In: Handbook of Physiology. Sect. 3, Vol. I, pp. 487–505 (1964)

WIDDICOMBE, J.G.: Reflex control of breathing. In: Respiratory Physiology. Ed.: J.G. WIDDICOMBE. London: Butterworths 1974

WYSS, O.A.M.: Die nervöse Steuerung der Atmung. Ergebn. Physiol. **54** (1964)

E. Alterung der Lunge

Übersichtsarbeiten

CANDER, L., MOYER, J.H. (ed.): Aging of the Lung. The tenth Hahnemann Symposium. New York: Grune and Stratton 1964

RICHARDS, W.D.: Pulmonary changes due to aging. In: Handbook of Physiology. Sect. 3, Vol. II, pp. 1525–1530 (1965)

Spezielle Literatur

ANDERSON, T.W., BROWN, J.R., HALL, J.W., SHEPHARD, J.T.: The limitations of linear regressions for the predictions of vital capacity and forced expiratory volume. Respiration **25**, 140–158 (1968)

ANTHONISEN, N.R., DANSON, J., ROBERTSON, P.C., ROSS, W.R.D.: Airway closure as a function of age. Resp. Physiol. **8**, 58–65 (1964)

BACHOFEN, H.: Die mechanischen Eigenschaften der Lunge. Bern-Stuttgart: Hans Huber 1964

BACHOFEN, H., HOBI, H.J., SCHERRER, M.: Alveolararterial N$_2$-gradients at rest and during exercise in healthy men of different ages. J. appl. Physiol. **34**, 137–142 (1973)

BLACK, L.F., HYATT, R.E.: Maximal respiratory pressures: normal values and relationship to age and sex. Amer. Rev. resp. Dis. **99**, 696–702 (1969)

BOUHUYS, A.: Pulmonary nitrogen clearance in relation to age in healthy males. J. appl. Physiol. **18**, 297–300 (1963)

BRISCOE, A.M., LORING, W.E.: Elastin content of the human lung. Proc. Soc. exp. Biol. (N.Y.) **99**, 162–164 (1958)

BRISCOE, W.A., DUBOIS, A.B.: The relationship between airway resistance, airway conductance and lung volume in subjects of different age and body size. J. clin. Invest. **37**, 1279–1285 (1958)

BÜHLMANN, A.A., SCHERRER, M.: Neue Normalwerte für die Vital- und Totalkapazität der Lungen. Schweiz. med. Wschr. **103**, 660–668 (1973)

COHN, J.E., CAROLL, D.C., ARMSTRONG, B.W., SHEPARD, R.H., RILEY, R.L.: Maximal diffusing capacity of the lung in normal male subjects of different ages. J. appl. Physiol. **6**, 588–597 (1954)

COHN, J.E., DONOSO, H.D.: Mechanical properties of lung in normal men over 60 years old. J. clin. Invest. **42**, 1406–1410 (1963)

COOK, C.D., MEAD, J., ORZALESI, M.M.: Static volume-pressure characteristics of the respiratory system during maximal efforts. J. appl. Physiol. **19**, 1016–1022 (1964)

DONEVAN, R.E., PALMER, W.H., VARVIS, C.J., BATES, D.V.: Influence of age on pulmonary diffusing capacity. J. appl. Physiol. **14**, 483–492 (1959)

EDELMAN, N.H., MITTMAN, C., NORRIS, A.H., SHOCK, N.H.: Effects of respiratory pattern on age differences in ventilation uniformity. J. appl. Physiol. **24**, 49–53 (1968)

FRANK, N.R., MEAD, J., FERRIS, B.G., JR.: The mechanical behaviour of the lungs in healthy elderly persons. J. clin. Invest. **36**, 1680–1687 (1957)

GREIFENSTEIN, F.E., KING, R.M., LATCH, S.S., COMROE, J.H., JR.: Pulmonary function studies in healthy men and women 50 years and older. J. appl. Physiol. **4**, 641–648 (1952)

HOFER, P., SCHERRER, M.: Die Altersabhängigkeit des alveoloarteriellen O$_2$-Partialdruckgradienten in Normoxie, Hypoxie und Hyperoxie. Med. Thorac. **22**, 450–469 (1965)

HOGG, J.C., WILLIAMS, J., RICHARDSON, J.B., MACKLEM, P.T., THURLBECK, W.M.: Age as a factor in the distribution of lower-airway conductance and in the pathologic anatomy of obstructive lung disease. New Engl. J. Med. **282**, 1283–1287 (1970)

HOLLAND, J., MILIC-EMILI, J., MACKLEM, P.T., BATES, D.V.: Regional distribution of pulmonary ventilation and perfusion in elderly subjects. J. clin. Invest. **47**, 81–92 (1968)

JOHN, R., THOMAS, J.: Chemical composition of elastins isolated from aortas and pulmonary tissues of humans of different ages. Biochem. J. **127**, 261–269 (1972)

LEITH, D.E., MEAD, J.: Mechanisms determining residual volume of the lungs in normal subjects. J. appl. Physiol. **23**, 221–227 (1967)

LENFANT, C.: Measurement of ventilation-perfusion distribution with alveolar-arterial differences. J. appl. Physiol. **18**, 1090–1094 (1963)

LOEW, P.G., THEWS, G.: Die Altersabhängigkeit des arteriellen Sauerstoffdruckes bei der berufstätigen Bevölkerung. Klin. Wschr. **40**, 1093–1098 (1962)

MCCARTHY, D.S., SPENCER, R., GREENE, R., MILIC-EMILI, J.: Measurement of »closing volume« as a simple and sensitive test for early detection of small airway disease. Amer. J. Med. **52**, 747–753 (1972)

MELLEMGAARD, K.: Alveolar-arterial oxygen difference: size and components in normal man. Acta physiol. scand. **67**, 10–20 (1966)

Niewoehner, D.E., Kleinerman, J.: Morphologic basis of pulmonary resistance in the human lung and effects of aging. J. appl. Physiol. **36**, 412–418 (1974)

Ogilvie, C.M., Forster, R.E., Blakemore, W.S., Morton, J.W.: A standardized breath holding technique for the clinical measurement of the diffusing capacity of the lung for carbonmonoxide. J. clin. Invest. **36**, 1–17 (1957)

Pierce, J.A., Ebert, R.V.: The barrel deformity of the chest, the senile lung and obstructive pulmonary emphysema. Amer. J. Med. **25**, 13–20 (1958)

Pierce, J.A., Ebert, R.V.: Fibrous network of the lung and its change with age. Thorax **20**, 469–476 (1965)

Pierce, J.A., Hocott, J.B.: Studies on the collagen and elastin content of human lungs. J. clin. Invest. **39**, 8–14 (1960)

Richards, D.W.: The aging lung. Bull. N.Y. Acad. Med. **32**, 407–416 (1956)

Scherrer, M.: Störungen des Gasaustausches der Lunge. Bern-Stuttgart: Hans Huber 1961

Scherrer, M., Birchler, A.: Altersabhänigkeit der alveoloarteriellen O_2-Partialdruckgradienten bei Schwerarbeit in Normoxie, Hypoxie und Hyperoxie. Med. thorac. **24**, 99–117 (1967)

Schlueter, D.P., Immekus, J., Stead, W.W.: Relationship between maximal inspiratory pressure and total lung capacity (coefficient of retraction) in normal subjects and in patients with emphysema, asthma, and diffuse pulmonary infiltration. Amer. Rev. resp. Dis. **96**, 656–665 (1967)

Thurlbeck, W.M.: The internal surface area of nonemphysematous lung. Amer. Rev. resp. Dis. **95**, 765–773 (1967)

Turner, J.M., Mead, J., Wohl, M.E.: Elasticity of human lungs in relation to age. J. appl. Physiol. **25**, 664–671 (1968)

Ulmer, W.T., Reichel, G.T.: Untersuchungen über die Altersabhängigkeit der alveolären und arteriellen Sauerstoff- und Kohlensäuredrucke. Klin. Wschr. **41**, 1 (1963)

Ulmer, W.T., Reichel, G.T., Nolte, D.: Die Lungenfunktion. Stuttgart: Thieme 1970

F. Anhang

Kety, S.S.: The theory and applications of the exchange of inert gas at the lungs and tissues. Pharmacol. Rev. **3**, 1–41 (1951)

Radford, E.P., Jr.: The physics of gases. In: Handbook of Physiology. Sect. 3. Vol. I, pp. 125–152. Washington: Amer. Physiol. Soc. 1964

Tabor, D.: Gases, Liquids and Solids. Baltimore: Penguin Books Inc. 1969

Williams, V.R., Williams, H.B.: Basic Physical Chemistry for the Life Sciences. San Francisco: Freeman 1973

Störungen der Lungenfunktion und ihre Meßmöglichkeiten (Übersicht)

W.T. ULMER

Mit 23 Abbildungen und 2 Tabellen

A. Einleitung

Emphysem, Asthma, Bronchitis und ähnliche klinische Diagnosen gehen mit vielfachen funktionellen Störungen einher, die weitgehend auch für Kliniker erfaßbar sind. Auf verschiedenen Arbeitsgebieten: Biochemie, Immunologie, Physiologie, tauchen Einzelbefunde auf, die neue Zusammenhänge vermuten lassen, die aber noch nicht ausreichen, um hieraus klinischen Nutzen ziehen zu können. Ähnlich war die Situation noch vor gut absehbarer Zeit, wo mit physiologischen Arbeitsmethoden in der Klinik nur recht begrenzte Aussagen erzielt werden konnten. Wie immer in derartigen Entwicklungsphasen lag der Schluß nahe, daß auf derartige Methoden, wegen ihrer Unsicherheit und dem nicht seltenen Fehlen der Korrelation zum klinischen Krankheitsbild, vielleicht besser zu verzichten sei. Der »gute Kliniker« bedarf letztlich dieser Methoden nicht, da der klinische Blick viel mehr an Zusammenhängen erfaßt, als ein Einzelmeßwert aussagen kann.

Die Physiologen hatten unser Wissen über die Lungenfunktion schon beachtlich vorangebracht. Erst die Adaptation der physiologischen Meßmethoden an die klinischen Möglichkeiten – hier hat die Geräteindustrie Hervorragendes geleistet – wie die konsequente Überprüfung von Meßwerten anhand entsprechender klinischer Bilder haben den heutigen Stand pathophysiologischer Kenntnisse gebracht.

Kaum ein Organ unseres Körpers läßt sich in seinem funktionellen Verhalten so zuverlässig und vielseitig erfassen wie die Lunge. Diese, schon 1958 von ROSSIER et al. aufgestellte Behauptung hat in den Folgejahren eine durch methodische Verbesserungen ermöglichte Erweiterung und Fundierung erfahren, wodurch die heute zu fordernde Klinik der Lungenkrankheiten weitgehend durch die pathophysiologischen Grundlagen geprägt wird.

B. Einteilung der Erkrankungen nach funktionellen Gesichtspunkten

Lungenerkrankungen führen anfänglich meist zu Störungen der Atemmechanik. Diese Änderungen der mechanischen Eigenschaften von Lunge und Bronchien beherrschen dann weitgehend das klinische Bild. Andere Funktionsgrößen werden im Gefolge von Störungen der Atemmechanik erst sekundär betroffen. Dies gilt insbesondere für viele Formen von Gasaustauschstörungen. Es hat sich weitgehend durchgesetzt, das funktionelle Geschehen bei Lungenerkrankungen in zwei Hauptgruppen zu unterteilen. Die eine Gruppe ist gekennzeichnet durch erhöhte Strömungswiderstände in den Atemwegen = obstruktive Atemwegserkrankungen oder synonym obstruktive Lungenerkrankungen (COLD = Chronic Obstructive Lung Disease).

Die andere Gruppe ist gekennzeichnet durch verminderte Dehnbarkeit des Lungengewebes (u.U. auch der Thoraxwand) = restriktive Lungenerkrankungen.

Störungen der arteriellen Blutgase hängen weitgehend von diesen mechanischen Gegebenheiten ab. Zweckmäßig läßt sich unterteilen in Störungen des Gasaustausches, die nur die Sauerstoffbeladung des arteriellen Blutes betreffen: *Partialinsuffizienz* (Rossier et al., 1958). Der Partialinsuffizienz liegen meist Ventilations-/Perfusionsinhomogenitäten zugrunde (distribution insufficiency) (Riley, 1951; Riley und Cournand, 1951; Riley et al., 1951; Farhi und Rahn, 1955; West, 1963; West, 1975). Ventilations-/Diffusionsinhomogenitäten spielen meist eine untergeordnete Rolle (Thews und Schmidt, 1965; Petro et al., 1975). Wesentlich seltener wird die Partialinsuffizienz durch eine Diffusionsstörung bedingt (Filley et al., 1954; Forster, 1975).

Die *Globalinsuffizienz* betrifft den Sauerstoff wie die Kohlensäure des arteriellen Blutes. Da sie nur ventilatorisch bedingt sein kann, wird sie folgerichtig im anglo-amerikanischen Schrifttum, wie auch bei uns, als *alveoläre Hypoventilation* bezeichnet.

Je nach dem Verhalten des arteriellen pH-Wertes (pHa) werden die mit Erhöhung des Kohlensäuredruckes einhergehenden Säurebasenverschiebungen als *kompensierte oder nicht kompensierte respiratorische Azidosen* benannt.

Ganz selten kommt es auch zu Gasaustauschstörungen ohne Veränderungen der Atemmechanik.

Diese Einteilung, welche die atemmechanischen Störungen in den Vordergrund stellt, ist sicher eine Weiterentwicklung älterer Einteilungsprinzipien. Rossier et al. haben 1958 die bis dahin gebräuchlichen Einteilungen der amerikanischen, deutschen und Züricher-Schule zusammengestellt. Im Mittelpunkt des Geschehens standen, »am Erfolgsorgan« gemessen, weitgehend die arteriellen Blutgase.

Die hier gegebene Einteilung, welche heute international weitgehend einheitlich verwendet wird, beruht auf der Erkenntnis, daß atemmechanische Störungen schon klinische Symptome hervorrufen können bei praktisch unbeeinflußten Blutgasen und daß pulmonalbedingte Blutgasveränderungen immer Folgen von Störungen der Atemmechanik sind.

Etwas häufiger ist der *Lungenkreislauf* bei Lungenerkrankungen betroffen, ohne daß Störungen der Atemmechanik als Leitsymptom zu erkennen wären. Isolierte Erkrankungen des Lungenkreislaufs werden deshalb von den Kardiologen ebenso abgehandelt wie von Pneumologen, wenn auch mit unterschiedlichen Blickwinkeln.

I. Restriktive Funktionsstörungen

1. Ursachen

Bei den restriktiven Funktionsstörungen ist meist die Dehnbarkeit der Lunge, gelegentlich die von Lunge und Thoraxwand, seltener die der Thoraxwand allein, eingeengt. Ursächlich kommen Lungenfibrosen der verschiedensten Genese in Frage (Wright und Filley, 1951; Ulmer et al., 1976; Arzt, 1974). Aber auch Schwielenbildungen und Verschwartungen der Pleura, wie nach Pleuritis exsudativa oder nach Lungenembolien, bedingen eine verminderte Dehnbarkeit der Lunge. Auch nach Thoraxtraumen mit Rippenserienfrakturen, u.U. mit Hämatothorax, kann die Dehnbarkeit der Lunge vermindert sein. Die Funktionsergebnisse gehen nicht immer mit dem klinischen Bild oder mit dem Ergebnis der Röntgenuntersuchung parallel. Für die Beurteilung und Therapie der Patienten sind alle drei Parameter unerläßlich, wenn auch funktionelle und klinische Ergebnisse meist sehr gut übereinstimmen.

Im Rahmen dieses Handbuches muß auch auf diese Erkrankungsgruppe verwiesen werden, da Mischbilder aus Restriktion und Emphysem bzw. Restriktion und obstruktiver Atemwegserkrankung vorkommen, die Otto als »emphysematöse Lungensklerose« bezeichnet hat (Otto, 1971).

2. Atemmechanische Meßgrößen

a) Spirometrische Meßgrößen

Wenn auch die spirometrischen Meßgrößen, wie Vitalkapazität und 1-Sekunden-Wert, nicht immer sehr spezifisch für die Unterscheidung zwischen Obstruktion und Restriktion ausfallen, so können sie doch oft einen wichtigen Hinweis geben. Klassisch für die Restriktion ist die verminderte Vitalkapazität mit ebenso verkleinertem 1-Sekunden-Wert. In Prozent der Vitalkapazität wird der 1-Sekunden-Wert aber normal, ja, manchmal hoch normal gefunden (ULMER, 1968; ULMER, 1961; ULMER et al., 1976) (Abb. 1).

b) Compliance-Messung

Die Lungendehnbarkeit läßt sich mit der Oesophagusdruckmethode direkt messen. Die Compliance (C_L) der Lunge hat die Größenordnung $\Delta V/\Delta P$. Sie sagt aus, wie groß unter statischen Bedingungen die Gasvolumenänderung der Lunge pro Druckeinheitsänderung ist. Die Methode beruht auf der Tatsache, daß die im Oesophagus während der Atmung meßbaren Druckänderungen denen im Intrapleuralspalt entsprechen (BUTLER et al., 1957; BANCHERO et al., 1967a, 1967b; HAMM 1960a, 1960b; NEERGARD und WIRZ, 1927; PAINE, 1940; SCHERRER et al., 1957; ZEILHOFER, 1960; ULMER et al., 1966; BACHOFEN, 1969). Synchron werden auf einem 2-Koordinatenschreiber der Oesophagusdruck und das »quasi statisch eingeatmete Volumen« registriert (Abb. 2). Die Steilheit

der aufgezeichneten Kurven entspricht dann der Lungencompliance.

Normal sind für Erwachsene Compliance-Werte um 0,22 l/cm H_2O, wobei Werte unter 0,1 sicher pathologisch sind, d.h. einer restriktiven Lungenerkrankung entsprechen (Abb. 3).

Manche Autoren bevorzugen den reziproken Wert der Compliance mit der Bezeichnung Elastance $= \Delta P/\Delta V$.

Je kleiner die Lunge, um so niedriger muß die Compliance sein. Neugeborene haben eine 25–30mal geringere, 9–12jährige Kinder eine 2–3mal geringere Compliance als Erwachsene (ENGSTRÖM et al., 1962; HELLIESEN et al., 1958). Mit der Beziehung Compliance/funktionelle Residualluftkapazität wurde deshalb der Begriff » spezifische Compliance« eingeführt (LIM und LUFT, 1959). Dieser Begriff zeigt zwar an, welche Faktoren bei der Beurteilung des Meßwertes Compliance unbedingt berücksichtigt werden müssen; er hat aber wie alle Quotienten den Nachteil, daß man ihnen nicht mehr ansieht, ob Nenner oder Zähler an dem von der Norm abweichenden Wert Schuld tragen. Es erscheint uns deshalb besser, den Compliance-Wert und den Wert der funktionellen Residualkapazität bzw. des intrathorakalen Gasvolumens getrennt anzugeben. Normwerte für die spezifische Compliance haben ARDALAN (1968) für ca. 40jährige mit $0,074 \pm 0,024$ und MARSHALL (1957) mit 0,05 (0,038–0,070) angegeben.

Die Dehnbarkeit der Thoraxwand, wobei gewöhnlich auch die Restriktionen der Bauchwand mit erfaßt werden, wird im allgemeinen in der Klinik nicht gesondert gemessen. Entsprechende Methoden, die aller-

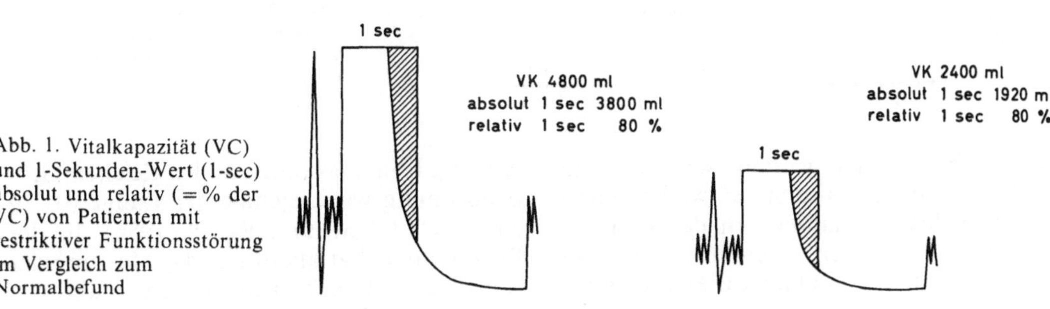

Abb. 1. Vitalkapazität (VC) und 1-Sekunden-Wert (1-sec) absolut und relativ ($= \%$ der VC) von Patienten mit restriktiver Funktionsstörung im Vergleich zum Normalbefund

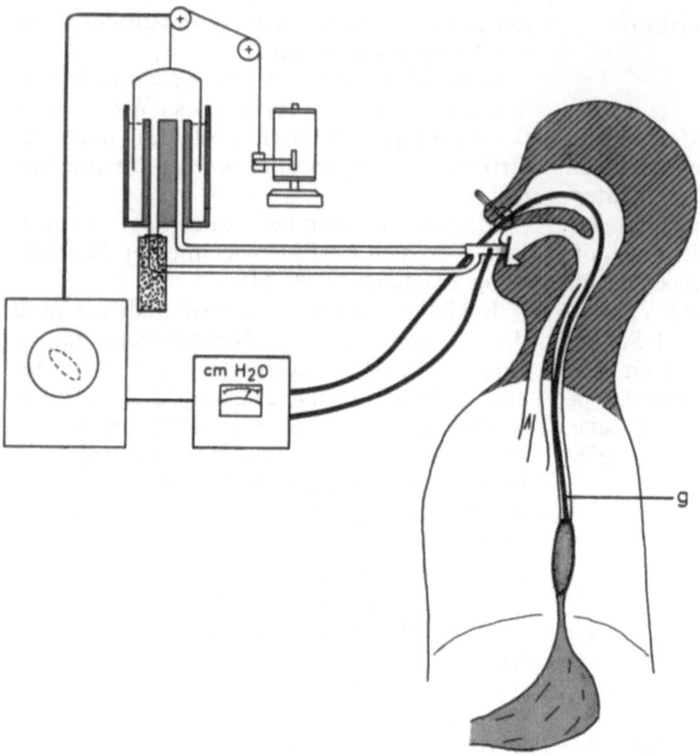

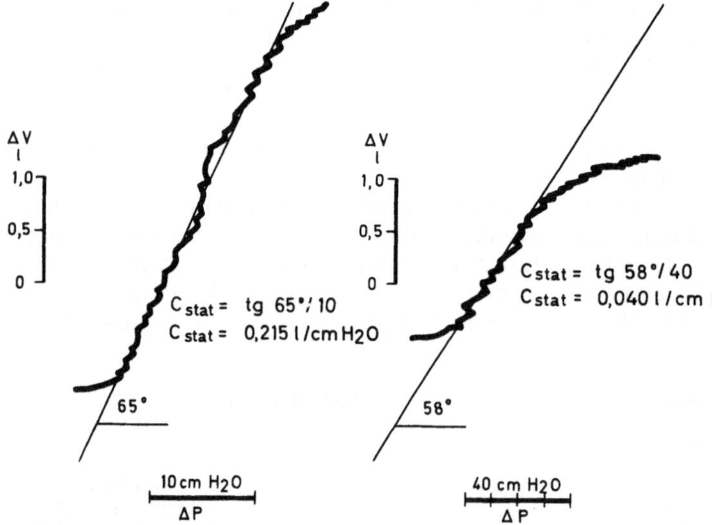

Abb. 2. Messungen der Lungendehnbarkeit (Compliance) mit der Oesophagusdruckmethode zur Registrierung der Volumen-Druckbeziehung. (Nach Ulmer et al., 1976)

Abb. 3. »Statisches« Druck-Volumen-Diagramm. Links: statische Compliance von normaler Versuchsperson, rechts von Patienten mit Lungenfibrose. (Nach Ulmer et al., 1976)

dings recht aufwendig und schwierig zu handhaben sind, wurden entwickelt und müssen in den Spezialbüchern der Lungenfunktion nachgelesen werden (s. Ulmer et al., 1976a). Die Compliance dieser Strukturen liegt beim Gesunden in der gleichen Größenordnung wie diejenige der Lunge (0,2 l/ cm H_2O) (Heaf und Prime, 1956). In der Pneumologie hat allerdings die Messung der Lungencompliance auch größere praktische

Bedeutung, während sich Störungen der Dehnbarkeitsverhältnisse zur Thoraxwand meist aus der Inspektion des Patienten in Zusammenhang mit dem Röntgenbild und anderen Funktionsmeßwerten, wie der Totalkapazität und der Vitalkapazität, recht gut beurteilen lassen.

Trotz der guten Aussagekraft der C_L bei typischen Lungenfibrosen bleibt bei vielen anderen Erkrankungen des broncho-pulmonalen Systems die Aussagekraft der C_L begrenzt. Der Meßwert gibt einen Mittelwert der Dehnbarkeitsverhältnisse der gesamten Lunge. Liegen in einer Lunge Gebiete mit hoher Dehnbarkeit neben Gebieten mit erniedrigter Dehnbarkeit vor, so kann trotz schwerer funktioneller Beeinträchtigung der Compliancewert normal sein. Ohne Frage liegt hierin der Grund, daß bei vielen Lungenemphysemen gleichzeitig sklerotische Gebiete mit verminderter Dehnbarkeit vorhanden sind, so daß trotz schweren Emphysems eine relativ niedrige C_L gemessen wird (KOWALSKI, 1978). Auch bei schweren Emphysemen sind ausgesprochen erhöhte Compliancewerte selten. Wahrscheinlich liegt die Begründung neben den sklerotischen Bereichen in solchen Lungen auch in der Tatsache, daß bei der Erschöpfung der Elastizität bei weiterer Überdehnung weniger gut dehnbare Strukturen gedehnt werden, deren Compliance wesentlich schlechter als diejenige des normalen Lungengewebes ist. Bei Compliance-Messungen über den ganzen Vitalkapazitätsbereich lassen sich deshalb S-förmige Kurvenverläufe auch bei Gesunden aufzeichnen.

3. Bronchien bei den restriktiven Funktionsstörungen

Bei den Lungenfibrosen, welche im wesentlichen die restriktiven Funktionsstörungen stellen, sind die Bronchien, solange die Krankheit nicht durch andere Mechanismen kompliziert wird, eher weiter gestellt als bei gesunden Personen. Am besten läßt sich dies an Resistance-/Volumen-Diagrammen nachweisen (KAMMLER und BEIL, 1975). Bei der Ausatmung werden die Bronchien durch das Nachlassen des inspiratorischen Zuges der Lunge an der Bronchialwandung zunehmend engergestellt, um ab bestimmten Volumina ganz verschlossen zu werden (»Closing volume«) (ISLAM und ULMER, 1974; ISLAM und ULMER, 1977). Die Strömungswiderstände in den Atemwegen steigen mit dem Beginn dieser Bronchienverschlüsse steil an. Bei den restriktiven Funktionsstörungen bleiben im Vergleich zu Gesunden (grau angelegte Zonen in Abb. 4) die Bronchien während der Ausatmung der Vitalkapazität länger offen.

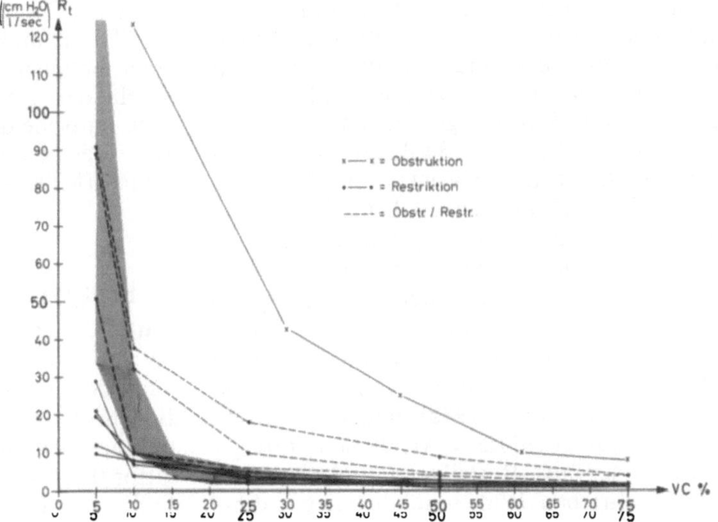

Abb. 4. Zusammenhang zwischen Atemwegswiderstand und aktuellem Lungenvolumen in Prozent der Vitalkapazität bei 12 gesunden Personen (grau angelegter Bereich), bei 6 Patienten mit obstruktiver Ventilationsstörung, 5 Patienten mit einer restriktiven und 3 Patienten mit einer kombinierten Ventilationsstörung. (Nach KAMMLER und BEIL, 1975)

Der Strömungswiderstand (R_t-Wert) erreicht dann auch bei tiefer Exspiration nicht die Werte, welche bei gesunden Personen aufzuzeichnen sind.

4. Mischbilder von Restriktion der Lunge mit Atemwegsobstruktion

Meist erst im späten Stadium der Lungenfibrosen kommt es dann auch zur Atemwegsobstruktion. Diese Mischbilder fallen meist dadurch auf, daß die Stärke der Atemwegsobstruktion (R_t-Erhöhung) nicht der Schwere des klinischen Bildes entspricht. Das Röntgenbild mit der Fibrose und die verminderte Compliance und das relativ kleine intrathorakale Gasvolumen bekräftigen dann den Verdacht einer Lungenfibrose mit sekundärer Atemwegsobstruktion. Wir haben mehrere derartige Fälle beobachtet, wobei einige Male zunächst die Restriktion im Vordergrund stand, später dann die Atemwegsobstruktion hinzu trat. Die Atemwegsobstruktion nimmt auch in deletären Fällen meist nicht ein so starkes Ausmaß an wie bei den reinen Obstruktionen. Die Ursache hierfür liegt wohl darin, daß diese Patienten meist schon unter einer entsprechenden Therapie stehen, welche die Atemwegsobstruktion günstig beeinflußt, zum anderen, weil die Restriktion den Organismus schon so ungünstig beeinflußt, daß stärkere Ausmaße von Atemwegsobstruktion zusätzlich nicht mehr mit dem Leben vereinbar sind. In unserem Krankengut fanden wir (KAMMER und BEIL, 1975) unter 12 Patienten 4mal erhöhte Strömungswiderstände in den Atemwegen. Ähnliche Beobachtungen wurden von DOLL und KRÖPELIN (1972), FERLINZ (1974), HOEPPNER et al. (1974), BÜHLMANN und ROSSIER (1970) mitgeteilt. Liegt die Häufigkeit gleichzeitiger Obstruktionen bei unserem Krankengut der Lungenfibrosen mit ca. 30% relativ hoch, so sehen GARTMANN (1974) und HERBERT et al. (1962) diese Mischbilder eher als Ausnahme an. MEIER-SYDOW und RUST (1975) haben in ihrem Krankengut ebenfalls etwa 30% derartiger Mischbilder aus Restriktion und Obstruktion beschrieben. Wahrscheinlich liegen diese

unterschiedlichen Häufigkeiten auch in Unterschieden der methodischen Erfassung der Atemwegsobstruktion, die sich bei diesen Mischbildern zuverlässig oft nur mit der ganzkörperplethysmographischen Resistancemessung erfassen und hiermit von der restriktiven Ventilationsstörung abgrenzen läßt.

Entsprechend der Grundtendenz der Fibrosen, die Bronchien weiterzustellen, wird auch das »Closing volume« als empfindlicher Indikator der kleineren Bronchialwege eher super normal gefunden (KAMMLER und BEIL, 1975). Messungen des Closing volume von Patienten mit Mischbildern, Fibrosen mit Atemwegsobstruktion, liegen nicht vor, wohl auch deshalb, da sich das Closing volume bei Atemwegsobstruktionen nicht mehr präzise messen läßt (ISLAM und ULMER, 1974).

Im Rahmen der therapeutischen Möglichkeiten läßt sich der obstruktive Anteil meist gut behandeln und unter einer Dauertherapie ganz beseitigen oder doch gut beherrschen. Das Schicksal der Patienten hängt ab vom Verlauf der Lungenfibrose. Spricht die Erkrankung gut auf Glucocorticoide und Immunsuppressiva an, können sich die Zeichen der Restriktion und dann auch die hiervon abzuleitenden Blutgasveränderungen und Widerstandserhöhungen des Lungenkreislaufes zurückbilden (MEIER-SYDOW und RUST, 1974). Die Obstruktion kann dann weiterer Behandlung bedürfen. Leider sprechen nicht alle Fälle gut auf die Therapie an (DOLL und KRÖPELIN, 1972). Ein nicht unerheblicher Prozentsatz, wahrscheinlich spielt der Zeitpunkt des Therapiebeginns eine entscheidende Rolle, ist progredient trotz der heute gegebenen Therapiemöglichkeiten (MEIER-SYDOW et al., 1975).

5. Blutgase bei restriktiven Funktionsstörungen

Von den verschiedenen Möglichkeiten der Beeinflussung der arteriellen Blutgase: Verteilungsstörungen als unterschiedliche Ventilation/Perfusion ($\dot{V}/\dot{Q}$) oder Ventilation/Diffusion ($\dot{V}/D_L$) oder Perfusion (Diffusions-

Tabelle 1. Arterielle Blutgaswerte von 8 Patienten mit einer restriktiven Ventilationsstörung (Fibrosen) unter Ruhe und einer Maximalbelastung von 5 min. Bei den Patienten 4, 7 und 8 handelt es sich um eine kombinierte (restriktive/obstruktive) Ventilationsstörung. (Nach KAMMER und BEIL, 1975)

Nr.	Pat.	Ruhewerte (Torr)			Max.-Belastung 5′ (Torr)			
		PO_2	PCO_2	pH	Watt	PO_2	PCO_2	pH
1	H.P.	79	45	7,400	100	56	46	7,391
2	G.S.	92	37	7,371	130	72	41	7,331
3	A.N.	81	38	7,392	50	73	38	7,412
4	R.K.	78	37	7,391	50	68	36	7,426
5	M.S.	101	38	7,410	60	91	39	7,390
6	L.M.	91	37	7,399	80	82	38	7,338
7	I.B.	80	38	7,433	50	76	38	7,436
8	E.K.	62	31	7,430	–	–	–	–

quotienten ($\dot{Q}/D_L$), Diffusionsstörungen (D_L) und der alveolären Hypoventilation, spielen bei den Restriktionen nur die Verteilungsstörungen und die Diffusionsstörungen eine entscheidende Rolle. Bei schweren Lungenfibrosen liegen die arteriellen Sauerstoffdruckwerte immer erniedrigt bei meist praktisch normalem Kohlensäuredruckwert, was in dieser Konstellation der Partialinsuffizienz ROSSIERS (ROSSIER et al., 1956) entspricht. Obwohl die Compliance-Werte schon deutlich erniedrigt sein können und obwohl die Patienten Atemnot empfinden, liegen die arteriellen Sauerstoffdruckwerte oft doch noch in Ruhe im Bereich der Norm (KAMMLER und BEIL, 1975; SELLER und SIEBENS, 1965; ARZT, 1974; DOLL und KRÖPELIN, 1972; MEIER-SYDOW und RUST, 1975).

Alle Autoren stimmen darin überein, daß das Absinken des arteriellen Sauerstoffdruckkes unter Belastung bei Lungenfibrosen beinahe regelmäßig beobachtet wird (Tabelle 1).

Die Ursache dieser Partialinsuffizienzen sind sichere Diffusionsstörungen, wobei sowohl Membranfaktoren als auch Kontaktzeitverminderung beteiligt sind (THEWS, 1961; MOLL, 1962a, 1962b; BARTELS et al., 1963). Schwer lassen sich die verschiedenen Formen der Verteilungsstörungen abgrenzen, die aber auch gleichzeitig an der arteriellen Hypoxämie beteiligt sind. Daß die alveoläre Ventilation trotz der erheblich gesteigerten Atemarbeit normal oder hoch normal bleibt, ist Folge der über Mechano-Rezeptoren gesteigerten Atmungsregulation. Dieser Teil der Atmungsregulation wird über

große Bereiche vermehrter Belastung voll kompensiert, was den normalen alveolär-arteriellen Kohlensäuredruckwerten entspricht (ULMER, 1975).

6. Lungenkreislauf bei restriktiven Funktionsstörungen

Der Strömungswiderstand im Lungenkreislauf ist bei allen Endstadien der restriktiven Lungenerkrankungen erhöht. So finden sich häufig auch schon in Ruhe erhöhte Blutdruckwerte in der A. pulmonalis; unter körperlicher Belastung steigen die Blutdruckwerte dann auch weiter an und erreichen meist, wenn in Ruhe noch Normwerte zu messen sind, dann pathologische Belastungswerte (STONE et al., 1953; KAMMLER und BEIL, 1975).

Ob die arterielle Hypoxämie hierbei eine entscheidende Rolle über den von Euler- und Liljestrand-Reflex (1946) (REICHEL et al., 1966) spielt oder ob hier der Kapillarverlust mit der pathologisch-anatomisch fixierten Einengung des Lungenkreislaufs den vorrangigen Faktor darstellt, ist nicht eindeutig entschieden. Vieles spricht dafür, daß bei den Lungenfibrosen mit Restriktion der pulmonale Hochdruck und damit das chronische Cor pulmonale vorwiegend Folge der pathologisch-anatomisch fixierten Veränderungen an den Lungengefäßen sind. Das chronische Cor pulmonale gehört deshalb zu den typischen Befunden bei fortgeschrittener restriktiver Lungenerkrankung. Im Endstadium dieser Erkrankungen ist die Dekompensation des Cor pulmonale ein häufiger Befund. Der Natur des Leidens entsprechend sind diese Formen des chronischen Cor pulmonale durch therapeutische Versuche nur recht begrenzt zu beeinflussen (ULMER, 1961).

II. Die obstruktiven Funktionsstörungen

1. Ursachen der Atemwegs-obstruktion

Wir unterscheiden zwischen exobronchialer und endobronchialer Atemwegsobstruktion

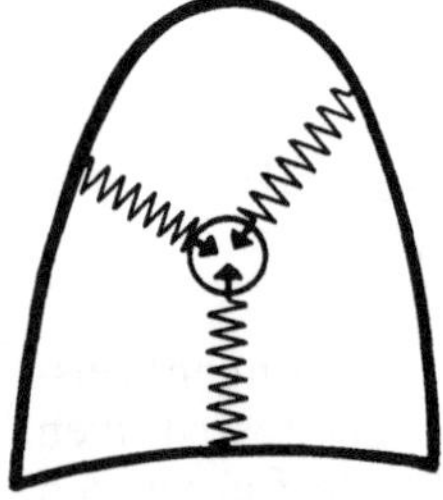
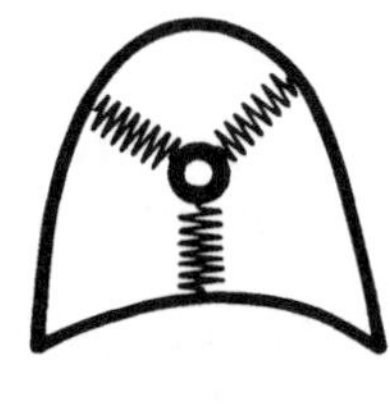

Abb. 5. Bronchiallumen in Abhängigkeit vom Dehnungszustand der Lunge, d.h. in Abhängigkeit von der Atemlage

(ULMER, 1974). Bei den exobronchialen Atemwegsobstruktionen kommt es zur Entspannung der elastischen Elemente der Lunge. Der physiologisch broncho-konstriktorische Zug der Bronchialmuskulatur überwiegt und verursacht die Einengung der Bronchiallichtungen (ANDERSON und FORAKER, 1962; ULMER et al., 1976). Stärkerer emphysematöser Umbau der Lunge mit entsprechend erhöhtem intrathorakalem Gasvolumen ist die häufige Ursache derartiger exobronchialer Atemwegsobstruktionen. Auch Verkleinerung des Thoraxraumes führt zu derartigen Funktionsstörungen, wie sie bei übergewichtigen Patienten mit Zwerchfellhochstand zu messen sind. Aber auch Atemnot bei Pneumothorax oder bei Pleuraergüssen kann ihre Ursache in der Entspannungsobstruktion im verbliebenen Lungengewebe haben (ISLAM et al., 1974). Der Anstieg der Strömungswiderstände in den Atemwegen bei tiefer Exspiration, wie er auch bei gesunden Versuchspersonen zu messen ist (Abb. 5 und 6), ist dann schon im Bereich der Atemmittellage dieser Patienten erfolgt. Selbst wenn die Strömungswiderstände bei Ruheatmung noch relativ normal sind, bleiben doch keine Ventilationsreserven, da bei dem Versuch, die Atmung zu vertiefen, die inspiratorischen Reserven wegen der erhöhten Atemmittellage stark eingeschränkt sind. Exspira-

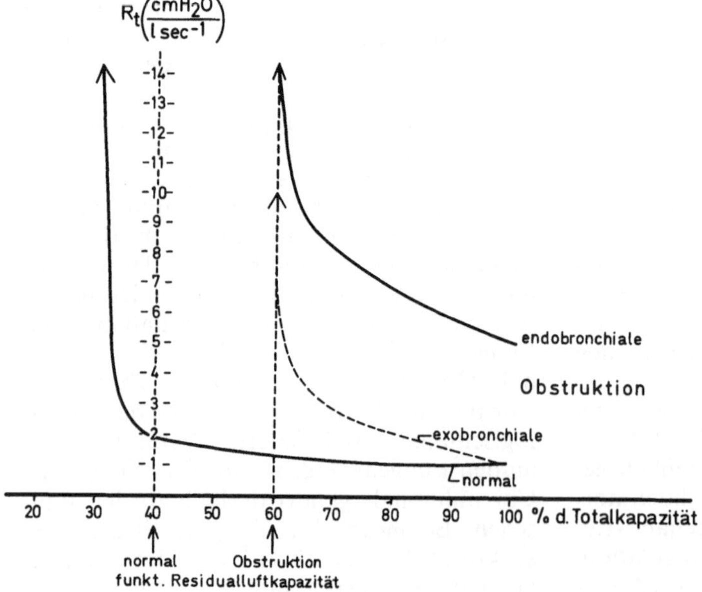

Abb. 6. Beziehung zwischen Lungenvolumen und Strömungswiderstand in den Atemwegen (R_t) bei gesunden Versuchspersonen (normal), exobronchialer und endobronchialer Atemwegsobstruktion

torisch sind die Ventilationsreserven in jedem Fall weitgehend erschöpft, da mit der weiteren Exspiration der Strömungswiderstand sofort stark ansteigt (ISLAM und ULMER, 1971).

Die endobronchialen Ursachen der Atemwegsobstruktion liegen in Schleimhautschwellung, Überproduktion eines zähen Schleims (Hyperkrinie und Dyskrinie) sowie im Bronchospasmus. Alle Faktoren können gleichzeitig vorkommen. Hyperkrinie und Dyskrinie wie Bronchospasmus können so stark die Strömungswiderstände in den Atemwegen erhöhen, daß die Patienten ersticken. Der Bronchospasmus spielt nach seiner Häufigkeit im Krankengut der obstruktiven Atemwegserkrankungen die überragende Rolle. Die Ursachen des Bronchospasmus (s.S. 449) wie die Zusammensetzung des Bronchialschleims (s.S. 205) werden an anderer Stelle ausführlich beschrieben.

2. Meßgrößen

a) Spirometrische Meßgrößen

Der von HUTCHINSON (1844, 1846) angegebene Spirometer hat mit seinen in den Folgejahren erfolgten Verfeinerungen, bis hin zu den sauerstoffstabilisierenden Doppelspirometern mit Umwälzpumpen, lange Jahre das Feld der Funktionsdiagnostik der Lunge und Bronchien beherrscht. Bei der überwiegenden Zahl von obstruktiven Atemwegserkrankungen wurden mit den hierbei zu erzielenden Meßgrößen, zumal feine Differenzierungen meist nicht möglich waren, ganz überwiegend Symptome der Atemwegsobstruktion erfaßt. Die mit Spirometern erfaßbaren

Werte sind für die Diagnostik der Atemwegsobstruktion von besonderer Bedeutung:
1. Der 1-Sekunden-Wert (TIFFENEAU, 1948, 1952);
2. Die Vitalkapazität;
3. Die funktionelle Residualluftkapazität.
Schließlich sei auch noch der Atemgrenzwert als das Volumen, welches maximal in 1 min ventiliert werden kann (HERMANSSEN, 1933), erwähnt. Bei der relativ guten Korrelation zwischen dem 1-Sekunden-Wert und dem Atemgrenzwert wird heute aber, da sich die korrekte Ausführung leichter überprüfen läßt und da er weniger anstrengend ist, meist der 1-Sekunden-Wert bevorzugt.

α) *Der 1-Sekunden-Wert* ist bei Atemwegsobstruktion in absoluten Werten wie in Prozent der Vitalkapazität vermindert (Abb. 7). Bei klassischen Fällen läßt sich mit dem prozentualen 1-Sekunden-Wert auch eine Differenzierung zu den restriktiven Funktionsstörungen treffen (s. Abb. 1). Da aber Mischbilder vorkommen und da, wie bei allen spirometrischen Messungen, eine besondere Abhängigkeit des Ergebnisses von der Mitarbeitsfähigkeit und dem Mitarbeitswillen des Untersuchten vorliegt, bleibt in der Differenzierung doch immer eine gewisse Unsicherheit bestehen. Immerhin lassen sich aus Verlaufskontrollen wie aus therapeutischen Versuchen (MINETTE, 1972; BOOIJ-NOORD et al., 1972) wichtige Rückschlüsse auf den Krankheitsverlauf wie auf die Wirkstärke und Wirkdauer entsprechender Medikamente ziehen. Der 1-Sekunden-Wert liegt bei jugendlichen Männern zwischen 77 und 85% der Vitalkapazität. Mit zunehmendem Lebensalter wird der 1-Sekunden-Wert kleiner, wie schon TIFFENEAU und DRUTEL (1952) beschrieben haben. Eine weitgehend akzep-

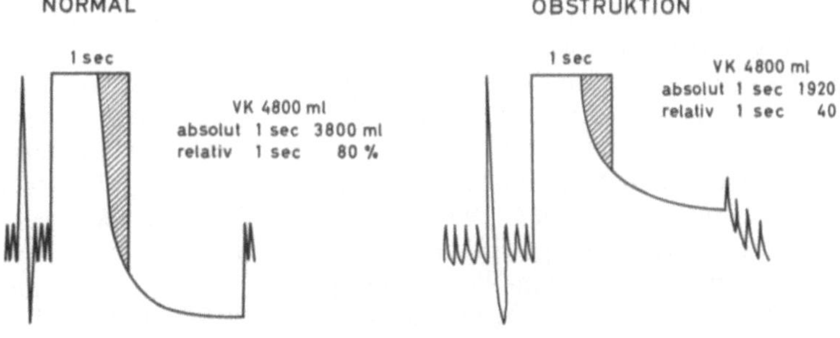

Abb. 7. Vitalkapazität (VC) und 1-Sekunden-Wert (1-sec) absolut und relativ (= % der VK) von Patienten mit obstruktiver Atemwegserkrankung im Vergleich zum Normalbefund

tierte Beziehung zwischen dem Lebensalter und dem 1-Sekunden-Wert in Prozent der Vitalkapazität findet sich bei BOLT et al. (1961) wie im Tabellenanhang bei ULMER et al. (1976a). Bei 60–64jährigen liegt der 1-Sekunden-Wert in Prozent der Vitalkapazität bei 70 (untere Grenze des 2-δ-Wertes = 61). Eine umfassende Darstellung von Normwerten von 13798 Personen legten ANDERHUB et al. (1974) vor.

In der Literatur finden sich viele Ansätze, den 1-Sekunden-Wert zu verbessern. So wurden verschiedene andere Unterteilungen des prinzipiell gleichen Kurvenablaufes vorgeschlagen. Diese Versuche haben sich aber, im Vergleich zum 1-Sekunden-Wert, nicht durchgesetzt, bringen auch weder praktisch noch theoretisch weitere oder bessere Informationen. Für wissenschaftliche Fragen bringen die Strömungsvolumenbeziehungen, sogenannte Isopressure-Volumen-Kurven, manche interessante zusätzliche Information (OLAFSSON und HYATT, 1969; PRIDE et al., 1967; ISLAM und ULMER, 1971; GELB und B.J.MAC ANALLY, 1973).

Die Beziehung zum Strömungswiderstandsmeßwert, wie er mit dem Ganzkörperplethysmographen zu gewinnen ist (s.S. 114), muß relativ locker sein. Bei der Durchführung des 1-Sekunden-Wertes entstehen sehr hohe intrathorakale Drucke. Diese über 60 cm H_2O hinausreichenden Druckwerte (GARY et al., 1967) werden selbst bei schwerster körperlicher Arbeit mit erheblicher Arbeitsdyspnoe nicht erreicht und sind deshalb unphysiologisch. Diese hohen Drucke führen während des Tiffeneau-Manövers zu einer Verminderung der Bronchienkaliber. Die mit zunehmendem Alter zu beobachtende Erschlaffung der Lungenstrukturen vermindert die elastische Vorspannung des Luftröhrensystems. So nimmt der 1-Sekunden-Wert mit zunehmendem Lebensalter ab, während der Strömungswiderstand praktisch keine Altersabhängigkeit zeigt. Im Bereich normaler Drucke reicht die Vorspannung der Lunge aus, um normale Strömungswiderstände in den Atemwegen, auch in höherem Lebensalter, zu garantieren (ULMER, 1967). Bei stärkerer Lungenentspannung wird deshalb der exspiratorische 1-Sekunden-Wert hoch pathologisch, der inspiratorische normal gefun-

den (KOWALSKI, 1978). Der bei Ruheatmung gemessene Strömungswiderstand in den Atemwegen kann hierbei noch ganz normal sein.

β) Die Vitalkapazität, für die uns auch gut fundierte Normwerte zur Verfügung stehen (Zusammenstellung bei ULMER et al., 1976a), ist als einfachste Meßgröße bei Patienten mit obstruktiven Atemwegserkrankungen meist deutlich eingeschränkt. Die Normwerte sind abhängig von Alter, Größe und Geschlecht. Die Vitalkapazität ist aber durch alle möglichen anderen Lungen- und Thoraxveränderungen ebenfalls beeinflußbar so daß eine verminderte Vitalkapazität kein spezifisches Zeichen für eine Atemwegsobstruktion darstellt. Bei den häufig relativ typischen klinischen Zeichen der Atemwegsobstruktion läßt sich eine verminderte Vitalkapazität dann aber doch dieser Krankheit zuordnen. Über eine grobe globale Information reicht dieser Meßwert aber nicht hinaus. In Zusammenhang mit dem 1-Sekunden-Wert wird die Aussagefähigkeit schon etwas besser, wobei die Messung des 1-Sekunden-Wertes schon deutlich höhere Anforderungen an die Meßapparatur stellt als die Bestimmung der Vitalkapazität, z.B. mit einem Trockenspirometer.

Zur Bestimmung beider Meßgrößen stehen heute gut durchgearbeitete Geräte zur Verfügung. Ein registrierendes Gerät, wie z.B. der Vitalograph, wird immer einem nur anzeigenden Gerät vorzuziehen sein. Auch die Möglichkeit der Nacheichung sollte bei derartigen Geräten gefordert werden. In den letzten Jahren ist eine Reihe von Geräten auf den Markt gekommen, die mit Hilfe des von FLEISCH angegebenen Pneumotachographen die hierbei meßbare Strömung (Volumen/Zeiteinheit) elektronisch integrieren und dann den 1-Sekunden-Wert wie die Vitalkapazität anzeigen oder auch schreiben (KNORPP, 1975). Diese elektronischen Geräte sind z.T. recht handlich und liefern auch noch einige andere Unterteilungen des 1-Sekunden-Manövers, bringen aber prinzipiell keine Verbesserung gegenüber den gut durchgearbeiteten schreibenden Spirometern.

γ) Die funktionelle Residualluftkapazität (FRC) hat für die Beurteilung der Prognose

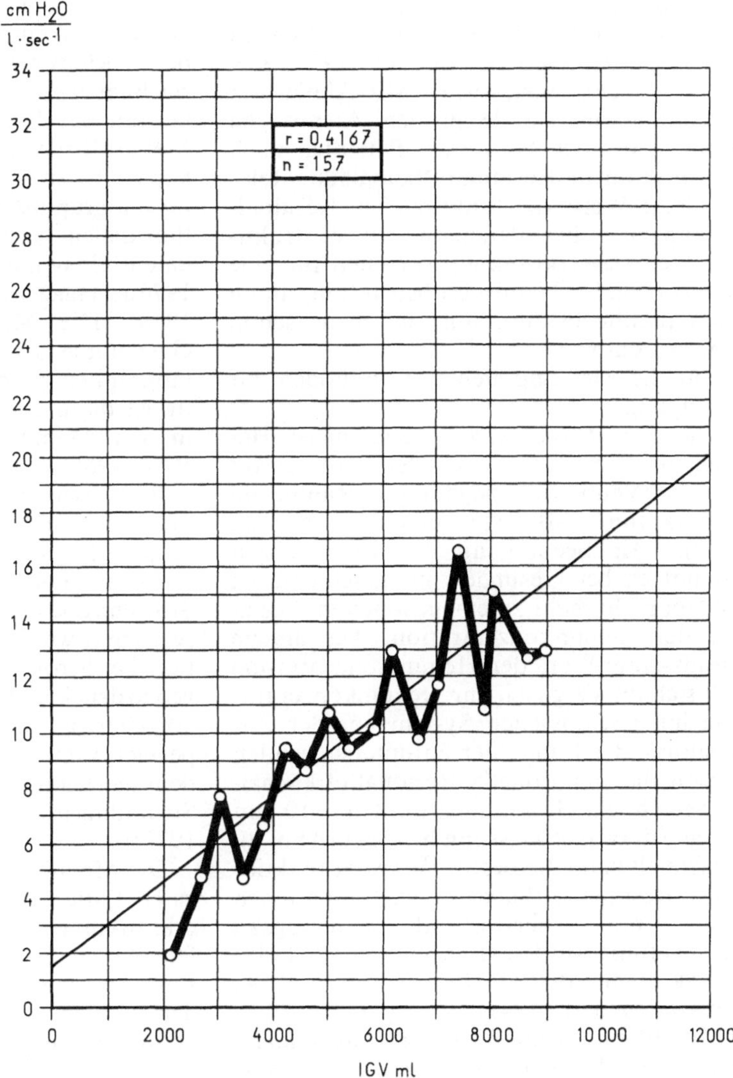

Abb. 8. Beziehung zwischen Strömungswiderstand in den Atemwegen (R_t) und intrathorakalem Gasvolumen von 157 Patienten mit chronisch obstruktiver Atemwegserkrankung. Der Korrelationskoeffizient R ist statistisch signifikant

und auch der einzuschlagenden Therapie von obstruktiven Atemwegserkrankungen große Bedeutung. Mit Anstieg der Strömungswiderstände in den Atemwegen steigt auch die funktionelle Residualluftkapazität an (Abb. 8).

Die in Abb. 8 wiedergegebene Kurve entspricht einer Mittelwertkurve verschiedener Krankheitsbilder. Bei einer überproportionalen Zunahme der funktionellen Residualluftkapazität liegt eine Emphysembildung vor. Auch nach Abbau der erhöhten Strömungswiderstände bleibt dann meist eine vergrößerte funktionelle Residualluftkapazität übrig, die therapeutisch nicht weiter beeinflußbar ist und die eine größere Anfälligkeit dieser Patienten für weitere obstruktive Schübe annehmen läßt. Eine, wie auch bei gesunden Versuchspersonen durch Stenoseatmung auslösbare, dem Strömungswiderstandsanstieg in den Atemwegen proportionale Zunahme des intrathorakalen Gasvolumens (ULMER et al., 1966; ISLAM und ULMER, 1971 b; ULMER und ISLAM, 1971) läßt anneh men, daß die Atemwegsobstruktion nicht mit einer diffusen Emphysembildung verbunden ist (BEIL, 1976; KOWALSKI et al., 1977; KOWALSKI und ULMER, 1977). Mit Abbau der Strömungswiderstände in den Atemwegen normalisiert sich bei diesen Patienten auch die funktionelle Residualluftkapazität. Relativ kleine Werte der funktionellen Residualluftkapazität bei Patienten mit obstruktiver Atemwegserkrankung sprechen für eine exobronchiale Atemwegsobstruktion durch Zwerchfellhochstand, auf die oben schon hingewiesen wurde.

Für die Messung stehen 2 Methoden zur Verfügung:

Die *Fremdgasmethode*, wobei meist Helium als Fremdgas verwendet wird, erfaßt alle der Ventilation zugängigen Räume im Thoraxraum (MENEELY und KALTREIDER, 1949). Mit Beendigung der Einwaschzeit kommt es bei Gesunden im geschlossenen System nicht mehr zu einem weiteren Absinken der Heliumkonzentration. Aus diesem Steady-state-Wert der Heliumkonzentration läßt sich im Vergleich zur Heliumkonzentration im geschlossenen System vor der Zuschaltung der Lunge der zu untersuchenden Person die funktionelle Residualluftkapazität berechnen. Gewöhnlich werden 6–10 min für eine derartige Messung benötigt (Abb. 9). Prinzipiell kann die Bestimmung der funktionellen Residualluftkapazität auch im offenen System mit Sauerstoff als »Fremdgas« durchgeführt werden (BALDWIN et al., 1948; ULMER et al., 1976a; HICKAM et al., 1954; COURNAND et al., 1941).

Mit Hilfe der *Ganzkörperplethysmographie* (DuBois et al., 1956; ULMER und REIF, 1965; WOITOWITZ et al., 1967; DuBois und VAN DE WOESTIJNE, 1969) lassen sich alle Lufträume im Thorax erfassen, gleich, ob diese der Ventilation zugängig sind oder nicht (NOLTE et al., 1968). Da bei Patienten mit obstruktiven Atemwegserkrankungen größere Gasvolumina in der Lunge durch Bronchienverschluß der normalen Ventilation nicht zugängig sind, fällt die Bestimmung der funktionellen Residualluftkapazität mit Hilfe der Fremdgasmethoden bei diesen Patienten der Größe der gefesselten Luft (trapped air) entsprechend kleiner aus, als sie mit der Ganzkörperplethysmographie bestimmbar ist. Da je nach Methode unterschiedliche große Gasvolumina erhalten werden, sollten beide Meßwerte auch unterschiedlich bezeichnet werden. Es hat sich durchgesetzt, bei mit der Fremdgasmethode gewonnenen Meßgrößen von funktioneller Residualluftkapazität zu sprechen, bei ganzkörperplethysmographischen Ergebnissen vom intrathorakalen Gasvolumen (IGV) oder thorakalen Gasvolumen (TGV) (ULMER et al., 1976a; HERZOG et al., 1969; NOLTE et al., 1968). Die Messung des intrathorakalen Gasvolumens mit dem Ganzkörperplethysmographen benötigt ca. 2–3 min. Gleichzeitig ist dann auch der Strömungswiderstand in den Atemwegen bestimmt (ULMER und REIF, 1965).

Bei diesen, bei schwerer Atemnot fast immer nachweisbaren Trapped-Air-Volumina zeigen die ganzkörperplethysmographischen Kurvenverläufe, die zur Bestimmung der Strömungswiderstände in den Atemwegen registriert werden, während In- und Exspiration bei Strömungsnull unterschiedliche Alveolardrucke. Die Größe der gefesselten Luft korreliert gut mit der Öffnung der ganzkörperplethysmographischen Kurve, d.h. mit dem hierbei meßbaren Druckunterschied bei Strömungsnull (ΔP_{AO}) (ISLAM und ULMER, 1971b).

Die Messung mit den Fremdgasmethoden ist bei Patienten mit obstruktiven Atemwegserkrankungen nicht zuverlässig, da bei tiefen Atemzügen, sogenannten »Seufzern«, sonst verschlossene Bronchien eröffnet werden können und so immer wieder neue Gasvolumina, auch nach sehr langen Einmischzeiten, dem Fremdgas zugängig werden (Abb. 10) (REICHEL et al., 1968a; REICHEL, 1969).

Da das exspiratorische Reservevolumen mit zunehmendem Alter kleiner wird, ist eine besonders starke Altersabhängigkeit des Residualvolumens nachweisbar, welches man durch Abzug des exspiratorischen Reservevolumens von der funktionellen Residualluftkapazität erhält. Gut durchgearbeitete Sollwerte finden sich in der Literatur bei mehreren Autoren. Tabelle 2 gibt einige der weitverbreiteten Sollwert-Formeln für das Residualvolumen und für das intrathorakale Gasvolumen.

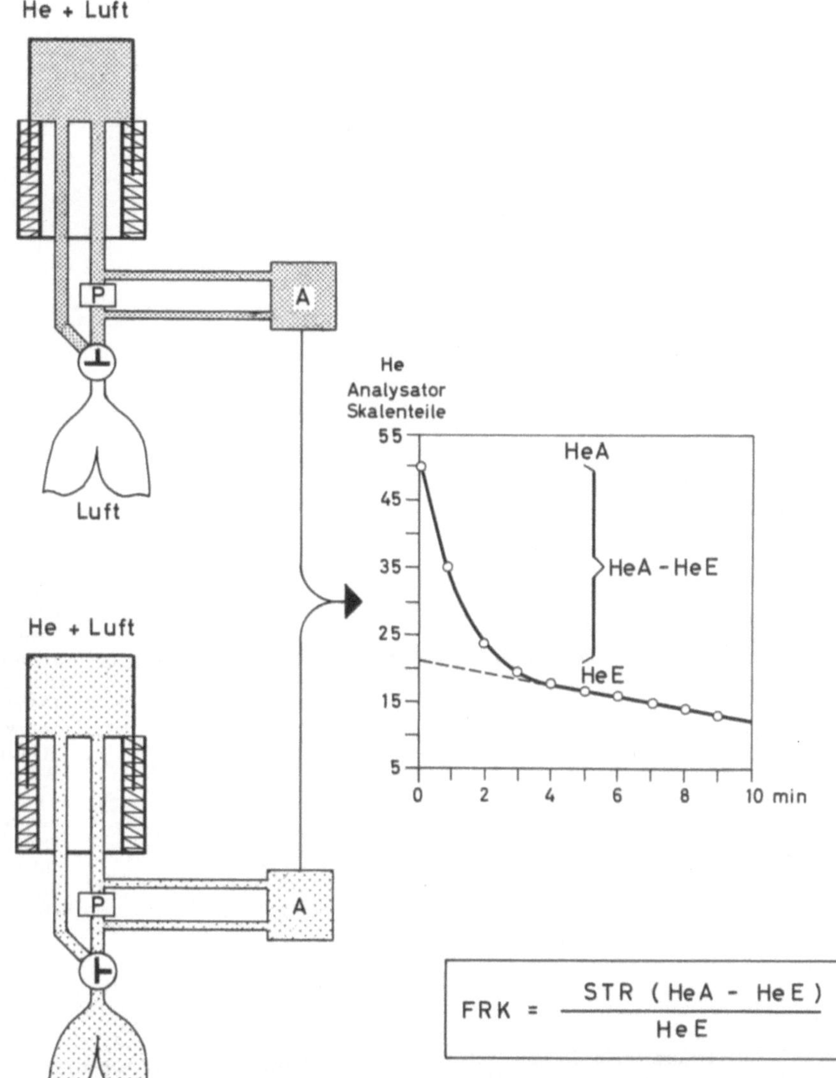

Abb. 9.
Bestimmung der funktionellen Residualluftkapazität (FRC) mit Helium im geschlossenen System [HeA bzw. HeE = Heliumkonzentration im Spirometersystem zu Beginn bzw. am Ende der Einmischung (extrapoliert)]. *A* Heliumanalysator, *STR* Spirometertotraum

ANTHONY (1930), BALDWIN et al. (1948) und HURTADO und FRAY (1933) schlugen vor, das Residualvolumen in Prozent der Totalkapazität anzugeben. Entsprechend der Alterszunahme des Residualvolumens liegen die Werte zwischen 23 und 35% der Totalkapazität (BARTELS et al., 1959; HURTADO und FRAY, 1933). Das intrathorakale Gasvolumen wird meist in absoluten Werten angegeben; Sollwerte sind auf das Lebensalter, die Körpergröße und das Körpergewicht bezogen. Die von uns erarbeiteten Sollwerte enthält Tabelle 2.

Abbildung 11 zeigt die Abhängigkeit des intrathorakalen Gasvolumens vom Lebensalter und vom relativen Körpergewicht (Broca-Index) als Mittelwert für ein Kollektiv von 1100 gesunden Männern. Für das entsprechende Frauenkollektiv lagen die Kurvenverläufe sehr ähnlich, wenn auch der

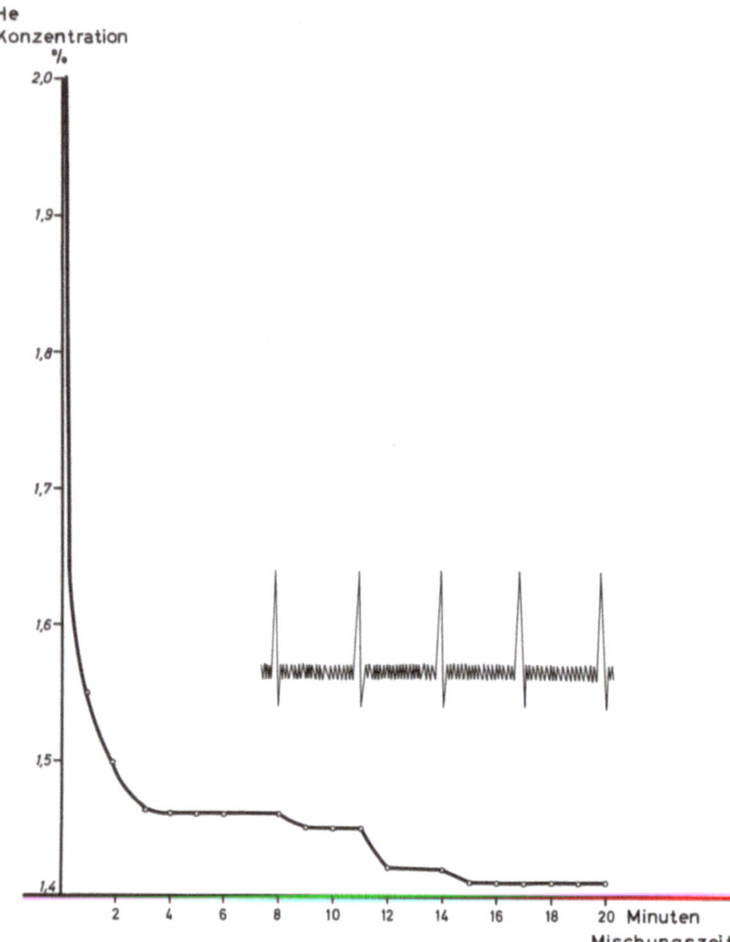

Abb. 10. Verlauf der Helium-Konzentrationskurve zur Bestimmung der funktionellen Residualluftkapazität bei einem Patienten mit chronisch obstruktiver Atemwegserkrankung unter Normalatmung und nach Durchführung einer Reihe von Vitalkapazitäts-atemzügen.
Während der ersten 3 Vitalkapazitäten werden immer wieder neue lufthaltige Räume eröffnet, entsprechend sinkt jeweils die Helium-Konzentration ab. (Nach REICHEL et al., 1968)

Tabelle 2. Sollwertformeln für Residualvolumen und intrathorakales Gasvolumen. (Nach NEEDHAM et al., 1954)

Residualvolumen RV (ml)
$24 \cdot A +39,37 \cdot H -22,04 \cdot G -4150$ (Männer)
$G \cdot A +1200$ (Frauen)

$A =$ Alter (Jahre); $H =$ Größe (cm);
$G =$ Gewicht (kg)

Sollwerte des IGV bei Männern und Frauen

IGV (ml) ♂ =
$(-1358+29,9 \cdot$ Größe cm$) - (15,93 \cdot$ Gewicht kg$)$
$+(9,4 \cdot$ Alter Jahre$)$

IGV (ml) ♀ =
$(-576+23,6 \cdot$ Größe cm$) - (14,80 \cdot$ Gewicht kg$)$
$+(6,6 \cdot$ Alter Jahre$)$

Einfluß des Broca-Index bei den Frauen weniger stark ausgeprägt ist als bei Männern (ULMER et al., 1976). Das bei größerem Körpergewicht kleinere intrathorakale Gasvolumen läßt meßbar die exobronchiale Atemwegsobstruktion der übergewichtigen Personen verstehen.

δ) *Die Totalkapazität* der Lunge (Residualvolumen + Vitalkapazität) wird in absoluten Werten bei Atemwegsobstruktionen wenig beeinflußt. Im Mittel fanden wir aber doch eine statistisch zu sichernde Korrelation zwischen dem Strömungswiderstand in den Atemwegen und der Totalkapazität in Prozent des Sollwertes (Abb. 12).

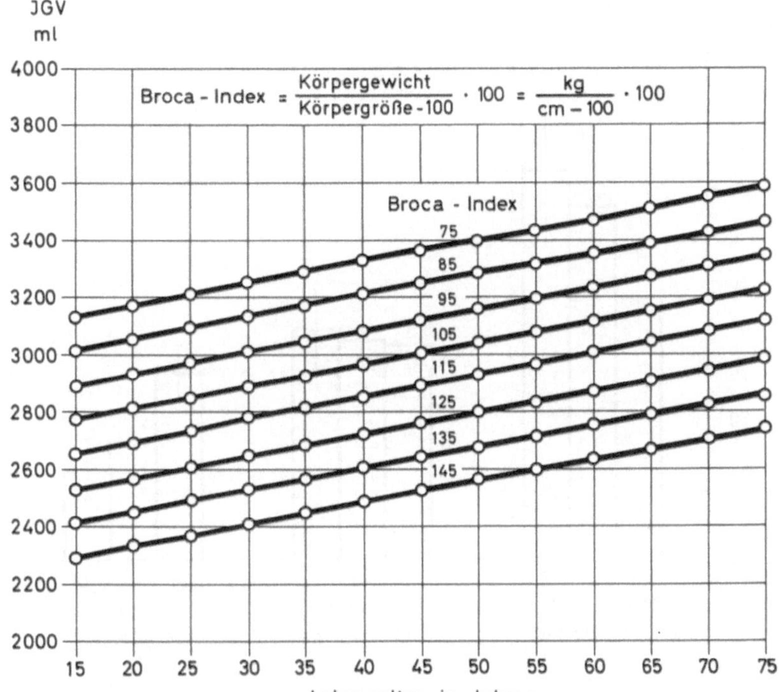

Abb. 11. Intrathorakales Gasvolumen (IGV) in Abhängigkeit vom Lebensalter und Broca-Index bei gesunden Männern (Mittelwerte aus 1100 Untersuchungen im Sitzen)

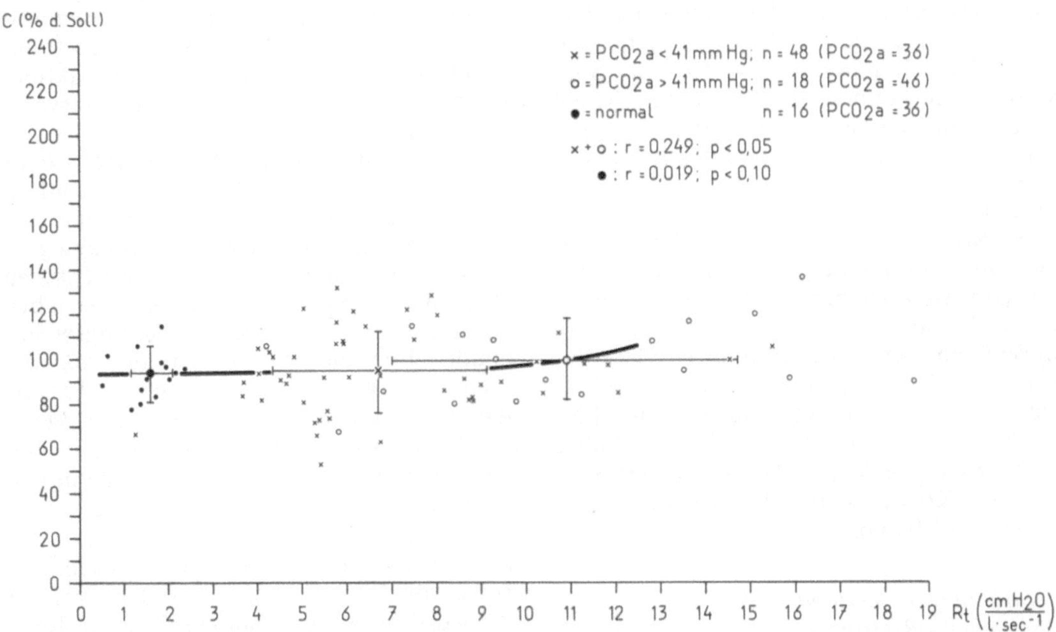

Abb. 12. Beziehung zwischen Totalkapazität (% des Soll) und Strömungswiderstand in den Atemwegen. Mittelwerte und Standardabweichungen von 3 Versuchsgruppen. ● gesunde Versuchspersonen; × Normokapnie bei obstruktiver Atemwegserkrankung; ○ Hyperkapnie bei obstruktiver Atemwegserkrankung. (Nach ULMER et al., 1977)

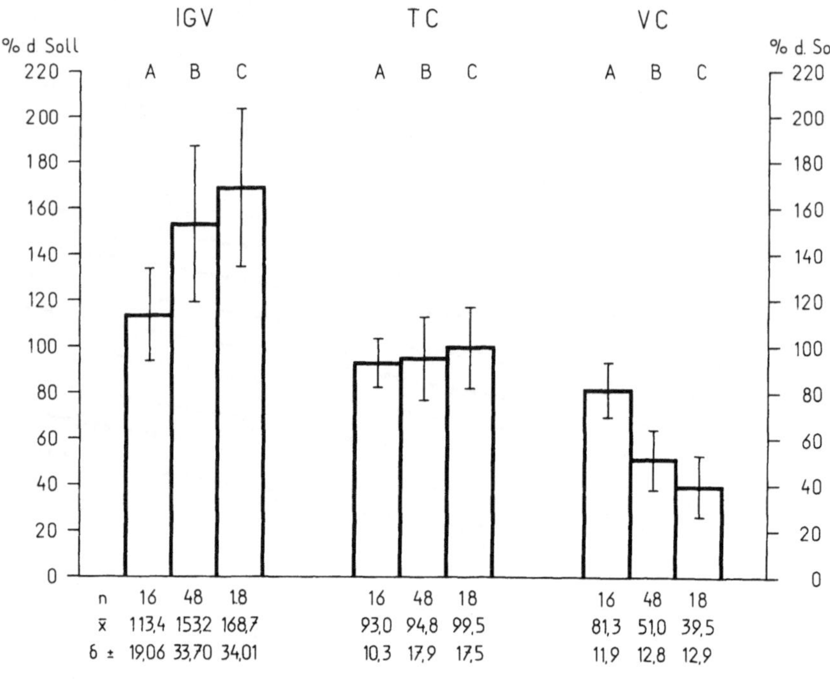

Abb. 13. Mittelwerte und Standardabweichungen des intrathorakalen Gasvolumens, der Totalkapazität und der Vitalkapazität von 3 Versuchsgruppen. *A* gesunde Versuchspersonen *B* Normokapnie bei obstruktiver Atemwegserkrankung *C* Hyperkapnie bei obstruktiver Atemwegserkrankung

Die Einzelwerte zeigen, daß die Totalkapazität bei den Patienten bis auf 135% des Sollwertes ansteigt, daß aber auch bei kleineren Strömungswiderstandswerten recht kleine Totalkapazitätswerte (etwa 50% des Soll) vorkommen können. Bei derartig kleinen Totalkapazitäten liegen entweder Fibrosierungen oder anderweitige konstitutionelle oder erworbene Faktoren vor, welche die Totalkapazität verkleinern.

Die Mittelwerte der intrathorakalen Gasvolumina, der Totalkapazitäten wie der Vitalkapazitäten der drei in Abb. 12 beschriebenen Versuchsgruppen zeigen, daß die Meßgrößen des intrathorakalen Gasvolumens wie der Vitalkapazität viel empfindlicher sind (Abb. 13), wenn auch in Einzelfällen bei sehr schwerer Emphysembildung recht große Werte der Totalkapazität vorkommen [KOWALSKI und ULMER, 1977; KOWALSKI und ISLAM, 1978].

b) Strömungswiderstand in den Atemwegen (Resistance)

Per definitionem ist bei den obstruktiven Atemwegserkrankungen der Strömungswiderstand in den Atemwegen erhöht. Die Atemnot der Patienten (s.S. 129) hängt ganz überwiegend von der Größe der Strömungswiderstände ab. Auch eine Reihe von funktionellen Folgen der Atemwegsobstruktion, wie das vergrößerte intrathorakale Gasvolumen (Volumen pulmonum auctum), die vermehrte Belastung des rechten Herzens (Cor pulmonale), die arteriellen Blutgase, sind im wesentlichen von der Stärke der Strömungswiderstände in den Atemwegen abhängig.

Die oben angeführten spirometrischen Meßgrößen geben nur indirekte Angaben über das Ausmaß der Strömungswiderstände. Für die Klinik der obstruktiven Atemwegserkrankungen und damit für die gesamte Pneumologie ist die Entwicklung der Ganzkörperplethysmographie zur Bestimmung der Strömungswiderstände in den Atemwegen von unschätzbarem Wert. Einmal erhält man neben dem Wert des Strömungswiderstandes in den Atemwegen eine Reihe von Informationen aus dem Verlauf der ganzkörperplethysmographischen Resistancekurve, zum anderen erhält man im gleichen Meßvorgang auch den für die Beurteilung wichtigen Wert des intrathorakalen

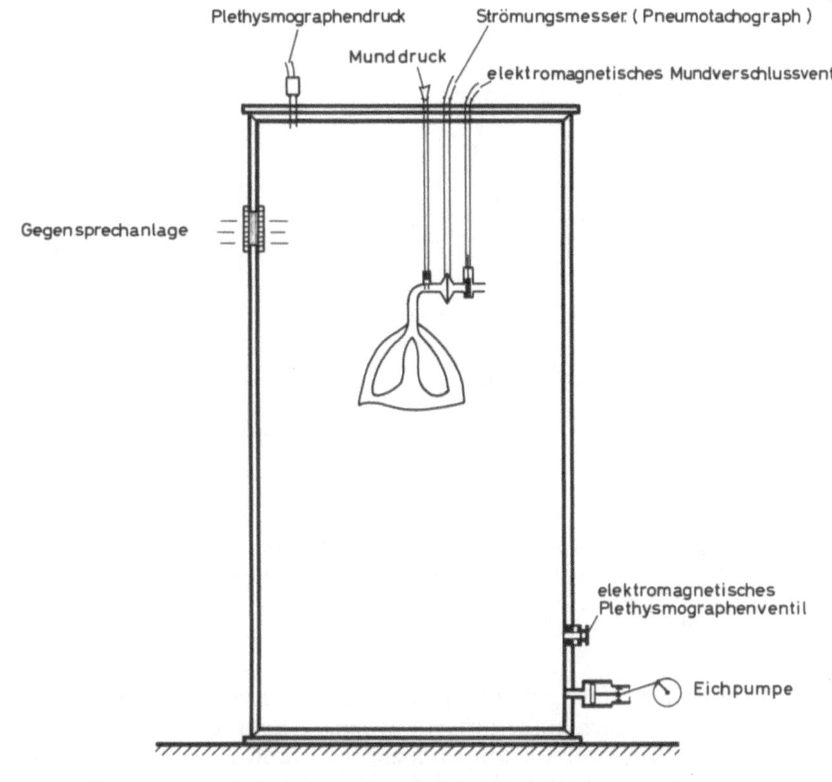

Abb. 14. Modell eines Ganzkörperplethysmographen zur Messung des intrathorakalen Gasvolumens und des Strömungswiderstandes in den Atemwegen (Resistance) mit Angaben der üblichen Normaleichung

Gasvolumens, der oben bei der spirometrischen Meßgröße der funktionellen Residualluftkapazität mit abgehandelt wurde. Beide Meßwerte benötigen 2–3 min und sind sehr gut reproduzierbar. Schließlich sind diese Messungen nicht von der Kooperation der Patienten abhängig und auch Schwerkranken zumutbar.

Zurückgehend auf einen Vorschlag PFLÜGERS von 1882 haben COMROE et al. (1959) und DuBois et al. (1956a, 1956b) die Methode der Ganzkörperplethysmographie zur Bestimmung des intrathorakalen Gasvolumens und der Strömungswiderstände in den Atemwegen (Airway resistance) durchgearbeitet. ULMER und REIF haben das Verfahren und die Auswertungsmöglichkeiten dann 1965 an die klinischen Gegebenheiten und Belange angepaßt. Die Messung erfordert hochempfindliche Druckrezeptoren, ein-

wandfreie Strömungsmesser (Pneumotachographen) und entsprechend hochqualifizierte Registriergeräte. Erst nachdem diese technischen Voraussetzungen vorlagen, konnten Geräte entwickelt werden, die auch im klinischen Routinebetrieb einwandfrei und störunanfällig arbeiten.

Bei der Messung sitzt die zu untersuchende Person in einer prinzipiell luftdichten Kabine und atmet durch ein Mundstück, das mit einem Pneumotachographen verbunden ist (Abb. 14). Zwischen dem Mundstück und dem Pneumotachographen ist ein Ventil eingebaut, welches sich während der Bestimmung des intrathorakalen Gasvolumens automatisch am Ende eines Atemzuges schließt. Die nächste, gegen den Verschluß registrierte Einatmungsbewegung ergibt dann den Wert des intrathorakalen Gasvolumens. Gelingt diese gegen den Verschluß

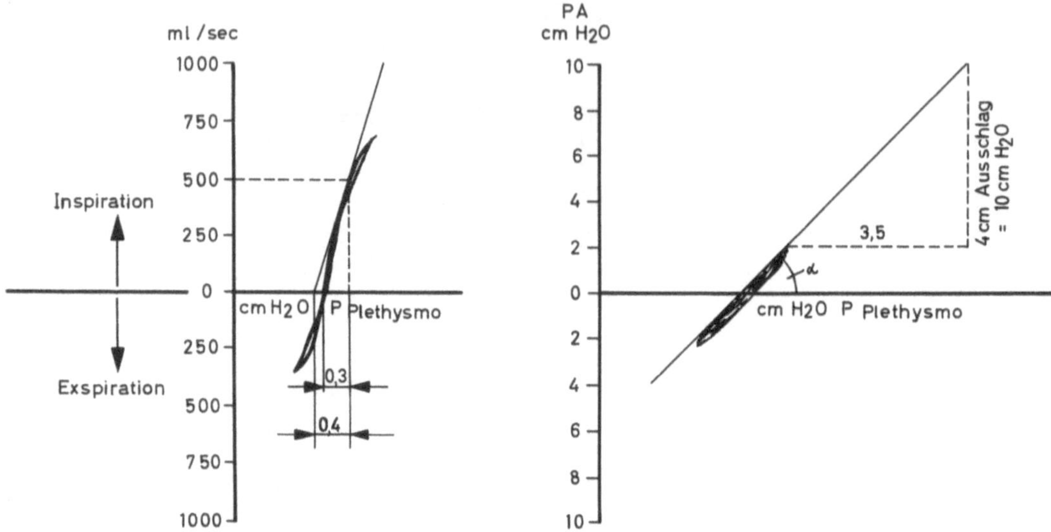

Abb. 15. Ganzkörperplethysmographische Verschlußdruckkurve rechts mit ∢α zur Bestimmung des intrathorakalen Gasvolumens und Strömungswiderstandskurve einer gesunden Versuchsperson

$$\left(\text{Resistance} = \frac{\text{Druck}}{\text{Strömung}} = \frac{\text{cm } H_2O}{1 \cdot s^{-1}}\right)$$

durchgeführte Einatmung nicht einwandfrei, kann der Proband auch aufgefordert werden, leicht gegen den Verschluß hin und her zu atmen. Registriert werden während des Verschlusses der Atemwege die Druckschwankungen innerhalb der Atemwege und die entsprechenden Druckschwankungen in der Kabine des Ganzkörperplethysmographen. Man erhält eine geradlinige Beziehung der intrapulmonalen zu den Kabinendrucken = Verschlußdruckkurve (Abb. 15, rechts). Die Berechnung des intrathorakalen Gasvolumens beruht auf dem Boile-Mariottschen Gesetz, nach dem Druck · Volumen konstant ist:

$$P \cdot V = \text{constant}.$$

In einem Zweikompartimentsystem, wie es innerhalb der Kammer einmal mit dem Gasvolumen, welches den Probanden umgibt, und zum anderen mit dem Gasvolumen, welches sich im Thoraxraum hinter dem Verschluß befindet, vorhanden ist, gilt dann:

$$P_1 \cdot V_1 = P_2 \cdot V_2.$$

Da das Volumen des Ganzkörperplethysmographen (minus des Körpervolumens des zu

Untersuchenden) bekannt ist (V_1) und die Relation der Druckschwankungen von P_1 und P_2 während des Verschlußdruckes registriert werden, läßt sich hieraus $V_2 =$ intrathorakales Gasvolumen berechnen.

Tatsächlich werden zur Berechnung nur die Steilheit der Verschlußdruckkurve (∢α) und das Körpergewicht des Probanden benötigt. Mit Hilfe eines einfachen Rechenstabes oder eines Rechners bekommt man direkt die Größe des intrathorakalen Gasvolumens.

Da mit diesem ersten Untersuchungsgang die Beziehung zwischen den Kabinendruckschwankungen und den intrapulmonalen Druckschwankungen bekannt ist, genügt es, für die Messung der Strömungswiderstände die während eines Atemzuges auftretenden Kabinendruckschwankungen zu registrieren. Aus dem ∢ α lassen sich die jeweils hierbei auftretenden intrapulmonalen Druckschwankungen bestimmen. Wird nun gleichzeitig die Strömung der Atemluft während der Normalatmung über den Pneumotachographen registriert, so erhält man auf dem Zweikoordinatenschreiber die Beziehung Strömung der Atemluft/Kabinendruck (Abb. 15, links). Aus der bekannten Beziehung zwischen Kabinendruck und intrapul-

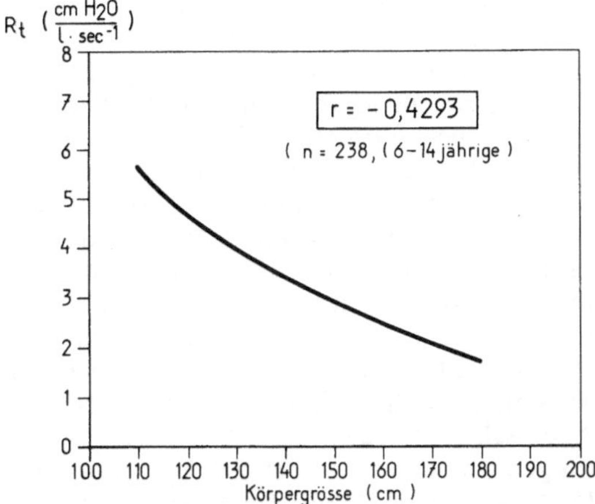

Abb. 16. Beziehung zwischen Strömungswiderstand in den Atemwegen (R_t) und Körpergröße bei 238 6–14jährigen Kindern (r = statistisch signifikant)

monalem Druck kann dann der Strömungswiderstand in den Atemwegen (= Resistance in den Airways = R_{aw}) berechnet werden, was wieder mit einem einfachen Rechenstab oder einem Rechner bei Kenntnis des $\not< \beta$, welchen man aus der Steilheit der Strömungswiderstandskurve erhält, unmittelbar zu bestimmen ist.

Der Normbereich der Strömungswiderstände bei Erwachsenen liegt zwischen 0,5 und 3,5 cm $H_2O/l \cdot s^{-1}$. Kinder haben wesentlich höhere Strömungswiderstände in den Atemwegen (NOLTE, 1968; ULMER, 1974a). Es besteht eine gute, nicht lineare Beziehung zwischen der Körpergröße und den Strömungswiderständen in den Atemwegen bei 6–14jährigen (Abb. 16). Mit dem 14. Lebensjahr sind dann im Mittel die Strömungswiderstände der Erwachsenen, deren R_t-Werte bei 2,2 im Mittel liegen, erreicht.

Bei Patienten mit erhöhten Strömungswiderständen in den Atemwegen neigt sich die Strömungswiderstandskurve meist nicht einfach zur Druckachse. Während es zunächst zu sogenannten exspiratorischen Kippkurven – auch als Tennisschläger- oder Golfkurven bezeichnet – kommt (Abb. 17a), entwikkeln sich dann schließlich offene Schleifen mit in- und exspiratorisch unterschiedlichen intrapulmonalen = intraalveolären Drucken bei Strömungsnull (ΔP_{AO}) (Abb. 17b).

Bei sehr schweren Krankheitsbildern kommt es zu sehr großen ΔP_{AO}-Werten, denen dann auch ein zusätzliches inspiratorisches Kippen entspricht (Abb. 17c).

Um aus diesen Kurven einfache Angaben zu erhalten, wurde eine Reihe von Hilfslinien vorgeschlagen, deren Berechnung für den klinischen Gebrauch recht gut zu verwendende Zahlen ergeben (ULMER und REIF, 1965; ULMER et al., 1976a). Die entsprechenden Linien sind in Abb. 15a–c eingetragen. Die hieraus abgeleiteten Symbole bedeuten:

R_t = totale Resistance
   = Verbindungslinie zwischen den größten Druckdifferenzen bei hierbei beobachteter größter Strömung über den ganzen Atemzug

R_{tI} = totale inspiratorische Resistance
   = Verbindungslinie zwischen den größten Druckdifferenzen bei hierbei beobachteter größter Strömung während der ganzen Inspiration

R_{tE} = totale exspiratorische Resistance
   = Verbindungslinie zwischen den größten Druckdifferenzen bei hierbei beobachteter größter Strömung während der ganzen Exspiration

R_{IO} = Strömungswiderstand zu Beginn der Inspiration
   = Tangente an die inspiratorische Kurve zum Punkt Strömungsnull

R_{EO} = Strömungswiderstand zu Beginn der Exspiration
   = Tangente an die exspiratorische Kurve zum Punkt Strömungsnull

P_{At} = Totale alveoläre Druckdifferenz über einen Atemzug

P_{AO} = Alveoläre Druckdifferenz zwischen in- und exspiratorischem Strömungsnull

$Flow_{Imax}$ = maximale inspiratorische Strömung der Atemluft bei Normalatmung

$Flow_{Emax}$ = maximale exspiratorische Strömung der Atemluft bei Normalatmung

Da die Patienten oft in Abhängigkeit vom Schweregrad ihrer Erkrankung starke circadiane Schwankungen der Strömungswiderstände in den Atemwegen zeigen, ist es sehr wünschenswert, den Tagesverlauf der Strömungswiderstände in den Atemwegen zu registrieren (DE MILLAS und ULMER, 1971; BARKAN et al., 1972). Abbildung 18 zeigt eine Originalaufzeichnung der R_t-Werte, des intrathorakalen Gasvolumens sowie der Strömungswiderstandskurven im Tagesverlauf (8.30 Uhr, 11.30 Uhr, 14.30 Uhr) von einem Patienten mit chronisch obstruktiver Atemwegserkrankung, wie wir ihn routinemäßig bei unseren Patienten aufzeichnen.

Die Entwicklung der letzten Zeit läßt es als sehr wünschenswert erscheinen, nicht nur die Strömungswiderstände in den Atemwegen, sondern getrennt hiervon auch etwaige Lungenvolumina zu erkennen.

Die Beurteilung der Reversibilität wie der verbleibenden respiratorischen Reserven ist noch einfacher und klarer zu demonstrieren, wenn der Strömungswiderstand in den Atemwegen zu jedem Augenblick des aktuellen Lungenvolumens beurteilt werden kann. Die hierfür erforderliche Resistance-Lungenvolumenkurve macht bei der Auswertung von Hand sehr viel Arbeit; sie ist nur für entsprechende wissenschaftliche Fragestellungen in dieser Form einsetzbar (ISLAM und ULMER, 1971a; ISLAM und ULMER, 1974; MATTHYS, 1972). Mit Hilfe von on line arbeitenden Computern lassen sich solche Kurven mühelos registrieren (Abb. 19) (ISLAM und ULMER, 1977).

Die so erhaltenen Kurven zeigen, wie groß der verwendbare Teil der Totalkapazität für die Ventilation unter normalen Strömungswiderständen ist. Sie zeigen, in welchem Bereich der Totalkapazität die Strömungswiderstände ansteigen, womit das Closing Volumen beginnt (ISLAM und ULMER, 1974) und womit die exspiratorische Begrenzung der Ventilationsreserven gegeben ist. Soll- und Istwerte des intrathorakalen Gasvolumens wie der Totalkapazität automatisch mit eingezeichnet, geben schließlich ein sehr dynamisches Bild der Ventilierbarkeit einer individuellen Lunge wieder. Lokalisation entsprechender Störungen, mehr Obstruktion, mehr Emphysem, mehr exobronchiale, mehr endobronchiale Atemwegsobstruktion, wie Therapiemöglichkeiten und Therapieerfolge lassen sich so klar belegen.

c) Blutgase

Die Korrelation zwischen dem Ausmaß der Strömungswiderstandserhöhung in den Atemwegen und den Veränderungen der arteriellen Blutgase ist schlecht. Im Mittel

steigt wohl der arterielle Kohlensäuredruck bei R_t-Werten, die über 10 cm $H_2O/l/s^{-1}$ liegen, an, und der arterielle Sauerstoffdruck sinkt entsprechend ab. Immerhin finden sich derartige pathologische Blutgaswerte dann im Mittel erst bei auf das Fünffache der Norm erhöhten Strömungswiderstandswerten. In Einzelfällen können aber noch wesentlich höhere Strömungswiderstände in den Atemwegen gemessen werden, die dann mit sehr starker Atemnot verbunden sind bei normalen Blutgasen, und umgekehrt werden manchmal hoch pathologische Blutgase bei chronisch obstruktiven Atemwegserkrankungen gemessen, wobei die Strömungswiderstände nur mäßiggradig erhöht sind.

Aus diesen Ergebnissen wird man zu schließen haben, daß die Strömungswiderstände in den Atemwegen bis zu sehr hohen Werten, was die hierfür benötigte Atemarbeit anlangt, voll kompensiert werden können. Die alveoläre Ventilation bleibt konstant (ULMER et al., 1976). Wenn die arteriellen Blutgase pathologisch werden, so können hierfür zunächst 2 Faktoren verantwortlich gemacht werden: Einmal kann bei extremer Belastung dieses voll kompensierte System, welches in der Lage ist, erhöhte Strömungswiderstände vollständig zu überwinden, ab bestimmten Werten überfordert werden und

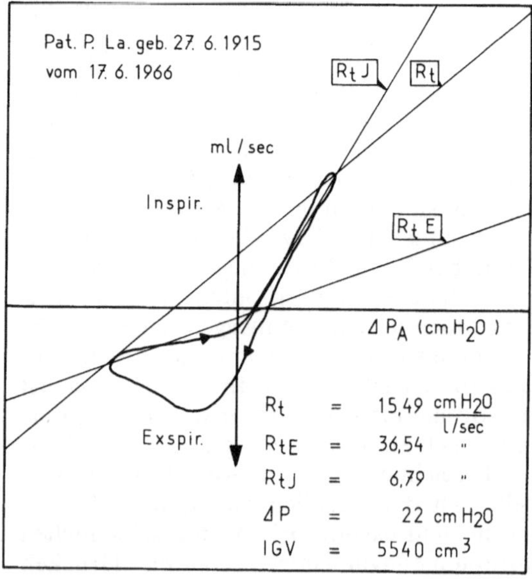

Abb. 17a

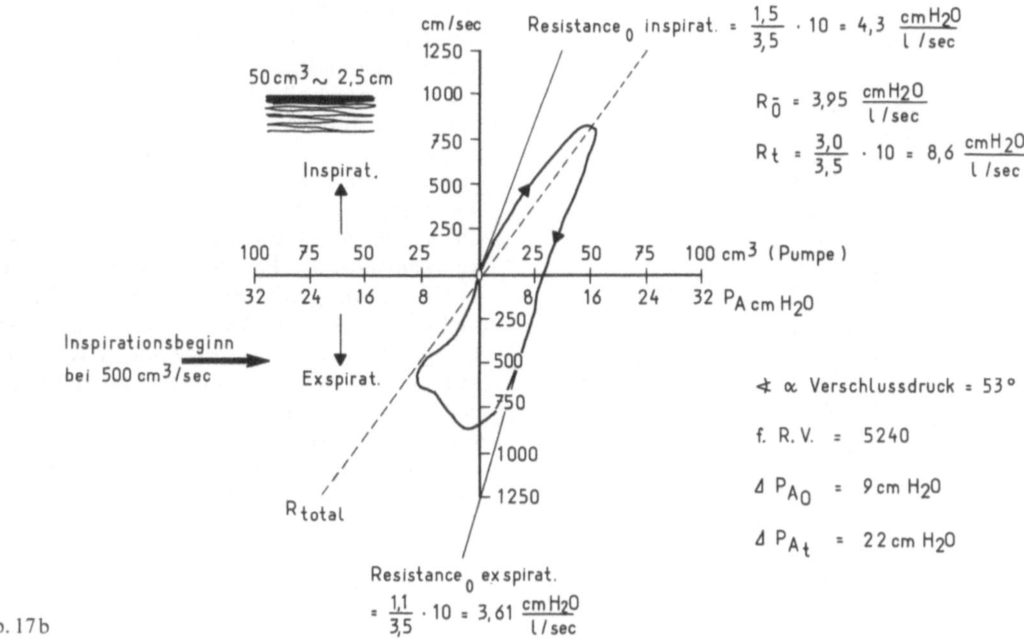

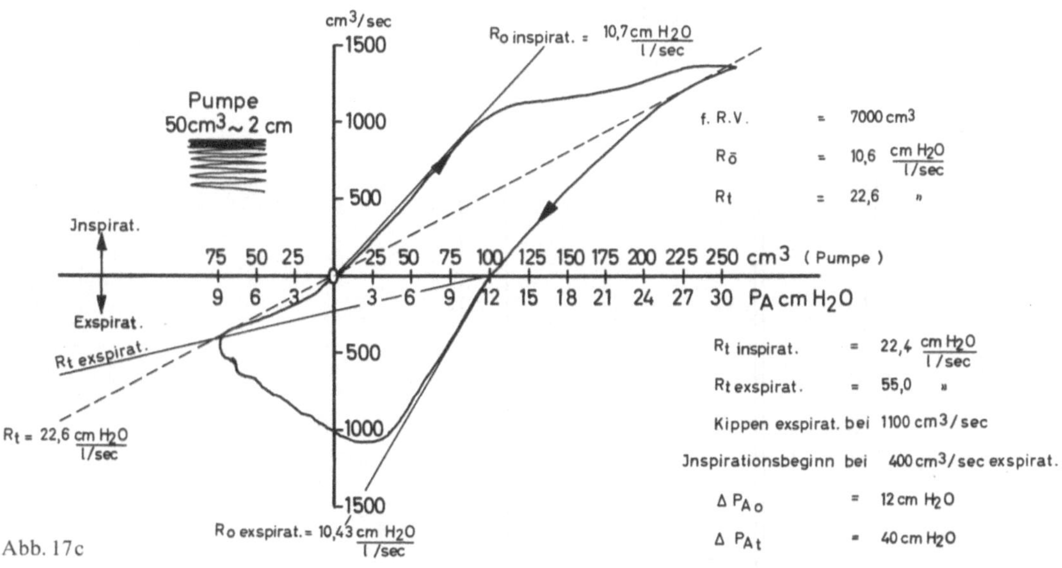

Abb. 17a–c. Strömungswiderstandskurven bei Normalatmung bei Patienten mit obstruktiver Atemwegserkrankung. (a) exspiratorische Kippkurve mit beginnendem ΔP_{AO}. (b) Schleifenbildung der Strömungswiderstandskurve mit klarem ΔP_{AO}. (c) größere Schleife mit exspiratorischem und inspiratorischem Kippen des Kurvenverlaufes bei sehr großem ΔP_{AO} = großes Volumen gefesselter Luft

N.	C. T.	
Dat.	22.7.74	
Stat.		

	B o d y	
R_t	IGV	Kurve
7,5	5230	
4,8	4730	
3,5	4700	

Abb. 18. Tagesverlauf der totalen Resistance (R_t), des intrathorakalen Gasvolumens (IGV) wie der Verlauf der Strömungswiderstandskurven bei einem Patienten mit chronisch obstruktiver Atemwegserkrankung. Diese Kurven werden routinemäßig bei jedem Patienten aufgezeichnet (Messungen: 8.30 Uhr, 11.30 Uhr, 14.30 Uhr)

dekompensiert dann ziemlich rasch. Derartige Beispiele sind aus akuten Asthmaanfällen mit Erstickung bekannt. Zum anderen müssen unterhalb dieses Dekompensationsbereiches andere Mechanismen, die gleichzeitig mit der Atemwegsobstruktion auftreten können, für die pathologischen arteriellen Blutgase verantwortlich gemacht werden. Derartige Mechanismen sind einmal starke Ventilations-/Perfusionsinhomogenitäten ($\dot{V}/\dot{Q}$-Inhomogenitäten), deren Ausmaß nicht mit der Stärke der über die ganze Lunge als Mittelwert gemessenen Resistance korreliert. Entsprechend sinkt auch zunächst der arterielle Sauerstoffdruck ab (Partialinsuffizienz). Mit jeder Verteilungsstörung steigt der funktionelle Totraum an (Ulmer, 1956; Matthes und Ulmer, 1957a, 1957b, 1957c). Mit erheblicher Vergrößerung des funktionellen Totraumes beginnt auch die alveoläre Ventilation abzunehmen, was sich in dem gleichzeitigen Anstieg des arteriellen

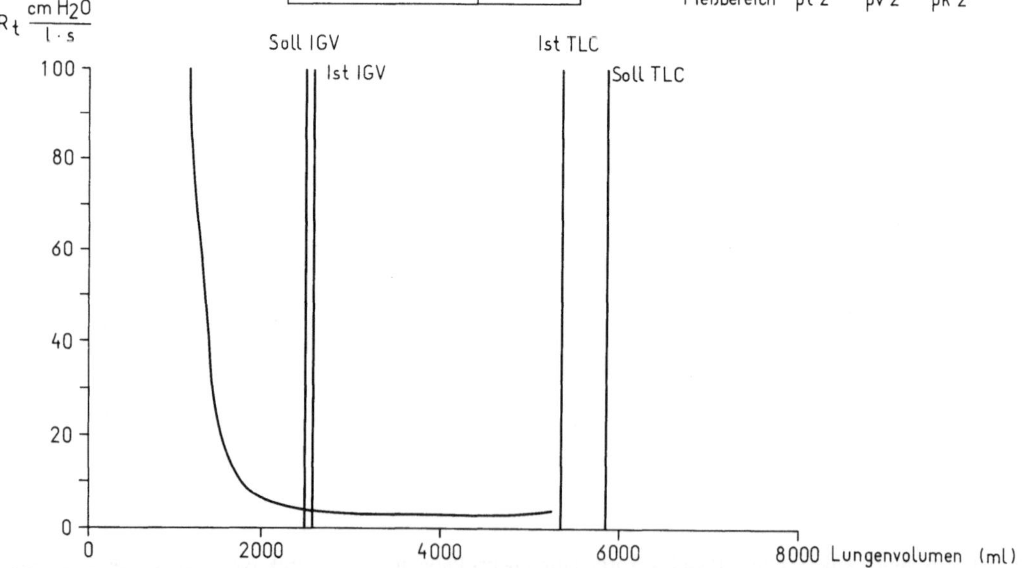

Abb. 19. Original plot einer Strömungswiderstands(R_t)-Lungenvolumenbeziehung einer gesunden Versuchsperson. Die Größen Soll- und Ist-IGV wie Soll- und Ist-TLC werden von dem on line arbeitenden Computer direkt eingeplottet

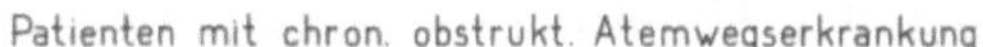

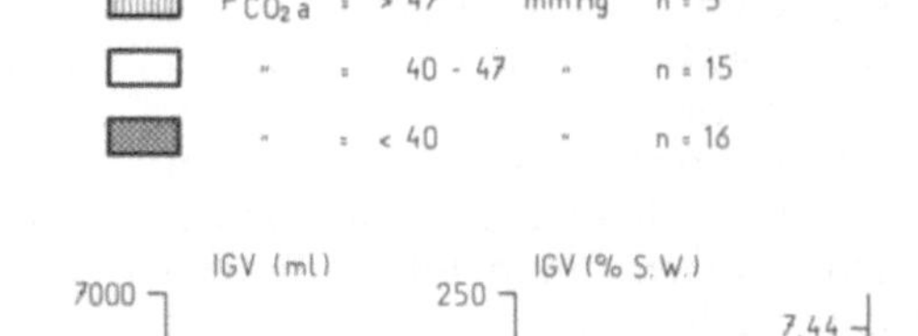

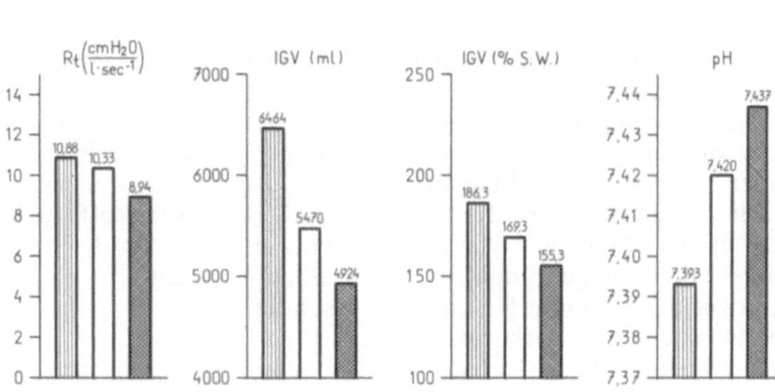

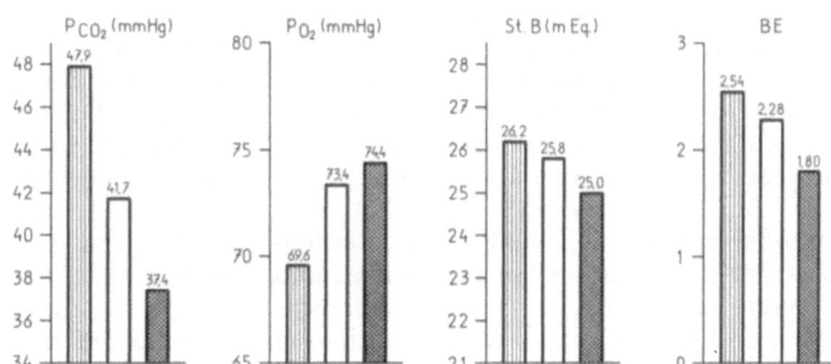

Abb. 20. Mittlere Werte der Strömungswiderstände in den Atemwegen (R_t), des intrathorakalen Gasvolumens in absoluten und in prozentualen Werten des Soll (IGV und IGV% vom Sollwert), der arteriellen Wasserstoffionenkonzentration (pH) sowie der dazugehörigen Kohlensäuredrucke, Sauerstoffdrucke und Standardbicarbonat-Werte wie Basenexzeßwerte von 36 Patienten mit chronisch obstruktiver Atemwegserkrankung, eingeteilt in 3 Gruppen in Abhängigkeit vom arteriellen Kohlensäuredruck

Kohlensäurepartialdruckes, mit weiterem Absinken des Sauerstoffdruckes erkennen läßt (Abb. 20). In der Suche nach Faktoren, welche die Ventilations-/Perfusionsquotienten mehr beeinflussen als die totale Resistance, lassen sich wieder unterschiedliche Mechanismen als Erklärung aufzeigen.

Stärkere Emphysembildungen begünstigen offensichtlich die Ungleichheit der Ventilations-/Perfusionsquotienten, wie Abb. 20 vermuten läßt. Im Einzelfall muß dieser Zusammenhang aber nicht gegeben sein. Die Ventilations-/Perfusionsquotienten werden vorwiegend von den peripheren Atemwegen bestimmt, die wiederum selbst sehr wenig Einfluß auf die Gesamtströmungswiderstände in den Atemwegen haben, wie NOLTE und ULMER (1967) zeigen konnten. Die größeren Atemwege bestimmen die Strömungswiderstände in den Atemwegen ungleich stärker.

Die Atemwege müssen erheblich eingeengt sein, wenn die Strömungswiderstände in den Atemwegen in pathologische Bereiche ansteigen sollen. Offensichtlich werden diese größeren Atemwege häufig relativ gleichmäßig obstruiert, so daß hierbei keine wesentlichen Ventilations-/Perfusionsinhomogenitäten zustande kommen müssen. Die größeren Atemwege, welche vorwiegend für die Strömungswiderstände in den Atemwegen verantwortlich sind, werden weitgehend vom N. vagus kontrolliert. Die peripheren Atemwege (möglicherweise auf der Ebene der Ductus alveolares) und die Alveoleneingangsringe unterstehen offensichtlich ungleich weniger dieser vagalen Kontrolle (ULMER et al., 1975; LANSER et al., 1974). In diesen peripheren Bronchiolenbereichen werden aber vorwiegend die Ventilations-/Perfusionsrelationen bestimmt. Auch in diesem Bereich können Lungenüberblähungen durch lokale Widerstandserhöhungen hervorgerufen werden, die mit entsprechendem Therapieerfolg abgebaut werden, ohne daß massivere R_t-Veränderungen zu beobachten sind.

Die Erfahrungen im Tierexperiment (ULMER et al., 1966) wie die Messungen am Krankenbett zeigen, daß arterielle Sauerstoffdrucke bis 70 mm Hg auch bei gesunden Versuchspersonen vorkommen (ULMER und REICHEL, 1963; ULMER et al., 1976). Darunter beginnt mit dem Absinken des Sauerstoffpartialdruckes auch der Druck in der A. pulmonalis anzusteigen. Sauerstoffdrucke unter 60 mm Hg bedeuten immer eine stärkere Belastung des Herzens wie eine stärkere Hypoxämie für den Gesamtorganismus. Arterielle Sauerstoffdrucke unter 50 mm Hg bedeuten eine wesentliche Verschärfung der klinischen Situation, wobei unter 40 mm Hg quo ad vitam jeder mm Hg Sauerstoffdruck im arteriellen Blut kostbar wird. Da die Totraumvergrößerung von der Qualität der Ventilations-/Perfusionsquotienten abhängig ist und da deren ventilatorische Kompensationsfähigkeit und hiermit die alveoläre Ventilation von den lokalen wie den Gesamtströmungswiderständen in den Atemwegen, der Lungenüberblähung wie der Emphysembildung abhängen, gehen Anstieg des Kohlensäuredruckes und Abfall des arteriellen Sauerstoffpartialdruckes keinesfalls immer parallel. In klassischen Arbeiten haben RILEY et al. (1951), RILEY und COURNAND (1951), RAHN und FARHI (1964) diese Zusammenhänge nach theoretischen Gegebenheiten zusammengestellt.

Die arteriellen Kohlensäuredruckwerte können ansteigen bis auf 100 mm Hg und darüber, wenn auch durch die heute gegebenen Behandlungsmöglichkeiten Kohlensäuredruckwerte über 70 mm Hg relativ selten geworden sind. Die pH-Werte sinken entsprechend auf Werte um 7,1 bis in die Nähe von 7,0 ab. Die Stärke dieser pH-Verände-

rungen hängt wesentlich von der Geschwindigkeit der Entwicklung der alveolären Hypoventilation ab. Bleibt Zeit zur metabolischen Kompensation der respiratorischen Azidose, können bei hohen arteriellen Kohlensäuredruckwerten annähernd normale arterielle pH-Werte gemessen werden.

Die arteriellen Kohlensäuredruckwerte können aber aufgrund der Gasaustauschgesetze nicht stärker ansteigen, als dem Abfall des arteriellen Sauerstoffdruckes entspricht. In den meisten Fällen sinkt der arterielle Sauerstoffdruck verteilungsabhängig stärker ab, als der arterielle Kohlensäuredruck ansteigt.

d) Lungenkreislauf bei Atemwegsobstruktion

Das chronische Cor pulmonale wird schlechthin als Endzustand chronisch obstruktiver Atemwegserkrankungen angesehen. Funktionell wird er als »primär pulmonal bedingte Belastung des rechten Herzens« definiert. Bei der pathologisch-anatomischen Definition wird dieser Begriffsbestimmung auch der Nebensatz »die zu entsprechenden Form- und Strukturveränderungen des rechten Herzens geführt hat« hinzugefügt (MATTHES et al., 1960; ULMER, 1972). Weitgehend ist die bei den obstruktiven Atemwegserkrankungen zu beobachtende vermehrte Belastung des rechten Herzens funktionell hervorgerufen (ROSSIER et al., 1958). Der Gefäßverlust, z.B. bei Lungenemphysem, nimmt nur selten ein solches Ausmaß an, daß hierdurch bei den diesen Patienten verbleibenden ventilatorischen Reserven und damit bei deren Belastbarkeit ein pulmonaler Hochdruck entsteht (KAMMLER, 1972). Entscheidend sind für das Herz zwei Faktoren: Einmal bedingt der Euler-Liljestrand-Reflex (v. EULER und LILJESTRAND, 1946; REICHEL et al., 1966) eine Widerstandserhöhung im Lungenkreislauf, die vor allem mit der Erniedrigung des arteriellen Sauerstoffdruckes korreliert (Abb. 21), weniger deutlich mit dem arteriellen Kohlensäuredruck. Zum anderen kommt es bei der Atemwegsobstruktion in Abhängigkeit von der Stärke der Strömungswiderstandserhöhung in den

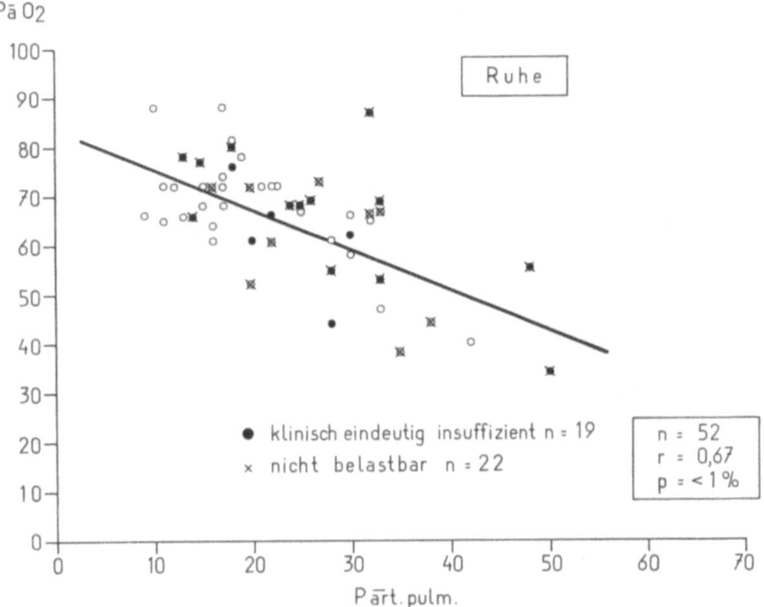

Abb. 21. Beziehung zwischen mittlerem Pulmonalisdruck und arteriellem Sauerstoffdruck bei 52 Patienten mit chronisch obstruktiver Atemwegserkrankung. (Nach ULMER, 1972)

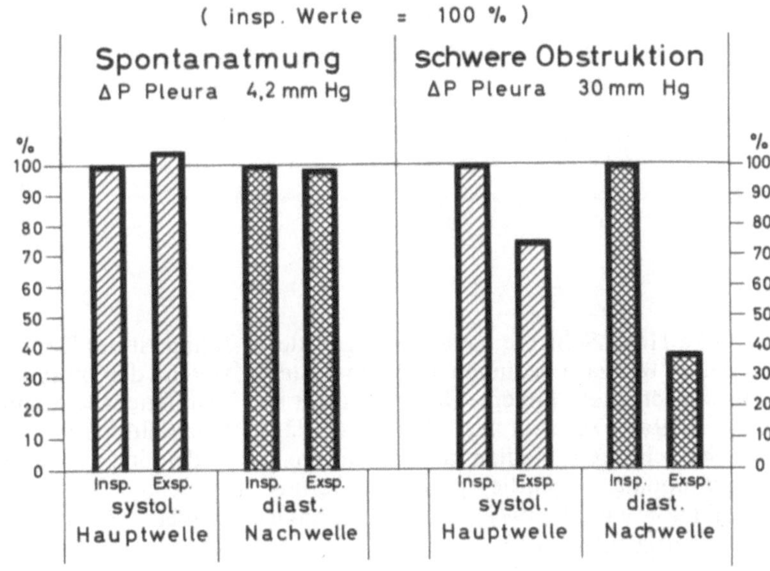

Abb. 22. Atemsynchrone Druckdifferenzen in der A. pulmonalis bei Spontanatmung und bei schwerer Atemwegsobstruktion. Die inspiratorisch maximalen Strömungen sind 100% gesetzt [Messungen mit elektromagnetischem Flowmeter (Hundeversuche)]

Atemwegen zu starken atemsynchronen intrathorakalen Druckschwankungen (ULMER et al., 1966). Hierdurch entstehen atemsynchrone Füllungs- und Auswurfschwankungen des Herzens, die bei im Mittel gleichbleibendem Herzzeitvolumen eine u.U. erhebliche Mehrbelastung des Herzens verursachen (Abb. 22).

Diese atemsynchronen Druckschwankungen belasten neben dem rechten Herzen auch

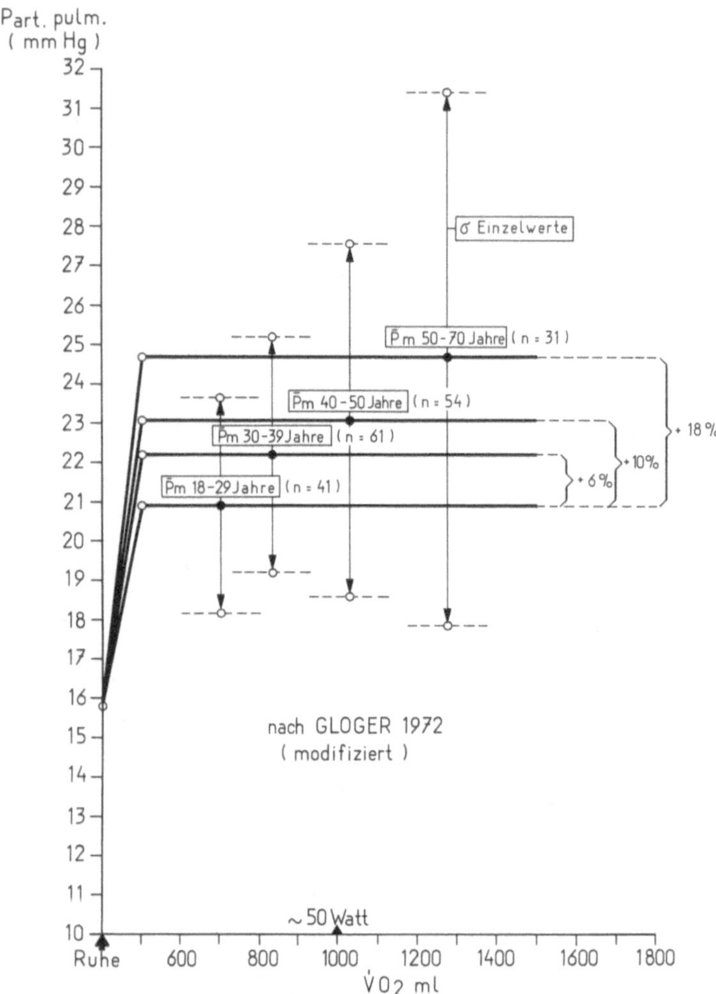

Abb. 23. Verhalten des mittleren Druckes in der A. pulmonalis in Ruhe und bei körperlicher Belastung (erhöhter Sauerstoffverbrauch, $\dot{V}O_2$) in verschiedenen Altersstufen. (Nach GLOGER, 1972)

das linke Herz. Schwere Veränderungen der arteriellen Blutgase bedingen auch ein Insuffizentwerden des linken Herzens (Daum et al., 1969a; Daum et al., 1969b), so daß bei sehr schweren Stadien des chronischen Cor pulmonale – eigentlich gegen die Definition (Denolin et al., 1971) – auch das linke Herz insuffizient werden kann.

Die Dynamik der Atemwegsobstruktion mit ihrer Tagesrhythmik und den häufigen Exazerbationen bedingt eine ebensolche Dynamik der Belastung des rechten Herzens. Die Geschwindigkeit der funktionellen Veränderungen bestimmt zusammen mit der verbliebenen Anpassung und Hypertrophie-

fähigkeit des Herzens den Zeitpunkt des Eintretens der pulmonal bedingten Rechtsherzinsuffizienz = dekompensiertes chronisches Cor pulmonale.

Bei den restriktiven Funktionsstörungen spielt der Gefäßverlust offensichtlich eine größere Rolle, da hierbei häufiger auch schon in Ruhe bei relativ guten arteriellen Blutgasen Druckerhöhungen in der A. pulmonalis zu messen sind. Die bei diesen Erkrankungen häufigeren Diffusionsstörungen und restriktiven Verteilungsstörungen bedingen zusätzlich arterielle Hypoxien und hiermit über den Euler-Liljestrand-Reflex eine zusätzliche Widerstandserhöhung im Pulmonaliskreislauf. Auch die von der Restriktion abhängigen atemsynchronen intrathorakalen Druckschwankungen bewirken atemsynchrone Füllungs- und Auswurfschwankungen, wenn dieser Faktor bei der Restriktion auch von der Obstruktion unterschiedlich zu beurteilen ist: Bei der Obstruktion reichen die Druckschwankungen bis in den Alveolarraum hinein, bei der Restriktion treten die Druckschwankungen nur im Intrapleuralraum auf, lassen den Alveolarraum und damit die Alveolarkapillaren unbeeinflußt.

Mit Hilfe des Cournand-Katheters, oder meist einfacher, mit Hilfe des Grandjean- (1967) oder des von SWAN GANZ angegebenen Katheters macht die Messung der Drucke im Niederdrucksystem meist keine Schwierigkeiten. Dennoch gibt es eine Reihe von Kautelen, die zur Erhaltung einwandfreier Werte und Kurvenverläufe streng zu beachten ist (WELLER, 1975). Es besteht eine physiologische Altersabhängigkeit der Druckwerte in der A. pulmonalis (Abb. 23), die in Ruhe kaum nachweisbar ist, unter körperlicher Belastung aber deutlich hervortritt. Im Mittel steigt der Druck in der A. pulmonalis unter Belastung im Vergleich der Altersklasse 18–29 Jahre und 50–70 Jahre um 20% an. Mit zunehmendem Alter wird die Streuung des physiologischen Druckbereiches auch immer größer. Grenzen zwischen physiologisch und pathologisch liegen für Ruhebedingungen für den Mitteldruck bei 21 mm Hg, für die Belastungswerte sind Drucke über 34 mm Hg auch bei älteren Personen als pathologisch anzusehen.

Literatur

ANDERHUB, H.P., KELLER, R., HERZOG, H.: Spirometrische Untersuchung der forcierten Vitalkapazität, Sekundenkapazität und maximalen Atemstromstärke bei 13798 Personen. Dtsch. med. Wschr. 99, 33 (1974)

ANDERSON, A.E., FORAKER, A.G.: Relative dimensions of bronchioles and parenchymal spaces in lungs from normal subjects and emphysematous patients. Amer. J. Med. 32, 218 (1962)

ANTHONY, A.J.: Untersuchungen über Lungenvolumina und Lungenventilation. Dtsch. Arch. klin. Med. 167, 129 (1930)

ARDALAN, P.: Atemmechanische und elektrokardiographische Untersuchungen bei Lungenfibrose. Prax. Pneumol. 22, 780 (1968)

ARZT, G.: Lungenfunktionsstörungen bei Fibrosen. Internist (Berl.) 15, 364 (1974)

BACHOFEN, H.: Die mechanischen Eigenschaften der Lunge. Bern: Hans Huber 1969

BARKAN, I., DE MILLAS, H., MARCIC, I., ULMER, W.T.: Beeinflussung der Atemwegsobstruktion durch kombinierte Katecholamin-Atropin-Therapie. Respiration 29, 40 (1972)

BALDWIN, E.D.F., COURNAND, A., RICHARDS, D.W., JR.: Pulmonary insufficiency. I. Physiological classification, clinical methods of analysis, standard values in normal subjects. Medicine (Baltimore) 27, 243 (1948)

BANCHERO, N., SCHWARTZ, P.E., TSAKIRIS, A.G., WOOD, E.H.: Pleural and oesophageal pressures in the upright body position. J. appl. Physiol. 23, 228 (1967b)

BANCHERO, N., SCHWARTZ, P.E., WOOD, E.H.: Intraoesophageal pressure gradient in man. J. appl. Physiol. 22, 1066 (1967a)

BARTELS, H., BÜCHERL, E., HERTZ, C.W., RODEWALD, G., SCHWAB, M.: Lungenfunktionsprüfungen: Methoden und Beispiele klinischer Anwendung. Berlin-Heidelberg-New York: Springer 1959

BARTELS, H., HILPERT, P., MOLL, W.: Die O_2-Diffusions-Kapazität der Lunge wacher Ziegen vor und während chronischer Anaemie. Pflügers Arch. ges. Physiol. 277, 54 (1963)

BEIL, M.: Leistungsbegrenzung durch Störungen der Atemmechanik. Pneumonologie, Suppl. 1976, S. 41

BOLT, W., CARA, M., COPPÉE, G., HAUBERECHTS, A., LAVENNE, F., SADOUL, P., SARTORELLE, E., ZORN, O.: Leitfaden für die praktische Durchführung der Untersuchung der ventilatorischen Funktion durch die Spirographie. Schriftenreihe Arbeitshyg. u. Arbeitsmed. 2 (1961)

BOOIJ-NOORD, H., QUANJER, PH.H., DE VRIES, K.: Protektive Wirkung von Berotec bei Provokationstesten mit spezifischer Allergeninhalation und Histamin. Int. J. clin. Pharmacol., Beiheft 4 Berotec, S. 69 (1972)

BÜHLMANN, A., ROSSIER, P.H.: Klinische Pathophysiologie der Atmung. Berlin-Heidelberg-New York: Springer 1970

BUTLER, J., WHITE, H.C., ARNOTT, W.M.: The pulmonary compliance in normal subjects. Clin. Sci. 16, 709 (1957)

COMROE, J.H., JR., BOTELHO, S.Y., DUBOIS, A.B.: Design of a body plethysmograph for studying cardiopulmonary physiology. J. appl. Physiol. 3, 439 (1959)

COURNAND, A., BALDWIN, E.F., DARLING, R.C., RICHARDS, D.W., JR.: Studies in intrapulmonary mixture of gases: IV. Significance of pulmonary emptying rate and a simplified open circuit measurement of residual air. J. clin. Invest. 20, 681 (1941)

DAUM, S., KROFTA, K., DRAB, K., NIKODYMOVA, L., SVORCIK, S., JAHN, J.: Die Lungenzirkulation während der akuten Hyperkapnie und hyperkapnischen Acidose. Verh. Ges. Lungen- u. Atmungsforsch. 2, 122 (1969b)

DAUM, S., SVORCIK, C., PROCHAZKA, J., KROFTA, K.: The function of the heart muscle in respiratory insufficiency. Respiration **26**, 387 (1969a)

DENOLIN, H., DE COSTER, A., BERNARD, R.: Les causes de l'insuffisance ventriculaire dreite dans les pneumopathies chroniques. Progr. Resp. Res. **6**, 147 (1971)

DOLL, E., KRÖPELIN, K.: Atemmechanische Untersuchungen bei der Lungensarkoidose. Pneumonologie **148**, 7 (1972)

DUBOIS, A.B., BOTELHO, S.Y., BEDELL, G.N., MARSCHALL, R., COMROE, J.H., JR.: A rapid plethysmographic method for measuring thoracic gas volume: a comparison with a nitrogen washout method for measuring functional residual capacity in normal subjects. J. clin. Invest. **35**, 322 (1956a)

DUBOIS, A.B., BOTELHO, S.Y., COMROE, J.H.: A new method for measuring airway resistance in man using a body plethysmograph: values in normal subjects and in patients with respiratory disease. J. clin. Invest. **35**, 327 (1956b)

DUBOIS, A.B., WOESTIJNE, K.P. VAN DE: Body Plethysmography. Basel: Karger 1969

ENGSTRÖM, I., KARLBERG, P., SWARTS, CH.L.: Respiratory studies in children. Acta paediat. (Uppsala) **51**, 68 (1962)

EULER, U.S. VON, LILJESTRAND, G.: Observations on the pulmonary arterial blood pressure in the cat. Acta physiol. scand. **12**, 301 (1946)

FARHI, L.E., RAHN, H.: A theoretical analysis of the alveolar-arterial O_2 difference with special reference to the distribution effect. J. appl. Physiol. **7**, 699 (1955)

FERLINZ, R.: Lungen- und Bronchialerkrankungen. Stuttgart: Thieme 1974

FILLEY, G.F., GREGOIRE, F., WRIGHT, G.W.: Alveolar and arterial oxygen difference. A comparison of two methods. J. clin. Invest. **33**, 517 (1954)

FORSTER, R.E.: Exchange of gases between alveolar air and pulmonary capillary blood: pulmonary diffusing capacity. Physiol. Rev. **37**, 391 (1957)

GARTMANN, J.: Die Lungenfibrosen. Klin. Wschr. **52**, 899 (1974)

GARY, K., FESSLER, CH., ULMER, W.T.: Intrapleurale Druckschwankungen bei der Messung des 1-Sekundenwertes und bei körperlicher Arbeit (Zur Problematik des 1-Sekundenwertes). Beitr. Klin. Tuberk. **134**, 295 (1967)

GELB, A.F., MACANALLY, B.J.: Early detection of obstructive lung disease by analysis of maximal expiratory flow-volume-curves. Chest **64**, 749 (1973)

GLOGER, K.: Die Altersabhängigkeit des Pulmonalarteriendruckes während stufenweise gesteigerter Ergometerarbeit. Z. Kreisl.-Forsch. **61**, 728 (1972)

GRANDJEAN, T.: Une microtechnique du cathétérisme cardiaque droit practicable au lit du malade sans contrôle radioscopique. Cardiologia (Basel) **51**, 184 (1967)

HAMM, J.: Methodische Grundlagen atemmechanischer Untersuchungen in der Klinik. Klin. Wschr. **38**, 1093 (1960a)

HAMM, J.: Die klinische Bewertung elastischer und visköser Atemarbeit. Klin. Wschr. **38**, 1101 (1960b)

HEAF, P.J.D., PRIME, F.J.: The compliance of the thorax in normal human subjects. Clin. Sci. **15**, 319 (1956)

HELLIESEN, P.J., COOK, C.D., FRIEDLANDER, L., AGATHON, S.: Studies of respiratory physiology in children. I. Mechanics of respiration and lung volumes in 85 normal children 5 to 17 years of age. Pediatrics **22**, 80 (1958)

HERBERT, F.A., NAHMIAS, B.B., GAENSLER, E.A., MACMAHON, H.: Pathophysiology of interstitial pulmonary Fibrosis. Arch. intern. Med. **110**, 628 (1962)

HERMANSSEN, J.: Untersuchungen über die maximale Ventilationsgröße (Atemgrenzwert). Z. ges. exp. Med. **90**, 180 (1933)

HERZOG, H., KELLER, R., AMREIN, R., MATTHYS, H., JOOS, J.: Patterns of correlation of pulmonary function values determined by spirography and body plethysmography. Progr. Resp. Res. **4**, 194 (1969)

HICKAM, J.B., BLAIR, E., FRAYSER, R.: An open circuit helium method for measuring functional residual capacity and defective intrapulmonary gas mixing. J. clin. Invest. **33**, 1277 (1954)

HOEPPNER, V.H., COOPER, D.M., ZAMEL, N., BRYAN, A.C., LEVISON, H.: Relationship between elastic recoil and closing volume in smokers and nonsmokers. Amer. Rev. resp. Dis. **109**, 81 (1974)

HURTADO, A., FRAY, W.W.: Studies of total pulmonary capacity and its subdivisions. II. Correlation with physical and radiological measurements. J. clin. Invest. **12**, 807 (1933)

HUTCHINSON, J.: Lecture on vital statistics, embracing an account of a new instrument for detecting the presence of disease of the system. Lancet **567**, 594 (1844)

HUTCHINSON, J.: On capacity of lungs and on respiratory functions with view of establishing precise and easy method of detecting disease by spirometer. Trans. med.-chir. Soc. Lond. **29**, 137 (1846)

ISLAM, M.S., ULMER, W.T.: Atemmechanische Untersuchungen zur Frage der Ventilationsbehinderung bei Patienten mit chronisch obstruktiver Atemwegserkrankung. Pneumonologie **146**, 126 (1971a)

ISLAM, M.S., ULMER, W.T.: Beziehungen zwischen intrathorakalem Gasvolumen, gefesselter Luft und der Form des Druckströmungsdiagrammes. Klin. Wschr. **49**, 1222 (1971b)

ISLAM, M.S., ULMER, W.T.: Diagnostic value of "closing volume" in comparison to "airway resistance/lung volume plot". Respiration **31**, 449 (1974)

ISLAM, M.S., ULMER, W.T.: Der Strömungswiderstand in den Atemwegen und das Lungenvolumen. Dtsch. med. Wschr. **102**, 1187 (1977)

ISLAM, M.S., ULMER, W.T., KNIEFELD, W.: Lungenfunktion bei Spannungsverlust der Lunge. Pneumonologie **151**, 73 (1974)

KAMMLER, E.: Pathophysiologische Grundlagen der Lungenresektion. Pneumonologie **147**, 75 (1972)

KAMMLER, E., BEIL, M.: Über das Verhalten der Bronchien bei restriktiven Atemwegserkrankungen (Fibrosen) aus atemmechanischer Sicht. Inn. Med. **2**, 209 (1975)

KNORPP, K.: Zur Verwendbarkeit eines neuen elektronischen Digital-Spirometers. Pneumonologie **152**, 157 (1975)

KOWALSKI, J., ISLAM, M.S.: Klinik und Funktion des Lungenemphysems. Atemwegs- und Lungenkrankheiten **4**, 136 (1978)

KOWALSKI, J., RASCHE, B., ULMER, W.T.: Alpha$_1$-Antitrypsinmangel und Lungenemphysem (Lungenfunktion und Verlauf). Prax. Pneumol. **31**, 950 (1977)

KOWALSKI, J., ULMER, W.T.: Atemwegsobstruktion, Emphysem und Volumen pulmonum auctum. Verh. dtsch. Ges. inn. Med. **83**, 1472 (1977)

LANSER, K., ISLAM, M.S., ULMER, W.T.: Untersuchungen zur Kontrolle der Ventilationsdurchblutungsregulation der Lunge. Verh. dtsch. Ges. inn. Med. **80**, 894 (1974)

LIM, T.P.K., LUFT, U.C.: Alterations in lung compliance and functional residual capacity. J. appl. Physiol. **14**, 164 (1959)

MARSHALL, R.: The physical properties of the lungs in relation to the subdivisions of lung volume. Clin. Sci. **16**, 507 (1957)

MATTHES, K., ULMER, W.T.: Untersuchungen über die pathophysiologische Bedeutung des Emphysems. I. Mitteilung: Verschiedene Emphysemformen. Dtsch. Arch. klin. Med. **204**, 275 (1957a)

MATTHES, K., ULMER, W.T.: Untersuchungen über die pathophysiologische Bedeutung des Emphysems. II. Mitteilung: Emphysem und Störungen der Ventilation (Untersuchungen in Ruhe und unter Arbeit). Dtsch. Arch. klin. Med. **204**, 284 (1957b)

MATTHES, K., ULMER, W.T.: Untersuchungen über die pathophysiologische Bedeutung des Emphysems. III. Mitteilung: Krankheitsverlauf verschiedener Emphysemformen und deren Beziehung zum chronischen Cor pulmonale. Dtsch. Arch. klin. Med. **204**, 298 (1957c)

MATTHES, K., ULMER, W.T., WITTEKIND, D.: Cor pulmonale. Handbuch der inneren Medizin, 4. Aufl., Bd. 9, 4. Teil, S. 59. Berlin-Heidelberg-New York: Springer 1960

MATTHYS, H.: Lungenfunktionsdiagnostik mittels Ganzkörperplethysmographie, S. 93. Stuttgart: Schattauer 1972

MEIER-SYDOW, J., CEGLA, U.H., KROIDL, R.F., MÜLLER, U., RUST, M., SCHREIBER, F.: Zur Therapie der Lungenfibrose. Therapiewoche **25**, 7144 (1975)

MEYER-SYDOW, J., RUST, M.: Aussage der Lungenfunktionsanalyse über den Verlauf diffuser fibrosierender interstitieller Lungenerkrankungen. In: Interstitielle Lungenerkrankungen, Lungenfibrosen. Hrsg. J. HAMM, S. 76. Stuttgart: Thieme 1975

MENEELY, G.R., KALTREIDER, N.L.: Volume of the lung determined by helium dilution. J. clin. Invest. **28**, 129 (1949)

MILLAS, DE, H., ULMER, W.T.: Der Tagesrhythmus der Strömungswiderstände in den Atemwegen und deren Beeinflußbarkeit. Pneumonologie **144**, 237 (1971)

MINETTE, A.: Beitrag zum Studium der ventilatorischen Effekte und Nebenwirkungen von Berotec, Orciprenalin, Salbutamol und Terbutalin. Int. J. clin. Pharmacol., Beiheft 4 Berotec, S. 120 (1972)

MOLL, W.: Die Carrier-Funktion des Hämoglobins beim Sauerstoff-Transport im Erythrozyten. Pflügers Arch. ges. Physiol. **275**, 412 (1962a)

MOLL, W.: Die Oxygenation der Erythrozyten in der Lunge durch Diffusion, Reaktion und spezifischen Transport. Pflügers Arch. ges. Physiol. **275**, 420 (1962b)

NEERGARD, K.VAN, WIRZ, K.: Über eine Methode zur Messung der Lungenelastizität am lebenden Menschen, insbesondere beim Emphysem. Z. klin. Med. **105**, 35 (1927)

NOLTE, D.: Der bronchiale Strömungswiderstand im Kindesalter. Klin. Wschr. **46**, 783 (1968)

NOLTE, D., REIF, E., ULMER, W.T.: Die Ganzkörperplethysmographie. Respiration **25**, 14 (1968)

NOLTE, D., ULMER, W.T.: Die Strömungswiderstände im normalen Tracheobronchialbaum und bei obstruktiven Atemwegserkrankungen. Beitr. Klin. Tuberk. **136**, 320 (1967)

OLAFSSON, S., HYATT, R.E.: Ventilatory mechanics and expiratory flow limitation during exercise in normal subjects. J. clin. Invest. **48**, 564 (1969)

OTTO, H.: Definition und Morphologie des Emphysems. Beitr. Path. **142**, 221 (1971)

PAINE, J.R.: The clinical measurement of pulmonary elasticity. J. thorac. Surg. **9**, 550 (1940)

PETRO, W., VOGEL, J., MÜLLER, E., WUTHE, H., LACHMANN, B.: Inhomogenity of ventilation – its effect upon parameters of pulmonary diffusion in chronic obstructive lung disease. INSERM **51**, 227 (1975)

PFLÜGER, E.: Das Pneumometer. Pflügers Arch. ges. Physiol. **29**, 244 (1882)

PRIDE, N.B., PERMUTT, S., RILEY, R.L., BROMBERGER-BARNEA, B.: Determinants of maximal expiratory flow from the lungs. J. appl. Physiol. **23**, 646 (1967)

RAHN, H., FARHI, L.E.: Ventilation, perfusion and gas exchange – the $\dot{V}A/\dot{Q}$ concept. In: Handbook of Physiology, Teil 3/1. Washington: Amer. Physiol. Soc. 1964

REICHEL, G.: Differences between intrathoracic gas measured by the body plethysmograph and functional residual capacity determined by gas dilution methods. Progr. Resp. Res. **4**, 188 (1969)

REICHEL, G., DANNENBERG, G., REDECKER, R.: Bestimmung der funktionellen Residualluftkapazität mit dem Ganzkörperplethysmographen und der Fremdgasmethode. Arch. klin. Med. **215**, 28 (1968)

REICHEL, G., ISLAM, M.S.: Measurements of static lung and thorax compliance in health and pulmonary disease. Respiration **29**, 507 (1972)

REICHEL, G., WELLER, W., REIF, E.: Der Einfluß der alveolären Hypoventilation auf den kleinen Kreislauf und das Herz. Med. thorac. **23**, 197 (1966)

RILEY, R.L.: Pulmonary gas exchange. Amer. J. Med. **10**, 210 (1951)

RILEY, R.L., COURNAND, A.: "Ideal" alveolar air and the analysis of ventilation-perfusion relationships in the lungs. J. appl. Physiol. **1**, 825 (1949)

RILEY, R.L., COURNAND, A.: Analysis of factors affecting partial pressures of oxygen and carbon dioxide in gas and blood of lungs. I. Theory. J. appl. Physiol. **4**, 77 (1951)

RILEY, R.L., COURNAND, A., DONALD, K.W.: Analysis of factors affecting partial pressures of oxygen and carbon dioxide in gas and blood of lungs. II. Methods. J. appl. Physiol. **4**, 102 (1951)

ROSSIER, P.H., BÜHLMANN, A., WIESINGER, K.: Physiologie und Pathophysiologie der Atmung. Berlin-Heidelberg-New York: Springer 1956

SCHERRER, M., BUCHER, U., KOSTYAL, A.: Zur Technik atemmechanischer Untersuchungen. Schweiz. med. Wschr. **87**, 1493 (1957)

SELLER, R.D., SIEBENS, A.: The effects of sarcoidosis on pulmonary function with particular reference to changes in pulmonary compliance. Rev. Tuberc. **91**, 660 (1965)

STONE, D.J., SCHWARTZ, A., FELTMANN, J.A., LOVELOCK, F.J.: Pulmonary function in sarcoidosis. Amer. J. Med. **15**, 468 (1953)

THEWS, G.: Die Sauerstoffdiffusion in den Lungenkapillaren. In: Bad Oeynhausener Gespräche IV. Hrsg. v. H. BARTELS, E. WITZLEB. Berlin-Heidelberg-New York: Springer 1961

THEWS, G., SCHMIDT, K.: Analyse der Verteilung von Ventilation und Durchblutung in der funktionell inhomogenen Lunge nach dem Verfahren des „inspiratorischen Sauerstoffsprunges". Pflügers Arch. ges. Physiol. **282**, 259 (1965)

TIFFENEAU, R., DRUTEL, P.: L'épreuve du cycle respiratoire maximum pour l'étude spirographique de la ventilation pulmonaire. Presse méd. **60**, 640 (1952)

TIFFENEAU, R., PINELLI, A.: Régulation bronchique de la ventilation pulmonaire. J. franç. Méd. Chir. thor. **2**, 221 (1948)

ULMER, W.: Untersuchungen über die effektive Ventilationsleistung bei Emphysematikern. Verh. dtsch. Ges. inn. Med. **62**, 68 (1956)

ULMER, W.T.: Störungen der Lungenfunktion bei Lungenfibrosen. Westf. Ärztebl. **15**, 203 (1961)

ULMER, W.T.: Emphysem und Bronchitis des Bergmannes. In: Fortschritte der Staublungenforschung. V. Internat. Staublungentagung, Münster 1967, S. 635. Dinslaken: Niederrhein. Druckerei GmbH 1967

ULMER, W.T.: Grenzen der Möglichkeiten zur gutachtlichen Beurteilung der pulmonalen Leistungsbreite. In: Begutachtung von Lungenfunktionsstörungen, S. 181. Stuttgart: Thieme 1968

ULMER, W.T.: Hypertrophie des rechten Herzens aus der Sicht des Klinikers. Verh. dtsch. Ges. Kreisl.-Forsch. **38**, 102 (1972)

ULMER, W.T.: Bedeutung altersbedingter Änderungen der Lungenfunktion für die Anaesthesie. In: Anaesthesie im Alter, S. 1. Berlin-Heidelberg-New York: Springer 1974a

ULMER, W.T.: Bronchitis: Richtlinien für eine moderne medikamentöse Therapie. Bayer. Ärztebl. **12**, 971 (1974b)

ULMER, W.T.: Die Atemnot. Hippokrates (Stuttg.) **46**, 515 (1975)

ULMER, W.T., ISLAM, M.S.: Stenoseatmung, hervorgerufen durch externe Stenosen und pharmakologische Bronchokonstriktion bei gesunden Versuchspersonen unterschiedlichen Alters im Vergleich zu Patienten mit Atemwegsobstruktion. Z. ges. exp. Med. **156**, 171 (1971)

ULMER, W.T., ISLAM, M.S., CHUNG, C.K.: Relation between output of the centers and ventilation. In: Acid base homeostasis of the brain extracellular fluid and the respiratory control system, S. 157. Stuttgart: Thieme 1976b

ULMER, W.T., KOWALSKI, J., ZIMMERMANN, I.: Klinische und funktionsanalytische Untersuchungen zur Frage verschiedener Formen obstruktiver Atemwegserkrankungen. Inn. Med. **4**, 186 (1977)

ULMER, W.T., LANSER, K., ISLAM, M.S.: La régulation de la motricité bronchique aux divers niveaux de l'arbre bronchique. Bronches **25**, 1 (1975)

ULMER, W.T., REICHEL, G.: Untersuchungen über die Altersabhängigkeit der alveolären und arteriellen Sauerstoff- und Kohlensäuredrucke. Klin. Wschr. **41**, 1 (1963)

ULMER, W.T., REICHEL, G., NOLTE, D.: Die Lungenfunktion. Physiologie und Pathophysiologie, Methodik. 2. überarb. u. erw. Aufl. Stuttgart: Thieme 1976a

ULMER, W.T., REIF, E.: Die obstruktiven Erkrankungen der Atemwege. Dtsch. med. Wschr. **90**, 1803 (1965)

ULMER, W.T., REIF, E., WELLER, W.: Die obstruktiven Atemwegserkrankungen. Pathophysiologie des Kreislaufes, der Ventilation und des Gasaustausches. Stuttgart: Thieme 1966

WELLER, W.: Registrierung und Auswertung von Blutdruckkurven der Arteria pulmonalis unter Berücksichtigung einiger Fehlerquellen. Z. Kardiol. **64**, 68 (1975)

WEST, J.B.: Distribution of gas and blood in the normal lungs. Brit. med. Bull. **19**, 53 (1963)

WEST, J.B.: New advances in pulmonary gas exchange. Anesth. Analg. Curr. Res. **54**, 409 (1975)

WOITOWITZ, H.-J., BUCHHEIM, F.W., WOITOWITZ, R.: Zur Theorie und Praxis der Ganzkörperplethysmographie in der Lungenfunktionsanalyse. Prax. Pneumol. **21**, 449 (1967)

WRIGHT, G., FILLEY, G.F.: Pulmonary fibrosis and respiratory function. Amer. J. Med. **10**, 642 (1951)

ZEILHOFER, R.: Die Differentialdiagnose von Störungen der Atemmechanik an Hand des statistischen und dynamischen Volumen-Druckkoeffizienten. Klin. Wschr. **38**, 1013 (1960)

Atemnot

W.T. ULMER

Mit 7 Abbildungen und 2 Tabellen

A. Definition

Wie alle Empfindungen, so läßt sich auch die »Atemnot« schlecht definieren. Gelingt es, schon für »das Kranksein« kaum eine klare Definition zu finden (SCHAEFER, 1963; ROTSCHUH, 1975), so sieht es mit der Atemnot nicht viel besser aus. Eine der Ursachen hierfür ist, daß die Atemnot so wie der Schmerz wahrgenommen werden muß. Die Perzeptionsschwelle für derartige Wahrnehmungen ist individuell (sehr) unterschiedlich. Offensichtlich hängt die Wahrnehmungsschwelle nicht nur von der Grundempfindlichkeit ab, sie ist auch altersabhängig, wobei ältere Personen im allgemeinen weniger empfindlich sind. Auch die Geschwindigkeit, mit welcher sich diejenigen *Funktionsgrößen* ändern, die für das Zustandekommen der Atemnot verantwortlich gemacht werden, spielt eine Rolle. Bei langsamer Entwicklung, die über Monate und Jahre gehen kann, wird die Atemnot viel weniger gravierend empfunden als bei rascher Entwicklung gleichstarker Funktionsstörungen. Sehr wahrscheinlich ist die bei langsamer Entwicklung der Funktionsstörungen dann weniger stark empfundene Atemnot nicht Folge entsprechender chemisch humoraler Anpassungsmechanismen, etwa im Sinne der Entwicklung der metabolischen Kompensation einer respiratorischen Azidose oder der Entwicklung einer Polyglobulie bei arterieller Hypoxämie. Die weniger stark empfundene Atemnot bei langsamer Entwicklung des Krankheitsprozesses ist vielmehr ein echter Gewöhnungseffekt. Die genannten Kompensationsmechanismen spielen gelegentlich eine untergeordnete Rolle.

Nicht nur der Begriff »Atemnot« wird von Patienten und Ärzten gebraucht. Weitgehend synonym wird das Wort »Dyspnoe« benutzt. Auch von »Lufthunger« wird gelegentlich gesprochen, obwohl dies oft schon etwas Unterschiedliches von der Atemnot meint. Für die Atemnot ist besonders typisch das »keine Luft bekommen«, wie die Patienten es oft ausdrücken, während beim Lufthunger genug geatmet werden kann, nur der Antrieb zur vermehrten Atmung wird deutlich empfunden. Nicht selten bezieht sich der Lufthunger nur auf einen oder einige wenige Atemzüge.

Auch der Begriff »Asthma« oder »asthmatisch« wird weitgehend mit Atemnot synonym angewendet. Die Definition dessen, was unter »Asthma« verstanden wird, ist aber sehr unterschiedlich; sie ist meist davon geprägt, welcher medizinischen Spezialität der definierende Autor angehört: Allergologe, Funktionsanalytiker, Kliniker, Psychologe, Pathologe (FUCHS, 1964; GIESE, 1961; GRONEMEYER und FUCHS, 1967; KNIPPING und RINK, 1964; OTTO, 1972; ORR, 1973; ULMER und ISLAM, 1974; ULMER, 1975).

Im Griechischen heißt »to $\alpha\sigma\vartheta\mu\alpha$« Atemnot, Engbrüstigkeit, das Keuchen. Hiermit ist das Wort ebenfalls weitgehend synonym mit Dyspnoe. In der Medizin wurde es früher auch weitgehend so verstanden, weil alle voneinander abgrenzbaren Arten der Atemnot durch entsprechende Adjektive gekennzeichnet wurden. Die Abgrenzung des Asthma cardiale vom Asthma bronchiale findet seine, auch von der Therapie ableitbare Berechtigung.

Wenn folgerichtig unter Asthma bronchiale die auf Störungen in den Bronchien zurückzuführende Atemnot verstanden wird, so besteht keine Berechtigung, ohne weitere Zusatzbezeichnung das »Asthma« allein für eine durch Allergene ausgelöste Atemnot als reserviert zu betrachten. Dies ist bei dem heute üblichen klinischen Sprachgebrauch auch nicht möglich, wo z.B. von asthmatischer Bronchitis, asthmatoider Bronchitis, asthmatoider Emphysembronchitis gesprochen wird.

So wird nicht nur von pulmonaler oder cardialer Dyspnoe, sondern auch von Asthma bronchiale und Asthma cardiale gesprochen. Die Abgrenzung dieser Formen ist sicher für die einzuschlagende Therapie recht nützlich, obwohl die zugrunde liegenden Mechanismen, welche die Empfindung Atemnot auslösen, nach den in den letzten Jahren gewonnenen Ergebnissen sehr ähnlich sind. Hierauf wird weiter unten eingegangen.

»Dyspnoe ist erschwerte, mühsame Atmung. Es ist ein beschwertes Atmen, obwohl nicht schmerzhaft im gewöhnlichen Sinne des Wortes (Comroe, 1966).« Abgesehen vom Lufthunger, der mehr die Atemnot bei Hyperthyreosen oder bei Anämien, aber auch beim »nervösen Atmungssyndrom« (Christian et al., 1955a, 1955b) umschreibt, liegt der Atemnot, wie sie bei Bronchialerkrankungen, bei Lungenerkrankungen und bei cardialen Krankheiten häufig beobachtet wird, »das nicht atmen können« zugrunde. Die Atmung erfordert zuviel Anstrengung oder bei stärkeren Graden ist eine genügende Atmung, trotz stärkster Anstrengung, nicht möglich. Dies umreißt das eigentliche Geschehen der häufigsten und klinisch bedeutsamsten Formen der Atemnot.

Gelegentlich wird auch bei Zuständen während oder nach starker körperlicher Anstrengung von Atemnot gesprochen. Im oben beschriebenen Sinne sind diese Zustände nicht gleich der Atemnot, welche trotz starker Anstrengung das freie Durchatmen nicht ermöglicht. Unter dieser »Atemnot« bei oder nach körperlicher Anstrengung besteht ein starker Atemantrieb, der in der Regulation von Atemtiefe und Atemfrequenz in Schwierigkeiten kommen kann, der auch bei den großen Atemzeitvolumina, die angefeuchtet und temperiert werden müssen, einen gewissen Schmerz und ein gewisses Erschöpfungsgefühl aufkommen läßt. Die Atmung ist aber frei. Eine schwere Not, bis zum Gefühl des Erstickens, besteht hierbei nicht und hiermit eigentlich auch das nicht, was klinisch als Atemnot imponiert.

Bei schwerster körperlicher Arbeit ist die Atmung bei gesunden Personen nicht leistungsbegrenzend. Das Ventilationsvermögen, meßbar am Atemgrenzwert, liegt noch weit über den Atemminutenvolumina, die bei schwerster körperlicher Arbeit geleistet werden. Auch der Gasaustausch reicht immer aus, um das arterielle Blut, trotz des gesteigerten Herzzeitvolumens, voll mit Sauerstoff aufzusättigen (Katsaros, 1957; Ulmer et al., 1976); vielmehr ist das Herzzeitvolumen leistungsbegrenzend, da dieses dem Anstieg des Sauerstoffverbrauchs nicht proportional ansteigen in der Lage ist (Ulmer und Berta, 1964).

Wenn auch verschiedene Erkrankungen zur Atemnot führen können, so ist letztlich doch immer das Atmungsorgan direkt betroffen. Dies berechtigt dazu, obwohl ein dekompensierter Hochdruck oder eine Mitralstenose oder ein Zustand nach Herzinfarkt ursächlich in Frage kommen, in diesem Handbuch der Atemnot einen eigenen Abschnitt zu widmen. Die meisten Formen der Atemnot sind aber pulmonal, besser bronchopulmonal bedingt.

Wegen der klinischen Bedeutung und wegen der Unsicherheit der Ursachen sind dem Problem der Atemnot viele Einzelarbeiten, Symposien und Monographien gewidmet (Pengelly et al., 1974; Campbell und Howell, 1963; Dejours, 1975; Loeschcke, 1973; Cotes, 1962; Ulmer, 1975; Reichel und Ulmer, 1966; Reichel und Ulmer, 1967; Ulmer und Reichel, 1967; Kammler und Ulmer, 1968; Wright und Branscomb, 1954).

Um die verschiedenen Dyspnoegrade zu erfassen, wurden Einteilungsprinzipien entwickelt, wobei das folgende 4 Kategorienschema international weitgehend einheitlich gebraucht wird:

Kategorie I: Keine Dyspnoe (auch nicht unter physiologischen Belastungen).

Kategorie II: Dyspnoe bei schwerer Belastung (Treppensteigen).

Kategorie III: Dyspnoe bei leichter Belastung (beim Gehen auf ebener Erde).

Kategorie IV: Ruhedyspnoe.

Prinzipiell sollte noch jeweils vermerkt werden, ob es sich um eine Dauerdyspnoe mit oder ohne Schwankungen im Schweregrad oder ob es sich um ein ausgesprochenes Anfallsgeschehen handelt.

B. Dyspnoe und Blutgase

Bei der Vorstellung, daß es die Hauptfunktion der Lunge sei, den Gasaustausch sicherzustellen und bei der Vorstellung des Erstikkungstodes war es naheliegend, den arteriellen Blutgasen die Hauptursache für das Auftreten von Dyspnoe zuzuschreiben (HOLLAND und BLACKET, 1960; WASSERMANN et al., 1963; WASSERMANN und PATTERSON, 1961).

Die Erfahrungen aus den Höhenversuchen widersprachen schon diesem Konzept, da hierbei zwar schwere Erschöpfungszustände und schwerer Lufthunger auftreten, doch eigentlich nicht die Dyspnoe, so wie sie der Kliniker gewohnt ist zu sehen. Im Sauerstoffmangelversuch kann ebenso wie im CO_2-Anreicherungsversuch Bewußtlosigkeit auftreten, noch ehe es zu dem Gefühl schweren Lufthungers oder gar von Dyspnoe kommt.

Bei Patienten mit Dyspnoe werden auch bei sehr schweren Graden häufig noch normale arterielle Blutgase gemessen, und nicht selten zeigen Patienten mit sehr starker arterieller Hypoxie mit oder ohne Hyperkapnie nur relativ wenig Atemnot (Tabelle 1). Diese

Beobachtung hat zur Einteilung pulmologischer Patienten in verschiedene Kategorien, wie »pink puffers« oder »blue bloaters«, emphysematöser Typ oder bronchitischer Typ geführt (RICHARDS, 1960; SCHÜREN und HÜTTEMANN, 1972; SWEET et al., 1961; REID, 1966; HÜTTEMANN und SCHÜREN, 1972, 1973).

Eine Mittelwertbildung von 32 Patienten mit Dyspnoe, Grad IV, und von 21 Patienten mit Dyspnoe, Grad II, und von 27 Patienten mit anfallsweiser Dyspnoe, aber weitgehender Beschwerdefreiheit zum Zeitpunkt der Untersuchung, zeigt nur im Mittelwert lokkere Beziehungen zum Verhalten des arteriellen Sauerstoff- bzw. Kohlensäuredruckes (Abb. 1).

Die Abb. 1 läßt erkennen, daß im Verlauf der klinischen Behandlung keine stärkeren Änderungen in den arteriellen Blutgasen aufgetreten sind. Die Strömungswiderstände in den Atemwegen (R_t-Werte) besserten sich aber in den 3 Gruppen um 33, 34 bzw. 44% bei Ausgangswerten von 13,2, 7,2 bzw. 19,2 cm $H_2O/l/s^{-1}$. In der gleichen Zeit besserte sich die Dyspnoe dieser Patienten erheblich im Mittel um 1,4 bzw. 0,9 Kategorien.

Verminderte Empfindlichkeit CO_2 gegenüber (HOWELL, 1966) kann auch nicht die Ursache für die Patienten sein, die bei schlechten arteriellen Blutgasen weniger stark Atemnot empfinden, da generell zu den Blutgasen eine sehr schlechte Korrelation, zu anderen Atmungsparametern aber ganz brauchbare Beziehungen nachweisbar sind. Sicher wird eine metabolische Kompensation einer respiratorischen Azidose die pH-bedingten Atemantriebe vermindern. Bei »erschwerter Atmung« werden aber zusätzliche Atemantriebe die Dyspnoe verstärken, eine Begründung für die Forderung, bei Patienten mit Dyspnoe und schlechten arteriellen Blutgasen nicht noch die Atmung durch stimulie-

Tabelle 1. Lungenfunktionswerte von 1 Patienten mit schwerster Dyspnoe, aber normalen arteriellen Blutgasen und von 1 Patienten ohne Dyspnoe in Ruhe, aber hoch pathologischen arteriellen Blutgasen (IGV = intrathorakales Gasvolumen; TC = Totalkapazität; PO_2a = arterieller Sauerstoffdruck; PCO_2a = arterieller Kohlensäuredruck)

Pat.	Dyspnoegrad	R_t	IGV (l)	TC (%)	PO_2a	PCO_2a
Scho., W.	IV	26,2	7,74 (+85%)	+47	82	37,5
Ra., W.	II/III	7,4	6,7 (+42%)	+ 7	54	47,0

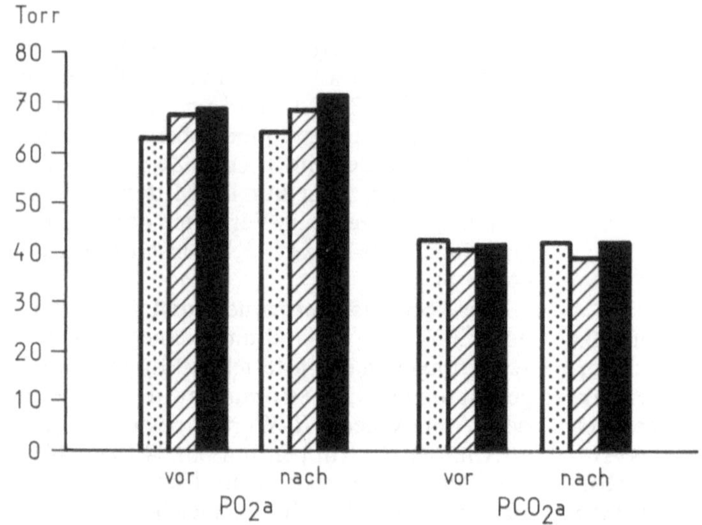

Abb. 1. Arterielle Sauerstoff- und Kohlensäuredruckwerte von einem Kollektiv von 32 Patienten mit schwerster Dyspnoe (Kategorie IV), gepunktete Säulen; 21 Patienten mit Dyspnoe der Kategorie II, schraffierte Säulen; und von 27 Patienten mit Anfallsdyspnoe, schwarze Säulen. Kategorieneinteilung jeweils zum Behandlungsbeginn. Die Messungen wurden jeweils zu Beginn der klinischen Behandlung und zum Zeitpunkt der Entlassung vorgenommen

rende Medikamente anzutreiben. Hierdurch werden die Atemnot verstärkt und die atemmechanischen Rückwirkungen auf die Thoraxbeweglichkeit und auf die Kreislaufverhältnisse noch ungünstiger.

C. Dyspnoe und Atemmechanik

Die Korrelation zu atemmechanischen Meßgrößen und den Dyspnoegraden ist so eng, daß in Störungen der Atemmechanik die Hauptursache der Dyspnoe zu sehen ist.

Als atemmechanische Störungen kommen Erhöhungen der Strömungswiderstände in den Atemwegen in Frage und verminderte Dehnbarkeit der Lunge (und/oder der Thoraxwand).

I. Atemnot bei obstruktiven Atemwegserkrankungen

KAMMLER und ULMER (1968) stellten eine Korrelation zwischen den 4 genannten Dyspnoegraden und den ganzkörperplethysmographisch meßbaren R_t-Werten auf (Abb. 2).

Der Korrelationskoeffizient war mit $r = 0,819$ sehr streng, obwohl die Beziehung nicht liniar sondern kurvenliniar ist.

Bei Dyspnoe, schon in Ruhe, lagen die R_t-Werte sehr hoch. Die in die Abbildung eingezeichnete Dyspnoeschwelle liegt sicher individuell unterschiedlich wie alle physikochemischen Vorgänge, die in »Wahrnehmungen« umgesetzt werden, individuell unterschiedlich hohe Schwellenwerte zeigen. Die Streuung, die in der Abbildung zum Ausdruck kommt und die bei einem großen Krankengut noch größer ist, hat aber nicht nur ihren Grund in unterschiedlichen Wahrnehmungsschwellen; sie liegt auch darin begründet, daß andere, die Dyspnoe bestim-

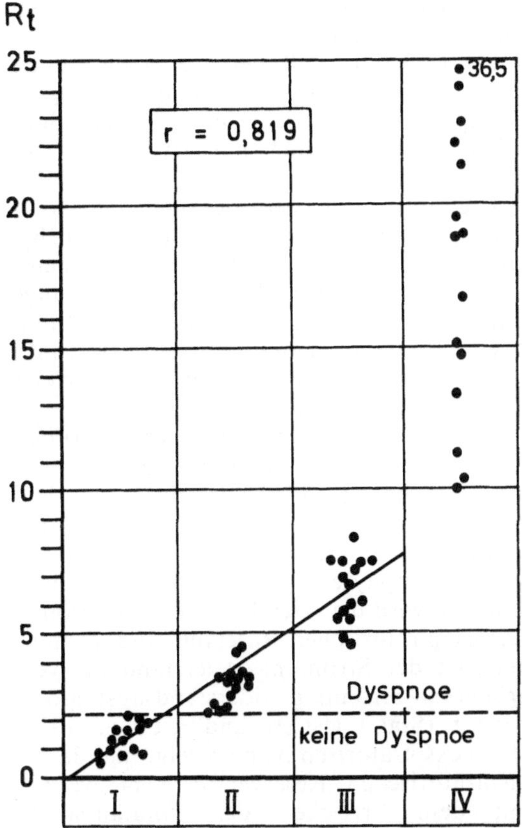

Abb. 2. Strömungswiderstand in den Atemwegen ($R_t =$ totale Resistance) in Abhängigkeit von den Dyspnoe-Kategorien I–IV bei Patienten mit pulmonaler Dyspnoe

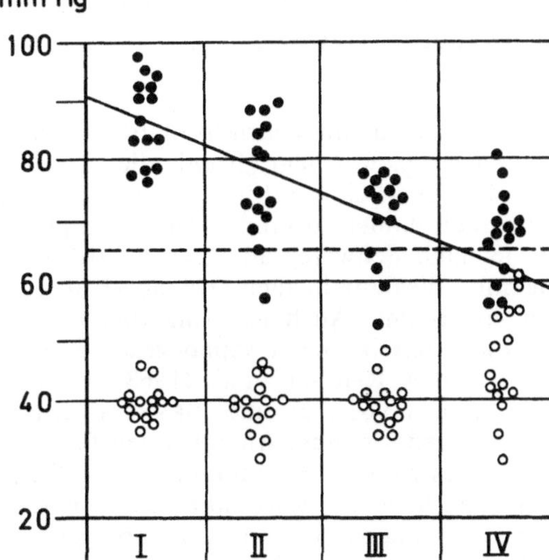

Abb. 3. Arterielle Sauerstoff- (●) und Kohlensäure-druckwerte (○) (mm Hg) in Abhängigkeit von den Dyspnoe-Kategorien I–IV bei den gleichen Patienten mit pulmonaler Dyspnoe wie in Abb. 2

mende Faktoren allein mit der R_t-Messung nicht erfaßt werden. Dies sind einmal die gleichzeitig einsetzenden Blutgasveränderungen (Abb. 3), die natürlich einen Atemantrieb darstellen, der bei gesteigerten Strömungswiderständen sicher die Dyspnoe-wahrnehmung verstärkt.

Abbildung 3 zeigt aber auch wieder, was schon bei der Besprechung der Zusammenhänge zwischen Dyspnoe und Blutgasen gesagt wurde, daß hier sehr große individuelle Schwankungen vorhanden sind mit selbst bei schwersten Dyspnoegraden vollständig normalen arteriellen Blutgasen.

Ferner spielt die im Verhältnis zu den Strömungswiderständen individuell weitgehend der Emphysementwicklung entsprechend unterschiedliche Vergrößerung des intrathorakalen Gasvolumens eine Rolle. Pa-

tienten mit schweren Emphysemen, aber relativ geringgradiger Atemwegsobstruktion gelangen unter gesteigerter körperlicher Belastung rasch in den Dyspnoe-Bereich, auch wenn die in Ruhe meßbaren Strömungswiderstände nicht sehr erhöht oder noch normal sind. Diese Patienten sind oft bei Ruheatmung an der Grenze ihrer Totalkapazität. Bei sich mäßig vertiefender Atmung stehen exspiratorisch keine Reserven zur Verfügung, da dann mit Erreichen des stark erhöhten intrathorakalen Gasvolumens die Strömungswiderstände stark ansteigen (hohes Strömungswiderstandanstiegsvolumen). Diese starke Erhöhung der Strömungswiderstandsanstiegskapazität erklärt die atemmechanische Grundlage dieser Dyspnoe-Formen. Schließlich kommen Mischbilder zwischen obstruktiven und restriktiven Funktionsstörungen gerade bei Emphysematikern vor, wie sie von OTTO (1972) als emphysematöse Lungensklerose beschrieben wurden. Zur Entstehung der Dyspnoe wirken dann Obstruktion der Atemwege und verminderte Dehnbarkeit des Lungengewebes zusammen, wobei die Einzelkomponenten jeweils für den jeweiligen Dyspnoegrad weniger ausgeprägt sind.

II. Atemnot bei restriktiven Funktionsstörungen

Auch Patienten mit restriktiven Funktionsstörungen, aus welchem Grunde die verminderte Dehnbarkeit der Lunge oder Thoraxwand auch immer zustande kommt, empfinden je nach Schweregrad ihrer Restriktion Atemnot, die dann in allen Dyspnoe-Kategorien vorkommt. Auch experimentell lassen sich diese restriktiven Dyspnoegrade erzeugen, wie dies Reichel et al. (1968), Campbell et al. (1961a–c) und Bennett et al. (1962) zeigen konnten. Auch bei den Patienten mit restriktiven Erkrankungen bestehen nicht unerhebliche Schwankungen für die Wahrnehmung der Dyspnoe, die aber sicher auch wieder nicht nur ihre Ursache in unterschiedlicher Perzeption der Complianceverminderung der Lunge und Thoraxwand hat.

Auch hier sind Compliance-Erniedrigung und Veränderungen der arteriellen Blutgase nur sehr locker miteinander korreliert (Kammler und Beil, 1975). Gleichzeitige Blutgasveränderungen wirken als zusätzlicher Atemantrieb und bringen hiermit die Dehnbarkeitserniedrigung stärker zur Wahrnehmung. Mit der Verminderung der Dehnbarkeit der Lunge geht auch eine individuell unterschiedliche Verkleinerung des IGV einher. Damit wird auf verändertem Ventilationsniveau geatmet, was ebenfalls die atemmechanischen Eigenschaften der Ventilation beeinträchtigt. Mit fortschreitender Restriktion treten schließlich auch in zunehmendem Ausmaß Atemwegsobstruktionen auf (Abb. 4, S. 103) (Kammler und Beil, 1975), die für das Ausmaß der Dyspnoe dann mit der Restriktion zusammenwirken.

III. Atemnot und intrathorakales Gasvolumen

Schon oben, bei der Besprechung des Zusammenhangs zwischen Atemnot und obstruktiver Atemwegserkrankung wie bei der Besprechung der restriktiven Erkrankungen wurde auf die Bedeutung des intrathorakalen Gasvolumens hingewiesen.

Dieser Faktor soll hier aber noch einmal gesondert besprochen werden, da der Begriff »Emphysem« so leicht im täglichen klinischen Sprachgebrauch mit »Atemnot« zusammengebracht wird.

Die irreversible Vergrößerung der alveolentragenden Räume bedingt eine Vergrößerung des intrathorakalen Gasvolumens, wenn dieser Prozeß über die ganze Lunge und über große Teile der Lunge statthat. Diese pathologisch anatomischen bzw. funktionsanalytischen Befunde sind das Korrelat des generalisierten Emphysems.

Mäßige Grade des Emphysems verursachen zunächst keine Atemnot, da die Atemarbeit nicht wesentlich gesteigert ist. Die Atemarbeit ist nicht gesteigert, da die Strömungswiderstände in den Atemwegen bei solchen Emphysemformen nicht erhöht sind, lediglich wird die Atembreite eingeschränkt: Die exspiratorischen Reserven sind vermindert, da der Strömungswiderstand bei vergrößerter Strömungswiderstandsanstiegskapazität (StaC) (Islam und Ulmer, 1976, 1977) exspiratorisch bald ansteigt und da die inspiratorischen Reserven erreicht werden mit dem Erreichen der Totalkapazität (Abb. 4).

Bei Ruheatmung und leichter körperlicher Belastung tritt keine Atemnot auf. Mit dem Erreichen der ventilatorischen Grenzen kommt es dann zur Atemnot, obwohl die Strömungswiderstände in den Atemwegen bei Ruheatmung normal sein können und obwohl auch die »Compliance« im Normbereich liegt.

Mit stärkerer Emphysembildung entwickelt sich dann aber noch eine Atemwegsobstruktion auch in Ruheatmung, wobei dann auch Atemnot in Ruhe auftritt. Meist bleiben die Strömungswiderstände bei derartigen Emphysembildungen hinter der Vergrößerung des IGV zurück. In Endstadien kommen aber auch extreme Strömungswiderstandswerte zustande mit schwerster Atemnot. Tabelle 2 zeigt die Meßwerte eines derartigen Patienten.

Mit der Bestimmung der Strömungswiderstandsvolumenkurve (Islam und Ulmer, 1976) lassen sich derartige Störungen, auch

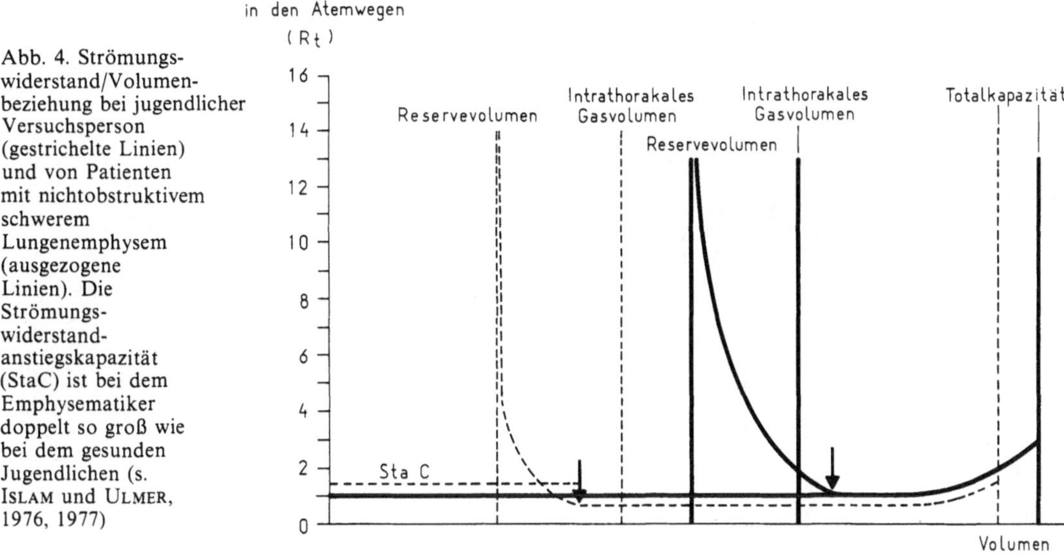

Abb. 4. Strömungswiderstand/Volumenbeziehung bei jugendlicher Versuchsperson (gestrichelte Linien) und von Patienten mit nichtobstruktivem schwerem Lungenemphysem (ausgezogene Linien). Die Strömungswiderstandanstiegskapazität (StaC) ist bei dem Emphysematiker doppelt so groß wie bei dem gesunden Jugendlichen (s. ISLAM und ULMER, 1976, 1977)

Tabelle 2: Meßwerte eines Patienten mit schwerster Emphysembildung und sekundärer, schwerer Atemwegsobstruktion mit schwerster Atemnot. (IGV = intrathorakales Gasvolumen; TC = Totalkapazität; R_t = totaler Strömungswiderstand in den Atemwegen. cm $H_2O/l/s^{-1}$, PO_2a und PCO_2a = arterieller Sauerstoff- bzw. Kohlensäuredruck)

IGV		TC		R_t	PO_2a (mm Hg)	PCO_2a (mm Hg)
Ist (ml)	% vom Soll	Ist (ml)	% vom Soll			
6 540	+ 105%	9 640	+ 48%	26,7	72	41

wenn noch normale Strömungswiderstände in den Atemwegen in Ruhe vorhanden sind und auch wenn die arteriellen Blutgase normal sind, gut erfassen.

D. Die pulmonale Atemnot

In der Klinik ist es üblich und zweckmäßig, nach Möglichkeit die Atemnot durch ein Adjektiv zu präzisieren. Die pulmonale Atemnot wird so häufig von der cardialen Atemnot abgegrenzt. Wenn auch weitgehend ähnliche pathophysiologische Mechanismen für beide Arten der Atemnot verantwortlich sind, so ist es vor allem wegen der therapeutischen Konsequenzen unbedingt erforderlich, so weit wie möglich zu differenzieren.

Wie schon in den vorausgegangenen Kapiteln beschrieben, wird die pulmonale Atemnot praktisch ausschließlich, oder ganz überwiegend, bei den obstruktiven Atemwegserkrankungen vom Ausmaß der Atemwegsobstruktion bestimmt (s. Abb. 2).

Bei den restriktiven Funktionsstörungen, also bei den Lungenfibrosen, bestimmt die Verkleinerung der Lungendehnbarkeit (Compliance) das Ausmaß der Atemnot. Bei diesen Funktionsstörungen kommt es aber auch zu einer Verminderung der Vitalkapazität und damit auch zu einer Verkleinerung der Totalkapazität, wodurch auch die Grenzen der Ventilationsfähigkeit der Lunge eingeengt sind. Neben der verminderten Dehnbarkeit der Lunge in Ruhe kommt es so bei Belastung zusätzlich zur Atemnot, weil die Grenzen der Ventilierbarkeit der Lunge erreicht werden. Abbildung 5 gibt die Ergebnisse eines Patienten wieder, der an einer

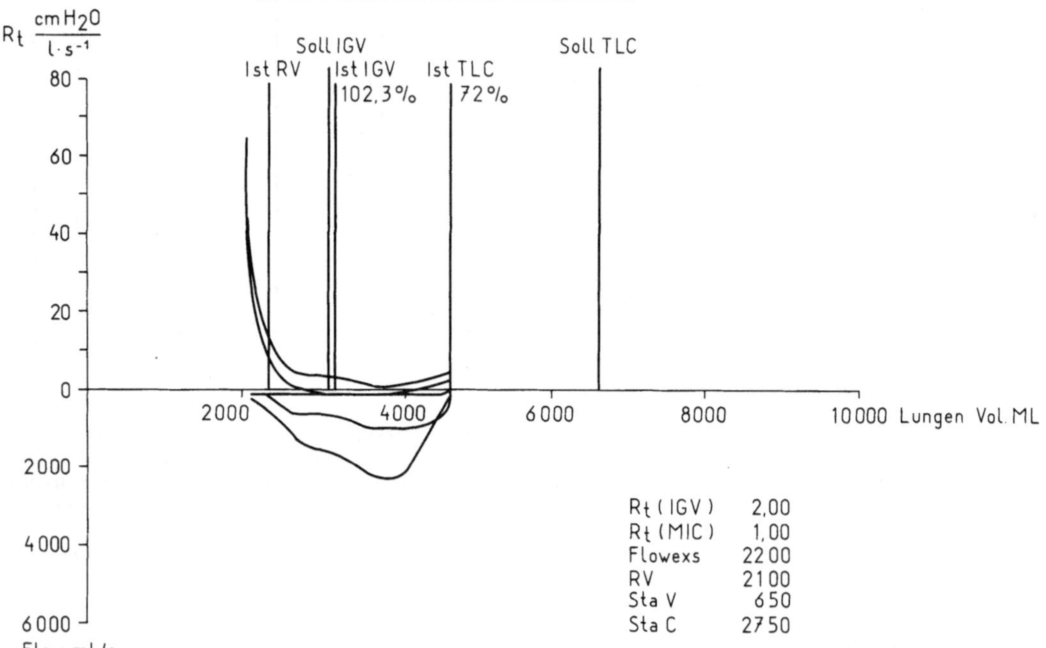

Abb. 5. Strömungswiderstand/Volumenbeziehung und Strömung/Volumenbeziehung von Patienten mit Lungenfibrose (Compliance 0,06 l/cm H$_2$O) und Dyspnoe Stufe II/III bei 2 verschiedenen Ausatemgeschwindigkeiten (Totalkapazität: −28%)

schweren Lungenfibrose leidet. Die Compliance betrug 0,06 l/cm H$_2$O bei einem Sollwert von 0,2. Die Dehnbarkeit ist etwa auf $^1/_4$ des Normwertes reduziert. Es besteht Dyspnoe des Grades II/III. Ruhedyspnoe wird gewöhnlich bei Compliancewerten < 0,03 l/cm H$_2$O beobachtet. Die Abbildung zeigt, wie erheblich die Totalkapazität vermindert ist. Die Strömungswiderstandsanstiegskapazität ist normal (Abb. 5).

Zwischen obstruktiven Atemwegserkrankungen und Lungenfibrosen gibt es gelegentlich Übergänge. Neben der Emphysembildung können massivere Narbengebiete entstehen mit fibrotischen Störungen in der Lunge (emphysematöse Lungensklerose; OTTO, 1972). Neben dem vergrößerten intrathorakalen Gasvolumen fällt dann die normale oder verminderte Compliance auf. Neben der restriktiven Funktionsstörung kann im Endstadium dann zusätzlich eine Atemwegsobstruktion auftreten (KAMMLER und BEIL, 1975). Die Atemnot entspricht dann in etwa der Addition beider atemmechanischen Einzelkomponenten.

E. Die cardiale Atemnot

Auch für die cardiale Dyspnoe wurde immer wieder das Verhalten der Blutgase als verantwortlich vermutet. Vor allem dem venösen

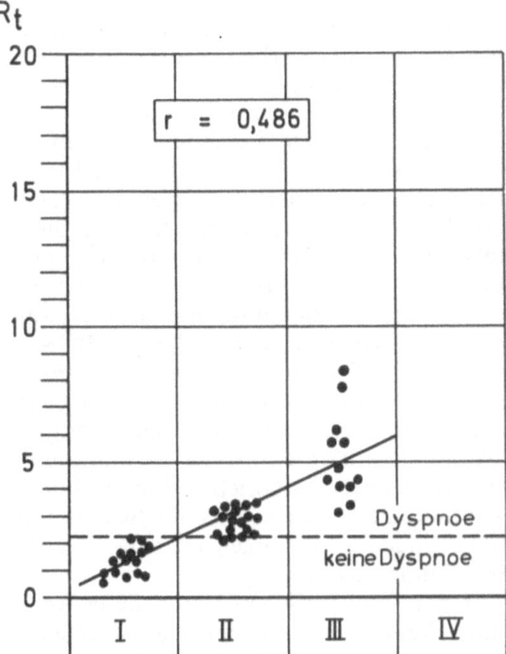

Abb. 6. Strömungswiderstände in den Atemwegen (R_t = totale Resistance) in Abhängigkeit von den Dyspnoe-Kategorien I–IV bei Patienten mit cardialer Dyspnoe ($n = 30$)

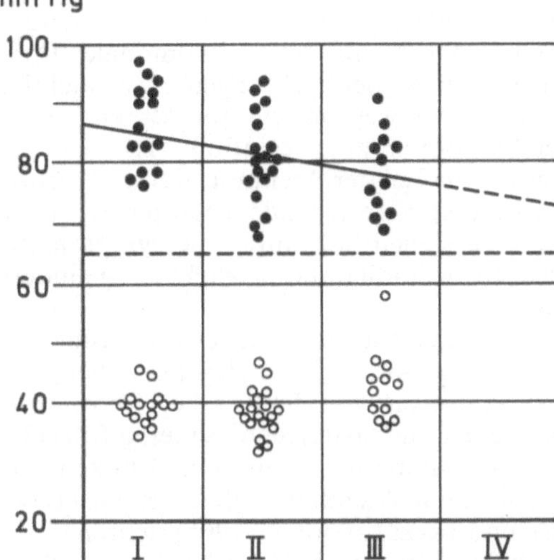

Abb. 7. Arterielle Sauerstoff- und Kohlensäuredruckwerte von einem Kollektiv von 30 Patienten mit cardialer Dyspnoe der Kategorien I–III in Beziehung zu den Strömungswiderständen in den Atemwegen (R_t)

Sauerstoff- oder Kohlensäuredruck oder pH-Wert müßte dann besondere Bedeutung zukommen, da ja der pulmonale Gasaustausch nicht beeinflußt sein sollte. Das verkleinerte Herzzeitvolumen muß aber vorwiegend den venösen Sauerstoffdruck absinken lassen. Alle Versuche, die sich mit der Atmungsregulation, von den venösen Blutgasen ausgehend, beschäftigen, kamen zu negativen Ergebnissen. MCILROY (1966) konnte einen Patienten beobachten mit erheblicher arteriovenöser Fistel. Weder der Verschluß der Fistel noch deren Öffnung, was jeweils erheblichen Einfluß auf die venösen Blutgase hatte, veränderten die Ventilation.

Eingehendere Untersuchungen der Lungenfunktion von cardialen Patienten zeigten dann, daß bei diesen Patienten mit cardialer Dyspnoe erhebliche Funktionsstörungen der Lunge faßbar sind. KAMMLER und ULMER (1968) verglichen den Dyspnoegrad von Patienten mit cardialer Dyspnoe mit den Strömungswiderständen in den Atemwegen

(Abb. 6). Es fand sich eine gute Korrelation zwischen beiden Meßgrößen.

Leider konnten Patienten mit Kategorie IV nicht gemessen werden. Nach der klinischen Symptomatik kann aber kein Zweifel am Vorliegen schwerer Obstruktionen bestehen. Die arteriellen Blutgase lagen weitgehend im physiologischen Streubereich, wenn auch einzelne Werte schon deutlich pathologisch ausfielen (Abb. 7).

Im Vergleich zu den Patienten mit pulmonaler Dyspnoe (Abb. 2 und 3) fällt auf, daß die Strömungswiderstände in den Atemwegen bei gleichen Dyspnoegraden nicht so stark angestiegen waren wie bei den pulmonalen Fällen. Bei den Patienten mit Herzinsuffizienz ist aber häufig die Compliance der Lunge bis auf die Hälfte, ja bis zu einem Drittel des Normalwertes reduziert (MARSHALL 1966; MARSHALL et al., 1954).

Die Kombination von Obstruktion und verminderter Dehnbarkeit führt dann zu stärkerer Atembehinderung als der Einzelfaktor allein erkennen läßt. Der Schweregrad der Atemnot wird dann, wie bei den entsprechenden Kombinationen pulmonaler Dyspnoe, von der Addition der Obstruktion und

Restriktion der Lungenfunktion bestimmt. Die cardiale Dyspnoe ist also auch weitgehend, oder allein, eine »pulmonale Dyspnoe«. Diese Beobachtungen sind wichtig, da die Atemwegsobstruktion durch Bronchodilatatoren gut beeinflußt ist und da hiermit ein Teil der Atemnot, wenn natürlich auch die kausale cardiale Therapie an erster Stelle zu stehen hat, durch die symptomatische Bronchodilatation erheblich gelindert wird.

Auch hier tragen die arteriellen Blutgase wenig zum Ausmaß der Dyspnoe bei, wie Beobachtungen mit Fallotscher Tetralogie, bei denen die arteriellen Sauerstoffdrucke unter Belastung bis 15 mm Hg absinken sollen, ohne daß Atemnot beobachtet wird (DAVIES und GAZETOPOULOS, 1965), lehren.

Auch pulmonaler Hochdruck ist allein nicht Ursache der Dyspnoe. GROVER und BLOUNT (1966) beschrieben Höhenbewohner, deren Blutdruck in der A. pulmonalis in Ruhe bis zu 80 mm Hg reichte und unter Belastung bis auf 120 mm Hg anstieg, ohne daß irgendeine Art von Dyspnoe beobachtet wurde. Praktisch gleichlautende Beobachtungen wurden von PENALOZA et al. (1962) veröffentlicht.

F. Die Wahrnehmung der Atemnot

Was wird wahrgenommen?

Die Vorstellung, daß die für die Atmung aufzubringende Energie das für die Atemnotempfindung vor allem entscheidende Signal ist, erscheint unwahrscheinlich, obwohl zwischen Dyspnoegrad und dieser für die Atmung aufzubringenden Energie strenge Korrelationen nachweisbar sind (REICHEL und ULMER, 1966, 1967; ULMER und REICHEL, 1967; ULMER et al., 1976; McILROY, 1959).

Obwohl die Beschreibung von Wahrnehmungen schwierig ist, da diese nicht in absoluten Größenordnungen angegeben werden

können, scheint die Atmungsenergie nicht das Signal darzustellen, da auch bei schwerster körperlicher Arbeit, wofür erhebliche Atemenergie aufgebracht werden muß, keine Atemnot entsteht. CAMPBELL und HOWELL (1963) entwickelten das Konzept, daß die Relation zwischen der Anstrengung für die Atmung und dem hierbei erzielten Effekt entscheidend ist und daß bei der Störung dieser Relation das Atemnotsignal ausgelöst wird. Schon eine Erschwerung der Atmung um 20% kann unter diesen Bedingungen erkannt werden (CAMPBELL et al., 1961; BENNETT et al., 1962). Dieses Phänomen des »zuviel in Relation zum Erfolg« läßt sich dann etwas präziser ausdrücken als inadäquates Längen-/Spannungsverhältnis in der Atmungsmuskulatur. Länge entspricht dem Volumen, Spannung dem Druck, was der Bestimmung entsprechender Störungen im neuro-muskulären Sinne adäquat wäre.

An der reflektorischen Natur dieser Regulation kann kein Zweifel mehr bestehen. Untersuchungen unseres Arbeitskreises (ULMER et al., 1966; ULMER et al., 1976; REICHEL et al., 1968) sowie die Arbeiten von CAMPBELL et al. (1961) stützen eindeutig diese Meinung.

Der Reflexweg geht über das Zentralnervensystem (CAMPBELL und HOWELL, 1963). Mit diesem Konzept ist eine gemeinsame neurale Basis für das Symptom »Atemnot« gefunden, das allen bisher durchgeführten experimentellen Ansätzen voll entspricht.

Die Rezeptoren für die objektive Antwort auf entsprechende Reize liegen in den Muskeln (REICHEL et al., 1968) und/oder in den Sehnen (CAMPBELL und HOWELL, 1963). In Frage kommen hierbei die Muskelspindeln und die Golgischen Organe in den Sehnen (v. EULER, 1974; GREEN et al., 1974; PENGELLY und REBUCK, 1974; SANT'AMBROGIO und WIDDICOMBE, 1965).

Möglicherweise spielen auch Stretch-Rezeptoren in der Lunge eine Teilrolle für die Regulation (SHANNON und ZECHMAN, 1974).

Für dieses nicht direkt bewiesene Konzept gibt es viele recht gut fundierte Argumente (WELLHÖNER, 1968; HARVEY et al., 1949; FLEISCH, 1929). CAMPBELL und HOWELL haben diesen regulatorischen Weg 1962 eingehend diskutiert und ebenfalls als sehr wahrscheinlich angesehen. Vor allem wird das Atemminutenvolumen zur Aufrechterhaltung normaler arterieller Blutgase über diese Reflexe, trotz sehr unterschiedlicher Belastung der Atmungsmuskulatur, sicher gestellt. Auch experimentell konnte FREEDMAN (1974) zeigen, daß bis zu submaximaler inspiratorischer Stenoseatmung die Ventilation konstant bleibt.

ULMER et al. beschrieben 1976 dieses auch bei Patienten nachzuweisende System als voll kompensierend: Starke Atemnot, schwere Belastung der Atmungsmuskulatur, normale Blutgase. Pathologische Blutgase treten erst auf, wenn Regulationen stärker gestört sind, die weniger die Atmungsmuskulatur belasten, die also das Längen-Spannungsverhältnis in der Thoraxwand intakt lassen, wie z.B. Perfusions-/Ventilationsinhomogenitäten. Durch solche Perfusions-/Ventilationsinhomogenitäten, vorwiegend durch Störungen in den periphersten Bronchialbezirken bedingt, werden die Strömungswiderstände in den Atemwegen kaum beeinflußt (NOLTE und ULMER, 1967): Starke Blutgasveränderungen, keine Belastung der Atmungsmuskulatur, geringe Atemnot.

Es ist so verständlich, daß oft Atemnot in Ruhe nicht vorliegt. Bei geringsten Anstrengungen tritt dann aber eine sich rasch steigernde Atemnot ein. Entsprechend der gesteigerten Atemarbeit in Ruhe steigt mit Anstieg der Ventilation proportional die Atemarbeit an, d.h. im Terminus der Längen-Spannungsrelation, daß diese bei gesteigertem Atemantrieb dann sehr starke Änderungen erfährt. Dieses Konzept kann auch die Perzeption der Atemnot derjenigen Patienten erklären, die in Ruhe normale Strömungswiderstände haben, aber in der Nähe oder oberhalb ihres Totalkapazitätsbereiches atmen. Eine weitere Vertiefung der Inspiration ist bei diesen Patienten nicht möglich, da die Thoraxwand die Grenzen der Dehnbarkeit erreicht hat.

Eine weitere Ausatmung ist ebenfalls nicht möglich, da die Strömungswiderstandsanstiegskapazität sehr hoch liegt (ISLAM und ULMER et al., 1976, 1977). In beiden Bereichen kommt dann das Längen-Spannungsrelations-Konzept als Perzeptionsmechanismus zum Tragen.

Literatur

BENNETT, E.D., JAGSON, M.I.V., RUBENSTEIN, D., CAMPBELL, E.J.M.: The ability of man to detect added non elastic loads to breathing. Clin. Sci. **23**, 155 (1962)

CAMPBELL, E.J.M., DICKINSON, C.J., DINNICK, O.P., HOWELL, J.B.L.: The immediate effects of threshold loads on the breathing of men and dogs. Clin. Sci. **21**, 309 (1961c)

CAMPBELL, E.J.M., DINNICK, O.P., HOWELL, J.B.L.: The immediate effects of elastic loads on the breathing of man. J. Physiol. (Lond.) **156**, 260 (1961a)

CAMPBELL, E.J.M., FREEDMAN, S., SMITH, P.S., TAYLOR, M.E.: The ability of man to detect added elastic loads to breathing. Clin. Sci. **20**, 223 (1961b)

CAMPBELL, E.J.M., HOWELL, J.B.L.: Proprioceptive control of breathing. In: CIBA Foundation Symposium on Pulmonary Structure and Function. London: Churchill 1962

CAMPBELL, E.J.M., HOWELL, J.B.L.: The sensation of breathlessness. Brit. med. Bull. **19**, 36 (1963)

CHRISTIAN, P., MOHR, P., SCHRENK, M., ULMER, W.: Zur Phänomenologie der abnormen Atmung beim sogenannten „Nervösen Atmungssyndrom". Nervenarzt **5**, 191 (1955a)

CHRISTIAN, P., MOHR, P., ULMER, W.: Das nervöse Atmungssyndrom bei Vegetativ-Labilen. Dtsch. Arch. klin. Med. **201**, 702 (1955b)

COMROE, J.H., JR.: Some theories of the mechanism of dyspnoea. In: Breathlessness. Oxford: Blackwell Scientific Publications 1966

COTES, J.E.: Control of respiration in relation to lung pathology. In: CIBA Foundation Symposium on Pulmonary Structure and Function. London: Churchill 1962

DAVIES, H., GAZETOPOULOS, N.: Dyspnoea in cyanotic congenital heart disease. Brit. Heart J. **27**, 28 (1965)

DEJOURS, P.: Principles of Comparative Respiratory Physiology. Amsterdam-Oxford: North-Holland Publ. Comp. 1975

EULER, C. VON: On the role of proprioceptors in perception and execution of motor acts with special reference to breathing. In: Loaded Breathing, p. 139. Longman Canada Ltd. 1974

FLEISCH, A.: Proprioceptive Atmungsreflexe. Pflügers Arch. ges. Physiol. **219**, 706 (1928)

FREEDMAN, S.: The effects of added loads in man: conscious and anaesthetized. In: Loaded Breathing, p. 22. Longman Canada Ltd. 1974

FUCHS, E.: Häufigkeit ätiologischer Faktoren beim Bronchialasthma in Deutschland. In: V. Congr. int. Alergologia. Madrid: Ed. Paz Montalvo 1964

GIESE, W.: Die allgemeine Pathologie der äußeren Atmung. In: Handbuch der allgemeinen Pathologie V/1. Berlin-Göttingen-Heidelberg: Springer 1961

GREEN, M., MEAD, J., SEARS, T.A.: Effects of loading on respiratory muscle control in man. In: Loaded Breathing, p. 73. Longman Canada Ltd. 1974

GRONEMEYER, W., FUCHS, E.: Krankheiten durch inhalative Allergeninvasion. In: Lehrbuch der klinischen Allergie. Stuttgart: Thieme 1967

GROVER and BLOUNT: Zit. nach DAVIES. In: Breathlessness. Oxford: Blackwell Scientific Publications 1966

HARVEY, R.M., FERRER, M.J., CATHCART, R.T., RICHARDS, D.W., COURNAND, A.: Some effects of digoxin upon the heart and circulation in man. Amer. J. Med. 4, 439 (1949)

HOLLAND, R.A.B., BLACKET, R.B.: Pulmonary function in Hamman Rich syndrom. Amer. J. Med. 29, 955 (1960)

HOWELL, J.B.L.: Breathlessness in pulmonary disease. In: Breathlessness. Oxford: Blackwell Scientific Publications 1966

HOWELL, J.B.L., CAMPBELL, E.J.M.: Breathlessness. Oxford: Blackwell Scientific Publications 1966

HÜTTEMANN, U., SCHÜREN, K.P.: Chronische obstruktive Lungenerkrankungen: Klinische Erscheinungsformen und ihre Korrelation zur gestörten Atmungsfunktion. Klin. Wschr. 50, 944 (1972)

HÜTTEMANN, U., SCHÜREN, K.P.: Korrelation klinischer und pathophysiologischer Befunde bei unterschiedlichen Erscheinungsformen chronisch obstruktiver Lungenerkrankungen. Pneumonologie 149, 133 (1973)

ISLAM, M.S., ULMER, W.T.: Die Strömungswiderstands-Volumenbeziehung als Maß des Closing Volumen. Pneumonologie 153, 289 (1976)

ISLAM, M.S., ULMER, W.T.: Der Strömungswiderstand in den Atemwegen und das Lungenvolumen. Dtsch. med. Wschr. 102, 1187 (1977)

KAMMLER, E., BEIL, M.: Über das Verhalten der Bronchien bei restriktiven Atemwegserkrankungen (Fibrosen) aus atemmechanischer Sicht. Inn. Med. 2, 209 (1975)

KAMMLER, E., ULMER, W.T.: Untersuchungen zur pulmonalen und kardialen Dyspnoe. Respiration 25, 421 (1968)

KATSAROS, B.: Untersuchungen über das Verhalten der alveolären Kohlensäurespannung in Ruhe und bei körperlicher Arbeit. Heidelberg: Inaugural-Dissertation 1957

KNIPPING, H.W., RINK, H.: Klinik der Lungenkrankheiten. Stuttgart: Schattauer 1964

LOESCHCKE, H.H.: The respiratory control system: Analysis of steady state solutions for metabolic and respiratory acidosis-alkalosis and increased metabolism. Pflügers Arch. 341, 23 (1973)

MARSHALL, R.: Discussion. In: Breathlessness, p. 194. Oxford: Blackwell Scientific Publications 1966

MARSHALL, R., McILROY, M.B., CHRISTIE, R.V.: The work of breathing in mitral stenosis. Clin. Sci. 13, 137 (1954)

McILROY, M.B.: Dyspnea and the work of breathing in diseases of the heart and lungs. Progr. cardiovasc. Dis. 1, 284 (1959)

McILROY, M.B.: Breathlessness in cardiovascular disease. In: Breathlessness, p. 187. Oxford: Blackwell Scientific Publications 1966

NOLTE, D., ULMER, W.T.: Die Strömungswiderstände im normalen Tracheobronchialbaum und bei obstruktiven Atemwegserkrankungen. Beitr. Klin. Tuberk. 136, 320 (1967)

ORR, T.S.C.: Mast cells and allergic asthma. Brit. J. Dis. Chest 67, 87 (1973)

OTTO, H.: Morphologie des Asthmas. Med. Klin. 67, 625 (1972)

PENALOZA, D., SIME, F., BANCHERO, N., GAMBOA, R.: Pulmonary hypertension in healthy man born and living at high altitudes. Med. thorac. 19, 449 (1962)

PENGELLY, L.D., REBUCK, A.S.: Response of the chest wall to loading during CO_2 driven breathing. In: Loaded Breathing, p. 81. Longman Canada Ltd. 1974

PENGELLY, L.D., REBUCK, A.S., CAMPBELL, E.J.M.: Loaded Breathing. Longman Canada Ltd. 1974

REICHEL, G., ULMER, W.T.: Die Atemregulation bei Lungenerkrankungen. Verh. dtsch. Ges. inn. Med. 72, 939 (1966)

REICHEL, G., ULMER, W.T.: Die Atemregulation bei experimenteller Bronchialstenose. Med. thorac. 24, 284 (1967)

REICHEL, G., ULMER, W.T., ISLAM, M.S.: Untersuchungen zur Lokalisation mechanischer Atemantriebe bei Ventilationsstörungen. Verh. dtsch. Ges. inn. Med. 74, 199 (1968)

REID, L.: Emphysema classification and clinical significance. Brit. J. Dis. Chest 60, 57 (1966)

RICHARDS, D.W.: Pulmonary emphysema: Etiologic factors and clinical forms. Ann. intern. Med. 53, 1105 (1960)

ROTHSCHUH, K.E.: Was ist Krankheit? Darmstadt: Wissenschaftliche Buchgesellschaft 1975

SANT'AMBROGIO, G.: Afferent activity from the lung during occlusion of the airway and location of pulmonary stretch receptors. In: Loaded Breathing, p. 180. Longman Canada Ltd. 1974

SANT'AMBROGIO, G., WIDDICOMBE, J.G.: Respiratory reflexes acting on the diaphragm and inspiratory intercostal muscles of the rabbit. J. Physiol. (Lond.) 180, 766 (1965)

SCHAEFER, H.: Die Medizin heute. München: Piper & Co. 1963

SCHÜREN, K.P., HÜTTEMANN, U.: Chronisches Cor pulmonale bei obstruktiven Lungenerkrankungen: Korrelation der gestörten Atmungsfunktion zur Hämodynamik des Lungenkreislaufs und kontraktilen Funktion des rechten Ventrikels. Verh. dtsch. Ges. Kreisl.-Forsch. 38, 205 (1972)

SHANNON, R., ZECHMAN, F.W.: Shaping of inspiratory muscle motor response by sensory inputs during inspiratory resistive loading. In: Loaded Breathing, p. 151. Longman Canada Ltd. 1974

SWEET, H.C., WYATT, J.P., FRITSCH, A.J.: Panlobular and centrelobular emphysema. Correlation of clinical findings with pathologic patterns. Ann. intern. Med. 55, 565 (1961)

ULMER, W.T.: Die Atemnot. Hippokrates (Stuttg.) 46, 515 (1975)

ULMER, W.T., BERTA, G.: Herzminutenvolumen und Herzindex, Schlagvolumen und Schlagvolumenindex, Sauerstoffverbrauch und arterielle und venöse Blutgaswerte von gesunden Versuchspersonen in Ruhe und bei körperlicher Belastung. Pflügers Arch. ges. Physiol. 280, 281 (1964)

ULMER, W.T., ISLAM, M.S.: Die Acetylcholinempfindlichkeit des Bronchialbaumes. Respiration 31, 137 (1974)

ULMER, W.T., REICHEL, G.: Die Atemregulation bei chronisch-obstruktiven Ventilationsstörungen. Med. thorac. 24, 338 (1967)

ULMER, W.T., REIF, E., WELLER, W.: Die obstruktiven

Atemwegserkrankungen. Pathophysiologie des Kreislaufes, der Ventilation und des Gasaustausches. Stuttgart: Thieme 1966

ULMER, W.T., KOWALSKI, J., ZIMMERMANN, I.: Pathophysiologie der Atmungsregulation. Verh. Ges. Lungen- u. Atmungsforsch. **6**, 33 (1976)

WASSERMANN, A.J., PATTERSON, J.L.: Physiological observations during induced dyspnoea. Circulat. Res. **9**, 1059 (1961)

WASSERMANN, A.J., RICHARDSON, D.W., WINGO, C.F.: The critical role of hypoxemia in the dyspnoea of chronic pulmonary disease. Amer. Rev. resp. Dis. **88**, 20 (1963)

WELLHÖNER, H.H.: Proprioceptive Reflexe bei der Atmung. Beitr. Klin. Tuberk. **138**, 250 (1968)

WRIGHT, G.W., BRANSCOMB, D.V.: The origin of the sensation of dyspnea. Trans. Amer. clin. climat. Ass. **66**, 116 (1954)

Pathologische Anatomie der Bronchitis und Bronchiektasie, des Lungenemphysems und der Atelektase

W. Hartung

Mit 43 Abbildungen

A. Bronchitis

I. Definition und Klassifikation

Die klinische Beurteilung der chronischen Bronchitis hat einen bemerkenswerten Wandel durchgemacht. So hat Kartagener (1956) in der letzten Auflage dieses Handbuches festgestellt, daß Umfang und Bedeutung der chronischen Bronchitis, die früher als eine der häufigsten (»banalsten«) Krankheiten des Respirationstraktes angesehen wurde, ganz beträchtlich eingeengt worden seien. Nach Löffler (1956) handele es sich entweder um mehr – Pneumonie, Emphysem – oder weniger, nämlich nur um einen Katarrh. Kartagener widmet der Darstellung der Bronchitis nur 40 Seiten Text mit 3 Seiten Literatur, hingegen den Bronchiektasen 98 Seiten Text mit 25 Seiten Literatur. Heute ist die chronische Bronchitis entsprechend der klinisch offenbar allgemein akzeptierten Definition der Weltgesundheitsorganisation (CIBA-Report, 1959; WHO, 1961), nach der eine chronische Bronchitis schon vorliegt, wenn in mindestens 2 aufeinanderfolgenden Jahren je 3 Monate lang eine vermehrte Sputumproduktion mit Husten besteht, zu einem außerordentlich häufigen Leiden geworden. Die Zunahme ist aber wohl nicht nur das Resultat dieser geänderten Definition. Man muß als Folge der Rauchergewohnheiten, der allgemeinen Luftverschmutzung u.a. auch mit einer absoluten Zunahme der Erkrankungszahlen rechnen. Die besondere klinische Bedeutung ergibt

sich aus den chronischen, mit Luftwegsobstruktion einhergehenden Verlaufsformen, die zur zweithäufigsten Ursache der Frühinvalidität bei Männern geworden sind und in pathologisch-anatomischen Untersuchungen unter Einschluß ihrer typischen Komplikationen Emphysem und Cor pulmonale in 3–8% aller Obduktionen bei Männern als zum Tode führende Hauptkrankheit oder doch zumindest als eine wesentliche Teilursache des Todes bezeichnet werden müssen.

So gewinnt die Auffassung von Staehelin (1930) in der 3. Auflage dieses Handbuches wieder Bedeutung. Er hat bemerkt, daß man die chronische Bronchitis nicht vom Katarrh abtrennen könne. Die Übergänge von der schweren Entzündung bis zur reinen Sekretionsstörung seien so fließend, daß jede Unterscheidung etwas Künstliches und die Einteilung in primäre und sekundäre Bronchitis etwas Willkürliches habe. Es bestehe dagegen ein schärferer Unterschied zwischen der akuten und der chronischen Bronchitis – nicht nur in der Dauer der Erkrankung, sondern auch im anatomischen Befund.

Diese Darstellung deckt sich weitgehend mit dem Standpunkt des Pathologen. Das für die Klinik entscheidend wichtig gewordene funktionelle Symptom Obstruktion, d.h. die Erhöhung der vornehmlich exspiratorischen Atemwegswiderstände (Resistance), ist der morphologischen Untersuchung nicht unmittelbar zugänglich (Giese, 1961). Es kann lediglich aus morphologisch faßbaren Strukturänderungen indirekt erschlossen und an Rückwirkungen auf andere Organe abgeleitet, in geeigneten Fällen auch bei klinischen Tests ähnlichen apparativ aufwendigen Funktionsmessungen an isolierten Lungen direkt nachgewiesen werden (Hartung, 1964; Hogg et al., 1968; Hartung u. Kissler, 1971; Wierich, 1976, 1978; s. auch bei Obstruktion S. 431).

Die klinische Einteilung in nicht-obstruktive Bronchitis und obstruktive Bronchitis (bzw. »chronische unspezifische obstruktive Lungenerkrankung«, »chronisches bronchitisches Syndrom« etc.) ist somit für eine morphologische Klassifikation ungeeignet. Vergleichende Untersuchungen in entsprechenden klinischen Fällen chronischer unspezifischer obstruktiver Lungenerkrankung haben im einzelnen recht unterschiedliche morphologische Veränderungen ergeben (Hartung, 1969).

Entsprechend der WHO-Definition der Bronchitis wird die morphologische Bronchitisdiagnose besonders im anglo-amerikanischen Schrifttum auf anatomische Substrate einer vermehrten Sputumproduktion abgestellt. Hierüber ist inzwischen ein äußerst umfangreiches Schrifttum entstanden. Die verhältnismäßig einfache Messung des Reidschen Index (Reid, 1960; Restrepo u. Heard, 1963; Thurlbeck u. Angus, 1964,

1967; McKenzie et al., 1969; Scott, 1973) wurde durch aufwendigere morphometrische Analysen ergänzt (Hale et al., 1968; Dunnill et al., 1969; Dalquen et al., 1977 u.a.). Entzündliche Zellinfiltrate, die allerdings durch präfinale Infektion etc. stärker beeinflußt werden können, wurden demgegenüber weniger beachtet oder sogar als uncharakteristisch für »chronische Bronchitis« bezeichnet (Reid, 1960; Greenberg et al., 1967; Field et al., 1966; Thurlbeck, 1976). In Fällen schwerer destruktiver Bronchitis mit Narbenbildung konnte andererseits eine Atrophie, z.T. auch zystisch-atrophische Umwandlung der Drüsen in der Fibrose gefunden werden (Hartung u. Meyer-Carlstädt, 1968; Abb. 1).

Wenn auch im allgemeinen eine recht gute Übereinstimmung zwischen dem morphologischen Nachweis einer vermehrten und qualitativ abnormen Schleimproduktion und klinisch erhöhten Sputummengen besteht, so erscheint es doch ganz unzweckmäßig, die pathologisch-anatomische Diagnose einer Bronchitis in derart enger Anlehnung an dieses in seinem Hinweiswert zumal für die schwerwiegenderen Fälle begrenzte klinisch

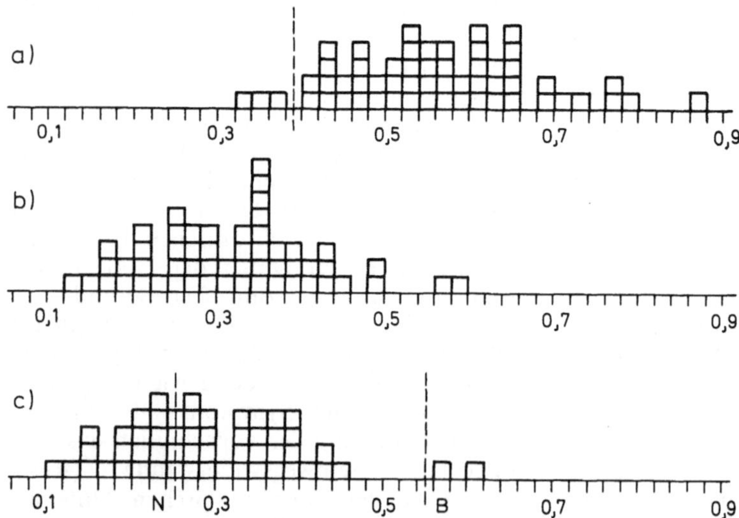

Abb. 1 a–c. Vergleich verschiedener Methoden der Messung der Schleimdrüsen-Indices an Hauptbronchusquerschnitten von 55 konsekutiven Obduktionen erwachsener Männer. (a) Originalmethode nach L. Reid = Messung an der Stelle der größten Drüse; (b) Mittelwerte von verschiedenen Stellen der Zirkumferenz; (c) Wägemethode an aus Karton ausgeschnittenen Schleimdrüsenumzeichnungen. Nach (a) liegen 52 Fälle oberhalb der »Bronchitis-Grenze« von 0,4; nach (b) und (c) praktisch gleiche Werte, hier ergibt sich die Diagnose »katarrhalische Bronchitis« in 10 bzw. 6 Fällen. Die Querstriche in (c) markieren die Mittelwerte für Normalfälle und Bronchitisbefunde. (Aus: Hartung u. Meyer-Carlstädt, Beitr. path. Anat. 1968)

in den Vordergrund gestellte Symptom allein abzustellen. Der umfassenden morphologischen Darstellung von HART u. MAYER (1928) folgend sollte sich die pathologisch-anatomische Klassifikation vielmehr auch an der Art der entzündlichen Infiltrate, an der Zusammensetzung des Bronchusinhaltes (Sekret und Exsudat) sowie am Ausmaß geweblicher Schäden als Folge der Entzündung orientieren. (Ausführliche neuere Darstellungen aus pathologisch-anatomischer Sicht s. GIESE, 1960, 1974; HARTUNG, 1964; REID, 1967; HEARD, 1969; OTTO, 1970; MÜLLER, 1973; ANDERSON u. FORAKER, 1976; THURLBECK, 1976.) Das Vorkommen morphologischer Zeichen einer vermehrten und qualitativ veränderten Sputumproduktion (Dyskrinie) ist nur ein Teil des Spektrums der Bronchitis. Es ist weiter erforderlich, zwischen den Veränderungen im Bereich der großen und mittleren Bronchien und den Prozessen zu unterscheiden, die sich im Bereich der peripheren Abschnitte des luftleitenden Systems (»small airways disease«, HOGG et al., 1968; MACKLEM et al., 1971) abspielen.

Diese pathologisch-anatomischen Kriterien sind dem Kliniker, z.B. mittels Untersuchung der Bestandteile des Sputums und mit Hilfe der optischen Methoden von Bronchoskopie, Bronchographie und allgemeinen Röntgenverfahren, nur teilweise zugänglich. Auch die bioptischen Verfahren können nur eine unvollständige Brücke bilden.

Im Report des Medical Research Council (1965) werden außer der einfachen katarrhalischen Bronchitis (simple chronic bronchitis) die Formen der chronischen oder rezidivierenden muko-purulenten Bronchitis und der chronischen obstruktiven Bronchitis (einschließlich der chronischen Bronchitis mit Asthma) genannt.

II. Akute Bronchitis

Akute Bronchitiden entwickeln sich im allgemeinen im Zusammenhang mit einer die gesamten oberen Luftwege erfassenden Entzündung (GIESE, 1960). Die Schwerpunkte können unterschiedlich lokalisiert sein, wie sich aus den differenten Krankheitsformen der Rhinopharyngitis, Laryngotracheitis, Tracheobronchitis und Bronchiolitis ergibt. Ein Altersfaktor scheint insofern Bedeutung zu haben, als isolierte Bronchiolitiden besonders im Kindesalter, aber auch im Greisenalter auftreten. Sie stellen eine besonders gefährliche Form dar, die im akuten oder subakuten Verlauf zum Tode führen kann (im einzelnen siehe unten).

In etwa 90% der Fälle liegen Virusinfektionen vor, die häufig einer sekundären bakteriellen Infektion Vorschub leisten. Es kommen vor allem Myxoviren (Influenzavirus A, B und C, Parainfluenza, RS-Virus, Masernvirus), Adenoviren und neuerdings anscheinend vermehrt Mykoplasmen als Erreger in Betracht; Rhinoviren sind in erster Linie Erreger der Rhinitis, Ornithoseviren führen in besonderem Maße zur Entwicklung pneumonischer Herde. Die Virusinfektion kann nicht nur primär die Luftwege befallen, sondern auch hämatogen im Zuge einer Virämie in die Schleimhäute der Atemwege gelangen (sog. *Ausscheidungsbronchitis,* z.B. Masern, andere Viruskrankheiten, bakteriell auch Typhus). Bei dem direkten Befall ist die deszendierende Ausbreitung in den Schleimhäuten häufiger, vor allem bei den bakteriellen Formen. Eine unmittelbare aerogene Infektion mit (sog. primärer) Bronchitis und Bronchiolitis kommt ebenfalls vor.

Bei den unkomplizierten Virusinfektionen findet man eine vorwiegend lymphozytäre entzündliche Infiltration, die Produktion von Bronchialsekret bleibt oft gering. Klinisch besteht ein »trockener« Katarrh mit starkem unproduktivem Hustenreiz. Als spezifische morphologische Erscheinung können epitheliale Riesenzellen (Masern, Zytomegalie) auftreten, intranukleäre Einschlußkörper können bei Adenovirusinfektionen, Herpes simplex, Varizellen und Zytomegalie gefunden werden. Die schwere und ausgebreitete Epithelschädigung, die öfter von einer reparativen Epithelmetaplasie gefolgt ist, bereitet den Boden für eine sekundäre bakterielle Besiedlung. Diese trübt die meist gute Prognose der Virusinfektion. Reichliches Auftreten von Leukozyten (schleimig-eitriges Sputum) spricht immer für eine bakterielle Mitbeteiligung. Pneumokokken, Streptokokken, Sta-

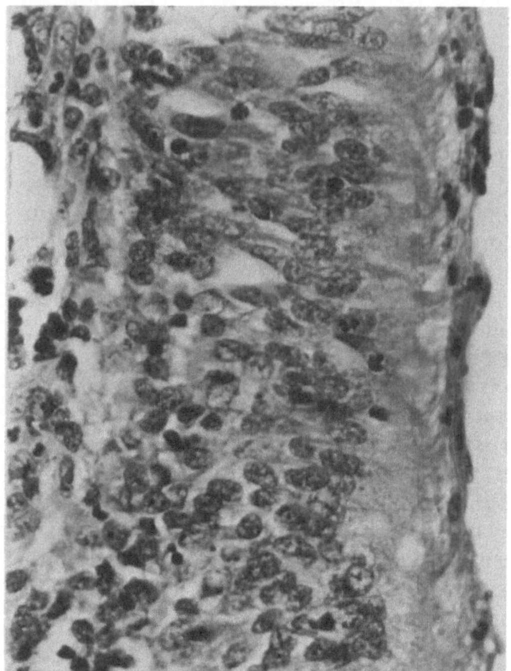

Abb. 2. Ödematöse Lockerung des Epithelverbandes, Leukozytendurchwanderung und schleimig-eitrige Auflagerung bei akutem bronchitischem Schub. 440:1

phylokokken, H. influenzae und Micrococcus catarrhalis kommen am häufigsten vor, katarrhalische, mukopurulente, fibrinöse und pseudomembranöse sowie nekrotisierende und ulzeröse Formen werden unterschieden. Das Vorkommen von ausgedehnteren Fibrinbelägen, von Nekrosen und daraus resultierenden Ulzerationen zeigt schwere Infektionen, besonders mit Streptokokken und Staphylokokken, an (Abb. 2).

Weiterhin können akute Bronchitiden auch durch die verschiedenartigsten chemischen und physikalischen Reizungen ausgelöst werden. Physikalisch haben Hitzeschäden besondere Bedeutung. Die »Erkältung« wird eher als reflektorische Wirkung bei Abkühlung der Körperoberfläche gedeutet, die eine Infektion begünstigt. Als chemische Schäden kommen Gase, Dämpfe und Staubteilchen in Betracht, die aus Industriebetrieben und Verbrennungsprozessen freigesetzt werden. Im Smog, der sich bei bestimmten Wetterlagen in der Großstadtluft und in hochindustrialisierten Gebieten entwickelt, ist Schwefeldioxid ein wesentlicher Schädigungsfaktor. Als Berufsunfälle kommen Einatmungen von Nitrose-Gasen, Ammoniak und anderen Irritantien in Betracht. Sie können bei hoher Konzentration ähnlich wie Kampfgase ausgedehnte Nekrosen hervorrufen, die alsbald bakteriell besiedelt werden. In Smogwetterlagen sind Kranke mit chronischer Bronchitis besonders gefährdet, weil es zu akuten Exazerbationen kommen kann. Eine akute Bronchitis kann schließlich auch auf allergischer Basis entstehen (siehe bei Asthma-Bronchitis).

III. Chronische Bronchitis

1. Ätiologie und Pathogenese

Die allgemeine Bedeutung der chronischen Bronchitis wurde in der Einleitung schon hervorgehoben. In der Ätiologie wurde etwa seit 1960 zunehmend die Bedeutung des Rauchens (Royal College of Physicians, 1962; US Department of Health, 1971; Petty et al., 1967; Ryder et al., 1971; Niewoehner et al., 1974 u.a.) herausgestellt (»private air pollution«). Sie wurde insbesondere auch in der außerordentlich umfangreichen epidemiologischen Studie der Deutschen Forschungsgemeinschaft (1975) bestätigt. Berufliche Staubbelastung und die allgemeine Luftverschmutzung (»community air pollution«) sollen danach insgesamt geringeren Einfluß haben. Die Bedeutung klimatischer Faktoren scheint aus den bekannten jahreszeitlichen Wintergipfeln und aus der unterschiedlichen geographischen Pathologie des Leidens hervorzugehen. Die früher besonders hervorgehobene konstitutionelle Komponente wird heute geringer bewertet (s. z.B. bei Sinu-Bronchitis).

Bei der Beurteilung der meisten aus epidemiologischen Studien gewonnenen ätio-pathogenetischen Vorstellungen ist zu beachten, daß sie an der oben angeführten WHO-Definition der chronischen Bronchitis orientiert sind und nicht selten auf Fragebogenaktionen zurückgehen. Daraus erklären sich die z.T. außerordentlich hohen Angaben über das Vorkommen chronischer Bronchitis. Übrigens beruhen manche Unterschiede auch auf unterschiedlichen Definitionen in der Todesursachenstatistik.

Die besondere Bedeutung einer über längere Zeit anhaltenden vermehrten Sputumproduktion als Zeichen einer chronischen (katarrhalischen) Bronchitis wurde vor allem von den britischen Autoren hervorgehoben (SCADDING, 1959; FLETCHER, 1959). Auf dem Gebiet der Morphologie sind hier besonders die Arbeiten von L. REID (1960, 1967) anzuführen. Es schlossen sich umfangreiche Untersuchungen über die physikalischen Eigenschaften, die chemischen Bestandteile des Sputums und deren Variation bei verschiedenen krankhaften Zuständen an (BÜRGI et al., 1968; RENOVANZ, 1978), die in neuerer Zeit durch die zunehmend wichtiger werdenden immunologischen Untersuchungen ergänzt werden (SOUTH et al., 1967; HANSON, 1968; TOURVILLE et al., 1969; MEDICI u. BÜRGI, 1971; TOMASI, 1972; GÖTZ, 1975).

Dennoch blieben wichtige Fragen ungelöst, insbesondere die nach der Bedeutung der einfachen chronisch-katarrhalischen Bronchitis für das weitere Fortschreiten zu den mit schweren Schleimhautschäden einhergehenden chronisch-destruktiven Formen der Bronchitis. Es hat sich gezeigt, daß offenbar ein sehr beträchtlicher Teil der chronisch-katarrhalischen Bronchitiden nicht regelmäßig, selbst nicht nach Jahren, in klinisch schwere Verläufe überzugehen scheint. In vielen Fällen ist der Katarrh wohl nur als Reaktion auf einen chronischen Reiz zu werten. Bei Fällen schwerer chronischer Bronchitis der intramuralen und destruktiven Formen wird der Reidsche Index öfter negativ gefunden, z.T. kommt es sogar zur Schleimdrüsenatrophie. Eine vermehrte Sputumproduktion in solchen Fällen ist eher durch eine erhöhte Gewebstranssudation bzw. entzündliche Exsudate gekennzeichnet.

Die chronisch-katarrhalische Bronchitis kann also, muß aber nicht in eine klinisch schwere Form der Bronchitis mit den typischen Komplikationen auslaufen. Ähnliches gilt offenbar für das Asthma bronchiale und die auf allergischer Basis beruhende Asthma-Bronchitis. Besonders GOUGH (1961) hat auf

Obduktionsbefunde hingewiesen, die nach jahrzehntelangem Verlauf eines typischen Anfalls-Asthma keine chronischen Schäden an den Bronchien und am Lungengewebe ergaben. Andererseits werden wohl häufiger in eine chronische Bronchitis übergehende Verläufe beobachtet, die sich immer mehr dem gewöhnlichen Typus annähern, dessen Komplikationen entwickeln und den Anfallscharakter allmählich verlieren (HARTUNG, 1964; THURLBECK, 1976). So haben auch systematische bronchographische Untersuchungen bei chronisch Asthmakranken nur in 33% normale Verhältnisse im Bronchialsystem ergeben (WERDERMANN u. JORDE, 1975).

Die entscheidende Rolle in der Pathogenese scheint die Infektion zu spielen. Virale respiratorische Infekte sind ungemein häufig und treten oft mehrfach im Laufe eines Jahres, besonders in der Winterperiode, auf (CARILLI et al., 1964; PICKEN et al., 1972; MIETENS, 1975 u.a.). Sekretionsstörungen und damit verbundene Störungen des Sekrettransportes, wie z.B. bei dem chronischen Schleimhautkatarrh, können derartige Komplikationen begünstigen. Diese erscheinen dann als »Exazerbationen« der chronisch-katarrhalischen Bronchitis, wenn man der WHO-Definition strikt folgt. Wahrscheinlich aber leiten sie erst die eigentliche chronische Schleimhautentzündung ein. So können sich die Fälle klinisch bedeutsamer chronischer Bronchitis an eine schwere akute Entzündung unmittelbar anschließen. Häufiger aber kommt es zu einer schleichenden allmählichen Zunahme der Symptome, wobei man von einer »primär chronischen Form« der Bronchitis sprechen könnte, die auf einen Summationseffekt der verschiedenen angeführten Schleimhautschädigungen zurückzuführen ist. Für die chronische Entzündung wird H. influenzae und D. pneumoniae, wahrscheinlich auch Neisserien, besondere Bedeutung beigemessen (MULDER, 1938; MAY, 1954; MILLER u. JONES, 1964; STUART-HARRIS, 1965; BARTMANN, 1975 u.a.).

Ein solcher Summationseffekt ist auch im Zusammenhang mit dem Lebensalter zu diskutieren, dem in der Pathogenese ebenfalls Bedeutung zugesprochen wurde. Die chronische Bronchitis beginnt oft vom 40. Lebensjahr an und hat ihren ausgeprägten Gipfel um das 50. Lebensjahr. Der Reidsche Index nimmt hingegen im Alter nicht zu (THURL-BECK, 1976). Es bleibt zweifelhaft, ob das Altern an sich die Entstehung einer chronischen Bronchitis begünstigt, obwohl ein altersbedingter Abfall der Funktionsparameter der Lunge schon vom 30. Lebensjahr an nachweisbar wird. Offen ist schließlich auch die Frage der Geschlechtsdisposition. Das starke Überwiegen der Männer ist nach wie vor nachweisbar, obwohl sich die Rauchergewohnheiten der Frauen allmählich denen der Männer angleichen. Besonders nach englischen Studien sind die ärmeren Bevölkerungsschichten stärker betroffen.

2. Die morphologischen Formen der chronischen Bronchitis

a) Bei der einfachen *katarrhalischen chronischen Bronchitis* ist die Schleimsekretion vermehrt und in ihren Eigenschaften, besonders der Viskosität, verändert (Hyper- und Dyskrinie). Der Schleim stammt aus den hypertrophischen Schleimdrüsen und aus den Becherzellen im Epithel, die gegenüber dem normalen Verhältnis von etwa 1:6–8 Flimmerepithelzellen an Zahl stark vermehrt sind. Die Schleimdrüsenhypertrophie ist morphologisch unmittelbar zu erkennen (Abb. 3). Meist ist der Anteil an mukösen Drüsenzellen vermehrt, die Gänge sind erweitert und mit Schleim gefüllt. In den größeren Ausführungsgängen, die normalerweise von Flimmerepithel ausgekleidet werden, treten vermehrt Becherzellen auf. Die vorwiegend in den Endabschnitten der Drüsentubuli gelegenen serösen Drüsenzellen lassen nicht selten eine sog. onkozytäre Umwandlung erkennen (MATSUBA et al., 1972; HARTUNG, 1974), die (Abb. 4) wahrscheinlich auf einer starken Mitochondrienschwellung beruht und z.T. als »Erschöpfungszeichen« gedeutet wird. Die abnorm erhöhte Viskosität des Schleimes wird auch an einer stärkeren Erweiterung der größeren Ausführungsgänge erkennbar, die gelegentlich bronchographisch nachweisbar ist (MÜLLER, 1973).

Mit histochemischen Methoden ist eine Differenzierung verschiedener Zelltypen möglich (DE HALLER u. REID, 1965). Sulfatproduzierende Zellen sind bei krankhaften Zuständen vermehrt. Die Sputumviskosität beruht zum größten Teil auf dicht miteinander verwobenen Fasersystemem, unter denen im mukösen Sputum saure Glykoproteinfasern überwiegen, während in mukopurulenten Sputen DNS-Fasern vorkommen. Viskositätsmessungen werden z.B. mit Rotationsviskosimetern durchgeführt (REID, 1974; RENOVANZ, 1978). Weitere Einzelheiten siehe im Kapitel Sputum.

Bei der chronisch-katarrhalischen Bronchitis können entzündliche Zellinfiltrate in der Schleimhaut fehlen. Es erscheint dennoch nicht sinnvoll, ihren entzündlichen Charakter zu bestreiten und lediglich von einer reaktiven Hypersekretion etwa im Sinne einer gesteigerten Funktion des bron-

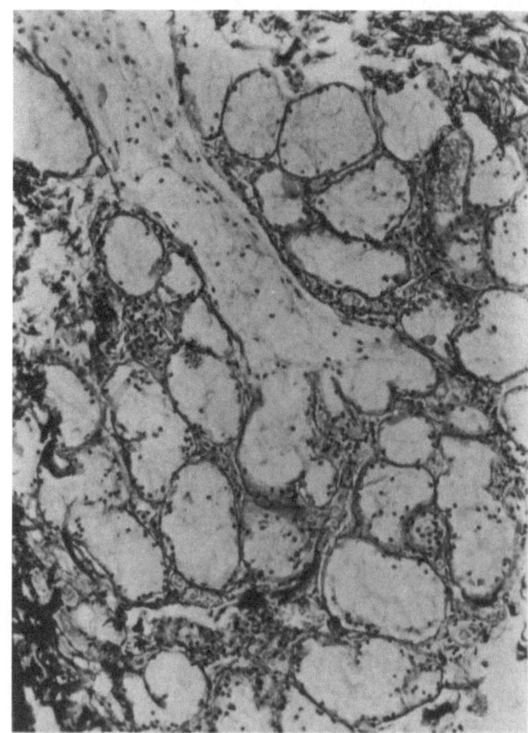

Abb. 3. Chronisch-katarrhalische Bronchitis. Schleimdrüsenhypertrophie, muköse Transformation, Schleimstauung in den Ausführungsgängen. 125:1

chialen Reinigungsmechanismus zu sprechen. Der krankhafte Charakter erweist sich an den Rückwirkungen auf die ventilatorische Funktion, wozu allerdings auch die gar nicht selten hinzutretenden Störungen des ziliären Transportes (IRAVANI, 1971) und eine Bronchokonstriktion beitragen. Bei den allergischen Entzündungen ist die dyskrine Reaktion eines der führenden Symptome.

Auch die *Stauungsbronchitis,* die sich bei chronischer kardialer Insuffizienz entwickelt, geht meist mit einer vermehrten Schleimsekretion einher.

b) Die *chronische intramurale Bronchitis* tritt in verschiedenen Formen auf, die durch die Art des entzündlichen Zellinfiltrates (Abb. 5) und die übrigen morphologischen Zeichen der Entzündung gekennzeichnet werden. Bei der mukopurulenten chronischen oder rezidivierenden Bronchitis treten zu der lymphozytär-plasmazellulären Infil-

tration neutrophile Granulozyten in wechselnd reichlicher Menge hinzu, die auch durch das durch entzündliches Exsudat gelockerte Oberflächenepithel hindurchtreten und in größeren Mengen in das Sputum gelangen. Diese Form der Entzündung entwikkelt sich in Phasen bakterieller Infektion, wobei häufig Keimgemische nachgewiesen werden. Nekrosen im Epithel und tiefergreifende Ulzerationen der Schleimhaut können auftreten. Diese gehen in Vernarbung über und können in kleinen Bronchien zu narbiger Obliteration führen. Ausgedehntere Epitheldefekte werden häufig durch (reversible) Übergangs- oder Plattenepithelmetaplasien gedeckt.

c) Häufig rezidivierende bakterielle Entzündungen führen zur *hypertrophischen Bronchitis.* Dabei treten polypöse Verdikkung und Faltenbildungen der Schleimhaut auf. In den tieferen Schichten der Submu-

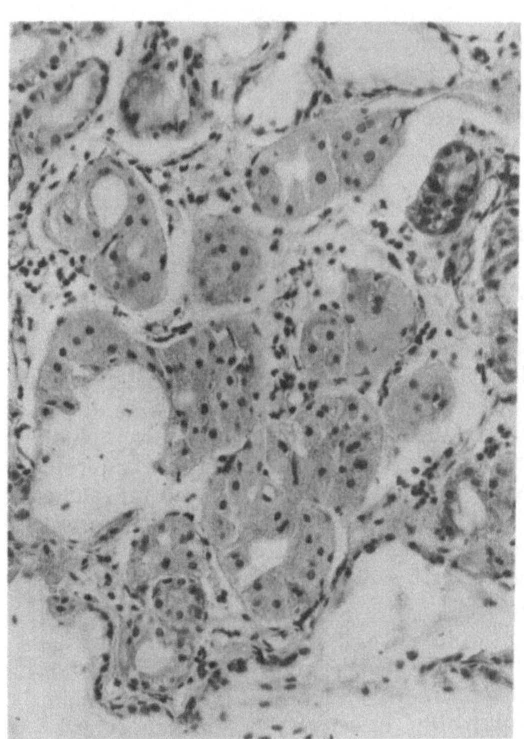

Abb. 4. Onkozytäre Umwandlung seröser Drüsenzellen bei Dyskrinie. 210:1

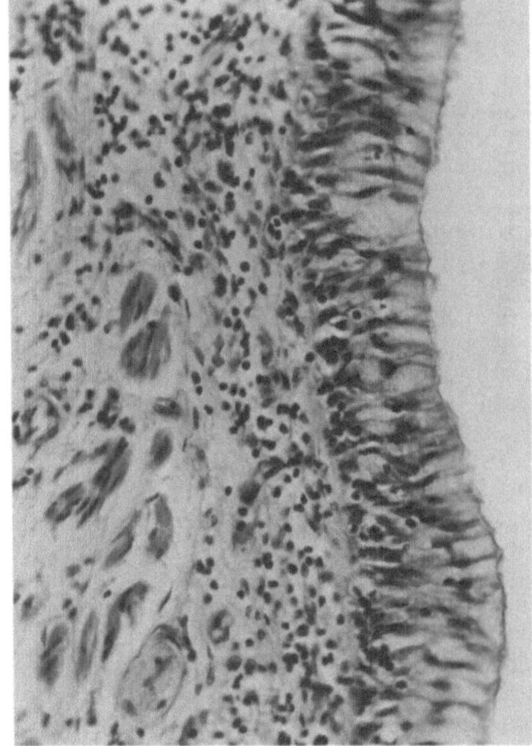

Abb. 5. Chronische intramurale Bronchitis. Lymphoplasmazelluläre Infiltration der Tunica propria, mäßige Becherzellvermehrung im Epithel. 265:1

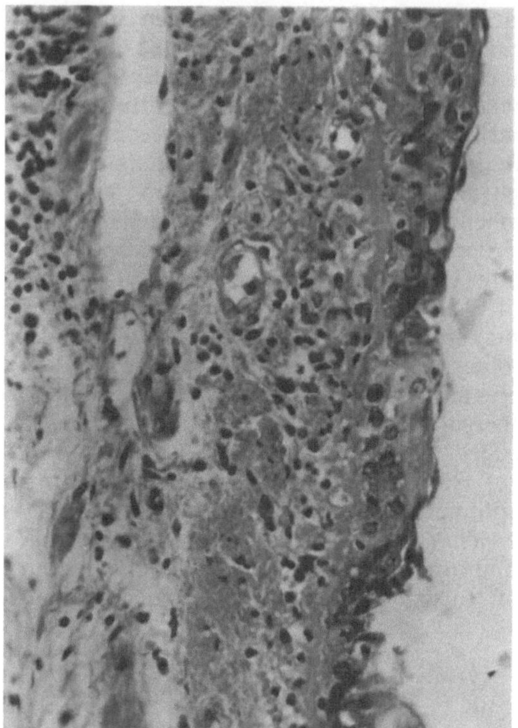

Abb. 6. Chronische destruktive Bronchitis. Dichte entzündliche Infiltration, Strukturverlust und Vernarbung der Wand, Peribronchitis und Epithelmetaplasie. 290:1

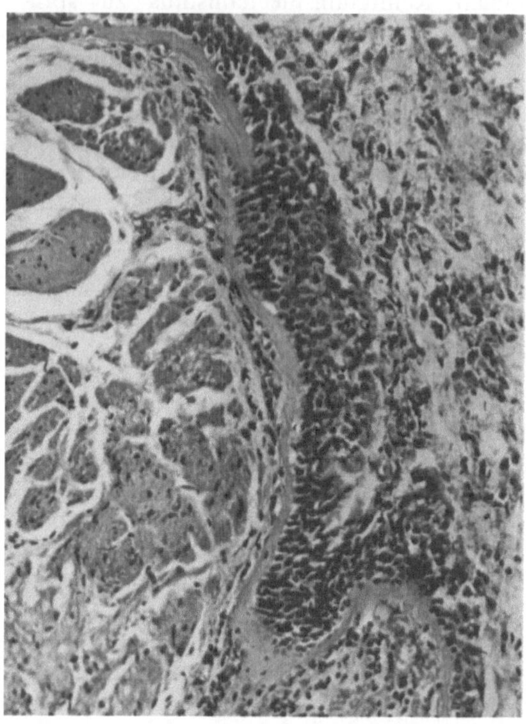

Abb. 7. Chronische Bronchitis. Basalmembranverdickung mit Hyalinisierung, Basalzellproliferation und Dysplasien im Epithel. 160:1

kosa und z.T. auch in der Adventitia bilden sich Lymphfollikel. Flächenhafte Plattenepithelmetaplasien kommen häufiger vor. In späten Stadien geht die Hypertrophie meist in Atrophie über. Die hypertrophische Form der Entzündung wird in den großen Bronchien oft bei der Bronchiektasenkrankheit beobachtet.

d) Die *chronisch-destruktive Bronchitis* ist die schwerste und funktionell schwerwiegendste Form der chronischen Bronchitis. Sie ist durch eine Vernarbung der Submukosa gekennzeichnet. Die spezifischen Bronchuswandbestandteile, insbesondere die glatte Muskulatur, sind weitgehend geschwunden (Abb. 6). Die Bronchialschleimdrüsen werden in die Vernarbung einbezogen. Auch die Knorpelspangen in den mittleren Bronchien werden nicht selten abgebaut. Die entzündliche Infiltration wechselt in ihrer Intensität. Sie ist fast ausschließlich lymphozytär-plasmazellulär, in Phasen bakterieller Schübe treten gelapptkernige Leukozyten hinzu. Oft ist die Basalmembran stärker verbreitert und hyalinisiert. Im Epithel bestehen öfter flächenhafte, meist irreversible Plattenepithelmetaplasien, auch findet man häufig eine Verbreiterung und vermehrte Proliferation in der Basalzellschicht des Epithels, z.T. mit deutlichen Dysplasien (Abb. 7). Die Zilienfunktion ist in solchen Abschnitten erloschen. Das Sekret kann sich vor derartigen akinetischen Abschnitten stauen, es besteht dann eine *mukoziliare Insuffizienz*.

Funktionell ist die Bronchialwand geschwächt (Bronchomalazie). Die Bronchuslichtungen erscheinen als Folge der Schleimhautatrophie erweitert, die Karinen »messerscharf«. Im Bereich der großen Bronchien bilden sich durch Schleimhautprolaps bis erbsgroße Divertikel, die auch bronchoskopisch bzw. bronchographisch nachweisbar sind. Das durch die atrophische Schleimhaut hindurchscheinende grobe, oft erweiterte Fasernetz bewirkt eine Riffelung der Schleimhaut im makroskopischen Bild. Bei Ausbreitung des Prozesses bis in die lobulären und terminalen Bronchiolen kommt es zur Entwicklung eines zentrolobulären Emphysems (s. dort).

e) Eine *Peribronchitis* entwickelt sich bei den meisten langdauernden und intensiveren intramuralen und destruktiven Bronchitiden. Die Bronchien werden in einen breiten Narbenring eingehüllt, dessen Schrumpfung auch zu Stenosen führen kann. Epitheliale Zysten können in dem Narbengewebe eingeschlossen sein. Ein Übergreifen des entzündlichen Prozesses auf das umliegende eigentliche Lungengewebe wird nur in geringerem Maße gefunden.

f) Von den *spezifischen Entzündungen* hat die Tuberkulose eine praktische Bedeutung. Sie kommt in Abhängigkeit von dem primären Lungenprozeß in verschiedenen Formen vor. Die Infektion kann kanalikulär, hämatogen oder lymphogen erfolgen.

Die *Bronchitis caseosa* ist als selbständiger Prozeß zu werten und befällt besonders in der Primärinfektionsphase größere Abschnitte des Bronchialsystems, das mit käsigen Massen aus der ursprünglichen verkäsenden Endobronchitis angefüllt wird. In den äußeren Schichten erfolgt eine hyaline Abkapselung. Das zugehörige Lungensegment ist atelektatisch, verfällt aber im allgemeinen nicht der käsigen Pneumonie. Durch Einbruch verkäster Lymphknoten in das Bronchialsystem (lymphonoduläre Perforationsphthise) bei Primärtuberkulose im Kindesalter bzw. im jugendlichen Erwachsenenalter und bei der Exazerbationstuberkulose im höheren Alter können ähnliche Veränderungen entstehen.

Die *Ableitungsbronchitis* bei kavernöser Lungentuberkulose ist häufig auf den Ableitungsbronchus begrenzt, kann hier aber bis in den Hilusbereich hineinreichen und ein Problem bei der Stumpfheilung nach operativer Behandlung der Tuberkulose bilden. Produktive Herde können konfluieren, ausgedehnter verkäsen und ulzerieren. Winkelförmige Rückstreuungen in benachbarte Bron-

chialzweige kommen nicht ganz selten vor.

Bei der Miliartuberkulose wird auch die Bronchialschleimhaut häufiger befallen.

Chronische indurierende Lymphknotenprozesse im Hilubereich (Tuberkulose, Siliko-Tuberkulose, Silikose und Sarkoidose) können durch Bronchuswandeinbrüche zu schweren narbigen Verziehungen der Bronchuswände mit nachgeschalteter chronischer Bronchitis und Bronchiektasie führen. Man spricht in diesen Fällen von einer *Bronchitis deformans*.

Bei der *Sarkoidose* kommt es ebenfalls häufiger zu einer Entwicklung spezifischer Granulome in der Bronchialschleimhaut, so daß nicht selten die bioptische Diagnose bei Bronchoskopien gestellt werden kann.

3. Sinu-bronchiales Syndrom

Mit dem Begriff des sinu-bronchialen Syndroms sollen die klinisch häufig beobachteten Zusammenhänge zwischen chronischer Sinusitis und Bronchitis erfaßt werden (LUCHSINGER, 1956; KARTAGENER, 1956; LÜTGERATH, 1970; HARTUNG, 1972). Diese Beziehungen haben auch in ätiologischer Hinsicht besonderes Interesse gefunden, weil man damit u.a. eine konstitutionelle Minderwertigkeit der gesamten respiratorischen Schleimhäute in den oberen und tieferen Luftwegen glaubte postulieren zu können. Andererseits werden auch prograde bzw. retrograde Infektionsmechanismen durch Verschleppung infektiösen Materials diskutiert. Im Schleimhautaufbau ist das respiratorische Epithel gleichartig, doch bestehen Unterschiede in der Struktur der Submukosa, die den ganz unterschiedlichen Standortbedingungen und mechanischen Beanspruchungen in der Nase und den Nasennebenhöhlen einerseits, den Bronchien andererseits angepaßt sind.

Morphologisch findet man ähnliche Entzündungsformen, wenn auch in der Nasen- und Nasennebenhöhlenschleimhaut die Neigung zu chronischer Ödemisierung sehr viel ausgeprägter ist und häufig zur Bildung sog. entzündlicher Polypen führt (RUNGE, 1928).

Auch kommt es in den verhältnismäßig schlecht drainierten Nebenhöhlen zur Entwicklung von Empyemen, die eindicken und zu weitgehenden Obliterationen führen können.

In vergleichenden Obduktionsserien, bei denen eine genaue histologische Kontrolle der Nasen- und Nasennebenhöhlenschleimhäute wie auch der Bronchien und Lungen durchgeführt wurde, ergab sich zwar eine recht beträchliche Konkordanz der Befunde, die aber vorwiegend normale oder nur geringfügige chronisch-entzündliche oder narbige Befunde betraf (Hartung u. Kudszus, 1972). Gerade bei den schweren Fällen von chronischer Bronchitis, Emphysem und z.T. Cor pulmonale wurde nur in knapp einem Drittel der Fälle eine schwere chronische Sinusitis gefunden.

4. Komplikations- und Begleitbronchitis

Bei den verschiedensten Lungenkrankheiten kommen Bronchitiden vor, die man als *Komplikations- oder Begleitbronchitis* bezeichnen könnte. Typische Komplikationsbronchitiden entwickeln sich nicht selten in senilen Lungen bzw. bei diffusen senil-atrophischen Emphysemen (s. dort). Dabei ist zwischen den akuten eitrigen, oft präterminalen Formen der Bronchitis und Bronchiolitis mit Übergang in Herdpneumonie und chronisch intramuralen und ggf. destruktiven Formen zu unterscheiden, die eine sekundäre blasig-emphysematische Umformung des diffusen atrophischen Emphysems bewirken können (Hartung, 1964).

Nach den Kriterien eines erhöhten Reidschen Index wurden chronisch-katarrhalische Bronchitiden bei Fällen von Bronchopneumonie, bei Pneumokoniosen und bei Bronchialkarzinomen in erheblich vermehrtem Maße nachgewiesen (Field et al., 1966). Der relativ hohe Anteil positiver Fälle (66%) bei Bronchialkarzinom könnte auf der gleichen Ätiologie des Zigarettenrauchens beruhen. In den Fällen von Pneumokoniose ist der erhöhte Anteil an Schleimdrüsenhypertrophie (= chronische katarrhalische Bronchitis), der auch in anderen Untersuchungen

bestätigt wurde (Pemberton, 1956; Fletcher, 1958; Higgins u. Cochrane, 1961; Hartung, 1964; Hartung u. Einbrodt, 1965), im Zusammenhang mit der erhöhten Reinigungsfunktion infolge chronischer Staubbelastung zu diskutieren; daneben kommt auch eine ätiologische Rolle des fokalen Staubemphysems in Betracht.

IV. Bronchiolitis

Die Bronchiolitis spielt sich im Endabschnitt des luftleitenden Systems ab, der mit den Bronchioli lobulares von 0,5–1,0 mm Weite beginnt und mit den Bronchioli respiratorii endet. Aus dieser Lokalisation ergibt sich die besondere Gefährlichkeit einmal wegen des unmittelbaren Überganges in das respiratorische Parenchym (zentrolobulär beginnende, auch sog. pedunkuläre Pneumonie), zum anderen aus der resultierenden Ventilstenose bei Verschluß der engen Bonchioluslichtungen. Die Ausdehnung des Prozesses über größere Lungenabschnitte wirkt sich hier aus, obwohl der gesamte Querschnitt der terminalen Luftwege insgesamt sehr viel größer ist als der Lichtungsquerschnitt der großen und mittleren Bronchien (vgl. bei Anatomie). Die schwere ventilatorische Verteilungsstörung mit oft unmittelbar benachbarten akut überblähten und atelektatischen, oft lobulär begrenzten Lungenabschnitten bietet ein charakteristisches morphologisches Bild. Schwere Dyspnoe und nicht selten tödliche respiratorische Insuffizienz sind keineswegs selten.

1. Akute, meist purulente Bronchiolitis

Die *akute, meist purulente Bronchiolitis* ist durch eine akut einsetzende Dyspnoe mit Fieber und Zyanose gekennzeichnet. Sie entsteht häufig durch deszendierende Infektion, die nicht selten bei verhältnismäßig geringem Befall der größeren Bronchien ihren Schwerpunkt im Bronchiolargebiet findet. In besonderem Maße sind Kleinkinder und alte Menschen betroffen, letztere vorwiegend in Form der eitrigen bakteriellen Infektion, während im Kindesalter Viruserkrankungen eine größere Rolle spielen. Nach dem morphologischen Bild werden die katarrhalische, die intramurale und die obliterative Bronchiolitis sowie die Peribronchiolitis unterschieden (GIESE, 1960).

Bei der katarrhalisch-eitrigen Form ist das Epithel stark aufgelockert und wird von Leukozyten durchsetzt, die Lichtungen sind durch ein eitriges Exsudat verstopft. Auch zähe Schleimpfröpfe werden häufiger gefunden, die wahrscheinlich mehr aus Aspiration aus höheren Bronchusabschnitten als aus örtlicher Becherzellmetaplasie mit vermehrter Schleimproduktion stammen.

2. Spastische Bronchiolitis

Bei der *spastischen Bronchiolitis* ist ein starker Kontraktionszustand mit Schleimhautfaltung und sternförmig eingeengter Restlichtung meist noch nachweisbar; auch dabei können zähe Sekretpfropfen auftreten. Ausgedehnte Epithelnekrosen, besonders bei Virusinfektion, können auch in diesem Abschnitt der Luftwege zu Plattenepithelmetaplasien führen.

3. Riesenzellbronchiolitis

Bei der *Riesenzellbronchiolitis* bilden sich z.B. im Prodromalstadium der Masern Riesenzellen mit größeren Kernhaufen durch Verschmelzung von Flimmerepithelien. Auch die charakteristischen »Eulenaugenkerne« (großer dunkler Kerneinschlußkörper in geschwollenen aufgelockerten Kernen) der Zytomegalie werden vorwiegend im Bronchiolarbereich gefunden. Bei Erwachsenen ist die Lunge das von der Zytomegalie am häufigsten betroffene Organ.

4. Intramurale Bronchiolitis

Bei der *intramuralen Bronchiolitis* bilden sich Infiltrate aus Lymphozyten, Plasmazellen und Monozyten. Weiter kommt es, beson-

ders im Kindesalter, zur Entwicklung großer Lymphfollikel (sog. *Bronchiolitis nodularis*). Die Lichtung wird dadurch erheblich eingeengt. Veränderungen dieser Art werden fast regelmäßig bei Bronchiektasen beobachtet (s. dort). In anderen Fällen herrschen histiozytär-retikulozytäre Infiltrate vor, die meist zu einer Zerstörung der Wandmuskulatur führen und in Vernarbung enden.

5. Bronchiolitis obliterans

Die *Bronchiolitis obliterans* beginnt mit einer nekrotisierenden ulzerösen Entzündung (destruierende Bronchiolitis). Es entwickelt sich ein Granulationsgewebe, das durch Organisation der Exsudate plumpe, die Lichtung meist weitgehend verschließende Pfröpfe bildet und in einer narbigen Obliteration bzw. unter Zurücklassung nur einer schmalen sichelförmigen Restlichtung endet (Abb. 8).

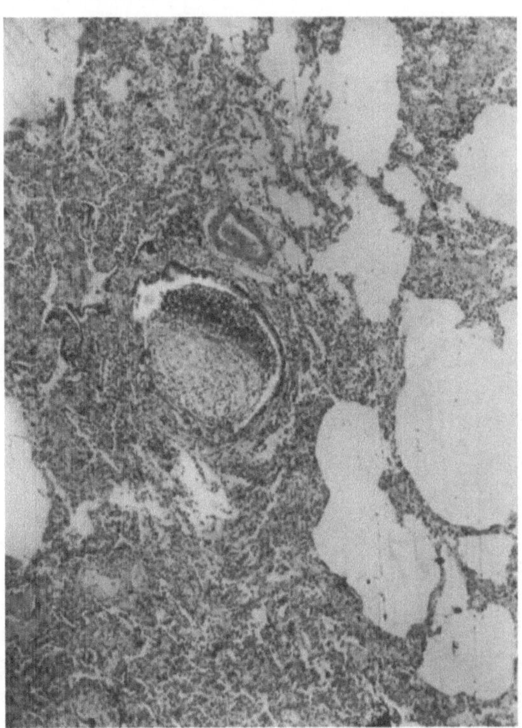

Abb. 8. Bronchiolitis obliterans. Die Lichtung weitgehend verschließender, an der Basis in Organisation stehender Exsudatpfropf. Benachbartes Lungengewebe überbläht. 63:1

Ätiologisch spielen besonders Streptokokken-infektionen nach Masern, Scharlach oder Grippe eine Rolle, in anderen Fällen Inhalationen toxischer Gase oder Dämpfe, die zu ausgedehnten Wandschäden im Bronchiolarbereich geführt haben. Bei den schweren Verlaufsformen kann der Tod infolge respiratorischer Insuffizienz akut schon nach einigen Tagen, bei subakuten Verläufen innerhalb weniger Wochen eintreten. Im Überlebensfall pflegen sich häufig Bronchiektasen zu entwickeln (Giese, 1954), auch sind Fälle eines schweren sekundären bronchiolostenotischen, teils großblasigen Emphysems als Folge obliterativer Bronchiolitis beobachtet worden (Behrens u. Fanconi, 1956; Hartung, 1958).

6. Peribronchiolitis

Ein weiteres Charakteristikum der Bronchiolitis ist die *Peribronchiolitis,* d.h. die peri-

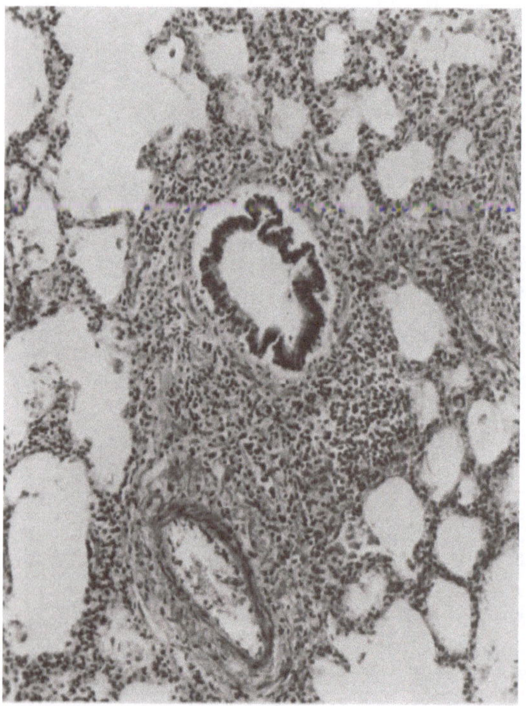

Abb. 9. Chronische Bronchiolitis und Peribronchiolitis. Ausbreitung des entzündlichen Infiltrates in das angrenzende Lungengewebe. 120:1

bronchioläre Ausbreitung der Entzündung im Interstitium. Sie greift auf das angrenzende Lungengewebe über, in das die Bronchiolen viel unmittelbarer als die größeren Bronchien eingefügt sind. Die Ausbreitungsform ist zentrolobulär, kann aber mit feineren Ausläufern bis zu den interlobulären Septen reichen. Die unmittelbar anliegenden Alveolen werden zusammengedrückt und füllen sich häufig mit Exsudat und desquamierten Epithelien an (Abb. 9). Diese Erkrankung, die besonders nach Masern und Keuchhusten auftritt, kann in einer Lungenfibrose vom intralobulären Typus enden.

V. Asthma, chronische asthmoide Bronchitis und spastische Bronchiolitis

Unter Asthma bronchiale versteht man anfallsweise auftretende Zustände schwerer exspiratorischer Dyspnoe, die mit einer Lungenüberblähung einhergehen. Die Lungenüberblähung ist nach Lösung des Anfalls reversibel. Ein Tod im Asthmaanfall, besonders im Status asthmaticus, wird meist für etwa 1–2% der Kranken angegeben, jedoch starben nach einer großen klinischen Studie (Messer, Peters u. Bennet, 1960) von 304 Asthma-Patienten 35 im Status asthmaticus und weitere 31 an Komplikationen des Asthma; Frauen überwogen. Die aus den Statistiken erkennbaren Diskrepanzen dürften wesentlich auf unterschiedlicher Diagnostik bzw. der Definition von Asthma beruhen.

Abgesehen von diesen typischen Asthma-Verläufen kommen *chronische asthmoide Bronchitiden* und Zustände spastischer Bronchiolitis vor, bei denen der anfallsartige wechselnde Charakter der obstruktiven Ventilationsstörung als Äquivalent des Asthmaanfalles angesehen werden muß. Die spastische Komponente wird klinisch durch den Effekt einer spasmolytischen Therapie (Skinner u. Palmer, 1975) erkennbar. In den Krankheitsverläufen und im morphologischen Bild ergeben sich aber vielfache Überschneidungen zur »banalen« chronischen Bronchitis, die schließlich zu dem weitgehend uncharakteristischen Terminalstadium der destruierenden Bronchialwandschäden führen. Anfallsweise auftretende schwere Atemnotzustände können dann auch durch funktionellen dynamischen Bronchialkollaps hervorgerufen werden. Ähnliche Zustände sind bei dem Krankheitsbild des abnorm schlaffen Paries membranaceus der unteren Trachea und des extrapulmonalen Abschnittes der großen Bronchien bekannt (s. bei Obstruktion). Die Schleimaufstauung bei muköziliarer Insuffizienz sollte nicht mit den Schleimverschlüssen im Status asthmaticus verwechselt werden.

Das *Asthma* ist eine allergisch-hyperergische Reaktion vom Typ I (Sofortreaktion), die durch Schleimhautkontakt mit einem Allergen zustande kommt (COOMBS u. GELL, 1968). An dieser Reaktion ist vor allem das IgE (Reagin) beteiligt (ISHIZAKA u. ISHIZAKA, 1967), das die Oberfläche der sog. Target-Zellen, der Mastzellen und basophilen Granulozyten, besetzt. Bei Antigenkontakt werden unter Degranulierung Mediatorstoffe (Histamin, Bradykinin, Serotonin u.a.) freigesetzt. In etwa Dreiviertel der Fälle wird das Allergen inhaliert (Pollen, tierische oder pflanzliche Stäube, Hausstaub, Tierhaare, Chemikalien u.a.). Die Allergene können aber auch enteral (z.B. sog. nutritive Allergie) oder parenteral aufgenommen werden und hämatogen in die reagierende Bronchialschleimhaut gelangen. Bei der chronischen asthmoiden Bronchitis spielen möglicherweise endogen gebildete Allergene eine Rolle, die aus einer chronischen bakteriellen Entzündung (Bronchitis, Bronchiektasen) stammen (sog. intrinsic asthma). Erbliche konstitutionelle Momente haben offenbar große Bedeutung, wie das Neben- bzw. Nacheinander allergischer Manifestationen in unterschiedlicher Lokalisation bei den gleichen Patienten und die Beobachtung von Allergikerfamilien zeigen. Massive berufliche Belastungen mit Antigenen oder Halbantigenen können ebenfalls zu einer Sensibilisierung führen (z.B, Bäckerasthma, Formalinasthma).

Die schwere obstruktive Ventilationsstörung bei der *spastischen Bronchiolitis* entsteht ebenfalls auf allergischer Basis und beruht auf einer krampfartigen Kontraktion der Bronchialmuskulatur, die zu einer hochgradigen sternförmigen Lichtungseinengung führt. Sie kann im experimentellen Meerschweinchenasthma durch Histamin oder durch die Erfolgsinjektion nach vorangegangener Sensibilisierung ausgelöst werden. Manche Fälle von plötzlichem Kindstod werden auf einen derartigen Mechanismus (z.B. Kuhmilchallergie) zurückgeführt. Beim Erwachsenen ist ein derartiger synkopaler Reflextod bei Beginn des Asthmaanfalles sehr selten.

Die morphologischen Befunde sind bei dem »klassischen« Anfalls-Asthma charakteristisch: Dyskrinie, Eosinophilie und Basalmembranverbreiterung (Abb. 10; mor-

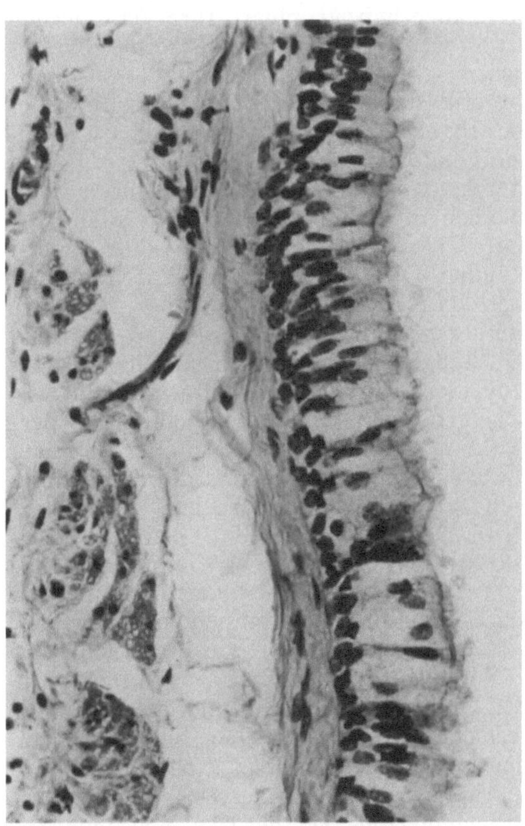

Abb. 10. Asthma bronchiale. Starke Becherzellvermehrung, Verdickung der Basalmembran, Ödemisierung der oberen Tunica propria, Eosinophilie. 360:1 (Aus: HARTUNG, Lungenemphysem, Springer 1964

phologische Asthma-Trias). Dazu treten im Obduktionsbefund massive Überblähung der Lungen (s. bei Emphysem), meist mit eingestreuten subpleuralen, oft lobulären Atelektasen, und die akute Dilatation des rechten Herzen im Sinne eines akuten Cor pulmonale. Die Dyskrinie (und Hyperkrinie) wird an einer massiven Verstopfung der mittleren und kleinen Bronchien durch einen abnorm viskösen glasigen Schleim erkennbar. Darin findet man die Curschmannschen Spiralen, die aus gewundenen Schleimmassen um einen basophilen, aus Zellresten bestehenden Zentralfaden bestehen. Im Bronchialepithel besteht eine massive Vermehrung der Becherzellen, die nach Art einer holokrinen Sekretion zerfallen und in die Lichtung abgestoßen werden, so daß nur noch die Basalzellschicht des Epithels erhalten bleibt. Die bronchialen Schleimdrüsen sind nicht in allen Fällen hypertrophiert. Ihre Veränderung ist oft weniger ausgeprägt als bei der chronischen schleimigen Bronchitis. Die Tunica propria ist meist ödematös geschwollen. Hier besteht eine starke Infiltration mit eosinophilen Leukozyten, die auch in großer Anzahl durch das Epithel in die Lichtung übertreten, wo sich im schleimigen Inhalt aus ihrem Zerfall Charcot-Leydensche Kristalle bilden können. Die Eosinophilie wird als Reaktion auf das freigesetzte Histamin gewertet. Die Basalmembranen des Epithels sind durch Quellung der Mukopolysaccharide verdickt und meist unscharf begrenzt. Sie sind anscheinend Ort einer Antigen-Antikörper-reaktion. Immunfluoreszenzmikroskopische Untersuchungen, besonders die Darstellung von IgE, blieben im Ergebnis zweifelhaft (Callerame et al., 1971; Gerber, Paronetto u. Kochwa, 1971). Gammaglobulin, IgA, Albumin und Fibrinogen konnten in verdickten Basalmembranen nachgewiesen werden (McCarter u. Vazquez, 1966).

Vor allem wohl aus der Ödemflüssigkeit der Tunica propria und durch die Sekretion restlicher Zylinderepithelien bildet sich vor der Lösung des Anfalles eine seröse Zwischenphase zwischen Schleimpfröpfen und Bronchialwand. Sie bewirkt eine teilweise Verflüssigung des Schleimes und dient als eine Art Gleitschiene für dessen Expektoration.

Auch im Intervall kann eine eosinophile Bronchitis bestehen. Aus den rezidivierenden Verquellungszuständen der Basalmembran des Epithels kann schließlich eine dauerhafte Verdickung mit Hyalinisierung resultieren. Eine hinzutretende lymphozytär-plasmazelluläre Infiltration kennzeichnet den Übergang in die chronische asthmoide Bronchitis, bei dem Infektionen wahrscheinlich eine wesentliche Rolle spielen. Bei ausgeprägt spastischer Bronchitis läßt sich in der Regel eine deutliche Hypertrophie der glatten Muskulatur in der Bronchialwand als morphologisches Korrelat der Tonussteigerungen nachweisen (Hossain u. Heard, 1970). Dabei werden öfter auch vermehrt granulierte Mastzellen zwischen den verdickten Muskelfaserbündeln gefunden (Hartung, 1974). Mit derartigen Übergängen der ursprünglich rein eosinophilen Asthma-Bronchitis in die chronische asthmoide und schließlich destruktive Bronchitis ist nach pathologisch-anatomischen Beobachtungen in mindestens der Hälfte der Fälle von ursprünglich typischem Anfalls-Asthma zu rechnen.

Damit ergibt sich das Problem des morphologischen Nachweises einer allergisch bedingten Komponente bei Fällen von chronisch-obstruktiven Bronchitiden, um darauf ggf. einen spezifischen therapeutischen Versuch zu gründen. Hierzu können bioptische Verfahren anläßlich bronchoskopischer Untersuchungen herangezogen werden.

VI. Die Bedeutung bioptischer Methoden in der Bronchitisdiagnostik

Bronchusbiopsien (Kourilsky, 1960; Glynn u. Michaels, 1960; Otte, Schiessle u. Könn, 1971) werden in erster Linie bei der Tumorfahndung eingesetzt. Weiter spielt klinisch auch der Nachweis einer Sarkoidose oder einer Tuberkulose eine Rolle, wobei im Falle einer lymphonodulären Einbruchstuberkulose die Abtragung käsig-nekrotischen Materials auch zugleich einem therapeutischen Zweck dient. Die Differenzierung bronchitischer Befunde hatte gegenüber diesen diagnostischen Zielen zunächst keine wesentliche Bedeutung. Sie wird in letzter Zeit aber zunehmend häufiger ausgeführt, insbesondere im Hinblick auf die Möglichkeit der Erfassung allergisch ausgelöster Entzündungen, um daraus ggf. die Indikation zu einer Desensibilisierungstherapie abzuleiten oder das Ausmaß irreversibler Wandschäden zu erfassen.

Hierzu liegen inzwischen schon recht ausgedehnte Erfahrungen vor (IRSKENS u. JORDE, 1974; HARTUNG, 1974; WERDERMANN u. JORDE, 1975). In einem größeren pathologisch-anatomischen Untersuchungsgut ergab sich bei 24% Tumordiagnosen (fast ausschließlich Karzinome), 4% Tuberkulosen und 3% Sarkoidosen ein Anteil von 14% unter den Befunden, bei denen aus dem morphologischen Bild auf einen allergischen Prozeß geschlossen wurde. In 55% lagen uncharakteristische bronchitische Befunde oder Sonstiges vor (HARTUNG u. SCHOPPMANN, 1972). Leitsymptom für die morphologische Diagnose »Allergie« waren — wie oben beschrieben — Dyskrinie, Basalmembranverbreiterung und insbesondere Eosinophilie. Letzterer wird von den meisten Pathologen eine besondere diagnostische Bedeutung beigemessen (HART u. MAYER, 1928; GLOOR, 1954). In einem Teil der Fälle wurden auffallend reichlich granulierte Mastzellen — auch ohne gleichzeitige Eosinophilie — nachgewiesen, nicht selten in Verbindung mit einer Ödemisierung der Schleimhaut oder im Bereich hypertrophierter glatter Muskulatur. Auch solche Befundkonstellationen wurden als möglicherweise allergisches Substrat bzw. als Korrelat einer spastischen Bronchitis gewertet (HARTUNG, 1974).

In einer größeren klinisch-pathologischen Vergleichsstudie von 324 Fällen von klinisch gesichertem Asthma, bei dem die morphologische Befundung ohne Kenntnis der klinischen Diagnose durchgeführt wurde (WERDERMANN u. JORDE, 1975), ergab sich eine Übereinstimmung in 63,8% der Fälle, in weiteren 15,6% wurde nach dem morphologischen Befund eine allergische Genese für möglich erachtet. Unter den morphologischen Kriterien erwiesen sich die Zeichen der Dyskrinie als besonders konstantes Sym-

ptom, während eine Eosinophilie nur in 44,5% der Fälle hervortrat. Eine Korrelation zur Dauer der Beschwerden bestand nicht, auch nicht im Hinblick auf weitergehende Schäden im Sinne einer destruktiven Bronchitis. Darüber hinaus wurden bei einigen Kranken mit allergischer Rhinitis, bei denen die Bronchusbiopsie unter der Fragestellung Sarkoidose ausgeführt wurde, die morphologischen Befunde einer allergischen Entzündung an der Bronchialschleimhaut nachgewiesen, obwohl klinisch noch keine pulmonale Symptomatik bestand.

In diesen Fällen wurden regelmäßig 3 Proben aus unterschiedlichen Teilen des Bronchialbaumes untersucht. Es hatte sich bereits bei früheren Untersuchungen an bis zu 7 Proben vom gleichen Patienten gezeigt (HARTUNG, 1974), daß das morphologische Bild oft sehr starke Variationen in den verschiedenen Abschnitten aufweist, die nur teilweise durch Standortvariationen im Schleimhautaufbau (Karinen, Seitenstrecken größerer Bronchien) erklärt werden können. Einer einzelnen Probe kann, besonders bei negativem Befund, offenbar kein ausreichender Beweiswert zugebilligt werden.

B. Bronchiektasen

I. Definition, Ätiologie und Pathogenese

Bronchiektasen sind definiert als irreversible Erweiterungen besonders kleinerer und mittlerer Bronchien, die in der Regel von entzündlichen Veränderungen der Bronchialwände und meist auch des umliegenden Lungengewebes begleitet werden (KARTAGENER, 1956). Der Form nach können Bronchiektasen zylindrisch, sackförmig, spindelig oder bei Hintereinanderschaltung sackförmiger Erweiterungen auch varikös sein (Übersichten zur Morphologie bei GIESE, 1960; THURLBECK, 1976). Der Ausdehnung nach findet man sie teils über große Lungenabschnitte, besonders der Unterlappen, ausgebreitet oder auch nur in einem umschriebenen Bereich. Morphologisch sind die Schäden oft noch ausgedehnter als nach dem Ergebnis bronchographischer Untersuchungen angenommen (Moore et al., 1949). Die Ätiologie ist unterschiedlich. Die klinische Bedeutung wechselt mit der Art, der Ausdehnung und dem Manifestationsalter. Im Mittelpunkt stehen die entzündlichen Prozesse. Typische Komplikationen prägen den Verlauf der klinisch schwerwiegenden Fälle. In der Therapie hat die chirurgische Intervention große Bedeutung gewonnen.

Die Häufigkeit von Bronchiektasen im Obduktionsgut wird mit 1–5% angegeben. Die besonders umfangreiche Untersuchung von Kartagener u. Gruber (1947) erfaßte 649 Fälle (4,61%) unter 14074 Obduktionen in Zürich. Vorwiegend waren die Unterlappen betroffen, rechts etwas häufiger als links. Es handelte sich überwiegend um zylindrische Formen, besonders bei beiderseitigem Befall. Männer waren mit 1,3:1,0 etwas häufiger betroffen als Frauen. Zwei Drittel aller Beobachtungen betrafen die Lebensalter zwischen 50 und 80 Jahren.

Diese Zahlen erscheinen reichlich hoch. Es ist recht wahrscheinlich, daß auch eine größere Anzahl von Fällen mitgezählt wurde, bei denen lediglich eine stärkere Ektasie der Bronchien bei chronischer atrophischer Bronchitis besonders im höheren Lebensalter bestand. Derartige Ektasien von Bronchien sollten nicht als Bronchiektasen im engeren Sinne der »Bronchiektasen-Krankheit« gewertet werden, die schon im jugendlichen Erwachsenenalter ihren Schwerpunkt hat. Im übrigen ist es durch die moderne Therapie, mit der Bronchiolitiden und Peribronchiolitiden als Vorläuferkrankheiten erfolgreich bekämpft werden können, zu einem erheblichen Rückgang der Fälle erworbener Bronchiektasen gekommen. Zweifellos hat die Bronchiektasen-Krankheit sowohl nach heutigen Sektionsbeobachtungen wie auch anhand der Operationspräparate eine abnehmende klinische Bedeutung.

Nach der Ätiologie werden erworbene und angeborene Bronchiektasen unterschieden. Die Bedeutung der kongenitalen Bronchiektasen wird noch von Spencer (1977) betont.

Die erworbenen Bronchiektasen können in postinfektiöse, poststenotische und »atelektatische«, d.h. durch Schrumpfung des umliegenden Lungengewebes bedingte, Typen unterschieden werden. Nicht immer ist eine eindeutige ätiologische Aussage möglich, zumal sich Parenchymschäden im zugehörigen Lungengewebe auch sekundär entwickeln können. Im anglo-amerikanischen Schrifttum wird deswegen eine rein deskriptive Klassifikation nach den oben genannten anatomischen Formen bevorzugt (Reid, 1950; Thurlbeck, 1976).

II. Angeborene Bronchiektasen

Angeborene Bronchiektasen beruhen auf einer Hemmungsmißbildung, die sich von dem Entwicklungsstadium der »Sproßlunge« ableiten läßt (Hartung, 1975). Bleibt der letzte Entwicklungsschritt der Differenzierung des alveolären Parenchyms durch Aussprossung der Endknospen aus, so enden die Bronchussprossen blind in sackförmigen Erweiterungen, umgeben von einem mehr oder weniger reichlichen undifferenzierten Bindegewebe. Ist nur wenig Bindegewebe vorhanden, so spricht man von einer (bronchiektatischen) *Wabenlunge,* bei der die bis erbsgroßen, von Zylinderepithel ausgekleideten zystenähnlichen Waben sowohl subpleural als auch im Lungenkern entwickelt sind und in offener Verbindung mit dem Bronchialsystem stehen. Bei der *angeborenen atelektatischen Bronchiektasie* (Heller) liegen die erweiterten Bronchien in einem reichlicheren Bindegewebe, in das auch Fettgewebe, Knorpel und glatte Muskulatur eingelagert sein können.

Örtlich begrenzte Fehlbildungen dieser Art führen zur Entwicklung von Bronchuszysten. Bei sehr früher Teratogenese mit Hemmung der Bildung von Bronchussprossen entstehen große Lungenzysten bzw. Sacklungen.

Angeborene Bronchiektasen dieser Art sind im ganzen sehr selten (Abb. 11). Dagegen wurde früher von den frühkindlich sich manifestierenden Bronchiektasen ebenfalls ein größerer Teil als angeboren gedeutet, von denen man heute annimmt, daß sie frühkindlich erworben wurden. Anders steht es mit den sog. *dysplastischen Bronchiektasen,* die postfetal aus Anlagestörungen der Bronchialwände entstehen sollen. ENGEL (1950) sprach von einer Bronchomalazie infolge Schwäche der elastischen und muskulären Wandgeflechte, die Anlaß zu Erweiterungen der Bronchusendabschnitte mit nachfolgenden entzündlichen Komplikationen und damit zur Entwicklung einer Bronchiektasie geben sollten. Auch Störungen in der Blutversorgung oder nervale Störungsmechanismen im Sinne einer funktionellen Bronchoparalyse (DELARUE, 1946) bzw. tonogenen Bronchiektasie (STURM, 1948) wurden zur Erklärung solcher Fälle herangezogen. Bei familiär gehäuften Bronchiektasenerkrankungen wurde von KARTAGENER die Trias: Bronchiektasie, Situs inversus und chronische Sinusitis beschrieben. In manchen Fällen

»bleibt die dunkle Frage der konstitutionellen Debilität der Bronchialschleimhaut und Bronchialwand« (POLICARD u. GALY, 1945).

III. Diffuse Bronchiektasie (»Bronchiektasen-Krankheit«)

Die *zylindrischen Bronchiektasen* sind die häufigste Form. Sie erstrecken sich meist über größere Lungenabschnitte und treten häufig auch doppelseitig, vorwiegend in den Unterlappen auf. Sie sind die typischen Bronchiektasen des Jugendlichen und entwickeln sich meist schon im Kindesalter. Etwa 80% sind in den Unterlappen lokalisiert, vorwiegend dorso-basal und dorso-lateral, seltener in der Lingula und im rechten Mittellappen (Abb. 12).

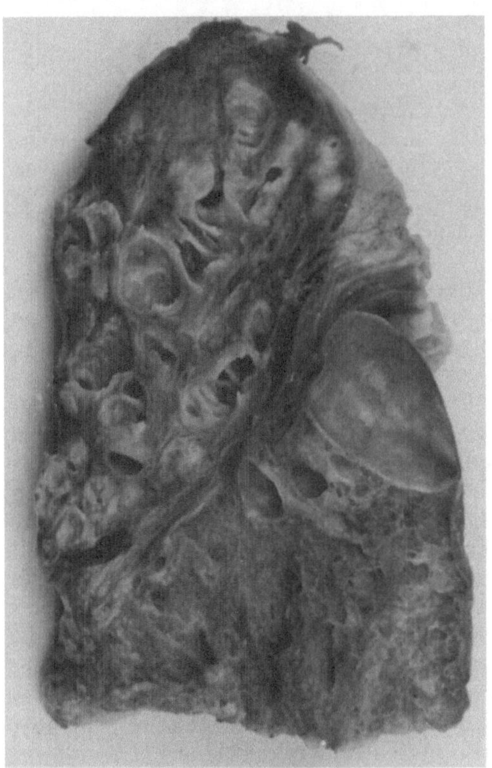

Abb. 11. Wahrscheinlich angeborene wabige Bronchiektasie im Oberlappen, Bronchuszyste in der Unterlappenspitze. Sektionspräparat, 1,5:1

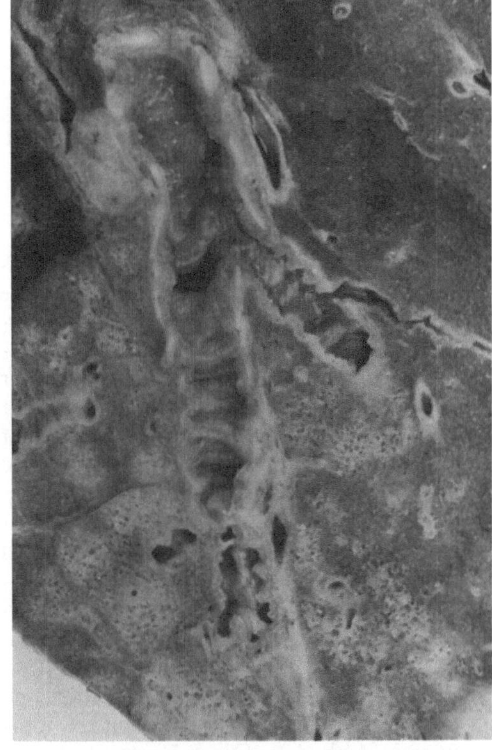

Abb. 12. Zylindrische Bronchiektasen. Lichtungserweiterung, strickleiterartige Wandstruktur, periphere Bronchiolitis. Operationspräparat, 1,2:1

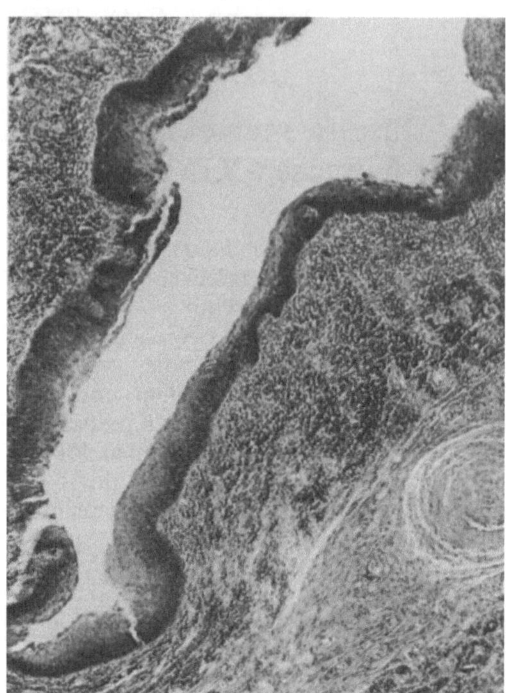

Abb. 13. Bronchiektase mit schwerer chronischer Wandentzündung und Wandvernarbung, flächenhafte Plattenepithelmetaplasie. Operationspräparat, 46:1

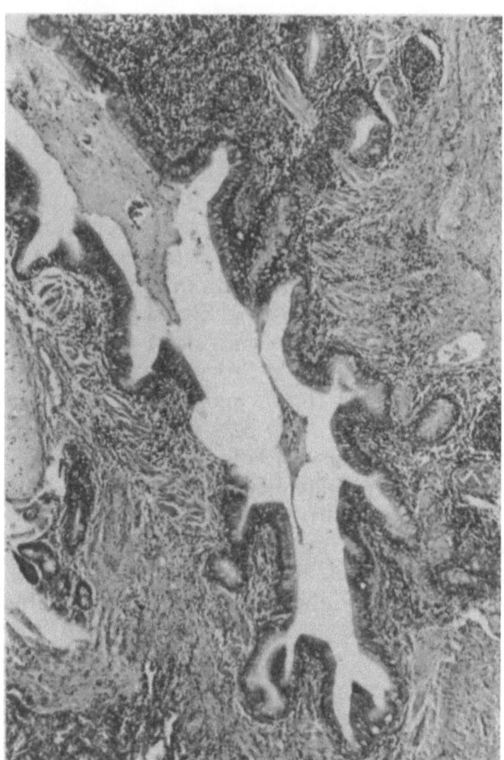

Abb. 14. Bronchiektasen, chronisch-hypertrophische Form. Schwere entzündliche Schleimhautverdickung, Becherzellvermehrung im Epithel, reichlich schleimigeitriger Inhalt in der Lichtung, periphere chronische Bronchiolitis. 4,5:1

Morphologisch findet man bis in die Peripherie reichende erweiterte Bronchien, die sich bis dicht unter die Pleura verfolgen lassen. Die Erweiterung beginnt meist jenseits der Segmentbronchien, sie kann diesen in der Lichtungsweite entsprechen oder sie sogar übertreffen. Je nach der Wandbeschaffenheit werden atrophische und hypertrophische Bronchiektasen unterschieden. In den *atrophischen Bronchiektasen* ist die Schleimhaut dünn und wölbt sich hernienähnlich durch die Lücken der Fasersysteme der Tunica propria vor, wodurch die Wand eine strickleiterartig-trabekuläre Struktur erhält. Im Epithel besteht häufig eine Becherzellvermehrung, daneben kommen auch herdförmige und z.T. flächenhafte Plattenepithelmetaplasien vor (Abb. 13). Diese Form ist gegen die einfachen Bronchusektasien abzugrenzen, zu denen fließende Übergänge bestehen.

Bei der häufigeren *hypertrophischen Form* sind die Wände der erweiterten Bronchien infolge schwerer chronischer Entzündung verdickt und bilden breite fibröse Manschetten. Das umliegende Lungengewebe ist nicht selten ebenfalls fibrös verdichtet. Die Fasersysteme der Bronchialwand gehen in der Vernarbung zugrunde, auch der Knorpel kann weitgehend abgebaut sein, örtlich auch verkalken und verknöchern. Die hypertrophische, auch polypöse Bronchitis (Abb. 14) reicht nicht selten noch bis in den Bereich der Segmentbronchien. Weiter ist eine erhebliche Hyperplasie des lymphatischen Gewebes auffällig, das besonders in den tieferen Wandschichten reichlich Follikel mit großen Reaktionszentren bildet (*follikuläre Bronchiektasie,* Whitwell, 1952). In den erweiterten Lichtungen sammelt sich putrides Sekret an, das sich eindicken und feinfleckig verkalken, dadurch gelegentlich sog. Bronchialsteine bilden kann. Sekundäre Pilzbesiedlungen (Candida albicans, Aspergillus) kommen häufiger vor. Herdförmige Einschmelzungen können zur Geschwürsbildung und zu Lungenabszessen führen und Quelle von Blutungen werden.

Für die zylindrischen Bronchiektasen ist es charakteristisch, daß sie peripherwärts bis zu den intralobulären Bronchiolen reichen. Bronchographisch wurden bei ihnen im Mittel 15–18 Teilungsgenerationen ab Segmentbronchus ermittelt im Gegensatz zu nur 3–11 Generationen bei den varikösen und 3–5 Generationen bei den sackförmigen Bronchiektasen (REID, 1950). An den terminalen und respiratorischen Bronchiolen ist in weit mehr als der Hälfte der Fälle eine destruierende und obliterative Bronchiolitis nachweisbar (CHURCHILL, 1949; REID, 1950; WHITWELL, 1952; GIESE, 1960; CULINER, 1963). Dieser Bronchiolitis wird eine prinzipielle Rolle beigemessen (DUPREZ, 1951; GIESE, 1954). Es handelt sich hierbei also im wesentlichen um eine Bronchiektasie *proximal der Stenose,* die aus einer Bronchiolitis und Peribronchiolitis (s. dort) z.B. als Folge einer Masern- oder Keuchhustenerkrankung entsteht. Ähnlich sind die Fälle von Bronchiektasen zu werten, die sich nach einer chemisch ausgelösten schweren Bronchiolitis entwickeln, wie z.B. nach den Kampfgasschädigungen des 1. Weltkrieges. Auch der oben schon angeführte Rückgang der Bronchiektasenerkrankungen als Folge der wirksamen modernen Chemotherapie dieser bronchiolitisch-pneumonischen Erkrankungen weist auf die besondere Rolle der Bronchiolitis in der Pathogenese der Bronchiektasen hin.

Bei den *sackförmigen Bronchiektasen* ist die Zahl der Bronchusgenerationen stark vermindert. Schon die mittleren Bronchien enden in Gruppen blasiger Hohlräume, ihre Seitenzweige sind verschlossen. Die Endsäcke sind von peribronchialem Gewebe umgeben. Die differenzierten Bronchialwandstrukturen sind durch Narbengewebe ersetzt (HAYWARD u. REID, 1952). Meist besteht eine Übergangs- bis Plattenepithelmetaplasie. Proximalwärts sind meist schwere, öfter hypertrophische, chronisch-entzündliche Schleimhautveränderungen zu finden. Peri-

phere Bronchusabschnitte können gelegentlich noch als fibröse Bänder mit Knorpelresten und restlichen Epithelzysten nachgewiesen werden. Das Lungengewebe ist teils noch kollateral ventiliert, teils auch atelektatisch und komprimiert, nicht selten wabig umgewandelt, nur teilweise auch chronisch-pneumonisch induriert. Die bronchiektatischen Säcke reichen deshalb meist nicht bis zur Pleura. Auch in diesen Fällen können Mischinfektionen zu Ulzerationen der Schleimhaut und Abszeßbildung führen.

Die sackförmigen Bronchiektasen kommen bei Erwachsenen wesentlich häufiger als bei Kindern vor. Sie können in allen Lungenabschnitten gefunden werden und treten auch häufiger lokalisiert und poststenotisch auf. In manchen Fällen ist eine morphologische Differenzierung zwischen bronchiektatischen Säcken und epithelisierten Abszessen mit Bronchusanschluß nicht mehr eindeutig möglich (Abb. 15).

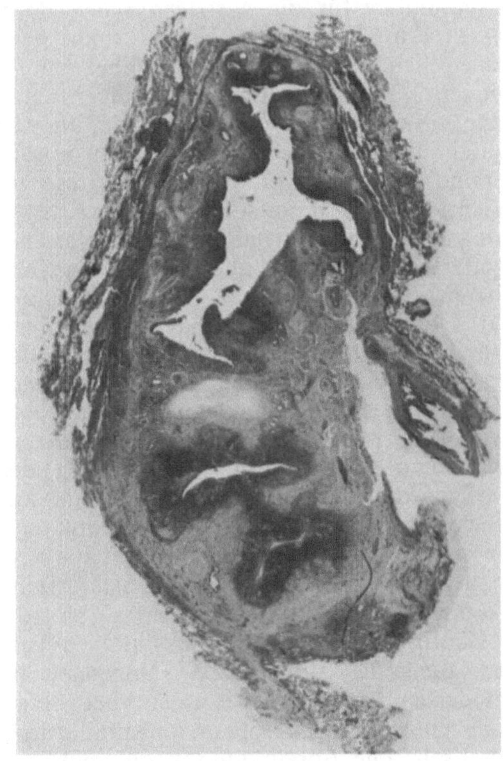

Abb. 15. Bronchiektatische Säcke mit teils ulzeröser Schleimhautentzündung und Wandverschwielung. Operationspräparat, 7:1

IV. Lokalisierte herdbezogene Bronchiektasien

Die zuvor beschriebenen sackförmigen Bronchiektasen kommen häufiger auch als lokalisierte, poststenotisch entstandene Bronchiektasen vor. Die nicht in allen Fällen eindeutig durchzuführende Gliederung in »diffuse«, d.h. über größere Lungenabschnitte ausgebreitete und nicht herdbezogene, und lokalisierte Formen entspricht vor allem klinischen Belangen und berücksichtigt die unterschiedliche Ätiologie und Pathogenese und dementsprechend auch unterschiedliche prognostische und therapeutische Aspekte.

Lokalisierte Bronchiektasien entwickeln sich in umschriebenen Lungenabschnitten in herdförmiger Zuordnung zu einem auslösenden Prozeß, wobei im allgemeinen leicht erkennbare mechanische Faktoren in der formalen Pathogenese wirksam werden. Das gilt insbesondere für die *poststenotischen Bronchiektasen*. Hinter den meist hilusnahe gelegenen Stenosen, die unterschiedlicher Ätiologie sein können (Tumoren, besonders relativ langsam wachsende wie Karzinoide, Narben durch Lymphknoteneinbrüche, chronische Fremdkörperverschlüsse), kommt es zunächst zur Sekretaufstauung und Ausweitung in den nachgeschalteten Bronchien. Betroffen sind davon vor allem die wandschwächeren kleineren Bronchien und Bronchiolen. Die Dilatation ist zunächst reversibel. Durch die selten ausbleibende Infektion des gestauten Sekrets entstehen mit den entzündlichen Prozessen in der Bronchialwand irreversible Bronchiektasen. Die Lokalisation der Stenosen bestimmt den Umfang der nachgeordneten Bronchiektasie. Sie kann auf einen ganzen Lungenflügel ausgedehnt sein, wenn die Stenose den Hauptbronchus verschließt. Es liegt dann die bronchiektatische Form einer »destroyed lung« vor (Abb. 16).

Häufig ist bei den stenosedistalen Prozessen auch das umliegende Lungengewebe minderbelüftet oder, besonders bei Befall eines ganzen Lungenlappens, vollständig atelektatisch. Die Entzündung kann auch auf das Lungengewebe übergreifen und zu atelektatischer Induration führen. Diese ist

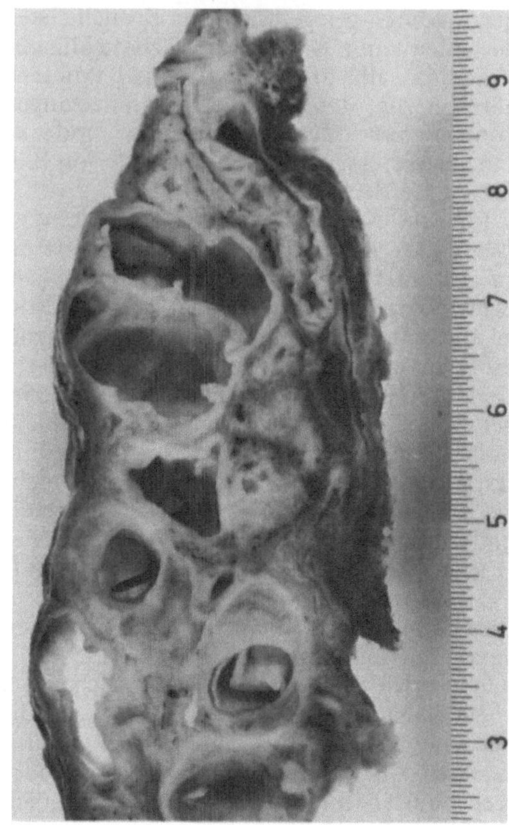

Abb. 16. Poststenotische bronchiektatische Wabenlunge bei hilusnaher tuberkulöser Bronchusstenose. Operationspräparat

dann mit Bronchiektasen verbunden. Das sog. *Mittellappen- bzw. Lingula-Syndrom* sind typische Beispiele. Die Atelektase ist in solchen Fällen wahrscheinlich nur ein zusätzliches, nicht aber für die Bronchiektasen ursächliches Ereignis. Sie wird möglicherweise erst mit der Entwicklung entzündlicher Prozesse besonders im Bronchiolarbereich vollständig. Bleibt eine Infektion, z.B. bei experimenteller Bronchusunterbindung, aus, so kommt es zwar ebenfalls zur Sekretaufstauung, Bronchuserweiterung und Atelektase mit vermehrter Desquamation des Alveolarepithels, besonders der Pneumozyten vom Typ II, nicht aber zur Bronchiektasie (Nissen, 1923; Loeschcke, 1928; Tannenberg u. Pinner, 1942; Croxatto u. Lanari, 1954).

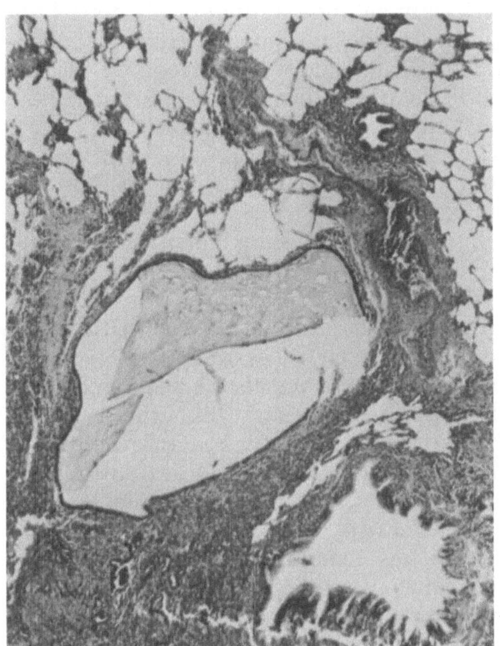

Abb. 17. Narbenbronchiolektasie, chronische Bronchiolitis und Peribronchiolitis, Übergang in Narbenemphysem. Operationspräparat, 37:1

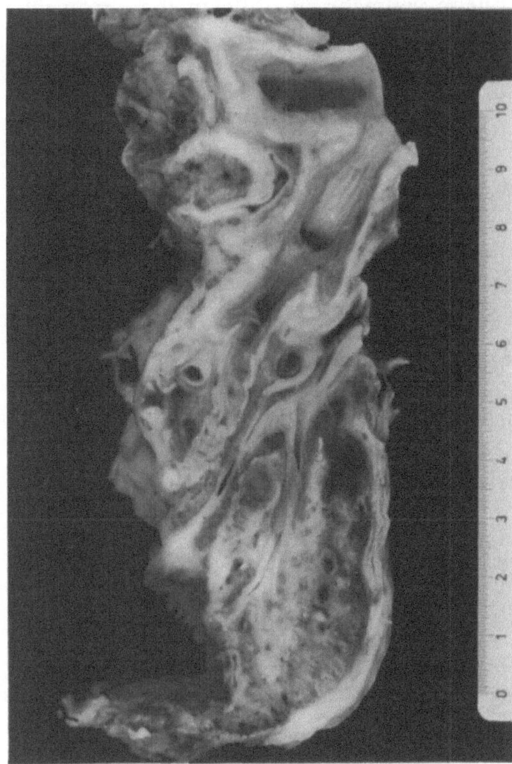

Abb. 18. Postpneumonisch zerstörter Lungenlappen unter alter Empyemschwarte mit ausgeprägter Narbenbronchiektasie. Operationspräparat

Bei schnell verlaufenden Stenosierungen, z.B. Bronchialkarzinomen, infizierten Fremdkörperverschlüssen u.a., wird die Bronchiektasenbildung meist durch die entzündlichen Veränderungen im Lungengewebe »überholt«. Es kommt zur poststenotischen, oft abszedierenden Pneumonie. Einbrüche bakterienreicher käsiger Massen aus progredienten Lymphknotentuberkulosen haben häufig eine poststenotische Segment- bzw. Lappentuberkulose zur Folge (RÖSSLE, 1936). Für die Entwicklung einer spezifischen Bronchiektasie wird von UEHLINGER (1950) eine »Bronchialdisposition« angenommen.

Herdförmige Bronchiektasien können auch als sog. *zirrhotische und pleuritische Bronchiektasen* durch Narbenzug des umliegenden schrumpfenden Lungengewebes hervorgerufen werden. Sie bleiben aber verhältnismäßig gering, wenn ein Raumausgleich, z.B. durch kompensatorische Verschiebung der Lungenlappen, möglich ist. So findet man im Randgebiet verschwielender granulomatöser Prozesse meist nur umschriebene,

teils wabige *Bronchiolektasien* mit fließenden Übergängen in Narbenemphysem (Abb. 17). Sind größere Lungenabschnitte durch derbe Pleuraschwarten gefesselt, so kann sich der Dehnungszug des schrumpfenden Lungengewebes stärker auch auf die mittleren und größeren Bronchien auswirken (Abb. 18).

Bei der chronisch-obstruktiven Lungenerkrankung kommen Bronchuserweiterungen ebenfalls vor. Bei dem sog. bronchitischen B-Typus wurden ausgedehntere Dilatationen der chronisch entzündeten Bronchien beschrieben, die sich nicht immer differentialdiagnostisch gegen »echte« Bronchiektasen mit parenchymatösen Folgeerkrankungen abgrenzen lassen (THURLBECK et al., 1970). Bei Emphysem hat DUNNILL (1961) häufiger lokalisierte Bronchusektasien beobachtet. Die Auswirkung derartiger umschriebener Bronchiektasien bleibt nicht auf den primär betroffenen Lungenabschnitt begrenzt. Sie können vielmehr eine allgemeine chronische Bronchitis unterhalten und in manchen Fällen wohl auch als Allergenquelle im Sinne des intrinsic asthma dienen.

V. Mukoviszidose

Eine weitere Ursache für die Entwicklung von Bronchiektasen können primäre Sekretionsanomalien der Bronchialschleimhaut sein. Dies ist insbesondere bei der Mukoviszidose der Fall (LAPP u. RÖTTGER, 1968; GIESE, 1974; HARTUNG, 1976). Es handelt sich dabei um eine autosomal rezessiv vererbliche Erkrankung, die zu den häufigeren Erbkrankheiten gehört (HÖVELS, 1968; STEPHAN, 1968; WINDORFER u. STEPHAN, 1968). Man rechnet mit etwa einem homozygoten Merkmalsträger auf 2500 Neugeborene. Die

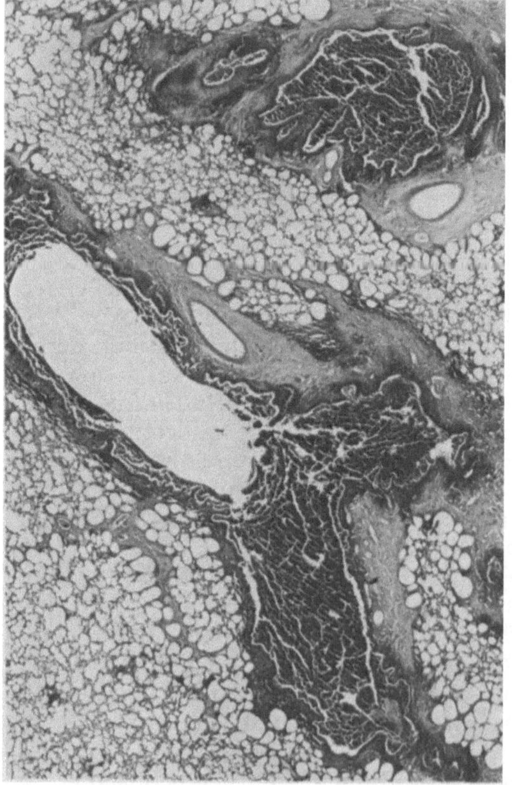

Abb. 19. Bronchiektasen bei Mukoviszidose, massive Sekretstauung. Sektionspräparat, 22jähr. Frau, 6,5:1. (Aus: HARTUNG, Prax. Pneumol. 1976)

Sekretstauung und dadurch begünstigte Entzündungen führen schon im frühen Kindesalter zu Bronchialerweiterungen, die in eine chronische progrediente diffuse Bronchiektasenkrankheit auslaufen (Abb. 19).

Die Sekretionsstörung, die vor allem durch eine abnorme Viskosität des Sekretes gekennzeichnet ist (DI SANT'AGNESE, 1961), bleibt nicht auf die bronchialen Schleimdrüsen begrenzt. Wie schon die frühere Krankheitsbezeichnung »Dysporia broncho-entero-pancreatica« (FANCONI, UEHLINGER u. KNAUER, 1936; GLANZMANN, 1946) erkennen läßt, ergeben sich verschiedene typische Erscheinungsformen: Der Mekoniumileus des Neugeborenen, die zystische Pankreasfibrose mit Maldigestion, seltener ein Ikterus infolge mechanischer Cholestase und schließlich die pulmonale Form. Letztere gewinnt bei Kranken, die das jugendliche Erwachsenenalter erreichen, die vorwiegende klinische Bedeutung und zwingt zu einer ständigen Therapie, die in erster Linie eine ausreichende Sekretbeseitigung und die Verhinderung infektiöser Komplikationen zum Ziel haben muß.

Morphologisch sind die Becherzellen im Bronchialepithel nicht vermehrt. In den Schleimdrüsen findet man meist eine muköse Transformation. Die Schleimmenge ist nicht vermehrt. Die abnorm hohe Viskosität wird aber an der Schleimstauung mit starker Dilatation der Ausführungsgänge der Drüsen erkennbar. In den Bronchien und Bronchiolen kommt es ebenfalls zur Sekretstauung mit ungewöhnlicher Sekreteindickung, wobei das Sekret oft von Zelldetritus und Bakterienrasen durchsetzt ist und Dittrichschen Pfröpfen ähnelt. Wahrscheinlich ist auch der Sekrettransport durch Lähmung der Zilientätigkeit gestört. Chronische intramurale und destruierende Wandentzündungen sowie häufige Bronchopneumonien bewirken die Entstehung von Bronchiektasen, die sich diffus in allen Lungenabschnitten entwickeln. Das periphere Lungengewebe ist häufig herdförmig überbläht und von eingestreuten kleinfleckigen Atelektasen durchsetzt. In den oberen Luftwegen bestehen gewöhnlich eine polypöse chronische Rhinitis und schleimigeitrige Sinusitiden (BODIAN et al., 1961).

Die Prognose ist ungünstig, wenn auch durch konsequente Therapie mehr Kranke als früher das Erwachsenenalter erreichen (WISSLER, 1972). Etwa 80% der homozygoten Kranken sterben noch vor dem 20. Lebensjahr. Der Tod ist meist Folge der pulmonalen Komplikationen.

Diskutiert wird ferner eine Bedeutung der Mukoviszidosis-Anlage (Heterozygotie?) bei Kranken mit chronischer obstruktiver Lungenerkrankung (KOCH, 1968). Man rechnet mit 2–5% Heterozygoten in der Bevölkerung. Hinweisend soll ein abnormer Ausfall des Schweißtests sein, der bei einem relativ höheren Prozentsatz der chronischen Bronchitiker gefunden wird. Morphologische Obduktionsbeobachtungen haben keine weitere Klärung in dieser Hinsicht ergeben, eine Häufung chronisch-fibrosierender Pankreasveränderungen konnte bei Patienten, die an einer chronischen obstruktiven Lungenerkrankung verstorben waren, nicht nachgewiesen werden.

VI. Folgen und Komplikationen der Bronchiektasen

Unmittelbare örtliche Komplikationen sind rezidivierende Pneumonien, die nicht selten den ersten klinischen Hinweis auf bestehende Bronchiektasen geben. Abszedierungen und Gangrän sind seltener. Pleuritiden kommen fast regelmäßig zur Entwicklung und führen durch die Organisation fibrinösen Exsudates allmählich zu umschriebener Verschwartung. Pneumothorax und Pleuraempyeme gehören nicht zu den typischen Komplikationen. Hämoptysen kommen häufiger vor. Sie können bei ulzerösen Schleimhautprozessen gelegentlich so massiv sein, daß sie zum Tode führen. Rezidivieren sie, so müssen sie Anlaß zum differentialdiagnostischen Ausschluß eines Bronchialkarzinoms geben. Die Folgen der chronischen Eiterung, die infektionsbedingte Kachexie und die Entwicklung einer generalisierten Amyloidose, sind ebenso wie die typischen Hirnabszesse aus bakterieller hämatogener Streuung seltener geworden.

Die größte Bedeutung kommt den Rückwirkungen auf die kardiorespiratorische Funktion zu.

Bei Bronchiektasen kommt es zu einer Steigerung der Bronchialzirkulation mit vermehrter Anastomosenbildung zum Pulmonalkreislauf. Die Bronchialarterienäste sind erweitert, in den Bronchiektasenwandungen bilden sich vermehrt Anastomosennetze aus (LIEBOW et al., 1949; CUDKOWICZ u. ARMSTRONG, 1953; u.a.). Außer den arterio-arteriellen und arterio-venösen Anastomosen können auch neugebildete Anastomosen zwischen Lunge und Brustwand sowie Mediastinum nachgewiesen werden (SCHOENMACKERS u. VIETEN, 1958). Man kann von einer »Aortalisation« der Lunge sprechen (ADEBAHR, 1955), wie sie auch bei anderen chronisch-entzündlichen Lungenerkrankungen und bei Pulmonalarterienverschlüssen beobachtet wird. Die Erhöhung des pulmonalen Zirkulationsvolumens könnte zur Überlastung der rechten Herzkammer beitragen. Die bei Kranken mit Bronchiektasen häufig zu beobachtenden Trommelschlegelfinger weisen auf intrapulmonale arterio-venöse Kurzschlüsse hin, durch die möglicherweise gefäßaktive Stoffe, z.B. Bradykinin, in den großen Kreislauf gelangen.

Die ventilatorische Funktion ist durch die Bronchialobstruktion, durch peribronchiale Fibrosen und begleitende pneumonische Prozesse schwer gestört. Eine weitere Folge sind Zirkulationsstörungen, die zur pulmonalen Hypertonie, zur chronischen Rechtsherzbelastung und Entwicklung eines chronischen Cor pulmonale Anlaß geben. Die kardio-respiratorische Insuffizienz ist häufigere Todesursache.

C. Lungenemphysem

I. Definition, Klassifikationen, klinisch-pathologische Korrelation

1. Definition

Der Name Emphysem bezeichnet zunächst nichts anderes als einen Zustand vermehrten

Luftgehaltes. Dieser betrifft in der Lunge die präformierten Lufträume; es handelt sich demnach um ein *alveoläres (oder vesikuläres) Emphysem*. Daneben kommen Zustände vor, bei denen sich – ähnlich wie auch in anderen Organen und Bindegewebslagern – Luft im interstitiellen Gewebe der Lunge ausbreitet. Dieses *interstitielle Emphysem* ist hier nicht weiter zu behandeln, obwohl es gelegentlich durch Herbeiführung typischer Komplikationen, insbesondere eines Pneumothorax, klinische Bedeutung gewinnen kann.

Der Zustand eines über die Norm vermehrten Luftgehaltes kann prinzipiell unterschiedliche Ursachen haben:

a) Zustand erhöhter Funktion mit Atmung auf einem der Inspirationsstellung angenäherten Niveau. Man spricht dann von einem *Volumen pulmonun auctum*.

b) Akute Überblähung der Lunge infolge einer akut aufgetretenen ventilartig wirkenden Stenose, z.B. massiver Schleimverschlüsse wie im Asthmaanfall, wobei das Lungengewebe keine Strukturschäden aufweist, so daß der Zustand der Überblähung nach Fortfall der Stenose voll reversibel ist. Dieser Zustand wird auch als *akutes Emphysem* bezeichnet.

c) das *chronische Lungenemphysem* geht mit einer Strukturschädigung einher, es ist deshalb irreversibel. Diese Form entspricht der Diagnose Lungenemphysem im engeren Sinne und wird mit der Definition der Weltgesundheitsorganisation erfaßt. Sie bedarf einer weiteren Differenzierung, weil die Ätio-Pathogenese, die morphologischen Formen und die funktionellen Folgen einschließlich der klinischen Prognose sehr unterschiedlich sind.

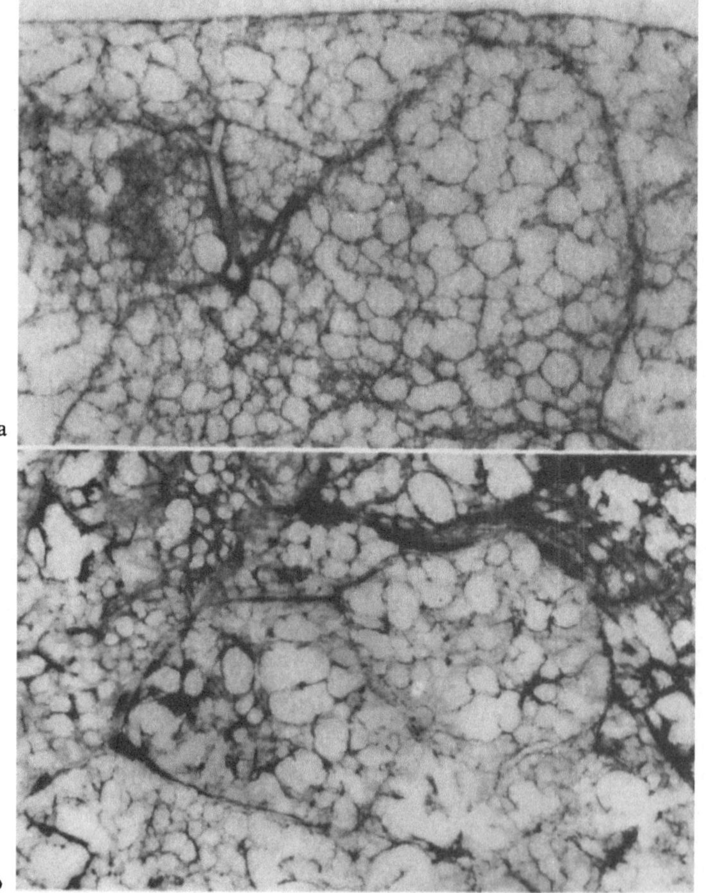

Abb. 20a–d. Vergleich verschiedener morphologischer Emphysemformen. (a) Panlobuläres (fortgeschritten diffus-atrophisches) seniles Emphysem, 82jähr. Mann, kein Cor pulmonale. (b) Fortgeschrittenes zentrolobuläres (bronchiolitisch-poststenotisches) Emphysem, 32jähr. Mann, Cor pulmonale. (c) Irreguläres (narbenbedingtes) Emphysem bei Anthrako-Silikose, 57jähr. Bergmann. (d) Bronchiolektatisches Narbenemphysem (»emphysematöse Gerüstsklerose«) im Lungenmantel bei progressiver interstitieller Lungenfibrose. Sämtliche Ausschnittsaufnahmen aus Lungengroßschnitten, 2,7:1

Definition und Klassifikationen des chronischen Lungenemphysems waren lange Zeit durch eine verwirrende Vielfalt gekennzeichnet. Die Schwierigkeiten ihrer Korrelation mit der Klinik werden aus der ausführlichen Darstellung von LOTTENBACH (1956) in der letzten Auflage dieses Handbuches deutlich. Inzwischen hat die Weltgesundheitsorganisation das chronische Lungenemphysem als »eine abnorme Erweiterung der Lufträume jenseits des Bronchiolus terminalis mit destruktiven Veränderungen ihrer Wand« definiert. Das Moment der Irreversibilität ist dabei durch die Hinzufügung der »Destruktion« erfaßt, die aus der Definition der American Thoracic Society (MENEELY et al., 1962) übernommen wurde. Das macht die Definition insofern problematisch, als es irreversible Dilatationen mit Emphysemsymptomatik ohne morphologisch sicher nachweisbare destruktive Schäden gibt, die von der älteren sog. CIBA-Klassifikation (1959) als irreversible Dilatation ohne Destruktion noch als besondere Gruppe erfaßt wurden.

2. Morphologische Klassifikationen und klinisch-pathologische Korrelation

Die weitere Klassifikation wird gewöhnlich nach ausschließlich morphologischen Gesichtspunkten durchgeführt. Danach werden ein *zentrolobuläres* (z.T. auch zentroazinäres) und ein *panazinäres* (auch panlobuläres) Emphysem unterschieden. Hinzu kommt eine morphologisch heterogene Gruppe von *irre-*

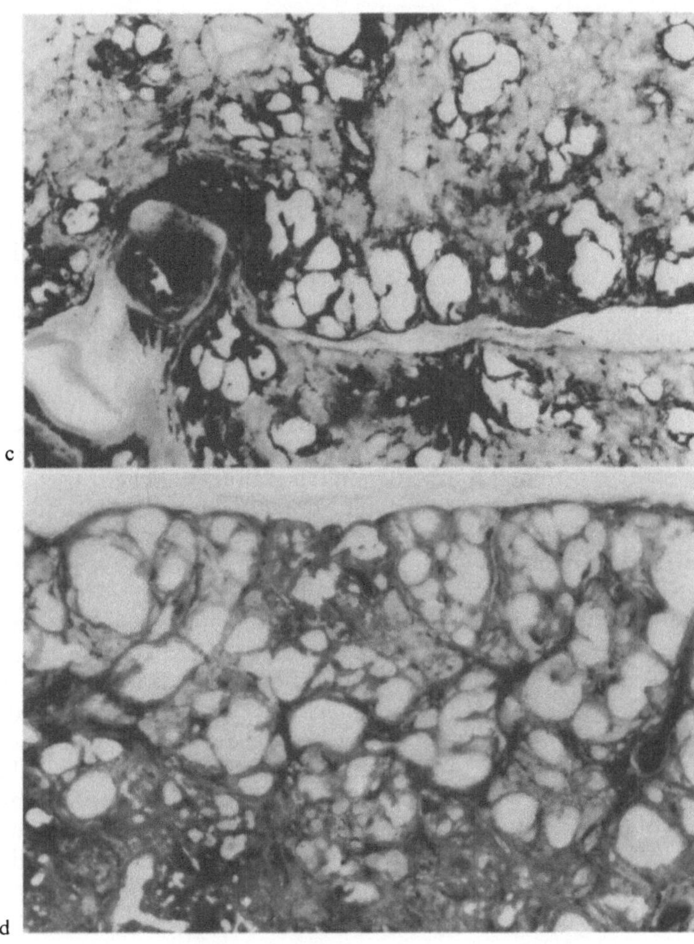

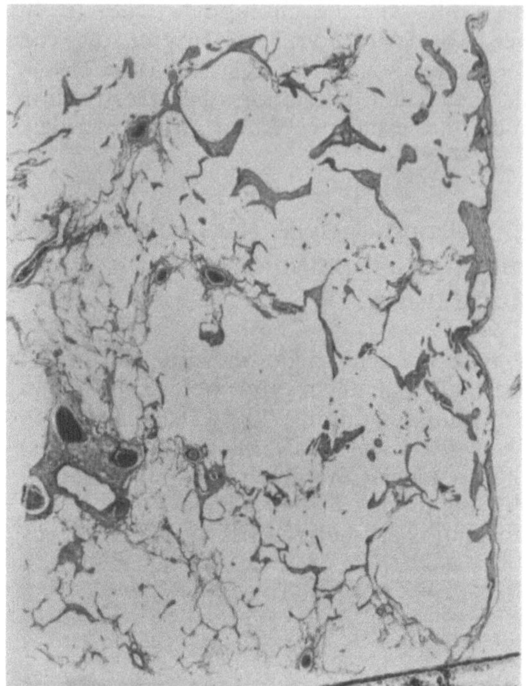

Abb. 21. »Leere Lobuli«, vermutlich überformtes diffus-atrophisches Emphysem mit leichter narbiger Komponente aus dem Oberlappen eines 71jähr. Mannes. 4:1

gulärem Emphysem, zu der perinoduläre, subpleurale und paraseptale sowie bullöse Emphysemformen gerechnet werden (Abb. 20).

Die morphologische Trennung des zentrolobulären vom panlobulären Emphysem ist meist möglich, obwohl sich beide Formen in fortgeschrittenen Stadien ziemlich weitgehend angleichen können, z.B. im *»Emphysem der leeren Lobuli«* (Abb. 21). Doch bleiben gewöhnlich noch weniger betroffene Lungenabschnitte erhalten, in denen aus den Frühveränderungen die Differenzierung erfolgen kann.

Eine präzise morphologische Emphysemdiagnostik ist nur an der expandiert fixierten Lunge möglich. Besondere Fortschritte bei der Beurteilung der Emphysemformen und ihrer Verteilung über die Lungen hat die im Anschluß an Christeller (1924) entwickelte Großschnittmethode von Gough u. Wentworth (1949) gebracht. Sie hat auch erst den unproblematischen Austausch ganzer

Lungenserien zwischen verschiedenen Untersuchungszentren ermöglicht. Die Beurteilung von anatomischen Schweregraden ist an den Großschnitten mit mehreren Methoden möglich (Thurlbeck et al., 1970): Bei dem Punktzählverfahren wird ein Punktraster auf durchsichtiger Scheibe über den Schnitt gebracht und die jeweilige Anzahl der Punkte, die auf alveoläres Gewebe, auf Luft oder peribroncho-vasales Bindegewebe fallen, ausgezählt. Mehr auf subjektiver Basis beruht die Anwendung des sog. Ryder-Grid, mit dem der Schnitt in 6 sternförmig angeordnete Sektoren zerlegt wird, in denen jeweils 3 Schweregrade subjektiv beurteilt werden. Schließlich ist auch ein einfacher Vergleich mit einer graduierten Standardschnittserie möglich.

Alle Vergleiche derart ermittelter morphologischer Schweregrade mit den klinisch zu Lebzeiten beobachteten Funktionsausfällen und Schweregraden des klinischen Krankheitsbildes mahnen indessen zur Vorsicht. Die Quantität anatomischer Läsionen sagt allein noch nicht viel über deren funktionelle Qualität aus. Auch bleibt bei dieser Art von Analyse am Lungengroßschnitt noch das Ausmaß einer etwa gleichzeitig bestehenden chronischen Bronchitis und ggf. im Hinblick auf eine bestehende pulmonale Hypertonie das Vorhandensein insbesondere älterer organisierter Lungenembolien unberücksichtigt.

Ähnliche Vorbehalte sind auch gegenüber den genaueren morphometrischen Untersuchungen zu machen, die gewöhnlich an üblichen histologischen Präparaten ausgeführt werden und, etwa nach den Methoden von Weibel (1963), die Anteile der einzelnen Gewebskompartimente und deren Beziehung zu Lufträumen genauer erfassen (z.B. Dunnill, 1974; Anderson u. Foraker, 1976; Thurlbeck, 1976; Dalquen et al., 1977). Die Methode wurde zunächst hauptsächlich auf die Darstellung der Schleimdrüsenhypertrophie bei chronischer Bronchitis (s. dort) angewendet, dann aber auch auf die peripheren Lungenabschnitte und deren emphysematischen Umbau ausgedehnt.

Für den Kliniker ist die anatomische Klassifikation besonders deswegen problematisch, weil er keinen unmittelbaren Zugang zu den anatomischen Kriterien dieser Differentialdiagnose hat. Er erfaßt den Großteil der Fälle unter dem Krankheitsbegriff der »chronischen obstruktiven unspezifischen Lungenerkrankung«. Dabei handelt es sich oft um eine Kombination von Bronchitis und Emphysem, deren jeweilige relative Bedeutung im Ablauf des Krankheitsgeschehens selbst bei sorgfältiger klinischer und morphologischer Analyse nicht immer erkennbar ist. Die auf klinische Studien (DORNHORST, 1955; MITCHELL u. FILLEY, 1964; BURROWS et al., 1966; HÜTTEMANN u. SCHÜREN, 1972; HERTZ, 1976; s. auch SCHÜREN, HÜTTEMANN u. SCHRÖDER, 1975) gestützte Hoffnung, mit dem dyspnoeischen A-Typus des »pink puffer« und dem hypoxämischen B-Typus des »blue bloater« die Emphysematiker (Typ A) und chronischen Bronchitiker (Typ B) trennen zu können, haben sich nicht erfüllt. Es kommen viel häufiger Mischformen als »reine Typen« vor, auch hat man mit Übergängen, besonders vom Typ A zu Typ B, zu rechnen (HARTUNG, 1978). Im übrigen wären ihnen noch die Asthmatiker als besondere Gruppe hinzuzufügen (»wheezing willies«, THURLBECK, 1976).

Auch von den morphologischen Befunden ausgehend ist es nicht überzeugend gelungen, den morphologisch definierten panlobulären und zentrolobulären Emphysemformen jeweils charakteristische klinische Krankheitsbilder zuzuordnen (PRATT et al., 1961; WYATT et al., 1962; OTTO u. ZEILHOFER, 1969; MITCHELL et al., 1975; HARTUNG, 1975; ausführliche Übersicht bei THURLBECK, 1976). So wird es aus der umfangreichen morphologischen Literatur deutlich, daß allmählich aus der starren anatomischen Einteilung in panlobuläres und zentrolobuläres Emphysem - meist unter Ausweitung der Gruppe der »irregulären« Emphyseme - Gruppen mit einer speziellen Pathogenese herausgelöst und gesondert behandelt werden (REID, 1967; GOUGH, 1968; HEARD, 1969; OTTO, 1976; ANDERSON u. FORAKER, 1976; SPENCER, 1977).

Hinsichtlich der Emphysemdiagnostik gilt auch heute noch die Feststellung von LOESCHCKE (1928), daß ein Teil der Emphyseme dem Kliniker verborgen bleibt und in anderen Fällen ein Emphysem diagnostiziert

wird, das sich autoptisch nicht bestätigen läßt (LAWS u. HEARD, 1962; HARTUNG, 1964; THURLBECK et al., 1965; REID u. MILLARD, 1969; OTTO et al., 1969). Die moderne Funktionsdiagnostik kennt zwar verschiedene auf Emphysem hinweisende Funktionsparameter, aber keinen für ein chronisches Emphysem allein hinweisenden Befund (BALDWIN et al., 1949; KNIPPING et al., 1958; BARTELS et al., 1959; BÜHLMANN u. ROSSIER, 1970; BATES et al., 1971; ULMER et al., 1976; MATTHYS, 1976; SMIDT, 1976). Auch radiologisch wird Emphysem erst von einem höheren morphologischen Schweregrad an einigermaßen regelmäßig diagnostiziert (FRIK et al., 1958; MORI et al., 1964; FRASER u. PARÉ, 1970; BOHLIG, 1973; K.M. MÜLLER, 1973; WORTH, 1976; ausführliche Übersicht über vergleichende röntgenologisch-pathologische Studien bei THURLBECK, 1976). Besonders die Abgrenzung gegen eine obstruktive Überblähung ohne irreversiblen Strukturumbau ist schwierig.

Wichtiger als eine erhöhte Transparenz der Lungenfelder sind Zwerchfellstand und Zwerchfellbeweglichkeit sowie eine verminderte periphere Vaskularisierung (HORNYKIEWYTSCH u. STENDER, 1955; WORTH, 1976), die sich angiographisch (z.B. BOLT u. RINK, 1960) und neuerdings besonders perfusionsszintigraphisch (KOPPENHAGEN u. v. NIEDING, 1976) nachweisen und postmortal-angiographisch bestätigen läßt (JUNGHANSS, 1959).

Im klinisch-pathologischen Vergleich ergab sich bei der Anwendung eines aus den treffendsten klinischen Funktionstestergebnissen (Volumengrößen, Atemstoßtest, CO-Diffusionskapazität) zusammengesetzten Vergleichswertes mit dem morphologischen Befund ein Korrelationskoeffizient von 0,84 (THURLBECK, 1976). Dieser stellt das maximal erreichbare Ergebnis dar und zeigt, daß für den Einzelfall noch erhebliche Irrtumsmöglichkeiten verbleiben. Übrigens ist auch die morphologisch-funktionelle Korrelation mit Funktionswerten, die bei postmortaler Beatmung isolierter Lungen gewonnen wurden, nicht voll überzeugend (HARTUNG u. SHAKERI, 1971; Abb. 22).

Für die klinische Diagnose bleibt somit weiterhin eine ausführliche Anamnese wich-

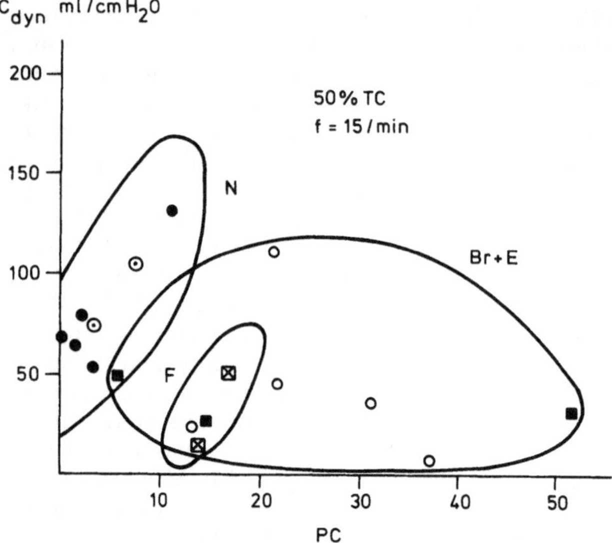

Abb. 22. Dynamische Compliance (c_{dyn}) bei Beatmung isolierter Lungen unter Standardbedingungen entspr. Ruheatmung, aufgetragen gegen morphologische Emphysembefunde nach dem Punktzählverfahren (PC). N=normale Lungen, ● jugendliche Lungen und ⊙ senile Emphyseme; F=fibrotische Lungen, ⊠ Fibrosen und teils ■ Anthrako-Silikosen; $Br + E$=Bronchitis und Emphysem, ○ bronchostenotische und ■ fokale Staubemphyseme. Vgl. Text. (Aus Hartung u. Shakeri, Bull. physiopath. Resp. 1971)

tig, die Hinweise auf Vorerkrankungen oder Schädigungen geben kann, die erfahrungsgemäß zur Entwicklung eines Emphysems führen.

3. Die pathogenetische Emphysemklassifikation

Es wurde deshalb im deutschen Schrifttum eine ganz andere Klassifikation vorgeschlagen (Giese u. Hartung, 1964; Hartung, 1964), die sich nur teilweise mit der anatomischen Klassifikation deckt, dafür aber pathogenetische und funktionelle Gesichtspunkte heranzieht, die auch für die Kliniker zugänglich sind. Danach werden *primäre atrophische Emphyseme von sekundären Emphysemen* unterschieden. Alle sekundären Emphyseme beruhen auf faßbaren Vorkrankheiten im Lungengewebe, die zu dessen emphysematischem Umbau führen; hierzu gehören die broncho-bronchiolostenotischen und bronchiolitischen Formen, die Narbenemphyseme und das chronische Überdehnungsemphysem.

Auch diese pathogenetische Klassifikation ist nicht in jedem Falle mit Sicherheit anwendbar. Sie ist aber nicht nur auf die morphologischen Befunde gestützt, sondern auch phologischen Befunde gestützt, sondern auch

mit bestimmten Mustern von Funktionsstörungen verbunden, die z.T. auch durch den klinischen Funktionstests ähnliche histomechanische Messungen an isolierten Lungen nachgewiesen werden können (s. dazu Kapitel Obstruktion). Sie erfaßt zudem bestimmte anamnestisch erkennbare ätiologische Momente, die auch therapeutische Konsequenzen haben können.

Es wird Sache des Klinikers sein zu entscheiden, ob sich diese pathogenetische Klassifikation für seine Belange mit Nutzen verwenden läßt. Die an sich ideale Klassifikation nach der Ätiologie ist z.Z. noch nicht möglich. Es ist sogar zu bezweifeln, ob sich eine solche Klassifikation angesichts der vielen auf die Lungen einwirkenden schädigenden Faktoren jemals wird erreichen lassen.

II. Ätiologie und Pathogenese

1. Exogene Faktoren

Die Ätiologie des Lungenemphysems ist noch in wesentlichen Punkten ungeklärt. Aus vergleichenden Obduktionsserien stellt sich Emphysem als ein ubiquitäres Leiden dar, dessen Verteilung aber Unterschieden hinsichtlich des Alters, des Geschlechtes, möglicherweise auch der Rasse sowie der Umweltbedingungen (Geographie, Industrialisierungsgrad, berufliche Belastungen) unterliegt. Es ist indessen kaum möglich, die Bedeutung einzelner exogener Faktoren einigermaßen sicher zu erfassen, weil fast immer mit einer Faktorenkombination gerechnet werden muß. Das gilt vor allem für den Einfluß der Rauchergewohnheiten. Das Rauchen ist übereinstimmend als die hervorragendste exogene Schädigung nachgewiesen, die zur Entwicklung von Emphysem führt (Royal College of Physicians, 1962; THURLBECK, 1963; ANDERSON et al., 1966, 1972; PETTY et al., 1967; RYDER et al., 1971; NIEWOEHNER et al., 1974; OTTO, 1976; u.a.). Damit ergeben sich zugleich auch Beziehungen zur chronischen Bronchitis, die häufig mit Emphysem verbunden ist und in deren Ätiologie das Rauchen ebenfalls eine wesentliche Bedeutung hat (s. dort).

Bei der Untersuchung von Kollektiven von Nichtrauchern schwinden vielfach die z.B. aus der allgemeinen Luftverschmutzung, sonstigen regionalen oder beruflichen Belastungen herrührenden Differenzen recht weitgehend (ISHIKAWA et al., 1969; ALLI, 1972; DFG-Studie, 1975), auch ein größerer Teil der Unterschiede zwischen den Geschlechtern. Schwere Emphyseme kommen bei Nichtrauchern nur verhältnismäßig selten vor und sind dann öfter mit anderweitigen über die Lungen ausgebreiteten Vorerkrankungen, wie z.B. vernarbenden Granulomatosen, obliterativer Bronchiolitis, verbunden. Einmal gesetzte Schäden scheinen jedoch irreversibel zu sein, jedenfalls konnte ein Effekt der Einstellung des Rauchens hinsichtlich des Emphysems nicht sicher nachgewiesen werden (ANDERSON et al., 1966). Nach BRISCOE (1972) ist der Einfluß der allgemeinen Umweltbelastung und Luftverschmutzung eher gering zu bewerten. Dagegen ist die Staubbelastung des Kohlenbergmannes als ätiologischer Faktor bei der Entstehung der fokalen Emphyseme anerkannt (GOUGH, 1947, 1972; HEPPLESTON, 1954; NAGER et al., 1959; GIESE, 1960; DI BIASI, 1960, 1963; RÜTTNER, 1963; HARTUNG u. EINBRODT, 1965; KÜHNE, 1965). Die besondere Beziehung des Rauchens zu der zentro-

lobulären Emphysemform wird u.a. durch eine Fixierung von Schadstoffen mit Rußniederschlägen erklärt, die sich besonders im Bereich des Bronchiolusstieles ansammeln (HEARD u. IZUKAWA, 1963; GOUGH, 1972; THURLBECK, 1976; ANDERSON u. FORAKER, 1976). Die Bedeutung von Cadmium (BAADER, 1951), mit dem experimentell ebenfalls Emphysem erzeugt werden kann (THURLBECK u. FOLEY, 1963) und das bei den Rauchern aus dem Zigarettenrauch in erhöhtem Maße aufgenommen wird, steht noch zur Diskussion.

2. Endogene Faktoren

Unter den endogenen Faktoren haben die neueren Untersuchungen über die Bedeutung des α-1-Antitrypsinmangels und anderweitiger Proteaseinhibitoren besonderes Interesse gefunden (ERIKSON, 1964). Sehr niedrige Blutspiegel kommen bei homozygoten, mäßig erniedrigte Spiegel bei heterozygoten Trägern des α-1-Antitrypsin-Mangelsyndroms vor. Die Patienten weisen in hohem Prozentsatz ein in frühen Jahren einsetzendes, morphologisch schweres panlobuläres Emphysem oft ohne vorhergehende Bronchitis auf, auch sonstige wesentliche exogene Noxen sind meist auszuschließen (im einzelnen siehe Beitrag FERLINZ). Wie experimentell zuerst von GROSS gezeigt werden konnte, läßt sich durch Papain ein Emphysem erzeugen, indem es zu einer enzymatischen, besonders elastolytischen Zerstörung der Lungengerüststrukturen kommt (GROSS et al., 1962; JOHANNSON et al., 1971). Auch Leukozytenkonzentrate bzw. purulentes Sputum können eine entsprechende Wirkung ausüben; der Effekt wird durch die inhibitorische Wirkung von Antitrypsin unterdrückt (JANOFF, 1972; LIEBERMAN u. GAWAD, 1971; CAPLAN, 1973).

Während das familiäre schwere Emphysem bei Antitrypsinmangelsyndrom zweifellos nur sehr begrenzte Bedeutung hat (OTTO, 1976), wird der prinzipiellen Frage nach den proteolytischen und proteolyseinhibitorischen Wirkungen in der Lunge eine hohe Bedeutung beigemessen (s. bei MITMAN, 1972). Hierbei wird – ähnlich wie bei der

Mukoviszidose und der chronischen Bronchitis (s. dort) – die Rolle des relativen Mangels an inhibitorischer Aktivität bei homozygoten Anlageträgern diskutiert, ebenso aber auch, ob eine verstärkte Proteolyse, z.B. durch die nachweislich erhöhten Leukozytenzahlen und Makrophagenansammlungen bei Rauchern (HARRIS et al., 1970; HOLT u. KEAST, 1973) auch eine normale inhibitorische Funktion überspielen können. Die Tatsache, daß nach Lösung von Lobärpneumonien mit ihren sehr hohen Zahlen zerfallender Leukozyten eine restitutio ad integrum einzutreten pflegt, scheint zunächst allerdings gegen dieses Konzept zu sprechen.

3. Formale Pathogenese

Was die formale Pathogenese betrifft, so haben die grundlegenden Ausführungen von LOESCHCKE (1928) auch heute noch Bedeutung. Danach spielen Überdehnung, Anämie und Atrophie die Hauptrolle. Sie können im einzelnen in unterschiedlichem Ausmaß und auch in vertauschter Reihenfolge wirksam werden: Narbenzug → Gefäßverschluß (Anämie) → Atrophie, z.B. bei den Narbenemphysemen; poststenotische Überblähung → Minderdurchblutung → Atrophie, z.B. bei dem broncho-bronchiolostenotischen Emphysem; Gewebsverlust → Gefäßreduktion → Erschlaffung mit Überdehnung, z.B. bei dem primär-atrophischen Emphysem usw.

Mechanismen dieser Art werden im einzelnen bei den unterschiedlichen Emphysemformen der pathogenetischen Klassifikation besprochen (Abb. 23).

Es ist darüber hinaus darauf hinzuweisen, daß alle Strukturstörungen im Lungengewebe und in den Luftwegen selbst einen pathogenetischen Faktor für die Fortentwicklung eines Emphysems darstellen, indem sie bei den ständigen Atembewegungen über eine inhomogene mechanische Belastung des Lungengewebes, sei es durch herdförmige Broncho-Bronchiolostenosen mit Ventileffekt, sei es durch mechanischen Zug an verfestigten Gewebefronten, zu einer Verstärkung und weiteren Ausdehnung emphysematischer Läsionen führen.

III. Senile Lunge, primär-atrophisches Emphysem

Wie alle Organe und Gewebe unterliegt auch die Lunge Alterungsprozessen, die sich auf ihre Struktur und Funktion auswirken. Die Lunge wird im Alter schlaff. Die damit verbundene Atrophie, die schon in sehr alten Obduktionsbeobachtungen erwähnt wird, ist allerdings wegen der Überlagerung durch agonale Veränderungen (Blutgehalt, Ödem, Schleimverlegung der Bronchien, Pneumonie etc.) nicht regelmäßig nachweisbar. So konnte auch an einem ausgewählten Obduk-

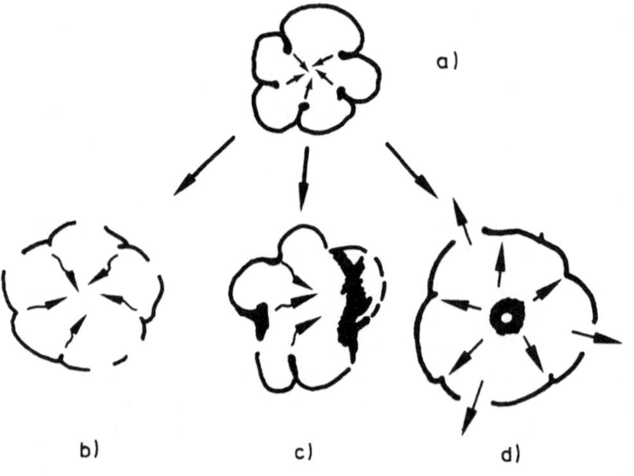

Abb. 23. Schema zur Entstehung verschiedener Emphysemformen. (a) Querschnitt eines normalen Alveolarganges mit Alveolen und kräftigen, diese stützenden Alveoleneingangsringen. (b) Senile Gangerweiterung, Gerüsterschlaffung, Zurückweichen der Eingangsringe und Verstreichen der Alveolen im erweiterten Alveolargang zum senilen Emphysem. (c) Narbenbildungen, z.B. Bronchiolitis oder Staubfibrose, mit unregelmäßiger Verziehung und Erweiterungen. (d) Bronchioläre Stenose (weiter zentral gelegen), poststenotische Überblähung, Tendenz zur größeren Blasenbildung durch zunehmende Fensterung und Verlust der Innenstrukturen

tionsgut nur eine mäßige Gewichtsabnahme jenseits des 55. Lebensjahres nachgewiesen werden (RÖSSLE u. ROULET, 1932). Auch Untersuchungen über den mittleren Luftgehalt der spontan kollabierten Lungen hatten widersprüchliche Ergebnisse (CLÖSGES, 1949; HIERONYMI, 1961). Dagegen konnte durch Dehnungsversuche an Lungenstreifen (TENDELOO et al., 1929) eine Minderung der elastischen Retraktionsfähigkeit nachgewiesen werden.

Die sichersten Ergebnisse sind durch Druck-Volumenmessungen an den isolierten Lungen zu gewinnen, bei denen das Lungengewebe in physiologischer Weise beansprucht wird (LIEBERMEISTER, 1907; BÖNNINGER, 1909; CLOETTA, 1913; MINKOWSKI u. BITTORF, 1912; ROHRER, 1916, 1928). Durch langsame kontinuierliche Luftauffüllung mit gleichzeitiger Druckregistrierung wird die sog. (statische) Compliance (ml Volumenzunahme/cm H_2O Drucksteigerung) bestimmt. Systematische Messungen dieser Art an Obduktionslungen (HARTUNG, 1957) haben im Mittel eine Zunahme der Compliance von 220 ml/cm/H_2O bei Jugendlichen bis etwa 300 bei normalen Lungen älterer Menschen und bis 500 bei ausgeprägterem senil-atrophischem Emphysem ergeben (Abb. 24).

Diese Alternsveränderungen beruhen wahrscheinlich primär auf einer Erschlaffung der Fasersysteme, speziell des elastischen Fasergerüstes. Der Funktionsverlust ist an den Fasern morphologisch nicht nachweisbar, es kommt vielmehr zu einem Anstieg des Elastin/Kollagenquotienten (BRISCOE u. LORING, 1958; PIERCE u. HOCOTT, 1960). Bei klinischen Untersuchungen konnten gleichlaufende Minderungen der mechanischen Eigenschaften an der Haut und an den Gefäßen nachgewiesen werden (BÜRGER u. KNOBLOCH, 1960).

In der Lunge spielen weiterhin die Oberflächenspannungskräfte eine Rolle, die sich an den Grenzflächen von Luft zu (feuchtem) Gewebe entwickeln (V. NEERGAARD, 1929) und durch einen oberflächenaktiven Film, sog. Surfactant, modifiziert werden (PATTLE, 1955; CLEMENTS, 1957; CLEMENTS et al., 1961; MEAD et al., 1957; KLUGE, 1967; SCHOEDEL, 1971; LANDAUER, 1976). Die Oberflächenspannung wird mit den Umbauprozessen der Alterslunge, die zu einer Vergrößerung der Krümmungsradien führen, ebenfalls geändert (KLUGE, 1967). Ob auch mit Einflüssen einer erhöhten oberflächenspannungsmindernden Surfactantaktivität bei Emphysem gerechnet werden muß, ist einstweilen ungeklärt (Abb. 25).

Klinisch wird die Lungenerschlaffung im Alter an einer Änderung der Lungenvolumina erkennbar, insbesondere an einer Zu-

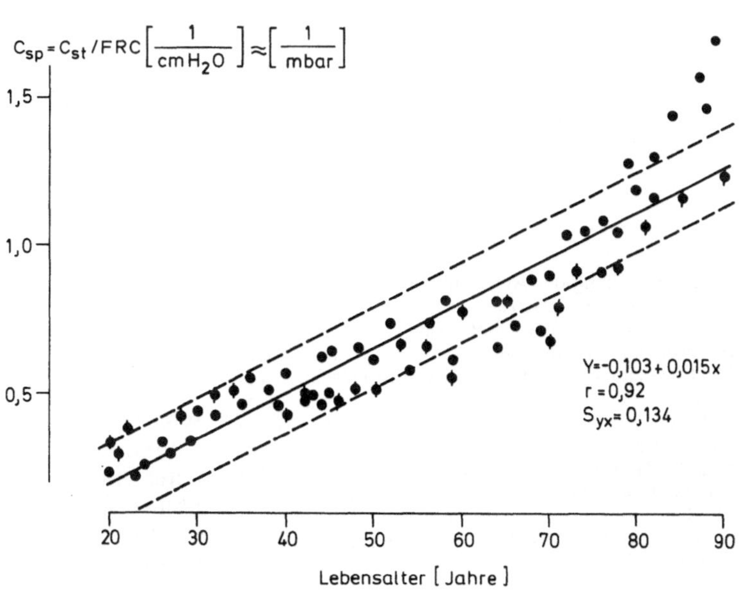

Abb. 24. Spezifische statische Compliance nicht krankhaft veränderter isolierter Lungen verschiedener Lebensalter. ● = Männer. ◐ = Frauen. (Nach WIERICH, unveröff. 1979)

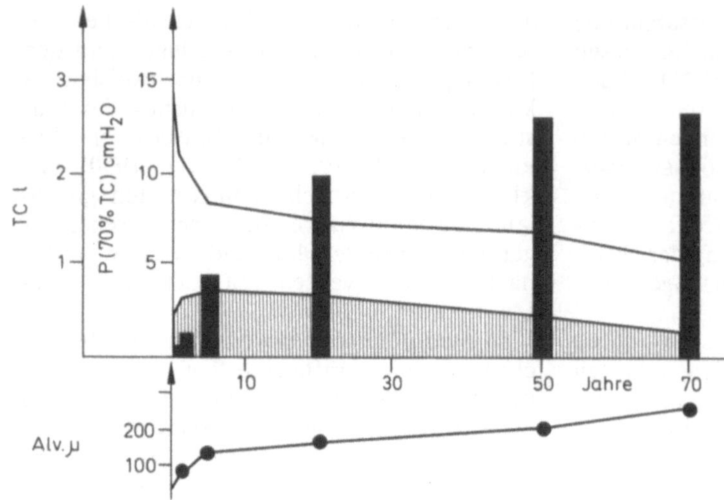

Abb. 25. Anteil der Oberflächenspannung (weiß) und der Gewebselastizität (schraffiert) an der elastischen Retraktionskraft isolierter Lungen bei einer Füllung entspr. 70% der Totalkapazität im Altersgang. Die Säulen zeigen die Lungengröße ($\simeq$ Totalkapazität $= V$ bei $p = 25$ cm H_2O in 1) an. Unten: mittlere durchschnittliche Alveolenweiten in μ. (Zusammenstellung nach Meßwerten von Kluge u. Schimöller aus: Hartung, Beitr. Klin. Tuberk. 1966)

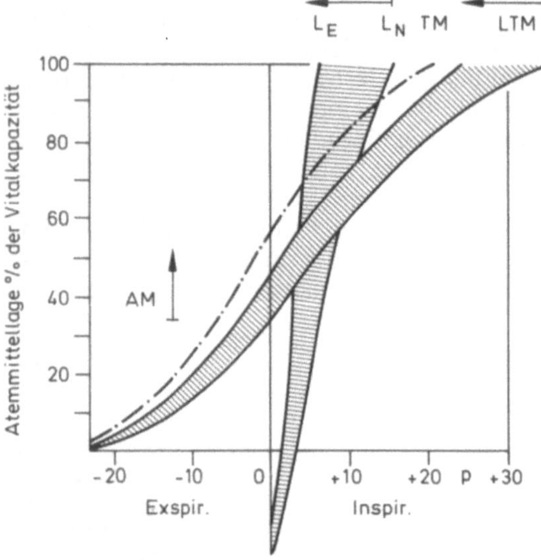

Abb. 26. Erhöhung der Atemmittellage (AM) als Folge des nachlassenden elastischen Retraktionszuges der Lunge im Alter und bei Emphysem. $L_N \rightarrow L_E$ = Elastizitätskurven der normalen und emphysematischen Lunge: TM = Elastizitätskurve der Thoraxwand einschl. Muskulatur; LTM = Elastizitätskurve des Gesamtsystems (»Relaxationsdruckkurve«) mit entsprechender Verlagerung. Der Schnittpunkt der LTM-Linien mit der Druck-Nullachse zeigt die elastische Ruhestellung des Gesamtsystems an (Volumina in % der Vitalkapazität in der Ordinate). Pfeile kennzeichnen die Richtung der Altersentwicklung. (Aus: Hartung, Lungenemphysem, Springer 1964)

nahme des Residualluftvolumens und der funktionellen Residualkapazität, weil der inspirationswärts gerichtete Zug der Thoraxwand die schwindende elastische Retraktionskraft der Lunge zu überwiegen beginnt (Abb. 26; vgl. auch im Kapitel Anatomie). Daneben gewinnen die Bauchdecken Bedeutung, weil bei schlaffen Bauchdecken ein Tiefertreten des Zwerchfelles gegen geringeren intraabdominalen Widerstand möglich wird (Hartung u. Kafarnik, 1966). Derartige Verschiebungen der intrapulmonalen Luftvolumina (Residualluftzunahme, Erhöhung der funktionellen Residualkapazität) gelten von einem bestimmten Schweregrade an als bereits emphysemtypisch. Auch führt die gelockerte Verspannung der kleinen Bronchien und Bronchiolen im erschlafften Lungengewebe zu einer Minderung des forcierten Exspirationsstoßes infolge Bronchialkollapses, wodurch eine obstruktive Ventilationsstörung (s. dort) angezeigt wird. Die Ventilationsleistung an senilen schlaffen Lungen ist erhöht (Wierich, 1976; Abb. 27).

Es ergibt sich somit auch klinisch eine unscharfe Grenze zu »emphysemtypischen« Funktionsparametern, obwohl die normale Altersentwicklung in den Mittelwerten der Sollwertformeln berücksichtigt ist.

Ähnliches gilt für die morphologische Beurteilung. Folgt man der WHO-Defini-

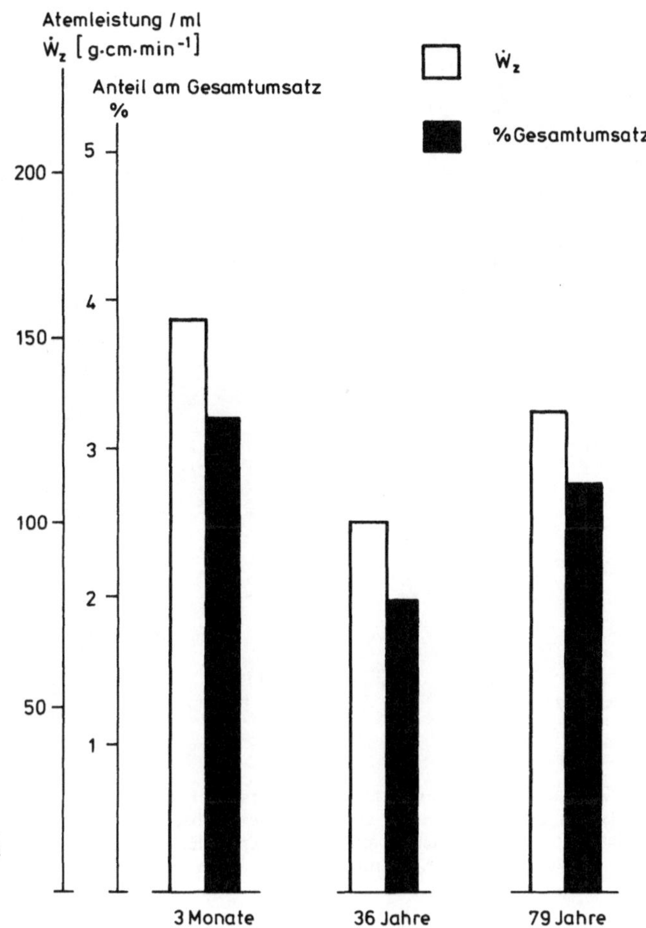

Abb. 27. Atemleistung in verschiedenen Lebensaltern ($\dot{W}_z$) und daraus errechneter proz. Anteil am Gesamtenergieumsatz nach dem Ergebnis atemmechanischer Messungen an normalen alterstypischen isolierten Lungen. (Aus: WIERICH, Pneumologie Suppl. 1976)

tion, so müssen »destruktive Schäden« am Lungengerüst nachgewiesen werden. Tatsächlich wird aber ein Umbau der terminalen Lufträume beobachtet, den man als »Gefügedilatation des Azinus« bezeichnet hat (GIESE, 1961). Mit diesem auch als »duct ectasia« bezeichneten Umbau (Abb. 28) schwindet die Gliederung der Ductus alveolares, indem die durch die kräftigen Alveoleneingangsringe des Fasergewebes gestützten Sporne verstreichen und die Alveolen allmählich in den erweiterten Gängen nahezu vollständig aufgehen (LOESCHCKE, 1928; GIESE, 1959; HARTUNG, 1964; RYAN et al., 1965; GOUGH, 1968). Es bleibt schließlich in fortgeschrittenen Stadien eine primitivere, wenig gegliederte Gangstruktur, die Alveolen sind weitgehend geschwunden. Zugleich

tritt auch eine Reduktion des dichten Kapillarbettes auf ein gröberes restliches Netz weiter Kapillaren (Stromkapillaren, GIESE, 1957) ein, die schon von ISAAKSOHN (1870) beschrieben und in späteren morphologischen und postmortal-angiographischen Untersuchungen bestätigt wurden (LOESCHCKE, 1928; JUNGHANSS, 1959; u.a.). Diese Reduktion an aktiver Gasaustauschfläche, die wegen des Kapillarverlustes zugleich mit einer Minderung des Kapillarblutvolumens verbunden ist (BACKMANN, 1969; BACKMANN u. HARTUNG, 1970), wirkt sich klinisch in einer Reduktion der Diffusionskapazität aus (UEHLINGER, 1956).

Es bleibt somit eine Frage terminologischer Übereinkunft, ob man diesen Strukturumbau mit Gewebsschwund als einfache (se-

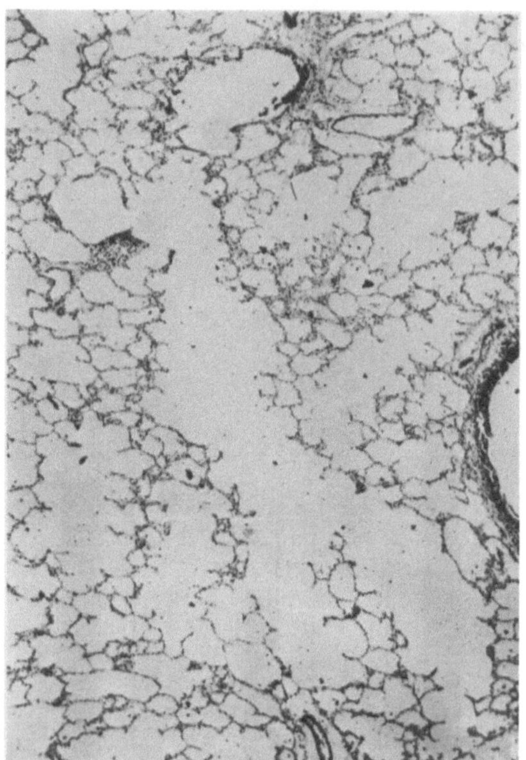

Abb. 28. Ausgeprägte Gangektasie besonders der respiratorischen Bronchiolen und Alveolargänge bei beginnendem senil-atrophischem Emphysem. Expandiert-fixierte Lunge eines 67jähr. Mannes, 32:1

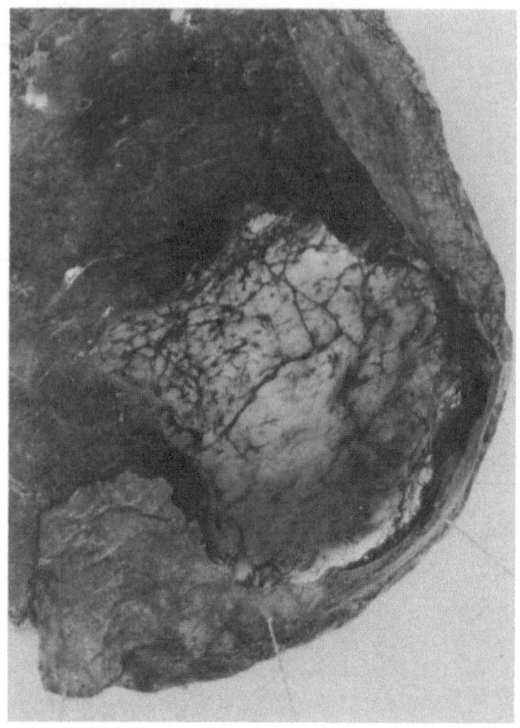

Abb. 29. »Vanishing lung«; bullös überformtes diffusatrophisches Emphysem, hier ein großer Herd im Unterlappen. Beobachtung Prof. Schopper, Darmstadt, 1960

nile) Atrophie oder als Gewebsdestruktion bezeichnen will. Ryan et al. (1965) und ähnlich Otto (1976) trennen die »duct ectasia« vom panlobulären Emphysem ab. Anderson u. Foraker (1976; auch Anderson et al., 1970) sehen Übergänge, nehmen aber für die Fortentwicklung zum panlobulären Emphysem in der Regel entzündliche »destruktive« Prozesse oder aber eine Unfähigkeit des alternden Lungengewebes an, die damit verbundenen enzymatischen Abbauprozesse zu überwinden.

Vom morphologischen Standpunkt aus erscheint es erforderlich, für die fortgeschrittenen Stadien, die sich von einem panlobulären Emphysem morphologisch nicht mehr sicher abgrenzen lassen, an dem Begriff Emphysem festzuhalten. Es ist aber wegen seiner oft nur geringen klinischen Auswirkungen als »primär-atrophisches« bzw. »seniles« Emphysem

zu kennzeichnen und gegen die sekundären Emphyseme abzugrenzen. Seine eigentliche klinische Bedeutung liegt nicht so sehr in der allgemeinen Reduktion der Lungenleistung an sich, die mit den alternsbedingten Funktionseinbußen an anderen Organen und Organsystemen, besonders dem Kreislauf, korreliert ist und deshalb nicht zu einer hervortretenden Lungenkrankheit führt, sondern in den Komplikationsmöglichkeiten, z.B. entzündlicher Natur, die im höheren Alter zu einem schnellen Zusammenbruch der pulmonalen Funktion führen können. Pfropft sich eine chronische Bronchitis auf, so kommt es zur Entwicklung eines unbezweifelbaren Emphysems, das besonders in den Lungenspitzen und -rändern lokalisiert und öfter bullös entwickelt ist (sog. *sekundäre Überformung*, Hartung, 1964; Abb. 29).

Für die klinische und ggf. gutachterliche Beurteilung ist schließlich hervorzuheben, daß man bei nennenswerten emphysemtypischen Funktionsstörungen ein diffus-atrophisches primäres Emphysem auf konstitutioneller Basis vor dem 6. Lebensjahrzehnt niemals annehmen sollte (HARTUNG, 1964). Es handelt sich in solchen Fällen nach den pathologisch-anatomischen Beobachtungen stets um ein sekundäres Emphysem, dessen pathogenetisch bedeutsamen Vorerkrankungen abgeklärt werden müssen.

IV. Sekundäre Emphyseme

Alle sekundären Emphyseme sind durch die Art und Ausdehnung der Vorläufererkrankungen geprägt. In ihrer formalen Pathogenese spielt neben direkten Zerstörungen von Lungengewebe eine abnorme Belastung (»Streß«) der mechanisch wirksamen funktionellen Strukturen eine Hauptrolle, die über die ursprüngliche streng herdbezogene Lokalisation des Emphysems schließlich in einen allgemeinen generalisierten emphysematischen Umbau auslaufen kann. Die funktionellen Auswirkungen sind oft bedeutend, sie haben weitere typische Komplikationen und Rückwirkungen, besonders auf den Lungenkreislauf und das rechte Herz, zur Folge (GIESE u. HARTUNG, 1964).

1. Bronchostenotisches und bronchitisches Emphysem

Die enge Beziehung zwischen Bronchitis und Emphysem geht schon aus der häufig verwendeten Diagnose »Emphysembronchitis« hervor. Dabei kann die Bronchitis sowohl Ursache als auch Komplikation und somit Folge des Emphysems sein (s. auch im Kapitel Bronchitis). Als Ursache der Emphysementwicklung kommen die mit der Bronchitis verbundenen obstruktiven Ventilationsstörungen und die entzündlichen Destruktionen, besonders im Bereich der Bronchiolen, in Betracht (Abb. 30). Damit ergibt sich eine

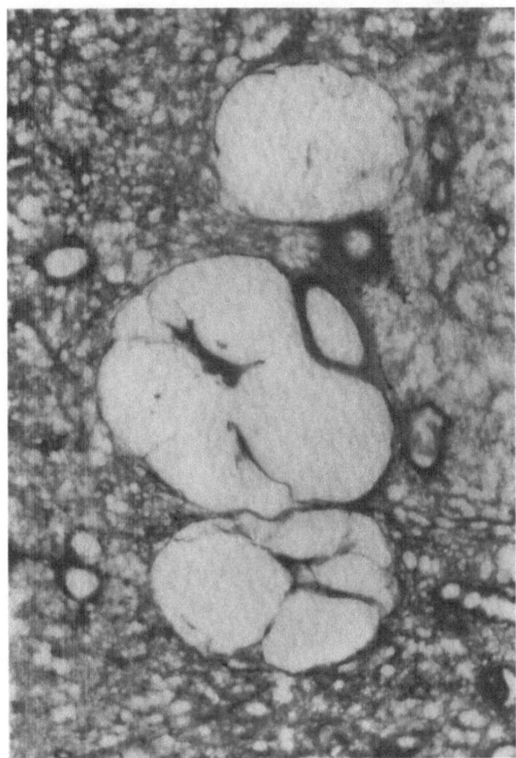

Abb. 30. Isolierte bronchiolostenotische Emphysemblasenentwicklung im Lungenkern. Aus einem Lungengroßschnitt, 3,2:1. Vgl. dazu auch Abb. 21

weitere Unterteilung in *bronchostenotisches* und *destruktiv-bronchitisches* Emphysem.

Der pathogenetische Mechanismus des bronchostenotischen obstruktiven Emphysems ist die chronische poststenotische Überblähung des Lungengewebes (HARTUNG et al., 1970). Morphologische Grundform dieser Emphyseme ist die rundliche Blase. Sie kommen bevorzugt in den Lungenrändern vor und können hier sehr groß werden. In der Intermediärzone und im Lungenkern bleiben sie meist kleiner und sind häufig von einer Zone kompressionsatelektatischen Lungengewebes umgeben (Abb. 31). Isolierte bronchostenotische Emphysemblasen werden meist von einer umschriebenen, gewöhnlich peripher im Bronchiolarbereich gelegenen, ventilartig wirkenden Stenose ausgelöst. Diese kann z.B. eine hochgradige Lichtungseinengung bei Bronchiolitis obliterans sein; es kann aber auch ein

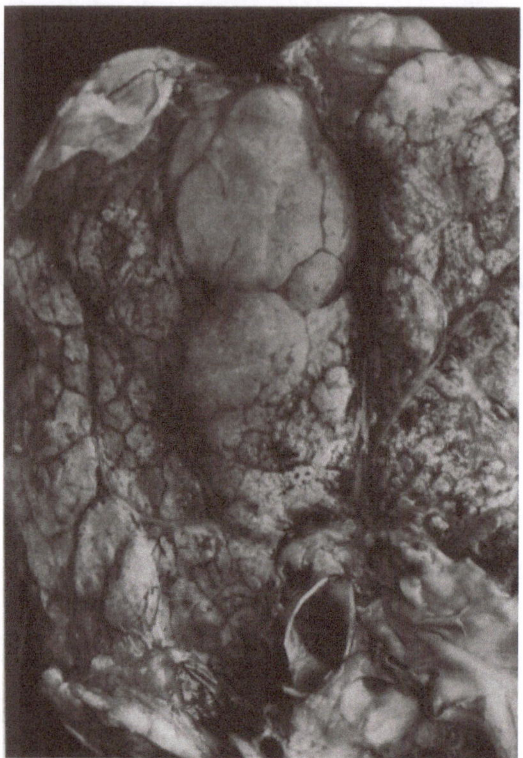

Abb. 31. Bronchostenotisch-bullöses Emphysem. Die poststenotische Überblähung wird an den stark auseinandergezogenen durch Pigmentablagerung markierten Lobulusgrenzen besonders deutlich. (Aus: Hartung, Lungenemphysem, Springer 1964)

dünnwandiger Bronchiolus in den Emphysembezirk hineinreichen und postinspiratorisch durch den Druck des geblähten umliegenden Lungengewebes komprimiert werden. Bei der mit Gewebsverlust einhergehenden Blasenbildung kommt örtlichen Zirkulationsstörungen eine zusätzliche Bedeutung für den Gewebsabbau zu. Der Umbau zur großen Blase, die u.U. Faustgröße erreichen kann (s. *bullöses Emphysem*), setzt weiterhin vermutlich eine Insuffizienz der kollateralen Ventilation voraus, die sowohl durch begleitende interstitielle entzündliche Prozesse als auch durch die atelektatische Kompression des umliegenden Lungengewebes bedingt sein kann.

Bei der Entwicklung ausgedehnter bronchostenotischer Emphyseme mit blasig-emphysematischen Läsionen können die ur-

sächlichen Bronchostenosen weiter zentral entwickelt sein. Das ist z.B. bei manchen lappenbegrenzten Emphysemen als Folge zentraler Bronchostenosen bei silikotischer Lymphknoteninduration mit Bronchuswandeinbrüchen oder bei hilusnäher entwickelten Schwielenbildungen der Fall, in die größere Bronchien einbezogen wurden. In solchen Fällen wurde auch eine nervale Alteration als Ursache des Emphysems diskutiert (Otto u. Schmidt, 1960), doch läßt sich die obstruktive Störungskomponente bei der artefiziellen Ventilation solcher Lungen unmittelbar nachweisen. Ein ähnlicher obstruktiver Ventilmechanismus spielt bei dem sog. kongenitalen lobären Emphysem der Neugeborenen eine Rolle (Otto, 1976).

Die bronchitische, besser bronchiolitische Form des Emphysems entsteht durch Ausbreitung des entzündlichen Wandprozesses bis in die terminalen und respiratorischen Bronchiolen. Durch deren Dilatation entsteht das typische zentrolobuläre Emphysem, das schon von Loeschcke (1921) als bronchiolektatische Form mit Bildung eines von ihm als »Atrium« bezeichneten zentral-lobulären Hohlraumes bei zunächst noch intakter Peripherie der Alveolargänge beschrieben wurde. Die Bedeutung der entzündlichen Wandschädigung wurde besonders in der anglo-amerikanischen Literatur hervorgehoben (Leopold u. Gough, 1957), in der auch der Terminus zentrolobuläres Emphysem geprägt wurde.

In späteren Stadien bleibt die emphysematische Dilatation nicht auf die Azinus- bzw. Lobuluszentren begrenzt. Es werden auch die peripheren Alveolargänge in die Dilatation einbezogen und abgebaut, so daß sich auch hier das morphologische Bild der »leeren Lobuli« ergibt. Die Abgrenzung gegen den panlobulären Emphysemtypus, der in der Peripherie beginnt und sich in die Zentren ausbreitet, ist dann oft nicht mehr möglich. Bei beiden Formen können schließlich auch die Lobulusgrenzen übersprungen werden, woraus besonders in den Lungenrändern ein generalisiertes großblasiges Emphysem resultieren kann.

Der chronischen intramuralen Bronchitis der größeren Bronchien kommt demgegenüber in der Emphysempathogenese eine geringere Bedeutung zu. Auch rezidivierende Bronchuslichtungseinengungen durch entzündliches Exsudat und Schleimhautschwellung führen zunächst nur zu Überblähungen im peripheren Lungengewebe, die – wie das Beispiel des Asthma bronchiale zeigt – nicht regelmäßig zu einer emphysematischen Umwandlung des peripheren Lungengewebes führen müssen, sofern eine chronisch-lokalisierende Bronchostenose fehlt.

Für den Kliniker ist indessen eine Differenzierung schwierig. Die Ventilationsmessungen ergeben in allen Fällen eine obstruktive Funktionsstörung mit emphysemtypischen Veränderungen, die auch mit den lokalisatorisch genaueren Nachweisverfahren einer mit dem Emphysem verbundenen Zirkulationsstörung im konkreten Fall oft nicht nach prinzipiell reversibler Überblähung oder chronischem irreversiblem emphysematischem Umbau differenziert werden kann.

2. Narbenemphyseme

Die Narbenemphyseme treten morphologisch in sehr vielfältigen Formen auf. Sie gehören zu den häufigsten Emphysemen überhaupt, gewinnen aber nur relativ selten bei weiter Ausdehnung über die Lungen wirkliche klinische Bedeutung. Ihre Ursache sind Strukturstörungen, die am häufigsten Folge vernarbender granulomatöser Prozesse, wie z.B. Miliartuberkulose, disseminierte Anthrako-Silikose u.a., sind. Solche Emphyseme sind zumindest zunächst unmittelbar herdbezogen und werden deshalb meist als *fokale Emphyseme* bezeichnet. Sie sind oft ebenfalls zentrolobulär entwickelt, weil sich die auslösenden granulomatösen Prozesse besonders am Anfangspunkt des geschlossenen Lymphsystems, im Bereich der terminalen und respiratorischen Bronchiolen, abzuspielen pflegen.

Nach dem morphologischen Bild strahlt die zentrale Narbe in das umliegende Lungengewebe aus und wird von einem Emphysemmantel umgeben. Man hat diesen Typus des *perinodulären fokalen Emphysems* mit einer »Spinne im Netz« verglichen. Häufig ist nicht nur der zugehörige Bronchiolus,

sondern auch die A. terminalis in die Narbe einbezogen und mehr oder weniger weitgehend verschlossen. Die respiratorische Funktion des befallenen Lobulus ist schwer gestört. Bei dichtstehender Beherdung fließen die Emphysemmäntel benachbarter Lobuli zusammen und bilden ein generalisiertes Emphysem, in dessen Maschen die Narben relativ gleichmäßig eingestreut sind.

Eine andere Form des fokalen Emphysems, das besonders bei der disseminierten feinherdigen Anthrako-Silikose zur Entwicklung kommt, ist das *zentrolobulär-dilatative fokale Staubemphysem*. Es resultiert aus der Staubbeladung der Wände terminaler und respiratorischer Bronchiolen und entspricht in seinem Typus dem bronchiolitischen zentrolobulären Emphysem. Auch in diesen Fällen kann sich in späteren Stadien das Emphysem auf ganze Lobuli ausdehnen und in den Typus der »schwarzen Löcherlunge« übergeben. Die Staubablagerungen sind gewöhnlich nur mit einer geringen Fibrosierung verbunden, so daß die Beurteilung ihrer ätiologischen Bedeutung schwierig sein kann. Insbesondere HEARD u. IZUKAWA (1963) haben anhand eines Obduktionsgutes aus der Londoner Bevölkerung auf sekundäre Staubeinlagerungen bei dem zentrolobulären Emphysem in stärker anthrakotisch-verschmutzten Lungen hingewiesen. Zu der besonderen Problematik in der gutachterlichen Beurteilung des fokalen Emphysems bei der disseminierten, röntgenologisch minimalen oder nur leichtgradigen Silikose der Kohlenbergarbeiter s. im Beitrag von KÖNN, SCHEJBAL u. OELLIG (1976).

Abgesehen von diesen bisher besprochenen, funktionell bedeutsamen generalisierten Narbenemphysemen kommen weitere lokalisierte Emphyseme vor, die ebenfalls aus narbigen Strukturstörungen herrühren. So ist z.B. das *Spitzennarbenblasenemphysem* sehr häufig, das sich im Bereich einer meist inaktiv gewordenen tuberkulösen Spitzenstreuung entwickelt. Auch um gröbere Schwielen bildet sich gewöhnlich ein *perinodöses* Randemphysem aus. Unter Pleuraschwarten kommt es nicht selten zu einem mantelförmig ausgebreiteten Randemphysem (Abb. 32), das zu einer gewissen Remobilisierung der schwartengefesselten Lunge

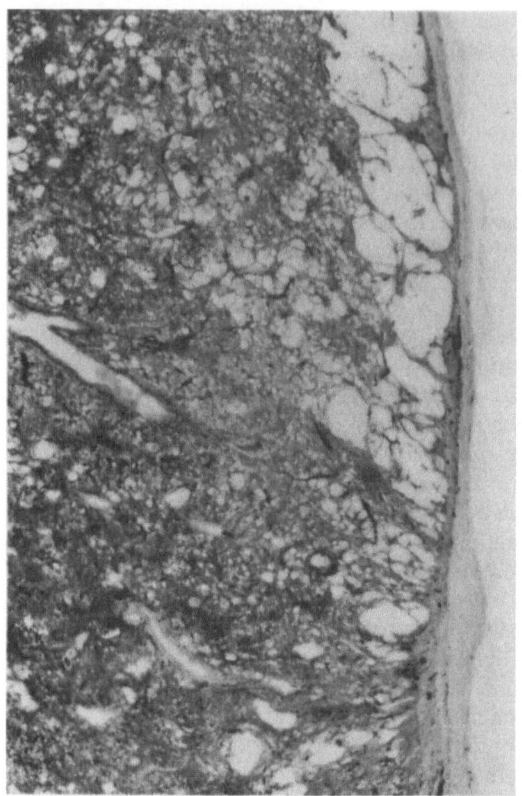

Abb. 32. Subpleurales Traktionsemphysem unter Pleuraschwarte. Aus einem Lungengroßschnitt, 1,6:1

während der Atembewegungen beitragen kann. Ähnliche als *paraseptales Emphysem* bezeichnete Emphysemzonen grenzen an intrapulmonale Fibrosezonen an (sog. kinetisches Emphysem, OTTO, 1976). Die funktionellen Auswirkungen dieser Emphyseme sind minimal. Besonders das Spitzennarbenblasenemphysem kann aber als Ausgangspunkt eines Spontanpneumothorax bzw. bei gleichzeitigem Abriß vaskularisierter Pleuraverwachsungen eines Spontanhämopneumothorax Bedeutung gewinnen (Abb. 33).

3. Bullöses Emphysem

Von einem bullösen Emphysem spricht man, wenn die einzeln oder auch multipel auftretenden Emphysemblasen mindestens 2 cm Durchmesser haben. Sie können aber besonders in den Lungenspitzen und Lungenrändern, gelegentlich auch an den Lungenbasen, Faustgröße und mehr erreichen. Viele Fälle von »progressiver Lungendystrophie« (HEILMEYER u. SCHMID, 1956) bzw. »vanishing lung« (CRENSHAW, 1954; UEHLINGER, 1957; HEINE, 1958) haben sich autoptisch als Riesenblasenemphyseme erwiesen (HARTUNG, 1958; KÖNN, 1960; KNOLLE, 1961). Vor allem aber gewinnt diese Form des Emphysems, das durch Kompression umliegenden Lungengewebes funktionell wie eine Art intrapulmonaler Pneumothorax wirken kann, Interesse für die Emphysemchirurgie. Bei postmortalen Ventilationsstudien mit Heliumeinmischung konnten ventilatorische Toträume bis zu 2,5 l nachgewiesen werden (HARTUNG et al., 1967). Morphologische und angiographische Untersuchungen sowie intravitale und postmortale intrabullöse Druckmessungen haben ergeben, daß das bullöse Emphysem eine unterschiedliche Pathogenese haben kann, die wiederum für das funktionelle Ergebnis chirurgischer »Bullektomien« von Bedeutung ist (Abb. 34).

Fälle von bullösem Emphysem entwickeln sich besonders bei Bronchiolitis obliterans (BEHRENS u. FANCONI, 1956; HARTUNG, 1958). Dabei können ursprünglich kleine Lungenabschnitte, sogar Lobuli, in große Blasen umgewandelt werden. In solchen Blasen ist während der Atmung (BEATTY, 1961) bzw. bei postmortaler artefizieller Ventilation (HARTUNG u. KISSLER, 1970) ein gegenüber dem Alveolardruck erhöhtes Druckniveau meßbar. Es liegen – je nach Höhe der Druckdifferenz – »geschlossene« bzw. »halboffene« Blasen mit Ventilmechanismus vor. Bei ausgedehnten konfluierten Blasengebieten können die Drucke von Ort zu Ort sogar wechseln. Häufiger wird der »offene« Blasentypus vorgefunden, bei dem die Blaseninnendrucke nicht wesentlich von den Drucken im umliegenden Lungengewebe abweichen. Diese Blasenformen haben vorwiegend eine Narbengenese. Sie entstehen wahrscheinlich aus flächenhaften subpleuralen und perinodulären Emphysemherden infolge eines Abrisses der restierenden Lobulussepten, woraufhin eine Retraktion des Lungengewebes hiluswärts erfolgt, während die Pleura, die

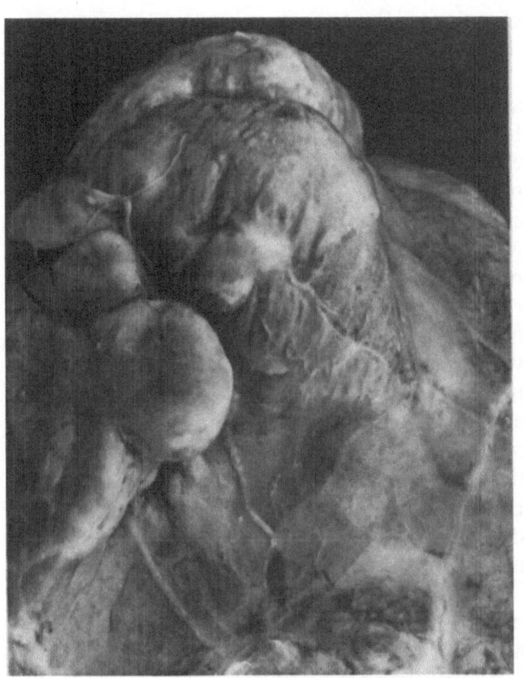

Abb. 33. Kleinblasiges Spitzennarbenemphysem. Typischer, sehr häufiger »Minimalbefund«, ggf. Ausgangspunkt eines Spontanpneumothorax. Expandiert-fixierte Lunge, 4:1

bis auf die Basis die Blasenwand bildet, in Kontakt mit der Pleura parietalis verbleibt. Kammerungen können zu den beobachteten Druckdifferenzen in den oft flächenhaft ausgebreiteten blasigen Bezirken führen.

Die Bullektomie ist erfolgreich, wenn bei solchen Blasensystemen auf narbiger Basis auch die narbigen Veränderungen an der Blasenbasis mitgefaßt bzw. durch breite Adhäsionsbildung des Blasengrundes mit der Pleura parietalis funktionell unwirksam gemacht werden. Andererseits kann der Eingriff bei geschlossenen bronchostenotischen Bullae, die sich im Zuge einer chronischen obstruktiven Bronchitis und Bronchiolitis entwickelt haben, oft nur vorübergehende Besserung bringen, weil die Ursache, die obstruktive Bronchitis, nicht ausgeschaltet werden kann (Abb. 35).

4. Chronisches Volumen auctum und Überdehnungsemphysem

Diese Form des Emphysems ist in ihrer Häufigkeit und klinischen Bedeutung umstritten.

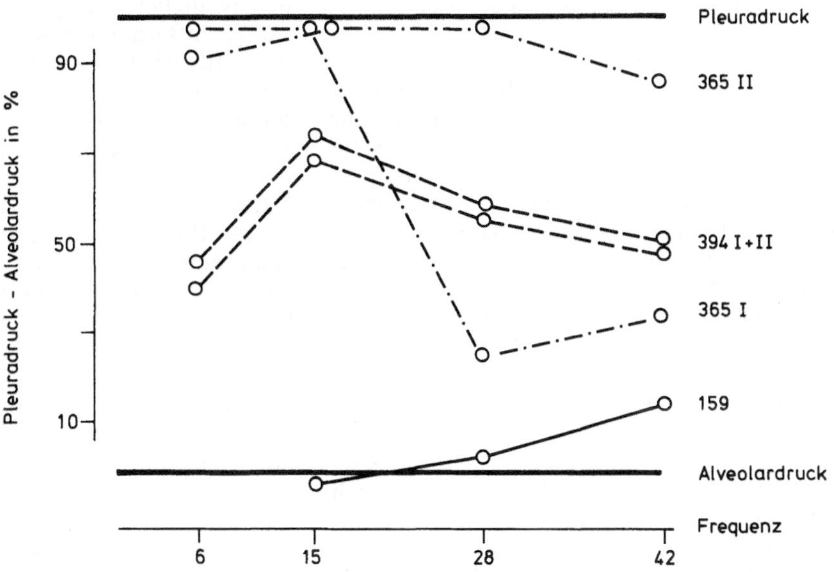

Abb. 34. Unterschiedliches Verhalten der Blaseninnendrucke im Vergleich zu der gleich 100% gesetzten transpleuralen Druckdifferenz zwischen Pleura-(=Beatmungskasten-) und umgebendem allgemeinem Alveolardruckniveau während der Exspirationsphase bei ruhiger und mäßig beschleunigter Atmung. Messung an verschiedenen isolierten Lungen mit z.T. mehreren Bullae. Vgl. Text. (Aus: HARTUNG u. KISSLER, Pneumologie 1970)

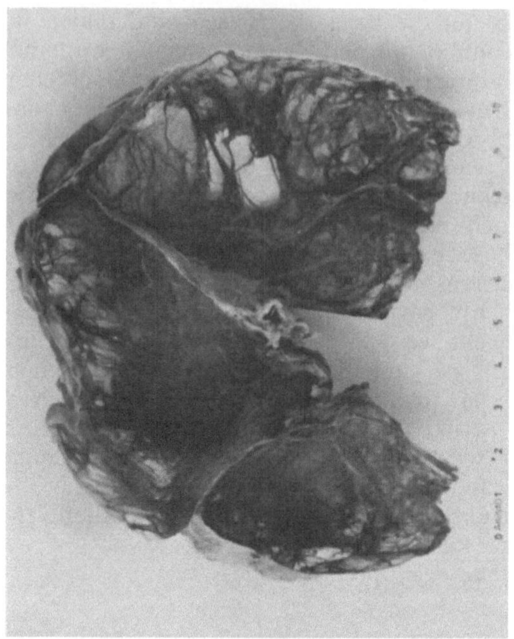

Abb. 35. »Bullektomie«-Präparat nach Emphysemoperation. Die Wand des 11 cm breiten, etwas gekammerten Blasensystems besteht vorwiegend aus überdehnter und teils fibrosierter Pleura, die Blasen werden nur noch von einzelnen Gefäßsträngen durchzogen, die für die Emphysementwicklung ursächlichen narbigen Veränderungen am Blasengrund sind in der Lunge verblieben. (Aus: Hartung, Beitr. Silikose-Forsch. 1963)

Dies liegt einerseits daran, daß als funktionelles Störungsmuster eine Restriktion ohne sonstige schwerwiegende Funktionseinschränkungen, insbesondere ohne Obstruktion, resultiert, sofern keine zusätzlichen Komplikationen vorliegen. Morphologisch ergibt sich andererseits eine ähnliche Problematik wie bei dem senilen Emphysem, dem das Komplementäremphysem gleicht, so daß der Nachweis »destruktiver Veränderungen« nicht geführt werden kann. Schließlich wirken sich auch die großen funktionellen Reserven der Lunge aus.

Unter pathogenetischen Gesichtspunkten entsteht diese Form des Emphysems durch eine ständige Überdehnung des Lungengewebes, die örtlich oder allgemein wirksam sein kann. Bei der einseitigen Lungenagenesie stellt sich die Problematik nicht, weil sich eine vergrößerte Restlunge (kompensatorische Hyperplasie) bildet. Eine Neubildung

alveolären Parenchyms kommt im Erwachsenenalter nicht mehr vor.

Der Sachverhalt einer sog. *Restlunge* liegt am eindeutigsten nach ausgiebigeren Lungenresektionen ganzer Lappen bzw. eines ganzen Lungenflügels vor. Ausgleichsmechanismen, besonders Zwerchfellhochstand, Engstellung des Hemithorax und ggf. Mediastinalverschiebung, führen zu einer nicht vollständig entsprechenden Verkleinerung der Thoraxhälfte, in die sich die verkleinerte Lunge einfügen muß. Das Lungengewebe paßt sich der Form nach durch stärkere inspiratorische Dehnung dem Thoraxraum an. Es besteht zunächst ein *chronisches Volumen pulmonum auctum*. Dieses kann schließlich in ein diffus-atrophisches (panlobuläres) Emphysem übergehen (Hartung, 1964), dessen funktionellen Folgen wie bei dem senilen Emphysem gering sind.

In ähnlicher Weise wird Lungengewebe chronisch überdehnt, wenn größere Lungenabschnitte durch einen indurierenden Prozeß, wie größere Schwielenbildungen oder chronische Pneumonie, schrumpfen. Es verbleibt hier aber gewissermaßen eine funktionstote Füllmasse im Thorax, so daß das Mißverhältnis und somit die Überdehnung des restlichen Lungengewebes meist keine stärkeren Grade erreicht. Die klinische Problematik wird in solchen Fällen durch den funktionstoten geschrumpften Lungenabschnitt bestimmt, der meist vermehrt vom Bronchialarteriensystem oder über pleurale Anastomosen versorgt wird und dessen operative Entfernung, z.B. bei chronisch-karnifizierter Pneumonie eines Lappens oder bei einer einseitig zerstörten Lunge, sogar zu einer Verbesserung der Gesamtlungenfunktion führen kann.

Großräumige örtliche Überdehnungen kommen weiterhin bei Thoraxdeformitäten in Betracht (Uehlinger, 1956). Sie spielen eine besondere Rolle bei den seitlichen skoliotischen Achsabweichungen, wodurch, z.B. bei der *Kyphoskoliose*, ganz unterschiedlich große Hemithoraces entstehen. Bestehen zudem flächenhafte Pleuraverwachsungen, die unter Überdehnung geratende Lungenabschnitte fixieren, so kommt es häufiger zu einem gleichmäßigen Emphysem in der Überdehnungszone, dem andererseits atelektatische Kompressionszonen gegenüberstehen. Die dadurch ausgelösten großräumigen Luftverteilungsstörungen dürften neben den häufig sich entwickelnden bronchitischen und pneumonischen Komplikationen· in erster Linie zu den oft schweren kardio-respiratorischen Störungen des Kyphoskoliotikers beitragen.

Von LOESCHCKE (1928) wurde für die Entstehung des Emphysems die Bedeutung der Alterskyphose hervorgehoben. Er konnte z.B. an Thoraxganzschnitten eine Übereinstimmung der maximalen emphysematischen Veränderungen mit den je nach Höhe des Kyphosescheitels unterschiedlich lokalisierten Überdehnungszonen nachweisen. Von anderen Autoren, besonders FREUND (1913), wurde die ätio-pathogenetische Bedeutung der Verknöcherung der Rippenknorpel und der Veränderungen an den Rippengelenken hervorgehoben. Nach neuerer Auffassung handelt es sich bei diesen Beobachtungen aber wohl eher um ein Zusammentreffen verschiedener Altersveränderungen. Entscheidend dürfte die Retraktionsschwäche der Lunge sein, die zu einer Weitstellung des Thorax führt, der dann in dieser Stellung allmählich erstarrt. Hierauf weisen vor allem auch die Befunde bei Bechterewkranken mit schwersten Kyphosen hin, bei denen die ventilatorische Funktion nur wenig gestört ist, solange die Lungenelastizität und eine ausreichende Zwerchfellfunktion erhalten bleiben.

5. Die sog. emphysematöse Gerüstsklerose

Von OTTO (1967, 1970) wird unter vorwiegend pathogenetischen Gesichtspunkten neben dem primär-obstruktiven Emphysem und dem kinetischen Narbenemphysem die emphysematöse Lungensklerose beschrieben, die dem morphologischen Typ nach am ehesten bei den irregulären Formen einzuordnen wäre. Sie ist durch einen alveolären Parenchymabbau mit narbig-sklerotischen emphysematösen Reststrukturen, oft mit Entwicklung reichlich glatter Muskulatur, und funktionell durch restriktive Ventila-

tionsstörungen gekennzeichnet. Abgelaufene, vorwiegend interstitielle Entzündungsprozesse des alveolären Parenchyms, Beteiligung der Lunge an Systemerkrankungen, z.B. der progressiven Sklerodermie, fortgeschrittenere Stadien der Asbestose werden von OTTO als Beispiele angeführt. Es handelt sich also um Lungenfibrosen bzw. Wabenlungen (»honey-comb lung«, HEPPLESTON, 1951, 1956 u.a.). Das Bild der Wabenlungen ist im einzelnen recht unterschiedlich. Narbenprozesse können zu Bildern eines durch stärkere Fibroseentwicklung geprägten generalisierten Narbenemphysems führen, das klinisch vorwiegend restriktive Funktionsstörungen, dazu allerdings auch recht ausgeprägte Verteilungsstörungen und Reduktion der Diffusionskapazität aufzuweisen pflegt (vergleiche oben bei Narbenemphysem). Auch kommen häufiger Kombinationen mit z.T. bullösem Emphysem vor (HARTUNG, 1964).

Solche Formen mögen den Übergang zu den typischen Fibroselungen bilden, deren »Waben« morphologisch nicht mehr nach Emphysem und Bronchiolektasie sicher zu differenzieren sind. Insgesamt erscheint es zweckmäßiger, alle Formen mit stärkerer Fibrose und wabenartigem Umbau des Lungenparenchyms bei den Lungenfibrosen einzugliedern, zumal sie hinsichtlich ihrer Morphologie, ihres pathologischen Funktionsmusters und ihres klinischen Verlaufes von den übrigen Emphysemen stark abweichen.

V. Emphysem und Cor pulmonale

Das sicherste morphologische Zeichen für eine funktionell schwerwiegende Störung der Lungenfunktion ist die Entwicklung einer pulmonalen Hypertonie mit den entsprechenden sekundär-hypertonischen Schäden an den Pulmonalarterien (KÖNN, 1958) und mit chronischem Cor pulmonale. Mit dem beginnenden Versagen des rechten Herzens ist die terminale Phase der kardio-respiratorischen Insuffizienz erreicht, bei der es zu

Rückwirkungen auf den gesamten Organismus kommt (HARTUNG, 1964; THURLBECK, 1976).

Die Mechanismen, die bei der respiratorischen und nachfolgenden kardio-respiratorischen Insuffizienz wirksam sind, werden im Kapitel Obstruktion besprochen. Hier interessiert zunächst nur die Frage, ob sich die oben begründeten Emphysemformen durch eine unterschiedliche Inzidenz der Entwicklung eines Cor pulmonale in ihrer funktionellen Bedeutung differenzieren lassen.

Manche Autoren (so CROMIE, 1961; BURROWS et al., 1966; REID, 1967; WYATT u. ISHIKAWA, 1968) haben einen eher negativen Zusammenhang postuliert oder das Fehlen eines Cor pulmonale geradezu als Zeichen für ein eher schweres Emphysem (bei Fehlen einer nennenswerten Bronchitis) gewertet. Diese, teilweise mit dem Typ A- und Typ B-Konzept (s. oben) verbundene Auffassung läßt sich allgemein nicht bestätigen (Übersicht hierzu bei THURLBECK, 1976). Nach der pathogenetischen Emphysemklassifikation werden Differenzen erkennbar (GIESE u. HARTUNG, 1964; HARTUNG, 1964). Die Inzidenz ist bei den bronchostenotischen bzw. bronchiolitischen und bei den mit ausgeprägterer Fibrose verbundenen Formen besonders hoch, bei den diffusen atrophischen Formen niedrig; bei dem unkomplizierten senilen Emphysem kommt ein Cor pulmonale kaum je vor. Berücksichtigt man allerdings nur die morphometrischen »Schweregrade« ohne qualitativ-pathogenetische Aspekte der Emphyseme, so kommen schon in verhältnismäßig kleinen Untersuchungsreihen Fälle geringeren Emphysems ohne Fibrose mit Cor pulmonale und andererseits Fälle mit bereits erheblichem Emphysem ohne Cor pulmonale vor (HARTUNG u. SHAKERI, 1971; Abb. 36; s. auch bei SCHÜREN, HÜTTEMANN u. SCHRÖDER, 1975).

Als wesentlich in der Pathogenese des Cor pulmonale werden vor allem abnorme Blutgaswerte als Folge alveolärer Hypoventilation gewertet (FISHMAN et al., 1960; HEATH et al., 1968; ausführliche Diskussion in WIDIMSKI, DAUM u. HERZOG, 1970). Sie führt zu der von v. EULER u. LILJESTRAND (1946) beschriebenen reflektorischen Vasokonstriktion mit entsprechender Drucksteigerung im

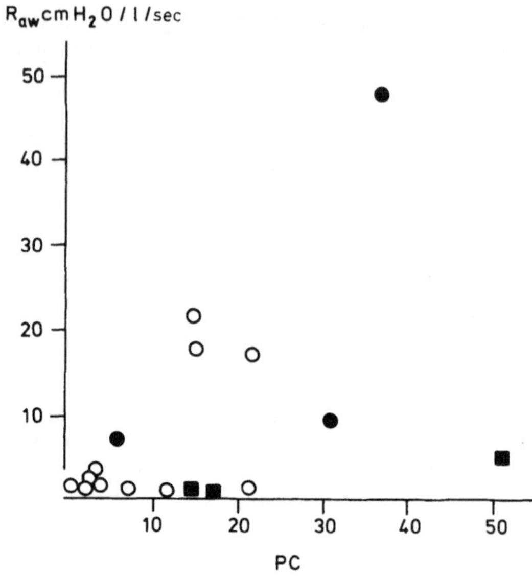

Abb. 36. Inzidenz eines chronischen Cor pulmonale (schwarze Zeichen) im Verhältnis zu den an den isolierten Lungen gemessenen Strömungswiderständen (R_{aw}) und zum morphologischen Schweregrad des Emphysems nach dem Punktzählverfahren (*PC*). Ein Fall von massiver Anthrako-Silikose ist bei den Fibrosen (■) geführt, während 2 Fälle von disseminierter Anthrako-Silikose in der Gruppe der Emphyseme (●) enthalten sind. ○ = kein Cor pulmonale. Auswertung s. Text. (Aus: HARTUNG u. SHAKERI, Bull. physio-path. Resp. 1971)

Lungenkreislauf. Eine Erhöhung des Herzzeitvolumens und eine kompensatorische Hypervolämie könnten einen zusätzlichen Faktor darstellen. Der damit zugleich dezidiert vorgetragenen Meinung, daß einer emphysembedingten Restriktion des Gefäßbettes keinerlei Bedeutung zukomme (u.a. THURLBECK, 1976), stehen die Ergebnisse postmortal-angiographischer Untersuchungen und volumetrischer Messungen entgegen, die schwerwiegende Einschränkungen der Strombahn erkennen lassen (JUNGHANSS, 1959; BACKMANN, 1969). Schließlich ist mit dem Einfluß einer abnormen Atemmechanik mit erhöhten Alveolardrücken auf die Durchströmbarkeit zu rechnen (ULMER et al., 1966; ZEILHOFER, 1967), der auch bei Perfusionsversuchen an isolierten Lungenlappen nachgewiesen werden kann (PIIPER, 1957; HARTUNG u. DELFMANN, 1960).

Diese kausalen Faktoren in der Entwicklung einer pulmonalen Hypertonie sind bei den oben pathogenetisch definierten Emphysemformen nicht in gleichem Maße vorhanden. So wird die bei ihnen beobachtete unterschiedliche Inzidenz des Cor pulmonale, die ihre jeweilige unterschiedliche funktionelle Bedeutung erkennen läßt, verständlich.

D. Atelektase

I. Definition, Ätiologie und Pathogenese

1. Definition

Mit Atelektase werden Zustände bezeichnet, bei denen der Luftgehalt des Lungengewebes stark herabgesetzt bzw. ganz geschwunden ist. Der Begriff wurde ursprünglich für die Nichtentfaltung der Neugeborenenlunge geprägt (JOERG, 1831) und später auch auf alle Zustände einer (sekundären) Minderbelüftung angewendet, deren Charakteristikum ein Alveolarkollaps ist. Als Vorstufen der völligen Atelektase wird noch das *Volumen pulmonum diminutum* abgegrenzt, während mit *Dystelektase* Zustände einer Minder- und Fehlbelüftung gekennzeichnet werden, bei denen oft lobulär begrenzte Atelektasen mit belüfteten, u.U. sogar überblähten Abschnitten wechseln, also eine Luftverteilungsstörung mit in der Summe reduziertem Luftgehalt besteht.

Charakteristisch ist also der verminderte Luftgehalt, der das morphologische Substrat für die kennzeichnenden Röntgenbefunde bildet. Die Alveolarräume können dabei durchaus Ödemflüssigkeit oder – wie bei der dystelektatischen Pneumonie – auch pneumonisches Exsudat enthalten, zumal besonders in frühen Phasen der Atelektase zumindest eine Zirkulationsstörung mit vermehrtem Blutgehalt besteht (»rote« Atelektase), der erst in späteren Phasen der »blassen« Atelektase schwindet. Die Definition ist also unscharf, doch lohnt es nicht, die mannigfachen terminologischen Vorschläge (s. bei LÖFFLER, 1956) im einzelnen zu diskutieren.

2. Primäre und sekundäre Atelektase

Konventionell wird zwischen primärer und sekundärer Atelektase unterschieden. Der Begriff der primären Atelektase betrifft ausschließlich das Ausbleiben der Belüftung der fötalen Lunge und in erweitertem Sinne die mit dem Atemnotsyndrom der Neugeborenen verbundenen Belüftungsstörungen. In allen anderen Fällen liegen sekundäre Atelektasen der bereits belüftet gewesenen Lunge vor. Derartige erworbene Atelektasen sind stets Symptom und als solches oft besonders wichtige Anzeichen anderweitiger Erkrankungen, wie z.B. eines sich entwickelnden Bronchialkarzinoms mit Bronchostenose.

Als typische Komplikationen sind insbesondere die Indurationen in der chronischen Atelektase und die pathogenetischen Beziehungen zwischen Atelektase und Pneumonie zu nennen.

3. Allgemeine Ätiologie und Pathogenese

In der Pathogenese der Atelektasen spielen gemäß den strukturellen und atemmechanischen Bedingungen der Ventilation mechanische Faktoren eine besondere Rolle. Die ersten experimentellen Arbeiten befaßten sich mit den Folgen der Obstruktion der Luftwege, die nach den grundlegenden Versuchen von LICHTHEIM (1879) durch Resorption der Luft im stenosierten Lungenabschnitt zur Atelektase (Obstruktions- bzw. Resorptionsatelektase) führen. Nach Beatmung mit reinem Sauerstoff tritt die Atelektase wesentlich schneller ein (COLOMBO et al., 1952). Die Entstehung dieser Atelektaseform setzt somit eine erhaltene Blutzirkulation im poststenotischen Lungenabschnitt voraus. Entzündliche Veränderungen im Atelektasegebiet wurden als Komplikationen erkannt, die durch Sekretaufstauung hinter der Stenose begünstigt werden (LICHTHEIM, 1879; NISSEN, 1923; CHURCHILL, 1925, CORYLLOS, 1929).

Hinsichtlich der Zirkulationsverhältnisse in der Atelektase konnte gezeigt werden, daß sich die anfänglich noch relativ starke

Durchblutung, die zur Symptomatik des arterio-venösen Shunts führt, innerhalb von Tagen zurückbildet (Andrus, 1925; Spain, 1954) und daß im Zustand der chronischen Atelektase die Durchblutung nach Öffnung der broncho-pulmonalen Anastomosen fast ausschließlich nur noch über die Bronchialarterien erfolgt (Marchand et al., 1950). Der Übergang zur „blassen" Atelektase wird überwiegend als Folge einer reflektorischen Drosselung der pulmonalen Zirkulation angesehen (Löffler, 1956), obwohl durch Perfusionsversuche bei unterschiedlichem Lungendehnungsgrad ein erhöhter Strömungswiderstand in der kollabierten Lunge nachgewiesen werden konnte (Cloetta, 1911; Altmann, 1954; Hartung u. Delfmann, 1960). In chronischen Atelektasen kommt es zu perfusionsmindernden lichtungseinengenden Gefäßwandveränderungen, besonders im Bereich der kleinen Arterien und Arteriolen (Giese, 1960; 1961).

Die Bedeutung reflektorischer Durchblutungsänderungen wurde auch durch Untersuchungen der von der Pleura her ausgelösten Streifenatelektasen gestützt (Reinhardt, 1934; Heuck u. Flach, 1953; Heuck, 1959). Darüber hinaus wurden auch reflektorische Tonusänderungen der interstitiellen Lungenmuskulatur als Ursache von Atelektasen angenommen, die z.B. durch pleurale Reizung (Pneumothorax, Trauma etc.) ausgelöst werden sollen (Jacobaeus, 1932; Reinhardt, 1935).

Abgesehen von diesem sog. Pleurareflex wurde die pathogenetische Bedeutung der aktiven *Kontraktionsatelektase* mit dem plötzlichen Auftreten eines akuten massiven Lungenkollapses bei freien Luftwegen begründet (Fleischner, 1936; Sturm, 1948). Als anatomische Grundlage wurde dafür die Darstellung der glatten Muskulatur in einer menschlichen Lunge von Baltisberger (1951) herangezogen, die sich wahrscheinlich auf einen Fall von Hypermyose stützt und jedenfalls von anderen Autoren nicht im gleichen Maße gefunden wurde (s. auch im Kapitel Anatomie). Insgesamt erscheint gegenüber derartigen Deutungen Skepsis angebracht.

Eine ganz andere Erklärungsmöglichkeit des akuten Lungenkollapses und vieler mit Atelektase einhergehender Syndrome wurde mit der erst in den letzten Jahrzehnten erreichten Erkenntnis von der Bedeutung der oberflächenaktiven Substanzen gewonnen (Pattle, 1955; Clements, 1957; Kluge, 1967; u.v.a.). Sie setzen die hohen Oberflächenspannungskräfte im Lungengewebe (v. Neergard, 1929) herab und ermöglichen erst eine störungsfreie und gleichmäßige Lungenbelüftung. Der Mangel an dieser Substanz führt zu einer Erhöhung des inspiratorischen elastischen Atemwiderstandes, zu einer ungleichmäßigen Entlüftung und insgesamt zu einer massiven Kollapsneigung des Lungengewebes. Man spricht deshalb auch gelegentlich von Anti-Atelektasefaktor.

4. Kollaterale Ventilation

Ein weiteres wesentliches Moment ist die kollaterale Ventilation. Sie erfolgt jenseits der normalen bronchialen Luftwege über die Kohnschen Poren, akzessorische bronchiolär-alveoläre Verbindungen (sog. Lambertsche Kanäle) und wahrscheinlich auch direkte interlobuläre alveoläre Verbindungen (Kohn, 1893; Loeschcke, 1928; van Allen u. Lindskog, 1931; van Allen, 1932; Baarsma et al., 1948; Martin, 1966; Henderson et al., 1968). Sie ist bei den verschiedenen Spezies unterschiedlich wirksam, besonders wirksam beim Hund, weniger beim Menschen (Haag u. Eisenreich, 1956), wird aber in der alternden Lunge und bei Emphysem verstärkt (Hogg et al., 1969; Macklem, 1971). Durch kollaterale Ventilation wird bei obstruierten Bronchien eine Belüftung zwischen Segmenten, ggf. sogar zwischen Lungenlappen möglich, sofern zwischen diesen noch eine Parenchymbrücke besteht. Die Entwicklung von Obstruktionsatelektasen wird dadurch verzögert, vor allem aber gelangt Luft hinter die Stenose, so daß eine Reinigung der obstruierten Bronchien erfolgen kann. Andererseits ist der exspiratorische Widerstand erhöht, die kollaterale Exspiration erfolgt erschwert und verzögert, die kollaterale Ventilation bleibt somit hinsichtlich des Gasaustauscheffektes weitgehend ineffektiv. Der hohe Dehnungswiderstand im kollabierten Alveolarbereich bei Surfactantverlust wird durch die kollaterale Ventilation meist nicht überwunden.

II. Atelektaseformen

1. Obstruktionsatelektase

Der pathogenetische Mechanismus wurde bereits oben beschrieben. Nach Verschluß des zuführenden Bronchus wird die Luft im stenosedistalen Abschnitt resorbiert. Diesem Zustand kann bei noch unvollständigem Verschluß eine Phase der Überblähung vorauslaufen. Gemäß dem Aufzweigungsmodus des Bronchialsystems tritt die Atelektase den Segmenten entsprechend ein (WEBER, 1951). Der atelektatische Abschnitt ist scharf begrenzt, die Pleura darüber eingesunken. Die Schnittfläche erscheint zunächst dunkelrot, weil es zu einer starken Gefäßfüllung, meist auch zu einer Transsudation in die Alveolarräume (atelektatisches Ödem) kommt (SPAIN, 1954; Abb. 37).

Dieser Zustand, bei dem das Lungengewebe ein milzähnliches Aussehen erhält, wird auch als Splenisation bezeichnet. Er bildet sich allmählich zurück, das Lungengewebe wird in der chronischen Atelektase blaß, oft sammeln sich in den Alveolarräumen abgeschilferte Alveolarepithelien und Lipide, vermutlich Surfactantsubstanzen, an. In den poststenotischen Bronchien kommt es meist zu einem stärkeren Sekretaufstau, der nachfolgende entzündliche Komplikationen begünstigt (LICHTHEIM, 1879; NISSEN, 1923; CHURCHILL, 1953).

Entzündliche Bronchialveränderungen sind die häufigste Ursache. Sie führen bei Bronchitis und Bronchiolitis häufiger zu multiplen kleinen Atelektasen. Diese können besonders im höheren Alter wegen der herabgeminderten Hustenstoßkraft durch einfache Schleimverschlüsse entstehen. In der kindlichen Lunge pflegt die Bronchiolitis regelmäßig mit Atelektasen und häufig auch pneumonischen Herden verbunden zu sein (sog. dystelektatische Pneumonie, ENGEL, 1950). Auch im Status asthmaticus findet

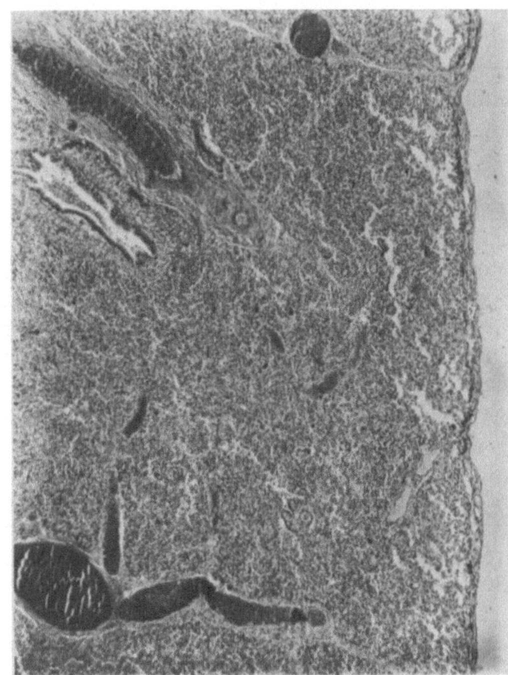

Abb. 37. Frische Obstruktionsatelektase. Totaler Alveolarkollaps, Engstellung der kleinen Bronchien, starke Blutfüllung der Gefäße, besonders auch der Venen in den Interlobularsepten. Sektionspräparat, 30:1

man häufig kleinfleckige Atelektasen in das sonst überblähte Lungengewebe eingestreut (GIESE, 1960; DUNNILL, 1960).

Bei Segment- und Lappenatelektasen spielen Tumoren, aspirierte Fremdkörper und aus der Umgebung übergreifende entzündliche und narbige Wandveränderungen, z.B. tuberkulöse Lymphknotenprozesse (RÖSSLE, 1936), eine größere Rolle (ausf. Darstellung s. bei ESCHER, 1956). Besonders enge Beziehungen zwischen Lymphknoten und Bronchien bestehen im Hilus des Mittellappens bzw. der Lingulasegmente (s.u.). Für die Erzeugung einer Atelektase ist kein totaler Bronchusverschluß erforderlich. Die kritische Lichtungseinschränkung liegt bei etwa einer Reduktion auf ein Drittel.

Bei Bronchialkarzinomen namentlich in Unterlappenbronchien tritt die Atelektase wegen der weiter auseinanderliegenden Bronchusabgänge oft erst verhältnismäßig spät ein, wenn der Tumor bis in den Lappenbronchus vorgewachsen ist. Entzündliche Komplikationen im poststenotischen Abschnitt sind dabei, auch bei Fremdkörperverschlüssen, häufig.

2. Entspannungsatelektase

Wird der Koppelungszwang zwischen Thorax und Lunge aufgehoben (Pneumothorax, Pleuraerguß), kommt es zur Retraktion der Lunge. Die Lunge wird inspiratorisch nicht mehr ausreichend entfaltet (amyzische Atelektase, Westenhöfer, 1935). Kommt es zu positiven Drücken im Pleuraraum, etwa bei sehr großen Ergüssen oder bei Ventilpneumothorax, geht die Entspannungsatelektase in eine Kompressionsatelektase über. Die atelektatische Lunge ist hiluswärts retrahiert, klein und blaß.

Diese Form der Atelektase wurde jahrzehntelang in der Pneumothoraxtherapie der Tuberkulose zur Ruhigstellung der Lunge und zur Begünstigung der Ausheilung von Kavernen angewendet. Dabei beobachtete Zustände eines verstärkten Kollapses, z.B. des erkrankten Lungenoberlappens (sog. *Selektivkollaps*), werden durch zusätzliche hilusnahe Stenosemechanismen erklärt.

Die Wiederausdehnung der Lunge gelang oft noch nach Jahren, sofern keine wesentlichen pleuralen oder intrapulmonalen Komplikationen eingetreten waren. Jedoch haben bronchospirometrische Untersuchungen gezeigt, daß der Gasaustauscheffekt in der reexpandierten Lunge oft stärker als die Ventilation eingeschränkt war (Hertz, 1954).

3. Kompressionsatelektase

Kompressionsatelektasen kommen in unterschiedlicher Form vor. Als Fortentwicklung von Entspannungsatelektasen unter dem Einfluß positiver Intrapleuraldrücke wurden sie bereits erwähnt.

Nicht segmentgebunden sind sie als Kompressionszonen durch den Druck intrapulmonal wachsender Tumoren. Tuberkulöse Herde werden ebenfalls nicht selten von Atel-

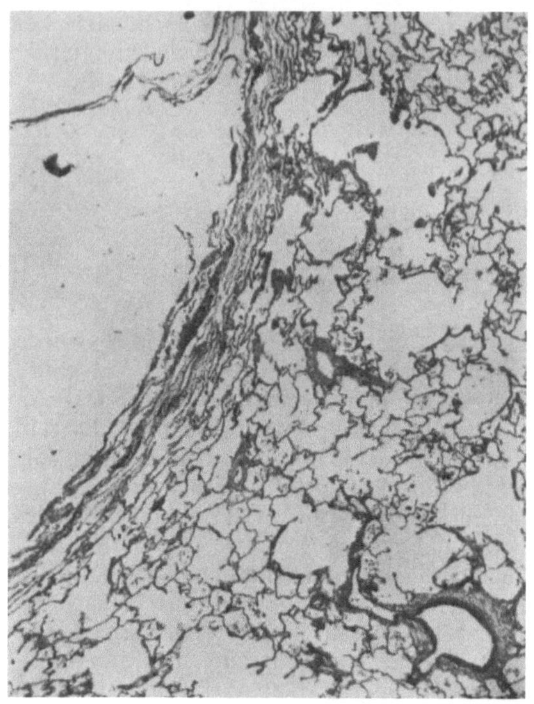

Abb. 38. Schmale Zone einer Kompressionsatelektase um eine bronchiolostenotische Emphysemblase bei bronchostenotisch-obstruktivem Emphysem. Sektionspräparat, 26:1

ektasezonen begleitet, wobei aber häufiger der Befall benachbarter kleiner Bronchien und Bronchiolen, d.h. also ein Obstruktionsmechanismus, die auslösende Ursache ist. Rasch wechselnde Herdgrößen können auf Lösung derartiger begleitender Atelektasen beruhen (Abb. 38).

Kompressionsatelektasen kommen weiterhin auch bei Thoraxdeformitäten, vor allem mit seitlichen Achsabweichungen (Skoliose, Kyphoskoliose), vor (Uehlinger, 1956, 1960; Hartung, 1964). Im skoliosekonvexen Abschnitt ist der Thoraxraum eingeengt. Die Lunge befindet sich hier in einem Zustand des Volumen diminutum bis hin zur Atelektase.

Schließlich sind auch Platten- und Streifenatelektasen, wie sie in Zusammenhang mit ein- oder beidseitigem Zwerchfellhochstand (Aszites, abdominale Tumoren, Lebermetastasen) auftreten und in typischer Weise zwerchfellparallel suprabasal ausgerichtet sind, in erster Linie als eine Art Stauchungsphänomen, also als Kompressionsatelektasen, zu werten, auch wenn für sie ein Kontraktionsmechanismus diskutiert wurde (s.o.). Sie bleiben gelegentlich auch nach weitgehender Resorption von Pleuraergüssen eine Zeitlang bestehen.

4. Akuter massiver Lungenkollaps

Der akute massive Lungenkollaps wird seit PASTEUR (1908) als besonderes klinisches Krankheitsbild gewertet, das als gefährliche Komplikation plötzlich mit schwersten Krankheitserscheinungen, aber auch inapperzept oder in rezidivierendem Verlauf, auftreten kann und durch eine ausgedehnte Atelektase mit Zyanose, ggf. Mediastinalverziehung, Zwerchfellhochstand, z.T. auch Fieber gekennzeichnet ist (LOEFFLER, 1956). Auslösend sind oft Oberbauchoperationen oder auch intrathorakale Eingriffe, Trauma, weiterhin zentrale oder peripher-neuritische Prozesse und Lungenkrankheiten.

Pathologisch-anatomisch ist das Lungengewebe blau-rot, luftarm, auf der Schnittfläche feucht und von fester Konsistenz. Häufig besteht eine Bronchusobstruktion, so daß überwiegend dieser Mechanismus in der Pathogenese diskutiert wurde. Das trifft für Fälle von Blutaspiration, z.B. bei kavernöser Tuberkulose etc., sicherlich zu, ist aber bei gewöhnlichen Schleimverlegungen nicht eindeutig. Hier könnte auch ein sekundäres Volllaufen des Bronchialsystems bei anderweitig ausgelöstem Lungenkollaps vorliegen. So werden in neuerer Zeit auch vornehmlich Surfactantstörungen als Ursache des primären Alveolarkollapses diskutiert, die als Folge von Zirkulationsstörungen, ggf. auch im Schock, auftreten. Es ergeben sich damit Beziehungen zur »Schocklunge« und zu dem Atemnotsyndrom des Erwachsenen (s.u.), die zumindest für einen Teil der Fälle dieses nur in den klinischen Befunden ziemlich einheitlichen, im übrigen aber wahrscheinlich polyätiologischen Krankheitsbildes anzunehmen sind.

III. Komplikationen und atelektatische Syndrome

1. Atelektase und Pneumonie

Zwischen Atelektase und Pneumonie bestehen recht enge Beziehungen, die schon bei den alten experimentellen Versuchen deutlich wurden, bei denen nur verhältnismäßig selten »blande«, d.h. nicht entzündlich komplizierte und somit wieder reversible Atelektasen hervorgerufen werden konnten. Diese Versuche (s.o.) betrafen vorwiegend Obstruktionsatelektasen. Poststenotische Retentionspneumonien, die nicht selten zur Abszedierung gelangen und durch die Ansammlung von Lipiden das Bild einer Cholesterinpneumonie annehmen können, sind häufige Befunde. Das sich in den Bronchien aufstauende Sekret begünstigt die Infektion. Bei den disseminierten Atelektasen, die sich bei Bronchitis und Bronchiolitis entwickeln (dystelektatische Pneumonien), breitet sich die Entzündung unmittelbar auf das Lungengewebe aus. Bei den sog. hypostatischen Pneumonien, die sich bei bettlägerigen Kranken vor allem in den dorsalen (paravertebralen) Lungenabschnitten besonders der Unterlappen entwickeln, fallen Minderbelüftung, Zirkulationsstörung und Pneumonie ebenfalls zusammen.

Die chronische karnifizierende (alveoläre) Pneumonie fällt dagegen nicht unter den Begriff der Atelektase. Der befallene Lungenabschnitt ist zwar ebenfalls luftleer, kann röntgenologisch das Bild einer Atelektase hervorrufen, die Alveolarräume sind aber weitgestellt und durch das organisierte und indurierte ursprüngliche Exsudat weitgestellt.

2. Chronische Atelektaseformen

Bleiben entzündliche Komplikationen aus, so können atelektatische Lungenabschnitte u.U. noch nach Jahren wieder entfaltet und annähernd regelrecht belüftet werden (COLOMBO et al., 1952), wenn auch wegen der in der Atelektase gewöhnlich einsetzenden

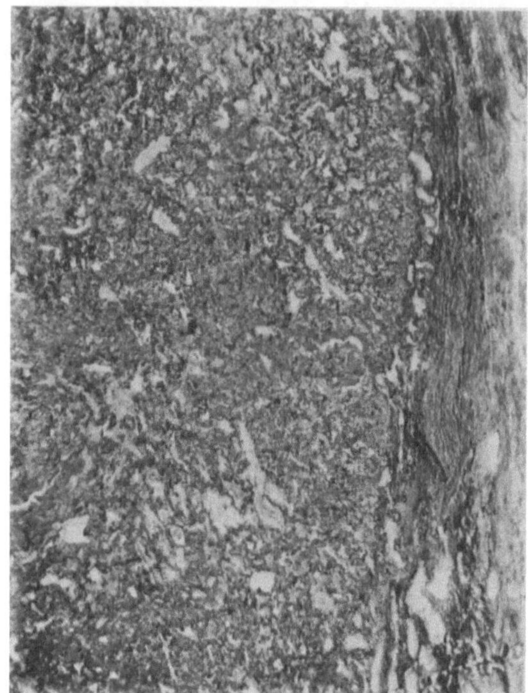

Abb. 39. Chronische Atelektase unter Pleuraschwarte, massive interstitielle Fibrose mit Verödung der kollabierten Lufträume. Operationspräparat bei Tuberkulose, 26:1

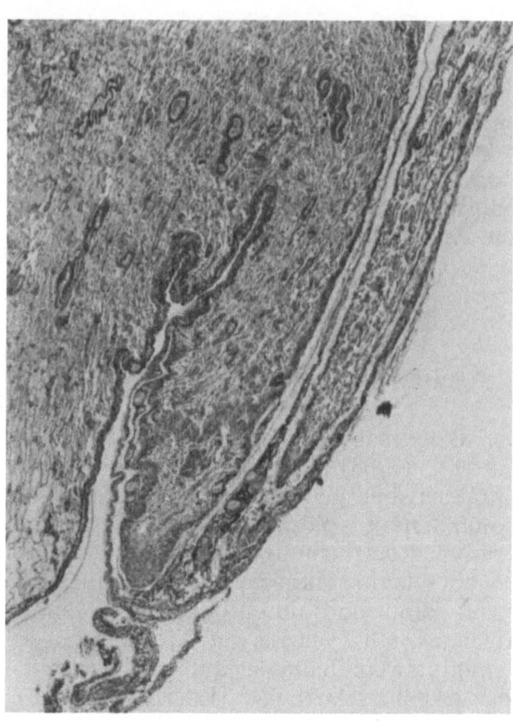

Abb. 40. Umfaltung, Atelektase und Fixierung des Unterrandes des Lungenunterlappens nach länger bestehendem Pleuraerguß. Sektionspräparat, 13:1

Gefäßwandveränderungen ein voller Gasaustauscheffekt oft nicht wieder erreicht wird. Öfter aber kommt es zur *atelektatischen Induration*. Mit der Induration wird die Atelektase fixiert. Dann kommt es auch zur kubischen Alveolarepithelumwandlung bzw. zum Vorwachsen des bronchiolären Zylinderepithels in die spaltförmigen, drüsenähnlich sich umwandelnden Lufträume (WURM, 1954; GIESE, 1960). Die Restlichtungen liegen senkrecht zur Retraktionsrichtung des Lungengewebes, sofern nicht z.B. bei Segmentatelektasen die Lunge durch Pleuraadhäsionen im Thorax ausgespannt bleibt. Weicht der atelektatische Lungenabschnitt hiluswärts zurück, so kann er weitgehend durch umliegendes, nicht selten emphysematisch umgewandeltes Lungengewebe überlagert werden.

Die Induration kann durch *interstitielle Fibrose* eintreten (Abb. 39), bei der es zur vermehrten Faserbildung und Fibrosierung der

Alveolarsepten unter Kapillarverlust kommt. Dabei entwickeln sich gelegentlich auch Bronchiolektasien. Häufig besteht eine mäßige lympho-plasmazelluläre Septeninfiltration. Die *elastische Zirrhose* ist durch eine starke Wucherung und Verplumpung der elastischen Fasern in den Alveolarwänden gekennzeichnet. Dabei findet man häufiger gleichzeitig eine Organisation von Alveolarexsudat, die als weitere Sonderform der sog. *Karnifikation* in den Fällen auftritt, in denen ursprünglich ein fibrinreiches Transsudat in die Alveolarräume gelangte. Schließlich kann eine Lunge auch durch eine mantelförmige *Pleurafibrose* irreversibel in der Atelektase fixiert werden, ein Prozeß, der als sog. »unexpandable lung« eine gefürchtete Komplikation der Pneumothoraxtherapie darstellte (FARBER u. LINCOLN, 1939; HERTZ, 1957; HARTUNG, 1959). Lokalisierte, ähnlich fixierte Atelektasestreifen an umgefalteten basalen Lungenrändern (SCHÜMMELFEDER,

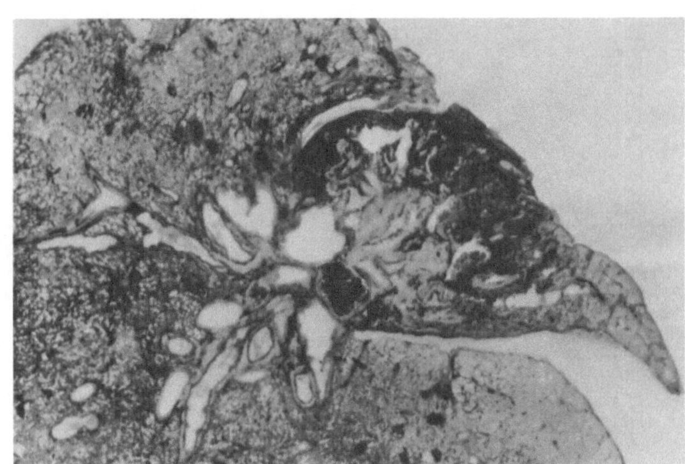

Abb. 41. Totalkollaps und Induration des gesamten linken Lungenoberlappens bei Siliko-Tuberkulose. Der Lappen ist zum Hilus retrahiert und wird vom Unterlappen überlagert, der auch die Lungenspitze gebildet hat. Ausschnitt aus einem Lungengroßschnitt

1956; GIESE, 1957) sind meist ein Zeichen eines früher bestehenden Pleuraergusses und können allein oder in Verbindung mit einer Verödung des Sinus phrenico-costalis auftreten (Abb. 40).

Um chronische irreversible Atelektasen, meist mit Karnifikationsprozessen, handelt es sich auch bei dem klinischen sog. *Mittellappen- und Lingulasyndrom* (Übersicht bei LOEFFLER, 1956; UEHLINGER u. SCHOCH, 1957). Dabei liegen komplizierte Segment- bzw. Lappenatelektasen vor. Die besondere Neigung dieser Lungenabschnitte zur chronischen Atelektase ergibt sich aus den besonders engen Nachbarschaftsbeziehungen zwischen den zuführenden Bronchien und Hiluslymphknoten, von denen aus entzündliche, indurative, ggf. auch tumoröse Prozesse auf die Bronchuswände übergreifen, im Falle der Tuberkulose auch in deren Lichtungen durchbrechen können (Abb. 41). Die Indurationen sind hier besonders häufig auch mit der Entwicklung poststenotischer Bronchiektasen und bronchiolektatischer Wabenlungen verbunden (FISCHER, 1955; TANNER, 1957; UEHLINGER u. SCHOCH, 1957).

3. Das Atemnotsyndrom

Ein tieferes Verständnis der mit ausgedehntem Alveolarkollaps einhergehenden Atemnotzustände wurde erst durch die Kenntnis der Bildung und Eigenschaften der oberflächenaktiven Substanz (Surfactant, Antiatelektasefaktor) erreicht, nachdem schon v. NEERGAARD (1929) und erneut MEAD et al. (1957) darauf hingewiesen hatten, daß eine ausreichende und gleichmäßige Lungenbelüftung bei einer dem Wasser gleichen Oberflächenspannung in der Lunge nicht möglich sei. Der Nachweis ihrer Eigenschaften wurde mit verschiedenen Methoden geführt (PATTLE, 1955; CLEMENTS, 1957; SCHOEDEL, 1971; CLEMENTS u. TOOLEY, 1977) und der Film selbst elektronenmikroskopisch dargestellt (WEIBEL u. GIL, 1968; GIESEKING, 1971). Chemisch handelt es sich um ein Gemisch von Phospholipiden, die mit Protein und Kohlenhydraten verbunden sind und unter denen Dipalmitoyl-Phosphatidylcholin die Hauptkomponente bildet (SCARPELLI, 1969; GLADSTON et al., 1969; FFROSOLONO et al., 1970; SPITZER u. NORMAN, 1971; BALIS u. SHELLEY, 1972). Als Bildungsort konnten die Pneumozyten des Typ II identifiziert werden (Zusammenfassung bei MEYRICK u. REID, 1977). Die abnorme Atemmechanik nach experimenteller Zerstörung des Surfactant-Filmes läßt sich an isolierten Lungen leicht darstellen (KLUGE, 1967; Abb. 42).

Bei dem Atemnotsyndrom der Neu- und Frühgeborenen (zusammenfassende Darstellungen bei TOOLEY, 1977; MIETENS, 1977) besteht ein nahezu totaler Alveolarkollaps. Luft findet sich dagegen in den terminalen und respiratorischen, oft kugelförmig über-

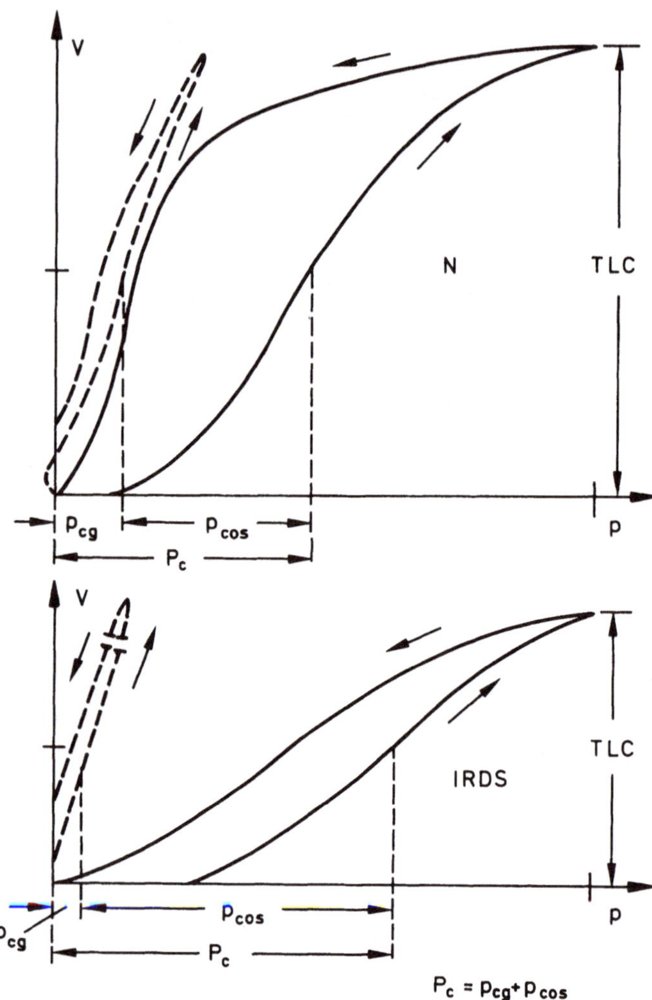

Abb. 42. Statische Druck-Volumendiagramme von isolierten Neugeborenenlungen bei Luftfüllung (——) und bei Flüssigkeitsfüllung (---). Oben: Normale Lungen (N); unten: Atemnotsyndrom ($IRDS$). TLC = totale Lungenkapazität bei $p = 25$ cm H_2O. Die Gesamtretraktion (P_c) setzt sich aus einem oberflächenspannungsbedingtem (p_{cos}) und einem gewebsbedingtem (p_{cg}) Anteil zusammen. Abgesehen von der gesamten statischen Compliance und dem relativen Verhältnis von oberflächenspannungs- und gewebsbedingtem Anteil gibt die Fläche zwischen in- und exspiratorischem Schenkel (» Hysteresefläche«) Hinweis auf die Surfactantwirksamkeit. (Aus: Wierich u. Hartung, in: Mietens, Atemnotsyndrom des Neugeborenen, Thieme, 1977)

blähten Bronchiolen (Abb. 43). Oft besteht zugleich ein Ödem, die Lymphbahnen sind erweitert (Lauweryns, 1970). Auf den Wänden der lufthaltigen Räume bilden sich dann die hyalinen Membranen, die zuerst von Hochheim (1903) beschrieben wurden und nach denen die Krankheit auch als Hyaline-Membranen-Krankheit benannt wird. Mangelhafter Gasaustausch, hoher pulmonaler Gefäßwiderstand und Erschöpfung der Atemmuskulatur gegen den hohen Entfaltungswiderstand des Lungengewebes werden zur Todesursache.

Die zur Surfactantbildung erforderliche Stoffwechselleistung wird von der Lunge erst gegen Ende der fetalen Reifung erworben.

Sie wird z.B. bei Kaninchenfeten erst am 27. bis 28. Tage physiologisch nachweisbar (Humphreys u. Strang, 1967), gleichzeitig mit dem ersten elektronenmikroskopischen Nachweis des Auftretens der charakteristischen osmiophilen Lamellenkörper in den Pneumozyten Typ II (Reid u. Meyrick, 1969). Das histomechanische Verhalten der Lunge bei Atemnotsyndrom entspricht einer Lunge ohne oberflächenaktive Wirksubstanz (Gruenwald, 1947; Avery u. Mead, 1959; Hartung u. Krupke, 1963; Hartung et al., 1971; Wierich, 1976, 1977).

Abgesehen von der Unreife der Lunge, d.h. einer ungenügenden Bildung von Surfactantsubstanz und deren Ausschleusung in die

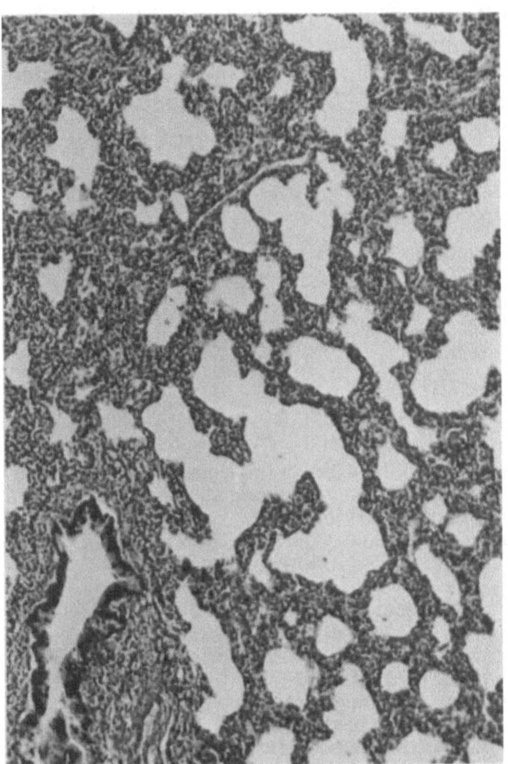

Abb. 43. Lungen bei Atemnotsyndrom des Neugeborenen, frühe Phase noch vor Bildung hyaliner Membranen. Alveolarkollaps, kugelige, teils wurstförmige Überblähung terminaler und respiratorischer Bronchiolen. 79:1

Alveolarräume, spielen auch die sehr kleinen Lufträume mit kleinen Radien und hoher Oberflächenspannung und eine Instabilität der Thoraxwandungen eine Rolle. Zusätzlich kann es bei künstlicher Beatmung mit hohen O_2-Drücken im Atemgemisch zu einer zusätzlichen toxischen Schädigung kommen, die anscheinend zunächst das Kapillarendothel betrifft (WEIBEL, 1963). Weitere Folgen sind Zirkulationsstörungen, Ödem und Fibrinexsudation in die Alveolen. Die nachfolgende proliferative Phase kann schon nach 10 Tagen in einen irreversiblen fibrotischen Umbau des Lungengewebes übergehen (MOLZ, 1973). Andere Autoren stellen eine Mikrozirkulationsstörung infolge generalisierter plasmatischer Hyperkoagulopathie und disseminierter intravasaler Mikrothrombose an den Beginn und in den Mittelpunkt

des Geschehens (BLEYL, 1971; BLEYL u. BÜSING, 1973).

Die Pathogenese dieser bedeutsamsten Erkrankung der Neu- und Frühgeborenen wurde hier etwas ausführlicher besprochen, weil sie als besonders gut untersuchtes Modell für das hier interessierende Atemnotsyndrom des Erwachsenen dienen kann, das in manchen Punkten noch weniger gut bekannt ist und sich auch unter dem Begriff des akuten Lungenkollapses (s. dort), der Beatmungslunge oder der Schocklunge verbirgt.

4. Schocklunge, „Beatmungslunge", Atemnotsyndrom des Erwachsenen

Schwere respiratorische Insuffizienzen, die eine künstliche Beatmung erforderlich machen, haben sehr unterschiedliche Ursachen. So ergaben sich in der Freiburger Anaesthesieabteilung in den Jahren 1967 bis 1971 (WIEMERS, 1973) als Indikationen für eine Langzeitbeatmung (über 24 Std) operativchirurgische Komplikationen in 40,4%, Polytrauma in 26,5%, Intoxikationen in 11,1%, Tetanus (in abnehmender Häufigkeit) 4,5% und Sonstiges 17,5%. Die Beatmung von Patienten mit chronisch-obstruktiver Atemwegserkrankung und Cor pulmonale spielte dabei eine untergeordnete Rolle, da diese Patienten meist anderenorts behandelt wurden. Die mittlere Beatmungsdauer betrug 7,9 Tage, die Letalität 56,6%.

Über Obduktionsbefunde an diesem Krankengut haben MITTERMAYER et al. (1973) berichtet. Die Lungen sind fest und düsterrot, luftarm. Die Läppchenstruktur ist nur noch eben erkennbar. Trotz des Flüssigkeitsreichtums tropft nur wenig Ödemflüssigkeit ab. Pneumonie, Aspirationsherde und hämorrhagische Infarkte sind häufig zu finden. Mikroskopisch sind Gefäßwandödem, Endotheldefekte, interstitielles Ödem und Lymphbahnerweiterungen deutlich. Hyaline Membranen lagen in 42% der Fälle vor. Schon ab 24 Std wird eine Mesenchymproliferation erkennbar.

Gelegentliche Beobachtungen zeigen andererseits, daß selbst nach jahrelanger Beatmung von Querschnittsgelähmten bzw. Poliomyelitiskranken keine oder nur geringe Lungenveränderungen auftraten (DÖN-HARDT, 1973; HOSSLI et al., 1973). Solche Fälle zeigen besonders deutlich, daß man zwischen Fällen einer primär erkrankten Lunge, deren nachlassende Funktion zur Beatmung zwingt, und Fällen einer Beatmung aus extrapulmonaler, meist zentral-nervöser Ursache bei primär gesunder Lunge unterscheiden muß, wobei die Lunge allerdings sekundär ebenfalls erkranken und dann in einen morphologisch gleichartigen Endzustand wie eine primär erkrankte „Beatmungslunge" gelangen kann.

Als primäre Schäden in der Pathogenese der Schocklunge kommen Schädigungen der großen Gefäße (Spasmus, Thrombose, Embolie etc.), der Kapillaren (toxisch, Mikrothrombose und Embolie), der Bronchien (Spasmus) und der Alveolen (direkte Epithelschäden speziell der Pneumozyten vom Typ II), als sekundäre und teilweise respiratorbedingte, wenn auch z.T. unvermeidliche Schädigungen ein ständig erhöhter positiver Beatmungsdruck mit Zirkulationsbehinderung, Überinfusion, O_2-Toxizität und Azidose in Betracht (MITTERMAYER et al., 1973, 1977; RIEDE et al., 1977). Bei den Beatmungsschäden in primär gesunden Lungen scheinen die beatmungsbedingten Störungen der pulmonalen Selbstreinigung (mukoziliare Insuffizienz, OTTO, 1970) eine Rolle zu spielen, die durch Anschoppung mit Alveolarmakrophagen und Sekretstauung in den Bronchien Infektionen begünstigen (HILL, 1973). Mit zunehmender Erschwerung des Gasaustausches werden oft hohe O_2-Drücke im Beatmungsgemisch unerläßlich, so daß in den späteren Phasen O_2-Schäden Bedeutung gewinnen und einen circulus vitiosus unterhalten können.

Diese verschiedenen pathogenetischen Mechanismen gehen gleichzeitig auch mit Schädigungen des Surfactant einher (BENZER u. BAUM, 1973), die auf Verlust durch Verdünnung und Abschwemmung, Bildungsstörung oder Inaktivierung beruhen können. Hierbei dürfte Störungen der kapillären und alveolären Permeabilität eine besondere Bedeutung zukommen (OLVER, 1977). Hohe Oberflächenspannung infolge mangelnder Surfactantwirkung aber hat einen Alveolar-kollaps mit entsprechender Ventilationsstörung und Reduktion des Gasaustausches zur Folge, zum anderen bewirken die abnormen perikapillären Druckverhältnisse eine Blutanschoppung und Ödem infolge erhöhter Kapillardurchlässigkeit und greifen damit ebenfalls in den schon beschriebenen circulus vitiosus ein.

Literatur

ADEBAHR, G.: Befunde bei Bronchiektasien nach Untersuchungen an Operationsmaterial. Frankfurt. Z. Path. 66, 29 (1955)

ALLEN, C.M. VAN: Kollaterale Ventilation. Z. Anat. Entwickl.-Gesch. 98, 453 u. 466 (1932)

ALLEN, C.M. VAN, LINDSKOG, G.E.: Collateral respiration in the lung. J. Surg. (N. Y.) 53, 16 (1931)

ALLI, A.F.: Pulmonary emphysema in Ibadan: A pathological study of unselected necropsy lungs. Trop. geogr. Med. 24, 28 (1972)

ALTMANN, K.: Experimentell-morphologische Untersuchungen über die Beziehungen zwischen der Lungencapillarweite und dem Lungendehnungsgrad. Z. exp. Med. 122, 516 (1954)

ANDERSON, J.A., DUNNILL, M.S., RYDER, R.C.: Dependence of the incidence of emphysema on smoking history, age, and sex. Thorax 27, 547 (1972)

ANDERSON, A.E., FORAKER, A.G.: Pathology of Disruptive Pulmonary Emphysema. Springfield, Ill.: Ch. C. Thomas Publ. 1976

ANDERSON, A.E., JR., FURLANDO, J.A., FORAKER, A.G.: Bronchopulmonary derangements in nonsmokers. Amer. Rev. resp. Dis. 101, 518 (1970)

ANDRUS, W.D.W.: Observations on the cardio-respiratory physiology following the collapse of one lung by bronchial ligation. Arch. Surg. 10, 506 (1925)

AVERY, M.E., MEAD, J.: Surface properties in relation to atelectasis and hyaline membrane disease. Amer. J. Dis. Child. 97, 517 (1959)

BAADER, E.W.: Die chronische Kadmiumvergiftung. Dtsch. med. Wschr. 1951, 484

BAARSMA, P.R., DIRKEN, M.N.J.: Collateral ventilation. J. thorac. Surg. 17, 238 (1948)

BAARSMA, P.R., DIRKEN, M.N.J., HUIZINGA, E.: Collateral ventilation in man. J. thorac. Surg. 17, 252 (1948)

BACKMANN, R.: Blutvolumen, Gefäßbett und Blutverteilung in der Lunge. Jena: VEB Fischer 1969

BACKMANN, R., HARTUNG, W.: Differentiating measurements of blood volumes in isolated human lungs. Progr. Resp. Res. 5, 327 (1970)

BALDWIN, E.F., COURNAND, A., RICHARDS, D.W., JR.: Pulmonary insufficiency. III. Study of 122 cases of chronic pulmonary emphysema. Medicine (Baltimore) 28, 201 (1949)

BALIS, J.U., SHELLEY, S.A.: Quantitative evaluation of the surfactant system of the lung. Amer. clin. Lab. Sci. 7, 410 (1972)

BALTISBERGER, W.: Über die glatte Muskulatur der menschlichen Lunge. Z. Anat. 61, 249 (1951)

BARTELS, H.. BÜCHERL, E., HERTZ, C.W., RODEWALDT, G., SCHWAB, M.: Lungenfunktionsprüfungen. Berlin-Göttingen-Heidelberg: Springer 1959

BARTMANN, K.: Mikrobiologische und pharmakokinetische Grundlagen der antimikrobiellen Chemotherapie von nicht-tuberkulösen Infektionen des Atemtraktes. Atemwegs- u. Lungenkrankh. 1, 191 (1975)

BATES, D.V., MACKLEM, P.T., CHRISTIE, R.V.: Respiratory Function in Disease. Philadelphia: W.B. Saunders Co. 1971

BEATTY, O.A.: Air space studies with special reference to emphysematous air spaces. Dis. Chest 39, 111 (1961)

BEHRENS, W., FANCONI, A.: Bronchiolitis obliterans chronica. Beitr. Klin. Tuberk. 117, 539 (1956)

BENZER, H., BAUM, M.: Bedeutung des Antiatelektasefaktors für die Dauerbeatmung. In: K. WIEMERS, K.L. SCHOLLER (Hrsg.), Lungenveränderungen bei Langzeitbeatmung, S. 181–196. Stuttgart: G. Thieme 1973

BIASI, W. DI: Probleme der Mischstaubsilikose. Zbl. allg. Path. path. Anat. 100, 531 (1960)

BIASI, W. DI: Anthrako-Fibrose oder Anthrako-Silikose? Beitr. Silikose-Forsch., S.-Bd. Grundfragen aus der Silikoseforsch. 5, 247 (1963)

BLEYL, U.: Pathomorphologie und Pathogenese des Atemnotsyndroms. Verh. dtsch. Ges. Path. 55, 39 (1971)

BLEYL, U., BÜSING, C.M.: Pathogenese pulmonaler hyaliner Membranen. In: K. WIEMERS, K.L. SCHOLLER (Hrsg.), Lungenveränderungen bei Langzeitbeatmung, S. 19–26. Stuttgart: G. Thieme 1973

BODIAN, M.L., LURIE, M.H., PENNINGTON, E.L., TERRACOL, J.: Fibrocystic disease of the pancreas and sinusoidal reactions. Ann. Oto-laryng. (Paris) 78, 399 (1961)

BÖNNINGER, M.: Zur Physiologie und Pathologie der Atmung. Z. exp. Path. Ther. 5, 409 (1909)

BOHLIG, H.: Lungenemphysem und akute Lungenblähung. In: Handbuch der Röntgendiagnostik (SCHINZ, BAENSCH, FROMMHOLD, GLAUNER, UEHLINGER, WELLAUER, Hrsg.), Bd. IV, 2. Stuttgart: G. Fischer 1973

BOLT, W., RINK, H.: Die terminale Lungenstrombahn im normalen und pathologischen Angiogramm. Fortschr. Röntgenstr. 93, 21 (1960)

BRISCOE, W.A.: Introductory remarks. In: CH. MITMAN (ed.), Pulmonary Emphysema and Proteolysis. New York: Academic Press 1972

BRISCOE, W.A., LORING, W.E.: Elastin content of the human lung. Proc. Soc. exp. Biol. (N.Y.) 99, 162 (1958)

BÜHLMANN, A.A., ROSSIER, P.H.: Klinische Pathophysiologie der Lunge. Berlin-Heidelberg-New York: Springer 1970

BÜRGER, M., KNOBLOCH, H.: Die Biomorphose (Alternswandlungen) der elastischen Elemente verschiedener Gewebe (Haut, Lunge und Gefäße). Z. Alternsforsch. 14, 94 (1960)

BÜRGI, H., WISSMANN, U., RICHTERICH, R., REGLI, J.,

MEDICI, T.C.: New objective criteria for inflammation in bronchial secretions. Brit. med. J. 2, 654 (1968)

BURROWS, B., FLETCHER, C.M., HEARD, B.E., JONES, N.L., WOOTLIFF, J.S.: The emphysematous and bronchial types of chronic airways obstruction. A clinico-pathological study of patients in London and Chicago. Lancet 1966 I, 830

CALLERAME, M.L., CONDEMI, J.J.: Immunoglobulins in bronchial tissues from patients with asthma, with special reference to immunoglobulin E. J. Allergy 47, 187 (1971)

CAPLAN, P.D., KUHN, C., PIERCE, J.A.: The induction of emphysema with elastase. I. The evolution of the lesion and the influence of serum. J. Lab. clin. Med. 82, 349 (1973)

CARILLI, A.D., GOHD, R.S., GORDON, W.: A virologic study of chronic bronchitis. New Engl. J. Med. 270, 122 (1964)

CHRISTELLER, E.: Eine neue einfache Methode zur normalen und pathologischen histo-topographischen Darstellung von Lungenveränderungen. Virchows Arch. path. Anat. 252, 783 (1924)

CHURCHILL, E.D.: Pulmonary atelectasis, with special reference to massive collapse of the lung. Arch. Surg. 11, 489 (1925)

CHURCHILL, E.D.: The segmental and lobular physiology and pathology of the lung. J. thorac. Surg. 18, 279 (1949)

CHURCHILL, E.D.: The architectural basis of pulmonary ventilation. Ann. Surg. 137, 1 (1953)

CIBA Guest Symposium Report: Terminology, definitions and classification of chronic pulmonary emphysema and related conditions. Thorax 14, 286 (1959)

CLEMENTS, J.A.: Surface tension of lung extracts. Proc. Soc. exp. Biol. (N.Y.) 95, 170 (1957)

CLEMENTS, J.A., HUSTEAD, R.F., JOHNSON, R.P., GRIBETZ, J.: Pulmonary surface tension and alveolar stability. J. appl. Physiol. 16, 444 (1961)

CLEMENTS, J.A., TOOLEY, W.H.: Kinetics of surfaceactive material in the fetal lung. In: Development of the Human Lung (W.A. HODSON, ed.). Lung Biology in Health and Disease, vol. VI, pp. 349–366. New York: M. Dekker Inc. 1977

CLÖSGES, J.: Beziehung zwischen Gewicht und Volumen der Lunge. Med. Inaug.-Diss. Düsseldorf 1949

CLOETTA, M.: Über die Zirkulation in der Lunge und deren Beeinflussung durch Über- und Unterdruck. Naunyn-Schmiedebergs Arch. exp. Path. Pharmak. 66, 409 (1911)

CLOETTA, M.: Untersuchungen über die Elastizität der Lunge und deren Bedeutung für die Zirkulation. Pflügers Arch. ges. Physiol. 152, 339 (1913)

COLOMBO, C., BEATRICE, E., RULLO, L.: Ricerche istologiche sull' atelectasia polmonare sperimentale con particolare riguardo alla reversibilità della lesione. Arch. Chir. torace cardiovasc. 9, 279 (1952)

COMROE, J.H., FORSTER, R.E., DUBOIS, A.B., BRISCOE, W.A., CARLSEN, E.: Die Lunge. Klinische Physiologie und Lungenfunktionsprüfungen. Stuttgart: F.K. Schattauer 1964

COOMBS, R.R.A., GELL, P.G.H.: Classification of allergic reactions responsible for clinical hypersensitivity in disease. In: GELL and COOMBS (eds.), Clinical

Aspects of Immunology, 2nd ed. Oxford: Blackwell 1968

Coryllos, P.N.: Postoperative apneumatosis (atelectasis) and postoperative pneumonia. J. Amer. med. Ass. **93**, 98 (1929)

Crenshaw, L.: Degenerative lung disease. Dis. Chest **25**, 427 (1954)

Cromie, J.B.: Correlation of anatomical pulmonary emphysema and right ventricular hypertrophy. Amer. Rev. resp. Dis. **84**, 657 (1961)

Croxatto, O.C., Lanari, A.: Pathogenesis of bronchiectasis: experimental study and anatomical findings. J. thorac. Surg. **27**, 514 (1954)

Cudkowicz, L., Armstrong, J.B.: The bronchial arteries in pulmonary emphysema. Thorax **8**, 46 (1953)

Culiner, M.M.: Obliterative bronchitis and bronchiolitis in bronchiectasis. Dis. Chest **44**, 351 (1963)

Dalquen, P., Oberholzer, M., Wyss, H., Specht, H., Rohr, H.P., Herzog, H.: Bronchus morphometry. Correlations between morphometric data and lung function parameters in obstructive airway disease. Respiration **34**, 121 (1977)

Delarue, J.: Remarques sur la signification, la pathogénie et la physio-pathologie de la dilatation des bronches. Ann. Méd. **47**, 434 (1946)

Deutsche Forschungsgemeinschaft: Forschungsbericht chronische Bronchitis und Staubbelastung am Arbeitsplatz. Boppard: Harald Boldt Verlag KG 1975

Dönhardt, A.: Lungenveränderungen unter Dauerbeatmung im Endstadium der Poliomyelitis. In: K. Wiemers, K.L. Scholler (Hrsg.), Lungenveränderungen bei Langzeitbeatmung, S. 32–36. Stuttgart: G. Thieme 1973

Dornhorst, A.C.: Respiratory insufficiency. Lancet **1955 I**, 1185

Dunnill, M.S.: The pathology of asthma, with special reference to changes in the bronchial mucosa. J. clin. Path. **13**, 27 (1960)

Dunnill, M.S.: An assessment of the anatomical factor in cor pulmonale in emphysema. J. clin. Path. **14**, 246 (1961)

Dunnill, M.S., Massarella, G.R., Anderson, J.A.: A comparison of the quantitative anatomy of the bronchi in normal subject, in status asthmaticus, in chronic bronchitis and in emphysema. Thorax **24**, 176 (1969)

Dunnill, M.S.: The contribution of morphology to the study of chronic obstructive lung disease. Amer. J. Med. **57**, 506 (1974)

Duprez, A.: Les limites anatomiques de la dilatation des bronches. L'oblitération des petites bronches. J. franç. Méd. Chir. thor. **5**, 442 (1951)

Engel, St.: Die Lunge des Kindes. Stuttgart: G. Thieme 1950

Eriksson, S.: Pulmonary emphysema and alpha$_1$ antitrypsin deficiency. Acta med. scand. **175**, 197 (1964)

Escher, F.: Die Tracheal- und Bronchialstenosen. In: Handbuch der inn. Medizin, 4. Aufl., Bd. IV,2. Berlin-Göttingen-Heidelberg: Springer 1956

Euler, U.S., v., Liljestrand, G.: Observations on pulmonary arterial blood pressure in the cat. Acta physiol. scand. **12**, 301 (1946)

Fanconi, G., Uehlinger, E., Knauer, C.: Das Zöliakie-Syndrom bei angeborener zystischer Pankreasfibromatose und Bronchiektasen. Wien. med. Wschr. **1936**, 753

Farber, J.E., Lincoln, N.S.: The unexpandable lung. I. Statement of the problem. II. Case reports. Amer. Rev. Tuberc. **40**, 704 u. 710 (1939)

Field, W.E.H., Davey, E.N., Reid, L., Roe, F.J.C.: Bronchial mucous gland hypertrophy: its relation to symptoms and environment. Brit. J. Dis. Chest **60**, 66 (1966)

Fischer, P.A.: Zur Morphologie, Häufigkeit und pathogenetischen Bedeutung tuberkulöser lymphadenogener Bronchialwandschädigungen. Beitr. Klin. Tuberk. **113**, 1 (1955)

Fishman, A.P., Fritts, H.W., Jr., Cournand, A.: Effects of acute hypoxia and exercise on the pulmonary circulation. Circulation **22**, 204 (1960)

Fleischner, F.: Atelektase und gerichteter Kollaps der Lunge. Fortschr. Röntgenstr. **53**, 607 (1936)

Fletcher, C.M.: Disability and mortality from chronic bronchitis in relation to dust exposure. Arch. industr. Hlth **18**, 368 (1958)

Fletcher, C.M.: Chronic bronchitis, its prevalence, nature and pathogenesis. Amer. Rev. resp. Dis. **80**, 483 (1959)

Fraser, R.G., Paré, J.A.P.: Diagnoses of Diseases of the Chest. An integrated Study Based on the Abnormal Chest Roentgenogram. Philadelphia: W.B. Saunders Co. 1970

Freund, W.A.: Über das Emphysem. Dtsch. med. Wschr. **1913**, 603

Frik, W., Hesse, R., Zeilhofer, R.: Die Röntgendiagnostik des Lungenemphysems. Vergleiche mit spirometrischen und blutgasanalytischen Untersuchungen. Fortschr. Röntgenstr. **88**, 125 (1958)

Frosolono, M.F., Charms, B.L., Pawlowski, R., Slioka, S.: Isolation, charakterization and surface chemistry of a surface-active fraction from dog lung. J. Lipid. Res. **11**, 439 (1970)

Gerber, M.A., Paronello, F., Kochwa, S.: Immunohistochemical localization of IgE in asthmatic lungs. Amer. J. Path. **62**, 339 (1971)

Giese, W.: Bronchiolitis, Bronchiektasen und Pneumonie. Dtsch. med. J. **1954**, 279

Giese, W.: Pathologische Anatomie und Pathogenese der Pleuritis exsudativa. Wien. med. Wschr. **1957**, 999

Giese, W.: Über die Endstrombahn der Lunge. In: Lungen und kleiner Kreislauf. Bad Oeynhausener Gespräche I, p. 45. Berlin-Göttingen-Heidelberg: Springer 1957

Giese, W.: Einteilung und Abgrenzung der Emphyseme. Verh. dtsch. Ges. Path. **43**, 269 (1959)

Giese, W.: Alterslunge und Altersemphysem. Medizinische **1959**, 2447

Giese, W.: Atemorgane. In: Lehrbuch der spez. path. Anatomie (Kaufmann-Staemmler), 11. u. 12. Aufl., Bd. II,3. Berlin: W. de Gruyter 1960

Giese, W.: Die allgemeine Pathologie der äußeren Atmung. In: Handbuch der allg. Pathologie, Bd. V,1. Berlin-Göttingen-Heidelberg: Springer 1961

Giese, W.: Atemwege und Lungen. In: Doerr (Hrsg.), Organpathologie, Bd. 1. Stuttgart: G. Thieme 1974

Giese, W., Hartung, W.: Pulmonary emphysema. Pathogenetic classification and clinico-pathological correlation. Med. thorac. (Respiration) **21**, 193 (1964)

GIESEKING, R.: Elektronenmikroskopische Befunde beim Atemnotsyndrom. Verh. dtsch. Ges. Path. **55**, 22 (1971)

GLADSTON, M., SHAH, D.O., SHINOWARA, Y.: Isolation and characterization of a lung lipoprotein surfactant. J. Colloid. Interface Sci. **29**, 319 (1969)

GLANZMANN, E.: Dysporia entero-broncho-pancreatica congenita familiaris–cystische Pankreasfibrose. Ann. paediat. (Basel) **166**, 289 (1946)

GLOOR, F.: Zur Pathologie des Asthma bronchiale. Virchows Arch. path. Anat. **325**, 189 (1954)

GLYNN, A.A., MICHAELS, L.: Bronchial biopsy in chronic bronchitis and asthma. Thorax **15**, 142 (1960)

GÖTZ, H.: Bedeutung der Immunologie im Bereich der Atemwege. Atemwegs- u. Lungenkrankh. **1**, 69 (1975)

GOUGH, J.: Pneumoconiosis in coalworkers in Wales. J. occup. Med. **4**, 86 (1947)

GOUGH, J.: Post mortem differences in "asthma" and in chronic bronchitis. Acta allerg. (Kbh.) **16**, 391 (1961)

GOUGH, J.: The pathogenesis of emphysema. In: A.A. LIEBOW (ed.), The Lung. Baltimore: Williams & Wilkins Co. 1968

GOUGH, J., RYDER, R.C., OTTO, H., HELLER, G.: Vergleichende morphologische Untersuchungen zur Häufigkeit des Lungenemphysems. Frankfurt. Z. Path. **77**, 317 (1967)

GOUGH, J., WENTWORTH, J.E.: The use of thin sections of entire organs in morbid anatomical studies. J. roy. micr. Soc., Ser. III, **69**, 231 (1949)

GREENBERG, S.D., BOUSHY, S.F., JENKINS, D.E.: Chronic bronchitis and emphysema: correlation of pathologic findings. Amer. Rev. resp. Dis. **96**, 918 (1967)

GROSS, P., BABYAK, M.A., TOLKER, E., KASCHEK, M.: Enzymatically produced pulmonary emphysema. A preliminary report. J. occup. Med. **6**, 481 (1964)

GRUENWALD, P.: Surface tension as a factor in the resistance of neonatal lungs to aeration. Amer. J. Obstet. Gynec. **53**, 996 (1947)

HAAG, W., EISENREICH, F.X.: Experimentelle Untersuchungen zur patho-physiologischen Bedeutung der Kollateralventilation. Thoraxchir. **4**, 52 (1956)

HALE, F.C., OLSEN, C.R., MICKEY, M.R., JR.: The measurement of bronchial wall compartments. Amer. Rev. resp. Dis. **98**, 978 (1968)

HALLER, R., DE, REID, L.: Adult chronic bronchitis. Morphology, histochemistry and vascularisation of the bronchial mucous glands. Med. thorac. (Respiration) **22**, 549 (1965)

HAMM, J.: Die Bedeutung der Spirographie für die Beurteilung der Lungeninsuffizienz, speziell des Emphysems. Ergebn. inn. Med. Kinderheilk. **10**, 299 (1958)

HANSON, W.A.: Immunoglobulin A in secretions: an immune protection for mucous membranes. Nord. Med. **79**, 1938 (1968)

HARRIS, J.O., SWENSON, E.W., JOHNSON, J.E.: Human alveolar macrophages: Comparison of phagocytic ability, glucose utilization and ultrastructure in smokers and non smokers. J. clin. Invest. **49**, 2086 (1970)

HART, C., MAYER, E.: Kehlkopf, Luftröhre und Bronchien. In: Handbuch der spez. path. Anatomie u. Histologie (HENKE-LUBARSCH), Bd. III,1. Berlin: Springer 1926

HARTUNG, W.: Die Altersveränderungen der Lungenelastizität nach Messungen an isolierten Leichenlungen. Beitr. path. Anat. **118**, 368 (1957)

HARTUNG, W.: Morphologie des bullösen Emphysems, seine Abgrenzung gegen Lungendystrophie. Beitr. Klin. Tuberk. **119**, 343 (1958)

HARTUNG, W.: Über Ausmaß und funktionelle Bedeutung des Elastizitätsverlustes bei verschiedenen Lungenerkrankungen. Beitr. path. Anat. **120**, 178 (1959)

HARTUNG, W.: Pressure fixation in study of pulmonary emphysema. Amer. Rev. resp. Dis. **85**, 287 (1962)

HARTUNG, W.: Lungenemphysem. Morphologie, Pathogenese und funktionelle Bedeutung. Berlin-Göttingen-Heidelberg-New York: Springer 1964

HARTUNG, W.: Pathologische Anatomie und Pathogenese der Bronchitis und des Emphysems. Internist (Berl.) **10**, 121 (1969)

HARTUNG, W.: Über Zusammenhänge zwischen Nase und Lunge vom pathologisch-anatomischen Standpunkt. Med. Mschr. **26**, 246 (1972)

HARTUNG, W.: Pathologisch-anatomische Befunde bei Asthma bronchiale im Vergleich zu anderen obstruktiven Atemwegserkrankungen. Prax. Pneumol. **28**, 129 (1974)

HARTUNG, W.: Mechanical effects of structural lesions within the lungs on ventilation and pulmonary circulation. In: Chronisch obstruktive Lungenerkrankungen und Cor pulmonale (SCHÜREN, HÜTTEMANN, SCHRÖDER, Hrsg.). Stuttgart: F.K. Schattauer 1975

HARTUNG, W.: Pathologie der Lungenfehlbildungen. Thoraxchirurgie **23**, 194 (1975)

HARTUNG, W.: Zur Pathologie und Pathogenese der Mukoviszidose. Prax. Pneumol. **30**, 547 (1976)

HARTUNG, W.: Struktur und Funktionsparameter von Emphysemlungen und deren Relation zu klinischen Funktionsstörungen. Atemwegs- und Lungenkrh. **4**, 131 (1978)

HARTUNG, W., CARMANNS, B., WIERICH, W.: Zur Pathogenese der Ventilationsstörungen beim Atemnotsyndrom. Verh. dtsch. Ges. Path. **55**, 79 (1971)

HARTUNG, W., DELFMANN, L.: Perfusionsversuche an Leichenlungen. Beitr. Klin. Tuberk. **123**, 41 (1960)

HARTUNG, W., EINBRODT, H.-J.: Lokalisation und Art der Staubablagerungen in der Lunge und ihre funktionelle Bedeutung. Beitr. Silikose-Forsch., S.-Bd. Grundfragen Silikoseforschung **6**, 379 (1965)

HARTUNG, W., KAFARNIK, D.: Zur Statik des Thorax-Lungen-Systems. I. Methodik, globale Volumendehnbarkeit und Vergleiche mit Meßergebnissen am Lebenden. II. Einfluß krankhafter Veränderungen und experimenteller Variation der Versuchsbedingungen auf die Volumendehnbarkeit. Med. thorac. (Respiration) **23**, 1 u. 77 (1966)

HARTUNG, W., KISSLER, W.: Distribution of resistances in artificially ventilated human autopsy lungs. Respiration **27**, 176 (1970)

HARTUNG, W., KISSLER, W., TEIGE, K., THOMA, H.: Pathologisch-anatomische Folgen chronischer Bronchitis und deren Beziehung zur Lungenfunktion. In: Chronic inflammation of the bronchi. Progr. Resp. Res. **6**, 108 (1971)

HARTUNG, W., KRUPKE, H.-J.: Zur Atemmechanik des

Neugeborenen und des jungen Kindes. Z. Kinderheilk. **88**, 35 (1963)

Hartung, W., Kudszus, G.: Vergleichende Untersuchungen an der Nasen-, Nasennebenhöhlen- und Bronchialschleimhaut. Ein Beitrag zum sinu-bronchialen Syndrom. Med. Klin. **1972**, 801

Hartung, W., Meyer-Carlstädt, D.: Über den Reidschen Index zur Diagnose der chronischen Bronchitis. Beitr. path. Anat. **137**, 85 (1968)

Hartung, W., Schmitz, W., Schürmeyer, E.: Untersuchungen über die Helium-Mischmethode an rhythmisch beatmeten isolierten menschlichen Leichenlungen. Beitr. Klin. Tuberk. **135**, 49 (1967)

Hartung, W., Schoppmann, W.: Die Lungenbiopsie (Rundtischgespräch). In: Lungenresektion, Verh. der Ges. für Lungen- u. Atmungsforsch., Bd. 3. Pneumonologie **147**, 279 (1972)

Hartung, W., Shakeri, S.: Correlations of morphological and histomechanical data in normal and diseased lungs. Bull. physio-path. Resp. **7**, 361 (1971)

Hayward, J., Reid, L.: Observations on the anatomy of the intrasegmental bronchial tree. Thorax **7**, 89 (1952)

Heard, B.E.: Pathology of Chronic Bronchitis and Emphysema. London: J. & A. Churchill Ltd. 1969

Heard, B.E., Izukawa, T.: Dust pigmentation of the lungs and emphysema in Londoners. In: Reploh, Klosterkötter (Hrsg.), Fortschritte der Staublungenforschung. Dinslaken: Niederrheinische Druckerei 1963

Heath, D., Brewer, D., Hicken, P.: Cor Pulmonale in Emphysema: Mechanisms and Pathology. Springfield, Ill.: Ch.C. Thomas 1968

Heilmeyer, L., Schmid, F.: Die progressive Lungendystrophie. Dtsch. med. Wschr. **1956**, 1293, 2118

Heine, F.: Das bullöse Lungenemphysem. Beitr. Klin. Tuberk. **119**, 298 (1958)

Henderson, R., Horsfield, K., Cummings, G.: Intersegmental collateral ventilation in the human lung. Resp. Physiol. **6**, 128 (1968/69)

Heppleston, A.G.: Chronic diffuse interstitial fibrosis of the lung. Thorax **6**, 426 (1951)

Heppleston, A.G.: The pathogenesis of simple pneumoconiosis in coal workers. J. Path. Bact. **67**, 51 (1954)

Heppleston, A.G.: The pathology of honeycomb lung. Thorax **11**, 77 (1956)

Hertz, C.W.: Pleuraschwarte und Lungenfunktion. Beitr. Klin. Tuberk. **112**, 446, 503 (1954)

Hertz, C.W.: Störungen der Ventilation. In: Lungen und kleiner Kreislauf. Bad Oeynhausener Gespräche I, 127. Berlin-Göttingen-Heidelberg: Springer 1957

Hertz, C.W.: Klinik des Lungenemphysems und Grundzüge der Therapie seiner Komplikationen. Atemwegs- u. Lungenkrankh. **2**, 133 (1976)

Herzog, H., Keller, R., Maurer, W., Baumann, H.R., Spinelli, F., Nadjafi, A.: Distribution of bronchial resistance in obstructive pulmonary disease and in dogs with artificially induced tracheal collapse. Respiration **25**, 361 (1968)

Heuck, F.: Die Streifenatelektasen der Lunge. Stuttgart: G. Thieme 1959

Heuck, F., Flach, A.: Tierexperimentelle und klinische

Studien zur Entstehung von plattenförmigen Atelektasen. Z. ges. exp. Med. **122**, 76 (1953)

Hieronymi, G.: Über den durch das Alter bedingten Formwandel menschlicher Lungen. Ergebn. allg. Path. path. Anat. **41**, 1 (1961)

Higgins, I.T.T., Cochrane, A.L.: Chronic respiratory disease in a random sample of men and women in the Rhonda Fach in 1958. Brit. J. industr. Med. **18**, 93 (1961)

Hill, K.: Morphologie und Pathogenese von Lungenveränderungen nach Langzeitbeatmung in Abhängigkeit von der Grundkrankheit. In: K. Wiemers, K.L. Scholler (Hrsg.), Lungenveränderungen bei Langzeitbeatmung, S. 13–19. Stuttgart: G. Thieme 1973

Hochheim, K.: Über einige Befunde in den Lungen von Neugeborenen und die Beziehung derselben zur Aspiration von Fruchtwasser. Path. anat. Arb. (Berl.) **1903**, 421

Hövels, O.: Symptomatologie der Mucoviscidose. In: Windorfer, Stephan (Hrsg.), Mucoviscidose. Stuttgart: G. Thieme 1968

Hogg, J.C., Macklem, P.T., Thurlbeck, W.M.: Site and nature of airway obstruction in chronic obstructive lung disease. New Engl. J. Med. **278**, 1355 (1968)

Hogg, J.C., Macklem, P.T., Thurlbeck, W.M.: The resistance of collateral channels in excised human lungs. J. clin. Invest. **48**, 421 (1969)

Holt, P.G., Keast, D.: Acute effects of cigarette smoke on murine macrophages. Arch. environm. Hlth **26**, 300 (1973)

Hornykiewytsch, T., Stender, H.S.: Die Gefäßveränderungen bei Emphysem und Pulmonalsklerose. Fortschr. Röntgenstr. **82**, 642 (1955)

Hossain, S., Heard, B.E.: Hyperplasia of bronchial muscle in chronic bronchitis. J. Path. (Edinb.) **101**, 171 (1970)

Hossli, G., Bühlmann, A., Hardmeier, Th.: Dauerbeatmung während 2134 Tagen wegen hoher Halsmarkdurchtrennung. In: K. Wiemers, K.L. Scholler (Hrsg.), Lungenveränderungen bei Langzeitbeatmung, S. 37–40. Stuttgart: G. Thieme 1973

Hüttemann, U., Schüren, K.P.: Chronisch obstruktive Lungenerkrankungen: Klinische Erscheinungsformen und ihre Korrelation zur gestörten Atmungsfunktion. Klin. Wschr. **50**, 944 (1972)

Humphreys, P.W., Strang, L.B.: Effects of gestation and prenatal asphyxia on pulmonary surface properties of the fetal rabbit lung. J. Physiol. (Lond.) **192**, 53 (1967)

Iravani, J.: Physiologie und Pathophysiologie der Cilientätigkeit und des Schleimtransportes im Tracheobronchialbaum (Untersuchungen an Ratten). Pneumonologie **144**, 93 (1971)

Irskens, K.J., Jorde, W.: Zur morphologischen Diagnostik des allergischen Asthma bronchiale. Prax. Pneumol. **28**, 138 (1974)

Isaaksohn: Pathologisch-anatomische Veränderungen der Lungengefäße beim Emphysem. Virchows Arch. path. Anat. **53**, 466 (1871)

Ishikawa, S., Bowden, D.H., Fisher, V., Wyatt, J.P.: The "emphysema profile" in two midwestern cities in North America. Arch. environm. Hlth **18**, 660 (1969)

Ishizaka, K., Ishizaka, T.: Identification of γE-antibodies as a carrier of reaginic activity. J. Immunol. **99**, 1187 (1967)

JACOBAEUS, H.C.: Über Lungenkollaps. Verh. dtsch. Ges. inn. Med. **1932**, 161

JANOFF, A.: Inhibition of human granulocyte elastase by serum alpha-antitrypsin. Amer. Rev. resp. Dis. **105**, 121 (1972)

JOERG, De morbo pulmonum organico ex respiratione neonatorum imperfecto orto. Med. Inaug.-Diss. Leipzig 1832 (zit. nach Löffler 1956)

JOHANSON, W.G., JR., PIERCE, A.K., SOUTHERN, P.M.: Comparison of elastase, collagenase, and papain on lung structure and function. Amer. Rev. resp. Dis. **103**, 908 (1971)

JUNGHANSS, W.: Das Lungenemphysem im postmortalen Angiogramm. Virchows Arch. path. Anat. **332**, 538 (1959)

KARTAGENER, M.: Die Bronchitiden. Die Bronchiektasen. In: Handbuch der inn. Medizin, 4. Aufl., Bd. IV,2. Berlin-Göttingen-Heidelberg: Springer 1956

KARTAGENER, M., GRUBER, B.: Bronchiektasen und Dilatationen anderer glandulärer und kavitärer Organe. Schweiz. Z. Path. Bakt., Suppl. **10**, 36 (1947)

KLUGE, A.: Oberflächenspannung in der Lunge. Ergebn. ges. Lungen- u. Tuberk.-Forsch. **16**, 10 (1967)

KNIPPING, H.W., BOLT, W., VALENTIN, H., VENRATH, H.: Normale und pathologische Physiologie der Atmung. In: Handbuch der Thoraxchirurgie. Berlin-Göttingen-Heidelberg: Springer 1958

KNOLLE, H.: Die pathologische Anatomie der progressiven Lungendystrophie. Zbl. allg. Path. path. Anat. **102**, 76 (1961)

KOCH, E.: Über die Erwachsenen-Mucoviscidose. In: WINDORFER, STEPHAN (Hrsg.), Mucoviscidose. Stuttgart: G. Thieme 1968

KÖNN, G.: Die pathologische Morphologie der Lungengefäßerkrankungen und ihre Beziehungen zur chronischen pulmonalen Hypertonie. Ergebn. ges. Tuberk.- u. Lungen-Forsch. **14**, 101 (1958)

KÖNN, G.: Über morphologische Befunde bei dem klinischen Bild der progressiven Lungendystrophie. Verh. dtsch. Ges. Path. **44**, 151 (1960)

KÖNN, G., SCHEJBAL, V., OELLIG, W.P.: Die pathologische Anatomie der Pneumokoniosen. In: W.T. ULMER, G. REICHEL (Hrsg.), Handbuch der inn. Medizin, 5. Aufl., Bd. IV,1. Berlin-Heidelberg-New York: Springer 1976

KOHN, H.N.: Zur Histologie der indurierenden fibrinösen Pneumonie. Münch. med. Wschr. **1893**, 42

KOPPENHAGEN, K., NIEDING, G. v.: Nuklearmedizinische Emphysemdiagnostik. Atemwegs- u. Lungenkrankh. **2**, 128 (1976)

KOURILSKY, R.: Histologie de la muqueuse bronchique au cours des inflammations chroniques non tuberculeuses des bronches (étude sur prélèvement biopsiques). Bronches **10**, 76 (1960)

KÜHNE, W.: Staubinhalation, Lungenemphysem, Staublungenerkrankungen. Jena: VEB Fischer 1965

LANDAUER, B.: Physiologie des Antiatelektasefaktors und seine Bedeutung im Rahmen des posttraumatischen Geschehens. Atemwegs- u. Lungenkrankh. **2**, 7 (1976)

LAPP, H., RÖTTGER, P.: Zur pathologischen Anatomie der Mucoviscidose. In: WINDORFER, STEPHAN (Hrsg.), Mucoviscidose. Stuttgart: G. Thieme 1968

LAUWERYNS, J.M.: "Hyaline membrane disease" in newborn infants. Macroscopic, radiographic, and light and electron microscopic studies. Hum. Pathology **1**, 175 (1970)

LAWS, J.W., HEARD, B.E.: Emphysema and the chest film: A retrospective radiological and pathological study. Brit. J. Radiol. **35**, 750 (1962)

LICHTHEIM: Versuche über Lungenatelektase. Naunyn-Schmiedebergs Arch. exp. Path. Pharmak. **10**, 54 (1879)

LIEBERMAN, J., GAWAD, M.A.: Inhibitors and activators of leukocytic proteases in purulent sputum. Digestion of human lung and inhibition by alpha-1-antitrypsin. J. Lab. clin. Med. **77**, 713 (1971)

LIEBERMEISTER, G.: Zur normalen und pathologischen Physiologie der Atmungsorgane: I. Über das Verhältnis zwischen Lungendehnung und Lungenvolumen. Zbl. allg. Path. path. Anat. **18**, 644 (1907)

LIEBOW, A.A., HALES, M.H., LINDSKOG, G.E.: Enlargement of the bronchial arteries and their anastomoses with the pulmonary arteries in bronchiectasis. Amer. J. Path. **25**, 211 (1949)

LÖFFLER, W.: Die Lungenatelektase. In: Handbuch der inn. Medizin, 4. Aufl., Bd. IV,2. Berlin-Göttingen-Heidelberg: Springer 1956

LÖFFLER, W.: Klinik und Therapie des Emphysems. Verh. dtsch. Ges. inn. Med. **62**, 44 (1956)

LOESCHCKE, H.: Die Morphologie des normalen und emphysematösen Acinus der Lunge. Beitr. path. Anat. **68**, 213 (1921)

LOESCHCKE, H.: Störungen des Luftgehaltes der Lunge. In: Handbuch der spez. path. Anatomie u. Histologie (HENKE-LUBARSCH), Bd. III,1. Berlin: Springer 1928

LOTTENBACH, K.: Das Lungenemphysem. In: Handbuch der inn. Medizin, 4. Aufl., Bd. IV,2. Berlin-Göttingen-Heidelberg: Springer 1956

LUCHSINGER, R.: Die Erkrankungen der Nase. In: Handbuch der inn. Medizin, 4. Aufl., Bd. IV,2. Berlin-Göttingen-Heidelberg: Springer 1956

LÜTGERATH, F. (Hrsg.): Obere Luftwege und Lunge als funktionelle und klinische Einheit. Stuttgart: G. Thieme 1970

MACKLEM, P.T.: Airway obstruction and collateral ventilation. Physiol. Rev. **51**, 368 (1971)

MACKLEM, P.T., THURLBECK, W.M., FRASER, R.G.: Chronic obstructive disease of small airways. Ann. intern. Med. **74**, 167 (1971)

MARCHAND, P., GILROY, J.C., WILSON, V.H.: An anatomical study of the bronchial vascular system and its variations in disease. Thorax (Lond.) **5**, 207 (1950)

MARTIN, H.B.: Respiratory bronchioles as the pathway for collateral ventilation. J. appl. Physiol. **21**, 1443 (1966)

MATSUBA, K., TAKIZAWA, T., THURLBECK, W.M.: Oncocytes in human bronchial mucous glands. Thorax **27**, 181 (1972)

MATTHYS, H.: Lungenfunktionsprüfung zur Erfassung des Lungenemphysems. Atemwegs- u. Lungenkrankh. **2**, 108 (1976)

MAY, J.R.: Pathogenetic bacteria in chronic bronchitis. Lancet **1954 II**, 839

MCCARTER, J.H., VAZQUEZ, J.J.: The bronchial basement membrane in asthma. Arch. Path. **82**, 328 (1966)

McKenzie, H.J., Glick, M., Outhred, K.G.: Chronic bronchitis in coal miners. Ante-mortem/post-mortem comparisons. Thorax **24**, 527 (1969)

Mead, J., Whittenberger, J.L., Radford, E.P., Jr.: Surface tension as a factor in pulmonary volume-pressure hysteresis. J. appl. Physiol. **10**, 191 (1957)

Medici, T.C., Bürgi, H.: The role of immunoglobulin A in endogenous bronchial defense mechanisms in chronic bronchitis. Amer. Rev. resp. Dis. **103**, 784 (1971)

Meneely, G.R., Renzetti, A.D., Jr., Steele, J.D., Wyatt, J.P., Harris, H.W.: Chronic bronchitis, asthma and pulmonary emphysema. A statement by the committee on diagnostic standards for nontuberculous respiratory diseases. Amer. Rev. resp. Dis. **85**, 762 (1962)

Messer, J.W., Peters, G.A., Bennet, W.A.: Causes of death and pathologic findings in 304 cases of bronchial asthma. Dis. Chest **38**, 616 (1960)

Meyrick, B., Reid, L.M.: Ultrastructure of alveolar lining and its development. In: Development of the Lung (W.A. Hodson, ed.). Lung Biology in Health and Disease, vol. VI, pp. 135–214. New York: M. Dekker Inc. 1977

Mietens, C.: Virusinfektionen des Respirationstraktes im Kindesalter. Immunität u. Infektion **3**, 65 (1975)

Mietens, C. (Hrsg.): Das Atemnotsyndrom des Neugeborenen. Pathophysiologie. Therapie, Prognose. Stuttgart: G. Thieme 1977

Miller, D.L., Jones, R.: The bacterial flora of the upper respiratory tract and sputum of working men. J. Path. Bact. **87**, 182 (1964)

Minkowski, O., Bittorf, A.: Die Pathologie der Atmung. In: Handbuch der allg. Pathologie (Krehl-Marchand), Bd. II,1. Leipzig: S. Hirzel 1912

Mitchell, R.S., Filley, G.F.: Chronic obstructive pulmonary disease. I. Clinical features. Amer. Rev. resp. Dis. **89**, 360 (1964)

Mitchell, R.S., Stanford, R., Johnson, J.M., Silvers, G.W., Dart, G., George, M.: The morphology of chronic airways obstruction. In: K.P. Schüren, U. Hüttemann, R. Schröder (Hrsg.), Chronisch obstruktive Lungenerkrankungen und Cor pulmonale. Stuttgart: F.K. Schattauer 1975

Mittermayer, Ch., Ostendorf, P., Riede, U.N.: Pathologisch-anatomische Untersuchungen bei der respiratorischen Insuffizienz durch Schock. I. Lichtmikroskopische und biochemische Analyse. Intensivmedizin **14**, 252 (1977)

Mittermayer, Ch., Vogel, W., Zimmermann, W.E., Birzle, H., Böttcher, D., Schwarz, Ch.: Pathologisch-anatomische Veränderungen unter Langzeitbeatmung. In: K. Wiemers, K.L. Scholler (Hrsg.), Lungenveränderungen bei Langzeitbeatmung, S. 5–13. Stuttgart: G. Thieme 1973

Mitman, Ch. (ed.): Pulmonary Emphysema and Proteolysis. New York: Academic Press 1972

Molz, G.: Lungenveränderungen bei langfristig beatmeten Neugeborenen und Säuglingen. In: K. Wiemers, K.L. Scholler (Hrsg.), Lungenveränderungen bei Langzeitbeatmung, S. 232–234. Stuttgart: G. Thieme 1973

Moore, J.R., Kobernik, S.D., Wiglesworth, F.W.:

Bronchiectasis. A study of the segmental distribution of the pathologic lesions. Surg. Gynec. Obstet. **89**, 145 (1949)

Mori, P.A., Anderson, A.E., Eckert, Ph.: The radiological spectrum of aging and emphysematous lungs. Radiology **83**, 48 (1964)

Müller, K.-M.: Chronische Bronchitis und Emphysem. Veröff. aus der morph. Pathologie (Giese, Büngeler, Seifert, Peters, Hrsg.), Heft 93. Stuttgart: G. Fischer 1973

Mulder, J.: Haemophilus influenzae (Pfeiffer) as a ubiquitous cause of common acute and chronic bronchitis. Acta med. scand. **94**, 98 (1938)

Nager, F., Zenger, F., Rüttner, J.R.: Bronchitis, Bronchiolitis und Silikose. Schweiz. med. Wschr. **1960**, 1959

Neergaard, K. v.: Neue Auffassungen über einen Grundbegriff der Atemmechanik. Z. ges. exp. Med. **66**, 373 (1929)

Niewoehner, D.E., Kleinerman, J., Rice, D.B.: Pathologic changes in the peripheral airways of young cigarette smokers. New Engl. J. Med. **291**, 755 (1974)

Nissen, R.: Die Bronchusunterbindung, ein Beitrag zur experimentellen Lungenpathologie und -chirurgie. Dtsch. Z. Chir. **179**, 160 (1923)

Olver, R.E.: Solute and water transfer in fetal and newborn lungs. In: W.A. Hodson (ed.), Development of the Lung. Lung Biology in Health and Disease, vol. VI, pp. 525–559. New York: M. Dekker Inc. 1977

Otte, W., Schiessle, W., Könn, G.: Bioptische Diagnostik endothorakaler Erkrankungen. Ergebn. ges. Lungen- u. Tuberk.-Forsch. **20** (1970)

Otto, H.: Die Atmungsorgane. In: Handbuch der allg. Pathologie. Bd. III,4. Berlin-Heidelberg-New York: Springer 1970

Otto, H.: Bedeutung, Morphologie und Einteilungsprinzipien des chronischen destruktiven Lungenemphysems. Atemwegs- u. Lungenkrankh. **2**, 95 (1976)

Otto, H., Schmidt, H.: Die Beziehungen der deformierenden Hilussilikose zum Lungenemphysem. Frankfurt. Z. Path. **70**, 447 (1960)

Otto, H., Zeilhofer, R.: Lungenfunktion und Strukturbefund unter besonderer Berücksichtigung der obstruktiven Ventilationsstörung und des Lungenemphysems. Respiration **26**, 262 (1969)

Otto, H., Zeilhofer, R., Reissinger, O.: Vergleichende Untersuchungen zur Klinik und Symptomatik morphologisch gesicherter Emphysemfälle. Prax. Pneumol. **23**, 776 (1969)

Pasteur, W.: Massive collapse of the lung. Lancet **1908 II**, 1351

Pattle, R.E.: Properties, function and origin of the alveolar lining layer. Nature (Lond.) **175**, 1125 (1955)

Pemberton, J.: Chronic bronchitis, emphysema and bronchial spasm in bituminous workers. Arch. industr. Hlth. **13**, 529 (1956)

Petty, T.L., Ryan, S.F., Mitchell, R.S.: Cigarette smoking and the lungs. Relation to postmortem evidence of emphysema, chronic bronchitis and black lung pigmentation. Arch. environm. Hlth **14**, 172 (1967)

Picken, J.J., Niewoehner, D.E., Chester, E.H.: Prolonged effects of viral infections of the upper respiratory tract upon small airways. Amer. J. Med. **52**, 738 (1972)

PIERCE, J.A., HOCOTT, J.B.: Studies on the collagen and elastin content of the human lung. J. clin. Invest. **39**, 8 (1960)

PIIPER, J.: Verhalten des Strömungswiderstandes und der Blutfüllung im isolierten Lungenlappen des Hundes. Pflügers Arch. ges. Physiol. **264**, 596 (1957)

POLICARD, A., GALY, P.: Les bronches. Structures et mécanismes à l'état normal et pathologique. Paris: Masson & Cie. 1945

PRATT, PH.C., HAQUE, A., KLUGH, G.A.: Correlation of postmortem function and structure in normal and emphysematous lungs. Amer. Rev. resp. Dis. **83**, 856 (1961)

REID, L.: Reduction in bronchial subdivisions in bronchiectasis. Thorax **5**, 233 (1950)

REID, L.: Pathology of chronic bronchitis. Lancet **1954 I**, 275

REID, L.: Measurement of the bronchial mucous gland layer: a diagnostic yardstick in chronic bronchitis. Thorax **15**, 132 (1960)

REID, L.: The Pathology of Emphysema. London: Lloyd-Luke (Medical Books) Ltd. 1967

REID, L.: Rheology–relation to the composition of sputum. Scand. J. resp. Dis. **90**, 27 (1974)

REID, L., MEYRICK, B.: Étude au microscope électronique du poumon foetal de lapin. Poumon **25**, 202 (1969)

REID, L., MILLARD, F.J.C.: Correlation between radiological diagnosis and structural lung changes in emphysema. Clin. Radiol. **15**, 307 (1964)

REINHARDT, E.: Beiträge zur Kenntnis der Lunge als neurovasculares und neuromuskuläres Organ nach Beobachtungen an der Lunge des lebenden Kaninchens. Virchows Arch. path. Anat. **292**, 322 (1934)

REINHARDT, E.: Lungenkreislauf und Lungenmuskulatur bei Atelektase und Emphysem. Verh. dtsch. Ges. Kreisl.-Forsch. **8**, 173 (1935)

RENOVANZ, H.-D.: Untersuchungsmethoden für klinische Prüfungen an Bronchien und Lunge: Sputumprüfung, tracheobronchiale Reinigung, Immunologie u.a. In: RENOVANZ (Hrsg.), Klinische Arzneimittelprüfung am Respirationstrakt. München: Urban & Schwarzenberg 1978

Report to the Medical Research Council: Definition and classification of chronic bronchitis for clinical and epidemiological purposes. Lancet **1965 I**, 775

RESTREPO, G.L., HEARD, B.E.: The size of bronchial glands in chronic bronchitis. J. Path. Bact. **85**, 305 (1963)

RIEDE, U.N., MITTERMAYER, CH., HAUENSTEIN, J., BENSING, K., SANDRITTER, W.: Pathologisch-anatomische Untersuchungen bei der respiratorischen Insuffizienz durch Schock. II. Ultrastrukturell-morphologische Befunde. Intensivmedizin **14**, 263 (1977)

RÖSSLE, R.: Die pathologisch-anatomischen Grundlagen der Epituberkulose. Virchows Arch. path. Anat. **296**, 1 (1936)

RÖSSLE, R., ROULET, F.: Maß und Zahl in der Pathologie. Berlin u. Wien: Springer 1932

ROHRER, F.: Der Zusammenhang der Atemkräfte und ihre Abhängigkeit vom Dehnungszustand der Atmungsorgane. Pflügers Arch. ges. Physiol. **165**, 419 (1916)

ROHRER, F.: Physiologie der Atembewegung. In: Handbuch der norm. u. pathol. Physiologie (BETHE, BERGMANN, EMBDEN, Hrsg.), Bd. II. Berlin: Springer 1928

Royal College of Physicians: Smoking and health, summary and report on smoking in relation to cancer of the lungs and other diseases. London: Ritman 1962

RÜTTNER, J.R.: Zur Bronchiolitis pneumoconiotica deformans. In: REPLOH, KLOSTERKÖTTER (Hrsg.), Fortschritte der Staublungenforschung, S. 269. Dinslaken: Niederrheinische Druckerei 1963

RUNGE, H.G.: Die entzündlichen Erkrankungen der Nase und ihrer Nebenhöhlen. In: Handbuch der spez. path. Anatomie u. Histologie (HENKE-LUBARSCH), Bd. III,1. Berlin: Springer 1928

RYAN, S.F., VINCENT, T.N., MITCHELL, R.S., FILLEY, G.F., DART, G.: Duct ectasia; an asymptomatic pulmonary change related to age. Med. thorac. (Respiration) **22**, 181 (1965)

RYDER, R.C., DUNNILL, M.S., ANDERSON, J.A.: A quantitative study of bronchial mucous gland volume, emphysema and smoking in a necropsy population. J. Path. **104**, 59 (1971)

SANT'AGNESE, P.A. DI: Die zystische Fibrose des Pankreas, Mucoviscidosis, fibrozystische Erkrankung des Pankreas. Dtsch. med. Wschr. **1961**, 1376

SCARPELLI, E.M.: Pulmonary surfactants and their role in lung disease. Advanc. Pediat. **16**, 177 (1969)

SCHOEDEL, W.: Physiologische Grundlagen des Atemnotsyndroms. Verh. dtsch. Ges. Path. **55**, 2 (1971)

SCHOENMACKERS, J., VIETEN, H.: Vergleichende pathologisch-anatomische und postmortal-angiographische Betrachtungen der Lunge. Ergebn. ges. Tuberk.- u. Lungen-Forsch. **14**, 347 (1958)

SCHÜMMELFEDER, N.: Umfaltungen und Verwachsungen an freien Lungenrändern. Beitr. path. Anat. **116**, 422 (1956)

SCHÜREN, K.P., HÜTTEMANN, U., SCHRÖDER, R. (Hrsg.): Chronisch obstruktive Lungenerkrankungen und Cor pulmonale. Stuttgart: F.K. Schattauer 1975

SCOTT, K.W.M.: An autopsy study of bronchial mucous gland hypertrophy in Glasgow. Amer. Rev. resp. Dis. **107**, 239 (1973)

SKINNER, C., PALMER, K.N.V.: Changes in specific airway conductance and forced expiratory volume in one second after a bronchodilator in normal subjects and patients with airways obstruction. Thorax **29**, 574 (1975)

SMIDT, U.: Neuere Methoden zur funktionellen Diagnostik des Lungenemphysems. Atemwegs- u. Lungenkrankh. **2**, 115 (1976)

SOUTH, M.A., WARWICK, W.J., WOLLHEIM, F.A., GOOD, R.A.: The IgA system. III. IgA levels in the serum and saliva of pediatric patients–evidence for a local immunological system. J. Pediat. **71**, 645 (1967)

SPAIN, D.M.: Acute non-aeration of lung, pulmonary edema versus atelectasis. Dis. Chest **25**, 550 (1954)

SPENCER, H.: Pathology of the Lung. 3rd ed., vol. 1. Oxford: Pergamon Press 1977

SPITZER, H.L., NORMAN, J.R.: The biosynthesis and turnover of surfactant lecithin and protein. Arch. intern. Med. **127**, 429 (1971)

STAEHELIN, R.: Das Lungenemphysem. Die Bronchitis. In: Handbuch der inn. Medizin, 3. Aufl., Bd. II,2. Berlin: Springer 1930

Stephan, U.: Die Behandlung der Mucoviscidose. In: Windorfer, Stephan (Hrsg.), Mucoviscidose. Stuttgart: G. Thieme 1968

Stuart-Harris, C.H.: The role of infection in chronic bronchitis Med. thorac. (Respiration) 22, 39 (1965)

Sturm, A.: Lungenemphysem, Wabenlunge und Bronchiektasie durch pulmonale Innervationsstörungen. Beitr. Klin. Tuberk. 101, 172 (1948)

Sturm, A.: Klinische Pathologie der Lunge in bezug zum vegetativen Nevensystem. Stuttgart: G. Thieme 1948

Tannenberg, J., Pinner, M.: Atelectasis and bronchiectasis. An experimental study concerning their relationship. J. thorac. Surg. 11, 571 (1942)

Tanner, E.: Die Tracheobronchialtuberkulose des Erwachsenen. In: Die Tuberkulose und ihre Grenzgebiete in Einzeldarstellungen, Bd. 11. Berlin-Göttingen-Heidelberg: Springer 1957

Tendeloo, N.Ph., Hennemann, J.Ph., Metz, G.A.: Untersuchungen über Lungenemphysem und Lungenelastizität. I. Elastizität, Dehnbarkeit und Lungenemphysem. II. Elastizität normalen und pathologischen Lungengewebes. Krankheitsforsch. 7, 163 (1929)

Thurlbeck, W.M.: A clinico-pathological study of emphysema in an American hospital. Thorax 18, 58 (1963)

Thurlbeck, W.M.: The variation of Reid Index measurements within the major bronchial tree. Amer. Rev. resp. Dis. 95, 551 (1967)

Thurlbeck, W.M.: Chronic Airflow Obstruction in Lung Disease. Philadelphia: W.B. Saunders Co. 1976

Thurlbeck, W.M., Angus, G.E.: A distribution curve for chronic bronchitis. Thorax 19, 436 (1964)

Thurlbeck, W.M., Dunnill, M.S., Hartung, W., Heard, B.E., Heppleston, G.A., Ryder, R.C.: A comparison of three methods of measuring emphysema. Human Path. 1, 215 (1970)

Thurlbeck, W.M., Foley, F.D.: Experimental pulmonary emphysema. The effect of intratracheal injection of cadmium chloride solution in the guinea pig. Amer. J. Path. 42, 431 (1963)

Thurlbeck, W.M., Fraser, R.G., Bates, D.V.: The correlation between pulmonary structure and function in chronic bronchitis, emphysema and asthma. Med. thorac. (Respiration) 22, 295 (1965)

Tomasi, T.B.: Secretory immunoglobulins. New Engl. J. Med. 287, 500 (1972)

Tooley, W.H.: Lung disease and lung development. In: W.A. Hodson (ed.), Development of the Human Lung. Lung Biology in Health and Disease, vol. VI, pp. 589–602. New York: M. Dekker Inc. 1977

Tourville, D.R., Adler, R.H., Bienenstock, J., Tomasi, T.B.: The human secretory immunoglobulin system: Immunological localization of gamma A, secretory "piece", and lactoferin in normal human tissues. J. exp. Med. 129, 410 (1969)

Uehlinger, E.: Die pathologische Anatomie der Bronchus-Tuberkulose. Schweiz. Z. Tuberk., Suppl. 4, 31 (1950)

Uehlinger, E.: Die pathologisch-anatomischen Grundlagen der kardio-respiratorischen Insuffizienz. In: Funktion und Klinik der chronisch kranken Lunge. Bibl. tuberc. (Basel) 11, 43 (1956)

Uehlinger, E.: Die Thoraxdeformitäten. In: Handbuch der inn. Medizin, 4. Aufl., Bd. IV,2. Berlin-Göttingen-Heidelberg: Springer 1956

Uehlinger, E.: Vanishing lung, progressive Lungendystrophie. In: Schinz, Glauner, Uehlinger (Hrsg.), Röntgendiagnostik, Ergebnisse 1952–1956. Stuttgart: G. Thieme 1957

Uehlinger, E.: Extrapulmonal bedingte Ventilationsstörungen. Verh. dtsch. Ges. Path. 44, 59 (1960)

Uehlinger, E., Schoch, G.: Das Mittellappensyndrom. In: Röntgendiagnostik (Schinz, Glauner, Uehlinger, Hrsg.), Ergebnisse 1952–1956. Stuttgart: G. Thieme 1957

Ulmer, W.T., Reichel, G., Nolte, D.: Die Lungenfunktion. Physiologie und Pathophysiologie, Methodik. 2. Aufl. Stuttgart: G. Thieme 1976

Ulmer, W.T., Reif, E., Weller, W.: Die obstruktiven Atemwegserkrankungen. Stuttgart: G. Thieme 1966

US-Department of Health, Education and Welfare, Public Health Service: The health consequences of smoking. A report of the Surgeon General. Washington, DC: Government Printing Office 1971

Weber, H.W.: Untersuchungen über die Bedeutung der Lungensegmente. Frankfurt. Z. Path. 62, 499 (1951)

Weibel, E.R.: Morphometry of the Human Lung. Berlin-Göttingen-Heidelberg: Springer 1963

Weibel, E.R.: Toxische Auswirkungen erhöhter Sauerstoffspannung auf die Lunge. In: K. Wiemers, K.L. Scholler (Hrsg.), Lungenveränderungen bei Langzeitbeatmung, S. 214–223. Stuttgart: G. Thieme 1973

Weibel, E.R., Gil, J.: Electron microscopic demonstration of an extracellular duplex lining layer of alveoli. Resp. Physiol. 4, 42 (1968)

Werdermann, K., Jorde, W.: Bronchologische Diagnostik allergischer Atemwegserkrankungen (Typ I). Kongr.-Ber. Wiss. Tag. Norddtsch. Ges. Lungen- u. Bronchialhk. 14, 283 (1975)

Westenhöfer, M.: Über den hämorrhagischen Infarkt und die amyzische Atelektase der Lungen. Verh. dtsch. Ges. Path. 28, 310 (1935)

Whitwell, F.: Study of pathology and pathogenesis of bronchiectasis. Thorax 7, 213 (1952)

Widimskí, J., Daum, S., Herzog, H. (eds.): Pulmonary circulation. Progr. Resp. Res. 5 (1970)

Wiemers, K.: Eröffnungsvortrag. In: K. Wiemers, K.L. Scholler (Hrsg.), Lungenveränderungen bei Langzeitbeatmung, S. 1–4. Stuttgart: G. Thieme 1973

Wierich, W.: Die Ventilationsleistung isolierter Lungen in verschiedenen Lebensaltern unter Berücksichtigung verschiedener Auswertungsmethoden, speziell unter Anwendung der Methode nach Heusinger. Pneumonologie, Suppl. 1976, 183

Wierich, W.: Untersuchungen zur Atemmechanik von Früh- und Neugeborenen. I. Statische Messungen an isolierten Lungen. Respiration 33, 436 (1976)

Wierich, W.: Untersuchungen zur Atemmechanik von Früh- und Neugeborenen. II. Dynamische Messungen an isolierten Lungen. Respiration 34, 21 (1977)

Wierich, W.: Erfassung und Auswertung atemmechanischer Größen an isolierten Lungen mit Hilfe eines Datenerfassungssystems. Verh. Ges. Lungen- u. Atmungsforschung 1977. Atemwegs- u. Lungenkrankh. 4, 201 (1978)

WINDORFER, A., STEPHAN, U. (Hrsg.): Mucoviscidose. Stuttgart: G. Thieme 1968

WISSLER, H.: Erkrankungen der Lunge und Bronchien im Kindesalter. Stuttgart: G. Thieme 1972

World Health Organization Report: Chronic cor pulmonale: report of an expert committee. Wld. Hlth Org. Techn. Rep. Ser. No. 213, 15 (1961)

WORTH, G.: Röntgenologie des Lungenemphysems. Atemwegs- u. Lungenkrankh. 2, 120 (1976)

WURM, H.: Tuberkulose und Atelektase. Ergebn. ges. Tuberk.-Forsch. 12, 121 (1954)

WYATT, J.P., FISHER, V.W., SWEET, H.C.: Panlobular emphysema: Anatomy and pathodynamics. Dis. Chest 41, 239 (1962)

WYATT, J.P., ISHIKAWA, S.: On the independence of pulmonary hypertension and anatomic emphysema. In: G. CUMMING, L. HUNT (eds.), Form and Function in the Human Lung, p. 170. Edinburgh and London: E. & S. Livingstone 1968

ZEILHOFER, R.: Atemmechanik und Kreislauf. In: W.T. ULMER (Hrsg.), Atemmechanik. Verh. Ges. Lungen- u. Atmungsforsch., Bd. 1. Berlin-Heidelberg-New York: Springer 1967

Das Sputum

B. Rasche

Mit 11 Abbildungen

A. Einleitung

Der in den Atemwegen bei krankhaften Zuständen vermehrt gebildete Schleim enthält neben der eigentlichen Schleimphase und den zellulären Bestandteilen fast alle Serumproteine in unterschiedlichen Konzentrationen, daneben vor allem Enzyme und Enzyminhibitoren, die teils humoralen, teils zellulären und teils schleimhautspezifischen Ursprungs sind. Bronchialschleim steht neben dem schwieriger zu gewinnenden Biopsiematerial als einzige Substanz zur Verfügung, um die Bedeutung der einzelnen Komponenten für den lokalen Abwehrmechanismus der Lunge klären zu helfen. Dabei sind jedoch Rückschlüsse auf das Krankheitsbild der unspezifischen Lungenerkrankungen nur mit Vorsicht möglich. So ist vor allem die Aufarbeitung des inhomogenen Materials mit großen Schwierigkeiten verbunden und schließt Denaturierungsvorgänge nicht aus; außerdem ist nur der Anteil an Proteinen und Enzymen meßbar, der in den Schleim diffundiert. Auch ist von Bedeutung, ob der Kranke aus »aktiven« oder bereits vorgeschädigten, biochemisch »inaktiven« Schleimhautbezirken der Lunge abhustet. Klinische Mischbilder mit Bestandteilen originären Schleimes und »unspezifischen« Entzündungselementen machen die Beurteilung des Bronchialsekretes häufig noch schwieriger. Im folgenden soll versucht werden, einige bisher erarbeitete Erkenntnisse, die immerhin unser Wissen über diese Krankheitsformen schon wesentlich vertieft haben, darzustellen.

B. Bedeutung der Sputumkomponenten

I. Präparation des Bronchialschleims

Sofern nicht Ganztagsuntersuchungen, z.B. bei Arzneimittelerprobungen, vorgenommen werden müssen, empfiehlt es sich, um Verunreinigungen in etwa auszuschließen, möglichst das *Morgensputum* der Patienten zu analysieren. Bei in situ-Untersuchungen wie Viskositätsbestimmung und zytologischen Untersuchungen kann das Sputum vorsichtig gewaschen werden, um Speichel und sonstige Bestandteile aus der Mundhöhle abzutrennen. Für biochemische Untersuchungen ist Waschen problematisch, da wichtige Substanzen, wie Serumproteine und Enzyme, in den wäßrigen Sputumanteilen verlorengehen können (Bürgi, 1973; Bürgi, 1975; Nicolas, 1964; Rasche u. Ulmer, 1971; Rasche et al., 1972; Wilde, 1966).

Kann das inhomogene Material nicht in situ verarbeitet werden, so muß wegen der wasserunlöslichen gelförmigen *Schleimphase* eine chemische oder mechanische Verflüssigung vorgenommen werden bzw. eine Auftrennung der fibrillären hochmolekularen Strukturen. Die *chemische Trennung* erfolgt durch reduzierende Substanzen wie N-acetylcystein oder Merkaptoaethanol, oder durch tryptische Fermente. Durch Acetontrocknung, Dialyse oder Gefriertrocknung kann das Substrat eingeengt werden (Havez et al., 1965a; Havez et al., 1965b; Havez et al.,

1967a; Havez et al., 1967b; Havez et al., 1970a; Voisin u. Havez, 1970; Licht et al., 1971; Havez et al., 1970b; Havez u. Laine-Bassez, 1973; Rasche et al., 1972; Rasche u. Ulmer, 1971). Die *mechanische Verflüssigung* des Bronchialschleims erfolgt mittels kurzer Ultraschallbehandlung. Will man die wäßrige Fraktion und die Schleimfraktion getrennt untersuchen, so wird das Sputum vorher durch Ultrazentrifugation getrennt, die wäßrige Fraktion abgegossen und der Schleim für sich ultraschallbehandelt. Durch anschließende Zentrifugation kann dann noch die Zellfraktion abgetrennt werden. Die so gewonnenen 3 Fraktionen können in dieser Form zur Untersuchung kommen (Hayem et al., 1975; Licht, 1971; Rasche u. Ulmer, 1971; Rasche et al., 1972). Um die starken Schwankungen des Wassergehaltes zu umgehen, können die Fraktionen gefriergetrocknet werden und die Wiederauflösung der Substanz kann in aqua dest. in bestimmten, für die einzelnen Analysen gewünschten Konzentrationen erfolgen. Auf diese Weise läßt sich dann auch das *Gesamttrockengewicht* in Relation zur expektorierten Sputummenge bringen und kann neben der Viskositätsbestimmung als zusätzlicher Parameter für die Zähigkeit eines Sputums gewertet werden (Rasche u. Ulmer, 1970; Rasche et al., 1972; Rasche et al., 1973).

II. Der fibrilläre Schleim

Der eigentliche fibrilläre Schleim ist *wasserunlöslich*; er ist gekennzeichnet durch seinen Gehalt an *Glucoproteinmolekülen* (s.S. 217). Diese stellen eine Bindung von Kohlenhydraten und Neuraminsäure an eine Peptidkette dar. Drei Typen von Glucoproteinen sind bekannt: die sauren, die neutralen und die karboxylierten. Entsprechend der Aktivität der serösen und mukösen Drüsenzellen überwiegen die einen oder anderen Glucoproteintypen im bronchitischen Schleim. Die einzelnen *Schleimfasern* unterschiedlicher Länge bilden Verzweigungen und Vernetzungen, welche das Sekret gerüstartig durchsetzen und an denen vorzugsweise Entzündungszellen angelagert sind. Diese Vernetzungen neh-

men mit dem Transport zu den oberen Atemwegen zu, während im peripheren Sekret noch keine solchen Verflechtungen zu beobachten sind (Brogan, 1960; Bruce u. Kumar, 1967; Bürgi, 1973; Bürgi, 1975; Gernez-Rieux et al., 1963; Gieseking, 1971; Kretschmar, 1959; Lamb u. Reid, 1968; Lamblin et al., 1973; Reid, 1967a; Spiro, 1969; Voisin et al., 1968; White et al., 1954). Die dadurch bedingte Adhäsivkraft und Viskositätserhöhung des Bronchialsekrets stellt einen subjektiven Beschwerdefaktor beim Abhusten dar. Verkleinerung der Fasern durch Ultraschallbehandlung sowie fermentative oder chemische Auftrennung in vitro setzen die Viskosität bedeutend herab. Die entscheidende Größe für den Schleimtransport stellt jedoch die *Tixotropie* des Fasergerüstes dar, d.h. die Abhängigkeit der Viskosität von der Fließgeschwindigkeit. Das bedeutet, daß die Änderung nur eines Faktors, z.B. der Viskosität, nicht unbedingt eine Förde-

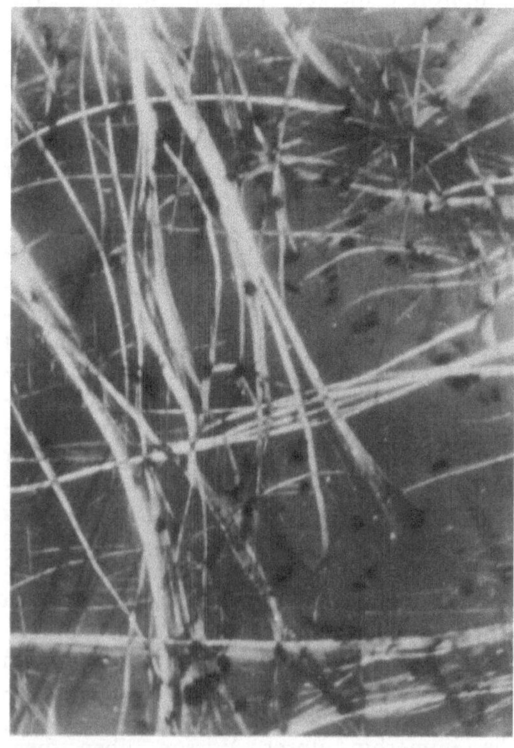

Abb. 1. Routinenachweis von sauren Glycoproteinfasern mit dem Lichtmikroskop (Toluidinblaufärbung, gekreuzte Polars, ×600) (Bürgi, 1975)

rung des Abhustenkönnens bewirken muß (s.S. 217) (BÜRGI, 1975; DAHLHAMN, 1956; DENTON et al., 1968; MACKLIN, 1954; REID, 1967a).

1. Auftrennung und Analyse des fibrillären Schleims

Die Auftrennung des fibrillären Schleims kann durch *Proteolyse* an den Peptidketten mit Fermenten wie Papain oder Pronase erfolgen. Dabei wird deutlich, wie stabil die Struktur der Fibrillen gegen den Angriff von Proteasen ist. Bei dieser Art des Aufschlusses ist z.B. eine Inkubationszeit von 24 Std erforderlich. Durch das in Bakterien – z.B. Diplococcus pneumoniae – enthaltene Ferment *Neuraminidase* werden die Neuraminsäureketten abgetrennt (BOERSMA et al., 1975; DEGAND et al., 1968a; HIRSCH et al., 1969; HOUDRET et al., 1975; MÜLLER, 1974; RANDOUX et al., 1968). Der weitere Abbau der Glucopeptide kann durch Präzipitation mit

Rivanol vorgenommen werden. Anschließende Filtration über Sephadexsäulen trennt die unterschiedlichen Glucopeptidmoleküle; durch Gelfiltration werden die Peptide frei. Die unterschiedlichen Glucopeptidfraktionen können auch chromatographisch oder elektrophoretisch nachgewiesen werden. Dabei sind aus dem Schleim zwei den Glucoproteinen verwandte Blutgruppensubstanzen isoliert worden (HAVEZ et al., 1965a; HAVEZ et al., 1965b; HAVEZ et al., 1967a; HAVEZ et al., 1967b; VOISIN u. GERNEZ-RIEUX, 1967; HAVEZ u. BISERTE, 1968; HAVEZ et al., 1970; HAVEZ et al., 1969). Durch Hydrolyse der Glucopeptide können die unterschiedlichen Zucker und Aminozucker gewonnen und nach den üblichen chemischen Methoden gemessen werden, ebenso Neuraminsäure. Eine Trennung der Schleimkomponenten durch Hochspannungselektrophorese im Flüssigkeitsfilm wird ebenfalls beschrieben (DEGAND et al., 1968a; DEGAND et al., 1973). Diese Methode soll eine besonders gute Auftrennung der drei Glucoproteingruppen (sauer, alkalisch, karboxyliert) erge-

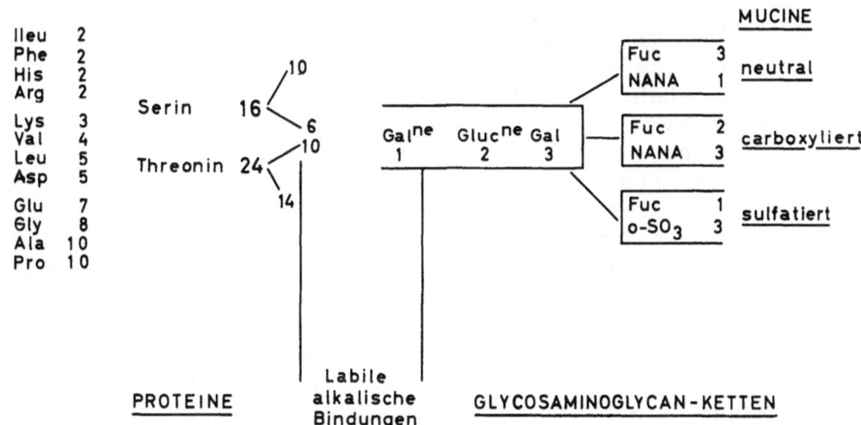

Abb. 2. Strukturelemente von 3 Bronchialschleimkategorien. Die Zusammensetzung der Aminosäure wird im linken Teil des Schemas dargestellt (ausgedrückt als Anzahl der Reste von 100). Von den 16 Resten des Serins sind 6 an einer Glycanbindung beteiligt. Von den 24 Valenzen des Threonins sind 10 gleichermaßen an diesen Bindungen beteiligt. Die in der Studie erzielten Molverhältnisse der verschiedenen Glycantypen zeigen, daß die einzigen interessanten Variablen Fucose, N-Azetyl-Neuraminsäure und die Sulfatgruppen sind. Diese Elemente lassen sich zu 3 Haupttypen ordnen: neutraler, karboxylierter und sulfatierter Schleim. In der schematischen Darstellung sind die Glycan-Zweigstrukturen und die genetischen Merkmale der Blutgruppen, die mit diesen Glycosidbindungen in Verbindung treten, nicht berücksichtigt. Für die Gesamtform des Moleküls wäre gleichwohl zu beachten, daß 16 Glycosaminoglycane sich bei einer Peptidsequenz mit 100 Aminosäure-Resten verbinden (HAVEZ und BISERTE, 1968)

ben. Durch Kombination von basischen und sauren Farbstoffen kann die gesamte Faserstruktur auch histochemisch dargestellt werden (Havez u. Biserte, 1968; Reid, 1967a; Reid, 1967b; Reid, 1971). Für Routineuntersuchungen der Neuraminsäure und einzelner Zuckerkomponenten wie Hexosamin ist eine photometrische Messung nach Hydrolyse des Trockensputums möglich (Aminoff, 1961; Atassi et al., 1959; Atassi u. Barker, 1961; Atassi et al., 1962a; Atassi et al., 1962b; Brogan, 1959).

2. Viskositätsmessungen

Für die Bestimmung der Tixotropie eines Bronchialschleims wird die *Viskositätsmessung* bevorzugt (Baldry u. Josse, 1968; Besarab u. Litt, 1970; Blanshard, 1955; Bürgi, 1975; Degand et al., 1973; Denton, 1963; Keal u. Reid, 1970; Nicolas, 1964; Palmer u. Ballantyne, 1970). Diese ist definiert als Quotient zwischen der Schubspannung und dem Schergefälle und wird in $dyn \cdot s \cdot cm^{-2}$ angegeben. Da das Sputum eine inhomogene Substanz aus Schleimfäden, Zelldetritus und Exsudation ist, folgt es nicht den einfachen Fließ- und Reibungsgesetzen. Damit gestaltet sich auch die Messung der Viskosität sehr schwierig und ist mit großen Fehlerbreiten behaftet. Zur Messung erwiesen sich Kapillarviskosimeter und Kugelfallgeräte als nicht geeignet, weil durch die Inhomogenität ein gleichmäßiges Fließen im Gerät verhindert wird. Am besten haben sich *Rotationsviskosimeter* bewährt, obwohl auch dabei nur die Viskosität des gesamten heterogenen Gemisches ermittelt wird. Es ist auch versucht worden, mit Mikrogeräten zu arbeiten; jedoch läßt die Messung einzelner Sputumflocken keine Aussagen über die Gesamtviskosität des Schleimes zu. Zur Routineuntersuchung werden deshalb heute vorzugsweise Rotationsviskosimeter verwendet, wobei die nicht lineare Beziehung zwischen zunehmendem Schergefälle und Schubspannung in Kauf genommen werden muß. Gewisse Aussagen sind nach Zerstörung der langen Fasern mittels Ultraschall und anschließender Viskositätsmessung möglich,

obwohl die Verhältnisse dann nicht mehr den originären Bedingungen entsprechen (Bürgi, 1975; Havez u. Laine-Bassez, 1973; Reid, 1967b; Reid, 1971; Robinson et al., 1958; Stresemann, 1964; Wells u. Denton, 1961; White u. Elmes, 1958; Elmes, 1953).

III. Proteinkomponenten

1. Immunglobuline

Bronchialschleim hat einen sehr unterschiedlichen *Gesamteiweißgehalt*. Es empfiehlt sich deshalb, diesen zu bestimmen und die Proteinkomponenten in Prozent vom Gesamteiweißgehalt anzugeben; im Mittel entspricht er etwa der Hälfte der im normalen Serum gemessenen Werte (Newcomb u. de Vald, 1969; Olivieri, 1970). Das wichtigste Immunglobulin im Bronchialsekret ist das *Sekretions-IgA*. Untersuchungen haben ergeben, daß die Konzentration dieses Immunglobulins in den Sekreten höher ist als im Serum. Das eigentliche Sekretions-IgA hat ein höheres Molekulargewicht und eine höhere Sedimentationskonstante als das im Serum zirkulierende (11 S im Gegensatz zum humoralen 7S IgA) (Alford, 1968; Anzai et al., 1963; Auerswald, 1974; Barandun, 1975; Bonomo et al., 1967; Bürgi u. Medici, 1970; Collins-Williams, 1969; Falk et al., 1972; Götz, 1974; Hayem et al., 1975b; Humphrey u. White, 1971; Intorp, 1975; Keimowitz, 1964; Medici u. Bürgi, 1969; Rasche u. Ulmer, 1971; Rasche et al., Rasche et al., 1972; Rasche et al., 1973; Türk u. Wiersbitzky, 1969; Wiersbitzky u. Türk, 1968; Zedda et al., 1969). Sekretorisches IgA wird wahrscheinlich in den Zellen der Lamina propria synthetisiert und in die Schleimhautoberfläche abgegeben (Macher, 1975; Menzel u. Rother, 1975; Michel, 1975; Raettig, 1976; Strober et al., 1970; Tomasi jr., 1976; Valentine u. Lawrence, 1969). In der Schleimhaut kommt es außerdem zur Bindung des zirkulierenden oder in Zellen gebildeten 7S IgA mit einem sogenannten secretory piece (SP). Dieses wird auch Transportpiece genannt, da man ihm ursprünglich nur

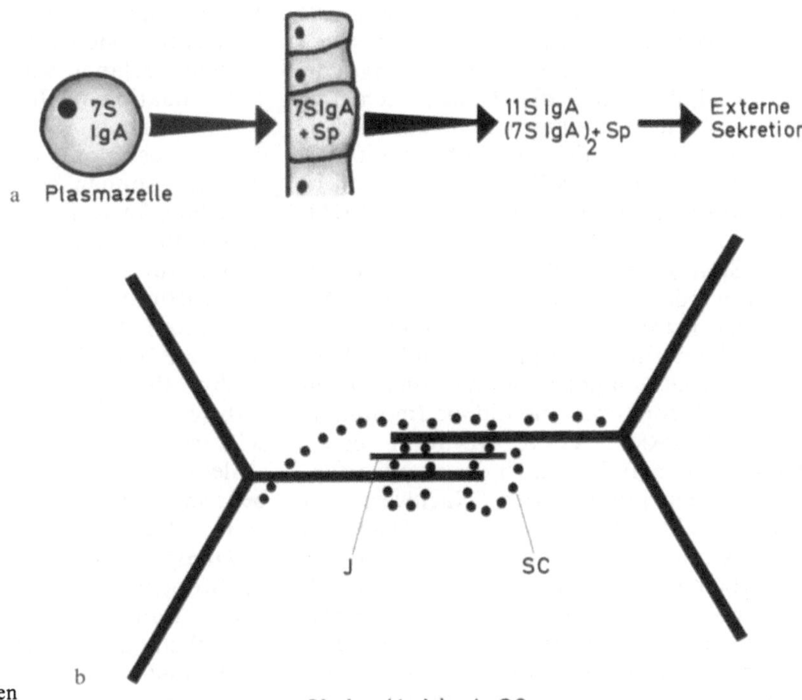

Abb. 3.
(a) Sekretions-
mechanismus des
IgA an
Schleimhautoberflächen.
(Nach INTORP, 1975).
(b) Modell des sekretorischen
IgA. (Nach HEREMANS, 1974)

eine Transportfunktion durch die Schleimhaut zuordnete. Es ist jedoch auch immunologisch aktiv. 7S IgA + SP + 11S IgA erscheint in den Sekreten. Der vollkommene immunologische Komplex besteht dann aus zwei schweren und zwei leichten IgA-Ketten, verbunden durch SP und einem zusätzlichen Verbindungsstück, dem sogenannten J-chain. Dieser Komplex zeichnet sich vor allem durch eine hohe Resistenz gegenüber Enzymen aus. Er ist nach dem derzeitigen Stand der Forschung auf Grund seiner hohen Antigenität besser mit der lokalen Infektresistenz zu korrelieren als die zirkulierenden Immunglobuline (CARRAZ et al., 1975; FRANCIS, jr., 1969; GÜNTHER, 1969; RASCHE, 1976; SOUTH et al., 1966; SOUTH et al., 1968; SPIRO, 1969; VOISIN, 1976; WALDMAN u. HERMEY, 1971; HEREMANS, 1974).

Die *Immunglobuline G und M* werden ebenfalls in die Schleimhaut eingeschleust. Sie kommen aus dem zirkulierenden Blut oder werden durch antikörperbildende Zellen zusätzlich gebildet. Sie wirken bei den Abwehrreaktionen lokaler Infekte mit, obwohl ihre Konzentration im Bronchialschleim geringer als im Serum ist und ebenfalls geringer als die des Sekret-IgA. Sie können jedoch bei starken Infekten durch Neubildung in den immunkompetenten Zellen ansteigen. Auch wurde IgM im Sekret, ähnlich wie das IgA, höher polymerisiert und mit J-chain versehen nachgewiesen (BONOMO et al., 1967; HUMPHREY u. WHITE, 1971; KEIMOWITZ, 1964; RASCHE u. ULMER, 1971; RASCHE et al., 1972; RASCHE et al., 1973; OLIVIERI, 1970; TÜRK u. WIERSBITZKY, 1969; ZEDDA et al., 1969). Auch IgE, welches im Serum nur in geringen Konzentrationen vorkommt, kann bei allergischen Personen in höheren Konzentrationen in den Sekreten, vor allem im Bronchialsekret und Nasenschleim, gemessen werden, so daß man sich den Einschleusungsmechanismus ähnlich wie beim IgA vorstellt (GERBER et al., 1970; POLMAR et al., 1972; VIRCHOW et al., 1972); jedoch ist dieses Immunglobulin nicht komplexiert, und es fehlt ein spezielles secretory-piece. Auch konnten, wie bei den übrigen Immunglobulinen, IgE-haltige Zellen in der Schleimhaut bei Allergien verstärkt nachgewiesen werden (ARBESMAN, 1976; KÖNIG u. ISHIZAKA, 1974; TOMASI jr., 1976). Diese verstärkte Einschleusung von IgE-Molekülen durch die Bronchialschleimhaut könnte die charakteristischen klinischen Symptome beim Asthma bronchiale mit auslösen (STRESEMANN, 1972). Auch IgD soll in den Sekreten präsent sein (TOMASI, jr., 1976).

Der *Gesamteiweißgehalt* kann im verflüssigten Sputum mittels der Biuretmethode bestimmt werden (DOERR u. STAMM, 1968). Als Nachweismethoden im Serum und Bronchialschleim für die Immunglobuline A, G und M eignet sich neben der herkömmlichen Immunelektrophorese die radiale Immundiffusion (DEGAND, 1974; MANCINI et al., 1965), wobei man bezüglich der zu erwartenden Konzentrationen zum Nachweis von IgG und IgM mit niedrigen, beim Nachweis von IgA mit hohen Antiserumkonzentrationen arbeitet, jeweils gegen Serumstandard. Das Arbeiten mit Serumstandard bei Sekret-IgA ist in etwa vertretbar, da die einzelnen Stücke des Komplexes für sich immunologisch aktiv sind und Sekretstandard schwer zu gewinnen ist (DEGAND, 1974; INTORP, 1975; RASCHE et al., 1972; ZEDDA et al., 1969). Das ebenfalls immunologisch aktive secretory-piece kann quantitativ mittels der Laurell-Elektrophorese bestimmt werden; hierfür kann mit entfettetem Colostrum als Standard gearbeitet werden (HAUPT u. BAUDNER, 1974; LAURELL, 1966; RASCHE, 1976). Will man den gesamten immunologischen IgA-Komplex im Bronchialschleim darstellen, so empfiehlt sich die zweidimensionale Immunelektrophoresetechnik nach CLARKE-FREEMAN in einem IgA-SP-Mischantiserum (CLARKE u. FREEMAN, 1968; HAUPT u. BAUDNER, 1974; RASCHE, 1976). IgE, welches bei der Immundiffusionstechnik nur schwache Präzipitate bildet, wird vorzugsweise durch Radioimmunassay bestimmt (GLEICH u. JONES, 1975; LAMERZ u. FATEH-MOGHADAM, 1974; ROWE, 1969).

2. Sonstige Serumproteine

Außer den Immunglobulinen kommen im Bronchialschleim fast alle im Serum vorhandenen Proteine in mehr oder weniger hohen Konzentrationen vor. Der größte Teil dieser Proteine gelangt wahrscheinlich durch die Transsudation in die Sekrete, was eine gewisse Permeabilität der geschädigten Bronchialmucosa voraussetzt. Die serumeigenen Proteine können bei starken Entzündungen oder langjähriger Erkrankung verstärkt auftreten. Ihre Bedeutung im Bronchialschleim ist nur für einige Proteine geklärt (VOISIN, 1968; BÜRGI et al., 1968). So ist *Albumin* in geringeren Konzentrationen, als beispielsweise die Immunglobuline, in jedem Sputum nachweisbar. Der Albuminspiegel ist in der wäßrigen Sputumfraktion höher als in der schleimigen. Ob Albumin im Bronchialschleim funktionell wirksam wird, ist nicht bekannt (RASCHE u. ULMER, 1971; RASCHE et al., 1972; VOISIN, 1968).

Transferrin wurde ebenso wie *Lactoferrin* im Bronchialschleim nachgewiesen. Die beiden verwandten Glucoproteine haben unterschiedliche chemische Zusammensetzungen; beide sind jedoch durch ihre Eisenbindung gekennzeichnet (BLUARD-DECONINCK et al., 1974; MARKOWETZ et al., 1975; MASSON u. HEREMANS, 1968; RASCHE et al., 1973a; RENTSCH, 1969; TEUWISSEN et al., 1974). Transferrin gelangt offensichtlich in verhältnismäßig geringen Konzentrationen in den Bronchialschleim; Lactoferrin wird dagegen sowohl von den immunkompetenten Zellen gebildet – besonders reich sind die neutrophilen Granulozyten an diesem Protein – als auch im Epithel der Mucosa. Bei starken Entzündungsvorgängen wird es daher vermehrt nachgeliefert. Für diese beiden Proteine wird eine bakteriostatische Wirkung diskutiert, wobei die Eisenbindung an Bakterien, welche Eisen für ihr Wachstum benötigen, über einige immunologische Zwischenstufen verhindert werden soll (CARRAZ et al., 1976; MASSON u. HEREMANS, 1968; SNICK et al., 1974).

α_1-*Antitrypsin*, α_1-*Antichymotrypsin* und α_2-*Makroglobulin* sind Proteaseninhibitoren und werden ebenfalls im Sputum gefunden (HAYEM et al., 1975a; RASCHE et al., 1975; RINDLER u. SCHMALZL, 1974). Während in früheren Untersuchungen dem α_1-Antitrypsin die Hauptrolle bei der Hemmung von Proteasen aus zerfallenden Leukozyten bei akuten und chronischen Entzündungsverläufen im Bronchialraum zugeordnet wurde (LIEBERMAN u. GAWAD, 1971; LIEBERMAN u. KANESHIRO, 1972), ist man durch die Auffindung der *niedermolekularen Proteaseninhibitoren* im Respirationstrakt zu anderen Vorstellungen gelangt (CHAN u. REES, 1975; HEIMBURGER, 1972; HOCHSTRASSER et al., 1972; HOCHSTRASSER et al., 1973a; HOCHSTRASSER et al., 1973c; HOCHSTRASSER et al., 1971; HOCHSTRASSER et al., 1974a; HOCHSTRASSER et al., 1974b; HOCHSTRASSER et al., 1975; RASCHE et al., 1975; RASCHE et al., 1978; REICHERT et al., 1972a; REICHERT et al., 1972b; REICHERT et al., 1971; REICHERT et al., 1972a). So soll der Mangel an α_1-Antitrypsin als wichtigstem humoralen Proteaseninhibitor vor allem bei der Entstehung panacinärer Emphyseme eine Rolle spielen (α_1-Antitrypsinmangelsyndrom s.S. 223), während im Bronchialbereich die Hemmkapazität der niedermolekularen Inhibitoren dominiert (GALY u. QUINCY, 1968; KAUFFMANN et al., 1971; KUEPPERS u. FALLAT, 1969; LIEBERMAN, 1975; LIEBERMAN u. MITTMAN, 1969; MITTMAN et al., 1972; TALAMO u. LANGLEY, 1973; VIDAL et al., 1970; WELCH et al., 1969).

Die Rolle des α_2-*Makroglobulins* im Bronchialschleim ist noch nicht voll geklärt. Es wird im Sputum in verhältnismäßig geringen Konzentrationen gefunden, was entsprechend seiner Molekülgröße von 820000 einer geringen Hemmkapazität entspricht, obwohl α_2-Makroglobulin der wichtigste Inhibitor für Bakterienproteasen sein soll. Danach müßte man eher ein vermehrtes Auftreten dieses Proteins im Sputum erwarten (HOCHSTRASSER et al., 1973c; WERB et al., 1974).

C-reaktives Protein (acute phase protein), welches als empfindlicher Indikator für akut entzündliche Prozesse gilt, wurde bisher nur im Serum, nicht jedoch im Sputum von Patienten mit chronischer Obstruktion vermehrt nachgewiesen. Obwohl CRP während schwerer Exazerbationen im Serum in verhältnismäßig hohen Konzentrationen zu messen war und während der Behandlungszeit oft nur zögernd abnahm, konnte auch in diesen Fällen kein C-reaktives Protein im Sputum nachgewiesen werden (DELLAMARTINA, 1962; GABL, 1962; GAY u. GEILER, 1971; KEITEL, 1962; KUNTZ, 1963; RASCHE, 1974).

Eine wichtige Rolle unter den Serumproteinen mit enzymatischer Wirkung im Bronchialbereich spielt das *Lysozym* mit seiner bakteriostatischen Wirkung (s.S. 213); es stammt vornehmlich aus dem Plasma, aus Leukozyten und Makrophagen sowie aus den Granula der neutrophilen Granulozyten (CARRAZ et al., 1976; CARDELLA et al., 1974; LORENZ et al., 1957; VOISIN, 1976). Der Serumlysocymspiegel ist bei chronischen Lungenerkrankungen gegenüber Normalpersonen signifikant erhöht (FÖRSTER, 1978). Bei erhöhter Permeabilität der Kapillaren kann auch *Fibrinogen* im Sputum nachgewiesen werden (BÜRGI, 1975).

Der Nachweis der hier angeführten Proteine im Serum und Bronchialschleim kann elektrophoretisch, immunelektrophoretisch oder mit der radialen Immundiffusion erfolgen. Sofern das Proteinverhältnis im Sekret und in den Zellen bestimmt werden soll, kann zusätzlich im Sputumpräparat oder im Biopsiematerial ein immunfluoreszenzmikroskopischer Nachweis vorgenommen werden (s.S. 227) (GRABAR, 1963; MANCINI et al., 1965; WERNER, 1976; HAHN, 1974).

IV. Enzyme und Enzyminhibitoren

1. Proteasen

Nach den umfangreichen Untersuchungen der Arbeitsgruppe LIEBERMAN (LIEBERMAN et al., 1969; LIEBERMAN u. GAWAD, 1971; LIEBERMAN u. KANESHIRO, 1972; LIEBERMAN, 1975; LIEBERMAN, 1972; LIEBERMAN et al., 1972) wird den *Proteasen* bei chronisch obstruktiven Lungenveränderungen besondere Bedeutung zugemessen. Bei langjähriger Obstruktion werden ständig proteolytische Enzyme aus zerfallenden Entzündungszellen und sicherlich auch aus Bakteriendetritus im purulenten Sputum freigesetzt (LIEBERMAN et al., 1969; LIEBERMAN u. GAWAD, 1971). Endogene Proteasen haben in der Lunge quasi eine positive und eine negative Funktion; einesteils zerstören sie die langen Schleimfäden und können dadurch die Zähigkeit eines Bronchialschleims herabsetzen, andererseits können sie jedoch wichtige Funktionen stören (REICHERT et al., 1974;

VOISIN, 1968). Im Bronchialbereich erhöht sich durch die Wirkung proteolytischer Enzyme die Empfindlichkeit der sensorischen Rezeptoren. So kann beispielsweise im Tierexperiment der Atemwegswiderstand nach Inhalation von proteasehaltigen Lösungen beträchtlich erhöht werden (ULMER et al., 1971). Auch Inhalation von Sputumlösungen löst diesen Effekt aus (ISLAM et al., 1971). Ebenso wird berichtet, daß sich durch Einatmen proteasehaltiger Detergentien, z.B. bei Waschmittelarbeitern, der bronchiale Widerstand erhöhen kann (REINHEIMER u. UTZ, 1971; WÜTHRICH u. SCHWARZSPECK, 1970).

Im *alveolären Bereich* kann es zur Andauung von Lungengewebe kommen, wobei auch *elastaseartige Enzyme* eine Rolle spielen sollen (KELLER u. MANDL, 1971). Durch Inhalation von Protease kann so ein experimentelles *Emphysem* erzeugt werden (GROSS, 1964; ISLAM et al., 1974; JOHANSON et al., 1971; KIMBEL et al., 1972). Man kann daraus schließen, daß es bei der Pathogenese des Lungenemphysems eine enzymatische Komponente gibt; jedoch handelt es sich dabei wahrscheinlich mehr um ein Inhibitorproblem (s.S. 224), da der Lungenraum normalerweise durch Proteaseninhibitoren ausreichend geschützt zu sein scheint (RASCHE, 1974; RASCHE u. MARCIC, 1973; TURINO et al., 1969).

Außer den elastaseartigen Enzymen aus Leukozyten mit wahrscheinlich unspezifisch proteolytischer Aktivität (HOCHSTRASSER et al., 1975; JANOFF, 1972) sowie Kallikrein sind noch keine weiteren proteolytischen Enzyme aus Sputum isoliert worden. Im Kieferhöhlenexsudat fanden sich jedoch auch Bakterienproteasen, und es ist wahrscheinlich, daß auch im Sputum *Bakterienproteasen* anfallen (HOCHSTRASSER u. SCHORN, 1974). Schleimhautspezifisches *Kallikrein* konnte ebenfalls im Bronchialschleim nachgewiesen werden. Es hat proteolytische und esterolytische Eigenschaften, die aber hinsichtlich des Substrates äußerst selektiv sind. Es spaltet Kininogen und setzt somit Kinine frei, welche unter anderem die Kapillarpermeabilität erhöhen und an der glatten Muskulatur konstriktorisch wirken, somit am Bronchospasmus beteiligt sein können (s.S. 224) (HAVEZ u. BISERTE, 1968; RAO et al., 1972;

WERLE u. FIEDLER, 1969; ZACH u. WERLE, 1973).

Der Nachweis der proteolytischen Enzyme im Bronchialschleim ist ziemlich schwierig. Man kann sie mit der Fibrinplattenmethode von ASTRUP (ASTRUP u. MÜLLERTZ, 1952), modifiziert von DEGAND et al. (1968a), finden. Photometrisch werden sie mit Azocasein als Substrat gemessen. Trennen lassen sie sich mittels der Disk-Elektrophorese ebenfalls mit Azocasein als Substrat. Es wird auch eine indirekte Methode beschrieben, und zwar über die Hemmung der Aktivität der Proteasen durch Proteaseninhibitoren (s.S. 224). Inkubiert man Sputumlösungen mit isoliertem Proteaseninhibitor im Überschuß, so kann man aus der Restaktivität der leichter zu bestimmenden Inhibitoren in etwa auf die Proteaseaktivität schließen. Diese Bestimmung ist ebenfalls mit der Fibrinplattenmethode oder photometrisch möglich. Gemessen wird dabei die vom Inhibitor gehemmte Enzymmenge mit Verfahren, bei denen die Kinetik der enzymatischen Spaltung direkt verfolgt werden kann. Kallikrein kann zusätzlich elektrophoretisch (Hochspannungselektrophorese im Flüssigkeitsfilm) abgetrennt werden (FRITZ et al., 1970; HOCHSTRASSER u. SCHORN, 1974; RASCHE et al., 1973a; RASCHE et al., 1975b; ROFFMANN u. TROLL, 1974).

2. Proteaseninhibitoren

Wie das vorangegangene Kapitel gezeigt hat, kommen die Proteasen zur Wirkung, wenn nicht genügend Inhibitor präsent ist. Wegen der Wichtigkeit der Proteaseninhibitoren bei chronisch obstruktiven Lungenerkrankungen sollen diese gesondert behandelt werden.

Als wichtigster humoraler Inhibitor ist das α_1-Antitrypsin bekannt, daneben α_2-Makroglobulin und das α_1-Antichymotrypsin (s.S. 223). Diese werden auch im Sputum in mehr oder weniger geringen Konzentrationen gefunden. Daneben gibt es im bronchialen Bereich *niedermolekulare Inhibitoren*, die sich durch ihr Molekulargewicht und ihre chemische Beschaffenheit deutlich von den zirkulierenden Proteaseninhibitoren unterscheiden. Da man bisher der Ansicht war, daß sie ähnlich wie das sekretorische IgA in der Schleimhaut entstehen, wurden sie »schleimhautspezifisch« genannt (HOCHSTRASSER et al., 1972; HOCHSTRASSER et al., 1973c; HOCHSTRASSER et al., 1974b; MOSIMANN u. SUMNER, 1951; RASCHE et al., 1975b; REICHERT et al., 1972a).

Inzwischen ist bekannt geworden, daß der Precursor dieses niedermolekularen Inhibitors Inter-α-Trypsininhibitor sein muß, welcher im Blut zirkuliert und hier über verschiedene physiologische Abbaustufen zum Schleimhautinhibitor umgewandelt wird (HOCHSTRASSER et al., 1973b; HOCHSTRASSER et al., 1976b; HOCHSTRASSER et al., 1977). Der Abbau könnte über proteolytische Enzyme erfolgen, welche im Sputum nachweisbar sind und in diesem physiologischerweise zur Wirkung kommen könnten, z.B. dem Kallikrein, entgegen seiner pathologischen Wirkung bei der Kininogenspaltung (s.S. 212) (RASCHE u. HOCHSTRASSER, 1976). Experimentell konnte Inter-α-Trypsininhibitor durch Kallikrein über mehrere Zwischenstufen zum niedermolekularen Inhibitor umgebaut werden. Durch Mangel an Inter-α-Trypsininhibitor sowie durch gehemmten Abbau könnte es somit zu einem Mangel an Schleimhautinhibitor kommen (HOCHSTRASSER et al., 1976b; HOCHSTRASSER et al., 1976a).

Im Sputum findet sich Schleimhautinhibitor in *freier Form* und bereits an *Proteasen gebunden*. Dieser gebundene Inhibitor kann durch Enteiweißung freigesetzt werden. Das Verhältnis freier zu gebundenem Inhibitor kann als Maß für die Proteasenaktivität und somit als Maß für die Stärke der ablaufenden Entzündung gewertet werden (HOCHSTRASSER et al., 1974a; HOCHSTRASSER et al., 1974b; RASCHE et al., 1975b; RASCHE et al., 1978; REICHERT et al., 1972a). Das Hemmspektrum des Schleimhautinhibitors umfaßt Trypsin, Chymotrypsin, Leukozytenproteasen sowie in allerdings geringem Umfang auch Bakterienproteasen (20%) (z.B. Pyocyaneusproteasen) (HOCHSTRASSER et al., 1972; HOCHSTRASSER et al., 1971; REICHERT et al., 1972a). α_1-Antitrypsin, α_1-Antichymotrypsin und α_2-Makroglobulin können aus dem Bronchialschleim immunologisch (Immunelektrophorese und Immundiffusion) (GRABAR, 1964; MANCINI et al., 1965) nachgewiesen werden, ebenso Inter-α-Trypsininhibitor aus dem Serum [Immunelektrophorese nach LAURELL (LAURELL, 1966)]. Der freie Schleimhautinhibitor kann photometrisch mit Benzoyl-DL-Arginin-p-Nitroanilid als Substrat gemessen werden (FRITZ et al., 1970), ebenso der gebundene Inhibitor nach Enteiweißung und anschließender Neutralisierung aus dem Überstand nach Zentrifugation (HOCHSTRASSER et al., 1972; RASCHE et al., 1975b; REICHERT et al., 1972a). Da man die humoralen Inhibitoren bei dieser Methode miterfaßt, muß die Menge der durch immunologische Bestimmung – vor allem des α_1-Antitrypsins – ermittelten Konzentrationen von den Meßwerten abgezogen werden, wenn man nur die Kapazität des niedermolekularen Inhibitors kennen will (HOCHSTRASSER, 1972; REICHERT et al., 1972a). α_1-Antitrypsin repräsentiert im Bronchialschleim im Mittel etwa 30% der Hemmkapazität; α_1-Antichymotrypsin und α_2-Makroglobulin können vernachlässigt werden, da ihre Hemmkapazitäten im Bronchialschleim sehr gering sind (HOCHSTRASSER et al., 1972; RASCHE et al., 1975b; REICHERT et al., 1972a).

3. Sonstige Enzyme

Neben den bereits beschriebenen proteolytischen Enzymen findet man im Sputum auch andere Enzyme aus Entzündungszellen und Bakterien; so konnten u.a. Lactatdehydrogenase (LDH), Peroxydase, Amylase, Lysozym und Neuraminidase nachgewiesen werden (CARRAZ et al., 1976; CARDELLA et al., 1974; BOERSMA et al., 1975; HAVEZ u. BISERTE, 1968; HAVEZ et al., 1970; MOSIMANN u. SUMNER, 1951; RASCHE u. ULMER, 1972; VOISIN, 1968).

Die *LDH-Spiegel* können zusammen mit der im Sputum ebenfalls vorhandenen Desoxyribonukleinsäure (DNH) als Maß für die mit dem Bronchialschleim anfallenden Entzündungszellen und damit für den Schweregrad der Infektion gelten. Sie stammen teils aus Kern- und Zelltrümmern, LDH soll auch aus intakten Zellen freigesetzt werden [DNH aus Kerntrümmern soll sich zu Fasern formieren und u.U. die Viskosität des Schleims erhöhen (ARMSTRONG u. WHITE, 1950; BÜRGI, 1975; LISON, 1954)].

Peroxydase ist vorzugsweise in *eosinophilen Leukozyten* enthalten. Diese sind im Bronchialschleim in großer Anzahl vertreten und sitzen meist entlang der Schleimfibrillen. Sie sollen als Antagonisten für biogene Amine wirken, welche beim Bronchospasmus freigesetzt werden (Finke, 1966; Giertz, 1966; Gillespie u. Lichtenstein, 1972; Nicolas, 1964; Roussel et al., 1968b; Werle u. Meitinger, 1950). Da Ausstriche einzelner Sputumflocken kein genaues Maß für die wirkliche Zahl der eosinophilen Zellen geben können, ist versucht worden, aus dem aufgearbeiteten Trockensputum den Gehalt an Peroxydase zu messen, wobei allerdings keine Korrelation zwischen Histaminspiegel und Peroxydasegehalt gefunden wurde (Baker et al., 1967; Leder et al., 1970; Rasche u. Ulmer, 1972; von Thomas u. Simmons, 1966).

Neuraminidase ist eines der bakteriellen Exoenzyme und konnte beispielsweise aus Diplococcus pneumoniae isoliert werden (s.S. 217) (Degand et al., 1968a; Houdret et al., 1975; Lieberman u. Mittman, 1969; Müller, 1974). Sie spaltet die Neuraminsäureketten aus den Glucoproteinmolekülen des Schleims. Nach Hydrolyse des gesamten Schleims findet man sehr unterschiedliche Neuraminsäurekonzentrationen in den Sputen der einzelnen Patienten, wodurch sich das Neuraminsäure/Hexosaminverhältnis und damit die Zusammensetzung einzelner Glucoproteinkomponenten des Schleims verändern; dies könnte u.a. auch auf die Aggressionen freigesetzter Neuraminidase hindeuten (Randoux et al., 1968; Rasche u. Marcic, 1973).

Amylase ist beim Abbau der Glycanbindungen und damit ebenfalls an der Umbildung der Glucoproteine beteiligt (Havez u. Biserte, 1968; Havez et al., 1970).

Dem *Lysozym* kommt im Sputum besondere Bedeutung zu. Lysozym ist vor allem nach Aufnahme der Bakterien in Phagozyten bakteriolytisch aktiv, indem es die Mucopolysaccharide der Bakterienwände spalten kann (Carraz, 1976). Es löst grampositive und über eine Antikörper-Komplementreaktion auch gramnegative Bakterien. Das Plasma der Makrophagen und Leukozyten sowie die Granula der neutrophilen Granulozyten sind besonders reich an Lysozym. Durch Freisetzung aus diesen Zellen gelangt es in die entzündliche Exsudation und

konnte so auch im Bronchialschleim gefunden werden (Lorenz et al., 1957; Voisin, 1968; Voisin, 1976). Die Lysozymausschüttung scheint u.a. auch eine Immunstimulierung zu bewirken, z.B. durch Ansteigen der IgA-Konzentration (Cardella et al., 1974).

Der Nachweis der Enzyme LDH und Peroxydase erfolgte im enzymatischen bzw. Farbtest photometrisch. Zur Darstellung der Zellelemente im Schleim wurde zusätzlich DNA histochemisch sichtbar gemacht (Bürgi, 1975). Lysozym konnte mit der Hochspannungselektrophorese im Flüssigkeitsfilm abgetrennt, oder über die bakteriolytische Aktivität dieses Enzyms an Bakterienkulturen gemessen werden (Carraz et al., 1976; Havez u. Biserte, 1968). Die Neuraminidaseaktivität wird durch Inkubation in eine lösliche Glycopeptidverbindung getestet und anschließend die freigesetzte Neuraminsäure photometrisch bzw. elektrophoretisch bestimmt (Randoux et al., 1968).

V. Zytologische Untersuchungen im Bronchialschleim und an Schleimhautbiopsien

Bei entzündlichen Prozessen im Bronchialraum verändert sich das Zellbild im Bronchialsekret. Je nach Gewinnung des durch die Dyskrinie vermehrten und höher viskösen Bronchialsekretes, entweder als Expektoration, Bronchialausstrich oder Punktur, finden sich bei den chronischen Atemwegserkrankungen neben abgeschilferten Epithelzellen aus den verschiedenen Regionen vor allem vermehrt Zellen aus dem *lymphozytär-monozytär-histiozytären System* als Ausdruck der Entzündung. Hierbei handelt es sich jedoch um eine unspezifische Reaktion (Conning u. Heppleston, 1966; Grunze, 1974). Die Stärke der Entzündung ist nur aus dem quantitativen, nicht aus dem qualitativen Zellbild abzulesen und wird daher keinen detaillierten Aufschluß über das Geschehen geben (Billingham et al., 1969; Grunze, 1974). Typisch für die chronischen Atem-

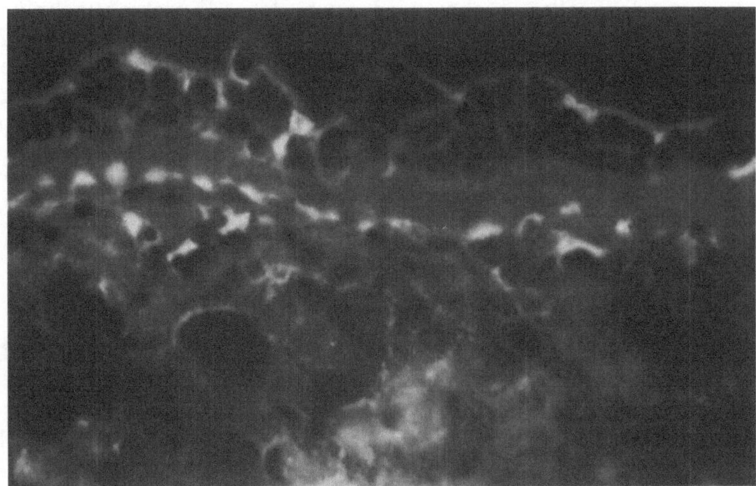

Abb. 4. Lamina propria und Epithel. Spezifisches sekretorisches IgA gegen Klebs. pn. nach Immunisierung. Neben zahlreichen markierten Zellen in der Lam. propr. kommt ein ca. 2 μ dichter Film aus sekretorischem IgA auf dem Epithel zur Darstellung (WERNER, 1976)

wegserkrankungen ist jedoch das vermehrte Auftreten von *eosinophilen Leukozyten* entlang der Schleimfäden, auch von freien Granula aus eosinophilem Detritus. Da Eosinophilie im allgemeinen für Asthma typisch ist, wurde aufgrund der Ergebnisse bei der Bronchitis nach der Anzahl der Eosinophilen im Sputum eine Kategorisierung in eosinophil-asthmatoide und eitrig-entzündliche Formen versucht (BURSTEN, 1962; BUCHER u. HADORN, 1960; FINKE, 1966; NICOLAS, 1964). Diese Befunde lassen es aber fraglich erscheinen, ob an der bei Bronchitis stets zu beobachtenden Sputumeosinophilie eine Differenzierung der zugrunde liegenden Prozesse in »allergisch-entzündlich« und »infektiös-entzündlich« möglich ist.

Da die örtlichen Immunbarrieren bei den Abwehrsystemen der Organe nach den zahlreichen Untersuchungen der letzten Jahre in ihrer Wirkung vor den humoralen rangieren (RAETTIG, 1976), sind zusätzlich zu den immunologischen Analysen im Sputum neuerdings zahlreiche Methoden zur Bestimmung *immunglobulinhaltiger Zellen* im Gewebe entwickelt worden. Hierfür hat sich vor allem die Immunfluoreszenz als besonders geeignet durchgesetzt (HAHN, 1974). Aus Probeexzisionen der Bronchialschleimhaut lassen sich ebenfalls solche Präparationen herstellen (WERNER, 1976). Mit Hilfe der »direkten Immunfluoreszenz«, d.h. Zugabe der entsprechenden fluoreszenzmarkierten Antisera ge-

gen die einzelnen Immunglobuline auf einen Gewebsschnitt, kann die Zahl der Ig-bildenden Zellen bestimmt werden (HUMPHREY u. WHITE, 1971). Sie gibt Aufschlüsse über die immunologischen Aktivitäten der Bronchialschleimhaut, allerdings nur aus dem sehr begrenzten Abschnitt im Bereich der jeweiligen Probenahme. Fortlaufende Probeexzisionen im gleichen Bereich können über die Zu- bzw. Abnahme Ig-bildender Zellen, beispielsweise unter einer bestimmten Therapieform, Aufschluß geben (WERNER, 1976). Durch »indirekte Immunfluoreszenz«, wobei der Gewebsschnitt mit Fremdantigenen inkubiert und anschließend mit den entsprechenden Antisera markiert wird, kann beobachtet werden, wieweit die Ig-haltigen Zellen *spezifische Antikörper* zu bilden vermögen. Mit Hilfe fluoreszierender Antikörper kann mit dieser Methode das Schicksal von Fremdantigenen aus Viren, Bakterien oder Pilzen im Gewebe verfolgt werden (HUMPHREY u. WHITE, 1971).

1. Methoden der zytologischen Diagnostik

Die Sputumgewinnung kann aus der Expektoration erfolgen. In diesem Falle empfiehlt sich Morgensputum, welches anschließend noch in physiologischen Lösungen gewaschen werden sollte. Dabei wird auch der Speichel entfernt (Nicolas, 1964; Wilde, 1966). Hoher Gehalt an Plattenepithelien ist ein Kriterium für starke Speichelbeimengungen und macht das Material ungeeignet (Grunze, 1974). Auch ist das völlige Fehlen von abgeschilferten Alveolar- und Zylinderepithelien ein Zeichen, daß das Material vornehmlich aus dem oberen Respirationstrakt stammt. Zur besseren Diagnose des Materials kann auch die Verarbeitung im Zellblockverfahren herangezogen werden (Grunze, 1974). Die Gewinnung von Sekret aus Bronchialabstrichen, Spülungen, Absaugen und Punktion erfolgt, wie die Probeexzision, meistens unter der Bronchoskopie. Kehlkopfschleimgewinnung kann auch mit dem Laryngoskop mittels Wattestäbchen vorgenommen werden. Das Sputum muß unter leichtem Druck auf die Objektträger ausgestrichen, darf aber nicht allzusehr gequetscht werden, weil dabei vor allem die Eosinophilen beschädigt werden und bei einer zusätzlichen histochemischen Analyse des Schleims dieser seine Struktur verändert (Grunze, 1974; Nicolas, 1964; Wilde, 1966). Für die Darstellung der Entzündungszellen genügt eine May-Grünwald-Giemsa-Färbung. Die eosinophilen Zellen und Zelltrümmer werden am günstigsten mit der Peroxydasereaktion sichtbar gemacht (Leder et al., 1970; Schäfer u. Fischer, 1968). Zur Vervollständigung der Diagnose können zusätzlich die sauren Glucoproteinfasern des Schleims mit basischen Thiozinfarbstoffen, DNS-Fasern aus Kerntrümmern fluoreszenzoptisch (Acridinorange) dargestellt werden (Bürgi, 1975).

Zur fluoreszenzoptischen Darstellung der immunologisch aktiven Zellen in der Bronchialschleimhaut werden Gefrierschnitte angefertigt. Bei der »direkten« oder »Einschichttechnik« werden die Präparate anschließend mit dem gewünschten fluoreszenzmarkierten Antiserum inkubiert, gepuffert, eingebettet und direkt mikroskopiert. Bei der »indirekten« oder »Zweischichttechnik« wird zunächst mit den fluoreszenzmarkierten (Fluoreszinisothiozyanat) Fremdantigenen inkubiert und die fluoreszierenden Bezirke ermittelt. Anschließend kann die Fluoreszenz gelöscht und zusätzlich nach der Einschichttechnik die fluoreszierenden antikörperbildenden Zellen nachgewiesen werden. Bei diesen Methoden muß streng darauf geachtet werden, daß Eigenfluoreszenz vom Gewebe und den angewendeten Proteingemischen ausgeschaltet ist (Humphrey u. White, 1971; Werner, 1976).

C. Ergebnisse der Untersuchungen im Bronchialschleim

Wenn man versuchen will, aus dem Vorhergesagten Rückschlüsse auf das Krankheitsbild und den Einfluß von therapeutischen Maßnahmen zu ziehen, so muß man die Inhomogenität des Materials kritisch vor Augen haben. Nur in seltenen Fällen gelang es, trotz vieler Bemühungen und Verbesserungen der Methoden, echte Abhängigkeiten zwischen einzelnen Sputumkomponenten und dem klinischen Ablauf der unspezifischen Lungenerkrankungen zu finden. Vor allem wird der Einfluß der unterschiedlichen Therapeutika, wie Glucocorticoide, Antibiotika, Mucolytica oder Verabfolgung von Vaccinen auf die verbesserte Abwehrlage des Bronchialsystems durch Untersuchungen am Bronchialschleim von den einzelnen Autoren unterschiedlich bewertet.

Ehrlicherweise sollte man sich bei dem Stand der heutigen Forschung vor weitreichenden Konsequenzen aus den vorliegenden Ergebnissen hüten. Es soll jedoch nicht verkannt werden, wie groß die Bemühungen der einzelnen biochemischen und immunologischen Forschergruppen in den letzten 20 Jahren waren und welche Fülle von Erkenntnissen aus den Arbeiten auf diesem bis dahin nur den Cytologen und Bakteriologen vorbehaltenen Gebiet gewonnen wurde.

Der Bronchialschleim der Patienten mit unspezifischen Lungenerkrankungen ist bereits makroskopisch sehr unterschiedlich. Die *Beschaffenheit* der Expektoration ist meistens grauweiß, flüssig bis zäh mit festen linsenförmigen bis bandförmigen Einlagerungen und je nach der Stärke der Infektion mehr oder weniger eitrig. Die täglich expektorierten Sputummengen sind ebenfalls sehr unterschiedlich. Im Laufe einer längeren Behandlungszeit kann die Sputummenge abnehmen, bei längeren Obstruktionen werden oft ständig große Mengen Schleim abgehustet. Bei einem größeren Kollektiv chronischer Bronchitiker wurden z.B. 24 Std-Sputummengen von 20–200 ml gemessen. Die Sputumvolumina sowie deren Konsistenz können sich unter einer Glucocorticoid- und Antibiotika-Therapie mit Abklingen der Entzündung oder durch Gabe von Sekretolytika ändern (BEICKERT, 1964; BÜRGI et al., 1968; BÜRGI, 1973; DOUGLAS u. SOMMER, 1957; RASCHE u. ULMER, 1971; RASCHE et al., 1972) (s.S. 216).

Nach Fraktionierung des Bronchialschleims ist die transsudative wäßrige Phase volumenmäßig am größten; sie machte im Mittel bei einem größeren Kollektiv etwa 60% aus gegenüber 36% der Schleimphase, während das Volumen der Zellfraktion um 3% lag. Im Trockensputum liegt die schleimige Fraktion gewichtsmäßig nur wenig über der wäßrigen Phase, während die Zellfraktion etwa $^1/_{10}$ des gesamten Gewichts repräsentiert. Zu diesen Werten eines ausgesuchten Patientenkollektivs ist allerdings zu sagen, daß sie nicht unbedingt typische Merkmale der chronischen Bronchitis darstellen. Sie können von Tag zu Tag und von Krankem zu Krankem sehr schwanken; Volumina und Trockengewichte können auch durchaus in anderem Verhältnis zueinander sein (RASCHE u. ULMER, 1971; RASCHE et al., 1972).

Der *fibrilläre Schleim* kann bei den unspezifischen Lungenerkrankungen in seiner Zusammensetzung sehr unterschiedlich sein. Die Zusammensetzung der einzelnen Glucoproteintypen richtet sich nach der Produktion in den dafür kompetenten Drüsenzellen. So sollen die Sialomucine vorzugsweise in den Becherzellen, die sauren Mucine in den Acini und die neutralen Glucoproteine, die den Charakter der Blutgruppenproteine haben, in den schleimbildenden Zellen des Bronchialepithels gebildet werden (BÜRGI, 1973; HAVEZ et al., 1969; HAVEZ et al., 1970; LAMB u. REID, 1968; REID, 1967a; REID 1967b; REID, 1971; VOISIN u. HAVEZ, 1970; VOISIN et al., 1968).

Je nach dem Grad der Schädigung einzelner Partien im Bronchialraum kann z.B. bei chronischer Bronchitis eine der Komponenten fehlen, oder nur wenig gebildet werden, oder bei starker Hyperkrinie eine Komponente vermehrt auftreten (Abb. 5). Außerdem spielt hierbei auch die Aktivität der Enzyme, beispielsweise der bakteriellen Enzyme, eine Rolle, durch die sich die fibrillären Strukturen ändern (BÜRGI et al., 1968; BÜRGI, 1973; HAVEZ u. BISERTE, 1968; HAVEZ et al., 1970b; HAVEZ u. LAINE-BASSEZ, 1973; LAMBLIN et al., 1973; VOISIN u. HAVEZ, 1970; VOISIN, 1968). Bekannt ist die Wirkung der Bakterienneuraminidase (z.B. aus Diplococcus pneumoniae), die die Neuraminsäureketten aus den Sialomucinen spaltet. So kann das für »normales« Bronchialsekret angegebene Verhältnis, z.B. der Neuraminsäure zu einzelnen Aminozuckern, bei einzelnen Kranken sehr unterschiedlich sein (ATASSI et al., 1959; ATASSI et al., 1962b; ATASSI et al., 1962a; DEGAND et al., 1968a; HOUDRET et al., 1975; MÜLLER, 1974; RANDOUX et al., 1968; RASCHE et al., 1972; ROUSSEL et al., 1971). Jedoch gibt es bei den unterschiedlichen Lungenerkrankungen einige ganz charakteristische Merkmale. So zeichnet sich das elektrophoretische Bild des Sputums bei *Mucoviscidose* stets durch völliges Fehlen der neutralen Glucoproteine aus sowie durch einen hohen Peak von sulfatierten und Sialomucinen (PÖTTER et al., 1969; ROUSSEL et al., 1968a; ROUSSEL et al., 1975; VOISIN, 1968). Ein hoher Neuraminsäurespiegel ist daher charakteristisch für Mucoviscidoseschleim, außerdem werden stets Nucleinsäuren aus Zelltrümmern als Folge der starken Infektion gefunden (ROUSSEL et al., 1968a).

Das Sputum bei *Lungentumoren* ist durch seinen Gehalt an neutralen Glucoproteinen gekennzeichnet (ASSELAIN et al., 1968; VOISIN, 1968).

Im Sputum von *Asthmatikern* wurde während des Bronchospasmus ein Überwiegen der neutralen Glucoproteine gefunden, bei Fehlen der Sialomucine. Nach Cortison-Therapie erscheint ein Peak von Sialomucinen. Außerdem werden die Peaks der einzelnen Schleimkomponenten nach Abklingen des Spasmus quantitativ höher (VOISIN, 1968).

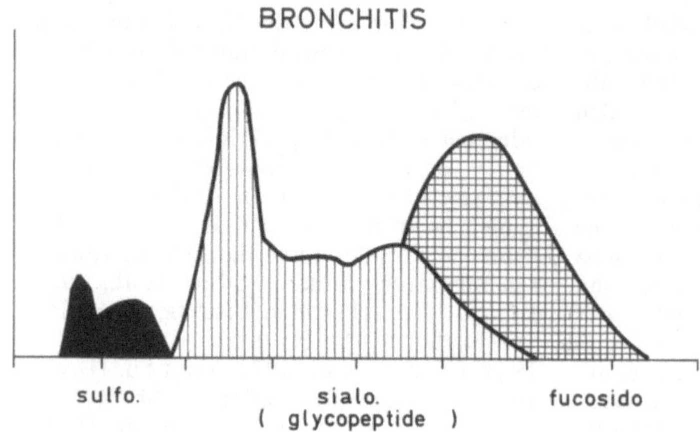

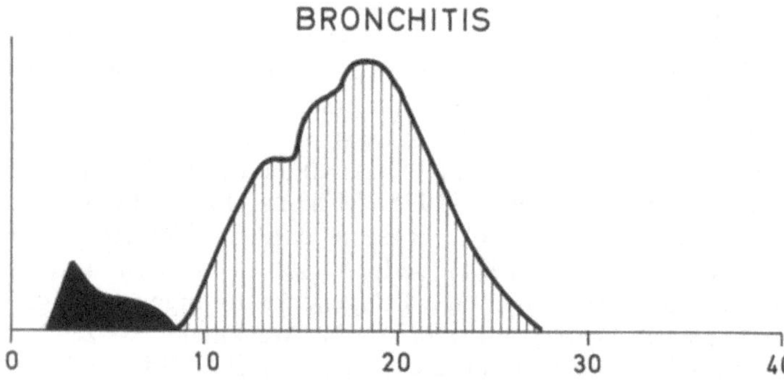

Abb. 5. Verteilung der Glycopeptide des Bronchialschleims in zwei Fällen von chronischer Bronchitis. Bei der ersten Beobachtung ausgewogene Präsenz von Sialoglycopeptiden und Fucosido-Glycopeptiden. Im zweiten Fall Fehlen der Fucosido-Glycopeptiden zugunsten von Sialoglycopeptiden (Voisin, 1968)

Durch die Therapie kann sich die Zusammensetzung des fibrillären Schleims ebenfalls ändern. So ist von einigen Sekretolytika bekannt, daß sich die Sialomucine verringern, während die neutralen Glucoproteine vermehrt gebildet werden. Wieweit dieser Effekt erwünscht ist oder nicht, ist noch nicht bekannt (Voisin, 1968). Mit der Zusammensetzung der Glucoproteinkomponenten verändert sich auch die Viskosität des Schleims (Havez u. Biserte, 1968; Lamb u. Reid, 1968).

Mit der *Viskositätsmessung* ist eine Möglichkeit gegeben, die Zähigkeit eines Bronchialschleims zu beurteilen. Für das Befinden der Kranken ist eine Abnahme der zähen Fasergerüste im Schleim unter einer Therapie mitentscheidend. Wie schon gesagt, (s.S. 208) ist die Viskositätsmessung inhomogener Substanzen mit großer Schwierigkeiten und Fehlerquellen behaftet. Der Auswurf

entspricht auch nicht dem Schleim, der sich in situ unter physiologischen Temperaturen und bei Wassersättigung findet. Die Messung der Viskosität des Sputums erbringt sehr unterschiedliche Ergebnisse bei einzelnen Bronchitikern (Bürgi, 1964; Bürgi, 1975; Elmes u. White, 1953; Nicolas, 1964; Palmer u. Ballantyne, 1970; Stresemann, 1964). Außerdem kann sie auch im Tagesverlauf stark schwanken (Abb. 6), wobei es auch darauf ankommt, aus welchem Lungenbezirk abgehustet wird und wie stark die Obstruktion in diesem Bezirk ist (Nicolas, 1964).

Man bedient sich der Viskositätsmessung heute vor allem zur Kontrolle der Wirkung von Mucolytica. Durch Behandlung, z.B. mit N-Acetylcystein, konnte eine kontinuierliche Abnahme der Viskosität des Sputums um ungefähr ein Drittel erreicht werden (Bürgi, 1975). Gleichzeitig wurde mikroskopisch be-

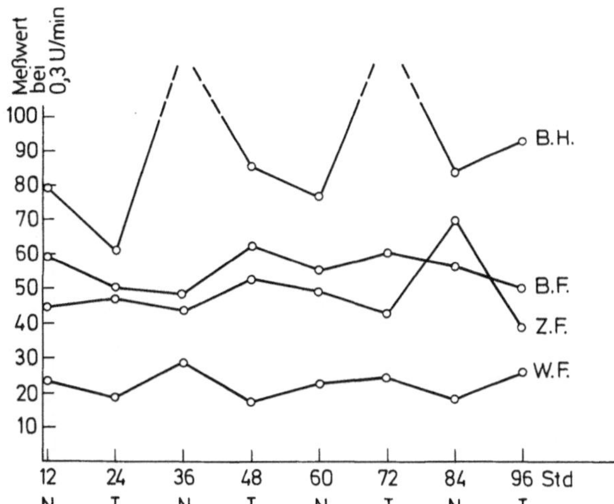

Abb. 6. Spontane Schwankung der Sputumviskosität bei 4 Patienten während 4 Tagen. Messung der jeweils über 12 Std gesammelten Sputen bei 0,3 U/min. Temp. 37° C (NICOLAS, 1964)

obachtet, daß die dichten Faserstrukturen, vor allem der Sialomucine, desintegrierten und zerstört wurden. Wenn man die Befunde der elektrophoretischen Untersuchungen dazunimmt (s.S. 206), so ergibt sich eine gute Übereinstimmung der biochemischen, viskosimetrischen und mikroskopischen Beobachtungen des fibrillären Schleims. In purulenten Sputen, die sehr viel Zelldetritus enthalten, erhöht sich die Viskosität durch die zusätzliche Faserbildung der DNS-Moleküle. Mit dem Abklingen der Infektion wurde auch in solchen Sputen eine Abnahme der Viskosität gemessen (ARMSTRONG u. WHITE, 1950; BÜRGI, 1975; PÖTTER et al., 1969; ROBINSON et al., 1958; WHITE et al., 1954; WHITE u. ELMES, 1958). Trotz dieser positiv erscheinenden Ergebnisse sei hier nochmals auf die Kritik an der Viskositätsmessung im Sputum (s.S. 208) verwiesen.

Der *Gesamteiweißgehalt* im Bronchialschleim wird mit etwa 30 mg/100 mg Trokkensputum als Mittelwert angegeben. Die Schwankungsbreite in einzelnen Sputen ist sehr hoch. Man findet ausgesprochen eiweißarme Sputen mit nur 10 mg Protein/100 mg Trockensputum. Diese Werte schwanken auch innerhalb einzelner Untersuchungstage. Der höchste angegebene Eiweißwert lag bei 1 g/die in der Gesamtexpektoration. Ein täglicher Eiweißverlust in dieser Größenordnung ist sicherlich nicht für die pulmonale Kachexie verantwortlich und wird höchstens

bei Endzuständen mit eine Rolle spielen (BONOMO et al., 1967; NEWCOMB u. DE VALD, 1969; RASCHE u. ULMER, 1971; RASCHE et al., 1972; ZEDDA et al., 1969).

Wie schon gesagt, findet man im Bronchialschleim alle *Immunglobuline* des menschlichen Serums. Im Bronchialschleim überwiegt im Gegensatz zum Serum das Immunglobulin A, welches als Sekret-IgA immunologisch aktiv wird (s.S. 208). Bei Infektionen oder nach Immunisierung bilden sich im Respirationstrakt Antikörper, die vorwiegend der IgA-Klasse angehören, so daß dem Sekret-IgA bei den ortsständigen Abwehrreaktionen die größte Bedeutung zugemessen wird (BIBERFELD u. STERNER, 1971; BALDRY u. JOSSE, 1968; INTORP, 1975; SHERMAN et al., 1974; SMITH et al., 1967; SZABÓ et al., 1973; TOMASI, 1976; WALDMAN et al., 1968a). Quantitative Messungen der IgA-Spiegel im Sputum von Patienten mit chronischer Bronchitis haben ergeben, daß die IgA-Konzentrationen bei Patienten mit langjähriger Obstruktion im Mittel niedriger lagen als bei Patienten mit angehender Obstruktion (BÜRGI u. MEDICI, 1970; BÜRGI et al., 1968; LEWIS et al., 1971; MEDICI u. BÜRGI, 1969; RASCHE et al., 1972). Ein Konzentrationsanstieg unter gezielter Antibiotika- und Glucocorticoidtherapie war bei diesen Patienten nicht mehr zu erreichen. Im Gegensatz dazu wurde ein Konzentrationsanstieg im Sputum von Kindern und im Sputum von Erwachse-

Gesamtglobulin in % vom Gesamteiweiß

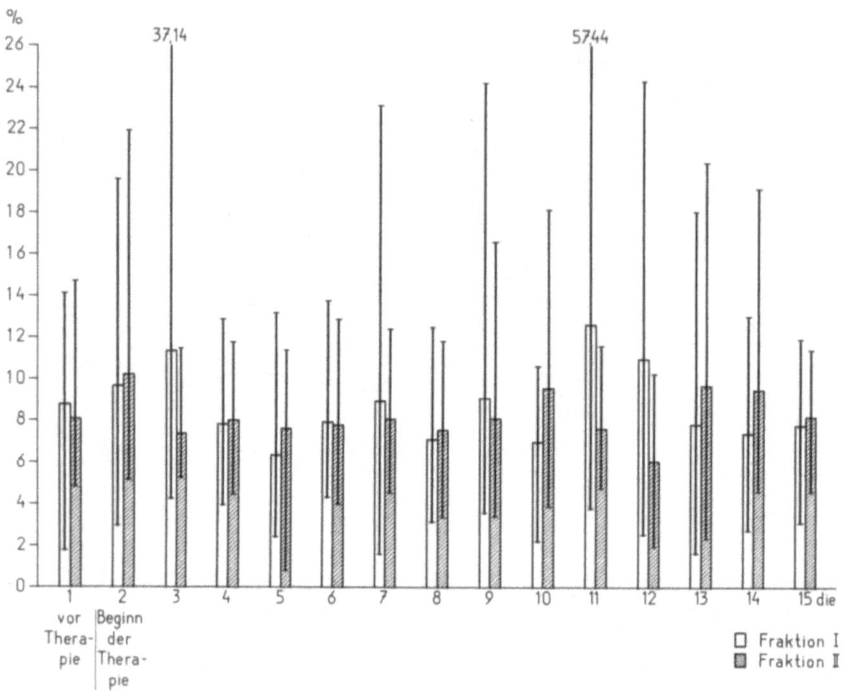

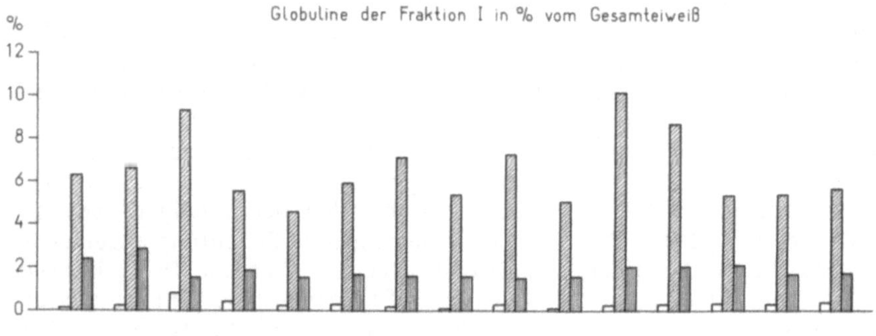

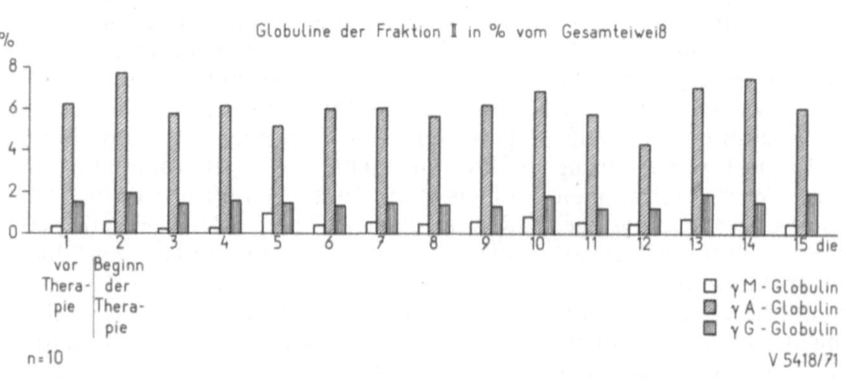

Abb. 7. Mittelwerte und Streubreiten der Gesamtglobuline im Sputum in Prozent vom Gesamteiweiß der Fraktionen I und II (oben) und der Immunglobuline M, A und G der Fraktionen I und II (unten) über einen 15tägigen Klinikaufenthalt vor und nach Beginn einer Glucocorticoidtherapie (RASCHE et al., 1972)

nen mit angehender Obstruktion beobachtet (BÜRGI et al., 1968; BÜRGI u. MEDICI, 1970; RASCHE et al., 1972; TÜRK u. WIERSBITZKY, 1969; WIERSBITZKY, 1972; WIERSBITZKY u. TÜRK, 1968). Nach zusätzlicher Immunisierung mit Vaccinen aus Keimen des Respirationstraktes, konnte auch bei älteren obstruktiven Bronchitikern ein Anstieg der IgA-Spiegel im Bronchialschleim erreicht werden (RASCHE et al., 1973b; WALDMAN, 1968b) (Abb. 7).

Parallel dazu haben fluoreszenzoptische Untersuchungen von Biopsiematerial gezeigt, daß sich die Zahl der *IgA-bildenden Zellen in der Mucosa* nach Vaccination vergrößerte (WALDMAN u. HERMEY, 1971; WERNER, 1976). Neuerdings wird jedoch diskutiert, ob erhöhte IgA-Spiegel immunologische Bedeutung haben, da nur das Sekret-IgA als ganzes Molekül und mit secretory-componente aktiv sein soll (ANZAI et al., 1963; AUERSWALD, 1974; HEREMANS, 1974; INTORP, 1975; MENZEL u. ROTHER, 1975; MICHEL, 1975; RASCHE, 1976; SOUTH et al., 1966; SOUTH et al., 1968; STROBER et al., 1970). Es wird diskutiert, wieweit in der geschädigten Mucosa der Bindungsprozeß behindert wird bzw. eine der beiden Komponenten 7S IgA oder secretory-componente nicht in ausreichender Konzentration zur Verfügung steht (BÜRGI, 1971; COLLINS-WILLIAMS et al., 1969; GÖTZ, 1974; GÖTZ, 1976; PILAR et al., 1974; RASCHE, 1976).

Es wird z.B. beschrieben, daß man im Sputum von Patienten mit chronisch obstruktiven Atemwegserkrankungen u.U. neben dem Sekret-IgA noch freie secretory-componente nachweisen kann. Nach Verabreichung von Gamma-Globulinen, welche als »Immunstimulierung« bewertet werden können, konnte eine Zunahme des sekretorischen IgA-Komplexes erreicht werden (RASCHE, 1976; TYMPNER et al., 1970) (Abb. 8a u. b).

Immunglobulin G dominiert im Bronchialschleim nur bei stark purulenten Sputen. Es nimmt unter Antibiotika- und Glucocorticoid-Therapie mit dem Abklingen der Infektion ab (BONOMO et al., 1967; RASCHE et al., 1972; RASCHE et al., 1973b; ZEDDA et al., 1969; OLIVIERI, 1970). Der IgG/IgA-Quotient im Bronchialschleim wird mit 0,5 angegeben, das Verhältnis IgG:IgA ist somit im Gegen-

satz zum Serum stark zum IgA verschoben (RASCHE u. ULMER, 1971; VOISIN, 1968). Von verschiedenen Autoren wurde versucht, den IgA/IgG-Quotienten als Merkmal für asthmatoide (zum IgA verschoben) und infektiöse (zum IgG verschoben) Bronchitis zu werten (BONOMO et al., 1967; HAYEM et al., 1975b; OLIVIERI, 1970; ZEDDA et al., 1969). Diese Theorie ließ sich nicht erhärten, da der Quotient bei größeren Patientenkollektiven chronischer Bronchitiker nur in 10% der Fälle zum IgG verschoben war (RASCHE u. ULMER, 1971; VOISIN, 1969). Die Korrelation der Antikörperaktivität im Sputum zum IgA nicht jedoch zum IgG stützt auch nicht die Theorie der Unterscheidungsmöglichkeit. Die Antikörperaktivität gegen Anti-Grippe-Virus B wurde z.B. ausschließlich in der IgA-Fraktion des Sputums gefunden (SZABÓ et al., 1973) (Abb. 9).

Da im normalen Bronchialsekret kein *IgM* präsent ist, soll das Vorhandensein dieses Immunglobulins im Bronchialschleim eine Virusinfektion anzeigen (OLIVIERI, 1970; TOMASI, 1976; ZEDDA et al., 1969; BONOMO et al., 1967; GÖTZ, 1974; GÖTZ, 1976). Bei einem größeren Patientengut wurde in 70% der Fälle IgM gefunden, welches in geringen Konzentrationen über die Untersuchungszeit von 3 Wochen ziemlich konstant blieb (RASCHE u. ULMER, 1971; RASCHE et al., 1972). Es ist jedoch nicht beschrieben, ob es sich bei den 30% der Sputen ohne IgM um virusfreie Infektionen handelt, oder ob, wie beim IgA, der Bildungsmechanismus des sekretorischen IgM (s.S. 208) unterdrückt sein kann.

IgE wurde mittels der Immunfluoreszenztechnik bei asthmatischen Personen, vor allem in der Mucosa, in Schleimdrüsen und in der Basalmembran, gefunden. Bei Immunfluoreszenzpräparationen der Mucosa wurden ebenfalls IgE-bildende Zellen nachgewiesen (ARBESMAN, 1976). Ebenso wurde es auch im Biopsiematerial chronischer Bronchitiker nachgewiesen, wenn auch in geringeren Konzentrationen (ARBESMAN, 1976; GERBER et al., 1970); außerdem wurde IgE auch im Sputum asthmatischer Kinder gemessen (LAMBERT u. STERN, 1972; NEWCOMB u. DE VALD, 1969).

Dieses exokrine IgE hatte die charakteristischen Merkmale des Serum-IgE (JOHANS-

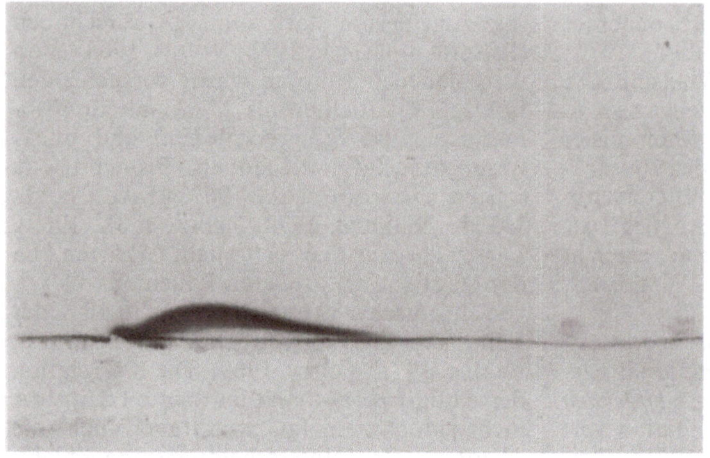

a

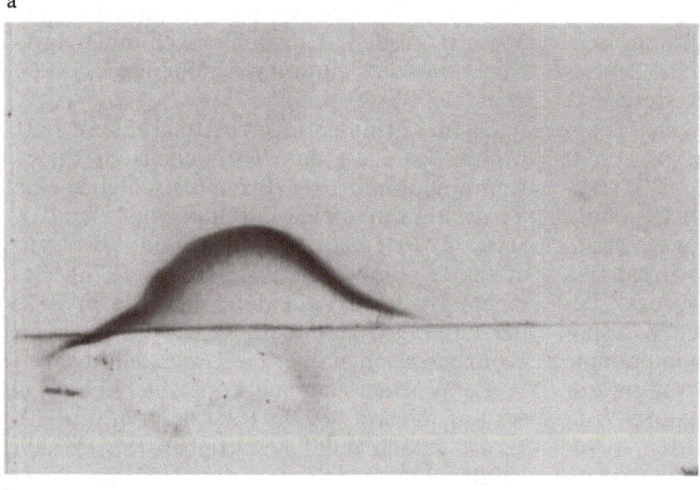

b

Abb. 8. (a) Sekretorisches IgA im Sputum eines 14jährigen Kindes mit schwerer Atemwegsobstruktion vor der Globulinbehandlung (zweidimensionale Auftrennung). (b) Sekretorisches IgA im Sputum eines 14jährigen Kindes mit schwerer Atemwegsobstruktion nach Globulintherapie (zweidimensionale Auftrennung) (Rasche, 1976)

son et al., 1973; Michel, 1976). So konnten mit diesem Material auch kutane Reaktionen bei Affen erzeugt werden. Die im Sputum und Serum gleichzeitig gemessenen Konzentrationen ließen aber den Schluß zu, daß das sekretorische IgE nicht mit der Transsudation in den Bronchialraum gelangt, sondern ortsständig gebildet wird (Newcomb u. de Vald, 1969; Polmar et al., 1972). Im Zusammenhang mit IgE wurden auch biogene Amine nachgewiesen (Stresemann, 1972; Werle u. Meitinger, 1950). *Histamin* ist auch in unterschiedlichen Konzentrationen im bronchitischen Schleim präsent (Rasche u. Ulmer, 1972; von Thomas u. Simmons, 1966). Die Histaminkonzentrationen des Sputums lagen stets höher als die im Plasma. Patienten mit schwerer Obstruktion hatten höhere Histaminspiegel im Sputum als Patienten mit funktionell besseren Meßwerten (s.S. 214).

Über die Wirkung der *Proteasen* bei der Entstehung der unspezifischen obstruktiven Lungenerkrankungen gibt es viele grundlegende Forschungen. So wurde gefunden, daß der Hauptanteil der Proteaseaktivität vor allem auf der proteolytischen Aktivität zerfallener Leukozyten basiert (s.S. 212). Besonders aggressiv sind die elastaseähnlichen Proteasen aus neutrophilen Granulozyten (Lieberman et al., 1969; Lieberman u. Mittman, 1969; Lieberman, 1972; Rindler u.

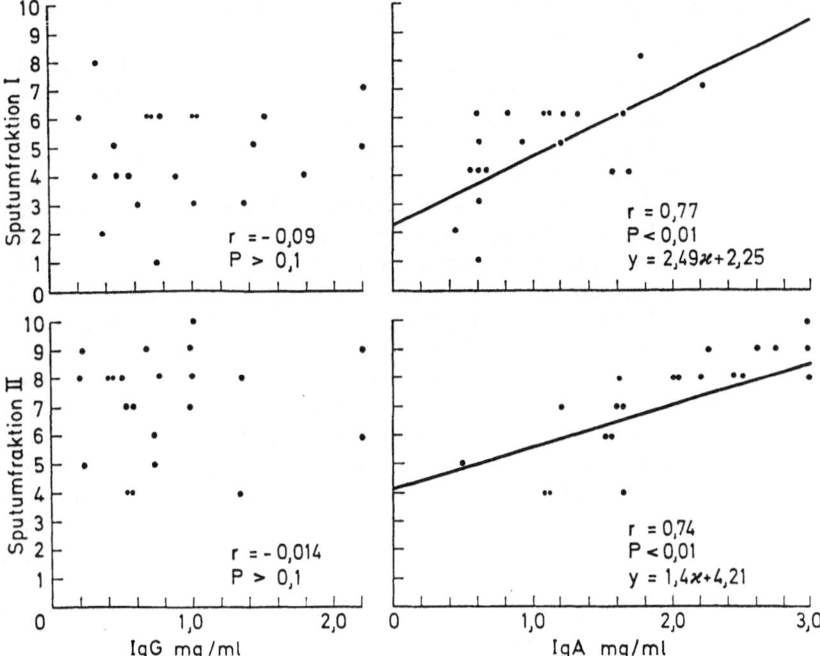

Abb. 9. Korrelation zwischen der Antikörperaktivität und Immunglobulinkonzentration der Sputumfraktionen. Ordinate: log der Reziprokwerte der Titer (Szabó et al., 1973)

Schmalzl, 1974; Janoff, 1972; Keller u. Mandl, 1971; Lieberman u. Kaneshiro, 1972). Für den Bronchialraum ist durch die bisherigen Untersuchungen im Sputum die Beteiligung der Leukozytenproteasen zwar abgeklärt, es ist jedoch nicht bekannt, wie weit auch Bakterienproteasen eine Rolle spielen können, wie etwa im Kieferhöhlenexsudat (Hochstrasser u. Schorn, 1974; Hochstrasser et al., 1975). Bekannt ist, daß man nach Inhalation von Sputum, genau wie nach Inhalation von reinen Proteasen, im Tierexperiment ein »überempfindliches Bronchialsystem« erzeugen kann (Islam et al., 1971; Islam et al., 1974; Johanson et al., 1971; Ulmer et al., 1971). Andererseits haben Untersuchungen am Bronchialschleim von chronisch obstruktiven Bronchitikern ergeben, daß auch nach Zugabe des spezifischen Bronchialschleiminhibitors (s.S. 212) in vitro proteolytische Restaktivitäten gemessen werden, für die das Hemmspektrum des Bronchialschleiminhibitors nicht auszureichen scheint (Hochstrasser et al., 1974a; Hochstrasser, 1974b; Rasche et al., 1973a).

Bei der Entstehung des Lungenemphysems scheinen, nach den vorliegenden Untersuchungen, die *Leukozytenproteasen* von besonderer Bedeutung zu sein. So gelang es, mit Leukozytenpräparaten ein experimentelles Emphysem zu erzeugen (Kimbel et al., 1972; Lieberman, 1975; Lieberman, 1972). Als Modellfall kann das Lungenemphysem bei hereditärem α_1-Antitrypsinmangel angesehen werden. Dieses entwickelte sich auch, wenn die Patienten im Laufe ihres Lebens keine stärkeren infektiösen Entzündungen hatten (Hyde u. Isenberg, 1973; Kauffmann et al., 1971; Lieberman u. Mittman, 1969; Lieberman u. Kaneshiro, 1972; Rasche, 1974; Rasche u. Marcic, 1973; Vidal et al., 1971). Diese Emphyseme gehen panacinär an. Bei zusätzlichen Exacerbationen im Bronchialbereich wird auch erhöhter Atemwegswiderstand gemessen (Rasche u. Marcic, 1973; Welch et al., 1969). Im Sputum solcher Patienten mit α_1-Antitrypsinmangel steht genügend Bronchialschleiminhibitor zur Verfügung (Rasche et al., 1975b; Reichert et al., 1974; Reichert et al., 1972b) (s.S. 212).

Aus diesen Ergebnissen ist zu folgern, daß entzündliche Lungenerkrankungen einerseits und Emphysem andererseits unterschiedliche Entstehungsursachen haben, was die enzymatische Komponente angeht (Geisler et al., 1972; Hochstrasser et al., 1974a; Koch et al., 1965; Rasche, 1974).

Daß es für die Hemmung von Proteasenaktivitäten im Lungenbereich spezielle Inhibitoren gibt, ist vor allem für den alveolären Bereich untersucht worden, wo das *humorale* α_1-*Antitrypsin* den Hauptanteil der inhibitorischen Funktion ausübt (Hayem et al., 1975a; Lieberman, 1975; Mittman et al., 1972; Turino et al., 1969). Im bronchialen Bereich dominieren dagegen die *niedermolekularen Bronchialschleiminhibitoren*, deren Hemmkapazität etwa 70% gegenüber 30% des α_1-Antitrypsins ausmacht (Degand et al., 1968b; Hochstrasser et al., 1972; Hochstrasser et al., 1973a; Hochstrasser et al., 1971; Hochstrasser et al., 1974a; Hochstrasser et al., 1974b; Rasche, 1974; Rasche et al., 1975b; Rasche et al., 1978).

Die Hemmkapazität des α_1-Antitrypsins wird bei leichter bis mittelschwerer Bronchitis mit ungefähr 2,5 mU/mg Sekretprotein, bei schwerer obstruktiver Bronchitis mit ungefähr 4 mU/mg Sekretprotein im Mittel angegeben (Hochstrasser et al., 1972; Rasche et al., 1975b; Reichert et al., 1972a). Den 4 mU vom α_1-Antitrypsin steht eine Gesamthemmkapazität von etwa 18 mU im Bronchialschleim gegenüber.

Die Messungen der niedermolekularen *Inhibitorkapazität* bei größeren Patientenkollektiven hat ergeben, daß diese von Fall zu Fall in sehr unterschiedlichen Konzentrationen vorliegen können. So wurden z.B. bei einem größeren Kollektiv von Patienten mit chronischer Bronchitis in der wäßrigen Sputumfraktion 0–1030 mU/100 mg Trockensputum gemessen (im Mittel 406 mU/ 100 mg). In der schleimigen Fraktion wurden 91–1021 mU/100 mg Trockensputum gefunden (im Mittel 240 mU/100 mg). Es ist nicht bekannt, wieweit die Inhibitoren der fibrillären Phase im Schleim gebunden sind und erst durch die Verflüssigung des Sputums frei werden, d.h. wieweit die Inhibitoren der schleimigen Phase in situ noch inhibitorisch wirksam werden (Hoch-

Strasser et al., 1974a; Rasche et al., 1975b).

Bei etwa 10% des Kollektivs wurde kein Proteaseninhibitor in der wäßrigen Phase gefunden. Die hier aufgeführten Werte beziehen sich auf die Gesamtinhibitorkapazität. Diese teilt sich auf in freien, noch nicht an Protease gebundenen und bereits an Protease gebundenen, erst nach Enteiweißung freilegbaren Inhibitor. Hierbei fiel auf, daß im Gegensatz zu einem Kollektiv von Patienten mit leichter Bronchitis bei langjähriger schwerer Obstruktion Inhibitor in freier Form vorliegt, obwohl noch freie Proteasenaktivitäten vorhanden waren (Hochstrasser et al., 1974; Rasche et al., 1975b; Reichert et al., 1972a). Die Ursachen sind noch weitgehend unbekannt (s. oben). Es sollte auch an eine nachträgliche enzymatische Auftrennung der Komplexbildung: Protease – Inhibitor gedacht werden, wie sie z.B. für die Glucoproteine des Schleims bekannt ist (s.S. 213).

Da neuerdings bekannt geworden ist, daß der *Inter-α-Trypsininhibitor* des Serums als Vorstufe u.a. auch für den Bronchialschleiminhibitor in Frage kommt, ist ein erhöhter Bedarf an Bronchialschleiminhibitor, vor allem von einer erhöhten Nachproduktion von Inter-α-Trypsininhibitor, abhängig. Die Serumkonzentrationen waren bei einem größeren Kollektiv von Patienten mit Bronchitis verschiedener Schweregrade nicht, wie man es erwartet hätte, signifikant erhöht. Jedoch wurde eine starke Umsatzsteigerung beim Abbau des Inter-α-Trypsininhibitors über 2 immunologisch aktive Derivate zum Bronchialschleiminhibitor deutlich (Hochstrasser et al., 1973b; Hochstrasser et al., 1976a; Hochstrasser et al., 1976b; Rasche u. Hochstrasser, 1976, Rasche et al., 1977).

Eine Abhängigkeit der Inhibitorkonzentration im Sputum zum Schweregrad der Obstruktion konnte bisher nicht ermittelt werden. Bei einer Langzeituntersuchung an einer Patientin mit α_1-Antitrypsindefizit und heftigen Exacerbationen konnte lediglich gefunden werden, daß mit abnehmender Entzündung nach intensiver Behandlung die Inhibitorkonzentration im Bronchialschleim im ganzen zunahm (Abb. 10). α_1-Antitrypsin wurde bei dieser Patientin im Bronchialschleim erwartungsgemäß nicht gefunden (Hochstrasser et al., 1974a; Rasche et al., 1975b; Reichert et al., 1972a).

Im Sputum bei chronischer Bronchitis finden sich stets *eosinophile Zellen* (Nicolas, 1964; Rasche u. Ulmer, 1972). Ihre Zahl

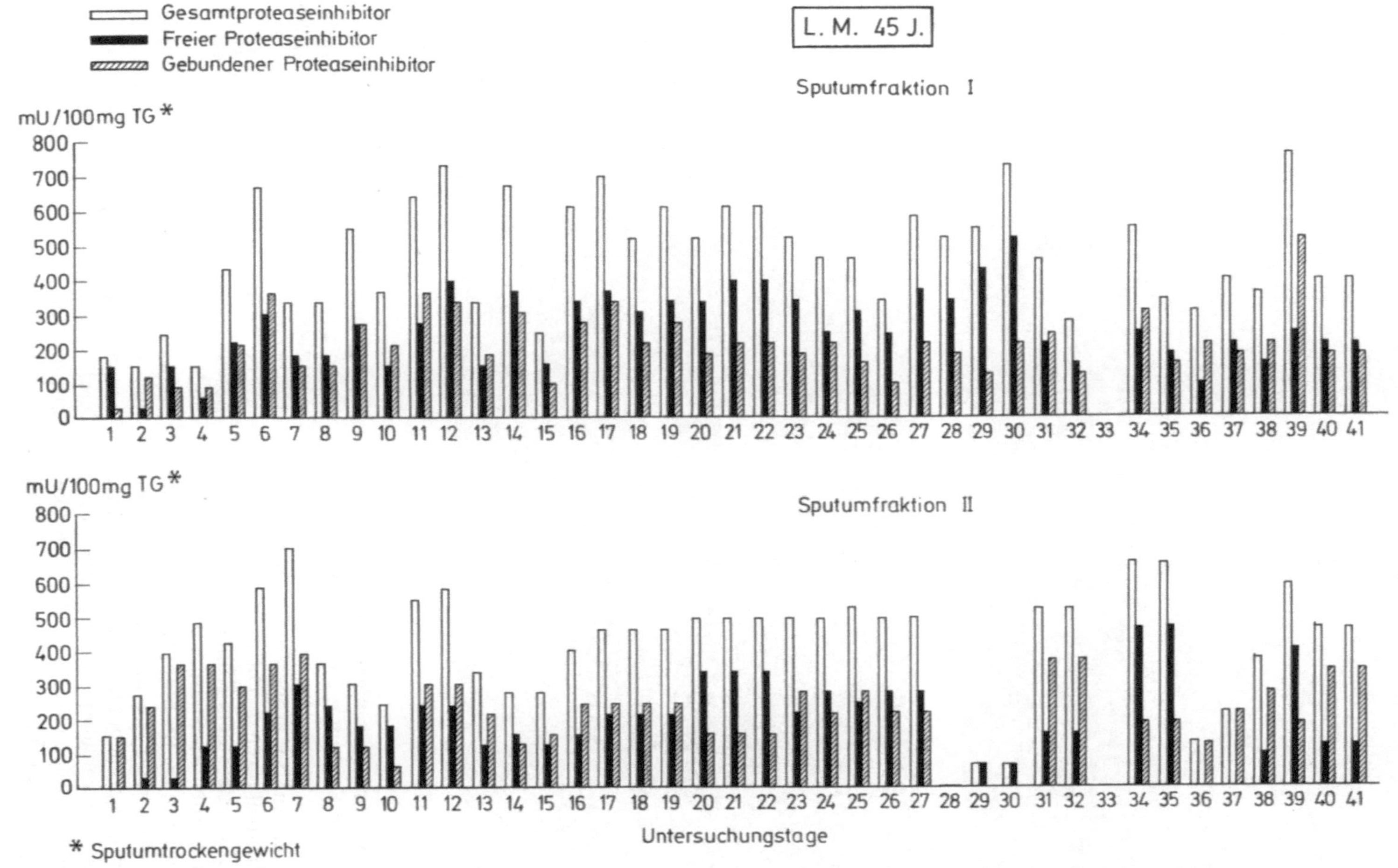

Abb. 10. Gesamtinhibitorkonzentration (offene Säulen), freier Proteaseninhibitor (schwarze Säulen) und gebundener Proteaseninhibitor (schraffierte Säulen) gegen Trypsin gemessen bei einer Patientin mit α_1-Antitrypsinmangel und Lungenemphysem über 41 Behandlungstage (RASCHE et al., 1975)

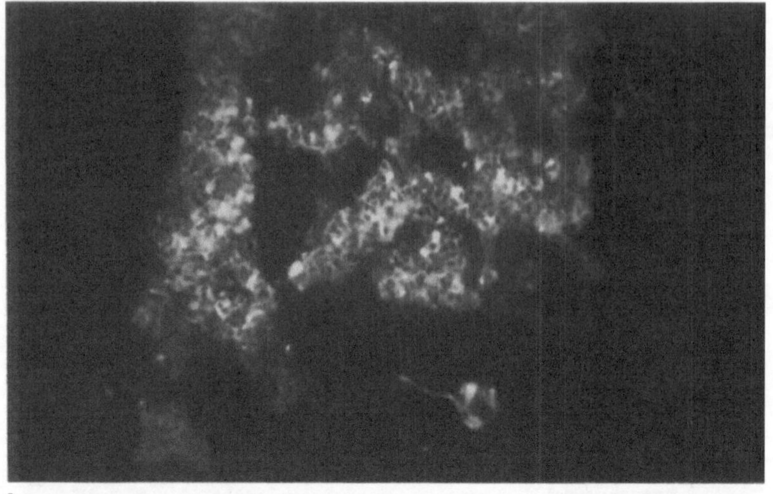

a

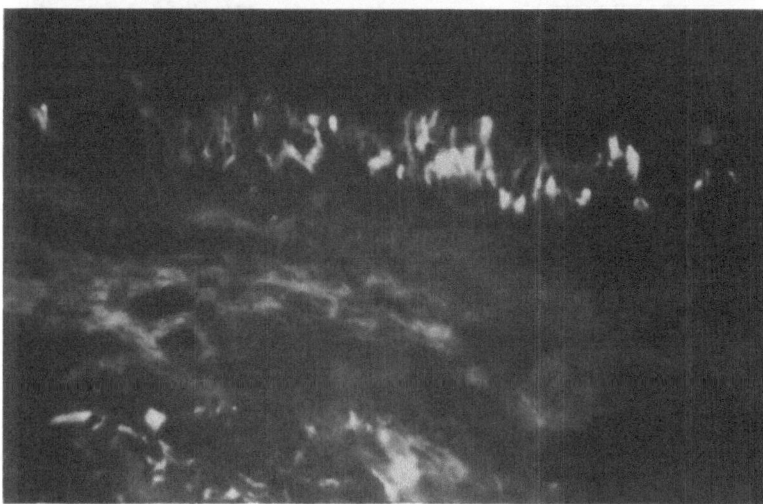

b

Abb. 11. (a) Lamina propria nach Immunisierung. Zahlreiche Zellen mit spezifischem IgA gegen Diplococcus pneumoniae II sind markiert. (b) Lamina propria und Epithel. Anreicherung von spezifischem und sekretorischem IgA gegen Klebs. pn. in den Epithelzellen nach Immunisierung (WERNER, 1976)

ist größer im schleimigen Sputum, während im eitrigen Sputum die neutrophilen Leukozyten überwiegen. Die Eosinophilen finden sich meistens in größeren Plaques an den Schleimstrukturen. Diffuse Verteilungen sind selten. Bei einem Kollektiv von Bronchitikern wurden im Sputum 38% Eosinophile gegenüber 3,4% im Blut gefunden (NICOLAS, 1964). Während die abgeschilferten Zellen der Bronchialschleimhaut sowie die Makrophagen, die vor allem für die Infektabwehr eine Rolle spielen (VOISIN et al., 1976), keine Beziehung zum Krankheitsbild haben, läßt

die Sputumeosinophilie eine gewisse Korrelation zum Schweregrad der Erkrankung zu (GRUNZE, 1974; GILLESPIE u. LICHTENSTEIN, 1972; GIERTZ, 1966; BAKER et al., 1967; NICOLAS, 1964). Je stärker die dyspnoeischen Beschwerden waren, um so höhere Eosinophilenzahlen wurden im Sputum gefunden. Die Eosinophilenzahlen waren, entsprechend den Beschwerden der Patienten, abhängig von der Viskosität. Niedrige Eosinophilenzahlen waren deshalb auch mit niedriger Viskosität des Sputums gekoppelt. Nach Gabe von Sekretolytika nimmt die Eosinophilie mit der Viskosität des Schleims ab; ebenso nach Antibiotika- und Glucocorticoidtherapie, hier allerdings weniger signifikant.

Die Sputumeosinophilie wird heute nicht mehr als allergische Reaktion angesehen, vielmehr soll die Hyperplasie und Dyskrinie der Schleimdrüsen Ursache für die zelluläre Reaktion sein (Nicolas, 1964; Bursten, 1962). Bei den allergischen Reaktionen wird bekanntlich eine Inaktivierung des Histamins aus den Mastzellen durch Enzyme aus eosinophilen Zellen diskutiert (Zeiger et al., 1976). Es fand sich aber keine sichere Korrelation zwischen dem Eosinophilengehalt des Sputums und dem Histamingehalt, obwohl im Sputum mehr Histamin gefunden wurde als im Blut (Finke, 1966; Rasche u. Ulmer, 1972). Hierbei kommt allerdings der Unsicherheitsfaktor des Sputumausstriches für die Eosinophilenbestimmung ins Spiel. Jedoch ergab eine gleichzeitige Messung der Peroxydase, welche vorwiegend in eosinophilen Zellen vorkommt, im Gesamtsputum auch keine bessere Korrelation (Rasche u. Ulmer, 1972; Moismann u. Sumner, 1951).

Die immunfluoreszenzoptischen Methoden zur Bestimmung der antikörperhaltigen Zellen und der *Antigenität des Bronchialgewebes* sind insofern sehr aufwendig, da das Material nur bei Bronchoskopie gewonnen werden kann. Jedoch geben sie mehr Aufschluß über die Immunlage des Bronchialsystems in situ als die Messungen im Sputum (Günther, 1969; Hahn, 1974; Macher, 1975). So konnte z.B. nach Vaccination eine Vermehrung der IgA-haltigen Zellen in der Bronchialmucosa beobachtet werden, die im Sputum nicht mit gleicher Signifikanz gefunden wurde (Rasche, 1976; Werner, 1976) (Abb. 11 a u. b).

Es ist zu überlegen, welche von den hier aufgeführten Untersuchungen für die Klinik relevant sind bzw. der Aufwand in Relation zu den klinischen Befunden steht, und welche Untersuchungen für die Erprobung der Wirksamkeit von Arzneimitteln erforderlich sind. Nach den Erfahrungen langjähriger Forschungsarbeiten gibt die Immunglobulinkonzentration, vor allem des sekretorischen IgA, Aufschluß über die Abwehrlage des Bronchialsystems. Die Messung der Proteaseninhibitoren im Sputum ist ebenfalls nicht

aufwendig. Da Proteasen Bronchospasmus auslösen können (s.S. 212), ist eine Messung dieses Abwehrsystems von Interesse.

Soweit heute zu übersehen, sind aber mit der Sputumanalytik bislang vorwiegend nur qualitative Fakten gesammelt worden. Ansätze sind geschaffen, die es möglich erscheinen lassen, daß klinisch brauchbare Differenzierungen abzuleiten sind, wie z.B. Proteasenspektren und spezifische Proteaseninhibitorsysteme sowie die Beziehung zwischen Immunglobulinen und antikörperbildenden Zellen als Faktoren für das immunologische Abwehrsystem der Lunge. Forschungen über Beziehungen zwischen Serum und Sputum wie hierauf ausgerichtete Untersuchungen an hämatogenen Zellen lassen solche Fortschritte erhoffen.

Literatur

Alford, R.H.: Effects of chronic bronchopulmonary disease and aging on human nasal secretion IgA concentrations. J. Immunol. **101**, 984–988 (1968)

Aminoff, D.: Methoden zur quantitativen Bestimmung der Normal-Acetylneuraminsäure und ihre Anwendung auf die Hydrolysate der Speichelmukoide. Biochem. **7**, 381–384 (1961)

Anzai, T., Ibayashi, J., Carpenter, C.M., Hyde, L.: β_2 A-globulin as a molecular constituent of insoluble bronchial mucus gel. Rev. Resp. Dis. **88**, 503–508 (1963)

Arbesman, C.E.: A review of the significance of immunoglobulins in respiratory diseases with special regard to IgE. Krankenhausarzt **49**, 257–268 (1976)

Armstrong, J.B., White, J.C.: Liquefaction of viscous purulent exudates by desoxyribonuclease. Lancet **1950 II**, 739

Asselain, R., Uzzan, D., Roussel, P., Degand, P.: Étude clinique, anatomique et biochimique d'une observation de cancer bronchiolo-alvéolaire hypersécrétant. Colloque Internat. de Pathologie thoracique, pp. 101–114, Lille 1968

Astrup, T., Müllertz, S.: The fibrin plate method for estimating fibrinolytic activity. Arch. Biochem. **40**, 346–351 (1952)

Atassi, M.Z., Barker, S.A., Stacey, M.: Neuraminic acid and its relation to chronic bronchitis. II. Carbohydrate constituents of Sputum. Clin. Chem. **4**, 823–827 (1959)

Atassi, M.Z., Barker, S.A.: Mucoproteins of bronchial mucus. Nature (Lond.) **192**, 1269 (1961)

Atassi, M.Z., Barker, S.A.: Neuraminic acid and its relation to chronic bronchitis. IV. Isolation of homogeneous mucoproteins. Clin. chim. Acta **7**, 588 (1962a)

Atassi, M.Z., Barker, S.A., Stacey, M.: Neuraminic acid and its relation to chronic bronchitis – V. Glass column electrophoresis of sputum. Clin. chim. Acta 7, 706 (1962b)

Auerswald, W.: Zur Frage der Bedeutung sekretorischer Immunglobuline für die Funktion der Bronchialschleimhaut. Aus: Die Funktion der Bronchialschleimhaut. Kolloquium, S. 63. Druck: Brüder Hollinek, Wiener Neudorf, 1974

Baker, A.P., Bergmann, F., Paul, K.G.: Studies of eosinophil granulocytes. Acta endocr. (Kbh.) 54, 696–706 (1967)

Baldry, P.E., Josse, S.E.: The measurement of sputum viscosity. Amer. Rev. resp. Dis. 98, 392 (1968)

Barandun, S.: Die Bedeutung humoraler Faktoren auf die Abwehrleistung der Lunge. Pneumonologie 152, 1 (1975)

Beickert, A.: Pharmakologische Wirkung der Glucocorticoide. Die Glucocorticoidtherapie innerer Erkrankungen. Jena: VEB G. Fischer 1964

Besarab, A.M., Litt, M.: Model studies on the adhesive properties of mucus and similar polymer solutions. Arch. intern. Med. 126, 504 (1970)

Biberfeld, G., Sterner, G.: Antibodies in bronchial secretions following natural infection with mycoplasma pneumoniae. Acta path. microbiol. scand. 79, 599–605 (1971)

Billingham, M.E.J., Robinson, B.V., Robson, J.M.: Partial purification of the antiinflammatory factor (s) in inflammatory exudate. Brit. J. Pharmacol. 35, 543–557 (1969)

Blanshard, G.: The viscosimetry of sputum. Arch. Middsx. Hosp. 5, 222 (1955)

Bluard-Deconinck, J.-M., Masson, P.L., Osinski, P.A., Heremans, J.F.: Amino acid sequence of cysteic peptides of lactoferrin and demonstration of similarities between lactoferrin und transferrin. Biochim. biophys. Acta (Amst.) 365, 311 (1974)

Boersma, M.A., Lamblin, G., Roussel, P., Degand, P., Biserte, G.: Biochimie – Mise en évidence d'une activité d'endo β-N-acétylglucosaminidase dans le foie humain. C.R. Acad. Sci. (Paris) 281, 1269 (1975)

Bonomo, L., Gillardi, U., Liso, V.: Studio delle proteine e delle immunoglobuline nell'espettorato di bronchitici cronici. Boll. Soc. ital. Biol. sper. 43, 542–544 (1967)

Brogan, T.D.: The carbohydrate complexes of bronchial secretion. Biochem. 71, 125 (1959)

Brogan, T.D.: The high molecular weight components of sputum. Brit. J. exp. Path. 41, 288 (1960)

Bruce, R.A., Kumar, V.: The fibre systems of sputum: significance and simple techniques of demonstration. Lab. Pract. 16, 316 (1967)

Bucher, U., Hadorn, W.: Chronische Bronchitis, Bedeutung der Sputumuntersuchung für Diagnose und Therapie. Med. Klin. 55, 688 (1960)

Bürgi, H.: Die Viskosität des purulenten und sterilen Sputums bei chronischer Asthma-Bronchitis. Med. thorac. 21, 156 (1964)

Bürgi, H.: Endogenic defense against infections disease in chronic bronchitis. Respiration 28, 480–484 (1971)

Bürgi, H.: Biochemie des Bronchialsekrets und intravitale Pathologie der Bronchialschleimhaut. Med. Klin. 68, 43 (1973)

Bürgi, H.: Rheologie des Sputums. Separatdruck aus der Bücherreihe Hommel 4, 99 (1975)

Bürgi, H., Medici, T.: Das IGA- und IGG-System bei spastischer Bronchitis im Kindesalter. Dtsch. med. Wschr. 2, 91 (1970)

Bürgi, H., Wiesmann, U., Richterich, R., Regli, J., Medici, T.: New objective criteria for inflammation in bronchial secretions. Brit. med. J. 2, 654 (1968)

Bursten, B.: Physiological state and sputum eosinophilia. Psychosom. Med. 24, 529–533 (1962)

Cardella, C.J., Davies, P., Allison, A.C.: Immune complexes induce selective release of lysosomal hydrolyses from macrophages. Nature (Lond.) 247, 46–48 (1974)

Carraz, M., Frobert, Y., Yavordios, D., Souillet, G.: Aspects actuels du role du lysozyme dans l'immunité. Krankenhausarzt 49, 269–280 (1976)

Carraz, M., Yavordios, D., Veysseyre, C., Chambaz, H., Souillet, G.: Immundefizit und lokale Immunität. Therapiewoche 45, 6713 (1975)

Chan, S.K., Rees, D.C.: Molecular basis for the alpha$_1$-protease inhibitor deficiency. Nature (Lond.) 255, 240 (1975)

Clarke, M.H.G., Freeman, T.: Quantitative immunoelectrophoresis of human serum proteins. Clin. Sci. 35, 403 (1968)

Collins-Williams, D., Lamenza, C., Kokubu, H.: Deficiency of IGA in serum and respiratory secretions. Rev. Allergy 23, 202–203 (1969)

Conning, D.M., Heppleston, A.G.: Reticuloendothelial activity and local particle disposal. A comparison of the influence of modifying agents. Brit. J. exp. Path. 47, 388/400 (1966)

Dalhamn, T.: Mucous flow and ciliary activity in the trachea of healthy rats and rats exposed to respiratory irritant gases (SO$_2$, H$_3$N, HCHO). Acta physiol. scand. 36, Suppl. 123, 1–161 (1956)

Degand, P.: Immunelektrophoretische Untersuchungen des Sputums – Diskussion. Aus: Die Funktion der Bronchialschleimhaut. – Kolloquium – S. 53, Druck: Brüder Hollinek, Wiener Neudorf 1974

Degand, P., Duchatelle, P., Roussel, P., Wallaert, C.: Dosage des inhibiteurs trypsiques comme methode de classification des secretions bronchiques. Colloque Internat. de Pathologie Thoracique, Lille, pp. 115–122 (1968b)

Degand, P., Roussel, P., Lamblin, G., Durand, G., Havez, R.: Données biochimiques et rhéologiques dans l'expectoration – Définition biochimique des mucines dans l'expectoration. Bull. Physio-path. resp. 9, 199 (1973)

Degand, P., Roussel, P., Randoux, A., Dewailly, P.: Variations des glycopeptides neutres, carboxyliques et sulfates dans différents états d'hypersécrétion bronchique pour l'etude biochimique. Colloque Internat. de Pathologie Thoracique Lille, pp. 89–100 (1968a)

Dellamartina, F.: CRP-„Feindiagnostik" und ihr klinischer Anwendungskreis. Z. Rheumaforsch. 21, 274–279 (1962)

Denton, R.: The rheology of human lung mucus. Ann. N.Y. Acad. Sci. 106, 746 (1963)

Denton, R., Forsman, W., Hwang, S.H., Litt, M., Miller, C.E.: Viscoelasticity of mucus, its role in ciliary transport of pulmonary secretions. Amer. Rev. resp. Dis. **98**, 380 (1968)

DOERR, P., STAMM, D.: Methodenvergleich der Gesamteiweißbestimmung im Serum. Z. klin. Chem. **6**, 304–309 (1968)

DOUGLAS, A.C., SOMNER, A.R., MARKS, B.L., GRANT, I.W.B.: Effect of antibiotics on purulent sputum in chronic bronchitis and bronchiectasis. Lancet **273**, 214–218 (1957)

ELMES, P.C., WHITE, J.C.: The rheological problem in chronic bronchitis. Proc. 2nd Int. Rheological Congress, Oxford, p. 382 (1953)

FALK, C.A., OKINAKA, A.J., SISKIND, G.W.: Immunglobulins in the bronchial washings of patients with chronic obstructive pulmonary disease. Amer. Rev. resp. Dis. **105**, 14–21 (1972)

FINKE, P.: Histamine release from human leukocytes by lysolecithin and the effect of in vitro anaphylaxis on leukocyte lipids. J. Lab. clin. Med. **67**, 601 (1966)

FÖRSTER, E.: Das Lysocym. In: Theorie und Klinik in der Bochumer Medizin Studienverlag Brockmeier, Bochum, 1978

FRANCIS, TH., JR.: Faktoren der Immunität gegen respiratorische Infekte. Dtsch. med. Wschr. **94**, 355–362 (1969)

FRITZ, H., TRAUTSCHOLD, I., WERLE, E.: Protease-Inhibitoren. In: U. BERGMEYER, Methoden der enzymatischen Analyse. 1021–1038: Verlag Chemie 1970

GABL, F.: Das C-reaktive Protein und seine Bestimmung durch Immundiffusion in Agargel. Med. Klin. **57**, 1768/70 (1962)

GALY, P., QUINCY, C.: Aspects génétiques de la sécrétion bronchique normale et pathologique. Colloque Internat. de Pathologie Thoracique, Lille, pp. 125–132 (1968)

GAY, ST., GEILER, G.: Neue Aspekte zur Bedeutung des C-reaktiven Proteins. Z. ges. inn. Med. **26**, 271–320 (1971)

GEISLER, L.S., BACHMANN, G.W., LAUMEN, F., NOLTE, D., WENTZEL, H., ROST, H.-D.: Alpha$_1$-Antitrypsin und Immunglobuline bei chronisch unspezifischen Lungenerkrankungen und Lungentuberkulose. Dtsch. med. Wschr. **97**, 329–334 (1972)

GERBER, M.A., PARONETTO, F., KOCHWA, S.: Immunohistochemical localization of IgE in asthmatic lungs. Amer. J. Path. **62**, 339 (1970)

GERNEZ-RIEUX, C., BISERTE, G., VOISIN, C., HAVEZ, R., CUVELLIER, R.: Étude biochimique de l'expectoration aucours de la bronchite chronique. Caractéristiques et variations des glycoprotéides riches en acides sialiques. J. franç. Méd. Chir. thor. **2**, 125–133 (1963)

GIERTZ, H.: Bildung und Freisetzung biologisch aktiver Substanzen unter besonderer Berücksichtigung des Histamins. Aus: Pathogenese und Therapie allergischer Reaktionen. Stuttgart: Enke 1966

GIESEKING, R.: Elektronenmikroskopie der Bronchialsekretion. Progr. Resp. Res. **6**, 43–50 (1971)

GILLISPIE, E., LICHTENSTEIN, L.M.: Histamine release from human leukocytes: Studies with deuterium oxide, colchicine and cytochalasin B. J. clin. Invest. **51**, 2941 (1972)

GLEICH, G.J., JONES, R.T.: Measurement of IgE antibodies by the radioallergosorbent test. J. Allergy clin. Immunol. **55**, 346 (1975)

GÖTZ, H.: Bedeutung der Immunglobuline. Aus: Die Funktion der Bronchialschleimhaut – Kolloquium – S. 69. Druck: Brüder Hollinek, Wiener Neudorf 1974

GÖTZ, H.: Immunologische Untersuchungen an spezifischen Proteinen und Immunglobulinen des Bronchialsekrets. Krankenhausarzt **49**, 214–229 (1976)

GRABAR, P.: Die Methodik der immuno-elektrophoretischen Analyse. Aus: Immuno-elektrophoretische Analyse, S.3–36: Elsevier Publishing Company 1964

GROSS, P., BABYAK, M.A., TOLKER, E., KASCHAK, M.: Enzymatically produced pulmonary emphysema. J. occupath. Med. **6**, 481–484 (1964)

GRUNZE, H.: Zytodiagnostik des Respirationstraktes Lehrbuch d. klin. Zytodiagnostik, S. 191. Stuttgart: Thieme 1974

GÜNTHER, O.: Immunglobulinproduktion in Bronchialschleimhaut und Lymphknoten. Dtsch. med. Wschr. **23**, 94 (1969)

HAHN, H.: Zelluläre antibakterielle Immunität. Dtsch. med. Wschr. **99**, 651–656 (1974)

HAUPT, H., BAUDNER, S.: Isolierung, Kristallisation und Eigenschaften der freien sekretorischen Komponente aus Human-Kolostrum. Behring Inst. Mitt. **54**, 9 (1974)

HAVEZ, R., ROUSSEL, P., MOSCHETTO, Y., DEGANG, P., BISERTE, G.: Caractérisation électrophorétique des composants du mucus bronchique. C.R. Acad. Sci. (Paris) **260**, 4853–4855 (1965a)

HAVEZ, R., BISERTE, G.: Étude biochimique des sécrétions bronchiques. Colloque Internat. de Pathologie thoracique Lille, pp. 43–68 1968

HAVEZ, R., DEGAND, P., ROUSSEL, P., RANDOUX, A.: Définition biochimique du mucus bronchique. C.A.N. DO. médical: KA 46c Le Poumon 26, No. 1 (VIGOT FRÈRES, Editeurs) (1970a)

HAVEZ, R., DEGNAND, P., ROUSSEL, P., RANDOUX, A.: Mode d'action biochimique des dérivés de la cystéine sur le mucus bronchique C.A.N. DO. médical: KA 46c Le Poumon 26, No. 1 (VIGOT FRÈRES, Editeurs) (1970b)

HAVEZ, R., DEMINATTI, M., ROUSSEL, P., DEGAND, P., RANDOUX, A., BISERTE, G.: Étude des glycoprotéines carbosyliques et sulfatées de la sécrétion bronchique humaine. Clin. chim. Acta **17**, 463–477 (1967b)

HAVEZ, R., LAINE-BASSEZ, A., HAYEM-LÉVY, A., LEBAS, J.: Données biochimiques et rhéologiques dans l'expectoration. Définition biochimique de protéines dans l'expectoration. Bull. Physio.-path. resp. **9**, 219 (1973)

HAVEZ, R., ROUSSEL, P., DEGAND, P., BISERTE, G.: Isolement d'un sulfo-fucosido-glycopeptide du mucus bronchique précipité par le bromure de cétyltriméthylammonium. C. R. Soc. Biol. (Paris) Extrain du Tome **159**, 1167 (1965b)

HAVEZ, R., ROUSSEL, P., DEGAND, P., BISERTE, G.: Étude des structures fibrillaires de la sécrétion bronchique humaine. Clin. chim. Acta **17**, 281–295 (1967a)

HAVEZ, R., ROUSSEL, P., DEGAND, P., DELMAS-MARSALET, Y., BISERTE, G.: Étude du substance de groupe sanguin a isolées du mucus bronchique. Bull. Soc. Chim. biol. (Paris) Extrait du Tome 51, 245 (1969)

HAVEZ, R., VOISIN, C., GERNEZ-RIEUX, CH.: Acquisitions recentes sur la structure biochimique de la sécrétion bronchique aucours de la bronchite chronique. In: Fortschritte d. Staublungenforsch., S. 677–689. Niederrhein. Druckerei Dinslaken 1967c

Hayem, A., Laine, A., Bailleul, V., Lebas, J.: Détermination quantitative des IgA du mucus bronchitique humain. Clin. chim. Acta **61**, 9 (1975b)

Hayem, A., Lebas, J., Laine, A.: Hétérogénéite de l'alpha$_1$-antitrypsin du mucus bronchique. Path. et Biol. **23**, 551 (1975a)

Heimburger, N.: Introductory remarks: Proteinase inhibition in human serum: Identification concentration, chemical properties, enzymatic specificity. In: Pulmonary emphysema and proteolysis, p. 307: Acad. Press 1972

Heremans, J.F.: Structure and function of Immunglobulin A. Behring Inst. Mitt. **54**, 1–8 (1974)

Hirsch, S.R., Zastrow, J.E., Kory, R.C.: Sputum liquefying agents: a comparative in vitro evaluation. J. Lab. clin. Med. **74**, 346/53 (1969)

Hochstrasser, K., Bretzel, G., Feuth, H., Hilla, W., Lemparth, K.: The inter-alpha-trypsininhibitor as precursor of the acid stable proteinase inhibitors in human serum and urine. Hoppe-Seylers Z. physiol. Chem. **37**, 121 (1976b)

Hochstrasser, K., Haendle, R., Reichert, R., Werle, E.: Über Vorkommen und Eigenschaften eines Proteaseninhibitors in menschlichem Nasensekret. Hoppe-Seylers Z. physiol. Chem. **352**, 954–958 (1971)

Hochstrasser, K., Hochgesand, K., Rasche, B.: Zur Frage der gleichzeitig vorhandenen proteolytischen und antiproteolytischen Aktivität im Sputum bei obstruktiven Atemwegserkrankungen. Respiration **31**, 343–349 (1974b)

Hochstrasser, K., Niebel, J., Feuth, H., Lempart, K.: Über Abbauprodukte des Inter-alpha-Trypsininhibitors im Serum. 1. Der Inter-alpha-Trypsininhibitor als Prekursor des säurestabilen Serum-Trypsin-Plasma-Inhibitors. Klin. Wschr. **55**, 337–342 (1977)

Hochstrasser, K., Rasche, B., Mietens, C., Schorn, K., Pilar, C. von, Bum, A.: Der humorale Inter-alpha-Trypsininhibitor als Inhibitogen für sekretorische Proteaseinhibitoren, Serumkonzentration bei Erwachsenen und bei Kindern mit Atemwegserkrankungen. Pneumonologie Suppl. 1976a S. 137

Hochstrasser, K., Rasche, B., Reichert, R., Hochgesand, K.: Freie und gebundene Proteaseinhibitoren im Bronchialschleim von Patienten mit langjährig chronisch obstruktiven Lungenerkrankungen. Pneumonologie **150**, 253–259 (1974a)

Hochstrasser, K., Reichert, R., Heimburger, N.: Antigenic relationship between the human bronchial mucus inhibitor and plasma inter-alpha-trypsin-inhibitor. Hoppe-Seylers Z. physiol. Chem. **354**, 587–588 (1973b)

Hochstrasser, K., Reichert, R., Schwarz, S., Werle, E.: Isolierung und Charakterisierung eines Proteaseninhibitors aus menschlichem Bronchialsekret. Hoppe-Seylers Z. physiol. Chem. **353**, 221–226 (1972)

Hochstrasser, K., Reichert, R., Schwarz, S., Werle, E.: Detection and isolation of a second acid stable proteinase inhibitor from human bronchial mucus. Hoppe-Seylers Z. physiol. Chem. **354**, 923–926 (1973a)

Hochstrasser, K., Schorn, K.: Differenzierung proteolytischer Enzyme durch selektive Hemmung, kombiniert mit elektrophoretischer Darstellung am Beispiel purulenter Schleimhautsekrete. Hoppe-Seylers Z. physiol. Chem. **355**, 640 (1974)

Hochstrasser, K., Schorn, K., Rasche, B., Lemparth, K., Raffelt, C.: Characterization of masked specific proteinase inhibitor from bronchial secretion in purulent sputum as complex with leucocytic proteinase. Pneumonologie **152**, 15 (1975)

Hochstrasser, K., Theopold, H.M., Brandl, O.: Zur Hemmbarkeit der Proteinasen aus Pseudomonas aeruginosa durch alpha$_2$-Makroglobulin. Hoppe-Seylers Z. physiol. Chem. **354**, 1013–1016 (1973c)

Houdret, N., Scharfman, A., Martin, G., Roussel, P.: Étude des neuraminidases de diplococcus pneumoniae et de clostridium perfringens (type 33-4 A). Ann. Microbiol. (Inst. Pasteur) **126B**, 175 (1975)

Humphrey, J.H., White, R.G.: Klinische Aspekte des Immunglobulinstoffwechsels. Kurzes Lehrbuch der Immunologie, S. 257. Stuttgart: Thieme 1971

Hyde, J.S., Isenberg, P.D.: Hereditary alpha$_1$-antitrypsin defect in childhood lung disease. J. Allergy Clin. Immunol. (St. Louis) **51**, 86 (1973)

Intorp, H.W.: Mechanismen der lokalen Immunreaktionen. Therapiewoche **45**, 6704 (1975)

Islam, M.S., Könn, G., Oellig, W.-P., Ulmer, W.T., Weller, W.: Experimentelles proteolytisches Lungenemphysem und die Lungenfunktion (Hundeversuche). Pneumonologie **151**, 55 (1974)

Islam, M.S., Rasche, B., Vastag, E., Ulmer, W.T.: Empfindlichkeitssteigerung der Bronchialmuskulatur durch proteolytische Fermente im Sputum. Pneumonologie **146**, 232–240 (1971)

Janoff, A.: Elastase-like proteases of human granulocytes and alveolar macrophages. In: Pulmonary emphysema and proteolysis, p. 205. New York-London: Acad. Press 1972

Johanson, W.G., Jr., Pierce, A.K., Reynolds, R.C.: The evolution of papain emphysema in the rat. J. Lab. clin. Med. 599–607 (1971)

Johansson, S.G.O., Bennich, H.H., Berg, T.: The Clinical Significance of IgE. Supported in part by grant from the Swedish Medical Research Council Grant No. B72-16X-105-08 (1973)

Kauffman, J.Ch., Hany, A., Grob, P.J.: Alpha$_1$-Antitrypsinmangel. Häufigkeit und Messung. Schweiz. med. Wschr. **101**, 1473–1479 (1971)

Keal, E., Reid, L.: Méthodes d'étude des modifications de la sécrétion bronchique et de sa viscosité. Poumon. **26**, 51 (1970)

Keimowitz, R.I.: Immunoglobulins in normal human tracheobronchial washings. A qualitative and quantitative study. J. Lab. clin. Med. **63**, 54–59 (1964)

Keitel, W.: Das C-reaktive Protein. Med. Klin. **57**, 1925–1928 (1962)

Keller, St., Mandl, I.: Solubilized elastin as a substrate for elastase and elastase inhibitor determinations. Biochem. Med. **5**, 342–347 (1971)

Kimbel, P., Mass, B., Ikeda, T., Weinbaum, G.: Emphysema in dogs induced by leucocyte contents. In: Pulmonary emphysema and proteolysis, p. 411. New York-London: Acad. Press 1972

Koch, F., Schwick, H.G., Störiko, K.: Alpha$_1$-Antitrypsinbestimmungen im Serum bei Patienten mit Mucoviscidose. Klin. Wschr. **43**, 1120 (1965)

KÖNIG, W., ISHIZAKA, K.: Association of receptors for mouse IgE with the plasma membrane of rat mast cells. J. Immunol. **133**, 1237 (1974)

KRETCHMAR, A.L.: Mucoprotein of bronchial mucus gel. Nature (Lond.) **183**, 1810–1811 (1959)

KUEPPERS, F., FALLAT, R.J.: Alpha$_1$-antitrypsin deficiency: A defect in protein synthesis. Clin. chim. Acta **24**, 401/03 (1969)

KUNTZ, E.: Der Nachweis von C-reaktivem Protein bei Kranken mit unspezifischen, mit tuberkulösen und mit malignen Lungenveränderungen. Tuberk. Arzt **17**, 420–432 (1963)

LAMB, D., REID, L.: Histochemistry, autoradiography, tissue culture and biochemical analysis in the study of bronchial epithelial glycoproteins. Colloque Internat. de Pathologie Thoracique, pp. 11–22, Lille 1968

LAMBERT, H.P., STERN, H.: Infective factors in exacerbations of bronchitis and asthma. Brit. med. J. **3**, 323–327 (1972)

LAMBLIN, G., LHERMITTE, M., DEGAND, P., SERGEANT, Y.H., ROUSSEL, P.: Isolation and immunological properties of neutral bronchial mucins from a patient with chronic bronchitis.

LAMERZ, R., FATEH-MOGHADAM, A.: Radioimmunologische Bestimmung von Immunglobulin E. Klin. Wschr. **52**, 18–23 (1974)

LAURELL, C.B.: Quantitative estamination of proteine by electrophoresis in agarosegel containing antibodies. Anal. Biochem. **15**, 45 (1966)

LEDER, L.D., STUTTE, H.J., PAPE, B.: Zur selektiven Darstellung von eosinophilen Granulozyten und ihren Vorstufen in Ausstrichen und Schnitten. Klin. Wschr. **48**, 191–192 (1970)

LEWIS, D.M., LEROY LAPP, N., BURELL, R.: Quantitation of secretory IgA in chronic pulmonary disease with particular reference to coal workers' pneumoconiosis. Inhaled Particles III, 579–587 (1971)

LICHT, W.: Biochemische Analysen an Bronchialsekreten bei chronisch obstruktiver Lungenkrankheit (chronische Bronchitis, Asthma). Pneumonologie **144**, 139–146 (1971)

LICHT, W., STRUCKMEIER, H.F., TRENDELENBURG, F.: Biochemische Analysen an Bronchialsekreten bei chronisch obstruktiver Lungenkrankheit (chronische Bronchitis, Asthma). Pneumonologie **144**, 147–158 (1971)

LIEBERMAN, J.: Digestion of antitrypsin-deficient lung by leukoproteases. In: Pulmonary emphysema and proteolysis, p. 189. New York-London: Acad. Press 1972

LIEBERMAN, J.: The mechanisms of antitrypsin deficiency and their role in the pathogenesis of pulmonary emphysema. Pneumonologie **152**, 7 (1975)

LIEBERMAN, J., GAWAD, M.A.: Inhibitors and activators of leucocytic proteases in purulent sputum. Lab. clin. Med. **77**, 713–727 (1971)

LIEBERMAN, J., KANESHIRO, W.: Inhibition of leucocytic elastase from purulent sputum by alpha$_1$-antitrypsin. J. Lab. clin. Med. **80**, 88–101 (1972)

LIEBERMAN, J., MITTMAN, CH.: Screening for homozygous and heterozygous alpha$_1$-antitrypsin deficiency. J. Amer. med. Ass. **210**, 2055–2058 (1969)

LIEBERMAN, J., MITTMAN, CH., GORDON, H.W.: Alpha$_1$-antitrypsin in the livers of patients with emphysema. Science **175**, 63–65 (1972)

LIEBERMAN, J., RIMMER, B.M., KURNIK, N.B.: Substrate specifity of protease activities in purulent sputum. Lab. Invest. **14**, 249–255 (1969)

LISON, L.: Alcian blue 8 G with chlorantine fast red 5 B. A technique for selective staining of mucopolysaccharides. Stain Technol. **3**, 131 (1954)

LORENZ, T.H., KORST, D.R., SIMPSON, J.F., MUSSER, M.J.: A quantitative method of lysozyme determination. J. Lab. clin. Med. **49**, 145 (1957)

MACHER, E.: Mechanismen der zellvermittelten immunologischen Infektabwehr. Therapiewoche **45**, 6690 (1975)

MACKLING, C.C.: The pulmonary alveolar mucoid film and the pneumonocytes. Lancet **266**, 1099–1104 (1954)

MANCINI, G., CARBONARA, A.O., HEREMANS, J.F.: Immunochemical quantitation of antigens by single radial immunodiffusion. Immunochemistry **2**, 235 (1965)

MARKOWETZ, B., RUDOLPH, R., KUNDEL, A.: Lactoferrin, ein Faktor der lokalen Infektabwehr im Respirationstrakt. Therapiewoche **45**, (1975) S. 67

MASSON, P.L., HEREMANS, J.F.: Biologische Bedeutung des Laktoferrins. Hypersecretion Bronchique, Lille 1968a

MASSON, P.L., HEREMANS, J.F.: Signification biologique de la lactoferrine. Colloque Internat. de Pathologie Thoracique, pp. 83–88, Lille, 1968b

MEDICI, T., BÜRGI, H.: Immunglobulin A (IgA) im Sputum bei unspezifischer Infektion der Atemwege. Helv. med. Acta **35**, Suppl. 49, 149 (1969)

MENZEL, J., ROTHER, K.O.: Zum Mechanismus der humoralen immunologischen Infektabwehr. Therapiewoche **45**, 6679 (1975)

MICHEL, F.B.: Die verschiedenen Abwehrmechanismen des Respirationstraktes. Therapiewoche **45**, 6738 (1975)

MICHEL, F.B.: Die Bedeutung der lokalen Immunität und des Immundefizits für die Pathogenese allergischer Erkrankungen. Krankenhausarzt **49**, 283–284 (1976)

MITTMAN, CH., LIEBERMAN, J., MIRANDA, A., MARASSO, F.: Pulmonary disease intermediate alpha$_1$-antitrypsin deficiency. In: Pulmonary emphysema and proteolysis, p. 33. New York-London: Acad. Press 1972

MOSIMANN, W., SUMNER, J.B.: Salivary peroxidase. Arch. Biochem. Biophys. **33**, 487 (1951)

MÜLLER, H.E.: Die pathogenetische Bedeutung mikrobieller Neuraminidasen. Dtsch. med. Wschr. **99**, 1933–1940 (1974)

NEWCOMB, R.W., VALD, B. DE: Protein concentrations in sputa from asthmatic children. J. Lab. clin. Med. **73**, 734–743 (1969)

NICOLAS, R.: Klinisch-experimentelle Sputumuntersuchungen bei chronischer Bronchitis. Med. thorac. **21**, 223–255 (1964)

OLIVIERI, D.: Le classi immunoglobuliniche delle secrezioni bronchiali. Proceedings of the Internat. Symposium on Inhalation Therapy, 206 (1970)

PALMER, K.N.V., BALLANTYNE, D., DIAMENT, M.L., HAMILTON, E.F.D.: The rheology of bronchitic sputum. Brit, J. Dis. Chest **64**, 185 (1970)

PILAR, VON, C.E., ENGLER, G., HOCHSTRASSER, K.: Wirkung von schleimlösenden Mitteln auf die immunologischen Verhältnisse der Bronchialschleimhaut. Prax. Pneumol. **28**, 841–844 (1974)

POLMAR, ST., WALDMANN, TH., BALESTRA, S., JOST, M., TERRY, W.: Immunoglobulin E in immunologic deficiency diseases. I. Relation of IgE and IgA to respiratory tract disease in isolated IgE deficiency and ataxia telangiectasia. J. clin. Invest. **51**, 326 (1972)

POTTER, J.L., SPECTOR, S., MATTHEWS, L.W., LEMM, J.: Studies on pulmonary secretions. III. The nucleic acids in whole pulmonary secretions from patients with cystic fibrosis, bronchiectasis and laryngectomy. Amer. Rev. resp. Dis. **99**, 909–916 (1969)

RAETTIG, H.: Die natürliche Entstehung der Infektabwehr und die Möglichkeiten ihrer Nachahmung. Krankenhausarzt **49**, 177 (1976)

RANDOUX, A., BEERENS, H., DUCHATELLE, P., HAVEZ, R.: Action de la neuraminidase de diplococcus pneumoniae sur les glycoprotéines du mucus bronchique. Colloque Internat. de Pathologie thoracique, pp. 239–248, Lille 1968

RAO, G.J.S., POSNER, L.A., NADLER, H.L.: Deficiency of kallikrein activity in plasma of patients with cystic fibrosis. Science **177**, 610–611 (1972)

RASCHE, B.: Über die Bedeutung der proteolytischen und antiproteolytischen Aktivität für die Pathogenese der chronisch obstruktiven Bronchitis und des Lungenemphysems (Untersuchungen im Bronchialschleim). Prax. Pneumol. **28**, 833–840 (1974)

RASCHE, B.: Untersuchungen über sekretorisches IgA im Bronchialschleim von Patienten mit chronisch obstruktiven Atemwegserkrankungen und bei Aglobulinämie. Krankenhausarzt **49**, 304–311 (1976)

RASCHE, B., BAVING, G., ULMER, W.T.: Über die Bedeutung des C-reaktiven Proteins (CRP) bei Bergarbeiterpneumokoniose mit chronisch obstruktiver Bronchitis und bei chronisch obstruktiver Bronchitis ohne Pneumokoniose. Respiration **28**, 457–470 (1971)

RASCHE, B., BAVING, G., ULMER, W.T.: Möglichkeiten zur Beurteilung chronisch obstruktiver Atemwegserkrankungen mit Hilfe von Analysen im Bronchialschleim. Pneumonologie **148**, 141–159 (1973a)

RASCHE, B., HOCHSTRASSER, K.: Die Vorstufen der sekretorischen Proteaseinhibitoren und deren Aktivität bei Atemwegserkrankungen. Atemwegs- und Lungenkrankheiten, Z. f. Diagnostik u. Therapie (1976)

RASCHE, B., HOCHSTRASSER, K., MARCIC, I., ULMER, W.T.: Schleimhautspezifische Proteaseninhibitoren im Bronchialschleim bei schwerer chronisch obstruktiver Bronchitis und bei alpha$_1$-Antitrypsinmangelsyndrom. Respiration **32**, 340 (1975)

RASCHE, B., MARCIC, I.: Langzeituntersuchung des alpha$_1$-Antitrypsingehaltes und der Inhibitorkapazität des Serums bei Patienten mit alpha$_1$-Antitrypsindefizit. Pneumonologie **149**, 157–166 (1973)

RASCHE, B., MARCIC, I., ULMER, W.T.: Zusammensetzung des Bronchialschleims bei langzeitig vorbehandelter chronisch obstruktiver Bronchitis und bei unvorbehandelter Bronchitis in Abhängigkeit von der Therapie. Pneumonologie **146**, 321–350 (1972)

RASCHE, B., MARCIC, I., ULMER, W.T.: Nasale und intratracheale Immunisierung mit einem Vakzine-Präparat bei chronisch obstruktiver Bronchitis. Arzneimittel-Forsch. **23**, 535–557 (1973b)

RASCHE, B., HOCHSTRASSER, K., MIETENS, C.: Über die Bedeutung der Inter-alpha-Trypsininhibitors (Serumkonzentrationen bei Kindern verschiedener Altersstufen). Klin. Wschr. **55**, 795–800 (1977)

RASCHE, B., ULMER, W.T.: Untersuchungen über die Zusammensetzung des Bronchialschleims bei chronisch obstruktiver Bronchitis. Pneumonologie **144**, 10–32 (1971)

RASCHE, B., ULMER, W.T.: Über den Histamingehalt des Bronchialschleims von Patienten mit chronisch obstruktiven Atemwegserkrankungen. Pneumonologie **147**, 1–12 (1972)

RASCHE, B., HOCHSTRASSER, ULMER, W.T.: Inter-alpha-Trypsininhibitor im Serum und Sekretinhibitoren im Bronchialschleim bei chronisch obstruktiven Atemwegserkrankungen. Respiration **36**, 39–47 (1978)

REICHERT, R., HOCHSTRASSER, K., CONRADI, G.: Untersuchungen zur Proteasehemmkapazität des menschlichen Bronchialsekretes. Pneumonologie **147**, 13–20 (1972a)

REICHERT, R., HOCHSTRASSER, K., FRUHMANN, G., FRITZ, H., WERLE, E.: Konzentration an niedermolekularem Proteaseinhibitor im Bronchialsekret bei Antitrypsinmangel. Pneumonologie **147**, 41 (1972b)

REICHERT, R., HOCHSTRASSER, K., HOCHGESAND, K.: Proteolyse und obstruktives Lungenemphysem. Münch. med. Wschr. **116**, 173–176 (1974)

REICHERT, R., HOCHSTRASSER, K., WERLE, E.: Der Proteaseinhibitorspiegel in menschlichem Nasensekret unter physiologischen und pathophysiologischen Bedingungen. Klin. Wschr. **49**, 1234/36 (1971)

REID, L.: Mucus in respiratory disease. Proc. roy. Soc. Med. **60**, 76 (1967a)

REID, L.: Mucus secretions and chronic bronchitis. Med. thorac. **24**, 40 (1967b)

REID, L.: The bronchial mucous glands and their acid glycoproteins. Progr. Resp. Res. **6**, 29–42 (1971)

REINHEIMER, W., UTZ, G.: Allergisches Asthma bronchiale auf den Waschmittelzusatz Maxatase. Dtsch. med. Wschr. **96**, 246–247 (1971)

RENTSCH, I.: Quantitative immunologische Transferrinbestimmung. Klin. Wschr. **47**, 433–437 (1969)

RINDLER, R., SCHMALZL, F., BRAUNSTEINER, H.: Isolierung und Charakterisierung der chymotrypsinähnlichen Protease aus neutrophilen Granulozyten des Menschen. Schweiz. med. Wschr. **104**, 132–133 (1974)

ROBINSON, W., WOOLLEY, P.B., ALTOUNIAN, R.E.C.: Reduction of sputum viscosity in chronic bronchitis. Lancet **2**, 819 (1968)

ROFFMANN, ST., TROLL, W.: Microassay for proteolytic enzymes using a new radioactive anilide substrate. Analyt. Biochem. **61**, 1 (1974)

ROUSSEL, P., DEGAND, P., RANDOUX, A., HAVEZ, R.: Recherche d'inhibiteurs naturels du bronchospasme à la bradykinine chez le cobaye pour étude biochimique. Colloque Intern. de Pathologie thoracique, pp. 193–204, Lille 1968b

ROUSSEL, P., DEGAND, P., RANDOUX, A., HAVEZ, R.: Activités fonctionelles des mucines bronchiques. Resp. Res. **6**, 15–28 (1971)

ROUSSEL, P., DEGAND, P., RANDOUX, A., MOSCHETTO, Y., HERMIER, M., HAVEZ, R.: Les glycoprotéines acides de l'expectoration de mucoviscidose. Colloque Internat. de Pathologie thoracique, pp. 155–162, Lille 1968a

ROUSSEL, P., LAMBLIN, G., DEGAND, P., WALKER-NASIS, E., JEANLOZ, R.W.: Heterogenicity of the carbohydrate chains of sulfated bronchial glycoproteins isolated from a patient suffering from cystic fibrosis. J. biol. Chem. **250**, 2114 (1975)

ROWE, D.S.: Radioactive single radial diffusion: a method for increasing the sensitivity of immunochemical quantification of proteins in agar gel. Bull. Wld Hlth. Org. **40**, 613 (1969)

SCHÄFER, H.E., FISCHER, R.: Eine spezifische Färbung eosinophiler Granulozyten mit Biebricher Scharlach. Klin. Wschr. **46**, 396–397 (1968)

SHERMAN, N.A., SMITH, R.S., MIDDLETON, E., JR.: Comparison of immunoglobulin formation in vitro by leukocytes of normal donors and steroid–and non-steroid-treated asthmatic patients. J. Allergy clin. Immunol. **54**, 77 (1974)

SMITH, C.B., BELLANTI, J.A., CHANNOCK, R.M.: Immunglobulins in serum and nasal secretions following infection with type 1 para influenza virus and injection of inactivated vaccines. J. Immunol. **99**, 133–141 (1967)

SNICK, J.L. VAN, MASSON, P.L., HEREMANS, J.F.: The involvement of lactoferrin in the hyposideremia of acute inflammation. J. exp. Med. **140**, 1068 (1974)

SOUTH, M.A., COOPER, M.D., WOLLHEIM, F.A., GOOD, R.A.: The IgA system. II. The clinical significance of IgA deficiency. Amer. J. med. **44**, 168–178 (1968)

SOUTH, M.A., COOPER, M.D., WOLLHEIM, F.A., HONG, R., GOOD, R.A.: The IgA system. Studies of the transport and immunochemistry of IgA in the saliva. J. exp. Med. **123**, 615–625 (1966)

SPIRO, R.G.: Glycoproteins, their biochemistry, biology and role in human disease. New Engl. J. Med. **18**, 991 (1969); **19**, 1043 (1969)

STRESEMANN, E.: Sputum – Viskositätsmessungen, Problematik und Fehlerquellen. Klin. Wschr. **23**, 1165 (1964)

STRESEMANN, E.: Asthma-Sputum als klinisch-therapeutisches, pathophysiologisches und immunologisches Problem. Münch. med. Wschr. **114**, 2167–2169 (1972)

STROBER, W., BLAESE, R.M., WALDMANN, T.A.: The origin of salivary IgA. J. Lab. clin. Med. **75**, 856–862 (1970)

SZABÓ, S., RASCHE, B., MÓDY, E.: Untersuchungen über die serologische Aktivität der Immunglobuline des Bronchialschleims bei chronisch obstruktiven Atemwegserkrankungen. Pneumonologie **149**, 1–29 (1973)

TALAMO, R.C., LANGLEY, C.E.: Alpha₁-antitrypsin deficiency: a variant with no detectable alpha₁-antitrypsin. Science **181**, 70–71 (1973)

TEUWISSEN, B., SCHANCK, K., MASSON, P.L., OSINSKI, P.A., HEREMANS, J.F.: The denaturation of lactoferrin and transferrin by urea. Europ. J. Biochem. **42**, 411 (1974)

THOMAS, H. VON, SIMMONS, E.: Histamine content in sputum from allergic and nonallergic individuals. J. appl. Physiol. **26**, 793–797 (1966)

TOMASI, T.B., JR.: The mechanisms of local immunity. Krankenhausarzt **49**, 181–194 (1976)

TÜRK, E., WIERSBITZKY, E.: Das IgA- und IgG-System bei spastischer Bronchitis im Kindesalter. Dtsch. med. Wschr. **94**, 2554–2557 (1969)

TURINO, G.M., SENIOR, R.M., GARG, B.D., KELLER, ST., LEVI, M., MANDL, I.: Serum elastase inhibitor deficiency and alpha₁-antitrypsin deficiency in patients with obstructive emphysema. Science **165**, 709 (1969)

TYMPNER, K.-D., STRAUCH, L., MARGET, W., PATAT, I.: Quantitative Bestimmungen der IgG, IgA und IgM in Seren eines A-Gammaglobulinämie-Patienten vor und nach Gammaglobulin-Substitution. Klin. Wschr. **48**, 485–491 (1970)

ULMER, W.T., ISLAM, M.S., BAKRAN, I., JR.: Untersuchungen zur Ursache der Atemwegsobstruktion und des überempfindlichen Bronchialsystems. Dtsch. med. Wschr. **96**, 1759–1763 (1971)

VALENTINE, F.T., LAWRENCE, H.S.: Lymphocyte stimulation: Transfer of cellular hypersensitivity to antigen in vitro. Science **165**, 1014–1016 (1969)

VIDAL, J., CAZAL, P., ROBINET-LEVY, M., MICHEL, F.B.: Déficits en alpha-antitrypsine. Groupes Pi et bronchopneumopathies chroniques. Presse méd. **78**, No 17, 783–786 (1970)

VIDAL, J., CAZAL, C., ROBINET-LEVY, M., MICHEL, F.B.: Bronchopneumopathies chroniques familliales et déficit homozygote en alpha₁-antitrypsine. Poumon Coeur **27**, No. 1, 79–94 (1971)

VIRCHOW, C., MÖLLER, E., DEBELIC, M.: Immunglobulin E bei Asthma bronchiale allergicum unter besonderer Berücksichtigung der wichtigsten Inhalationsantigene. Dtsch. med. Wschr. **97**, 1024–1028 (1972)

VOISIN, C.: Apports de l'exploration biochimique de la sécretion bronchique au diagnostic a la physiopathologie et au traitement des bronchopathies chroniques. Colloque Internat. de Pathologie thoracique, pp. 23–42 Lille, 1968

VOISIN, C., AERTS, C., TONNEL, A.B., RAMON, P.: Eine neue in vitro Methode zur Untersuchung des Verhaltens von Alveolarmakrophagen bei der bakteriellen Infektabwehr. Krankenhausarzt **49**, 195–201 (1976)

VOISIN, C., HAVEZ, R.: Physiopathologie de la sécretion bronchique. Proceedings of the Internat. Symposium on Inhalation Therapy, p. 142 (1970)

VOISIN, C., MACQUET, V., WALLAERT, C., WATTEL, F.: Variations des glycopeptides neutres, carboxyliques et sulfates dans différent états d'hypersécretion bronchique. Colloque Internat. de Pathologie thoracique, pp. 89–100, Lille, 1968

WALDMAN, R.H., HERMEY, C.S.: Cell-mediated immunity and antibody responses in the respiratory tract after local and systemic immunization. J. exp. Med. **134**, 482–494 (1971)

WALDMAN, R.H., KASEL, J.A., FULK, R.V., TOGO, Y., HORNICK, R.B., HEINER, G.G., DAWKINS, A.T., MANN, J.J.: Influenza antibody in human respiratory secretions after subcutaneous or respiratory immunization with inactivated virus. Nature (Lond.) **218**, 594–598 (1968a)

WALDMAN, R.H., MANN, J.J., KASEL, J.A.: Influenza-virus neutralizing antibody in human respiratory secretions. J. Immunol. **100**, 80–85 (1968a)

WELCH, M.H., REINECKE, M.E., HAMMARSTEN, J.F., GUENTER, C.A.: Antitrypsin deficiency in pulmonary disease: The significance of intermediate levels. Ann. intern. Med. **71**, 533–542 (1969)

WELLS, R.E., JR., DENTON, R., MERILL, E.W.: Measurement of viscosity of biologic fluids by cone plate viscometer. J. Lab. clin. Med. **57**, 646 (1961)

WERB, Z., BURLEIGH, M.C., BARRET, A.J., STARKEY, P.M.: The interaction of alpha$_2$ macroglobulin with proteinases. Biochem. J. **139**, 359–368 (1974)

WERLE, E., FIEDLER, F.: Proceedings of the Biochemical Society Kallikreins. J. Biochem. **115**, 4–6 (1969)

WERLE, E., MEITINGER, A.: Über den Histamingehalt pneumonischer Lungen. Frankfurt Z. Path. **61**, 584–585 (1950)

WERNER, H.-J.: Immunfluoreszenzuntersuchungen an der Bronchialschleimhaut. Krankenhausarzt **49**, 202–205 (1976)

WHITE, J.C., ELMES, P.C.: The rheological problem in chronic bronchitis: Further studies on the constituent mucoprotein and nucleoprotein. Rheol. Acta. **1**, 96 (1958)

WHITE, J.C., ELMES, P.C., WALSH, A.: Fibrous proteins of pathological bronchial secretions studied by optical and electron microscopy: Desoxyribonucleoprotein and mucoprotein in bronchial secretions. J. Path. Bact. **67**, 105 (1954)

WIERSBITZKY, B.: Neuere Erkenntnisse zur Entstehung und Behandlung des chronischen bronchitischen Syndroms im Kindesalter. Dtsch. med. Wschr. **97**, 184–188 (1972)

WIERSBITZKY, S., TÜRK, E.: Immunglobuline im Serum und Tracheobronchialsekret bei Säuglingen und Kleinkindern mit rezidivierenden bronchopulmonalen Erkrankungen. Z. Kinderheilk. **104**, 1–12 (1968)

WILDE, W.: Beurteilung eines Broncho-Sekretolytikums in der Lungenfachpraxis mit Hilfe einfacher Meßmethoden. Sonderdruck aus Ärztl. Forsch. **3**, 149 (1966)

WÜTHRICH, B., SCHWARZSPECK, M.: Asthma bronchiale nach beruflicher Exposition mit proteolytischen Enzymen (Bacillus-subtilis-Proteasen). Schweiz. med. Wschr. **100**, 1908–1914 (1970)

ZACH, H.P., WERLE, E.: Gewebsschädigung und Plasmakininogenspiegel. Resp. exp. Med. **161**, 89–100 (1973)

ZEDDA, S., AMANTE, L., AMBROSI, L.: Immunologische Untersuchung des Auswurfes bei der chronischen Bronchitis. Med. d. Lavoro **60**, 350–359 (1969)

Röntgenologische Veränderungen bei chronischer Bronchitis, Bronchiektasie, Asthma und Emphysem

H. St. Stender

Mit 45 Abbildungen und 4 Tabellen

Das röntgenologische Bild der Lunge wird bestimmt durch das Verhältnis der lufthaltigen zu den weichteildichten Gewebsteilen. Die Struktur des normalen Bildes ist durch die blutgefüllten Gefäße geprägt. Die lufthaltigen Bronchien sind nur in der Lungenwurzel und im zentralen Lungenkern im Übersichtsbild zu erkennen. Bei orthograder Bronchusabbildung ist die Dicke der Bronchialwand mit dem peribronchialen Gewebe abgrenzbar.

A. Allgemeine Änderungen des Luftgehaltes und der Gefäße der Lunge

Das Verhältnis der gashaltigen Alveolarräume zum Interstitium und zu den weichteildichten Gefäßen bestimmt die Schwächung der Röntgenstrahlen und die unterschiedliche Schwärzung des Röntgenbildes. Allgemein sind dabei folgende Möglichkeiten zu unterscheiden:

1. Das Luftvolumen der Alveolarräume ist vergrößert bei annähernd gleichbleibenden Gefäßen (Asthmaanfall, chronische Bronchitis, Bronchiolitis, Bronchusobstruktion durch Tumor oder Fremdkörper und kompensatorische Lungendehnung).

2. Die Alveolarräume sind erweitert und die Gefäße vermindert (destruierendes Emphysem, Emphysemblasen, Riesenblasenemphysem und exspiratorische Ventilstenose).

3. Das Luftvolumen der Alveolen bleibt gleich, die Gefäße sind verschmälert oder verkleinert (pulmonale Hypertonie, Lungenembolie (Abb. 1a + b), Pulmonalstenose und kongenitale Vitien mit verminderter Lungendurchblutung (z.B. Tetralogie, Ebstein-Anomalie).

4. Das Luftvolumen ist unverändert bei vermehrter Gefäßfüllung (kongenitale Herzanomalien mit vermehrtem Lungendurchfluß).

5. Das Luftvolumen der Lunge ist vermindert bei vermehrter Gefäßfüllung und Flüssigkeitsanreicherung im Interstitium (Lungenstauung und interstitielles Ödem).

6. Der alveoläre Luftraum ist verkleinert und die Gefäße sind verschmälert (inspiratorische Ventilstenose, Kollateralventilation infolge Bronchusverschluß, Zustand nach Atelektase und angeborene Wabenlunge).

7. Die Alveolarräume eines Teiles der Lunge sind erweitert, die Gefäße verschmälert und verlagert [Überdehnung eines Lungenteiles bei Atelektase und Schrumpfung größerer Partien (Abb. 2), nach Lappenresektion und Pneumonektomie].

8. Die Alveolarwände sind bei Bronchiektasen zerstört, größere lufthaltige Hohlräume haben sich gebildet und die Gefäße sind verschmälert und vermindert (Bronchiektasen, Parenchymdestruktion).

9. Intraalveoläre und interstitielle Lungenprozesse verändern das Gewebe-Luft-Verhältnis. Dadurch entstehen flächenhafte, fleckige, netzförmige und streifige Verschattungen. Die Bildung von Exsudaten, Transsudaten und Tumoren in den Alveolen, die Resorption des Gases bei Atelektasen, die

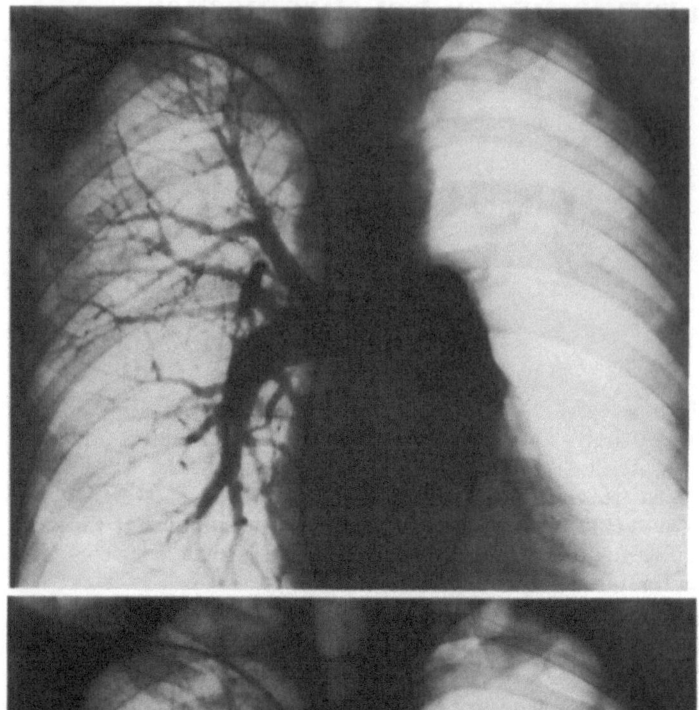

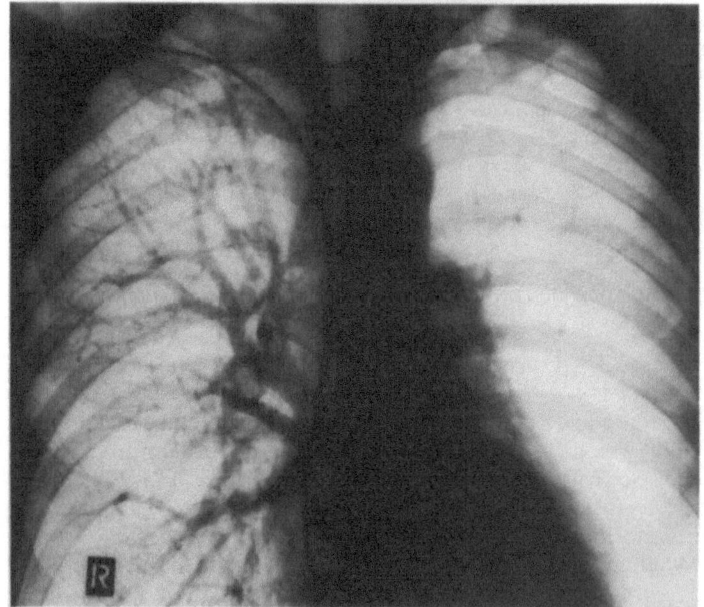

Abb. 1 a u. b. Embolie der linken Pulmonalarterie. Einseitig helle Lunge links. Angiogramm: (a) arterielle, (b) venöse Phase

Verkleinerung des lufthaltigen Anteiles der Alveolen durch eine Volumenzunahme des Interstitiums im Bereich der interalveolären und interazinären Septen, die Vermehrung des peribronchialen, perivaskulären und subpleuralen Gewebes durch Exsudat, Ödem oder Tumorinfiltration und die Ansammlung von *Flüssigkeit* oder Schleim in den Bronchiallumina führen zu einer Zunahme des weichteildichten Gewebeanteiles und verändern das Lungenbild in Abhängigkeit von ihrer Anordnung und Ausdehnung.

Im Röntgenbild verursachen die Zunahme der gewebedichten Strukturen durch eine stärkere Strahlenabsorption eine »Verschattung« und die Steigerung des Luftgehaltes

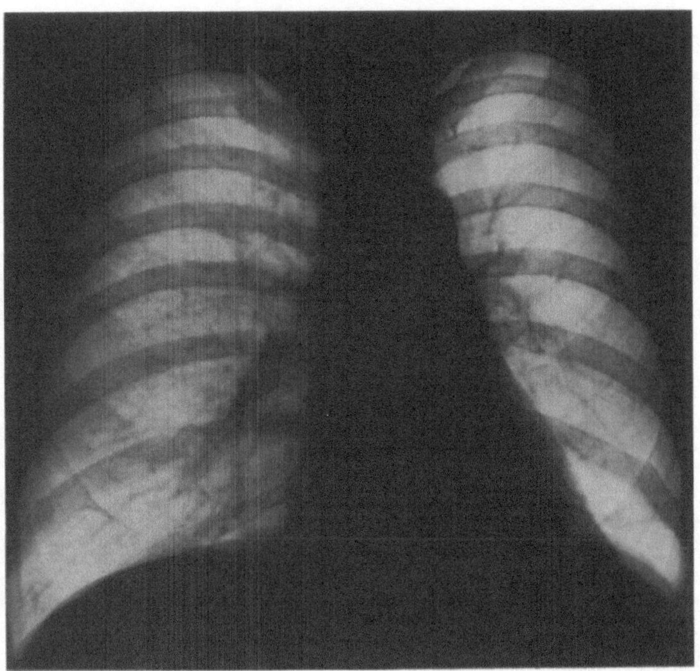

Abb. 2. Schrumpfung des linken Unterlappens. Überdehnung des linken Oberlappens mit erhöhter Transparenz, verlagerten und verschmälerten Gefäßen. Geringe Linksverlagerung des Mediastinums

durch eine vermehrte Strahlentransparenz eine »Aufhellung«. Die Nomenklatur ist dabei durch das Positiv des Durchleuchtungsbildes und nicht durch die Röntgenaufnahme, die ein Negativ darstellt, bestimmt.

B. Die chronisch-obstruktiven Lungenerkrankungen

Das Asthma bronchiale, das Lungenemphysem und die chronische Bronchitis sind aufgrund der häufig nachweisbaren oder in Phasen der Erkrankung vorhandenen Bronchiolenobstruktion zur „obstruktiven Lungenerkrankung" zusammengefaßt (FRASER u. PARÉ, 1970; THURLBECK, HENDERSON, FRASER u. BATES, 1959; HEITZMAN, 1973), wenn auch eine Obstruktion bei verschiedenen Formen des Emphysems und bei der Bronchiektasie keine ursächliche Bedeutung besitzt. Veränderungen am Bronchialsystem in verschiedenen Verzweigungsetagen und eine Vergrößerung des pulmonalen Gasvolumens sind einzeln oder miteinander kombiniert bei diesen chronischen Lungenerkrankungen vorhanden.

Mit röntgenologischen Methoden sollen größere Änderungen des Luftgehaltes der Alveolen, Alveolendestruktionen und die Folgen einer bronchialen Obstruktion im Strukturbild der Lunge sowie am Verhalten des Zwerchfells und der Thoraxwand nachgewiesen und Abweichungen an den größeren und mittelgroßen Bronchien mit speziellen Methoden dargestellt werden.

I. Röntgenologische Untersuchungsmethoden

1. Thoraxübersichtsaufnahmen in 2 Ebenen

Die Thoraxaufnahmen werden in postero-anteriorem und im seitl. Strahlengang im

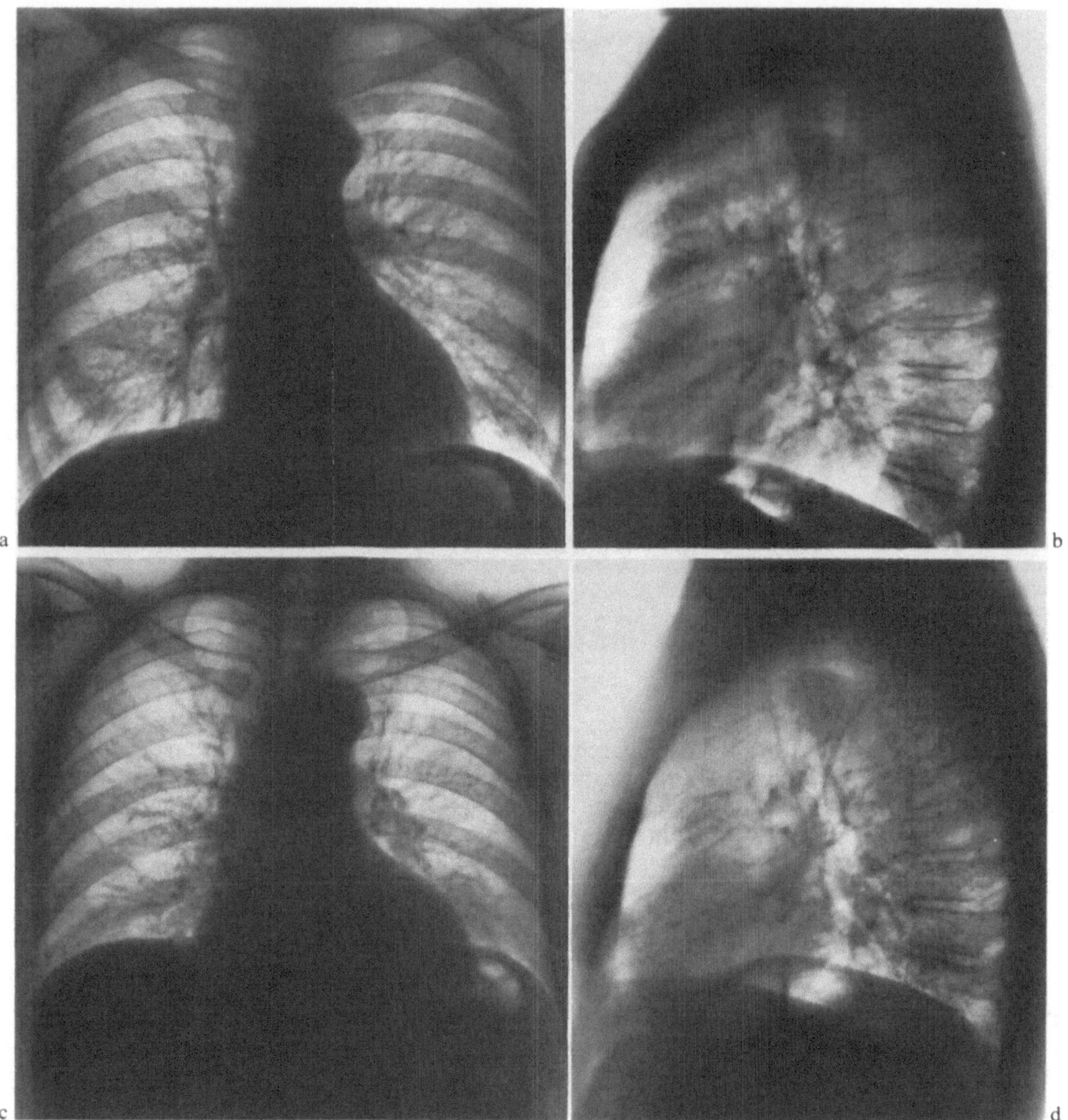

Abb. 3a–d. Thoraxaufnahme in 2 Ebenen in In- und Exspiration bei einem 63jährigen Patienten ohne Lungenfunktionsstörungen

Stehen angefertigt. Höhe, Breite und Tiefe des Thorax sowie die Tiefe des Retrosternal- und Retrokardialraumes sind zu bestimmen. Die Aufnahmetechnik muß so gewählt werden, daß die größeren und kleineren Lungengefäße scharf abgebildet sind. Hierzu ist eine kurze Belichtungszeit erforderlich (10 msec).

Die aussagekräftigsten Bilder liefert die Hartstrahltechnik mit 120 kV und einem bewegten Hartstrahlraster (12/40). Ein großer Teil der diskrepanten Aussagen über die diagnostische Reichweite der Röntgenuntersuchung, speziell über die Veränderungen der Lungengefäße bei obstruktiven Lungener-

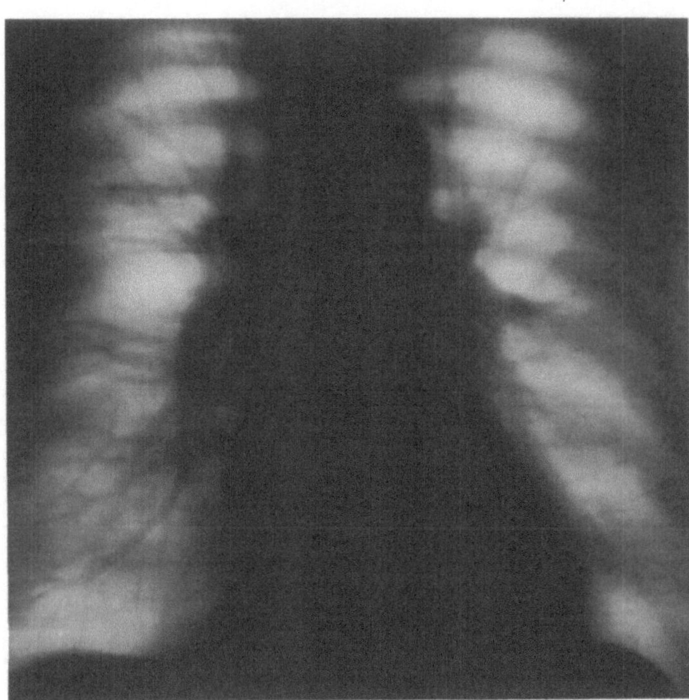

Abb. 4. Schichtaufnahme in 10 cm-Tiefe. Lungenemphysem, das links stärker als rechts ausgeprägt ist. Gefäße gestreckt und erheblich verschmälert

krankungen und beim destruktiven Emphysem beruht auf einer schlechten und sehr unterschiedlichen Aufnahmetechnik.

Um die im Stehen normalerweise vorhandene Minderdurchblutung der kranialen Lungenpartien auszugleichen und eine Unterscheidung zwischen lagebedingter und durch pathologische Gefäß- und Parenchymprozesse verursachter reduzierter Gefäßfüllung zu ermöglichen, kann eine Aufnahme im Liegen gemacht werden. Dabei erfolgt in der normalen Lunge eine stärkere Durchblutung der kranialen Abschnitte mit einer Verbreiterung der Gefäße.

Thoraxaufnahmen in In- und Exspiration. Die Aufnahmen in In- und Exspiration ermöglichen einen Einblick in die funktionelle Situation der Lunge (Abb. 3). Um hierbei einen Vergleich der Lungendichte in den verschiedenen Atemphasen zu ermöglichen, müssen die Aufnahmen mit den gleichen Belichtungsdaten angefertigt werden. Auf die Anwendung eines Belichtungsautomaten ist hierbei zu verzichten.

Die *Bildverstärkerfernsehdurchleuchtung* ergänzt die Aufnahmen vor allem zur Beurteilung der Bewegungsvorgänge am Zwerchfell und an den Rippen. Auch lokale Überblähungszonen treten bei der Durchleuchtung deutlicher hervor. In- und exspiratorische Verlagerungen des Mediastinums sind gut zu verfolgen.

2. Tomographie

Die Schichtuntersuchung bringt die einzelnen Gefäße der Lunge deutlicher zur Darstellung (Abb. 4) und ermöglicht eine exaktere Analyse der großen und mittelgroßen Arterien und Venen (HORNYKIEWYTSCH u. STENDER, 1953; DULFANO u. DI RIENZO, 1962; RICHTER, 1959). Der zentrale Bronchialbaum wird bei der Tomographie bis in die Subsegmentäste beurteilbar abgebildet (STUTZ u. VIETEN, 1955). Einen guten Überblick des zentralen Bronchialbaumes und der zentralen Lungengefäße liefert auch die Xerotomographie

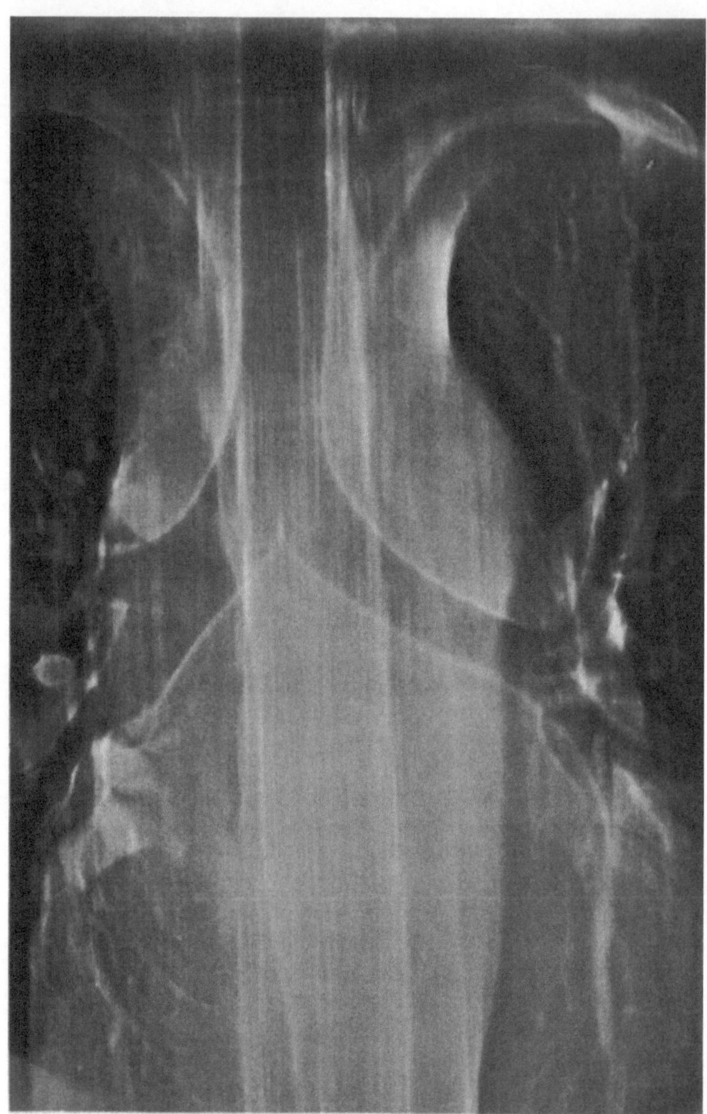

Abb. 5. Xerotomogramm des zentralen Bronchialbaumes mit normaler Aufzweigung

(Otto u. Wellauer, 1975; Schertel, Kraska u. Hüthwohl, 1975; Abb. 5).

3. Untersuchung des Zwerchfells

Änderungen der Stellung, Form und Beweglichkeit des Zwerchfells stehen in guter Relation zu Lungenfunktionsstörungen.

Die Bewegungsamplitude des Zwerchfells kann durch Aufnahmen in In- und Exspiration festgestellt werden. Eine verkleinerte Amplitude geht mit einer verringerten Vitalkapazität einher (Stumpf, 1936; Weber, 1936; Herxheimer, 1949; Goldenthal, Armstrong u. Lowman, 1958; Milne u. Bass, 1969; Zanca, 1970; Wagner u. Kahlstorf, 1974). Der Bewegungsraum des Zwerchfells ist auch auf in beiden Atem-

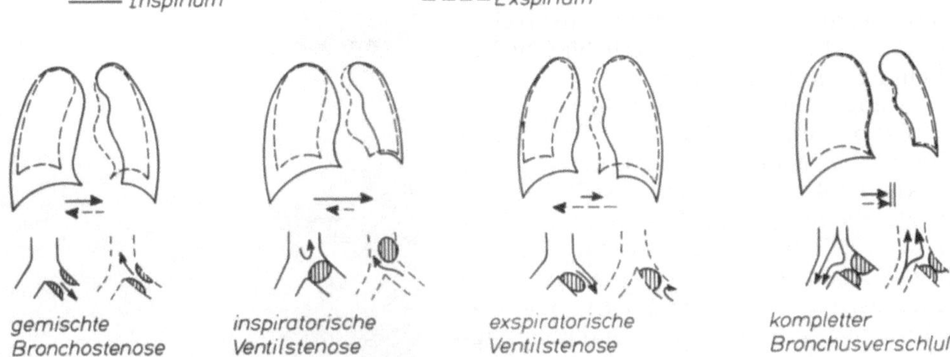

Abb. 6. Verhalten der Zwerchfellbeweglichkeit, Lungendehnung und Stellung des Mediastinums bei zentralen Bronchusstenosen in In- und Exspiration (Schematische Darstellung nach SCHULZE)

phasen doppelt exponierten Röntgenfilmen darzustellen. Nach HAUGE (1967) besteht eine gute Relation zwischen der vertikalen Amplitudengröße der Zwerchfellexkursion und der Vitalkapazität sowie den Zeitvolumina nach körperlicher Belastung. Nach HERXHEIMER (1949), WHITFIELD, SMITH, RICHARDS, WATERHOUSE u. ARNOTT (1951), FRIK, HESSE u. ZEILHOFER (1958) ist eine Beziehung zwischen eingeschränkter Zwerchfellbeweglichkeit und Residualvolumen nachzuweisen.

Die seitliche Aufnahme des Zwerchfells ist für die Beurteilung besonders geeignet, da die Beweglichkeit in der ventralen und dorsalen Zwerchfellhälfte unterschiedlich verändert ist und die Verschieblichkeit des dorsalen Teiles in guter Beziehung zu funktionellen Parametern der Atmung steht (MANECKE, WICKE u. HAMM, 1961).

Die maximale exspiratorische Exkursionsweite des Zwerchfells läßt sich auf Aufnahmen in Rechts- und Linksseitenlage, die in In- und Exspiration angefertigt werden, besonders gut erfassen (ASSMANN, 1927; DAHM, 1936; HAUBRICH, 1963; MANECKE, WICKE u. HAMM, 1961). Ein spontanes maximales Höhertreten der rechten Zwerchfellhälfte im Liegen erfolgt durch den zusätzlich wirksam werdenden abdominellen Druck. Auf diese Weise ist die Residualluft genauer zu ermitteln (MANECKE, WICKE u. HAMM, 1961). Die Bewegungsvorgänge des Zwerchfells können durch die speziellen Methoden der Flächenkymographie (STUMPF, 1936; EPSTEIN, 1955;

HAUGE, 1967; GOLDENTHAL, ARMSTRONG u. LOWMAN, 1958), Elektrokymographie (HECKMANN, 1959) und Kinematographie (WAGNER u. KAHLSTORF, 1974) festgehalten werden.

Eine Änderung der Zwerchfellbeweglichkeit und eine Mediastinalverschiebung sind bei Bronchusstenosen zu beobachten (Abb. 6).

4. Untersuchung der Rippenbeweglichkeit

Je nach Atemtyp stehen die diaphragmale oder kostosternale Atembewegung im Vordergrund. Das Verhalten der kostosternalen Dynamik kann unter der Durchleuchtung verfolgt werden und ist auch aus den Aufnahmen in 2 Ebenen zu entnehmen. Eine bildliche Darstellung wird durch die Kymographie (STUMPF, WEBER, 1936) und Kinematographie des Atemvorganges erreicht (WAGNER u. KAHLSTORF, 1974).

5. Densimetrie

Die Atembewegungen und Füllungsschwankungen der Lungengefäße führen zu Dichteänderungen der Lunge, die fluorodensitometrisch, photoelektrisch oder videodensitometrisch zu registrieren sind. Absorptionsänderungen durch die atmungsabhängigen Bewegungen der Thoraxwand müssen berücksichtigt werden, führen aber bei entsprechender Meßfeldwahl zu keiner erheblichen Verfälschung der Werte. Über den verschiedenen Lungenregionen sind Störungen der Ventilation und Zirkulation festzustellen (Kourilsky, Marchal u. Marchal, 1962; Oderr, 1964; Angerstein, 1967; Laws u. Heard, 1962; Steiner, 1964; Heuck u. Vanselow, 1965; Wagner, 1974; Sutherland, Hume, James, Davison u. Kennedy, 1971). Generalisierte, aber besonders regionale Ventilationsstörungen und Durchblutungsänderungen sind qualitativ mit diesen Methoden zu erfassen. Der Unterschied der Atemschwankungen und der Durchblutung in den basalen und kranialen Lungenpartien zeigt sich deutlich. Die Quotienten Vitalkapazität : Residualluft und Atemstoßvolumen : Vitalkapazität stimmen densimetrisch und spirometrisch nach Angerstein (1967) gut überein. Der Wert der Methode scheint bisher vor allem aber in der Feststellung regionaler Ventilationsstörungen zu liegen.

6. Pulmonalisangiographie

Die Pulmonalisangiographie kann als Übersichtsmethode nach Plazierung eines Venenkatheters im Pulmonalisstamm zur Abbildung des gesamten Stromgebietes oder als selektive Darstellung des rechten oder linken Hauptstammes, eines Segment- oder Subsegmentastes oder als Wedge-Angiogramm (Abb. 7) erfolgen (Dotter, Steinberg, 1949; Bolt, Forssmann u. Rink, 1957; Jacobson, 1963).

Allgemeine Gefäßveränderungen und Störungen der Anordnung, Verteilung und Weite sowie Kalibersprünge stellen sich bei Emphysem, pulmonaler Hypertonie, Parenchymprozessen und Fibrosierungen dar. Die Subsegmentangiographie, vor allem aber das Wedge-Angiogramm bilden die kleinen Arterien, die feineren Gefäßnetze als Kapillarschleier und den venösen Rückfluß ab (Löhr, Scholtze u. Klinner, 1959; Jacobson, Turner, Balchum u. Jung, 1967). Ein ausgedehnter Kapillaruntergang führt zu einer Minderung oder einem Verlust des Ka-

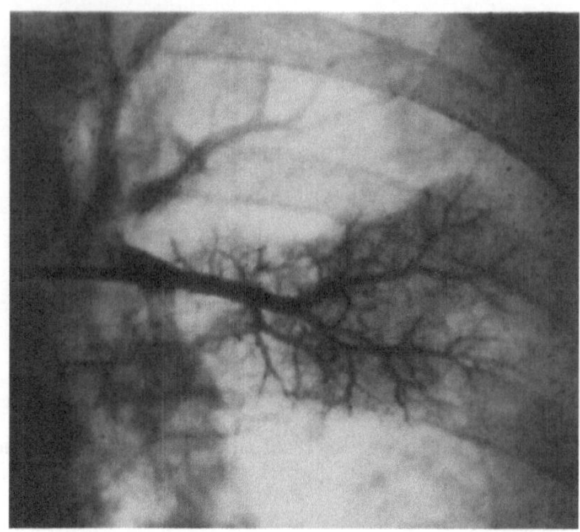

Abb. 7. Pulmonalisangiogramm einer Subsegmentarterie mit Darstellung der arteriellen und der kapillaren Füllungsphase (Kapillarschleier)

pillarschleiers bei Emphysem (Grill, 1960) und macht die Ausdehnung alveolärer Destruktionen und Fibrosierungen deutlich (Bolt, Forssmann u. Rink, 1957; Jacobson, 1963; Stender u. Schermuly, 1969).

Die selektive Darstellung der Bronchialarterien von der Aorta aus kann bei diffusen und lokalen Lungenerkrankungen, Emphysem, chronischer Bronchitis, Bronchialtumoren und kongenitalen Vitien mit Pulmonalishypoplasie Änderungen der Bronchialgefäße deutlich machen (Dussaut, 1966; Gernez-Rieux, Vousin, Rouselle u. Wallaert, 1967; Nordenström, 1967; Cudkowicz u. Armstrong, 1966; Liebow, 1962).

7. Bronchographie

Die Bronchographie, bei der ein wasserlösliches jodhaltiges Kontrastmittel in den Bronchialbaum eingeführt wird, kann in Vollnarkose oder in Lokalanästhesie durchgeführt werden (Fischer, 1950; Bernard u. Gamain, 1961; Huizinga u. Smelt, 1949; Stutz u. Vieten, 1955; Esser, 1957). Wenn außer der Darstellung der morphologischen Verhältnisse auch die Dynamik der Bron-

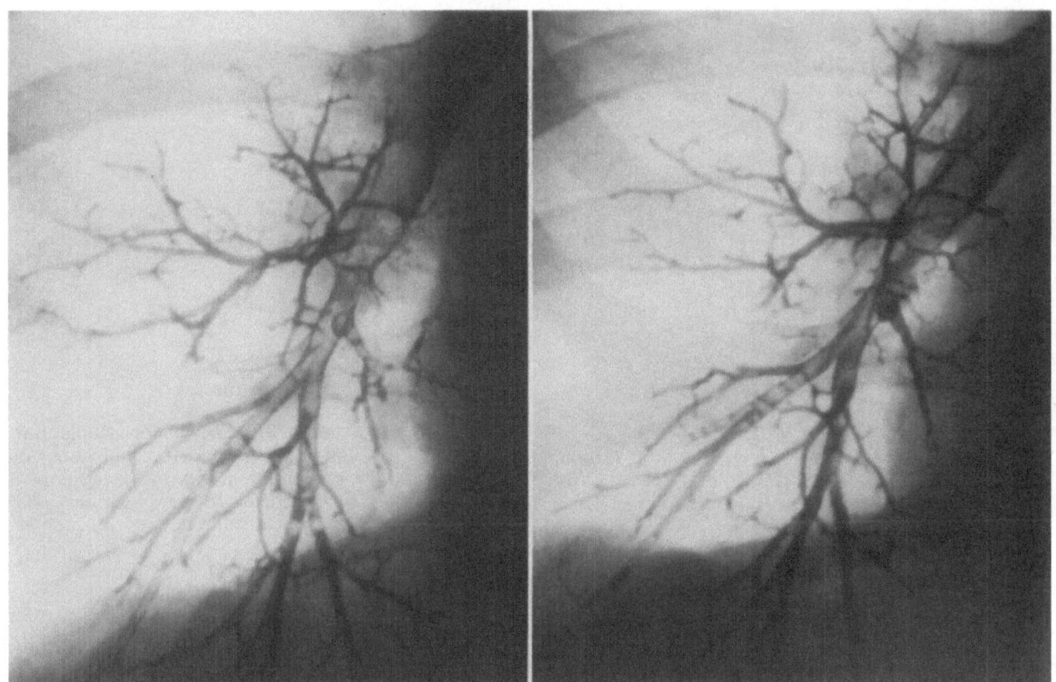

Abb. 8a u. b. Normales Bronchogramm in (a) Inspiration und (b) Exspiration

chien beurteilt werden soll, muß die Untersuchung in Lokalanästhesie erfolgen.

Ein Bronchographiekatheter wird in den darzustellenden Lappenbronchus eingeführt und zunächst vom zentralen Bronchialbaum her ein Lappen und je nach Fragestellung das Bronchialsystem der gleichen Seite aufgefüllt. Eine gleichzeitige Auffüllung von größeren Bronchusabschnitten beider Seiten sollte vor allem bei Patienten mit eingeschränkter Lungenfunktion vermieden werden.

Die kleinen Bronchien verzweigen sich in der Peripherie im Abstand von 0,5–1 cm (centimetre pattern). Eine Aufteilung im Abstand von 2–3 mm erfolgt in den terminalen Bronchiolen (millimetre pattern, REID u. SIMON, 1958). Die Bronchioli respiratorii und die Ductus alveolares sind in der Regel nicht bei der Bronchographie aufgefüllt.

Wenn der Bronchialbaum auf seine Wandverhältnisse beurteilt werden soll, erfolgt die Auffüllung unter kräftiger Atmung bis in den Lungenmantel. Aufnahmen werden in kräfti-

ger In- und Exspiration angefertigt (Abb. 8a + b). Da bei der forcierten Exspiration auch am normalen zentralen Bronchialbaum erhebliche Engstellungen auftreten können, wird die aktive Exspiration bei der Untersuchung nicht übersteigert (DI RIENZO, 1949; WEBER, 1936; STUTZ, 1950; DEKKER, 1961; DI RIENZO u. WEBER, 1960).

Die Dynamik der größeren Bronchien bei der normalen und forcierten Atmung sowie beim Hustenstoß ist durch Einsatz der Röntgenkinematographie (Cinebronchographie) gut zu analysieren (Abb. 9a + b). Die Kaliberänderungen der Trachea und Bronchusäste in den verschiedenen Atemphasen und lokale zentrale Engstellungen bilden sich an den Bronchusverzweigungen ab (FRASER, 1961; HOLDEN u. ARDRAN, 1957). Bei Bronchuswandinstabilität, chronischer Bronchitis und Emphysem können die Einengungen an den Segment- und Subsegmentbronchien eine exspiratorische Stenosierung bewirken. Der Hustenstoß führt zum Kollaps am zentralen Bronchialbaum, der meist nur im Cinebron-

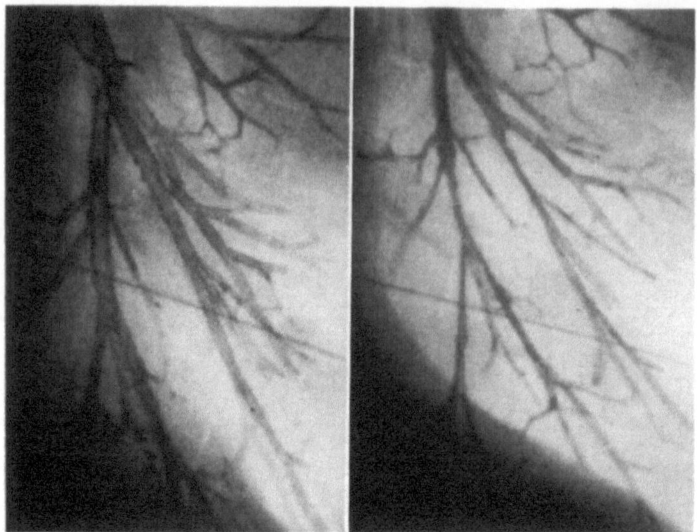

Abb. 9a u. b. Cinebronchogramm bei normalem Bronchialbaum in (a) Inspiration und (b) Exspiration. Deutliches Engerwerden der Bronchuslumina exspiratorisch

chogramm eindeutig zu erfassen ist (Di Rienzo, 1949; Macklem, Fraser, Bates, 1963; Rayl, 1965; Stender, Wagner u. Kahlstorf, 1969).

8. Radiologische Bestimmung des totalen Lungenvolumens

Die röntgenologische Bestimmung des Thoraxvolumens geht auf die Untersuchungen von Hurtado und Fray (1933) zurück, die im p.a.-Bild die Thoraxfläche planimetrierten und mit dem außen gemessenen Thoraxtiefendurchmesser multiplizierten. Aus den Werten, die sie in In- und Exspiration ermittelten, schlossen sie auf das totale Lungenvolumen und die Vitalkapazität. Die Brauchbarkeit der Methode wurde von Banyai, 1937; Whitfield, Arnott u. Waterhouse, 1950 bestätigt.

Eine methodische Verbesserung erfolgt durch Barnhard, Pierce, Joyce und Bates (1960), die die ausgemessenen Abschnitte besser der Lungenform anpassen. Sie bauen den Thorax aus einer Summe von elliptisch-zylindrischen Segmenten auf, deren Volumina einzeln bestimmt und addiert werden. Von dieser Summe werden das Herzvolu-men, das Lungenparenchym und der Lungenblutgehalt abgezogen, um das Lungenvolumen zu ermitteln. Die röntgenologisch und spirometrisch ermittelten Werte des totalen Lungenvolumens beim Emphysem und Stauungslunge werden von den Autoren verglichen. Sie stellen eine gute relative Übereinstimmung fest.

Loyd, String und Dubois (1966) legen aufgrund verbesserter physiologischer Daten die Werte für das Lungenparenchym und das Lungenblutvolumen individuell genauer fest und vereinfachen die Berechnungsmethode (Abb. 10). Sie können zwischen den radiologisch und plethysmographisch gemessenen Größen des totalen Lungenvolumens verschiedener Lungenerkrankungen eine ausreichend zuverlässige Übereinstimmung bei guter Reproduzierbarkeit nachweisen. Herman, Sandor, Mann, McFadden, Korngold, Murphy und Mellins (1975) haben ein komputerisiertes Schnellbestimmungsverfahren angegeben, bei dem, ausgehend von den Thoraxaufnahmen in 2 Ebenen, sowohl mit der planimetrischen als auch der ellipsoiden Summationsmethode die Volumina berechnet werden. Die röntgenographisch ermittelten Werte stimmen mit denen der Bodypletysmographie und der Heliummethode gut überein.

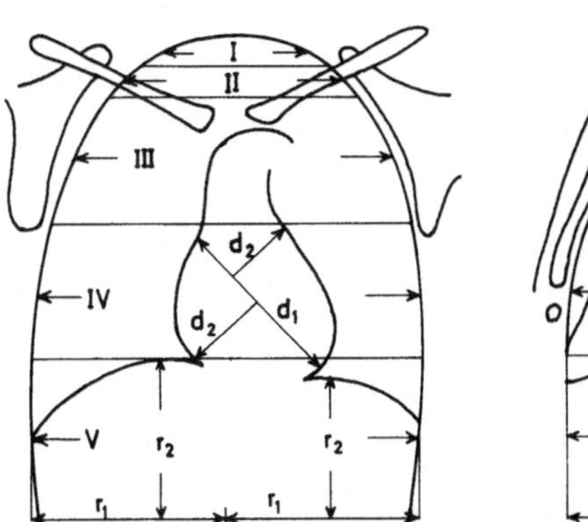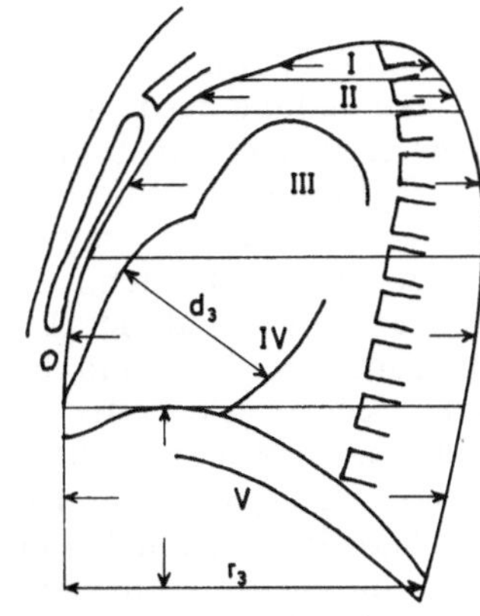

Abb. 10. Schema des Thorax mit Meßlinien nach Loyd, String und DuBois. Berechnungsverfahren: A. Bestimmung des Thoraxvolumens: Summe der Produkte aus Höhe, Breite und Tiefe der Segmente I–V $\times 0{,}572$. B. Bestimmung des nicht-gashaltigen Anteiles: $1a =$ Summe des linken und rechten Zwerchfellanteiles ($r_1 \times r_2 \times r_3$). $1b =$ Herzvolumen ($d_1 \times d_2 \times d_3$) $1 = (1a + 1b) \times 0{,}381$, $2 =$ Anteil an Lungengewebe nach Tabelle, $3 =$ Blutvolumen der Lunge nach Tabelle. $B = 1 + 2 + 3$. Totales Lungenvolumen $C = A$–B

II. Kriterien des normalen Thoraxbildes

1. Zwerchfell

Die Zwerchfellkuppe steht in Höhe des vorderen Randes der 5.–6. Rippe, die rechte dabei 1–2,5 cm höher als die linke. Wenn sie rechts tiefer steht als die 7. vordere Rippe, ist diese Stellung dann noch als normal zu werten, wenn die Zwerchfellbeweglichkeit größer als 3 cm und das Bild der Lungengefäße normal sind. Bezogen auf die hintere Rippe steht die Zwerchfellkuppe normalerweise in Höhe des 10. Interkostalraumes.

Das Zwerchfell ist konvex gewölbt. Seine Wölbung kann in der Weise gemessen werden, daß eine Linie vom tiefsten Punkt des Zwerchfellrippenwinkels zum Schnittpunkt des Zwerchfells mit dem rechten Herzrand gezogen wird, von der zum entferntesten Punkt der Zwerchfellkuppe das Lot gefällt wird. Dieses hat bei Normalpatienten eine Länge von mindestens 1,5 cm (Simon, 1971). Abflachungen mit Werten unter 1,5 cm sind nur von pathologischer Bedeutung, wenn die Beweglichkeit unter 3 cm liegt.

Die Zwerchfellhöhe wird als Höhendifferenz des tiefsten Punktes des Phrenikokostalwinkels zum höchsten der Zwerchfellwölbung

angegeben. Die Höhe beträgt normalerweise $4{,}5 \pm 0{,}5$ cm.

Der Zwerchfellrippenwinkel wird im Pleurasinus bestimmt als Winkel zwischen einer senkrechten und einer an das Zwerchfell gelegten Tangente (Frik, Hesse u. Zeilhofer, 1958). Er beträgt normalerweise weniger als 30°.

Die *Zwerchfellbeweglichkeit* wird in Zentimetern gemessen oder in Relation zur Weite der Interkostalräume oder der Wirbelkörperhöhe angegeben. In Ruheatmung beträgt die Amplitude 2,5 cm, bei forcierter Atmung mehr als $3{,}5 \pm 0{,}5$ cm (Zanca, 1970), die Höhe eines ICR (Frik, Hesse u. Zeilhofer, 1958; Milne u. Bass, 1969) oder mehr als 2 Wirbelkörperhöhen in Rechtsseitenlage (Manecke, Wicke u. Hamm, 1961). Das Zwerchfell tritt bei Seitenlage in der aufliegenden Seite bei normalen Personen gegenüber der Inspiration mehr als 5 cm hoch.

2. Lungengefäße

Die Lungengefäße verjüngen sich vom Hilus zur Peripherie harmonisch. Sie haben im Lungenmantel ein bestimmtes Verteilungsmuster mit einer regelmäßigen Anordnung. Störungen in der Verteilungsdichte weisen auf eine regional veränderte Vaskularisation und Ventilation hin. Allgemein hängt die Darstellung der feinen Gefäße in der Peripherie von der Aufnahmetechnik ab. Bei Überblähung oder funktioneller Engstellung infolge Hypoxie können sie die Darstellungsgrenze unterschreiten. Die Gefäße des Lungenkernes und der Lungenwurzel sind aufgrund ihrer Lage und ihres Verlaufes meistens den Arterien oder Venen zuzuordnen (Herrnheiser, 1951; Rigler, 1956; Hornykiewytsch u. Stender, 1955; Simon, 1971). Die Zuordnung ist im Seitenbild oft zuverlässiger möglich als in der p.a.-Aufnahme. Auch die Tomogramme ermöglichen eine präzise Zuordnung.

Bei der im Stehen angefertigten Thoraxaufnahme sind die Gefäße in der oberen Lungenhälfte schmäler als in den basalen Partien. Bei der Aufnahme im Liegen gleicht sich diese Differenz aus. Eine Verbreiterung der kranialen Gefäße im Stehen weist auf eine venöse Druckerhöhung bei kardialer Stauung oder eine kraniale Umverteilung bei basaler Minderdurchblutung, z.B. beim Emphysem, hin.

Zahl und Weite der Gefäße ähneln sich auf beiden Seiten. Wenn ein Unterschied auffällt, kann die Zahl der Gefäße nach Simon (1971) bestimmt werden. Hierzu wird in der oberen Lungenhälfte eine Linie in mittlerer Lungentiefe parallel zu den axillären Rippen bis in Höhe der 6. Rippe axillär gezogen und die Zahl der diese Linie kreuzenden Gefäße bestimmt. Die Zahl beträgt normalerweise 8–9. Da die Gefäße im Unterlappen mehr in vertikaler Richtung verlaufen, wird die Bestimmungslinie hier links vom Herzzwerchfellrand in einem Winkel von 45° zur lateralen Thoraxwand gezogen und rechts vom gleichen Ausgangspunkt am Zwerchfell die Linie im gleich großen Winkel zur Thoraxwand geführt. Die Zahl der Gefäße, die diese Linie kreuzen, liegt bei 7–9. Eine verminderte Gefäßzahl weist auf eine Überblähung oder auf eine Überdehnung infolge Atelektase bzw. Schrumpfung in anderen Lungenteilen hin. Die Lungengefäße verjüngen sich normalerweise harmonisch zur Peripherie. Kalibersprünge in Höhe der Abgänge der Segment- und Subsegmentarterien finden sich regional bei Embolie, Atelektase oder

Überblähung und allgemein bei pulmonaler Hypertonie.

Die Weite der Basalarterie in mittlerer Hilushöhe beträgt auf der rechten Seite zwischen 10 und 16 mm, links zwischen 9 und 14 mm. Werte über 16 mm können bei Patienten, die jünger als 60 Jahre sind, auf eine pulmonale Hypertonie hinweisen.

3. Retrosternalraum

Die Weite des Retrosternalraumes hängt vom Ausmaß der Lungenblähung ab (Haubrich, 1963; Simon, 1959, 1971; Walter u. Riedel, 1969). Wenn der Abstand zwischen der vorderen Begrenzung der Aorta ascendens und der hinteren des Sternums in Exspiration größer als 3 cm bleibt, oder die respiratorische Tiefenänderung des Retrosternalraumes weniger als 40% beträgt, liegt eine Ventilationsstörung mit vermehrtem Residualvolumen vor.

4. Strahlentransparenz

Die Strahlentransparenz der Lunge, die zur Schwärzung des Röntgenbildes korrespondiert, ist außer vom Luftgehalt der Lunge auch von der Gefäßfüllung, der Weichteildeckung und von aufnahmetechnischen Faktoren abhängig. Sie ist daher für die Beurteilung von Veränderungen des Luftgehaltes unzuverlässig. Nur in Verbindung mit einem Tiefstand, einer Abflachung, einer verminderten Beweglichkeit des Zwerchfells und einer allgemein oder regional verringerten Gefäßzeichnung kann eine erhöhte Transparenz auf einen vermehrten Luftgehalt der Lunge hinweisen.

III. Röntgenologische Beurteilungskriterien pathologischer Befunde

Mit den röntgenologischen Methoden sollen bei den Lungenerkrankungen Aussagen gemacht werden über:

1. das totale Luftvolumen der Lunge (Totalkapazität),
2. die Änderung des Luftvolumens in In- und Exspiration,
3. regionale Änderungen des Luftgehaltes,
4. die Lungengefäße in den verschiedenen Zonen in bezug auf Weite, Verzweigung, Lage, Zahl und Erkennbarkeit im Lungenmantel und
5. die Bronchien in bezug auf Kontur, Weite, atmungsabhängige Lumenänderung und Wandstabilität.

1. Veränderungen der verschiedenen Ventilationsgrößen

Eine größere Zunahme des totalen Luftvolumens der Lunge (Totalkapazität) ist an einer Erhöhung der Transparenz und an einer Streckung und Verschmälerung der Gefäße mit Vergrößerung der peripheren Verzweigungswinkel zu erkennen. In der Lungenperipherie sind die kleinen Gefäße weniger gut oder gar nicht nachzuweisen. Der retrosternale und retrokardiale Raum sind erweitert. Das Zwerchfell steht tief, ist abgeflacht und der Zwerchfellrippenwinkel vergrößert. Die Interkostalräume stehen mehr horizontal und sind erweitert. Die gemessenen Werte des röntgenologisch bestimmten totalen Lungenvolumens sind vergrößert.

Eine verkleinerte Vitalkapazität, ein reduzierter 1-Sekundenwert und ein vergrößertes Residualvolumen zeigen, wenn sie ein stärkeres Ausmaß erreichen, neben den Röntgensymptomen des vermehrten totalen Lungenvolumens eine eingeschränkte Zwerchfellbeweglichkeit von weniger als 3 cm oder in Rechtsseitenlage weniger als die Höhe von 2 Wirbelkörpern. Der Dichteunterschied der Lunge zwischen In- und Exspiration ist im vergleichenden Übersichtsbild, bei der Durchleuchtung und densitrometrisch vermindert. Der retrosternale und retrokardiale Raum bleiben exspiratorisch weit und hell.

2. Veränderungen bei regionalen Störungen

Regionale Lungenabschnitte mit einer Überblähung sind an den Änderungen der Anordnung und Weite der Gefäße in der Umgebung sowohl normaler als auch weniger stark geblähter Lungenteile zu erkennen. Die Gefäße sind schmäler, rarifiziert oder nicht nachweisbar. Vor allem in den Randzonen der Überblähung sind sie bogig verlagert und teilweise zusammengerückt. Sie sind besonders gut im Schichtbild dargestellt. Die nicht überblähten Lungenteile werden stärker durchblutet und zeigen verbreiterte Gefäße.

Der regional vermehrte Luftgehalt führt im Vergleich mit den benachbarten Bezirken zu einer erhöhten Transparenz. Die lokal überblähten Partien ändern ihre Größe in der Exspiration nicht, wie auf Exspirationsaufnahmen und bei der Durchleuchtung gut zu beobachten ist. Bei einseitigem Sitz und ausreichender Größe des umschriebenen überblähten Lungenbezirkes kann es exspiratorisch zu einer Mediastinalverlagerung in die nicht betroffene Seite kommen.

Bei einer Überblähung der basalen Lungenpartien erfolgt eine kraniale Umverteilung der Lungendurchblutung mit einer Breitenzunahme der Gefäße der kranialen Abschnitte (marker vessels, SIMON, 1971).

Bei der kompensatorischen Überdehnung eines Lungenteiles infolge der Verkleinerung oder des Ausfalls größerer Lungenpartien ist das Luftvolumen relativ zum Lungenparenchym vermehrt. Im Röntgenbild steht aber die atypische Anordnung der Gefäße, die meist nur gering verschmälert sind, im Vordergrund. Die Gefäßzeichnung ist in den normalen nicht überdehnten Lungenanteilen und in der nichtbetroffenen Lungenhälfte häufig vermehrt.

3. Veränderungen der Lungengefäße

Die Lungengefäßveränderungen bei diffusen Ventilationsstörungen, speziell beim obstruktiven Syndrom, zeichnen sich abhängig vom Schweregrad im Röntgenbild ab (Abb. 11). Eine Unterscheidung zwischen einer reinen Überblähung und einer gleichzeitigen alveolären Destruktion kann aufgrund einer Aufnahme schwierig oder unmöglich sein. Die Gefäße sind funktionell als Folge der gestörten Ventilation (Euler-Liljestrand-Reflex), durch ungleichmäßig verteilte Überblähungen, durch ausgedehnte Destruktionen im Bereich der Kapillaren und durch einen pulmonalen Hochdruck engergestellt und verschmälert. Die Anordnung, die Lage und die Verzweigungswinkel der Gefäße werden durch Überblähungen, Überdehnungen und Schrumpfungen verändert. Ihre Weite und erkennbare Zahl in der Peripherie stehen in guter Relation zum zu versorgenden Kapillargebiet. Eine stärkere alveoläre Überblähung und ein Untergang größerer Kapillarbereiche gehen mit einer Verengerung der zuführenden Arte-

rien und abführenden Venen einher. Das Wedge-Angiogramm zeigt die engen und rarifizierten Arterien und den verminderten oder fehlenden Kapillarschleier. Eine pulmonale Hypertonie führt zur Engstellung der Gefäße im Lungenmantel und -kern und zu einer Dilatation der Hilusstämme und zeigt so einen deutlichen Kalibersprung am Abgang der Segment- oder Subsegmentäste.

4. Veränderungen der Bronchien

Die Bronchuswände sind nur bronchographisch genauer zu untersuchen. Wenn auch eine Auffüllung bis in die lobulären und azinären Bereiche gelingt, so liegt der Hauptaussagewert der Bronchographie doch bei der Abbildung der größeren Äste und Zweige des vom Hauptbronchus her aufgefüllten Bronchialbaumes. Befunde an Wand und Lumen der Trachea mit Wandinstabilitäten, die das Lumen vor allem exspiratorisch einengen, oder ein stärker obstruktiv wirkender

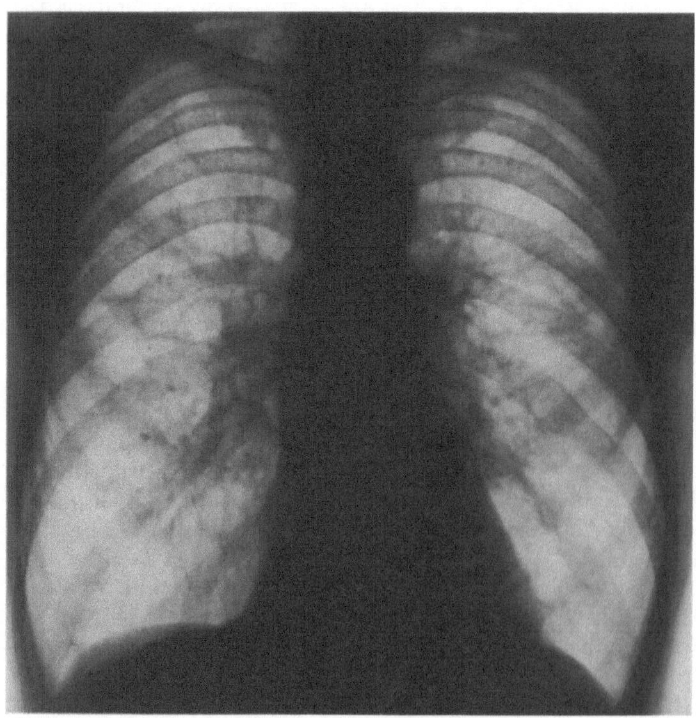

Abb. 11. Lungenemphysem mit schwerer obstruktiver Ventilationsstörung und pulmonaler Hypertonie. Verminderte und unregelmäßige Gefäßstrukturen im Lungenmantel. Erweiterung der zentralen Pulmonalarterie. Rechtsbetontes Cor

exspiratorischer Trachealkollaps sind vor allem mit der Cinebronchographie gut nachzuweisen. Funktionelle Engstellungen des Bronchialbaumes, eines Lappens oder einer Lungenseite können bei akuten Bronchitiden beobachtet werden. Umschriebene exspiratorische Engstellungen der Segment- und Subsegmentäste treten bei Gesunden nur bei stark forcierter Exspiration auf. Zur Erkennung pathologischer Wandinstabilitäten sind daher nur Bilder in physiologischer Exspiration auszuwerten.

An den zentralen Bronchien stellen sich erweiterte Bronchialdrüsen bei der chronischen Bronchitis dar. Wandunregelmäßigkeiten zeigen sich als Folge von Schleimhautschwellungen oder Atrophien. Ihr Wechsel führt zu einer rosenkranzähnlichen Kontur. Peripher füllen sich erweiterte Bronchiolen oder destruierte Azini als Pools von 2–5 mm oder Spiders von 1–2 mm Größe auf (SIMON u. GALBRAITH, 1953; Reid, 1959; MÜLLER, 1973). Beim Emphysem können sich flowers als 0,5 bis 2 cm große periphere Kontrastdepots auffüllen (DUINKER u. HUIZINGA, 1962).

Wanddestruktionen mit unregelmäßig begrenzten Lumenausweitungen sind bei destruierender Bronchitis und Bronchusmalazie dargestellt (ANACKER u. STENDER, 1963).

Zylindrisch, varikös oder sackförmig erweiterte Bronchien füllen sich in größeren Lungenteilen bei Bronchiektasien auf. Umschriebene Bronchusausweitungen und Verlagerungen bilden sich nach destruierenden pneumonischen Prozessen unterschiedlicher Genese, nach Atelektasen und lokalen Fibrosen ab.

Das dynamische Verhalten des Bronchialbaumes wird mit Bronchogrammen in In- und Exspiration oder der Cinebronchographie erfaßt. Hierbei stellen sich vor allem Unregelmäßigkeiten in der inspiratorischen Erweiterung und exspiratorischen Verengerung der Bronchiallumina dar und eine Bronchuswandinstabilität mit exspiratorischen Stenosen wird deutlich.

C. Röntgenologische Veränderungen bei den verschiedenen Atemwegserkrankungen mit und ohne Obstruktion

I. Bronchitis

1. Akute Bronchitis

Die akuten Formen der Bronchitis führen im Röntgenbild zu keinen charakteristischen Befunden. In basalen Partien können Plattenatelektasen auftreten. In seltenen Fällen ist eine Verstärkung des Netzes der feinen Gefäße im Lungenmantel erkennbar. Begleitende peribronchiale Entzündungen führen zu Verdichtungen des peribronchialen Gewebes in umschriebenen Bezirken.

Die *Bronchiolitis,* die entsprechende klinische Befunde aufweist, zeigt im Röntgenbild eine deutliche Lungenüberblähung und bei einem Teil der Kranken eine vergröberte Lungenstruktur und eine unregelmäßige, nach basal zunehmende Tüpfelung durch eine Peribronchiolitis, fokale Atelektasen und feinherdige Pneumonien.

2. Chronische Bronchitis

Die chronische Bronchitis ist von der WHO als chronisches oder rezidivierendes Auftreten von Auswurf an den meisten Tagen im Verlauf von 3 Monaten im Jahr über wenigstens 2 Jahre charakterisiert. Die einfache chronische Bronchitis mit stärkerer Schleimproduktion, Husten und Auswurf kann in der Regel von der chronisch obstruktiven Form mit Husten, Auswurf und Atemnot klinisch unterschieden werden.

Bei der chronisch-katarrhalischen Bronchitis sind die Veränderungen pathologisch-anatomisch auf die Schleimhaut und Submukosa beschränkt (GIESE, 1961; MÜLLER, 1973). Ein Übergreifen der Entzündung auf die tiefen Wandschichten bis in das Peribronchium findet sich bei der chronischen

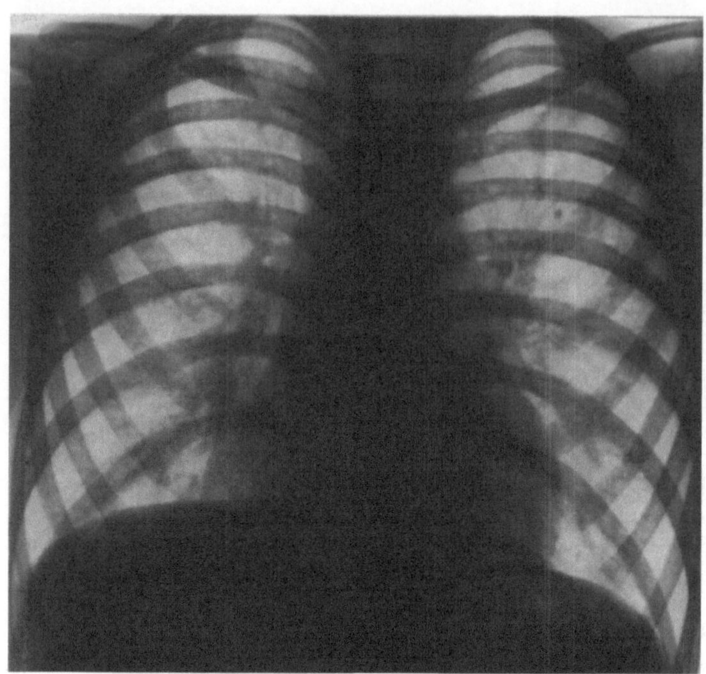

Abb. 12. Chronische Bronchitis.
Verdickte Bronchuskonturen.
Rechts parakardial
Bronchusverstopfung durch Schleim
mit umschriebener Atelektase

intramuralen Bronchitis, bei der infiltrative, proliferierende und deformierende Wandprozesse auftreten (Giese, 1961; Hartung, 1964; Müller, 1973). Die hypertrophischen, atrophischen und destruierenden Prozesse führen auch zu bronchographisch darstellbaren Veränderungen.

Röntgenbefunde im Übersichtsbild. Das Übersichtsbild des Thorax der Patienten mit chronischer Bronchitis zeigt in der überwiegenden Zahl keine Veränderungen, auch dann nicht, wenn obstruktive Prozesse bestehen.

Die chronische Bronchitis ohne wesentliche Obstruktion kann im Lungenkern verdickte Bronchuswände und peribronchiale Verdichtungen aufweisen, die als parallel verlaufende oder sich nach peripher verjüngende Streifenschatten »tramlines« oder bei orthograder Abbildung perihilär als ringförmige Verbreiterung der Bronchuswände in Erscheinung treten (Abb. 12) (Simon, 1971; Bates, Gordon u. Paul, 1966; Fraser, Fraser, Renner, Bernhard u. Fitzgerald, 1976). Im Lungenmantel kann eine unregelmäßige Zeichnung mit streifigen Strukturen durch peribronchiale Entzündungen, Bron-

chusverstopfungen und kleineren Plattenatelektasen hervortreten (dirty chest, Fraser u. Paré, 1970). Fleckförmige Verdichtungen sprechen für herdförmige Atelektasen und kleine pneumonische Herde. Die Veränderungen im Lungenkern und Lungenmantel sind für eine chronische Bronchitis nicht charakteristisch, sie können aber den klinischen Verdacht verstärken. Dies gilt auch, wenn zusätzlich infolge Obstruktion eine Überblähung eintritt (Fraser, Fraser, Renner u. Fitzgerald, 1976).

Auf die Befunde bei zentrilobulärem Emphysem, bei dem meist eine chronische Bronchitis besteht, wird später eingegangen.

Bronchographische Befunde. Im Bronchogramm finden sich bei der chronischen Bronchitis in einem hohen Prozentsatz Veränderungen. Simon und Galbraith (1953) fanden sie in 79%, Stender, Wagner und Kahlstorf (1969) in 84% (s. Tabelle 1). Während ein einzelner bronchographischer Befund vieldeutig ist, verbessert der Nachweis mehrerer Zeichen die Zuverlässigkeit der Aussage.

Tabelle 1. Bronchographische Befunde bei Kranken mit chronischer Bronchitis

Bronchographische Befunde	Klinische Erscheinungen bei chronischer Bronchitis	
	Kürzer als 5 Jahre	Länger als 5 Jahre
Vermehrte Sekretion	68%	84%
Dilatation der Schleimdrüsen	8	35
Wandirregularitäten	76	92
Diffuse Engstellungen	54	27
Weitstellungen	18	76
Irreguläre periphere Füllungen	42	79
Pools, Spiders, Bronchiolektasien	4	24
Hinweise auf Wandinstabilität der großen Bronchien	(+)	+ +

Tabelle 2. Exspiratorische Verminderung der Bronchusdurchmesser bei Patienten ohne und mit chronischer Bronchitis

Dynamische Bronchographie	Exspiratorische Bronchusreduktion in %		
	B. basalis	B. subsegm.	periphere Zweige
Normale Fälle	32	35	38
Chron. Bronchitis	51	54	15

Im Bronchogramm können Erweiterungen der Bronchialwanddrüsen, Änderungen der Konturen und Lumenweite, Abweichungen des Verlaufs, unregelmäßige und irreguläre Füllungen, die Darstellung von Bronchiolektasien, pools und spiders sowie Wandinstabilitäten an den größeren Bronchien nachgewiesen werden. Die 0,5 bis 2 cm großen »flow-

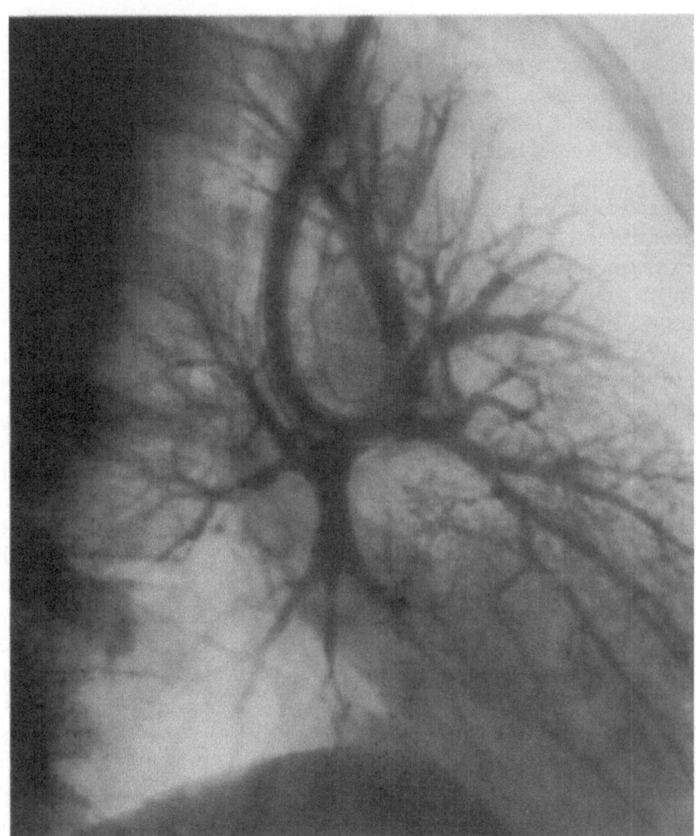

Abb. 13. Chronische Bronchitis mit Engstellung der Bronchien des Unterlappens

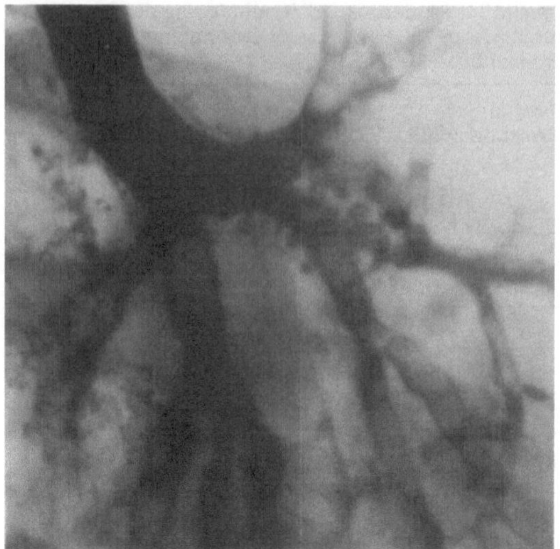

Abb. 14. Chronische Bronchitis. Erweiterte Bronchialdrüsen

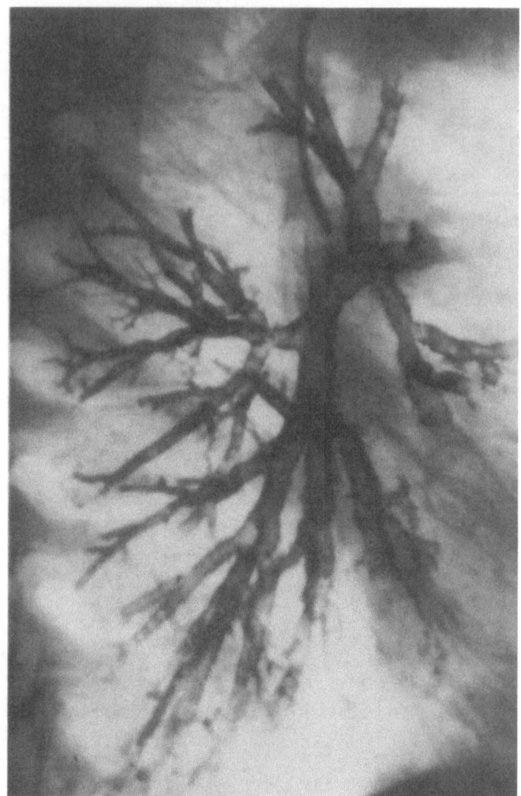

Abb. 15. Chronische Bronchitis. Unregelmäßige Weitstellung der Bronchien der Basalsegmente. Konturunre-
gelmäßigkeiten und erweiterte Bronchialdrüsen

ers« treten demgegenüber beim Emphysem
auf (Duinker u. Huizinga, 1962). Die bronchographisch faßbaren Veränderungen nehmen mit der Dauer der Erkrankungen zu
(s. Tabelle 2). Tonusstörungen führen zu
langstreckigen Engstellungen (Abb. 13) oder
reversiblen Dilatationen. Der Sekretgehalt
der Bronchien ist bei mehr als $^2/_3$ der Patienten mit chronischer Bronchitis deutlich vermehrt. Er führt zu ungleichmäßiger Passage
und Verteilung des Kontrastmittels. Sekretgefüllte Bronchien werden nicht dargestellt
und zeigen einen Abbruch der Kontrast-
säule, der von einem morphologisch bedingten Füllungsabbruch unterschieden werden
muß. In den freien Ästen dringt das Kontrastmittel bei tiefer Inspiration weit in die
Peripherie vor und führt zu einer meist fleck-
förmigen Auffüllung.

Am zentralen Bronchialbaum füllen sich
die erweiterten Ausführungsgänge (Abb. 14)
der Bronchialwanddrüsen auf als divertikel-
artige Ausstülpungen und rufen an den Lappen und Segmentbronchien sowie Subseg-
mentästen sägezahnartige Ausbuchtungen
hervor.

Die Bronchien zeigen oft deutliche Weite-
unterschiede in den verschiedenen Bezirken

(Abb. 15). Das Lumen wird umschrieben
durch hypertrophische Prozesse eingeengt
oder durch atrophische Zonen erweitert
(Abb. 16). Der Wechsel der Veränderungen
führt zu einer perlschnurartigen Kontur-
zeichnung. Eine umschriebene, die ganze
Wand erfassende Atrophie verursacht eine
Wandinstabilität und kann mit der Atmung
wechselnd eine Ausstülpung oder einen Pro-
laps zeigen (Abb. 17). Destruierende Bronchitiden zeigen unregelmäßig begrenzte Lu-
menerweiterungen. Lobularbronchiolen füllen sich als Folge destruierender bronchitischer Prozesse kugelig oder oval erweitert
auf und erscheinen im Bronchogramm als
Bronchiolektasie oder »pool« (Abb. 18).
Bronchiolen, die distal weitgehend obliteriert
sind, geben das Bild des »spiders«.

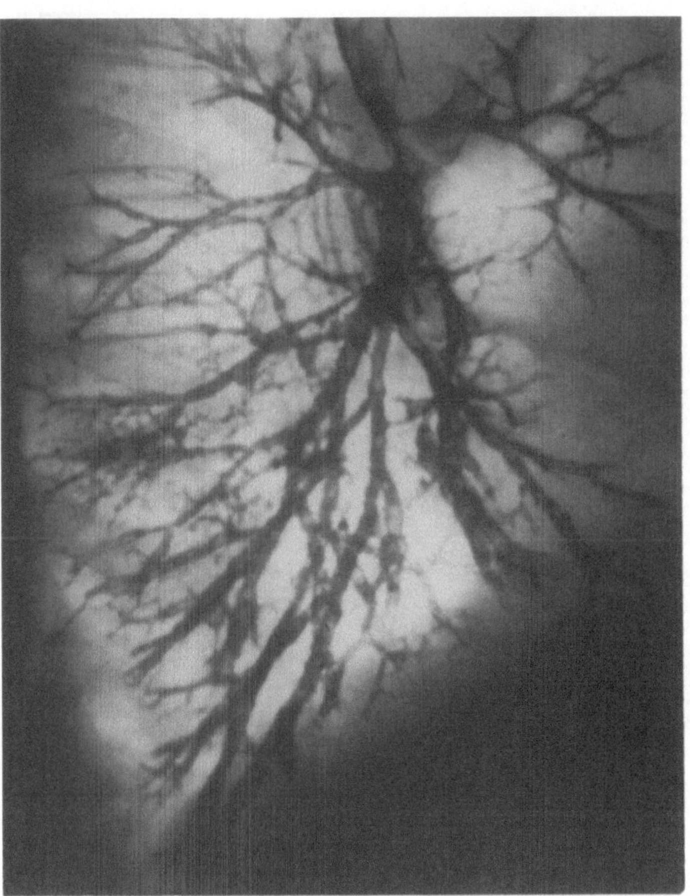

Abb. 16. Chronische Bronchitis.
Unregelmäßige Bronchuskonturen,
angedeutetes Perlschnurbild der
basalen Bronchien

Die Vergleichsaufnahmen in verschiedenen Atemphasen zeigen, daß die Wandveränderungen in der Exspiration wesentlich deutlicher hervortreten. Die Segment- und Subsegmentbronchien können sich in der Exspirationsphase stark verengen und stenosieren, während die distalen Zweige prästenotisch weit bleiben. Wenn im Valsalva-Versuch eine betont wellige Kontur der Bronchien auftritt, kann dies als Hinweis auf eine gröbere Wandschädigung gewertet werden.

Dynamische Bronchographie. Die Weite der Bronchien nimmt im Verlauf der Atmung von der Inspiration zur Exspiration gleichmäßig ab. Nach den Aufzweigungstellen ist die Verschmälerung bei forcierter Exspiration verstärkt (Abb. 19). Bei Patienten mit chronischer Bronchitis sind die Bronchien allgemein engergestellt oder auch peripherwärts erweitert (HUZLY, 1973). Ein Vergleich der exspiratorischen Lumenminderung der verschiedenen Bronchusabschnitte läßt Unterschiede zwischen Normalpersonen und Patienten mit chronischer Bronchitis erkennen (s. Tabelle 2). Die prozentuale Lumenminderung des Bronchus basalis beträgt bei Gesunden im Mittel 32% und bei chronischen Bronchitikern 51%, wobei aber Werte von 80% erreicht werden können. An den Subsegmentbronchien sind die Unterschiede ebenfalls sehr deutlich. Die umschriebenen Lumeneinengungen können bei nichtforcierter Ausatmung bis zu 80% und mehr betra-

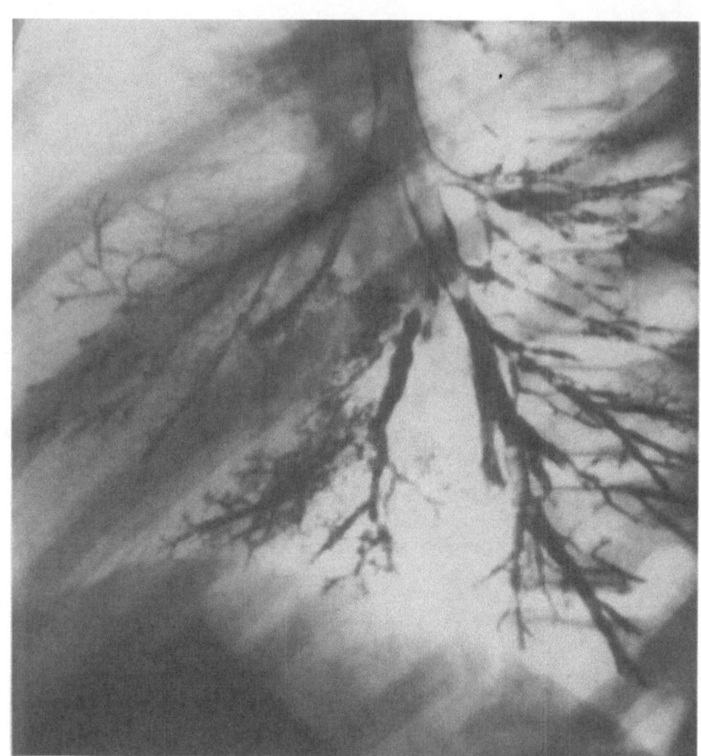

Abb. 17. Umschriebene Stenose des B 8 zentral mit mäßiger Erweiterung zur Peripherie bei mehr regionaler chronischer Bronchitis

gen. Demgegenüber verschmälern sich exspiratorisch die vorgeschalteten peripheren Bronchuszweige bei Patienten mit chronischer Bronchitis (15%) weniger als bei normalen (38%). Die Streuung dieser Werte ist aber sehr groß, da neben einer fast regelrechten Lumenminderung auch eine Ausweitung erfolgen kann. Erweiterungen peripherer Äste vor den zentralen obstruktiven Einengungen waren bei Patienten mit langer Anamnese häufiger zu beobachten.

Lokale Obstruktionen an den größeren Bronchien, die bei nichtvertiefter Exspiration auftreten, sind Ausdruck einer Bronchuswandinstabilität, die bei chronischer Bronchitis häufiger auftritt (Abb. 20a + b). Wyss (1960) stellte einen zentralen, umschriebenen Wandkollaps bei Fehlen einer Bronchiolenobstruktion fest. Der Druck in den distalen Bronchien war dabei erhöht. Hierdurch kann die eingeschränkte exspiratorische Lumenminderung oder gar Lumenausweitung der

distalen Zweige erklärt werden (Abb. 21a + b). Wenn gleichzeitig aber eine periphere Obstruktion vorhanden war, wurde der intrabronchiale Druck distal vor der 2. zentralen Stenose im Segment- oder Subsegmentbronchus erniedrigt (Wyss, 1960; Fraser, Macklen u. Brown, 1965; Macklen u. Mead, 1967). Pathologisch-anatomische Untersuchungen der betroffenen Wandabschnitte wiesen chronisch-entzündliche Veränderungen auf, die zu einer Minderung der elastischen, muskulären und knorpeligen Wandteile geführt hatten (Wright, 1960; Kiener, Koblet u. Wyss, 1952).

Die chronische Bronchitis ist dabei die Ursache der Wandinstabilität, die eine zentrale exspiratorische Obstruktion hervorruft. Der intrabronchiale Druck wird in den distalen Bronchien erhöht, die Minderung der distalen Bronchuslumina ist eingeschränkt, der bronchiale Säuberungsakt gestört und Sekret wird retiniert. Die dynamische Bronchogra-

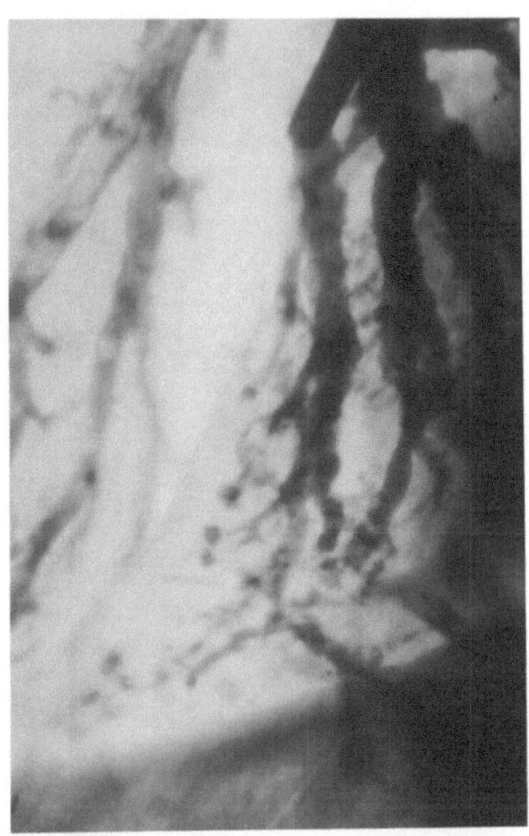

Abb. 18. Herdförmige Kontrastdepots.
Bronchiolektasien (pools) bei chronischer Bronchitis

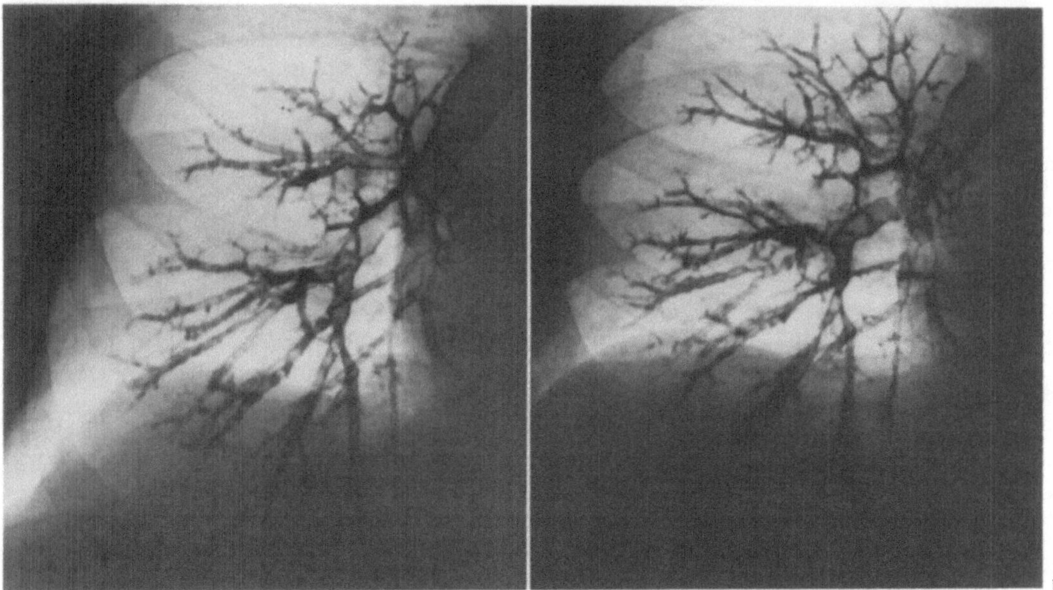

a   b

Abb. 19a u. b. Chronische Bronchitis mit Bronchusunregelmäßigkeiten und Bronchuseinengungen, die auf der
Aufnahme in Exspiration deutlicher hervortreten

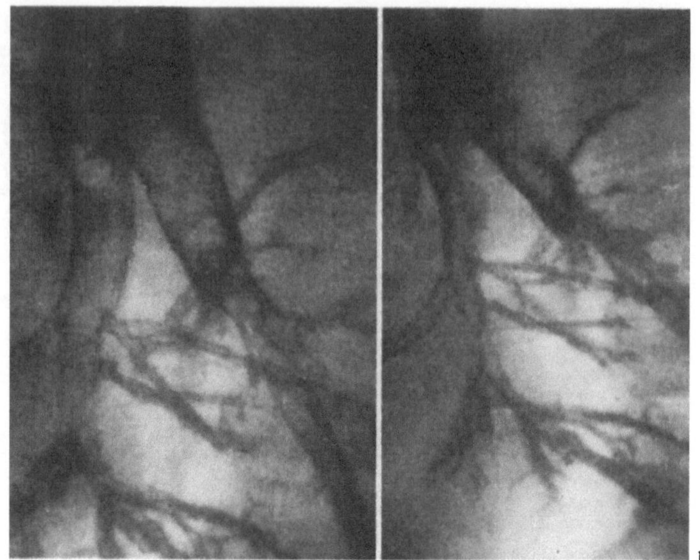

Abb. 20a u. b.
Cinebronchogramme.
Bronchuswandinstabilität des
Bronchus basalis mit sehr starker
exspiratorischer Einengung.
(a) Aufnahme in Inspiration,
(b) Aufnahme in Exspiration

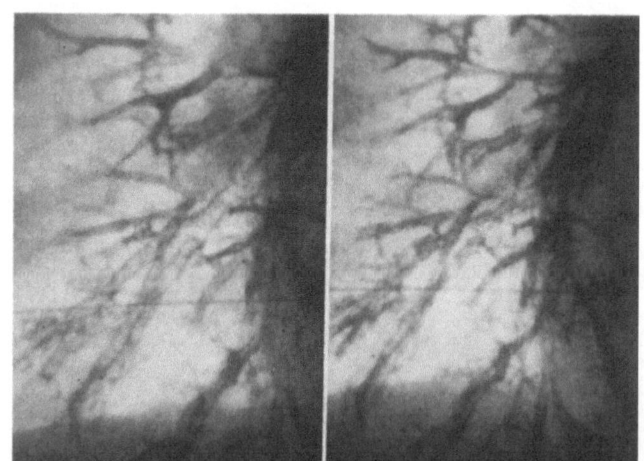

Abb. 21a u. b.
Cinebronchogramme. Chronische
Bronchitis. An mehreren Segment-
und Subsegmentbronchien
erhebliche exspiratorische
Engstellung mit rel. geringer
Lumenminderung der distal
vorgeschalteten Bronchien

phie zeigt diese Störungen vor allem bei mehrere Jahre bestehender chronischer Bronchitis.

II. Emphysem

Die Einteilung des Emphysems kann verschiedene Gesichtspunkte in den Vordergrund stellen. Die Röntgenuntersuchung erfaßt grobmorphologische Strukturen und dynamische Faktoren. Für die röntgenologische Diagnostik ist es daher sinnvoll, eine Unterteilung zugrunde zu legen, die deskriptiv-morphologische und funktionelle Befunde berücksichtigt und über die reine Morphologie hinaus klinische Funktionsstörungen und pathogenetische Gesichtspunkte einbezieht.

Zunächst muß die reversible Erweiterung der alveolentragenden Lufträume (Volumen pulmonum auctum) von der irreversiblen Form, dem destruktiven Emphysem, unterschieden werden.

1. Reversible Lungenblähung

Das Volumen pulmonum auctum, die reversible Lungenblähung – auch akutes Emphysem genannt (OTTO, 1970; FERLINZ, 1974) –, ist beim Asthma bronchiale, vor allem im Status asthmaticus, bei akuter exspiratorischer Ventilstenose der Trachea, eines Hauptbronchus oder von Bronchusästen mit extremer Überblähung und beim Erstickungstod zu beobachten (s. Kap. obstruktive Atemwegserkrankungen).

2. Formen des Emphysems

Die irreversible Erweiterung der alveolentragenden Lufträume, die zu einem Verlust der Alveolarstruktur führt, ist das Lungenemphysem (WHO). Hierbei können nach GIESE (1960) und HARTUNG (1964) ein primäres und ein sekundäres Emphysem unterschieden werden. Bei der *primären Form* handelt es sich um eine Altersatrophie der Lunge, bei der die Erweiterung der Alveolargänge im Vordergrund steht und der in Verlust geratene Parenchymanteil die Leistungsbreite nur begrenzt einengt (OTTO, 1970).

Das *sekundäre Emphysem* geht mit einer irreversiblen alveolären Destruktion einher, wobei Obstruktionen durch broncho- und bronchiolostenotische Vorgänge oder als Folge eines Spannungsverlustes am Bronchiolenstiel von Bedeutung sind.

Der destruktive Prozeß kann den Lobulus homogen ergreifen und zum panlobulären oder panacinären Emphysem führen oder bei inhomogener Beteiligung vorwiegend auf das Lobuluszentrum beschränkt sein und einen kleinherdigen emphysematösen Umbau hervorrufen (zentrilobuläres Emphysem). Daneben gibt es irreguläre, nicht klassifizierbare Emphyseme mit Lobuluszerstörungen, die die fortgeschrittene Folge beider oder das Endstadium des Lungenemphysems darstellen (FRASER u. PARÉ, 1970).

Ein genetisch bedingter α_1-Antitrypsinmangel führt zu einem panlobulären Emphysem, das meist vor dem 40. Lebensjahr beginnt, schnell fortschreitet und früh zum Tode führt (ERIKSSON, 1964).

Zum sekundären Emphysem zählt auch das *Narbenemphysem,* das sich um narbigschrumpfende Lungenherde bildet und häufig benachbarte Bronchiolen einbezieht.

Ein *Mantelemphysem* entsteht als sekundär blasige Umformung (HARTUNG, 1964) infolge des Verlustes der subpleuralen Bronchialverspannungen (kinetisches Emphysem). Aus ihm kann sich ein bullöses Emphysem entwickeln. Als Komplikation tritt ein Spontanpneumothorax auf (FUCHS, 1973).

Das *Überdehnungsemphysem* (kompensatorisches Emphysem) bildet sich bei einer langzeitigen Überdehnung meist größerer Lungenbezirke nach Lungen- oder Lappenresektion und nach ausgedehnten Schrumpfungen und Schwielenbildungen.

III. Röntgenbefunde bei den verschiedenen Formen des Emphysems

1. Röntgenbefunde bei atrophischer Alterslunge (primäres Emphysem, senile Lunge)

Der mit dem Alter zunehmende Parenchymschwund, der vom 40. Lebensjahr an kontinuierlich fortschreitet und bis zum 70. Lebensjahr ungefähr 40% beträgt (OTTO, 1970), geht mit einer systematischen Erweiterung der Alveolargänge und einer Verringerung der Alveolenzahl einher. Die Vorgänge bevorzugen die Oberlappen. Gleichzeitig tritt auch ein Elastizitätsverlust des Lungengerüstes ein, wodurch die exspiratorische Retraktion eingeschränkt wird. Dabei ist die Bewegung des Thoraxskelettes meist vermindert und der Thorax in Inspirationsstellung gedehnt. Die Funktionsminderung hält sich meistens im Rahmen der allgemeinen Leistungsreduktion.

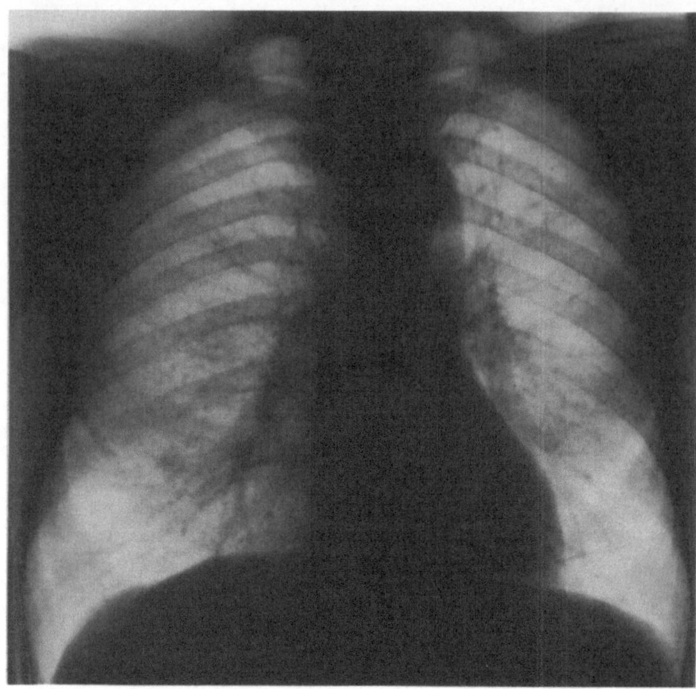

Abb. 22. Alterslunge. Relativ großes Thoraxvolumen, geringe Abflachung des Zwerchfells, Gefäße im Oberlappen mäßig verschmälert und vermindert

Im Thoraxübersichtsbild fällt ein normales oder mäßig vergrößertes Thoraxvolumen mit leichter Zunahme des Tiefendurchmessers auf. Der Thorax kann verformt sein und eine Glockenform oder eine deutliche Kyphose zeigen. Das Zwerchfell ist häufig weniger gut gewölbt, aber in seiner Beweglichkeit kaum eingeschränkt. Lediglich bei forcierter Exspiration werden die Maximalwerte der jüngeren Personen nicht erreicht. Die Gefäße können auf der im Stehen angefertigten Aufnahme vor allem in den Oberlappen gering verschmälert und in der Peripherie rarifiziert erscheinen (Abb. 22). Deutliche Unregelmäßigkeiten in der Gefäßanordnung und Weite sowie eine Einschränkung der Zwerchfellbeweglichkeit weisen auf eine zusätzliche chronische Bronchitis oder den Übergang in ein obstruktives panlobuläres Emphysem hin. Hierbei können die Veränderungen in unterschiedlichen Lungenteilen verschieden stark entwickelt sein.

Bei der Volumenzunahme des Thorax ist das Herz steilgestellt und erscheint schlank. Wenn eine Aortensklerose mit stärkerer Elongation vorhanden ist, wird das Herz quergelagert, seine Spitze angehoben und deutlicher gerundet.

2. Röntgenbefunde beim Emphysem mit verminderter Gefäßstruktur

Die Überblähung, das vergrößerte totale Lungenvolumen und die Veränderungen der Lungengefäße bestimmen beim panlobulären Emphysem das Lungenbild. Nur deutlich ausgeprägte und schwerere Emphysemformen, bei denen der Um- und Abbau größere Teile der Azini ergriffen hat (Müller, 1973), sind röntgenologisch zu erkennen. Geringe oder mäßig ausgeprägte Formen entziehen sich häufig der Erfassung. Ein herdförmiger emphysematöser Umbau der Lunge, der umschriebene Bezirke stärker verändert hat, ist röntgenologisch leichter zu erfassen, als eine diffus ausgebreitete gleichmäßige Überblähung.

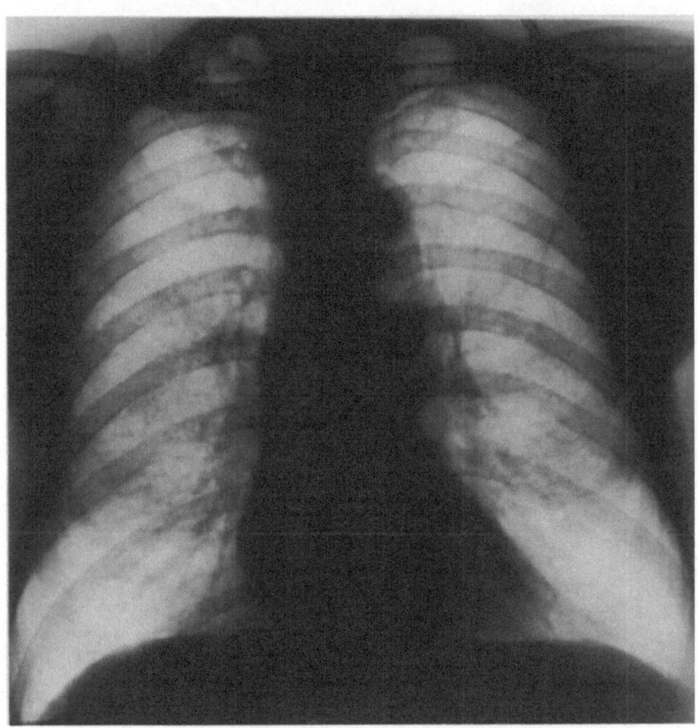

Abb. 23. Lungenemphysem mit verminderter Gefäßzeichnung und unregelmäßiger Gefäßanordnung, links im lateralen Mittelfeld randständige regionale Emphysemblasen

Befunde im Übersichtsbild. Der vermehrte Luftgehalt und die Reduktion der Parenchymanteile erhöhen die Strahlentransparenz. Die hierdurch hervorgerufene stärkere Schwärzung des Röntgenfilmes kann aber vieldeutig sein. Unregelmäßigkeiten der Überblähung und das Hervortreten mehrerer Bullae (Abb. 23) erhöhen die diagnostische Signifikanz (FUCHS, 1973; SIMON, 1975).

Die Vergrößerung des Totalvolumens führt zur Abflachung und zum Tiefstand des Zwerchfells. Der Zwerchfellrippenwinkel ist vergrößert, was vor allem im seitlichen Bild deutlich wird (MANECKE, WICKE u. HAMM, 1961; NICKLAUS, WATANABE, MITCHELL u. RENZETTI, 1967). Der Höhen- und Tiefendurchmesser des Thorax sind vergrößert. Der Retrosternal- und Retrokardialraum sind erweitert (HOLZKNECHT, 1901; HAUBRICH, 1963). Das röntgenologisch bestimmte totale Lungenvolumen hat einen erhöhten Wert (HURTADO u. FRAY, 1933; BARNHARD, PIERCE, JOYCE u. BATES, 1960; LOYD, STRING u. DUBOIS, 1966; HERMAN, SANDOR, MANN, MCFADDEN, KORNGOLD,

MURPHY u. MELLINS, 1975). Das vermehrte Residualvolumen und die verminderte Vitalkapazität gehen mit einer eingeschränkten Zwerchfellbeweglichkeit, einer verringerten Verkleinerung des Retrosternalraumes und einer herabgesetzten Mobilität der Thoraxwand einher. Diese Veränderungen sind auf Aufnahmen in In- und Exspiration, bei der Durchleuchtung und mit der Densimetrie nachzuweisen (MANECKE, WICKE u. HAMM, 1961; ANGERSTEIN, 1967; HEUCK u. VANSELOW, 1965; SUTHERLAND, HUME, JAMES, DAVISON u. KENNEDY, 1971). FELSON (1960) weist darauf hin, daß der Transversaldurchmesser des Herzens in Exspiration bei Kranken mit starker Überblähung verkleinert werden kann (Abb. 24).

Die statischen und dynamischen Röntgensymptome am Zwerchfell weisen eine zufriedenstellende Übereinstimmung mit spirometrischen Befunden auf (s. Tabelle 3 + 4).

Röntgenbild der Lungengefäße. Die Lungengefäße sind beim panlobulären Emphysem im Lungenkern und Lungenmantel ver-

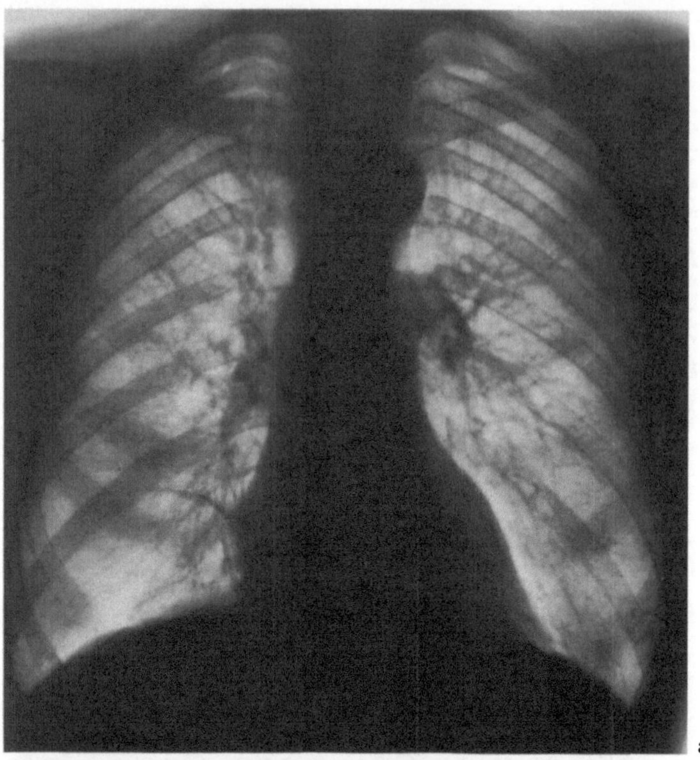

a

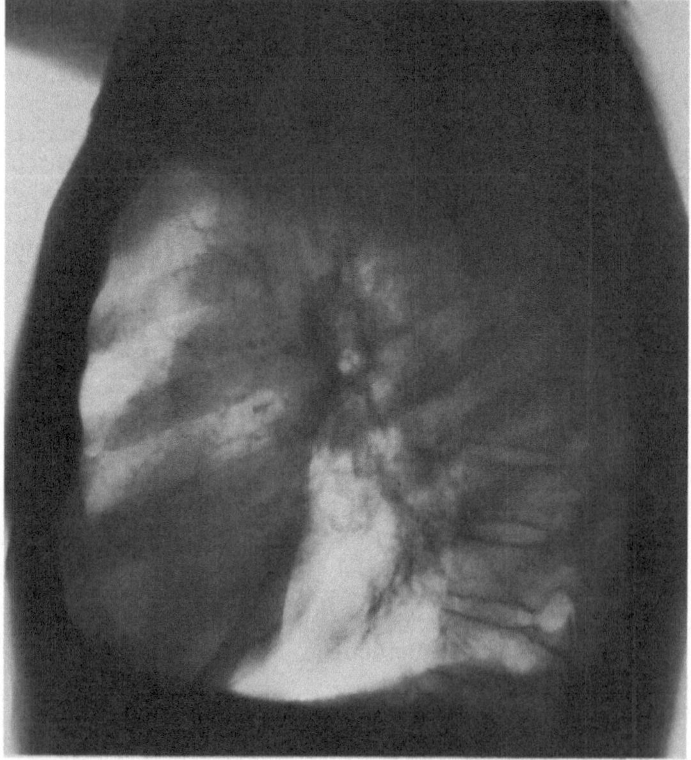

b

Abb. 24a–d. Panlobuläres Emphysem. (a) und (b) Aufnahme in Inspiration. (c) und (d) Aufnahmen in Exspiration. Tiefstehendes, abgeflachtes, kaum bewegliches Zwerchfell. Höhen- und Tiefendurchmesser sowie Retrosternalraum vergrößert. Gefäße im Unterlappen vermindert. Vermehrte Durchblutung der Oberlappen. In Exspiration Verkleinerung des Herzens

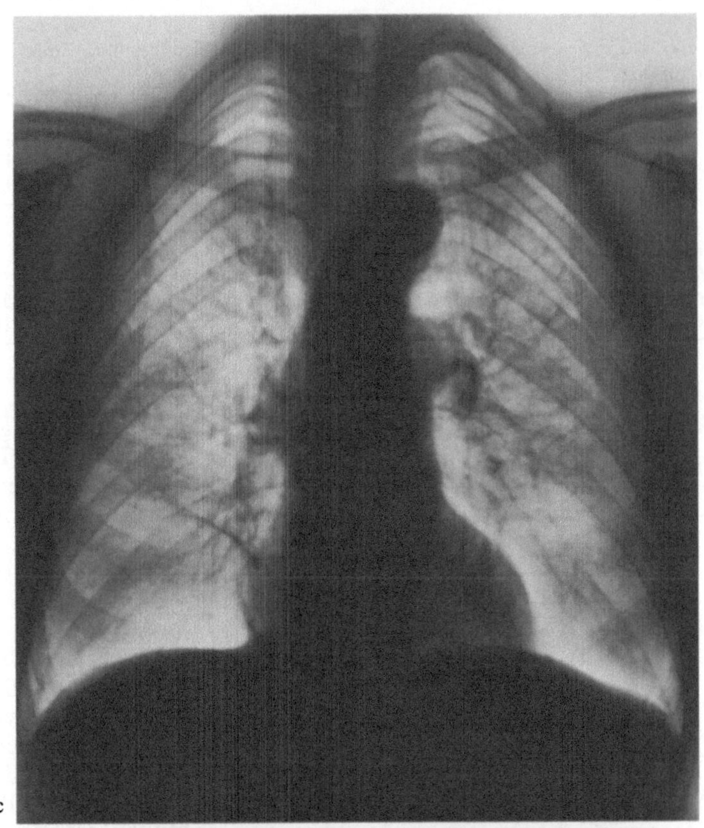

c

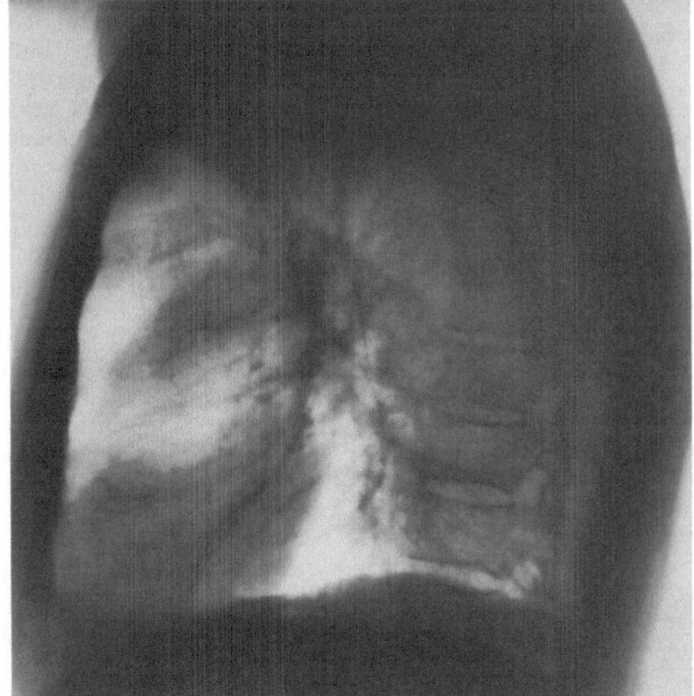

d

Tabelle 3. Röntgenologische Emphysemsymptome bei Gesunden und Emphysemkranken (nach Frik, Hesse und Zeilhofer)

Symptom (Maßeinheit)	Mittelwerte bei		Statist. Sicherung der Differenz
	Gesunden	Emphysem-kranken	
Zwerchfellbeweglichkeit (Interkostalraumbreiten)	1,02	0,69	P < 0,001
Zwerchfellhöhe (cm)	5,25	4,05	P < 0,001
Phrenikokostalwinkel über 45° (Prozent der Fälle)	0	38,6	D = 5σD
bilaterale Thoraxeinziehung (Prozent der Fälle)	23,3	38,1	D = 1,5σD
Zwerchfellstand (Projektion auf hintere Rippen)	10,3	10,6	P < 0,01

Tabelle 4. Zwerchfellverschieblichkeit (in % aller Fälle) bei Gesunden, mäßigem Emphysem (E_I) und schwerem Emphysem (E_{II}) (nach Manecke, Wicke und Hamm)

Zwerchfellverschieblichkeit	Lungenfunktion		
	Normal	E_I	E_{II}
1. Atemverschieblichkeit d. v. Dl.			
a) gut ≙ > 1,0 ICR (%)	42	11	4
b) mittel ≙ 1,0 – 0,5 ICR (%)	51	73	61
c) schlecht ≙ < 0,5 ICR (%)	7	16	35
2. Atemverschieblichkeit re. Zfl. front. Dl. im Stehen			
a) gut ≙ > 1,0 WH (%)	73	39	27
b) mittel ≙ 1,0 – 0,5 WH (%)	27	61	63
c) schlecht ≙ < 0,5 WH (%)	0	0	10
3. Atemverschieblichkeit re. Zfl. front. Dl. im Liegen			
a) gut ≙ > 2,5 WH (%)	88	34	14
b) mittel ≙ 2,5 – 2,0 WH (%)	12	27	20
c) schlecht ≙ < 2,0 WH (%)	0	39	66
4. Spontanes Höhertreten re. Zfl. front. Dl. im Liegen			
a) gut ≙ > 1,0 WH (%)	80	49	13
b) mittel ≙ 1,0 – 0,5 WH (%)	20	27	54
c) schlecht ≙ < 0,5 WH (%)	0	24	33

schmälert und die Verzweigungswinkel vergrößert. Die peripheren Gefäßstrukturen erscheinen rarifiziert, die gefäßfreie Randzone ist verbreitert (Barden, 1957; Schoenmakers u. Vieten, 1954; Hornykiewytsch u. Stender, 1955; Laws u. Heard, 1962; Fraser u. Paré, 1970; Simon, 1971). Da die durch das Emphysem bedingten Destruktionen und Überblähungen in den verschiedenen Lungenregionen häufig ungleichmäßig ausgebildet sind, zeigen auch die Gefäßveränderungen Unregelmäßigkeiten in Anordnung und Ausbildung (Abb. 25). Durch die Feststellung dieser Irregularität des Gefäßbildes in verschiedenen Lungenzonen wird die Sicherheit der Emphysemdiagnose im Röntgenbild erhöht.

Die Blutverteilung im Pulmonalkreislauf wird durch das Ausmaß der kapillaren Destruktion, die Höhe des intraalveolären Druckes und durch den alveolären pO_2 in den einzelnen Lungenpartien bestimmt. Gebiete mit schweren emphysematösen Veränderungen werden deutlich minderdurchblutet, während Areale oder Zonen mit geringerem Befall eine relativ vermehrte Blutzufuhr erhalten. In diesen Zonen sind die Gefäße im Röntgenbild dann deutlicher zu erkennen und teilweise verbreitert. Simon (1971) nennt sie »marker vessels«, deren Weite als Bezugswert für vergleichbare Gefäße in minderdurchbluteten Bezirken genommen werden kann. Da das panlobuläre Emphysem häufig in den basalen Abschnitten stärker ausgeprägt ist (Abb. 26), erfolgt eine stärkere Durchblutung der kranialen Lungenabschnitte mit weiten Gefäßen (Milne, 1973). Es ist eine kraniale Umverteilung der Durchblutung erfolgt.

Eine Mehrdurchblutung der oberen Lungenpartien kann auch als Folge einer Lungenstauung bei Linksinsuffizienz der Emphysematiker auftreten (Abb. 27). Diese Möglichkeit muß differentialdiagnostisch berücksichtigt werden. Ein Vergleich mit voraufgegangenen und nachfolgenden Aufnahmen erleichtert in Verbindung mit dem klinischen Befund die richtige Deutung.

Die Lungengefäße sind auf technisch einwandfreien Aufnahmen in Abhängigkeit von ihrer Größe gut zu beurteilen. Eine differen-

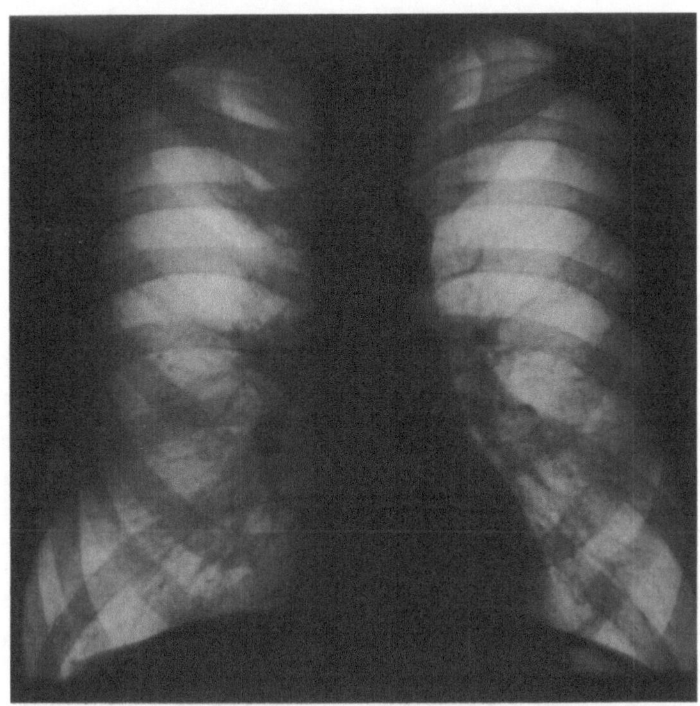

Abb. 25. Lungenemphysem
(panlobulär). Stärkere Überblähung
und Gefäßveränderungen im
Obergeschoß

zierte Analyse ist durch die Tomographie ohne zusätzliche Belastung des Patienten möglich (HORNYKIEWYTSCH u. STENDER, 1955; DULFANO u. DI RIENZO, 1962).

Die Pulmonalisangiographie als Übersicht oder mit Wedge-Katheter stellt die Gefäßbefunde klarer dar. Vergrößerungsaufnahmen mit kleinem Fokus liefern ein hochauflösendes Bild der feineren Verzweigungen (BERNADAC u. POLU, 1976; SIMON, 1971).

Die Übersichtsangiogramme geben Weite und Lageänderungen gut wieder und zeigen die ungleichmäßige Durchblutung in Relation zu den morphologischen und funktionellen Lungenparenchymprozessen des Emphysems. Blutumverteilungen stellen sich deutlicher dar, und Emphysemblasen lassen eine weitgehende Rarifizierung mit abgedrängten Randgefäßen erkennen.

Die kleineren Arterien sind im Wedge-Angiogramm vermindert und oft unregelmäßig verschmälert. Der Kapillarschleier ist reduziert oder fehlt (BOLT, FORSSMANN u. RINK, 1957; JAKOBSON, TURNER, BALCHUM u. JUNG, 1967; GRILL u. LÖHR, 1960). Die Ve-

nenfüllung erfolgt wahrscheinlich durch noch intakte Stromkapillaren frühzeitig.

Bronchographische Befunde. Das bronchographische Bild des Emphysems hängt weitgehend davon ab, ob gleichzeitig eine chronische Bronchitis besteht. Die größeren Bronchien sind durch die Überblähung gestreckt und schlank. Durch umschriebene Überblähung können sie bogig verlagert sein. Die Verzweigungswinkel sind peripher vergrößert. Das Kontrastmittel dringt nur langsam zur Peripherie vor. Bei stärkerer Sekretbildung fallen Füllungsabbrüche auf. Die periphere Auffüllung erfolgt sehr unregelmäßig. Das Bild des belaubten Baumes ist gestört (FREIMANIS u. MOLNAR, 1960). Das Kontrastmittel kann in ausgeweitete und zerstörte Azini vordringen (HEITZMAN, 1973; MÜLLER, 1973) und hier rundliche oder sackförmige Kontrastdepots hervorrufen, die, wenn sie sich überlagern und eine Größe von 0,5–2 cm erreichen, »flowers« (DUINKER u. HUIZINGA, 1962) oder »mimosa blossom« (REID, 1959) genannt werden. Außerdem

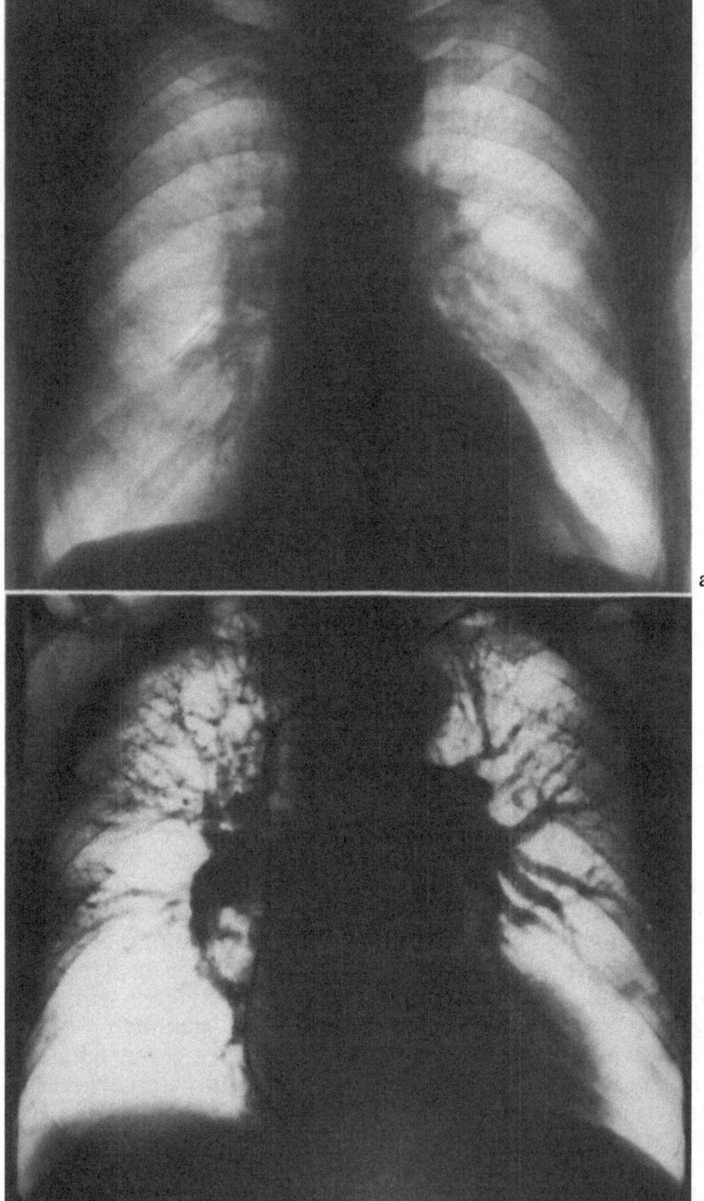

Abb. 26a u. b. Panlobuläres Emphysem, in den unteren Zonen stärker ausgebildet als in den oberen. (a) Übersichtsbild, (b) Angiogramm: erheblich verminderte Durchblutung der unteren Lungenzonen

können sich »pools« (2–5 mm) darstellen (s. Abb. 18), die ausgeweiteten Bronchiolen (Reid, 1959; Simon, 1959) oder gefüllten Emphysembläschen von der Größe eines Azinus oder von Azinusteilen (Müller, 1973) entsprechen. Gleichzeitig füllen sich auch spinnenartige Strukturen »spiders« auf, die erweiterten Bronchiolenstümpfen (Reid, 1959) oder Azinusresten in blasig umgewandelten Bezirken (Müller, 1973) zuzuordnen sind.

Die von Nakamura, Takizawa, Taki-

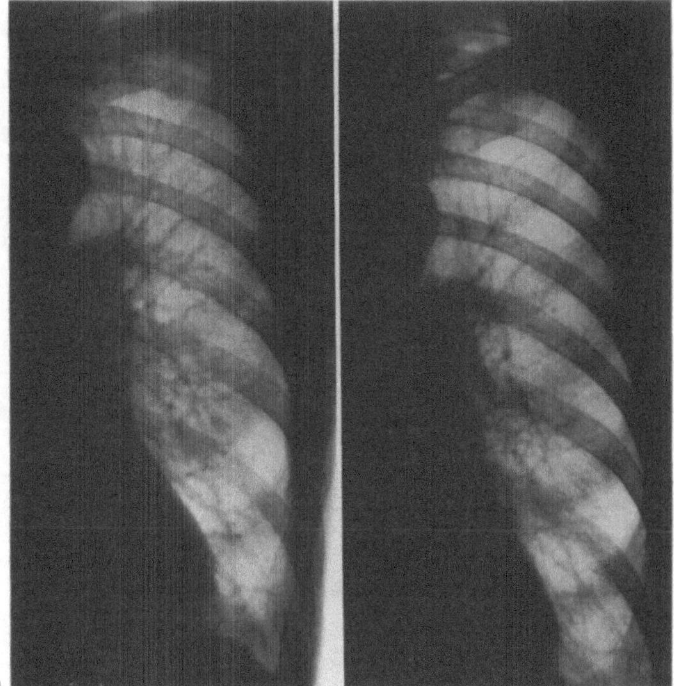

Abb. 27a u. b. Lungenemphysem (a) mit vermehrter Gefäßfüllung vor allem der Oberlappen bei Insuffizienz d. linken Ventrikels, (b) nach Rückgang der Linksinsuffizienz verminderte Gefäßfüllung

SHIMA, KONNO, HOSHINO, KURASHINA u. HA-TAYAMA entwickelte selektive Alveolo-Bronchographie, bei der ein 7 mm breiter doppelläufiger Katheter in einen Segmentbronchus geführt und Kontrastmittel und Luft zugeführt werden, zeigt unterschiedliche Bilder bei den verschiedenen Emphysemformen, so daß sich eine differentialdiagnostische Möglichkeit intravitam anbietet.

Die Wandveränderungen an den mittelgroßen und großen Bronchien hängen vom Ausmaß der begleitenden Bronchitis ab. Wandinstabilitäten können am zentralen Bronchialbaum auch beim Emphysem auftreten und exspiratorisch zum Bronchuskollaps mit Obstruktion führen (FRASER u. PARÉ, 1970).

3. Einfluß des Emphysems auf andere Lungenveränderungen

Die Reduktion der Alveolen und des Kapillarbettes beim Emphysem beeinflußt das Bild der Lungenstauung und des Lungenödems.

In Gegenden mit weniger veränderten kleinen Gefäßen ist die Erweiterung der Gefäße, die unter erhöhtem venösem Druck stehen, deutlicher ausgeprägt. Das Ödem ruft eine unregelmäßige fleckige Verdichtung hervor, die vom Ausmaß der erhaltenen Perfusion abhängt (HUBLITZ u. SHAPIRO, 1969).

Auch das Bild der Pneumonie wird vom präexistenten Emphysem beeinflußt. In den pneumonischen Verdichtungen erscheinen Emphysemblasen als Hohlräume, und feinherdige Emphyseme können eine Wabenlunge (honeycomb lung) vortäuschen (FELSON, 1960; SCHULZE, 1968).

4. Röntgenbefunde beim Emphysem mit vermehrter Lungenstruktur

Das zentrilobuläre Emphysem zeigt eine deutliche bronchiale Komponente. Die allgemeine Lungenstruktur ist verstärkt »increased markings« (THURLBECK, FRASER u. BATES, 1965). Eine vermehrte Gefäßfüllung, bei der die Gefäßkontur peripher teils un-

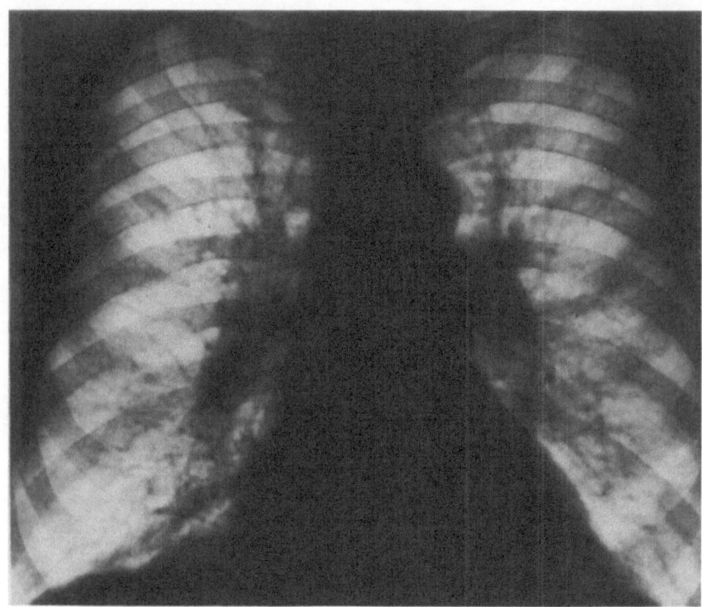

Abb. 28. Lungenemphysem mit vermehrter Gefäßstruktur und pulmonaler Hypertonie

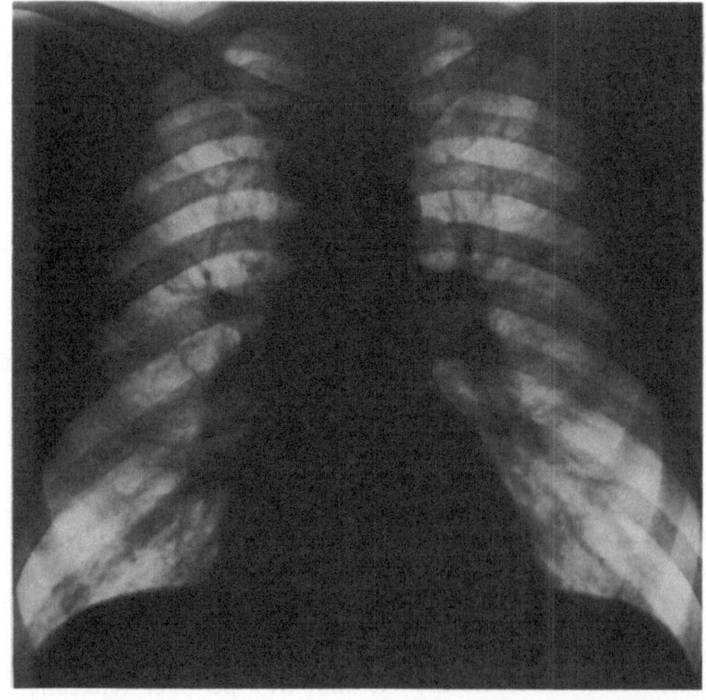

Abb. 29. Zentrilobuläres Emphysem mit pulmonaler Hypertonie (PAm 50 mm Hg)

scharf und die Bronchuswände verdickt erscheinen, führt zum Bild der »schmutzigen Lunge« (dirty chest – FRASER u. PARÉ, 1970; MILNE u. BASSI, 1969) (Abb. 28). Die Überblähung ist meistens nur gering. Sie tritt am ehesten in den Oberlappen auf, erreicht aber erst spät stärkere Grade und ist dann an engergestellten Gefäßen zu erkennen. Die Zwerchfellbeweglichkeit ist nur mäßig behindert. Bronchuswandverdichtungen und eine unregelmäßige Strukturverstärkung können auf die meist vorhandene und erhebliche Bronchitis hinweisen (THURLBECK, 1963, 1976; MILNE u. BASS, 1969). Auffallend sind die frühzeitig auftretende Erweiterung der zentralen Äste der Pulmonalarterie im Hilus und das Cor pulmonale (Abb. 29). Die Hypoventilation ist für den pulmonalen Hochdruck verantwortlich. Ohne die Hinweise an den zentralen Pulmonalarterien ist diese Form des Emphysems, die mit einer chronischen Bronchitis einhergeht, oft nur schwer im Röntgenbild zu diagnostizieren (FRASER u. PARÉ, 1970; HEITZMAN, 1973).

Im Bronchogramm findet sich beim zentrilobulären Emphysem oft das wechselvolle Bild der chronischen Bronchitis (s. dort) mit reichlichem Schleiminhalt und den unregelmäßigen Wandveränderungen, bei denen Einengungen und Erweiterungen disproportioniert wechseln. Die Peripherie ist meist unregelmäßig aufgefüllt und »pools« und »spiders« stellen sich dar. In der Cinebronchographie fällt eine stärkere exspiratorische Lumeneinengung, teilweise mit unschriebenem Kollaps, am zentralen Bronchialbaum auf (s. Abb. 19, 20, 21).

5. Zur Treffsicherheit der röntgenologischen Emphysemdiagnostik

Voraussetzung für eine zuverlässige Diagnostik ist eine gute Aufnahmetechnik mit scharfer Abbildung der feinen Gefäße im Lungenmantel. Der Aussagewert wird deutlich erhöht, wenn Aufnahmen in 2 Ebenen in In- und Exspiration zur Beurteilung vorliegen und die dynamischen Größen der Zwerchfellbeweglichkeit und der Thoraxwandmobi-

lität mitbeurteilt werden. Allgemein ist die Treffsicherheit beim fortgeschrittenen Emphysem größer als beim erst mäßig ausgeprägten (MANECKE, WICKE u. HAMM, 1961), REID und MILLARD (1964), SIMON (1971), NICKLAUS, WATANABE, MITCHELL und RENZETTI (1967) sind in der Beurteilung der Röntgenbilder optimistischer als LAWS und HEARD (1962). Das destruierende »panlobuläre« Emphysem ist eher zu erkennen als das »zentrilobuläre«, das meist erst in der Spätphase im Röntgenbild zu deutlichen Veränderungen führt. Durch eine subtile Analyse feiner Gefäßveränderungen, eine exakte Auswertung der Aufnahmen in In- und Exspiration und die richtige Bewertung der Blutumverteilung mit funktioneller und morphologischer Verschmälerung von Gefäßen in den einzelnen Lungenregionen wird die Treffsicherheit auch bei nicht fortgeschrittenen Emphysemformen verbessert werden können (MILNE u. BASS, 1969; FRASER u. PARÉ, 1970; BERNADAC u. POLU, 1976; STENDER u. SCHERMULY, 1969; BOUSHY, ABOUMARAD, NORTH u. HELGASON, 1971).

Die Ermittlung dynamischer Größen durch die Bestimmung der Bewegungsamplitude des Zwerchfells (HERXHEIMER, 1948, 1949; WADE u. GILSON, 1951; FRIK, HESSE u. ZEILHOFER, 1958; MANECKE, WICKE u. HAMM, 1961) und die Atmungskymographie (GOLDENTHAL, ARMSTRONG u. LOWMAN, 1958) liefern gute Informationen zum Schweregrad des Emphysems. Auch die verschiedenen densitometrischen Verfahren verbessern bei kritischer Auswertung die Treffsicherheit der Diagnostik (SUTHERLAND, HUME, JAMES, DAVISON u. KENNEDY, 1971; ODERR, 1964).

IV. Bronchiektasen

Die Bronchiektasie ist charakterisiert als irreversible Erweiterung der Bronchien in umschriebenen Lungenbezirken vor allem in Segmenten oder Lappen. Gegenüber der chronischen Bronchitis handelt es sich um einen lokalisierten Prozeß, der die Unterlappen bevorzugt befällt und wesentlich seltener isoliert in Mittellappen oder in der Lingula

(10%) vorkommt. Während angeborene Formen der Bronchiektasie selten sind, spielen frühkindliche Infektionen (Masern, Keuchhusten, Grippe, Pneumonie, Atelektasen), in deren Folge sich bei dem noch unfertigen Bronchialsystem primitive Bronchiektasen entwickeln, eine große Rolle. Die Veränderungen sollen an den peripheren Bronchiolen beginnen und über peribronchioläre Prozesse, Hypersekretion, Störungen der ziliaren Funktion und Wandschädigungen zur Bronchusausweitung führen (KARTAGENER, 1956). Kongenitale Defekte sind beim Kartagenersyndrom und der Mucoviscidose vorhanden, bei der das abnorm dicke Sekret zur Bronchusobstruktion mit lokalen Überblähungen, zylindrischen und zystischen Ektasien, sekretgefüllten Bronchien (Impactionen), Entzündungen und Atelektasen führt (HODSON u. FRANCE, 1962; STUR, 1963). Auch immunologische Defekte, wie Hypo- und Agammaglobulinämie, begünstigen über rezidivierende Pneumonien die Entwicklung von Bronchiektasen.

Das einseitige oder lobäre Emphysem [Swyer-James (1953) oder MacLeod-Syndrom (1954)] mit dem Bilde der einseitig hellen Lunge, das sich wahrscheinlich bei Kleinkindern nach einer Bronchiolitis mit einer konsekutiven Pulmonalarterienhypoplasie ausbildet, zeigt bronchographisch eine Erweiterung der Bronchien im Lungenkern und proximalen Lungenmantel bei fehlender Auffüllung der kleinen peripheren Zweige infolge obstruierender Veränderungen.

Sekundär bilden sich beim Erwachsenen Bronchiektasen als Folge einer Bronchusstenose durch ein Bronchialkarzinom, ein Bronchusadenom, Lymphknotenkompressionen und Fremdkörperaspiration oder durch schrumpfende Parenchymprozesse (Tuberkulose, chronische Pneumonie, Lungenabszeß, Atelektase). Bronchiektasen können auch beim Emphysem auftreten (FRASER u. PARÉ, 1970).

Röntgenbefunde im Übersichtsbild. Im Übersichtsbild finden sich häufig Hinweise auf Bronchiektasen. GUDJEBERG (1955) sah nur in 7,1% ein unauffälliges Lungenbild. Unscharf konturierte, streifige Schatten weisen auf peribronchiale Entzündungen und Fibro-

sen hin. Bandartige Verdichtungen sind durch sekretgefüllte Bronchiektasen bedingt. Große »zystische« Bronchiektasen stellen sich als Hohlräume dar (Abb. 30), in denen sich durch Sekretansammlung Spiegel bilden können. Die Gefäßanordnung in der betroffenen Lungenhälfte ist verändert infolge der Volumenminderung des bronchiektatisch verkleinerten Areals (Abb. 31). In der Umgebung der geschrumpften Lungenpartien bilden sich emphysematöse Überblähungen mit vermehrter Transparenz. Bei stärkeren Schrumpfungen werden die atypisch angeordneten Gefäße infolge einer Überdehnung der gesunden Lungenteile verschmälert und die Gegenseite läßt eine Zunahme der Gefäßfüllung erkennen.

Bei ausgedehnteren angeborenen Bronchiektasen kann ein starker Blutzufluß über Anastomosen von den Bronchial- zu den Pulmonalarterien erfolgen. Diese vermehrte Volumenbelastung verursacht eine Ausweitung der Lungenarterien und Venen der Lungenteile ohne Bronchiektasen, d.h. meistens der Oberlappen (SCHULZE, 1974).

Bronchographische Befunde. Bronchographisch lassen sich 3 Hauptformen der Bronchiektasen nachweisen: die zylindrischen, die varikösen und die sackförmigen Bronchiektasen.

Die zylindrischen oder tubulären Bronchiektasen zeigen eine Lumenerweiterung mit einer distal gerichteten Weitezunahme. Sie brechen im Bronchogramm peripher infolge Sekretfüllung häufig stumpf ab (Abb. 32). Die Zahl der peripheren Verzweigungen ist vermindert. Die Wände zeigen in der Regel eine glatte Begrenzung und sind verdickt.

Die varikösen Ektasien weisen eine wellige Kontur auf, die an Varizen erinnert. Sie sind im Endteil kolbig aufgetrieben (Abb. 33). Die sackförmigen oder zystischen Bronchiektasen sind peripher ballonartig erweitert. Die Zahl der Bronchusverzweigungen ist deutlich vermindert, obwohl die bronchiektatischen Hohlräume peripher pleuranahe liegen.

Um eine gute Auffüllung der Bronchiektasen im Bronchogramm zu erreichen, muß eine möglichst weitgehende Sekretentleerung versucht werden. Aufnahmen in In- und Ex-

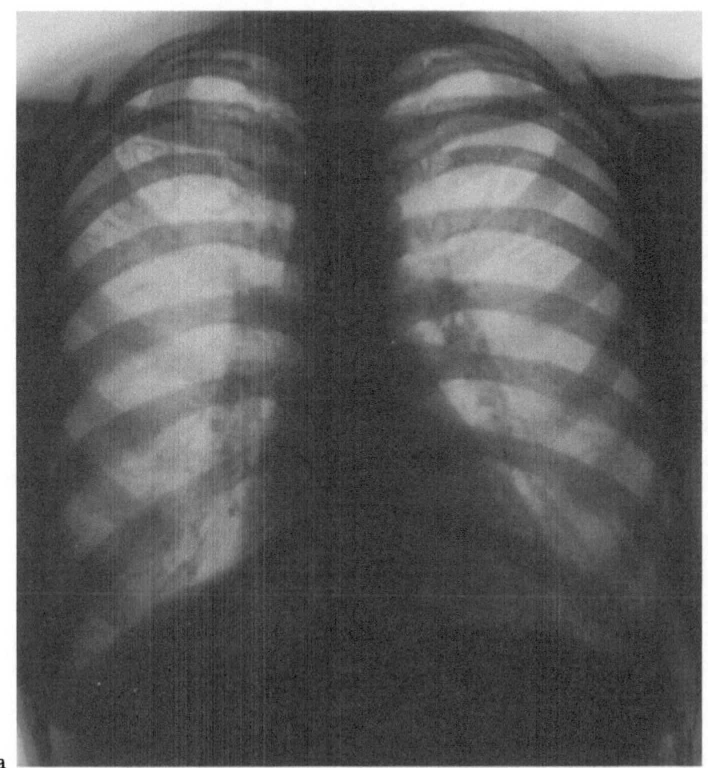

Abb. 30a–c. Angeborene zystische Bronchiektasen. (a) und
(b) Übersichtsbild in 2 Ebenen: Über die rechte Lunge verteilt, besonders im anterioren Segment, sind zarte Ringschatten zu erkennen.
(c) Bronchogramm der rechten Lunge: Auffüllung zystischer Hohlräume in allen Lappen mit Schwerpunkt im Oberlappen

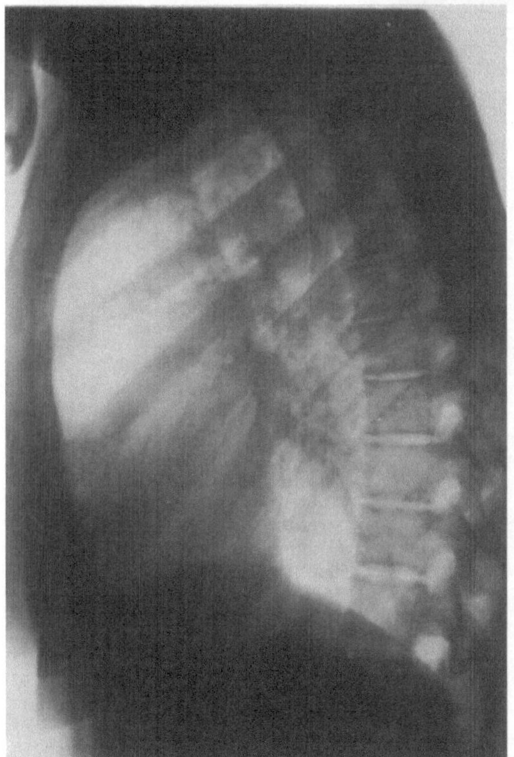

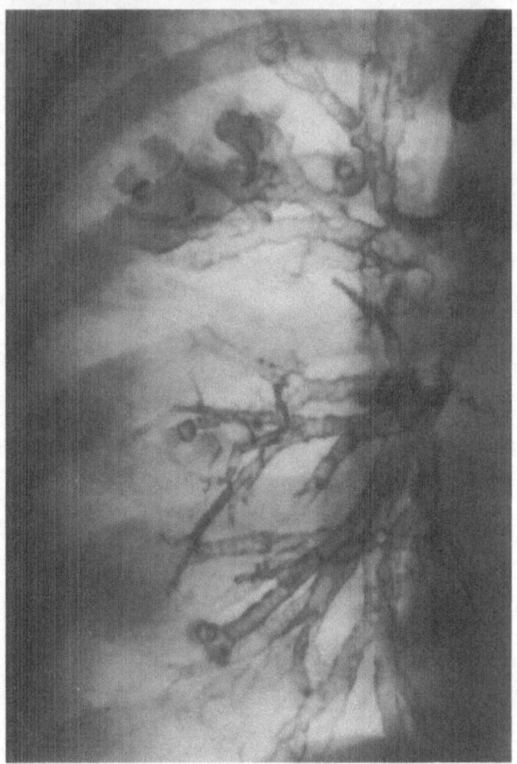

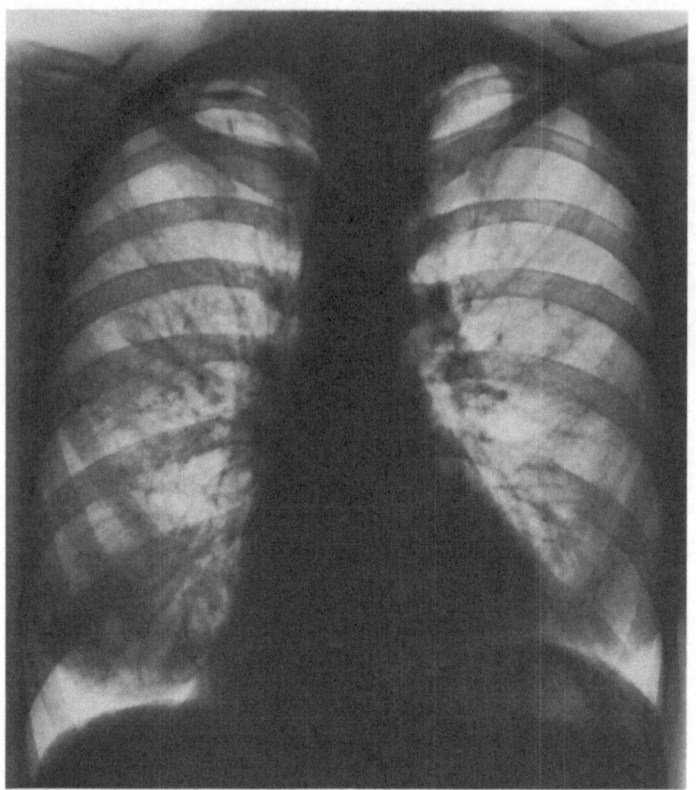

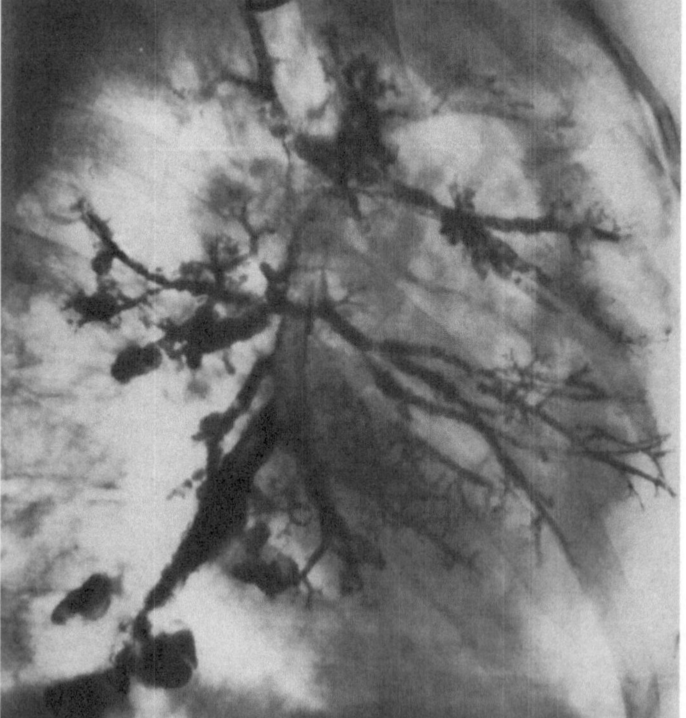

Abb. 31a u. b. Sackförmige
Bronchiektasen des rechten
Unterlappens. (a) Übersichtsbild:
Rechts parakardial streifige
Verdichtungen mit
zusammengerückten Gefäßen. Im
rechten Mittelfeld feinwabige
Strukturen. (b) Bronchogramm:
Füllung sackförmiger Hohlräume in
den Segmenten 9 und 10. B 10 im
proximalen Teil ausgeweitet,
deformiert und unregelmäßig
konturiert bei Bronchusmalazie.
Sackförmige Hohlräume auch im
Segment 6. Zeichen einer
chronischen Bronchitis in allen
Bronchien des Unter- und
Mittellappens

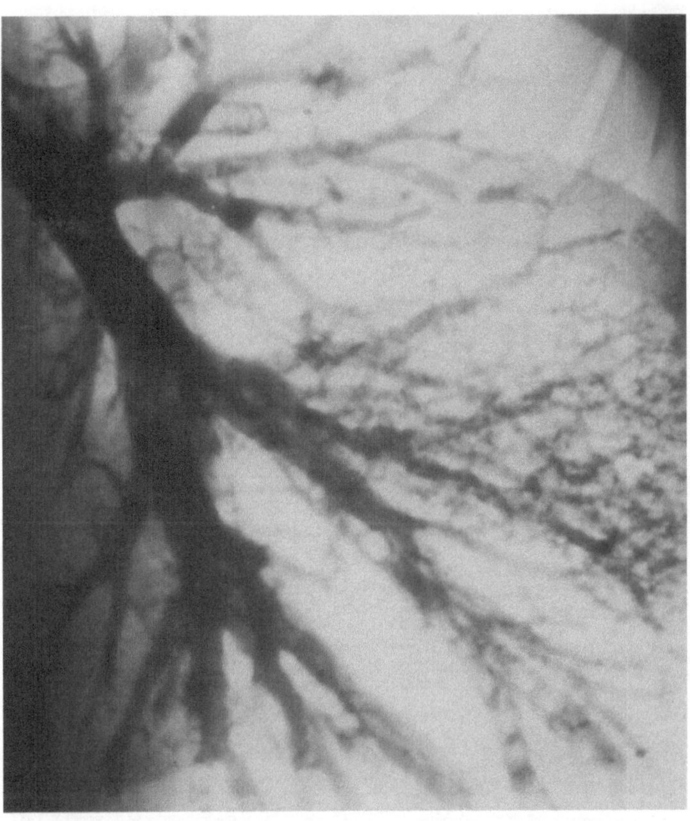

Abb. 32. Bronchogramm: Tubuläre
Bronchiektasen im Segment 9 u. 10

spiration sowie die Cinebronchographie geben ein gutes Bild von den dynamischen Störungen während der Atmung und beim Husten (DI RIENZO, 1949).

Präoperativ sollte der Bronchialbaum beider Lungenseiten dargestellt werden, da Bronchiektasen in fast der Hälfte der Fälle doppelseitig vorkommen (CLARK, 1963). Zur Auffüllung poststenotischer oder durch Parenchymprozesse bedingter Bronchiektasen ist meist eine gezielte selektive Katheterisierung erforderlich, da in diesen Gebieten der periphere Sog auf das Kontrastmittel weitgehend fehlt (STUTZ u. VIETEN, 1955).

Differentialdiagnose. Ringförmige Aufhellungen mit zarter Begrenzung treten bei intrapulmonalen bronchogenen Zysten als angeborene Veränderung auf. Sie sind in allen Lappen zu finden. Bei Sekretretentionen werden sie mit Flüssigkeit gefüllt (HUZLY,

1973). Infektionen spielen sich in den Hohlräumen und im umgebenden Gewebe ab. Die Zystengröße unterliegt Schwankungen, wenn ein Ventil am Zysteneingang wirksam wird. Hierdurch können erhebliche Überblähungen auftreten (kongenitale Ballonzysten, SCHULZE, 1969).

Kleine multiple bronchioläre Zysten zeigen das Bild der Wabenlunge, die von der honeycomb-lung als Endzustand der interstitiellen Fibrose mit den kleinen Hohlräumen alveolären Ursprungs zwar ätiologisch, aber meist nicht röntgenologisch zu unterscheiden ist. Die Bezeichnung Wabenlunge wird dabei im Hinblick auf die morphologische Gleichförmigkeit und nicht als pathologische Einheit verstanden (KARTAGENER, 1956; UEHLINGER, 1969; GIESE, 1960; SCHULZE, 1969).

Eine Klassifizierung der angeborenen und erworbenen broncho-alveolären Zysten ge-

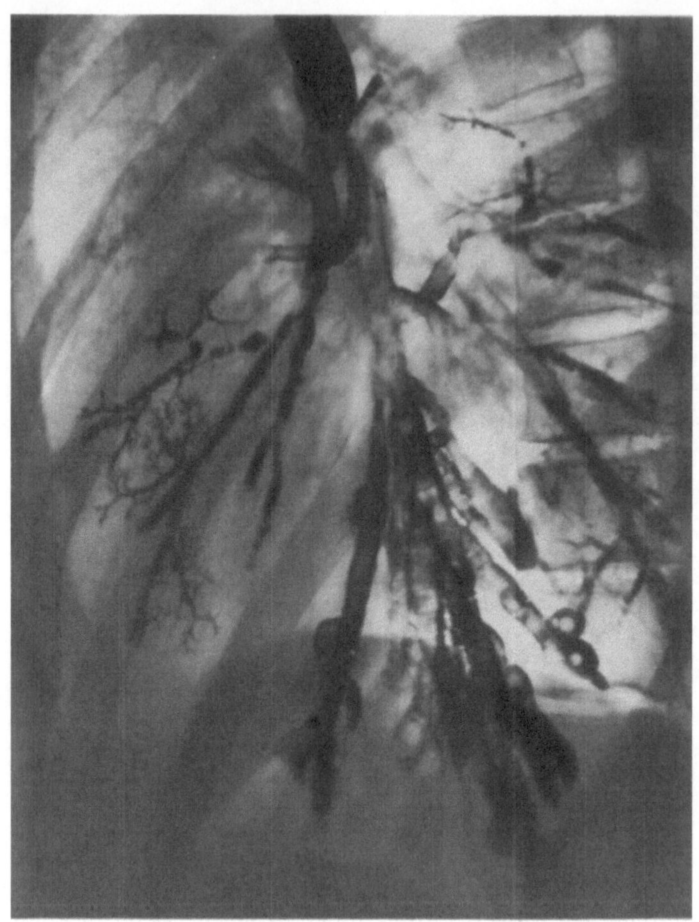

Abb. 33. Bronchogramm: Variköse Bronchiektasen in den basalen Unterlappensegmenten. Chronische Bronchitis der Lingulabronchien

ben Willis und Almeyda (1943). Dabei werden solitäre und multiple Alveolarzysten (zystisches Emphysem) sowie solitäre und multiple Bronchialzysten (zystische Bronchiektasie) unterschieden. Vor allem solitäre Alveolar- und Bronchialzysten sind ausdehnbar und können zu Riesenzysten anwachsen, die die gesunde Lunge verdrängen und dem Riesenblasenemphysem gleichen. Röntgenologisch sind die angeborenen alveolären und bronchiolären Zysten, die in Ein- oder Mehrzahl vorkommen, von erworbenen Hohlräumen (Pneumatozele, gesäuberte Kaverne oder Abszeßhöhle, Emphysemblase, Riesenblase), wenn sie in einer sonst nicht veränderten Lunge liegen, kaum zu unterscheiden. Die erworbenen Hohlräume zeigen im zeitlichen Verlauf aber häufiger Größenschwan-

kungen. Die erworbene Wabenlunge (honeycomb-lung) stellt das Endstadium interstitieller Lungenprozesse mit fibrozystischem Umbau dar (Oswald u. Parkinson, 1949; Uehlinger u. Schoch, 1957) und entspricht der muskulären Lungenzirrhose (von Stössel, 1937), der emphysematösen Lungensklerose (Otto, 1970) und dem Hamman-Rich-Syndrom.

V. Das interstitielle Lungenemphysem

Das interstitielle Lungenemphysem zeigt lineare und bläschenförmige Luftansammlungen entlang der Bronchuswände. Häufig besteht gleichzeitig ein Pneumomediastinum, Hautemphysem und Pneumothorax. Durch traumatische Genese erfolgt der Lufteintritt ins peribronchiale, perihiläre und subpleurale Interstitium in Verbindung mit einem Thoraxtrauma, künstlicher Beatmung, Intubationsnarkose und stärkerem Pressen während der Geburt. Ein interstitielles Emphysem kann weiter bei einer Bronchiolitis, im Asthmaanfall, beim bullösen Emphysem und bei interstitiellen Entzündungen und Fibrosen beobachtet werden.

VI. Das regionale Emphysem

Regionale Emphyseme treten als Zonen vermehrten Luftgehaltes in einer normalen Lunge auf oder kommen als Bezirke stärkerer Überblähung bei einem allgemeinen Emphysem vor. Sie bestehen als einzelne oder multiple aufgeblähte Lungenareale bei einer bronchiolären Stenose und bei kollateraler Ventilation. Sie sind als Emphysemblasen oder bullöses Emphysem durch eine feine lineare Struktur abgegrenzt. Diese Begren-

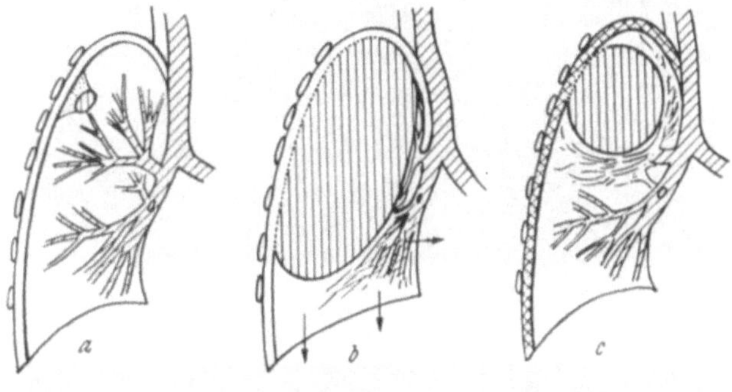

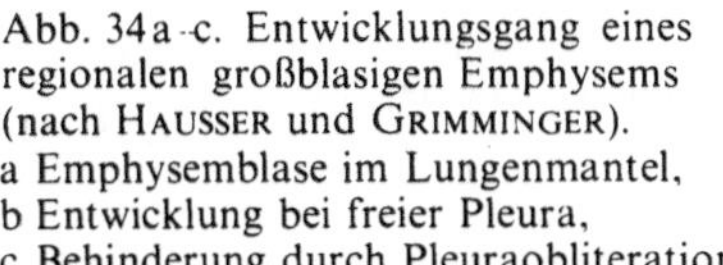

Abb. 34a–c. Entwicklungsgang eines regionalen großblasigen Emphysems (nach HAUSSER und GRIMMINGER).
a Emphysemblase im Lungenmantel,
b Entwicklung bei freier Pleura,
c Behinderung durch Pleuraobliteration

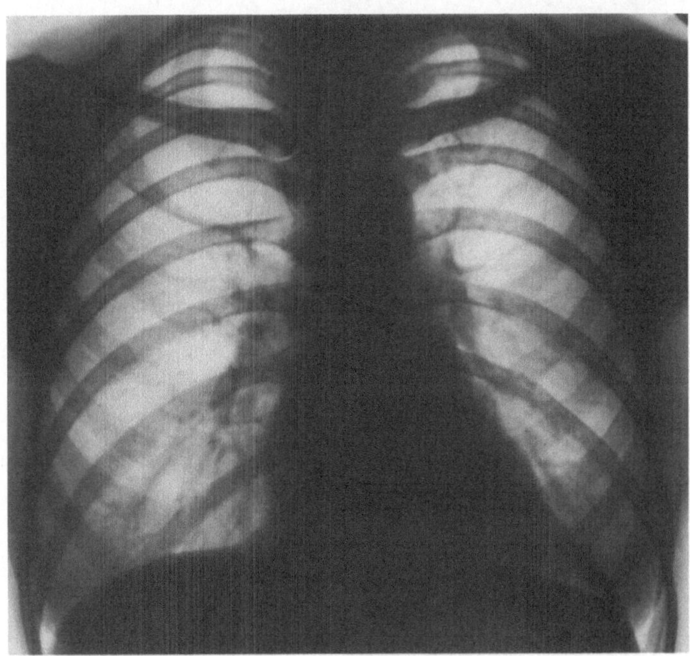

Abb. 35. Emphysemblase in den oberen Teilen des rechten Oberlappens

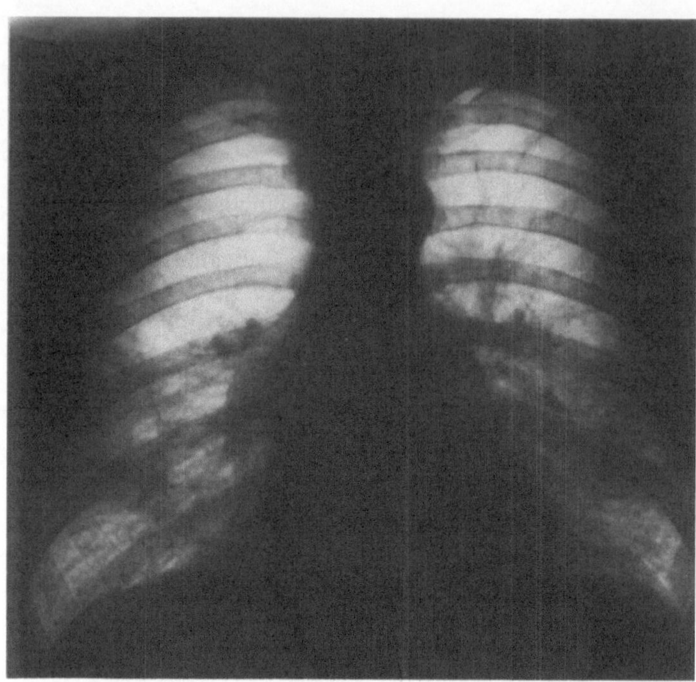

Abb. 36. Große Emphysemblase im rechten Oberlappen und mehrere kleine im linken Oberlappen. Starke Reduktion der Gefäße. Kompression der Lunge in der unteren Thoraxhälfte

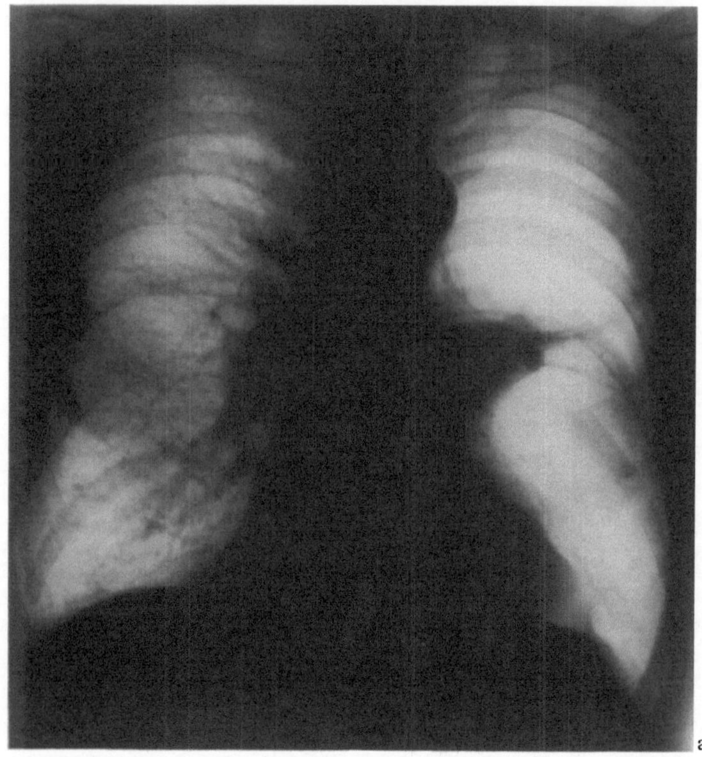

Abb. 37a–c. Mehrere großblasige Emphyseme in der linken Lunge
(a) Übersichtsbild pa.
(b) Übersichtsbild seitlich.
(c) Pulmonalisangiogramm

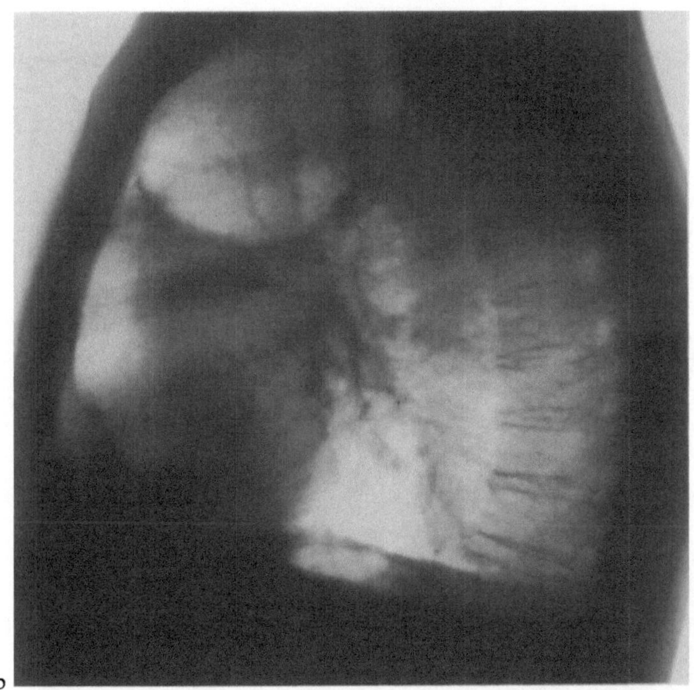

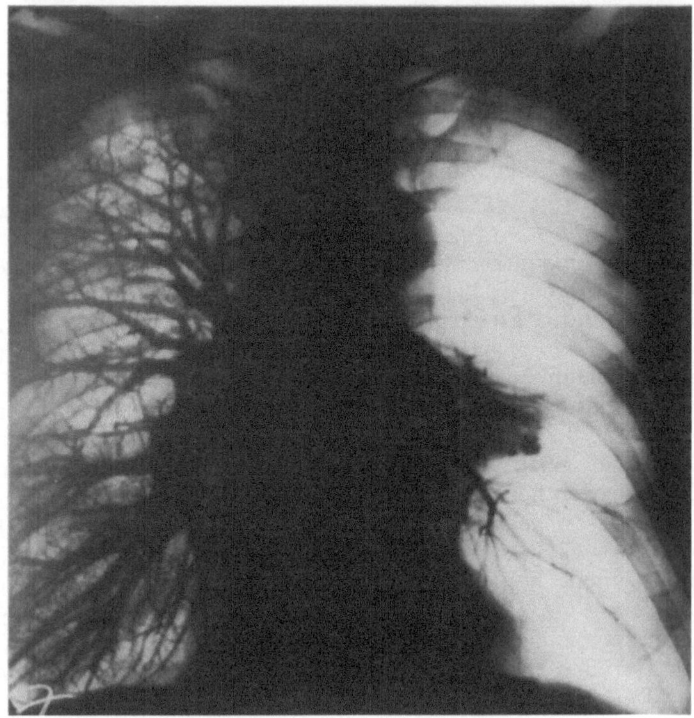

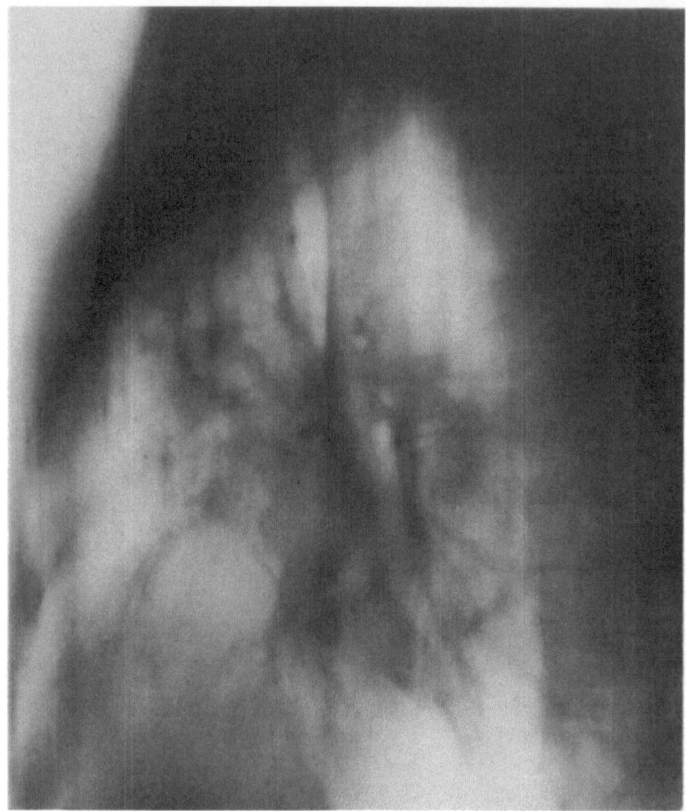

Abb. 38. Seitliches Tomogramm, Emphysemblasen in Segment 1 u. 2 sowie im Mittellappen mit gefäßarmen Arealen, Verlagerung der Gefäße und Kompression der anliegenden Lungenpartien

zung wird durch bindegewebige Septen, Pleura und komprimiertes Lungengewebe hervorgerufen (SCHULZE, 1969; FRASER u. PARÉ, 1970).

Das *subpleurale Mantelemphysem, das paraseptale Emphysem* und das *» Spitzennarbenemphysem«* entwickeln sich in Anlehnung an ortsständige Strukturen, wobei infolge des Verlustes der Bronchialverspannungen bei Schwielen und Narben ein »air-trapping« mit Blasenbildung auftritt (HARTUNG, 1964; OTTO, 1970). Diese umschriebenen lokalen Vorgänge rufen keine klinisch-manifesten Beschwerden hervor.

Das *regionale progressive bullöse Emphysem* entwickelt sich aus kleinen Überblähungszonen, breitet sich bei freier Pleura subpleural aus, verdrängt das umgebende elastische Lungengewebe mit den Bronchien und Gefäßen und kann zu einer Verlagerung der Lungenwurzel und zu einer kaudalen Verdrängung des Zwerchfells führen. Bei pleuralen Verklebungen ist die Ausdehnung der Emphysemblasen meist behindert (HAUSSER u. GRIMMINGER, 1957), s. Abb. 34.

Befunde im Röntgenbild. Die randständigen subpleuralen Emphysemblasen sind im Röntgenbild als zart begrenzte Aufhellungen zu erkennen (Abb. 35). Sie können sich mit der Zeit zur Tiefe hin ausdehnen, zu größeren Emphysemblasen und zum Riesenblasenemphysem entwickeln (Abb. 36). Sie treten bevorzugt im Oberlappen auf (BOUSHY, KOHEN, BILLIG u. HEIMAN, 1968; VIOLA u. ZUFFARDI, 1966; HAUSSER u. GRIMMINGER, 1957). In den aufgehellten Zonen fehlen die Gefäße, oder nach dem Untergang größerer Lungenparenchymbezirke bleiben in den weitgehend strukturlosen Arealen feine Strichschatten sichtbar, die Gefäßresten entsprechen. Wenn sich in einem umschriebenen Lungenareal mehrere benachbarte Emphysemblasen entwickelt haben, so sind die Gefäße meist erhalten, erscheinen aber häufig verlagert und verschmälert.

Während der Exspiration verkleinern sich die Emphysemblasen nicht, teils werden sie durch Kollateralventilation eher größer (VAN ALLEN, 1932; GIESE, 1960). Die gesunde Lunge ist im Exspirium dann weiter komprimiert und bei entsprechender Größe der Emphysemblase erfolgt eine Verlagerung des Mediastinums zur nicht betroffenen Seite.

Durch die Tomographie, Bronchographie und Angiographie sind die Ausdehnung der Emphysemblasen und die komprimierten Bezirke mit den Gefäßen zu erfassen (Abb. 37 u. 38). Die erhaltenen Gefäße und Bronchien zeigen an, daß der eigentliche Ausgangsbezirk der Überblähung und Destruktion häufig im Lobulusbereich liegt. Das Bronchogramm weist oft auch Zeichen einer chronischen Bronchitis auf.

Die in mehreren Bezirken auftretenden, schnell fortschreitenden großblasigen Emphyseme sind aufgrund ihres klinisch-röntgenologischen Aspektes »progressive Lungendystrophie« (HEILMEYER u. SCHMIDT, 1956) oder »*vanishing lung*« (BURKE, 1937; ALLISON, 1942) bezeichnet worden. Die zunächst angenommene vaskulär-atrophische Genese der progressiven Veränderungen hat sich nicht bestätigt. Sowohl röntgenologische Beobachtungen (HAUSSER u. GRIMMINGER, 1957) als auch pathologisch-anatomische Untersuchungen (GIESE, 1959; HARTUNG, 1958) haben gezeigt, daß eine Bronchiolenstenose dem expansiven Prozeß zugrunde liegt und ein multifokales bullöses Emphysem besteht.

VII. Das kongenitale lobäre Emphysem

Kongenitale oder neonatale lobäre Emphyseme sind auf verschiedene Obstruktionsmechanismen zurückzuführen (STOVIN, 1959). Sie werden bevorzugt im linken Oberlappen und weniger häufig im rechten Ober- und Mittellappen beobachtet (REID, BARCLAY, STEVENSON u. WELSH, 1966). Als Ursachen kommen Gefäßanomalien und Bronchusdysplasien in Frage. Gefäßanomalien, wie ein abnorm großer Ductus arteriosus, eine anormal verlaufende Pulmonalvene, ein anormaler Abgang der linken Pulmonalarterie oder andere Gefäßanomalien bewirken durch Druck von außen die Einengung eines großen Bronchus und führen zur Überblähung der zugehörigen Lungenabschnitte. Bei kongenitalen Herzanomalien sind lobäre Emphyseme häufiger beobachtet worden (COTTOM u. MYERS, 1957; STAPLE, HUDSON, HARTMANN, MCALISTER, 1966). Auch Fehlbildungen und Hypoplasien der Bronchialknorpel können durch eine exspiratorische Ventilwirkung zu lobären Überblähungen führen (LEAPE u. LONGINO, 1964; SAXTON, 1957; STOVIN, 1959). Als weitere Ursache muß eine neonatale Infektion angenommen werden. Auch als Folgezustand eines Atemnotsyndroms kann sich außer der meist diffus verteilten bronchopulmonalen Dysplasie ein lobäres Emphysem entwickeln (SIMON, 1971).

Röntgenbefunde. Das röntgenologische Erscheinungsbild wird bestimmt durch eine lobäre Überblähung mit Kompression der übrigen Lungenteile, einem Tiefertreten der betroffenen Zwerchfellhälfte und einer mediastinalen Verlagerung zur gesunden Seite (Abb. 39). Die Gefäßzeichnung im betroffenen Lungenareal ist vermindert. Infolge des »air trapping« fehlt die exspiratorische Volumenverkleinerung. In seltenen Fällen erfolgt im überblähten Lappen der Austritt einer eiweißreichen Flüssigkeit in die Alveolen, so daß die Transparenz im Lungenbild herabgesetzt wird (FRANKEN u. BUEHL, 1966).

Zur Differentialdiagnose sind Röntgenaufnahmen mit einer scharfen Abbildung und hohen Auflösung erforderlich, da beim kongenitalen lobären Emphysem im Gegensatz zur kongenitalen Lungenzyste und zum Pneumothorax häufig eine feine Gefäßstruktur nachzuweisen ist. Kompensatorisch vergrößerte Lungenteile lassen demgegenüber meist eine deutlichere Gefäßzeichnung erkennen, und die Hinweise auf ein »air-trapping« fehlen.

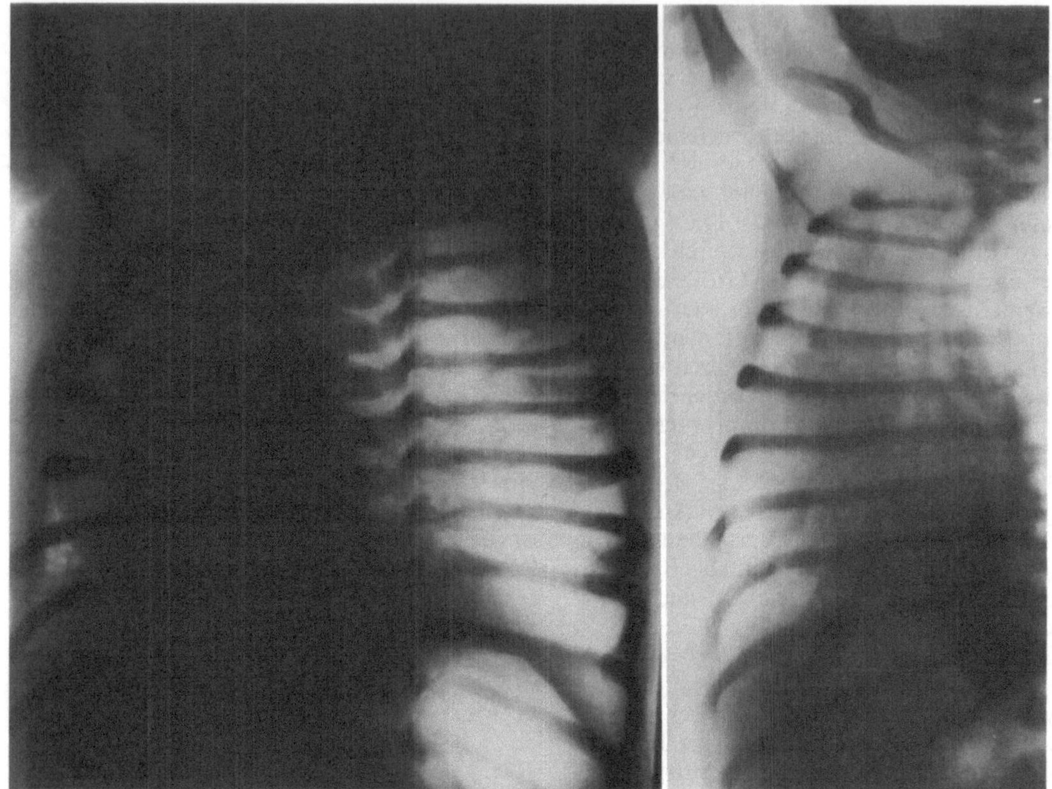

a
b

Abb. 39a u. b. Lobäres Emphysem des linken Oberlappens bei 14 Tage altem Säugling. (a) starke Überblähung des linken Oberlappens mit Verlagerung des Mediastinums nach rechts und Tiefstand des linken Zwerchfells. (b) Ausschnittsbild mit höherem KV-Wert. Abbildung der zentralen Bronchien. Stark zugespitzte Bifurkation. Der linke Unterlappenbronchus zieht senkrecht nach kaudal, der linke Oberlappenbronchus zur Überblähungszone

VIII. Das unilaterale oder lobäre Emphysem

[Swyer-James- (1953) oder MacLeod-Syndrom (1954)].

Bei diesem Krankheitsbild, das häufig erst beim Erwachsenen erkannt wird, besteht eine erhöhte Transparenz einer Lungenseite oder eines Lungenlappens im Röntgenbild. Meist finden sich in der Anamnese Angaben, die auf eine akute Erkrankung der tiefen Atemwege, vor allem einen Virusinfekt, eine Bronchitis oder Bronchiolitis mit Parenchymdestruktion (Reid u. Simon, 1962; Houk, Kent u. Fosburg, 1967; Leahy, 1961) oder eine Fremdkörperaspiration

(Margolin, Rosenberg, Felson u. Baum, 1959) in der Kindheit hinweisen.

Röntgenbefunde. Der Transparenzunterschied und die einseitige oder auf einen Lappen beschränkte verminderte Gefäßzeichnung fallen im Röntgenbild auf. Der Hilus ist verkleinert, aber in seinem Grundaufbau im Gegensatz zur einseitigen Pulmonalarterienatresie abgrenzbar (Abb. 40). Das Volumen des betroffenen Lungenbezirkes ist entweder im Vergleich zum Normalzustand gleich groß oder gering vermindert, selten einmal leicht vermehrt. Je früher die Grunderkrankung abgelaufen ist, um so stärker ist die weitere Lungenentwicklung behindert und das Volumen des betroffenen Lungenbezirkes vermindert. Für die Diagnostik ist der

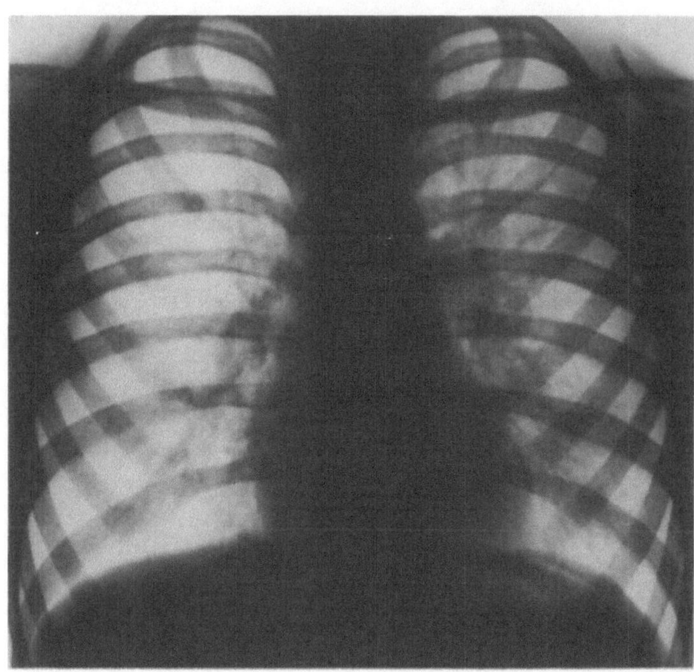

Abb. 40. Unilaterales Emphysem rechts (MacLeod-Syndrom)

Nachweis einer exspiratorischen Ventilstenose durch Bronchusobstruktion z.T. mit Mediastinalverlagerung und eingeschränkter Zwerchfellbeweglichkeit von entscheidender Bedeutung.

Im Bronchogramm sind die größeren Bronchien erweitert; zur Peripherie hin verjüngen sie sich stark. Die Kontrastmittelsäule bricht im Lungenmantel ab und dringt nicht weiter in die Peripherie vor. Das Pulmonalisangiogramm zeigt auf der kranken Seite kleine Hilusgefäße und schmale periphere Zweige in den veränderten Lungenteilen. In der gesunden Lunge sind die Gefäße weitergestellt infolge der kompensatorischen aktiven Hyperämie.

IX. Asthma bronchiale

Das Asthma bronchiale ist durch eine reversible intermittierende bronchiale Obstruktion bedingt, an der ein Bronchusspasmus, Sekretionsanomalien und ein Schleimhautödem mit unterschiedlichem und wechselndem Ausmaß beteiligt sind. Ätiologisch spielen eine Allergie, Infektionen und ungeklärte Faktoren eine Rolle.

Röntgenbefunde im Übersichtsbild. Die meisten Kranken mit einem Asthma zeigen keine Veränderungen im Röntgenbild. Im *Asthmaanfall* treten aber die Zeichen einer Bronchiolenobstruktion mit Überblähung auf. Sie sind bei Kindern deutlicher als bei Erwachsenen, deren Asthma erst spät manifest wurde. Das Lungenvolumen ist vergrößert und der Retrosternalraum erweitert. Das Zwerchfell steht tief, ist leicht abgeflacht und weniger beweglich. Die Gefäße erscheinen bei annähernd normaler Weite gestreckt und bei ungleichmäßiger Überblähung sind sie peripher unregelmäßig angeordnet. Die Hilusgefäße treten deutlicher hervor. Das Herz ist steilgestellt und erscheint schmal.

Bei Kindern kann auch in der anfallsfreien Zeit ein Volumen pulmonum auctum bestehen (Abb. 41). Im Intervall lassen sich paarig-parallele feine Streifenschatten (tramline-shadow) durch verdickte Bronchialwände

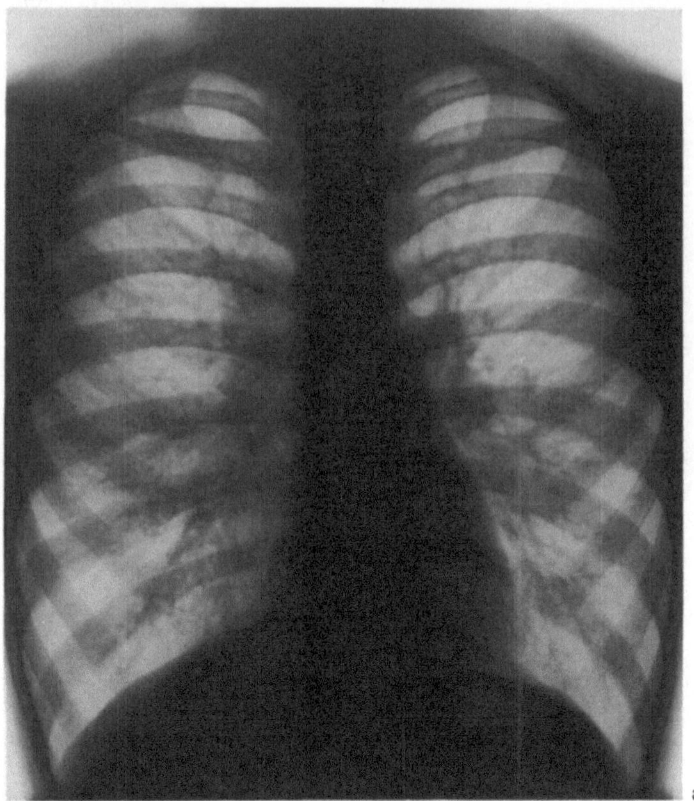

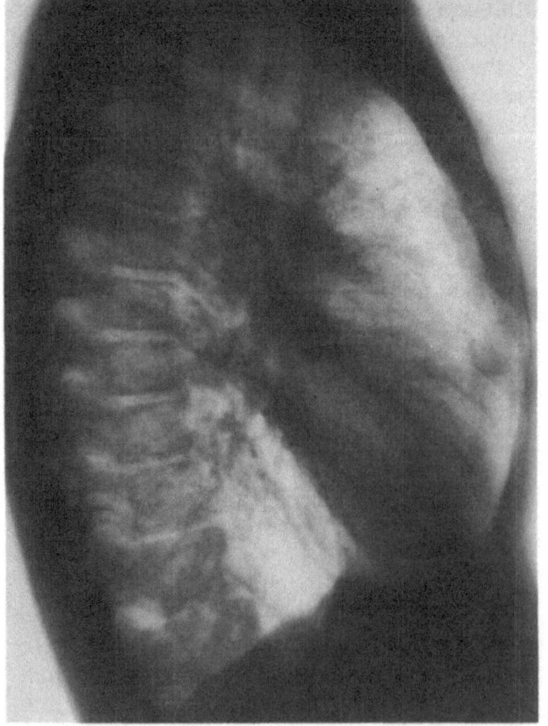

Abb. 41a u. b. 12jähriges Kind mit Asthma bronchiale. Volumen pulmonum auctum. Vergrößerter Tiefendurchmesser des Thorax, gestreckte Gefäße, die im Lungenmantel unregelmäßig angeordnet sind. Verdickte Bronchialwände (tramline-shadow)

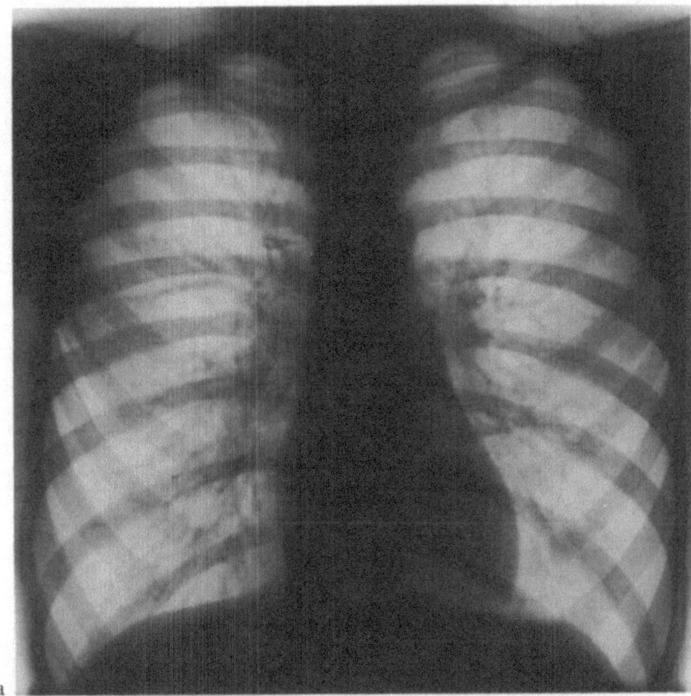

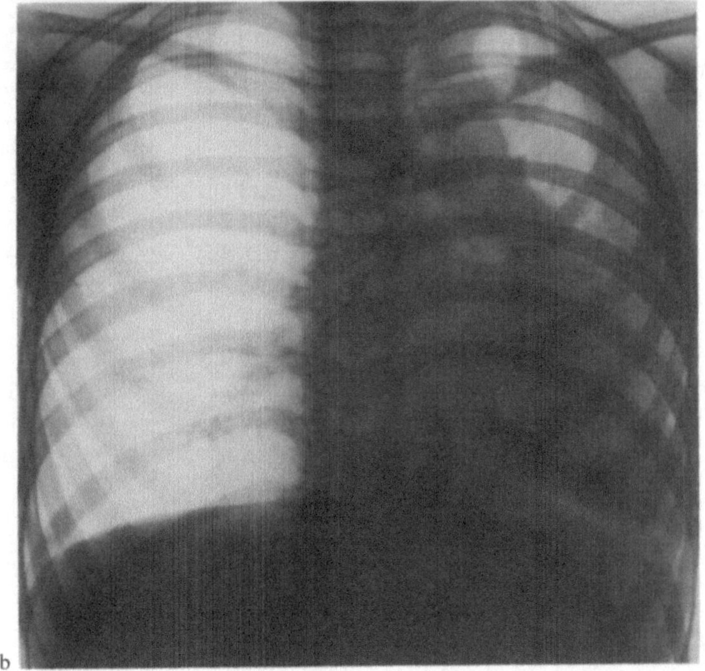

Abb. 42a u. b. 10jähriges Kind mit
Asthma bronchiale. (a) Volumen
pulmonum auctum. Im 3. ICR
rechts breiter bandförmiger Schatten
durch sekretgefüllten Bronchus. (b)
gleicher Patient. 5 Monate später.
Atelektase des linken Unterlappens
und der Lingula mit Überblähung
der rechten Seite und Verlagerung
des Mediastinums nach links.
Asthma bronchiale mit
Sekretverstopfung des linken
Unterlappenbronchus und des
Lingulabronchus

nachweisen. Durch eingedicktes Sekret aus-
gefüllte und erweiterte Segment-, Subseg-
ment- und prälobuläre Bronchien (Mucoid-
impaction nach Shaw) rufen bandförmige
Schatten hervor (Abb. 42), die nach Abhusten schnell verschwinden, aber auch über
längere Zeit fortbestehen können. Die Bronchien sind dabei erweitert, und die Schatten
erscheinen breiter als die in gleicher Lage
verlaufenden Gefäße. Wenn die Sekretauf-
füllung über eine Bronchusverzweigung hin-
ausgeht, entstehen V- und Y-förmige Schatten (Greer, 1957). Die Auffüllung mehrerer
Bronchien mit distaler Verjüngung ruft einen
handschuhfingerartigen Schatten hervor
(glove-finger-shadow nach Simon, 1975).
Wenn die Auffüllung der erweiterten Bronchien über Wochen oder Monate fortbestan-
den hat, und dann eine Säuberung durch Abhusten erfolgt, kann an dieser Stelle eine
proximal im Lungenkern gelegene Bronchusausweitung nachzuweisen sein (Fraser u.
Paré, 1970).

Die Belüftung des peripheren Lungenparenchyms, das dem sekret- und schleimge-
füllten Bronchus vorgelagert ist, bleibt meist
durch Kollateralventilation erhalten. Eine
Volumenminderung ist an der Verlagerung
der Interlobärfissuren oder der größeren Gefäße zu erkennen.

Die Verlegung größerer Bronchien durch
zähen Schleim führt beim Asthma, vor allem
bei Kindern, zu meist flüchtigen Atelektasen
von Lobuli, Subsegmenten, Segmenten und
Lappen (Abb. 42b). Selten geht die Atelektase in eine Pneumonie über.

Die Auffüllung der Bronchiallumina mit
zähem Schleim ist, außer beim Asthma, wo
sie vor allem bei kindlichen Patienten auftritt, bei der chronischen Bronchitis (Johnson u. Sitalumsden, 1960; Hutcheson,
Shaw, Paulson u. Kee, 1960) und bei der
Mukoviscidose zu beobachten. Simon (1975)
zeigt sie bei Asthmakranken mit einer komplizierenden bronchopulmonalen Aspergillose.

Bronchographische Befunde. Im bronchographischen Bild (Abb. 43) des Asthmakranken fallen Spasmen großer Bronchien, die
als ringförmige Einschnürungen oder lang-
streckige Engstellungen der Segment- und

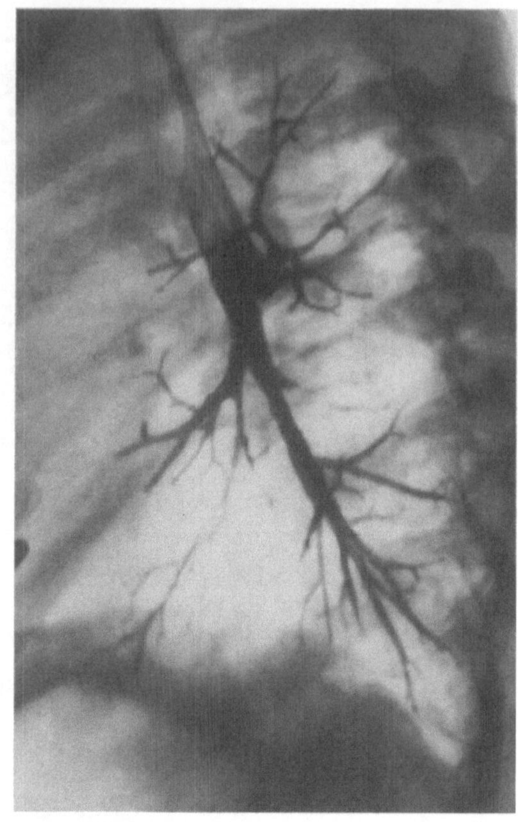

Abb. 43. Bronchogramm bei 12jährigem Kind mit
Asthma bronchiale. Allgemeine Engstellung der Bronchien

Subsegmentäste auftreten, Kaliberschwan-
kungen, ein fehlendes Vordringen des Kontrastmittels zur Peripherie, Sekretaussparun-
gen und eine unregelmäßige Ventilation auf
(Di Rienzo u. Weber, 1960; Turiaf u.
Georges, 1964; Huzly, 1973). Darüber hinaus finden sich lokalisierte Bronchiektasen
bevorzugt in proximalen Bronchusabschnitten.

Angiographisch besteht im Asthmaanfall
eine regionale Minderdurchblutung der peripheren Lunge als Folge des erhöhten intraalveolären Druckes (Milne u. Bass, 1969;
Mishkin, Wagner u. Tow, 1968).

X. Veränderungen des Herzens bei chronisch obstruktiven Lungenerkrankungen

Veränderungen der Lage, Form und Größe des Herzens treten bei chronisch obstruktiven Lungenerkrankungen als Folge des vergrößerten Lungenvolumens, des Zwerchfelltiefstandes und der Erhöhung des pulmonalarteriellen Druckes auf.

1. Das kleine Herz beim Emphysem

Das Herz tritt beim Emphysem mit dem Zwerchfelltiefstand als Ganzes kaudalwärts, rotiert um seine Längsachse nach rechts und beide Kammern schwenken nach medial unten (ZDANSKY, 1963). Das Cor steht steiler, und die Herzränder, vor allem der linke, erscheinen verlängert. Die Herzbucht ist abgeflacht. Der Transversaldurchmesser wird verkleinert. Da sich der linke und der rechte Medianabstand annähern, wird vom median-gestellten Herzen gesprochen. Die Auflagefläche des Herzens auf dem Zwerchfell ist verkleinert. Bei extremem Zwerchfelltiefstand fehlt die Auflage völlig. Es besteht ein Tropfenherz. Durch eine starke Überblähung der Lunge kann sich das Herz in der Exspiration (s. Abb. 24) infolge der intrathorakalen Drucksteigerung verkleinern (ZDANSKY, 1963). Das kleine, median-gestellte Emphysemherz zeigt keine Vergrößerung des Pulmonalissegmentes und keine Zeichen einer pulmonalen Hypertonie an den zentralen Pulmonalgefäßen.

2. Das Cor pulmonale chronicum

Eine Druckerhöhung in der A. pulmonalis bei chronischobstruktiver Lungenerkrankung, chronischalveolärer Mangelventilation oder erheblich rarifiziertem Lungengefäßsystem führt zum Cor pulmonale mit Veränderungen von Herzform und Größe sowie zu einer Dilatation des Pulmonalisstammes und der zentralen Lungenarterien mit einer Engstellung der peripheren Äste. In Höhe der Segment- und Subsegmentarterien fällt dabei ein Kalibersprung auf. Die Hilusstämme der Arterien wirken amputiert (STEINER, 1958; GOODWIN, 1958).

Die Änderungen der Herzsilhouette hängen, außer vom Zwerchfelltiefstand (ZDANSKY, 1963), von der Dauer der pulmonalarteriellen Druckerhöhung und vom Zustand des Myokards ab (FELIX, 1977). Mehrere Stadien lassen sich im röntgenologischen Erscheinungsbild des chronischen Cor pulmonale unterscheiden (REINDELL u. E. DOLL, 1965; THURN, 1968; FELIX, 1977).

Die Druckbelastung des rechten Herzens führt im 1. Stadium (Abb. 44) zu einer konzentrischen Hypertrophie der Wand des rechten Ventrikels mit einer Minderung des Restvolumens (LINZBACH, 1952; REINDELL u. Doll, 1965). Da die Förderleistung des gesamten Herzens meist sinkt, erscheint das Herz insgesamt kleiner (ZDANSKY, 1963). Nur der Conus pulmonalis wölbt sich leicht vor. Die Prominenz ist im ersten schrägen Durchmesser besser nachzuweisen als im p.a. Bild.

Im zweiten Stadium nimmt infolge einer beginnenden Rechtsinsuffizienz das systolische Restblut im rechten Ventrikel zu. Die Dilatation greift vom muskelschwachen Conus pulmonalis auf die übrige rechte Ausflußbahn über. Es besteht ein rechtsbetontes Herz mit dem Zeichen einer »Rechtsasymmetrie« (REINDELL, 1965). Das kleine Cor pulmonale des 1. Stadiums nimmt an Größe zu, überschreitet aber insgesamt nicht den Normalbereich. Der Tiefendurchmesser des Herzens wird ebenfalls größer. Der Conus pulmonalis springt stärker vor, und der Retrosternalraum ist durch die verlängerte Ausflußbahn verkleinert.

Das dritte Stadium des Cor pulmonale chronicum ist gekennzeichnet durch eine stärkere Dilatation des re. Ventrikels, dessen Einflußbahn zusätzlich ausgeweitet wird. Die Vergrößerung des Herzens erfolgt aber vorwiegend nach links (Abb. 45). Der linke Ventrikel wird nach dorsal verlagert. Die Herzspitze erscheint dadurch angehoben und abgerundet. Einer Rechtsverbreiterung liegt eine Vergrößerung des rechten Vorhofes zugrunde.

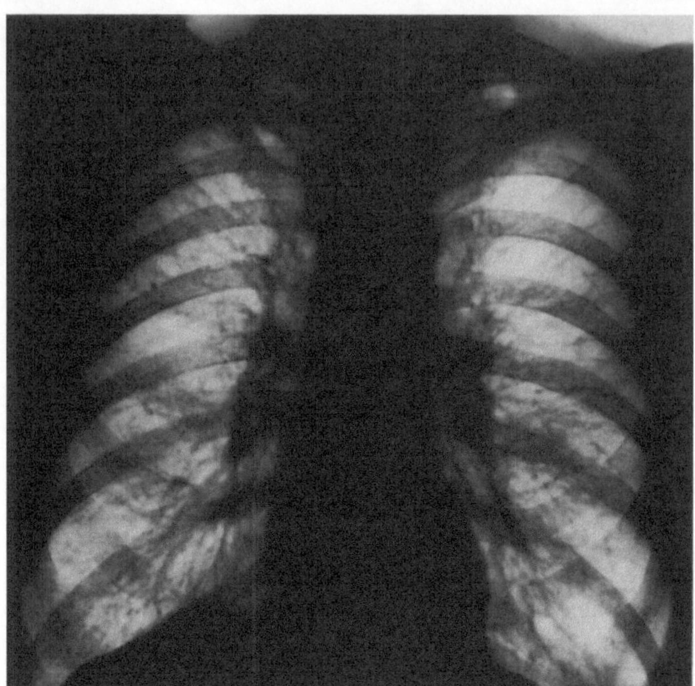

Abb. 44. Kleines Cor pulmonale chronicum (Stadium I) bei Emphysem mit chronischer Bronchitis

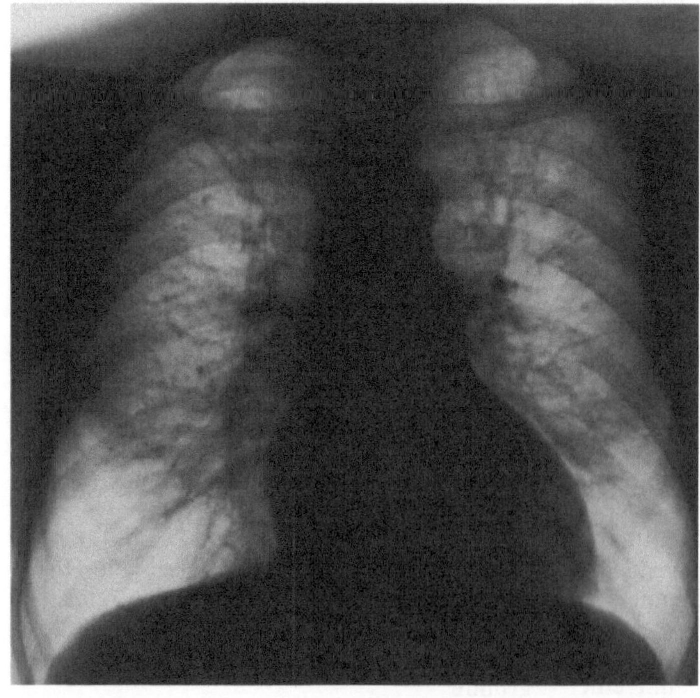

Abb. 45. Cor pulmonale chronicum (Stadium III) bei zentrilobulärem Emphysem

Infolge einer Azidose und einer Hypoxämie kann in diesem Stadium auch eine Insuffizienz des linken Ventrikels eintreten. Diese führt zu einer Vergrößerung des linken Vorhofes und einer vermehrten Füllung der Lungenvenen, die vor allem in den oberen Lungenpartien im Röntgenbild deutlicher erkennbar ist.

Im 4. Stadium besteht eine deutliche Rechtsinsuffizienz mit einer relativen Trikuspidalinsuffizienz. Das Herz wird durch die Dilatation des re. Vorhofes zusätzlich stärker nach rechts vergrößert. Im Zwerchfellrippenwinkel können kleine Pleuraergüsse nachzuweisen sein.

In den verschiedenen Stadien gibt die Herzgröße keine zuverlässige Auskunft über die Leistungsfähigkeit des rechten Herzens. Noch normal große Herzen können bei Belastung, seltener aber auch schon in Ruhe insuffizient sein und vergrößerte, vor allem in Ruhe, noch die notwendige Leistung bringen.

Der beschriebene Form- und Größenwandel des rechten Herzens ist vor allem bei Lungenprozessen mit erhöhtem pulmonalarteriellem Druck und nur gering tiefer stehendem Zwerchfell nachzuweisen, wie es beim zentrilobulärem Emphysem der Fall ist.

Ein Zwerchfelltiefstand ändert das Röntgenbild des rechtsbelasteten Herzens beim Emphysem erheblich (ZDANSKY, 1963). Das Herz rotiert nach rechts, und die Verlängerung der Aus- und Einflußbahn erfolgt nach kaudal. Das Cor pulmonale chronicum erscheint so längere Zeit mediangestellt und klein. Auch die Verlängerung der Einflußbahn nach links im Stadium 3 wird erst später deutlich erkennbar. Am ehesten ist noch eine Zunahme des Tiefendurchmessers festzustellen. Der vorspringende Conus pulmonalis ist oft erst im 1. schrägen Durchmesser eindeutig darzustellen. Wichtig sind die Beobachtung der erweiterten zentralen Hilusarterien und der Kalibersprung der Gefäße zur Peripherie.

Literatur

ALLEN, C.M. VAN: Kollaterale Ventilation. 1. Vorhandensein kollateraler Verbindungen zwischen den Lungenläppchen. Z. Anat. Entwickl.-Gesch. **98**, 453 (1932)

ALLEN, C.M. VAN: Kollaterale Respiration. 2. Vorkommen kollateraler Respiration zwischen den Lungenläppchen. Z. Anat. Entwickl.-Gesch. **98**, 466 (1932)

ALLEN, C.M. VAN: Obstructive pulmonary emphysema and collateral respiration. Surg. Gynec. Obstet. **55**, 303–307 (1932)

ALLISON, ST.I.: The vanishing lung; report of a case of advanced bullous emphysema. Ann. intern. Med. **17**, 139–148 (1942)

ANACKER, H.: Lungenkrebs und Bronchographie. Stuttgart: Georg Thieme 1955.

ANACKER, H., STENDER, H.ST.: Krankheiten der Lunge. In: Klinische Röntgendiagnostik innerer Krankheiten (Hrsg. R. HAUBRICH). Berlin-Göttingen-Heidelberg: Springer 1963

ANGERSTEIN, W.: Lungenfunktionsprüfung mit Röntgenstrahlen. I. Allgemeine Grundlagen. Fortschr. Röntgenstr. **101**, 583–591 (1964).

ANGERSTEIN, W.: II. Fragen der Methodik. Fortschr. Röntgenstr. **106**, 848–853 (1967)

ASSMANN, H.: Erfahrungen über die Röntgenuntersuchungen unter besonderer Berücksichtigung anatomischer Kontrollen. Jena: Gustav Fischer 1913

ASSMANN, H.: Die Bronchiektasen im Röntgenbild. Fortschr. Röntgenstr. **26**, 311 (1918/19)

ASSMANN, H.: Untersuchungen zur Frage der Lungenzeichnung. Münch. med. Wschr. **1920**, 134

ASSMANN, H.: Die Bedeutung der Röntgenuntersuchung von Lungen und Mediastinum für die innere Medizin. Fortschr. Röntgenstr. **36**, 543–562 (1927)

BANYAI, A.L.: Radiological measurements of the respiratory motion of the pneumothorax lung. Amer. Rev. Tuberc. **36**, 740 (1937)

BANYAI, A.L.: The roentgenologic chest volume for estimating vital capacity. Amer. J. Roentgenol. **37**, 494–497 (1937)

BARDEN, R.P.: The interpretation of some radiologic signs of abnormal pulmonary function. Radiology **59**, 481–486 (1952)

BARDEN, R.P.: Clinical radiology and studies of pulmonary function. Amer. J. Roentgenol. **77**, 1085–1087 (1957)

BARDEN, R.P., COMROE, J.H., JR.: Roentgenologic evaluation of pulmonary function: Correlation with physiologic studies of ventilation. Amer. J. Roentgenol. **75**, 668–681 (1956)

BARNHARD, H.J., PIERCE, J.A., JOYCE, J.W., BAYES, J.H.: Roentgenographic determination of total lung capacity. Ann. J. Med. **28**, 51–60 (1960)

BATES, D., GORDON, G., DAHL, G.: Chronic bronchitis. Med. Serv. J. Canada **22**, 1–59 (1966)

BENASSI, E.: Bronchitisformen mit Störungen der Lungenventilation. Fortschr. Röntgenstr. **101**, 592–601 (1964)

BERNADAC, P., POLU, J.M.: Radiological diagnosis of pulmonary emphysema. Progr. Resp. Res. **10**, 61–80 (1976)

Bernard, E., Gamain, B.: Bronchographie clinique. 1 vol., 193 p. Paris: Masson, éd. 1961

Bohlig, H.: Lungenemphysem und akute Lungenblähung. In: Lehrbuch der Röntgendiagnostik, Bd. IV/2, S. 181–204. Hsg. H.R. Schinz u.a. Stuttgart: Thieme 1973

Bolt, W., Forssmann, W., Rink, H.: Selektive Lungenangiographie. Stuttgart: Thieme 1957

Boushy, S.F., Kohen, R., Billig, D.M., Heiman, M.J.: Bullous emphysema: clinical, roentgenologic and physiologic study of 49 patients. Dis. Chest 54, 327–334 (1968)

Boushy, S.F., Haboumrad, M., North, L.B., Helgason, A.H.: Lung recoil pressure, airway resistance and forced flows related to morphologic emphysema. Amer. Rev. resp. Dis. 104, 551–561 (1971)

Brun, J., Buffard, P., Combey, P.: Formes radiologiques de l'emphysème bulleux localisé ou disséminé, révélé par des processus infectieux ou tuberculeux. J. Radiol. Électrol. 38, 962–967 (1957)

Brun, J., Dufourt, A., Viallier, J.: Tuberculoses emphysémateuses. Emphysème bulleux pseudo-cavitaire et emphysème bronchiectasique. Rev. lyon. Méd. 3, 209 (1954)

Brun, J., Magnin, F., Feroldi, J.: Les dystrophies bulleuses du poumon tuberculeux: Documentation anatomique et radio-clinique. Rev. Tuberc. (Paris) 25, 191–212 (1961)

Burke, R.: Vanishing lungs. A case report of bullous emphysema. Radiology 28, 367–371 (1937)

Clark, N.S.: Bronchiectasis in childhood. Brit. med. J., 1, 80–89 (1963)

Cottom, D.G., Myers, N.A.: Congenital lobar emphysema. Brit. med. J. 1, 1394–1396 (1957)

Cudkowicz, L.: The human bronchial circulation in health and disease. 1 vol., 424 p. Baltimore: Williams et Wilkins Ly., éd. 1968

Cudkowicz, L., Armstrong, J.B.: The bronchial arteries in pulmonary emphysema. Thorax 8, 46–58 (1953)

Dahm, M.: Atmungshemmungen bei pathologischen Zuständen. In: Stumpf, Weber, Weltz, Röntgenkymographische Bewegungslehre innerer Organe. Leipzig: Georg Thieme 1936

Dekker, E.: Quelques notions sur le calibre trachéo-bronchique et son influence sur la ventilation. Bronches 11, 26–32 (1961)

Dekker, E., Liedeborn, R.C.: Compression of the tracheo-bronchial tree by the action of the voluntary respiratory musculature in normal individuals and in patients with asthma and emphysema. Amer. J. Roentgenol. 85, 217–228 (1961)

DiRienzo, S.: Radiologic Exploration of the Bronchus. Springfield, Ill.: Charles C Thomas 1949

Dotter, C.T., Steinberg, J.: Angiocardiographic measurement of the normal great blood vessel. Radiology 52, 353–357 (1949)

Duinker, N.W., Huizinga, H.: The ›flowers‹ in bronchography. Thorax 17, 175–178 (1962)

Dulfano, M.J., DiRienzo, A.: Laminagraphic observations of the lung vasculature in chronic pulmonary emphysema. Amer. J. Roentgen 88, 1043–1060 (1962)

Dussaut, M.A.: L'angiographie des artères bronchiques. Applications en pathologie thoracique. Thèse méd., Lyon, 1966

Eriksson, S.: Pulmonary emphysema and α-1-antitrypsin deficiency. Acta med. scand. 175, 197–205 (1964)

Esser, Cl.: Über hochgradige Schrumpfung ganzer Lungenlappen. Fortschr. Röntgenstr. 71, 28–54 (1949)

Esser, Cl.: Lungensegmente. Fortschr. Röntgenstr. 71, 395–402 (1949)

Esser, Cl.: Topographische Ausdeutung der Bronchien im Röntgenbild, II. Aufl. Stuttgart: Georg Thieme 1957

Epstein, B.S.: Roentgen kymography of diaphragm. Amer. J. Roentgenol. 74, 70–85 (1955)

Euler, U.S. von, Liljestrand, G.: Observations on the pulmonary arterial blood pressure. Acta physiol. scand. 12, 301 (1946)

Felix, R.: Das Cor pulmonale. In: Röntgenologische Differentialdiagnostik, Bd. I/2. Ed. W. Teschendorf, H. Anacker, P. Thurn. Stuttgart: G. Thieme 1977

Felix, R., Havers, L., Winkler, C., Düx, A., Boldt, C., Thurn, P., Claussen, G., Freiberger, P.: Der Pulmonalkreislauf bei Lungenblähung. Fortschr. Röntgenstr. 111, 55 (1969)

Felson, B.: Fundamentals of Chest Roentgenology. Philadelphia: W.B. Saunders 1960.

Felson, B., Felson, H.: Acute diffuse pneumonia of asthmatics. Amer. J. Roentgen 74, 235–241 (1955)

Ferlinz, R.: Lungen- und Bronchialerkrankungen. Stuttgart: G. Thieme 1974

Fischer, F.K.: Beiträge zur Kenntnis der Veränderungen im Bronchogramm bei chronischer Bronchitis. Fortschr. Roentgenstr. 72, 653–659 (1950)

Fleischner, F.G.: Unilateral pulmonary embolism with increased compensatory circulation through the unoccluded lung: roentgen observations. Radiology 73, 591–597 (1959)

Franken, E.A., Buehl, I.: Infantile lobar emphysema: report of two cases with unusual roentgenographic manifestation. Amer. J. Roentgen. 98, 354–357 (1966)

Fraser, R.G.: Measurements of the calibre of human bronchi in three phases of respiration by cinebronchography. J. Canad. Ass. Radiol. 12, 102–112 (1961)

Fraser, R.G., Bates, D.V.: Body section roentgenography in the evaluation and differentiation of chronic hypertrophic emphysema and asthma. Amer. J. Roentgenol. 82, 39–62 (1959)

Fraser, R.G., Fraser, R.S., Renner, J.W., Bernard, Ch., Fitzgerald, P.: The roentgenologic diagnosis of chronic bronchitis: A Reassessment with Emphasis on parahilar bronchi seen end-on. Radiology 120, 1–9 (1976)

Fraser, G., Macklem, P.T., Brown, W.G.: Airway dynamics in bronchiectasis: A combined cinefluorographic-manometric study. Amer. J. Roentgenol. 93, 821–835 (1965)

Fraser, R.G., Paré, J.A.P.: Diagnosis of Diseases of the Chest. Philadelphia-London-Toronto: W.B. Saunders 1970

Freimanis, A.K., Molnar, W.: Chronic bronchitis and emphysema at bronchography. Survey of diagnostic features obtained by receiving 2000 bronchograms. Radiology 74, 194–205 (1960)

FRIK, W., HESSE, R., ZEILHOFER, R.: Die Röntgendiagnostik des Lungenemphysems. Vergleiche mit spirometrischen und gasanalytischen Untersuchungen. Fortschr. Röntgenstr. 88, 125–133 (1958)

FUCHS, W.A.: Chronische bronchus-obstruktive Lungenerkrankungen. In: Röntgendiagnostik der Lunge. Hrsg. W.A. FUCHS und E. VOEGELI. Bern: Huber 1973

GALY, P.: Interprétation des images bronchographiques dans la bronchite chronique. Bronches 16, 413 (1966)

GERNEZ-RIEUX, CH., REMY, J., VOISIN, C., ROUSSELLE, J.M., WALLAERT, C.: L'artériographie bronchique sélective. J. franç. Méd. Chir. thor. 21, 4, 463–475 (1967)

GIESE, W.: Alterslunge und Altersemphysem. Medizinische 1959, 2447

GIESE, W.: Einteilung und Abgrenzung der Emphyseme. Verh. dtsch. Ges. Path. 43, 269–271 (1959)

GIESE, W.: Pathomorphologie der Ventilationsstörungen. Verh. dtsch. path. Ges. 44, (1960)

GIESE, W.: Atemorgane. In: KAUFMANN-STAEMMLER, Lehrbuch der speziellen pathologischen Anatomie, 11. u. 12. Aufl., Bd. II, S. 1552–1585. Berlin: W. de Gruyter & Co. 1960

GIESE, W.: Pulmonal bedingte Ventilationsstörungen. Verh. dtsch. Ges. Path. 44, 35 (1960)

GIESE, W.: Die allgemeine Pathologie der äußeren Atmung. In: Handbuch der allgemeinen Pathologie, Bd. V/1, S. 402–638. Berlin-Göttingen-Heidelberg: Springer 1961

GOLDENTHAL, S.B., ARMSTRONG, W., LOWMAN, R.M.: Roentgen studies of ventilatory dysfunction: an analysis of diaphragmatic movements in obstructive emphysema. Amer. J. Roentgenol. 79, 279–292 (1958)

GOODWIN, J.F.: The nature of pulmonary hypertension. Brit. J. Radiol. 31, 174–188 (1958)

GREER, A.E.: Mucoid impaction of the bronchi. Ann. intern. Med. 46, 506 (1957)

GRILL, W.: Die Bedeutung der Lungenangiographie für die Erkennung und Behandlung der Lungenerkrankungen. Münch. med. Wschr. 1960, 909–914

GRILL, W., LÖHR, H.: Die Schädigungsgrade des Lungenparenchyms im selektiven Angiogramm. Langenbecks Arch. klin. Chir. 296, 263–270 (1960)

GRIMMINGER, A.: Über Bronchialveränderungen bei Morbus Boeck. (Bronchoskopisches Bild und Verlauf.) Tuberk.-Arzt 9, 539–545 (1955)

GROSSMANN, M., HERXHEIMER, H.: Radiological determination of the level of the diaphragm in emphysema. Brit. J. Radiol. 21, 446–448 (1948)

GUDBJERG, C.E.: Roentgenologic diagnosis of bronchiectasis. An analysis of 112 cases. Acta radiol. (Stockh.) 43, 209–226 (1955)

GUDBJERG, C.E., THOMSEN, G.: Inflammatory changes in the bronchial glands in chronic bronchitis, demonstrated bronchographically. Acta radiol. (Stockh.) 42, 269–275 (1954)

HARRIS, H.J.: Extensive destruction of lungs: emphysema with giant bullae. Autopsy. Radiology 36, 492–494 (1941)

HARRIS, T.R., PRATT, P.C., KILBURN, K.H.: Total lung capacity measured by roentgenograms. Amer. J. Med. 50, 756–763 (1971)

HARTUNG, W.: Über die Bestimmung der Lungenelastizität an der isolierten Leichenlunge. Beitr. path. Anat. 117, 90 (1957)

HARTUNG, W.: Die Altersveränderungen der Lungenelastizität nach Messungen an isolierten Leichenlungen. Beitr. path. Anat. 118, 368–389 (1957)

HARTUNG, W.: Morphologie des bullösen Lungenemphysems, seine Abgrenzung gegen Lungendystrophie. Beitr. Klin. Tuberk. 119, 343–366 (1958)

HARTUNG, W.: Zur Histomechanik der Ventilationsstörungen. Tagg. Med.-Nat. Ges. Münster i.Westf. 2. 12. 1959

HARTUNG, W.: Elastizitätsmessungen an Leichenlungen als Beitrag zur Pathogenese des Emphysems. Verh. dtsch. path. Ges. 42, 178 (1959)

HARTUNG, W.: Über Ausmaß und funktionelle Bedeutung des Elastizitätsverlustes bei verschiedenen Lungenerkrankungen. Beitr. path. Anat. 120, 178–213 (1959)

HARTUNG, W.: Morphologische und histomechanische Analyse der Ventilationsstörungen unter besonderer Berücksichtigung des Lungenemphysems. Ergebn. inn. Med. Kinderheilk. (N.F.) 15, 273–328 (1960)

HARTUNG, W.: Histomechanik der Ventilationsstörungen. Verh. dtsch. path. Ges. 44, (1960)

HARTUNG, W.: Lungenemphysem, Morphologie, Pathogenese und funktionelle Bedeutung. Habil.-Schr. Münster i. Westf. 1961. Berlin-Göttingen-Heidelberg: Springer 1964

HAUBRICH, R.: Beiträge der Roentgenologie zur Lungenfunktionsprüfung. Verh. dtsch. Ges. inn. Med. 69, 255–270 (1963)

HAUGE, B.N.: A method of investigation of diaphragmatic movements and corresponding Tidal Volumes. Scand. J. clin. Lab. Invest. 19, 45–55 (1967)

HAUSSER, R., GRIMMINGER, A.: Über die Luftzystenerkrankung der Lunge. Fortschr. Röntgenstr. 87, 283 (1957)

HEARD, B.E.: Pathological study of emphysema of lungs with chronic bronchitis. Thorax 13, 136–149 (1958)

HECKMANN, K.: Elektrokymographie. Berlin-Göttingen-Heidelberg: Springer 1959

HEILMEYER, L., SCHMID, F.: Die progressive Lungendystrophie. Dtsch. med. Wschr. 81, 1923–1927 (1956)

HEIMBURG, P.: Bronchial collateral circulation in experimental stenosis of the pulmonary artery. Thorax 19, 306–310 (1964)

HEITZMAN, E.R.: The Lung. Radiologic, Pathologic Correlations. St. Louis: Mosby 1973

HERMAN, P.G., SANDOR, T., MANN, B.E., MCFADDEN, E.R., KORNGOLD, E., MURPHY, M.A., MELLINS, H.Z.: Rapid computerized lung volume determination from chest Roentgenograms. Amer. J. Roentgenol. 124, 477–483 (1975)

HERRNHEISER, G.: Röntgenanatomie der Lunge. Fortschr. Röntgenstr. 74, 623–659 (1951)

HERXHEIMER, H.: The influence of costal and abdominal pressure on the action of the diaphragm in normal and emphysematous subjects. Thorax 3, 122 (1948)

HERXHEIMER, H.: Some observations on the co-ordination of diaphragmatic and rib movement in respiration. Thorax 4, 65–72 (1949)

Herxheimer, H.: The reserve air as an aid in the diagnosis of emphysema. Thorax **4**, 73–81 (1949)

Heuck, F., Vanselow, K.: Experimentelle Untersuchungen zur quantitativen Bestimmung des Wasser-Luft-Verhältnisses und des relativen Durchblutungsvolumens des Lungengewebes. Fortschr. Röntgenstr. **103**, 271–283 (1965)

Hodson, C.J., France, N.E.: Pulmonary changes in cystic fibrosis of the pancreas. A radio-pathological study. Clin. Radiol. **13**, 54–61 (1962)

Hodson, C.J., Trickey, S.E.: Bronchial wall thickening in asthma. Clin. Radiol. **11**, 183–191 (1960)

Holden, W.S., Ardran, G.M.: Observations of the movements of the trachea and main bronchi in man. J. Fac. Radiol. **8**, 267–275 (1957)

Holzknecht, G.: Röntgenuntersuchung der Brusteingeweide. Hamburg: Gräfe und Sillem 1901

Hornykiewytsch, T.H., Stender, H.St.: Normale und pathologisch veränderte Lungengefässe in Schichtbild. Fortschr. Röntgenstr. **79**, 44–51 (1953)

Hornykiewytsch, Th., Stender, H.St.: Die Gefäßveränderungen bei Emphysem und Pulmonalsklerose. Fortschr. Röntgenstr. **82**, 642–655 (1955)

Hornykiewytsch, Th., Stender, H.St.: Verhalten der Lungengefäße bei angeborenen und erworbenen Herzfehlern. Fortschr. Röntgenstr. **83**, 26–40 (1955)

Houk, V.N., Kent, D.C., Fosburg, R.G.: Unilateral hyperlucent lung: a study in pathophysiology and etiology. Amer. J. med. Sci. **253**, 406 (1967)

Hublitz, U.F., Shapiro, J.H.: Atypical pulmonary patterns of congestive failure in chronic lung disease. Radiology **93**, 995 (1969)

Huizinga, E.: Über den Bau des Bronchialbaums. Z. Hals-, Nas.- u. Ohrenheilk. **33**, 534–545 (1933)

Huizinga, E.: Über die Weite und das Wachstum des Bronchialbaums. Z. Hals-, Nas.- u. Ohrenheilk. **33**, 546–558 (1933)

Huizinga, E.: Über die Physiologie des Bronchialbaumes. Pflügers Arch. ges. Physiol. **238**, 767 (1937)

Huizinga, E.: De l'anatomie et de la physiologie de l'arbre bronchique. Acta oto-laryng. (Stockh.) **26**, 182–196 (1938)

Huizinga, E.: Über die Entstehung der Bronchiektasie. Acta radiol. (Stockh.) **21**, 75–100 (1940)

Huizinga, E.: Über Bronchialfremdkörper. Hals-, Nas.- u. Ohrenarzt, 1. Teil **32**, 126–137 (1941)

Huizinga, E.: Atelektase. Z. Hals-, Nas.- u. Ohrenheilk. **48**, 17–40 (1941)

Huizinga, E.: La Bronchosténose. Bronches **1**, 71 (1951)

Huizinga, E.: Bronchography in bronchial cancer and collateral ventilation. J. thorac. Surg. **23**, 445 (1952)

Huizinga, E.: La motilité de la paroi bronchique. Bronches **2**, 26–42 (1952)

Huizinga, E., Smelt, G.J.: Bronchography. New York: Stechert-Hafner 1949

Hurtado, A., Boller, C.: Studies of the total pulmonary capacity and its subdivisions. I. Normal, absolute and relative values. J. clin. Invest. **12**, 793–806 (1933)

Hurtado, A., Fray, W.W.: Studies of the total pulmonary capacity and its subdivision. II. Correlation with physical and radiological measurements. J. clin. Invest. **12**, 807–823 (1933)

Hurtado, A., Fray, W.W.: Studies of total pulmonary capacity and its subdivisions. III. Changes with body posture. J. clin. Invest. **12**, 825–832 (1933)

Hurtado, A., Fray, W.W., McCann, W.S.: Studies of total pulmonary capacity and its subdivisions. IV. Preliminary observations on cases of pulmonary emphysema and of pneumoconiosis. J. clin. Invest. **12**, 833–846 (1933)

Hurtado, A., Kaltreider, N.L., Fray, W.W., Brooks, W.D., McCann, W.S.: Studies of total pulmonary capacity and its subdivisions. VI. Observations on cases of obstructive pulmonary emphysema. J. clin. Invest. **13**, 1027 (1934)

Hurwitz, S.A., Greenhood, H.: Pneumothorax and pneumomediastinum in the newborn infant. J. Pediat. **45**, 437 (1954)

Hutcheson, J.B., Shaw, B.R., Paulson, D.L., Kee, J.L., Jr.: Mucoid impaction of the bronchi. Amer. J. clin. Path. **33**, 427–432 (1960)

Huzly, A.: Krankheiten der Trachea und der Bronchien. In: Lehrbuch der Röntgendiagnostik, Bd. IV/2, S. 57–139. Hrsg. H.R. Schinz u.a. Stuttgart: Thieme 1973

Huzly, A., Böhm, F.: Bronchus und Tuberkulose. Stuttgart: Thieme 1955

Jacobson, G.: Peripheral pulmonary (wedge) arteriography-a standardised technique for the single film arteriogram. Clin. Radiol **14**, 326–332 (1963)

Jacobson, G., Turner, F., Balchum, O., Jung, R.: Vascular changes in pulmonary emphysema: the radiologic evaluation by selective and peripheral pulmonary wedge angiography. Amer J. Roentgenol. **100**, 374–396 (1967)

Johnson, R.S., Sita-Lumsden, E.G.: Plastic bronchitis. Thorax **15**, 325–332 (1960)

Jones, M.C., Thomas, G.O.: α_1-antitrypsine deficiency and pulmonary emphsema. Thorax **6**, 652–662 (1971)

Kartagener, M.: Die Bronchiektasien. In: Hdb. der inneren Medizin, 4. Aufl., Bd. IV/2, S. 320–363. Berlin-Göttingen-Heidelberg: Springer 1956

Kartagener, M., Stucki, P.: Bronchiectasis with situs inversus. Arch. Pediat. **79**, 193–207 (1962)

Kiener, M., Koblet, H., Wyss, F.: Zur Pathologie des stenosierenden Bronchialkollapses mit Lungenemphysem. Schweiz. med. Wschr. **87**, 660–663 (1952)

Kourilsky, R., Marchal, M., Marchal, M.T.: A new method of functional x-ray exploration of the lungs. Dis. Chest. **42**, 345–358 (1962)

Laws, J.W., Heard, B.E.: Emphysema and the chest film and retrospective radiological and pathological study. Brit. J. Radiol. **35**, 750–761 (1962)

Leahy, D.J.: Increased transradiancy of one lung. Brit. J. Dis. Chest **55**, 72–76 (1961)

Leape, L.L., Longino, L.A.: Infantile lobar emphysema. Pediat. **34**, 246–255 (1964)

Liebow, A.A.: Pulmonary emphysema with special reference to vascular changes. Am. Rev. resp. Dis. **80**, Suppl. pp. 67–93 (1959)

Liebow, A.A.: Recent observations on pulmonary collateral circulation. Med. Thorac. **19**, 609–622 (1962)

Liebow, A.A., Hales, M., R., Harrison, W., Bloomer, W., Lindskog, G.E.: The genesis and functional implications of collateral circulation of the lungs. Yale J. Biol. Med. **22**, 637–650 (1950)

Linzbach, A.J.: Die pathologische Anatomie der

röntgenologisch feststellbaren Form- und Größeänderung des menschlichen Herzens. Fortschr. Röntgenstr. **77**, 1–12 (1952)

LÖHR, H.H., GRILL, W., SCHOLTZE, H., SCHÖLMERICH, P.: Beiträge zur Angiographie chirurgischer Lungenerkrankungen. Berlin-Göttingen-Heidelberg: Springer 1964

LÖHR, H.H., SCHOLTZE, H., KLINNER, W.: Normale und pathologische Lungensegmente im selektiven Angiogramm. Acta radiol. (Stockh.) **51**, 33–51 (1959)

LOYD, H.M., STRING, S.T., DUBOIS, A.B.: Radiographic and plethysmographic determination of total lung capacity. Radiology **86**, 7–14 (1966)

MACCARINI, N., REGGIANI, G.: Le immagini bollose in corso di pneumopatie acute nell' adulto. Radiol. med. (Torino) **42**, 903–921 (1956)

MACKLEM, P., T., FRASER, R.G., BATES, D.V.: Bronchial pressures and dimensions in health and obstructive airway disease. J. appl. Physiol. **18**, 699–706 (1963)

MACKLEM, P.T., MEAD, J.: Resistance of central and peripheral airways measured by a retrograde catheter. J. appl. Physiol. **22**, 395–401 (1967)

MACKLEM, P.T., HOGG, J.C., THURLBECK, W.M.: The flow resistance of central and peripheral airways in human lungs. In: CUMMING, G., and HUNT, L.D. (eds.), Form and Function in the Human Lung; pp. 76–107. Edinburgh-London: E. & S. Livingstone Ltd 1968

MACLEOD, W.M.: Abnormal transradiancy of one lung. Thorax **9**, 147–153 (1954)

MANECKE, H., WICKE, H., HAMM, J.: Untersuchungen zur Röntgendiagnostik des Lungenemphysems. Fortschr. Röntgenstr. **95**, 42–50 (1961)

MARGOLIN, H.N., ROSENBERG, L.S., FELSON, B., BAUM, G.: Idiopathic unilateral hyperlucent lung: a roentgenologic syndrome. Amer. J. Roentgenol. **82**, 63–75 (1959)

MARSHALL, R., HOLDEN, W.S.: Changes in calibre of the smaller airways in man. Thorax **18**, 54–58 (1963)

MEESSEN, H.: Über Lungenzirrhose. Beitr. path. Anat. **110**, 1–14 (1949)

MILNE, E.N.C.: Correlation of physiologic findings with chest roentgenology. Radiol. clin. N. Am. **11**, 17–47 (1973)

MILNE, E.N.C., BASS, H.: The roentgenologic diagnosis of early chronic obstructive pulmonary disease. J. Canad. Ass. Radiol. **20**, 3–15 (1969)

MISHKIN, F.S., WAGNER, H.N., TOW, D.E.: Regional distribution of pulmonary arterial flow in acute asthma. J. Amer. med. Ass. **203**, 115–119 (1968)

MÜLLER, KL.M.: Chronische Bronchitis und Emphysem. Stuttgart: Fischer 1973

MYERS, N.A.: Congenital lobar emphysema. Aust. New Zeal. J. Surg. **30**, 32–35 (1960)

NAKAMURA, T., TAKIZAWA, T., TAKISHIMA, T., KONNO, K., HOSHINO, F., KURASHINA, T., HATAYAMA, T.: Selective alveolo-bronchography in chronic pulmonary emphysema. Tohoku J. exp. Med. **99**, 207–224 (1969)

NICKLAUS, T.M., STOWELL, D.V., CHRISTIANSEN, W.R., RENZETTI, A.D., JR.: The accuracy of the roentgenologic diagnosis of chronic pulmonary emphysema. Amer. Rev. resp. Dis. **93**, 889–899 (1966)

NICKLAUS, T.M., WATABANE, S., MITCHELL, M.M., RENZETTI, A.D.: Roentgenologic, physiologic and structural estimation of the total lung capacity in normal and emphysematous subjects. Amer. J. Med. **42**, 547–553 (1967)

NORDENSTRÖM, B.: Bronchography by aspiration of contrast media. Acta radiol. (Stockh.) **44**, 281–288 (1955)

NORDENSTRÖM, B.: Selective catheterization and angiography of bronchial and mediastinal arteries in man. Acta radiol. (Stockh.) **6**, 13–25 (1967)

ODERR, C.: Architecture of the lung parenchyma: studies with a specially designed x-ray microscope. Amer. Rev. resp. Dis. **90**, 401–410 (1964)

ODERR, C.: Air trapping, Pulmonary Insufficiency and Fluorodensitometry. Amer. J. Roentgenol. **92**, 501–512 (1964)

ODERR, C.P.: Visibility of pulmonary structure with special reference to excised lung. Amer. J. Roentgenol. **77**, 1071–1076 (1957)

ODERR, C.P., PIZZOLATO, P., ZISKIND, J.: Emphysema studied by microradiography. Radiology **71**, 236 (1958)

ODERR, C.P., PIZZOLATO, P., ZISKIND, J.: Microradiographic techniques for study of emphysema. Amer. Rev. resp. Dis. **80**, 104–113 (1959)

OLIVA, V.S., SPRADLEY, C.G., WILLIAMS, S.F.: Pathognomonic signs of chronic bronchitis. Amer. J. Roentgenol. **83**, 274–278 (1960)

OSWALD, N., PARKINSON, T.: Honey comb lungs. Quart. J. Med. **18**, 1–20 (1949)

OTTO, H.: Die Atmungsorgane. In: Hdb. allg. Pathologie, Bd. III/4, S. 1–204. Berlin-Heidelberg-New York: Springer 1970

OTTO, H.: Definition und Morphologie des Emphysems. Beitr. Path. **142**, 221 (1971)

OTTO, R., WELLAUER, J.: Die Xerotomographie des Lungenhilus im Vergleich zur konventionellen Tomographie. Fortschr. Röntgenstr. **123**, 1–14 (1975)

RAYL, J.E.: Tracheobronchial collapse during cough. Radiology **85**, 87–92 (1965)

READ, J.: Diffuse lung disease. Clinical and radiological features. Med. J. Aust. **2**, 241–244 (1961)

REID, J.M., BARCLAY, R.S., STEVENSON, J.G., WELSH, T.M.: Congenital obstructive lobar emphysema. Dis. Chest **49**, 359–361 (1966)

REID, L.: Chronic bronchitis and emphysema: a symposium. III. Pathological findings and radiological changes in chronic bronchitis and emphysema. (a) Pathological findings in chronic bronchitis. Brit. J. Radiol. **32**, 291–292 (1959)

REID, L., MILLARD, F.G.C.: Correlation between radiologic diagnosis and structural lung changes in emphysema. Clin. Radiol. **15**, 307–311 (1964)

REID, L, SIMON, G.: The peripheral pattern in the normal bronchogram and its relation to peripheral pulmonary anatomy. Thorax **13**, 103–109 (1958)

REID, L., SIMON, G.: Unilateral lung transradiancy. Thorax **17**, 230–239 (1962)

REINDELL, H., DOLL, E.: Die Pathophysiologie der pulmonalen Hypertonie und des chronischen Cor pulmonale. Forum cardiologicum **8**, 48–93 (1965)

REINDELL, H., KÖNIG, K., ROSKAMM, H.: Funktionsdiagnostik des gesunden und kranken Herzens. Stuttgart: Thieme 1967

RICHTER, K.: Pulmonale Gefäßveränderungen bei Polycythaemia vera. Fortschr. Röntgenstr. **90**, 179–184 (1959)

Richter, K.: Die zentrale Lungenschlagader im Röntgenbild. Berlin: Akademie-Verlag 1963

Rienzo, S. di, Weber, H.H.: Radiologische Exploration des Bronchus, Stuttgart: Thieme 1960

Rigler, L.G.: The possibilities and limitations of roentgen diagnosis. Amer. J. Roentgenol. **61**, 743–761 (1949)

Rigler, L.G.: The chest. A handbook of roentgen-diagnosis, II. ed. Chicago 1956

Rigler, L.G.: Functional roentgen diagnosis: anatomical image-physiological interpretation. Amer. J. Roentgenol. **82**, 1–24 (1959)

Ryan, Des: Tomobronchography. A study in comparative sectional roentgenology. Aust. Radiol. **10**, 347–355 (1966)

Saxton, J.: Lobar emphysema in a baby. Proc. Coll. Radiol. Aust. **1** 71–74 (1957)

Scarrow, G.D.: The pulmonary angiogram in chronic bronchitis and emphysema. Clin. Radiol. **17**, 54–67 (1966)

Schertel, L., Kraska, H., Hüthwohl, B.: Zur Xeroradiographie des Thorax. Fortschr. Röntgenstr. **122**, 417–423 (1975)

Schoenmackers, J., Vieten, H.: Das Verhalten der Lungengefäße bei verändertem Luftgehalt der Lunge. Fortschr. Röntgenstr. **76**, 24–44 (1952)

Schoenmackers, J., Vieten, H.: Atlas postmortaler Angiogramme. Stuttgart: Georg Thieme 1954

Schröder, W.: Objective Routinediagnostik des Lungenemphysems. Objective routine diagnosis of pulmonary emphysema. Fortschr. Röntgenstr. **92**, 491–500 (1960)

Schulze, W.: Röntgenologische Aspekte des oligämischen Obstruktionssyndroms im Lungenkreislauf bei chronischer massiver Pulmonalarterienthrombose. Radiologe **1**, 37–42 (1961)

Schulze, W.: Die Bedeutung der Kollateralventilation für die Röntgensymptome der Bronchialstenosen. Dtsch. Röntgenkongr. 1963. S. 200–201. Stuttgart: Georg Thieme 1964

Schulze, W.: Ventilationsstörungen der Lunge. In: Handb. med. Radiologie, Bd. IX/3, S. 1–600. Berlin-Heidelberg-New York: Springer 1968

Schulze, W.: Chronic bronchitis, bronchiektasia and mucoviscidosis. Radiology, Vol. I, pp. 53–56. Amsterdam: Excerpta Medica 1974

Schwedel, J.B., Escher, D.W., Aaron, R.S., Young, D.: The roentgenologic diagnosis of pulmonary hypertension in mitral stenosis. Amer. Heart. J. **53**, 163 (1957)

Shaw, R.R.: Mucoid impaction of bronchi. Thorac. Surg. **22**, 149–163 (1951)

Simon, G.: Chronic bronchitis and emphysema: a symposium. III. Pathological findings and radiological changes in chronic bronchitis and emphysema. (d) Radiological changes in emphysema. Brit. J. Radiol. **32**, 303–305 (1959)

Simon, G.: Radiology and emphysema. Clin. Radiol. **15**, 293–306 (1964)

Simon, G.: Principles of Chest X-ray Diagnosis. London: Butterworth & Co. III. 1971

Simon, G.: Typ I immunologic reactions in the lung.

Seminar in Roentgenology, vol. X/1, pp. 21–30. New York: Grune and Stratton (1975)

Simon, G., Galbraith, H.J.: Radiology of chronic bronchitis. Lancet **1953 II**, 850–853

Staple, Tom W., Hudson, H.H., Hartman, A.F., Jr., McAlister, W.H.: The angiographic findings in four cases of infantile lobar emphysema. Amer. J. Roentgenol. **97**, 195–202 (1966)

Steiner, R.E.: Radiological appearences of the pulmonary vessels in pulmonary hypertension. Brit. J. Radiol. **31**, 188 (1958)

Steiner, R.E.: Radiology of pulmonary circulation. Amer. J. Roentgenol. **91**, 249 (1964)

Stender, H.St.: Die Röntgensymptomatologie der Arteriitis pulmonalis und ihrer Folgezustände. Fortschr. Röntgenstr. **76**, 316–323 (1952)

Stender, H.St.: Aspects bronchographiques de la bronchite chronique. Bronches **16**, 443–450 (1966)

Stender, H.St., Schermuly, W.: Das interstitielle Lungenoedem im Röntgenbild. Fortschr. Röntgenstr. **95**, 461–471 (1961)

Stender, H.St., Schermuly, W.: Röntgenanatomie der Lunge. Hdb. med. Radiologie, Bd. IX/1, S. 81–225. Berlin-Heidelberg-New York: Springer 1969

Stender, H.St., Schermuly, W.: Allgemeine Röntgensymptomatologie der Lungenerkrankungen. Hdb. med. Radiologie, Bd. IX/1, S. 226–329. Berlin-Heidelberg-New York: Springer 1969

Stender, H.St., Wagner, H.H., Kahlstorf, J.: Dynamische Bronchographie bei chronischer Bronchitis. Fortschr. Röntgenstr. **111**, 763–769 (1969)

Stössel, E. v.: Über muskuläre Cirrhose der Lunge. Beitr. Klin. Tuberk. **90**, 432–442 (1937)

Stovin, P.G.I.: Congenital lobar emphysema. Thorax **14**, 254–262 (1959)

Stumpf, P.: Röntgenkymographische Bewegungslehre innerer Organe. Leipzig: G. Thieme 1936

Stur, O.: Lungenveränderungen bei Mucoviscidose. (Pulmonary changes in mucoviscidosis.) Fortschr. Röntgenstr. **99**, 625–631 (1963)

Stutz, E.: Ein neuartiger bronchographischer Befund bei der chronischen eitrigen Bronchitis. Röntgenpraxis **17**, 91–98 (1948)

Stutz, E.: Bronchographische Beiträge zur normalen und pathologischen Physiologie der Lungen. Fortschr. Röntgenstr. **72**, 129–143, 309–338, 447–469 (1950)

Stutz, E., Vieten, H.: Die Bronchographie. Stuttgart: Georg Thieme 1955

Sutherland, G.R., Hume, R., James, W.B., Davison, M., Kennedy, J.: Correlation of regional densitometry patterns, radiologic appearance and pulmonary function tests in chronic bronchitis and emphysema. Thorax **26**, 716–720 (1971)

Sweet, H., C., Wyatt, J.P., Kinsella, P.W.: Correlation of lung macrosections with pulmonary function in emphysema. Amer. J. Med. **29**, 277–281 (1960)

Swyer, P.R., James, G.C.W.: A case of unilateral pulmonary emphysema. Thorax **8**, 133–136 (1953)

Thurlbeck, W.M.: A clinico-pathological study of emphysema in an American hospital. Thorax **18**, 59–67 (1963)

THURLBECK, W.M.: Chronic airflow obstruction in lung disease. Philadelphia: Saunders 1976

THURLBECK, W.M., FRASER, R.G., BATES, D.V.: The correlation between pulmonary structure and function in chronic bronchitis, emphysema and asthma. Prog. Res. Emphys. chron. Bronch. Basel: Karger 1965

THURLBECK, W.M., HENDERSON, J.A.M., FRAZER, R.G., BATES, D.V.: Chronic obstructive lung disease: comparison between clinical, roentgenologic, functional, and morphologic criteria in chronic bronchitis, emphysema, asthma and bronchiectasis. Medicine (Baltimore) 49, 81–145 (1970)

THURN, P.: Cor pulmonale. In: H.R. SCHINZ, W.E. BAENSCH, W. FROMMHOLD, R. GLAUNER, E. UEHLINGER, J. WELLAUER (Hrsg.): Lehrbuch der Röntgendiagnostik, Bd. IV/1. Stuttgart: Thieme 1968

TURIAF, J., MARLAND, P., MATHIEU, H.: Pneumothorax spontané, emphysème médiastinal et sous-cutané chez l'asthmatique. Presse méd. 64, 125 (1956)

TURIAF, J., GEORGES, R.: Les incidents, accidents et complications cardio-vasculaires de l'asthme de l'adulte. Rev. Tuberc. (Paris) 28, 2–3, 225–250 (1964)

UEHLINGER, E.: Pathologische Anatomie und Entwicklungstendenzen der Bronchitis. Bibl. Auberc. 25, 154–170 (1969)

UEHLINGER, E., SCHOCH, G.: Zur Diagnose und Differentialdiagnose der Lungenerkrankungen: Entzündung und Dystrophien. In: Röntgendiagnostik, Ergebnisse 1952–1956. Stuttgart: Georg Thieme 1957

ULMER, W.T., WELLER, W.: Die obstruktiven Atemwegserkrankungen. Stuttgart: G. Thieme 1966

VANSELOW, K.F., HEUCK, F.: Theoretische Untersuchungen über eine Meßmethode zur quantitativen Bestimmung des Wasser-Luft-Verhältnisses des Lungengewebes. Fortschr. Röntgenstr. 100, 441–453 (1964)

VANSELOW, K.F., HEUCK, F.: Was wird bei der »densimetrischen« Lungenfunktionsprüfung mit Röntgenstrahlen gemessen. Fortschr. Röntgenstr. 103, 550–552 (1965)

VIOLA, ANGEL R., ZUFFARDI, E.A.: Physiologic and clinical aspects of pulmonary bullous disease. Amer. Rev. resp. Dis. 94, 574–583 (1966)

WADE, O.L.: Movements of the thoracic cage and diaphragm in respiration. J. Physiol. (Lond.) 124, 193 (1954)

WADE, O.L., GILSON, J.C.: The effect of posture on diaphragmatic movement and vital capacity in normal subjects with a note on spirometry as an aid in determining radiological chest volumes. Thorax 6, 103–126 (1951)

WAGNER, H.H., KAHLSTORF, J.: Kinematographische Analyse der Zwerchfellbewegung und der costalen Dynamik. Radiologe 14, 146–148 (1974)

WALTER, L.W., RIEDEL, R.: Die Bedeutung des Retrosternalraumes in der Röntgendiagnostik des Emphysems. Radiol. diagn. 10, 291–292 (1969)

WATANABE, S., MITCHELL, M., RENZETTI, A.D., JR.: Correlation of structure and function in chronic pulmonary emphysema. Amer. Rev. resp. Dis. 92, 221–227 (1965)

WEBER, H.: Die normale Atmung. In: STUMPF, WEBER, WELTZ, Röntgenkymographische Bewegungslehre innerer Organe. Leipzig: Georg Thieme 1936

WEBER, H.H.: Bronchographie und Lungenfeinstruktur. Röntgenanatomisch-histologische Experimentalstudie. Fortschr. Röntgenstr. 75, 259–289 (1951)

WELTZ, G.A.: Die pathologische Atmung. In: STUMPF, WEBER, WELTZ, Röntgenkymographische Bewegungslehre innerer Organe. Leipzig: Georg Thieme 1936

WHITFIELD, A.G.W.: Emphysema. Brit. med. J. 1952, 1227–1232

WHITFIELD, A.G.W., ARNOTT, W. MELVILLE, WATERHOUSE, J.A.H.: The effect of ephedrine in asthma and emphysema. Quart. J. Med., N.S. 19, 319 (1950)

WHITFIELD, A.G.W., BOND, W.H., ARNOTT, W.M.: Radiation reaction in the lung. Quart. J. Med. 25, 67 (1956)

WHITFIELD, A.G.W., SMITH, O.E., RICHARDS, D.G.B., WATERHOUSE, J.A.H., ARNOTT, W. MELVILLE: The correlation between the radiological appearances and the clinical and spirometric state in emphysema. Quart. J. Med. NS. 20, 247–260 (1951)

WILLIS, F.E.S., ALMEYDA, J.: Cystic disease of the lung (broncho-alveolar cysts). Tubercle (Edinb.) 24, 27–36, 43–58 (1943)

WRIGHT, R.R.: Bronchial atrophy and collapse in chronic obstructive pulmonary emphysema. Amer. J. Path. 37, 63–77 (1960)

WYSS, F.: Astma bronchiale. Stuttgart: Georg Thieme 1955

WYSS, F.: Dyskinésie trachéo-bronchique. Changement physiologique de la lumière bronchique pendant la respiration. Bronches 11, 11–25 (1960)

ZANCA, P.: Roentgenographic measurements of diaphragmatic motion-respiratory compliance. Amer. J. Roentgenol. 110, 717–724 (1970)

ZDANSKY, E.: Röntgendiagnostik des Herzens und der großen Gefäße, 3. Aufl. Wien: Springer 1963

Das EKG bei Bronchitis, Emphysem und obstruktiven Atemwegserkrankungen

H. Fabel

Mit 1 Abbildung und 3 Tabellen

Die Beurteilung elektrokardiographischer Veränderungen bei obstruktiven Atemwegserkrankungen mit und ohne Cor pulmonale ist insofern problematisch, als einerseits in einem nicht unbedeutenden Prozentsatz Patienten mit positiven elektrokardiographischen Hinweiszeichen keinerlei klinisch oder autoptisch faßbare Rechtsherzveränderungen aufweisen, andererseits ausgeprägte Drucksteigerungen im Lungenkreislauf ohne entsprechende EKG-Veränderungen einhergehen können. Im Einzelfall versagt das Elektrokardiogramm, wenn es darum geht, eine vermehrte Belastung des rechten Ventrikels eindeutig auszuschließen oder zu beweisen. Man muß leider davon ausgehen, daß eine Vielzahl charakteristischer und auch sensibler elektrokardiographischer Hinweiszeichen beschrieben wurden, die eine geringe Spezifität haben und somit auch bei vielen Lungengesunden vorliegen. Spezifische, nahezu beweisende EKG-Zeichen besitzen hingegen eine niedrige Sensibilität und fehlen auch bei der Mehrzahl von Patienten mit bewiesener Rechtsherzhypertrophie und Drucksteigerung im kleinen Kreislauf.

Bhargava (1973) hat in seiner Monographie »Cor pulmonale« die am häufigsten in der Literatur genannten EKG-Zeichen aufgelistet und ihre Wertigkeit anhand eigener Untersuchungen zu relativieren versucht. Er kommt dabei allein auf 16 EKG-Zeichen bei Rechtsherzhypertrophie ohne Emphysem (Tabelle 1) und auf 7 Zeichen bei Emphysem ohne Rechtsherzhypertrophie (Tabelle 2), wobei er im wesentlichen die Angaben von Sokolow und Lyon (1949), Milnor (1957), Scott et al. (1955), Goldberger (1953) und

Meyers et al. (1948) berücksichtigt. Es wird von Bhargava (1973) der Versuch unternommen, diejenigen EKG-Zeichen, die auf einer Druck- und/oder Volumenbelastung des rechten Ventrikels und rechten Vorhofs basieren, von denen zu trennen, die ausschließlich auf der bei Emphysem eingetretenen Veränderung der anatomischen Herzlage und der veränderten Ableitungsbedingungen bei überblähten Lungen beruhen. In der Praxis wird eine scharfe Trennung der sich zum Teil gleichenden oder ähnelnden EKG-Zeichen allerdings nur selten möglich sein.

Bei der Interpretation der verwirrend vielen und vielgestaltigen elektrokardiographischen Veränderungen ist außerdem die Tatsache von Gewicht, daß die elektrokardiographischen Zeichen bei gleichzeitig bestehender Linksherzerkrankung überlagert, ja völlig »zugedeckt« werden können (Scott, 1960; Oram und Davies, 1967). So haben auch Phillips und Providence (1958) an 18 autoptisch gesicherten Fällen gezeigt, daß bei gleichzeitig bestehender Linksherzhypertrophie die Rechtsherzhypertrophie unentdeckt bleibt, solange die Relation der Muskelmassen zwischen linkem und rechtem Ventrikel nicht entscheidend zu ungunsten des linken Ventrikels verändert wird. Der aus den links- und rechtsventrikulären Herzmuskelmassen resultierende QRS-Vektor zeigt dann auch keine Rechtsachsenabweichung in der Frontalebene.

Die Unsicherheit bezüglich der Bedeutung linksventrikulärer Hypertrophiezeichen wird noch dadurch verstärkt, daß diese nicht nur unabhängig, sondern auch als Folge der pulmonalen Grunderkrankung auftreten kön-

Tabelle 1. EKG-Veränderungen bei Rechtsherzhypertrophie *ohne* Emphysem

1. Brustwandableitungen
   a) Hohes R in V_1 und/oder R in V_3-rechts über 0,7 mV (Kammerkomplex als R, Rs, qR, QR, qRs oder rsR').
   b) RS-Relation in $V_1 > 1$ oder S in $V_1 < 0,2$ mV.
   c) R in V_5 und $V_6 < 0,5$ mV, S in V_5 und $V_6 > 0,7$ mV, RS-Relation in V_5 und $V_6 < 1$.
   d) ST-Streckensenkung und/oder negatives T in V_1, V_2 und V_3 (sogenannter rechtsventrikulärer Strain).
   e) Inkompletter Rechtsschenkelblock, eine QRS-Dauer von 0,12 s nicht überschreitend und mit einem R in $V_1 > 1$ mV.
   f) Verzögerung der größten Negativitätsbewegung auf 0,04 s und mehr in V_1 und/oder V_2.
   g) Amplitudensumme von R in V_1 und S in V_5 oder V_6 über 1 mV.
   h) Mäßige bis ausgeprägte Verschiebung der R/S-Umschlagszone in Richtung der linksseitigen Brustwandableitungen.
2. Extremitätenableitungen
   a) Rechtsdrehung des QRS-Hauptvektors auf $> +110°$ mit S in $I > R$ in I und R in $III > R$ in II und I.
   b) ST-Senkung und/oder T-Negativität in den Ableitungen II, III und aVF.
   c) Breite S-Zacke in I, II und III mit RS-Relation < 1 in diesen Ableitungen.
   d) P-pulmonale (P in II, III und aVF $> 0,25$ mV).
   e) P-Hauptvektor in der Frontalprojektion $> +80°$ (P negativ in aVL).
   f) Deutliche atriale T-Welle in II, III und aVF (ST-Streckenerhöhung vortäuschend).
   g) In Ableitung aVR qR- oder QR-Komplex mit R $\geqq 0,5$ mV und RQ-Relation > 1.
   h) In Ableitung I isoelektrisches P, QRS $< 0,15$ mV und T-Welle $< 0,005$ mV.

Tabelle 2. EKG-Veränderungen bei Emphysem *ohne* Cor pulmonale

1. Niedervoltage des QRS-Komplexes ($< 0,5$ mV) in mehreren Ableitungen, besonders in den linkspraecordialen Brustwandableitungen, wo R weniger als 0,5 mV betragen soll.
2. Ausgeprägte respiratorische R- und S-Amplitudenschwankungen in V_1 und V_2 bei Konstanz in III.
3. Vertikallage des Herzens in der Frontalebene mit deutlichem R in aVF und niedrigem R oder QS-Komplex in aVL.
4. Q- oder QS-Komplex in III, der sich auch nach tiefer Inspiration nicht ändert.
5. Rechtsabweichung des Hauptvektors in QRS und P in der Frontalebene (QRS $> +110°$, P $> +80°$). Dadurch P-pulmonale in II, III und aVF.
6. Überwiegende Negativität des QRS-Komplexes in den praecordialen Brustwandableitungen (QS-Komplexe) durch das Tiefertreten des Herzens bei Zwerchfelltiefstand (Ableitungen entsprechen den sogenannten hohen Brustwandableitungen bei normalem Brustsitus).
7. Rotation der QRS-Achse in der Horizontalebene (Verlagerung der Übergangszone nach linkspraecordial).

nen. ORAM und DAVIES (1967) gehen davon aus, daß auch bei sicherem Ausschluß einer primären linksventrikulären Herzerkrankung in 90%! der Fälle mit einer Linksherzhypertrophie zu rechnen ist. Entsprechende Befunde wurden von MICHELSON (1960) und FLUCK et al. (1966) mitgeteilt. Als Ursachen werden in erster Linie eine Hypoxämie, aber auch das bei einem Teil der chronischen Cor pulmonale-Fälle erhöhte Herzzeitvolumen (McMICHAEL u. SHARPEY-SCHAFER, 1944) sowie die engen Lagebeziehungen zwischen linker und rechter Kammer mit gemeinsamem Septum (SCOTT u. GARVIN, 1941) zitiert.

Geringe Spezifität besitzen auch diverse Rhythmusstörungen, da sie unabhängig von

Cor pulmonale und Emphysem auch bei anderen hypoxischen Zuständen, bei Elektrolytstörungen, bei Störungen des Säurebasengleichgewichts und unter Medikamenten, insbesondere unter Digitalis auftreten können, und die hier nur der Vollständigkeit halber aufgeführt werden sollen.

THOMAS und VALABHJI (1969) haben bei 1 482 Patienten, die wegen einer chronischen bronchopulmonalen Erkrankung hospitalisiert wurden, nur in 6,9% der Fälle arrhythmische und tachycarde EKG-Veränderungen registriert, wobei nur Vorhoftachycardien und atriale sowie ventrikuläre Extrasystolen in 3–5% der Fälle nachweisbar waren. Alle anderen Störungen (Vorhofflattern, Vorhofflimmern, AV-Knoten-Rhythmus, wandernder Schrittmacher, Veränderungen des P-R-Intervalls) wurden jeweils nur bei weniger als 1% der Patienten registriert. Die genannten Veränderungen scheinen allerdings bei Verschlechterungen des Gasaustausches und/oder vorübergehender Zunahme des pulmonalarteriellen Druckes deutlich zuzunehmen, wofür GOLDBERG et al. (1960) eine Digitalisierung bei vorliegender Hypokaliämie, BELLET (1963) mehr die zunehmende Rechtsherzbelastung bei Hypoxie, intermit-

tierenden bronchialen Infekten und husten-
bedingten vagalen Reflexen und SUPPA
(1967) die Hyperkapnie in den Vordergrund
stellen. Grundsätzlich sollten EKG-Verläufe
mit einem Wechsel aller genannten Hinweiszeichen stärker bei der Beurteilung berücksichtigt werden (KILKOYNE et al., 1970).

Bei aller Diskussion um die Sensibilität
und Spezifität verschiedener EKG-Kriterien
bei chronischen bronchopulmonalen Erkrankungen wird man von den 2 entscheidenden
zugrundeliegenden pathologisch-anatomischen Veränderungen ausgehen müssen:

1. Hypertrophie des rechten Ventrikels infolge vermehrter Druck-, weniger Volumenbelastung.

2. Lageveränderungen des Herzens bei
Emphysem und überblähtem umgebendem
Lungenmantel.

Spezifische Veränderungen sind somit nur
zu erwarten, wenn eine der beiden genannten
ätiologisch-pathogenetischen Voraussetzungen erfüllt ist. Bezogen auf die chronische
Bronchitis sind elektrokardiographische Veränderungen nur zu erwarten, wenn eine
bronchiale Obstruktion vorliegt, die über
Veränderungen des Gasaustausches (Hypoxie, Hyperkapnie) oder der Lungenstruktur
die Zirkulation beeinträchtigt (latente bis
manifeste pulmonale Hypertonie) oder die
im Rahmen eines komplizierenden Emphysems eine Veränderung der Herzlage mit veränderter Projektion der links- und rechtsventrikulären Muskelmassen auf die standardisierten EKG-Ableitungen bei gleichzeitig erschwerter Leitfähigkeit durch die überblähte
Lunge hervorruft. Typische EKG-Veränderungen bei der unkomplizierten, nicht obstruktiven chronischen Bronchitis sind nicht
zu erwarten. Diese Tatsache schlägt sich in
den ausgesprochen niedrigen prozentualen
Angaben elektrokardiographischer Veränderungen bei chronisch bronchopulmonalen
Erkrankungen nieder, wenn eine Auswertung ohne Berücksichtigung des Schweregrades der bronchialen Obstruktion oder des
Ausmaßes einer Gasaustauschstörung
durchgeführt wird. BHARGAVA (1973) hat
nach den Angaben von 33 Autoren
3943 Fälle mit chronisch pulmonalen Erkrankungen zusammengestellt und dabei nur
in 8,2% elektrokardiographische Zeichen

Tabelle 3. EKG-Kriterien einer Rechtsherzhypertrophie
bei Emphysem (nach BHARGAVA, 1973)

1. Nahezu beweisende Kriterien:
   Hohes R in V_1 oder V_3-rechts von mindestens
   0,7 mV, RS-Relation in $V_1 > 1$, RS-Relation in $V_6 < 1$
   mit R in V_6 von höchstens 0,5 mV und S in V_6
   von mindestens 0,7 mV.
2. Hoch charakteristische Kriterien:
   a) Rechtsachsenverlagerung in der Frontalebene auf
      $\geq +110°$ bei einem radiologisch vergrößerten Her-
      zen.
   b) Plumpe S-Zacke in I, II und III mit RS-Relatio-
      nen < 1 in diesen Ableitungen.
   c) Inkompletter Rechtsschenkelblock mit rsR'-Kom-
      plexen in den rechtspraecordialen Ableitungen,
      QRS-Dauer unter 0,12 s und $R' > 1,0$ mV in einer
      dieser Ableitungen.
   d) qR-Komplex in V_1 oder V_3-rechts oder QS-Kom-
      plex in V_1, V_2 und V_3 (nach Ausschluß eines Vor-
      derwandinfarktes!).
   e) P-pulmonale in II, III und aVF, flaches P in I,
      negatives P in aVL, biphasisches P in V_1 und sicht-
      bare Vorhofrepolarisationswellen (Ta-Wellen) in
      II, III und aVF.
   f) P-Hauptvektor in der Frontalebene $> +75°$.
3. Ziemlich charakteristische Zeichen:
   a) Kompletter Rechtsschenkelblock mit R' in V_1
      oder V_3-rechts > 1,5 mV.
   b) S in $V_1 < 0,5$ mV,
   c) R in V_1 oder S in V_5 oder $V_6 > 1,0$ mV,
   d) QRS-Achse in der Frontalebene $+75°$ bis $+110°$,
   e) In aVR qR- oder QR-Komplexe mit $R > 0,5$ mV
      und RQ-Relation > 1,
   f) QR-Komplexe in II, III und aVF (nach Ausschluß
      eines Hinterwandinfarktes!).
   g) ST-Senkungen und/oder T-Inversion in den rechts-
      praecordialen Ableitungen.
   h) Vertikalposition des Herzens mit Rotation im Uhr-
      zeigersinn.
   i) Niedervoltage von QRS mit $R < 0,5$ mV in allen
      konventionellen Ableitungen (in V_5 und V_6 bis
      0,7 mV erlaubt),
   k) Verzögerung der größten Negativitätsbewegung
      auf 0,04 s oder mehr in den rechtspraecordialen
      Ableitungen.

einer Rechtsherzhypertrophie angegeben gefunden. Dagegen fanden sich bei 506 Patienten des gleichen Krankenguts, die klinisch
Zeichen einer Rechtsherzbelastung oder Insuffizienz zeigten, in 55% auch entsprechende elektrokardiographische Veränderungen. Aus der Vielfalt der beschriebenen
elektrokardiographischen Veränderungen bei
Patienten mit Emphysem und Rechtsherzhypertrophie hat BHARGAVA (1973) eine Rang-
ordnung bezüglich ihrer Aussagekraft aufgestellt und zwischen ziemlich beweisenden
(fairly decisive), hoch charakteristischen

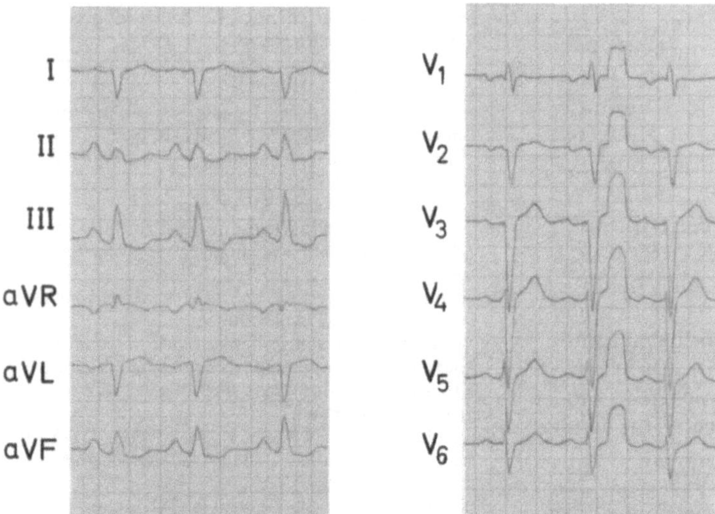

Abb. 1. Typisches EKG eines Patienten mit schwerem obstruktivem Lungenemphysem und Cor pulmonale. *Klinische Daten:* Sekundenkapazität 720 ml = 36% d.VK; Residualvolumen 5700 ml; arterieller Sauerstoffdruck 65 Torr; arterieller Kohlensäuredruck 50 Torr; mittlerer Pulmonalarteriendruck 36 mmHg; *EKG-Zeichen:* 1. Rechtsachse von QRS in den Extremitätenableitungen. 2. Rotation der elektrischen Herzachse im Uhrzeigersinn mit Verlagerung der Übergangszone nach V_6-V_7. 3. Abnorme R/S-Relation > 1 in V_1. 4. Abnorme R/S-Relation < 2 in V_6. 5. P-pulmonale mit P > 0,25 mV in II, III und aVF. 6. Negatives P in aVL. Es fehlt lediglich der »Rechtsventrikuläre Strain«.

(highly suggestive) und ziemlich charakteristischen (fairly suggestive) EKG-Veränderungen unterschieden (Tabelle 3). Für eine überzeugende Diagnose fordert er beim Fehlen der nahezu beweisenden Kriterien (hohes R in V_1, RS-Relation in $V_1 > 1$, R in $V_6 < 0,5$ mV, S in $V_6 > 0,7$ mV und RS-Relation in $V_6 < 1$) mindestens 3 andere positive EKG-Zeichen aus der Gruppe 2 (highly suggestive) oder 5 positive Zeichen aus der Gruppe 3 (fairly suggestive).

Zweifellos ist die Auswertung so zahlreicher EKG-Zeichen in der Praxis kaum möglich und bei der teilweisen Überlappung der genannten Kriterien auch nicht unbedingt sinnvoll. Eine Reduktion der routinemäßig zu erfassenden Parameter erscheint zweckmäßig. BURKHARDT (1972) hat sich in seiner Monographie bei der EKG-Auswertung von 55 Patienten mit überwiegend obstruktiven Atemwegserkrankungen, deren Lungenfunktion und Haemodynamik im kleinen Kreislauf genau erfaßt war, auf 7 Kriterien beschränkt, die gegenüber dem Elektrokardiogramm von 100 vergleichbaren Probanden signifikant häufiger anzutreffen waren. Diese 7 Kriterien, die auch in der Literatur mehrfach als aussagekräftig bewertet wurden, sollen nachfolgend genauer analysiert werden.

A. Rechtsabweichung der elektrischen Herzachse in der Frontalebene

Eine sogenannte Rechtsachse mit einem Winkel von > +90° dürfte eines der sichersten Zeichen für das Vorliegen einer ausgeprägten Rechtsherzhypertrophie sein. Von den autoptischen Befunden ausgehend, fand MILLARD (1967) bei 80% der rechtsventrikulären Hypertrophien eine Rechtsachse im EKG. Unter Bezug auf die mittels Herzkatheter gemessenen Druckwerte im kleinen Kreislauf werden niedrigere Prozentzahlen angegeben. Bei einem in Ruhe über 20 mm Hg erhöhten Mitteldruck in der Arteria pulmonalis fand BURKHARDT (1972) in 39% eine QRS-Achse von $\geq 90°$, bei einem mittleren Pulmonalisdruck von über 30 mm Hg gab OKAFUZI (1966) in 60% der Fälle eine Rechtsachse an. MEYER et al. (1975) fanden bei Patienten mit einem QRS-Vektor von $\geq 90°$ einen wesentlich höheren Pulmonalarteriendruck und eine erhöhte rechtsventrikuläre Schlagarbeit gegenüber Patienten ohne Rechtsachse im EKG. Ohne Bezug zum Schweregrad gaben FOWLER et al. (1965) bei ihren Patienten mit Lungenemphysem und Cor pulmonale nur in 27% der Fälle eine Rechtsachse an. Bei einer Gegenüberstellung von spirographischen Befunden und EKG-Kriterien zeigten im Krankengut von BURKHARDT (1972) 27% aller obstruktiven Atemwegserkrankungen mit einer Sekundenkapazität unter 50% der Vitalkapazität eine Rechtsachse, während VALENTIN et al. (1965) bei etwa gleicher Einschränkung des 1-Sekunden-Wertes nur in 10% der Fälle eine QRS-Achse von $\geq 90°$ fanden.

Betrachtet man bereits Achsenabweichungen von $+70°$ bis $+90°$ als Kriterium einer Rechtsherzhypertrophie, steigt der Prozentsatz positiver Befunde bei obstruktiven Atemwegserkrankungen (auf Kosten der Trennschärfe gegenüber lungengesunden Probanden) erheblich an (BURKHARDT, 1972; TAKINO, 1968; SELVESTER und RUBIN, 1965).

Die Frage, ob nicht nur eine Rechtsherzüberlastung, sondern auch ein obstruktives Lungenemphysem per se eine erhebliche Deviation der elektrischen Herzachse in der Frontalebene bewirken kann, muß nach den Untersuchungen von SPODICK et al. (1963) positiv beantwortet werden, wenn auch schwere bronchiale Obstruktionen ohne Rechtsbelastung kaum vorkommen dürften. So fand auch BURKHARDT (1972) eine gegenüber dem Durchschnittskollektiv (7%) signifikant erhöhte Zahl von Achsenabweichungen in der Frontalebene bei Patienten mit obstruktiven Atemwegserkrankungen und erhöhtem Residualvolumen, die noch keine pulmonale Hypertonie aufwiesen (25%). Läßt man die bekanntermaßen typischsten und ausgeprägtesten EKG-Veränderungen bei kongenitalen Vitien (BHARGAVA, 1973; SCOTT, 1960) unberücksichtigt, so zeigen die

Patienten mit primär vaskulärer pulmonaler Hypertonie die stärksten Abweichungen des Hauptvektors von QRS in der Frontalebene. Bei einem pulmonalarteriellen Mitteldruck von 46,5 mm Hg betrug der mittlere QRS-Vektor in einer Serie von medikamentös bedingter vaskulärer pulmonaler Hypertonie 114,6°! (GAHL et al., 1970).

B. Rechtsventrikulärer Strain

Rechtsventrikuläre Erregungsrückbildungsstörungen mit Senkung der ST-Strecken und T-Negativitäten in den Ableitungen V_1-V_3 (rechtsventrikulärer Strain) gelten neben der Rechtsachse als nahezu beweisendes Zeichen einer Rechtsherzüberlastung (ZUCKERMANN et al., 1948; MEYERS et al., 1948). Positive Veränderungen sind bei bestehendem Rechtsschenkelblock allerdings nicht zu verwerten. Dieses Kriterium tritt selten bzw. erst spät im Ablauf obstruktiver und restriktiver Lungenerkrankungen auf, so daß ein negativer Ausfall dieses Zeichens keineswegs gegen eine Rechtsherzhypertrophie spricht (BURKHARDT, 1972). In der genannten Gruppe mit schwerer primär vaskulärer pulmonaler Hypertonie (GAHL et al., 1970) zeigten allerdings alle Patienten einen rechtsventrikulären Strain, während FOWLER et al. (1965) bei den autoptisch gesicherten Emphysemfällen nur in 47% einen rechtsventrikulären Strain, BURKHARDT (1972) sogar nur bei 2 von 45 Patienten mit lungenfunktionsmäßig belegter bronchialer Obstruktion entsprechende rechtsventrikuläre Erregungsrückbildungsstörungen fanden. Eine häufige Vergesellschaftung dieses Kriteriums mit transitorischer schwerer Hypoxämie und Hyperkapnie gaben MEYER et al. (1975) und KILCOYNE et al. (1970) an.

C. Rotation der elektrischen Herzachse in der Horizontalebene

Eine Rotation der elektrischen Herzachse im Uhrzeigersinn mit Verlagerung der Umschlagszone nach V_5–V_6 gilt ebenfalls als Zeichen der Rechtsherzhypertrophie (Sodi-Pallares und Calder, 1956), und wurde von Prineas et al. (1968) und Selvester und Rubin (1965) in die Diagnostik des chronischen Cor pulmonale einbezogen. Burkhardt (1972) fand einen geringen Einfluß des Schweregrads auf die Ausprägung dieses EKG-Zeichens, während die Höhe des Residualvolumens, also das Ausmaß des Emphysems mit entsprechender Änderung der Herzlage ohne Einfluß schien. Bei 55% seiner Patienten mit pulmonaler Hypertonie fehlte dieses Kriterium (falsch negative Fälle), es war allerdings nur bei 4% der Kontrollfälle falsch positiv.

D. Abnorme R/S-Relation in V_1

Meyers et al. (1948), aber auch Sokolow und Lyon (1949), Goldberger (1953), Scott et al. (1955) und Milnor (1957) haben eine R/S-Relation ≥ 1 in V_1 bzw. eine in V_1 im Verhältnis zu S abnorm hohe R-Zacke als ein wichtiges diagnostisches Kriterium zur Erkennung einer Rechtsherzhypertrophie angegeben. Beim Vorliegen eines Rechtsschenkelblocks ist dieses Zeichen nicht zu verwerten.

Auch dieses Kriterium ist vom Schweregrad der Rechtsherzbelastung abhängig. Bei den ausgeprägten, autoptisch gesicherten Cor pulmonale-Fällen mit Emphysem von Fowler et al. (1965) fanden sich 53% positive Fälle, während Chappell (1966) bei Patienten mit chronischer Bronchitis nur in 10%, Burkhardt (1972) nur in 7% positive Veränderungen gefunden haben. Nach Burkhardt (1972) ist dieses Zeichen nahezu beweisend, da nur 3% der Kontrollfälle dieses EKG-Kriterium aufwiesen, allerdings auch 90% der Patienten mit nachgewiesener pulmonaler Hypertonie sich »falsch negativ« verhielten. Diese Mitteilung stimmt mit den Angaben von Meyer et al. (1975) überein, die nur in 13 von 100 Fällen mit ausgeprägtem obstruktivem Lungenemphysem einen R/S-Quotienten von $\geq 1,0$ mV in V_1 fanden.

E. Abnorme R/S-Relation in V_6

Dieses Zeichen mit einer R/S-Relation von ≤ 2 scheint nicht die Aussagekraft der umgekehrten R/S-Relationsverschiebung in V_1 zu haben. (Die Verschiebung der R/S-Relation in V_6 kann ebenfalls bei bestehendem Rechtsschenkelblock nicht bewertet werden.) Das Kriterium wird zudem unterschiedlich definiert. Sokolow und Lyon (1949) sprechen bereits bei einer R/S-Relation von ≤ 1 in V_5 und V_6 von einem Hinweis auf Rechtsherzhypertrophie, während Meyers et al. (1948) ein abnorm tiefes S in V_6 als Rechtsherzkriterium werten.
Nach Millard (1967) besteht nur eine geringe Übereinstimmung zwischen autoptisch gesicherter rechtsventrikulärer Hypertrophie und abnormer R/S-Relation in V_6, während Schweizer et al. (1953) immerhin bei 49% ihrer autoptisch gesicherten Fälle mit Rechtsherzhypertrophie zu Lebzeiten eine abnorme R/S-Relation in V_6 fanden. Nach Burkhardt (1972) ist das Kriterium insofern brauchbar, als es nur in 1–8% der Kontrollen falsch positiv, allerdings auch in 67% der Fälle mit Cor pulmonale falsch negativ ist.

F. P-pulmonale

Die Häufigkeitsangaben über ein sogenanntes P-pulmonale, einer wahrscheinlichen

Überlastung des rechten Vorhofs mit P-Amplituden von $\geq 0{,}25$ mV in II, III oder aVF oder initialem p-Vektor in V_1 von $\geq 0{,}2$ mV schwanken beträchtlich. Die Zahlen liegen zwischen 9 und 40% (VALENTIN et al., 1965; FOWLER et al., 1965; CAIRD u. WILCKEN, 1962; KAMPER et al., 1970). Vereinzelt finden sich auch Angaben bis zu 95%! (PADMAVATI u. REIZADA, 1972).

In den klassischen Arbeiten von SOKOLOW und LYON (1949), MEYERS et al. (1948) und GOLDBERGER (1953) gilt es nicht als wichtiges diagnostisches Kriterium. Autoptische Untersuchungen stellen den Bezug zu einer Hypertrophie und Vergrößerung des rechten Vorhofs in Frage. PEARCE und HABER (1959) fanden keinen Bezug zu Veränderungen des rechten Vorhofs, sondern nur zu dem Ausmaß der rechtsventrikulären Hypertrophie. Zu dem gleichen Ergebnis kommen ebenfalls PHILLIPS und PROVIDENCE (1958) in einer autoptisch gesicherten Studie. MICHELSON (1960) und CAIRD und WILCKEN (1962) sahen ein P-pulmonale mit und ohne Vergrößerung oder Hypertrophie des rechten Vorhofs. Lediglich SHMOCK et al. (1971) werteten das P-pulmonale als Ausdruck einer rechtsatrialen Gewichtszunahme.

Insgesamt wird dadurch eher die von WOOD (1948) und KILPATRIC (1951) vertretene Meinung bestätigt, die bei Herzkatheteruntersuchungen eine bessere Korrelation zu den rechtsventrikulären als zu den rechtsatrialen Drucken fanden. Interesant im Hinblick auf die Patienten mit chronischer Bronchitis und Emphysem ist auch die Angabe von SPODICK et al. (1963) und SHMOCK et al. (1971), daß ein P-pulmonale am besten mit dem Ausmaß der bronchialen Obstruktion korreliert und somit nicht nur von der Rechtsherzbelastung, sondern von der Herzlage abhängt, zumal entsprechende P-Veränderungen auch bei asthenischen Patienten gesehen werden (BHARGAVA, 1973).

BURKHARDT (1972) fand allerdings in seiner Kontrollgruppe keinen falsch positiven Fall, während die falsch negativen Befunde bei nachgewiesener pulmonaler Hypertonie von ihm mit 84%, von MILLARD (1967) mit 70% angegeben wurden.

G. Negatives P in aVL

Im Gegensatz zum sogenannten P-pulmonale scheint eine Abweichung der P-Achse in der Frontalebene auf mehr als $+60°$ ein ungleich wichtigeres diagnostisches Kriterium zu sein, wobei eine Rechtsherzüberlastung und eine Herzverlagerung bei Lungenblähung ätiologisch gleichbedeutend nebeneinander stehen. Das Kriterium ist ohne mühsame Vektorbestimmung am Negativwerden des initialen P-Vektors in Ableitung aVL erkennbar. Prozentual ist es von allen genannten Kriterien am häufigsten anzutreffen. BURKHARDT (1972) sah es bei 70% seiner Patienten mit obstruktiven Lungenerkrankungen, ZUCKERMANN et al. (1948) bei 82%, CAIRD und WILCKEN (1962) bei 73% ihrer Patienten mit Asthma bronchiale und chronischer Bronchitis. Der höchste Prozentsatz wurde von LOWE und DIMOND (1968) mit 90% angegeben.

Auch die Zahl der »falsch positiven« P-Achsenabweichungen scheint sich mit 10% bei Herz-Lungengesunden in Grenzen zu halten (BURKHARDT, 1972), so daß diesem Kriterium sowohl eine hohe Spezifität als auch eine hohe Sensibilität zukommt. Sowohl nach den Untersuchungen von BURKHARDT (1972) als auch nach den Ergebnissen von SPODICK et al. (1963) sowie CALATAJUD et al. (1970) besteht eine enge Korrelation zwischen Schweregrad der bronchialen Obstruktion und Häufigkeit der P-Achsenabweichung über $+60°$. Für einen engen Bezug zum Ausmaß der Lungenblähung könnte auch das Negativwerden von P in aVL während des akuten Asthmaanfalls sprechen (SODI-PALLARES u. CALDER, 1956).

Neben den genannten Zeichen eines P-pulmonale, eines Steil- bis Rechtstyps in den Extremitätenableitungen und einer Verlagerung der R/S-Umschlagszone nach V_5–V_6 in den Brustwandableitungen sollte bei reinem Emphysem ohne Rechtsherzüberlastung die allgemeine Niedervoltage, besonders in den Brustwandableitungen V_4–V_7 als differentialdiagnostisches Kriterium berücksichtigt werden (WASSERBURGER et al., 1959). Bei den 100 Patienten von MEYER et al. (1975) mit deutlich erhöhtem Residualvolumen und ausgeprägter Erniedrigung des 1-Sekunden-Wertes fand sich eine Niedervoltage der Extremitätenableitungen allerdings nur in 22%, eine Niedervoltage in V_5 und V_6 nur in 17%!

Zusätzliche Spezialableitungen bringen offensichtlich keinen diagnostischen Gewinn gegenüber den besprochenen elektrokardiographischen Ableitungen. Im Vektorkardiogramm nach Frank (1956) wurden insbesondere von Fischer (1970) unter Benutzung des unkorrigierten Würfelsystems typische Veränderungen für Rechtsherzhypertrophie angegeben. Wenn der mittlere Pulmonalarteriendruck 30 mm Hg überschritt, betrug bei Patienten mit chronischem Cor pulmonale die Übereinstimmung 80%. Als aussagekräftigstes Kriterium wurde eine verminderte R-Amplitude bzw. die verschobene R/S-Relation in Ableitung X angegeben. Auch Kerr et al. (1970) kommen auf einen Prozentsatz von 80 korrekt klassifizierter Patienten mit Lungenemphysem. Meyer et al. (1975) fanden keine Korrelation zu dem Ausmaß der ventilatorischen Parameter bei Patienten mit obstruktivem Lungenemphysem und betonten in ihrer vergleichenden Studie die grundsätzliche Übereinstimmung mit den Ergebnissen der konventionellen Elektrokardiographie.

Ohne Zweifel können passagere Veränderungen bei Verschlechterungen der haemodynamischen und ventilatorischen Situation wichtige Hinweise auf die aktuelle Rechtsherzüberlastung geben (Reichel et al., 1968). Bei Patienten, die wegen einer Exazerbation ihrer bronchopulmonalen Erkrankung hospitalisiert werden, finden sich fast regelmäßig weitere Abweichungen des QRS-Vektors nach rechts und rechtspraecordiale Erregungsrückbildungsstörungen. Kilcoyne et al. (1970) sprechen von einem dynamischen Konzept der Cor pulmonale-Diagnostik und betonen die Aussagekraft einer weiteren QRS-Achsenverschiebung von +30°, unabhängig vom Ausgangsvektor. Diese Veränderungen sind nach Abnahme des pulmonalarteriellen Druckes und nach Besserung der arteriellen Sauerstoffsättigung rückläufig. Als weitere transitorische Zeichen einer Rechtsherzbelastung werden T-Wellenveränderungen in den Brustwandableitun-

gen, ST-Senkungen in II, III und aVF sowie ein intermittierender Rechtsschenkelblock angegeben (Kilcoyne et al., 1970).

Differentialdiagnostisch kommen dabei aber auch andere Ereignisse im Sinne eines akuten Cor pulmonale in Betracht, die hier nicht ausführlich besprochen werden und die im Zweifelsfall elektrokardiographisch nicht abgeklärt werden können, sondern den Einsatz weiterer Methoden, wie Lungenszintigraphie und Pulmonalisangiographie erfordern.

Literatur

Bhargava, R.K.: Cor pulmonale. New York: Futura Company 1973

Burkhardt, D.: Zur Diagnostik des chronischen Cor pulmonale. Bern: Hans Huber 1972

Caird, F.I., Wilcken, D.E.L.: The ECG in chronic bronchitis with generalized obstructive lung disease: Its relation to ventilatory function. Amer. J. Cardiol. 10, 5 (1962)

Calatajud, J.B., Abad, J.M., Khoi, N.B., Stanbro, W.W., Silver, H.M.: P-Wave changes in chronic obstructive pulmonary disease. Amer. Heart J. 10, 5 (1962)

Chappell, A.G.: The ECG in chronic bronchitis and emphysema. Brit. Heart J. 28, 517 (1966)

Fischer, T.: Über den frühdiagnostischen Wert der vektorcardiographischen Zeichen des chronischen Cor pulmonale. Z. Kreisl.-Forsch. 59, 236 (1970)

Fluck, D.C., Chandrasekar, R.G., Gardner, F.V.: Left ventricular hypertrophy in chronic bronchitis. Brit. Heart J. 28, 92 (1966)

Fowler, N.O., Daniels, C., Scott, R.C., Faustino, B.S., Gueron, M.: The ECG in cor pulmonale with and without emphysema. Amer. J. Cardiol. 16, 500 (1965)

Frank, E.: An accurate clinically practical system for spatial vectorcardiography. Circulation 13, 737 (1956)

Gahl, K., Fabel, H., Greiser, E., Harmjanz, D., Ostertag, H., Stender, H.St.: Primär vaskuläre pulmonale Hypertonie. Z. Kreisl.-Forsch. 59, 868 (1970)

Goldberg, L.M., Bristol, J.D., Parker, B.M., Ritzmann, L.W.: Paroxysmal tachycardia with atrioventricular block. Its frequent association with chronic pulmonary disease. Circulation 21, 499 (1960)

Goldberger, E.: Unipolar ECG and VCG. 3rd ed. Philadelphia: Lea u. Febigner 1953

Kamper, D., Chon, F., Fowler, N.O., Witt, R.L., Bloomfield, S.: The reliability of electrocardiographic criteria of chronic obstructive lung disease. Amer. Heart J. 80, 445 (1970)

Kerr, A., Adicoff, A., Klingemann, J.D., Pipberger,

H.V.: Computer analysis of the orthogonal electrocardiogram in pulmonary emphysema. Amer. J. Cardiol, **25**, 34 (1970)

KILCOYNE, M.M., DAVIS, A.L., FERRER, M.I.: A dynamic electrocardiographic concept usefull in the diagnosis of cor pulmonale. Circulation **42**, 903 (1970)

KILPATRIC, J.A.: ECG changes in chronic cor pulmonale. Brit. Heart J. **13**, 309 (1951)

LOWE, H.M., DIMOND, E.G.: Pulmonary heart disease. In: BREST, A.N., MOYER, J.H., Cardiovascular Disorders. Philadelphia, F.A. Davies Comp. 1968

McMICHAEL, J., SHARPEY-SCHAFER, E.P.: The action of intravenous digoxin in man. Quart. J. Med. **13**, 123 (1944)

MEYER, V., SCHÜREN, K.P., HÜTTEMANN, U.: Elektrocardiographische und vektorcardiographische Veränderungen und ihre Bedeutung für die Diagnose des chronischen Cor pulmonale. In: SCHÜREN, K.P., HÜTTEMANN, U., SCHRÖDER, R. Chronisch obstruktive Lungenerkrankungen und Cor pulmonale. Stuttgart: F.K. Schattauer 1975

MEYERS, G.B., KLEIN, H.A., STOFER, B.E.: The electrocardiographic diagnosis of RVH. Amer. Heart J. **35**, 1 (1948)

MICHELSON, N.: Bilateral ventricular hypertrophy due to chronic pulmonary disease. Dis. Chest **38**, 435 (1960)

MILLARD, F.J.C.: The ECG in chronic lung disease. Brit. Heart. J. **29**, 43 (1967)

MILNOR, W.R.: ECG and VCG in RHH and RBBB. Circulation **16**, 348 (1957)

OKAFUZI, M.: ECG in patients with chronic pulmonary disease. Relation of ECG to pulmonary hypertension. Jap. Circul. J. **30**, 1601 (1966)

ORAM, S., DAVIES, P.: The electrocardiogram in cor pulmonale. Progr. cardiovasc. Dis. **9**, 341 (1967)

PADMAVATI, S., RAIZADA, V.: Electrocardiogram in chronic cor pulmonale. Brit. Heart. J. **34**, 658 (1972)

PEARCE, M.L., HABER, L.: Contribution of the lungs to the ECG of cor pulmonale. Circulation **20**, 750 (1959)

PHILLIPS, R.W., PROVIDENCE, R.I.: The electrocardiogram in cor pulmonale secondary to emphysema. Amer. Heart. J. **56**, 352 (1958)

PRINEAS, R.J., TIBBLIN, G., ROSE, G.: Electrocardiographic patterns of respiratory disease of a working population. Brit. Heart J. **30**, 859 (1968)

REICHEL, G., DANNENBERG, G., REDECKER, R.: Elektrokardiographische und lungenfunktionsdiagnostische Vergleichsuntersuchungen zur Frage der Rechtsherzbelastung bei chronischer Emphysembronchitis und Silikose. Z. Kreisl.-Forsch. **57**, 141 (1968)

SCHWEIZER, W., HELLER, J., LENÈGRE, J.: La relation entre la pression artérielle pulmonaire moyenne et l'hypertrophie ventriculaire droite électrique et anatomique dans les cardiopathies droites, gauches et mixtes. Cardiologica (Basel) **23**, 1 (1953)

SCOTT, R.C.: The correlation between the elektrocardiographic patterns of ventricular hypertrophy and the anatomic findings. Circulation **21**, 256 (1960)

SCOTT, R.C., KAPLAN, S., FOWLER, N.O., HELM, R.A., WESTCOTT, R.N., WALKER, I.C., STILES, W.J.: The ECG patterns of RVH in chronic cor pulmonale. Circulation **11**, 927 (1955)

SCOTT, R.W., GARVIN, C.F.: Cor pulmonale-Observations in fifty autopsy cases. Amer. Heart J. **22**, 56 (1941)

SELVESTER, R.H., RUBIN, H.B.: New criteria for the ECG diagnosis of emphysema and cor pulmonale. Amer. Heart. J. **69**, 437 (1965)

SHMOCK, C.L., POMERANTZ, B., MITCHELL, R.S., PRYOR, R., MAISEL, J.C.: The electrocardiogram in emphysema with or without chronic airway obstruction. Chest **60**, 328 (1971)

SODI-PALLARES, D., CALDER, R.M.: New Basis of Electrocardiography. London: Henry Kimpton 1956

SOKOLOW, M., LYON, T.P.: The ventricular complex in RVH as obtained by unipolar precordial and limb bads. Amer. Heart. J. **38**, 273 (1949)

SPODICK, D.H., HANGER-KLEVENE, J.H., TYLER, J.M., MÜNCH, H., DORR, C.A.: The electrocardiogram in pulmonary emphysema. Amer. Rev. resp. Dis. **88**, 14 (1963)

SUPPA, G., MARTINI, M., GAZZI, A.: Le aritmie nel cuore polmonare cronico. Mal. cardiovasc. **8**, 225 (1967)

TAKINO, S.: Study on the ECG and VCG in patients with chronic obstructive lung disease. Jap. Circulat. J. **30**, 1601 (1966)

THOMAS, A.J., VALABHJI, P.: Arrhythmia and tachycardia in pulmonary heart disease. Brit. Heart J. **31**, 491 (1969)

VALENTIN, H., VENRATH, H., GERHARD, W., GROSS, R.: Zur Erkennung und klinischen Bedeutung des Cor pulmonale. Dtsch. med. Wschr. **23**, 1033 (1965)

WASSERBERGER, R.H., KELLY, J.R., RASMUSSEN, H.K., JUHL, J.H.: The electrocardiographic pentalogy of pulmonary emphysema. Circulation **20**, 831 (1959)

WOOD, P.H.: Electrocardiographic appearence in acute and chronic pulmonary heart diseases. Brit. Heart J. **10**, 87 (1948)

ZUCKERMANN, R., CABRERA, E., FISHLEDER, B.L., SODI-PALLARES, D.: ECG in chronic cor pulmonale. Amer. Heart J. **35**, 421 (1948)

Die primäre chronische, nichtobstruktive Bronchitis

E. Kammler und W.T. Ulmer

Mit 3 Abbildungen und 6 Tabellen

A. Einleitung

Der Mensch vermag kraft seiner praktisch-technischen Intelligenz in die Umwelt schöpferisch einzugreifen und Umweltreize auszulöschen, aber auch neue Umweltgefahren zu setzen (Büchner, 1962).

So berichten fast alle modernen Industriestaaten der westlichen Welt, trotz aller Einschränkungen gegenüber dem Aussagewert von Morbiditäts- und Mortalitätsstatistiken (Assaad et al., 1973; Bürgi, 1968; Deane, 1965; Hain, 1969; Kartagener, 1956; Lawther et al., 1964; Otto, 1967; Schmidt, 1973c; Ulmer u. Reichel, 1972; Worth, 1966) über eine Zunahme chronisch unspezifischer Atemwegserkrankungen (Baker et al., 1970; Bates, 1968b; Bopp, 1974; Brinkmann, 1968; Bundesministerium, 1973; Chaplin et al., 1964; Gilson, 1970; Herzog, 1967; Jaggi, 1974; Kilburn, 1967; Kuntz, 1973b; Müller et al., 1971; Sadoul, 1973; US-Department of Health, 1971; Van der Lende, 1969a; Valentin, 1968; Weingärtner, 1973; Woitowitz, 1972), die gemeinhin als chronische Bronchitis bezeichnet werden.

In der Bundesrepublik steht die chronische Bronchitis an 4. Stelle der Volkskrankheiten (Kuntz, 1973) und männlichen Berufsunfähigkeitsursachen (Ferlinz, 1974).

Die große sozialmedizinische Bedeutung der chronischen Bronchitis, die anfangs kaum als Erkrankung empfunden wird, später aber ein jahrelanges Siechtum verursachen kann, ist bereits erkannt (Fletcher, 1959; Lederer, 1973; Orie u. Sluiter, 1961; Schmidt, 1974; Ulmer, 1974a, b, c; DFG-Studie, 1975) und eine Früherfassung zur rechtzeitigen Einleitung entsprechender therapeutischer Maßnahmen dringend notwendig.

B. Klinische Definition

Eine Krankheit kann auf der Grundlage ihrer bekannten Ätiologie, durch charakteristische morphologische Veränderungen, funktionelle Störungen oder klinische Symptomatologie definiert werden. Als Badham 1808 die Bezeichnung »chronische Bronchitis« einführte, bezog er die kardialen Komplikationen in das Krankheitsbild mit ein. Seither ist es zwar gelungen, die chronische Bronchitis durch Ausschluß von anderen Krankheiten (s. Differentialdiagnose), die zu einer sogenannten Begleitbronchitis oder Komplikationsbronchitis (Hartung, 1964a, b) führen, als selbständiges Krankheitsbild besser zu erkennen; doch die mit diesem Krankheitsbild verbundene ätiologische, pathogenetische, pathophysiologische und klinische Formenfülle, insbesondere die Wechselbeziehung von Bronchitis, Emphysem und Asthma, hat den Kliniker vor scheinbar unüberwindbare Schwierigkeiten, was eine exakte Definition anbelangt, gestellt.

Wie groß die Schwierigkeiten hinsichtlich der Terminologie und Definition des jeweiligen vorliegenden Krankheitsbildes sind, geht aus der zum Teil völlig unterschiedlichen Anwendung der Krankheitsbegriffe in verschiedenen Ländern (Fletcher et al., 1964; Holland et al., 1965; Jaggi, 1974; Kartagener et al., 1964; Stuart-Harris, 1968a) und sogar bei verschiedenen Untersuchern desselben Landes (Worth, 1967) hervor, was nicht zuletzt auch die Forschung sehr erschwert hat (Lederer, 1973).

Daher wurde auf dem CIBA-Guest-Symposium 1958 vorgeschlagen, daß Patienten mit chronischem und wiederkehrendem massivem Auswurf, intermittierender und manifester Bronchialobstruktion unter dem Oberbegriff »Chronic Non Specific Lung Disease« (CNSLD) zusammengefaßt werden. Ihm entspricht die niederländische Bezeichnung »Chronische Aspecifieke Respiratoire Aandoeningen« (CARA) (Van der Lende, 1969b; Orie u. Sluiter, 1964) und die deutsche Bezeichnung »Chronisches Unspezifisches Respiratorisches Syndrom« (CURS) (Woitowitz, 1972).

Es handelt sich bei diesen Oberbegriffen um Sammeldiagnosen, die aus einem diagnostischen Dilemma heraus entstanden sind, um klinische Syndrome zu beschreiben, die mit einem primären Emphysem, Asthma, Bronchitis mit oder ohne Atemwegsobstruktion oder sekundärem Emphysem verbunden sind. Sie sollten nur als Übergangslösung verstanden werden, bis es gelingt, der klinischen Diagnostik Hilfsmittel und Kriterien für morphologisch hinreichend fundierte Diagnosen der einzelnen Krankheitsbilder zu liefern (Otto, 1970).

In dem Bemühen um einheitliche Begriffe hat man auf dem CIBA-Guest-Symposium die chronische Bronchitis 1958 wie folgt definiert: »Als chronisch oder rezidivierend wird eine Bronchitis dann bezeichnet, wenn die vermehrte Schleimsekretion an den meisten Tagen, mindestens aber an 3 Monaten in jedem von 2 aufeinanderfolgenden Jahren vorhanden war«. Seither ist diese Definition Grundlage vieler wissenschaftlicher Studien über die chronische Bronchitis geworden, obwohl immer wieder auf ihre Unzulänglichkeit hingewiesen wird (American Thoracic Society, 1962; Bondik u. Goldsmith, 1970; Bürgi, 1968; Ferlinz, 1971, 1974; Goldsmith, 1965; Von Hartung, 1968; Menelly

et al., 1962; Reid, 1964; Sanerkin, 1971; Sadoul u. Polu, 1973; Schmidt et al., 1967; Sharp et al., 1973; Ulmer, 1974a, c, 1975a). Die Hauptkritik an der Definition der chronischen Bronchitis ist, daß diese Definition eine rein deskriptive Charakterisierung einer Symptomatik (Husten, Auswurf) darstellt, ohne Berücksichtigung ätiologischer oder funktioneller Faktoren.

Nur aus der Tatsache heraus, daß es derzeit keine akzeptable nosologische Definition gibt, ist es zu verstehen, daß sich diese pragmatische Definition weitgehend durchgesetzt hat. Recht bald merkte man, daß mit dieser Definition der chronischen Bronchitis, die einzig auf der Hypersekretion von Schleim beruht, die klinischen Erscheinungsbilder nicht hinreichend definiert wurden (Fletcher, 1964), weshalb verschiedene Vorschläge zur Klassifikation (Fletcher, 1964; Herzog, 1967; Trendelenburg, 1973; Ulmer, 1972) dieses Krankheitsbildes vorgelegt wurden.

I. Klassifikation der chronischen Bronchitis

Die für klinisch praktische Belange zweckmäßigste Klassifikation der chronischen Bronchitis ist die Unterteilung in eine chronische, nichtobstruktive Bronchitis (oder simple chronic bronchitis im englischen Sprachgebrauch) und in eine chronisch obstruktive Bronchitis mit Hilfe der Lungenfunktion. Eine Klassifikation der chronischen Bronchitis unter Einbeziehung der Sputumbeschaffenheit, wie etwa die einer »intermittierenden eitrigen chronischen Bronchitis« oder »ständig eitrigen chronischen Bronchitis« (Fletcher, 1964; Medical Research Council, 1965), hat zwar gewisse klinische Bedeutung, bleibt aber hinsichtlich der heutigen Erkenntnisse über die Sputumbeschaffenheit und den Infektionsmodus bei diesem Krankheitsbild sehr problematisch.

II. Häufigkeit der chronischen, nichtobstruktiven Bronchitis

Nimmt man alle Formen nichtobstruktiver »Bronchitiden« zusammen, so ist deren Häufigkeit in der Allgemeinbevölkerung sehr groß. Die Angaben in den verschiedenen Studien aus verschiedenen Ländern variieren zwar in den absoluten Zahlen, bestätigen aber alle die erhebliche Altersabhängigkeit und die große Häufigkeit der Symptome »Husten und Auswurf« (College of General Practitioners, 1961; COLLINS, 1935; FRUHMANN, 1968; HIGGINS, 1967; HIGGINS et al., 1956; HIGGINS u. COCHRANE, 1958; HIGGINS et al., 1959; HOLLAND u. REID, 1965; HOLLAND et al., 1965; HUHTI, 1965; VAN DER LENDE, 1969a; ORIE u. SLUITER, 1961; REICHEL et al., 1969; REICHEL u. ULMER, 1970c).

Husten bzw. Auswurf wurden in einer Studie von REICHEL et al. (1970a) an 8162 Männern und Frauen im Ruhrgebiet wie in der ländlichen Umgebung des Ruhrgebietes bis zu 30% bei den Männern und bis zu 10,7% bei den Frauen gefunden (Tabelle 1).

Eine ausführliche Bibliographie mit tabellarischen Zahlenangaben aus den Arbeiten der Weltliteratur findet sich im Forschungsbericht der Deutschen Forschungsgemeinschaft über die chronische Bronchitis 1975, S. 457ff.

Tabelle 1. Häufigkeit von Husten und Auswurf in Abhängigkeit vom Lebensalter und Geschlecht bei 8162 Männern und Frauen des Ruhrgebietes bzw. in der ländlichen Umgebung des Ruhrgebietes

| | | Prozent der Allgemeinbevölkerung in den Altersklassen | | | | | |
| | | 10–29 Jahre | | 30–49 Jahre | | 50–69 Jahre | |
		♂	♀	♂	♀	♂	♀
Husten	nur morgens	15,7	4,9	21,9	6,2	29,5	10,7
	tagsüber	9,6	7,2	15,9	7,4	21,6	11,1
Auswurf	nur morgens	14,2	1,7	24,1	5,8	32,7	8,9
	tagsüber	2,7	1,1	8,7	2,7	11,7	4,6

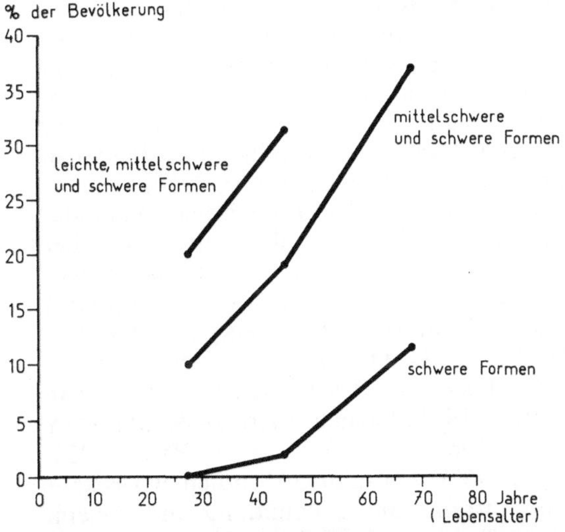

Abb. 1. Klinisch anamnestische Angaben über die Häufigkeit verschieden schwerer Formen von chronischer Bronchitis bei Nichtrauchern ($n=1001$) (Studie der Deutschen Forschungsgemeinschaft 1975).

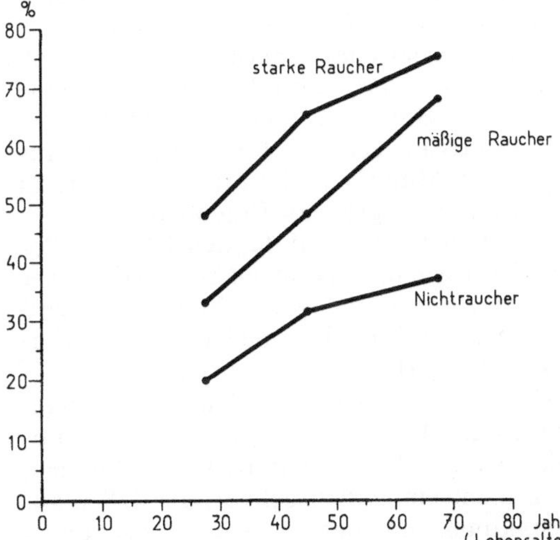

Abb. 2. Klinisch anamnestische Angaben über die Häufigkeit aller Formen von chronischer Bronchitis bei Nichtrauchern ($n=1001$), mäßigen ($n=1089$) und starken Rauchern ($n=1187$) (Studie der Deutschen Forschungsgemeinschaft, 1975).

Tabelle 2. Häufigkeit (%) chronischer Bronchitis in Japan nach Tsunetoshi et al. (1971)

Alter	Männer				Frauen				
	40–49	50–59	60–69	70–	40–49	50–59	60–69	70–	
Nichtraucher	2	2	5	7	1	1	2	3	
1–10 Zigaretten täglich	2	3	8	9	3	4	6	10	
11–20 Zigaretten täglich	4	8	11	17	5	7	10	18	mehr als 10 Zigaretten tgl.
mehr als 20 Zigaretten täglich	7	9	17	18	–	–	–	–	

Tabelle 3. Häufigkeit von Husten und Auswurf bei 25–39jährigen Männern und Frauen (nach van der Lende et al. (1975))

ständig Husten	13%
ständig Auswurf	13,5%

Abbildung 1 und 2 wurden aus dem Forschungsbericht der Deutschen Forschungsgemeinschaft (1975) erstellt. Sie zeigen die Häufigkeit verschieden schwerer Formen chronischer Bronchitis bei Nichtrauchern und Rauchern, wobei auf die Definition der Schweregrade hier nicht eingegangen werden soll. In allen Studien kommt die erhebliche Altersabhängigkeit dieser Erkrankung zur Darstellung. Es verwundert nicht, daß die absoluten Zahlen in verschiedenen Studien schwanken, da es eben doch immer noch gewisser Subjektivität überlassen bleibt, ab wann schon oder noch oder noch nicht eine chronische Bronchitis angenommen wird.

Tsunetoshi et al. (1971) berichten aus Japan für Männer und Frauen über die in Tabelle 2 niedergelegten Ergebnisse.

Van der Lende et al. fanden 1975 bei 25- bis 39jährigen in Vlaadingen bei relativ hoher Luftverschmutzung bei Männern und Frauen die in Tabelle 3 niedergelegten Häufigkeiten für Husten und Auswurf.

Diese unterschiedlichen Häufigkeitsangaben lassen eher vermuten, daß die Diagnostik, trotz aller Definitionsbemühungen, noch nicht einheitlich gelingt, als daß rassische, klimatische oder sonstige Umgebungsfaktoren für diese Unterschiede verantwortlich gemacht werden dürften.

Dennoch kann an der großen Häufigkeit kein Zweifel bestehen, wenn auch gerade zur Erarbeitung klimatischer, rassischer wie von Umweltfaktoren eine zuverlässige, objektive Diagnostik sehr wünschenswert wäre.

C. Morphologische Definition

Der Begriff »Bronchitis« unterstellt morphologische Veränderungen, die keineswegs immer gegeben sein müssen oder nachzuweisen sind (Otto, 1970). Sie tritt unter verschiedenen morphologischen Formen auf, die zudem eine größere Variabilität, je nach der Hauptlokalisation im Bronchialbaum, aufweisen (Hartung et al., 1971). Die morphologischen Veränderungen bei Fällen mit typisch chronischer Bronchitis sind in der Regel relativ diskret und oft nicht mit der Untersuchung eines einzelnen histologischen Präparates zu belegen (Otto, 1970).

Es müssen morphologische Veränderungen bei früheren Stadien mit chronischer Bronchitis, wo die seromukösen Bronchialwanddrüsen in der Regel stark vergrößert sind (Bürgi, 1968; Chakrin u. Saunders, 1974; De Haller u. Reid, 1965; Gregg, 1969; Hartung, 1964a; Könn, 1966; Keal u. Reid, 1971; Lamb u. Reid, 1969; Menelly et al., 1962; Müller, 1973; Reid, 1954, 1964, 1967), von späteren Stadien, wo es über eine intramurale Entzündung mit Ödem, Hyperämie und zellulärer Infiltration anfangs zu wesentlichen Wandverdickungen, später zur Atrophie und schließlich sogar zu Wanddestruktionen kommt (Hartung et al., 1971; MÜLLER, 1973; WRIGHT u. STUART, 1965), unterschieden werden.

Bei den chronischen Bronchitisformen ist die Differenzierung in Veränderungen an den größeren Bronchien und an den Bronchiolen von praktischer Bedeutung, da Prozesse an den Bronchiolen als den engsten Stellen der unteren Luftwege meist zu Belüftungsstörungen in den terminalen Lungenabschnitten und damit zur Entwicklung sekundärer Emphyseme führen (HARTUNG, 1964b). Demnach kann pathologisch-anatomisch zwischen einer

1. chronisch katarrhalischen Bronchitis (ihr klinisches Korrelat wäre der Bronchitiker mit einer vermehrten Schleimsekretion an den meisten Tagen, mindestens aber an 3 Monaten in jedem von 2 aufeinanderfolgenden Jahren),

2. chronisch intramuralen Bronchitis
a) hypertrophische Bronchitis,
b) atrophische Bronchitis,
c) deformierende Bronchitis.

3. Bronchiolitis
unterschieden werden.

I. Reid-Index
(Gland/Wall Ratio – GWA, s. Abb. 2)

L. REID konnte bei Bronchitikern mit vermehrter Schleimsekretion eine mit der Sputummenge annähernd korrelierte Hypertrophie der bronchialen Schleimdrüsen nachweisen und daraus einen morphologischen Index zur Diagnose der Bronchitis ableiten, der aus dem Verhältnis der Drüsendicke zur Schleimhautdicke bis zum Knorpel der Hauptbronchien gewonnen wird (REID, 1960, 1968). Das Verhältnis überschritt nicht 0,36 bei Normalpersonen und reichte von 0,4–0,79 bei chronischer Bronchitis (DE HALLER u. REID, 1965).

Neben einer Zustimmung ergab sich auch Kritik am Reidschen Index; eine klinische, morphologische Relation scheint nicht immer zu bestehen (HARTUNG u. MEYER-CARLSTAEDT, 1968). Allein ist mit dem Reidschen Index eine chronische Bronchitis nicht sicher zu diagnostizieren (HARTUNG u. MEYER-CARLSTAEDT, 1968; BÜRGI, 1968).

D. Klinik der chronischen, nichtobstruktiven Bronchitis

I. Symptomatologie

Die chronische, nichtobstruktive Bronchitis beginnt in der Mehrzahl der Fälle im fortgeschrittenen Lebensalter und ist bei Männern häufiger als bei Frauen zu finden (FERRIS jr., 1973; FLETCHER, 1959; GOODMAN et al., 1953; HERZOG, 1967; SMIDT, 1975; STUART-HARRIS, 1968a; TRENDELENBURG, 1973; ULMER u. REICHEL, 1970a; VAN DER LENDE, 1969). Sie ist durch eine spärliche Symptomatik gekennzeichnet; sichere Angaben über den Krankheitsbeginn sind oft nicht zu erhalten (KUNTZ, 1973).

Eine subtile Anamnese bei Patienten mit diesem Krankheitsbild, insbesondere Berufsanamnese, Raucheranamnese und die Forschung nach exogenen Allergenen, sind besonders wichtig.

Das typische subjektive Symptom ist der Husten, der nicht nur durch die Anwesenheit von Sekreten, sondern auch durch die erhöhte Reizbarkeit der irritierten Bronchialschleimhaut bedingt sein kann; er kommt entsprechend trocken oder feucht vor (KARTAGENER, 1956).

Der Auswurf ist mehr oder weniger voluminös, mukös oder purulent und kann in den frühen Stadien einer chronischen, nichtobstruktiven Bronchitis scheinbar fehlen, da er oft unbewußt verschluckt wird. Der muköse Auswurf kann weiß-schaumig oder zäh klar durchscheinend (Gummi arabicum oder Sojakorn ähnlich) sein. Bei größeren, vor allem muko-purulenten Sputummengen fühlen sich die Patienten oft auch nicht unerheblich in ihrer Leistungsfähigkeit herabgesetzt (ULMER, 1972).

Die Patienten leiden bei purulentem Sputum unter dem eitrigen, fauligen, süßlichen Geschmack des Auswurfes. Sie fürchten mit der »ewigen Husterei« ihre Umgebung zu belästigen und empfinden dieses Husten mit Auswurf wegen der Unappetitlichkeit für ihre Umgebung schwer zumutbar. Da das Husten häufig auch in der Nacht nicht sistiert, ja nicht selten gerade in den Nachtstunden noch zunimmt, ist die Nachtruhe für die Patienten wie für die Familienangehörigen oft in unzumutbarer Form gestört.

Das Husten erfolgt oft in einzelnen Hustenstößen, nicht selten aber auch in Hustensalven oder in Hustenattacken, wobei der einmal in Gang gekommene Husten längere Zeit nicht mehr zur Ruhe kommt. Diese Eigenschaften des Hustenreflexes ermöglichen es den Patienten relativ leicht, mehrmals am Tag bewußt abzuhusten, was bei hyperkrinetischen Formen zur Bronchialtoilette wünschenswert, ja notwendig sein kann, bei trockenen Formen aber unterbleiben sollte. Bei trockenen Formen reizt jedes erneute Husten wieder die Schleimhaut und unterhält hiermit den chronischen Reizzustand.

Die Hustenattacken können so schwer verlaufen, daß es hierbei zu Bewußtlosigkeit kommt. Nicht selten stürzen die Patienten während solcher Hustenattacken, wobei es zu Rippen- oder Extremitätenfrakturen, aber auch sonstigen Verletzungen kommen kann. Die Ursache für die Bewußtlosigkeit während der Hustenattacken liegt in den während des Hustens erheblich gesteigerten intrathorakalen Druckwerten. Hierbei kann das Blut nicht in den Thorax einströmen, womit das Herzminutenvolumen und damit auch der Blutdruck stark absinken. Insbesondere ältere Personen mit schon eingeschränkter cerebraler Durchblutung sind von solchen durch Husten ausgelösten Bewußtseinsverlusten bedroht. Differentialdiagnostisch sind immer cerebrale Durchblutungsstörungen auf gehirngefäßbedingte Ursachen, Herzrhythmusstörungen oder andere Ursachen von Herzversagen zu überprüfen.

Manche Patienten mit großen Auswurfmengen bei purulentem Sputum nehmen an Gewicht ab, da ihnen das Essen wegen des purulenten Sputumgeschmackes, der ständig bestehen bleiben kann, widerstrebt. Besonders bei Bronchiektasien mit Pyocyaneusinfektion werden derartige Krankheitsbilder beobachtet. Die Sputummengen können zwischen wenigen ml/die bis zu 250 ml/die und mehr schwanken.

Die für die obstruktive Bronchitis typische Dyspnoe fehlt (Reichel u. Ulmer, 1972).

Ein weiteres besonderes Kennzeichen der chronischen Bronchitis ist der schubweise Verlauf (s. CIBA-Guest-Definition). Dies gilt insbesondere für die obstruktive Bronchitis, kommt aber auch bei der nichtobstruktiven Bronchitis nicht selten vor.

Häufig wird über eine starke Wetterabhängigkeit geklagt (Bühlmann u. Rossier, 1970; Eule et al., 1970); die warme Jahreszeit ist für diese Patienten die »gute« Jahreszeit (Holland, 1966; Ulmer, 1972).

Nicht selten klagen die Patienten, daß alles nach einer Grippe begonnen habe (Fletcher et al., 1970), über ein- oder doppelseitige Nasennebenhöhlenaffektionen (Debelic, 1973), eine vermehrte Neigung zum Schwitzen bei Anstrengungen (Ulmer, 1972; Kuntz, 1973 b), über eine unangenehme Empfindung hinter dem Brustbein (Nariman, 1974) und eine gehäufte Infektanfälligkeit, wobei die »Erkältungen« leicht in den Thorax hinabsteigen (Ferlinz, 1973 a; Stuart-Harris, 1968 a). Allgemeinerscheinungen einer akuten Entzündung fehlen während der Zwischenphasen und oft nicht selten auch im Stadium akuter Exazerbationen.

II. Klinischer Nachweis

Je nach dem Grad der ödematösen oder entzündlichen Schwellung der Bronchialschleimhaut wird bei der chronischen, nichtobstruktiven Bronchitis das Atemgeräusch verschärft oder abgeschwächt, rauh, unrein oder sakkadiert sein.

Der abnorme Inhalt des Bronchiallumens manifestiert sich durch die Anwesenheit von Rasselgeräuschen: Bei trockenem, zähen Sekret sind es Rhonchi sonori (in den großen Bronchien) und sibilantes (in den feineren Bronchien); wird das Sekret dünnflüssiger, so sind es feuchte (blasige) Rasselgeräusche wieder in verschiedenen Qualitäten.

Die feuchten Rasselgeräusche dürfen aber bei einer reinen Bronchitis nicht klingend sein, und ihre Feinheit darf nicht bis zum Grade des Knisterns hinabreichen (Kartagener, 1956).

Die Perkussion ergibt bei der chronischen, nichtobstruktiven Bronchitis in der Regel einen normalen Befund.

III. Labordiagnostische Ergebnisse

Die Diagnostik der chronischen, nichtobstruktiven Bronchitis hat mit besonderer Sorgfalt zu erfolgen. Immer ist zu fragen, ob es sich nicht um mehr als »nur« eine chronische Bronchitis handelt und ob nicht ätiologische oder pathogenetische Faktoren erkannt werden können, die einer gezielteren Therapie zugänglich sind. Da es sich um ein Krankheitsbild mit einer außergewöhnlich guten Adaptation an die zunehmende Minderung der Leistungsfähigkeit handelt, kommen oft erst Spätstadien zur Behandlung; die Frühstadien sind aber, zumindest am Fortschreiten des Krankheitsprozesses, fast immer bei allen Formen gut zu beeinflussen.

1. Blutchemie

Laborchemisch sind allenfalls nur diskrete Hinweise auf eine Entzündung zu finden. So ist die Blutsenkungsgeschwindigkeit oft leicht beschleunigt, und im Elektrophoresediagramm kommt es zu einer deutlicheren Trennung von Beta-Globulinen zu vermehrten Gamma-Globulinen, während die Albumine vielfach leicht vermindert erscheinen. In wenigen Fällen läßt sich eine Hypogammaglobulinaemie als möglicher Ausdruck eines Antikörpermangelsyndroms nachweisen (NICOLAS, 1963; WENDEL et al., 1970). Aber gerade bei Kindern sollte der Hypogammaglobulinaemie größere Aufmerksamkeit gewidmet werden, da hier Substitionstherapie wertvolle Hilfe bringen kann.

Da sich Immundefizite vor allem auf den bronchopulmonalen Bereich auswirken, ist ihre Labordiagnostik besonders wichtig. Die dominierende Rolle des IgA, aber auch des freien sowie zellgebundenen IgE und des IgG im Abwehrmechanismus des Respirationstraktes sind erkannt (ELLORHAONI, 1972; FERLINZ, 1971, 1973a; GÖTZ, 1974; TRENDELENBURG, 1973), wenngleich jedoch die Bedeutung der Dysglobulinaemien im Rahmen der Diagnostik und Klinik der chronischen Bronchitis noch weitgehend im Stich läßt

(PERRIN-FAYOLLE et al., 1973; GUMP et al., 1973; SIEGLER u. CITRON, 1974, MICHEL, 1975).

Da bei respiratorischen Entzündungen fast jeder Keim als Infektionsträger in Frage kommt und die pathogene Bedeutung der einzelnen Bakterien bei der chronischen Bronchitis noch keineswegs geklärt ist (STUART-HARRIS, 1965; RITZERFELD, 1975), ist auch die Bewertung bakterieller und viraler Serumantikörper bisher problematisch geblieben (BRÜHL et al., 1967; SHORE et al., 1973).

Die Bedeutung des α_1-Antitrypsins im Rahmen von chronischen Bronchopneumopathien wurde in den letzten Jahren erkannt (FAGERHOL, 1972; RASCHE u. ULMER, 1974; RASCHE et al., 1975; WOOLCOCK et al., 1972; MITTMAN, 1972; GLAUSER, 1971; KAUFFMANN et al., 1971; ULMER, 1972; SEIDEL, 1973; FALK et al., 1971); es handelt sich dabei anscheinend um einen hereditären Mangel, der autosomal-rezessiv vererbt wird. Wahrscheinlich besitzt das α_1-Antitrypsin keine eigene antimikrobielle Wirkung, sondern verhindert das Wirksamwerden der Bakterienenzyme (MICHEL, 1975). Beim α_1-Antitrypsinmangel liegt immer auch eine schwere Emphysembildung vor (s.S. 321). Diese Emphysembildungen können mit einfacher Bronchitis, häufiger allerdings mit obstruktiver Bronchitis, einhergehen (MITTMAN, 1972; RASCHE u. ULMER, 1974; ISLAM et al., 1974).

Bei Verdacht auf Mucoviscidose ist der Schweißelektrolytgehalt zu bestimmen (STEININGER u. THEILE, 1974).

2. Sputumuntersuchungen

Das Sputum ist ein Gemisch aus Speichel, Blutbestandteilen sowie Stoffen, die aktiv in der Schleimhaut oder der Submucosa des Bronchialbaumes synthetisiert werden sowie Abfallprodukten der physiologischen Zellmauserung und der pathologischen Destruktion der Mucosa. Nur in Ausnahmefällen produziert der Patient mit chronischer Bronchitis mehr als 25 ml Sputum täglich, wobei das Volumen über längere Zeit bei täglichen

Schwankungen oft relativ konstant bleibt (Ashcroft, 1965; Miller et al., 1965).

Die chemische Reaktion des Sputums wird allgemein als alkalisch angegeben, seltener als neutral und nur bei Zersetzungsprozessen als sauer. Da gewisse Aspekte des Verhaltens von Sputum »zeitabhängig« sind, sollte nur frisches Sputum zur Untersuchung kommen. Zur Trennung von Bronchialsekret und Speichel hat sich die Methode nach Mulder durchgesetzt(Mulder, 1938; Ferlinz, 1973b; Tauchnitz u. Ellorhaoni, 1974). Die Methode nützt die Tatsache aus, daß sich das Bronchialsekret dank seiner hohen Viscosität und Klebrigkeit nicht gleichmäßig mit dem Speichel und den anderen Sekreten mischt, sondern dichtere Kerne bildet, um welche sich die Sekrete der oberen Luftwege als Mantel lagern. Durch wiederholtes »Waschen« einzelner Sputumflocken in physiologischen (isotonischen) Lösungen läßt sich der Mangel abstreifen, so daß kleinere Flocken reinen Bronchialsekretes übrigbleiben.

a) Makroskopische Beurteilung des Sputums

Auf die makroskopische Beurteilung des Sputums kann nicht verzichtet werden, da sie Hinweise auf speziell nötige Untersuchungen geben kann.

So können gewisse Rückschlüsse aus blutigem (Karzinom, Lungenembolie) oder eitrigem (Infektion) Sputum gezogen werden. Grünlichblaue Verfärbung von eitrigem Auswurf weckt den Verdackt auf Infektion mit Pyocyaneus (Pseudomonas aeruginosa). Eine Proteus-Infektion kann eventuell zu einer rötlichen Verfärbung des Sputums führen (Bucher, 1965).

Zweischichtigkeit des Sputums (unten eitrig, oben schaumig) spricht für einen Lungenabszeß; Dreischichtigkeit (unten eitrig, in der Mitte serös oder schaumig) deutet auf Bronchiektasen. Bindende Schlüsse aus dem makroskopischen Aspekt auf die zytologische oder bakteriologische Zusammensetzung des Bronchialsekretes sind jedoch nicht möglich (Fletcher u. Tinker, 1961; Günthner u. Krieger, 1972; Hopkins et al., 1962).

b) Sputumbakteriologie

Bei der bakteriellen Sputumuntersuchung beginnt die Problematik bereits mit der Entnahmetechnik des Bronchialsekretes (Tauchnitz u. Ellorhaoni, 1974). Selbst bei der direkten Entnahme mittels einer Bronchoskopie ist eine Kontamination mit der Mund- und Rachenflora nicht sicher auszuschließen; eine wesentlich sicherere Entnahmetechnik ist die transkutane Trachealpunktion nach Pecora (1963).

Die Interpretation der Ergebnisse von bakteriellen Sputumuntersuchungen stößt noch auf große Schwierigkeiten, da die Bedeutung der einzelnen Keime im Krankheitsgeschehen der Bronchitis noch nicht völlig geklärt ist. Am häufigsten wurden in Bronchitikersputen die Keime Haemophilus influenzae und Diplokokkus pneumoniae gefunden (s. auch Tabelle S. 320) (Adam u. Meier, 1973; Bates, 1968b, Böhlau u. Schildwächter, 1974; Brumfitt u. Willoughby, 1958; Elmes et al., 1957; Edwards et al., 1957; Freeman, 1972; Fruhmann, 1968; Marx, 1963; Morgan, 1967; Ross u. Croydon, 1973; Schmidt et al., 1967; Scott, 1973; Siegenthaler et al., 1974; Trendelenburg, 1973; Voisin et al., 1973; Ulmer, 1972; Wiesner et al., 1973).

c) Sputumzytologie

Methoden zur qualitativen und quantitativen Bestimmung von Sputumzellen sind zum erstenmal 1962 von Chodosh et al. beschrieben worden. Diese Untersuchungsmethoden gestatten es, einerseits die Exfoliation und Exsudation spezifischer Zellen qualitativ und quantitativ zu bestimmen und damit die Art, das Ausmaß und die Schwere der Entzündung der Atemwege zu charakterisieren, andererseits zelldynamische Vorgänge der Entzündung zu erfassen (Medici u. Chodosh, 1974).

Medici u. Chodosh (1974) berichten, wie während einer Exazerbation der chronischen Bronchitis die Zahl der während 24 Std exfolierten Basal-, degenerierten Basal- und degenerierten Flimmerzellen sowie von Bronchialepithelzellen mit intrazytoplasmatischen Bakterien signifikant ansteigen kann.

d) Sputumrheologie

Die Inhomogenität und der Nicht-Newtonsche Charakter des Sputums machen eine aussagekräftige Messung seiner physikalischen Charakteristika extrem schwierig (ADLER et al., 1972). Dennoch gelten der Einfluß von bakteriellen und besonders enzymatischen Faktoren auf die Viskosität eines unter pathologischen Bedingungen produzierten Bronchialsekretes als sicher (ADLER et al., 1972; BÜRGI, 1964; CHARMAN et al., 1974; DULFANO et al., 1971; GIESEKING, 1971; KEAL, 1970). Tagesschwankungen der Sputumviskosität (PUCHELLE et al., 1973) sowie ein Zusammenhang zwischen Sputumviskosität und verminderter ventilatorischer Leistung konnte bei Bronchitikern festgestellt werden (CHARMAN et al., 1974; LOPEZ-VIDRIERO et al., 1973; MEDICI et al., 1973; PHAM et al., 1973). Im allgemeinen hat sich für Routineuntersuchungen des Sputums die Rotationsviskosimetrie durchgesetzt (PALMER et al., 1970; PUCHELLE u. BENIS, 1971), wenn auch bei dieser Methode große Unsicherheiten nicht übersehen werden dürfen.

e) Biochemische Sputumanalyse

Biochemische Untersuchungen (Gesamteiweißgehalt, Elektropherogramme, Proteasengehalt, Proteaseinhibitoren, Immunelektrophorese etc.) des Sputums sind im letzten Jahrzehnt bis heute Gegenstand intensiver klinischer sowie experimenteller Forschung (GÜNTHNER u. KRIEGER, 1972; LICHT et al., 1971; RASCHE et al., 1972, 1973; RASCHE u. ULMER, 1971; BÜRGI, 1973; MITTMAN, 1972). Man hat die exkretorische Funktion des Bronchialsystems sowie die Existenz und funktionelle Intaktheit von Immunglobulinen (IgA, IgE und IgM) als Voraussetzung für eine gut funktionierende immunologische Schleimhautabwehr (MLCZOCH, 1974; GÖTZ, 1976) erkannt und konnte die ebenfalls im Bronchialschleim von Bronchitikern gefundenen proteolytischen Fermente mit einer

Empfindlichkeitssteigerung der Rezeptoren der Bronchialmuskulatur (ISLAM et al., 1971, 1972, 1974; ISLAM u. ULMER, 1974; ULMER, 1975b) in Verbindung bringen (weitere Einzelheiten s. Abschn. G 4, S. 326).

f) Immunglobuline

Das sekretorische IgA ist das wichtigste Immunglobulin der meisten Sekrete. Es wird durch proteolytische Fermente viel weniger angegriffen als Immunglobuline der anderen Klassen (EIBL, 1974).

Mit der Messung des Gehaltes des Bronchialsekretes an sekretorischem IgA ist ein Maß für die Funktionstüchtigkeit des Epithels gegeben (SEIDEL, 1973). Insbesondere konnte bei der chronischen Bronchitis festgestellt werden, daß eine Relationsverschiebung des Quotienten IgA:IgG zugunsten der IgG im allgemeinen ein längeres Bestehen der Krankheitsprozesse anzeigt (GÖTZ, 1974; GÜNTHNER u. KRIEGER, 1972; GÖTZ, 1976).

g) Neuraminsäure

Die Neuraminsäure stellt einen variierenden Kohlehydratanteil in den neutralen Glycoproteiden dar. Infolge Hypersekretion steigt bei der chronischen Bronchitis der Neuraminsäuregehalt des Bronchialsystems an, was eine Virulenzsteigerung der Mikroorganismen zur Folge haben soll (BÜRGI, 1970). KEAL u. REID fanden bei Patienten mit chronischer Bronchitis einen höheren Neuraminsäuregehalt, wenn diese eitriges Sputum aufwiesen (KEAL u. REID, 1972).

3. Röntgendiagnostik

Die chronische, nichtobstruktive Bronchitis ist durch eine gewöhnliche Thoraxaufnahme (ap-Bild) nicht zu diagnostizieren (BÜRGI, 1968; FERLINZ, 1974; FERRIS JR., 1973; GREGG u. TRAPNELL, 1969; HALLETT, 1973; JELKE et al., 1975; KARTAGENER, 1956; MÜLLER, 1973; MARX, 1963; REID, 1964; SIEGENTHALER u. HEGGLIN, 1972; ULMER, 1972; VAN

Der Lende, 1969b). Dennoch ist stets bei der chronischen Bronchitis eine Thoraxübersicht zum Ausschluß anderer Krankheiten (s. Differentialdiagnose), die eine Bronchitis vortäuschen, zu fordern.

Erst in fortgeschrittenen Stadien, wenn die chronische Entzündung zu wesentlichen Wandverdickungen der Bronchien infolge Infiltration, Hyperämie und Ödem geführt hat, heben sich die größeren und mittleren Bronchien schärfer konturiert vom umgebenden Gewebe ab. Eine sichere Beurteilung allerdings über Schweregrad, Ausdehnung und Anordnung der Bronchialveränderungen im Verlauf der chronischen Bronchitis ist im klinischen Röntgenbild der Lunge nicht möglich (Müller, 1973).

4. Lungenfunktion

a) Spirometrie, Bodyplethysmographie, Methoden zur Erfassung peripherer Widerstandsverhältnisse

Nachweise zur Erfassung frühzeitiger Widerstandserhöhungen in den Atemwegen sind bei der chronischen, nichtobstruktiven Bronchitis mit die wichtigste diagnostische Maßnahme, da die Prognose des Krankheitsbildes entscheidend vom Übergang in eine chronisch obstruktive Ventilationsstörung abhängt (Ferlinz, 1974; Gregg, 1967; Howard, 1974).

b) Acetylcholintest

Eine Hyperreagibilität des Bronchialsystems ist oft bei Patienten mit einer chronischen, nichtobstruktiven Bronchitis zu finden, kommt aber auch in etwa 8% bei der »gesunden Bevölkerung« vor (Ulmer, 1972).

Mittels des Acetylcholintests (3%ige Lösung, 1 min Inhalation mit Dräger-Inhalette) kann eine Neigung zum Bronchospasmus im Einzelfall erkannt werden (De Vries et al., 1964; Kuntz, 1973; Ulmer, 1972).

Die Provokationsteste, wobei sich der Acetylcholintest wegen seiner guten Beherrschbarkeit und geringen sonstigen Nebenwirkungen gut bewährt hat, sind sehr

vom apparativen Aufbau, d.h. von der Menge des dem Patienten angebotenen Aerosols und dessen Teilchenspektrum, abhängig. Durch beide Faktoren wird die erforderliche Konzentration der Testsubstanz bestimmt. Leider ist bislang keine entsprechende Normung erfolgt, so daß jedes Labor seine eigene Testkonzentration und deren Normalreaktion ermitteln muß.

c) Lungenszintigraphie

Die Lungenszintigraphie ist u.a. bei peripheren Lungenprozessen zum Feststellen des Ausmaßes eines möglicherweise gestörten Perfusions-/Ventilationsverhältnisses angezeigt, obwohl dieses auch aus dem Verhältnis arterieller Sauerstoffdruck zu arteriellem Kohlensäuredruck recht gut ablesbar ist. Pham et al. (1974) fanden bei 43 untersuchten Bronchitikern 29 Patienten mit einer mehr oder weniger großen Störung der Perfusion.

5. Bronchographie

Nach Ausschluß von ursächlichen oder konsekutiven Lungenprozessen kann die Bronchographie helfen, in manchen Fällen für die chronische Bronchitis typische Veränderungen nachzuweisen, zu lokalisieren und von der Bronchiektasie abzugrenzen (Bürgi, 1968; Ferlinz, 1974).

Als bronchographische Zeichen bei einer chronischen Bronchitis lassen sich Unregelmäßigkeiten des Bronchialkalibers und der Bronchialwand sowie erweiterte Drüsenausführungsgänge der Schleimdrüsen, die als kleine Säckchen und zipfelartige Ausstülpungen der gewöhnlich glatt konturierten Bronchialwand imponieren, nachweisen (Gamsu u. Nadel, 1973; Gregg u. Trapnell, 1969; Herzog, 1969; Lamb, 1970; Müller, 1973; Reid, 1954, 1964).

6. Bronchusbiopsie

Bei histologischen Untersuchungen von Probeexzisionen aus dem Bronchialbaum wird in weit höherem Prozentsatz die histologische Diagnose »chronische Bronchitis« gestellt, als durch anamnestische, klinische und bronchoskopisch-makroskopische Befunde zu erwarten wäre (GERRADS et al., 1971).

GERRADS et al. (1971) widmeten sich erneut dem Problem der Bronchusbiopsie und fanden, daß zur Feststellung einer chronischen Bronchitis aus einer Bronchusprobeexzision die Zellinfiltrationen am wenigstens geeignet sind. Sie weisen darauf hin, daß die Entnahmetechnik bei der Bronchusprobeexzision zu erheblichen Fehlbeurteilungen führen kann.

Besonders wenn die chronische, nichtobstruktive Bronchitis ihren Sitz in der Lungenperipherie hat (Bronchien der 18.–22. Generation), können bioptisch die entsprechenden Stellen der Bronchialschleimhaut nicht erfaßt werden, die für den Krankheitsbeginn verantwortlich sind (VON WICHERT, 1974).

E. Differentialdiagnose der chronischen, nichtobstruktiven Bronchitis

Allgemein ist zu betonen, daß die Feststellung einer Bronchitis zunächst keine Schlußdiagnose darstellt, sondern auffordert, nach den einer Bronchitis zugrunde liegenden Erkrankungen zu fahnden (SIEGENTHALER u. HEGGLIN, 1972), da sich hieraus besonders therapeutische und prognostische Hinweise ergeben.

Hinter der chronischen, nichtobstruktiven Bronchitis kann sich eine große Zahl von ernsthaften Krankheiten verstecken, deren Ausschluß nicht immer leicht ist. Mehr als bei jedem anderen Krankheitsbild ist für differentialdiagnostische Überlegungen eine sehr genaue Anamnese von besonderer Bedeutung.

Sehr häufig verbirgt sich hinter der chronischen, nichtobstruktiven Bronchitis ein *Bronchialkarzinom* (BÜRGI, 1968; FERLINZ, 1974; MARX, 1963; TRENDELENBURG, 1973;

ULMER, 1972), während dies bei der obstruktiven Bronchitis weniger häufig der Fall zu sein scheint (CAPLIN u. FESTENSTEIN, 1975). Der geringste anamnestische (Husten, blutiges Sputum, Heiserkeit) und röntgenologische Verdacht muß zu einer weiteren Abklärung mit allen diagnostischen Mitteln führen (Schichtaufnahmen, Bronchoskopie, Bronchographie, Mediastinoskopie etc.). Auch heute noch bestimmt die frühzeitige Tumorerkennung das Schicksal eines Patienten.

Wenn auch in den letzten Jahren die *Tuberkulose* etwas in den Hintergrund getreten ist, so muß bei jeder chronischen, nichtobstruktiven Bronchitis an sie gedacht werden (BÜRGI, 1968; FERLINZ, 1974; KUNTZ, 1973; MARX, 1963; SIEGENTHALER u. HEGGLIN, 1972; ULMER, 1974c). Insbesondere sind subfebrile Temperaturen und Nachtschweiße für eine weitere Diagnostik (Sputum- und Röntgenkontrollen, Tine-Test etc.) richtungsweisend.

Wesentlich leichter dürfte eine Stauungsbronchitis (MARX, 1963; TRENDELENBURG, 1973; ULMER et al., 1970a; WOITOWITZ, 1972) infolge eines dekompensierten Hochdruckes, bei Herzvitien, bei Zuständen nach Herzinfarkt sowie bei toxischer Herzmuskelschädigung differentialdiagnostisch gegenüber einer primären chronischen Bronchitis auszuschließen sein (EKG, Herzvergrößerung in der Thoraxübersicht, Phonokardiographie, Messung des pulmonalen Kapillardruckes etc.). Bei älteren Patienten kommen aber sicher »Mischbilder« vor, wobei die Abgrenzung des kardialen Anteils vom idiopathischen bei einer chronischen Bronchitis schwierig sein kann. Die lege artis durchgeführte Herz-Kreislauf-Therapie zeigt dann gewöhnlich nach einigen Wochen, was an idiopathischer Bronchitis zurückbleibt. Nicht selten heilt dann die Bronchitis ganz aus, was die Fehldiagnose der »chronischen idiopathischen« Bronchitis beweist.

Der Pilzbefall der Lungen kann mit den Zeichen aller bekannten chronischen Infektionen des Respirationstraktes einhergehen. Manche Autoren vermuten, daß Pilzerkrankungen der Atemwege sich in Zukunft stärker bemerkbar machen (BÖHLAU, 1972), obwohl wir selbst über keine derartigen Beobachtungen verfügen. Es wäre übereilt, bei unspezifischen bronchopulmonalen Erkrankungen allein aus dem Sputumbefund die Diagnose einer Lungenmykose herzuleiten. Bei Verdacht einer Lungenmykose sind neben dem kulturellen Nachweis der Erreger serologische Nachweismethoden in die Diagnostik mit einzubeziehen. Häufig kann aber erst durch eine Bronchoskopie und Probeexzision eine Mykose sicher nachgewiesen werden, zumal es außer dem typischen Röntgenbild des Aspergilloms keine charakteristischen morphologischen Zeichen gibt, die eine einwandfreie Diagnose einer Lungenmykose allein aufgrund der klinischen Symptome ermöglichen würden (Polemann, 1961).

Von besonderer Bedeutung für die Unterhaltung einer chronischen, nichtobstruktiven Bronchitis sind auch die häufig vorkommenden Bronchiektasen (Marx, 1963; Nariman, 1974; Siegenthaler und Hegglin, 1972; Ulmer, 1972; Woitowitz, 1972). Eine Dreischichtigkeit des Sputums lenkt häufig auf die Diagnose, die durch die Bronchographie meistens gesichert werden kann. Da die Ätiologie der Bronchiektasen (s. hierzu S. 326ff.) wiederum sehr vielfältig ist, ist besonders auf eine Bronchiektasie beim Krankheitsbild der chronischen, nichtobstruktiven Bronchitis zu achten.

Nicht selten stellt eine Fremdkörperaspiration (Becker, 1961; List, 1967; Simon et al., 1969; Bopp, 1975; Wissler, 1972), die Jahre zurückliegen und in Vergessenheit geraten sein kann, die Ursache einer chronischen, nichtobstruktiven Bronchitis dar. Nur durch gewissenhaftes Absuchen des Bronchialbaumes (Bronchoskopie) vermag manchmal die Diagnose noch gestellt zu werden.

Wir selbst beobachteten einen Kollegen, der nach einem Gartenfest, wobei er mit den Zähnen eine Sektflasche öffnete, eine zunehmende, sich verstärkende Bronchitis entwickelte. Er selbst gab an, damals wahrscheinlich ein Stückchen Stanniolpapier aspiriert zu haben. 2 Bronchoskopien und alle röntgenologischen Möglichkeiten brachten kein Ergebnis. Der Patient nahm bei großen Sputummengen innerhalb von 2 Jahren über 20 kg an Gewicht ab. Eine ausgiebige Bronchoskopie entdeckte dann am Eingang eines Subsegmentbronchus das erbsgroße Stanniolteilchen, das sich, von Schleim überzogen und in entzündlichem Gewebe fest eingewachsen, nur schwer entfernen ließ.
Nach der Entfernung erholte sich der Patient und konnte seine Praxis wieder ausüben, obwohl die »chronische Bronchitis« nicht mehr ganz ausheilte.

Jede Lungenkrankheit kann mit einer sogenannten Begleitbronchitis verbunden sein oder durch sie kompliziert werden (Komplikationsbronchitis nach Hartung, 1964a, b). Dies gilt für Pneumokoniosen (Marx, 1963; Woitowitz, 1972), die Lungenfibrosen (Kammler u. Beil, 1975; Ulmer, 1972), den Lungenabszeß (Woitowitz, 1972; Siegenthaler u. Hegglin, 1972), die Kollagenosen (Woitowitz, 1972; Bürgi, 1968), das Emphysem (Hartung, 1964b; Kartagener, 1956), die Lungenembolie (Ulmer, 1972), die Byssinose (Woitowitz, 1972) und den Morbus Boeck (Bürgi, 1968). Bronchitiden kommen aber auch bei toxischen Allgemeinschäden wie bei Niereninsuffizienz und Blutkrankheiten vor (Ulmer, 1972). Auch septische Erkrankungen (Staphylokokken, Streptokokken, Typhus- und Paratyphuserkrankungen) zeigen oft einen von den richtigen diagnostischen Überlegungen ablenkenden bronchitischen Befund (Siegenthaler u. Hegglin, 1972).

Weiterhin ist bei der chronischen Bronchitis differentialdiagnostisch auch immer an eine Nasennebenhöhlenaffektion (Siegenthaler u. Hegglin, 1972; Trendelenburg, 1973), an eine retrosternale Struma (Bürgi, 1968; Trendelenburg, 1973) und eine vorausgegangene Operation an der Trachea zu denken. So kommt es nach Tracheotomie nicht allzu selten zu einer relativen Trachealstenosierung, die noch nicht zu einer wesentlichen Strömungswiderstanderhöhung führt, aber eine chronische Bronchitis unterhalten kann. Die Revision des Narbenfeldes kann die Bronchitis zur Abheilung oder wesentlichen Besserung bringen.

Besonderer Wert ist auf Abweichungen im Bereich der Immunglobuline zu legen, wobei neben mononuklonen Gammopathien der Morbus Waldenström (Genevrier et al., 1974) sowie auch Hypogammaglobulinämien (Nicolas, 1963) nicht allzu selten sind.

Der Nachweis einer Erhöhung vom Immunglobulin E kann zur Differenzierung eines exogen-allergischen Geschehens (Asthma bronchiale) von infektallergischen Krankheitsformen (asthmatoide Bronchitis) behilflich sein (Bopp, 1975; Werner, 1973).

F. Ätiologie der chronischen Bronchitis

Die Literatur über die Bedeutung der einzelnen Ursachenfaktoren für die Entstehung von chronisch unspezifischen Atemwegserkrankungen erreicht bereits heute mehrere tausend Arbeiten (SHÄR, 1969, DFG-Studie, 1975).

Umfangreiche Untersuchungen der letzten 2 Jahrzehnte über den Einfluß der *Luftverschmutzung* (BENNET et al., 1971; BOUHUYS, 1974; DALY, 1954; FLETCHER, 1967, 1973; FERRIS JR., 1973; FRUHMANN, 1968; HIGGINS et al., 1956; HIGGINS, 1961; HOLLAND u. REID, 1965; KÜHNE, 1965; LAWTHER, 1958, 1967; LOGAN, 1949; PEMBERTON u. GOLDBERG, 1954; REID, 1964, 1973; REICHEL u. ULMER, 1970a, b; REICHEL et al., 1970a; SCHMIDT et al., 1967; STOCKS, 1960, 1966; TSUNETOSHI, 1971; SHÄR, 1969; ULMER et al., 1970b; ULMER u. REICHEL, 1970b; VAN DER LENDE et al., 1973a, 1975), *des Rauchens* (BALLENGER, 1960; BATES, 1968a; BOUHUYS, 1974; FERRIS JR., 1973; FLETCHER, 1973; GOLDSMITH, 1965; HUHTI, 1965; HILDING, 1956, 1965; KOURILSKY et al., 1966; KISTNER, 1968; KIERNAN et al., 1976; LAMB u. REID, 1969; LEDERER, 1973; LOWE, 1969; LOWE u. KHOSLA, 1972; MUELLER et al., 1971; OTTO, 1967, 1972; OSWALD, 1967; OGILVIE, 1961; REICHEL et al., 1970a; RACOVEANU et al., 1971; RIMINGTON, 1974a, b; REID, 1973; SLUIS-CREMER et al., 1967; SHÄR, 1969; TRENDELENBURG, 1973; TSUNETOSHI et al., 1971; ULMER, 1967, 1975a; VALENTIN et al., 1967, 1975; VAN DER LENDE et al., 1973a; WOOLF u. SUERO, 1971; WANNER et al., 1973), *der verschiedensten beruflichen Schadstoffe* (AKKETA et al., 1971; BECKENKAMP u. SYMANSKI, 1970; BEKKENKAMP u. HARDECK, 1967; BOUHUYS, 1974; BECKENKAMP, 1970; DE HALLER u. SUTER, 1969; GASTHAUS et al., 1962; HIGGINS et al., 1959, 1969; LEUSCHNER u. ULMER, 1967; LOWE u. KHOSLA, 1972; MOSS et al., 1972; OTTO, 1967; ROGAN et al., 1973; REICHEL, 1972; REBOHLE, 1973; SYMANSKI u. BECKENKAMP, 1966, 1967; SANNA-RANDECCIO, 1974; SLUIS-CREMER et al., 1967; ULMER et al., 1967, 1968; ULMER, 1967; VALENTIN u. WOITOWITZ, 1967; VALENTIN et al., 1967; DFG-Studie, 1965; WORTH, 1958; WORTH u. SMIDT, 1975), *klimatischer Faktoren* (BÜHLMANN u. ROSSIER, 1970; FERLINZ, 1974; HOLLAND, 1966; LAWTHER, 1967; REICHEL u. ULMER, 1970a; SCHMIDT et al., 1967; WHEELDON et al., 1974), *des Lebensalters* (BÖHLAU, 1972; COLLINS, 1935; College of General Practitioners, 1961; HOLLAND, 1966; KUNKEL, 1963; LOGAN, 1953; MANICATIDE et al., 1973; OSWALD et al., 1967; RIMMINGTON, 1974a; REICHEL, 1972; TSUNETOSHI et al., 1971; ULMER u. REICHEL, 1970a; WORTH u. SMIDT, 1975), *sozialer Bedingungen* (BÄRTSCHI u. REGLI, 1969; BECKENKAMP, 1969; College of General Practitioners, 1961; FLETCHER, 1959, 1973; GOODMAN et al., 1953; HOLLAND, 1966; LAWTHER, 1967; NARIMAN, 1974; REID, 1970; REICHEL u. ULMER, 1970d; STUART-HARRIS, 1968b), *der Wohngegend und geographischen Verteilung* (BENNETT et al., 1971; BÄRTSCHI u. REGLI, 1969; FERRIS JR., 1973b; FLETCHER, 1959; FRUHMANN, 1968; GOODMAN et al., 1953; HIGGINS, 1967; HIGGINS u. COCHRANE, 1958; HOLLAND et al., 1970; RACOVEANU et al., 1971; REICHEL et al., 1970b; REID u. FAIRBRAIN, 1958; STUART-HARRIS, 1968b; ULMER u. REICHEL, 1970b; ULMER et al., 1970b) *und Untersuchungen an Kindern* (HOLLAND et al., 1970; KERREBIGN, 1970; REID, 1970), *Zwillingen* (CEDERLÖF, 1970), *Auswanderern* (REID, 1970, 1973; STUART-HARRIS, 1968b) sowie *Auswertungen von Tagebüchern*, die von Bronchitikern geführt wurden (STUART-HARRIS, 1968b), *wohldurchdachten Fragebögen*) BATES, 1968b; VAN DER LENDE et al., 1973b; DFG-Studie, 1975) und *Tierversuchen* (CHAKRIN u. SAUNDERS, 1974; LAMB u. REID, 1968; REID, 1964; SKLENSKY, 1973; WHEELDON et al., 1974; ULMER, 1963) zum Problem der chronischen Bronchitis haben einerseits die Bedeutung epidemiologischer Studien, andererseits das komplexe Mosaik ursächlicher Faktoren bei diesem Krankheitsbild erkennen lassen.

Es dürfte heute keinen Zweifel mehr geben, daß die chronische Bronchitis den Prototyp einer meist polyätiologisch bedingten Gesundheitsstörung darstellt. In der Regel handelt es sich bei der Entstehung des Krankheitsbildes um eine Kombination mehrerer Ursachenfaktoren, die exogen, endogen oder gemischt vorhanden sein können. Endogene Faktoren dürften jedoch ohne Mitwirkung exogener Noxen nur mit wenigen Prozent an der Gesamtverursachung der chronischen Bronchitis beteiligt sein.

I. Exogene Faktoren

1. Rauchen

Man kann das Zigarettenrauchen als die schwerste und konzentrierteste Form der Luftverschmutzung ansehen. Ein cm^3 Zigarettenrauch enthält ca. 300 Millionen Partikel (OTTO, 1972).

Abbildung 2 zeigt die Häufigkeit der chronischen, nichtobstruktiven Bronchitis in Abhängigkeit vom Lebensalter bei Kollektiven mit unterschiedlichen Rauchgewohnheiten. Schon im jugendlichen Alter wird die chronische Bronchitis mehr als doppelt so häufig bei starken Rauchern als bei Nichtrauchern gefunden. Diese Differenz besteht über alle Lebensalter. Die mäßigen Raucher liegen dazwischen. Bei starken Rauchern steigt nach der Studie der Deutschen Forschungsgemeinschaft (1975) die Häufigkeit der chronischen, nichtobstruktiven Bronchitis bis auf 75% des Kollektivs, bei Nichtrauchern aber auch immerhin bis auf 37%.

Als verursachender Faktor der chronischen Bronchitis steht das Inhalationsrauchen an 1. Stelle. Die Rolle von Zigarettenrauchen und Pfeifenrauchen wird unterschiedlich beurteilt. Bei Nichtrauchern ist eine chronische Bronchitis viel seltener. Ob oder inwieweit die Kombination von Rauchen und allgemeiner Luftverschmutzung einen Summations- oder potenzierenden Effekt besitzt, ist noch nicht eindeutig zu beantworten (Ferlinz, 1973). Leider verdunkelt der überwältigende Effekt des Inhalationsrauchens auf den Atemtrakt die anderen ätiologischen Faktoren (Reid, 1970).

2. Beruf

In der Ätiologie der chronischen Bronchitis wurde immer wieder die Frage aufgeworfen, ob und inwieweit beruflich bedingte Einflüsse, insbesondere die chronische Staubbelastung am Arbeitsplatz, von Bedeutung sind.

Die schädigende Wirkung des inhalierten Staubes wird am deutlichsten bei der Betrachtung anamnestisch klinischer Kriterien. Demnach besteht auch hier derzeit kein Zweifel mehr, daß eine chronische Staubbelastung des Bronchialsystems vermehrt zu einer »nichtobstruktiven, chronischen Bronchitis« führt. Nach den neuesten Ergebnissen (DFG-Studie, 1975) rangiert die Staubexposition nach dem Tabakkonsum an 2. Stelle der Ursachenfaktoren.

Es gibt jedoch derzeit noch keinen eindeutigen Beweis, daß die chronische Reizung der Atemwege, die zu einem vermehrten Auftreten von Husten und Auswurf führt (chronische, nichtobstruktive Bronchitis), vermehrt in die klassische, chronisch obstruktive Bronchitis übergeht (Leuscher u. Ulmer, 1967; Reichel u. Ulmer, 1970a; Ulmer, 1967; Ulmer et al., 1967; Ulmer, 1975c). Auch die umfassende Studie der Deutschen Forschungsgemeinschaft (1975), an der 7 über das ganze Bundesgebiet verteilte Arbeitsgruppen beteiligt waren, konnte keine sicheren Anhaltspunkte für derartige Übergänge liefern.

Zu den wichtigsten berufsbedingten Ursachen einer chronischen Bronchitis gehören Nitrosegase (Schmahl, 1974; Muhar u. Raber, 1974), wie sie in der chemischen und in der Düngemittelindustrie auftreten, Toluolisozyanat (Trenchard u. Harris, 1963; Maxon, 1964), das zur Herstellung von Plastikkunststoffen verwendet wird, auch Ozon (Bogenschweißer) kann chronische, nichtobstruktive Bronchitiden auslösen (Jaffe, 1968; Stockinger, 1965). Bei der sogenannten Bauxit- oder Korundschmelzerlunge (Shaver u. Riddell, 1947; Riddell, 1950; Ferlinz, 1974) sowie nach Inhalation von Cadmium- (Kazantzis, 1956; Lane u. Campbell, 1954), Eisen- (Morgan u. Kerr, 1963) und Thomasmehl- (Leuschner u. Ulmer, 1967) stäuben sind häufiger als in der Durchschnittsbevölkerung chronische, nichtobstruktive Bronchitiden zu finden. Dasselbe gilt für die chronische Bronchitis als Begleiterkrankung der chronischen Berylliose (Gaensler et al., 1959), der sogenannten Hartmetallunge (Ferlinz, 1974) und auch der Byssinose (Schilling, 1956; Bouhuys et al., 1967). Bei der umfangreichen Literatur zu diesen Stoffen fällt immer wieder auf, daß mehrere Einflußgrößen wirksam sind und daß sich der Einfluß isolierter Noxen bei niedrigen Konzentrationen schwer sicher abgrenzen läßt. Für Immissionskonzentrationen gehen somit die Meinungen über die Bedeutung der Einzelkomponenten, wie Schadstoffkonzentration, Dichte der Besiedlung, soziale Klasse, Witterungseinflüsse, durchgemachte Infekte neben dem Tabakrauchen noch weit auseinander. Für höhere Schadstoffkonzentrationen sind auch die zur Erzeugung einer chronischen Bronchitis erforderlichen Zeitkonzentrationsbeziehungen weitgehend unbekannt. Dennoch steht außer Frage, daß bei hohen Schadstoffkonzentrationen, auch nach kürzerer Exposition, chronische Bronchitiden wie auch chronisch obstruktive Bronchitiden angehen können (Prüger, 1974; Schmidt, 1974; Muhar u. Raber, 1974; Diller, 1974; de Vries et al., 1974; Ehrlicher, 1974; Schmahl, 1974). Nach neuesten Untersuchungen der Deutschen Forschungsgemeinschaft (DFG-

Studie, 1975) bedingt Staubbelastung im Bergbau wie an anderen staubbelasteten Arbeitsplätzen anderer Industrien eine sichere Zunahme des Erkrankungsrisikos an chronischer Bronchitis bei derartig Exponierten im Vergleich zur übrigen Bevölkerung (WORTH u. SMIDT, 1975). Anhaltspunkt dafür, daß die klinisch bedeutsamen Formen der chronischen Bronchitis, vor allem die obstruktiven Formen, durch diese Staubbelastung wesentlich verursacht oder mitverursacht werden, ergaben sich mit genügender Sicherheit nicht (ULMER, 1975c).

3. Luftverschmutzung/Wohngegend

Den besten Beweis, daß der Grad der Luftverschmutzung einen Einfluß auf den Atemtrakt haben kann, lieferten die Smogperioden in England (BRADLEY et al., 1958; HOLLAND u. REID, 1965; LOGAN, 1953; REID, 1973). Die ätiologische Rolle der ubiquitären Luftverschmutzung ist aber trotz aller Anstrengungen noch nicht endgültig geklärt. Ein Zusammenhang von Luftverschmutzung und chronisch, nichtobstruktiver Bronchitis wird in mehreren epidemiologischen Studien vermutet. Von verschiedenen Autoren konnte nachgewiesen werden, daß in städtischen Arealen die chronische Bronchitis häufiger zu finden ist als in ländlichen Gegenden (BENNETT et al., 1971; FRUHMANN, 1968; GOODMAN et al., 1953; HOLLAND u. REID, 1965; REID, 1973; STUART-HARRIS, 1968). Dieser Auffassung stehen jedoch die Ergebnisse von ULMER und REICHEL gegenüber, nach denen kein Anhalt dafür besteht, daß in den Industriezentren des Ruhrgebietes eine Häufung von unspezifischen Atemwegserkrankungen auftritt (REICHEL u. ULMER, 1970b; REICHEL et al., 1970b; ULMER et al., 1970b). Für das Manifestwerden einer chronischen, nichtobstruktiven Bronchitis scheint die Luftverschmutzung, wie sie z.B. im Ruhrgebiet besteht, wiederum nur einen z.B. gegenüber dem Tabakrauchen oder gegenüber Infektionen der Atemwege nur untergeordneten Teilfaktor darzustellen (REICHEL et al., 1970a; VAN DER LENDE, 1973). Bei der umfangreichen Literatur zu diesem Fragenkomplex bedarf es kritischer Durchleuchtung, da akute Einwirkungen mit entsprechenden Reaktionen der Atemwege wahrscheinlich nichts mit chronischer Bronchitis zu tun haben. Bei Langzeitstudien, die ein Parallelgehen von Bronchitis, Mortalität und Luftverschmutzung feststellen, ist oft nicht berücksichtigt, daß die Luftverschmutzung ansteigt, wenn die kalte Jahreszeit beginnt. Der Kälteeinbruch wie die dann häufigen Erkältungskrankheiten lassen sich dann schwer eliminieren. Arbeiten, die dies versuchten (BUECHLEY et al., 1973), kommen in New York nur noch zu relativ geringgradigen Einflußwerten durch die Luftverschmutzung. Man wird aber auch die Stärke der Luftverschmutzung berücksichtigen müssen, die im Ruhrgebiet in den letzten Jahren stark gesenkt werden konnte. Auch ist Luftverschmutzung sicher nicht gleich Luftverschmutzung, trotz gleicher SO_2-Konzentrationen, die oft als Leitmeßwerte verwendet werden.

4. Sozioökonomischer Status

Von verschiedenen Autoren, namentlich aus Großbritannien, wird auf die Auswirkung der sozialen Stellung für die Entstehung der chronischen, nichtobstruktiven Bronchitis hingewiesen. Auch wird hier die Schwierigkeit der isolierten Betrachtung des Faktors offensichtlich. Insgesamt ist bis jetzt die wahre Bedeutung sozialökonomischer Faktoren unsicher geblieben (FLETCHER, 1973). REICHEL u. ULMER (1970d) haben keinen Hinweis dafür gefunden, daß das häusliche Milieu die Häufigkeit unspezifischer Atemwegserkrankungen wesentlich beeinflußt. Möglicherweise bestehen hier also Unterschiede im Ausmaß der Sozialstrukturen in den verschiedenen Ländern, was die unterschiedlichen Ergebnisse in der Literatur erklären könnte.

5. Klima

Typisch für jede chronische Bronchitis ist die Beeinflussung durch die Witterung, insbesondere die Verschlechterung durch ein feucht-kühles Klima. Nicht zuletzt findet man die chronische Bronchitis deshalb auch wahrscheinlich häufiger bei Menschen, die sich viel im Freien aufhalten, wie etwa Landwirte (Ferlinz, 1974; Reichel u. Ulmer, 1970a, b). Der pathogenetische Mechanismus, der am Bronchialbaum bei Witterungsänderungen abläuft und bei Patienten mit chronischer Bronchitis vermehrte subjektive Beschwerden hervorruft, ist noch völlig unklar.

II. Vorerkrankungen

1. Akute Bronchitis

Die akute Bronchitis findet sich bei vielen Viruserkrankungen (Ferlinz, 1974; Siegenthaler u. Hegglin, 1972; Trendelenburg, 1973; Ulmer, 1971). In der Regel ist sie nur eine Teilerscheinung eines Katarrhs der gesamten oberen Luftwege, so daß man eher von einer Rhino-Pharyngo-Laryngo-Tracheobronchitis sprechen sollte (Kartagener, 1956). Bakterielle Infekte spielen primär eine geringere Rolle, müssen aber überdacht werden (Siegenthaler u. Hegglin, 1972). Noch seltener werden akute Bronchitiden durch rein mechanische oder chemische Reize hervorgerufen. Am ehesten sehen wir das bei der Einatmung giftiger Gase oder Dämpfe, wie SO_2 oder Formaldehyd in hohen Konzentrationen. Nicht selten kommt es dann sogar zum Auftreten einer Bronchiolitis (Mecl, 1971). Obwohl jede akute Bronchitis unter einer entsprechenden Therapie schnell zur Abheilung kommt (Nariman, 1974), trägt jede akute Bronchitis ein gewisses Risiko zum Rezidiv und zum Chronischwerden in sich (Ulmer, 1972).

2. Pulmonale Erkrankungen im Kindesalter

Da rezidivierende Atemwegsinfekte, namentlich bei Kindern, sehr häufig sind (Kartagener, 1956; Michalichova u. Kapellerova,

1973; Weingärtner, 1973), erscheint es wichtig festzustellen, inwieweit die chronische Bronchitis ihren Ursprung schon im Kindesalter hat. Wenn auch beim Kind die chronische Bronchitis nur eine untergeordnete Rolle spielt (Wissler, 1972), so ist doch bekannt, daß in einem Teil der Fälle die akute eitrige Bronchitis und Bronchiolitis durch eine chronische, nichtobstruktive Bronchitis abgelöst wird (Uehlinger, 1967). Da eine lange klinische Latenz, eine lange Beschwerdefreiheit und eine praktisch nie kontinuierlich progrediente Verlaufsweise im Wesen der chronischen, nichtobstruktiven Bronchitis liegt, ist es nicht ausgeschlossen, daß sie bei einem Teil der Fälle im Erwachsenenalter lediglich eine Fortsetzung und Verstärkung erfährt (Weingärtner, 1973; Bopp, 1975; Fletcher, 1967) und dadurch deutlicher zutage tritt. In der Tat wird anamnestisch bei einem Teil der Patienten über durchgemachte Lungenkrankheiten in der Kindheit berichtet (Reid, 1964). Ob solche Vorerkrankungen aber häufiger bei Patienten mit chronischer Bronchitis vorkommen als bei gesunden Personen, ist u.E. noch nicht sicher geklärt.

Douglas u. Waller (1966) sowie Reid (1973) weisen darauf hin, daß die Umweltbedingungen während der Kindheit für das Auftreten einer chronischen Bronchitis im mittleren Alter von Bedeutung sein können. Andere Arbeiten (Kiernan et al., 1976) haben derartige Zusammenhänge in Längsschnittstudien nicht gefunden.

3. Sinusitis

Wenn gleichzeitig eine Bronchitis und eine Sinusitis bestehen, spricht man von Sinobronchitis. Sie ist eine häufige Erkrankung im Kindesalter (Leiber, 1975; Schmid, 1972; Schenck, 1952). Leiber (1975) berichtet, daß im Kindesalter eine chronisch rezidivierende Bronchitis ohne jegliche weitere Therapie dann oft schnell und vollständig abklingt, wenn die Sinusitis zur Abheilung gebracht werden kann. Im Erwachsenenalter - wenn auch seltener - gibt es ebenfalls das Bild einer Sinobronchitis (Bürgi, 1968; Marks, 1973;

DEBELIC, 1973; SCHMID, 1972; SIEGENTHALER u. HEGGLIN, 1972; TRENDELENBURG, 1973), weshalb man bei der Betrachtung einer chronischen Bronchitis die Nasennebenhöhlen nie außer acht lassen sollte (ELLORHAONI, 1972; HALLETT, 1973). Es gibt mancherlei Hinweise dafür, daß es sich in diesen Fällen nicht um neue Ersterkrankungen, sondern um ins Erwachsenenalter transferierte, nicht ausgeheilte Fälle kindlicher Sinobronchitis handelt (LEIBER, 1975). Während BÜRGI (1968) betont, daß nach Beseitigung des Atemhindernisses die Sinobronchitis ebenfalls bei Erwachsenen häufig zur Abheilung kommt, weist FERLINZ (1973a, 1974) darauf hin, daß eine operative Sanierung der Nasennebenhöhlen praktisch nie einen positiven Einfluß auf eine chronische Bronchitis hat, da es sich bei der Sinobronchitis um eine anlagebedingte Anfälligkeit des gesamten Respirationstraktes handele. Wir neigen mehr der letzten Auffassung, wenn auch nicht in dieser Ausschließlichkeit, zu. Der pathogenetische Mechanismus der Sinobronchitis ist recht verwickelt. Eine lymphogene oder bronchogene Infektion der Lunge ist möglich (KARTAGENER, 1956). REID (1964) verneint, daß infektiöses Material von der Nase in die Lunge gelangen kann.

4. Störung der Atemmechanik

Jede Veränderung in der Lunge (z.B. Lungenfibrose) oder an der Thoraxwand (z.B. Thoraxdeformierung) kommt als ätiologischer Faktor bei der chronischen, nichtobstruktiven Bronchitis in Betracht; in diesem Zusammenhang sei auch die Überernährung genannt mit ihrer negativen Auswirkung auf die Lungenfunktion (NOLTE, 1971). Auch Pleuraschwielen wie Verziehungen durch Narbenbezirke von Bronchien können den Reinigungsmechanismus stören und dann das Angehen einer chronischen Bronchitis verursachen. Auch auf dem Boden einer Lungentuberkulose, die selbst unter entsprechender Therapie inaktiv wurde, kann eine chronische Bronchitis angehen und unterhalten werden.

5. Lebensstandard

Nicht nur das Rauchen und die Überernährung stellen ätiologische Faktoren der chronischen, nichtobstruktiven Bronchitis dar, sondern auch der chronische Alkoholismus (LAURENZI et al., 1965; HERZOG, 1969); weiter wurde inzwischen von aerogenen Infektionen über Klimaanlagen und Belüftungseinrichtungen (MÜLLER, 1972) sowie über die ungünstige Wirkung vom kosmetischen Aerosolen auf das bronchopulmonale System berichtet (DENNIS et al., 1973).

III. Die Rolle der Infektion bei der chronischen Bronchitis

Normalerweise sind der Bronchialbaum bzw. die tieferen Luftwege des Menschen steril (BÜRGI, 1968; BUCHER, 1965; KASS u. GREEN, 1964; LAURENZI et al., 1961; OTTO, 1970; STUART-HARRIS, 1968a; SIEGENTHALER et al., 1974), und das Sputum kann ebenfalls auch steril sein, wenn bereits eine Hypersekretion vorliegt (REID, 1964). Die intakte Lunge befreit sich schnell von inhalierten Bakterien (KASS u. GREEN, 1964). Eine Invasion in die Schleimhaut des Bronchialbaums kann nur zustande kommen bei vorgeschädigter Schleimhaut (z.B. durch Viren), durch verminderte Abwehrlage oder durch besonders aggressive Keime. Kombinationen der Einzelfaktoren sind nicht selten.

1. Bakterien

Wenn auch bei der Suche nach der Ätiologie der chronischen Bronchitis immer mehr Zweifel gegenüber der bakteriellen Infektion als auslösende Ursache geäußert werden (CROSBY, 1974; FERLINZ, 1973a, 1974; JELKE et al., 1975; NARIMAN, 1974; OTTO, 1968; PETERSEN, 1974; STUART-HARRIS, 1965; SIEGENTHALER et al., 1974; TRENDELENBURG, 1973; TURK u. MAY, 1967; WIESER, 1973; THURLBECK, 1977), so sind sich doch die meisten Autoren darüber einig, daß die bakteriellen Infektionen die chronisch, nichtobstruktive Bronchitis entscheidend beeinflussen (Bürgi, 1968; Baving u. Ulmer, 1970; Bürgi, 1970; Ferlinz, 1973b; Kuntz, 1973; Siegenthaler et al., 1974). Von den im Bronchialsekret nachgewiesenen Keimen sind Haemophilus influenzae in seiner kapsellosen Form und Diplococcus pneumoniae am häufigsten anzutreffen (Adam u. Meier, 1973; Brumfitt u. Willoughby, 1958; Böhlau u. Schildwächter, 1974; Bürgi, 1968; Bates, 1968b; Edwards et al., 1957; Elmes et al., 1957; Ferlinz, 1973b, 1974; Freeman, 1972; Fletcher u. Jones, 1964; Fruhmann, 1968; Gump et al., 1973; Gregg, 1969; Morgan, 1967; Nariman, 1974; Petersen, 1974; Ross u. Croydon, 1973; Reid, 1964; Siegenthaler et al., 1974; Scott, 1973; Siegenthaler u. Hegglin, 1972; Turk u. May, 1967; Trendelenburg, 1973; Ulmer, 1972; Voisin et al., 1973; van der Lende, 1969b; Wiesner et al., 1973). Während die Bronchopathogenität dieser Keime bewiesen ist, ist sie für alle weiteren im Bronchialbaum vorkommenden Erreger (s. Tabelle 4) umstritten.

Tabelle 4. Keime im Sputum und deren Pathogenität (nach Siegenthaler et al., 1974)

Sicher bronchopathogene Keime:

Haemophilus influenzae, Diplococcus pneumoniae, Neisseria catarrhalis, Pasteurella septica (selten);

fraglich bronchopathogene Keime im Sputum:

Koliforme Bakterien, Klebsiella pneumoniae, Proteus, Pseudomonas, Staphylococcus aureus, Haemophilus parainfluenzae, Diphtheroide Bakterien;

nicht bronchopathogene Keime im Sputum:

Staphylococcus albus, Streptococcus haemolyticus, Streptococcus pyogenes (Gruppe A), Streptococcus viridans, Hefepilze.

Die Exazerbationen der chronischen Bronchitis können entweder durch eine Infektion mit neuen exogenen pathogenen Keimen verursacht werden, oder sie stellen eine Reaktivierung der Bronchitis durch endogene persistierende Keime dar (Brumfitt et al., 1957; Pecora u. Yegian, 1958; Pecora, 1963). In der Tat werden bei akuten Exazerbationen immer wieder haemophile Keime gefunden.

2. Keimübertragung

Colley (1970) berichtet über die Möglichkeit von Bronchitishäufung bei Kindern in der Familie durch gegenseitige Ansteckung. Reichel und Ulmer (1970d) konnten nachweisen, daß der tägliche Kontakt mit erkrankten Haushaltsangehörigen nicht zu einer Häufung chronisch unspezifischer Atemwegserkrankungen führt.

3. Viren

Die meisten akuten Infektionen des oberen Atemtraktes werden durch sogenannte respiratorische Viren hervorgerufen (Bürgi, 1968; Marx, 1963; Otto, 1969; Stuart-Harris, 1965). Sie hinterlassen keine Immunität und können deshalb wiederholt erfolgen (Ferlinz, 1974). Es ist bekannt, daß diese Viren einen ausgeprägteren selektiven Zelltropismus mit Zerstörung der Flimmerepithelien zeigen (Morgan, 1967; Otto, 1969, 1970; Stuart-Harris, 1960; Uehlinger, 1967) und somit sekundären bakteriellen Infektionen Vorschub leisten (Bürgi, 1968; Morgan, 1967; Schmidt et al., 1967). Beim Menschen erscheint es fraglich, ob eine von bakterieller Beteiligung freie respiratorische Virusinfektion eine chronische Bronchitis auszulösen in der Lage ist (Bürgi, 1968) und ob immer wiederkehrende Exazerbationen einer chronischen Bronchitis ihre Ursache in primären Virusinfektionen haben (Hallett, 1973; Lamy et al., 1973; Migures et al., 1973; Marx, 1963).

IV. Endogene Faktoren

Die exogenen Faktoren erklären nicht alle Symptome in allen Fällen von chronischer, nichtobstruktiver Bronchitis. Trotz der Schwierigkeit des Aufdeckens endogener Faktoren (denn wir haben von den meisten Faktoren nur wenig präzise Vorstellungen ihrer wirklichen Natur und können meist nur aus gewissen Merkmalen Rückschlüsse ziehen) ist es bisher nur gelungen, einige wenige zu finden, die in ursächlichen Zusammenhang mit der chronischen, nichtobstruktiven Bronchitis gebracht werden können. Bei den endogenen Faktoren sind solche zu berücksichtigen, die konstitutionell verankert sind und solche, die erst im Laufe des Lebens erworben werden. Daß Konstitution und Disposition Einfluß besitzen, beweist schon die Tatsache, daß unter denselben Bedingungen lebende Individuen in ganz verschiedener Häufigkeit von bronchitischen Veränderungen betroffen werden.

1. Alter

Statistisch besteht zwar eine enge Korrelation zwischen Lebensalter und Bronchitishäufigkeit (s. Abb. 1, S. 305 und Abb. 2, S. 305); doch ist diese Altersdisposition mit Vorsicht zu verwerten, da mit zunehmendem Alter auch die längere Einwirkung schädlicher Noxen gegeben ist.

2. Geschlecht

Zwar erkranken derzeit Männer wesentlich häufiger als Frauen (Verhältnis etwa 4:1), doch ist die genetische Verankerung auch hier nicht ganz sicher. Bei jüngeren Patienten (College of General Practitioners, 1961) und unter Berücksichtigung der Rauchgewohnheiten (FERRIS JR., 1973a; MANICATIDE et al., 1973; ULMER, 1974a) verschwindet der Geschlechtsunterschied weitgehend.

3. Familiäre Disposition

COLLEY (1970) konnte feststellen, daß sich bei Kindern mit wiederholten Bronchitiden gehäuft auch Bronchialerkrankungen in der Verwandtschaft fanden. Untersuchungen an Zwillingen ergaben eine signifikante Bronchitishäufigkeit bei eineiigen Zwillingen im Gegensatz zu zweieiigen Zwillingen, was auch auf einen genetischen Faktor schließen läßt.

4. Genetische Spezialbedingungen

a) Mucoviscidose (Zystische Fibrose)

Die Mucoviscidose ist eine häufige Erkrankung im Kindesalter (1 Fall auf 2000 Neugeborene). Da es heute gelingt, viele homozygoterkrankte Kinder über das 2. Dezennium am Leben zu erhalten, werden diese Kinder zu potentiellen Bronchitikern. 2-5% der Bevölkerung sind heterozygote Träger. Ob Heterozygote auch an Merkmalen einer chronischen Bronchitis leiden, ist noch nicht geklärt. ANDERS (1964) berichtet, daß Angehörige von Mucoviscidosefamilien viel früher (vor dem 25. Lebensjahr) ihre Bronchitis bekommen.

b) α_1-Antitrypsin

Der Mangel an α_1-Antitrypsin im Serum soll eine Zerstörung des bronchopulmonalen Stützgewebes durch leukozytäre Proteasen ermöglichen, da es als Trypsininhibitor wirkt. In manchen Fällen chronischer Bronchitis wird eine Verminderung von α_1-Antitrypsin sowohl im Bronchialsekret als auch im Blut beobachtet. Da es sich beim α_1-Antitrypsindefizit um ein erbliches Merkmal handelt und da bei Teilträgern nur eine Verminderung des α_1-Antitrypsingehaltes gefunden wird, sind Verwandtenuntersuchungen zur rechtzeitigen Einleitung der Therapie wichtig (KUEPPERS, 1972; MITTMAN et al., 1972). Praktisch immer werden beim α_1-Antitrypsinmangel dann schwere Emphysembildungen mit entsprechender Vergrößerung der intrathorakalen Gasvolumina gefunden. Wahrscheinlich geht die Bronchitis dann auf dem Boden der durch das Emphysem gestörten Atemmechanik an (ERIKSSON et al., 1972; ISLAM et al., 1974). Bei α_1-Antitrypsindefizit sind viele der Bronchitiden auch obstruktiv (FAGERHOL, 1972).

c) IgA - Lactoferrin - Lysozym

Eine IgA-Verminderung bedeutet eine verminderte Phagozytoseaktivität im Bronchialsekret. Lactoferrin und Lysozym dauen beide das Fasergerüst der sauren Mucopolysaccharidfasern an; auch Proteine im Bronchialsekret und in der Bakterienhülle werden durch die Enzyme aufgelöst. Der Mangel an diesen Enzymen hat wahrscheinlich eine verminderte antibakterielle Aktivität des Bronchialsekretes zur Folge (GÖTZ, 1976). Jedenfalls besteht nach eigenen Untersuchungen eine unterschiedlich hohe, auffallend unterschiedliche Hemmkapazität gegen Bakterien in den Sputen von Patienten mit chronischer Bronchitis.

Als weitere prädisponierende Faktoren der chronischen Bronchitis sind schließlich noch ein hereditärer Antikörpermangel, das Marfansyndrom, die Hypogammaglobulinämien (NICOLAS, 1963) sowie Organmißbildungen zu nennen.

d) Konstitutionelle Besonderheiten

FRUHMANN et al. (1966, 1968) betont die konstitutionellen Besonderheiten bei Bronchitikern, bei denen gehäuft Inguinalhernien (21%) und gastrointestinale Veränderungen (37%) gemeinsam vorkommen. MARX (1963) hat auf den Begriff der Bindegewebsschwäche aufmerksam gemacht (Krampfaderbildung, Hämorrhoiden, Senk-Spreizfüße, Gastroptosen oder Hernien), die vermehrt bei Bronchitikern auftreten soll. Wahrscheinlich handelt es sich hierbei mehr um Emphysembildungen, die später zur Bronchitis führen: Emphysembronchitis.

5. Bronchiale Hyperreaktivität

Von DE VRIES et al. (1964) wurde in einer umfangreichen Arbeit auf die Bedeutung der bronchialen Hyperreaktivität hingewiesen. Es handelt sich dabei um eine endogene erhöhte Empfindlichkeit des bronchomotorischen Systems gegenüber sogenannten biogenen Aminen (Histamin, Acetylcholin, Serotonin) (s. auch S. 326), aber auch gegenüber anderen chemischen und physikalischen Reizen auf der Basis genetischer oder erworbener humoraler, neuraler oder zellulärer Faktoren.

Die endogene bronchiale Hyperreaktivität wird als eine wesentliche Voraussetzung für

die Wirksamkeit exogener Noxen und hinsichtlich der Entstehung einer meist chronisch obstruktiven Bronchitis betrachtet (TRENDELENBURG, 1973; ULMER, 1972). Es ist aber nicht auszuschließen, daß für bestimmte Formen der nichtobstruktiven Bronchitis ähnliche Mechanismen einer Überempfindlichkeit, die zur vermehrten Schleimbildung führen, beitragen. Auch allergische Reaktionen können kausal an einer chronischen Bronchitis beteiligt sein, sie verlaufen dann meistens subklinisch (TRENDELENBURG, 1973). Trotz klinischer Hinweise sind diese Zusammenhänge noch weitgehend unbewiesen.

G. Pathophysiologie der chronischen, nichtobstruktiven Bronchitis

Was auch immer die Einflüsse der verschiedenen ätiologischen Faktoren der chronischen Bronchitis sein mögen, so darf man doch annehmen, daß diesem Krankheitsbild wenigstens zu Beginn eine Abwehrschwäche vorangeht. Die Wirksamkeit der Abwehrmechanismen offenbart sich beispielsweise in der Tatsache, daß die Atemwege unterhalb des Larynx normalerweise steril sind (BUCHER, 1965; BÜRGI, 1968; KASS u. GREEN, 1964; LAURENZI et al., 1961, 1965; OTTO, 1970; REID, 1964). Das Hauptmerkmal der chronischen, nichtobstruktiven Bronchitis ist also eine Störung der mechanischen, biochemischen und zytoimmunologischen Abwehrmechanismen, die unterschiedlich über den Respirationstrakt verteilt sind.

I. Mechanische Abwehrmechanismen

Die mechanische Abwehrleistung war usprünglich sicher in erster Linie auf die In-

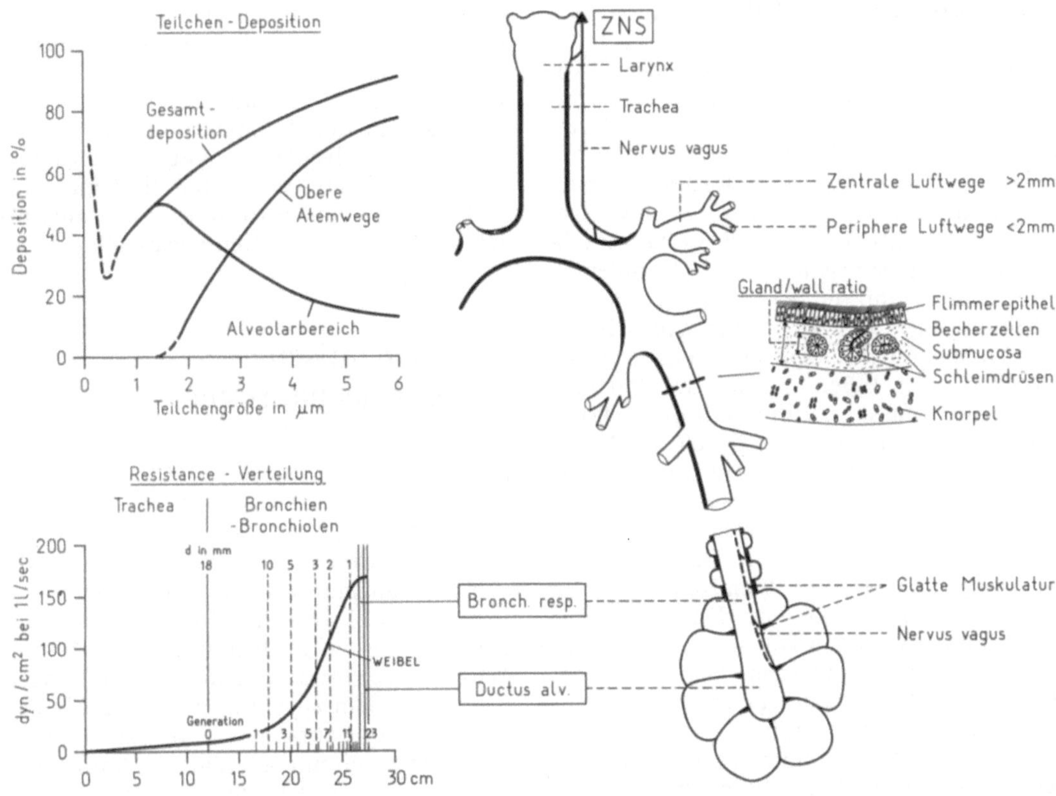

Abb. 3. Anatomie, Teilchendeposition (WALKENHORST, 1971) und Resistanceverteilung (VAN DEN BERG, 1964) des menschlichen Bronchialbaumes.

Tabelle 5. Die Komponenten der Abwehrleistung des Respirationstraktes gegen feste und flüssige Inhalationsnoxen (MEDICI und CHODOSH, 1975)

Mechanische Elimination				Lokale Entgiftung			
Atem-mechanik	muco-ciliärer Transport	alveolo-bronchialer Transport	Drainage via Blut und Lymphe	Phageozytose	sekretorisch	immuno-logisch	Gewebe
Stromstärke Husten	ciliäre Aktivität Mucus			Alveolar-makrophagen Histiozyten Neutrophile Monozyten (Eosinophile)	Mucus Lysozym Laktoferrin Secretory Component- Surfactant	Immunglobu-line, IgA, IgE, IgG, IgM Komplement Properdin Interferon Lymphozyten Plasmazellen	Epithe-loid-zellen Riesen-zellen Granu-lom

fektabwehr ausgerichtet. Nur die geschaffenen Lebensverhältnisse haben es mit sich gebracht, daß dieses System in gleichem Maße für die Abwehr unbelebter Partikel in Anspruch genommen wird (OTTO, 1970). Die mechanischen Abwehrleistungen gründen sich auf 2 ergänzende Systeme, Filtrieren und mechanische Reinigung.

1. Aerodynamische Filtration

Die erste Abwehrfunktion fester oder flüssiger Partikel stellt die aerodynamische Filtration durch den Nasen-Rachen-Raum, Kehlkopf (KAMMLER, 1973 b), Trachea und Bronchien dar. Durch laufende Kaliberveränderung und Verzweigung der 23 Atemwegsgenerationen (Abb. 3) haben wir es hauptsächlich mit einer gemischt laminär turbulenten Strömung zu tun, die besonders für die Abscheidung der Partikel verantwortlich ist. Der Depositionsort wird einerseits von den physikalischen Eigenschaften der Partikel, wie Größe, Masse, Ladung und hygroskopische Affinität, andererseits durch die Atemfrequenz und das Atemzugvolumen sowie die Anatomie des Respirationstraktes bestimmt. Aus Abb. 3 geht hervor, wie sich die Deposition in den verschiedenen Bereichen der Atemwege bei einer Atemfrequenz von 15 Atemzügen/min ändert. Dabei ist das Atemminutenvolumen von 11 l/min als konstant angenommen worden. Das Maximum der Alevolardeposition verschiebt sich mit zunehmender Atemfrequenz zu größeren Teilchen, die Höhe nimmt mit abnehmender Atemfrequenz zu. Die Abscheidung in den oberen Atemwegen verschiebt sich ebenfalls zu größeren Teilchen, wenn die Atemfrequenz zunimmt. Teilchen unterhalb 1 μ werden fast ausschließlich im Alveolarraum abgeschieden (WALKENHORST, 1971; WORTH u. SMIDT, 1975).

2. Mechanische Reinigung

Dieser Mechanismus stellt die Ergänzung zur aerodynamischen Filtration dar mit der Aufgabe, die Teilchen, die der Filtration entgangen sind, hinauszubefördern. Je nach Depositionsort der Teilchen verfügt die Lunge wieder über unterschiedliche Reinigungsmechanismen. Im Tracheobronchialsystem ist es die mucociliäre Clearance (IRAVANI u. SCHÜLER, 1971), während die Partikel in den Alveolen durch die Phagozytose der Alveolarmakrophagen (HOLMA, 1971; WEIBEL u. GIL, 1971) mit anschließender Elimination der Zellen in die Bronchien, ins Blut und in die Lymphe beseitigt werden. Dieser Mechanismus gilt wiederum nur für die festen Partikel, während die flüssigen Partikel im gesamten Respirationstrakt resorbiert und via Blut und Lymphe drainiert werden können. Der alveoläre Reinigungsmechanismus unterscheidet sich durch die Dauer (bis zu 100 Tagen und über Jahrzehnte) wesentlich von der mucociliären Clearance.

II. Biochemische Abwehrmechanismen

1. im Serum

In den letzten Jahren wurde das α_1-Antitrypsin als ein wesentlicher biochemischer Abwehrmechanismus erkannt und auf seine Bedeutung bei chronischen Lungenerkrankungen hingewiesen. Nicht nur das Emphysem, sondern auch andere Lungenerkrankungen werden mit dem α_1-Antitrypsinmangel in Zusammenhang gebracht (KAUFFMANN et al., 1971). Man nimmt an, daß α_1-Antitrypsin das Wirksamwerden der Bakterienenzyme verhindert bzw. für eine Inaktivierung proteolytischer Fermente sorgt. α_1-Antitrypsin spielt aber offensichtlich vorwiegend auf »alveolärem Niveau« eine entscheidende Rolle, während auf dem »bronchiolären Niveau« vorwiegend andere proteaseinhibierende Fermente wirksam werden, wie Makroglobuline und kleinmolekulare Inhibitoren (RASCHE et al., 1975).

2. in den Bestandteilen des Bronchialsekretes

Während man früher annahm, daß das Komplementsystem zur Aktivierung auf spezifische Antigen-Antikörperreaktionen angewiesen ist, weiß man heute, daß diese Aktivierung auch auf einem unspezifischen Mechanismus beruhen kann. Das Lysozym ist als ein unspezifischer Abwehrmechanismus anzusehen, aber auch das Lactoferrin und das Transferrin spielen als unspezifische

Abwehrmechanismen bei der Infektabwehr eine bedeutende Rolle (GÖTZ, 1976; TOMASI, 1976). Interferon, das als virusspezifisch bezeichnet wird, eine echte Antigenspezifität jedoch nicht besitzt, zählt ebenfalls zu diesen unspezifischen Abwehrmechanismen (INTORP, 1975). Bisher ist es aber nicht gelungen, zwischen dem Fehlen des einen oder anderen Bestandteiles des Bronchialschleimes und einer Erkrankung des Respirationstraktes eine sichere Beziehung herzustellen (MICHEL, 1975).

III. Zytoimmunologische Abwehrmechanismen

1. Zelluläre Abwehr

Sie beruht auf mehreren Zellarten (Monozyten, Histiozyten, Neutrophile, Lymphozyten, Plasmazellen etc.), deren gemeinsame Aufgabe in der Phagozytose besteht. Ihr wichtigster Vertreter ist der Alveolarmakrophag, der mit seiner reichen enzymatischen Ausstattung in der Lage ist, anorganische Teilchen, Bakterien, Viren und Pilzsporen zu phagozytieren. KASS u. GREEN (1964) betonen die Bedeutung der Alveolarmakrophagen bei der Infektabwehr des Respirationstraktes. MEDICI u. CHODOSH (1974) bezweifeln die Bedeutung der Alveolarmakrophagen für die Infektabwehr bei Patienten mit chronischer Bronchitis, da sich hier der pathogenetisch-anatomische Prozeß in den Bronchien und nicht in den Alveolen abspielt, wo die Alveolarmakrophagen ihre Funktion ausüben. Es besteht kein Zweifel, daß diese zelluläre Abwehr durch endogene und exogene Faktoren empfindlich gestört werden kann (VOISIN et al., 1976).

2. Immunabwehr

Die Bedeutung der Immunabwehr für den Respirationstrakt wurde offensichtlich, als man bei Patienten mit rezidivierenden pulmonalen Infekten einzelne Defekte im Gam-

maglobulinspiegel entdeckte (NICOLAS, 1963; GÖTZ, 1976; TOMASI, 1976).

Die Antigenresorption über Schleimhautoberflächen, insbesondere über den Respirationstrakt, führt in der Regel zur lokalen Immunreaktion mit zwei verschiedenen Mechanismen. Das Antigen gelangt durch die Epithelzellen in die Lamina propria und erreicht dort Makrophagen und Lymphozyten, die sich wiederum zu Plasmazellen umformen und nun Immunglobuline (IgA, IgM und IgE) synthetisieren, die entweder ins Gefäßsystem abgegeben werden oder nach Koppelung an ein bestimmtes »secretory piece« zur Ausschleusung ins Sekret kommen. Zwischen dem Serum-IgA und Sekretions-IgA bestehen auch Unterschiede in der Molekülstruktur. Weiterhin hat das Sekretions-IgA andere antigene Eigenschaften und eine höhere Resistenz gegenüber proteolytischen Fermenten (INTORP, 1975). Während dem secretory-Immunglobulin A in der Infektabwehr des Respirationstraktes, vor allem gegen Viren, eine wesentliche Funktion zukommt, ist die Bedeutung des Immunglobulin E als schleimhautprotektives Immunglobulin noch unklar (MEDICI u. CHODOSH, 1975). Es ist allerdings an den Zellen der Bronchialschleimhaut ähnlich verteilt wie das IgA. IgE-Moleküle werden jedoch offensichtlich im Gegensatz zum IgA ohne Sekretionsstück sezerniert. Dieses Immunglobulin, das im Serum nur in sehr geringer Konzentration enthalten ist, hat eine zytophile Affinität zu Mastzellen, Gewebsbasophilen und Leukozyten und vermag nach Reaktion mit dem korrespondierenden Antigen eine Degranulierung und Freisetzung von Histamin, »SRS« und Kininen hervorzurufen (INTORP, 1975).

IV. Pathogenese der chronischen, nichtobstruktiven Bronchitis

Die Pathophysiologie der mucociliären Abwehrleistung und der Zusammenbruch effektiver antibakterieller Faktoren spielt für das Entstehen der chronischen, nichtobstruktiven Bronchitis wahrscheinlich eine entscheidende Rolle. Möglicherweise spielen aber auch Faktoren, die für die Schleimproduktion verantwortlich sind und eine ständige Hyperkrinie unterhalten, eine eigenständige, in bestimmten Fällen vorrangige Rolle. Leider sind weiterreichende Einzelheiten über diese Faktoren noch weitgehend unbekannt.

Die Einwirkung verschiedener exogener Noxen auf die Atemwege führt zunächst zu einer Schädigung der lokalen Abwehr, zu einer Störung des Ciliarapparates (Iravani, 1971a, 1971b, 1972, 1973; Iravani u. Melville, 1974) sowie einer Hyperplasie und Hypertrophie der Bronchialdrüsen bei gleichzeitiger hyperämischer Schwellung. Die Folge hiervon ist zunächst eine gesteigerte Schleimproduktion (=Hyperkrinie) und veränderte Schleimzusammensetzung (=Dyskrinie) sowie schließlich eine komplette Mucociliarinsuffizienz mit Mucostase. Die durch Zellnekrose bedingte Steigerung des Zellumsatzes bewirkt eine Fehlgeneration, indem Zylinderepithel durch geschichtetes Plattenepithel ersetzt wird. Bei Beseitigung der Schleimhautnoxe und Abklingen der Bronchitis kann sich diese Zellmetaplasie wieder in funktionstüchtiges Flimmerepithel und Zylinderepithel umwandeln, so daß letztlich ein vollwertiger Heilungsvorgang erreicht wird (Kuntz, 1973).

Kann dieses Anfangsstadium der mehr katarrhalischen Bronchitis nicht unterbrochen werden, dann dehnen sich solche Plattenepithelmetaplasien auf immer größere Schleimhautbezirke aus und führen durch eine komplette Mucociliarinsuffizienz und Mucostase zu einem erheblichen Verlust an Schutzfunktion des Bronchialbaumes; spätestens zu diesem Zeitpunkt gewinnt der bakterielle Infekt immer mehr an Bedeutung, indem es zu einer Bakterieneinwanderung in immer tiefere Wandschichten (=intramurale Bronchitis) und schließlich zu erheblichen Bronchuswandveränderungen kommt (=deformierende Bronchitis) (Bürgi, 1968).

Übergänge in die obstruktive Bronchitis sind dann unter bestimmten Voraussetzungen möglich. Die bisher nicht ins Gewicht fallende Obstruktion der Atemwege durch Hyper- bzw. Dyskrinie wird nun einerseits rein mechanisch durch eingedicktes eitriges Sekret, andererseits aber entscheidend durch die Eigenschaften einer echten Entzündung mit Zellschädigung, starker leukozytärer Infiltration, Zellzerfall, freiwerdenden proteolytischen Enzymen und sogenannten sensitiven Substanzen (z.B. biogene Amine), die eine erhebliche Steigerung der Empfindlichkeit der sensorischen Rezeptoren im Bronchialsystem bewirken (Reflexbronchokonstriktion), ungünstig beeinflußt (Gude et al., 1971; Islam et al., 1970, 1971; Islam u. Ulmer, 1973, 1974; Kammler et al., 1970; Kammler, 1973a; Ulmer et al., 1971; Ulmer, 1975b; Islam u. Ulmer, 1975; Widdicombe, 1963).

H. Auswirkung der einfachen chronischen Bronchitis auf die Lungenfunktion

In den letzten 20 Jahren sind große Fortschritte in der Lungenphysiologie und Lungenfunktion gelungen (Comroe et al., 1972; Fenn u. Rahn, 1965; Hayek, 1953; Ulmer et al., 1976). Dennoch hat es lange gedauert, bis man erkannt hat, welche Bedeutung der Lungenperipherie, d.h. der kleinen Bronchien, zukommt und daß die konventionellen Methoden (Spirometrie, Bodyplethysmographie) zur Beurteilung der peripheren Atemwege unter Umständen nicht ausreichen (Macklem u. Mead, 1967).

Nolte u. Ulmer (1967) wie Macklem (1970, 1973) und Woolcock et al. (1969) haben darauf aufmerksam gemacht, daß die kleinen Bronchien nur zu einem kleinen Prozentsatz (10–20%) an der Gesamtresistance (=totale Resistance=R_t) der Atemwege beteiligt sind. Das wiederum bedeutet, daß große Veränderungen in den kleinen Bronchien vorhanden sein können ohne wesentliche Veränderungen der Gesamtresistance.

Verschiedene Methoden (Bestimmung der frequenzabhängigen Compliance, »closing volume« Strömungswiderstandanstiegsvolumen sowie verschiedene Gasaustauschmethoden) wurden zur Erfassung der Widerstandverhältnisse in der Lungenperipherie angegeben (MACKLEM, 1973; DOLLFUSS et al., 1967; ISLAM u. ULMER, 1976). Bisher stehen diese Methoden zur Erfassung von Veränderungen der Lungenperipherie noch zur Diskussion und sind noch nicht in großem Umfang als Hintergrund für epidemiologische Untersuchungen zum Problem der chronischen Bronchitis angewandt worden (VAN DER LENDE, 1975). Es gibt jedoch keinen Zweifel, daß diese Methoden zur Erfassung von Verteilungsstörungen in der Lungenperipherie Ergebnisse liefern, die mit herkömmlichen Methoden (Spirometrie und Bodyplethysmographie) nicht zuverlässig genug erfaßt werden können (VISSER u. VAN DER LENDE, 1975; QUANJER et al., 1975). Allein aus der Tatsache heraus, daß in dem Bronchus von 1 mm Durchmesser ein Sekretbelag der Wand von nur 0,1 mm Dicke die Rohrwiderstände auf das $2^1/_2$fache erhöht, von den Extrawiderständen durch plötzlichen Wechsel des Röhrenquerschnittes ganz abgesehen (NEEGARD u. WIRTZ, zit. bei HAMM, 1965), ist die klinische Unterscheidung zwischen chronischer, nichtobstruktiver, d.h. ohne bisher meßbare Funktionsausfälle, und obstruktiver Bronchitis zunächst nur schwer zu verstehen. Die Einengung der peripheren Atemwege verursacht aber ohne meßbare Strömungswiderstandserhöhung auch keine Atemnot und somit ·keine schwerwiegende klinische Symptomatik. Die klinische Symptomatik der obstruktiven Atemwegserkrankung beginnt demnach erst mit der Einengung vieler größerer oder sehr vieler kleiner Atemwege.

Eine Vielzahl von Autoren (GREGG, 1969; HARTUNG, 1973; MATSUBA u. THURLBECK, 1973; REID, 1964; RÜTTNER, 1963; VON WICHERT, 1974; WORTH u. SMIDT, 1975) weist darauf hin, daß die primäre Schädigung bei der chronischen Bronchitis in den kleinen Bronchien (18.–22. Generation) zu suchen ist.

Bereits 1968 berichten MACKLEM et al. über eine Reduktion der frequenzabhängigen Compliance und ANTHONISEN et al. (1968) über eine pathologische 133-Xenon-Clearance bei Bronchitikern mit normalen spirographischen Lungenfunktionswerten. MALMBERG et al. (1963) und SIMONSSON (1965) fanden bei Bronchitikern mit normaler Lungen-funktion in 33% pathologische Stickstoffgradienten. BATES (1973) weist darauf hin, daß bei Bronchitikern der erste pathologische Lungenfunktionstest ein erhöhtes Residualvolumen sein kann. SMIDT (1975) fand nach 1- bis 2jähriger Staubbelastung bei Patienten bereits eine Erhöhung des intrathorakalen Gasvolumens. Weiterhin wurde von verschiedenen Autoren (GASTHAUS et al., 1962; REICHEL et al., 1970a; REICHEL, 1972; SIMONSSON et al., 1969; ULMER et al., 1967, 1968; WORTH, 1967) im Rahmen epidemiologischer Studien zum Problem der chronischen Bronchitis bei staubbelasteten Personen eine geringe Sauerstoffdruckerniedrigung, ein geringgradig vermehrtes intrathorakales Gasvolumen, eine geringgradig verminderte Vitalkapazität und 1-Sekunden-Wert wie erhöhte alveoläre arterielle Kohlensäure- wie Sauerstoffdruckdifferenzen gefunden. Alle diese Funktionsbefunde lassen sich nur in Mittelwerten von größeren Versuchsreihen als von der Norm different erkennen. Die Einzelwerte liegen immer im physiologischen Streubereich. Staubbelastete haben auch häufiger die klinischen Zeichen einer nichtobstruktiven Bronchitis (ULMER, 1975c).

Alle diese Befunde weisen darauf hin, daß auch bei sehr frühen Formen der chronischen Bronchitis bereits Lungenfunktionseinschränkungen (im wesentlichen Verteilungsstörungen) (Studie der Deutschen Forschungsgemeinschaft, 1975) vorhanden sind, die jedoch sehr sensibler Methoden bedürfen, um aufgedeckt zu werden. Schwerere atemmechanische Störungen sind nicht vorhanden, weshalb auch keine Dyspnoe (KAMMLER u. ULMER, 1968a, 1968b) von diesen Patienten angegeben wird.

Es bleibt die Frage offen, wann und wo die funktionellen Veränderungen bei der chronischen Bronchitis zuerst beginnen und ob die chronisch obstruktive Bronchitis mit den Veränderungen in der Lungenperipherie verbunden ist. Unsere eigenen Ergebnisse stützen eher diese Auffassung, daß die Erkrankung peripherer Atemwege, wie sie bei Staubbelasteten und bei vielen Patienten mit chronisch, nichtobstruktiver Bronchitis vorkommen, in den meisten Fällen nichts mit der typischen obstruktiven Bronchitis, die mit eindeutig erhöhten Strömungswiderständen einhergeht, zu tun hat.

Offensichtlich kommt es erst nach sehr langer Tabakrauchexposition bzw. Staubbelastung zu einer sicheren Häufung von obstruktiven Bronchitiden, so daß hier direkte Übergänge mit dem gleichen pathophysiologischen Mechanismus eher unwahrscheinlich sind.

J. Therapie

Ist die Diagnose einer primären chronischen, nichtobstruktiven Bronchitis gesichert, so sollte therapeutisch nichts unversucht bleiben, sie zum Stillstand bzw. zur Ausheilung zu bringen. Es genügt nicht, jeweils nur die akute Exazerbation dieses Krankheitsbildes zu therapieren, sondern es bedarf einer individuellen Dauerbehandlung (ULMER, 1974b), die nur dann mit Erfolg durchgeführt werden kann, wenn der sich meist kaum krank fühlende Patient den Krankheitsprozeß und die Ziele der Therapie verstehen lernt. Der Patient muß unterrichtet werden, daß präventive Maßnahmen, d.h. weitgehende Ausschaltung jeder mechanischen, chemischen und klimatischen Irritation des Bronchialsystems, striktes Rauchverbot und evtl. die Aufgabe des Arbeitsplatzes, insofern dort inhalative Schadstoffe vorkommen, einen wesentlichen Teil seiner Dauertherapie darstellen.

Bei der Therapie der chronischen, nichtobstruktiven Bronchitis ist grundsätzlich zwischen der Behandlung der akuten Exazerbation (Antibiotika, höhere Corticosteroiddosis, Sekretolytika) und der Intervallbehandlung (Steroiderhaltungsdosis) zu unterscheiden.

I. Indikation zur Chemotherapie

Die Antibiotikatherapie bei der chronischen, nichtobstruktiven Bronchitis ist vor allem eine Therapie der akuten Exazerbationen.

Sie hilft bei der Überwindung von Exazerbationen, die Neigung zu erneuten Schüben kann sie allerdings nicht beseitigen (TAUCHNITZ u. ELLERHAONI, 1974). Die Entscheidung zur Antibiotikatherapie wird vorwiegend nach rein klinischen Gesichtspunkten getroffen, wobei neben klinischen (Fieber) und laborchemischen (BSG, Blutbild etc.) Entzündungszeichen die Menge und Beschaffenheit des expektorierten Sputums ausschlaggebend sind (HOIGNÉ et al., 1975; SCHMIDT, 1972; TAUCHNITZ u. ELLORHAONI, 1974; ULMER, 1972).

Da die bronchopathogenen Mikroorganismen, welche für die Exazerbation der chronischen Bronchitis von Bedeutung sind, immer die gleichen bleiben – die häufigsten Keime sind Haemophilus influenzae und Pneumococcen – und resistente bronchopathogene Keime trotz der weitverbreiteten Anwendung von Antibiotika selten sind, ist auch die Chemotherapie der chronischen Bronchitis ziemlich konstant. Bakteriologische Sputumuntersuchungen wie auch Resistenzbestimmungen sind in der Praxis deshalb selten notwendig (ULMER, 1975a; BAVING u. ULMER, 1970; SIEGENTHALER et al., 1974). Selbst der Nachweis eines Erregers im Sputum sagt noch nichts über seine Pathogenität aus, und eine sterile Sputumkultur schließt eine bakterielle Besiedlung der tieferen Schleimhautschichten oder des peribronchialen Gewebes nicht aus (SCHMIDT, 1972). Je schwerer die Infektion ist, um so eher wird man die orale mit der parenteralen Therapie kombinieren.

1. Wahl des Antibiotikums

Für die Behandlung von chronischen Bronchitiden steht eine große Auswahl von antibakteriellen Präparaten zur Verfügung. Die Unterscheidung zwischen bakteriostatischen und bakteriziden Mitteln hat offenbar für die Behandlung der chronischen Bronchitis keine überragende Bedeutung (TAUCHNITZ u. ELLORHAONI, 1974). Voraussetzung ist, daß das Präparat gut vertragen wird, möglichst wenig zur Allergisierung führt, hoch genügend auch über längere Zeit dosiert werden kann und daß die in Frage kommenden Erreger auf das Präparat ansprechen. Die Anwendung von Breitbandantibiotika (Tetrazykline, Ampicillin, Cephalosporine, Chloramphenicol und Kombinationen von Sulfamethoxazol und Trimetoprim) ist heute als der wichtigste Teil der Behandlung von exazerbierten chronischen Bronchitiden anzusehen (BÖHLAU u. SCHILDWÄCHTER, 1974; BAVING u. ULMER, 1970; FERGUSON, 1974; FREEMAN, 1972; HALLETT, 1973; NARIMAN, 1974; SCHMIDT, 1972; ULMER, 1973, 1974b; WOITOWITZ, 1972; ZÖLLNER et al., 1963). Unter ihnen haben die Tetrazykline die längste Eliminationshalbwertzeit (BÜRGI, 1968) und genießen dadurch sowie durch ihre außergewöhnlich gute Verträglichkeit einen gewissen therapeutischen Vorrang. Aber auch alle anderen im Handel befindlichen Breitbandantibiotika liefern ein befriedigendes therapeutisches Ergebnis (HOIGNÉ et al., 1975; BÜRGI, 1970; SCHMIDT, 1972; ULMER, 1973). Bei diesem Vorgehen werden mit Tetrazyklinen in über 95% der Fälle gute Ergebnisse erzielt (ULMER, 1972).

Chloramphenicol sollte man wegen der beobachteten Fälle von aplastischer Anämie erst bei Versagen der anderen bakterizid oder bakteriostatisch wirkenden Antibiotika anwenden und dann auch die Maximaldosis von 20 g nicht überschreiten (TAUCHNITZ u. ELLERHAONI, 1974; SCHMIDT, 1972).

2. Behandlungsdauer

Die Behandlung eines akuten bakteriellen Schubes einer chronischen Bronchitis darf mit dem gewählten Antibiotikum nur fortgesetzt werden, wenn bei genügender Initialdosierung und adäquater Begleittherapie im Verlauf von 2–4 Tagen ein Erfolg verzeichnet werden kann. Besteht der Verdacht auf das Vorliegen vom Problemkeimen (z.B. resistente Staphylokokken, Colibakterien, Proteus, Pseudemonas, Pyocyaneus etc.), sollte eine bakteriologische Untersuchung des Sputums durchgeführt werden. Ein Antibiotikawechsel, u.U. angepaßt an das Antibiogramm (Streptomycin, Neomycin, Kanamycin, Gentamycin, Garbenicillin u.a.) sowie die Anwendung von Antibiotikakombinationen (z.B. Cephalotin mit Gentamycin) sind dann angezeigt (SCHMIDT, 1972).

Versager der Behandlung können auch durch sogenannte Persisterkeime, d.h. antibiotikasensible, aber die Antibiotikatherapie überdauernde Bakterien (LODE, 1970) sowie durch sekundäre Pilzinfektionen bedingt sein. Die Therapie ist deshalb nicht ausschließlich aufgrund eines Antibiogramms, sondern »mit der notwendigen Kritik auch nach Maßgabe des klinischen Verlaufs« durchzuführen (LODE, 1970).

Die letztlich erfolgreiche Antibiotikatherapie darf im allgemeinen 8 Tage nicht unterschreiten und sollte besser 2–3 Wochen durchgeführt werden.

3. Antibiotika-Langzeittherapie (Langzeitprophylaxe)

Gegenüber der antibiotischen Langzeittherapie wurden in den letzten Jahren Einwände vorgebracht. Da im Intervall zwischen zwei Infektionen nur insuffiziente Mengen eines gegebenen Antibiotikums in das Bronchialsystem gelangen (BÜRGI, 1970; MAY u. DELVES, 1965), weshalb auch der Patient trotz antibiotischer Prophylaxe nicht ausreichend geschützt ist, bleibt die Langzeitprophylaxe problematisch, wenn überhaupt eine Langzeittherapie mit Antibiotika indiziert ist, dann aber nur für die schwereren und fortgeschritteneren Fälle (ULMER, 1972; BÜRGI, 1970; FREEMAN, 1972).

4. Antibiotika-Inhalation

Eine Inhalationstherapie bleibt grundsätzlich aus der Vorstellung heraus, daß die Deposition und Penetration der Partikel in keiner Weise vorausbestimmt werden kann, problematisch. Ferner sind für eine Inhalationstherapie nur solche Antibiotika geeignet, die eine relativ große Molekülgröße aufweisen oder überhaupt nicht resorbiert werden (BOPP, 1973; HERZOG u. KELLER, 1973). SCHMIDT (1972) berichtet, daß durch Antibiotika-Inhalationen die orale bzw. parenterale antibiotische Therapie bei bronchopulmonalen Infekten wirksam unterstützt werden kann; nach Bürgi (1971) wird dadurch sogar das infektfreie Intervall verdoppelt. Die besondere Gefährdung der Mundflora bleibt aber immer zu bedenken, schließlich wird man mit dem inhalierten Antibiotikum nicht bis zu besonders wichtigen, weil weitgehend verschlossenen Bronchien kommen. Da man in den meisten Fällen mit den oralen Medikamenten gute Erfolge erzielt, bleibt die Antibiotika-Inhalation nur ganz wenigen Fällen vorbehalten.

II. Direkte Corticosteroidtherapie

Mit einer Chemotherapie allein, die im wesentlichen bei der Überwindung von Exazerbationen hilft, ist das Krankheitsbild der chronischen, nichtobstruktiven Bronchitis in den seltensten Fällen auf lange Sicht gesehen günstig zu beeinflussen. Bekanntlich können bei chronischer Irritation des Bronchialbaumes deszendierende oder inhalierte Keime mit fortschreitender Schwere der Erkrankung die endogenen Abwehrkräfte der Bronchialmucosa immer leichter überspielen; es ist somit ein Trugschluß, von der notwendigen antibiotischen Behandlung der Infektion eine Ausheilung der Bronchialschleimhaut zu erhoffen (Schmidt, 1973a). Dagegen gelingt bei der nichtobstruktiven Bronchitis häufiger unter Hinzugabe von Corticosteroiden eine Ausheilung oder eine so weitgehende Beherrschung des Krankheitsbildes, daß die Patienten wenigstens über Monate, wenn nicht jahrelang ohne Therapie bleiben können (Ulmer, 1972); Corticosteroide zeigen gerade bei diesem Krankheitsbild eine bisher unerreichte Wirkung (Schmidt, 1973a).

1. Wirkungsmechanismus der Corticosteroide

Corticosteroide entfalten eine starke antiphlogistische, antiexsudative, antiallergische, antitoxische und antifibrinöse (Seidel, 1973) und insgesamt eine den Bronchialschleimhautverfall verlangsamende Wirksamkeit; weiterhin haben die Corticosteroide einen günstigen Einfluß auf die Sputumviskosität (Schmidt, 1973a). Der Stoffwechsel der Entzündungszellen wird schon in den klinischen Dosierungen entscheidend gehemmt (Rasche et al., 1967). Welche der Wirkungen der Steroide entscheidend ist oder ob es auf alle bekannten Teilwirkungen ankommt, ist noch nicht zu beurteilen.

2. Indikation zur Steroidtherapie

Für die Indikationsstellung der Corticosteroidtherapie ist der jeweilige augenblickliche Krankheitsbefund und die Verlaufstendenz maßgebend, die aus den klinischen Kriterien und aus der Funktionsverlaufsserie erkennbar sind. Akute Exazerbationen, größere Sputummengen und chronische Entzündungszeichen sind die Hauptindikationen. Bei akutem Krankheitsbild (Exazerbation) der chronischen, nichtobstruktiven Bronchitis wird man mit den Corticosteroiden gleichzeitig Antibiotika in der oben geschilderten Art verabreichen. Bei Auftreten von größeren Sputummengen ohne sichere Zeichen eines frischen Infektes genügt oft die alleinige Gabe von Corticosteroiden (Ulmer, 1973).

3. Applikationsmodus

Die intravenöse Applikation von Corticosteroiden beschränkt sich auf akute lebensbedrohliche respiratorische Notfälle, wie sie im Rahmen einer chronischen, nichtobstruktiven Bronchitis kaum vorkommen.

Depotpräparate sollten – wenn möglich – nicht angewandt werden. Die Depotpräparate erzeugen einen gleichmäßigen Blutspiegel über Tage und Wochen, was vom Standpunkt der Hypophysenhemmung unerwünscht ist (Bürgi, 1974; Studer u. Reinhart, 1975); zudem weiß man zu einer gegebenen Zeit nach der Injektion nicht genau, wie hoch der Blutspiegel tatsächlich ist. Treten Nebenwirkungen auf, so ist es nach der

Tabelle 6. Wirkeigenschaften verschiedener Glucocorticoide

	Glucocorticoid- bzw. antiinflamma- torische Wirkung (Cortisol = 1)	Mineral- corticoid- wirkung	Äquivalente Dosis (mg) (Cortisol = 20)	Halbwertzeit im Plasma Minuten
Cortisol	1	+ +	20	80
Cortison	0,8	+ +	25	–
Prednison	3,5	+	5	60–90
Triamcinolon	5	–	4	–
Dexamethason	30	–	0,75	200
Betamethason	25	–	0,75	–

Verabreichung eines Depotpräparates nicht mehr möglich, den Blutspiegel zu beeinflussen. Andererseits können aber gerade mit Depotpräparaten wegen der gleichmäßigen Spiegel oft recht gute klinische Ergebnisse erzielt werden. Die Gefahr der Nebenwirkungen, wenn orale Medikation gut toleriert wurde, ist gering. Kombinationsbehandlung von oralen und parenteralen Depotgaben können akutere Phasen oft sehr gut überbrücken helfen.

In den letzten Jahren wurde ein inhalierbares Glucocorticoid zur Verfügung gestellt (Beclometason: Sanasthmyl®, Viorex®), welches hervorragende lokale Wirkungen zeigt bei minimaler systemischer Wirkung. Mit 3 × 3 Hüben aus dem Dosieraerosol lassen sich etwa 5 mg Prednisolon per oral ersetzen. Unsere guten Erfahrungen lassen es angeraten erscheinen, immer erst dieses inhalative Präparat für die Dauertherapie einzusetzen und bei erforderlichen höheren Dosen zusätzlich orale Präparate zu verabreichen (ULMER, 1975a; BÜRGI, 1974; SCHMIDT, 1973a).

4. Wahl des Präparates

Wie aus Tabelle 3 hervorgeht, gibt es verschiedene Cortisolabkömmlinge, die sich in ihrer antiinflammatorischen und Mineralocorticoidwirkung sowie ihrer Halbwertzeit im Plasma unterscheiden. Prednison bzw. Prednisolon erlaubt dank seiner sehr kurzen Halbwertzeit und Wirkungsdauer eine sehr genaue Steuerung der Therapie. Andere Corticosteroidabkömmlinge sind zwar, auf die Gewichtsbasis bezogen, viel wirksamer und können niedriger dosiert werden, was jedoch keinen Vorteil darstellt, da die Nebenwirkungen auch bei entsprechend kleiner Dosis auftreten (BÜRGI, 1974). Wir selbst konnten uns nicht von günstigen Ergebnissen in der Dauertherapie einer der genannten Präparate dem Prednisolon gegenüber in jahrelanger klinischer Erfahrung überzeugen.

5. Dosierung

Akute Notfallsituationen kommen im Gegensatz zur obstruktiven Bronchitis kaum vor. Bei Verschlechterung der klinischen Situation mit Sputumzunahme, deutlich purulentem Sputum und Fieber sind Antibiotika neben den Corticosteroiden nötig. Die Corticosteroid-Dosis wird kaum über 15 mg/die gesteigert werden müssen. Diese Dosis kann dann schrittweise (etwa alle 4 Tage um 2,5 mg) anhand des klinischen Bildes (Sputummenge und Sputumbeschaffenheit) auf die minimal wirksame Erhaltungsdosis reduziert werden (ULMER, 1972; BÜRGI, 1974).

Eine antiinflammatorische Wirkung wird nur erzielt, wenn Steroide in pharmakologischen Dosen verabreicht werden; diese Dosis liegt manchmal nur knapp über der bei Nebennierenrindeninsuffizienz nötigen Substitutionsdosis, die beim Prednison und Prednisolon 2,5–7,5 mg/die beträgt (ULMER u. NICOLAS, 1966; BÜRGI, 1974).

6. Verabreichungsform

Bei der konventionellen Verabreichung wird die Gesamtdosis der Corticosteroide über den Tag verteilt. Ihr gegenüber hat die zirkadiane Therapie (einmalige frühmorgendliche Gabe) den Vorteil, daß sie mit einer geringeren Suppression des endokrinen Systems einhergehen soll (SCHMIDT, 1973a). ULMER (1972) konnte bei einer an die zirkadiane Rhythmik der Glucocorticosteroidproduktion des Organismus angepaßte Dosierung keine Vorteile feststellen.

BÜRGI (1974) und SCHMIDT (1973a) wiesen auf die Vorteile einer alternierenden Corticosteroidtherapie (alle 48 Std frühmorgens die zweifache Tagesdosis) hin. Die bei der konventionellen Verabreichungsform postulierte Nebennierenrindenatrophie scheint bei dieser Verabreichungsform nicht einzutreten. Die alternierende Therapie, zumindest aber die zirkadiane Behandlung, wird von Biochemikern »immer und unter allen Umständen« (BETHGE, 1971, 1972) empfohlen.

Bei Patienten mit einer chronischen, nicht obstruktiven Bronchitis dürfte für den Behandlungszeitraum aufgrund der weitgehend normalen Strömungswiderstände in den Atemwegen eine alternierende Therapie möglich sein. Wir haben keine Anhaltspunkte, daß die alternierende Therapie auch bei Langzeitbehandlung über 5–15 Jahre der kontinuierlichen Therapie bei den hier erforderlichen Dosen überlegen wäre.

7. Langzeitbehandlung

Es besteht häufig gegen die Anwendung von Corticosteroiden, insbesondere bei einer Langzeittherapie, eine gewisse Abneigung wegen der bekannten Nebenwirkungen. Abgesehen davon, daß die Nebenwirkungsgefahr bei den Corticosteroiden in Relation zu dem Nutzen bei der chronischen Bronchitis im Vergleich zu derartigen Relationen bei anderen hochwirksamen Medikamenten keinesfalls überdurchschnittlich hoch liegt, sind solche Nebenwirkungen, wenn gewisse Kautelen eingehalten werden, ausgesprochen selten. Das erste Erfordernis ist die sorgfäl-

tige Austestung der kleinstmöglichen Dosis sowohl während der Einstellung als auch während der Langzeittherapie (ULMER u. NICOLAS, 1966; ULMER, 1972). Im allgemeinen wird man nach Überwindung einer akuten Exazerbation auf die orale Corticosteroidtherapie verzichten können und auf eine Corticosteroid-Aerosoltherapie übergehen, wo die systemischen Nebenwirkungen praktisch zu vernachlässigen sind. Gerade was die Steroiddauertherapie anbelangt, nimmt die lokale Behandlung der Bronchialschleimhaut durch Aerosolinhalation einen immer wichtiger werdenden Platz ein.

III. Indirekte Steroidtherapie

Seit der Synthese der ACTH-Moleküle ist die Möglichkeit einer indirekten Steroidtherapie durch i.m.-Injektion reiner ACTH-Präparate mit einer Wirkungsdauer von ca. 24 Std gegeben (STUDER u. REINHART, 1975). ACTH entfaltet seine antiinflammatorische Wirkung durch seine stimulierende Wirkung auf die Cortisolsekretion.

Als Vorteile werden in der Literatur (BÜRGI, 1974; STUDER u. REINHART, 1975) u.a. wesentlich geringere Nebenwirkungen und eine geringere Hemmung der Hypophysennebennierenachse genannt.

Auch mit dieser Therapieform sind die Untersuchungen noch nicht abgeschlossen. Es bleibt abzuwarten, ob die Zukunft dem ACTH nicht doch einen festen Platz in der Steroidtherapie zuweist. Für »Übergangsphasen«, z.B. während des Abbaus einer Cortisontherapie oder auch zur Überwindung leichterer kurzer Verschlechterungsphasen, haben sich uns Injektionen von Depot-ACTH (z.B. Synacten®) gut bewährt. Wir haben aus mehr als 15jähriger Erfahrung mit Cortisol-Langzeittherapie keinen Anhalt, daß ansonsten ACTH-Gaben nötig oder von prinzipiellem Nutzen sind.

IV. Nebenwirkungen der Steroidtherapie

Bei allen bisher auf dem Markt befindlichen Corticosteroiden ist die Entzündungshemmung untrennbar mit der Glucocorticoidwirkung und der Hemmung der Hypophyse verbunden. Bei nicht sachgerechter Corticosteroidanwendung kann es zu einer Reihe von unangenehmen Nebenwirkungen kommen. Jede Corticosteroidverordnung bedarf deshalb eines strengen Maßstabes. Dabei gelten etwa 7,5 mg Prednison-Äquivalent täglich als Schwellendosis für Teilerscheinungen des Hypercortizismus (exogenes Cushing-Syndrom) und etwa 12,5 mg Prednison-Äquivalent täglich als kritische Dauerdosis zur steroidinduzierten Nebennierenrindeninsuffizienz. Diese Dosisäquivalenzen sind jedoch nur als Mittelwerte zu betrachten, da im Einzelfall erhebliche Abweichungen auftreten können. Von den unzähligen Steroidnebenwirkungen (KASS, 1960; KASS u. GREEN, 1964; STUDER u. REINHART, 1975; RASCHE et al., 1972) seien in diesem Zusammenhang nur jene erwähnt, die zunächst klinische Bedeutung erlangen können (ULMER, 1972; SCHMIDT, 1973a).

Die Gefahr der Magengeschwürbildung und der Magenblutung besteht bei Patienten mit einer entsprechenden Magenanamnese, weshalb jene Patienten einer besonders vorsichtigen Behandlung bei gleichzeitiger Gabe von magenschleimhautschützenden Präparaten bedürfen.

Die Entwicklung eines Steroiddiabetes ist möglich; ULMER (1972) gibt ihn mit ca. 3% an. Er läßt sich aber immer durch entsprechende Antidiabetika beherrschen; gelegentlich wird ein latenter oder leichter manifester Diabetes trotz Glucocorticoidbehandlung wesentlich besser, wahrscheinlich durch das Zurückdrängen der chronischen Entzündung.

Augenbeschwerden im Sinne eines Glaukoms und Steroidpsychosen kommen ebenfalls bei sachgerechter Behandlung nur sehr selten vor.

Eine Corticoidlangzeittherapie mit kleinen Dosen (2,5–7,5 mg/die) über Jahre vermag zwar eine Altersosteoporose zu verstärken, jedoch kaum Osteoporosen mit Neigung zu Spontanfrakturen, wie sie von der Steroidbehandlung des Rheumatismus bekannt sind, hervorzurufen (KAMMLER u. ULMER, 1976). Entscheidend ist, daß die Patienten ihr Skelettsystem belasten, was der Osteoporoseentwicklung entgegenwirkt. Nach jahrelanger Cortisonbehandlung in den angegebenen Dosen haben wir bei Patienten, die ihren Lebensabend vorwiegend sitzend und liegend verbrachten, einige Spontanfrakturen an Wirbelkörpern und Rippen gesehen. Da wir auch in der Vorprednisolonära bei entsprechend alten Patienten gleich schwere Osteoporosen sahen, ist es schwer, den Anteil abzugrenzen, welcher dem Prednisolon zuzuschreiben ist. In jedem Fall müssen jeweils die kleinstmöglichen Dosen unter Abwägung des Nutzens wie des Risikos gewählt werden. Gelegentlich kommt es besonders bei jüngeren Patienten zur Entwicklung eines Cushingoid, das jedoch bei Patienten des 45.–50. Lebensjahres bei den erforderlichen Erhaltungsdosen nicht auftritt. Die Grenzdosis liegt altersabhängig bei 7,5–12,5 mg. Ältere Patienten tolerieren, was die Cushingoidbildung angeht, höhere Dosen.

Anfangs wurde besonders die Reaktivierung einer Tuberkulose befürchtet, was sich aber unter Berücksichtigung und Einhalt der Schwellendosis nicht bestätigt hat.

Bei der Behandlung von Kindern sind Wachstumshemmungen beobachtet worden, die jedoch durch eine alternierende Behandlung im günstigen Sinn beeinflußt werden können (ULMER, 1972; BÜRGI, 1974) und weitgehend reversibel sind. Bei sorgfältiger Einstellung auf diese Erhaltungsdosis haben wir keine Wachstumshemmungen bei Kindern beobachtet, häufig aber nach Kontrolle der Bronchitis ein wesentlich besseres Gedeihen einschließlich besseren Wachstums.

Als nennenswerte Nebenwirkung bei zu hoher Dosierung von Corticosteroidaerosolen sei noch die Pilzinfektion des Mund-Rachen-Gebietes genannt (BÜRGI, 1974). Über ein vermehrtes Auftreten von Lungenmykosen unter einer Steroidtherapie wird nicht berichtet.

V. Kontraindikationen

Als absolute Kontraindikation hat wegen der Gefahr der Perforation nur das blutende Magenulcus zu gelten. Ein bestehender Diabetes mellitus muß als relative Kontraindikation angesehen werden, da eine diabetische Stoffwechsellage sich unter einer protrahierten Corticoidgabe verschlechtern kann. Fast ausnahmslos sind diese Stoffwechselverschiebungen mit Antidiabetika zu beherrschen. Nicht selten trat sogar eine Besserung eines Diabetes ein (Ulmer, 1972; Schmidt, 1973a).

VI. Förderung der Expektoration

Die therapeutische Manipulation der Clearance des Bronchialbaumes, die in der Peripherie ausschließlich durch den mucociliären Transport in den zentralen Bronchien und der Trachea zusätzlich durch den Husten geschieht, ist schwierig; sie kann entweder primär durch Änderung der physikochemischen Eigenschaften des Bronchialschleims oder durch Beeinflussung der Cilientätigkeit erfolgen (Medici u. Chodosh, 1975). Von den vielen im Handel befindlichen Hustensäften verschiedener Zusammensetzung konnte bei einer Reihe von Präparaten wie z.B. des Bisolvon® (Nicolas, 1964) oder wie des Ozothin® ein eindeutig die Sputummenge vermehrender und das Sputum verflüssigender Effekt nachgewiesen werden (Ferlinz, 1974; Ulmer, 1972). Auch durch eine vermehrte Flüssigkeitszufuhr kann die Expektoration erleichtert werden, da die Flüssigkeit zum Teil in das Bronchialsekret übertritt und so dessen Viskosität vermindert (Ferlinz, 1974). Bei aller sekretolytischen Therapie ist jedoch nicht zu vergessen, daß eine gewisse Konsistenz des Sputums notwendig ist, um abhustbar zu sein; zu hohe Konsistenz und zu geringe Viskosität sind ungünstig (Ulmer, 1972; Iravani u. Melville, 1974). Die Wirkung der Sekretolytika nachzuweisen, ist heute noch sehr schwierig. Die Viskosimetrie läßt weitgehend im Stich, da sie bei dem inhomogenen Sputum sehr unzuverlässige Werte liefert. Andere Meßgrößen schwanken bei den Patienten spontan, oder bei der sonst gleichzeitig nötigen Therapie werden sie anderweitig zusätzlich beeinflußt, so daß man in der Beurteilung weitgehend auf die unsicheren subjektiven Angaben angewiesen bleibt.

VII. Antitussiva

Der Hustenreflex stellt einen wichtigen Schutzmechanismus der Atmungsorgane dar, einerseits indem er die Reinigung des Tracheobronchialbaumes unterstützt, andererseits als feiner Indikator pathologischer Lungenveränderungen; ihn medikamentös zu unterdrücken oder auszuschalten, bedarf einer strengen Indikation. Man wird Antitussiva hauptsächlich dann geben, wenn im Stadium der akuten Exazerbation einer chronischen, nichtobstruktiven Bronchitis ein starker Reizhusten den Patienten zu sehr belastet (vor allem Kreislaufbelastung) und zur Nacht, damit die Nachtruhe nicht so gestört ist.

VIII. Bronchodilatatoren

Bronchodilatatoren sind in der Behandlung der nichtobstruktiven Bronchitis nicht indiziert. Bei stark hyperkrinetischen Patienten kann der Versuch unternommen werden, durch »per orale« Vagusblockade die Sekretmengen zu reduzieren. Wir setzen das Vagantin® gelegentlich hierbei ein. Inhalation von Atropin oder Atropinabkömmlingen, die ja auch sehr gut bronchodilatatorisch wirksam sind (Ulmer et al., 1973), können versucht werden; überzeugend sind die hiermit erzielbaren Ergebnisse in Hinsicht Verminderung der großen Sputummengen nicht. Die Bronchodilatation, die gleichzeitig erreicht wird, ist nicht erforderlich, da die nichtobstruktive Bronchitis definitionsgemäß ohne Obstruktion einhergeht.

IX. Physikalisch-balneologische Therapie

Die chronische, nichtobstruktive Bronchitis mit ihren vielfältigen Ursachen und ausgesprochen chronischem Verlauf erfordert nicht nur eine medikamentöse Behandlung, sondern auch vorbeugende Maßnahmen. Die physikalisch-balneologische Therapie hat hierbei seit Jahrzehnten mit dem Schwergewicht in der Frühbehandlung bzw. Prävention ihren festen Platz (SCHMIDT et al., 1967; FERLINZ, 1974). Nach SCHMIDT (1973b) konnte mit objektiven Meßmethoden bei einer ganzen Reihe heute gebräuchlicher physikalisch-balneologischer Maßnahmen (Atemgymnastik, Unterwasserdruckstrahlmassage, Bäder u.a.) eine statistisch signifikante Verbesserung der Lungenfunktionswerte von Patienten mit chronischen Atemwegserkrankungen nachgewiesen werden, die sich durch Verbesserung der Thoraxbeweglichkeit, Förderung der Bronchialdrainage, Rückgang von Brochialspasmen, evtl. Abschwellen des Bronchialschleimhautödems u.a. erklären lassen. JURK (1973), der speziell die Einwirkung der Sauna (ohne Dampfstoß) auf chronische Atemwegserkrankungen untersuchte, hält eine Empfehlung zur Saunabehandlung bei diesem Krankheitsbild, unter Berücksichtigung der Kontraindikationen (Herz-Kreislaufdekompensation, Hypertonie III. Grades, akute Infekte der oberen Luftwege u.a.), für gerechtfertigt. Inwieweit allerdings bei derartigen Kurbehandlungen die allgemeine Roborierung der Patienten unter kontrollierten Erholungsbedingungen die entscheidende Rolle spielt und inwieweit die sonstigen Anwendungen wirklich wesentliche Behandlungsbestandteile sind, ist immer noch nicht geklärt. Wir selbst konnten uns nicht davon überzeugen, daß bei Patienten mit chronischer Bronchitis durch derartige Behandlungen richtunggebende Änderungen im Krankheitsverlauf eingetreten wären.

Mißerfolge, die gerade bei einer physikalisch-balneologischen Behandlung daraus hervorgehen, daß der Patient Maßnahmen, wie z.B. die Atemgymnastik als Langzeitbehandlung, nicht konsequent und lange genug durchführt oder überhaupt fehlerhafte, nicht nach pathophysiologischen Gegebenheiten ausgerichtete Maßnahmen verrichtet, sollten nicht dazu führen, dieses auch noch nicht voll erforschte Prinzip zur unterstützenden Behandlung chronischer Atemwegserkrankungen völlig abzulehnen. Sicher dürfte jedoch sein, daß bei dem Vorliegen einer chronischen, nichtobstruktiven Bronchitis die physikalisch-balneologische Therapie eingreifen kann.

1. Kurort und Klimatherapie

Eine Klimabehandlung kann sich günstig auf eine chronische Bronchitis auswirken (SCHMIDT et al., 1967); ein ausgesprochenes Bronchitisheilklima gibt es jedoch nicht (FERLINZ, 1974). Wir haben bei einer entsprechenden Befragungsaktion von Patienten mit chronischer Bronchitis keine Antworten erhalten, die ein bestimmtes Klima oder ein bestimmtes Gebiet in der Bundesrepublik als besonders günstig ausweisen konnten. Der besondere Wert dieser Therapie kann vor allem darin bestehen, daß der Patient in einer Spezialklinik von erfahrenen Ärzten behandelt und mit der Problematik seines Leidens vertraut gemacht wird (FERLINZ, 1974).

X. Desensibilisierungsbehandlung

Wird im Rahmen der Diagnostik einer chronischen, nichtobstruktiven Bronchitis eine Allergie gesichert, so sollte eine Desensibilisierungsbehandlung durchgeführt werden. Es wird dies aber die große Ausnahme bleiben, da die Allergien des broncho-pulmonalen Systems viel eher mit einer Atemwegsobstruktion ohne Bronchitis als mit einer Bronchitis ohne Obstruktion vorkommen. Meistens liegt bei den Allergien des broncho-pulmonalen Systems dann auch eine obstruktive Bronchitis vor. Prinzipiell ist jede Hypo- oder Desensibilisierung nur mit nachweislich aktuellen Allergien durchzuführen; das trifft im gleichen Maße für die bakteriellen wie für die unbelebten Umweltallergene zu (Werner, 1973) (s. auch Kapitel F, S. 315).

XI. Gammaglobulinsubstitution

Bei jener geringen Anzahl von Patienten, wo sich als mögliche Ursache der chronischen Bronchitis ein Antikörpermangelsyndrom nachweisen läßt, ist die Gammaglobulinsubstitution angezeigt. Die Frage der zweckmäßigsten Behandlung von Patienten mit Antikörpermangelsyndrom ist keineswegs entschieden. Wendel et al. (1970) halten eine antibiotische Behandlung mit oder ohne Unterbrechung einer laufenden Gammaglobulinprophylaxe bei der chronischen Bronchitis, vor allem in Zeiten der fieberhaften Exazerbation, für angezeigt. Blasi u. Olivieri (1971) befürworten eine Therapie mit Gammaglobulinen bei Patienten mit festgestelltem Gammaglobulinmangel; Ulmer (1974b) berichtet ebenfalls über günstige Erfolge einer Gammaglobulinsubstitution bei solchen Patienten.

K. Prognose der chronischen, nichtobstruktiven Bronchitis

Die Prognose der primär chronischen, nichtobstruktiven Bronchitis hängt entscheidend vom Übergang in die obstruktiven Formen ab (Bopp, 1974; Ferlinz, 1974); es kann derzeit aber noch nicht mit Sicherheit gesagt werden, wieviel Prozent der an einfacher chronischer Bronchitis Erkrankten entweder ein Emphysem entwickeln oder in schwerere obstruktive Formen mit einer weit schlechteren Prognose übergehen (Bates et al., 1971). Brinkman u. Block (1966) berichten über keine statistisch gesicherte höhere Sterblichkeit bei Patienten mit chronischer Bronchitis

gegenüber Gesunden; andere Studien hingegen weisen auf eine höhere Mortalitätsrate bei Patienten mit chronischer Bronchitis hin (Oswald et al., 1967; Bopp, 1974). In Anbetracht der Fortschritte in der Früherfassung und den Behandlungsmöglichkeiten der chronischen, nichtobstruktiven Bronchitis darf man heute die Prognose dieses Krankheitsbildes unter sachgemäßer Behandlung als durchaus gut bezeichnen.

Literatur

Acketa, M., Tabori, D., Čamprag, D., Bašićević, V., Todić, V., Djurić, B., Conkić, B.: Chronische Bronchitis bei Arbeitern, die gewerblich der Luftverunreinigung ausgesetzt sind. In: Chronic Inflammation of the Bronchi. Progr. Resp. Res. 6, 525 (1971)

Adam, O., Meier, J.: Untersuchungen über den Mykoplasmenbefall bei Patienten mit chronischer Bronchitis. Münch. med. Wschr. 117, 1031 (1973)

Adler, K., Wooten, O., Philippoff, W., Lerner, E., Dulfano, M.J.: Physical properties of sputum. III. Rheologic variability and intrinsic relationship. Amer. Rev. resp. Dis. 106, 86 (1972)

American Thoracic Society: Chronic bronchitis, asthma, and pulmonary emphysema. A statement by the committee on diagnostic standards for non tuberculosis. Amer. Rev. resp. Dis. 85, 762 (1962)

Anders, G.J.P.A.: Genetical aspects of chronic bronchitis. In: Bronchitis II. Edit. by N.G.M. Orie and H.J. Sluiter, p. 23. Assen: Royal Vangorcum 1964

Anthonissen, N.R., Bass, H., Oriol, A., Place, R.E.G., Bates, D.V.: Regional lung function in patients with chronic bronchitis. Clin. Sci 35, 495 (1968)

Ashcroft, T.: Daily variations in sputum volume in chronic bronchitis. Brit. med. J. 288 (1965)

Assaad, F., Cockburn, S., Chas, W., Sundaresan, T.K.: Use of excess mortality from respiratory diseases in the study of influenza. Bull. Wld Hlth Org. 49, 219 (1973)

Badham, C.: Observations on the inflammatory affections of the mucous membrane of the bronchiae. London: Gallow 1808

Bärtschi, R., Regli, J.: Chronic bronchitis in a rural area and its prognosis. Respiration 26, 231 (1969)

Baker, T.R., Oscherwitz, M., Corlin, R., Jarboe, T., Teisch, J., Nichmann, N.Z.: Screening and treatment program for mild chronic obstructive pulmonary disease. J. Amer. med. Ass. 214, 1448 (1970)

Ballenger, J.J.: Experimental effect of cigarette smoke on human respiratory cilia. New Engl. J. Med. 263, 832 (1960)

Bates, D.V.: Chronic bronchitis and emphysema. New Engl. J. Med. 278, 600 (1968a)

BATES, D.V.: Chronic bronchitis and emphysema: Medical progress. New Engl. J. Med. **278**, 546 (1968b)

BATES, D.V.: The fate of the chronic bronchitis: A report of the ten-year follow-up in the Canadian department of veteran's affairs coordinated study of chronic bronchitis. Amer. Rev. resp. Dis. **108**, 1043 (1973)

BATES, D.V., MACKLEM, P.T., CHRISTIE, R.V.: Respiratory Function in Disease. An introduction to the integrated study of the lung. Philadelphia-London-Toronto: Saunders Company 1971

BAVING, G., ULMER, W.T.: Bedeutung der Sputumantibiogramme bei der Behandlung der chronisch obstruktiven Bronchitis. Pneumonologie **143**, 348 (1970)

BECKENKAMP, H.W.: Composition and analysis of comparative collectivities in chronic bronchitis. Respiration **26**, 239 (1969)

BECKENKAMP, H.W.: Chronische Bronchitis und Lungenemphysem. Arbeit und Gesundheit **83** (1970)

BECKENKAMP, H.W., HARDECK, W.: Vergleichende Untersuchungen über den Einfluß von Hitze, inertem Staub und anderen potentiellen Noxen auf die Atemleistung von Arbeitern. Int. Arch. Gewerbepath. Gewerbehyg. **23**, 175 (1967)

BECKENKAMP, H.W., SYMANSKI, J.: Chronische Bronchitis und Lungenemphysem. Arbeit und Gesundheit **83** (1970)

BECKER, W.: Die Klinik der Bronchialfremdkörper. Z. Laryng. Rhinol. Otol. **40**, 149 (1961)

BENNET, H.E., HOLLAND, W., HALIL, T., ELLIOTT, A.: Lung function and air pollution. In: Chronic Inflammation of the Bronchi. Progr. Resp. Res. **6**, 78 (1971)

BETHAGE, H.: Alternierende Corticoidtherapie. Dtsch. med. Wschr. **30**, 1254 (1971)

BETHAGE, H.: Praktische Durchführung der Corticoidtherapie. Internist (Berl.) **13**, 270 (1972)

BLASI, A., OLIVIERI, P.: Les immunoglobulines des sécrétions bronchiques dans les bronchites chroniques. Bronches **21**, 547 (1971)

BÖHLAU, V.: Die Bronchitis als Alterskrankheit. Praxis Pneumol. **26**, 408 (1972)

BÖHLAU, V., SCHILDWÄCHTER, G.: Therapeutischer Beitrag zur Rehabilitation der chronischen Bronchitis. Med. Welt **25**, 1296 (1974)

BONDIK, F., GOLDSMITH, J.R., TEICHMANN, V., KAUFMANN, P.C.: Epidemiology of chronic bronchitis. In: Prague. Bull. Wld Hlth Org. **42**, 711 (1970)

BOPP, K.P.: Inhalationstherapie. Münch. med. Wschr. **115**, 1453 (1973)

BOPP, K.P.: Chronische Bronchitis und Lebenserwartung. Lebensver.-Med. **3**, 55 (1974)

BOPP, K.P.: Chronische Bronchitis: Klinik. Therapiewoche **25**, 209 (1975)

BOUHUYS, A.: Breathing. Physiology, environment and lung disease, p. 36. New York-London: Grune & Stratton 1974

BOUHUYS, A., BARBERO, A., LINDELL, S.E., ROACH, S.A., SCHILLING, R.S.F.: Byssinosis in hemp workers. Arch. environm. Hlth **14**, 533 (1967)

BRADLEY, W.H., LOGAN, W.P.D., MARTIN, A.E.: The London fog of december 2nd–5th 1957. Mth. Bull. Minist. Hlth Lab. Serv. **17**, 156 (1958)

BRINKMANN, G.L.: Chronic bronchitis. Clin. Med. **75**, 32 (1968)

BRINKMANN, G.L., BLOCK, D.L.: The prognosis in chronic bronchitis. J. Amer. med. Ass. **197**, 1 (1966)

BRÜHL, P., TRENDELENBURG, F., GENSER, N.: Nachweis bakterieller Serumantikörper bei chronischer Bronchitis. Med. thorac. **24**, 384 (1967)

BRUMFITT, W., WILLOUGHBY, M.L.N.: Laboratory differentiation of chronic bronchial disease. An investigation of 117 cases. Lancet **274**, 132 (1958)

BRUMFITT, W., WILLOUGHBY, M.L.N., BROMLEY, L.L.: An evaluation of sputum examination in chronic bronchitis. Lancet **1957 II**, 1306

BUCHER, U.: Die Sputumuntersuchung bei unspezifischen Krankheiten der tiefen Atemwege. Bern-Stuttgart: Huber 1965

BUECHLEY, R.W., RIGGAN, W.B., HASSELBLAD, V., VAN BRUGGON, J.B.: SO$_2$ levels and perturbation in mortality. Arch. environ. Hlth **27**, 134 (1973)

BÜCHNER, F.: Vom Wesen des Menschen. In: Allgemeine Pathologie, S. 11. München-Berlin: Urban & Schwarzenberg 1962

BÜHLMANN, A.H., ROSSIER, P.H.: Klinische Pathophysiologie der Atmung. Berlin-Heidelberg-New York: Springer 1970

BÜRGI, H.: Die Viscosität des purulenten und sterilen Sputums bei chronischer Asthmabronchitis. Med. thorac. **21**, 156 (1964)

BÜRGI, H.: Zit. bei Bopp, K.P., Chronische Bronchitis. Zusammensetzung und Eigenschaften des Bronchialsekrets, S. 35. Stuttgart-New York: Schattauer 1968

BÜRGI, H.: Bakterielle Exazerbation der chronischen Bronchitis: Antibiotische Schubbehandlung oder Langzeittherapie? Schweiz. med. Wschr. **100**, 1846 (1970)

BÜRGI, H.: Antibiotische Rezidivprophylaxe bei chronischer Bronchitis. Helv. med. Acta **36**, 209 (1971)

BÜRGI, H.: Charactéristiques biochimiques de l'infection bronchique. Poumon Cœur **24**, 429 (1973)

BÜRGI, H.: Neue Aspekte der Kortikosteroidtherapie. Ther. Umschau **31**, 817 (1974)

Bundesministerium für Arbeit und Sozialordnung: Statistik der gesetzlichen Krankenkassen über Arbeitsunfähigkeitsfälle und -tage nach Krankheitsarten. 1964/1965/1966, Bonn, 1973

CAPLIN, M., FESTENSTEIN, F.: Relation between lung cancer, chronic bronchitis and airways obstruction. Brit. med. J. **3**, 678 (1975)

CEDERLÖF, R.: The use of twin studies in CNSLD. In: Bronchitis III. Edit. by N.G.M. ORIE and R. VAN DER LENDE, p. 120. Assen: Royal Vangorcum 1970

CHAKRIN, L.W., SAUNDERS, L.Z.: Experimental chronic bronchitis. Pathology in the dog. Lab. Invest. **30**, 145 (1974)

CHAPLIN, M., CAPEL, L.H., WHEELER, W.F.: A bronchitis registry in east London. A report on the first year's work. Part I, establishment of the registry and clinical findings. Brit. J. Dis. Chest **58**, 97 (1964)

CHARMAN, J., LOPEZ-VIDRIERO, M.T., KEAL, E., REID, L.: The physical and chemical properties of bronchial secretion. Brit. J. Dis. Chest **68**, 215 (1974)

CHODOSH, S., ZACCHEO, O.W., SEGAL, M.S.: The cytology and histochemistry of sputum cells. I. Preliminary differential counts in chronic bronchitis. Amer. Rev. resp. Dis. **85**, 635 (1962)

CIBA: Terminology, definitions and classification of

chronic pulmonary emphysema and related conditions. A report of the conclusion of a Ciba Guest Symposium. Thorax **14**, 286 (1959)

College of General Practitioners: Respiratory diseases study group survey in chronic bronchitis in Great-Britain. Brit. med. J. **2**, 973 (1961)

Colley, J.R.T.: Urban and domestic factors in childhood CNSLD in England and Wales. In: Bronchitis III. Edit. by N.G.M. Orie and R. van der Lende, p. 8. Assen: Royal Vangorcum (1970)

Collins, S.D.: Age incidence of specific causes of illness. Publ. Hlth Rep. (Wash.) **50**, 1404 (1935)

Comroe, J.H., Forster, R.E., Dubois, A., Briscoe, W.A., Carlsen, E.: Die Lunge. Stuttgart-New York: Schattauer 1972

Crosby, P.: Role of infection in chronic bronchitis. Brit. med. J. **4**, 289 (1974)

Daly, G.: Air pollution and bronchitis. Brit. med. J. **2**, 687 (1954)

Deane, M.: Epidemiology of chronic bronchitis and emphysema in the United States. II. The interpretation of mortality rata. Med. thorac. **22**, 24 (1965)

Debelić, M.: Klinik und Therapie des Asthma bronchiale und der chronisch-asthmatoiden Bronchitis. Münch. med. Wschr. **115**, 1429 (1973)

De Haller, R., Reid, L.: Adult chronic Bronchitis. Med. thorac. **22**, 549 (1965)

De Haller, R., Suter, F.: Bronchitis in foundry workers. Respiration **26**, 223 (1969)

Dennis, R.E., Changwoo, A., Sawyers, Th.M.: Pulmonary disease associated with the inhalation of cosmetic aerosols. Chest **64**, 251 (1973)

Deutsche Forschungsgemeinschaft: Forschungsbericht »Chronische Bronchitis«. Boppard: Boldt 1975

De Vries, K., Booji-Noord, H., Goei, J.T., Grobler, N.J., Sluiter, H.J., Tammeling, G.J., Orie, N.G.M.: Bronchitis. Symposium II, p. 167. Assen: Royal Vangorcum 1964

De Vries, K., Lowenberg, A., Coster van Voorhout, H.E.V., Ebels, J.H.: Langzeitbeobachtungen bei Fluorwasserstoffexposition. Pneumonologie **150**, 149 (1974)

Diller, W.F.: Klinik und Pathologie der Phosgenvergiftung. Pneumonologie **150**, 139 (1974)

Dollfuss, R.E., Milic-Emili, J., Bates, D.V.: Regional ventilation of the lung studied with bolus of xenon [133]. Resp. Physiol. **2**, 234 (1967)

Douglas, J.W.B., Waller, R.E.: Air pollution an respiratory infection in children. Brit. J. prev. soc. Med. **20**, 1 (1966)

Dulfano, M.J., Adler, K., Philippoff, W.: Sputum viscoelasticity in chronic bronchitis. Amer. Rev. resp. Dis. **104**, 88 (1971)

Edwards, G., Buckley, A.R., Fear, E.C., Williamson, G.M., Zinnemann, K.: Adult chronic bronchitis-the infective factor and its treatment. Brit. med. J. **57**, 259 (1957)

Ehrlicher, H.: Klinik und Pathologie der Diisocyanatvergiftungen. Pneumonologie **150**, 155 (1974)

Eibl, M.: Abwehrmechanismen bei Infektionen der Schleimhäute. In: Funktion der Bronchialschleimhaut, S. 81. Hrsg. F. Mlczoch. Wien: Brüder Hollinek 1974

Ellorhaoui, M.: Das chronisch-bronchitische Syndrom – neue pathogenetische und therapeutische Aspekte. Z. ärztl. Fortbild. **66**, 707 (1972)

Elmes, P.C., Fletcher, C.M., Dutton, A.A.C.: Prophylactic use of oxytetracycline for exacerbations of chronic bronchitis. Brit. med. J. **57**, 1272 (1957)

Eriksson, S., Hedenstierna, G., Söderholm, B.: Lung function in homozygous alpha$_1$-antitrypsin deficiency: Mechanics and regional function in an asymptomatic male. In: Pulmonary Emphysema and Proteolysis. Edit. by Ch. Mittmann, p. 25. New York-London: Acad. Press 1972

Eule, H., Horn, J., Langwitz, N.: Zur Epidemiologie der chronischen Bronchitis. Eine Untersuchung unter den 40- bis 64-jährigen Männern des Stadtbezirks Berlin-Weißensee. Wschr. Lungenkrkh. Tbc-Bekpf. **13**, 225 (1970)

Fagerhol, M.K.: The incidence of alpha$_1$-antitrypsin variants in chronic obstructive pulmonary disease. In: Pulmonary Emphysema and Proteolysis. Hrsg. U. Bittman, p. 51. New York-London: Acad. Press 1972

Falk, G.H., Siskind, G., Smith, J.P. Jr.: Chronic obstructive pulmonary disease: A subgroup of patients identified by serum alpha$_1$-antitrypsin and immunoglobuline concentrations. Amer. Rev. resp. Dis. **103**, 18 (1971)

Fenn,, W.O., Rahn, H.: Handbook of Physiol., Sect. 3. Respiration, vol. 2. Washington: American Physiological Society 1965

Ferguson, G.C.: A comparison of oxytetracycline with doxycycline in the winter chemoprophylaxis of chronic bronchitis. Brit. J. clin. Pract. **28**, 131 (1974)

Ferlinz, R.: Die chronische Bronchitis. Aktuelle Gesichtspunkte zur Ätiologie, Klinik und Therapie. Schweiz. Rundschau Med. **60**, 674 (1971)

Ferlinz, R.: Die Ätiologie der chronischen Bronchitis. Münch. med. Wschr. **115**, 1417 (1973a)

Ferlinz, R.: Die antibakterielle Therapie der chronischen Bronchitis. Münch. med. Wschr. **115**, 1445 (1973b)

Ferlinz, R.: Lungen- und Bronchialerkrankungen. Erkrankungen der Atemwege, S. 143. Stuttgart: Thieme 1974

Ferris, B.G. Jr.: Chronic bronchitis and emphysema. Classification and epidemiology. Med. Clin. N. Amer. **57**, 637 (1973a)

Ferris, B.G. Jr.: Geographic distribution of chronic bronchitis. Bull. Physio-path. resp. **9**, 1121 (1973b)

Fletcher, C.M.: Chronic bronchitis: Its prevalence, nature and pathogenesis. Amer. Rev. resp. Dis. **80**, 483 (1959)

Fletcher, C.M.: Classification of chronic bronchitis. In: Bronchitis II. Second international Symposium. Edit. by N.G.M. Orie and H.J. Sluiter, p. 9. Assen: Royal Vangorcum 1964

Fletcher, C.M.: Recent clinical and epidemiological studies of chronic bronchitis. Scand. J. resp. Dis. **48**, 285 (1967)

Fletcher, C.M.: Causes and development of chronic airways obstruction and its further investigation. Bull. Physio-path. resp. **9**, 1131 (1973)

Fletcher, C.M., Jones, N.L., Burrows, B., Niden, A.H.: American emphysema and british bronchitis. A standardized comparative study. Amer. Rev. resp. Dis. **90**, 1 (1964)

Fletcher, C.M., Peto, R., Speizer, F.S., Tinker, C.M.: A follow-up study of the natural history of obstructive bronchitis. In: Bronchitis III. 3. Internat.

Symposium Groningen 1969, p. 103. Assen: Royal Vangorcum 1970

FLETCHER, C.M., TINKER, C.M.: Chronic bronchitis. A further study of simple diagnostic methods in a working population. Brit. med. J. 1, 1491 (1961)

FREEMAN, E.: The present status of antibiotics in the treatment of chronic bronchitis. Practitioner 209, 743 (1972)

FRUHMANN, G.: Exogene und endogene Faktoren in der Ätiologie chronisch-unspezifischer Atemwegserkrankungen. Med. Klin. 63, 1288 (1968)

FRUHMANN, F., THURMAYR, R., ORTWEIN, A.: Exogene und endogene Faktoren bei der Entstehung der chronisch obstruktiven Emphysembronchitis. IX. Int. Congr. Dis. Chest Copenhagen, 1966

GAENSLER, E.A., VERSTRAETEN, J.M., WEIL, W.B., CUGELL, D.W., MARKS, A., CADIGAN, J.B. JR., JONES, R.A., ELLICOTT, M.F.: Respiratory pathophysiology in chronic beryllium disease. Review of thirty cases with some observations after long-term steroid therapy. Arch. industr. Hlth 19, 132 (1959)

GAMSU, G., NADEL, J.A.: The roentgenologic manifestations of emphysema and chronic bronchitis. Med. Clin. N. Amer. 57, 719 (1973)

GASTHAUS, L., MUYSERS, K., SIEHOFF, F., WORTH, G.: Neuere Ergebnisse atemphysiologischer Untersuchungen von Kohlenbergarbeitern unter Berücksichtigung von Silikose, Bronchitis und Emphysem. VIII. Mitt. Die Lage der Sauerstoffbindungskurven. Arch. Gewerbepath. Gewerbehyg. 19, 76 (1962)

GENEVRIER, R., GACONIN, J.C., BAVIERA, E., MURAT, J.A.G.: Pathologische Veränderungen der Atemwege bei Makroglobulinämie. Münch. med. Wschr. 116, 2229 (1974)

GERRADS, J., SCHUBERT, G.E., HILPERT, P.: Bronchusbiopsie bei chronischer Bronchitis. In: Chronic Inflammation of the Bronchi. Progr. Resp. Res. 6, 499 (1971)

GIESEKING, R.: Elektronenmikroskopie der Bronchialsekretion. In: Chronic Inflammation of the Bronchi. Progr. Resp. Res. 6, 43 (1971)

GILSON, J.C.: Occupational bronchitis. Proc. roy. Soc. Med. 63, 857 (1970)

GLAUSER, M.P.: Le déficit en alpha$_1$-antitrypsine, associé à l'emphysème pulmonaire. Schweiz. med. Wschr. 101, 999 (1971)

GÖTZ, H.: Bedeutung der Immunglobuline. In: Die Funktion der Bronchialschleimhaut. Hrsg. F. MLCZOCH, S. 69. Wien: Brüder Hollinek 1974

GÖTZ, H.: Immunologische Untersuchungen an spezifischen Proteinen und Immunglobulinen des Bronchialsekrets. Krankenhausarzt 49, 214 (1976)

GOLDSMITH, J.R.: Epidemiology of bronchitis and emphysema. Med. thorac. 22, 1 (1965)

GOODMAN, N., LANE, R.E., RAMPHRIG, S.B.: Chronic bronchitis. An introductory examination of existing data. Brit. med. J. 2, 237 (1953)

GREGG, I.: The identification of the early stages of chronic bronchitis. Med. thorac. 24, 77 (1967)

GREGG, I.: Infection and chronic bronchitis. Respiration 26, 16 (1969)

GREGG, I., TRAPNELL, D.H.: The bronchographic appearance of early chronic bronchitis. Brit. J. Radiol. 42, 132 (1969)

GUDE, A.W., KAMMLER, E., ENGINEER, S., ISLAM, M.S.: Pharmakologische Beeinflußbarkeit der Lungen-dehnbarkeit (statische Compliance). Pneumonologie 144, 220 (1971)

GÜNTHNER, W., KRIEGER, E.: Husten und Auswurf. Symptom und therapeutischer Schwerpunkt der chronischen unspezifischen Atemwegskrankheiten. Deisenhofen bei München: Dustri 1972

GUMP, D.W., CHRISTMAS, W.A., FORSYTH, B.R., PHILLIPS, C.A., STOUCH, W.H., BURLINGTON, V.: Serum and secretory antibodies in patients with chronic bronchitis. Arch. intern. Med. 132, 847 (1973)

HAIN, E.: Soziale Bedeutung und Gestaltungsfaktoren des bronchitischen Syndroms. Internist (Berl.) 10, 144 (1969)

HALLETT, W.Y.: Infection: The real culprit in chronic bronchitis and emphysema? Med. Clin. N. Amer. 57, 735 (1973)

HAMM, J.: Die Atemmechanik bei chronischen Lungenerkrankungen. Ther. Umsch. 22, 38 (1965)

HARTUNG, M. VON: Die Klinik der chronischen unspezifischen Atemwegsyndrome, zugleich ein Beitrag zur klinischen Diagnostik und Klassifizierung. Med. Klin. 63, 1296 (1968)

HARTUNG, W.: Pathologie und Klinik in Einzeldarstellungen. Lungenemphysem. Morphologie, Pathogenese und funktionelle Bedeutung. Berlin-Göttingen-Heidelberg: Springer 1964a

HARTUNG, W.: Pathologie und Klinik in Einzeldarstellungen. Lungenemphysem. Morphologie, Pathogenese und funktionelle Bedeutung, S. 86. Berlin-Göttingen-Heidelberg: Springer 1964b

HARTUNG, W.: Études fonctionelles post mortem du poumon atteint de bronchite ou d'emphysème. Bull. Physio-path. resp. 9, 897 (1973)

HARTUNG, W., MEYER-CARLSTAEDT, D.: Über den Reid'schen Index zur Diagnose der chronischen Bronchitis. Beitr. path. Anat. 137, 85 (1968)

HARTUNG, W., KISSLER, W., TEIGE, K., THOMA, H.: Pathologisch-anatomische Folgen chronischer Bronchitis und deren Beziehung zur Lungenfunktion. In: Chronic Inflammation of the Bronchi. Progr. Resp. Res. 6, 108 (1971)

HAYEK, H.V.: Die menschliche Lunge. Berlin-Göttingen-Heidelberg: Springer 1953

HERZOG, H.: Klinik und Therapie der chronischen Bronchitis. Therapiewoche 17, 532 (1967)

HERZOG, H.: Chronisch obstruktive Lungenerkrankungen. Pathophysiologie, Klinik und Komplikationen. Fortschr. Med. 87, 1428 (1969)

HERZOG, H., KELLER, R.: Indikation und Technik der Aerosoltherapie in der Langzeitbehandlung der chronischen Bronchitis. Med. Klin. 68, 1610 (1973)

HIGGINS, I.T.T.: The role of irritation in chronic bronchitis. In: Bronchitis–an international symposium 27.–29. April 1960. Edit. by N.G.M. ORIE and H.J. SLUITER, p. 31. Assen: Royal Vangorcum 1961

HIGGINS, I.T.T.: Respiratory symptoms, bronchitis and ventilatory capacity in a random sample of an agriculture population. Brit. med. J. 2, 1198 (1967)

HIGGINS, I.T.T., CACHRAN, J.B.: Respiratory symptoms, bronchitis and disability in a random sample of an agricultural community in Dumfriesshire. Tubercle 39, 296 (1958)

HIGGINS, I.T.T., COCHRANCE, A.L., GILSON, J.C., WOOD, C.H.: Population studies of chronic respiratory disease. A comparison of minors, foundry-workers and others in Staveley, Derbyshire. Brit. J. industr. Med. 16, 255 (1959)

Higgins, I.T.T., Gilson, J.C., Ferris, B.G., Waters, W.E., Campbell, H.M., Higgins, M.W.: Chronic respiratory disease in an industrial town: A kine-year follow-up study. Respiration 26, 221 (1969)

Higgins, I.T.T., Oldham, P.D., Cochrance, A.L., Gilson, J.C.: Respiratory symptoms and pulmonary disability in an industrial town. Brit. med. J. 2, 904 (1956)

Hilding, A.C.: On cigarette smoking, bronchial carcinoma and ciliary action. II. Experimental study on the filtering action of cow's lungs, the deposition of tar in the bronchial tree and removal by ciliary action. New Engl. J. Med. 254, 1155 (1956)

Hilding, A.C.: Mucociliary insufficiency and its possible relation to chronic bronchitis and emphysema. Med. thorac. 22, 329 (1965)

Hoigné, R., Keller, M.F., Spiess, J.B.: Antibiotika-Langzeittherapie bei chronischer Bronchitis. Schweiz. med. Wschr. 105, 911 (1975)

Holland, W.W.: The natural history of chronic bronchitis. J. Coll. gen. Practit. 11, 2 (1966)

Holland, W.W., Halil, T., Bennett, A.E., Elliott, A.: Estimating the influence of personal and environmental factors on ventilatory function and respiratory symptoms in children. In: Bronchitis III. Edit. by N.G.M. Orie and Van der Lende, p. 20. Assen: Royal Vangorcum 1970

Holland, W.W., Reid, D.D.: The urban factor in chronic bronchitis. Lancet 288, 445 (1965)

Holland, W.W., Seltser, R., Stone, R.W.: Respiratory disease in England and the United States. Arch. environm. Hlth 10, 338 (1965)

Holma, B.: Pathophysiology of cleaning mechanism of the lung. In: Chronic Inflammation of the Bronchi. Progr. Resp. Res. 6, 51 (1971)

Hopkins, E.J., Pye, A.M., Solomon, M., Solomon, S.: The treatment of exacerbations of chronic bronchitis in general practice. A comparison between oxytetracycline and oral phenoxymethyl penicillin. J. Coll. gen. Practit. 5, 59 (1969)

Howard, P.: The changing face of chronic bronchitis with airways obstruction. Brit. med. J. 2, 89 (1974)

Huhti, E.: Prevalence of respiratory symptoms, chronic bronchitis, and pulmonary emphysema in a Finnish rual population. Act. tuberc. pneumol. scand. 61, 1 (1965)

Intorp, H.W.: Mechanismen der lokalen Immunreaktionen. Therapiewoche 25, 21 (1975)

Iravani, J.: Flimmermechanismus und Bronchitis. In: Chronic Inflammation of the Bronchi. Progr. Resp. Res. 6, 384 (1971a)

Iravani, J.: Physiologie und Pathophysiologie der Cilientätigkeit und des Schleimtransportes im Tracheobronchialbaum (Untersuchungen an Ratten). Pneumonologie 144, 93 (1971b)

Iravani, J.: Effects of cigarette smoke on the ciliated respiratory epithelium of rats. Respiration 29, 480 (1972)

Iravani,J.: Mucociliary abnormalities unterlying impaired mucus elimination. Bull. Physio-path. resp. 9, 397 (1973)

Iravani, J., Melville, G.N.: Mucolciliary function of the respiratory tract as influenced by drugs. Respiration 31, 350 (1974)

Iravani, J., Schüler, K.G.: In vitro Untersuchungen der Bronchomotorik der Ratte. Pneumonologie 144, 253 (1971)

Islam, M.S., Kammler, E., Kilian, J., Walter, F., Weller, W., Ulmer, W.T.: Der Einfluß biogener Amine auf die Atmung und den kleinen Kreislauf. II. Mitteilung: Verhalten von Atmung und Kreislauf bei Histamininhalation und nachfolgender Antihistamingabe. Pneumonologie 143, 336 (1970)

Islam, M.S., Könn, G., Oellig, W.P., Ulmer, W.T., Weller, W.: Experimentelles proteolytisches Lungenemphysem und die Lungenfunktion (Hundeversuche). Pneumonologie 151, 55 (1974)

Islam, M.S., Rasche, B., Vastag, E., Ulmer, W.T.: Empfindlichkeitssteigerung der Bronchialmuskulatur durch proteolytische Fermente im Sputum. Pneumonologie 146, 232 (1971)

Islam, M.S., Ulmer, W.T.: Über die Rolle von Serotonin als Bronchokonstriktor. Pneumonologie 148, 135 (1973)

Islam, M.S., Ulmer, W.T.: Prostaglandin $F_{2\alpha}$ als Bronchokonstriktor. Respiration 31, 332 (1974)

Islam, M.S., Ulmer, W.T.: Lokale Überempfindlichkeit sensorischer Rezeptoren als Ursache reflektorischer Atemwegsobstruktion. Respiration 32, 445 (1975)

Islam, M.S., Ulmer, W.T.: Die Strömungswiderstand-Volumenbeziehung als Maß des Closing Volumen. Pneumonologie 1976 153, 289 (1976)

Islam, M.S., Vastag, E., Ulmer, W.T.: Effect of noxious stimulants on bronchial reactivity. Bull. Physiopath. resp. 8, 509 (1972)

Jaffe, L.S.: Photochemical air pollutants and their effects on men and animals. Arch. environm. Hlth 16, 241 (1968)

Jaggi, O.P.: Chronic Bronchitis: Its past and future. Ind. J. Chest Dis 16, 68 (1974)

Jelke, G., Möller, R., Schmidt, K.: Obstruktive Atemwegserkrankungen. Teil 2: Stadieneinteilung der chronischen Bronchitis und Therapie. Med. Klin. 70, 1883 (1975)

Jurk, D.: Sauna bei ambulanter Behandlung von Patienten mit chronisch-bronchitischem Syndrom. Z. ärztl. Fortbild. 67, 722 (1973)

Kammler, E.: Wirkung von Histamin auf die Atmung und den kleinen Kreislauf. Anaesthesiologie und Wiederbelebung 74, 207 (1973a)

Kammler, E.: Über eine neue einfache Technik zur Anfertigung von Inhalationsbronchogrammen beim Tier ohne Umgehung des Kehlkopfes durch Trachealtubus oder Tracheotomie. Pneumonologie 148, 297 (1973b)

Kammler, E., Beil, M.: Über das Verhalten der Bronchien bei restriktiven Atemwegserkrankungen (Fibrosen) aus atemmechanischer Sicht. Inn. Med. 2, 209 (1975)

Kammler, E., Reichel, G., Ulmer, W.T., Schürmeyer, E., Windhagen, K.E.: Untersuchungen zur pulmonalen und cardialen Dyspnoe. Verh. dtsch. Ges. inn. Med. 74, 210 (1968b)

Kammler, E., Ulmer, W.T.: Untersuchungen zur pulmonalen und cardialen Dyspnoe. Respiration 25, 421 (1968a)

KAMMLER, E., ULMER, W.T.: Langzeitglucocorticoidtherapie und Osteoporose. (Im Druck) (1976)

KAMMLER, E., WELLER, W., ISLAM, M.S., SELL, R., ULMER, W.T.: Der Einfluß biogener Amine auf die Atmung und den kleinen Kreislauf. I. Mitteilung: Wirkung von Acetylcholin bei Inhalation und Injektion in den rechten Vorhof und den Truncus bicaroticus. Pneumonologie 142, 67 (1970)

KARTAGENER, M.: Die Bronchitiden. In: Handbuch der inneren Medizin, 4. Aufl., S. 320. Berlin-Göttingen-Heidelberg: Springer 1956

KARTAGENER, M., LANDIS, J.C., STRÄULI, P., UEHLINGER, E.: Die bronchiolitische Lungenfibrose. Beitr. Klin. Tuberk. 129, 338 (1964)

KASS, E.H.: Hormones and host resistance to infection. Bact. Rev. 24, 177 (1960)

KASS, E.H., GREEN, G.M.: Mechanisms of resistance to chronic pulmonary infection. In: Bronchitis II. Edit. by N.G.M. ORIE and H.J. SLUITER, p. 73 Assen: Royal Vangorcum 1964

KAUFFMANN, J.C.H., HANY, A., GROB, P.J.: Alpha$_1$-Antitrypsin-Mangel. Schweiz. med. Wschr. 101, 1473 (1971)

KAZANTZIS, G.: Respiratory function in men casting cadmium alloys; assessment of respiratory function. Brit. J. industr. Med. 13, 30 (1956)

KEAL, E.: Méthodes d'étude des modifications de la sécrétion bronchique et de sa viscosité. Poumon Cœur 26, 51 (1970)

KEAL, E., REID, L.: Der Bronchialschleim – seine Bildung, Zusammensetzung und physikalischen Eigenschaften. Internist (Berl.) 12, 416 (1971)

KEAL, E., REID, L.: Neuraminic acid content of sputum in chronic bronchitis. Thorax 27, 643 (1972)

KEREBIYN, K.F.: Endogenous factors in childhood CNSLD. In: Bronchitis III. Edit. by N.G.M. ORIE and VAN DER LENDE, p. 38. Assen: Royal Vangorcum 1970

KIERNAN, K.E., COLLEY, J.R.T., DOUGLAS, J.W.B., REID, D.D.: Chronic cough in young adults in relation to smoking habits, childhood environment and chest illness. Respiration 33, 236 (1976)

KILBURN, K.H.: Pathogenesis and treatment of chronic bronchitis. Med. Times 95, 161 (1967)

KISTNER, M.: Häufigkeit und Ätiologie der chronischen Bronchitis und des Lungenemphysems. Inaugural-Dissertation, Nürnberg, 1968

KÖNN, G.: Pathologische Anatomie der Bronchitis. Beitr. Klin. Tuberk. 133, 217 (1966)

KOURILSKY, R., BRILLE, D., HATTE, J., CARTON, J., HINGLAIS, J.C.: Enquête sur l'étiologie et la prophylaxie de la bronchite chronique et de l'emphysème pulmonaire. Caisse régionale de sécurité sociale de Paris, Bd. 1 (1966)

KÜHNE, W.: Staubinhalation, Lungenemphysem, Staublungenerkrankung. Jena: VEB Fischer 1965

KUEPPERS, F.: Hypothesis to explain heterozygous advantage in alpha$_1$-antitrypsin deficiency. In: Pulmonary emphysema and proteolysis. Edit. by CH. MITTMAN, p. 133. New York-London: Acad. Press (1972)

KUNKEL, H.: Die Häufigkeit der chronischen Bronchitis in der Rentenversicherung. Dtsch. med. Wschr. 88, 1991 (1963)

KUNTZ, E.: Pathophysiologie der chronischen Bronchitis. Münch. med. Wschr. 115, 1423 (1973a)

KUNTZ, E.: Klinik der chronischen Bronchitis. Münch. med. Wschr. 115, 1436 (1973b)

LAMB, D.: The location of bronchial pathology in obstructive lung disease. In: Bronchitis III, Third international symposium. Edit. by N.G.M. ORIE and VAN DER LENDE, p. 149. Assen: Royal Vangorcum 1970

LAMB, D., REID, L.: Histochemistry, autoradiography, tissue culture and biochemical analysis in the study of bronchial epithelial glycoproteins. In: Hypersécrétion bronchique. Colloque International de pathologie thoracique, p. 11 (1968)

LAMB, D., REID, L.: Goblet cell increase in rat bronchial epithelium after exposure to cigarette and cigar tobacco smoke. Brit. med. J. 1, 33 (1969)

LAMY, M.E., PONTHIER-SIMON, F., DEBACKER-WILLIAME, E.: Respiratory viral infections in hospital patients with chronic bronchitis. Observations during periods of exacerbation and quiescence. Chest 63, 336 (1973)

LAUE, R.E., CAMPBELL, A.C.P.: Fatal emphysema in two men making a copper cadmium alloy. Brit. J. industr. Med. 11, 118 (1954)

LAURENZI, G.A., GUARNERI, J.J., ENDRIGA, R.B.: Important determinants in pulmonary resistance to bacterial infection. Med. thorac. 22, 48 (1965)

LAURENZI, G.A., POTTER, R.T., KASS, E.H.: Bacteriologic flora of the lower respiratory tract. New Engl. J. Med. 265, 1273 (1961)

LAWTHER, P.J.: Climate, air pollution, and chronic bronchitis. Proc. roy. Soc. Med. 51, 262 (1958)

LAWTHER, P.J.: Air pollution and chronic bronchitis. Med. thorac. 24, 44 (1967)

LAWTHER, P.J., WALLER, R.E., COULSON, J.: Air pollution and bronchitis. In: Bronchitis II, second international symposium 1964. Edit. by N.G.M. ORIE, H.J. SLUITER. Assen: Royal Vangorcum 1964

LEDERER, E.: Chronische Bronchitis – Lungenemphysem (Emphysembronchitis). Münch. med. Wschr. 115, 473 (1973)

LEIBER, B.: Sinubronchitis im Kindesalter. Klinikarzt 4, 169 (1975)

LEUSCHNER, A., ULMER, W.T.: Bronchitishäufigkeit bei stärkerer Staubbelastung. Klinisch-funktionsanalytische Untersuchung in einer Thomasschlakkenmühle. Int. Arch. Gewerbepath. Gewerbehyg. 23, 251 (1967)

LICHT, W., STRUCKMEIER, H.F., TRENDELENBURG, F.: Biochemische Analysen an Bronchialsekreten bei chronisch obstruktiver Lungenkrankheit (chronische Bronchitis, Asthma). II. Mitteilung: Versuch einer Typisierung von Bronchialsekreten aufgrund biochemischer Analysen. Pneumonologie 144, 147 (1971)

LIST, W.F.: Fremdkörperaspiration der linken Lunge – als Bronchiektasie fehlgedeutet. Wien. med. Wschr. 117, 103 (1967)

LODE, H.: Antibiotikabehandlung bronchopulmonaler Infektionen. Praxis Pneumol. 24, 65 (1970)

LOGAN, W.P.D.: Fog and mortality. Lancet 1949 I, 78

LOGAN, W.P.D.: Mortality in the London fog incident 1952. Lancet 1953 I, 336

LOPEZ-VIDRIERO, M.T., CHARMAN, J., KEAL, E., DE SILVA, D.J., REID, L.: Sputum viscosity: Correlation with chemical and clinical features in chronic bronchitis. Thorax 28, 401 (1973)

Lowe, C.R.: Chronic bronchitis and occupation. Proc. roy. Soc. Med. **61**, 98 (1968)

Lowe, C.R.: Industrial bronchitis. Brit. med. J. **1**, 463 (1969)

Lowe, C.R., Khosla, T.: Chronic bronchitis in ex-coal miners working in the steel industry. Brit. J. industr. Med. **29**, 45 (1972)

Macklem, P.T.: The early detection of chronic obstructive lung disease. In: Bronchitis III, third international symposium. Edit. by N.G.M. Orie and Van der Lende,, p. 180. Assen: Royal Vangorcum (1970)

Macklem, P.T.: The pathophysiology of chronic bronchitis and emphysema. Med. Clin. N. Amer. **57**, 669 (1973)

Macklem, P.T., Hogg, J.C., Thurlbeck, W.M.: The flow resistance of central and peripheral airways in human lungs. In: Cumming, G., Hunt, L.B. (editors), Form and Function in the Human Lung, p. 76. Proc. Symp. at Univ. of Birmingham, 5th–7th April 1967. Edinburgh-London: Livingstone 1968

Macklem, P.T., Mead, J.: Resistance of central and peripheral airways measured by a retrograde catheter. J. appl. Physiol. **22**, 395 (1967)

Malmberg, R., Simonsson, B., Borglund, E.: Airways obstruction and uneven gas distribution in the lung. Thorax **18**, 1608 (1963)

Manicatide, M., Racoveanu, C., Nicolaescu, V., Teculescu, D.: Influenta sexului si a virstei asupra prevalentei bronsitei cronice. Stud. Cercet Med. Interna **14**, 313 (1973)

Marks, A.: Chronic bronchitis and emphysema. Clinical diagnosis and evaluation. Med. Clin. N. Amer. **57**, 707 (1973)

Marx, H.H.: Lungenemphysem und Bronchitis, S. 26 und S. 171. Stuttgart: Thieme 1963

Matsuba, K., Thurlbeck, W.M.: Disease of the small airways in chronic bronchitis. Amer. Rev. resp. Dis. **107**, 552 (1973)

Maxon, F.C.: Respiratory irritation from toluene diisocyanate. Arch. environm. Hlth **8**, 755 (1964)

May, J.R., Delves, D.M.: Treatment of chronic bronchitis with ampicillin. Some pharmacological observations. Lancet **288**, 929 (1965)

Mecl, A.: Possibilities of clinical diagnosis of bronchiolitis in adults. In: Chronic Inflammation of the Bronchi. Progr. Resp. Res. **6**, 438, 1971

Medical Research Council: Definition and classification of chronic bronchitis for clinical and epidemiological purposes. Report by Committee on Aetiology of chronic Bronchitis. Lancet **1965 I**, 775

Medici, T.C., Chodosh, S.: Qualitative und quantitative Exfoliativzytologie bei chronischer Bronchtis. Schweiz. med. Wschr. **104**, 892 (1974)

Medici, T.C., Chodosh, S.: Die Abwehrleistungen des Respirationstraktes. Schweiz. med. Wschr. **105**, 965 (1975)

Medici, T.C., Chodosh, S., Ishikawa, S., Enslein, K.: Physical properties of sputum and respiratory function in chronic bronchial disease. Bull. Physio-path. resp. **9**, 315 (1973)

Menelly, G.R., Renzetti, A.D., Jr., Steele, J.D., Wyatt, J.P., Harris, H.W.: Chronic bronchitis, asthma, and pulmonary emphysema. Amer. Rev. resp. Dis. **85**, 762 (1962)

Michaličková, J., Kapellerová, A.: Der Einfluß akuter Erkrankungen des Respirationstraktes bei Säuglingen und Kleinkindern auf die Entwicklung der chronischen Bronchitis. Z. Erkrankungen der Atmungsorgane **138**, 68 (1973)

Michel, F.B.: Die verschiedenen Abwehrmechanismen des Respirationstraktes. Therapiewoche **25**, 6738 (1975)

Migueres, J., Jover, A., Soula, B., Lefevre, J.C., Sallenave, J.: Respiratory viral infections and bronchial infection. Poumon **29**, 445 (1973)

Miller, D.L., Tinker, C.M., Fletcher, C.M.: Measurement of sputum volume in factory and office workers. Brit. med. J. **1**, 291 (1965)

Mittman, Ch.: Pulmonary emphysema and proteolysis. New York-London: Acad. Press 1972

Mittman, Ch., Lieberman, J., Miranda, A., Marasso, F.: Pulmonary disease in intermediate alpha$_1$-antitrypsin dificiency. In: Pulmonary Emphysema and Proteolysis. Edit. by Ch. Mittman, p. 33. New York: Acad. Press 1972

Mlczoch, F.: Die Funktion der Bronchialschleimhaut. Wien: Brüder Hollinek, 1974

Morgan, W.K.C.: Chronic bronchitis. The "English disease". Postgrad. Med. M. **41**, 190 (1967)

Morgan, W.K.C., Kerr, A.D.: Pathologic and physiologic studies of welder's siderosis. Ann. intern. Med. **58**, 293 (1963)

Moss, E., Scott, T.S., Atherley, G.R.C.: Mortality of newspaper workers from lung cancer and bronchitis 1952–1966. Brit. J. industr. Med. **29**, 1 (1972)

Müller, K.M.: Chronische Bronchitis und Emphysem. Stuttgart: Fischer 1973

Mueller, R.E., Keble, D.L., Plummer, J., Walker, S.H.: The prevalence of chronic bronchitis, chronic airway obstruction, and respiratory symptoms in a Colorado City. Amer. Rev. resp. Dis. **103**, 209 (1971)

Müller, R.W.: Aerogene Infektionen über Klimaanlagen und Belüftungseinrichtungen. Prax. Pneumol. **26**, 401 (1972)

Muhar, F., Raber, A.: Wirkungen von Nitrosegasen auf die Lunge. Pneumonologie **150**, 113 (1974)

Mulder, J.: Haemophilus influenzae (Pfeiffer) as an ubiquitous cause of common acut and chronic purulent bronchitis. Acta med. scand. **94**, 98 (1938)

Nariman, S.: Chronic bronchitis. Nursing Times **70**, 1303 (1974)

Nicolas, R.: Beitrag zum Antikörpermangelsyndrom. Dtsch. med. Wschr. **88**, 1352 (1963)

Nicolas, R.: Klinisch-experimentelle Sputumuntersuchungen bei chronischer Bronchitis. Med. thorac. **28**, 223 (1964)

Nolte, D.: Umwelteinflüsse und Lungenfunktion. In: Chronic Inflammation of the Bronchi. Progr. Resp. Res. **6**, 90 (1971)

Nolte, D., Ulmer, W.T.: Die Strömungswiderstände im normalen Tracheobronchialbaum und bei obstruktiven Atemwegserkrankungen. Beitr. Klin. Tuberk. **136**, 320 (1967)

Ogilvie, A.G.: Frequency of chronic bronchitis in Europe and the USA. In: Bronchitis–an international symposium 27th–29th April 1960. Edit. by N.G.M. Orie and H.J. Sluiter, p. 83. Assen: Royal Vangorcum 1961

Orie, N.G.M., Sluiter, H.J.: Bronchitis I. Assen: Royal Vangorcum 1961

ORIE, N.G.M., SLUITER, H.J.: Appendix on terminology of bronchitis (CNSLD). In: Bronchitis II, p. 391. Assen: Royal Vangorcum 1964

OSWALD, N.C.: Follow-up in chronic bronchitis. Med. thorac. **24**, 74 (1967)

OSWALD, N.C., MEDREI, V.C., WALLER, R.E.: Chronic bronchitis: A 10-year follow-up. Thorax **22**, 279 (1967)

OTTO, H.: Zur Problematik des berufsbedingten chronischen respiratorischen Syndroms. Arbeitsmed. Sozialmed. Arbeitshyg. **2**, 144 (1967)

OTTO, H.: Die pathologische Anatomie des chronischen unspezifischen respiratorischen Syndroms. Med. Klin. **63**, 1284 (1968)

OTTO, H.: Das unspezifische respiratorische Syndrom. Fortschr. Med. **87**, 1394 (1969)

OTTO, H.: Die Atmungsorgane. In: Handbuch der allgemeinen Pathologie. Berlin-Heidelberg-New York: Springer 1970

OTTO, H.: Das respiratorische Syndrom. Ärztl. Prax. **24**, 2445 (1972)

PALMER, K.N.V., BALLANTYNE, D., DIAMENT, M.L., HAMILTON, W.F.D.: The rheology of bronchitic sputum. Brit. J. Dis. Chest **64**, 185 (1970)

PECORA, D.V.: A comparison of transtracheal aspiration with other methods of determining the bacterial flora of the lower respiratory tract. New Engl. J. Med. **269**, 664 (1963)

PECORA, D.V., YEGIAN, D.: Bacteriology of the lower respiratory tract in health and chronic diseases. New Engl. J. Med. **258**, 71 (1958)

PEMBERTON, J., GOLDBERG, C.: Air pollution and bronchitis. Brit. med. J. **2**, 567 (1954)

PERRIN-FAYOLLE, M., BIOT, N., KOFMAN, J., BRUN, J.: Exploration des immunoglobulines seriques (IgA, IgM, IgG, IgE) en cours. De l'infection bronchique chronique. Poumon **24**, 401 (1973)

PETERSEN, K.F.: Bakteriologie der chronischen Bronchitis. Prax. Pneumol. **28**, 111 (1974)

PHAM, Q.R., PESLIN, R., PUCHELLE, E., SALMON, D., CARAUX, G., BENIS, A.M.: Fonction respiratoire et état rhéologique des secrétions recueillies pendant l'expectoration spontanée et dirigée. Bull. Physiopath. resp. **9**, 293 (1973)

PHAM, Q.T., UFFHOLTZ, H., SCHRIJEN, F.: Respiratory disturbances in chronic bronchitis. Scand. J. resp. Dis. **55**, 209 (1974)

POLEMANN, G.: Klinik und Therapie der Pilzkrankheiten. Stuttgart: Thieme 1961

PRÜGGER, F.: Ein Fall von subletaler akuter Schwefeldioxydvergiftung und deren Folgeerscheinungen auf die Lungenfunktion. Pneumonologie **150**, 97 (1974)

PUCHELLE, E., BENIS, A.M.: Proprietes d'écoulement des sécrétions bronchiques. Bull. Physio-path. resp. **7**, 673 (1971)

PUCHELLE, E., PHAM, Q.T., CARAUX, G., ZAHM, J.M.: État rhéologique des sécretions bronchiques chez le bronchite chronique. Bull. Physio-path. resp. **9**, 143 (1973)

QUANJER, P.H., BERKENBOSCH, A., VAN DER VELDE, E.A., VISSER, B.F., VAN DER LENDE, R.: Closing volume in two Dutch populations. Bull. Physio-path. resp. **11**, 37 (1975)

RACOVEANU, C., NICOLAESCU, V., MANICATIDE, M.: Some aspects of chronic bronchitis in Romania. In: Chronic Inflammation of the Bronchi. Progr. Resp. Res. **6**, 519 (1971)

RASCHE, B., BAVING, G., ULMER, W.T.: Möglichkeiten zur Beurteilung chronisch obstruktiver Atemwegserkrankungen mit Hilfe von Analysen im Bronchialschleim. Pneumonologie **148**, 141 (1973)

RASCHE, B., HOCHSTRASSER, K., MARCIC, I., ULMER, W.T.: Schleimhautspezifische Proteaseinhibitoren im Bronchialschleim bei schwerer, chronisch obstruktiver Bronchitis und bei alpha$_1$-Antitrypsinmangelsyndrom. Respiration **32**, 340 (1975)

RASCHE, B., MARCIC, I., ULMER, W.T.: Zusammensetzung des Bronchialschleimes bei langzeitig vorbehandelter, chronisch obstruktiver Bronchitis und bei unvorbehandelter Bronchitis in Abhängigkeit von der Therapie. Pneumonologie **146**, 321 (1972)

RASCHE, B., MAY, G., ULMER, W.T.: Die Phagocytoseaktivität von permanenten Fibroblasten (Monocyten), Rattenalveolarmakrophagen und menschlichen Entzündungsmakrophagen unter der Wirkung von Glucocorticoiden. Z. ges. exp. Med. **144**, 335 (1967)

RASCHE, B., ULMER, W.T.: Untersuchungen über die Zusammensetzung des Bronchialschleimes bei chronisch obstruktiver Bronchitis. Pneumonologie **144**, 10 (1971)

RASCHE, B., ULMER, W.T.: Klinische und biochemische Untersuchungen an Patienten mit Lungenemphysem bei alpha$_1$-Antitrypsindefizit. Respiration **31**, 262 (1974)

REBOHLE, E.: Die Bedeutung allergischer und irritativer arbeitsbedingter Schädigungsfaktoren für die Entwicklung der chronischen Bronchitis. Z. Erkrankungen der Atmungsorgane **138**, 65 (1973)

REICHEL, G.: Die chronische Bronchitis des Bergmannes. Prax. Pneumol. **26**, 387 (1972)

REICHEL, G., ULMER, W.T.: Einfluß des jahreszeitlichen Wechsels der Luftverunreinigung und der Wetterfaktoren auf die Häufigkeit chronisch unspezifischer Atemwegserkrankungen. IV. Mitteilung. Int. Arch. Arbeitsmed. **27**, 130 (1970a)

REICHEL, G., ULMER, W.T.: Berufliche Belastung und Häufigkeit unspezifischer Atemwegserkrankungen. Int. Arch. Arbeitsmed. **27**, 155 (1970b)

REICHEL, G., ULMER, W.T.: Luftverschmutzung und unspezifische Atemwegserkrankungen. Ergebnisse epidemiologischer Untersuchungen. Int. Arch. Arbeitsmed. **27**, 1 (1970c)

REICHEL, G., ULMER, W.T.: Einfluß der Einkommens- und Wohnverhältnisse auf die Häufigkeit unspezifischer Atemwegserkrankungen. VIII. Mitteilung. Int. Arch. Arbeitsmed. **27**, 185 (1970d)

REICHEL, G., ULMER, W.T.: Bronchitis, Bronchiektasen, Emphysem. In: Klinik der Gegenwart, Bd. V, S. 619. München-Berlin-Wien: Urban & Schwarzenberg 1972

REICHEL, G., ULMER, W.T., BUCKUP, H., STEMPEL, G., WERNER, U.: Die chronisch obstruktiven Atemwegserkrankungen des Bergmannes. Dtsch. med. Wschr. **94**, 2375 (1969)

REICHEL, G., ULMER, W.T., GARY, K., LEUSCHNER, H., RÖSKE, G.: Einfluß des örtlich unterschiedlichen Verschmutzungsgrades im Stadtgebiet von Duisburg auf die Häufigkeit unspezifischer Atemwegserkrankungen. V. Mitteilung. Int. Arch. Arbeitsmed. **27**, 110 (1970b)

Reichel, G., Ulmer, W.T., Ikonomides, S.Z.: Einflüsse der Rauchergewohnheiten auf die Häufigkeit unspezifischer Atemwegserkrankungen. Int. Arch. Arbeitsmed. **27**, 49 (1970a)

Reid, D.D.: Air pollution and respiratory disease in children. In: Bronchitis II. Edit. by N.G.M. Orie and H.J. Sluiter, p. 313. Assen: Royal Vangorcum 1964

Reid, D.D.: The international background to studies of chronic non-specific lung disease in children. In: Bronchitis III. Edit. by N.G.M. Orie and R. van der Lende, p. 3. Assen: Royal Vangorcum 1970

Reid, D.D.: Der Einfluß von Luftverunreinigung und Rauchen auf die Bronchitis in Großbritannien. Triangel **12**, 21 (1973)

Reid, D.D., Fairbrain, A.S.: The natural history of chronic bronchitis. Lancet **274**, 1147 (1958)

Reid, L.: Pathology of chronic bronchitis. Lancet **266**, 275 (1954)

Reid, L.: Measurement of the bronchial mucous gland layer: a diagnostic yardstick in chronic bronchitis. Thorax **15**, 132 (1960)

Reid, L.: Chronic bronchitis and emphysema. In: Dock and Snapper, Advanc. intern. Med. **12**, 256 (1964)

Reid, L.: Mucus secretion and chronic bronchitis. Med. thorac. **24**, 40 (1967)

Reid, L.: Bronchial mucus production in health and disease. In: The Lung. Int. Acad. Path. Monogr. **8**. Baltimore: Williams & Wilkins 1968

Riddell, A.R.: Shaver's disease: clinical aspects of shaver's disease. In: Pneumoconiosis, p. 459. New York: Hoeber 1950

Rimmington, J.: Cigarette smoker's bronchitis: the relighting. Brit. med. J. **2**, 591 (1974a)

Rimington, J.: Cigarette smoker's chronic bronchitis: inhalors and non-inhalers compared. Brit. J. Dis. Chest **68**, 161 (1974b)

Ritzerfeld, W.: Die pathogene Bedeutung von Bakterien für chronische respiratorische Infekte. Therapiewoche **45**, 35 (1975)

Rogan, J.M., Attfield, M.D., Jacobsen, M., Rae, S., Walker, D.D., Walton, W.H.: Role of dust in the working environment in development of chronic bronchitis in British coal miners. Brit. J. industr. Med. **30**, 217 (1973)

Ross, G.I.M., Croydon, E.A.P.: A winter-long trial of Ampicillin in chronic bronchitis. Brit. J. Dis. Chest **67**, 153 (1973)

Rüttner, J.R.: Zur Bronchiolitis deformans pneumoconiotica. Fortschr. Staublungenforsch. **4**, 269 (1963)

Sadoul, P.: Bronchite chronique et emphysème pulmonaire. Bull. Physio-path. resp. **9**, 837 (1973)

Sadoul, P., Polu, J.M.: Aspects cliniques de la bronchite chronique. Bull. Physio-path. resp. **9**, 861 (1973)

Sanerkin, N.G.: Terminology and classification of "bronchial asthma" and chronic bronchitis: a reappraisal and redefinition. Ann. Allergy **29**, 187 (1971)

Sanna-Randeccio, F.: Prévalence des signes de bronchite chronique chez les ouvriers de l'industrie chimique. Acta Tuberc. pneumol. **65**, 88 (1974)

Schenck, S.G.: Sinobronchitis in children. Amer. J. Roentgenol. **67**, 240 (1952)

Schilling, R.S.F.: Byssinosis in cotton and other textile workers. Lancet **1956 II**, 319

Schmahl, K.: Klinik der Zinknebelvergiftungen. Pneumonologie **150**, 161 (1974)

Schmid, F.: Die Sinobronchitis. Pädiat. prax. **11**, 555 (1972)

Schmidt, O.-P.: Antibiotikatherapie bronchopulmonaler Infektionen. Dtsch. med. J. **23**, 286 (1972)

Schmidt, O.-P.: Praktische Durchführung der Corticoidbehandlung bei Atemwegkrankheiten. Med. Klin. **68**, 1622 (1973a)

Schmidt, O.-P.: Physikalisch-balneologische Therapie beim chronischen bronchitischen Syndrom. Münch. med. Wschr. **115**, 1457 (1973b)

Schmidt, O.-P.: Definition und Systematik des bronchitischen Syndroms. Münch. med. Wschr. **115**, 1779 (1973c)

Schmidt, O.-P.: Neuere diagnostische und therapeutische Aspekte beim bronchitischen Syndrom. Med. Welt **25**, 893 (1974)

Schmidt, O.-P., Günthener, W., Bootke, H.: Das bronchitische Syndrom. München: Lehmann 1967

Scott, K.W.M.: Bacteriology of the sputum in exacerbation and remission of chronic bronchitis. Brit. J. Dis. Chest **67**, 43 (1973)

Seidel, H.: Broncholytika, Sekretolytika, Expektorantien und Antiphlogistika in der Behandlung der chronischen Bronchitis. Münch. med. Wschr. **115**, 1449 (1973)

Shär, M.: Umweltfaktoren und persönliches Verhalten als Ursache von Erkrankungen der Atmungsorgane. Respiration **26**, 5 (1969)

Sharp, J.T., Oglesby, P., Kean, H., Best, W.R.: A longitudinal study of bronchitis syndroms and spirometry in a middle-aged male industrial population. Amer. Rev. resp. Dis. **108**, 1066 (1973)

Shaver, C.G., Riddell, A.R.: Lung changes associated with the manufacture of aluminia abrasives. J. industr. Hyg. **29**, 145 (1947)

Shore, S.L., Potter, C.W., Stuart-Harris, C.H.: Antibody response to inactivated influenza vaccine given by different routes in patients with chronic bronchopulmonary disease. Thorax **28**, 721 (1973)

Siegenthaler, W., Hegglin, M.: Differentialdiagnose innerer Krankheiten, S. 260. Stuttgart: Thieme 1972

Siegenthaler, W., Zimmermann, K., Werning, C., Lüthy, R., Siegenthaler, G., Medici, T.: Zur antibakteriellen Therapie chronischer Erkrankungen am Beispiel der chronischen Pyelonephritis und Bronchitis. Münch. med. Wschr. **116**, 1497 (1974)

Siegler, D.I.M., Citron, K.M.: Serum and parotid salivary IgA in chronic bronchitis and asthma. Thorax **29**, 313 (1974)

Simon, E., Veres, E., Banki, G.: Chronische Bronchus-Fremdkörper im Erwachsenenalter. Prax. Pneumonol. **23**, 28 (1969)

Simonsson, B.: Studies on chronic bronchitis. Göteborg: Orstadius Tryckeri 1965

Simonsson, B.G., Malmberg, R., Berglund, E.: Pulmonary gas exchange at rest and during exercise in chronic bronchitis. Scand. J. resp. Dis. **50**, 245 (1969)

Sklensky, B.: Untersuchungen über die experimentelle Bronchitis und das Obstruktionsemphysem. Z. ges. Hyg. **19**, 874 (1973)

Sluis-Cremer, G.K., Walters, L.G., Sichel, H.S.:

Chronic bronchitis in miners and no-miners: an epidemiological survey of a community in the goldmining area in the Transvaal. Brit. J. industr. Med. **24**, 1 (1967)

SMIDT, U.: Klinisch-epidemiologische Untersuchungen zu den Ursachen chron. unspezifischer Atemwegserkrankungen. Habilitationsschrift 1975

STEINIGER, U., THEILE, H.: Funktionsdiagnostik im Kindesalter. Stuttgart: Thieme 1974

STOCKINGER, H.F.: Ozone toxicology. Arch. environm. Hlth **10**, 719 (1965)

STOCKS, P.: On the relations between atmospheric pollution in urban and rural localities and mortality from cancer, bronchitis and pneumonia with particular reference to 3:4 Benzopyrene, Beryllium, Molybdenum-Vanadium and Arsenic. Brit. J. Cancer **14**, 397 (1960)

STOCKS, P.: Recent epidemiological studies of lung cancer mortality, cigarette smoking and air pollution with discussion of a new hypothesis of causation. Brit. J. Cancer **20**, 595 (1966)

STUART-HARRIS, C.H.: Viruses as causal and cytopathic agents in chronic bronchitis. In: Bronchitis. Internat. Symposium Groningen, p. 7 (1960)

STUART-HARRIS, C.H.: The role of infection in chronic bronchitis. Med. thorac. **22**, 39 (1965)

STUART-HARRIS, C.H.: Chronic bronchitis (Part 1). Abstr. World Med. **42**, 649 (1968a)

STUART-HARRIS, C.H.: Chronic bronchitis (Part 2). Abstr. World Med. **42**, 737 (1968b)

STUDER, H., REINHART, W.: Die Langzeittherapie mit Steroiden. Schweiz. med. Wschr. **105**, 907 (1975)

SYMANSKI, H., BECKENKAMP, H.: Klinische, röntgenologische und funktionsdiagnostische Untersuchungen über die Emphysembronchitis in verschiedenen Berufen. Arbeitsschutz **66**, 134 (1966)

SYMANSKI, H., BECKENKAMP, H.: Klinische, röntgenologische und funktionsdiagnostische Untersuchungen über die Emphysembronchitis in verschiedenen Berufen. Arbeitsschutz **6**, 142 (1967)

TAUCHNITZ, CH., ELLORHAOUI, M.: Zur antibakteriellen Chemotherapie des chronischen bronchitischen Syndroms. Z. inn. Med. **29**, 97 (1974)

THURLBECK, W.M.: Aspects of chronic airflow obstruction. Chest **72**, 341 (1977)

TOMASI, T.B.: Die Mechanismen der lokalen Immunität. Krankenhausarzt **49**, 181 (1976)

TRENCHARD, H.J., HARRIS, W.C.: An outbreak of respiratory symptoms caused by toluene di-isocyanate. Lancet **1963 I**, 404

TRENDELENBURG, F.: Früherkennung der chronischen Bronchitis, des Asthma und des Emphysems. Internist (Berl.) **14**, 52 (1973)

TRENDELENBURG, F., HORNBOSTEL, H., KAUFMANN, W., SIEGENTHALER, W.: Krankheiten der Atmungsorgane. In: Innere Medizin in Praxis und Klinik, Bd. 1. Stuttgart: Thieme 1973

TSUNETOSHI, Y., SHIMIZU, R., TAKALASHI, H., ICHINOSAWA, A., UEDA, M., NAKAYAMA, N., YAMAGATA, Y., OHSHINO, A.: Epidemiological study of chronic bronchitis with special reference of effect of air pollution. Int. Arch. Arbeitsmed. **29**, 1 (1971)

TURK, D.C., MAY, J.R.: Haemophilus influenzae. Its clinical importance. Med. thorac **24**, 330 (1967)

UEHLINGER, E.: Follikuläre Bronchitis und Bronchiektasie. Med. thorac. **24**, 30 (1967)

ULMER, W.T.: Klinik der Bronchitis. In: Fortbildung in Thoraxkrankheiten. Stuttgart: Hippokrates 1963

ULMER, W.T.: Emphysem und Bronchitis beim Bergmann. In: Fortschritte der Staublungenforschung, S. 6358. Dinslaken: Niederrh. Druckerei GmbH 1967

ULMER, W.T.: Krankheiten der Atmungsorgane. In: Innere Medizin, T. 1. Berlin-Heidelberg-New York: Springer 1971

ULMER, W.T.: Die chronische Bronchitis. Klinik, Pathophysiologie, Therapie. Wissenschaftl. Dienst, Roche, 1972

ULMER, W.T.: Antibiotika in der Behandlung der chronischen Bronchitis. Med. Klin. **68**, 1617 (1973)

ULMER, W.T.: Epidemiologie der Bronchitis. Lebensversicherungsmedizin **3**, 49 (1974a)

ULMER, W.T.: Langzeittherapie oder intermittierende Behandlung bei chronischer Bronchitis. Dtsch. med. Wschr. **99**, 1831 (1974b)

ULMER, W.T.: Bronchitis. Diagnostik und Therapie. Rheinisches Ärzteblatt **3** (1974c)

ULMER, W.T.: Bronchitis. Richtlinien für eine moderne medikamentöse Therapie. Med. Welt **26**, 922 (1975a)

ULMER, W.T.: Pathophysiologische Grundlagen obstruktiver Atemwegserkrankungen. Dtsch. med. Wschr. **100**, 1575 (1975b)

ULMER, W.T.: Lungenerkrankungen durch anorganische Stäube. Verh. Dtsch. Ges. inn. Med. **81**, 414 (1975c)

ULMER, W.T., DORSCH, J., IRAVANI, J., SCHÜLER, K.-G., STEMPEL, G., VASTAG, E.: Anticholinergika als Bronchodilatatoren. Arzneimittel-Forsch. **23**, 468 (1973)

ULMER, W.T., ISLAM, M.S., BAKRAN, JR.: Untersuchungen zur Ursache der Atemwegsobstruktion und des überempfindlichen Bronchialsystems. Dtsch. med. Wschr. **96**, 1759 (1971)

ULMER, W.T., NICOLAS, R.: Langzeitbehandlung der chronisch obstruktiven Bronchitis mit Corticosteroiden. Dtsch. med. Wschr. **91**, 1861 (1966)

ULMER, W.T., REICHEL, G.: Der Einfluß von Alter, Geschlecht und Gewicht auf die Häufigkeit unspezifischer Atemwegserkrankungen. 2. Mitteilung. Int. Arch. Arbeitsmed. **27**, 27 (1970a)

ULMER, W.T., REICHEL, G.: Zur Epidemiologie der chronischen Bronchitis und deren Zusammenhang mit der Luftverschmutzung. Dtsch. med. Wschr. **95**, 2549 (1970b)

ULMER, W.T., REICHEL, G.: Epidemiological problems of coal worker's bronchitis in comparison with the general population. Ann. N.Y. Acad. Sci. **200**, 211 (1972)

ULMER, W.T., REICHEL, G., CZEIKE, A., LEUSCHNER, A.: Regionale Häufigkeit unspezifischer Atemwegserkrankungen. Int. Arch. Arbeitsmed. **27**, 73 (1970b)

ULMER, W.T., REICHEL, G., NOLTE, D.: Die Lungenfunktion. Physiologie und Pathophysiologie. Methodik. S. 53. Stuttgart: Thieme 1970a

ULMER, W.T., REICHEL, G., NOLTE, D.: Die Lungenfunktion. Physiologie und Pathophysiologie. Methodik. Stuttgart: Thieme 1976

ULMER, W.T., REICHEL, G., ROESKE, G., FELDMANN, A., HEIDEMANN, H.G., LÖBERMANN, K.-H., PETERSEN, B., GEISLER, H.: Klinische und funktionsanalytische Untersuchungen bei Bergleuten mit und ohne Silikose im Vergleich zu nichtstaubexponierten Arbeitern. Int. Arch. Gewerbepath. Gewerbehyg. **23**, 32 (1967)

Ulmer, W.T., Reichel, G., Werner, U.: Die chronisch obstruktive Bronchitis des Bergmannes. Int. Arch. Gewerbepath. Gewerbehyg. **25**, 75 (1968)

US Department of Health, Education and Welfare, Public Health Service: The health consequences of smoking. A report of the Surgeon General 1971. Washington, D.C.: Government Printing Office 1971

Valentin, A., Thurauf, J., Reiter, R., Henke, R., Kistner, M., Woitowitz, H.-J.: Zusammenstellung der Literatur über Häufigkeit und Ätiologie der chronischen Bronchitis und des Lungenemphysems. In: DFG-Studie, S. 457. Boppard: Bolt 1975

Valentin, H.: Sozial- und arbeitsmedizinische Aspekte des chronischen unspezifischen respiratorischen Syndroms. Med. Klin. **63**, 1281 (1968)

Valentin, H., Szadkowski, D., Woitowitz, H.-J.: Chronische Bronchitis und Staubbelastung am Arbeitsplatz aus klinischer und funktionsanalytischer Sicht. Arbeitsmed., Sozialmed., Arbeitshyg. **2**, 125 (1967)

Valentin, H., Woitowitz, H.-J.: Chronische Bronchitis und Lungenemphysem als arbeitsmedizinisches Problem. Internist (Berl.) **8**, 165 (1967)

Van der Lende, R.: Epidemiology of chronic non-specific lung disease (chronic bronchitis), I. Assen: Royal Vangorcum 1969a

Van der Lende, R.: Epidemiology of chronic non-specific lung disease (chronic bronchitis) I, p. 165. Assen: Royal Vangorcum 1969b

Van der Lende, R.: Disorders of distribution of ventilation in epidemiological studies (working group "Respiratory function in epidemiology"). Summary of the meeting. Bull. Physio-path. **11**, 1 (1975)

Van der Lende, R., Huygen, C., Jansen-Koster, E.J., Knijpstra, S., Peret, R., Visser, B.F., Wolfs, E.H.E., Orie, N.G.M.: A temporary decrease in the ventilatory function of an urban population during an acute increase in air pollution. Bull. Physio-path. resp. **11**, 31 (1975)

Van der Lende, R., Visser, B.F., Orie, N.G.M.: Epidemiological methods in studying chronic non-specific lung disease (CNSLD). Bull. Physio-path. resp. **9**, 1101 (1973b)

Van der Lende, R., Visser, B.F., Wever-Hess, J., Tammeling, G.J., De Vries, K., Orie, N.G.M.: Epidemiological investigations in the Netherlands into the influence of smoking and atmospheric pollution on respiratory symptoms and lung function disturbances. Pneumonologie **149**, 119 (1973a)

Visser, B.F., van der Lende, R.: Helium wash-out curves in population studies. Bull. Physio-path. resp. **11**, 46 (1975)

Voisin, C., Hertz, C., Tonnel, A.B., Ramon, P.: Eine neue in-vitro-Methode zur Untersuchung des Verhaltens von Alveolarmakrophagen bei der bakteriellen Infektabwehr. Krankenhausarzt **49**, 195 (1976)

Voisin, C., Tonnel, A.B., Aerts, C.: L'infection bactérienne dans la bronchite chronique. Bull. Physiopath. resp. **9**, 879 (1973)

Walkenhorst, W.: Grundlagen der Deposition kleiner Teilchen im Bronchial- und Aveolarraum. Med. Klin. **66**, 303 (1971)

Wanner, A., Hirsch, J.A., Greeneltch, D.E., Swenson, E.W.: Tracheal mucous velocity in beagles after chronic exposure to cigarette smoke. Arch. environm. Hlth **27**, 370 (1973)

Weibel, E.R., Gil, J.: Morphologie der Alveolaroberfläche. Pneumonologie **144**, 159 (1971)

Weingärtner, L.: Allgemeine Probleme zur Pathogenese der chronischen Bronchitis. Z. Erkrank. Atmungsorg. **138**, 31 (1973)

Wendel, H., Leverenz, S., Kochan, E., Sievers, P.: Immunelektrophoretische Untersuchungen bei chronischen unspezifisch-entzündlichen Lungenerkrankungen. Z. ges. inn. Med. **25**, 529 (1970)

Werner, M.: Diagnostik und Therapie allergischer Faktoren bei Bronchialerkrankungen. Med. Klin. **68**, 1630 (1973)

Wheeldon, E.B., Pirie, H.M., Fisher, E.W., Lee, R.: Chronic bronchitis in the dog. Vet. Rec. **94**, 466 (1974)

Wichert, von, P.: Klinische Überlegungen zur erhöhten Reaktivität des Bronchialsystems, eine Darstellung offener Fragen. In: Die Funktion der Bronchialschleimhaut, S. 105. Wien: Brüder Hollinek 1974

Widdicombe, J.G.: Regulation of tracheobronchial smooth muscle. Physiol. Ref. **43**, 1 (1963)

Wieser, O.: Über die klinische Bedeutung der Keimbestimmung im Sputum. Wien. klin. Wschr. **85**, 861 (1973)

Wiesner, B., Kandt, D., Zaumseil, I., Poppe, I., Bergmann, K., Kästli, K.: Metamnestische Erhebungen bei stationär behandelten Patienten mit chronischer Bronchitis. Z. Erkrank. Atmungsorg. **138**, 72 (1973)

Wissler, H.: Erkrankungen der Lungen und Bronchien im Kindesalter. Stuttgart: Thieme 1972

Woitowitz, H.J.: Das chronische unspezifische respiratorische Syndrom (CURS). Arbeitsmed. **7**, 22 (1972)

Woolcock, A.J., Green, W., Crockett, A.: Veno-arterial difference in α_1-antitrypsin levels. Brit. med. J. **2**, 134 (1972)

Woolcock, A.J., Macklem, P.T., Hogg, J.C., Wilson, N.J., Nadel, J.A., Frank, N.R., Brain, J.: Effect of vagal stimulation on central and peripheral airways in dogs. J. appl. Physiol. **26**, 806 (1969)

Woolf, C.R., Suero, J.T.: The respiratory effects of regular cigarette smoking in women. Amer. Rev. resp. Dis. **103**, 26 (1971)

Worth, G.: Bronchitis – Emphysem – Silikose. In: Staublungenerkrankungen, III, S. 414. Darmstadt: Steinkopf 1958

Worth, G.: Bronchitis und Emphysem. Beitr. Klin. Tuberk. **133**, 173 (1966)

Worth, G.: Beruf und Bronchitis. Med. thorac. **24**, 63 (1967)

Worth, G., Smidt, U.: Lungenverstaubung – Staublungen. Pneumonologie **151**, 185 (1975)

Wright, R.R., Stuart, C.M.: Chronic bronchitis and emphysema. A pathologic study of bronchi. Med. thorac. **22**, 210 (1965)

Zöllner, N., Parrisius, G., Linzenmeier, G.: Langzeitbehandlung der chronischen Bronchitis mit Tetracyclinen. Dtsch. med. Wschr. **88**, 1457 (1963)

Bronchiektasie: Klinik

P. Hilpert

Mit 2 Abbildungen und 1 Tabelle

A. Einleitung

Kartageners Feststellung aus dem Jahre
1956, daß in der Medizingeschichte der
Bronchiektasenerkrankung auf eine Periode
der klinischen Anatomie und der Röntgeno-
logie-Bronchographie eine der Bronchosko-
pie-Chirurgie folgte, muß um eine weitere Periode ergänzt werden. Es ist dies die Periode
der Vaccination und antibakteriellen Chemotherapie, mit deren Hilfe Pädiater und In-
ternisten die Häufigkeit dieser Erkrankung
und die schweren Verlaufsformen günstig
beeinflussen konnten. Die als selbständiges
Krankheitsbild imponierende Bronchiektasie
ist sehr viel seltener geworden, die Diagnose
wird viel häufiger als begleitende Spätkom-
plikation zum Beispiel der chronischen Bronchitis, der Mukoviszidose oder bei Immun-
defekten erwähnt. Der Zeitpunkt der Erkrankung hat sich mehr und mehr in das
spätere Alter verschoben. Die früher typische
Anamnese mit ersten Symptomen in der
Kindheit, gewöhnlich nach einer akuten eitrigen Pneumonie oder eines Lungeninfektes
im Rahmen einer allgemeinen Infektionser-
krankung wie Masern oder Keuchhusten findet sich in hochzivilisierten Ländern nur
noch vereinzelt. Bei der Durchsicht der Literatur wird deutlich, daß Bronchiektasie heu-
tigentags im wesentlichen ein sozio-ökono-
misches Problem darstellt. Dort wo eine ausreichende medikamentöse und ärztliche Versorgung von frühester Jugend auf gewährleistet ist, finden sich auch Angaben über die
Rückläufigkeit dieser Erkrankung.

Ein wesentlicher Anteil an dieser positiven
Entwicklung wird der Antibiotikatherapie
zugesprochen. Die Bedeutung der Antibiotikatherapie wird auch aus dem Umstand ersichtlich, daß die Indikation zur operativen
Therapie nur noch relativ selten gestellt wird,
da die medikamentöse vorteilhafter erscheint. Ebenso haben aber auch die Impfungen im Kindesalter gegen zahlreiche Viren
entscheidenden Anteil an der Senkung der
Häufigkeit der Bronchiektasenerkrankung.
Dadurch konnte die Rate an komplizierenden Begleitinfekten des Respirationstraktes
und somit eine wesentliche auslösende Ursache vermindert werden.

Durch diese Therapieerfolge wurden auch
die Ansichten zur Ätiologie revidiert. Die
entzündliche Genese der Bronchiektasie ist
stärker in den Vordergrund gerückt, die früher viel diskutierte Stauungsdilatation oder
die neurale Schädigung als Ursache der
Bronchiektasie werden kaum noch erwähnt.
Trotzdem bleibt bezüglich Ätiologie und Genese der Erkrankung noch vieles hypothetisch, vor allem auch die häufigen klinischen
Übergänge von und zur chronischen Bronchitis.

B. Definitionen (verschiedene Formen)

Unter einer Bronchiektase versteht man eine
permanente anormale Dilatation eines oder
mehrerer Bronchien mit einem Durchmesser
von mehr als 2 mm, und zwar durch Destruk-
tio der elastischen und muskulären Anteile
der Bronchuswand. In den meisten Fällen

ist die normale Aufzweigung des Bronchialsystems durch die Bronchiektasie abrupt unterbrochen (REID, 1950). Der Nachweis einer Bronchiektasie gilt klinisch als gesichert, wenn durch Bronchographie die typischen, nicht funktionell bedingten, irreversiblen Bronchuserweiterungen nachgewiesen wurden. Man unterscheidet erworbene (häufig) von angeborenen (selten). Differenzen zwischen pathologisch-anatomischen und klinischen Befunden entstehen oft dadurch, daß postmortal auftretende Dilatationen durch Atonie der Bronchialmuskulatur oder Stauchungen des Bronchus als Bronchiektasie fehlgedeutet werden (HUZLY, 1973; OTTO, 1971; STUTZ u. VIETHEN, 1955). Mit der allgemein üblichen Sektionstechnik sind nur Extremfälle zu erfassen, optimale Darstellungen der Bronchiektasie gelingen nur mit der entfaltet fixierten Lunge (OTTO, 1971).

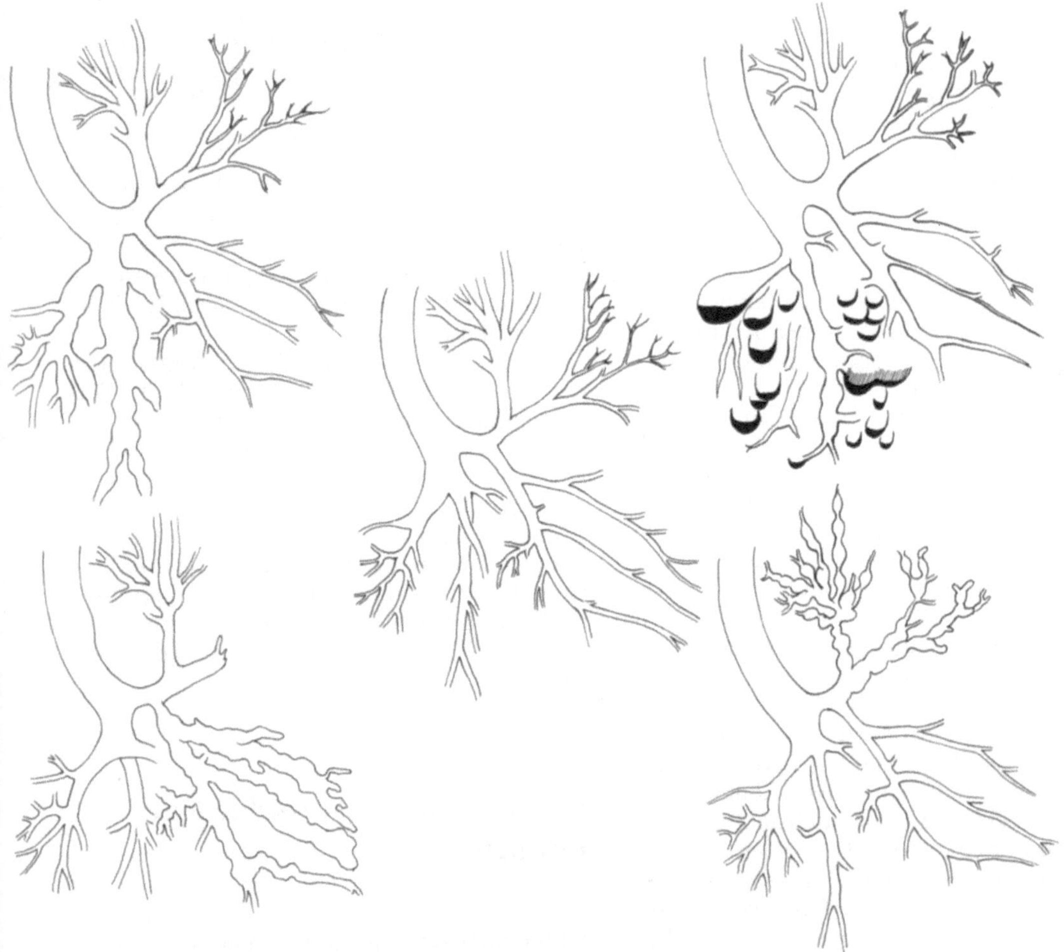

Abb. 1. Schematische Darstellung der bronchographisch nachweisbaren Veränderungen bei verschiedenen Formen der Bronchiektasie. Die Lokalisation der bronchiektatischen Veränderungen wurde willkürlich gewählt. Mittlere Abb.: normales Bronchialsystem. Linke obere Abb.: zylindrische Bronchiektasie. Linke untere Abb.: pseudooder reversible Bronchiektasen. Rechte obere Abb.: sackförmig-cystische Bronchiektasie. Rechts untere Abb.: variköse Bronchiektasie.

Ausdehnung, klinisches Erscheinungsbild und Form der Bronchiektasie können beim gleichen Patienten, aber auch von Patient zu Patient stark variieren und in allen möglichen Variationen auftreten. Die Darstellung der Bronchiektasieformen ist einmal aus diesem Grunde außerordentlich vielfaltig, zum anderen weil ganz unterschiedliche ätiologische, genetische, pathologische oder bronchographische Kriterien zur Unterteilung benutzt werden. Es ist kaum möglich, sämtliche hier aufgeführten Gesichtspunkte miteinander so zu vereinen, daß eine allseits befriedigende Beschreibung zustande kommt. Für klinische Zwecke am brauchbarsten erscheint die Kombination der Einteilungen von ADEBAHR, 1955; MURRAY, 1974 sowie REID, 1950, wobei pathologisch-anatomische und klinisch-bronchographische Gesichtspunkte noch am besten zur Deckung gebracht werden können.

a) Bei *zylindrischen* Bronchiektasen sind meistens die Bronchien der 6.-10. Generation betroffen. Die Zahl der Bronchusaufzweigungen ist nur gering vermindert. Der Durchmesser ist im allgemeinen nur mäßig erweitert und weist im Gegensatz zu den varikösen Bronchiektasen nur geringe Schwankungen auf. Nur gelegentlich sind abrupte Abbrüche des Bronchus mit distaler Schleimansammlung zu finden (REID, 1950). Häufig ist diese Form der Bronchiektasie diffus oder lokalisiert bei der chronischen Bronchitis nachweisbar (SIMON, 1971), wobei Übergänge zur deformierenden Bronchitis nicht immer scharf zu trennen sind (MITCHELL, 1974b; SIMON, 1959; auch S. 366).

b) Die *sackförmig-cystische* Bronchiektasie geht mit maximaler Lumenerweiterung einher, die häufig in Höhe der 4. Bronchialaufzweigung (Subsegmente) beginnt und nach peripher zunimmt. Meistens kommt es zur unvermittelten Bronchusobliteration (GIESE, 1963, 1970; REID, 1950) und dadurch zur zahlenmäßigen Verringerung der Bronchialaufzweigungen.

c) In der Mehrzahl der Fälle kommen *cystische* und sackförmige Bronchiektasen kombiniert vor. Kleinere periphere rein cystische Bronchiektasen sollen angeboren sein (HUZLY, 1973). Sowohl die cystischen als auch die sackförmigen Bronchiektasen können mit und ohne Spiegelbildung auftreten. Kongenitale vom Bronchus ausgehende cystische Lungenerkrankungen sind charakterisiert durch flüssigkeitsgefüllte und mit respiratorischem Epithel ausgekleidete Hohlräume. Erworbene cystische Lungenerkrankungen besitzen keine Auskleidung mit respiratorischem Epithel. Das Bild wird jedoch meist durch sekundäre Infekte nicht mehr differenzierbar.

d) Bei *varikösen* Bronchiektasen ist eine starke Lumenerweiterung mit lokalen Konstriktionen kombiniert und erinnert im Aussehen an Varizen (REID, 1950). Häufig treten periphere Obliterationen des Bronchus auf, so daß die zählbaren Bronchialaufzweigungen ähnlich wie bei den cystisch-sackförmigen Bronchiektasen deutlich verringert sind.

e) Die *reversiblen* Bronchiektasien sind auf S. 368 beschrieben.

In Abb. 1 und Tabelle 1 sind einige Charakteristika der verschiedenen hier beschriebenen Formen der Bronchiektasie zusammengestellt.

Tabelle 1. Einige wesentliche Charakteristika der Bronchiektasie. Bezüglich der näheren Beschreibung siehe Text

Form der Bronchiektasie	Dilatation des Bronchus	Lokalisation	Bronchialaufzweigung	Ursache
zylindrische	gering	peripher	normal oder mäßig verringert	erworben
sackförmige	stark	zentral	stark verringert	erworben oder angeboren
cystische	stark	peripher und zentral	stark verringert	angeboren oder erworben
variköse	stark und Konstriktion	zentral	stark verringert	erworben oder angeboren
pseudo- oder reversible	gering	peripher und zentral	normal	erworben

C. Ätiologie und Pathogenese

Ursachen und Krankheitsentstehung der Bronchiektasie sind in vielen Punkten hypothetisch, die Meinungen gehen vielfach weit auseinander. Allgemein wird jedoch die entzündliche Genese stärker betont (Clark, 1963; Crofton u. Douglas, 1975; Fraser u. Paré, 1970; Huizinga, 1960; Huzly, 1973; Laurenzi, 1974; Mitchell, 1974a, b; Murray, 1974; Reid, 1950; Uehlinger, 1963, 1967 u.a.). Andererseits weisen Bronchiektasen, die im Rahmen von genetisch bedingten Erkrankungen anderer Organe auftreten, auf vererbbare Faktoren hin, so daß Autoren wie z.B. Avery et al., 1961; Clark, 1963; Field, 1969; Hinds, 1958; Huzly, 1973; Lichtenstein, 1953; Mitchell, 1974a, b; Murray, 1974 und Wuketich, 1970 betonen, daß praeformierte Schwächen der Bronchuswand an der Entstehung beteiligt sind. Otto (1971) betont dagegen zwei andere pathogenetische Prinzipien, die zur Bronchiektasie führen sollen. Einmal sei das die traktionsbedingte Entstehung bei schrumpfenden Parenchymerkrankungen, andererseits die durch intrabronchiale Drucksteigerung induzierte Ausbildung von Bronchiektasen. Die Wichtigkeit der letzteren Entstehungsmöglichkeit, der Obstruktion, wird von vielen Autoren betont und vor allem für die Entstehung von Bronchiektasen im Kindesalter wegen der geringen Durchmesser der Bronchen verantwortlich gemacht. Nach experimentellen Ergebnissen muß man jedoch davon ausgehen, daß die Obstruktion allein keine Bronchiektasenerkrankungen verursacht. Erst wenn eine Entzündung hinzutritt, kommt es zur typischen Erkrankung der Bronchiektasie.

I. Entzündung

Vor allem Episoden okkulter und/oder vernachlässigter und/oder inadequat behandelter und/oder sich langsam lösender Pneumonien werden als wesentliche Faktoren bei der Zerstörung der Bronchen angesehen (Gold et al., 1969; Mitchell, 1974a, b;

Uehlinger, 1963, 1967). Dabei ist insbesondere die obstruktive Pneumonitis (Bronchiolitis) im Gefolge von Masern, Keuchhusten und anderen Pneumonien häufig anamnestisch zu eruieren (Avery et al., 1961; Bachmann et al., 1953; Becroft, 1971; Burns, 1968; Grillo, 1972; Kutschera, 1970; Lang et al., 1969; Landau et al., 1974; Lees, 1950; Mac Farlane u. Sommerville, 1957; Rytel et al., 1964; Voigt, 1970, 1971; Willnow u. Bennek, 1974). Da diese Erkrankungen fast ausschließlich im Kindesalter auftreten, bezeichnen Fraser u. Paré (1970) die Bronchiektasie als Erkrankung des Kindesalters.

Die Entstehung der Bronchiektasie hängt von Faktoren ab, die entweder direkt oder indirekt zu Nekrosen der Bronchuswand und des umgebenden Gewebes führen und z.B. bei vorher Gesunden bronchiektatische Veränderungen hervorrufen (Murray, 1974). Fast immer sei die Ursache ein bakterieller Infekt (Cherniak u. Carton, 1966). Andere praedisponierende Faktoren, wie hereditäre, kongenitale oder mechanische sind zusätzlich beteiligt. Die Infektion selbst kann entweder das primäre Geschehen sein, z.B. im Sinne einer eitrig-nekrotisierenden Pneumonie, oder aber sekundär bedingt sein durch lokale oder systemische Anomalien (Stenosen, Dyskinie, herabgesetzte Infektabwehr u.a.), welche das Bakterienwachstum begünstigen, oder aber es sind, wie Huzly (1973) bei manchen frühkindlichen Bronchiektasen vermutet, durch einen Virusinfekt oder durch bakterielle Infekte eines primitiven noch unfertigen Bronchialsystems die Bronchiektasen vor der Geburt entstanden. Ohne Infektion kann durch Bronchusobstruktion tierexperimentell keine Bronchiektasie erzeugt werden (Tannenberg et al., 1942; Haag u. Eisenreich, 1956). Häufig sind frische und ältere parabronchiale lokalisierte Pneumonien in der Nähe der Bronchiektasen festzustellen, während an bronchiektasenfreien Stellen histologische Veränderungen wie bei chronischer Bronchitis beschrieben werden (Mitchell, 1974a, b). Andererseits sind bei schweren Verlaufsformen der chronischen Bronchitis die peripheren basalen Bronchien zylindrisch erweitert und zeigen Lumenunregelmäßigkeiten wie bei Bronchiektasie.

Übergänge zwischen Bronchiektasie und chronischer Bronchitis sind also möglich und auch nachweisbar. Nach tuberkulösen, aber auch anderen entzündlichen Lungenparenchymerkrankungen kann es durch Schrumpfungen des Lungengewebes, durch Zug an der Bronchuswand zu Deformierungen des Bronchialsystems kommen, die bronchographisch wie Bronchiektasen imponieren können. Es handelt sich dabei jedoch nicht um die typische Bronchiektasie, da die entzündliche Komponente völlig fehlt und die Ursache ein rein mechanischer Vorgang ist (CROFTON u. DOUGLAS, 1975; FRASER u. PARÉ, 1970; OTTO, 1971). Erst wenn zu diesen durch Zug ausgelösten Ektasien eine Entzündung der Wand hinzutritt, entsteht das typische klinische Bild der Bronchiektasie (BACHMAN et al., 1953; LEES, 1950; MORLE u. ROBERTSON, 1953). S. auch S. 353, 368.

II. Kongenitale Bronchiektasen

Kongenitale Bronchiektasen müssen dann angenommen werden, wenn sonstige entzündliche oder obstruierende Erkrankungen der Bronchien nicht nachgewiesen werden können (BAUM et al., 1966; FIELD, 1969; FLESHMAN et al., 1968; HINDS, 1958; LICHTENSTEIN, 1953; MALLORY, 1947; RACZ u. BAUM, 1965; SUGIYAMA et al., 1966; THIO u. THOMAS, 1971). Nach AVERY et al., (1961) u. HENTEL et al. (1962) kann angenommen werden, daß entweder Defekte des Stützapparates der Bronchien, eine abnormale Sekretion oder eine anormale Zilientätigkeit der Bronchialschleimhaut entweder einzeln oder in Kombination an der Entstehung von Bronchiektasen beteiligt sind. Inwieweit solche Faktoren genetisch bedingt sind, ist allerdings unklar, jedoch wahrscheinlich. Indirekt spricht auch der Befund, daß Bronchiektasen nach Resektionen der befallenen Lungenanteile in zuvor gesunden Arealen auftreten, für genetisch bedingte Strukturdefekte (AVERY et al., 1961; CLARK, 1963), allerdings werden zur Erklärung auch rezidivierende Pneumonien herangezogen (CHESTERMAN, 1957). Nach MONALDI (zit. nach HUZLY, 1973) soll es sich um angeborene Hypoplasien und Entwicklungsstörungen der Bronchien, Alveolen und Gefäße handeln.

Klinisch werden als eigentlich *kongenitale Bronchiektasen* generalisiert vorkommende zystische oder sackförmige Ektasien bezeichnet (KARTAGENER u. SPOENDLIN, 1972; KLEINERMANN u. BAUM, 1974; GIESE, 1970; RACZ u. BAUM, 1965). Sie werden als genetisch bedingt angesehen und sollen autosomal rezessiv vererbt werden (DANIELSON et al., 1967). Es muß jedoch einschränkend gesagt werden, daß bei dieser Erkrankung wie auch den folgenden die genauen genetischen Verhältnisse nicht bekannt sind, jedoch aufgrund des Auftretens des Verlaufs mit großer Wahrscheinlichkeit eine genetisch bedingte Ursache zu vermuten ist. Im weiteren Verlauf spielen entzündliche Vorgänge eine wichtige Rolle und lassen vielfach eine genaue Beurteilung des ätiologischen Zusammenhanges nicht mehr zu. Beim Kartagener-Syndrom (DUDKOWSKI, 1967; KARTAGENER, 1933; KARTAGENER u. HORLACHER, 1935; KARTAGENER u. STUCKI, 1962; LOGAN et al., 1965; NYIREDI u. FERENCZI, 1959) findet sich in den meisten Fällen eine Trias von Dextropositio cordis, chronischer Sinusitis bzw. Polyposis nasi und Bronchiektasen, die sehr wahrscheinlich rezessiv vererbt wird. Nach FRIED (1955), HOLMS et al. (1968), KARTAGENER (1956), KARTAGENER u. SPOENDLIN (1972), NYIREDI u. FERENCZI (1959), SPENCER (1968), TENDLER u. SCHAARSCHMIDT (1972) u. ZANGARA (1960) kann das Kartagener-Syndrom auch noch mit weiteren genetischen Defekten wie Transposition der großen Gefäße, Pylorusstenose, bi- oder trilokulärem Herzen und Ureterenmißbildung kombiniert auftreten. Auch Taubstummheit, polycystische Nieren, Wirbelblockbildungen, Metacarpal und -tarsalanomalien, Hypoplasien der Genitalien und kongenitale Kyphoskoliosen sind in Verbindung mit Bronchiektasen beobachtet worden. Häufig sind mehrere Familienmitglieder befallen. Die Nasennebenhöhlenerkrankung variiert sehr stark, so können z.B. Aplasie oder Hypoplasie der Stirn- oder Siebbeinhöhlen die einzigen Zeichen von Seiten der Nasennebenhöhlen sein. Die Pathogenese der Bronchiektasie ist weitgehend unklar, da sie sich ähnlich wie die sog. kongenitalen Bronchiektasen pathologisch anatomisch und klinisch nicht von erworbenen Bronchiektasen unterscheiden.

Bei der *Mucoviscidose* (cystische Fibrose) ist neben der Leber und allen exkretorischen Drüsen immer der Respirationstrakt befallen. Es handelt sich um eine rezessiv vererbbare Erkrankung, die nur bei Homozygoten manifest wird. Die entscheidende pathologische Störung ist nach Di Sant'Agnese (1953) in einer excessiven und abnormen Zusammensetzung des sehr viskösen Sekretes der mukösen Schleimdrüsen der Bronchialschleimhaut zu sehen. Der Schleim führt zur Obstruktion mit folgenden Auswirkungen: Sekretstau mit Bronchusausgüssen, die bakteriell infiziert werden und Pneumonien und Abszedierungen verursachen, welche schließlich zur Bronchuswandzerstörung führen (Anderson, 1958; Koch et al., 1960); Atelektasen und air trapping begünstigen die Lungenparenchymzerstörung.

Weiterhin sind genetisch bedingte *Hypo- oder Agammaglobulinämien* über erhöhte bakterielle Infektionsraten an der Entstehung von Bronchiektasen beteiligt (Baum et al., 1966; Brit. Med. Res. Counc., 1969; Bruton, 1952; Editorial, 1961; Janeway, 1968; Phelan et al., 1973; Suhs et al., 1965). Beim Williams-Campbell-Syndrom (Dietzsch u. Wunderlich, 1969; Leiber u. Hövels, 1973; Mitchell u. Bury, 1975; Williams u. Campbell, 1960) sind neben fehlendem Bronchialknorpel die gleichzeitig bestehenden Bronchiektasen als kongenital aufzufassen. Die selten vorkommende genetisch bedingte Tracheobronchomegalie mit Vergrößerung der Querdurchmesser von Trachea und beider Hauptbronchen ist gelegentlich mit zystischen Bronchiektasen gekoppelt (Johnston u. Green, 1965). Ebenso ist ein gelegentliches Auftreten von Bronchiektasen mit gleichzeitigen kongenitalen Varizenbildungen der Pulmonalvenen beschrieben worden (Papamichael et al., 1972). Möglicherweise ist auch α_1-Antitrypsinmangel als genetischer Faktor bei der Entstehung von Bronchiektasen anzunehmen (Longstreth et al., 1975; Orel u. Mazodier, 1972; Winzeler, 1974).

Als Hinweis für die genetisch bedingte Entstehung von Bronchiektasen ist auch das gehäufte familiäre Vorkommen bei Europäern (Kartagener u. Mülly, 1956; Kartagener, 1970) und der Maori Neuseelands (Murray, 1974) aufzufassen. Auch sind sie mehrfach beim Klinefelter-Syndrom und beim Zinsser-Cole-Engman-Syndrom beschrieben worden (Daly et al., 1968; Froland, 1969; Reich, 1973; Rhode, 1964; Perlemuter et al., 1972; Stewart et al., 1959). Bei anderen intra- und extrapulmonalen Mißbildungen sind von Müller u. Musshoff (1959) ebenfalls Bronchiektasen beschrieben. Das gleichzeitige Auftreten von Sinusitis und Bronchiektasie wird häufig auch als eine kongenitale Erkrankung aufgefaßt (Neuberger, 1955).

III. Obstruktion

Bei zeitlich begrenzten oder permanenten Obstruktionen, die durch Entzündungen, Tumoren, Fremdkörper oder verklebten Mukus hervorgerufen werden, kann es zur Ausbildung von Bronchiektasen kommen (Cooley et al., 1956; Crofton u. Douglas, 1975; Eerland u. Orie, 1958; Editorial, 1971; Giese, 1970; Harazim et al., 1972; Huzly, 1973; Köberle, 1960; Kürklü et al., 1973; Mitchell, 1974 a, b; Otto, 1971; Pirozynski u. Schwarz, 1973; Rees, 1970; Schaaf u. Snider, 1973; Stutz u. Viethen, 1955; Chiu u. Campbell, 1973). Wie schon erwähnt, sind zur Ausbildung des klinischen Vollbildes der Bronchiektasie neben den mechanischen Faktoren entzündliche Veränderungen entscheidend beteiligt (Croxatto u. Lanari, 1954; Lander u. Davidson, 1938a, b; Weinberg, 1937). Das ist z.B. tierexperimentell nach Aspiration nachgewiesen worden (Croxatto u. Lanari, 1954; Moran u. Hellstrom, 1957, 1958), ebenso ist es z.B. nach Aspiration im Gefolge von Intoxikationen beim Menschen durch Obstruktion und Entzündung zur Ausbildung von erheblichen Bronchiektasen gekommen (Mendelson, 1946; Richman u. Abramson, 1970; Warnack et al., 1972). Wegen der Kleinheit des Bronchialsystems im Kindesalter wird immer wieder auf die Bedeutung der Obstruktion bei der Entstehung von Bronchiektasen im

Kindesalter hingewiesen (DOESEL, 1970a; MITCHELL, 1974a, b) insbesondere auch bei der frühkindlichen Tuberkulose mit Lymphknoteneinbruch (DOESEL, 1970b). In seltenen Fällen kann eine Broncholithiasis auslösender Faktor einer durch Obstruktion entstandenen Bronchiektasie sein (VIERITZ, 1970). So soll z.B. bei einer Bronchitis obliterans durch Sekretstau im vorgeschalteten Bronchus und der im Stau entstandenen Entzündung die Bronchiektasie verursacht werden (DUPREZ, zit. nach WORTH, 1966; GIESE, 1960; UEHLINGER, 1963). Auch die gelegentlich bei Asthma bronchiale oder beim eosinophilen Lungeninfiltrat beim Asthma bronchiale nachzuweisenden Bronchiektasen entstehen wahrscheinlich aufgrund von Obstruktion im Bronchialsystem und zusätzlich begleitender Entzündung (CROFTON u. DOUGLAS, 1975; MURRAY, 1974b; WALDBOTT et al., 1950). Ebenso müssen die zur Obstruktion führende Hyperkrinie und Dyskrinie der schleimbildenden Bronchialdrüsen als Schrittmacher der Infektion bei der Bronchiektasie angesehen werden (HUZLY, 1973). Dabei ist über den pathogenetischen Vorgang der Hyper- und Dyskrinie praktisch nichts bekannt. Interessant ist, daß nach STEINBERG u. LYONS (1967) und FRASER u. PARÉ (1970) das einseitige und lobäre Emphysem, welches gemeinsam mit Bronchiektasen auftritt, durch die Bronchiektasie verursacht sein soll.

IV. Allergisch-infektiöse Bronchiektasen

Durch PEPYS' (1969) Untersuchungen über die bronchopulmonale Aspergillose ist die Aufmerksamkeit wieder auf Bronchusveränderung bei allergischen Erkrankungen gelenkt worden. Zwar wird von vielen Autoren immer darauf hingewiesen, daß Bronchiektasen häufig kombiniert mit Polyposis nasi oder chronischen Nasennebenhöhlenentzündungen auftreten (HUZLY, 1973; LESOINE, 1970; NAUMANN, 1970; PARTSCH et al., 1970; Tischgespräch, 1970; WALIKE et al., 1974). Jedoch ist der pathogenetische Zusammenhang weitgehend unaufgeklärt. Oft wird eine ascendierende oder descendierende kanaliculäre oder lymphogene Infektausbreitung vermutet. Allerdings wird wegen der häufig gleichzeitig nachweisbaren Eosinophilen im Nasen- und Bronchialsekret eine gleichzeitige allergische Reaktion einer gleichartigen Schleimhaut vermutet (bezüglich Literatur s. Tischgespräch, 1970). Am gesichertsten ist die Entstehung von tubulären und sackförmigen Bronchiektasen bei der broncho-pulmonalen Aspergillose als einer Bronchuswandbeteiligung einer im Gefolge dieser allergischen Erkrankung ablaufenden Arthus-Reaktion (Typ III) (GOODMAN, 1975; PEPYS, 1969). Auch bei der Alveolarproteinose und der Extrinsic-Alveolitis ist die Entstehung von Bronchiektasen beschrieben worden (GANGULI et al., 1972; PIMENTEL u. AVILA, 1973). Nicht verwechselt werden sollte die z.B. beim Asthma bronchiale auftretende Bronchioloektasie mit einer Bronchiektasie (s. auch S. 368).

V. Sonstige Bronchiektasen

Offenbar sind auch inhalative Noxen in der Lage, Bronchiektasen hervorzurufen. BATES et al. (1971) und FRASER u. PARÉ (1970) haben Patienten beschrieben, bei denen es nach akuter schwerer Exposition mit SO_2 zur Ausbildung von varikös-zylindrischen Bronchiektasen kam. Nach Inhalation von Ammoniak sind bei zwei Patienten schwere bronchiektatische Veränderungen beschrieben worden (KASS et al., 1972), auch nach Phosgeninhalation soll es zur Bildung von Bronchiektasen kommen können (DILLER, 1974). Auch Kampfgase sind in der Lage, Bronchiektasen hervorzurufen (GOUGH, 1960, 1963; LEOPOLD u. SEAL, 1961; LOESCHKE, 1928), wobei die Bronchiektasen über eine Bronchioloektasie und ein zentrilobuläres Emphysem entstehen sollen.

MITCHELL (1974a, b) beschreibt sogenannte »trockene Bronchiektasen«. Es soll sich um sackförmige Bronchiektasen meist in den Oberlappen handeln, die ohne Husten und Auswurf einhergehen und deren Ätiologie unklar sei. S. dazu auch S. 351.

D. Häufigkeit und Vorkommen

Die Angabe genauer Zahlen über die Häufigkeit von Bronchiektasen ist nicht möglich, da eine starke Änderung der Häufigkeit durch Vaccination und Antibiotikatherapie eingetreten ist. Die Zahlenangaben, die von Denolin (1955), Kartagener (1956) und Worth (1966) zusammengestellt worden sind, sind nicht mehr repräsentativ. Am verwertbarsten erscheinen noch Angaben aus England Chief Med. Off. Rep., zit. nach Crofton u. Douglas, 1975; Clark, 1963; Crofton u. Douglas, 1975; Wynn-Williams, 1953 mit einer Häufigkeit von weniger als 1,3 pro 1000 Einwohner und Schätzwerte von Eerland u. Orie (1958) von 0,3%. Die Angaben von Huzly (1973) und Varga u. Maté (1969) liegen in der gleichen Größenordnung. Sozioökonomische Verhältnisse und ärztliche Versorgungsmöglichkeiten scheinen eine wesentliche Rolle zu spielen. So wird z.B. die Häufigkeit von Bronchiektasen unter Patienten von Kliniken für unspezifische Lungenerkrankungen in Indien mit 5–12% angegeben (Pande et al., 1971). Männliche Personen scheinen häufiger an Bronchiektasen zu erkranken, jedoch liegen sehr widersprüchliche Angaben dazu vor (Davis et al., 1962; Wynn-Williams, 1953).

Die Änderungen der Häufigkeit der Bronchiektasen in den letzten 2–3 Jahrzehnten werden auf die konsequente Prophylaxe durch Masern- und Keuchhustenschutzimpfung sowie die gute Wirkung der Antibiotikatherapie zurückgeführt (Field, 1969; Mitchell, 1974a, b; Murray, 1974; Wiesner, 1970, 1971). Stolze (1961) fand bei 58% Bronchiektasenträgern Keuchhusten, Masern oder Pneumonien als Starter. Bei 21% seiner Patienten war eine Pneumonie im Erwachsenenalter und bei 15% keine erkennbare Ursache festzustellen. Nach Clark (1963) sind bei 50% von 116 Patienten mit *erworbenen* Bronchiektasen die ersten Erscheinungen vor dem 3. Lebensjahr aufgetreten. Nach Howell (1975) treten Bronchiektasen in 4% der Fälle nach durchgemachter Bronchopneumonie auf. In 30% der jugendlichen Patienten mit Lymphknoteneinbruch

kommt es zu Stenosen im Bronchialsystem und bereits 6–8 Wochen später zu bronchographisch nachweisbaren Bronchiektasien. Von berichteten 100 Patienten zeigten 43% zylindrisch-korkenzieherartige oder sackförmige Bronchiektasen und 27% Zeichen einer chronisch deformierenden Bronchitis (Doesel, 1970b). Die Häufigkeit der sackförmigen, cystischen oder zylindrischen Bronchiektasen schwankt je nach Altersgruppe ganz erheblich (Wurnig, 1970), meist ist eine exakte Trennung in die jeweilige Form überhaupt nicht möglich.

Über die *Lokalisation* der Bronchiektasen werden sehr unterschiedliche Angaben gemacht. Feste Zahlenangaben erscheinen auch wenig sinnvoll, da häufig erst im Verlauf der Erkrankung aus noch nicht erkennbaren Ursachen Segmente oder Lappen befallen werden, die vorher klinisch und bronchographisch unauffällig waren. Vor allem ist die Voraussagbarkeit, ob ein weiterer Befall einsetzt oder nicht, völlig offen. Nach Eerland u. Orie (1958) ist die linke Lunge ca. 2–3mal häufiger befallen (ebenso Godbjerg, 1955; Overholt u. Neptune, 1955; Whitwell, 1952). Die stärksten Veränderungen sind in den Segmentbronchien 2.–4. Ordnung zu finden. Darüber hinaus finden sich segmental- und lappenbegrenzte, lappenüberschreitende sowie diffuse Bronchiektasen. Nach Clark (1963) und Hessén (1957) sind die erworbenen Bronchiektasen zu 50% unilateral in den basalen Segmenten der Unterlappen nachweisbar. Circa 10% entfallen je auf den Mittellappen und die Lingula, der Rest verteilt sich auf die Oberlappen bzw. handelt es sich um beidseitiges Vorkommen. Nach Schamaun (1972) sind die Segmente 1–3 beider Oberlappen nur sehr selten befallen. Bei 30–40% der Patienten ist doppelseitiger Befall mit Bronchiektasie zu erwarten.

Statistisch sicherbar wurden Zusammenhänge zwischen Nasennebenhöhlenerkrankungen und allerdings chronisch unspezifischer Bronchialerkrankungen von Partsch et al. (1970) nachgewiesen. Sie fanden bei Kontrollgruppen Gesunder 24 bzw. 3% Befall von Kiefer- bzw. Siebbeinhöhle, während bei 497 Patienten mit chronisch unspezifischen Bronchialerkrankungen in 51 bzw.

21% der Fälle ein pathologischer Kiefer- bzw. Siebbeinhöhlenbefund nachzuweisen war. In einer anderen Untersuchung wurden ca. 35% Sinusitiden als Begleitkrankheit bei Bronchiektasie gefunden (KUP u. SCHNEEWEISS, 1971). Jedoch bestand bezüglich der Häufigkeit der Nasennebenhöhlenbeteiligung bei Patienten mit allergischen und nicht-allergischen unspezifischen Bronchialerkrankungen keine sicherbare Differenz. Zum Vorkommen von chronischer Sinusitis und Bronchiektasie geben WALIKE et al. (1974) an, daß die Hälfte der Patienten und nach VERSTEEGH u. SWIERENGA (1956) bis zu 36% der Patienten beide Erkrankungen gleichzeitig aufweisen. Nach SCHMIDT (1970) sollen bei »kindlichen Bronchiektasenträgern« bis zu 90% ein- oder doppelseitige Siebbein- und Kieferhöhlenentzündungen vorkommen. Bei 43 Patienten mit Bronchiektasen waren bei 36 (ca. 85%) floride Sinusitiden nachweisbar.

Angeborene Bronchiektasen werden als selten beschrieben. Nach KASSAY u. LABAS (1957) fanden sich bei 50 Totgeburten mit multiplen Mißbildungen keine Bronchiektasen. Nach SPÄTH u. FINSTERBUSCH (1969) liegt die Häufigkeit kongenitaler Bronchiektasen deutlich unter 10% aller Bronchiektasen. Nach KUTSCHERA (1970) beträgt die Häufigkeit dagegen zwischen 10–14% aller Bronchiektasen. Für das vollständige und partielle Kartagener-Syndrom wird die Häufigkeit mit 1:10000 (TORGERSEN, 1952) angegeben, ca. $^1/_4$ der Patienten mit Situs inversus soll wiederum Bronchiektasen haben (KARTAGENER u. HORLACHER, 1935; KLEINERMANN u. BAUM, 1977; SHEPARD u. STEWART, 1948). HOLMES et al. (1968) geben ebenfalls die Häufigkeit von Bronchiektasen bei Kartagener-Syndrom mit 1:40000 an. Für die Mucoviscidose beträgt nach KLEINERMANN u. BAUM (1974) die Häufigkeit 1:3500.

E. Diagnose und Verlauf

I. Anamnese

Der neue Typ der Bronchiektasie macht nach MURRAY (1974) anamnestisch die Angabe, daß unmittelbar nach der Geburt oder im frühen Erwachsenenalter rezidivierende, über längere Zeiträume bestehende Bronchialinfekte auftraten. Häufig ist bei Kindern im Anschluß an Masern oder Keuchhusten ein persistierender Husten mit Auswurf zu eruieren. Unter Antibiotikabehandlung tritt anfänglich meist eine gute Besserung mit längeren freien Intervallen ein, später besteht Therapieresistenz, die freien Intervalle verkürzen sich, es kommt zum persistierenden chronischen Husten mit Auswurf. In vielen Fällen kann durch anamnestische Angaben und klinische Untersuchungen nicht geklärt werden, ob es sich um erworbene oder kongenitale Bronchiektasen handelt. Treten z.B. rezidivierende Infektionen des Cysteninhaltes kongenitaler cystischer Bronchiektasen auf, kann klinisch eine Symptomatik ähnlich der bei erworbenen Bronchiektasen bestehen und schließlich können bei häufigen Rezidiven sackförmige oder variköse Bronchiektasen entstehen. So kann z.B. beim Kartagener-Syndrom durch Röntgenologie, Bronchologie oder klinische Symptomatik keine Unterscheidung getroffen werden, ob die Bronchiektasie erworben oder kongenital ist. Nur aufgrund der Dextroposition cordis und der Nasennebenhöhlenaffektion ist eine Unterscheidung möglich.

Im weiteren Verlauf werden je nach Ausdehnung, Schwere, Lokalisation und Komplikationen folgende Symptome in verschiedenen Variationen und in unterschiedlicher Ausprägung angegeben: chronischer Husten; Auswurf mit Blutfäden und/oder intermittierend purulentem Sekret; Rasseln; Hämoptysen; rezidivierende Pneumonien mit Fieber; Foetor; Zunahme des Auswurfs bei besonderer Körperlage (häufig im Liegen und morgens nach dem Aufwachen); Dyspnoe; Verstärkung der Symptome bei Nebel, Staubbelastung und Zigarettenrauchinhalation. Nach einer Zusammenstellung von

Schamaun (1972) waren die Hauptsymptome in folgender Häufigkeit aufgetreten: Auswurf 81%, rezidivierende Bronchitis 20%, Nasennebenhöhlenaffektionen 27%, Hämoptysen 20%, rezidivierende Pneumonien 46%.

II. Befunde

Ähnlich wie bei der Anamnese variieren auch die Befunde je nach Ausprägung der Schwere des Krankheitsbildes ganz erheblich. So kann zu Beginn der Bronchiektasie der klinische Untersuchungsbefund völlig unauffällig sein oder z.B. bei weit fortgeschrittenem therapieresistentem Verlauf das Bild einer schweren Kachexie vorliegen. Zwischen diesen Extremen sind alle Übergänge möglich.

1. Auskultation und Perkussion

Erst wenn erhebliche Komplikationen wie Pneumonien, Pleuraergüsse bzw. -empyeme und Atelektasen auftreten, ist ein entsprechender perkutorischer Befund zu erheben. Bei den meisten Patienten mit Bronchiektasen findet sich ein unauffälliger Perkussionsbefund. Häufiger finden sich auskultatorisch wechselnde oder persistierende grobblasige Rasselgeräusche mit Blubbergeräuschen am Ende der normalen Exspiration. Diese Befunde sind besonders in den basalen Lungensegmenten nachweisbar. Bei Befall der Oberlappen sind wegen der guten Sekretdrainage entweder überhaupt keine Rasselgeräusche oder nur gering ausgeprägte nachweisbar.

2. Sputum

Die Menge des *Sputums* ist außerordentlich variabel, sie kann voluminös sein und z.B. 200–400 ml pro Tag betragen oder aber nur wenige ml pro Tag. Im Gegensatz zu früheren Befunden soll jetzt nur noch bei ca. 40%

der Patienten eine Hypersekretion zu finden sein, meistens verlaufe eine Bronchiektasie relativ asymptomatisch (Wendel, 1974). Bei Infekten ist das Sputum purulent, gelegentlich von kleinen Blutstreifen durchzogen. Treten im Rahmen der Infektion stärkere Nekrosen von Epithel und Parenchym auf, werden auch größere Blutmengen abgehustet. Bei größeren Sputummengen findet man nach Absetzen im Sammelgefäß eine typische 3-Schichtung mit Schaum, serösem und eitrig-mukösem Schleim. Das dabei nachweisbare seröse Sputum soll durch bakterielle Spaltung der Mucopolysaccharide entstehen (Matthews et al., 1963; Potter et al., 1967). Das eitrige Sekret entstammt meist ulcerierten Schleimhautbezirken kleinerer Bronchen (Whitwell, 1952).

Der Zellgehalt besteht bei frischen Entzündungen vor allem aus Granulocyten, sehr häufig lassen sich auch Schleimhautepithelien nachweisen. Zur mikroskopischen Untersuchung kann eine gewaschene Sputumflocke verwendet werden, die 10 min in einer Lösung aus 0,5% Eosin und 0,5% Formalin gefärbt wurde und im Quetschpräparat bei schwacher Vergrößerung betrachtet wird. Vor allem für den Nachweis von Eosinophilen ist diese Methode verwendbar. Die qualitative und quantitative Auswertung der Sputumcytologie bei der Bronchiektasie ist jedoch bezüglich der Beurteilung der Erkrankung wenig ergiebig. Nur durch sehr aufwendige, klinisch routinemäßig nicht durchführbare Untersuchungen kann eine brauchbare Aussage erreicht werden (Medici u. Chodosh, 1972). Eindeutige Befunde bezüglich einer charakteristischen Eiweißzusammensetzung des Sputums fanden sich nicht (Nylander et al., 1954), dagegen waren statistisch signifikante Erniedrigungen von Na^+ und Cl^- sowie Erhöhungen von Ca^{++} nachweisbar (Matthews et al., 1963).

Ein brauchbares Kriterium für die Arbeits- und Gesellschaftsfähigkeit bezüglich der Sputumproduktion ist die von Huzly (1973) angegebene »Nachlaufzeit«. Darunter ist die Zeit zu verstehen, die vergeht, bis der Patient jeweils durch längeres Husten seine Sekretmengen abhusten muß. Zeiten von 2–3 Std sind als ungünstig, solche über 8 oder 10 Std als günstig anzusehen.

3. Bakteriologie und Virologie
(bzgl. Literatur s.S. 310)

Die *bakteriologische Untersuchung* ist Voraussetzung einer gezielten antibiotischen Therapie. Neben Anfertigung eines Gram-Präparates sollte vor Therapiebeginn und nach Therapieintervallen die kulturelle Bestimmung der Erreger und Resistenzprüfung erfolgen. Sehr häufig werden im Sputum nur noch normale Erreger der Rachenflora nachgewiesen, da entweder bereits eine Antibiotika-Therapie vorausgegangen oder aber die untersuchte Sputumflocke nicht das representative bakteriell infizierte Material enthielt. Bei ca. 50% der Patienten gelingt es überhaupt nicht, einen bakteriologischen Nachweis zu erbringen (KRAMER et al., 1970; VOIGT, 1971). Nach HUZLY (1973) wechselt die bakterielle Besiedlung bei Patienten mit Bronchiektasie sehr häufig. Oft anzutreffende Erreger sind Diplococcus pneumoniae und Haemophilus influenzae (BUCHER, 1965; CROFTON u. DOUGLAS, 1975), wobei der letzte Erreger nach EERLAND u. ORIE (1958) mit ca. 80% der häufigste Erreger sein soll. Eine genaue Angabe über die Häufigkeit bestimmter Bakterien ist jedoch nicht sinnvoll, da diese Angaben außerordentlich stark wechseln. Es mehren sich jedoch Befunde über zunehmende Häufigkeiten von Problemkeimen, besonders Coliforme Keime, Klebsiella pneumoniae, Pseudomonas, Staphylococcus aureus und Proteus, insbesondere nach vorausgegangener Breitbandantibiotikatherapie (KRAMER et al., 1970; POTTER, 1975; VOIGT, 1970; VOLLHABER, 1973). Nicht immer ist der bakteriologische Nachweis klinisch relevant, nur wenn bakteriologischer Nachweis und klinische Symptomatik einer Infektion gleichzeitig vorhanden sind, sollte eine entsprechende gezielte antibiotische Therapie erfolgen. Bei Bestehen eines fötiden Geruches muß immer an eine Infektion mit Anaerobiern gedacht werden, z.B. Bacteroides oder anaerobe Streptokokken. Besondere Abnahme- und Kulturbedingungen sind zu beachten, wenn der Nachweis gelingen soll (BUCHER, 1965; POTTER, 1975).

4. Bronchographie und -skopie

Nur durch Bronchographie ist eine exakte Größen- und Lagebeurteilung der Bronchiektasie möglich. Die bronchographisch festgestellte Ausdehnung und Lokalisation ist der pathologisch-anatomischen überlegen, da z.B. nach Herausnahme von Lungenlappen durch Tonusverlust und Stauchung völlig irrige Befunde vorgetäuscht werden können (OTTO, 1971; STUTZ u. VIETHEN, 1955). Daher sollte, wenn irgendmöglich, eine Bronchographie durchgeführt werden, wie alle Autoren übereinstimmend empfehlen.

Unerläßlich ist die Bronchographie beider Lungen zur Indikationsstellung für die operative Therapie. CROFTON (1966) hält eine Bronchographie für indiziert, wenn Unklarheit über die Ausdehnung der Bronchiektasie besteht, unklare rezidivierende Hämoptysen auftreten oder wenn die optimalste Lagerung zur Bronchusdrainage durch physikalische Therapie festgestellt werden muß. GUDBJERG (1957) empfiehlt darüber hinaus, bei allen Patienten mit chronisch-produktivem Husten zu bronchographieren, da bei 7% der Patienten mit signifikanten bronchiektatischen Veränderungen gerechnet werden muß, obwohl das Röntgenthoraxübersichtsbild unauffällig ist. Bezüglich der Röntgenbefunde bei der Bronchographie wird auf S. 242 verwiesen.

Demgegenüber kann die Bronchoskopie nur als ergänzende Untersuchung angesehen werden, die Information über den funktionellen Zustand des Bronchialsystems (s.S. 358) und Veränderungen der Bronchialwand liefert. Die makroskopischen Befunde können sehr variabel sein und bezüglich Schweregrad und Kombination außerordentlich variieren: Vergrößerungen der Schleimdrüsenausführungsgänge, Ödem, Atrophien, Granulationen, Deformierungen, Sekretstau, Hämorrhagien und Tonusverlust (HUZLY, 1960). Häufig kann die Bronchoskopie, besonders bei Verwendung des Fiberbronchoskopes, gleichzeitig therapeutisch zur Spülung des Bronchialsystems zur Sekretabsaugung benutzt werden.

Die Durchführung der Bronchographie kann sowohl in Lokalanästhesie (FRIEDEL, 1962) als auch in Vollnarkose (STUTZ u. VIEthen, 1955) erfolgen. Der Lokalanästhesie ist der Vorzug zu geben, da durch aktive Mitarbeit des Patienten (Ruhe- und forcierte Atmung, Husten) der für Therapie und Prognose wichtige funktionelle Zustand des Bronchialsystems sofort erkannt werden kann, und es darüber hinaus das schonendere Verfahren darstellt (Huzly, 1971; Maasen u. Oligschläger, 1954; Steurich u. Reinert, 1974). Voraussetzung einer aussagekräftigen Bronchographie ist eine optimale Lokalanästhesie am nüchternen Patienten. Als Prämedikation erhalten die Patienten ½ Std vor der Untersuchung z.B. die Kombination von 20 mg Psyquil s.c., 0,5 mg Atropin und 15 mg Dicodid s.c. Sodann werden mittels Spray, 4 ml einer 1%igen Oxybuprocain-Lösung (Novesine®), die hintere Mundhöhle, Rachen, Epiglottis und Glottis anästhesiert. Sodann instilliert man 5 ml einer 0,4%igen Oxybuprocain-Lösung mittels eines gebogenen ca. 12 cm langen Spritzenaufsatzes mit Hilfe eines Kehlkopfspiegels in die Trachea. Danach erfolgt wiederum unter Sicht des Kehlkopfspiegels die Einführung des röntgendichten Metraskatheters mittels einer gebogenen Spezialfaßzange oder einem ähnlichen Instrument. Man verwendet Unterlappen-, Mittellappen-, Oberlappen- und Sechsersegment-Katheter je nach Fragestellung. Für Routineuntersuchungen ist ein Mittellappenkatheter zu empfehlen, mit dem in praktisch allen Fällen eine ausreichende Füllung aller Bronchien zu erreichen ist. Vor Instillation des Kontrastmittels empfiehlt sich bei hustenden Patienten nochmalige gezielte Gabe von 2–4 ml 0,4%iger Oxybuprocain-Lösung und Absaugung des Bronchialsekretes. Als Kontrastmittel werden fast ausschließlich wasserlösliche Propyliodonpräparate (z.B. Dionosil Aquosum®, Hytrast Propyliodon-Cilag®) verwendet, die im Gegensatz zu ölhaltigen Kontrastmitteln keine Pneumonitis hervorrufen. Zur bronchographischen Darstellung des Bronchialsystems einer Lunge werden ca. 10–20 ml Kontrastmittel benötigt. Tantalstaub zur Darstellung von Bronchiektasen ist nur mit Vorsicht anzuwenden, da die Clearance offenbar in Bronchiektasen sehr stark verzögert ist (Gamsu et al., 1973; Kammler et al., 1972).

Die Füllung des Bronchialsystems soll bei liegenden Patienten nur langsam erfolgen, um Hustenreaktionen zu vermeiden und eine gleichmäßige Füllung zu erreichen. Häufig lassen sich bei langsamer Füllung über den »Kontrastmittelsog« grobe Störungen der Belüftung der Lunge erfassen. Bei guter Füllung aller Bronchen 8.–10. Ordnung werden Röntgenaufnahmen im seitlichen, halbschrägen und frontalen Strahlengang angefertigt und evtl. noch Zielaufnahmen geschossen. Bei Bronchiektasen sollte stets eine Röntgenaufnahme im Stehen angefertigt werden, um durch Sichtbarmachung von Kontrastmittelspiegeln cystische Veränderungen erfassen zu können. Werden cystische Veränderungen festgestellt, dann können Röntgendurchleuchtungen oder Röntgenthoraxkontrollen in den unmittelbaren Stunden nach der Bronchographie Aufschluß über die Drainage der Cysten erbringen. Nach Abschluß der Untersuchung wird möglichst viel des Kontrastmittels über den noch liegenden Katheter abgesaugt. Zur weiteren ausführlichen Information über Technik und Beurteilung der Röntgenbilder wird auf S. 242 sowie Fraser u. Paré (1970) verwiesen.

Kontraindikationen zur Bronchographie sind eine Jodallergie, schwere respiratorische Insuffizienz und frische Pneumonien. Nach Nelson u. Christoforides (1958) ist bei frischen Pneumonien das Bronchialsystem im Sinne von zylindrischen Bronchiektasen verändert, die ca. 8 Wochen nach Abklingen der Pneumonien sich wieder voll zurückbilden. Als häufigste Komplikation kommt es vor allem bei Patienten mit bronchiektatischen Veränderungen und chronischer Bronchitis oder asthmatoider Bronchitis gelegentlich zu einem Sekretstau mit Fieberanstieg. Unter physikalischer Therapie zur Sekretdrainage, Inhalationen und evtl. auch Antibiotikagabe läßt sich der Zustand der Patienten rasch bessern.

5. Exspiratorischer Bronchialkollaps, check-valve-Mechanismus, flabbinea

Durch die entzündlichen Wandveränderungen bei Bronchiektasen entsteht ein »Tonusverlust« der Bronchen, der zur erheblichen Engstellung in der Exspirationsphase führt, während in der Inspirationsphase die Bronchien weitgestellt sind. Diese funktionellen Zustandsänderungen von In- zu Exspirationsphase werden auch bei chronischer Bronchitis und Emphysem beobachtet, sind aber bei Patienten mit Bronchiektasie besonders ausgeprägt.

Daß auch mittels Bronchographie eine Beurteilung über die funktionellen Durchmesserschwankungen der Bronchien möglich ist, wurde 1949 erstmals von DI RIENZO beschrieben und ist von zahlreichen Untersuchern bestätigt worden. EINTHOVEN (1892) äußerte als erster die Vermutung, daß die exspiratorische Strömung im Bronchialsystem durch eine Kompression der Bronchen limitiert wird. Seither ist insbesondere von Bronchologen immer wieder auf diese Tatsache aufmerksam gemacht worden. 1958 haben DEKKER et al. durch intrabronchiale Druckmessungen nachgewiesen, daß bei druckmechanisch bedingtem Bronchialkollaps die Werte des Strömungswiderstandes bis auf das 20fache des Normwertes ansteigen können. Gerade bei Bronchiektasen mit lokalen oder generalisierten Wanddestruktionen ist bereits bei leicht forcierter Exspiration dieser Kollaps, oft im Bereich der bronchiektatischen Veränderungen, lokalisiert nachzuweisen (CROFTON u. DOUGLAS, 1975; DEKKER et al., 1958; FRASER et al., 1965; KOBLET u. WYSS, 1956; MITCHELL, 1974a, b; STUTZ u. VIETHEN, 1955; WILLIAMS et al., 1972; WRIGHT, 1960). Ein großer Teil des exspiratorisch erhöhten Atemwegswiderstandes bei Bronchiektasen kann auf diesen Kollaps zurückgeführt werden (BASS et al., 1968; MACKLEM et al., 1963; MACKLEM et al., 1971).

6. Labordaten

Die Labordaten werden je nach Schwere und Stadium der Erkrankung variieren. Bei frischen entzündlichen Veränderungen finden sich eine erhöhte BSG und eine Leukozytose mit Linksverschiebung der Granulozyten. Häufen sich die rezidivierenden Infekte, so tritt oft eine chronische Anämie auf. In der Elektrophorese läßt sich häufig eine Dysproteinämie nachweisen, bei Verdacht auf Immunglobulindefekt ist eine quantitative Immunglobulinbestimmung angezeigt. Ergeben sich anamnestische Hinweise auf eine allergische Erkrankung, so ist eine Allergentestung, bei Hinweis auf eine cystische Fibrose eine Analyse des Schweißsekretes erforderlich. Im fortgeschrittenen Stadium der Bronchiektasie ist eine Proteinurie immer verdächtig auf eine sekundäre Amyloidose, die durch Histologie einer Rektumschleimhautprobeexzision gesichert werden sollte. EKG-Veränderungen im Sinne eines Cor pulmonale finden sich gewöhnlich erst bei weit fortgeschrittener Krankheit, wenn die Rechtsherzveränderung bereits massiv ausgeprägt ist.

7. Lungenfunktion

Die Störung der Lungenfunktion unterscheidet sich nicht grundsätzlich von denen anderer obstruktiver Atemwegserkrankungen, daher wird bezüglich der anzustrebenden Untersuchungen auf die Ausführung S. 106 verwiesen. Bezüglich der Literatur, bei der über Untersuchungsergebnisse bei Bronchiektasen berichtet wird, sei auf folgende Autoren verwiesen: ANDERSON et al., 1954; BASS et al., 1968; BATES et al., 1971; CHERNIAK et al., 1959; CHERNIAK u. CARTON, 1966; DIAMOND u. VAN LOON, 1942; KAMENER et al., 1958; KUNTZ, 1973a, b; LANDAU u. PHELAN, 1973a, b; LANDAU et al., 1974; MACKLEM et al., 1971; MC ILROY u. BATES, 1956; PANDE et al., 1971; SMITH et al., 1954; ZIMMERMANN u. HIRSCHAUER, 1972.

8. Röntgenologie

Dazu wird auf S. 235 verwiesen.

III. Verlauf und Komplikationen

Genaue Angaben zur Prognose sind derzeit nicht zu machen. Durch die Fortschritte der

Chemotherapie ist jedoch die Prognose als wesentlich günstiger gegenüber früheren Jahrzehnten anzusehen. Die Letalität ist jedoch nach KONIETZKO et al. (1969) immer noch groß, wobei verständlicherweise zuverlässige Zahlen nicht verfügbar sind. Durch die Antibiotikatherapie sind Pneumonien als Todesursache seltener geworden, dagegen findet sich häufiger als Todesursache ein Rechtsherzversagen bei Cor pulmonale. Der Verlauf der bronchiektatischen Erkrankung wird wesentlich bestimmt durch Beginn der Erkrankung, Beeinflußbarkeit durch antibiotische und/oder chirurgische Therapie, Komplikationen (FIELD, 1969).

Liegt der *Beginn der Erkrankung* im Kindesalter, so bestehen häufig kontinuierliche Symptome. Nach HUZLY (1973) treten bei 4–14jährigen Patienten nur bei ca. 20% beschwerdefreie Intervalle von mindestens 4 Wochen auf. Schon vor den ersten Symptomen sollen bereits Bronchiektasen bestehen, warum sie klinisch stumm bleiben, sei unklar. Im Erwachsenenalter soll dagegen das beschwerdefreie Intervall viele Jahre bis Jahrzehnte betragen können.

Nach MITCHELL (1974b) sterben bei Auftreten der Bronchiektasie in der Jugend die Patienten häufig um das 40. Lebensjahr an Komplikationen wie Pneumonie, Cor pulmonale oder massiver Hämoptoe. Für unbehandelte schwere Bronchiektasen soll die Überlebenszeit maximal 10–15 Jahre betragen. Nach anderen Autoren liegt das Sterbealter jenseits des mittleren Lebensalters zwischen dem 65. und 70. Lebensjahr (SCHUBERT et al., 1962; WILLIAMS u. CAMPELL, 1960). Nur ca. 2,5% der Patienten sollen vorzeitig sterben (HUZLY, 1960), wobei die Prognose im direkten Verhältnis zur Sputummenge und Hustenleistung stehen soll (HUZLY u. HOFMANN, 1961). Bei Nachweis sackförmiger Bronchiektasen wird eine Heilung der Bronchiektasie nicht mehr als möglich angesehen, bestenfalls wird ein Stillstand der Krankheit zu erreichen sein.

Daß die *Antibiotikabehandlung* insgesamt einen günstigen Einfluß auf die Prognose gebracht hat, ist seit langem bekannt und mehrfach nachgewiesen (BRADSHAW et al., 1957; CHERNIAK u. CARTON, 1966; CHERNIAK et al., 1967; CROFTON, 1966; MITCHELL,

1974a b; MURRAY, 1974; POTTER, 1975; STRANG, 1956; WIESNER, 1970, 1971).

Dauererfolge durch *chirurgische Therapie* mittels Resektion des befallenen Lungenlappens sind nur bei solchen Patienten zu erwarten, bei denen ein isolierter Befall mit rezidivierenden von diesen Lappen ausgehenden Infekten vorliegt. Existieren bereits weitere bronchiektatische Veränderungen in anderen Lungenlappen, dann ist postoperativ eine Progredienz des Leidens nicht aufzuhalten. Vielfach macht sich dann der funktionelle Ausfall der Lappenresektion im weiteren Verlauf nur nachteilig bemerkbar. Beachtenswert ist, daß nach BORRIE u. LICHTER (1965) und GINSBERG et al. (1955) bei guter internistischer oder chirurgischer Therapie Patienten mit lokalisierten Bronchiektasen eine normale Lebenserwartung haben sollen.

Eine wesentliche prognostische Bedeutung wird bei Patienten mit starker Sekretbildung physikalischen Maßnahmen wie Lagedrainage und Vibrationsmassage des Thorax mit Abhusten beigemessen (LINDSKOG u. HUBBELL, 1955). So sollen nach einer Literaturzusammenstellung von WORTH (1966) zahlreiche jugendliche Patienten erfolgreich mit Lagedrainage, Atemübungen und endobronchialen Spülungen behandelt worden sein. Zusätzlich wurde allerdings bei fieberhaften Infekten des Bronchialsystems Antibiotikatherapie angewendet. Darunter hätten alle Patienten praktisch ein normales Leben führen können. Vorzeitige Invalidität soll in ca. 7% und bei 20% der Patienten längerer Arbeitsausfall auftreten (HUZLY, 1960).

Chronische Bronchitis, Hämoptysen, parabronchiale Bronchopneumonien, rezidivierende Pneumonien mit und ohne Atelektasen, Cor pulmonale, Trommelschlegelfinger und Uhrglasnägel, lokale und metastatische Abszesse, Pleuraempyeme und Amyloidosen sind in der aufgeführten Reihenfolge die häufigsten *Komplikationen*. Sie treten jedoch meist nur bei schweren Verlaufsformen auf. Die Angaben über die Häufigkeit dieser Komplikationen, falls überhaupt vorhanden, schwanken sehr stark. HUZLY (1973) gibt die Häufigkeit von Hämoptysen bei Erwachsenen mit 23% und HUANG et al. (zit. nach WORTH, 1966) mit 20% an, MITCHELL

(1974a) sowie FRASER u. PARÉ (1970) geben dagegen eine Häufigkeit von 50% an. Bei Kindern sollen Hämoptysen nach diesen Autoren nur selten auftreten, während bei sogenannten »trockenen Bronchiektasen« (s.S. 353) dagegen besonders häufig Hämoptysen vorkommen sollen. Für das Auftreten von Hämoptysen sollen hypertrophierte Bronchialarterien und deren Ulcerationen verantwortlich sein (CROFTON u. DOUGLAS, 1975; MITCHELL, 1974a, b). Auch Granulationsgewebe im Bereich der Bronchiektasen werden als Blutungsquelle vermutet (HUZLY, 1973). TOBIN u. JOHNSON (1956) geben als Ursache der Hämoptysen durch Entzündung arrodierte Bronchialarterien und Pulmonalarterien an. Offenbar kommen in den Bronchiektasen stark erweiterte Gefäße vor, wobei es sich z.T. um Anastomosen zwischen Bronchial- und Pulmonalarterien handelt (FISHMAN, 1959; LIEBOW et al., 1949; WOOD u. MILLER, 1938). Amyloidosen sollen in 1–2% der Fälle (HUZLY, 1973), Uhrglasnägel nach CLARK (1963); TURNER-WARWICK (1963) in 30% der Fälle und Trommelschlegelfinger bei ca. 20% der Patienten [HUANG et al., 1958 (zit. n. WORTH, 1966)] auftreten. MURRAY (1974) ist der Meinung, daß metastatische Abszesse, insbesondere Hirnabszesse, Trommelschlegelfinger und Amyloidosen sehr selten geworden sind. Nach HUZLY (1960) treten nur bei ca. 8% der Patienten Lungenabszesse, Arrosionsblutungen, Pleuritiden und Empyeme auf. Dagegen finden sich häufiger Verläufe mit Exacerbationen von Infekten einer gleichzeitig bestehenden chronischen Bronchitis (ZÖLLNER, 1962).

Trotz aller therapeutischen Erfolge bleiben fieberhafte Infekte des Respirationstraktes gefürchtete Komplikationen, da sie neben der akuten Verschlechterung stets das Risiko beinhalten, in bisher gesunden Bezirken neue bronchiektatische Veränderungen hervorzurufen. Bei schweren Verläufen können solche Infekte durch Fieber und Sekretretention zu schweren Störungen des Gasaustausches führen. Meist sind sie der Beginn des mit chronischer respiratorischer Insuffizienz und schwerer Kachexie einhergehenden Finalstadiums der Erkrankung. Seltene Komplikationen sind dagegen periphere Neuritiden (CAUGHEY et al., 1958) oder Asthma bronchiale (LINDSKOG u. HUBBELL, 1955), die offenbar nach operativer Therapie der Bronchiektasen rückbildungsfähig sind. Auch Lungenhämosiderosen sind bei Bronchiektasie beschrieben worden (CAMERON, 1956). Gelegentlich ist auch behauptet worden, daß gehäuft Bronchial-Carcinome bei Bronchiektasenträgern auftreten (KARTAGENER, 1956; SCHUBERT et al., 1962).

F. Therapie

Wie schon erwähnt, hat die Antibiotikatherapie die Häufigkeit der Bronchiektasen stark reduziert (s.S. 354). Neben der Antibiotikatherapie stellt die Lagedrainage einen Eckpfeiler in der Behandlung der Bronchiektasie dar (POTTER, 1975). Dagegen ist die Indikation zur operativen Therapie stark eingeengt worden. Die Verordnung von Sekretolytika und Broncholytika spielt in der täglichen Praxis eine wichtige Rolle (WYNN-WILLIAMS, 1957). Anzumerken ist noch, daß Staubinhalation jeglicher Art als Verschlimmerungsfaktor ausgeschaltet werden sollte. Keine Therapie erfordern Bronchiektasen, die symptomlos bleiben.

I. Antibiotikatherapie

Voraussetzung jeder gezielten und optimalen Therapie ist eine bakterielle Untersuchung des Sputums bzw. Bronchialsekretes (s.S. 357). Ein Antibiogramm sollte bei Nachweis von Bakterien stets angefertigt werden, da in vielen Fällen nur so eine effektive Therapie möglich wird. Ist eine bakterielle Untersuchung nicht möglich, so kann zumindest ein rasch anzufertigendes Gram-Präparat Auskunft darüber bringen, ob Gram-positive oder Gram-negative Keime die entzündlichen Veränderungen verursachen und eine entsprechende Wahl des Antibiotikums getroffen werden kann. Gelingt kein bakterieller Nachweis, dann muß nach Schwere des klinischen Bildes eine Antibiotikatherapie am besten in der Reihenfolge Ampicillin (insbesondere bei Kindern Mittel der 1. Wahl), Tetracyclin und Gentamycin unternommen werden (Murray, 1974; Potter, 1975). Auch Trimethoprim plus Sulphamethoxasol und Cephalexin ist empfohlen worden (Matts, 1973).

Von allen Autoren wird die Antibiotikatherapie an erster Stelle der Behandlung von Bronchiektasen genannt (s.S. 354). Liegt ein Antibiogramm vor, so ist je nach Ansprechbarkeit der Erreger mit dem entsprechenden Medikament zu behandeln. Die Dauer richtet sich nach dem Rückgang der Produktion und der Purulenz des Sputums. Übereinstimmend wird darauf hingewiesen, daß relativ lange Behandlungszeiten erforderlich sein können. So wird z.B. als Mindestzeit einer Antibiotikatherapie ein Zeitraum von 2 Wochen angegeben (Potter, 1975). Die Applikation erfolgt oral, intravenös oder intramuskulär. Inhalative Verabreichung von Antibiotika ist wegen der schlechten Eindringtiefe und der geringen Niederschlagsmenge am gewünschten Ort bei akut entzündlichen Zuständen umstritten. Neben Untersuchungen, nach denen ein therapeutischer Effekt nicht zu erwarten ist (Pines et al., 1970; Stötter u. Germann, 1955), finden sich auch Untersucher, die einen wirksamen therapeutischen Effekt eruiert haben (Schmidt u. Krieger, 1971; Williams, 1974, dort auch Literaturzusammenfassung).

Nach einer Arbeit des Brit. Med. Res. Council (1957) und nach Suhs et al. (1965) sollen tägliche Gaben von Tetracyclinen einen günstigen Effekt als Dauertherapie haben. Ob allerdings unter den veränderten Bedingungen der Rückläufigkeit der Bronchiektasie und des Erregerwechsels bei rezidivierenden Infekten diese Untersuchungen noch relevant sind, muß bezweifelt werden. Außerdem muß beachtet werden, daß unter Antibiotikadauertherapie ebenso wie bei Mehrfachtherapie die Anzahl der Problemkeime wie z.B. Proteus, Pseudomonas, Klebsiellen und andere ansteigen (Cornere u. Menzies, 1974; Crofton u. Douglas, 1975; Petersdorf, 1974). Außerdem ist trotz dieser Dauertherapie immer wieder mit einem Auf-

flackern der Entzündung zu rechnen, da durch Stauung des Sekretes in den Bronchiektasen und durch Wandvernarbungen das Bakterienwachstum gefördert und Hemmkonzentrationen des Antibiotikums häufig nicht erreicht werden können (Mitchell, 1974a). Wichtig ist nach diesem Autor besonders, daß bei Pneumonien im Kindesalter, besonders im Gefolge von Masern und Pertussis rasch und optimal antibiotisch behandelt wird, da dadurch die Ausbildung von Bronchiektasen verhindert werden kann.

II. Physikalische Therapie

Der bronchiektatische Bronchus hat seine Elastizität und seinen Tonus und meistens auch seine Zilienfunktion der Bronchialschleimhaut weitgehend verloren. Dadurch kommt es zum Verlust der Sekretclearance. Daher sind als Dauertherapie bei Bronchiektasen mit starker Sekretbildung physikalische Maßnahmen erforderlich, um das Sekret aus dem Bronchialsystem zu entfernen (Pittman, 1955; Stötter u. Germann, 1955). Diese Maßnahmen verlangen vom Patienten, seinen Angehörigen und dem Therapeuten ein großes Maß an Kooperation, Energie und Disziplin. Wichtigste Maßnahme ist die Lagerungsdrainage (Jones, 1974, zusammenfassende Literatur dort; Potter, 1975; Wynn-Williams, 1957), wobei die befallenen Bronchen in eine solche Lage gebracht werden müssen, daß das Sekret dem Schwergewicht folgend ablaufen und über die großen Atemwege abgehustet werden kann. Voraussetzung ist eine genaue Lokalisation der Bronchiektasie durch Bronchographie. Die entsprechenden Lagerungen sind je nach Befall der Bronchien in Abb. 2 dargestellt. Bezüglich Einzelheiten wird auf folgende Autoren verwiesen: Gaskell u. Webber (1973); Hadorn (1971). Die entsprechende Lageposition soll 5–10 min beibehalten und durch Abklopfen des Thorax der Sekretfluß gefördert werden. Besteht zusätzlich eine Bronchospastik, was in fortgeschrittenen Stadien nichts ungewöhnliches ist, empfiehlt es sich, ca. 10–20 min vor der

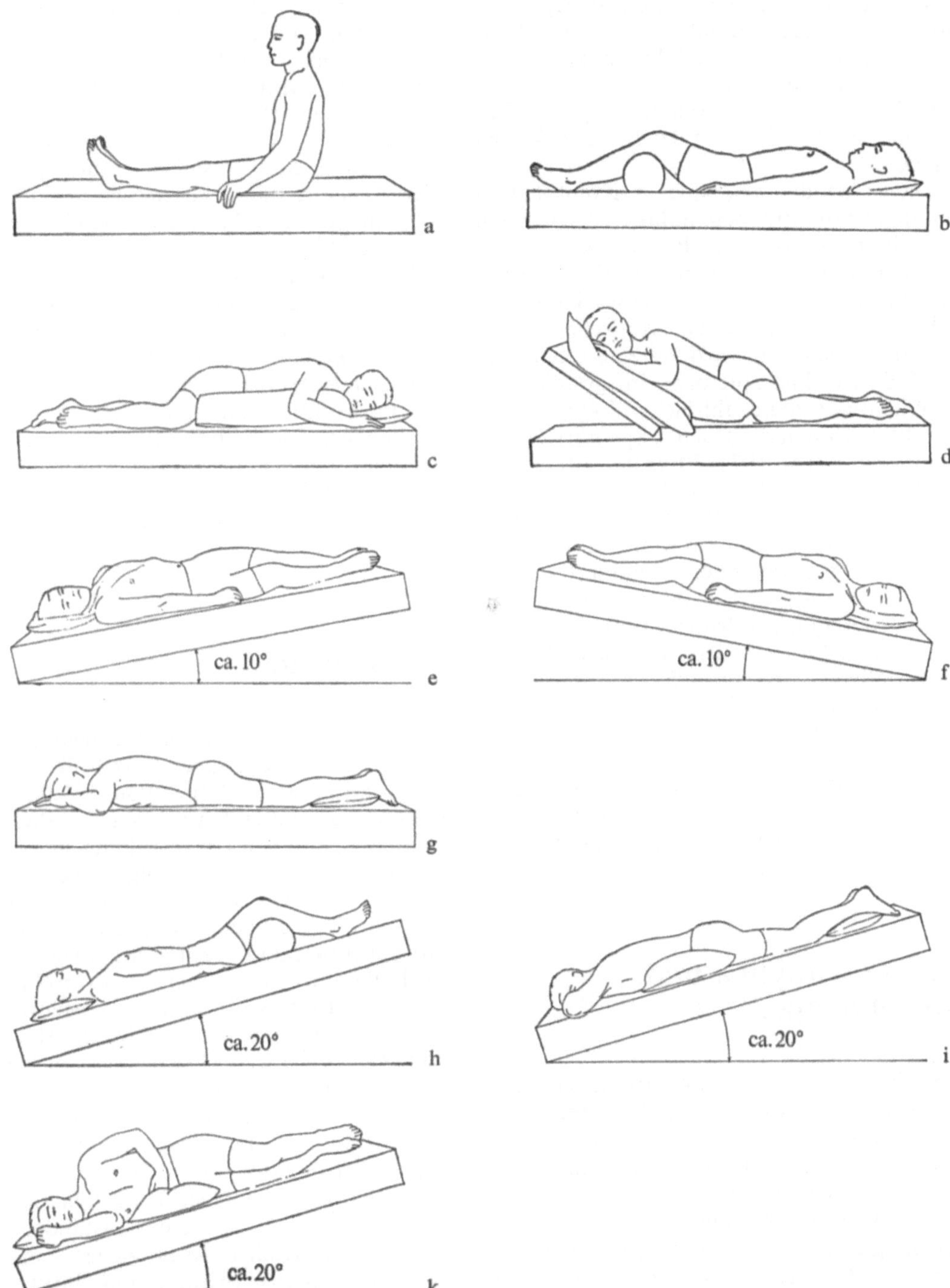

Abb. 2a–k. Drainagelagerungen: (a) Apikales Segment der Oberlappen; (b) Anteriores Segment der Oberlappen; (c) Posteriores Segment des rechten Oberlappens; (d) Posteriores Segment des linken Oberlappens; (e) Lingula; (f) Mittellappen; (g) Apikales Segment der Unterlappen; (h) Anterobasales Segment der Unterlappen; (i) Posterobasales Segment der Unterlappen; (k) Laterobasales Segment des linken Unterlappens. Nach HADORN (1971)

Lagerungstherapie einen Beta-Rezeptoren-Stimulator durch Inhalation zu verabreichen. Bei starker Sekretbildung kann evtl. die gleichzeitige Verabreichung eines Sekretolytikums einen weiteren günstigen Effekt auf die Sekretentleerung der Bronchiektasen haben.

Diese Art der Therapie in Kombination mit der Antibiotikabehandlung ist vor allem für die Prognose von Bronchiektasen bei Mucoviscidose von Bedeutung. Eine Verlängerung der Überlebenszeit dieser Patienten, die früher an den bronchiektatischen Komplikationen starben, wird auf eine Intensivierung dieser Therapieform in gesonderten Kliniken, wie sie in zahlreichen Ländern eingerichtet worden sind, zurückgeführt (Kleinerman u. Baum, 1974; Mellins, 1974, Literaturzusammenstellung s. dort).

Kommt es z.B. im Rahmen von Infekten zur Sekretretention, die mit diesen Maßnahmen nicht beseitigt oder verhindert werden kann, so kann gezieltes Absaugen mit dem Fiber- oder anderen Bronchoskopen notwendig werden und lebensrettend sein. In solchen Fällen ist die Bronchuslavage mit Erfolg angewendet worden (Finley et al., 1967; Kylstra et al., 1971; Vicente, 1929). Meist hat bei Kenntnis der Lokalisation der Bronchiektasen bereits eine ein- oder mehrmalige Bronchusspülung z.B. mit 20–100 ml physiologischer Kochsalzlösung einen ausgezeichneten therapeutischen Effekt.

III. Sekretolytika und Broncholytika

Obwohl der Wert der inhalativen Therapie von sog. Expektorantien und Sekretolytika nicht unumstritten ist (Lourenço et al., 1972; Lourenço, 1974), sollte auf jeden Fall bei Patienten mit starker Sekretbildung ein Versuch unternommen werden, ob eines der gängigen entsprechenden Medikamente wie z.B. Bromhexin, N-Acetylcystein oder seine Derivate, Ol. terpentinae-Derivate, Emser-Salz u.a. dem Patienten das Abhusten des Sekretes erleichtert (Barton, 1974). Eine individuelle Testung der Medikamente ist er-

forderlich, da nicht selten bei Inhalation über Hustenreiz und Zunahme der Bronchospastik geklagt wird (Bernstein u. Rhodes, 1964; Marschke u. Sarauw, 1971; Waltemath u. Bergman, 1973). Erlaubt es der Zustand des Herzkreislaufsystems, so kann über reichliche Flüssigkeitszufuhr oft eine Verflüssigung des viskösen Sekretes und damit ein besseres Abhusten erreicht werden (Potter, 1975).

Die Gabe von sog. Bronchospasmolytika sollte immer dann angewendet werden, wenn z.B. im Inhalationstest mit einem β-2-Rezeptoren-Stimulator (z.B. Orciprenalin) eine Besserung der vor der Inhalation bestehenden Obstruktion und mindestens 15% zu erreichen ist. Die Gabe von β-2-Rezeptoren-Stimulatoren bei Obstruktion, die rein atemmechanisch in der Exspiration auftreten, ist sinnlos. Bezügl. Einzelheiten der Medikation s.S. 720.

IV. Sonstiges

An erster Stelle steht die Vermeidung der Inhalation unspezifischer Reizstoffe, das ist in 1. Linie die Inhalation von Tabakrauch. Inhaliert der Patient weiterhin Tabakrauch, so muß analog den Untersuchungen von Bates (1973) der Therapieerfolg als gering eingeschätzt werden. Aber auch jegliche Art anderer Stoffe können unspezifische Reizwirkungen entwickeln. Häufig bringt ein Klimawechsel mit trockener, klarer, unverschmutzter Luft Hilfe. Viele Patienten bevorzugen aus diesem Grund Aufenthalte im Hochgebirge (Höhen über 1500 m). Liegt zusätzlich eine Sinusitis vor, so sollte durch adäquate operative Therapie eine Sanierung der Nasennebenhöhlen angestrebt werden.

Darüber hinaus muß sich die Therapie nach den jeweiligen Gegebenheiten richten. So kann z.B. bei schweren Zuständen, die mit respiratorischer Insuffizienz einhergehen, eine Intensivtherapie mit Intubation und Respiratorbeatmung erforderlich werden. Bei anderen Patienten gelingt es nur mittels Trachealkanüle, eine regelmäßige Bronchialtoilette zu erreichen. Die Therapie sollte jedoch möglichst von vornherein nach Stellung der Diagnose so ausgerichtet sein, daß derartige Verläufe vermieden werden.

Die Grundsätze der Nebennierenrindenhormontherapie, die bei Bronchiektasie, insbesondere bei schwereren Formen, indiziert sein kann, sind die gleichen, wie bei der Behandlung der chronischen Bronchitis, insbesondere der chronisch obstruktiven Bronchitis. Es wird deshalb auf die Darstellung der Nebennierenrindenhormontherapie auf Seite 734 verwiesen.

V. Operation

Hauptindikation zur Operation sind nachgewiesene *lokalisierte* Bronchiektasen mit schweren allgemeinen Symptomen, starke rezidivierende Hämoptysen, wenn die Blutungsquelle bekannt ist (BORRIE u. LICHTER, 1965; CROFTON, 1966; CROFTON u. DOUGLAS, 1975; HUZLY u. HOFMANN, 1961, 1973; MITCHELL, 1974 a; MURRAY, 1974; SCHAMAUN, 1972; SEALY et al., 1966; THIEMANN et al., 1972; VOIGT, 1970, 1971; WIESNER, 1971).

Wird unter dieser strengen Indikation während der Jugendzeit reseziert, so sind die funktionellen postoperativen Ergebnisse sehr günstig. Wenn jedoch nach der Operation die Bronchiektasie fortbesteht, ist der funktionelle Erfolg schlecht (LANDAU et al., 1974). Nach MURRAY 1974 sollte die operative Therapie aus 2 Gründen seltener angewendet werden. Einmal weil die antibiotische Therapie sehr wirkungsvoll ist, und zum anderen, weil sich gezeigt hat, daß in vielen Fällen eine generalisierte Schwäche des Bronchialsystems besteht, die nach Erfolg der Operation neue Bronchiektasen an vorher unauffälliger Stelle entstehen läßt. So konnte z.B. in Langzeitstudien nur bei ca. 35–40% der operierten Patienten ein vollständiger Heilerfolg registriert werden (BRADSHAW et al., 1957; FIELD, 1969; FRITZ et al., 1971; LINDSKOOG u. HUBBELL, 1955; MICHAEL, 1972; PERELMAN et al., 1971; REMÉ et al., 1972; RIPE, 1971; SANDERSON et al., 1974; SCHAMAUN, 1972; SEALY et al., 1966; THIEMANN et al., 1972; WIESNER, 1971). Da-

bei ist die Voraussage des Therapieerfolges sehr ungewiß (RIPE et al., 1971 a, b). Lediglich VOIGT (1971) sowie CLARK (1963) berichten von einer Heilungsquote von ca. 70%. Eine detaillierte Zusammenstellung von Operationsergebnissen bei Bronchiektasen findet sich bei SANDERSON et al. (1974) und SCHAMAUN (1972). Literaturzusammenstellung bis ca. 1962 können bei WORTH (1966) nachgelesen werden.

Die Liste der Kontraindikation zum operativen Eingriff ist groß. CROFTON u. DOUGLAS (1975) sowie MITCHELL (1974 a) rechnen dazu den Befall von mehr als 2 Lungenlappen, fortgeschrittenes Alter, Lungenemphysem, Fibrosen, pulmonale Hypertonie und diffuse chronische Bronchitis. CROFTON (1966) und HUZLY (1961) nennen Bronchospasmus, Asthma, Nasennebenhöhlenaffektionen und Alter unter 6 Jahren bzw. über 35 Jahren als Kontraindikationen. Die Autoren sind in der Mehrzahl der Meinung, daß vor einem operativen Vorgehen zunächst sämtliche internistischen therapeutischen Mittel auszuschöpfen sind.

VI. Präventivmaßnahmen

Nach HUSFELDT (1959); JERNELIUS (1964); MITCHELL (1974 a) ist die wichtigste und wirkungsvollste Präventivmaßnahme eine rasche und optimale antibakterielle Therapie bei Pneumonien, besonders solcher im Kindesalter, da diese oft Ausgangspunkte der Bronchiektasie sind. Bleiben von solchen Pneumonien bronchiektatische Veränderungen zurück, so ist eine ständige fachärztliche Überwachung angezeigt. Darüber hinaus empfiehlt MURRAY (1974) bei solchen Patienten, bei denen eine familiäre Häufung von Bronchiektasen tatsächlich nachzuweisen ist, von einer Heirat Abstand zu nehmen. Das trifft insbesondere bei kongenitalen cystischen Fibrosen, Kartagener-Syndrom und ein- bzw. zweiseitigen cystischen kongenitalen Lungenerkrankungen zu. Darüber hinaus sind bisher wirkungsvolle Maßnahmen zur Verhinderung der Ausbildung von Bronchiektasen bei der Mucoviscidose nicht bekannt, da trotz intensiver Antibiotika- und physikalischer Therapie rezidivierende Infekte nicht zu vermeiden sind.

Eine wichtige Präventivmaßnahme zur Ausbildung von Bronchiektasen ist eine rasche und schonende Beseitigung von Bronchusstenosen jeglicher Genese, sofern es sich nicht um inoperable Tumoren handelt. Nach Crofton (1966); Doesel (1970a, b); Mitchell (1974a, b) können z.B. bei Kindern schon in Stunden Bronchitis und poststenotische Infektionen auftreten.

Inwieweit eine prophylaktische Gabe von Antibiotika in allen Fällen sinnvoll ist, muß offen bleiben (s.S. 361).

G. Beziehungen zur nichtobstruktiven und obstruktiven Bronchitis

Wie bereits mehrfach betont, bestehen Bronchiektasen und chronische Bronchitis gleichzeitig und erschweren eine Differenzierung beider Erkrankungen. Es ist jedoch wichtig, darauf hinzuweisen, daß man die zylindrischen Erweiterungen der peripheren Bronchen sinnvoller als deformierende Bronchitis bezeichnen sollte (Hirschfeld et al., 1962). Die Unterscheidung zwischen beiden Erkrankungen wird häufig nur durch das Ausmaß der bronchogenen Dilatation möglich. Der Beginn der Erkrankung liegt meistens bei der Bronchiektasie im Kindesalter, bei der chronischen Bronchitis werden Symptome oft erst in der 4.–5. Lebensdekade oder später manifest. Einerseits findet man schwere entzündliche Veränderungen ohne Bronchiektasen, andererseits auch Bronchiektasen ohne chronische Bronchitis. Deshalb wird von manchen Autoren ein Zusammenhang zwischen chronischer Bronchitis und Bronchiektasie abgelehnt (Mallory, 1947). Andere Autoren sind der Ansicht, daß z.B. bei der Tuberkulose, seltener auch bei der Silikose fließende Übergänge von der Bronchioloektasie (entspricht dem zentrilo-

bulärem Emphysem) zur Bronchiektasie bestehen (Stutz u. Viethen, 1955; Worth, 1966). Nach Mitchell (1974a) ist die Bronchiektasie charakterisiert durch rezidivierende bakterielle entzündliche Veränderungen, die nach Reid (1955) zu Beginn der Erkrankung mit Obliteration einzelner großer Atemwege einhergeht (s.S. 349). Bei der chronischen Bronchitis besteht dagegen eine generalisierte Erkrankung der Bronchialschleimhaut, wobei die bakteriell entzündlichen Veränderungen weniger stark ausgeprägt sind, was sich z.B. in überwiegenden lymphozytär-plasmazellulären Infiltraten zeigt (Gerrads et al., 1971). Otto (1971) betont, daß die ektatischen Veränderungen bei der chronischen Bronchitis durch chronische Drucksteigerung in der Lichtung entstehen, während Giese (1960) und Horány (1955) die Bronchiolitis bei chronischer Bronchitis als auslösende Ursache ansehen. Zylindrische bronchiektatische Veränderungen leichterer Art werden bei sorgfältiger diagnostischer Abklärung in fortgeschrittenen Stadien der chronischen Bronchitis praktisch generalisiert in den kleineren peripheren Bronchien gefunden (Kuntz, 1973a b; Nelson u. Christoforidis, 1973). Diese Veränderungen werden vor allem auch dann gefunden, wenn nur eine unzureichende Therapie betrieben werden kann (Maxwell, 1972; Phelan et al., 1973; Williams u. O'Reilly, 1959). Allerdings scheint die chronische Bronchitis allein nach größeren Verlaufsstudien (Bates, 1973) nur eine geringe Tendenz zur Ausbildung von klinisch typischen Bronchiektasen zu entwickeln. Entsprechend der unterschiedlichen Stadien der untersuchten Patienten mit chronischer Bronchitis schwankt die Angabe über die Häufigkeit der Bronchiektasen beachtlich (Bates et al., 1966; Fraser u. Paré, 1970; Simon u. Galbraith, 1953), so daß auf eine Angabe verzichtet wird. Fraser u. Paré (1970) weisen außerdem darauf hin, daß bei Bronchiektasen das Lungenparenchym häufiger röntgenologisch und bronchographisch nachweisbar geschrumpft sei, während es bei einer chronischen Bronchitis, selbst wenn stärkere bronchiektatische Veränderungen bestehen, überbläht sei. Die Häufigkeit der chronischen Bronchitis bei Bronchiektasen wird für Patienten, bei denen nach Resektion der entsprechenden Lungenlappen eine chronische Bronchitis persistierte, mit 12 bis ca. 40% angegeben (HELM u. THOMPSON, 1958; SANDERSON et al., 1974; WIESNER, 1970).

In den letzten Jahren ist gelegentlich die Ansicht vertreten worden (FERLINZ, 1973; weitere Literatur bei KLEINERMAN u. BAUM, 1974), daß Bronchiektasen mehr ein Extremfall der chronischen Bronchitis darstellen, als etwa ein eigenes Krankheitsbild. Die Hypothese, daß z.B. die durch ausgeprägte muköse Schleimsekretion gekennzeichneten Fälle von chronischer Bronchitis häufiger zylindrische Bronchiektasen entwickeln als solche, die nur unter Husten ohne vermehrte Schleimproduktion zu leiden haben, ist nicht belegt worden. Auch über den Zusammenhang zwischen Häufigkeit von bakteriellen und viralen Infekten und dem Auftreten von bronchiektatischen Veränderungen bei der chronischen Bronchitis bestehen nur nicht nachgewiesene Vermutungen. Welche Faktoren für das Entstehen einer nichtobstruktiven oder obstruktiven Bronchitis letztlich im Rahmen einer Bronchiektasie verantwortlich sind, bleibt unklar und rein spekulativ. Auf die Bedeutung des exspiratorischen Kollapses bei der Obstruktion bei Bronchiektasen ist bereits S. 358 hingewiesen worden.

H. Differentialdiagnose

Auch in der Differentialdiagnose zur Bronchiektasie hat sich ein Wandel vollzogen. Bis zur Ära der antituberkulosen Chemotherapie waren die häufig im Gefolge der cavernösen Tuberkulose oder der selbständigen Bronchustuberkulose auftretenden bronchiektatischen Veränderungen von dem eigentlichen Krankheitsbild der chronischen Bronchiektasen abzugrenzen. Der allgemeine Rückgang der Tuberkulose und deren wirkungsvolle medikamentöse Therapie lassen bronchiektatische Veränderungen nur noch selten entstehen. Häufiger zu sehen sind dagegen Bronchiektasen im Gefolge schrumpfender Lungenerkrankungen, die daher auch an erster Stelle abgehandelt werden sollen.

I. Schrumpfende Lungenerkrankungen

Bei abszedierender und karnifizierender Pneumonie sowie gefesselter Lunge nach pleuro-pulmonalen Erkrankungen (STUTZ u. VIETHEN, 1955; SZÜCS et al., 1960; TANNER, 1956) sind häufig bronchiektatische Veränderungen mit Ausbildung skurriler Formen bronchographisch nachweisbar. Sind die primär zugrundeliegenden Erkrankungen zum Stillstand gekommen, besteht meist keine Symptomatik im Sinne einer Bronchiektasie. MURRAY (1974) beschreibt ganz ähnliche Veränderungen bei Atelektasen. Man kann annehmen, daß ähnlich einer Ziehharmonika durch Stauchung, Abknickung, Drehung und Kompression, also nicht durch entzündliche Vorgänge, diese bronchiektatischen Veränderungen entstehen.

Ganz ähnlich hat man sich die Entstehung von Bronchiektasen bei fibrotischen Lungenerkrankungen, wie z.B. der Asbestose vorzustellen, wobei es nach LEATHART (1960) durch ziehende Kräfte und weniger durch Wandbeteiligung des Bronchus zur Ausbildung von zylindrischen Bronchiektasen kommt, die klinisch stumm bleiben. Auch für die Sklerodermie sind bei Lungenbeteiligung solche Bronchiektasen beschrieben worden (HAYMAN u. HUNT, 1952; MURPHY et al., 1941). FRASER u. PARÉ (1970) führen die Entstehung von Bronchiektasen im Rahmen fibrosierender Lungenerkrankungen auf lokale Atelektasenbildung (Cicatrization atelectasis) zurück, wobei es zur Überdehnung von zentral zur Atelektase gelegenen Bronchien kommen soll, die dann bronchographisch wie Bronchiektasen imponieren können.

II. Tuberkulose

Die Beteiligung der Bronchen bei der Lungentuberkulose soll nach JENKINS u. WOLINSKY (1974) vor der Ära der Chemotherapie 10–15% betragen haben, derzeit ist sie wesentlich geringer (HAMEL et al., 1962; STEER, 1967). Die Art der Bronchusbeteiligung bei Kindern ist charakterisiert durch Obstruktion des Bronchus durch vergrößerte Lymphknoten oder verkäsende Massen bei Lymphknoteneinbruch bei sehr engen Lumina (Bugher et al., 1937; Doesel, 1970a, b; Huzly, 1962; Jenkins u. Wolinsky, 1974). Dabei entstehen nekrotische oder verkäsende Wandveränderungen und Schleimhautulcerationen, die narbig abheilen und oft Stenosen für den Sekret- und Gastransport darstellen.

Beim Erwachsenen ist die häufigste Form der Bronchusbeteiligung die wiederholte Implantation von Tuberkelbakterien von Parenchymläsionen her. Es kommt zur Tuberkelbildung mit Lymphozyteninfiltraten in Mucosa und Submucosa. Nekrosen und Ulcerationen heilen narbig ab unter Hinterlassung von fibrös-circulären Stenosen mit Obstruktion und poststenotischer Dilatation, also distal vom Herd sich ausbildender Bronchiektasen. Auch Traktion soll als Ursache der Bronchiektasen-Entstehung in Frage kommen (Worth, 1966). Sehr viel seltener ist ein Befall der terminalen Bronchien (Medlar, 1955) oder die akut wie ein allergisches Geschehen verlaufende Bronchustuberkulose (Huzly, 1962; Doesel, 1970a, b). Bei der letzteren Form treten häufig durch akute Fibrinverlegungen der Bronchen Atelektasen mit distaler Dilatation auf. Im Aushcilungsstadium kommt es durch fibröse Schrumpfung und Strikturen zur bronchographisch nachweisbaren zirkulären, arkadenförmigen Bronchiektase (Huzly, 1953). Bronchoskopisch finden sich bei diesen Arten der tuberkulösen Bronchialerkrankungen im Bereich der Schleimhaut Rötung, Ödem, Ulcerationen, Käsemassen, im Abheilungsstadium sind Deformationen und Strikturen zu erkennen.

Häufig finden sich entsprechend der starken Verbreiterung der Tuberkulose in den Lungenoberlappen dort auch bronchiektatische Veränderungen, die jedoch völlig symptomlos bleiben können oder erst im späten Alter durch eine Hämoptyse diagnostiziert werden. Die Symptomlosigkeit wird auf die gute Drainage der Bronchiektasen im Oberlappen zurückgeführt (Fraser u. Paré, 1970; Worth, 1966), sie werden deshalb auch häufig als »trockene« Bronchiektasen bezeichnet. Bei dieser Form von Bronchiektasen sollen Hämoptysen besonders häufig vorkommen (Jackson u. Lynn, 1957), wobei besonders starke Blutungen bei ca. 1% der Patienten auftreten.

Gelegentlich muß auch einmal differentialdiagnostisch bei infizierten cystischen Bronchiektasen an tuberkulöse Kleinkavernen gedacht werden, meist läßt die bakteriologische und bronchographische Untersuchung eine eindeutige Unterscheidung zu. Seltener als früher muß bei Hämoptysen zwischen tuberkulöser und bronchiektatischer Genese getrennt werden.

III. Reversible Bronchiektasen
(s.S. 349)

Murray (1974) sowie Fraser u. Paré (1970) weisen darauf hin, daß nach akuten virusbedingten Tracheobronchitiden und bei entzündlichen pneumonischen Veränderungen ulceröse Mucosadefekte auftreten können. Es handelt sich dabei um reversible, meist zylindrische Bronchiektasen (Drapanas et al., 1966; Eerland u. Orie, 1958; Meyler u. Huizinga, 1950; Nelson u. Christoforidis, 1958, 1973). Huzly u. Hoffmann (1961) sowie Stutz u. Viethen (1955) vertreten dagegen die Meinung, daß es sich bei reversiblen Bronchiektasen nicht um entzündliche, sondern um muskuläre, tonisch bedingte Dilatationen der Bronchien handle. Die reversiblen Bronchiektasen sind meistens nach 3–9 Monaten (Bachman et al., 1953) voll rückbildungsfähig. Bronchographische Befunde im frühen Stadium der oben genannten Erkrankungen sind daher bezüglich einer Bronchiektasie sehr vorsichtig zu beurteilen. Evtl. muß eine Nachuntersuchung nach 3–9 Monaten zur Sicherung der Diagnose durchgeführt werden. Bronchiektatische Veränderungen im Gefolge einer Atelektase sind ebenfalls voll rückbildungsfähig, wenn die Atelektase wieder aufgeht.

Waldbott et al. (1950) fanden reversible Bronchiektasen bei Asthma bronchiale. Sehr wahrscheinlich handelt es sich dabei um lokalisierte Spasmen und Erweiterungen der großen Atemwege. Die Häufigkeitsangaben von Bronchiektasen beim Asthma muß schon aus diesem Grund sehr vorsichtig beurteilt werden. Nach WORTH (1966) liegt die Häufigkeit zwischen 4–30%. Sehr wahrscheinlich sind dabei aber Patienten mit deformierender Bronchitis als Bronchiektasen mitgerechnet worden.

IV. Hämoptysen

Neben Bronchiektasen können eine Vielzahl von Lungenerkrankungen Hämoptysen hervorrufen. Am häufigsten sind das die Bronchus-Carcinome, weshalb stets bei Hämoptysen an einen Tumorbefall des Bronchialsystems gedacht werden sollte. Massive Hämoptysen können eine kavernöse Lungentuberkulose oder ein Aspergillom als Ursache haben. Auch Lungeninfarkte nach Thromboembolien in die Lunge können erhebliche Hämoptysen verursachen. Seltener sind sie bei Pneumonien, Lungenabszessen oder Mitralstenosen zu beobachten. Bei folgenden Krankheitsbildern sind ebenfalls Hämoptysen beobachtet worden: Singuläre Lungencysten, Wegenersche Granulomatose, Pneumokoniosen, av-Fisteln der Pulmonalgefäße, Lungensequester, idiopathische Hämosiderose, Goodpasture-Syndrom, Broncholithiasis, Adenom, Blastomykose, Coccidioidomykose, Fremdkörper, Lungenödem, Teleangiektasie, Bronchialgefäßanastomosen.

V. Bronchopulmonale Aspergillose

Sie wurde 1952 von HINSON et al. (1952) beschrieben und später von PEPYS (1969) bezüglich der Pathogenese wesentlich aufgeklärt. Die Erkrankung führt neben chronisch asthmatoiden Beschwerden mit akuten Fieberschüben und produktivem Husten gelegentlich zu lokalisierten sackförmigen Bronchiektasen, die die mittleren Bronchen befallen, und zwar dort, wo vorausgehend typische infiltrative Lungenveränderungen aufgetreten waren. Die Wandschädigung wird durch eine peribronchiale Antigen-Antikörper-Reaktion (IgG) vom Typ der Arthus-Reaktion verursacht.

VI. Seltenes

Bezüglich der Bronchiektasen, die mit kongenitalen Erkrankungen gekoppelt auftreten, wird auf S. 351 verwiesen. Darüber hinaus können folgende seltene Krankheitsbilder mit Bronchiektasenbildungen einhergehen: Ataxia-Teleangiectasia (LOUIS-BAR) nach DUNN et al. (1964); Ehlers-Danlos-Syndrom nach ROBITALLE (1964); Jellow Nails-Syndrom (BOWERS, 1969; HILLER et al., 1972). Schließlich muß noch vermerkt werden, daß bei centrilobulären Emphysemen bronchographisch darstellbare Bronchioloektasen gelegentlich Verwechslungen mit echten Bronchiektasen verursachen (MAISEL et al., 1968). Diese Veränderungen finden sich gehäuft bei emphysematösen Lungenveränderungen und Asthma bronchiale (SANERKIN, 1970).

Literatur

ADEBAHR, G.: Befunde bei Bronchiektasen nach Untersuchungen an Operationsmaterial. Frankfurt. Z. Path. **66**, 29 (1955)

ANDERSON, D.H.: Cystic fibrosis of the pancreas. J. chron. Dis. **7**, 58 (1958)

ANDERSON, L.L., BELL, J.C., BLOUNT, S.G., JR.: An evaluation of factors affecting the alveolar-arterial oxygen gradient in chronic pulmonary disease. Amer. Rev. Tuberc. **69**, 71 (1954)

AVERY, M.E., RILEY, M.C., WEISS, A.: The course of bronchiectasis in childhood. Bull. Johns Hopk. Hosp. **109**, 20 (1961)

BACHMAN, A.L., HEWITT, W.R., BEEKLEY, H.C.: Bronchiectasis. A bronchographic study of 60 cases of pneumonia. Arch. intern. Med. **91**, 78 (1953)

BARTON, A.D.: Aerosolised detergents and mucolytic agents in the treatment of stable chronic obstructive pulmonary disease. Amer. Rev. resp. Dis. **110**, 104 (1974)

Bass, H., Henderson, J.A.M.,Heckscher, T., Oriol, A., Anthonisen, N.R.: Regional structure and function in bronchiectasis. Amer. Rev. resp. Dis. **97**, 598 (1968)

Bates, D.V.: The fate of the chronic bronchitis: A report of the ten-years follow-up in the Canadian Department of Veteran's Affairs Coordinated Study of Chronic Bronchitis. Amer. Rev. resp. Dis. **108**, 1043 (1973)

Bates, D.V., Gordon, C.A., Paul, G.I., Place, R.E.G., Snidal, D.P., Wolf, C.R.: Chronic bronchitis; report on the third and fourth stages of the coordinated study of chronic bronchitis in the Departement of Veterans Affairs, Canada. Med. Serv. J. Canad. **22**, 5 (1966)

Bates, D.V., Macklem, P.T., Christie, R.V.: Respiratory Function in Disease, p. 392. Philadelphia: Saunders 1971

Baum, G.L., Racz, I., Bubis, J.J., Molho, M., Shapiro, B.L.: Cystic disease of the lung: Report of eighty-eight cases, with an ethnologic relationship. Amer. J. Med. **40**, 578 (1966)

Becroft, D.M.O.: Bronchiolitis obliterans, bronchiectasis, and other sequelae of adenovirus Type 21 infection in young children. J. clin. Path. **24**, 72 (1971)

Bernstein, L.I., Rhodes, P.G.: Iatrogenic bronchospasm occuring during clinical trials of a new mucolytic agent, acetylcystein. Chest **46**, 469 (1964)

Borrie, J., Lichter, I.: Surgical treatment of bronchiectasis: Ten-year survey. Brit. med. J. II, 908 (1965)

Bowers, D.: Unequal breasts, yellow nails, bronchiectasis and lymphedema. Canad. med. Ass. J. **100**, 437 (1969)

Bradshaw, H.H., Myers, R.T., Cordell, A.R.: Bronchiectasis: A fourteen year appraisal. Ann. Surg. **145**, 644 (1957)

British Medical Research Council: Prolonged antibiotic treatment of severe bronchiectasis. Clinical Trials Comittee of the British Medical Research Council. Brit. med. J. II, 255 (1957)

British Medical Research Council: Hypogammaglobulinaemia in the United Kingdom. Lancet **1969** I, 163

Bruton, O.C.: Agammaglobulinaemia. Pediatrics **9**, 722 (1952)

Bucher, U.: Die Sputumuntersuchung bei unspezifischen Krankheiten der tiefen Luftwege. Bern: Huber 1965

Bucher, J., Littig, J., Culp, J.: Tuberculosis tracheobronchitis–its pathogenesis. Amer. J. med. Sci. **193**, 515 (1937)

Burns, M.W.: Precipitins to Klebsiella and other enterobacteria in the serum of patients with chronic respiratory disorders. Lancet **1968** I, 383

Cameron, A.H.: Pulmonary hemosiderosis associated with bronchiectasis. Thorax **11**, 105 (1956)

Caughey, J.E., Wilson, R.F., Borrie, J.: Peripheral neuropathy (peripheral neuritis) with bronchiectasis. Thorac **13**, 59 (1968)

Cherniak, N.S., Carton, R.W.: Factors associated with respiratory insufficiency in bronchiectasis. Amer. J. Med. **41**, 562 (1966)

Cherniak, N.S., Dowling, H.F., Carton, R.W., McBryde, V.E.: The role of acute lower respiratory infection in causing pulmonary insufficiency in bronchiectasis. Ann. intern. Med. **66**, 489 (1967)

Cherniak, N.S., Vosti, K.L., Saxton, G.A., Lepper, M.H., Dowling, H.F.: Pulmonary function tests in fifty patients with bronchiectasis. J. Lab. clin. Med. **53**, 693 (1959)

Chesterman, J.T.: Recurrence after resection for bronchiectasis. Brit. J. Surg. **45**, 155 (1957)

Chief Medical Officer Report's, Ministry of Health. London: Her Majesty's Stationary Office 1947 and 1957. Zit. nach Crofton and Douglas (1975)

Chiu, F.T.S., Campbell, A.H.: Bronchogenic carcinoma causing non-terminal saccular bronchiectasis. Aust. N.A. med. J. **3**, 200 (1973)

Chopra, S., Simmons, D.H., Cassan, S.M., Becker, S., Ben-Isaac, F.E.: Bronchial obstruction by incorporation of aspirated vegetabel material in the bronchial wall. Amer. Rev. resp. Dis. **112**, 717 (1975)

Clarks, N.S.: Bronchiectasis in childhood. Brit. med. J. **1**, 80 (1963)

Cooley, J.C., Ginsberg, R.L., Olsen, A.M., Kirklin, J.W.: Foreign body bronchiectasis. J. thorac. Surg. **31**, 615 (1956)

Cornere, B., Menzies, R.: Letter: Haemophilus influenza apparently resistant to trimethoprim. Brit. med. J. I, 77 (1974)

Crofton, J.: Diagnosis and treatment of bronchiectasis: I. Diagnosis. II. Treatment and prevention. Brit. med. J. I, 721, 783 (1966)

Crofton, J., Douglas, A.: Respiratory Diseases, 2nd ed. Oxford: Blackwell 1975

Croxatto, O.C., Lanari, A.: Pathogenesis of bronchiectasis. J. thorac. Surg. **27**, 514 (1954)

Daly, J.J., Hunter, H., Richard, D.F.: Klinefelter's syndrome and pulmonary diseases. Amer. Rev. resp. Dis. **98**, 717 (1968)

Danielson, G.K., Hanson, C.W., Cooper, E.C.: Middle lobe bronchiectasis: Report of an unusual familial occurence. J. Amer. med. Ass. **201**, 605 (1967)

Davis, M.B., Hopkins, W.A., Wansker, W.C.: The present status of the treatment of bronchiectasis. Amer. Rev. resp. Dis. **85**, 816 (1962)

Dekker, E., Defares, J.G., Heemstra, H.: Direct measurement of intrabronchial pressure. Its application to the location of the check-valve mechanism. J. appl. Physiol. **13**, 35 (1958)

Denolin, H.: Ursachen für die Entstehung eines chronischen Cor pulmonale. Verh. dtsch. Ges. Kreisl. Forsch. **21**, 217 (1955)

Diamond, S., van Loon, E.L.: Bronchiectasis in childhood. J. Amer. med. Ass. **118**, 771 (1942)

Dietzsch, H.J., Wunderlich, P.: Das Williams-Campbell-Syndrom – eine Sonderform generalisierter angeborener Bronchiektasen. Z. Erkr. Atm. **130**, 387 (1969)

Diller, W.F.: Klinik und Pathologie der Phosgenvergiftung. Pneumonologie **150**, 139 (1974)

Di Rienzo, S.: Bronchial dynamism. Radiology **53**, 168 (1949)

Di Rienzo, S.: Radiologic Exploration of the Bronchus. Springfield, Ill.: Thomas 1949

Di Sant'Agnese, P.A.: Bronchial obstruction with lobar atelectasis and emphysema in cystic fibrosis of the pancreas. Pediatrics **12**, 178 (1953)

Doesel, H.: Bronchustuberkulose im Kindesalter. In: Ungewöhnliche Abläufe der Sarkoidose, progressive

Lungenfibrose, Bronchustuberkulose. Stuttgart: Hippokrates 1970

DOESEL, H.: In den letzten Jahren beobachtete irreversible Schädigung an Lunge und Bronchialsystem bei Primärtuberkulose. In: Obere Luftwege und Lunge als funktionelle und klinische Einheit. Hrsg.: F. LÜTGERATH, S. 136. Stuttgart: Thieme 1970b

DRAPANAS, T., SIEWERS, R., FEIST, J.H.: Reversible poststenotic bronchiectasis. New Engl. J. Med. **275**, 917 (1966)

DUDKOWSKI, L.: Ein Fall von zweilappigen Lungen mit Kartogener-Syndrom. Helv. paediat. Acta **22**, 491 (1967)

DUNN, H.G., MEUWISSEN, H., LIVINGSTONE, C.S., PUMP, K.K.: Ataxia teleangiectasia. Canad. med. Ass. **91**, 1106 (1964)

Editorial: Hypogammaglobulinaemia. Lancet **1961 I**, 157

Editorial: Bronchial mucocele. Brit. med. J. III, 721 (1971)

EERLAND, L.D., ORIE, N.G.M.: Bronchiectasis. In: DERRA, E. (Hrsg.), Handbuch der Thoraxchirurgie, S. 233. Berlin-Göttingen-Heidelberg: Springer 1958

EINTHOVEN, W.: Über die Wirkung der Bronchialmuskeln nach einer neuen Methode untersucht und über Asthma nervosum. Pflügers Arch. ges. Physiol. **51**, 367 (1892)

FERLINZ, R.: Die Ätiologie der chronischen Bronchitis. Münch. med. Wschr. **115**, 1417 (1973)

FIELD, C.E.: Bronchiectasis: Third report on a follow-up study of medical and surgical cases from childhood. Arch. Dis. Childh. **44**, 551 (1969)

FINE, A., BAUM, G.L.: Long-term follow-up of bronchiectasis. J. Lancet **86**, 505 (1966)

FINLEY, T.N., SWENSON, E.W., CURRAN, W.S., HUBER, G.L., LADMAN, A.J.: Bronchopulmonary lavage in normal subjects and patients with obstructive lung disease. Ann. intern. Med. **66**, 651 (1967)

FISHMAN, A.P.: Diskussionsbemerkung in: ADAMS, W.R., and VEITH, I., ed., Pulmonary Circulation, p. 158. New York: Grune & Stratton 1959

FLESHMAN, J.K., WILSON, J.F., COHEN, J.J.: Bronchiectasis in Alaskan native children. Arch. environm. Hlth **17**, 517 (1968)

FRASER, R.G., MACKLEM, P.T., BROWN, W.G.: Airway dynamics in bronchiectasis: A combined cine-fluorographic–manometric study. Amer. J. Roentgenol. **93**, 821 (1965)

FRASER, R.G., PARÉ, J.A.P.: Diagnosis of Diseases of the Chest, Vol. I and II. Philadelphia: Saunders 1970

FRIED, K.H.: Situs inversus viscerum und Kartagenerscher Symptomenkomplex (Studie an 20 Fällen). Dtsch. med. J. **6**, 690 (1955)

FRIEDEL, H.: Die Bronchografie in Allgemeinnarkose. In: Bronchographische Arbeitsmethoden und ihre Ergebnisse, Gesundheit und Volk, Berlin, 1962

FRITZ, W., SCHOBER, K.L., THIEMANN, H.H., SITKA, U.: Bronchiektasen im Kindesalter. Krankengut – Grundzüge der Therapie – Nachuntersuchungsergebnisse. Thoraxchir. **19**, 161 (1971)

FROLAND, A.: Klinefelter's syndrome clinical endocrinological and cytogenetical studies. Dan. med. Bull. **16**, Suppl. VI (1969)

GAMSU, G., WEINTRAUB, R.M., NADEL, J.A.: Clearance of Tantalum from airways of different caliber in man evaluated by a roentgenographic method. Amer. Rev. resp. Dis. **107**, 214 (1973)

GANGULI, P.C., LYNNE-DAVIES, P., SPROULE, B.J.: Pulmonary alveolar proteinosis, bronchiectasis and secondary amyloidosis: A case report. Canad. med. Ass. J. **106**, 569 (1972)

GASKELL, D.V., WEBBER, B.A.: Brompton Hospital Guide to Chest Physiotherapy. Philadelphia: F.A. Davies Co. 1973

GERRADS, J., SCHUBERT, G.E., HILPERT, P.: Bronchusbiopsie bei chronischer Bronchitis. Chronic Inflammation of the Bronchi. Progr. Resp. Res. **6**, 499 (1971)

GIESE, W.: Bronchiolitis, Bronchiektasen und Pneumonie. Dtsch. med. J. **5**, 279 (1954)

GIESE, W.: Pathomorphologie der Ventilation. Die pulmonal bedingten Ventilationsstörungen. Verh. dtsch. Ges. Path. **64**, 35 (1960)

GIESE, W.: Pathologische Anatomie der cystischen Lungenerkrankungen. Langenbecks Arch. klin. Chir. **304**, 333 (1963)

GIESE, W.: Cystische Lungenerkrankungen – Pathol. Anatomie. Pneumonologie **143**, 102 (1970)

GINSBERG, R.L., COOLEY, J.C., OLSEN, A.M., KIRKLIN, J.W., CLAGETT, O.T.: Prognosis of bronchiectasis after surgical resection. Surg. Gynec. Obstet. **101**, 99 (1955)

GLAUSER, E.M., COOK, C.D., HARRIS, G.B.: Bronchiectasis: A review of 187 cases in children with follow-up pulmonary function studies in 58. Acta paediat. scand. 165 (Suppl.) **1**, 1966

GOLD, R., WILT, J.C., ADHIKARI, P.K., MAC PHERSON, R.I.: Adenoviral pneumonia and its complication in infancy and childhood. J. Canad. Ass. Radiol. **20**, 218 (1969)

GOODMANN, D.H.: Bronchiectasis, eosinophilia, asthma, pneumonitis (BEAP syndrome). Ann. Allergy **33**, 289 (1974)

GOODMANN, D.H.: Bronchiectasis in allergic aspergillosis. BEAP syndrome. Ariz. Med. **32**, 91 (1975)

GOUGH, J.: Emphysema in relation to pneumoconiosis. In: ORENSTEIN, A.J., Hrsg. Proceedings of the Pneumoconiosis Conference, held at the University of Witwatersrand, Johannesburg. 9.–24. Febr. 1959, p. 200–204. London: J. & A. Churchil 1960

GOUGH, J.: Pathology in respiratory disease. Mechanism studies. Arch. environm. Hlth **6**, 122 (1963)

GRILLO, I.A.: Bronchiectasis in Nigerans. Afr. J. med. Sci. **3**, 213 (1972)

GUDBJERG, C.E.: Roentgenologic diagnosis of bronchiectasis. An analysis of 112 cases. Acta radiol. (Stockh.) **43**, 209 (1955)

GUDBJERG, C.E.: Bronchiectasis-Radiological diagnosis and prognosis after operative treatment. Acta radiol. (Stockh.) (Suppl. 143) (1957)

HAAG, W., EISENREICH, F.R.: Experimentelle Untersuchung zur pathophysiologischen Bedeutung der Kollateralventilation. Thoraxchir. **4**, 52 (1956)

HADORN, W.: Lehrbuch der Therapie, S. 389. Bern: Huber 1971

HAMEL, N.C., BRIGGS, J.N., SCHULKINS, T.A.: Posttuberculous bronchiectasis. Indications for surgical treatment. Calif. Med. **97**, 233 (1962)

HARAZIM, H., KAIK, G., KAIK, B.: Beitrag zur Klinik

und Diagnostik der Bronchusadenome, Bericht über 23 Fälle. Pneumonologie **148**, 45 (1972)

HAYMAN, L.D., HUNT, R.E.: Pulmonary fibrosis in generalized scleroderma: Report of a case and review of the literature. Dis. Chest **21**, 691 (1952)

HAYWARD, J., REID, L.M.: The cartilage of the intrapulmonary bronchi in normal lungs, in bronchiectasis, and in massive collapse. Thorax **7**, 98, 1952

HELM, W.H., THOMPSON, V.C.: The long-term results of resection for bronchiectasis. Quart. J. Med. **27**, 353 (1958)

HENTEL, W., LONGFIELD, A.N., GORDON, J.: A re-evaluation of bronchiectasis using fume fixation. 1. The broncho-alveolar structure: a preliminary study. Dis. Chest **41**, 41 (1962)

HERZOG, H., KELLER, R., MAURER, M., BAUMANN, H.R., NADJAFI, A.: Distribution of bronchial resistance in obstructive pulmonary diseases and in dogs with artificially induced tracheal collapse. Respiration **25**, 381 (1968)

HESSEN, I.: Bronchiectasis of the apical segment of the lower lobe. Acta radiol. (Stockh.) **48**, 7 (1957)

HILLER, E., ROSENOW, E.C., OLSEN, A.M.: Pulmonary manifestations of the yellow nail syndrome. Chest **61**, 452 (1972)

HINDS, J.R.: Bronchiectasis in the Maori. N. Z. med. J. **57**, 328 (1958)

HINSON, K.F.W., MOON, A.J., PLUMMER, N.S.: Bronchopulmonary aspergillosis. A review and a report of eight new cases. Thorax **7**, 317 (1952)

HIRSCHFELD, J.J., BRANTIGAN, O.C., KRESS, M.B., GOCO, R.V.: Bronchoscopy and bronchography in emphysema and chronic bronchitis. Demonstration of morphologic chances in an attempt at appraisal of severity of functional impairment. Dis. Chest **41**, 291 (1962)

HIUZINGA, E.: Sur la pretendue bronchectasie primitive. Ann. Oto-laryng. (Paris) **77**, 166 (1960). Zit. nach WORTH (1966)

HODSON, C.J., TRICKEY, S.E.: Bronchial wall thickening in asthma. Clin. Radiol. (Lond.) **11**, 183 (1960)

HOLMES, L.B., BLENNER-HASSET, J.B., AUSTEN, K.F.: A reappraisal of Kartagener's syndrome. Amer. J. med. Sci. **255**, 13 (1968)

HORÁNYI, J.: Über die Bedeutung der Lungenfunktion in der Entwicklung der Bronchiektase. Zbl. Chir. **80**, 1697 (1955)

HOWELL, J.B.L.: Bronchiectasis. In: Textbook of Medicine, ed. by BEESON, P.B. and MCDERMOTT, W., p. 823. Philadelphia: Saunders 1975

HUANG, CH.S., SHIH, M.H., WAN, T.H., JEN, CH.Y.: Surgical treatment of bronchiectasis. China med. J. **77**, 587 (1958). Zit. nach WORTH (1966)

HUSFELDT, E.: Bronchiectasis, Etiology, surgical treatment, and prevention. Acta chir. scand., Suppl. **245**, 76 (1959)

HUZLY, A.: Bronchoskopie, Bronchographie und Bronchusspülung unter besonderer Berücksichtigung der Tuberkulose. Tuberk.-Arzt **7**, 1 (1953)

HUZLY, A.: Bronchiektasen. Ärztl. Prax. im Bild, Nr. 2, 37 (1959)

HUZLY, A.: Le pronostic des bronchectasies dites primitives. Bronches **10**, 174 (1960)

HUZLY, A.: Die Rolle des Bronchus im Tuberkulosegeschehen. Internist (Berl.) **3**, 597 (1962)

HUZLY, A.: Überblick über die Bronchologie und ihre Methoden. Internist (Berl.) **12**, 425 (1971)

HUZLY, A.: Bronchiektasen. In: Innere Medizin in Praxis und Klinik. Hrsg. v. HORNBOSTEL, H., KAUFMANN, W. u. SIEGENTHALER, W., Bd. I, S. 3ff. Stuttgart: G. Thieme 1973

HUZLY, A., HOFMANN, A.: Diagnostik und Therapie der Bronchiektasenerkrankung. Ärztebl. Baden-Württemberg, H. 11, S. 2 (1961)

JACKSON, B.A., LYNN, R.B.: Massive pulmonary haemorrhage from bronchiectasis. Canad. J. Surg. **1**, 42 (1957)

JANEWAY, C.A.: Progress in immunology syndromes of diminished resistance to infection. J. Pediat. **72**, 885 (1968)

JENKINS, D.E., WOLINSKY, E.: Mycobacterial Diseases of the Lung and Bronchial Tree: Clinical and Laboratory Aspects of Tuberculosis. In: G.L. BAUM, Textbook of Pulmonary Disease, p. 312. Boston: Little, Brown 1974

JERNELIUS, H.: Pertussis with pulmonary complication. A follow up study. Acta paediat. (Stockh.) **53**, 247 (1964)

JOHNSTON, R.F., GREEN, R.A.: Tracheobronchomegaly: Report of five cases and demonstration of familial occurence. Amer. Rev. resp. Dis. **91**, 35 (1965)

JONES, N.L.: Physical therapy–present state of the art. Amer. Rev. resp. Dis. **110**, 132 (1974)

KAMENER, R., BECKLAKE, M.R., GOLDMAN, H., MC GREGOR, M.: Respiratory function following segmental resection of the lung for bronchiectasis. Amer. Rev. Tuberc. **77**, 209 (1958)

KAMMLER, E., WELLER, W., ULMER, W.T., BRUCKMANN, E.: Die Inhalationsbronchografie mit Tantalstaub und ihre Probleme. Pneumonologie **146**, 241 (1972)

KARTAGENER, M.: Bronchiektasen bei Situs viscerum inversus. Beitr. klin. Erforsch. Tuberk. **83**, 489 (1933)

KARTAGENER, M.: Die Bronchiektasen. In: Handbuch der inneren Medizin, Bd. IV/2, 4. Aufl., S. 364. Berlin-Göttingen-Heidelberg: Springer 1956

KARTAGENER, M.: Bronchiektasie bei drei Geschwistern und bei dem Onkel. Pneumonologie **143**, 43 (1970)

KARTAGENER, M., HORLACHER, A.: Bronchiektasien bei Situs viscerum inversus. Schweiz. med. Wschr. **65**, 782 (1935)

KARTAGENER, M., MÜLLY, K.: Familiäres Vorkommen von Bronchiektasen. Schweiz. Z. Tuberk. **13**, 221 (1956)

KARTAGENER, M., SPOENDLIN, H.: Hypoplasie der rechten Lunge mit cystischen Bronchiektasen und Dextroversio cordis. Pneumonologie **148**, 1 (1972)

KARTAGENER, M., STUCKI, P.: Bronchiectasis with situs inversus. Arch. Pediat. **79**, 193 (1962)

KASS, I., ZAMEL, N., DOBRY, C.A.: Bronchiectasis following ammonia burns of the respiratory tract. Chest **62**, 282 (1972)

KASSAY, D., LABAS, Z.: Studium des Bronchusbaumes bei Neugeborenen mit Entwicklungsstörungen. Wschr. Ohrenheilk. **91**, 52 (1957)

KLEINERMAN, J., BAUM, G.L.: Genetic Pulmonary Diseases: Tracheobronchial Tree. In: Textbook of Pulmonary Diseases, ed. by G.L. BAUM, p. 901. Boston: Little Brown and Comp. 1974

KOBLET, H., WYSS, F.: Das klinische und funktionelle

Bild des genuinen Bronchialkollapses beim Lungenemphysem. Helv. med. Acta **23**, 553 (1956)

KOCH, E., BOHN, H., RICK, W., HARTUNG, W.: Die erbliche Mucoviscidosis des Erwachsenen als unerwartet häufige Ursache chronischer Bronchialleiden und ihrer Folgen. Internist (Berl.) **1**, 35 (1960)

KÖBERLE, F.: Neurogene Bronchiektasien. Verh. dtsch. Ges. Path. **44**, 139 (1960)

KONIETZKO, N.F., CARTON, R.W., LEROY, E.P.: Causes of death in patients with bronchiectasis. Amer. Rev. resp. Dis. **100**, 852 (1969)

KRAMER, H., POPPE, I., WIESNER, B., VOIGT, H.: Bakteriologische Befunde in prä- und postoperativ entnommenem Bronchialsekret von Kindern mit Bronchiektasen. Z. Erkr. Atm. **132**, 69 (1970)

KÜRKLÜ, E.V., WILLIAMS, M.A., LE ROUX, B.T.: Bronchiectasis consequent upon foreign body retention. Thorax **28**, 601 (1973)

KUNTZ, E.: Pathophysiologie der chronischen Bronchitis. Münch. med. Wschr. **115**, 1422 (1973a)

KUNTZ, E.: Klinik der chronischen Bronchitis. Münch. med. Wschr. **115**, 1436 (1973b)

KUP, W., SCHNEEWEISS, H.: HNO-Erkrankungen bei Bronchiektasen im Kindesalter. J. Erkr. Atem. **134**, 442 (1971)

KUTSCHERA, W.: Der Formenkreis der Bronchiektasen. Anwendung der Rundfrage. Pneumonologie **143**, 160 (1970)

KYLSTRA, J.A., RAUSCH, D.C., HALL, K.D., SPOCK, A.: Volume-controlled lung lavage in the treatment of asthma, bronchiectasis, and mucoviscidosis. Amer. Rev. resp. Dis. **103**, 651 (1971)

LANDAU, L.I., PHELAN, P.D.: The spectrum of cystic fibrosis.–A study of pulmonary mechanics in 46 patients. Amer. Rev. resp. Dis. **108**, 593 (1973)

LANDAU, L.I., PHELAN, P.D.: Evaluation of flow-techniques for measurement of respiratory resistance by forced oscillation. A study in young subjects with obstructive lung disease. Thorax **28**, 136 (1973b)

LANDAU, L.I., PHELAN, P.D., WILLIAMS, H.E.: Ventilatory mechanics in patients with bronchiectasis starting in childhood. Thorax **21**, 304 (1974)

LANDER, F.P.L., DAVIDSON, M.: The pathogenesis of bronchiectasis. Brit. med. J. 1047 (1938a)

LANDER, F.P.L., DAVIDSON, M.: The aetiology of bronchiectasis with special reference to pulmonary atelecctasis. Brit. J. Radiol. **11**, 65 (1938b)

LANG, W.R., HOWDEN, C.W., LAWS, J., BURTON, J.F.: Bronchopneumonia with serious sequelae in children with evidance of adenovirus type 21 infection. Brit. med. J. I, 73 (1969)

LAURENZI, G.A.: Acute Bronchial Inflammation and Infection. In: G.L. BAUM (edit.), Textbook of Pulmonary Disease, p. 155. Boston: Little, Brown 1974

LEATHART, G.L.: Clinical, bronchographic, radiological and physiological observations in ten cases of asbestosis. Brit. J. industr. Med. **17**, 213 (1960)

LEES, A.W.: Atelectasis and bronchiectasis in pertussis. Brit. med. J. II, 1138 (1950)

LEIBER, B., HÖVELS, O.: Das neue Syndrom: Williams-Campbell-Syndrom. Mschr. Kinderheilk. **121**, 567 (1973)

LEOPOLD, J.G., SEAL, R.M.: The bronchographic appearance of "peripheral pooling" attributed to the filling of centrilobular emphysematous spaces. Thorax **16**, 70 (1961)

LESOINE, W.: Nase, Nebenhöhlen, obere Luftwege und Lunge als funktionelle und klinische Einheit. In: Obere Luftwege und Lunge als funktionelle und klinische Einheit. Hrsg. F. LÜTGERATH, S. 4. Stuttgart: Thieme 1970

LICHTENSTEIN, H.: Congenital multiple cysts of the lungs. Dis. Chest **24**, 646 (1953)

LIEBOW, A.A., HALES, M.R., LINDSKOG, G.E.: Enlargement of the bronchial arteries, and their anastomoses with the pulmonary arteries in bronchiectasis. Amer. J. Path. **25**, 211 (1949)

LINDSKOG, G.E., HUBBELL, D.S.: An analysis of 215 cases of bronchiectasis. Surg. Gynec. Obstet. **100**, 643 (1955)

LOESCHCKE, H.: Störungen des Luftgehaltes. In: HENKE und LUBARSCH (Hrsg.), Handbuch der speziellen pathologischen Anatomie und Histologie, Bd. 3/I, S. 599. Berlin: Springer 1928

LOGAN, W.D., JR., ABOTT, O.A., HATCHER, C.R., JR.: Kartagener's triad. Dis. Chest **48**, 613 (1965)

LONGSTRETH, G.F., WEITZMAN, S.A., BROWNING, R.J.: Bronchiectasis and homozygous alpha-1-antitrypsin deficiency. Chest **67**, 233 (1975)

LOURENCO, R.V.: Aerosol Therapy. An introduction. Amer. Rev. resp. Dis. **110**, 85 (1974)

LOURENCO, R.V., LODDENKEMPER, R., CARTON, R.W.: Patterns of distribution and clearance of aerosols in patients with bronchiectasis. Amer. Rev. resp. Dis. **106**, 857 (1972)

MAASEN, W., OLIGSCHLÄGER, G.: Die potenzierte Schleimhautanaesthesie des Tracheobronchialsystems bei der Bronchografie. Tuberk.-Arzt **8**, 675 (1954)

MACFARLANE, P.S., SOMMERVILLE, R.G.: Nontuberculous juvenile bronchiectasis. A virus disease? Lancet **1957 I**, 770

MACKLEM, P.T., FRASER, R.G., BATES, D.V.: Bronchial pressures and dimensions in health and obstructive airway disease. J. appl. Physiol. **18**, 699 (1963)

MACKLEM, P.T., THURLBECK, W.M., FRASER, R.G.: Chronic obstructive disease of small airways. Ann. intern. Med. **74**, 167 (1971)

MAISEL, J.C., SILVERS, G.W., MITCHELL, R.S., PETTY, T.L.: Bronchial atrophy and dynamic expiratory collapse. Amer. Rev. resp. Dis. **98**, 988 (1968)

MALLORY, T.B.: The pathogenesis of bronchiectasis. New Engl. J. Med. **237**, 795 (1947)

MARSCHKE, G., SARAUW, A.: Danger of polymyxin B inhalation. Ann. intern. Med. **74**, 296 (1971)

MATTHEWS, L.W., SPECTOR, S., LEMM, J., POTTER, J.L.: Studies on pulmonary secretions: I. The over-all chemical composition of pulmonary secretions from patients with cystic fibrosis, bronchiectasis, and laryngectomy. Amer. Rev. resp. Dis. **88**, 199 (1963)

MATTS, F.: Acute Bronchitis, Chronic Bronchitis und Bronchiectasis. Brit. J. clin. Pract. **27**, 9 (1973)

MAXWELL, G.M.: Chronic chest disease in Australian aboriginal children. Arch. Dis. Childh. **47**, 987 (1972)

McILROY, M.B., BATES, D.V.: Respiratory function after pneumectomy. Thorax **11**, 303 (1956)

MEDICI, T.C., CHODOSH, S.: Sputum cell dynamics in

bacterial exacerbations of chronic bronchial disease. Arch. intern. Med. **129**, 597 (1972)

Medlar, E.M.: The behavior of pulmonary tuberculous lesions. A pathological study. Amer. Rev. Tuberc. **71** (Part II), 1 (1955)

Mellins, R.B.: Pulmonary physiotherapy in the pediatric age group. Amer. Rev. resp. Dis. **110**, 137 (1974)

Mendelson, C.L.: The aspiration of stomach contents into the lungs during obstetric anesthesia. Amer. J. Obstet. Gynec. **52**, 191 (1946)

Meyler, L., Huizinga, E.: Temporary high position of the diaphragm. J. thorac. Surg. **19**, 283 (1950)

Michael, H.: Ergebnisse der operativen Behandlung von Bronchiektasen. Z. Erkr. Atm. **136**, 279 (1972)

Mitchell, R.E., Bury, R.G.: Congenital bronchiectasis due to deficiency of bronchial cartilage (Williams-Campbell syndrome): a case report. J. Pediat. **87**, 230 (1975)

Mitchell, R.S.: Chronic Airway obstruction. In: G.L. Baum (ed.), Textbook of Pulmonary Disease, p. 588. Boston: Little, Brown and Comp. 1974a

Mitchell, R.S.: Bronchiectasis and bronchial complications of hilar lymph node infection. In: Textbook of Pulmonary Disease, ed. by G.L. Baum, p. 395. Boston: Little, Brown and Comp. 1974b

Moran, T.J., Hellstrom, H.R.: Experimental aspiration pneumonia: V. Acute pulmonary edema, pneumonia, and bronchiolitis obliterans produced by injection of ethyl alcohol. Amer. J. clin. Path. **27**, 300 (1957)

Moran, T.J., Hellstrom, H.R.: Bronchiolitis obliterans. Arch. Path. **66**, 691 (1958)

Morle, K.D.F., Robertson, P.W.: Segmental aspiration pneumonia and bronchiectasis. Brit. med. J. I, 130 (1953)

Müller, W., Musshoff, K.: Ampulläre Bronchiektasen, eine seltene Mißbildung der Bronchien. Fortschr. Röntgenstr. **91**, 701 (1959)

Murphy, J.R., Krainin, P., Gerson, M.J.: Skleroderma with pulmonary fibrosis. J. Amer. med. Ass. **116**, 499 (1941)

Murray, J.F.: Bronchiectasis, lung abscess, and broncholithiasis. In: Harrison's Principles of Internal Medicine, 7th ed., p. 1285. New York: McGraw Hill 1974

Nadel, J.A., Wolfe, W.G., Graf, P.D.: Powdered tantalum as a medium for bronchography in canine and human lungs. Invest. Radiol. **3**, 229 (1968)

Naumann, W.H.: Die Schleimhaut bei chronischer Rhino-Sinupathie. In: Obere Luftwege und Lunge als funktionelle und klinische Einheit. Hrsg.: F. Lütgerath, S. 30. Stuttgart: Thieme 1970

Nelson, S.W., Christoforidis, A.: Reversible bronchiectasis. Radiology **71**, 375 (1958)

Nelson, S.W., Christoforidis, A.T.: Bronchography in diseases of the adult chest. Radiol. Clin. N. Amer. **11**, 125 (1973)

Neuberger, F.: Sinusitis und Bronchiektasie. Wien. Z. inn. Med. **36**, 118 (1955)

Nyiredy, G., Ferenczi, S.: Über die Kartagener-Trias. Beitr. Klin. Tuberk. **120**, 233 (1959)

Nylander, P.E.A., Halonen, P.I., Kärkkäinen, V.J., Turunen, M.: The proteins of the bronchial secretion in pulmonary carcinoma and bronchiectasis. An electrophoretic study. Ann. Chir. Gynaec. Fenn. **43**, Suppl. 5, 267 (1954)

Orel, S.R., Mazodier, P.: Pathological findings in Alpha$_1$-Antitrypsin Deficiency. In: C. Mittman (ed.), Pulmonary Emphysema and Proteolysis, p. 69. New York: Academic Press 1972

Otto, H.: Beitrag zur Pathologie des Bronchialbaumes. Internist (Berl.) **12**, 410 (1971)

Overholt, R.H. Neptune, W.B.: The significance of the anterior segment in bronchiectasis. J. thorac. Surg. **30**, 288 (1955)

Pande, J.N., Jaine, B.P., Gupta, R.G., Guleria, J.S.: Pulmonary ventilation and gas exchange in bronchiectasis. Thorax **26**, 727 (1971)

Papamichael, E., Ikkos, D., Alkalais, K., Yannacopoulos, J.: Pulmonary varicosity associated with other congenital abnormalities. Chest **62**, 107 (1972)

Partsch, C.J., Hülse, M., Trendelenburg, F.: Die Beteiligung der Nasennebenhöhlen bei Erkrankungen der Bronchien. In: Obere Luftwege und Lunge als funktionelle und klinische Einheit. Hrsg. F. Lütgerath, S. 32. Stuttgart: Thieme 1970

Pepys, J.: Hypersensitivity Diseases of the Lungs Due to Fungi and Organic Dusts. New York: Karger 1969

Perelman, M.I., Lukomskij, G.I., Klimanski, J., Schulutko, M.L.: Spätergebnisse der operativen Behandlung der Bronchiektasen. Z. Erkr. Atm. **134**, 427 (1971)

Perlemuter, L., Queuauvilliers, J., Manigand, G., Deparis, M., Hazard, J., Fraisse, B.: Syndrome de Klinefelter associé à une bronchectasie et à une aplasie de l'artère pulmonaire. Nouv. Presse méd. **22**, 1507 (1972)

Petersdorf, R.G.: Nosocomial Infections. In: Harrison's Principles of Internal Medicine, 7th ed. p. 730, 1974

Phelan, P.D., Landau, L.E., Williams, H.E.: Lung disease associated with infantile agammaglobulinaemia. Austr. paediat. J. **9**, 147 (1973)

Pimentel, J.C., Avila, R.: Respiratory disease in cork workes ('Suberosis'). Thorax **28**, 409 (1973)

Pines, A., Raafat, H., Siddiqui, G.M., Greenfield, J.S.B.: Treatment of severe pseudomonas infections of the bronchi. Brit. med. J. I, 663 (1970)

Pirozynski, W.J., Schwarz, H.: Das endobronchiale Lungenhaematom. Schweiz. med. Wschr. **103**, 1393 (1973)

Pittman, H.S.: Management of bronchiectasis in the older patient. Amer. J. Surg. **89**, 974 (1955)

Potter, J.L.: Mucopurulent bronchitis and bronchiectasis. In: Current Therapy 1975 (H.F. Comm, ed.), p. 98. Philadelphia: Saunders 1975

Potter, J.L., Matthews, L.W., Spector, S., Lemm, J.: Studies on pulmonary secretions: II. Osmolality and the ionic environment of pulmonary secretions from patients with cystic fibrosis, bronchiectasis, and laryngectomy. Amer. Rev. resp. Dis. **96**, 83 (1967)

Proceedings of the Conference on the Scientific Basis of Respiratory Therapy, Philadelphia, 1974. Amer. Rev. resp. Dis. **110**, Nr. 6, part 2 (1974)

Racz, I., Baum, G.L.: The relationship of ethnic origin to the prevalence of cystic lung disease in Israel. Amer. Rev. resp. Dis. **91**, 552 (1965)

Rayl, J.E., Peasley, E.D., Joyner, J.T.: Differential diagnosis of bronchiectasis and bronchitis. Dis. Chest **39**, 591 (1961)

Rees, D.O.: The bronchocele in bronchial neoplasma. Clin. Radiol. **21**, 62 (1970)

REICH, H.: Zinsser-Cole-Engman Syndrome. Med. Klin. **68**, 283 (1973)

REID, L.M.: Reduction in bronchial subdivision in bronchiectasis. Thorax **5**, 233 (1950)

REID, L.M.: Correlation of certain bronchographic abnormalities seen in chronic bronchitis with the pathological changes. Thorax **10**, 199 (1955)

REMÉ, H., SCHEIBE, O., STÜBER, R.: Früh- und Spätergebnisse nach operativer Behandlung des Bronchiektasenleidens. Bruns' Beitr. Klin. Chir. **219**, 689 (1972)

RHODE, R.A.: Klinefelter's syndrome with pulmonary disease and other disorders. Lancet **1964 II**, 149

RICHMAN, H., ABRAMSON, S.F.: Mendelson's syndrome, diagnosis, therapy and prevention. Amer. J. Surg. **120**, 531 (1970)

RIPE, E.: Bronchiectasis. I. A follow-up study after surgical treatment. Scand. J. resp. Dis. **51**, 96 (1971)

RIPE, E., HOLMGREN, A., OVENFORS, C.-O.: Spätergebnisse nach chirurgischer Bronchiektasenbehandlung. Z. Erkr. Atm. **134**, 432 (1971 a)

RIPE, E., SELANDER, H., WOLODARSKI, J.: Bronchiectasis. II. A model for prognosticating the results of surgery. Scand. J. Resp. Dis. **52**, 113 (1971 b)

ROBITALLE, G.A.: Ehler-Dunlos syndrome and recurrent hemoptysis. Ann. intern. Med. **61**, 716 (1964)

ROSENZWEIG, D.Y., STEAD, W.W.,: The role of tuberculosis and other forms of bronchopulmonary necrosis in the pathogenesis of bronchiectasis. Amer. Rev. resp. Dis. **93**, 769 (1966)

RYTEL, M.W., CONNER, G.H., WELCH, C.C., KRAYBILL, W.A., EDWARDS, E.A., ROSENBAUM, M.J., FRANK, P.F., MILLER, L.F.: Infections agents associated with cylindrical bronchiectasis. Dis. Chest **46**, 23 (1964)

SANDERKIN, N.G.: Causes and consequences of airways obstruction in bronchial asthma. Ann. Allergy **28**, 528 (1970)

SANDERSON, J.M., KENNEDY, M.C.S., JOHNSON, M.F., MANLEY, D.C.E.: Bronchiectasis: results of surgical and conservative management. Thorax **29**, 407 (1974)

SASHEGYI, B., MALATINSZKY, I.: Bronchial pulmonary disease associated with tuberculous lymph nodes. Amer. Rev. resp. Dis. **97**, 880 (1968)

SCHAAF, J.T., SNIDER, G.L.: Bronchiectasis, suppurative lung disease and respiratory failure after removal of an intra-bronchial foreign body. Respiration **30**, 95 (1973)

SCHAMAUN, M.: Erkennung und Behandlung der Bronchiektasien. Z. Erkr. Atm. **137**, 201 (1972)

SCHMIDT, O.P.: Sinu-broncho-pulmonales Syndrom. Klinik. In: Obere Luftwege und Lunge als funktionelle und klinische Einheit. Hrsg. F. LÜTGERATH, p. 38. Stuttgart: Thieme 1970

SCHMIDT, O.P., KRIEGER, E.: Inhalationstherapie mit Antibiotika. Med. Klin. **66**, 712 (1971)

SCHUBERT, R., ENDERLE, F., BIHLMAIER, E.: Bronchiektasenträger und Bronchiektasenkranke als gerontologisches Problem. Münch. med. Wschr. **104**, 2025 (1962)

SEALY, W.C., BRADHAM, R.R., YOUNG, W.G., JR.: The surgical treatment of multisegmental and localized bronchiectasis. Surg. Gynec. Obstet. **123**, 80 (1966)

SHARP, J.T., PAUL, O., MCKEAN, H., BEST, W.R.: A longitudinal study of bronchitis symptoms and spirometry in a middle-aged, male, industrial population. Amer. Rev. resp. Dis. **108**, 1066 (1973)

SHEK, J.L., COPE, J.A.: Bronchiectatic sequelae of pulmonary tuberculosis and its subsequent complications. Dis. Chest. **30**, 566 (1956)

SHEPARD, E.M., STEWART, H.J.: Interpretation of the electrocardiogram in dextrocardia with situs inversus. Amer. Heart J. **36**, 66 (1948)

SIMON, G.: Chronic bronchitis and emphysema, a symposium. III. Pathological findings and radiological changes in chronic bronchitis and emphysema (b) Radiological changes in chronic bronchitis. Brit. J. Radiol **32**, 292 (1959)

SIMON, G.: Principles of Chest X-Ray Diagnosis, p. 239. London: Butterworths 1971

SIMON, G., GALBRAITH, H.-J.B.: Radiology of chronic bronchitis. Lancet **1953 II**, 850

SIMON, K., SCHNITTERT, F.: Morbus Kartagener. Z. Tuberk. **126**, 104 (1967)

SMITH, G.A., SIEBENS, A.A., STOREY, C.F.: Preoperative and postoperative cardiopulmonary function studies in patients with bronchiectasis. Amer. Rev. Tuberc. **69**, 869 (1954)

SPÄTH, F., FINSTERBUSCH, W.: Langzeitergebnisse bei der Resektionsbehandlung idiopathischer Bronchiektasen. Langenbecks Arch. Chir. **326**, 25 (1969)

SPENCER, H.: Pathology of the Lung, 2nd ed. Oxford: Pergamon 1968

STEER, A.: A study of healing and repair of pulmonary tuberculous lesions with and without chemotherapy. Amer. Rev. resp. Dis. **95**, 209 (1967)

STEINBERG, I., LYONS, H.A.: Ipsilateral hypoplasia of a pulmonary artery in advanced bronchiectasis. Amer. J. Roentgenol. **101**, 939 (1967)

STEURICH, F., REINERT, M.: Kardio-respiratorische Funktionsanalysen vor und nach broncholytischen Untersuchungen in Lokalanästhesie. Pneumonologie **151**, 33 (1974)

STEWART, J.S.S., MACH, W.S., GOWAN, A., FERGUSON-SMITH, M.A., LENNOX, B.: Klinefelter's syndrome clinical and hormonal aspects. Quart J. Med. **28**, 561 (1959)

STÖTTER, G., GERMANN, W.: Moderne Bronchiektasenbehandlung. Fortschr. Med. **73**, 193 (1955)

STOLZE, T.: Zur Pathogenese, Klinik und dem methodischen Vorgehen bei der Diagnose von Bronchiektasen. Dtsch. Gesundh.-Wes. **16**, 1053 (1961)

STRANG, C.: The fate of children with bronchiectasis. Ann. intern. Med. **44**, 630 (1956)

STUTZ, E., VIETHEN, H.: Die Bronchographie. Stuttgart: Thieme 1955

SUGIYAMA, K., SHIGEMATSU, N., UTSUNOMIYA, K., SHINOZAKI, S., MATSUBA, K., HAGIMOTO, D., TAKAMOTO, M.: Classification of bronchiectasis. Jap. J. Chest Dis. **25**, 272 (1966)

SUHS, R.H., DOWLING, H.F., JACKSON, G.G.: Hypogammaglobulinemia with chronic bronchitis or bronchiectasis. Treatment of five patients with long-term antibiotic therapy. Arch. intern. Med. **116**, 29 (1965)

SZÜCS, S., NYIREDY, G., VARGA, Z., GAÁL, J.: Beiträge zur Frage der phthisischen peripheren Bronchiektasie. Beitr. Klin. Tuberk. **121**, 611 (1960)

TANNENBERG, J., PINNER, M., HILLS, G.: Atelectasis and bronchiectasis. An experimental study concerning their relationship. J. thorac. Surg. **11**, 571 (1942)

TANNER, E.: Lungenabszeß und Lungengangrän. In: BERGMANN, G., V. FREY, W. und SCHWIEGK, H. (Hrsg.), Handbuch der inneren Medizin, 4. Aufl., Bd. 4, II. Teil, S. 1374. Berlin-Göttingen-Heidelberg: Springer 1956

TENDLER, H., SCHAARSCHMIDT, G.: Kongenitale Bronchektasie bei Situs inversus. Z. Erkr. Atm. 137, 161 (1972)

THIEMANN, H.H., DIETZSCH, H.-J., WIESNER, B.: Spätergebnisse operativ behandelter Bronchiektasen im Kindesalter. Z. Erkr. Atm. 134, 449 (1972)

THIO, R.T., THOMAS, T.V.: Congenital lung cysts. J. austr. med. soc. 72, 58 (1971)

Tischgespräch: Das sinu-bronchiale Syndrom in der Praxis. Pathologische und therapeutische Aspekte. In: Obere Luftwege und Lunge als funktionelle und klinische Einheit. Hrsg. F. LÜTGERATH, S. 67. Stuttgart: Thieme 1970

TOBIN, J.L., JOHNSON, C.R.: A case of massive pulmonary hemorrhage secondary to bronchiectasis. Dis. Chest 30, 342 (1956)

TORGERSEN, J.: The Triad of Kartagener. A contribution to its hereditary and developmental basis. Schweiz med. Wschr. 82, 770 (1952)

TURNER-WARWICK, M.: Systemic arterial patterns in the lung and clubbing of the fingers. Thorax 18, 238 (1963)

UEHLINGER, E.: Die pathologische Anatomie der Bronchitis. Hippokrates (Stuttg.) 34, 92 (1963)

UEHLINGER, E.: Follikuläre Bronchitis und Bronchiektasie. Med. Thorac. 24, 30 (1967)

VARGA, J., MÁTÉ, J.: Versuch zur Ermittlung der Häufigkeit von Bronchiektasen bei einer erwachsenen landwirtschaftlichen Bevölkerung. (Ungarisch.) Tuberkulózis 22, 129 (1969)

VERSTEEGH, R.M., SWIERENGA, J.: Le role de la sinusite dans les bronchectasies. J. franç. Méd. Chir. thor. 10, 581 (1956)

VICENTE, G.: Le lavage des poumones. Presse méd. 78, 1266 (1929)

VIERITZ, H.D.: Die Broncholithiasis. Zbl. Chir. 27, 794 (1970)

VOIGT, H.: Die chir. Behandlung der Bronchiektasen. Z. Erkr. Atm. 131, 245 (1970)

VOIGT, H.: Spätergebnisse nach chir. Behandlung von Bronchiektasen. Z. Erkr. Atm. 134, 435 (1971)

VOLLHABER, H.H.: Klinische Erfahrungen mit Amoxycillin bei der Behandlung chronischer Bronchitiden. Chemother. 18, Suppl. 34 (1973)

WALDBOTT, G., KAUFMAN, J.M., MERKLE, K.J.: Bronchiectasis in asthma. J. Allergy 21, 339 (1950)

WALIKE, J.W., BENNETT, I.E., JR., PETERSDORF, R.G.: Diseases of the upper respiratory tract, p. 1274. In: Harrisons's Principles of Internal Medicine, 7th ed. New York: McGraw Hill 1974

WALTEMATH, C.L., BERGMAN, N.A.: Increased respiratory resistance provoked by endotracheal administration of aerosols. Amer. Rev. resp. Dis. 108, 520 (1973)

WARNACK, M.L., GHAHREMANI, G.G., RATTENBORG, C., GINSBERG, M., VALENZUELA, J.: Pulmonary complications of heroin intoxication: Aspiration pneumonia and diffuse bronchiectasis. J. Amer. med. Ass. 219, 1051 (1972)

WEINBERG, J.: Experimental production of bronchiectasis. J. thorac. Surg. 6, 402 (1937)

WENDEL, H.: Die Häufigkeit eitriger Hypersekretion bei Bronchiektasen und chronischer Bronchitis. Z. Erkr. Atm. 141, 169 (1974)

WHITWELL, F.: A study of the pathology and pathogenesis of bronchiectasis. Thorax 7, 213 (1952)

WIESNER, B.: Die Verhältnisse der Bronchialschleimhaut nach Lungenresektion wegen Bronchiektasen. Z. Erkr. Atm. 131, 259 (1970)

WIESNER, B.: Spätergebnisse nach chirurgischer Behandlung der Bronchiektasen (5 Jahre und mehr). Z. Erkr. Atm. 134, 427 (1971)

WILLIAMS, H.E., CAMPBELL, P.: Generalised bronchiectasis associated with deficiency of cartilage in the bronchial tree. Arch. Dis. Child. 35, 182 (1960)

WILLIAMS, H.E., LANDAU, L.I., PHELAN, P.D.: Generalised bronchiectasis due to extensive deficiency of bronchial cartilage. Arch. Dis. Childh. 47, 423 (1972)

WILLIAMS, H.E., O'REILLY, R.W.: Bronchiectasis in children: Its multiple clinical and pathological aspects. Arch. Dis. Childh. 34, 192 (1959)

WILLIAMS, M.H., JR.: Steroid and antibiotic aerosols. Amer. Rev. resp. Dis. 110, 122 (1974)

WILLIAMS, N.W.: Le pronostic des bronchectasies primitives. Bronches 10, 154 (1960)

WILLNOW, N., BENNEK, J.: Die Bedeutung der Bronchiolits follicularis des Kindes für die Genese von Bronchiektasen. Kinderärztl. Prax. 42, 1 (1974)

WINZELER, M., BRAUN, P., GROB, P.J.: Familiär gehäufte Bronchiektasen und α_1-Antitrypsin-Mangel. Schweiz med. Wschr. 104, 1705 (1974)

WOOD, D.A., MILLER, M.: The rôle of the dual pulmonary circulation in various pathologic conditions of the lungs. J. thorac. Surg. 7, 649 (1938)

WOOLCOCK, A.J., BLACKBURN, C.R.: Chronic lung disease in the territory of Papua and New Guinea: An epidemiological study. Austral. Ann. Med. 16, 11 (1967)

WORTH, G.: Bronchographische Studien bei Silikose. Beitr. Silikose-Forsch. H. 17, 1 (1952)

WORTH, G.: Die Bronchiektasen. Ergebn. inn. Med. Kinderheilk. 24, 149 (1966)

WRIGHT, R.R.: Bronchial atrophy and collapse in chronic obstructive pulmonary emphysema. Amer. J. Path. 37, 63 (1960)

WUKETICH, S.: Bronchiektasen. Pathoanatomisches Referat. Pneumonologie 143, 164 (1970)

WURNIG, P.: Bronchiektasen. Chirurgisches Referat. Pneumonologie 143, 176 (1970)

WYNN-WILLIAMS, N.: Bronchiectasis: a study centred in Bedford and its environs. Brit. med. J. I, 1194 (1953)

WYNN-WILLIAMS, N.: Observations on the treatment of bronchiectasis and its relation to prognosis. Tubercle 38, 133 (1957)

ZANGARA, A.: Su un caso di sindrome di Kartagener con associata artrite reumatoide. Reumatismo 12, 290 (1960). Zit. bei WORTH (1966)

ZIMMERMANN, W.E., HIRSCHAUER, M.: Unterschiede der Lungenfunktion vor und nach Resektion wegen neoplastischer und entzündlicher Lungeninfiltrationen. Pneumonologie 147, 205 (1972)

ZÖLLNER, N.: Die Klinik der chronischen Bronchitis. Therapeut. Ber. (Bayer) H. I, 11 (1962)

Das Lungenemphysem

R. Ferlinz

Mit 20 Abbildungen und 8 Tabellen

A. Einleitung

Unter dem Begriff Emphysem subsummiert sich eine Vielzahl sowohl pathogenetisch als auch morphologisch verschiedener Krankheitsbilder. Die erste grundlegende Erfassung und Beschreibung gab LAENNEC (1819). Er trennte bereits die interstitielle Form des Emphysems von der vesiculären Form und erkannte die Bedeutung der letzteren als das eigentliche, klinisch relevante Emphysem. Da das interstitielle Emphysem einer klinischen Diagnostik nicht zugänglich ist und als Krankheitsbild an sich vollkommen von dem zugrundeliegenden akuten Grundleiden dominiert wird, bedarf es in diesem Kapitel des Handbuchs keiner weiteren Erwähnung. Für die Belange der Klinik sind nur die Formen des »vesiculären« Emphysems im weitesten Sinne von Bedeutung, also alle jene Formen, die durch eine pathologische Veränderung der terminalen Luftwege charakterisiert sind.

Man kann diese Zustandsbilder in diffuse (oder generalisierte) und lokale Formen des Emphysems untergliedern. Dabei ist allerdings einzuschränken, daß ein diffuses Emphysem nicht immer gleichmäßig über beide Lungen generalisiert ist, es kann in einzelnen Abschnitten stärker, in anderen weniger stark ausgeprägt sein oder auch ganz fehlen, und daß lokalisierte Formen des Emphysems, wie etwa ein bullöses Emphysem hinwiederum häufig kombiniert mit diffusen Formen auftreten können.

B. Die diffusen Formen des Lungenemphysems

Der Terminus Emphysem ist ein pathologisch anatomischer Begriff. Während die lokalisierten Formen des Emphysems infolge ihrer morphologischen Unterschiedlichkeit gegenüber dem umgebenden Lungengewebe einer Diagnostik mit radiologischen, nuklearmedizinischen und atemphysiologischen Methoden im allgemeinen gut zugänglich sind, kann dies bei den Formen des Emphysems, bei denen beide Lungen diffus, mehr oder minder gleichmäßig betroffen sind, erhebliche Schwierigkeiten bereiten. Die Diagnostik in vivo beschränkt sich im Grunde genommen auf die Sammlung von Meßdaten, von denen man durch Empirie weiß, daß, falls mehrere von ihnen vorhanden sind, meist das pathologisch anatomische Substrat »Emphysem« vorliegt. Gleichwohl wird der Begriff Emphysem in der Klinik viel gebraucht und es wäre in der heutigen Situation unmöglich und töricht, die Diagnose »Emphysem« allein in den Obduktionssaal verbannen zu wollen. Allerdings wird der Begriff im klinischen Sprachgebrauch vielfach im Zusammenhang mit anderen Diagnosen wie »obstruktives Emphysem«, »Emphysembronchitis«, »asthmoide Emphysembronchitis« u.ä. mehr angewandt. Schon daraus erkennt man, daß der Kliniker das Emphysem meist als Teil eines Symptomenkomplexes ansieht, dessen Leitsymptome Husten, Auswurf und Atemnot sind, die mehr oder minder stark ausgeprägt sein können. Die Atemnot kann in Ruhe oder nur unter Belastung vorhanden sein, sie kann aber auch vollständig fehlen. Zweifellos gibt es ein Emphysem, ohne daß überhaupt klinische Hinweise dafür vorhanden sind. Nach Otto et al. (1969) wird die Diagnose Emphysem in vivo bei etwa $^1/_3$ aller Emphysemfälle nicht gestellt. $^2/_3$ der Patienten weisen respiratorische Symptome auf, die die Diagnose in vivo vermuten lassen. Der am allgemeinsten gehaltene Begriff für Symptome dieser Art ist der Terminus »obstruktives Syndrom«, dem in der anglo-amerikanischen Literatur die Bezeichnung »chronic obstructive lung disease« (COLD), »chronic obstructive pulmonary disease« (COPD), »chronic non specific lung disease« (CNSLD) oder ähnliche Bezeichnungen mehr entsprechen, die ihrerseits auch wieder im deutschen Schrifttum als »chronisch unspezifische Lungenkrankheit« Eingang gefunden haben.

I. Definition

In letzter Zeit hat sich international die Definition des Emphysems, die die Weltgesundheitsorganisation (WHO, 1961) vorgeschlagen hat, weitgehend durchgesetzt: »Emphysema is a condition of the lung characterized by increase beyond the normal in the size of air spaces distal to the terminal bronchioli, with destructive changes in their walls.« Das Emphysem ist demnach durch irreversible Erweiterung der distal der Bronchioli terminales befindlichen Lufträume, infolge Destruktion ihrer Wand, gekennzeichnet. Dieser Definition entspricht weitestgehend auch die der American Thoracic Society (1962): »Emphysema is an anatomic alteration of the lung characterized by an abnormal enlargement of the air spaces distal to the terminal nonrespiratory bronchioli, accompanied by destructive changes of the alveolar walls.« Neben der Definition der WHO und der Amer. Thor. Soc. wird heute auch die Definition des CIBA Guest-Symposiums (1959) gebraucht: »Emphysema is a condition of the lung characterized by increase beyond the normal in the size of air spaces distal to the terminal bronchioli ei-

ther from dilatation or from destruction of their walls.« Das CIBA Guest-Symposium einigte sich demnach, einen vermehrten Luftgehalt der Atemwege distal der Bronchioli terminales infolge Dilatation und Wanddestruktion als Emphysem zu bezeichnen. Im Gegensatz zu den späteren Definitionen der WHO und der Amer. Thor. Soc. wurde hier auch noch die einfache – also reversible – Dilatation ohne Wanddestruktion in den Begriff mit einbezogen.

II. Einteilung

Nach dem Sitz der Veränderungen werden ein zentrilobuläres und ein panlobuläres Emphysem unterschieden (Einzelheiten s. Kap. pathologische Anatomie). Diese Einteilung ist, wiewohl sie ausschließlich auf morphologisch-feingeweblichen Kriterien basiert und der Diagnostik in vivo nicht zugänglich ist, dennoch von großer klinischer Bedeutung. Dem zentrilobulären Emphysem entsprechen nämlich die Begriffe »bronchiolostenotisches« und, von seiten der Klinik her, »obstruktives« Emphysem so weitgehend, daß diese als Synonyma für den Begriff zentrilobuläres Emphysem angesehen werden können. Hier kann man daher einen Ansatz finden, die klinisch meßbaren Parameter einer Atemwegsobstruktion zur Erkennung eines Emphysems heranzuziehen. Das Vorliegen einer Atemwegsobstruktion weist darauf hin, daß sich hier über eine obstruktive Atemwegserkrankung ein Emphysem entwickelt haben kann. Das Emphysem selbst beweist es allerdings nicht. Dem panlobulären Emphysem ist der Begriff »panazinäres« Emphysem identisch, der Begriff »primäres« Emphysem ähnlich. Ein Emphysem, das sich primär als panlobuläres Emphysem entwickelt, ist als eine primäre Lungengerüsterkrankung aufzufassen, die allerdings sekundär in aller Regel durch eine chronische Atemwegserkrankung kompliziert wird. Ein zentrilobuläres Emphysem wird man dagegen als Folge einer primären Atemwegserkrankung auffassen müssen. Es scheint auch für das zentrilobuläre und das panlobuläre Emphysem typische Unterschiede in der Topographie ihrer primären Manifestation zu geben. Das zentrilobuläre Emphysem scheint sich zunächst vorwiegend in den Oberlappen und im Unterlappenspitzensegment, das panlobuläre dagegen überwiegend in den basalen Segmentgruppen zu lokalisieren (ANDERSON u. FORAKER, 1973; MARTELLI et al., 1974a + b; WELCH et al., 1969). Allerdings ist zu bedenken, daß sich auch das zentrilobuläre Emphysem, wenn es nur lange genug besteht, schließlich weiter ausbreiten und letztlich den ganzen Lobulus mit einbeziehen kann. Zentrilobuläres und panlobuläres Emphysem sind demnach möglicherweise zwei in ihrer primären pathologischen Entität voneinander grundlegend differente Krankheitsbilder, die jedoch nach ihrer primären Manifestierung in ihrem klinischen Ablauf Folgeerscheinungen mit sich bringen, die dazu führen, daß sich das klinische Bild beider Krankheiten in Form eines sich immer mehr angleichenden Symptomenkomplexes gewissermaßen aufeinander zu entwickelt, deren Spätsymptome dann letztlich unter pathogenetisch neutralen Termini wie »chronisch unspezifische Lungenkrankheit« subsummiert werden. Im Hinblick auf diese Erkenntnisse über Ätiologie und Pathogenese des Emphysems, die sich in den letzten Jahren herauszukristallisieren begannen (s. S. 381ff.), wurde die Einteilung in zentrilobuläres und panlobuläres Emphysem in der Literatur international mehr und mehr eingebürgert.

Daneben hat eine von GIESE (1965) und HARTUNG (1964) inaugurierte Einteilung, die klinisch meßbare Kriterien in den Vordergrund stellt, sicher auch heute noch gerade für den Kliniker ihre Bedeutung. Sie findet vor allem im deutschsprachigen Schrifttum Berücksichtigung. GIESE (1965) und HARTUNG (1964) teilten das Emphysem im Hinblick auf die Klinik und die durch das Emphysem verursachten, in vivo meßbaren Störungen der Lungenfunktion ein und verzichteten deshalb auf eine detaillierte Differenzierung des feingeweblichen Bildes. Sie unterscheiden:

1. Das Volumen pulmonum auctum
2. Das akute Emphysem
3. Das chronische Emphysem

Das akute Emphysem und das Volumen pulmonum auctum sind reversible Zustände im Sinne der Definition des CIBA-Symposiums. Das Volumen pulmonum auctum ist das morphologische Substrat einer anhaltenden verstärkten Ventilation gesunder Lungen, wie dies z.B. bei metaboler Azidose in Form der Kussmaulschen Atmung oder nach Lungenresektionen vorkommt. Das akute Emphysem wird durch einen akut auftretenden exspiratorischen Ventilmechanismus in den Bronchiolen hervorgerufen, z.B. im Status asthmaticus oder bei der akuten Bronchiolitis der Kleinkinder. Bei beiden Formen handelt es sich nicht um irreversible Destruktionen der terminalen Luftwege. Bei den chronischen Formen des Emphysems nach der Einteilung von GIESE (1965) und HARTUNG (1964) ist dies jedoch der Fall. Hier wird unterteilt in:

1. Primär atrophisches Emphysem
2. Sekundäres Emphysem

Das sekundäre Emphysem wird wiederum gegliedert in:

a) Bronchiolostenotisches (obstruktives) Emphysem
b) Narbenemphysem
c) Überdehnungsemphysem

Sowohl die Definition des CIBA-Guest-Symposiums (1959) als auch die Einteilung nach GIESE (1965) und HARTUNG (1964) unterscheiden sich von der Definition der WHO (1961) und der Amer. Thor. Soc. (1962) also dadurch, daß sie in den Begriff Emphysem auch reversible Dehnungszustände der terminalen Luftwege mit einbeziehen.

Das primär atrophische Emphysem wird heute als normaler Alterungsvorgang der Lunge aufgefaßt, die Existenz eines Altersemphysems, das klinisch stumm bleibt, muß man generell in Frage stellen (PIERCE U. ELBERT, 1958; MAYER et al., 1958). Hier handelt es sich nicht um destruktive Umbauvorgänge im Sinne der pathologischen Kondition »Emphysem«, sondern um die physiologische Alterung eines Organs, die keine Krankheit ist und auch keine Krankheitssymptome verursacht. »Die Alterslunge ist eine gesunde Lunge« (GOUGH et al., 1967).

Das bronchiolostenotische Emphysem ist das klinisch bedeutungsvollste und außerdem die häufigste Form des Emphysems. Es ist durch Umformung des Lungengewebes als Folge exspirationsbehindernder Ventilmechanismen charakterisiert und tritt vor allem bei chronischer Bronchitis und Bronchiolitis auf. Es entwickelt sich regelmäßig im Gefolge der chronisch obstruktiven Bronchitis, deren Endzustand es darstellt. In seinem feingeweblichen Bild entspricht es dem zentrilobulären Emphysem.

Das Narbenemphysem entwickelt sich durch örtliche Überdehnung des Lungengewebes in der Umgebung von fibrotisch schrumpfenden Arealen. Bei diffusen Lungenfibrosen können die einzelnen Emphysemherde generalisiert und so diffus auftreten, daß scheinbar ein diffuses Emphysem vorliegt. Dennoch entspricht dieser Zustand zunächst weder einem panlobulären noch einem zentrilobulären Emphysem, sondern ist durch Überdehnung gesunder terminaler Luftwege charakterisiert. In Spätstadien kann sich aber daraus durch Mitbeteiligung kleiner Bronchien eine chronische Bronchitits und über eine chronisch obstruktive Bronchitits schließlich ein echtes zentrilobuläres Emphysem entwickeln.

Das Überdehnungsemphysem entwickelt sich entweder nach Resektionen durch die Ausdehnung der Restlunge in der Thoraxhöhle oder bei Thoraxdeformitäten wie Skoliosen durch Überdehnung von Lungenanteilen. Damit liegt ihm zumindest zu Beginn eine Überdehnung gesunder Lungenanteile zugrunde. Es entspricht in seinem Beginn einem Volumen pulmonum auctum. Im Laufe von Jahren schwinden dann die Alveolarsepten, es entwickelt sich schließlich das definitive Bild des Emphysems, das durch eine irreversible Erweiterung der terminalen Lufträume gekennzeichnet ist. Bei den unkomplizierten Formen fehlen chronisch bronchitische Veränderungen, sie können aber im Laufe der Jahre durch deformierende Veränderungen der Bronchien zusätzlich auftreten, so daß schließlich auch bei dieser Form des sekundären Emphysems fast immer in Spätstadien eine Überlagerung mit einer chronisch obstruktiven Bronchitis und einem bronchiolostenotisch bzw. zentrilobulären Emphysem vorliegt.

Da sich heute die Definition der WHO (1961) und die Einteilung in zentrilobuläres und panlobuläres Emphysem weitgehend im internationalen und im deutschen Schrifttum durchgesetzt haben, werden sie, soweit dies möglich ist, auch den folgenden Betrachtungen zugrunde gelegt.

III. Häufigkeit

Da Emphysem ein morphologischer Begriff ist, können exakte Angaben über seine Häufigkeit nur anhand morphologischer Untersuchungen erfolgen. Die emphysematösen Veränderungen müssen keineswegs über beide Lungen gleichmäßig verteilt sein. Daher sind sie auch einer bioptischen Diagnostik nicht mit genügender Treffsicherheit zugänglich. Um verläßliche Aussagen über das Vorliegen eines Emphysems machen zu können, bedarf es der Untersuchung einer ganzen Lunge. Kenntnisse über die Häufigkeit und die Epidemiologie des Emphysems können daher nur durch autoptische Befunde gewonnen werden.

Thurlbeck (1963) beobachtete bei 138 unausgewählten Autopsien in 50% die Zeichen eines Emphysems, aber in nur 6,5% fand er die Destruktionen so ausgedehnt, daß sie als Hauptleiden und Todesursache der Verstorbenen anzusehen waren. Otto et al. (1969) sahen bei 1 000 Lungen des laufenden Obduktionsgutes 92mal ausgeprägte emphysematische Strukturzerstörungen. In 14 von diesen 92 Fällen war das Emphysem als unmittelbare Ursache des Todes an Rechtsherzinsuffizienz bzw. an Pneumothorax anzusehen. 4 weitere Patienten von diesen 92 Patienten verstarben an postoperativen Pneumonien. Man wird bei diesen 4 Patienten dem Emphysem also auch eine gewisse mittelbare Bedeutung als Todesursache zuweisen können. Bei einer Analyse von 3 000 laufenden Obduktionsfällen von Otto et al. (1969) fand sich bei jedem 10. Fall ein Emphysem, das in jedem 4. Fall an dem zum Tode führenden Geschehen wesentlich mitbeteiligt war. Heard u. Izukawa (1964) geben in London wesentlich häufigere morphologische Zeichen eines Emphysems an. Sie fanden bei 50 aufeinanderfolgenden Obduktionen in 74% der Männer deutliche Emphysemzeichen vor. Sehr häufig ist die Kombination einer chronischen Bronchitis mit Emphysem. THURLBECK u. ANGUS (1963) fanden bei 74% chronischer Bronchitiker ein Emphysem, wobei eine direkte Korrelation zwischen dem Ausmaß des Emphysems und der Schleimzellhyperplasie bestand. Eingehende Untersuchungen zur Epidemiologie liegen von den Arbeitsgruppen von GOUGH (1967) (Cardiff), ORELL (Stockholm) und OTTO (Erlangen) (OTTO, ORELL u. GUETTICH, 1968) vor. Die Untersuchungen erfolgten an 282 Fällen aus Cardiff, 691 Fällen von 5 schwedischen Krankenhäusern und 722 Fällen aus Erlangen. Es zeigte sich, daß in Schweden ebenso wie in Erlangen ungefähr 10% von Lungen aus einem unausgewählten Autopsiematerial ausgeprägte Emphysemzeichen aufwiesen, während der entsprechende Anteil in Cardiff mit 30% wesentlich höher lag. Die Verteilung von Männern zu Frauen mit 8:1 war in allen 3 Kollektiven annähernd gleich, ebenso die morphologische Klassifizierung. Bezogen auf rein zentrilobuläre Formen überwogen allerdings in Cardiff die Männer mit 18:1 gegenüber Erlangen mit 9:1 ganz erheblich. In Basel fand DALQUEN (1974) in einer Studie an 467 randomisierten Autopsiefällen bei insgesamt 53,7% Zeichen eines destruktiven Emphysems, das in 10,3% als mäßiggradig bis schwer charakterisiert wird. Das zentrilobuläre Emphysem war bei Männern dreimal häufiger als bei Frauen. Die Altersverteilung zeigte einen flachen Gipfel im siebenten Lebensjahrzehnt. Möglicherweise besteht auch eine rassisch bedingte Prädominanz. CANTER u. LUCHSINGER (1968) weisen darauf hin, daß bei Negern ein Emphysem seltener zur Beobachtung kommt, als bei Angehörigen der kaukasischen Rasse, auch dann, wenn sie unter denselben Lebensbedingungen leben und dieselben Rauchgewohnheiten haben.

IV. Ätiologie und Pathogenese

Die Ätiologie des Emphysems ist weitgehend unbekannt. Es ist anzunehmen, daß es eine Vielfalt von Faktoren gibt, die ein Emphysem zur Entwicklung bringen können.

Nach SPENCER (1969) sind heute die folgenden Theorien zur Pathogenese des Emphysems diskutabel:

1. Durch Obliteration und Destruktion der Bronchioli respiratorii werden die dahinter liegenden Alveolen kollateral über Kohnsche Poren belüftet. Es kommt zu einer Überdehnung der Alveolen und schließlich zur Zerstörung der distal der Obstruktion befindlichen Luftwege mit Ausbildung eines »common pool« (McLEAN, 1958).

2. Durch entzündliche Destruktion der Wand der Bronchioli respiratorii und der distal davon befindlichen Luftwege sowie des peribronchialen Gewebes kann es zur Ausbildung von blasigen Hohlräumen sowohl im Sinne eines zentrilobulären als auch in manchen Fällen eines panlobulären Emphysems kommen (GOUGH, 1968).

3. Durch eine primäre Gefäßobliteration entsteht eine ischämische Nekrose des Lungengewebes (CUDKOWICZ u. ARMSTRONG, 1953). Diese Verödung von Kapillaren, die in den meisten Emphysemlungen gefunden wird, wird jedoch von den meisten Autoren als sekundär, d.h. als Folge des Emphysems und nicht als dessen Ursache angesehen.

4. Das Emphysem entsteht durch Verengungen der Bronchioli terminales und Bronchioli respiratorii, die zu exspiratorischen Ventilstenosen führen (SPAIN u. KAUFMAN, 1953), oder durch einen extramural gelegenen Stabilitätsverlust des Lungengewebes, der gleichfalls zu exspiratorischen Ventilstenosen führt (WRIGHT, 1960; ANDERSON u. FORAKER, 1973).

Keine dieser Theorien ist für sich allein imstande, die Entstehung eines Emphysems vollkommen befriedigend zu erklären. Aus allen geht jedoch die Annahme hervor, daß degenerative Umbauprozesse mit sich daraus entwickelnden atemmechanischen Folgen zum Vollbild des Emphysems führen. Diese degenerativen Prozesse können exogene oder endogene Ursachen haben. Während über exogene Noxen gewisse übereinstimmend anerkannte Kenntnisse existieren, war über endogene Faktoren bis vor kurzem nichts bekannt. Erst in neuester Zeit taten sich hier dadurch, daß man zuerst, vor allem durch die Arbeiten skandinavischer Autoren, Zusammenhänge zwischen proteolytischen Aktivitäten in den Lungen und der Entstehung eines Emphysems kennenlernte, völlig neue Aspekte zur Genese des Emphysems auf. Diese Erkenntnisse sind indessen z.Z. noch so gering, daß sie nicht mehr als einen Zipfel des Schleiers lüften, der nach wie vor über den endogenen Faktoren zur Entstehung eines Emphysems liegt.

Beim häufigeren zentrilobulären Emphysem dürften exogene Noxen entsprechend ihrem Eintritt durch die Luftwege eine größere Bedeutung haben als beim selteneren panlobulären Emphysem. Diese exogenen Faktoren decken sich, soweit sie bekannt sind, weitgehend mit denen, die auch als pathogenetische Faktoren einer chronischen Bronchitis diskutiert werden. Aber auch hier gilt, wie bei der chronischen Bronchitis, daß diese exogenen Noxen ebenso wenig wie sie bei jedem Individuum eine chronische Bronchitis auslösen, bei jedem Individuum ein Emphysem zur Entwicklung bringen können. Man muß demnach für die Entstehung des Emphysems als Folge exogener Noxen noch zusätzlich das Vorhandensein konstitutioneller endogener Defekte annehmen. Diese genetischen Defekte können auch hereditär auftreten.

1. Exogene Noxen

Als sicher exogen auslösende Momente werden Zigarettenrauch und berufsbedingte inhalative Schäden wie Asbestose, Silikose, Byssinose (s. dort) und allgemeine Luftverschmutzung angesehen. Außerdem besteht weitgehende Übereinstimmung in der Annahme, daß auch rezidivierenden Bronchialinfekten (s.S. 383) die Ausbildung eines zentrilobulären Emphysems fördernde Bedeutung zukommt. Dies sind letztlich all die Noxen, die auch als die wichtigsten für die Entstehung einer chronischen Bronchitis angesehen werden (Gaensler u. Lindgren, 1959; Seebohm u. Bedell, 1963). Sie stehen in engem Zusammenhang mit der Ausbildung

eines zentrilobulären Emphysems (Burrows et al., 1965; Leopold u. Gough, 1957).

a) Emphysem und Rauchen

Das inhalative Zigarettenrauchen ist auch in diesem Zusammenhang der wichtigste exogene Faktor, dem eine ursächliche Bedeutung an der Entstehung eines zentrilobulären Emphysems zuzuschreiben ist (Gough, 1968; Higgins et al., 1968). Zigarettenrauch wirkt depressiv auf die Phagozytoseaktivität der Alveolarmakrophagen (Green u. Carolin, 1967). Von 160 männlichen Emphysemfällen von Otto et al. (1967) waren 95,6% Raucher, während sich unter 15 weiblichen Emphysemlungen aus demselben Kollektiv nur 5 Raucherinnen befanden. Spain et al. (1972) fanden bei der Untersuchung der Lungen 93 Erwachsener, die unerwartet plötzlich verstarben, bei nichtrauchenden Männern nur in 10%, bei starken Rauchern dagegen in 39%, bei nichtrauchenden Frauen nie, bei rauchenden Frauen dagegen in 23% ausgeprägte emphysematöse Umbauvorgänge. In ihrem Schweregrad vergleichbare Veränderungen wurden bei Raucherinnen und Rauchern in wesentlich jüngerem Lebensalter als bei Nichtrauchern gefunden. Auch Anderson et al. (1966) fanden bei einer Übersicht über nicht selektionierte Autopsiebefunde eine enge Korrelation zwischen Zigarettenrauchen und zentrilobulärem Emphysem. Ebenso sprechen Hundeversuche von Hernandez et al. (1966) in diesem Sinn: Nach einer Expositionszeit von 1 Jahr wiesen Hunde, die Zigarettenrauch ausgesetzt waren, im Gegensatz zu nicht exponierten Kontrolltieren deutliche Alveolarwanddestruktionen auf. Von Interesse sind in diesem Zusammenhang Untersuchungen von Hirst et al. (1973), die zeigten, daß in emphysematösen Lungen signifikant höhere Cadmium-Werte anzutreffen sind als in nicht-emphysematösen Lungen. Es ist naheliegend, daß das Cadmium aus dem Zigarettenrauch stammt. Man sollte aber daraus nicht den Schluß ziehen, daß Cadmium selbst ein Emphysem verursachen könnte. Alles in allem kann kein Zweifel sein, daß das Zigarettenrauchen heute allen anderen Noxen gegenüber mit weitem Abstand als die wichtigste emphysemfördernde Noxe anzusehen ist.

b) Emphysem und chronische Bronchitis

Die chronisch obstruktive Bronchitis als Vorläufer eines Emphysems wird im Kapitel chronische Bronchitis ausführlich abgehandelt (S. 326 ff.). Die hier folgenden Ausführungen sollen lediglich kurz die Zusammenhänge zwischen chronischer Bronchitis und zentrilobulärem Emphysem darstellen. Aufgrund der engen Verknüpfung der chronischen Bronchitis mit dem zentrilobulären Emphysem liegt die Annahme nahe, daß sich das letztere vom Bronchialsystem her als Folgezustand der chronischen Bronchitis entwickelt und daß das Zigarettenrauchen damit die wichtigste Ursache des zentrilobulären Emphysems ist. So geben BURROWS et al. (1965) an, daß bei autoptisch gesichertem Emphysem 85–90% der Patienten unter chronischem Husten gelitten hatten. Bei etwa 75% dieser Patienten gingen Husten und Auswurf der Dyspnoe voraus und nur in 25% wurde die Dyspnoe als erstes subjektives Symptom angegeben, dem dann erst Husten und Auswurf folgten. Hier wäre also ein Entstehungsmechanismus des Emphysems über die chronische Bronchitis zur vermehrten Schleimproduktion und zur Schleimretention mit Atemwegsobstruktion, erhöhtem intrapleuralem Exspirationsdruck und schließlich Ausbildung eines zentrilobulären Emphysems gegeben. Die Möglichkeit einer Überdehnung und schließlichen Destruktion der obstruierten Alveolen über Kohnsche Poren als pathogenetischer Mechanismus zur Entstehung eines Emphysems, wie sie von McLEAN (1958) diskutiert wurde, fügt sich in diesen Mechanismus zwanglos ein, ist aber in dieser Vorstellung als alleiniger Entstehungsmechanismus heute nicht mehr akzeptabel. Die Atemwegsobstruktion liegt beim Emphysem zwar z.T. innerhalb der kleinen Bronchien und Bronchiolen. Hinzu kommt aber noch die Destruktion der Bronchialwand, die die Bronchiolen, aber auch die größeren und großen Bronchien mit einbeziehen kann. Dieser Vorgang wird durch rezidivierende Bronchitiden gefördert

und führt zu einem Stabilitätsverlust und schließlich zur Erschlaffung der Bronchialwand, die bei erhöhten transpleuralen exspiratorischen Drucken einen Bronchialkollaps und damit eine Atemwegsobstruktion, deren Ursache nicht endobronchial, sondern extramural gelegen ist, zur Folge hat (LEOPOLD u. GOUGH, 1957; KOBLET u. WYSS, 1956). Beide Mechanismen, endobronchialer Schleimverschluß und Wanddestruktion, können gemeinsam auftreten und so als gewichtige, aber nicht einzige pathogenetische Momente (s.S. 449 ff.) das obstruktive zentrilobuläre Emphysem verursachen, wobei im Einzelfall der eine oder andere dieser beiden Faktoren überwiegen kann.

c) Emphysem und Allergie

Sehr schwierig zu interpretieren ist die Frage, ob eine bronchiale Allergie Ursache eines Emphysems werden kann. GALY (1968) betont, daß beim Bronchialasthma zwar eine Schleimverstopfung der kleinen Bronchien und Bronchioli terminales mit Überdehnung der Bronchioli respiratorii und der Alveolen vorliegt, ein eigentliches Emphysem im Sinne destruktiver Alveolarveränderungen jedoch nicht. Nach der Einteilung von GIESE (1965) und HARTUNG (1964) würde dies einem akuten Emphysem entsprechen, nach den Kriterien des CIBA-Symposiums (1959) wäre es gleichfalls definitionsgemäß ein Emphysem. Nach der Definition der WHO (1961) sind dagegen die Kriterien eines Emphysems damit nicht erfüllt. Auch eine wiederholte Überdehnung hat nicht zwangsläufig ein destruktives Emphysem im Sinne der Definition der WHO zur Folge. Asthma bronchiale führt aber bei langem Bestehen zu einer chronischen Bronchitis, und diese kann von sich aus die Entwicklung eines zentrilobulären Emphysems einleiten. Pathogenetisch grenzt GALY (1968) vom panlobulären und zentrilobulären Emphysem noch eine Emphysemform ab, die durch eine sklerosierende obliterierende Bronchiolitis entsteht. Diese obliterierende Bronchiolitis würde nach GALY (1968) dazu führen, daß Alveolargebiete nur noch über Kollateralen ventiliert werden, also ein Entwicklungsmechanismus im Sinne der Theorie von McLean (1958) eine Rolle spielt.

2. Endogene Noxen

Gegenüber den bislang abgehandelten und primär exogen determinierten Noxen, die vor allem in der Genese des zentrilobulären Emphysems im Vordergrund stehen, sind die Kenntnisse über die Entstehung eines panlobulären Emphysems recht gering. Es sei aber nochmals die Problematik aller dieser Überlegungen betont. Der Morphologe sieht gewissermaßen immer nur eine »Momentaufnahme« des Emphysems, nämlich den Zustand beim Eintritt des Todes des Patienten, und es bleibt offen, ob sich nicht, hätte das Individuum länger gelebt, aus dem zentrilobulären ein panlobuläres Emphysem entwickelt hätte. Ähnliche Überlegungen geben Leopold u. Gough (1957), die auch die Entwicklung eines panlobulären Emphysems aus entzündlich destruktiven Bronchialwandprozessen heraus beobachtet haben. Es kann aber keinem Zweifel unterliegen, daß es Emphysemformen gibt, die primär als panlobuläres Emphysem beginnen und daß es Emphysemformen gibt, die primär nicht obstruktiv sind. Sie haben keine bronchitische Vorgeschichte, wenngleich sich in ihrem Verlauf auch meist eine chronische Bronchitis superponiert.

a) Lungenemphysem und Proteolyse

Mit der Isolierung des α_1-Antitrypsins (AT) durch Schultze et al. (1962) und der Entdeckung von Laurell u. Eriksson (1963), daß sich bei Individuen mit α_1-AT-Mangel gehäuft ein Lungenemphysem entwickelt und daß der α_1-AT-Mangel gehäuft hereditär auftritt (Kueppers et al. 1964, 1969; Kueppers u. Bearn, 1966), eröffneten sich völlig neue, richtungweisende Aspekte für die Erforschung der Ätiologie und der Epidemiologie des Lungenemphysems. α_1-AT ist aus einer Vielzahl von Proteaseninhibitoren der bislang am besten bekannte Proteaseninhibi-

tor im Plasma (Kueppers u. Black, 1974; Schwick et al., 1966). Es wandert in der Serumpapierelektrophorese im α_1-Globulinband. In diesem Band finden sich zusätzlich auch in geringen Mengen α_1-Lipidproteine und saure Glukoproteine. Schultze et al. (1962) gelang erstmals die Isolierung von immunchemisch reinem α_1-AT und die Feststellung, daß dieses mit dem α_1-3.5 Glukoprotein der α_1-Bande in der Elektrophorese identisch sei. Bald zeigte sich vor allem durch die Untersuchungen des Arbeitskreises um Fagerhol (1967, 1968, 1969), daß die chemische Struktur von α_1-AT durch zahlreiche vererbliche kodominante Allele festgelegt wird, die je nach Wanderungsgeschwindigkeit mit den Buchstaben des Alphabets als Exponenten bezeichnet werden. Das System dieser erblichen α_1-AT-Varianten wird heute allgemein als Pi (*Proteasen-Inhibitoren*) System bezeichnet. Die Trennung der Allele des Pi-Systems ist mittels Stärkegel-Elektrophorese oder Cellulose-Acetat-Elektrophorese möglich. Gelegentlich muß bei diesen Verfahren eine Kreuzimmunelektrophorese angeschlossen werden. Seit kurzem können die Phänotypen auch durch isoelektrische Fokussierung erfaßt werden (Kueppers, 1976). Mit diesen Methoden läßt sich der jedem Individuum eigene Phänotyp bestimmen. Er besteht jeweils aus der Kombination von 2 genotypisierenden Allelen. Zwei Allele des Phänotyps Pi^Z bilden so z.B. den Genotyp ZZ, zwei Allele des Phänotyps Pi^M den Genotyp MM usw. Die einzelnen Typen zeigen sowohl eine unterschiedliche Wanderungsgeschwindigkeit als auch mengenmäßig ein unterschiedliches Auftreten (Abb. 1). Beides, Wanderungsgeschwindigkeit und relative Konzentration des Pi-Proteins sind für jeden Phänotyp charakteristisch. Bis heute sind 12 Allele, nämlich die Allele E, F, G, I, M, P, S, V, W, X, Z, zu denen noch das Allel M_{Duarte} kommt, mit 21 verschiedenen Phänotypen bekannt. Die häufigsten Kombinationen sind die Phänotypen MM, MS, MZ und FM (s. Abb. 2). Als das »Normalgen« ist das Gen Pi^M anzusehen, als der normale Phänotyp der Typ MM. Man nimmt an, daß die verschiedenen Varianten der Pi-Gene durch punktuelle Änderung der substituierenden Aminosäuren aus dem Allel Pi^M entstanden

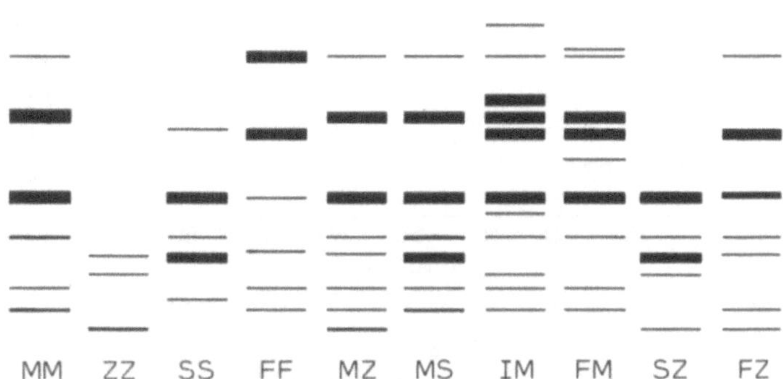

Abb. 1. Schematische Darstellung
verschiedener Pi-Phänotypen

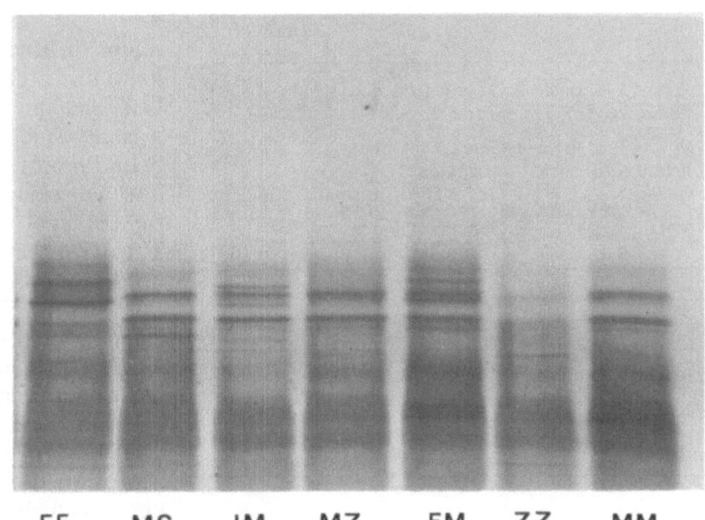

Abb. 2. Stärke-Gel-Elektrophorese
mit Serum von Emphysematikern
verschiedener Pi-Phänotypen

sind. Bei einzelnen Varianten ist vielleicht auch eine Änderung der Größe und der Form des Moleküls oder der Kohlehydratanordnung im Molekül von Bedeutung (FAGERHOL, 1972). Die Genvariante Z weist die niedrigste Proteinkonzentration im Serum auf. Z ist das klassische α_1-AT-Mangelgen, in geringerem Maße ist auch das Gen Pi^S ein Mangelgen. Als Maß für die trypsinhemmende Potenz des α_1-AT wird die Serum-trypsin-inhibitory-capacity (STIC) oder auch Trypsin-inhibitory-capacity (TIC) verwendet. Eine STIC-Einheit ist als diejenige Menge Serum definiert, die die Aktivität von 1 mg Trypsin zu neutralisieren vermag (LIEBERMAN, 1969, 1972). Der Normwert liegt um 0,8 Einheiten. Als Normalfall setzt man ein Individuum mit 100% α_1-AT-Konzentration. Der Phänotyp eines solchen Individuums ist durch zwei vollwertige Pi^M-Gene zu je 50% charakterisiert. Es ist der Phänotyp Pi^{MM}. Das Mangelgen Pi^Z bringt dagegen nur eine α_1-AT-Konzentration von etwa 10% auf. Der homozygote α_1-AT-Mangel-Phänotypus, charakterisiert durch die Genkonstellation ZZ, hat demnach eine α_1-AT-Konzentration von ca. 20% des Normalen. Zwischen dem Normaltyp MM und dem homozygoten α_1-AT-Mangeltyp ZZ liegt eine große Menge von heterozygoten Pi-Typen (Abb. 3). Die Gene Pi^S und Pi^W haben etwa 25% α_1-AT, alle anderen bekannten Gene ca. 50%. Bei den heterozygoten Typen kann auch das Mangelgen Pi^Z auftreten. Es kommt vorwiegend in den Kombinationen FZ, IZ, MZ, SZ und XZ vor. Phänotypen

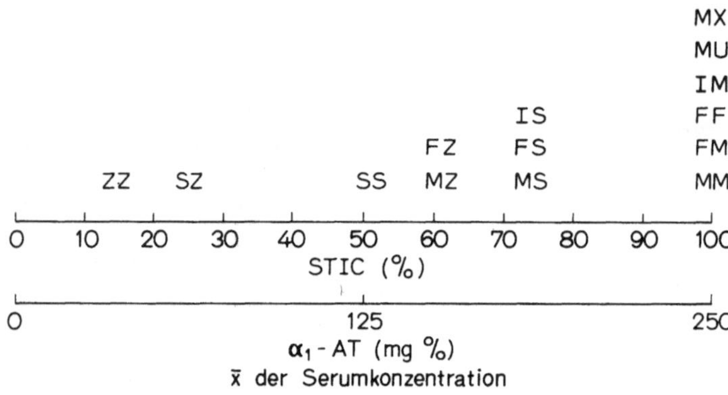

Abb. 3. Die ungefähren STIC-Werte bzw. α_1-AT-Konzentrationen im Serum bei verschiedenen Pi-Phänotypen

Tabelle 1

alpha₁-AT-Mangel homozygot	2 Gene à 10% der normalen STIC	= 20%
alpha₁-AT-Mangel heterozygot	1 Gen à 10% der normalen STIC 1 Gen à 50% (normal)	= 60%
Normale	2 Gene à 50% des Normalen	=100%

Tabelle 2

Proteinasenhemmkapazität der Gene des Pi-Systems

$Z \triangleq 10\%$
$W, S \triangleq 25\%$
$\text{andere} \triangleq 50\%$

mit dieser Genkonstellation tragen nun zwei kodominante Pi-Gene, und zwar ein Gen mit etwa 50% α_1-AT-Konzentration und ein Mangelgen Pi^Z mit etwa 10% α_1-AT-Konzentration. Daraus ergibt sich vereinfachend angegeben für Individuen mit heterozygotem α_1-AT-Mangel eine Einschränkung der STIC auf etwa 60% des Normalen (Tabelle 1). Da aber die einzelnen Mangelgene eine unterschiedliche Proteasenhemmkapazität haben (Tabelle 2) und bei allen Typen von α_1-AT-Mangel auch gewisse intraindividuelle Schwankungen der Serumkonzentration des α_1-AT möglich sind, werden Konzentrationen von 10–20% der Norm bei homozygoten ZZ-Mangeltypen und von 60–100% des Normalen bei heterozygoten Mangelträgern beobachtet. Intraindividuelle Schwankungen der α_1-Konzentration mit einem Streube-

reich von etwa 50% sind bislang in Abhängigkeit von Infekten, Schwangerschaft und vom Östrogenspiegel bekannt geworden. Die niedrigsten Spiegel finden sich am häufigsten beim Phänotypus ZZ, aber auch andere Phänotypen, insbesondere SZ, können sehr niedrige Spiegel aufweisen. Beim homozygoten Typ ZZ ist demnach der α_1-AT-Mangel am größten und die STIC am niedrigsten. Nach Eriksson u. Berven (1972) und auch nach eigenen Untersuchungen (Endres et al., 1977) betragen die α_1-AT-Konzentrationen bei diesen Individuen 10–20% des Normalen. Bei derartigen Individuen läßt sich der α_1-AT-Mangel schon am Fehlen der α_1-Zacke im normalen Elektropherogramm erkennen (Abb. 4). Das Blut von Verstorbenen kann noch bis maximal etwa 6 Stunden nach Eintritt des Todes zur Untersuchung auf seinen Gehalt an α_1-AT verwendet werden (Talamo u. Thurlbeck, 1975).

In STIC Einheiten angegeben liegt der Normalwert über 0,8 Einheiten. Bei homozygotem α_1-AT-Mangel liegt der Wert unter 0,4 E. Bei heterozygoten Individuen mit »mäßigem« α_1-AT-Mangel und mit etwa 60–80% der normalen α_1-AT-Konzentration liegen die STIC-Werte im Serum zwischen 0,4 und 0,8 E.

Mittels Immundiffusion ist die α_1-AT-Konzentration im Serum auch direkt zu bestimmen. Sie liegt bei 200–250 mg%. Zwischen STIC und α_1-AT-Konzentration besteht eine enge Korrelation (Laurell u. Eriksson, 1963, 1965).

Das Gen Pi^Z wird auch von allen Autoren übereinstimmend als in Verbindung mit der

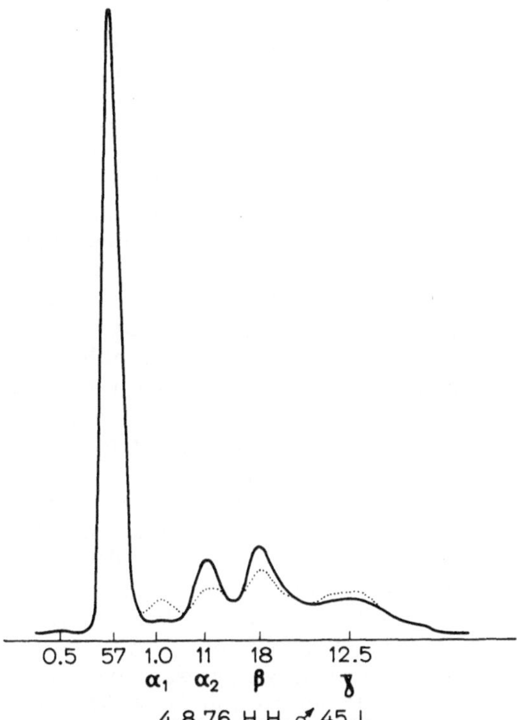

Abb. 4. Elektrophoresediagramm bei α_1-AT-Mangel. Man erkennt das Fehlen der α_1-Zacke

Ausbildung eines Emphysems bei α_1-AT-Mangel stehend anerkannt. Bei homozygoten ZZ-Trägern entwickelt sich meist eine chronische unspezifische Atemwegserkrankung, jedoch bedeuten niedrige α_1-AT-Spiegel nicht obligat die Entwicklung dieses Zustandes, man findet sie nur sehr häufig mit diesem Krankheitsbild assoziiert. So fand der Arbeitskreis von ERIKSSON unter 33 Personen mit dem Phänotyp ZZ 21 Patienten mit einem chronisch unspezifischen Atemwegssyndrom. Auch bei jungen, asymptomatischen Probanden mit diesem Phänotyp zeigte sich bereits eine Verminderung der elastischen Retraktionskraft der Lunge, des Elastic recoil pressure, während eine Atemwegsobstruktion noch nicht nachzuweisen war. Bei Vorliegen eines »mäßigen« heterozygoten α_1-AT-Mangels sollte man sich daher nicht auf die quantitative Bestimmung des α_1-AT oder der STIC beschränken. Wenngleich man damit zwar für rein praktische

Zwecke ausreichende Kenntnisse erhält, bleibt doch der individuelle Phänotyp unbekannt. Deshalb sollte bei α_1-AT-Mangel eine exakte Festlegung des Phänotyps erfolgen.

Während die Erkenntnis, daß der Phänotyp ZZ sehr häufig mit einem chronisch obstruktiven Lungenleiden assoziiert ist, heute einhellig akzeptiert wird, sind die Verhältnisse bei den heterozygoten, mäßigen, manchmal auch als »intermediär« bezeichneten α_1-AT-Mangelzuständen noch nicht so klar. KUEPPERS et al. (1964, 1969), LIEBERMAN et al. (1969) und MITTMAN et al. (1972, 1973) halten eine erhöhte Gefahr der Entwicklung eines chronisch obstruktiven Syndroms bei mäßigem α_1-AT-Mangel für gegeben, wobei MITTMAN (1972) allerdings einschränkt, daß der endgültige Beweis für diese Annahme nur durch eine große, multizentrisch angelegte Studie zu erbringen wäre, die es bisher noch nicht gibt. Immerhin fanden MITTMAN et al. (1972, 1973) ein gehäuftes Auftreten von chronisch unspezifischer Lungenkrankheit bis zu 10% bei den Phänotypen MZ, SS und MS, auch COOPER et al. (1974) nehmen an, daß beim Phänotyp MZ das Risiko der Entwicklung einer chronisch unspezifischen Atemwegserkrankung erhöht ist. Nach einer Zusammenstellung von FAGERHOL (1972) fanden sich in Norwegen bei den Phänotypen MZ, MS, MP, PS, SS und SZ gehäuft chronisch obstruktive Lungenerkrankungen. Für die Bedeutung eines mäßigen α_1-AT-Mangels im Sinne der Förderung der Ausbildung eines Emphysems sprechen auch neue Ergebnisse der Arbeitsgruppe von ERIKSSON (LARSSON et al., 1976). Bei asymptomatischen Probanden der Phänotypen SZ und SS fand sich hier schon regelmäßig eine Abnahme des Recoil pressure als erstes Zeichen eines angehenden Emphysems. WELCH et al. (1969) fanden dagegen in einer Untersuchung an 51 Gesunden und 146 Kranken bei 3 Gesunden und 17 Kranken einen mäßigen α_1-AT-Mangel. Die Differenz dieser beiden Gruppen erwies sich als statistisch nicht signifikant. Dies spräche dafür, daß ein mäßig erniedrigter α_1-AT-Spiegel nicht überzufällig häufig zur Entwicklung eines chronisch obstruktiven Lungenleidens führt. Ähnliche Erwägungen diskutieren auch FAGERHOL u. HAUGE (1969).

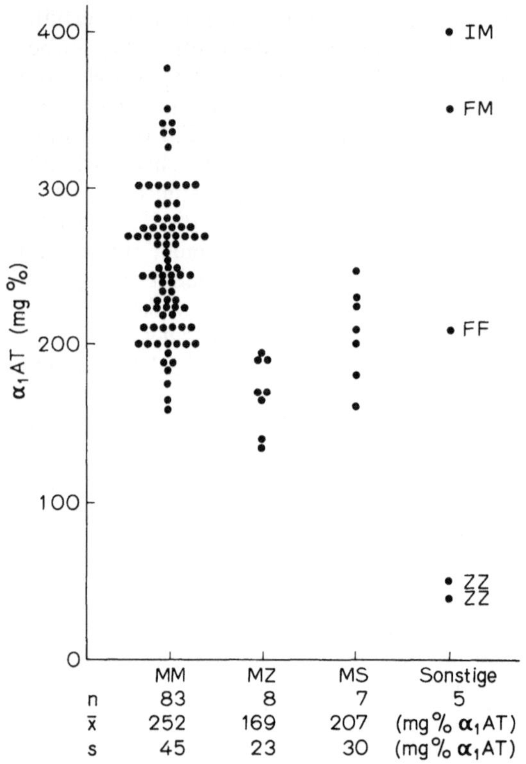

	MM	MZ	MS	Sonstige	
n	83	8	7	5	
$\bar{x}$	252	169	207		(mg% α_1AT)
s	45	23	30		(mg% α_1AT)

Abb. 5. α_1-AT-Konzentrationen bei 103 Patienten mit chronisch obstruktiver Lungenkrankheit

Bei Patienten mit homozygotem α_1-AT-Mangel tritt die Symptomatik des chronisch unspezifischen Lungenleidens meist im jüngeren Lebensalter auf. Häufig sind diese Patienten auch Nichtraucher, während Patienten mit mäßigem heterozygotem α_1-AT-Mangel auch beim Auftreten von Symptomen eines chronischen unspezifischen Lungenleidens meist älter und häufig Raucher sind. Diese Beobachtungen legen die Annahme nahe, daß bei mäßigem α_1-AT-Mangel noch zusätzliche Umweltfaktoren, von denen der am besten erkannte das inhalative Zigarettenrauchen ist, zur Entwicklung eines Emphysems nötig oder zumindest von Bedeutung sind, während ein homozygoter α_1-AT-Mangel meist eine so ausgeprägte Schädigung der Alveolarstruktur zur Folge hat, daß schon in relativ jungem Alter und ohne zusätzliche exogene Noxen erhebliche Destruktionen vorhanden sind. Da gerade bei diesen Phänotypen die α_1-AT-Konzentration relativ

niedrig liegt (Abb. 5) wird man wohl im Hinblick auf diese Erfahrungen und auf die oben zitierten Untersuchungen unterstellen können, daß auch bei heterozygotem alpha$_1$-AT-Mangel eine erhöhte Anfälligkeit zur Entwicklung eines Emphysems vorliegt, die in enger Beziehung zum Ausmaß des α_1-AT-Defizits steht. Möglicherweise ist dies auch noch durch zusätzliche, noch unbekannte genetische oder Stoffwechseldefekte bei derartigen Individuen mitverursacht. Allerdings ist gegenüber diesen Beobachtungen einer chronisch obstruktiven Lungenkrankheit bei Patienten mit heterozygotem α_1-AT-Mangel nicht zu übersehen, daß das chronisch obstruktive Lungenleiden viel enger mit einer Raucheranamnese als mit einem heterozygoten α_1-AT-Mangel korreliert. Dies wird durch eine epidemiologische Studie von Fudenberg u. Larson (1972) deutlich. An 157 Personen, bei denen Verwandte I. Grades und – als Kontrollpersonen derselben Umgebung – Ehepartner von Patienten mit α_1-AT-Mangel untersucht wurden, zeigte sich, daß Verwandte von Patienten mit α_1-AT-Mangel zwar signifikant häufiger an einem chronisch obstruktiven Syndrom erkranken. Von Verwandten der Patienten, die gleichzeitig Raucher waren, wiesen in dieser Untersuchungsreihe 27,1% die Symptome eines chronisch obstruktiven Syndroms auf, von den nichtrauchenden Verwandten 14,3%. Von den rauchenden Kontrollpersonen litten aber ebenfalls 14% an einer chronisch obstruktiven Lungenkrankheit, von den nichtrauchenden Kontrollpersonen dagegen nur 2,8%. Bei dieser Kontrollgruppe zeigte sich also eine hochsignifikant häufigere Erkrankung von Rauchern gegenüber Nichtrauchern im Verhältnis von 7:1. Zudem ist zu berücksichtigen, daß sich heterozygote α_1-Mangelträger, die im oberen Bereich einer Gaußschen Normalverteilung liegen, und Normalpersonen, deren α_1-AT-Konzentration im unteren Bereich einer Gaußschen Normalverteilung liegt, in ihrem α_1-AT-Plasmaproteinspiegel überlappen. Alles in allem ist demnach beim heutigen Stand unserer Kenntnisse die Annahme, ein größerer Teil von Emphysematikern seien Individuen mit heterozygotem α_1-AT-Mangel, nicht zulässig. Vieles spricht zwar dafür, doch ist insgesamt nicht zu übersehen, daß bei der Gesamtzahl der Patienten mit Emphysem das inhalative Rauchen in der Genese des Emphysems eine unvergleichlich größere Rolle spielt als ein evtl. mäßiger α_1-AT-Mangel. Die meisten Patienten mit chronisch unspezifischen Atemwegserkrankungen zeigen keine Beziehungen zu einem α_1-AT-Mangel.

Morphologisch liegt dem α_1-AT-Mangel-Emphysem der Typ eines panlobulären Emphysems zugrunde. Typischerweise ist es in den Lungenuntergeschossen lokalisiert. Dort kann man bei homozygoten α_1-Mangelträgern schon früh, noch lange bevor subjektive Beschwerden auftreten, entsprechende Veränderungen antreffen (WELCH et al., 1969). In späteren Stadien ist allerdings ein diffuser Befall der Lungen möglich, doch auch dann kann man das Schwergewicht der Veränderungen in den Untergeschossen erwarten (HAAS, 1972; ORELL u. MAZODIER, 1972). Die Prädominanz der Veränderungen in den Unterfeldern ist nach neueren Untersuchungen allerdings für das panlobuläre Emphysem überhaupt anzunehmen (ANDERSON u. FORAKER, 1973; MARTELLI et al., 1974b), doch ist das Emphysem bei α_1-AT-Mangel typischerweise ein panlobuläres Emphysem, so daß die Feststellung einer Durchblutungsminderung den Verdacht auf einen α_1-AT-Mangel rechtfertigt. Sie ist mit der Genese der proteaseinhibitorenmangelbedingten Emphyseme in enger Beziehung zu sehen. Man unterscheidet hier zwei vom Prinzip her ähnliche, in ihrem pathogenetischen Mechanismus jedoch differente Entstehungsmechanismen. Die Lunge ist das einzige Organ, in dem physiologischerweise eine permanente Leukozytensequestration stattfindet. Diese Organleistung der Lunge, nämlich der Abbau alter Leukozyten, ist in ihrer Intensität proportional der regionalen Durchblutungsgröße. Je größer die Durchblutung, desto intensiver ist die Sequestration von Leukozyten. Durch die Lyse der sequestrierten Leukozyten werden Leukozytenproteasen freigesetzt (Abb. 8). Beim Normalen werden diese freigesetzten Proteasen sofort durch Proteaseinhibitoren im Plasma unwirksam gemacht, die ja normalerweise in den Lungenuntergeschossen infolge der größeren Durchblutung ebenfalls vermehrt vorhanden sind. Liegt jedoch ein α_1-AT-Mangel vor, fehlt dieser Schutzfaktor und es kommt zunächst zur Schädigung der Kapillarwand, die dann weiter fortschreitet. Die Lunge beginnt sich gewissermaßen selbst zu verdauen, und zwar an der Stelle der stärksten Durchblutung, nämlich in den Untergeschossen am ausgeprägtesten und im gesamten Lobulusbereich gleichmäßig. Die Fähigkeit der Proteasen, Lungengewebe zu verdauen, ließ sich experimentell auch an homogenisierten menschlichen Lungen nachweisen (LIEBERMANN, 1972).

Ähnlich, aber doch different, ist dasselbe Geschehen im Ablauf von entzündlichen Ereignissen. Als Folge der Entzündung entsteht eine auf den entzündlichen Bereich beschränkte Leukozytenimmigration. Wiederum werden Proteasen freigesetzt. Auch Alveolarmakrophagen sind als mögliche Quelle proteolytischer Fermente anzusehen und können diesbezüglich im Lungengewebe eine ähnliche Rolle entwickeln wie Leukozyten. In normalen Alveolarmakrophagen ließ sich fluorographisch auch α_1-AT nachweisen (COHEN, 1973). In Alveolarmakrophagen bei α_1-AT-Mangel war dies nur in viel geringerem Maße der Fall. Dies legt die Annahme nahe, menschliche Alveolarmakrophagen könnten insbesondere bei α_1-AT-Mangel eine ursächliche Bedeutung im Zusammenhang mit der Entstehung eines Emphysems besitzen (Abb. 6 und 7). Ebenso ist Bakterien eine mehr oder minder ausgeprägte proteolytische Aktivität eigen. Dementsprechend findet sich im purulenten Sputum eine Proteasenaktivität, während eine solche im mukösen Sputum nicht nachweisbar ist (LIEBERMAN, 1964). Während aber bei Normalen durch die entzündliche Hyperämie auch vermehrt Proteaseninhibitoren im entzündlichen Gebiet vorhanden sind, kann der Proteasenanteil beim Infekt auch bei nur mäßigem α_1-AT-Mangel, bei besonders massiven Infekten, auch bei normaler Inhibitionskapazität, nicht mehr neutralisiert werden. Bei schweren Entzündungen im Bereiche umschriebener Areale kann dadurch auch vielleicht die Ausbildung bullöser Emphysemformen begünstigt werden. Auch die Einwirkung von Zigarettenrauch führt zu einer intensiven

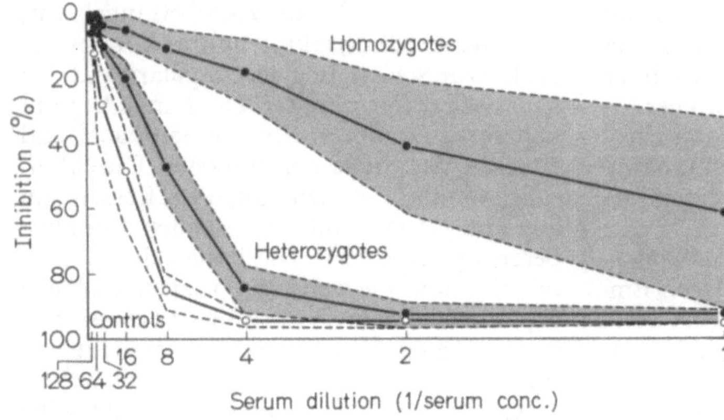

Abb. 6. Hemmung der »labilen« Leukozyten-Protease durch verschiedene Serumverdünnungen bei jeweils 6 Normalpersonen, 6 Patienten mit heterozygotem α_1-AT-Mangel. Im physiologischen pH-Bereich existieren drei Arten von proteolytischer Aktivität: der größte Teil ist Hitze-labil (bei 65°), ein geringer Teil ist bei Erwärmung auf 65° relativ stabil. Eine dritte Komponente besitzt eine fibrinolytische Aktivität. (Nach Lieberman: Digestion of antitrypsin deficient lung by leukoproteases).

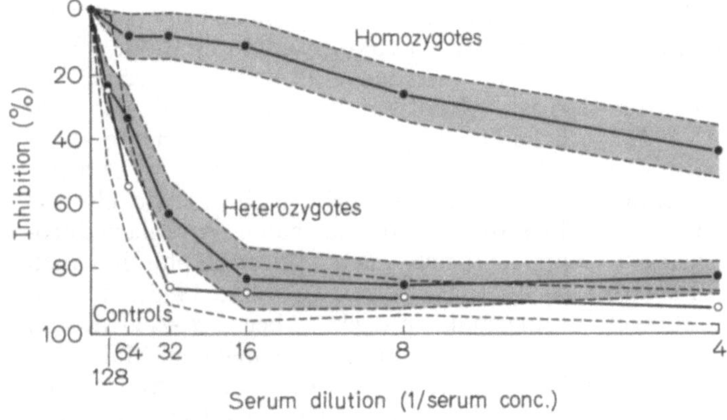

Abb. 7. Hemmung der »stabilen« Leukozyten-Protease durch verschiedene Serumverdünnungen (Nach Lieberman). Einzelheiten vgl. Legende zu Abb. 6

proteolytischen Aktivität von Makrophagen im Gewebe von Tier- und menschlichen Lungen. Dies erklärt die Beobachtung, daß sich bei Individuen mit homozygotem α_1-AT-Mangel schon bei kurzer Raucheranamnese meist ein schweres chronisch unspezifisches Lungenleiden anbahnt, während diese Latenzzeit bis zur Entwicklung des Leidens bei Trägern eines mäßigen α_1-AT-Mangels oder bei normaler Inhibitionskapazität bedeutend länger dauert (Pratt et al., 1969).

Der vermehrte Anfall endo- und exogener Proteasen durch rezidivierende Infekte und Zigarettenrauch kann im Bereich der terminalen Atemwege der Ausbildung eines zentrilobulären Emphysems Vorschub leisten (Abb. 8 und 9). Dies ließe daran denken, daß bei α_1-AT-Mangel das Emphysem infolge eines Inhibitormangels bei normaler Proteasenfreisetzung entsteht. Bei normaler Protea-

seninhibitorenkapazität könnte dagegen die Entwicklung eines Emphysems durch erhöhte Proteasenfreisetzung infolge rezidivierender Infekte und Tabakrauchinhalation begünstigt werden. Die Berechtigung solcher Überlegungen wird allerdings durch die bislang nicht eindeutig gesicherte Korrelation zwischen einer mäßigen Abnahme der α_1-AT-Aktivität und der Entwicklung eines Emphysems einerseits (s.S. 389) und durch das Faktum, daß es andererseits Individuen mit homozygotem α_1-AT-Mangel ohne chronisch unspezifische Lungenerkrankungen gibt, eingeschränkt. Möglicherweise ist aber auch der Proteaseninhibitorendefekt kein direkter pathogenetischer Mechanismus zur Entstehung eines Emphysems, sondern nur als ein genetisches Kennzeichen aufzufassen. So wurde von Ward u. Talamo (1973) berichtet, daß bei Patienten mit Emphysem und α_1-AT-De-

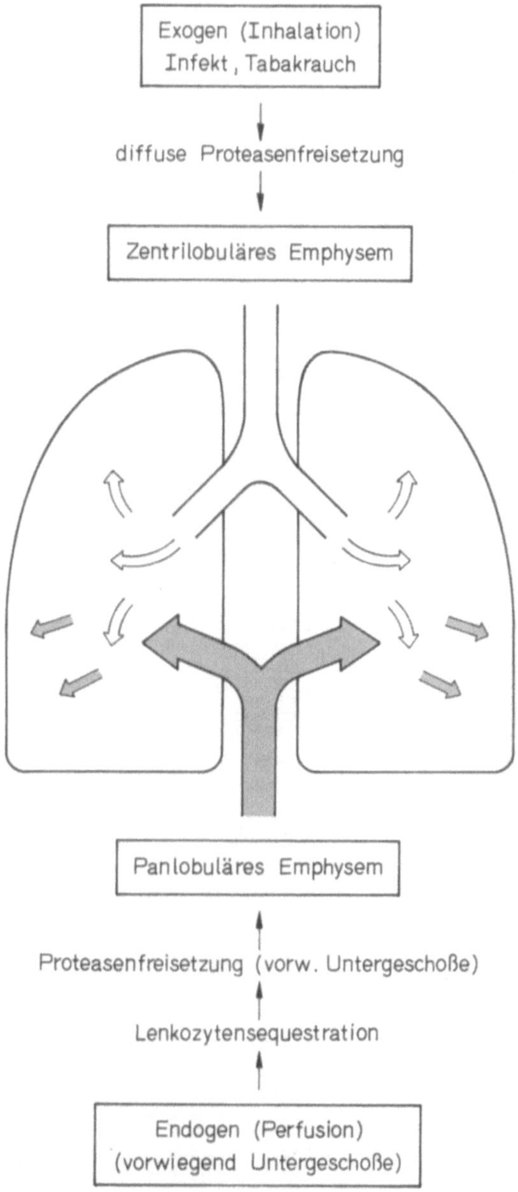

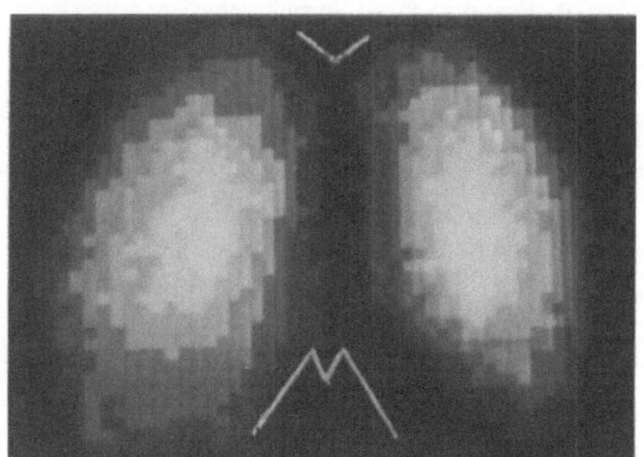

Abb. 8. Schematische Darstellung der Genese und Lokalisation von zentrilobulärem und panlobulärem Emphysem

fizit auch ein Defizit an normalerweise vorhandenem Chemotactic-Inaktivator-Faktor vorliegt. Sie schließen aus ihren Untersuchungen, daß man bei der Annahme, Patienten mit α_1-AT-Mangel würden ein Emphysem entwickeln, zusätzlich ein Defizit an

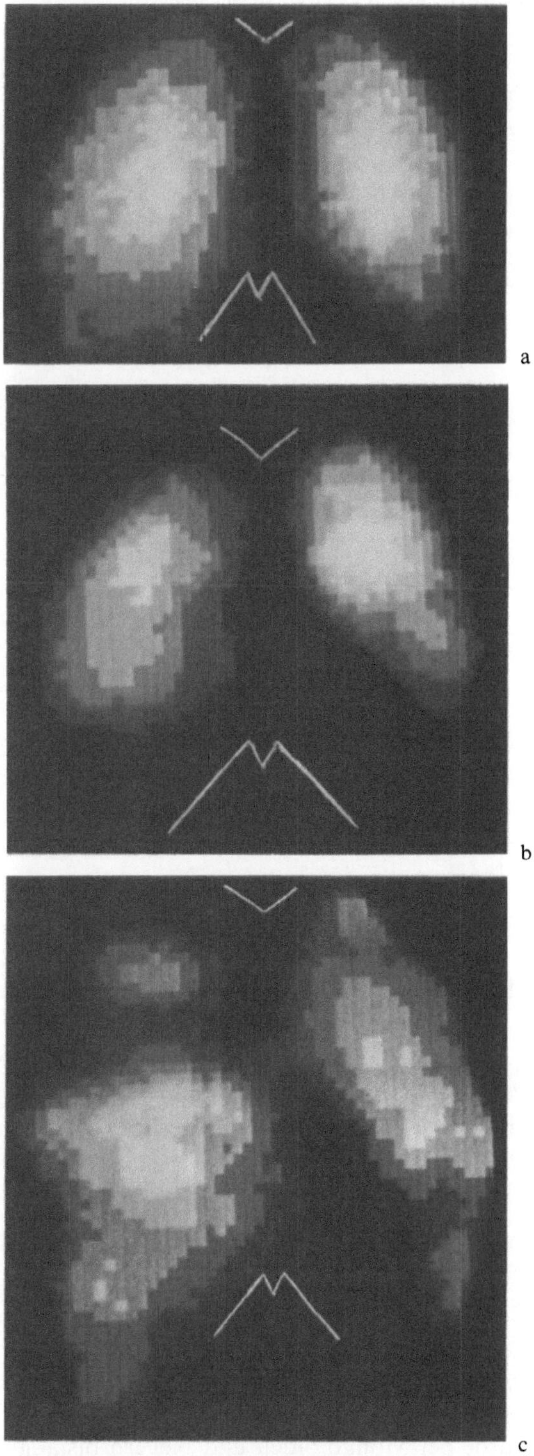

Abb. 9a–c. Perfusionsszintigramme. (a) normale Lunge; (b) panlobuläres Emphysem bei heterozygotem α_1-AT-Mangel; (c) zentrilobuläres Emphysem bei chronisch obstruktivem Lungenleiden (Emphysemtyp B, s.S. 398)

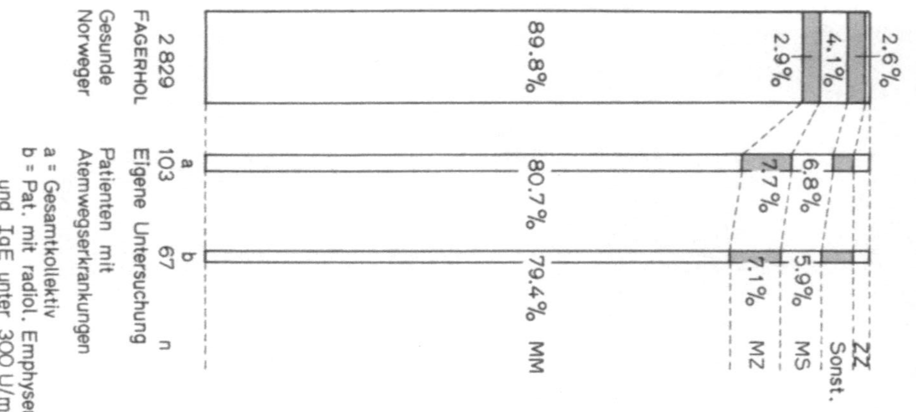

Abb. 10. Häufigkeit der verschiedenen Pi-Phänotypen

Inaktivator des chemotaktischen Faktors als Voraussetzung zur Entwicklung eines Emphysems auf diesem Wege berücksichtigen müsse.

Die Verteilung der Allele des Pi-Systems variiert nach Angaben von FAGERHOL u. TENFJORD (1968) sowie von KELLERMANN u. WALTER (1970) innerhalb der verschiedenen Rassen. Das Allel Pi^M ist immer bei weitem am häufigsten und deswegen als das »Normale« aufzufassen (Abb. 10). Bei den europäischen Völkern finden sich mehr Pi-Phänotypen als bei den außereuropäischen. Das Allel Pi^Z wurde bei Mongoloiden und Negern bislang nicht nachgewiesen (Tabelle 3).

Neben der Entwicklung eines Lungenemphysems wurden auch andere Organerkran-

Tabelle 3. Pi-Phänotypen bei verschiedenen europäischen und außereuropäischen Populationen (in Prozent) (nach KELLERMANN und WALTER)

Population	Autor	n	MM	FF	SS	ZZ	FM	MS	MZ	IM	FS	MV	MW	SZ	MP	IS
Finnische Lappländer	FAGERHOL	468	99,14					0,64	0,21							
Norwegische Lappländer	FAGERHOL	302	98,34						1,66							
Finnen	FAGERHOL	223	99,11						0,89							
Norweger	FAGERHOL	2830	89,75	0,04	0,14	0,07	2,54	4,10	2,86	0,21	0,04	0,07		0,14		0,04
Isländer	KELLERMANN u. WALTER	94	75,53	1,06	1,06		20,21	2,13								
Deutsche	KELLERMAN u. WALTER	516	78,68	1,35		0,58	14,34	3,29	0,58	0,19	0,97					
Spanier	FAGERHOL	378	75,40		1,59		0,53	18,78	1,85	0,26		0,53	0,53	0,53		
Griechen	KELLERMANN u. WALTER	400	92,50			0,75	2,50	0,50	1,75	1,25		0,25	0,25		0,25	
Ungarn	KELLERMANN u. WALTER	172	82,55	1,74	0,58	1,16	9,88	1,74	0,58	0,58		0,58				
Perser	KELLERMANN u. WALTER	271	80,44	1,11	0,36	1,11	10,33	2,58	2,21	1,11						
Pakistani	KELLERMANN u. WALTER	53	92,45	1,89			3,77		1,89							
Inder	KELLERMANN u. WALTER	430	99,06			0,23			0,69							
Koreaner	KELLERMANN u. WALTER	90	98,89			1,10										
Mongoloide	FAGERHOL	68	100,00													
Neger (Mozambique)	KELLERMANN u. WALTER	274	97,08	0,70			1,80	0,30								

kungen im Zusammenhang mit einem α_1-AT-Mangel gesehen. Insgesamt sind diese Zustandsbilder jedoch bislang außerordentlich selten beobachtet worden. Die wichtigste Koinzidenz im Rahmen dieser Krankheitsbilder ist einem α_1-AT-Mangel und einer gleichzeitigen Lebererkrankung beizumessen. SHARP u. FREIER (1970) beschrieben eine Form erblicher Leberzirrhose bei Kindern mit homozygotem α_1-AT-Mangel vom Phänotyp ZZ. Bei diesen Kindern findet sich in den Leberzellen amorphes Material, von dem sich mittels Immunfluoreszenz nachweisen läßt, daß es α_1-Antitrypsin enthält. Möglicherweise entwickelt sich die Leberzirrhose bei diesen Kindern, weil die Leberzellen nicht in der Lage sind, dieses Material vollständig in vollwertiges α_1-AT umzubauen und ins Plasma abzugeben. In der Regel sterben die Kinder rasch, sie erreichen selten das Erwachsenenalter. Dennoch wurden in jüngster Zeit auch Fälle von α_1-AT-Mangel kombiniert mit Leberzirrhose bei Erwachsenen bekannt (KUMAR et al., 1974). Auch hier fand sich regelmäßig eine Anhäufung von PAS positivem Material in den Leberzellen, in dem sich mittels Immunfluoreszenz α_1-AT nachweisen ließ (BABB et al., 1973; BERG u. ERIKSSON, 1972; BRAND et al., 1974; COHEN et al., 1973). Zeichen eines Emphysems waren dabei nicht immer nachweisbar. BRAND et al. (1974), die eine Zirrhose bei einem 78 Jahre alten Mann ohne Zeichen von Emphysem, jedoch mit histologischen Veränderungen der Leber, wie sie oben für α_1-AT-Mangel beschrieben sind, fanden, leiten daraus die Forderung ab, bei jeder Zirrhose unbekannter Genese, unabhängig vom Manifestationsalter, den α_1-AT-Genotyp des Patienten zu ermitteln. Besonders erwähnenswert scheinen die Beobachtungen von GLASGOW et al. (1973) an 3 Geschwistern, deren Eltern den Phänotyp MZ aufwiesen. Zwei Geschwister hatten den Phänotyp ZZ, davon starb ein Mädchen mit 11 Jahren an einer massiven Blutung infolge Leberzirrhose. Sie hatte ein schweres panlobuläres Emphysem, während das zweite Kind mit dem Phänotyp ZZ beschwerdefrei blieb. Bei einem dritten Mädchen verlief das Leiden benigne, es sind jedoch klinisch bzw. labormäßig Zeichen eines Emphysems bzw. einer Zirrhose nach-

zuweisen. Auch die Entwicklung einer Zirrhose mit malignem Hepatom (ERIKSSON u. HÄGERSTRAND, 1974) und einer Hämochromatose der Leber (KRONER, 1973) wurden im Zusammenhang mit einem α_1-AT-Mangel beschrieben. Bei Patienten mit Sex-Chromosomen-Aberrationen wie Down-Syndrom, Turner-Syndrom und Pseudohermaphroditismus fand FAGERHOL (1972) in Norwegen signifikant häufiger Pi-Varianten. Ob Beziehungen von α_1-AT-Mangel zum Atemnotsyndrom der Neugeborenen bestehen (EVANS et al., 1970) ist unsicher.

Die Beeinträchtigung der Atemfunktion ist bei den Formen des Emphysems, die mit α_1-AT-Mangel einhergehen, komplexer Natur. Bei homozygotem α_1-AT-Mangel manifestiert sich das Emphysem schon relativ früh, die Symptome beginnen meist im 3. oder 4. Lebensjahrzehnt (WELCH et al., 1969), sie können aber auch schon wesentlich früher einsetzen. So wurde von HOUSTEK et al. (1973) über ein 13 Jahre altes Kind mit α_1-AT-Mangel und einer verminderten STIC berichtet, das bereits an einem schweren obstruktiven Lungenleiden mit Bronchospasmen litt. Die Lungenbiopsie zeigte das Vorliegen eines panlobulären Emphysems. Auf das 11 Jahre alte Mädchen mit schwerem panlobulärem Emphysem und Leberzirrhose (s.o.) sei in diesem Zusammenhang hingewiesen. Es sind aber auch vereinzelt Ausnahmen bekannt geworden, bei denen bei homozygotem α_1-AT-Mangel keine relevanten Funktionseinschränkungen im Sinne eines Emphysems festgestellt werden konnten. Spirographische Meßgrößen allein genügen zur Aufdeckung funktioneller Defekte in Frühphasen, d.h. noch bevor klinische Beschwerden vorhanden sind, nicht. Man könnte von der Prämisse ausgehen, bei einem durch Proteasenüberschuß hervorgerufenen Emphysem den Modellfall einer Funktionsstörung vorzufinden, die sich streng auf die Verminderung der elastischen Retraktionskraft der Lunge und auf eine Verkleinerung der Gasaustauschfläche und eine dadurch bedingte Herabsetzung des Transfer-Faktors beschränkt. Dieser Befund würde dem eines nichtobstruktiven Emphysems entsprechen. Das Studium derartiger Emphysemformen wurde im Tierversuch möglich, nachdem es

Gross et al. (1965) erstmals gelungen war, durch Inhalation oder Instillation der proteolyteischen Substanz Papain in die Trachea ein Emphysem zu erzeugen. Im Tierversuch zeigen diese experimentell durch Proteolyse hervorgerufenen Emphyseme eine Zunahme der Compliance der Lungen und eine Herabsetzung des pulmonalen CO-Transfer-Faktors (Park et al., 1969) ohne Erhöhung des Atemwegswiderstandes. Islam et al. (1974) fanden aber in Hundeversuchen bereits in diesem Stadium nach Inhalation von Acetylcholin eine erhebliche Empfindlichkeitssteigerung des Bronchialsystems mit einer Zunahme der Strömungswiderstände in den Atemwegen bis zu 200% gegenüber Kontrolltieren, bei denen kein Papain-Emphysem gesetzt worden war. Man kann dies wohl als einen Hinweis auf eine erhöhte Irritabilität der Atemwege auffassen, die die Anbahnung eines chronisch obstruktiven Syndroms begünstigt. In diesem Sinne sprechen auch die experimentellen Untersuchungen von Pushpakon et al. (1970). Aus dem Arbeitskreis von Ulmer (1971, 1974) wurde mehrfach darauf hingewiesen, daß proteolytische Fermente die Empfindlichkeit des Bronchialsystem für bronchokonstriktorische Reaktionen erheblich steigern können, wahrscheinlich durch eine Steigerung der Empfindlichkeit der bronchokonstriktorischen Acetylcholin-Rezeptoren. Bei Patienten mit α_1-AT-Mangel-Emphysem gleichen die mechanischen Eigenschaften der Lungen in Frühstadien den beim experimentellen, durch Proteolyse hervorgerufenen Papain-Emphysem und entsprechen somit genau dem Modellbild des nichtobstruktiven Emphysems. Die ersten funktionsanalytisch faßbaren Zeichen sind eine Abnahme der elastischen Retraktionskraft bzw. eine Zunahme der statischen Compliance der Lungen und eine Abnahme des CO-Transfer-Faktors (Eriksson u. Berven, 1972; Duffell et al., 1970). Ebenfalls in Frühstadien, also noch bevor subjektive Symptome auftreten, ist mit nuklearmedizinischen Methoden bereits eine Verminderung der Durchblutung der Lungenuntergeschosse als Folge einer Gefäßrarifizierung in den Untergeschossen festzustellen (Welch et al., 1969). Die empfindlichsten Methoden zur Früherfassung eines emphysematösen

Umbaus der Lungen bei α_1-AT-Mangel sind somit die Perfusionsszintigraphie sowie die Bestimmung der statischen Compliance und, unter Berücksichtigung der nötigen Methodenkritik (s.S. 74), der pulmonalen Diffusionskapazität. Relativ früh treten nämlich bereits auch noch bei Fehlen klinischer Symptome Ventilations-Perfusions-Störungen auf (Eriksson et al., 1972; Guenter et al., 1968). In den Frühstadien sind noch nicht immer rezidivierende Infekte vorhanden. Im weiteren Ablauf entwickeln sich dann aber rezidivierende Bronchitiden, die infolge der vermehrten Schleimproduktion einen Anstieg der endobronchialen Strömungswiderstände zur Folge haben. Duffell et al. (1970) beziehen die Abnahme der Diffusionskapazität sowie die Zunahme der Compliance auf den α_1-AT-Mangel, während sie den Anstieg des endobronchialen Strömungswiderstandes der sich konsekutiv entwickelnden chronischen Bronchitis ursächlich zuschreiben. Durch den Stabilitätsverlust des Lungengewebes entwickeln sich zusätzlich exspiratorische Ventilmechanismen. Bei den klinisch manifesten Formen des Emphysems bei α_1-AT-Mangel, d.h. also bei den Patienten, die wegen ihrer subjektiven Beschwerden den Arzt aufsuchen, besteht meist immer eine ausgeprägte obstruktive Ventilationsstörung (Eriksson u. Berven, 1972). Aus dem nichtobstruktiven Emphysem ist ein obstruktives Emphysem geworden, das schließlich in Spätstadien in eine respiratorische Globalinsuffizienz einmündet. Die subjektiven Beschwerden der Patienten sind durch die obstruktive Ventilationsstörung verursacht und nicht durch die Zunahme der Compliance oder die Abnahme der Diffusionskapazität. Solange nur diese beiden Meßgrößen pathologisch verändert sind, sind die Patienten in der Regel subjektiv noch beschwerdefrei.

Neben dem α_1-AT gibt es im Plasma noch eine Vielzahl von Proteaseinhibitoren (Zusammenstellung bei Heimburger, 1974). Nach Laurell (1972) sind die wichtigsten Trypsin-Inhibitoren im Plasma α_1-Antitrypsin, Inter-α-Trypsin-Inhibitor und α_2-Makroglobulin (Tabelle 4). Kenntnisse über ihre Bedeutung für die Entstehung eines Emphysems als Folge eines Defizits an Protea-

Tabelle 4. Proteinaseinhibitoren im menschlichen Plasma (nach HEIMBURGER)

	Normaler Konzentrationsbereich mg/100 ml
1. α_1-Antitrypsin	200–400
2. α_1-Antichymotrypsin	30– 60
3. Inter-α-Trypsininhibitor	20– 70
4. Antithrombin III	22– 39
5. C1-Inactivator	15– 35
6. α_2-Macroglobulin	150–350 ♂
	175–420 ♀
7. A high molecular weight protein neutralizing thrombin (β-Lipoprotein)	220–740 ♂
	190–600 ♀
8. Inhibitor of the plasminogen activation (m.wt. ~75 000)	

senhemmern sind noch sehr mangelhaft. Neben dem α_1-AT scheint von diesen Proteasen hemmenden Proteinen und dem α_2-Makroglobulin eine gewisse Bedeutung zuzukommen. α_1-Antitrypsin ist im menschlichen Plasma in einer Konzentration vorhanden, die eine etwa 6fach größere Menge von Trypsin binden kann als α_2-Makroglobulin (GANROT, 1966). Da α_1-AT die Blut-Gewebs-Schranke viel leichter passiert als das großmolekulare α_2-Makroglobulin, ist es aber der dominierende Proteasen-Inhibitor im Plasma. Man kann vermuten, daß Proteasen, die von α_2-Makroglobulin nicht neutralisiert werden, bei α_1-AT-Mangel am gefährlichsten für die Entstehung eines Emphysems sind. Im menschlichen Plasma steigt nach GANROT et al. (1967) bei α_1-AT-Mangel der α_2-Makroglobulingehalt im Blut leicht an.

Möglicherweise kommt in dem Proteasen – Proteasen-Inhibitor-System auch einem von HOCHSTRASSER et al. (1972) beschriebenen niedermolekularen Proteaseninhibitor eine wichtige Bedeutung zu. Diese Autoren nehmen an, daß dieser im Bronchialsekret vorhandene Proteaseninhibitor bei banalen Infekten mit Leukozytenproteasen eine komplexe Bindung eingeht und sie auf diese Weise in 80% der Fälle neutralisiert. Dieser lokal-spezifische, dem Bronchialschleim eigene Proteaseninhibitor würde danach eine größere Bedeutung besitzen als die Inhibitoren humoralen Ursprungs

im Sputum. Bei Patienten mit chronisch unspezifischer Lungenkrankheit dürften dagegen die hier überwiegend vorhandenen Gewebsproteasen und die Proteasen aus Bakterien von diesem lokalen Inhibitorsystem nicht gehemmt werden (HOCHSTRASSER et al., 1974).

Wahrscheinlich spielen auch Kollagenasen aus polymorphkernigen Leukozyten (LAZARUS et al., 1968) und Elastasen aus Granulozyten und Alveolarmakrophagen eine entscheidende Rolle bei der Entwicklung des menschlichen Emphysems (JANOFF, 1970, 1972).

Wenngleich die Kenntnisse über all diese biochemischen Mechanismen noch in den Anfängen stecken, scheint aber doch die Ansicht eine gewisse Berechtigung zu bekommen, daß Elastin die kritische Struktur ist, deren Schädigung letztlich zur Entwicklung eines Emphysems führt. Das Emphysem wäre damit als ein Leiden aufzufassen, das entweder durch einen quantitativen Verlust oder durch eine qualitative Alteration von Elastin charakterisiert ist (KELLER u. MANDL, 1972).

V. Klinik des Lungenemphysems

Die Schwierigkeiten, ein Emphysem anhand seiner klinischen Symptomatik zu erfassen, liegen darin, daß diese zwar in einer gewissen Korrelation zum Typ des anatomischen Substrates steht, aber dennoch außerordentlich variabel sein kann und die klinischen Hinweise auch bei morphologisch eindeutig vorhandenem Emphysem selten völlig fehlen können.

1. Anamnese

Von den anamnestischen Angaben kann man als Leitsymptom die Dyspnoe ansehen. Sie stellt sich mitunter schon frühzeitig ein, kann aber auch erst spät auftreten, manchmal erst, wenn bereits eine respiratorische Insuffizienz vorhanden ist. In manchen Fällen fehlt sie ganz. Auffallend ist aber, daß

Patienten des Typs B (s.S. 397f.) oftmals erst recht spät Zeichen von Dyspnoe entwickeln, zu einem Zeitpunkt, an dem schon eine erhebliche Beeinträchtigung der Atemfunktion und ein ausgeprägtes zentrilobuläres Emphysem vorliegen. In der Regel entwickelt sich die Dyspnoe graduell, sie tritt zunächst bei stärkerer Belastung, später bei geringerer Belastung auf und ist schließlich als Ruhedyspnoe vorhanden. Sehr häufig stehen aber auch die Symptome der Bronchitis im Vordergrund. Man kann Dyspnoe als eine im Vergleich zum jeweiligen Aktivitätsgrad des Individuums abnorm vertiefte Atmung definieren. Ihre Entstehung steht in engem Zusammenhang damit, daß zur Aufrechterhaltung einer bestimmten Ventilationsleistung eine gegenüber dem Normalen erhöhte Atemarbeit erforderlich ist. Sie kann sowohl durch eine erhöhte Atemarbeit infolge des starren Emphysemthorax zustande kommen, sie kann aber ebenso auch Folge einer erhöhten Atemarbeit bei Erhöhung der bronchialen Strömungswiderstände sein.

Husten und Auswurf, die in der Anamnese ebenfalls angegeben werden können, aber auch fehlen können, sind insgesamt einer Bronchitis zuzuordnen und nicht als eigentliche Emphysemzeichen aufzufassen. Burrows et al. (1965) fanden bei 85–90% von Patienten mit autoptisch gesichertem Emphysem die anamnestische Angabe von chronischem Husten. Dabei fand sich eine enge Beziehung zwischen Intensität des Hustens, Schweregrad der Atemwegsobstruktion und Ausmaß eines zentrilobulären Emphysems, also eine enge Beziehung zwischen Husten und chronisch obstruktiver Bronchitis. Otto et al. (1967, 1968, 1969) kamen auf Grund ihrer pathologisch-anatomischen Erhebungen bei Emphysempatienten zu dem Schluß, daß bei dem Versuch, allein durch Erhebung der anamnestischen Angaben Hinweise auf das Vorhandensein eines Emphysems zu bekommen, etwa 30% aller Emphysemfälle nicht erfaßt werden.

2. Klinische Untersuchung

Bei der Inspektion kennt man eine Reihe von Emphysemzeichen. Aber auch diese können nur zum Teil vorhanden sein oder auch ganz fehlen. Zum Teil können sie zudem auch bei Zuständen auftreten, die nicht mit einem Emphysem einhergehen. Sie sind daher für sich allein betrachtet nur als klinische Hinweise einzustufen und nicht als beweisende Zeichen. Als solche Hinweiszeichen bei der Inspektion sind anzusehen (Ferlinz, 1974):

1. Faßförmiger Thorax mit nur geringen Atemexkursionen, in Inspirationsstellung fixiert.

2. Weite Interkostalräume

3. Kyphose der Brustwirbelsäule

4. Annäherung der unteren Thoraxapertur an das Becken

5. Glockenform des Thorax infolge verstärkten Einsatzes der auxiliären Atemmuskulatur, insbesondere des Musc. pectoralis major. Die glockenförmige Inzisur des Thorax liegt an der seitlichen Thoraxwand in Höhe der 6.–7. Rippe an der Insertionsstelle des Musc. pectoralis major.

6. Knickbildung zwischen Manubrium und Corpus sterni

7. Emphysemkissen, einseitig oder beidseitig

8. Verkürzung der Distanz zwischen Unterrand des Cricoidknorpels und Sternum.

Campbell (1969) führt gleichfalls eine Reihe von physikalischen Zeichen auf, die eine Atemwegsobstruktion und eine »lung distension« aufzeigen:

1. Verkürzung des oberhalb des Jugulums palpablen Trachealanteiles

2. Tiefertreten der Trachea während der Inspiration

3. Ausgeprägter Einsatz der auxiliären Atemmuskulatur, insbesondere der Musculi scaleni und des Musculus sternocleidomastoideus

4. Einziehung der Supraklavikulargruben und der Jugulargrube während der Inspiration

5. Füllung der Jugularvenen während der Exspiration

6. Verlust der Motilität der oberen Rippen mit Verlust oder Einschränkung der Blasebalgfunktion des Thorax

7. Paradoxe Bewegung der unteren Rippen und der Bewegung des unteren Rippenbogens während des Atemzyklus

8. Verlängerte forcierte Ausatemzeit.

Ebenso wechselhaft und schwierig zu objektivieren sind die durch die physikalische Untersuchung feststellbaren Zeichen, die in Lehrbüchern für ein Emphysem angegeben werden:

1. Hypersonorer Klopfschall mit wenig verschieblichen Lungenbasen
2. Aufhebung oder Verkleinerung der absoluten Herzdämpfung
3. Leises Atemgeräusch
4. Leise Herztöne

NAIRN u. TURNER-WARWICK (1969) verglichen die Ventilation einzelner Lungenabschnitte bei Emphysematikern mittels radioaktiv markiertem ^{133}Xenon mit dem Auskultationsbefund. Sie fanden eine signifikante Übereinstimmung: das Atemgeräusch war um so mehr abgeschwächt, je geringer ein Lungenabschnitt belüftet war. Dieser Befund hat jedoch, wie der Auskultationsbefund beim Emphysem überhaupt, wenig praktische Relevanz. CHRISTIE (1944) und ebenso FLETCHER (1952) und SCHNEIDER u. ANDERSSON (1965) halten die physikalischen Zeichen und den Auskultationsbefund beim Vorliegen eines Emphysems für vollkommen uncharakteristisch, eine Meinung, der wir uns anschließen (FERLINZ, 1974). Sehr häufig wird der Auskultationsbefund auch von einer gleichzeitig vorliegenden obstruktiven oder nicht obstruktiven Bronchitis dominiert. Dieser Auskultationsbefund einer Bronchitis kann wiederum überhaupt, vor allem in der Längsschnittbeobachtung, auch über Intervalle von nur wenigen Stunden hinweg sehr wechselnd sein. Von GODFREY et al. (1969) wird die Signifikanz der physikalischen Zeichen beim Emphysem, speziell unter Berücksichtigung auch der von CAMPBELL (1969) aufgeführten Kriterien, als »zwischen Zufall und dem maximal Möglichen« eingestuft. Ein ähnliches Resultat hat eine Studie von SMYLLIE et al. (1965), bei der von 9 verschiedenen Untersuchern 20 verschiedene physikalische Zeichen beurteilt werden mußten. Auch das Ergebnis dieser Befunde lag zwischen »Zufall und vollkommener Übereinstimmung«. BATES et al. (1971) meinen, daß die Diagnose Emphysem schwierig zu stellen sei, wenn die Vitalkapazität gut und die Thoraxform normal ist, wenn ein anderer Grund für eine vorhandene Dys-

pnoe bekannt ist und schließlich bei Adipösen. Dagegen sind sie der Ansicht, daß bei permanenter Dyspnoe und bei chronischer Bronchitis ein Emphysem wahrscheinlich sei. Man sieht, daß hier die physikalischen Befunde der chronischen Bronchitis ganz in den Vordergrund gerückt werden und die Diagnose Emphysem allein empirisch aufgrund einer charakteristischen Symptomenkombination, die sich autoptisch häufig als mit einem Emphysem kombiniert erweist, vermutet wird. Man darf dabei allerdings nicht außer acht lassen, daß eine chronische Bronchitis nicht immer mit einem Emphysem verknüpft sein muß, und daß daher der Auskultationsbefund einer Bronchitis nicht zwangsläufig beweisend für das Vorliegen eines Emphysems ist. Insgesamt ist aber dieser Ansicht sicherlich zuzustimmen. Chronische Bronchitis mit permanenter Dyspnoe ist der sicherste klinische Hinweis auf das anatomische Korrelat Emphysem.

Der Versuch, das anatomische Substrat mit klinischen Mitteln zu erfassen, führte zu der vorwiegend in der anglo-amerikansichen Literatur viel gebrauchten Einteilung der chronisch-unspezifischen Lungenkrankheit in Typ A und Typ B (vgl. NASH et al., 1965). In neuerer Zeit wird diese Einteilung auch im deutschsprachigen Raum gebraucht (HÜTTEMANN u. SCHÜREN, 1973). Sie versucht, einen primär emphysematischen Typ (Typ A) von einem primär bronchitischen Typ (Typ B) zu trennen. Für den Typ A wird auch die Bezeichnung »pink puffer«, Typ E (emphysematöser Typ) oder Typ PP (pink puffer) gebraucht. Für den Typ B ist die Bezeichnung »blue bloater« oder Typ BB (blue bloater) in Verwendung. Von ihrer äußeren Erscheinungsform her sind die Patienten des Typs A pink und puffy (Abb. 11), d.h. sie haben ein blaß-rosiges Hautkolorit und sind kurzatmig, die Patienten des Typs B dagegen sind blue und bloated, also zyanotisch und plethorisch aufgedunsen (Abb. 12). Die klinischen und röntgenologischen Unterscheidungsmerkmale beider Typen sind in Tabelle 5, 6 u. 7 zusammengestellt. Der Typ A entspricht demnach weitgehend dem eingangs geschilderten klinischen Bild des Emphysempatienten (CAMPBELL, 1969; FERLINZ, 1974). Der Typ B zeigt zunächst nur die

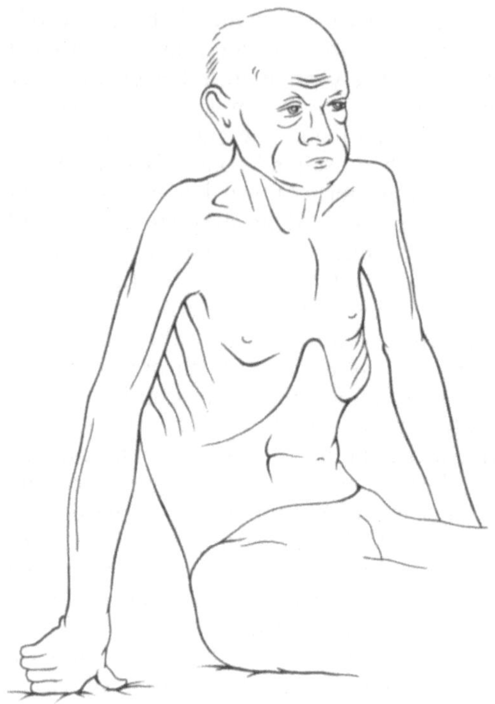 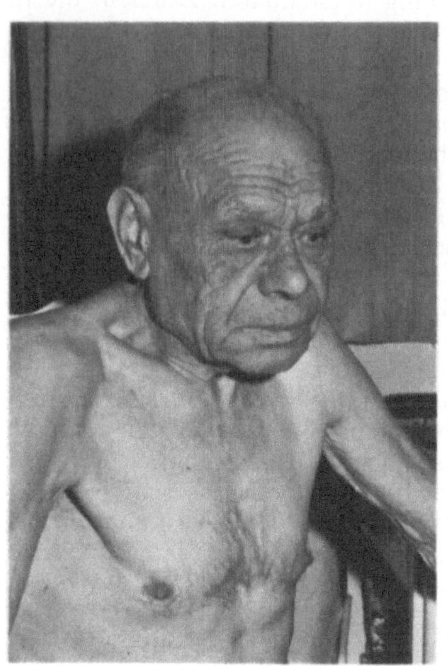

Abb. 11. Emphysemtyp A (pink puffer)

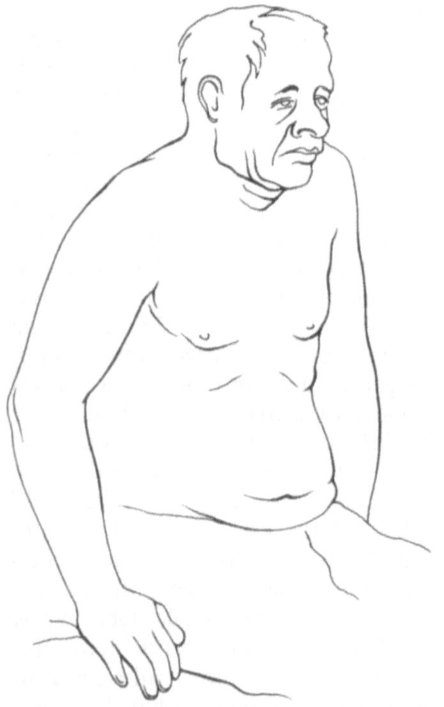 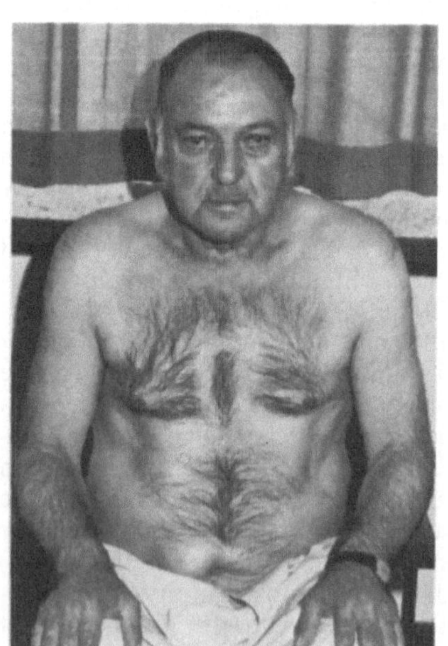

Abb. 12. Emphysemtyp B (blue bloater)

Tabelle 5. Emphysemtypen

Klinik	Typ A	Typ B
Dyspnoe	konstant, meist deutlich ausgeprägt	zeitweise vorhanden, kann auch fehlen
Husten	wenig	stark
Auswurf	spärlich, mukös	reichlich, zeitweise purulent
Atemgeräusch	leise	normal, häufig bronchitische Nebengeräusche
Habitus	asthenisch	normal oder pyknisch
Thoraxform	Faßform	meist unauffällig
Hämatokrit	< 50%	> 50%

Tabelle 6. Emphysemtypen

Röntgenbefund	Typ A	Typ B
Strahlentransparenz	erhöht	normal
Gefäßzeichnung	vermindert	normal
Herzform	schmal	verbreitert

Tabelle 7

Funktion	Typ A	Typ B
Atemwegsobstruktion	mäßiggradig	ausgeprägt
Resp. Funktion	normal oder geringe bis mäßiggradige Hypoxämie	frühzeitig respiratorische Globalinsuffizienz
Compliance	schon frühzeitig (bevor klinische Symptome vorhanden sind) erhöht	erhöht erst in späteren Stadien
Transfer-Faktor	eingeschränkt	eingeschränkt
Cor pulmonale	spät	frühzeitig vorhanden

Symptomatik des schweren chronischen Bronchitikers, bei dem sich das Emphysem als Folgeerscheinung der chronisch-obstruktiven Bronchitis entwickelt. Beim Typ A steht dagegen das Emphysem als primum movens des pathologischen Gesamtaspekts im Vordergrund. Morphologisch entspricht dem Typ A ein panlobuläres, dem Typ B das zentrilobuläre Emphysem. Beim Typ A stehen funktionsanalytisch dementsprechend zunächst Störungen der Diffusionskapazität als Folge einer Verkleinerung der Gasaustauschfläche und, durch den Verlust der elastischen Retraktionskraft des Lungengewebes bedingt, eine Erhöhung der Compliance bzw. eine Verminderung des Recoil pressure im Vordergrund. Als Folge der Erhöhung der Compliance, die sich regional unterschiedlich stark entwickelt, findet man meist bald Verteilungsinhomogenitäten zwischen Ventilation und Perfusion. Von seiten der respiratorischen Funktion zeigt der Typ A dementsprechend allenfalls eine leichte bis mäßige Hypoxämie bei Normokapnie. In Spätstadien ist aber auch beim Typ A häufig eine respiratorische Globalinsuffizienz und ein Cor pulmonale vorhanden, sei es nun, daß entweder infolge der Thoraxstarre und des Stabilitätsverlustes der Bronchialwandungen eine generelle alveoläre Hypoventilation eintritt oder aber – häufiger –, daß sich durch zunehmende Entwicklung einer chronisch obstruktiven Bronchitis ein Mischtyp zwischen den Formen A und B entwickelt hat. Beim Typ B findet man dagegen als pathophysiologisches Leitsymptom von Anfang an das Vollbild einer schweren obstruktiven Atemwegserkrankung, bei dem sich schon früh eine respiratorische Globalinsuffizienz mit einem chronischen Cor pulmonale entwickelt, die durch akute Rechtsherzinsuffizienz rasch zum Tode führen kann. Dadurch ist die Prognose quoad vitam beim Typ B ungünstiger als beim Typ A. Die erste in ihrer Kürze und Vollständigkeit klassische Beschreibung des Typs B verdanken wir Plinius dem Jüngeren. Er beschreibt in einem Brief an Tacitus wie sein Onkel, ein pensionierter römischer Admiral, ein der Beschreibung nach alter, aufgedunsener, an obstruierter Atmung und Luftnot leidender Herr, häufig krank, der sich in einer Villa am Golf von Neapel zur Ruhe gesetzt hatte, beim Ausbruch des Vesuvs im Jahre 70 durch die massive Luftverunreinigung plötzlich verstarb: »... et statim concidit, ut ego colligo, crassiore caligine spiritu obstructo, clausoque stomacho, qui illi natura invalidus angustus, et frequenter interaestuans erat.«

Der typische Tod eines Patienten mit schwerem obstruktivem Emphysem (Typ B) am akuten Rechtsherzversagen.

Aus der Perspektive der Klinik stellen Typ A und Typ B gewissermaßen gegensätzliche Extremtypen dar, zwischen denen es zahlreiche Übergangsformen gibt, die sowohl reine Mischformen als auch Formen sein können, bei denen entweder die Typ A- oder die Typ B-Komponente überwiegt. Typ A weist die geläufigen klinischen und röntgenologischen Emphysemzeichen auf, während diese beim Typ B fehlen. Er ist ein chronischer Bronchitiker, von dem man lediglich empirisch weiß, daß diese Patienten häufig das morphologische Bild des zentrilobulären Emphysems zeigen. Die Diagnose Emphysem mit den Mitteln der Klinik ist, insbesondere bei diesen Patienten, ein reiner Deduktionsschluß. Aus der Perspektive der pathologischen Anatomie handelt es sich bei den reinen Formen dagegen wahrscheinlich um zwei primär verschiedene Krankheitsbilder, deren Symptomatik sich während des Ablaufs aneinander annähert. Das schließlich vorhandene klinische Syndrom stellt dann die Mischformen dar, die man unter den Kranken überwiegend antrifft. Diese Mischformen sind sicherlich die häufigsten. So ist z.B. das durch einen Proteaseinhibitorenmangel bedingte Emphysem als Modellfall eines Emphysems vom Typ A anzusehen. Auch hier läßt sich die Problematik dieser Einteilung gut erkennen. Bei Individuen mit homozygotem α_1-AT-Mangel kann man zwar oftmals Zeichen eines Emphysems finden, wenn die Betroffenen noch vollkommen beschwerdefrei sind. Treten aber subjektive Beschwerden auf, so werden sie bald durch die Superposition rezidivierender Bronchialinfekte und damit schließlich eines obstruktiven Emphysems charakterisiert, bekommen also die Charakteristika des Typs B. Diese sich vom Typ A herleitenden Mischtypen sind dann zwar immer noch asthenisch und dyspnoeisch, der Auswurf kann wechseln, manchmal mehr, manchmal minder ausgeprägt, mukös oder purulent sein, das Hautkolorit ist dann aber nicht mehr rosig, sondern wird, der zunehmenden arteriellen Hypoxie entsprechend, zunehmend blaßgrau-zyanotisch.

VI. Die Pathophysiologie der Atmung beim Lungenemphysem

Die Abweichungen der Atemfunktion, die man beim Lungenemphysem gegenüber dem Normalen findet, werden durch zwei voneinander differente Mechanismen bedingt, zum einen durch die destruktiven Veränderungen im Bereiche der terminalen Luftwege und im Lungenparenchym, zum anderen aber auch durch Luftströmungsbehinderungen, die sich ihrerseits wiederum sowohl als Folge einer chronisch-obstruktiven Bronchitis als auch als Folge des durch die destruktiven Gewebsveränderungen bedingten Stabilitätsverlustes der Bronchialwand und des peribronchialen Gewebes ausbilden (Leaver et al., 1973, 1974). Die Destruktion von Lungengewebe läßt eine Änderung der Lungenvolumina und damit eine restriktive, die endobronchiale Strömungsbehinderung eine obstruktive Ventilationsstörung erwarten. Aber auch der Stabilitätsverlust der Bronchialwand hat eine exspiratorische obstruktive Ventilationsstörung zur Folge. Dies führt zu der bedeutsamen Konsequenz, daß die Atemwegsobstruktion beim Emphysem pathogenetisch nicht nur eine Folge der chronisch obstruktiven Bronchitis, sondern auch eine direkte Folge der Lungengerüsterkrankung selbst sein kann. Man findet daher bei jedem Emphysem, das ein gewisses Ausmaß erreicht und eine gewisse Entwicklungszeit durchlaufen hat, immer eine mehr oder minder ausgeprägte obstruktive Komponente in der Einschränkung der Atemfunktion. Systemisierend kann man beim Emphysem drei Typen von Atemwegsobstruktion unterscheiden:

1. Eine endobronchiale Luftströmungsbehinderung als Folge der chronischen Bronchitis.

2. Eine exspiratorische Atemwegsobstruktion, die durch den Stabilitätsverlust der Bronchialwand bedingt ist.

3. Eine exspiratorische Kollapsneigung des Bronchialsystems infolge des Verlustes der elastischen Gewebsstruktur der Lunge. Da das Bronchialsystem durch radiär einstrah-

lende Fasern im Lungengewebe elastisch aufgehängt ist, verliert es beim Untergang dieses Halterungssystems seine elastisch-stabile Fixierung und kann bei höheren transpleuralen Drucken kollabieren. Es kommt so zu einer in bezug auf die Bronchialwand extramural verursachten Bronchialobstruktion.

In diesem Kapitel interessieren vorwiegend die unter Ziffer 2 und 3 aufgeführten Funktionsänderungen, die spezifisch Folge des destruktiven Gewebsumbaues beim Emphysem sind, während die Funktionsminderungen als Folge endobronchialer Strömungsbehinderung vor allem zur chronisch obstruktiven Bronchitis gehören und dort besprochen sind. Allerdings ist die Abgrenzung einer primär endobronchial ausgelösten Atemwegsobstruktion von einer primär durch Stabilitätsverlust der Bronchialwand und peribronchialen Gewebes verursachten, methodisch schwierig.

1. Atemmechanik

a) Lungenvolumina

Die Vitalkapazität ist beim Emphysem im allgemeinen reduziert. Die Reduktion erfolgt langsam progredient. Für die Frühstadien des Emphysems ist keine gravierende Minderung der Vitalkapazität zu erwarten. Sie kann sogar über dem Sollwert liegen. So fanden z.B. BATES et al. (1971) bei 170 Patienten mit Emphysem in 10% eine Vitalkapazität von 90–130% des Sollwertes und LEINER et al. (1964) berichten über 10 Patienten mit

Emphysem, bei denen die Vitalkapazität 131–166% des Sollwertes betrug. Bei dieser Konstellation – unveränderte Vitalkapazität, vergrößertes Residualvolumen – ergibt sich für die Frühformen des Emphysems eine Vergrößerung der Totalkapazität gegenüber dem Normalen als Folge der Zunahme des Residualvolumens. In späteren Stadien nimmt dann die Vitalkapazität ab. Diese Abnahme erfolgt durch eine Reduktion des in- und exspiratorischen Reservevolumens, während das Atemzugvolumen keine eindeutige Alteration erfährt. In schweren Fällen kann man schließlich eine Verminderung der Vitalkapazität auf etwa die Hälfte des Sollwertes erwarten (WILLIAMS u. ZOHMANN, 1959). Während dieser fortschreitenden Entwicklung des Emphysems vergrößert sich gegenläufig zur Verkleinerung der Vitalkapazität das Residualvolumen, so daß die Totalkapazität zwar gegenüber den Frühstadien des Emphysems abnimmt, aber nicht gegenüber dem Sollwert (Abb. 13). Das Residualvolumen macht dann mehr als 50% der Totalkapazität aus.

Von den Lungenvolumina hat zweifellos das Residualvolumen beim Emphysem die wichtigste Bedeutung. Eine Vergrößerung des Residualvolumens über den Normwert hinaus ist die Folge eines vermehrten Luftgehaltes der Lunge und damit Ausdruck eines Emphysems. Seit den Arbeiten von BALDWIN et al. (1949) und HURTADO et al. (1934) wurde eine über den Normbereich hinausgehende Vergrößerung des prozentualen Anteiles des Residualvolumens an der Totalkapazität als beweisend für das Vorliegen eines Emphysems angesehen. Diese an sich rich-

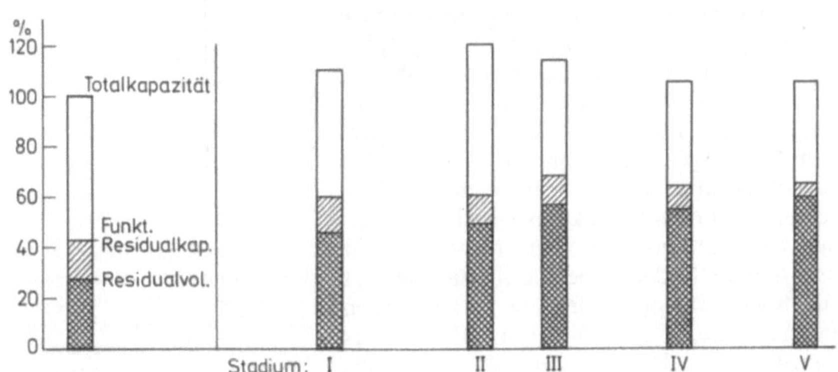

Abb. 13.
Emphysem-Verlauf
der Volumina
(nach ROSSIER et al.)

tige Aussage ist aber aus methodischen Gründen in dieser allgemeinen Formulierung nicht korrekt und nicht zutreffend. Abgesehen davon, daß die Größe der Totalkapazität von der Mitarbeit des Probanden bei der Prüfung der Vitalkapazität abhängig ist und somit bei einer schlechten Mitarbeit bei der Messung der Vitalkapazität eine zu kleine Totalkapazität gemessen wird, ist bei jeder Form des Emphysems so gut wie immer eine regional ungleiche Belüftung der verschiedenen Anteile der Lungen vorhanden. Mißt man das Residualvolumen mittels Gasein- oder -auswaschmethoden, so erhält man daher in der Regel bei der üblichen 7–10minütigen Dauer der Untersuchung zu niedrige Werte für das Residualvolumen, da infolge der regional unterschiedlichen Belüftung das Fremdgas in Abschnitten mit schlechter Belüftung weniger ein- bzw. ausgemischt wird als in anderen Lungenabschnitten (BRISCOE, 1965; FOWLER et al., 1952). Bestimmt man das Residualvolumen über das intrathorakale Gasvolumen mit dem Ganzkörperplethysmographen, mißt man zwar die Größe des gesamten komprimierbaren Luftgehaltes im Thorax, man erfaßt damit aber auch einfach überdehnte Alveolen im Sinne eines Volumen pulmonum auctum und, bei Vorliegen von Atemwegsobstruktionen, auch die hinter Ventilstenosen eingeschlossenen Luftvolumina, die »trapped air«, in nicht irreversibel destruierten, sondern nur überblähten Bereichen der terminalen Luftwege, wie z.B. beim akuten Emphysem nach GIESE (1963) und HARTUNG (1964). Legt man dem Begriff Emphysem jedoch eine Definition zugrunde, die nur irreversibel destruierte terminale Luftwege als Emphysem gelten läßt, so erhält man bei vorhandener Atemwegsobstruktion für das mittels Ganzkörperplethysmographie errechnete Residualvolumen zu große Werte. Die Differenz zwischen der mittels Fremdgasmethoden und mittels der Ganzkörperplethysmographie errechneten Größe des Residualvolumens kann infolge der bei der Messung mit dem Ganzkörperplethysmographen miterfaßten, bei der Messung mit Fremdgasmethoden aber unberücksichtigt gebliebenen »trapped air« über 2 l betragen (BEDELL et al., 1956). Die Feststellung eines vergrößerten Residualvolumens mittels

Ganzkörperplethysmographie ist somit nur dann beweisend für ein Emphysem, wenn bei Ruheatmung keine meßbare Atemwegsobstruktion vorliegt. Damit wird diese Untersuchung allein aber nur in den seltensten Fällen eine brauchbare Maßnahme zur Diagnose eines Emphysems sein. Sie ist aber immerhin besser geeignet als die Messung des Residualvolumens mittels Fremdgasmethoden, denn Belüftungsungleichmäßigkeiten, die die Fremdgasmethoden beeinträchtigen, sind auch beim nicht obstruktiven Emphysem zu erwarten.

Dasselbe gilt für die Messung des closing volume, die in den letzten Jahren zunehmende Verbreitung gefunden hat. Eine Vergrößerung des Verschlußvolumens kann durch einen vorzeitigen Verschluß der basalen kleinen Luftwege infolge einer Herabsetzung der Druckstabilität der Bronchialwand als Folge einer Verminderung des Recoil-

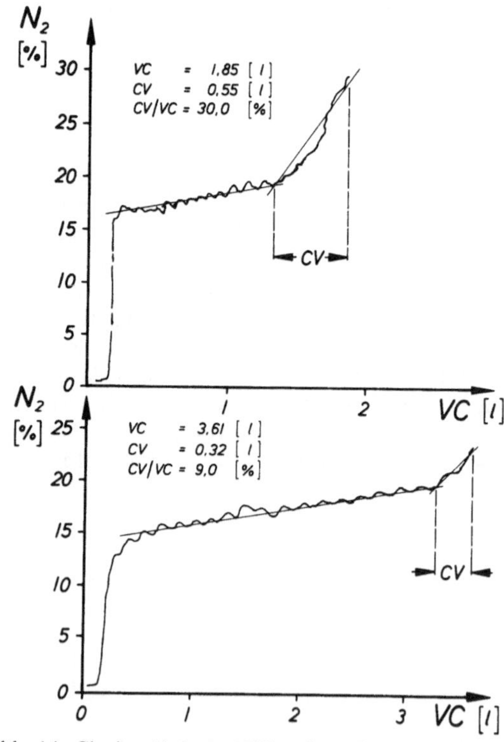

Abb. 14. Closing Volume (CV); *oben:* Emphysem, *unten:* Normal. Beim Emphysem schließen sich die kleinen Atemwege in den Untergeschossen infolge des Stabilitätsverlustes der Bronchialwand schon nach Ausatmung von ca. $^2/_3$ der Vitalkapazität, beim Gesunden erst am Ende der Exspiration einer Vitalkapazität

Pressure beim Emphysem verursacht sein. Aber auch eine endobronchiale Obstruktion infolge Bronchospasmus, Schleimhautödem oder Schleimverstopfung hat ebenso eine Vergrößerung des closing volume zur Folge (Abb. 14).

Auch bei der Bewertung der funktionellen Residualkapazität müssen diese Überlegungen berücksichtigt werden. Die funktionelle Residualkapazität ist prinzipiell beim Emphysem vergrößert und zwar, wie sehr eingehende Untersuchungen von THURLBECK et al. (1970), bei denen klinische, röntgenologische und funktionelle Kriterien miteinander korreliert wurden, zeigten, konformgehend mit dem Schweregrad des Emphysems. Man kann nach diesen Untersuchungen bei morphologisch ausgedehntem schwerem Emphysem generell etwa eine Vergrößerung der funktionellen Residualkapazität auf das Doppelte des Sollwertes und eine Verkleinerung der Vitalkapazität auf die Hälfte des Sollwertes erwarten. Die Vergrößerung der funktionellen Residualkapazität ist dabei Folge des vergrößerten Residualvolumens, während sich das exspiratorische Reservevolumen gegenüber dem Normalen verkleinert (COMROE et al., 1964; ROSSIER et al., 1958). Der Messung der Lungenvolumina allein kommt also für die qualitative und für die quantitative Beurteilung eines Emphysems nur eine sehr begrenzte Aussagefähigkeit zu. Allerdings ist die Kenntnis der Volumina auch zur Interpretation anderer funktioneller Parameter wie Compliance, Resistance und Diffusionskapazität, die in vivo für die Beurteilung bedeutungsvoll sind, nötig. Sie bekommt auf diese Weise eine mittelbare zusätzliche Bedeutung für die Diagnostik des Emphysems.

b) Ventilationsgrößen

In die Ventilationsgrößen, die über eine Zeiteinheit gemittelten strömenden Volumina, gehen die durch eine chronisch obstruktive Bronchitis bedingten Funktionseinbußen in besonderem Maße ein. Die Ruheventilation ist beim Emphysem in bezug auf Atemzugvolumen und Atemfrequenz meist unauffällig. Die Atemmittellage kann beim obstruktiven Emphysem schwanken, je nach dem Ausmaß von trapped air. Bei älteren Patienten mit mäßiger Ruhehypoxämie findet man unter Sauerstoffatmung mitunter einen Cheyne-Stokesschen Atemtyp, der wohl durch eine Hypoxie bedingte verminderte Ansprechbarkeit des Atemzentrums auf CO_2 und eine dadurch in den Vordergrund tretende Atemregulation durch Sauerstoff verursacht wird, wobei diese Störung durch eine zentrale Arteriosklerose früher, d.h. bei noch geringeren Hypoxiegraden, manifest werden kann.

Die Sekundenkapazität ist nahezu immer eingeschränkt. Nicht selten findet man aber eine auffällige Diskrepanz zwischen Resistance und Sekundenkapazität in dem Sinne, daß eine nur geringfügige oder mäßige Erhöhung der Atemwegsresistance, aber eine erhebliche Einschränkung der Sekundenkapazität vorliegt. In diesen Fällen ist die starke Einschränkung der Sekundenkapazität eine Folge des Stabilitätsverlustes der Bronchialwand und des peribronchialen Gewebes, der dazu führt, daß bei dem Manöver der Prüfung der Sekundenkapazität auch Lappenbronchien und größere Bronchien kollabieren können (MACKLEM et al., 1965). Hierher gehört auch die möglicherweise gar nicht so seltene, wenn auch selten diagnostizierte Trachealdystonie, die von LEMOINE u. GARAIX (1953) erstmals als »Dyskinesie trachéobronchique à forme hypotonique« beschrieben wurde. Inzwischen hat sich im deutschsprachigen Gebiet dafür auch der Begriff »exspiratorische Trachealstenose« eingebürgert. Schon physiologischerweise finden sich bei jedem Atemzug Kaliberänderungen der Trachea und der großen Bronchien. Im Atemstillstand bei offener Stimmritze kommt es zu einem Druckausgleich. Bei forcierter Atmung mit erhöhter transpleuraler Druckdifferenz im Hustenstoß, bei dem gegen die geschlossene Stimmritze im Intrathorakalraum ein hoher Druck aufgebaut wird, kommt dieser Mechanismus wesentlich mehr zum Tragen. Erst bei forcierter Ausatmung und beim Husten kommt es zu einer deutlichen exspiratorischen Lumenverengung. Entsprechend dem knorpeligen Stützgerüst der verschiedenen Abschnitte findet sich in den kleineren Bronchien mit geschlossenen Knorpelringen eine konzentrische Einengung, in den großen Bronchien und in der Trachea mit ihren offenen Knorpelspangen dagegen eine Verformung des Querschnitts dergestalt, daß sich die freien Knorpelenden einander nähern und der dadurch entspannte Paries membranaceus sich in das Lumen hineinwölbt. Durch diesen Mechanismus läßt sich der Querschnitt der Trachea bei Lungengesunden auf etwa $\frac{1}{6}$, der der großen Bronchien etwa auf $\frac{1}{3}$ der Inspirationsweite verkleinern. Hierdurch wird die Luftströmungsgeschwindigkeit entsprechend beschleunigt, und zwar bei einem kräftigen Hustenstoß bis auf das 4- bis 6fache der Ruheatmung. Beim Krankheitsbild der exspiratorischen Trachealstenose tritt dagegen bereits während der Ruheatmung eine Deformierung des Trachealbzw. des Lumens der großen Bronchien ein. Ursache dafür ist die Destruktion der submukösen elastischen Längsfasern des Paries membranaceus der Trachea und der großen Bronchien. Infolge dieser Destruktion kommt es zu einer Erschlaffung der sonst straffen nicht knorpeltragenden Bronchialwand. Die Krümmung der halbbogenförmigen Knorpelspangen wird flacher und Vorder- und Hinterwand der Trachea so einander genähert. Bei forcierte Exspiration wird dann das Lumen der Atemwege durch die sich schlaff intraluminal vorwölbende Membran stark verengt, evtl. kommt es sogar zum totalen Verschluß. Durch das Aufeinandertreffen des Paries membranaceus mit der gegenüberliegenden Schleimhaut wird zusätzlich reflektorisch ein Hustenreiz ausgelöst, der den als Folge der exspiratorischen Luft-

strömungsbehinderung bei obstruktiven Atemwegserkrankungen an sich schon erhöhten intrathorakalen Druck noch weiter vergrößert und zu einem Circulus vitiosus führt, der zur zerebralen Hypoxie bis zum Bewußtseinsverlust führen kann (HERZOG, 1959). Die Lungenfunktionsprüfung zeigt in diesen Fällen, insbesondere bei forcierter Atmung, eine hochgradige exspiratorische Luftströmungsbehinderung, die sich bei der Prüfung der Sekundenkapazität als »Airtrap-Phänomen« äußert (Abb. 15). Es handelt sich hier um ein klassisches Beispiel der »extramuralen« Atemwegsobstruktion beim degenerativen Emphysem. Durch Bronchoskopie in Lokalanästhesie kann dieser Mechanismus zur Ansicht gebracht und objektiviert werden. Während man beim Typ A und dem Typ A zuneigenden Mischtypen also meist eine starke Einschränkung der Sekundenkapazität bei einer nur geringgradigen Erhöhung der Atemwegsresistance findet, findet man eine deutliche Verminderung der Sekundenkapazität verbunden mit einer ebenso ausgeprägten Erhöhung der Resistance vorwiegend beim Typ B. Dies spricht für eine überwiegend endobronchiale Ursache der Atemwegsobstruktion, also für ein überwiegend bronchitisches Geschehen. Bei diesen Patienten findet man dementsprechend meist auch ein gutes Ansprechen auf Bronchodilatatoren der β_2-Stimulatorenreihe, während dieses beim Typ A meist fehlt. Hier steht die »extramurale« exspiratorische Obstruktion ganz im Vordergrund und nicht Bronchospasmen (LEAVER et al., 1973, 1974). Dieses Verhalten im Test mit β_2-Stimulatoren ermöglicht, wie Untersuchungen des eigenen Arbeitskreises ergaben, sogar eine gewisse qualitative Differenzierung der Patienten mit chronisch unspezifischen Atemwegserkrankungen in solche, bei denen die endobronchiale Luftströmungsbehinderung im Vordergrund steht und solche, bei denen die Atemwegsobstruktion vorwiegend extramural durch Gewebserschlaffung bedingt ist (Abb. 16). Bislang gab es jedoch keine Methode mit funktionsanalytischen Techniken, die durch den Stabilitätsverlust des Lungen- und Bronchialgewebes verursachte Einschränkung der Ventilationsgrößen exakt von den durch die spezifischen bronchiti-

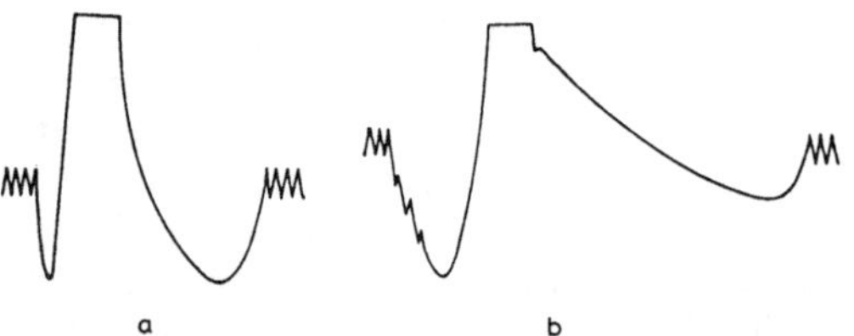

Abb. 15. Air-trap-Phänomen bei der Prüfung der Sekundenkapazität. Das Zeichen weist auf einen Stabilitätsverlust der Wand der größeren Bronchien hin. Bei massivem Druck von außen werden die Bronchiallumina zusammengepreßt, die dahinter befindliche Luft kann den Verschluß erst passieren, wenn der Druck weiter ansteigt, bis er den Verschlußdruck, der auf den großen Bronchien liegt, überwindet. (Nach FERLINZ)

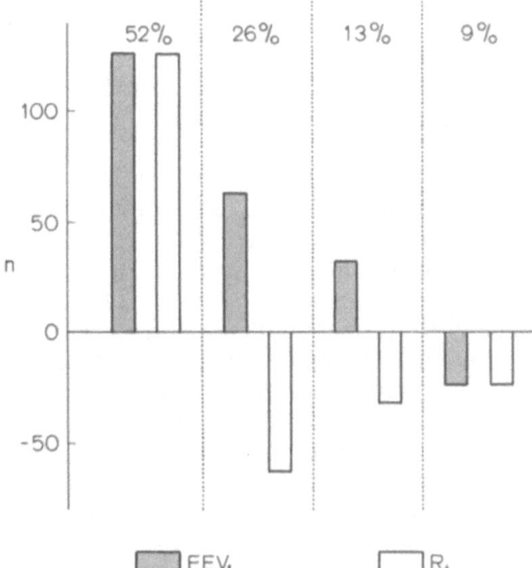

Abb. 16. Das Verhalten von Sekundenkapazität und Resistance bei 245 Patienten mit chronisch-obstruktiver Lungenkrankheit im Test mit β_2-Stimulatoren. In 52% bessern sich alle Größen, in 26% bessert sich die Sekundenkapazität, während die Resistance abnimmt, bei 13% bessert sich die Resistance, während sich die Sekundenkapazität verschlechtert, in 9% verschlechtern sich beide Größen. (Modifiziert nach STADELER et al., 1970)

schen Veränderungen verursachten Einschränkungen abzugrenzen und damit mit den emphysemtypischen morphologischen Veränderungen quantitativ zu korrelieren. Nach neueren Untersuchungen soll durch die Ermittlung von Maximum-flow static recoil Kurven, die man durch Auftragen der maximalen Luftströmungsgeschwindigkeit gegen den transpulmonalen Druck erhält, eine Differenzierung zwischen Zunahme der Lungencompliance bzw. einer Abnahme des Recoil Pressure und einer endobronchialen Atemwegsobstruktion als Ursache pathologischer Kurvenverläufe möglich sein (MACKLEM, 1975; MACKLEM u. MEAD, 1967a+b).

Der Atemgrenzwert ist immer deutlich eingeschränkt (BALDWIN et al., 1949; BATES et al., 1971) sowohl als Folge der Herabsetzung der Thoraxwandcompliance und der dadurch bedingten Thoraxstarre als auch als Folge der intra- und extramuralen Bronchialobstruktion. Da sich bei der Messung des Atemgrenzwertes Stabilitätsverlust und endobronchiale Strömungsbehinderung glei-

chermaßen auswirken, ist die Reduktion des Atemgrenzwertes sowohl beim Typ A als auch beim Typ B gleichermaßen ausgeprägt.

c) Compliance und Recoil-Pressure

Als Folge des Stabilitätsverlustes, der insbesondere in einem Verlust an elastischer Retraktionskraft des Lungengewebes zum Ausdruck kommt, ist die statische Compliance der Lunge beim Emphysem erhöht. Auch die unter klinisch-praktischen Bedingungen nur meßbare »nahezu« statische Compliance ist beim Emphysem erhöht. Um ein bestimmtes Luftvolumen in die Lungen einzufüllen, ist demnach beim Emphysematiker ein geringerer transpleuraler Druck nötig als beim Gesunden. Die dynamische Compliance, in die neben der elastischen Retraktionskraft des Lungengewebes auch die viskösen Atemwiderstände und damit der zu diesen zählende bronchiale Strömungswiderstand mit eingehen, ist dagegen beim Emphysem infolge der erhöhten Strömungswiderstände oftmals erniedrigt, und zwar um so mehr, je höher die Atemfrequenz ist, da die Strömungswiderstände mit steigender Atemfrequenz zunehmen. Die Messung der statischen Compliance ist daher zur Beurteilung eines Emphysems vorzuziehen, da nur sie die Dehnbarkeit des Gewebes wiedergibt. Anstelle der Zunahme der Compliance wird in letzter Zeit vor allem in der amerikanischen Literatur vielfach sinngemäß entsprechend die Veränderung des Recoil-Pressure, d.h. des transpulmonalen Druckes bezogen auf ein normiertes Volumen in Prozent der Totalkapazität als Ausdruck der elastischen Retraktionskraft der Lunge angegeben. Vergleichende Untersuchungen von Conductance und Recoil-Pressure, die COLEBATH et al. (1973) an Gesunden sowie an Patienten mit Asthma und an Patienten mit Emphysem durchführten, zeigten, daß der Recoil-Pressure bei den Emphysempatienten gegenüber der Gruppe der Asthmapatienten deutlich herabgesetzt war, während die Conductance bei der Emphysemgruppe nur wenig von der der Gesunden abwich. Bei den Asthmatikern fiel sie dagegen erheblich pathologisch aus. Die forcierte 1-Sekunden-Kapazität war bei der

Gruppe der Emphysematiker und der Asthmatiker annähernd gleichermaßen reduziert. Auch diese Ergebnisse zeigen, wie mit atemphysiologischen Methoden die Unterschiede zwischen endobronchialer Obstruktion (beim Asthmatiker) und extramuraler Obstruktion durch Verlust an elastischer Gewebsstabilität (beim Emphysematiker) differenziert werden können. Die Vergrößerung der statischen Compliance bzw. die Abnahme des Recoil-Pressure ist der für das Emphysem typischste und damit ein für die Diagnosestellung sehr wichtiger Parameter.

Von besonderer Bedeutung für das Studium der Pathophysiologie der Atmung beim Emphysem ist die Compliance des Thorax. Da die Thoraxwandcompliance technisch schwierig zu messen ist – die Messung muß im Tankrespirator am relaxierten Patienten erfolgen –, liegen nur wenige Untersuchungen darüber vor. Cherniak u. Hodson (1963) fanden bei Emphysem und chronischer Bronchitis eine deutliche Verminderung der Thoraxwandcompliance, die von Krumholz u. Albright (1968) bestätigt wurde. Diese Autoren fanden bei 8 Patienten mit Emphysem im Mittel eine Einschränkung der Thoraxwandcompliance auf $\frac{1}{3}$ des Normalen. Die Einschränkung erwies sich als unabhängig von der Größe der jeweiligen funktionellen Residualkapazität. Sie entspricht dem klinischen Phänomen des starren Emphysemthorax.

Die Reduktion der Compliance der Thoraxwand und die durch intra- und/oder extramurale Faktoren bedingte Erhöhung der Atemwegsresistance erfordern eine erhöhte Atemarbeit, um die für die jeweilige Stoffwechselsituation nötige Ventilation zu bewerkstelligen und sind damit die Ursache für das wichtigste klinische Symptom des Emphysems, für die Dyspnoe (Rau et al., 1957).

d) Resistance und Conductance

Während statische Compliance und Recoil-Pressure die empfindlichsten Parameter für den Elastizitätsverlust des Lungengewebes beim Emphysem darstellen, gibt die Resistance das empfindlichste Maß für die bronchialen Strömungswiderstände. Im Hinblick auf die jeweilige Fragestellung ist demnach jede dieser Untersuchungsmethoden gezielt anzuwenden. Von manchen Autoren, insbesondere im anglo-amerikanischen Bereich, wird als Parameter der Strömung auch der reziproke Wert der Resistance, die Conductance, bevorzugt. Die Resistance ist beim Typ A meist nur mäßiggradig erhöht, beim Typ B kann sie sehr hohe Werte erreichen. Nach Untersuchungen von Hogg et al. (1968) liegt der wesentliche Teil der Obstruktion beim Emphysem in den kleinen peripheren Bronchien mit einem Durchmesser unter 2 mm. In diesem Bereich kann die Resistance allerdings auf das 50–100fache des Normalen ansteigen (small airway diseases). Dieser Bereich wird aber bei der Messung des Atemwegswiderstandes mit dem Ganzkörperplethysmographen nur mit etwa 10–20% der gemessenen Gesamtwiderstände erfaßt (Macklem u. Mead, 1967a). Auch die Obstruktion der peripheren Atemwege kann beim Emphysem sowohl durch die Erhöhung des endobronchialen Strömungswiderstandes in den kleinen Bronchien als Folge der chronischen Bronchitis als auch durch den Verlust an elastischer Gewebsretraktionskraft hervorgerufen sein. Von diesem Gesichtspunkt aus betrachtet, kommt der Beurteilung des closing volume unter den gegebenen Vorbehalten eine wichtige Bedeutung zu (s. S. 402). Nach Bates et al. (1971) ist die Begrenzung der maximalen exspiratorischen Strömungsgeschwindigkeit in den terminalen Luftwegen beim Emphysem vorwiegend eine Folge der Abnahme des Recoil-Pressure, also eine Folge des Stabilitätsverlustes des Lungengewebes (vgl. S. 405). Die Bedeutung der Erhöhung des endobronchialen Strömungswiderstandes in den kleinen Luftwegen ist dagegen zweitrangig.

Sowohl Compliance als auch Resistance und Conductance sind abhängig von der aktuellen Größe der funktionellen Residualkapazität. Da diese bei Emphysematikern, insbesondere bei Patienten mit ausgeprägteren Obstruktionen, recht variabel ist, sollte man, um eine optimale intraindividuelle Vergleichbarkeit der Werte bei Verlaufskontrollen zu erhalten, die Angabe der spezifischen Compliance bzw. der spezifischen Resistance oder Conductance vorziehen. Dies gilt sowohl für interindividuelle Vergleiche, da hier die Größe des Individuums und damit auch seiner funktionellen Residualkapazität eine Rolle für den Wert der Compliance und Resistance spielen, als auch für intraindividuelle Vergleiche zur Verlaufsbeobachtung. Jede vergleichende Beobachtung verliert ohne Eliminierung der variablen »funktionellen Residualkapazität« an Exaktheit und damit an Aussagekraft.

2. Ventilations-/Perfusionsstörungen

Bei allen Formen des Emphysems sind Störungen des Gleichgewichtes von Ventilation und Perfusion vorhanden, die sich mit verschiedenen Techniken nachweisen lassen. Die ungleiche Ventilation der einzelnen Lungenabschnitte ist Folge sowohl der regional unterschiedlichen Compliance als auch regional unterschiedlicher Atemwegswiderstände. Durch den Untergang der Alveolarstruktur gehen auch Kapillaren zugrunde. Die Kontaktfläche zwischen alveolarem Gasraum und Blut wird dadurch verkleinert und die Kontaktzeit somit verkürzt. Auf diese Weise kommen zu den Ventilations-Perfusionsstörungen noch zusätzlich regional unterschiedliche Störungen des Diffusions-Perfusionsverhältnisses hinzu. Mit steigender Atemfrequenz strömt ein zunehmend größerer Teil des Atemzugvolumens in die Lungenanteile mit geringerer Resistance ein. Das bedeutet, daß die effektive Ventilation durch Steigerung der Atemfrequenz auf ein immer kleineres Lungenvolumen verteilt wird (OTIS et al., 1956). Als Folge der Ventilations-Perfusionsstörungen und der Diffusions-Perfusionsstörungen ist bei allen Formen des Emphysems meist schon frühzeitig eine leichte arterielle Hypoxie im Sinne einer respiratorischen Partialinsuffizienz (ROSSIER et al., 1958) zu beobachten.

3. Pulmonale Diffusionskapazität

Die pulmonale Diffusionskapazität ist von der inneren Diffusionsoberfläche der Lunge, von der Kontaktzeit der Atemgase zwischen Alveole und perfundierender Kapillare, von der Länge der Diffusionsstrecke, vom Hämoglobingehalt des Blutes und von den Gaskonzentrationen in der Alveole abhängig. Daraus ergibt sich eine Reihe von Faktoren, die in die Berechnung der Diffusionskapazität mit eingehen und von denen jeder für sich beim Emphysem in unterschiedlichem Maße alteriert sein kann. Generell ist das Emphysem dadurch gekennzeichnet, daß die Gasaustauschfläche infolge des Verlustes an Alveolen verkleinert ist. Gleichzeitig liegen aber immer Ventilations-Perfusionsstörungen vor, durch die die Partialdrücke der Atemgase in den einzelnen Alveolen verschieden hoch sind. Dadurch wird die ermittelte Diffusionskapazität erheblich beeinflußt (BACHOFEN u. SCHERRER, 1972). Die Emphysemlunge hat infolgedessen untereinander erheblich differierende regionale Diffusionskapazitäten. Die sich daraus ergebenden Abweichungen sind aber nicht Ausdruck einer Abweichung der Gasdiffusion an sich, sondern durch die regional unterschiedlichen Quotienten von $\dot{V}_A/\dot{Q}$ und $\dot{V}_A/D_L$ bedingt. Dies betrifft natürlich sowohl die Sauerstoffmethoden als auch die Kohlenmonoxydmethoden zur Messung der Diffusionskapazität in gleichem Maße. Bei der CO-steady-state-Methode nach FILLEY et al. (1954) hängt die errechnete Diffusionskapazität immer von der ventilatorischen Verteilung ab. Die single-breath-Methode nach OGILVIE et al. (1957) wird zudem von der Abhängigkeit der Diffusionskapazität von den einzelnen Alveolarvolumina $(\dot{V}_A/V_A)$ beeinflußt. Eine detaillierte theoretische Analyse über den Einfluß der Distributions/Perfusionssituationen auf den errechneten Wert der pulmonalen Diffusionskapazität durch PIIPER u. SIKAND (1966) zeigt außerdem, daß die mit der steady-state-Methode errechnete pulmonale CO-Diffusionskapazität um so kleiner wird, je länger die Apnoezeit gewählt wird. Die verschiedenen CO-Methoden werden demnach von so verschiedenen Faktoren so erheblich beeinflußt, daß die damit erhaltenen Werte keineswegs repräsentativ für die »wahre« pulmonale Diffusionskapazität sind (BACHOFEN u. SCHERRER, 1972; THEWS, 1963). Die von THEWS

(1963) angegebene Methode zur Messung der Diffusionskapazität mittels Sauerstoff bezieht die Auswirkungen ungleicher Belüftung mit in die Berechnung ein. Dadurch wird bis zu einem gewissen Grade die Differenzierung der Faktoren einer Behinderung der pulmonalen Sauerstoffaufnahme möglich. Mit allen Methoden findet man beim Emphysem eine erhebliche Herabsetzung der Diffusionskapazität. Die errechneten Werte sind aber immer durch Verteilungsinhomogenitäten erheblich mit beeinflußt. FRUHMANN (1968) wies darauf hin, daß die pulmonale Diffusionskapazität beim Emphysem mit der nach THEWS (1963) modifizierten Sauerstoffmethode nur etwa 50% des Normalen beträgt, der arterielle Sauerstoffdruck aber viel eher mit venösen Beimischungen infolge Ventilations-/Perfusionsstörungen korreliert. Die Bedeutung dieser Ventilations-/Perfusionsungleichmäßigkeiten wird durch eine Untersuchung von RAHN u. FARHI (1962) besonders deutlich. Bei einem Patienten mit einem fortgeschrittenen Emphysem fanden sie, daß die totale Ventilation ungefähr zu 30% » ideale« Alveolen erreichte, zu 30% bezog sie sich auf den anatomischen Totraum und etwa 40% der Ventilation betraf im wesentlichen nicht perfundierte Alveolen. Bei demselben Patienten verteilte sich die Perfusion zu 50% auf »ideale« Alveolen, zu 30% auf kaum belüftete Alveolen und zu 20% auf intrapulmonale shunts. Es hat sich deshalb in letzter Zeit eingebürgert, für die erhaltenen Meßwerte der Diffusionskapazität den unverbindlicheren Terminus »Transfer-Faktor« zu gebrauchen. Diese Bezeichnung ist sicher besser, da sie einen abstrakten, errechneten Wert umschreibt und nicht konkret die tatsächlich vorhandene Diffusionskapazität. Sie entspricht damit besser den Gegebenheiten.

Die Bestimmung der Diffusionskapazität zur quantitativen und qualitativen Beurteilung des morphologischen Zustandes Emphysem bleibt somit aufgrund der vielfältigen Störfaktoren problematisch. Gleichwohl fanden THURLBECK et al. (1970) eine hochsignifikante Beziehung zwischen dem CO-Transfer-Faktor und dem morphologischen Ausmaß eines Emphysems. Bei 61 klinisch, röntgenologisch, funktionell und autoptisch

untersuchten Fällen kommen sie sogar zu dem Schluß, daß der Grad der Reduktion des CO-Transfer-Faktors von allen Parametern die höchste Korrelation zum autoptischen Befund des Lungenemphysems aufwies, auch dann, wenn gleichzeitig eine chronische Bronchitis vorlag. Aus diesen Untersuchungen geht hervor, daß die Herabsetzung des CO-Transfer-Faktors gleichermaßen bei überwiegend bronchitischen und überwiegend emphysematösen Typen anzutreffen ist. Reine A oder B Typen fanden sich in dem Untersuchungsmaterial von THURLBECK et al. (1970) überhaupt nicht. Zu ähnlichen Ergebnissen kamen auch KING u. BRISCOE (1968), die anhand einer komplexen Kompartiment-Analyse mittels BOHRscher Isoplethen eine gleichmäßige Reduktion der pulmonalen Diffusionskapazität beim Typ A und beim Typ B fanden. Aus den Ergebnissen ihrer Untersuchungen folgern sie, daß für die Verminderung der Diffusionskapazität beim Typ A in erster Linie die Reduktion der Diffusionsfläche (FILLEY et al., 1968), beim Typ B dagegen in erster Linie die Verkürzung der Kontaktzeit verantwortlich sei. Dies steht in guter Übereinstimmung mit den Befunden über den Unterschied der pulmonalen Durchblutung beim Typ A und Typ B von SCHÜREN u. HÜTTEMANN (1973) (S. 411 f.).

Für den Wert der Bestimmung des CO-Transfer-Faktors für klinische Untersuchungen spricht vor allem die Beobachtung der Korrelation zwischen diesem Wert und den morphologischen Veränderungen. BATES et al. (1971) halten es aufgrund der aufgeführten Fakten nicht für gerechtfertigt, den CO-Tansfer-Faktor zur Diagnose eines Emphysems nur deswegen als wertlos anzusehen, weil es nicht möglich ist, daraus die wahre pulmonale Diffusionskapazität zu ermitteln. Man wird dieser Ansicht zustimmen können, wenn man sich bei der Beurteilung solcher Meßdaten vor Augen hält, daß es sich dabei um mehr oder minder abstrakte Zahlen handelt, die ein Integral aus wahrer Diffusionskapazität, Distributions/Durchblutungsverhältnis und Alveolarraumvolumen darstellen, die sämtliche bei allen Formen des Emphysems sowohl morphologisch als auch funktionell beeinträchtigt sind. Die ermittelten Werte des CO-Transfer-Faktors

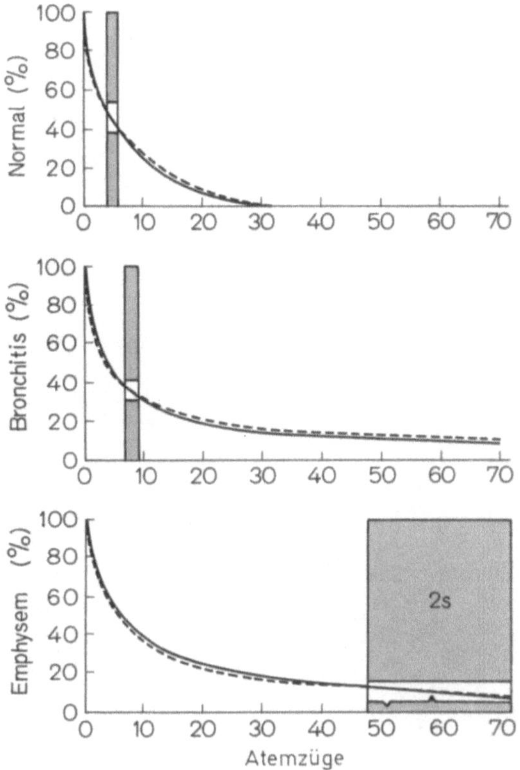

Abb. 17. Auswaschkurven von He und SF$_6$ bei Emphysem verglichen mit solchen bei Normalpersonen und bei Bronchitikern (nach SMIDT et al.)

ergeben dann Zahlen, die doch auf die funktionelle Validität eines Emphysems gute Rückschlüsse erlauben. Dennoch wird die Messung des Transfer-Faktors bzw. der pulmonalen Diffusionskapazität zur Qualifizierung und Quantifizierung eines Emphysems nahezu ausschließlich von amerikanischen und kanadischen Autoren benutzt. Im deutschsprachigen Raum konnte sie sich bislang nicht durchsetzen.

Neue Ansätze zur funktionellen Diagnostik des Lungenemphysems, die gewissermaßen eine Brücke zwischen Ventilations- und Diffusionsmessungen schlagen, ergeben sich aus der Erkenntnis, daß der Gastransport bis zu den Bronchioli respiratorii 1. Ordnung durch Konvektion, von da an aber durch Diffusion erfolgt (CUMMING et al., 1968). Durch den morphologischen Umbau der Emphysemlunge und die daraus resultie-

rende Zunahme der funktionellen Residualkapazität wird der Grenzbereich zwischen dem konvektionsabhängigen und dem diffusiven Gastransport nach oralwärts verschoben. Die Diffusionsstrecken werden dadurch verlängert und so der diffusive Gastransport verlangsamt. Wird nun massenspektrometrisch die pulmonale Clearance zweier Gase mit weit auseinanderliegenden Massen, z.B. He und SF$_6$, verfolgt, zeigen Patienten mit einem Emphysem höhere Unterschiede in den Zeitkonstanten der beiden Clearancekurven als Normalpersonen oder Personen mit mäßiger bronchialer Obstruktion, da die Differenz der Auswaschgeschwindigkeiten der beiden Gase um so größer wird, je höher der Anteil der Diffusion am Gastransport ist (Abb. 17) (SMIDT et al., 1976).

4. Respiratorische Funktion

Beim Typ A und den zum Typ A neigenden Mischtypen findet sich meist als Ausdruck einer Ventilations-/Perfusionsstörung und der Verminderung der Diffusionskapazität eine leichte arterielle Hypoxie bei Normokapnie (Partialinsuffizienz). Dieser Befund bleibt in der Regel lange Zeit hindurch kaum verändert. Beim Typ B und seinen Mischtypen entwickelt sich dagegen rasch progredient eine erhebliche Störung der alveolären Ventilation, die schon früh zu einer generellen alveolären Hypoventilation mit respiratorischer Globalinsuffizienz führt. Dies konnte für das dem Typ B entsprechende zentrilobuläre Emphysem durch HORSFIELD et al. (1973) an einem mathematischen Modell des zentrilobulären Emphysems erklärt werden. Der CO$_2$-Partialdruck steigt in den Modell-Lobuli konformgehend mit der Zunahme des Gesamtvolumens des Emphysems und mit der Zunahme der Compliance der Lobuluswand an. Daraus läßt sich eine direkte Korrelation zwischen Ausmaß eines zentrilobulären Emphysems und CO$_2$-Retention ableiten. Beim Typ A oder bei Mischtypen mit Überwiegen des Typs A tritt eine respiratorische Globalinsuffizienz mit Hypoxämie und Hyperkapnie erst spät auf.

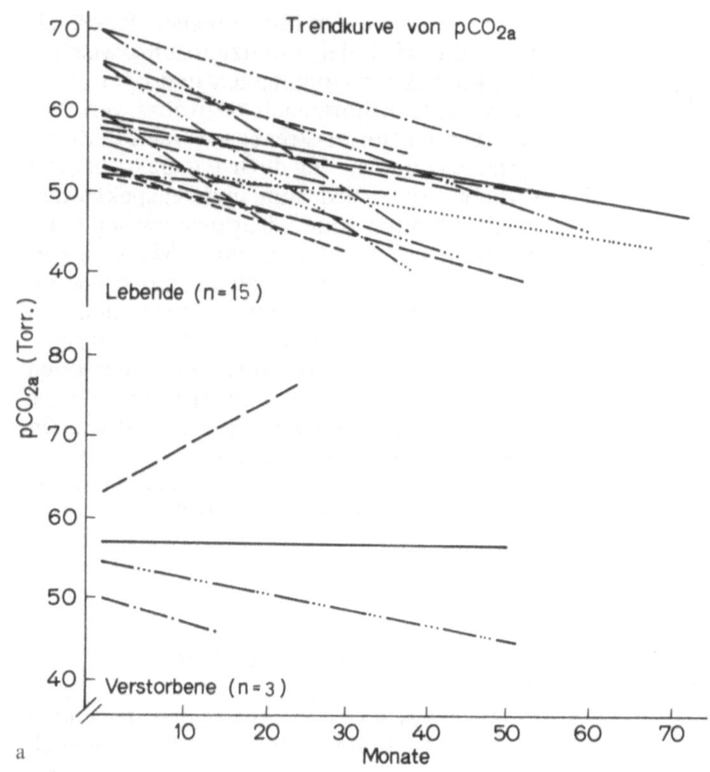

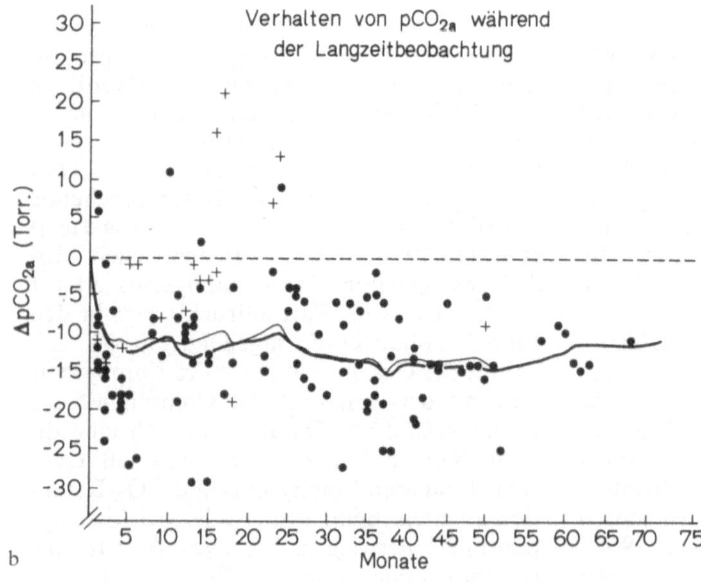

Abb. 18a u. b. CO_2-Partialdrucke bei Emphysempatienten, Mischtypen mit respiratorischer Globalinsuffizienz in der Verlaufsbeobachtung unter Therapie mit Bronchodilatatoren, Expektorantien und, bei purulenter Bronchitis, Antibiotika. (a) Darstellung der Ausgangs- und Endwerte (durchgezogene Linie = Mittelwertkurve). (b) Einzelwerte während der Beobachtung. Kreuzchen (+) = Meßwerte bei den 3 verstorbenen Patienten. Punkte (·) = Meßwerte bei den Überlebenden. Die dickausgezogene Kurve ist die Mittelwertskurve aller Überlebenden, die dünne Kurve zeigt die Werte aller Patienten einschließlich der Verstorbenen. Die Abszisse am Nullpunkt der Ordinate stellt den mittleren Ausgangswert des Kollektivs für pCO_{2a} (59 Torr) dar.

Während unter Arbeitsbleastung der Sauerstoffdruck beim Typ A als Folge der hier deutlicher ausgeprägten Diffusionsstörung meist etwas abfällt, steigt er beim Typ B mitunter etwas an, da ventilatorische Verteilungsinhomogenitäten unter Belastung abnehmen.

Infolge der stark erhöhten Atemarbeit entwickelt sich beim Emphysem typischerweise im Stadium der CO_2-Retention ein Circulus vitiosus: Die Patienten steigern ihre Ventilation, um die Hyperkapnie abzusenken. Da aber zur Steigerung der Ventilation bei diesen Patienten eine unverhältnismäßig große Atemarbeit nötig wird, steigen dadurch der Arbeitsstoffwechsel und damit der Sauerstoffbedarf und die CO_2-Produktion stark an.

Im allgemeinen kann man eine konstante respiratorische Globalinsuffizienz als prognostisch ungünstiges Zeichen bewerten (PLATTS u. GREAVES, 1957; SCHLIE, 1968), doch kann auch solchen Patienten, wie eigene Verlaufsbeobachtungen zeigten, durch entsprechende therapeutische Maßnahmen mitunter über Jahre hinweg noch ein lebenswertes Leben möglich gemacht werden (Abb. 18). Die therapeutischen Maßnahmen müssen sich dabei auf eine umfassende Dauertherapie des bronchitischen Syndroms beschränken. Das Emphysem selbst ist ein destruktiver Endzustand des Lungengewebes und einer Therapie nicht zugänglich. Der letztlich lebenslimitierende Faktor ist die Entwicklung eines chronischen Cor pulmonale. Sie steht nach Untersuchungen unseres Arbeitskreises in enger Korrelation zur Höhe des arteriellen Sauerstoffdruckes ($p < 0,001$) (Abb. 19a) (SIMON et al., 1972, 1973), während sich die Korrelation zur Größe des intrathorakalen Gasvolumens als gering erwies ($p < 0,05$) (Abb. 19b (STADELER et al., 1972). Während der pulmonale Gefäßwiderstand bei beiden Emphysemtypen gleichermaßen erhöht ist, kann man den pulmonal arteriellen Mitteldruck und den rechtsventrikulären enddiastolischen Druck beim Typ B im Vergleich zum Typ A deutlich erhöht erwarten. Diese Differenz findet ihre Ursache darin, daß das Schlagvolumen beim Typ A im unteren Normbereich liegt, während es beim

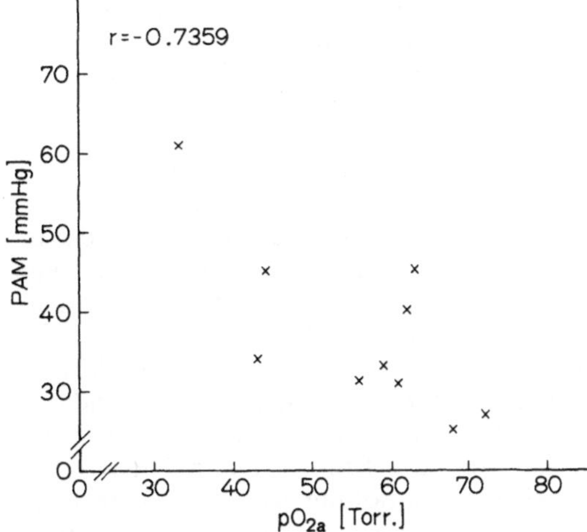

Abb. 19a. Beziehung zwischen pO_{2a} und pulmonalarteriellem Mitteldruck. Man erkennt die gute Korrelation von p_{pulm} zur Höhe von $p\,O_{2a} \cdot n = 10$ (nach SIMON et al., 1972)

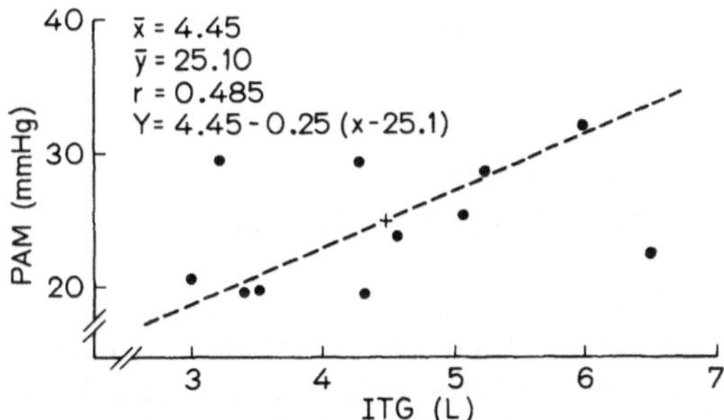

Abb. 19b. Darstellung des Verhaltens von intrathorakalem Gasvolumen (Abszisse) und Pulmonalarterienmitteldruck bei Emphysempatienten. n = 11 (nach STADELER et al., 1972)

Typ B vergrößert gefunden wird (SCHÜREN u. HÜTTEMANN, 1973).

Bei Emphysempatienten mit chronischer respiratorischer Globalinsuffizienz findet man infolge der langsamen Entwicklung der Hyperkapnie zunächst immer eine kompensierte respiratorische Azidose. Entsprechend der Hyperkapnie steigt der Basenüberschuß an, so daß der pH-Wert im Normbereich bleibt. Bei CO_2-Drucken über 70 Torr ist diese metabole Kompensation nicht mehr voll möglich, es bildet sich dann zunehmend eine dekompensierte respiratorische Azidose aus (FERLINZ u. SCHMIDT, 1977). Diese Patienten tolerieren aber infolge der langsamen

Adaptation an die chronische respiratorische Azidose meist noch CO_2-Drucke bis zu 85 Torr. Eine maschinelle Beatmung wird erst erforderlich, wenn der CO_2-Druck noch höher ansteigt oder wenn der pH-Wert unter 7 absinkt (Ferlinz, 1975). Unabhängig davon wird bei einer generellen alveolären Hypoventilation solchen Ausmaßes auch der arterielle Sauerstoffdruck so niedrig, daß eine Sauerstoffzufuhr oder auch eine maschinelle Beatmung nötig wird. Akute bronchitische oder bronchopneumonische Schübe können zu einer akuten Verschlechterung und Dekompensation der kompensierten respiratorischen Azidose führen. Dann bedarf diese derselben Behandlung wie eine akute respiratorische Azidose. In diesen Fällen muß das Ziel der Behandlung sein, den Zustand der kompensierten respiratorischen Azidose vor der akuten Verschlechterung wieder zu erreichen und nicht eine Normalisierung des Säure-Basen-Status.

5. Pulmonalkreislauf und kardiale Funktion beim Emphysem

Konformgehend mit der Entwicklung des Emphysems gehen die peripheren Verzweigungen der Arteria pulmonalis unter. Dies läßt sich in vivo angiographisch und mittels Perfusionsszintigraphie nachweisen. Man findet im allgemeinen die pulmonale Gefäßzeichnung in der Peripherie beim Typ B besser erhalten als beim Typ A. Perfusionsszintigramme zeigen in Übereinstimmung mit dem morphologischen Befund beim panlobulären Emphysem eine charakteristische Verminderung der Durchblutung der basalen Lungenanteile. Als besonders typisch wurde dies auch für das durch α_1-AT-Mangel hervorgerufene panlobuläre Emphysem beschrieben (Abb. 20). Beim zentrilobulären Emphysem findet man dagegen mehr diffuse Durchblutungsausfälle und enge Nachbarschaft von unterdurchbluteten und normal perfundierten Arealen (Abb. 9c) (Beerel et al., 1969; Eriksson u. Berven, 1972; Lopez-Majano et al., 1966; Muir, 1971; Samad et al., 1968; Welch et al., 1969). Bei computerszintigraphischen Untersuchungen

der Lungendurchblutung mittels radioaktiver ^{131}J Makroaggregate fand unser Arbeitskreis bei Patienten mit obstruktivem Emphysem eine Verschiebung der Lungendurchblutung nach kranial in einer statistisch zu sichernden Korrelation zur Höhe des Mitteldrucks in der Arteria pulmonalis. Je höher dieser lag, desto ausgeprägter war die Verteilung der Durchblutung zwischen Unter- und Oberfeld zugunsten des Oberfeldes verschoben. Eine lockere statistische Korrelation fanden wir auch zur Größe des mittels Ganzkörperplethysmographie errechneten Residualvolumens. Je größer dieses war, desto deutlicher verschob sich die Durchblutung in die Lungenoberfelder. Eine Beziehung dieses Phänomens zur Einschränkung der Sekundenkapazität und zum Anstieg der Atemwegsresistance zeigte sich dagegen nicht (Felix et al., 1969). Der Untergang von Gefäßen dürfte beim diffusen Emphysem nicht die einzige Ursache für die Verminderung der Durchblutung der Lungenperipherie sein. Bei den obstruktiven Formen kann diese Durchblutungsminderung wahrscheinlich sowohl dadurch als auch durch eine Erhöhung des intrapulmonalen Druckes verursacht werden. Felix et al. (1972) beobachteten bei artefizieller Blähung der Lungen über den Tubus bei intubierten Patienten eine Einengung der peripheren pulmonalen Gefäße, die szintigraphisch und angiographisch nachweisbar war und indirekt die Erhöhung des dynamischen Widerstandes im Lungenkreislauf anzeigt. Bei lokalisierten Formen oder beim bullösen Emphysem findet man die Perfusion entsprechend der Lokalisation des Emphysems oder der Emphysemblasen vermindert.

Konformgehend mit der Atemwegsobstruktion, der Ausbildung einer arteriellen Hypoxie und der Rarefizierung des pulmonalen Gefäßbettes entwickelt sich eine pulmonale Hypertonie und schließlich ein Cor pulmonale (s. Kap. Cor pulmonale S. 692).

Rossier et al. (1958) haben das Emphysem anhand des pathophysiologischen Ablaufs in 5 Stadien eingeteilt (Tabelle 8). Wenngleich diese Einteilung das morphologische Substrat unberücksichtigt läßt, ist sie doch für praktisch klinische Belange gut brauchbar, da sie sich auf leicht meßbare Parameter be-

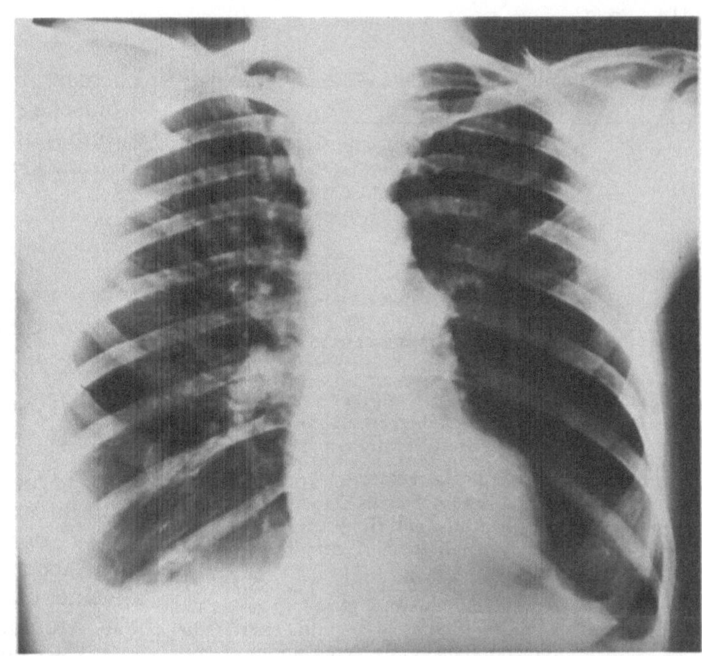

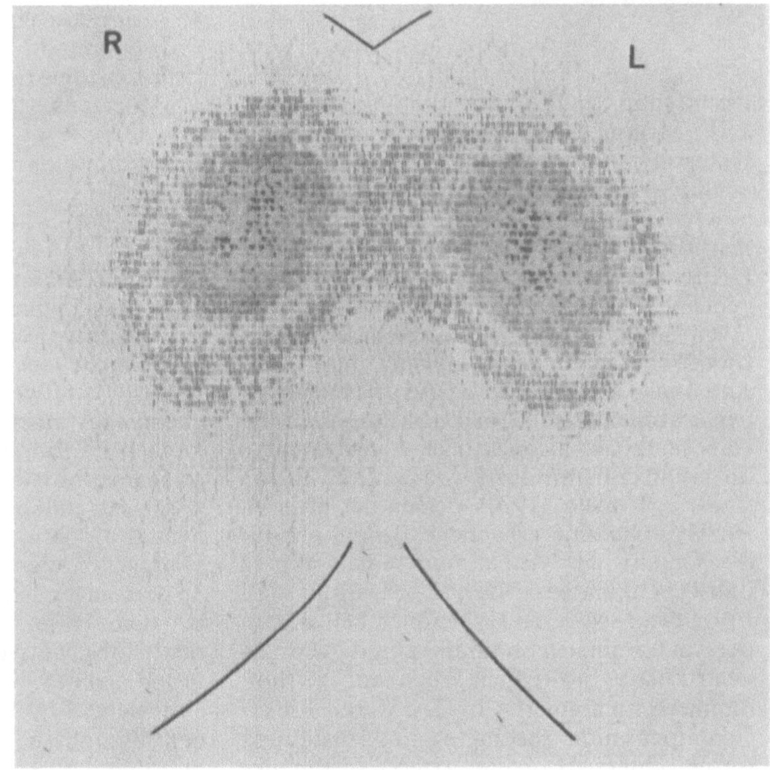

Abb. 20a u. b. Panlobuläres Emphysem bei klinischem Emphysemtyp A bei einem Patienten mit homozygotem α_1-AT-Mangel.
(a) Röntgenbild; (b) Perfusionszintigramm. Man kann im Röntgenbild die Durchblutungsminderung in beiden Untergeschossen bereits erkennen, das Perfusionsszintigramm zeigt an dieser Stelle einen weitgehenden Ausfall der Durchblutung. Bei dem Patienten besteht bereits eine respiratorische Globalinsuffizienz mit pulmonaler Hypertonie: Durchmesser des Truncus pulmonalis im re. Unterfeld 18 mm, vorspringendes Pulmonalissegment

schränkt und Aussagen über körperliche Leistungsfähigkeit und Prognose des Patienten zuläßt. Als alleiniges Kriterium zur Diagnose eines Emphysems eignet sie sich selbstverständlich nicht.

Die Frage der Auswirkung eines Emphysems auf den linken Ventrikel und damit auf den großen Kreislauf wird unterschiedlich beurteilt. WILLIAMS et al. (1968) fanden bei chronischem Cor pulmonale keine Beein-

Tabelle 8. Funktionelle Einteilung des Emphysems nach Rossier, Bühlmann u. Wiesinger

Stadium I	Vitalkapazität wenig beeinträchtigt, Atemgrenzwert 50% des Sollwertes, arterielle Blutgaspartialdrucke normal, Anpassungsfähigkeit an leichte und mittelschwere Arbeit gut
Stadium II	Entwicklung von Verteilungsstörungen, Hypoxämie, Atemgrenzwert 50% des Sollwertes, Anpassungsfähigkeit an leichte und mittelschwere Arbeit noch gut
Stadium III	Atemgrenzwert stärker eingeschränkt, Anpassungsfähigkeit an körperliche Arbeit reduziert, Anstrengungsdyspnoe
Stadium IV	Generelle alveoläre Hypoventilation, körperliche Arbeit als Dauerbelastung ist nur noch in einer Höhe von 20–40 Watt möglich, pulmonale Hypertonie, Cor pulmonale
Stadium V	Zusätzlich ausgeprägte Diffusionsstörung, bei leichter Arbeit fällt die arterielle Sauerstoffspannung weiter ab

trächtigung der Funktion des linken Ventrikels. Murphy et al. (1974) kamen nach Untersuchungen an 80 Fällen zu dem Schluß, daß die Ursache einer linksventrikulären Hypertrophie bei Emphysematikern meist Begleitleiden wie Hypertonie, coronare Herzkrankheit oder intra vitam unerkannt gebliebene Aortenvitien seien. Rao et al. (1968) stellten dagegen bei der chronisch unspezifischen Lungenkrankheit manchmal eine linksventrikuläre Hypertrophie und einen erhöhten enddiastolischen Druck im linken Ventrikel, also Zeichen einer latenten linksventrikulären Insuffizienz, fest. Bühlmann u. Rossier (1970) messen der arteriellen Hypoxie eine erhebliche Bedeutung für die Gefahr der Anbahnung einer akuten linksventrikulären Dekompensation als Folge einer schweren Hypoxämie bei. Besonders im terminalen Stadium kann diese linksventrikuläre Insuffizienz auch mit Vorhofflimmern kombiniert sein. Die durch Linksdekompensation bedingte Lungenstauung verschlechtert dann die Arterialisation des Blutes weiter und erhöht den Druck im kleinen Kreislauf zusätzlich, so daß man aufgrund dieses Mechanismus in derartigen terminalen Stadien, die nicht selten durch interkurrente bronchitische oder bronchopneumonische Schübe ausgelöst werden, die Kombination einer links- und rechtsventrikulären Dekompensation findet.

VII. Leistungslimitierende Faktoren beim diffusen Emphysem

Die körperliche Leistungsfähigkeit kann beim diffusen Emphysem durch Beeinträchtigung der respiratorischen Funktion in mehrfacher Hinsicht limitiert werden. Ganz allgemein kommen ursächlich in Frage:
1. Atemmechanische Faktoren
2. Verringerung der pulmonalen Diffusionskapazität
3. Dyspnoe
4. Leistungsbegrenzung von seiten des Herzens

1. Atemmechanische Faktoren

Atemmechanische Faktoren limitieren die Leistungsfähigkeit immer dann, wenn die Pumpenfunktion des Thoraxzwerchfellsystems nicht mehr ausreicht, das Blut den jeweiligen Stoffwechselerfordernissen entsprechend zu arterialisieren. Diese Situation kann beim Emphysem wiederum durch verschiedene Möglichkeiten bedingt werden:

a) Der endobronchiale Luftströmungswiderstand kann erheblich vergrößert sein. Dies ist vor allem beim Typ B und bei diesem Typ zuneigenden Mischtypen der Fall, also bei dem Patientenkreis, bei dem die chronisch obstruktive Bronchitis im Vordergrund steht (S. 675).

b) Beim Typ A und dem Typ A zuneigenden »emphysematösen« Mischtypen wird die Ventilationsleistung vorwiegend durch den Elastizitätsverlust des Lungengewebes dadurch begrenzt, daß die höheren transpulmonalen Drucke, die bei gesteigerter Ventilation aufgebaut werden, infolge Stabilitätsver-

lust der Bronchialwand und des Lungengewebes dazu führen, daß die Bronchialwand
exspiratorisch kollabiert. Eine Steigerung der
Ventilation über diesen transpulmonalen
Grenzdruck, bei dem es zu einem exspiratorischen Kollaps der Bronchialwand kommt,
hinaus ist daher nicht möglich. Je nach dem
Schweregrad des Emphysems kann auf diese
Weise die extramural bedingte Bronchial-
wandobstruktion beim Emphysem in verschiedenen Leistungsstufen leistungsbegrenzend werden (BEIL, 1976).

c) Aber auch die Thoraxstarre an sich ist als
leistungsbegrenzender Faktor von Bedeutung. Theoretisch ist die »maximum efficient
ventilation« nach RILEY (1960) erreicht, wenn
der durch eine Steigerung der Ventilation
mehr aufgenommene Sauerstoff ausschließlich nurmehr für den Stoffwechsel der Atemmuskulatur verbraucht wird. Dies ist beim
Gesunden ab einem Atemminutenvolumen
von etwa 120 l der Fall (GRIMBY, 1976), beim
Emphysem kann dies jedoch wegen der erhöhten Atemarbeit wiederum in Abhängigkeit vom Schweregrad des Leidens bereits
wesentlich früher eintreten. Für die Bewegung der Thoraxwand und des Zwerchfell-
bauchwandsystems sind beim Gesunden
etwa 20–25% der gesamten Atemarbeit erforderlich (GOLDMAN et al., 1976). Wenn infolge Thoraxstarre die Atemarbeit nicht
mehr aufgebracht werden kann, die zur Arterialisierung nötig ist, wirkt dieser Faktor leistungslimitierend, unabhängig von den endobronchialen Strömungswiderständen und
unabhängig davon, ob durch den erhöhten
transpleuralen Druck ein exspiratorischer
Bronchialwandkollaps eintritt. Dieser Faktor kann sowohl unter Belastungsbedingun-
gen als auch bei fortgeschrittenem Emphysem mit hochgradiger Thoraxstarre bereits
unter Ruhebedingungen leistungslimitierend
werden.

In allen Fällen, in denen atemmechanische
Faktoren leistungsbegrenzend wirken, erfolgt dies durch eine so starke Drosselung
der alveolären Ventilation, daß diese den
Gasstoffwechsel nicht mehr der jeweiligen
aktuellen Stoffwechselsituation angepaßt ef-
fektiv bewerkstelligen kann. Die Folge ist
eine generelle alveoläre Hypoventilation mit
Hypoxämie und Hyperkapnie.

2. Verringerung der pulmonalen Diffusionskapazität

Ein weiterer leistungslimitierender Faktor
beim Emphysem kann sich dadurch ergeben,
daß die Gasdiffusionsfläche stark verkleinert
ist. Die Verkleinerung der Diffusionsfläche
hat zudem zwangsläufig eine Verkürzung der
Kontaktzeit zwischen Blut und Alveole zur
Folge. Dies führt dazu, daß Sauerstoff nicht
mehr in dem für das jeweilige Stoffwechsel-
bedürfnis erforderlichen Maße in das Blut diffundieren kann. Diese Form der Leistungsbegrenzung ist durch eine zunehmende arterielle Hypoxämie charakterisiert. Sie tritt zunächst unter Belastung in Erscheinung und
manifestiert sich dadurch, daß bei steigenden
Belastungsstufen die arterielle Sauerstoffspannung zunehmend abfällt. In fortgeschrittenen Fällen kann bereits eine Ruhehypoxämie bestehen.

Sowohl bei der atemmechanisch bedingten
als auch bei der durch die Einschränkung
der Diffusionskapazität bedingten Begrenzung der pulmonalen Leistungsfähigkeit ist
dieser Abfall des arteriellen Sauerstoffdruckes unter steigenden Belastungsstufen
ein wichtiger Hinweis auf das Vorliegen
einer respiratorischen Belastungsinsuffizienz
(HERTZ, 1978).

3. Dyspnoe

Der Eintritt einer respiratorischen Insuffizienz ist jedoch nicht die einzige leistungsli-
mitierende Größe beim Emphysem. Häufiger
als dadurch ist die Begrenzung der körperlichen Leistungsfähigkeit durch eine zunehmende Dyspnoe gegeben. Der Begriff Dyspnoe ist bis heute nicht exakt definierbar.
Dyspnoe steht aber sicherlich in engem Zusammenhang mit der für die Sicherstellung
der jeweiligen Stoffwechselsituation angepaßten Ventilation nötigen Atemarbeit. Dyspnoe tritt ein, wenn die Atemarbeit für eine
bestimmte Ventilationsleistung im Vergleich
zum Normalen abnorm groß wird.

4. Leistungsbegrenzung von seiten des Herzens

Letztlich kann die Leistungsfähigkeit beim Emphysem auch aus primär respiratorischer Ursache durch kardiale Faktoren beeinträchtigt werden. Steigt der pulmonalarterielle Mitteldruck in Ruhe oder unter Belastung auf pathologische Werte an, so bedingt dies zwar keine Leistungsbegrenzung in dem Sinn, daß der Patient dann unfähig wäre, körperliche Arbeit zu tätigen. Aus präventivmedizinischen Gründen muß aber bei diesem Patientenkreis körperliche Arbeit eingeschränkt bzw., falls bereits in Ruhe eine pulmonale Hypertonie vorliegt, vermieden werden (KELLER et al., 1976). Ein ebensolcher leistungslimitierender Faktor von seiten des Herzens ist dann gegeben, wenn sich unter Arbeitsbelastung ein Mißverhältnis zwischen dem Anstieg des Schlagvolumens des re. Ventrikels und dem Anstieg der Sauerstoffaufnahme zeigt (WILLIAMS u. BEHNKE, 1964).

VIII. Therapie

Sowohl zentrilobuläres als auch panlobuläres Emphysem sind destruktive Endzustände im Lungengewebe. Sie sind einer Therapie nicht zugänglich. Behandlungsbedürftig sind die Begleitkrankheiten, sei es, daß sie ursächlich vor der Entwicklung des Emphysems stehen oder daß sie sich auf das Emphysem aufgepfropft haben. An erster Stelle stehen hier Therapie und Prophylaxe der chronisch obstruktiven Bronchitis und ihre Komplikationen einschließlich der respiratorischen Insuffizienz (S. 715). Hierher gehört auch die Behandlung des dekompensierten chronischen Cor pulmonale (S. 714).

C. Die lokalisierten Formen des Lungenemphysems

I. Bullöses Emphysem und progressive Lungendystrophie

1. Bullöses Emphysem

Als Bulla wird nach der Empfehlung des CIBA-Symposiums (1959) über »Terminology, definition and classification of chronic pulmonary emphysema and related conditions« ein emphysematöser Raum in der Lunge bezeichnet, der in ausgedehntem Zustand einen Durchmesser von mehr als 1 cm aufweist: »a bulla should be defined as an emphysematous space with a diameter of more than 1 cm in the distended state.«

a) Ätiologie und Pathogenese

Nach diesen Empfehlungen ist die Bulla von einer Zyste und von einer Blase zu unterscheiden. Lungenzysten sind entweder angeboren, als Mißbildungen in der kanalikulären Entwicklungsphase der Lungen entstanden, oder sie sind erworben nach Zerfall von Lungengewebe, insbesondere nach Lungenabszessen, Staphylokokkenpneumonien und nach »offen geheilten« tuberkulösen Kavernen. Meist sind sie mit Bronchialepithel ausgekleidet. Die Bulla ist demgegenüber ein dünnwandiger luftgefüllter Raum in den Lungen, der nicht mit Bronchialepithel ausgekleidet ist und der durch Untergang von Alveolen entsteht. Ihre Wand besteht aus Pleura oder Bindegewebe oder aus komprimiertem Lungenparenchym. Während diese Abgrenzung zwischen Zyste und Bulla auch durchwegs im deutschsprachigen Raum angewandt wird, wird eine »Blase« noch zusätzlich differenziert: »›bleb‹ indicates a collection of air between layers of the visceral pleura«. Diese weitere Abgrenzung ist im deutschsprachigen Raum nicht gebräuchlich. Die Ausdrücke Bulla und Blase werden hierzulande im allgemeinen synonym gebraucht. Luftansammlungen innerhalb der viszeralen Pleurablätter sind keine Form des vesikulären Emphysems. Sie verursachen klinisch keine Beschwerden. Man findet sie in aller Regel als Ursache des idiopathischen Spontan-Pneumothorax der Jugendlichen, vor allem bei hochgewachsenen schlanken jungen Männern. Sie entstehen durch poröse Alveolarwandungen, die als genetischer Defekt aufzufassen sind und über die sich Luft langsam durch das Interstitium bis unter oder in die viszerale Pleura vorwühlt. Klinisch treten sie erst in Erscheinung, wenn sie einen Spontan-Pneumothorax verursachen.

Bullae können einzeln oder multipel, einseitig oder beidseitig auftreten, sie können in einer sonst gesunden Lunge oder aber auch bei Vorliegen eines diffusen obstruktiven Emphysems vorkommen. Sie können überdehnte Alveolarsepten und Gefäße enthalten. Fehlt die Obstruktion bei dem Vorhandensein von Bullae, so liegt ein isoliertes bullöses Emphysem vor; dies ist eine scharf demarkierte lokale Form des Emphysems. In diesem Fall entwickeln sich die Bullae fast immer paraseptal in der Peripherie der Lobuli. Sie zeigen eine ausgesprochene Neigung zur Entwicklung eines Spontan-Pneumothorax. Im Rahmen eines obstruktiven Emphysems entstehen die Bullae durch progrediente Destruktion der Alveolen infolge von Überdehnung. Dies führt schließlich zu einem Zusammenschluß mehrerer solcher destruierter Bezirke, der dann per definitionem den Charakteristika einer Bulla entspricht. Schließlich kann man auch annehmen, daß durch lokalisierte entzündliche Prozesse im Bronchialsystem eine auf diese Bereiche beschränkte starke Erhöhung der Proteasenaktivität auftreten und dadurch ebenfalls durch »Selbstverdauung« der Lunge Bullae entstehen können (S. 384). Auch diese Entwicklungsform wird man überwiegend beim obstruktiven Emphysem bzw. bei der obstruktiven Bronchitis antreffen. Während Bullae bei fehlender Obstruktion immer subpleural liegen, können sie beim obstruktiven Emphysem sowohl im Lungenmantel als auch im Lungenkern auftreten. Ihre Größe schwankt zwischen konfluierenden Alveolarbezirken, die eben einen Durchmesser von 1 cm erreicht haben, bis zu einer Größe, die nahezu einen Hemithorax ausfüllen kann. Bei großen Bullae spricht man auch dann von »Riesenbullae« oder »Giant bullae«. Sie können unter Spannung stehen und dann bei entsprechender Größe bei Verdrängungserscheinungen zu erheblichen bis lebensbedrohlichen klinischen Zustandsbildern führen.

GALY et al. (1968) grenzen in ähnlicher Weise drei Formen von bullösem Emphysem systematisierend gegeneinander ab:

1. Emphysemblasen mit oft einseitiger Lokalisation, beginnend in der Lungenspitze, in apikokaudaler Richtung fortschreitend. Sie neigen zur Ausbildung eines Spontan-Pneumothorax und stehen häufig unter Spannung.

2. Disseminierte Emphysemblasen, die im Ablauf einer chronisch obstruktiven Bronchitits entstehen und denen die chronische Bronchitits immer voraus geht. Diese Blasen sind vorwiegend in den basalen Lungenabschnitten lokalisiert.

3. Streng subpleural gelegene Blasen, die vollkommen symptomlos bleiben und häufig zum Spontan-Pneumothorax führen.

Diese letzteren sind wohl als identisch mit der »bleb« des CIBA-Symposiums anzusehen.

Beim obstruktiven Emphysem kann man in etwa 10% aller Fälle das Auftreten von Bullae erwarten (BATES et al., 1971; SIMON u. MEDVEI, 1962). Schätzungen über die Häufigkeit eines bullösen nicht obstruktiven Emphysems lassen sich dagegen nicht machen, da das Leiden meist beschwerdefrei verläuft und solche Bullae dann, wenn sie keine Komplikationen machen, nur durch Zufall anläßlich von Routine- oder Röntgenreihenuntersuchungen auffallen.

b) Klinik und klinische Pathophysiologie

Das primäre paraseptale bullöse Emphysem geht ohne Atemwegsobstruktion einher. Es ist eine gutartige Erkrankung des Lungenmantels und bleibt, solange keine Komplikationen auftreten, klinisch symptomlos. Die funktionelle Residualkapazität ist, mit dem Ganzkörperplethysmographen gemessen, vergrößert. Mittels Gasaus- oder -einwaschmethoden bestimmt, zeigt sie normale Werte, da die Aus- bzw. Einwaschung des

Gases in die Bulla nur sehr verzögert vonstatten geht und infolge der schlechten Gaseinmischung zumindest die routinemäßig gewählte Meßdauer für die Erfassung dieser Lufträume nicht ausreicht (Boushy et al., 1968). Vitalkapazität, Diffusionskapazität und Strömungsparameter liegen im Normbereich. Bei starker Kompression von Lungengewebe kann die Diffusionskapazität abnehmen (Frazer u. Paré, 1970). Die arteriellen Blutgaspartialdrücke liegen im Normbereich. Unter Arbeitsbelastung kann entsprechend der Einschränkung der Diffusionskapazität die arterielle Sauerstoffspannung abnehmen (Viola u. Zuffardi, 1966). Falls eine Beeinträchtigung der Lungenfunktion auftritt, ist diese meistenfalls nicht unmittelbar durch die Bulla bedingt, sondern, wie Inhalationszintigramme mit ^{133}Xe zeigten (Pride et al., 1973), viel eher durch die Kompression des umgebenden gesunden Lungengewebes mittelbare Folge der Bulla. Bullae können aber auch durch Kompression benachbarter Bronchien eine obstruktive Ventilationsstörung verursachen (Richards, 1960). Durch Kompression von gesundem Lungengewebe kann auch Dyspnoe, insbesondere Belastungsdyspnoe auftreten (Fitzgerald et al., 1974). Riesenbullae können durch Verdrängungserscheinungen in seltenen Fällen eine massive respiratorische Insuffizienz mit Cor pulmonale verursachen (Brunner, 1974; Pierce u. Growdon, 1962).

Durch wiederholte Infekte können Bullae schließlich Ausgangspunkt zur Entwicklung eines obstruktiven Lungenleidens werden. Die Arrosion von in Bullae verlaufenden Gefäßen kann Hämoptysen und Hämoptoen verursachen. Es können aber auch Blutungen in die Bulla ohne blutigen Auswurf vorkommen. Man sieht dann im Röntgenbild einen runden Hohlraum mit Spiegelbildung wie bei einem Lungenabszeß (Jay u. Johanson, 1974). Die weitaus häufigste Komplikation des paraseptalen bullösen Emphysems ist aber der Spontan-Pneumothorax.

Beim bullösen Emphysem im Rahmen eines diffusen obstruktiven Emphysems stehen die Symptome der obstruktiven Atemwegserkrankung im Vordergrund (S. 418). Außerdem können alle beschriebenen mittel-

bar oder unmittelbar auf die Bulla zu beziehenden Komplikationen und Beeinträchtigungen der Atemfunktion eintreten.

Die Diagnose erfolgt vor allem durch die Röntgenaufnahme in 2 Ebenen und durch die Röntgenschichtaufnahme des in Frage kommenden Gebietes. Die mehrfach empfohlene zusätzliche Inhalationsszintigraphie mit ^{133}Xe scheint keine ins Gewicht fallenden zusätzlichen Aufschlüsse zu geben (Barter et al., 1973). Die exakteste Auskunft über die Lokalisation der Bulla und vor allem auch über das Ausmaß des komprimierten Lungengewebes erhält man durch eine selektive Pulmonalisangiographie (Frazer u. Paré, 1970). Sie sollte auf jeden Fall dann durchgeführt werden, wenn eine operative Therapie erwogen wird. Eine Bronchographie halten wir auf Grund der Erfahrungen unseres Arbeitskreises wegen der Gefahr der Entwicklung eines Spontan-Pneumothorax durch heftiges Husten oder durch Überblähung bei der Intubationsnarkose für gefährlich. Sie ist auch nicht indiziert, da sie gegenüber den anderen besprochenen Röntgenuntersuchungen keine zusätzlichen Informationen bringt. Auch die differentialdiagnostische Trennung zwischen Bulla und symptomlos entwickeltem Spontan-Pneumothorax, die mitunter Schwierigkeiten bereitet, ist durch die Bronchographie nicht sicher möglich. Eine Riesenbulla hat fast immer eine so schmale Kommunikation mit dem Bronchialsystem, daß sie sich meist nicht mit Kontrastmittel darstellen läßt. Eine Füllung des Hohlraumes mit Kontrastmittel kann aber andererseits bei einem bereits präexistenten Spontanpneumothorax mit einer offenen Fistel ebenfalls eintreten. Sie ist selbstverständlich auch dann möglich, wenn durch die Manipulation der Bronchographie bei einem bullösen Emphysem ein Spontan-Pneumothorax gesetzt wird. Die Lungenfunktionsdiagnostik eignet sich zur Bestimmung der atemfunktionellen Ausgangswerte bei der Erstuntersuchung, zur Verlaufskontrolle und Beurteilung des Therapieeffektes nach operativer Sanierung. Von großer Bedeutung ist sie beim obstruktiven Emphysem mit Bullae zur präoperativen Beurteilung des Operationsrisikos, wenn eine chirurgische Sanierung geplant ist.

c) Therapie

Die Therapie besteht zunächst darin, das bullöse Emphysem laufend klinisch und röntgenologisch zu kontrollieren, Bronchialinfekte wegen der Gefahr eines Spontanpneumothorax und der Entwicklung eines obstruktiven Lungenleidens frühzeitig intensiv zu bekämpfen und, falls vorhanden, in der Dauerbehandlung einer obstruktiven Bronchitis.

Eine konservative Therapie gibt es nicht. Als chirurgische Therapie stehen zur Verfügung:

1. Die Übernähung (Plicatio)
2. Die Resektion
3. Die Lobektomie.

Ein operatives Vorgehen ist indiziert bei Riesenbullae, die zur respiratorischen Insuffizienz führen können. Das sind alle diejenigen, die mehr als die Hälfte eines Hemithorax einnehmen. Bei Dyspnoe als Folge der Bulla (nicht eines obstruktiven Syndroms!), bei starkem Husten, rezidivierenden Infekten, Hämoptysen und Spontan-Pneumothorax ist die Resektion ebenfalls angezeigt (HERZOG, 1965; BRUNNER, 1974; FITZGERALD et al., 1974). Sie sollte möglichst nur dann vorgenommen werden, wenn das destruierte Segment sicher entfernt und wenn postoperativ durch Wiederentfaltung der komprimierten Lunge eine Verbesserung der Lungenfunktion zu erwarten ist (MISCALL, 1972). FITZGERALD et al. (1974) fanden bei Untersuchungen an 84 Patienten, die zwischen 1949 und 1972 operiert und bis zu 20 Jahren nachbeobachtet worden waren, die besten Ergebnisse bei Riesenbullae mit nur geringer Atemwegsobstruktion, die schlechtesten Ergebnisse bei multiplen Bullae mit ausgeprägtem obstruktivem Emphysem, wenn die Bullae weniger als $^1/_3$ eines Hemithorax einnahmen, und nach Lobektomie. Als die für das funktionelle Dauerergebnis günstigsten Verfahren erwiesen sich nach diesen Beobachtungen die einfache Übernähung oder die Exzision. Bei der Nachbeobachtungszeit bis zu 20 Jahren fanden sich kaum Zeichen für eine Neubildung von Blasen. Dadurch, daß komprimierte Lungenareale postoperativ wieder belüftet werden, ist durch die operative Sanierung entsprechend geeigneter Fälle

immer eine eindeutige Besserung der globalen Lungenfunktion, eine Verkleinerung des intrathorakalen Gasvolumens und eine Normalisierung des arteriellen Sauerstoffdruckes zu erreichen (FOREMAN et al., 1968; PRIDE et al., 1973). Aber auch bei Fortschreiten des diffusen obstruktiven Emphysems und auch bei bereits manifestem Vorliegen eines Cor pulmonale läßt sich oftmals eine vorübergehende Besserung der Beschwerden erzielen (FITZGERALD et al., 1974; MISCALL, 1972).

2. Progressive Lungendystrophie, vanishing lung

Es ist fraglich, ob dieses Krankheitsbild eine eigene nosologische Einheit darstellt. Die erste Beschreibung erfolgte 1937 durch BURKE. Er beobachtete einen 30jährigen Mann, der nach 6jähriger Krankheitsdauer an einem rasch progredienten Emphysem verstarb, und bezeichnete das Leiden als »vanishing lung«. Diesen Terminus führt es bis heute in der angloamerikanischen Literatur. Später wurden derartige Zustandsbilder im angloamerikanischen Schrifttum mehrfach publiziert. Es handelte sich aber immer mehr um die Analyse einzelner, maligne progredienter Verlaufsfälle von bullösem Emphysem, weniger um den Versuch der Etablierung eines eigenen Krankheitsbildes. Schließlich wurden diese Verlaufsformen im deutschen Schrifttum von HEILMEYER u. SCHMID (1956) unter der Bezeichnung »progressive Lungendystrophie« als neues Krankheitsbild propagiert.

Nosologisch besteht kein Unterschied zum bullösen Emphysem. Zweifellos besteht aber zur großen Mehrzahl der Abläufe beim bullösen Emphysem ein Unterschied im klinischen Bild. Die »vanishing lung« ist ein seltenes Leiden. Sie dürfte sich bei Männern und Frauen etwa gleich häufig entwickeln, manifestiert sich oft schon früh, um das 30. Lebensjahr, und betrifft Raucher wie Nichtraucher gleichermaßen. Zu Beginn bestehen auch keine Anzeichen einer chronischen Bronchitis, dementsprechend liegt auch keine obstruktive Lungenkrankheit vor. Der weitere Ablauf ist durch Ausbildung großer, rasch progredienter Bullae gekennzeichnet. Die Prognose ist schlecht. Manche Autoren halten daher die Abgrenzung gegenüber dem einfachen bullösen Emphysem als klinisches, vielleicht auch als ätiologisch differentes Krankheitsbild für gerechtfertigt (BATES et al., 1971; SEEBOHM u. BEDELL, 1963). Die Lokalisation der Bullae wird verschieden angegeben, häufig in den Unterlappen, aber auch in den Oberlappen. Im weiteren Ablauf des Leidens kann sich eine chronische Bronchitis mit Atemwegsobstruktion entwickeln. In diesem Zustand ist die progressive Lungendystrophie dann von einem schweren bullösen obstruktiven Emphysem nicht mehr zu unterscheiden.

Die Fallbeschreibungen von vanishing lung haben eine verblüffende Ähnlichkeit mit denjenigen, die seit dem Bekanntwerden der Zusammenhänge zwischen vermehrter Proteasenaktivität und Lungenemphysem, d.h. zwischen α_1-AT-Mangel und Emphysem, gegeben wurden. Man muß sich deshalb fragen, ob nicht ein guter Teil dieser Fälle von progressiver Lungendystrophie zum Formenkreis des Emphysems bei Proteasen-Inhibitoren-Mangel gehört und lediglich zu einem Zeitpunkt beschrieben wurde, zu dem diese Zusammenhänge noch unbekannt waren. Damit ergeben sich aber doch erhebliche Bedenken, ob man bei dem gegenwärtigen Stand unseres Wissens berechtigt ist, die progressive Lungendystrophie oder vanishing lung als eigene nosologische Entität aufzufassen oder ob sie nicht doch korrekter als maligne, rasch progrediente Verlaufsformen eines bullösen oder panlobulären Emphysems anzusehen sind, wobei die Ätiologie vorerst noch offen bleiben muß.

3. Einseitiges und lobuläres Emphysem (Swyer-James Syndrom, MacLeod-Syndrom)

Diese Form des Emphysems kann entweder einen ganzen Lungenflügel umfassen oder aber auch auf einen oder zwei Lungenlappen in einer oder beiden Lungen beschränkt sein. Die Erstbeschreibung erfolgte anhand des Röntgenbefundes bei einem 6jährigen Jungen durch SWYER u. JAMES (1953). Im darauffolgenden Jahr beschrieb MACLEOD (1954) weitere 9 Fälle unter der Bezeichnung »Abnormal transradiancy of one lung«. Diese Bezeichnung fand dann im deutschsprachigen Schrifttum Eingang unter dem Terminus »einseitig helle Lunge«. Auch die Patienten von MACLEOD waren Kinder oder junge Erwachsene unter 40 Jahren.

Allen Patienten ist eigentümlich, daß sie in der Kindheit oder Jugend eine schwere bakterielle oder virale Pneumonie durchmachten, die als auslösende Ursache dieses Zustandes angesehen wird (HOUK et al., 1967; REID et al., 1967). Von GOLD et al. (1969) wurde insbesondere auf die Adenoviruspneumonie junger Kinder als auslösende Ursache für ein einseitiges oder lobäres erworbenes Emphysem hingewiesen. Vielleicht kann auch die Aspiration von Fremdkörpern in der Kindheit das Leiden verursachen. CORADELLO u. SCHEIBENREITER (1973) berichteten über einen 3 Monate alten Jungen mit emphysematöser rechter Lunge, bei dem eine Mucoviscidose vorlag. Nach symptomatischer Therapie kam es innerhalb von 4 Monaten zu einer Normalisierung des Thoraxröntgenbefundes. Wenngleich hier auch kein einseitiges Emphysem im Sinne einer irreversiblen Destruktion der terminalen Luftwege vorliegt, sollte man doch aufgrund dieser Beobachtung der Mucoviscidose im Hinblick auf einen ursächlichen Zusammenhang mit der Entwicklung eines einseitigen Emphysems Aufmerksamkeit schenken. Es ist ja nicht undenkbar, daß sich in diesem Falle, falls keine adäquate Behandlung erfolgt wäre, ein echtes irreversibles Emphysem entwickelt hätte. Was immer auch der Ausbildung dieser Emphysenform zugrunde liegt, allen Fällen ist letztlich gemeinsam, daß ein Verschluß der kleinen Bronchien vorliegt. Sicherlich ist die häufigste Ursache dieses Bronchialverschlusses eine akute, unregelmäßig über die Lunge verteilte, frühkindliche Bronchiolitis obliterans, als deren häufigste Ursache wiederum Adenovirusinfekte der Säuglinge bekannt sind. Die hinter den verschlossenen Bronchioli liegenden Alveolarräume werden über offengebliebene Bronchien aus der Nachbarschaft über Kohnsche

Poren kollateral versorgt. Morphologisch entspricht den distal der verschlossenen Bronchioli liegenden, emphysematös umgewandelten Räumen, ein panlobuläres Emphysem oder eine Überblähung. Niemals liegt jedoch ein zentrilobuläres Emphysem vor (Reid u. Simon, 1962; Swyer u. James, 1953). Dieser pathogenetische Mechanismus ist bei allen eingangs diskutierten ätiologischen Möglichkeiten derselbe. Wenngleich meist in der frühen Kindheit erworben, ist diese Form des Emphysems von dem kongenitalen Emphysem (S. 422) exakt zu trennen. Bates et al. (1977) betonen den Modellcharakter des MacLeod Syndroms für das Studium des Emphysems ganz allgemein: Es zeigt, daß ein ganzer Lungenflügel emphysematös destruiert sein kann, ohne daß subjektive Beschwerden auftreten müssen und es zeigt, daß eine Bronchitits-Bronchiolitis ein ätiologisch wirksamer Faktor bei der Entstehung sein kann und daß damit ein Emphysem Folge einer Atemwegsinfektion sein kann. Sie diskutieren ferner den Gedanken, daß die vanishing lung ein »beidseitiges« MacLeod Syndrom sein könnte.

Galy et al. (1967) wiesen besonders darauf hin, daß bei dem röntgenologischen Begriff »einseitig helle Lunge« gegenüber dem pathogenetisch einheitlichen Bild des MacLeod Syndroms noch andere Zustandsbilder abzugrenzen sind. Für diese kommen in Frage: Pneumatozelen, Riesenemphysemblasen, kompensatorische Dehnung des Lungenparenchyms, unilaterale Agenesie der Arteria pulmonalis und schließlich auch die Lungenembolie im Sinne des Westermarckschen Ischämiesymptoms.

Der klinische Verlauf des MacLeod Syndroms ist durch Neigung zu Auswurf und durch rezidivierende Infekte der Lungen und Bronchien (Darke et al., 1960), die dann anamnestisch meist bis in die frühe Kindheit zurückzuverfolgen sind, gekennzeichnet. Dyspnoe ist nicht obligat; wenn sie vorhanden ist, meist als Belastungsdyspnoe. Häufig sind die Patienten aber auch vollkommen beschwerdefrei (Bates, 1959), das Leiden wird dann anläßlich einer Routineröntgenuntersuchung entdeckt.

Der physikalische Befund ist uncharakteristisch.

Die Diagnose erfolgt durch die Röntgenuntersuchung, die die »einseitig helle Lunge« zeigt. Die helle Lunge ist eher verkleinert, die Trachea nach der befallenen Seite verzogen. Zur genaueren ätiologischen Abgrenzung sind als erstes Thoraxaufnahmen im dorsoventralen und im frontalen Strahlengang sowie in In- und Exspirationsstellung nötig. Die Aufnahmen im sagittalen und seitlichen Strahlengang geben genauere topographische Aufschlüsse, die Aufnahmen in In- und Exspirationsstellung zeigen neben der vermehrten Strahlendurchlässigkeit ein Mediastinalpendeln, bei Inspiration nach der betroffenen, in Exspiration nach der gesunden Seite (MacLeod, 1954; Swyer u. James, 1953). Dieses Phänomen muß zur differentialdiagnostischen Abgrenzung gegen die oben beschriebenen anderen Möglichkeiten einer einseitig hellen Lunge unbedingt nachweisbar sein. Aufnahmen in In- und Exspirationsstellung sind daher zur Diagnose unerläßlich. Der Hilus auf der betroffenen Seite ist verkleinert, aber vorhanden. Als weiterer differentialdiagnostischer Schritt ist eine Pulmonalisangiographie erforderlich. Sie zeigt, daß die Gefäße in der betroffenen Lunge zwar vermindert, aber vorhanden sind. Die Hypovascularisation ist als Folge der fixierten Drosselung der Ventilation anzusehen. Sie ermöglicht damit die differentialdiagnostische Abgrenzung gegenüber der Agenesie der Arteria pulmonalis bzw. einer Lunge, einer Pneumatozele, einer Riesenbulla, und dem Westermarckschen Ischämiesymptom bei der Lungenembolie. Erst alle diese radiologischen Untersuchungen gestatten in Zusammenhang mit der Anamnese über die Beschreibung der einseitig hellen Lunge hinaus die Diagnose einseitiges Emphysem im Sinne eines MacLeod Syndroms. Bronchographisch erkennt man eine Rarifizierung des Bronchialsystems und einen Füllungsabbruch der kleinen Bronchien oft mit Kontrastmitteldepots an der Stelle des Füllungsabbruches, während sich die großen Bronchien normal darstellen (Bates, 1959; Reid u. Simon, 1962). Zuweilen bestehen auch zylindrische Bronchiektasen (Galy et al., 1967).

Die Lungenfunktionsprüfung zeigt meist eine leicht bis mäßiggradig (20–50%) erniedrigte Vitalkapazität auf der Seite des Emphysems und eine starke Beeinträchtigung bzw. Verlängerung der Gasein- und -ausmischung. Bei Ruheatmung leistet die gesunde Lunge über 80% der Gesamtventilation (Galy et al., 1968). Bei tiefen Atemzügen stellten Bentivoglio et al. (1963) mittels Heliumeinmischung, bronchospirographischen Untersuchungen und Untersuchungen mittels Inhalation von ^{133}Xe eine deutliche Besserung der ventilatorischen Verteilungsstörung fest. Die pulmonale Diffusionskapazität kann infolge Kompression, insbesondere der Gegenseite, stark herabgesetzt sein (Weg et al., 1965). Die respiratorische Funktion ist in Ruhe in der Mehrzahl der Fälle normal, manchmal liegt eine Hypoxie vor, nie eine respiratorische Globalinsuffizienz.

Die Therapie muß sich zunächst auf eine ständige Kontrolle und insbesondere auf die Vermeidung bzw. frühzeitige intensive Behandlung von Infekten beschränken. Bei sehr ausgeprägten Beschwerden, insbesondere dann, wenn diese auch durch Kompressionsmechanismen der Gegenseite bedingt sind, ist die Resektion zu erwägen. Zum chirurgischen Eingriff wird man sich bei lobären Formen eher entschließen, als dann, wenn ein gesamter Lungenflügel betroffen ist. Neben der Berücksichtigung der Lungenfunktion ist bei diesen letzteren Fällen insbesondere die Frage, ob die Langzeitfolgen der Pneumonektomie für den Patienten letztlich geringer als die Beschwerden durch das einseitige Emphysem sein werden, kritisch abzuwägen.

4. Kongenitales Emphysem

Das kongenitale Emphysem ist in über der Hälfte aller Fälle im li. Oberlappen lokalisiert (Otto u. Freise, 1970). An zweiter Stelle werden der rechte Oberlappen oder der Mittellappen befallen, selten sind die Unterlappen betroffen (Reid et al., 1966; Staple et al., 1966). Das Befallensein von mehr als einem Lappen kommt kaum vor. Das Leiden ist insgesamt sehr selten und tritt häufig kombiniert mit anderen Fehlbildungen, insbesondere des Herzens und der großen Gefäße auf.

Das männliche Geschlecht wird wesentlich häufiger betroffen als das weibliche.

Als Ursache wird eine Hypoplasie oder Fehlen der Bronchialknorpel angesehen, die im 5.–6. Fetalmonat entsteht und zu einer Fältelung der Bronchialschleimhaut und damit zur Entwicklung einer funktionellen exspiratorischen Ventilstenose im Bronchiallumen führt. Auch ein abnormer Verlauf von Ästen der Pulmonalarterien oder Venen, ein offener Ductus Botalli oder andere Gefäßanomalien, die ebenfalls zu einer exspiratorischen Ventilstenose des Bronchus führen können, können ein kongenitales Emphysem verursachen (Stovin, 1959). Von Hitch et al. (1973) wurde neben dem Emphysem auch eine Erweiterung der interstitiellen Lymphbahnen in den betroffenen Lappen beobachtet, ein Befund, der sich mit einer mehr zentral gelegenen Abklemmung bronchopulmonaler Einheiten, etwa durch abnorm verlaufende Gefäße, in Einklang bringen ließe. Formen, die durch entzündliche Stenosen der Bronchien zustande gekommen sind, sollten dagegen von den genannten Entstehungsmechanismen scharf differenziert werden. Bei diesen Formen muß man, selbst wenn sie sich bei jungen Säuglingen manifestieren, immer ein erworbenes Emphysem unterstellen. Damit gehören diese Zustandsbilder aber in die Gruppe des einseitigen oder lobären erworbenen Emphysems (MacLeod Syndrom) und nicht zum kongenitalen Emphysem.

Die Röntgenaufnahme ermöglicht die Differentialdiagnose gegenüber der hyalinen Membrankrankheit. Sie zeigt beim kongenitalen Emphysem eine Überblähung eines Lappens mit Kompression und Atelektase der umgebenden Lungenabschnitte. Oftmals findet sich auch eine Verdrängung des Mediastinums zur gesunden Seite, die in schweren Fällen ausgedehnte Atelektasen auf dieser gesunden Seite verursachen kann. Das Zwerchfell steht auf der betroffenen Seite tief. Die Aufnahme in 2 Ebenen ermöglicht die Lokalisation. Im Gegensatz zum Pneumothorax zeigt die transparentere Seite immer noch eine feine Lungenzeichnung. Angiographisch kann das kongenitale Emphysem gegen angeborene Zysten und gegen einen Pneumothorax abgegrenzt werden. Bei beiden letzteren fehlen die Gefäße, beim kongenitalen Emphysem scheinen sie dagegen verdrängt (STAPLE et al., 1966). Aus diesem Grund ist eine Pulmonalisangiographie zur differentialdiagnostischen Klärung unerläßlich.

Im Gegensatz zum Swyer-James oder MacLeod Syndrom macht das kongenitale Emphysem meist bereits sehr früh Symptome, die nicht selten ein lebensbedrohliches Ausmaß annehmen. LEAPE u. LONGINO (1964) berichten in einer Übersicht über 26 Fälle, von denen 10 der Betroffenen Neugeborene waren; bei 13 Fällen manifestierte sich das Leiden in den ersten Lebensmonaten und nur 3 der Kinder waren 5–9 Jahre alt. Die Ventilstenose beginnt vom ersten Atemzug an wirksam zu werden und führt dann je nach ihrer Schwere zu einer sich mehr oder minder rasch entwickelnden mehr oder minder dramatischen klinischen Symptomatik. Nach STAPLE et al. (1966) zeigen bereits 90% der Säuglinge eine mehr oder minder starke Atemnot und bieten damit das Bild des Atemnotsyndroms des Neugeborenen. Oftmals besteht eine ausgeprägte Zyanose.

Die physikalische Untersuchung zeigt häufig einen asymmetrischen Thorax. Auf der betroffenen Seite ist der Thorax überbläht, das Atemgeräusch leise.

Die Therapie besteht in einer sofortigen Lobektomie, sonst verläuft das Leiden, meist infolge der Verdrängungserscheinungen, tödlich. Vor der Lobektomie ist unbedingt eine Bronchoskopie durchzuführen, um das Vorhandensein eines aspirierten Fremdkörpers auszuschließen. Nach der Resektion erholen sich die Säuglinge und Kleinkinder meist sehr rasch. Liegen keine weiteren gravierenden Mißbildungen vor, ist die Prognose dann gut.

Literatur

American Thoracic Society (Statement by Committee on Diagnostic Standards for Nontuberculous Diseases): Definitions and classification of chronic bronchitis and pulmonary emphysema. A statement by the Committee on Diagnostic Standards for Nontuberculosis Disease. Amer. Rev. resp. Dis. **85**, 762 (1962)

ANDERSON, A.E., Jr., FORAKER, A.C.: Centrilobular emphysema and panlobular emphysema: two different diseases. Thorax **28**, 547 (1973)

ANDERSON, A.E., HERNANDEZ, J.A., HOLMES, W.L., FORAKER, A.C.: Pulmonary emphysema. Prevalence, severity and anatomical patterns in macrosections with respect to smoking habits. Arch. environm. Hlth **12**, 569 (1966)

BABB, R.R., LILLINGTON, G.A., KEMPSON, R.L.: Cirrhosis in an adult with emphysema and alpha$_1$-Antitrypsin deficiency. Amer. J. dig. Dis. **18**, 803 (1973)

BACHOFEN, H., SCHERRER, M.: Die Problematik der Diffusionskapazität der Lunge. Schweiz. med. Wschr. **102**, 1061 (1972)

BALDWIN, E. DE F., COURNAND, A., RICHARDS, D.W., Jr.: Pulmonary insufficiency III. A study of 122 cases of chronic pulmonary emphysema. Medicine (Baltimore) **28**, 201 (1949)

BARTER, C.E., HUGH JONES, P., LAWS, J.W., CROSBIE, W.A.: Radiology compared with xenon 133 scanning and bronchoskopic lobar sampling as methods for assessing regional lung function in patients with emphysema. Thorax **28**, 29 (1973)

BATES, D.V.: Unusual forms of emphysema. Amer. Rev. resp. Dis. **80**, 172 (1959)

BATES, D.V., MACKLEM, P.T., CHRISTIE, R.V.: Respiratory Function in Disease, 2nd ed. Philadelphia: Saunders 1971

BEDELL, G.N., MARSHALL, R., DuBOIS, A.B., COMROE, J.H., Jr.: Plethysmographic determination of the volume of gas trapped in the lungs. J. clin. Invest. **35**, 664 (1956)

BEEREL, G.N., VANCE, J.W., CORDASCO, E.M., WENDE, R.W., TOFFOLO, R.R.: Angiograms, laminagrams and lung scan in emphysema. Arch. intern. Med. **124**, 8 (1969)

BEIL, M.: Leistungsbegrenzung durch Störung der Atemmechanik. Pneumonologie, Suppl. 1976, 41

BENTIVOGLIO, L.G., BEEREL, F., STEWART, P.B., BRYAN, A.C., BALL, W.C., Jr., BATES, D.V.: Studies of regional ventilation and perfusion in pulmonary emphysema using Xenon^{133}. Amer. Rev. resp. Dis. **88**, 315 (1963)

BERG, N.O., ERIKSSON, S.: Liver disease in adults with alpha$_1$-antitrypsin deficiency. New Engl. J. Med. **287**, 1264 (1972)

BOUSHY, S.F., KOHEN, R., BILLIG, D.M., HEIMAN, M.J.: Bullous emphysema: clinical, roentgenologic and physiologic study of 49 patient. Dis. Chest **54**, 327 (1968)

BRAND, B., BEZAHLER, G.H., GOULD, R.: Cirrhosis and heterozygous FZ alpha$_1$-antitrypsin deficiency in an adult. Case report and review of the literature. Gastroenterology **66**, 264 (1974)

BRISCOE, W.A.: Lung volumes. In: W.O. FENN, H. RAHN (eds.), Handbook of Physiology, Sect. 3 Respiration, vol. II. Washington: Amer. Physiol. Soc. 1965

BRUNNER, W.: Zur Therapie der akuten respiratorischen Insuffizienz infolge von Riesenemphysemblasen beim diffusen Obstruktionsemphysem. Schweiz. med. Wschr. **104**, 1777 (1974)

BÜHLMANN, A.A., ROSSIER, P.H.: Klinische Pathophysiologie der Atmung. Berlin-Heidelberg-New York: Springer 1970

BURKE, R.M.: Vanishing Lungs: a case report of bullous emphysema. Radiology **28**, 367 (1937)

BURROWS, B., NIDEN, A.H., BARCLAY, W.R., KASIK, J.E.: Chronic obstruktive lung disease. II. Relationship of clinical and physiologic findings to the severity of airways obstruction. Amer. Rev. resp. Dis. **91**, 665 (1965)

CAMPBELL, E.J.M.: Physical signs of diffuse airways obstruction and lung distension. Thorax **24**, 1 (1969)

CANTER, H.G., LUCHSINGER, P.C.: Interrelationship of smoking habits, race and maximal terminal flow. Amer. Rev. resp. Dis. **97**, 1071 (1968)

CHERNIACK, R.M., HODSON, A.: Compliance of the chest wall in chronic bronchitis and emphysema. J. appl. Physiol. **18**, 707 (1963)

CHRISTIE, R.V.: Emphysema of the lung. Brit. med. J. 1, 105 (1944)

Ciba Guest Symposium Report: Terminology, definitions and classification of chronic pulmonary emphysema and related conditions. Thorax **14**, 286 (1959)

COHEN, A.B.: Interrelationships between the human alveolar macrophage and alpha$_1$-antitrypsin. J. clin. Invest. **52**, 2793 (1973)

COHEN, K.L., RUBIN, P.E., ECHEVARRIA, R.A.: Alpha$_1$-antitrypsin deficiency, emphysema, and cirrhosis in an adult. Ann. intern. Med. **78**, 227 (1973)

COLEBATCH, H.J.H., FINUCANE, K.E., SMITH, M.M.: Pulmonary conductance and elastic recoil relationships in asthma and emphysema. J. appl. Physiol. **34**, 143 (1973)

COMROE, J.H., FORSTER, R.R., DuBOIS, A.B., BRISCOE, W.A., CARLSEN, E.: Die Lunge. Nach der 2. amerikanischen Auflage ins Deutsche übertragen. Stuttgart: Schattauer 1964

COOPER, D.M., HOEPPNER, V., COX, D.: Lung function in alpha$_1$-antitrypsin heterozygotes (Pi Type MZ). Amer. Rev. resp. Dis. **110**, 708 (1974)

CORADELLO, H., SCHEIBENREITER, S.: Mukoviszidose unter dem Bild des infantilen Lobaremphysems beginnend. Klin. Pädiat. **185**, 501 (1973)

CUDKOWICZ, L., ARMSTRONG, J.B.: The bronchial arteries in pulmonary emphysema. Thorax **8**, 46 (1953a)

CUMMING, G., HORSFIELD, K., JONES, J.G., MUIR, D.C.F.: Inhomogenity of ventilation in normal and abnormal lungs. In: G. CUMMING u. L.B. HUNT (eds.), Form and Function in the Human Lung. Edinburgh: Livingstone 1968

DALQUEN, P.: Incidence of pulmonary emphysema, a study of 467 randomized autopsy cases. Beitr. Path. **153**, 330 (1974)

DARKE, C.S., CHRISPIN, A.R., SNOWDEN, B.S.: Unilateral lung transradiancy: A physiological study. Thorax **15**, 74 (1960)

DUFFELL, G.M., MARCUS, J.H., INGRAM, R.H.: Limitation of expiratory flow in chronic obstruktive pulmonary disease. Ann. intern. Med. **72**, 365 (1970)

ENDRES, P., BIRKENMEIER, J., FERDINAND, R.: Zur Häufigkeit der alpha$_1$-Phänotypen bei Patienten mit chronisch unspezifischen Lungenerkrankungen. Lung, im Druck (1977)

ERIKSSON, S.: Pulmonary emphysema and alphy$_1$-antitrypsin deficiency. Acta med. scand. **175**, 197 (1964)

ERIKSSON, S.: Studies in alpha$_1$-antitrypsin deficiency. Acta med. scand. **177**, Suppl. 432, 1 (1965)

ERIKSSON, S., BERVEN, H.: Lung function in homozygous alpha$_1$-antitrypsin deficiency: Studies in patients with severe disease. In: CH. MITTMAN (ed.) Pulmonary Emphysema and Proteolysis. New York: Academic Press 1972

ERIKSSON, S., HÄGERSTRAND, I.: Cirrhosis and malignant hepatoma in alpha$_1$-antitrypsin deficiency. Acta med. scand. **195**, 451 (1974)

ERIKSSON, S., HEDENSTIERNA, G., SÖDERHOLM, B.: Lung function in homozygous alpha$_1$-antitrypsin deficiency: Mechanics and regional function in an asymptomatic male. In: CH. MITTMAN (ed.), Pulmonary Emphysema and Proteolysis. New York: Academic Press 1972

ERIKSSON, S., LAURELL, C.B.: A new abnormal serum globulin alpha$_1$-antitrypsin. Acta chem. scand. **17**, 150 (1963)

EVANS, H.E., LEVI, M., MANDL, I.: Serum enzyme inhibitor concentrations in the respiratory distress syndrome. Amer. Rev. resp. Dis. **101**, 359 (1970)

FAGERHOL, M.K.: The incidence of alpha$_1$-antitrypsin variants in chronic obstructive pulmonary disease. In: CH. MITTMAN (ed.), Pulmonary Emphysema and Proteolysis. New York: Academic Press 1972

FAGERHOL, M.K., HAUGE, H.E.: Serum Pi types in patients with pulmonary diseases. Acta allerg. (Kbh.) **24**, 107 (1969)

FAGERHOL, M.K., TENFJORD, O.W.: Serum Pi types in Norwegions. Acta pathol. microbiol. scand. **70**, 421 (1967)

FAGERHOL, M.K., TENFJORD, O.W.: Serum Pi types in some European, American, Asian and African populations. Acta path. microbiol. scand. **72**, 601 (1968)

FELIX, R., HAVERS, L., WINKLER, C., DÜX, A., BOLDT, C., THURN, P., CLAUSSEN, G., FREIBERGER, P.: Der Pulmonalkreislauf bei Lungenblähung. Die Wirkung der Atemwegsobstruktion. Fortschr. Röntgenstr. **111**, 55 (1969)

FELIX, R., SIMON, H., FERLINZ, R., ASSHEUER, J., KNOPP, R., STADELER, H.J., WINKLER, C.: Computer-Szintigraphie des Lungenkreislaufs. III. Perfusionsmuster beim obstruktiven Syndrom und Beziehungen zur Lungenfunktion sowie Hämodynamik des kleinen Kreislaufs. Fortschr. Röntgenstr. **116**, 541 (1972)

FERLINZ, R.: Lungen- und Bronchialerkrankungen. Stuttgart: Thieme 1974

FERLINZ, R.: Die Behandlung der akuten respiratorischen Insuffizienz. Dtsch. med. Wschr. **100**, 57, (1975)

FERLINZ, R., SCHMIDT, W.: Klinik der respiratorischen Alkalose und Azidose. In: H. ZUMKLEY (Hrsg.), Klinik des Wasser-, Elektrolyt- und Säure-Basen-Haushaltes. Stuttgart: Thieme 1977

FILLEY, G.F., BECKWITT, H.J., REEVES, J.T., MITCHELL, R.S.: Chronic obstructive bronchopulmonary disease. II. Oxygen transport in two clinical types. Amer. J. Med. **44**, 26 (1968)

FILLEY, G.F., MACINTOSH, D.I., WRIGHT, G.W.: Carbon monoxide uptake and pulmonary diffusing capacity in normal subjects at rest and during exercise. J. clin. Invest. 33, 530 (1954)

FITZGERALD, M.X., KEELAN, P.J., CUGELL, D.W., GAENSLER, E.A.: Long term results of surgery for bullous emphysema. J. thorac. cardiovasc.. Surg. 68, 566 (1974)

FLETCHER, C.M.: The clinical diagnosis of pulmonary emphysema–an experimental study. In: Discussion on the diagnosis of pulmonary emphysema. Proc. roy. Soc. Med. 45, 577 (1952)

FOREMAN, S.W.H., DUKE, R., GEORGE, R., ZISKIND, M.: Bullous disease of the lung. Physiologic improvement after surgery. Ann. intern. Med. 69, 757 (1968)

FOWLER, W.S., CORNISH, E.R., KETY, S.S.: Lung function studies. VIII. Analysis of alveolar ventilation by pulmonary N_2 clearance curves. J. clin. Invest. 31, 40 (1952)

FRASER, R.G., PARÉ, J.A.P.: Diagnosis of Diseases of the Chest. Philadelphia: Saunders 1970

FRUHMANN, G.: The diffusing capacity for oxygen in disorders of the lungs. Respiration 25, 323 (1968)

FUDENBERG, H.H., LARSON, R.K.: Genetic and environmental factores in emphysema. In: CH. MITTMAN (ed.), Pulmonary Emphysema and Proteolysis. New York: Academic Press 1972

GAENSLER, E.A., LINDGREN, I.: Symposium on emphysema and the "chronic bronchitis" syndrom. Chronic bronchitis as an etiologic factor in obstructive emphysema. Preliminary report. Amer. Rev. resp. Dis. 80, 185 (1959)

GALY, P.: De la bronchite chronique à l'emphysème. Démembrement des maladies présentant un trouble ventilatoire obstructif chronique. Poumon 24, 147 (1968)

GALY, P., BRUNE, J., DORSIT, G., WIESENDANGER, T.: Emphysème bulleux disséminé sous-pleural. Essai d'étude anatomo-radio-fonctionelle et nosologique. J. franç. Méd. Chir. thor. 22, 603 (1968)

GALY, P., TOURAINE, R.G., BRUNE, J., KRESSMANN, P.: Les hyperclartés pulmonaires unilatérales. Le syndrome du MacLeod. Sem. Hôp. Paris 43, 3430 (1967)

GANROT, P.O.: The combining ratio between trypsin and serum alpha$_2$-macroglobulin. Acta chem. scand. 20, 2299 (1966)

GANROT, P.O., LAURELL, C.-B., ERIKSSON, S.: Obstructive lung disease and trypsin inhibitors in alpha$_1$-antitrypsin deficiency. J. clin. Lab. Invest. 19, 205 (1967)

GIESE, W.: Besteht zwischen dem Ergebnis einer Lungenfunktionsprüfung und der pathologischen Anatomie der Lunge eine Korrelation? Verh. dtsch. Ges. inn. Med. 69. Tagg. 270 (1963)

GIESE, W.: Morphologische Grundlagen der gestörten ventilatorischen Lungenfunktion. Med. Welt 16, 1615 (1965)

GLASGOW, J.F.T., LYNCH, M.J., HERCZ, A.: Alpha$_1$-antitrypsin deficiency in association with both cirrhosis and chronic obstructive lung disease in two sibs. Amer. J. Med. 54, 181 (1973)

GODFREY, S., EDWARDS, R.H.T., CAMPBELL, E.J.M., ARMITAGE, P., OPPENHEIMER, E.A.: Repeatability of physical signs in airways obstruction. Thorax 24, 4 (1969)

GOLD, R., WITT, J.C., ADHIKAN, P.K., MACPHERSON, R.I.: Adenoviral pneumonia and its complications in infancy and childhood. J. Canad. Ass. Radiol. 20, 218 (1969)

GOLDMAN, M.D., GRIMBY, G., MEAD, J.: Mechanical work of breathing derived from rib cage and abdominal V-P partitioning. J. appl. Physiol. 41, 752 (1976)

GOUGH, J.: The pathogenesis of emphysema. In: A.A. LIEBOW (ed.), The Lung. Baltimore: Williams and Wilkins 1968

GOUGH, J., RYDER, R.C., OTTO, H., HELLER, G.: Vergleichende morphologische Untersuchungen zur Häufigkeit des Lungenemphysems. Frankfurt. Z. Path. 77, 317 (1967)

GREEN, G.M., CAROLIN, D.: The depressant effect of cigarette smoke on the *in vitro* antibacterial activity of alveolar macrophages. New Engl. J. Med. 276, 421 (1967

GRIMBY, G.: Respiration as a limiting factor for working capacity. Pneumonologie, Suppl. 11 (1976)

GROSS, P., BABYAK, M.A., TOCKER, E., KASCHAK, M.: Enzymatically produced pulmonary emphysema. A preliminary report. J. occup. Med. 6, 481 (1964)

GROSS, P., PFITZER, E.A., TOLKER, E., BABYAK, M.A., KASCHAK, M.: Experimental emphysema. Its production with papain in normal and silicotic rats. Arch. environm. Hlth 11, 50 (1965)

GUENTER, C.A., WELCH, M.H., RUSELL, T.R., HYDE, R.M., HAMMARSTEN, J.F.: The pattern of lung disease associated with alpha$_1$-antitrypsin deficiency. Arch. intern. Med. 122, 254 (1968)

HAAS, CH.: Déficit en alpha$_1$-antitrypsin et emphysème pulmonoire juvenile. These. Paris V (1972)

HARTUNG, W.: Lungenemphysem. Morphologie, Pathogenese und funktionelle Bedeutung. Berlin-Göttingen-Heidelberg-New York: Springer 1964

HEARD, B.E., IZUKAWA, T.: Pulmonary emphysema in fifty consecutive male necropsies in London. J. Path. Bact. 88, 423 (1964)

HEILMEYER, L., SCHMID, F.: Die progressive Lungendystrophie Vanishing lung (Burke), idiopathische Lungenatrophie (de Martini). Dtsch. med. Wschr. 81, 1293 (1956)

HEIMBURGER, N.: Biochemistry of proteinase inhibitors from human plasma: a review of recent development. In: H. FRITZ, H. TSCHESCHE, L.J. GREENE, E. TRUNHEIT (eds.), Proteinase Inhibitors. Berlin-Heidelberg-New York: Springer 1974

HERNANDEZ, J.A., ANDERSON, A.E., Jr., HOLMES, W.L., FORAKER, A.G.: Pulmonary parenchymal defects in days following prolonged cigarette smoke exposure. Amer. Rev. resp. Dis. 93, 78 (1966)

HERTZ, C.W.: Die Bedeutung der Ergometrie für die Beurteilung der pulmonalen Leistungsfähigkeit. In: R. FERLINZ (Hrsg.), Lungenfunktionsprüfungen – methodische Grundlagen, klinische Anwendung. Stuttgart: Thieme 1978

HERZOG, H.: Erschlaffung und exspiratorische Invagination des membranösen Anteils der intrathorakalen Luftröhre und der Hauptbronchien als Ursache der asphyktischen Anfälle beim Asthma bronchiale und bei der chronischen asthmoiden Bronchitis des Lungenemphysems. Schweiz. med. Wschr. 84, 217 (1959)

HERZOG, H.: Pathophysiologische Grundlagen und Indikationen zu operativen Eingriffen beim Lungenemphysem. Helv. chir. Acta 32, 393 (1965)

Higgins, I.T., Higgins, M.W., Lockshin, M.D., Canale, W.: Chronic respiratory disease in mining communities in Marion County, West Virginia. Brit. J. industr. Med. **25**, 165 (1968)

Hirst, R.N., Jr., Perry, H.M., Jr., Cruz, M.G., Pierce, J.A.: Elevated cadmium concentration in emphysematous lungs. Amer. Rev. resp. Dis. **108**, 30 (1973)

Hitch, D.C., Minor, G.R., Mitchell, A.R., Keats, T.E.: Dilated lymphatics in congenital lobar emphysema. Report of a second case. J. thorac. cardiovasc. Surg. **66**, 127 (1973)

Hochstrasser, K., Rasche, B., Reichert, R., Hochgesand, K.: Freie und gebundene Proteaseninhibitoren im Bronchialschleim von Patienten mit langjährigen chronisch obstruktiven Lungenerkrankungen. Pneumonologie **150**, 253 (1974)

Hochstrasser, K., Reichert, R., Schwarz, S., Werle, E.: Isolierung und Charakterisierung eines Proteinaseinhibitors aus menschlichem Bronchialsekret. Hoppe-Seylers Z. physiol. Chem. **353**, 221 (1972)

Hogg, J.C., Macklem, P.T., Thurlbeck, W.M.: Site and nature of airway obstruction in chronic obstructive lung disease. New Engl. J. Med. **278**, 1355 (1968)

Horsfield, K., Barer, D.H., Cumming, G.: Centrilobular emphysema studied with a mathematical model. Scand. J. resp. Dis. **54**, 53 (1973)

Houk, V.N., Kent, D.C., Fosburg, R.G.: Unilateral hyperlucent lung: a study in pathophysiology and etiology. Amer. J. med. Sci. **253**, 406 (1967)

Houstek, J., Copová, M., Zapletal, A., Tomašová, H., Samánek, M.: Alpha$_1$-antitrypsin defiency in a child with chronic lung disease. Chest **64**, s73 (1973)

Hüttemann, U., Schüren, K.P.: Korrelation klinischer und patho-physiologischer Befunde bei unterschiedlichen Erscheinungsformen chronisch obstruktiver Lungenerkrankungen. Pneumonologie **149**, 133 (1973)

Hurtado, A., Kaltreider, N.L., Fray, W.W., Brooks, W.D.W., McCann, W.S.: Studies of total pulmonary capacity and its subdivisions. VI. Observations on cases of obstructive pulmonary emphysema. J. clin. Invest. **13**, 1027 (1934)

Islam, M.S., Könn, G., Oellig, W.-P., Ulmer, W.T., Weller, W.: Experimentelles proteolytisches Lungenemphysem und die Lungenfunktion. Pneumonologie **151**, 55 (1974)

Islam, M.S., Rasche, B., Vastag, E., Ulmer, W.T.: Empfindlichkeitssteigerung der Bronchialmuskulatur durch proteolytische Fermente im Sputum. Pneumonologie (Berl.) **146**, 232 (1971)

Janoff, A.: Mediators tissue damage in leukocytes. X. Further studies on human granulocyte elastase. Lab. Invest. **22**, 228 (1970)

Janoff, A.: Elastase-like Proteases of human granulocytes and alveolar macrophages. In: Ch. Mittman (ed.), Pulmonary Emphysema and Proteolysis. New York: Academic Press 1972

Jay, S.J., Johanson, W.G., Jr.: Massive intrapulmonary hemorrhage an uncommon complication of bullous emphysema. Amer. Rev. resp. Dis. **110**, 497 (1974)

Keller, R., Kopp, C., Zutter, W., Mlczoch, J., Herzog, H.: Der Lungenkreislauf als leistungsbegrenzender Faktor bei Patienten. Pneumonologie, Suppl., 1976, 27

Keller, S., Mandl, I.: Quantitative differences between normal and emphysematous human lung elastin. In: Ch. Mittman (ed.), Pulmonary Emphysema and Proteolysis. New York: Academic Press 1972

Kellermann, G., Walter, H.: Investigations on the population genetics of the alpha$_1$-antitrypsin polymorphism. Humangenetik **10**, 145 (1970)

King, T.C.K., Briscoe, W.A.: The distribution of ventilation, perfusion, lung volume and transfer factor (diffusing capacity) in patients with obstructive lung disease. Clin. Sci. **35**, 153 (1968)

Koblet, H., Wyss, F.: Das klinische und funktionelle Bild des genuinen Bronchialkollapses mit Lungenemphysem. Helv. med. Acta **23**, 553 (1956)

Kroner, T.: Alpha$_1$-Antitrypsin Mangel mit Hepatopathie und Eisenüberladung. Schweiz. med. Wschr. **103**, 1192 (1973)

Krumholz, R.A., Albright, C.D.: The compliance of the chest wall and thorax in emphysema. Amer. Rev. resp. Dis. **97**, 827 (1968)

Kueppers, F.: Determination of alpha$_1$-antitrypsin phenotypes by isoelectric focusing in polyacrylamide gels. J. Lab. clin. Med. **88**, 151 (1976)

Kueppers, F., Bearn, A.G.: A possible experimental approach to the association of hereditary alpha$_1$-antitrypsin deficiency and pulmonary emphysema. Proc. Soc. exp. Biol. (N.Y.) **121**, 1207 (1966)

Kueppers, F., Black, L.F.: α_1-Antitrypsin and its deficiency. Amer. Rev. resp. Dis. **110**, 176 (1974)

Kueppers, F., Briscoe, W.A., Bearn, A.G.: Hereditory deficiency of alpha$_1$-antitrypsin. Science **146**, 1678 (1964)

Kueppers, F., Fallat, R., Larson, R.K.: Obstructive lung disease and alpha$_1$-antitrypsin deficiency gene heterozygosity. Science **165**, 899 (1969)

Kumar, P., Lancaster Smith, M., Cook, P.: Alpha$_1$-antitrypsin deficiency in chronic liver disease, and a report of cirrhosis and emphysema in adult members of a family. Brit. med. J. **1**, 366 (1974)

Laennec, R.T.H.: De l'auscultation médiate que traité du diagnostic des maladies des poumons et du coeur, fondé principalement sur ce nouveau moyen d'exploration. (2 Tomes) 8° Paris 1819

Larsson, Ch., Dirksen, H., Sundström, G., Eriksson, S.: Lung function studies in asymptomatic individuals with moderately (Pi SZ) and severely (Pi ZZ) reduced levels of alpha$_1$-antitrypsin. Scand. J. resp. Dis. **57**, 267 (1976)

Laurell, C.-B.: Comparison of alpha$_1$-antitrypsin and alpha$_2$-macroglobulin. In: Ch. Mittman (ed.), Pulmonary Emphysema and Proteolysis. New York: Academic Press 1972

Laurell, C.-B., Eriksson, S.: The elektrophoretic alpha$_1$-globulin pattern of serum in alpha$_1$-antitrypsin deficiency. Scand. J. clin. Lab. Invest. **15**, 132 (1963)

Laurell, C.-B., Eriksson, S.: The serum alpha$_1$-antitrypsin in families with hypo-alpha$_1$-antitrypsinemia. Clin. Chim. Acta **11**, 395 (1965)

Lazarus, G.S., Daniels, J.R., Brown, R.S., Bladen, H.A., Fullmer, H.M.: Degradation of collagen by human granulocyte collagenolytic system. J. clin. Invest. **47**, 2622 (1968)

LEAPE, L.L., LONGINO, L.A.: Infantile lobar emphysema. Pediatrics **34**, 246 (1964)

LEAVER, D.G., TATTERSFIELD, A.E., PRIDE, N.B.: Contributions of loss of lung recoil and of enhanced airways collapsibility to the airflow obstruction of chronic bronchitis and emphysema. J. clin. Invest. **52**, 2117 (1973)

LEAVER, D.G., TATTERSFIELD, A.E., PRIDE, N.B.: Bronchial and extrabronchial factors in chronic airflow obstruction. Thorax **29**, 394 (1974)

LEINER, G.C., ABRAMOWITZ, S., SMALL, M.J.: The vital capacity in pulmonary emphysema. Ann. intern. Med. **60**, 61 (1964)

LEMOINE, J., GARAIX, M.: Les dyskinésies trachéobronchiques à forme hypotonique. Sem. Hôp. Paris 933 (1953)

LEOPOLD, J.G., GOUGH, J.: The centrilobular form of chronic hyperthrophic emphysema and its relation to chronic bronchitis. Thorax **12**, 219 (1957)

LIEBERMAN, J.: Heterozygous and homozygous alpha$_1$-antitrypsin deficiency in patients with pulmonary emphysema. New Engl. J. Med. **281**, 279 (1969)

LIEBERMAN, J.: Digestion of antitrypsin-deficient lung by leukoproteases. In: CH. MITTMAN (ed.), Pulmonary Emphysema and Proteolysis. New York: Academic Press 1972

LIEBERMAN, J., MITTMAN, C., SCHNEIDER, A.S.: Screening for homozygous and heterozygous alpha$_1$-antitrypsin deficiency. J. Amer. med. Ass. **210**, 2055 (1969)

LIEBERMAN, J., TRIMMER, B.M., KURNICK, N.B.: Substrate spezifity of protease activities in purulent sputum. Lab. Invest. **14**, 249 (1965)

LOPEZ-MAJANO, V., TOW, D.E., WAGNER, N.N.: Regional distribution of pulmonary arterial blood flow in emphysema. J. Amer. med. Ass. **197**, 81 (1966)

MACKLEM, P.T.: Tests of lung mechanics. New Engl. J. Med. **65**, 339 (1975)

MACKLEM, P.T., BECKLAKE, M.R.: The relationship between the mechanical and diffusing properties of the lung in health and disease. Amer. Rev. resp. Dis. **87**, 47 (1963)

MACKLEM, P.T., FRASER, R.G., BROWN, W.G.: Bronchial pressure measurements in emphysema and bronchitis. J. clin. Invest. **44**, 897 (1965)

MACKLEM, P.T., MEAD, J.: Resistance of central and peripheral airways measured by a retrograde catheter. J. appl. Physiol. **22**, 395 (1967a)

MACKLEM, P.T., MEAD, J.: The physiological basis of common pulmonary function tests. Arch. environm. Hlth **14**, 5 (1967b)

MACLEOD, W.M.: Abnormal transradiancy of one lung. Thorax **9**, 147 (1954)

MARGOLIN, H.N., ROSENBERG, L.S., FELSON, B., BAUM, G.: Idiopathic unilateral hyperlucent lung: A roentgenologic syndrome. Amer. J. Roentgenol. **82**, 63 (1959)

MARTELLI, N.A., GOLDMAN, E., RONCORONI, A.J.: Lower-zone emphysema in young patients without α_1-antitrypsin deficiency. Thorax **29**, 237 (1974a)

MARTELLI, N.A., HUTCHINSON, D.C.S., BARTER, C.E.: Radiological distribution of pulmonary emphysema. Clinical and physiological features of patients with emphysema of upper or lower zones of lungs. Thorax **29**, 81 (1974b)

MAYER, E., BLAZSIK, C., RAPPAPORT, I.: Emphysema and the lungs of the aged: a clinical study Preliminary report. Dis. Chest **34**, 247 (1958)

MCLEAN, K.H.: The pathogenesis of pulmonary emphysema. Amer. J. Med. **25**, 62 (1958)

MISCALL, L.: Bullous emphysema and spontaneous pneumothorax. In: HOHMAN, C.W., MUSCHENHEIM, C. (eds.), Bronchopulmonary Diseases and Related Disorders, vol. 2. New York: Harper & Row 1972

MITTMAN, CH. (ed.): Pulmonary Emphysema and Proteolysis. New York: Academic Press 1972

MITTMAN, CH., BARBELA, T., LIEBERMAN, J.: Alpha$_1$-antitrypsin deficiency as an indicator of susceptibility to pulmonary disease. J. occup. Med. **15**, 33 (1973)

MITTMAN, CH., LIEBERMAN, J., MIRANDA, A., MARASSO, F.: Pulmonary disease in intermediate alpha$_1$-antitrypsin deficiency. In: CH. MITTMAN (ed.), Pulmonary Emphysema and Proteolysis. New York: Academic Press 1972

MUIR, V.Y.: Diagnosing emphysema from the lung scan. Thorax **26**, 712 (1971)

MURPHY, M.L., ADAMSON, J., HUTCHESON, F.: Left ventricular hypertrophy in patients with chronic bronchitis and emphysema. Ann. intern. Med. **81**, 307 (1974)

NAIRN, J.R., TURNER-WARWICK, M.: Breath sounds in emphysema. Brit. J. Dis. Chest **63**, 29 (1969)

NASH, E.S., BRISCOE, W.A., COURNAND, A.: The relationship between clinical and physiological findings in chronic obstructive disease of the lungs. Med. Thorac. **22**, 305 (1965)

OGILVIE, C.M., FORSTER, R.E., BLAKEMORE, W.S., MORTON, J.W.: A standardized breath holding technique for the clinical measurement of the diffusing capacity of the lung for carbon monoxide. J. clin. Invest. **36**, 1 (1957)

ORELL, S.R., MAZODIER, P.: Pathological findings in alpha$_1$-antitrypsin deficiency. In: CH. MITTMAN (ed.), Pulmonary Emphysema and Proteolysis. New York: Academic Press 1972

OTIS, A.B., MCKERROW, C.B., BARTLETT, R.A., MEAD, J., MCILROY, M.B., SELVERSTONE, N.J., RADFORD, E.P., Jr.: Mechanical factors in distribution of pulmonary ventilation. J. appl. Physiol. **8**, 427 (1956)

OTTO, H., FREISE, G.: Das kongenitale lobäre Emphysem. Med. Welt **21**, 179 (1970)

OTTO, H., ORELL, S.R., GUETTICH, R.: Vergleichende Untersuchungen zur Epidemiologie des Lungenemphysems. Prax. Pneumol. **8**, 481 (1968)

OTTO, H., ZEILHOFER, R., LEUTSCHAFT, R., KULKE, H.: Vergleichende klinisch-morphologische Untersuchungen zur Symptomatik, Diagnostik und Dignität des chronischen Lungenemphysems. Klin. Wschr. **45**, 68 (1967)

OTTO, H., ZEILHOFER, R., REISSINGER, O.: Vergleichende Untersuchungen zur Klinik und Symptomatik morphologisch gesicherter Emphysemfälle. Prax. Pneumol. **23**, 776 (1969)

PARK, S.S., GOLDRING, I.P., SHIM, C.S., WILLIAMS, M.H., Jr.: Mechanical properties of the lung in experimental pulmonary emphysema. J. appl. Physiol. **26**, 738 (1969)

PIERCE, J.A., ELBERT, R.V.: The barrel deformity of the chest, the senile lung and obstructive pulmonary emphysema. Amer. J. Med. **25**, 13 (1958)

PIERCE, J.A., GROWDON, J.H.: Physical properties of the lungs in giant cysts: report of a case treated surgically. New Engl. J. Med. **267**, 169 (1962)

PIIPER, J., SIKAND, R.S.: Determination of D_{co} by the single breath method in inhomogenous lungs: Theory. Resp. Physiol. **1**, 75 (1966)

PLATTS, M.M., GREAVES, M.S.: Arterial blood gas measurements in the management of patients with chronic bronchitis and emphysema. Thorax **12**, 236 (1957)

PRATT, S.A., FINLEY, T.N., SMITH, M.H., LADMAN, A.F.: A comparison of alveolar macrophages and pulmonary surfactant obtained from the lungs of human smokers and nonsmokers by endobronchial ralavage. Anat. Rec. **163**, 4–7 (1969)

PRIDE, N.B., BARTER, C.E., HUGH JONES, P.: The ventilation of bullae and the effect of their removal on thoracic gas volumes and tests of overall pulmonary function. Amer. Rev. resp. Dis. **107**, 83 (1973)

PUSHPAKOM, R., HOGG, J.C., WOOLCOCK, A.J., ANGUS, A.J., MACKLEM, P.T., THURLBECK, W.M.: Experimental papain induced emphysema in dogs. Amer. Rev. resp. Dis. **102**, 778 (1970)

RAHN, H., FARHI, L.E.: Ventilation-perfusion relationship. In: DE REUCK, A.V.S., O'CONNOR, M. (eds.), Pulmonary Structure and Function. CIBA foundation symposium. London: Churchill 1962

RAO, B.S., COHN, K.E., ELDRIDGE, F.L., HANCOCK, E.W.: Left ventricular failure secondary to chronic pulmonary disease. Amer. J. Med. **45**, 229 (1968)

RAU, G., BEHN, H., GEBHARDT, W., ROSSIER, P.H., BÜHLMANN, A.: Atemmechanische Untersuchungen am Lungenmodell, bei Lungengesunden und bei Patienten mit obstruktivem Emphysem. Schweiz. med. Wschr. **87**, 374 (1957)

REID, J.M., BARCLAY, R.S., STEVENSON, J.G., WELSH, T.M.: Congenital obstructive lobar emphysema. Dis. Chest **49**, 359 (1966)

REID, L., SIMON, G.: Unilateral lung transradiancy. Thorax **17**, 230 (1962)

REID, L., SIMON, G., ZORAB, P.A., SEIDELIN, R.: The development of unilateral hypertransradiancy of the lung. Brit. J. Dis. Chest **61**, 190 (1967)

RICHARDS, D.W.: Pulmonary emphysema: etiologic factors and clinical forms. Ann. intern Med. **53**, 1105 (1960)

RILEY, R.: Pulmonary function in relation to exercise. In: Science and Medicine of Exercise and Sports. New York: Harper and Brothers 1960

ROSSIER, P.H., BÜHLMANN, A., WIESINGER, K.: Physiologie und Pathophysiologie der Atmung, 2. Aufl. Berlin-Göttingen-Heidelberg: Springer 1958

SAMAD, J.A., WOOD, D., SANDERS, D.E., SUERD, J.T., WOLF, C.R.: A comparison of pulmonary angiography and intravenous radioactive lung scanning in chronic obstructive pulmonary emphysema. Dis. Chest **53**, 571 (1968)

SCHLIE, G.: States of extreme hypoxemia in obstructive pulmonary emphysema. Respiration **25**, 173 (1968)

SCHNEIDER, I.C., ANDERSON, A.E., Jr.: Correlation of clinical signs with ventilatory function in obstructive lung disease. Ann. intern. Med. **62**, 477 (1965)

SCHÜREN, K.P., HÜTTEMANN, V.: Chronisch obstruktive Lungenerkrankungen. Lungenkreislauf, Herzfunktion und Sauerstofftransport bei unterschiedlichen klinischen Erscheinungen. Klin. Wschr. **51**, 605 (1973)

SCHULTZE, H.E., HEIDE, K., HAUPT, H.: α_1-Antitrypsin aus Humanserum. Klin. Wschr. **40**, 427 (1962)

SCHWICK, H.G., HEIMBURGER, N., HAUPT, H.: Antiproteinasen des Humanserums. Z. ges. inn. Med. **21**, 193 (1966)

SEEBOHM, P.M., BEDELL, G.N.: Primary pulmonary emphysema in young adults. Amer. Rev. resp. Dis. **87**, 41 (1963)

SHARP, H., FREIER, E.: Familial cirrhosis. In: CH. MITTMANN (ed.), Pulmonary Emphysema and Proteolysis. New York: Academic Press 1972

SIMON, G., MEDVEI, V.C.: Chronic bronchitis: Radiological aspects of a fife-year follow up. Thorax **14**, 216 (1962)

SIMON, H., FERLINZ, R., FRICKE, G., ESSER, H., STADELER, H.J., ENDRES, P., KIKIS, D.: Pulmonalarterienmitteldruck und Lungenfunktion beim chronisch obstruktiven Syndrom. Respiration **30**, 552 (1973)

SIMON, H., STADELER, H.J., ESSER, H., FRICKE, G., FERLINZ, R.: Beziehung zwischen ventilatorischer Funktion und Hämodynamik des kleinen Kreislaufs. In: Kongr. Ber. Wiss. Tag. Norddtsch. Ges. Tbk. u. Lungenkrh. **12**, 99 (1972). Lübeck: Hansisches Verlagskontor

SMIDT, U., NIEDING, G. v., LÖLLGEN, U.: Neue lungenfunktionsanalytische Methoden zur Frühdiagnostik des Lungenemphysems. Verh. dtsch. Ges. inn. Med., 82. Tagg., Wiesbaden 1976

SMYLLIE, H.C., BLENDIS, L.M., ARMITAGE, P.: Observer disagreement in physical signs of the respiratory system. Lancet **1965 II**, 412

SPAIN, D.M., KAUFMAN, G.: The basic lesion in chronic pulmonary emphysema. Amer. Rev. Tuberc. **68**, 24 (1953)

SPAIN, D.M., SIEGEL, H., BRADESS, V.A.: Emphysema in apparently health adults smoking, age, and sex. J. Amer. med. Ass. **224**, 322 (1973)

SPENCER, H.: Pathology of the Lung, 2nd ed. Oxford: Pergamon Press 1969

STADELER, H.J., FERLINZ, R., HENDRICKS, L., JACOBS, K.W., PEITGEN, H.O., TILLMANN, M.: Das Verhalten von Sekundenkapazität und Resistance bei obstruktivem Syndrom im Isoprenalintest. Verh. dtsch. Ges. inn. Med. **76**, 185 (1970)

STADELER, H.J., SIMON, H., FERLINZ, R., FRICKE, G., ESSER, H., VÖLKER, D.: Zur Frage der Abhängigkeit des Druckes in der Arteria pulmonalis von spirographischen und blutgasanalytischen Parametern. Pneumonologie **147**, 235 (1972)

STAPLE, T.W., HUDSON, H.H., HARTMAN, A.F., Jr., McALISTER, W.H.: The angiographic findings in four cases of infantil lobar emphysema. Amer. J. Roentgenol. **97**, 195 (1966)

STOVIN, P.G.I.: Congenital lobar emphysema. Thorax **14**, 253 (1959)

SWYER, P.R., JAMES, G.C.W.: A case of unilateral pulmonary emphysema. Thorax **8**, 133 (1953)

TALAMO, R.C., THURLBECK, W.M.: Alpha$_1$-antitrypsin in Pi types in postmortem blood. Amer. Rev. resp. Dis. **112**, 201 (1975)

THEWS, G.: Die theoretischen Grundlagen der Sauerstoffaufnahme in der Lunge. Ergebn. Physiol. **53**, 51 (1963)

Thews, G.: Nomogramme zum Säure-Basen-Status des Blutes und zum Atemgastransport. Anaesthesiologie und Wiederbelebung. **53**, 104. Berlin-Heidelberg-New York: Springer 1971

Thurlbeck, W.M.: Pulmonary emphysema. Amer. J. med. Sci. **246**, 332 (1963)

Thurlbeck, W.M., Angus, G.E.: The relationship between emphysema and chronic bronchitis as assessed morphologically. Amer. Rev. resp. Dis. **87**, 815 (1963)

Thurlbeck, W.M., Henderson, J.A., Fraser, N.G., Bates, D.V.: Chronic obstructive lung disease. A comparison between clinical, roentgenologic, functional and morphologic criteria in chronic bronchitis, emphysema, asthma and bronchiectasis. Medicine (Baltimore) **49**, 81 (1970)

Ulmer, W.T., Islam, M.S.: Die Acetylcholinempfindlichkeit des Bronchialbaumes. Respiration **31**, 137 (1974)

Ulmer, W.T., Islam, M.S., Bakran, I., Jr.: Untersuchungen zur Ursache der Atemwegsobstruktion und des überempfindlichen Bronchialsystems. Dtsch. med. Wschr. **96**, 1759 (1971)

Viola, A.R., Zuffardi, E.A.: Physiologic and clinical aspects of pulmonary bullous disease. Amer. Rev. resp. Dis. **94**, 574 (1966)

Ward, P.A., Talamo, R.C.: Deficiency of the chemotactic factor inactivator in human sera with $alpha_1$-antitrypsin deficiency. J. clin. Invest. **52**, 516 (1973)

Weg, J.G., Krumholz, R.A., Hackleroad, L.E.: Unilateral hyperlucent lung. Ann. intern. Med. **62**, 675 (1965)

Welch, M.H., Reinecke, M.E., Hammarsten, J.F., Guenter, C.A.: Antitrypsin deficiency in pulmonary disease: the significance of intermediate levels. Ann. intern. Med. **71**, 533 (1969)

Williams, J.F., Jr., Behnke, R.H.: The effect of pulmonary emphysema upon cardiopulmonary hemodynamics at rest and during exercise. Ann. intern. Med. **60**, 824 (1964)

Williams, J.F., Jr., Childress, R.H., Boyd, D.L., Higgs, L.M., Behnke, R.H.: Left ventricular function in patients with obstructive pulmonary disease. J. clin. Invest. **47**, 1143 (1968)

Williams, M.H., Jr., Zohman, L.: Cardiopulmonary function in chronic obstructive emphysema. Amer. Rev. resp. Dis. **80**, 689 (1959)

World Health Organisation: Report of an Expert Committee: Definition and diagnosis of pulmonary disease with special reference to chronic bronchitis and emphysema. In: Chronic Cor Pulmonale. WHO Tech. Rep. Ser. **213**, 14 (1961)

Wright, R.R.: Bronchial atrophy and collapse in chronic obstructive pulmonary emphysema. Amer. J. Path. **37**, 63 (1960)

Die obstruktiven Atemwegserkrankungen:
Morphologie und klinisch-pathologische Korrelation

W. Hartung, Bochum

A. Definition

Die Obstruktion, d.h. eine Erhöhung des Strömungswiderstandes (Resistance) in den Luftwegen, ist die pathophysiologisch wichtigste Störung der Atemfunktion. Sie kann morphologisch sehr unterschiedliche Ursachen haben. Auch klinisch können unterschiedliche Krankheitsverläufe zu einer Obstruktion führen. In den häufigsten Fällen entwickelt sich das Krankheitsbild im Zuge einer chronischen Bronchitis mit oder ohne nachweisbares Emphysem und führt schließlich zur kardio-respiratorischen Insuffizienz mit chronischem Cor pulmonale. Oft ist die Endphase bei unterschiedlichem Beginn verhältnismäßig gleichförmig, die Differenzierung der vorwiegenden Lungenveränderungen – Bronchitis, Emphysem unterschiedlicher Formen – schwierig oder im Einzelfall überhaupt nicht möglich.

Es ist deshalb üblich geworden, von der (unspezifischen) chronischen obstruktiven Lungen- bzw. Atemwegserkrankung zu sprechen.

Aus den gleichen Gründen erscheint es zweckmäßig, die in den letzten zwei Jahrzehnten intensiv angestellten Bemühungen darzulegen, durch Erarbeitung klinisch-pathologischer Korrelationen dem Kliniker Anhaltspunkte für die differenzierte Diagnostik zu geben und die Kenntnisse zur Ätiologie und Pathogenese zu erweitern.

B. Morphologie der Obstruktion

Entscheidend für den Strömungswiderstand im luftleitenden System ist die Lichtungsweite der Bronchien, weil der Widerstand bei der Durchströmung eines Rohres bzw. Rohrsystems insbesondere umgekehrt proportional der 4. Potenz des Radius ist. Bezogen auf die Gesamtquerschnitte der verschiedenen Bronchusgenerationen liegt die Engstelle des Systems im Bereich etwa der Lappen- bis Segmentbronchien. Nach der Peripherie zu summieren sich die im einzelnen kleineren Querschnitte infolge der großen Zahl der Teilungen zu einem vielfach größeren Gesamtquerschnitt (s. bei Anatomie, Abb. 9). Deshalb und wegen des unterschiedlichen Wandaufbaues und der unterschiedlichen mechanischen Wandeigenschaften, schließlich aber auch wegen der unterschiedlichen Erkrankungsformen, ist es erforderlich, zwischen den Erkrankungen der großen Bronchien und der kleinen Bronchien und Bronchiolen zu trennen. Für letztere hat sich im anglo-amerikanischen Schrifttum der Begriff "small airways disease" durchgesetzt.

Unterschiede ergeben sich auch hinsichtlich der verschiedenen klinischen Untersuchungsmethoden. Der einfachste Test, die Messung des maximalen Exspirationsvolumens (meist in % der Vitalkapazität) während der 1. Sekunde bzw. die Messung der maximalen exspiratorischen Strömungsgeschwindigkeit, wird unter den besonderen dynamischen Bedingungen des forcierten Atemstoßes durchgeführt, wogegen die plethysmographische Messung des Strömungswiderstandes gewöhnlich bei ruhiger Atmung erfolgt. Für die Feststellung der krankhaften Veränderungen in den kleinen Luftwegen ist die Messung des Strömungswiderstandes kaum geeignet; hier versucht man mit der Bestimmung des Luftwegskollapses (sog. closing volume), der Strömungs-Volumenbeziehung oder mit dem Nachweis der Frequenzabhängigkeit der dynamischen Compliance weiterzukommen. Besonders gute Anhaltspunkte ergeben sich aus der Messung ventilatorischer Verteilungsstörungen mittels der Fremdgasmischtechnik. Die Kenntnis dieser Funktionstests und ihrer Stärken und Schwächen ist auch für den Morphologen von Bedeutung, wenn eine sinnvolle Korrelation mit Ergebnissen morphologischer Untersuchungen erreicht werden soll.

I. Zentrale Luftwegsstenosen

Stenosen in den großen Bronchien können durch Lichtungsverlegung, z.B. intrabronchial wachsende Tumoren, durch intramurale Prozesse, die zu einer Wandverdickung führen, schließlich durch Kompression der Bronchien von außen bewirkt werden. Bei der sog. Bronchitis deformans kommt es bei Tuberkulose, Sarkoidose oder Silikose in den Lappen- und Segmentbronchusaufteilungen zu narbigen Verziehungen und starren Einengungen durch Lymphknoteneinbruch in die Wände der Bronchien und Pulmonalarterienäste. Oft entwickeln sich dabei gleichzeitig Epithelmetaplasien in den betroffenen Bronchien mit der Folge einer Störung des ziliären Schleimtransportes und Sekretstau. Bei der chronisch-katarrhalischen Bronchitis wird auch eine Lichtungseinengung durch Schleimdrüsenhypertrophie diskutiert. Zweifelhaft bleibt, ob spastischen Kontraktionen der Bronchialmuskulatur in diesem zentralen Luftwegsbereich eine wesentliche Rolle beigemessen werden muß. Insgesamt ist zu bedenken, daß sich an dieser Engstelle des Bronchialbaumes schon kleine Änderungen der Lichtungsweite funktionell sehr stark auswirken (Abb. 1).

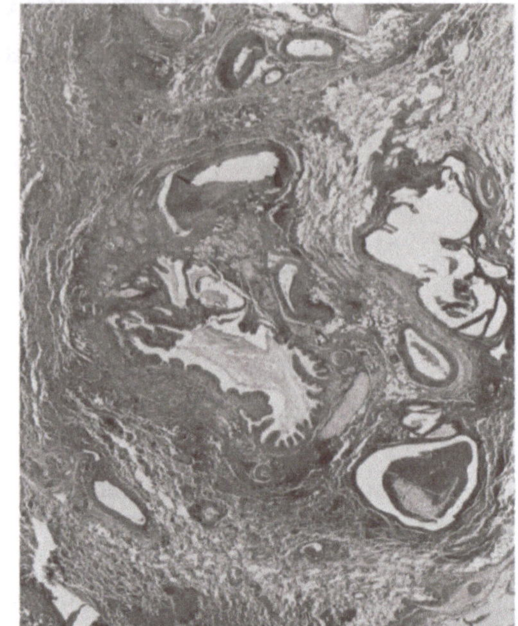

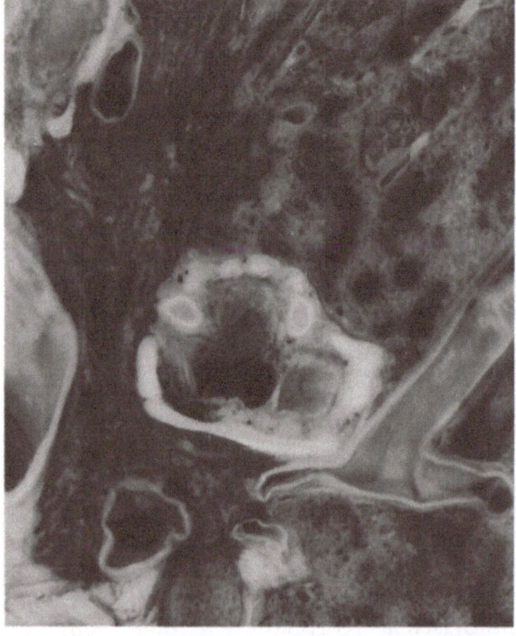

Abb. 1 a u. b. Hilusnahe Stenosen. (a) Chronisch-hypertrophische Bronchitis mit Übergang in Bronchiektasen, Lichtungseinengung eines Segmentbronchus durch pseudopolypöse entzündliche Schleimhautverdickung, 7:1. (b) Bronchitis deformans bei anthrako-silikotischer Lymphknoteninduration mit Einbruch in die Bronchuswand, Makrofoto, 8:1

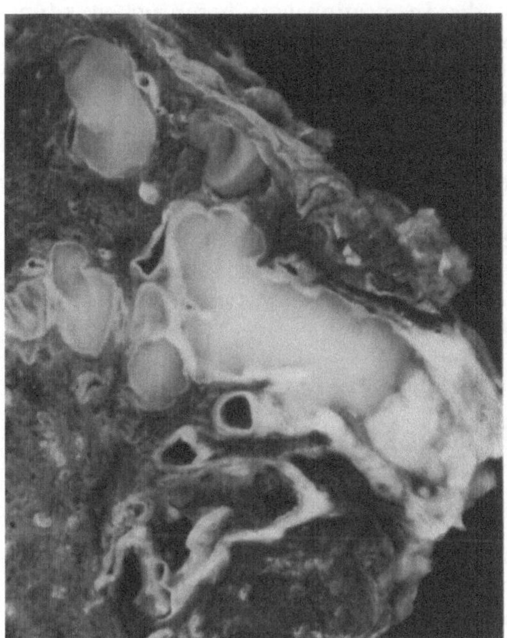

Abb. 2. Hilusnahe Stenose durch ein intrabronchial wachsendes Karzinoid. Massive poststenotische Schleimstauung. Operationspräparat, 1:1. (Aus: HARTUNG, Lungenemphysem, Springer 1964)

Organische obstruktive Stenosen in einzelnen großen Bronchien, z.B. durch Tumorverschluß, wirken sich im wesentlichen nur örtlich aus, ohne zu meßbaren Erhöhungen des gesamten exspiratorischen Atemwegswiderstandes zu führen. Atelektase und poststenotische Pneumonie sind hier am häufigsten beobachtete Folge (Abb. 2). Starre hilusnahe Stenosen bei Bronchitis deformans können eine Pendelbelüftung infolge verzögerter Entleerung der verbrauchten Luft aus dem stenosierten Lungenabschnitt bewirken.

II. Periphere Luftwegsstenosen

Unter atemmechanischen Gesichtspunkten sind Stenosen in den kleinen Luftwegen ganz anders als die zentralen Stenosen zu bewerten. Da die Gesamtquerschnittssumme der Lichtungen in diesem Bereich sehr viel größer ist als in den großen zentralen Bronchien,

ist – im Gegensatz zu der ursprünglich von ROHRER (1915, 1925) vertretenen Auffassung – eine kritische Stenose mit merklicher Erhöhung der Resistance erst bei sehr massiven und weit über die Lungen ausgebreiteten lichtungseinengenden Prozessen zu erwarten. Beispiele hierfür sind der Status asthmaticus mit seinen ausgedehnten Schleimstenosen in den kleinen Bronchien und Bronchiolen, aber auch das »trockene Asthma«, das durch spastische Kontraktion zu einer ähnlich schweren globalen Luftwegsstenose führen kann.

Dennoch kommt den peripheren Luftwegen die größte Bedeutung für die Ventilationsstörungen und die respiratorische Insuffizienz zu (WIERICH u. HARTUNG, 1978). So stehen sie in enger pathogenetischer Beziehung zu dem bronchostenotischen Emphysem und bewirken durch frühzeitige periphere Verlagerung des Punktes gleichen intra- und extrabronchialen Druckes (equal pressure point, s. unten) einen frühzeitigen Kollaps der vorgeschalteten großen und mittleren Bronchien mit entsprechender Erhöhung des exspiratorischen Luftwegswiderstandes. Darüber hinaus führen gerade die peripheren Stenosierungen zu ventilatorischen Verteilungsstörungen mit schwerwiegenden Folgen für den Gasaustausch (Abb. 3).

Bei der chronischen Bronchitis und Bronchiolitis wie auch in Fällen von schwerem bronchostenotischem, vorwiegend zentrolobulärem Emphysem wurde anatomisch eine Reduktion respiratorischer Bronchiolen nachgewiesen (ANDERSON u. FORAKER, 1976). Terminale und lobuläre Bronchiolen können narbig veröden oder – bei der Bronchiolitis obliterans – bis auf eine schmale sichelförmige Restlichtung eingeengt sein. Besonders ausgeprägt kommt es in den englumigen Bronchiolen zu Lichtungsverlegungen durch Schleim oder entzündliches Exsudat.

Die akute Verlegung der kleinen Bronchien und Bronchiolen führt zu einer massiven Überblähung der Lunge (akutes Emphysem) mit einer starken Erhöhung des Residualvolumens und der funktionellen Residualkapazität (bzw. des plethysmographisch gemessenen intrathorakalen Luftvolumens), die im Status asthmaticus bis dicht

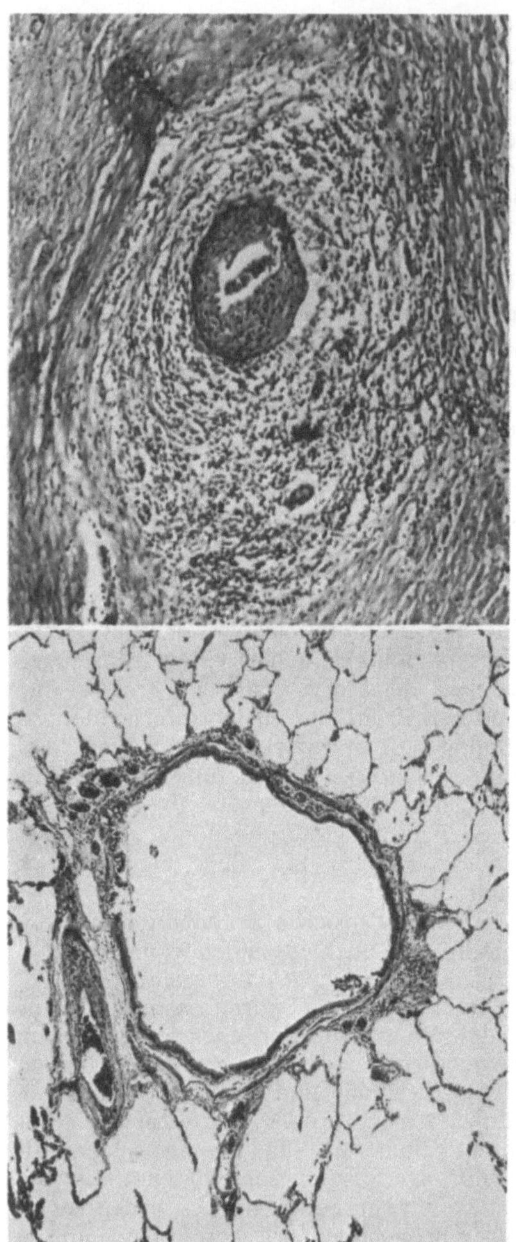

Abb. 3a u. b. Stenose kleinerer Bronchien. (a) Hochgradige narbige Stenose nach chemotherapeutisch behandelter Tuberkulose; Plattenepithelmetaplasie in der Restlichtung, 80:1. (b) Hochgradige Wandatrophie und reduzierte Wandverspannung durch Verminderung der Haftpunkte zum umgebenden diffus-atrophischen Lungengewebe; Typus der funktionell-dynamischen Stenose, 40:1. (Aus: Hartung, Lungenemphysem, Springer 1964)

an die Inspirationslage heranrücken kann, mit Lösung des Anfalles aber reversibel ist. Bei der chronischen, oft mit Emphysem verbundenen Bronchiolitis wird die permanente Zunahme des Residualvolumens außer von der statisch-elastisch bewirkten Weitstellung des Thorax auch durch einen frühzeitigen exspiratorisch eintretenden Kollaps der in ihrer elastischen Verspannung im Lungengewebe gelockerten kleinen Bronchien und Bronchiolen (Zunahme des sog. closing volume) bewirkt.

III. Funktionell-dynamische Stenosen

Eine offenbar große Bedeutung für das obstruktive Syndrom kommt den funktionell-dynamischen Lichtungseinengungen zu, die bei positiven exspiratorischen Intrathorakaldrücken, so z.B. regelmäßig bei forcierter Ausatmung, aber etwa bei erheblicherem Emphysem auch schon bei ruhigerer Atmung im Verlauf der Exspirationsphase auftreten. Bei Lungengesunden ist dieser Mechanismus für die Effektivität des Hustenstoßes von größter Bedeutung, weil durch die Luftwegseinengung eine hohe Strömungsgeschwindigkeit bewirkt wird, durch die das angesammelte Sekret herausgeschleudert werden kann (Mead et al., 1967).

Bei der chronischen obstruktiven Lungenerkrankung kommt es einerseits zur Erschlaffung der Bronchuswände als Folge der Entzündung (Wright, 1960), zum anderen bewirken die Erschlaffung des Lungengewebes mit Minderung der elastischen Retraktionskraft und erhöhte Strömungswiderstände in den peripheren Luftwegen eine peripherwärtige Verlagerung des Punktes gleichen intra- und extrabronchialen Druckes (»equal pressure point«, Mead), so daß weite Bereiche der mittleren und großen Bronchien einer dynamischen Kompression unterliegen.

Die entscheidenden Voraussetzungen für einen dynamisch-funktionellen Bronchialkollaps, der »atemmechanisch ausgelöste Asthmaattacken« unterhalten kann und die Abnahme der maximalen exspiratorischen

Strömungsgeschwindigkeit mit zunehmendem Alter, vor allem aber bei der chronischen obstruktiven Lungenerkrankung bewirkt (HERZOG et al., 1968; ISLAM u. ULMER, 1971), liegen in der Peripherie (HOGG et al., 1968; HARTUNG u. KISSLER, 1970). Sie beruhen auf der Erschlaffung der Lunge, besonders bei Emphysem, und auf Erkrankung der kleinen Luftwege, die bei den schweren Fällen obstruktiver Ventilationsstörungen gewöhnlich miteinander kombiniert sind.

IV. Inhomogene Ventilation

Stenosierende Prozesse an den kleinen Bronchien und Bronchiolen wirken sich, wie oben bereits dargelegt, verhältnismäßig gering auf den gesamten Luftwegswiderstand aus. In anderer Hinsicht sind sie dagegen von größter funktioneller Bedeutung. Sie tragen zum örtlichen emphysematischen Umbau des Lungengewebes bei (s. bei Emphysem) und bewirken eine Inhomogenität der Lungenbelüftung.

Im Gegensatz zur Stenose großer Bronchien kommt es bei den peripheren Bronchiolostenosen nicht zur Atelektase, sondern eher zur poststenotischen Überblähung oder zumindest zu einer verzögerten, im Atemzyklus nachhinkenden Entlüftung, die zum Teil noch bis in die nachfolgende Inspirationsphase reicht.

Die Ursache hierfür liegt in der in der Peripherie wirksamen *kollateralen Ventilation* stenosierter Lobuli oder Azini. Die kollateralen Belüftungswege nehmen bei Emphysem infolge zunehmender Fensterung und Verlust an Septierung noch zu. Selbst bei vollständiger narbiger Obliteration terminaler oder respiratorischer Bronchiolen findet noch ein Luftwechsel statt. Dieser ist aber wegen des um einige cm H_2O höheren Widerstandes besonders exspiratorisch erschwert und entsprechend in seinem Wert für den Gasaustausch gemindert. Es entstehen funktionelle ventilatorische Toträume und Pendelluftvolumina, die bei erhaltener Zirkulation zu einer Zunahme des Shuntblutvolumens führen (PIIPER, 1961). Eine testmäßige Erfassung ist mit den Fremdgasmischmethoden möglich. Untersuchungen dieser Art an isolierten beatmeten Leichenlungen haben bei schwerem, teilweise bullösem bronchostenotischem Emphysem Totraumvolumina von 1000–2400 ml ergeben (HARTUNG et al., 1967; Abb. 4).

Die ventilatorische Inhomogenität führt bei weit über die Lungen ausgebreiteter Erkrankung der kleinen Luftwege zur globalen alveolären Hypoventilation. Sie trägt wesentlich zu den aus einer Störung des normalen Belüftungs-Durchblutungsverhältnisses resultierenden Verteilungsstörungen bei. Damit kommt ihr aber auch eine besondere funktionelle Bedeutung in der Pathogenese der pulmonalen Hypertonie zu, die nach dem

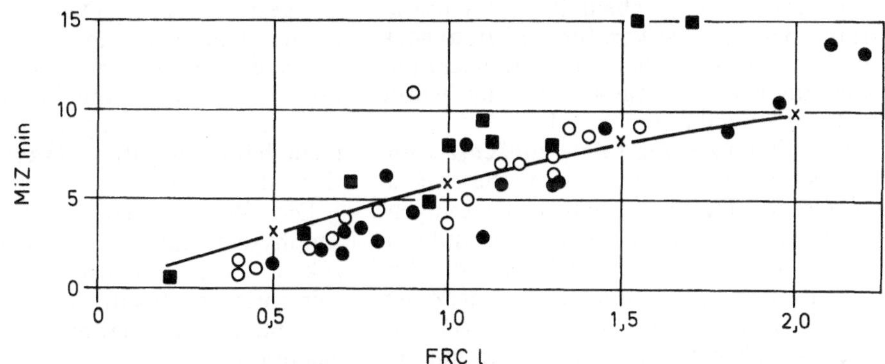

Abb. 4. Verhältnis der Mischzeit (*MiZ*) zur funktionellen Residualkapazität bei Anwendung der Helium-Mischmethode an normalen (o), starren (■) und schlaffen (●) Lungen; die ausgezogene Linie zeigt die errechneten normalen Mischzeiten an; Beatmungsfrequenz 13,5/min. Verlängerte Mischzeiten weisen auf schlecht ventilierte intrapulmonale »Toträume« hin. (Aus: HARTUNG, SCHMITZ u. SCHÜRMEYER, Beitr. Klin. Tuberk. 1967)

von v. Euler u. Liljestrand (1946) beschriebenen Mechanismus auf einer reflektorischen Vasokonstriktion bei alveolärer Hypoventilation beruht (Heath, Brewer u. Hicken, 1968 u.a.).

C. Klinisch-pathologische Korrelation

I. Klinische Erkrankungstypen

Sorgfältige klinische Studien haben bei der chronischen obstruktiven Lungenerkrankung unterschiedliche Verlaufsformen mit unterschiedlichen pathophysiologischen Werten und unterschiedlicher Prognose erkennen lassen (Dornhorst, 1955; Mitchell u. Filley, 1964; Burrows et al., 1966; Hüttemann u. Schüren, 1972 u.a.). Der Typ A (»pink puffer«) ist durch schwere Dyspnoe gekennzeichnet, weist aber normale Blutgaswerte und keine Zeichen einer Rechtsherzinsuffizienz auf. Bei dem Typ B (»blue bloater«) stehen die Hypoxämie und Rechtsherzinsuffizienz im Vordergrund. Es ist strittig, ob Übergänge von einem zum anderen Typus häufiger vorkommen, unstrittig dagegen die große Zahl von Mischformen, die die Anzahl der reinen Typen im allgemeinen übersteigt. Die im Rahmen der obstruktiven Lungenerkrankung ebenfalls bedeutsame Gruppe der Asthmatiker, für die Thurlbeck (1976) halb scherzhaft die Bezeichnung »wheezing willies« vorgeschlagen hat, wurde bei dieser Einteilung nicht erfaßt.

Die Differenzierung folgte zunächst klinischen Kriterien, wobei u.a. klinische und radiologische Emphysemzeichen, die Lungencompliance, die tägliche Sputumproduktion und der Atemwegswiderstand sowie die Anzeichen eines Cor pulmonale herangezogen wurden. Der darauf beruhende Versuch, diese klinischen Erscheinungsbilder mit bestimmten morphologischen Erkrankungsformen – Typ A = Emphysematiker; Typ B = Bronchitiker – zu korrelieren, hat jedoch insgesamt zu keinem überzeugenden Ergebnis geführt (s.u.a. bei Schüren, Hüttemann u. Schröder, 1975). So sind auch Mitchell et al. (1975) in einer groß angelegten Studie zu dem Ergebnis gekommen, daß zwischen dem A- und B-Typus keine wesentlichen strukturellen Unterschiede an den Luftwegen und am Lungenparenchym nachgewiesen werden konnten und daß unter den verschiedenen untersuchten Faktoren lediglich das Ausmaß des Emphysems mit dem Schweregrad der klinisch beobachteten obstruktiven Lungenerkrankung korrelierte.

Obduktionsbeobachtungen haben im allgemeinen eine Kombination von bronchitischen Veränderungen und Emphysem ergeben, darüber hinaus meist die Zeichen der kardio-respiratorischen Insuffizienz (Thurlbeck et al., 1970; Mitchell et al., 1975; Hartung, 1964, 1975; Otto, 1976; Otto, Zeilhofer u. Reissinger, 1969; Übersicht bei Thurlbeck, 1976). Sie erfassen in der Regel Endzustände. Es ist dabei aus dem morphologischen Bild oft nicht mehr sicher zu entscheiden, ob die schweren Strukturstörungen durch eine primäre Bronchitis oder primär durch ein Emphysem mit späterer komplizierender Bronchitis ausgelöst wurden. Bei den Untersuchungen aus dem anglo-amerikanischen Schrifttum ist noch besonders zu berücksichtigen, daß die Diagnose »chronische Bronchitis« als Vergleichsparameter häufig lediglich auf den Nachweis einer Schleimdrüsenhypertrophie (Reidscher Index), erst in späteren Untersuchungen auch auf den Befund an den kleinen Luftwegen gestützt wurde. Dieser Index wird nach eigenen Untersuchungen aber gerade bei den schweren Formen der chronischen intramuralen und destruktiven Bronchitis durch sekundäre Drüsenatrophie und Vernarbung recht häufig negativ (Hartung u. Meyer-Carlstädt, 1968).

Die Beziehungen zwischen Bronchitis, Emphysem und dem für den B-Typus charakteristischen Finalstadium der kardio-respiratorischen Insuffizienz mit chronischem Cor pulmonale werden unten eingehender diskutiert.

Bei den klinischen A-Typen wird Emphysem im ganzen etwas häufiger bzw. in ausgeprägterem Schweregrad gefunden, es sind aber gewöhnlich auch bronchitische Veränderungen nachweisbar. Insgesamt ist der Typus A morphologisch nicht eindeutig abgrenzbar. Es werden deshalb neuerdings u.a. individuelle Unterschiede in der Reaktion des Atemzentrums diskutiert (Übersicht bei THURLBECK, 1976). So könnte für den A-Typ eine hohe Stimulierbarkeit des Atemzentrums auf erhöhte arterielle CO_2-Drücke bestehen, die bei dem B-Typ fehlt bzw. als Folge der Erkrankung mit der beginnenden Einschränkung der respiratorischen Funktion verloren geht.

II. Morphometrische Korrelationen

Morphometrische Untersuchungen an den Lungen wurden durch die Arbeiten von WEIBEL (1963) stimuliert. Sie können die Beziehungen zwischen den unterschiedlichen Gewebsbestandteilen sowie zwischen Gewebe und Lufträumen quantitativ darstellen und damit wertvolle Daten für die Analyse physiologischer und pathophysiologischer Testergebnisse liefern. Sie geben weiterhin die Möglichkeit, Korrelationen zwischen bestimmten Strukturmerkmalen und Funktionsstörungen bei Patienten herzustellen, die vor dem Tode klinischen Tests unterzogen wurden. Eine wesentliche Bereicherung stellte die Anwendung ähnlicher Verfahren auf Lungengroßschnitte dar, die nach dem Verfahren von GOUGH u. WENTWORTH (1949) von expandiert fixierten Lungen gewonnen werden.

Ein großer Teil der morphometrischen Studien betrifft die Korrelationen verschiedener an den großen Bronchien gewonnener Parameter mit klinischen Funktionsdaten bei chronisch-obstruktiven Atemwegserkrankungen, wobei meist die Einsekundenkapazität (FEV_1), teilweise auch die Atemwegswiderstände während ruhiger Atmung (R_{aw}) bei plethysmographischer Messung als klinische Vergleichsgröße herangezogen werden.

Messungen des Reidschen Index als Kriterium einer chronischen Bronchitis haben im allgemeinen höhere Werte bei Kranken mit chronischer Atemwegsobstruktion als bei Lungengesunden oder auch der Verteilung in einer unselektierten Obduktionsserie ergeben (BIGNON et al., 1969; THURLBECK et al., 1970; BOUSHY et al., 1971). Es bestehen aber zugleich Überschneidungen mit Emphysembefunden, dessen schwerere Grade mit erhöhten Indizes ebenfalls korrelieren. In einer speziellen Untersuchungsserie von MITCHELL et al. (1975), die keine überzeugende Korrelation zwischen obstruktiver Symptomatik und Reidschem Index fanden, erwiesen sich die Emphysembefunde als einziger Parameter überzeugend mit der obstruktiven Symptomatik verbunden. Vergleiche mit bestimmten Funktionsparametern haben im ganzen nur wenig überzeugende Resultate ergeben. Auch DALQUEN et al. (1977) konnten nur eine verhältnismäßig schwache positive Korrelation zwischen Schleimdrüsenvolumen und FEV_1 sowie R_{aw} nachweisen; sie interpretieren diesen Befund als Zeichen einer vermehrten Schleimproduktion, die zu Schleimverschlüssen der Bronchien führt, weil eine durch die Drüsenschwellung bedingte Schleimhautverdickung mit Lichtungseinengung morphometrisch ausgeschlossen wurde. Zur Interpretation ist auch anzumerken, daß der forcierte Atemstoß unter abnormen Druckverhältnissen mit der Möglichkeit des Bronchialkollapses abläuft.

Eine positive Korrelation konnte weiterhin zwischen Luftwegsobstruktion zumal des asthmoiden Typs und einer Hypertrophie der Bronchialmuskulatur nachgewiesen werden (DUNNILL et al., 1969; HOSSAIN u. HEARD, 1970; TAKIZAWA u. THURLBECK, 1971). In der Serie von DALQUEN et al. (1977) fiel das Ergebnis in bezug auf den R_{aw} deutlicher positiv als für die FEV_1 aus, was auf die Bedeutung einer spastischen Muskelkontraktion bei obstruierter ruhiger Atmung hinweisen könnte.

Überzeugende morphometrische Befunde einer Schleimhautverdickung durch entzündliches Ödem und Zellinfiltrate konnten nicht erhoben werden, auch nicht indirekt durch den Nachweis verminderter Lichtungsweiten der großen Bronchien (DUNNILL, 1974; DALQUEN et al., 1977). Es bleibt fraglich, wieweit hier der postmortale Zustand und das Fixationsverfahren eine Rolle spielen. Umgekehrt konnte bei Patienten mit Bronchialkollaps auch der Nachweis einer Wandatrophie der zentralen Bronchien nicht erbracht werden. Sie tritt erst zur Peripherie hin in Erscheinung (Wright u. Stuart, 1965; Maisel et al., 1972). Dagegen konnte die Erschlaffung des Paries membranaceus der unteren Trachea einschließlich der Hauptbronchien funktionell durch Druck- und Volumenmessungen am isolierten Organ als Ursache eines Kollapsphänomens aufgezeigt werden (Hartung u. Düweling, 1964).

Die morphometrischen Untersuchungen wurden nicht nur auf entzündliche Veränderungen ganz allgemein ausgerichtet. Es wurden auch die Lichtungsweiten ausgemessen, die Festigkeit der Verspannung im Lungengerüst anhand der Zahl anhaftender Alveolarsepten, der Verlauf und Verzweigungsmodus z.T. anhand von Serienschnittrekonstruktionen und schließlich die Gesamtzahl nicht-respiratorischer Bronchiolen bezogen auf eine festgelegte Fläche bestimmt (zusammenfassende Darstellung bei Anderson u. Foraker, 1976). Derartige morphometrische Untersuchungen sind wegen der schon normalerweise auftretenden Unregelmäßigkeiten der Verzweigung (Weibel, 1963) und wegen der Abhängigkeit von der Fixations- und Schnittechnik schwierig. Die relativ kräftige Ausstattung mit glatter Muskulatur (Matsuba u. Thurlbeck, 1972) macht eine tonische, mit dem radialen elastischen Zug des umliegenden Lungengewebes abgestimmte Weiteregulation wahrscheinlich (Dayman, 1951; Pratt, 1968).

Bei Emphysem werden entzündliche Veränderungen im Bronchiolarbereich häufig vorgefunden (Spain u. Kaufman, 1953; Husten, 1956; McLean, 1957; Anderson u. Foraker, 1961; Hartung, 1960, 1964; Giese, 1961 u.a.). Veränderungen dieser Art werden in der pathogenetischen Klassifikation als Kriterium für die Differenzierung der Emphyseme herangezogen (s.o.). Sie können auch postmortal-bronchographisch nachgewiesen werden (Leopold u. Gough, 1963; K.-M. Müller, 1973). Eine wesentliche Abnahme der mittleren Lichtungsweiten durch intramurale entzündliche Prozesse konnte indessen nicht nachgewiesen werden. Häufiger wurden Verlegungen durch entzündliches Exsudat und Schleim nachgewiesen, insbesondere bei darauf gerichteter Fixation über das Gefäßsystem, wodurch eine Freispülung der Bronchien vermieden wird, mit der bei transbronchialer Formalinauffüllung zu rechnen ist. Häufig greift die Entzündung peribronchiolär auf angrenzende Alveolargebiete über. Der quantitative Nachweis eines Verlustes an respiratorischen Bronchiolen (McLean, 1958), z.B. durch Ruptur und Einbeziehung in größere Emphysemherde oder durch narbige Obliteration von Bronchiolen (Behrens u. Fanconi, 1958; Anderson u. Foraker, 1967; Bignon et al., 1970), die zu einer schmalen uncharakteristischen Narbenbildung führen kann, ist schwierig.

Systematische Untersuchungen haben weiterhin eine Lockerung der elastischen Verspannung der Bronchiolen im Lungengewebe durch einen Verlust peribronchiolärer alveolar-septaler Anheftungspunkte ergeben (Anderson u. Foraker, 1962; Linhartova et al., 1971), der mit der Schwere des Emphysems zunimmt. Die Reduktion ist mit einer Abnahme der mittleren Lichtungsweiten korreliert, die jedoch in der Summe verhältnismäßig gering erscheint, weil gelegentlich auch stärker ektatische Bronchiolen gefunden werden. Bei dreidimensionalen Untersuchungen konnten unregelmäßige Deformationen nachgewiesen werden (Linhartova et al., 1973).

Weitere morphometrische Untersuchungen, auf die hier nur kurz hingewiesen sei, haben sich mit dem quantitativen Aspekt des Verlustes an Gasaustauschfläche bei Lungenemphysem befaßt (Dunnill, 1965; Thurlbeck, 1967). Die Angabe der mittleren interalveolären Abstände gibt bei standardisierter Fixationstechnik einen guten Anhalt für den Schweregrad eines Emphysems. Neuerdings werden automatische Analysen an histologischen Schnitten und besonders Lungengroßschnitten unternommen (Levine et al., 1970; Fawell u. Newman, 1972; Müller et al., 1978). Diese Untersuchungen werden durch agonale pneumonische Prozesse und dgl. erschwert. Auch wirken sich die unterschiedlichen Emphysemformen unterschiedlich im Meßergebnis aus. Am sichersten wird der Verlust an Gasaustauschfläche bei den diffus-atrophischen (panlobulären) Emphysemen erfaßt. Als alleiniger Parameter für die Bestimmung des »Schweregrades« eines Emphysems im Hinblick auf die Gesamtheit von Funktionsstörungen und damit auf die klinische Bedeutung eines Emphysems ist auch diese morphometrische Methode nicht voll geeignet.

III. Postmortale Funktionsanalyse

Der elastische Retraktionsdruck wurde an Leichen schon 1853 von DONDERS gemessen, die Volumendehnbarkeit (Compliance) isolierter Lungen schon Anfang des Jahrhunderts bestimmt (LIEBERMEISTER, 1907; CLOETTA, 1911, 1913). Ausführliche Messungen der statischen und dynamischen Compliance, des forcierten Atemstoßes und der differenzierten zentralen und peripheren Luftwegswiderstände wurden jedoch erst nach Entwicklung der Meßmethoden in Physiologie und Klinik auch an isolierten normalen und krankhaft veränderten Lungen durchgeführt (HARTUNG, 1957, 1963, 1968, 1970; PRATT et al., 1961, 1962, 1965; WYATT et al., 1962; PETTY et al., 1965; MAISEL et al., 1968; HOGG et al., 1968; PARK et al., 1969; ISHIKAWA et al., 1969; HARTUNG u. KISSLER, 1970; WIERICH, 1977).

Die Messungen an isolierten Lungen haben im allgemeinen unmittelbar mit klinischen Testwerten vergleichbare Werte ergeben. Dieses Ergebnis ist angesichts der agonalen Veränderungen und der Labilität des oberflächenaktiven Filmes erstaunlich. Es erlaubt einen unmittelbaren Vergleich zwischen gestörter Funktion und Struktur, weil die morphologische Untersuchung sofort im Anschluß an die Funktionsmessung angeschlossen werden kann (Abb. 5).

Emphysemlungen zeigen bei der Messung der statischen Compliance im allgemeinen eine erhebliche Verminderung der elastischen Retraktionskraft, besonders in mittlerer Atemlage, die – wie im Kapitel Emphysem ausgeführt – zu einer Änderung der Volumenrelationen mit inspiratorischer Verlagerung führt. An der Erhöhung des Residualvolumens (bzw. bei isolierten Lungen des spontanen Kollapsvolumens) scheint ein frühzeitiger Verschluß der kleinen Bronchien und Bronchiolen mit beteiligt zu sein. Es besteht keine straffe Korrelation zum morphometrischen Schweregrad des Emphysems. Ist ein Emphysem mit stärkerer Vernarbung verbunden, so kann bei statischer Messung die Compliance auch im Sinne einer restriktiven Ventilationsstörung vermindert sein.

Die Resistance ist bei ruhiger Beatmung in Emphysemlungen teils bei diffus-atrophischem Emphysem nur wenig, teils besonders bei den bronchostenotischen Formen stärker, am stärksten bei ausgeprägteren

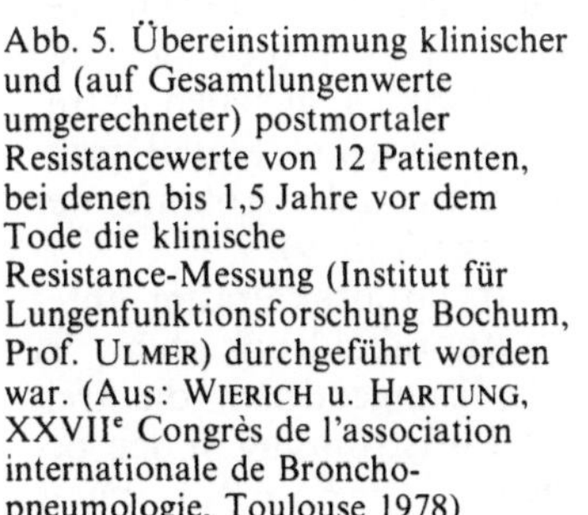

Abb. 5. Übereinstimmung klinischer und (auf Gesamtlungenwerte umgerechneter) postmortaler Resistancewerte von 12 Patienten, bei denen bis 1,5 Jahre vor dem Tode die klinische Resistance-Messung (Institut für Lungenfunktionsforschung Bochum, Prof. ULMER) durchgeführt worden war. (Aus: WIERICH u. HARTUNG, XXVIIᵉ Congrès de l'association internationale de Bronchopneumologie, Toulouse 1978)

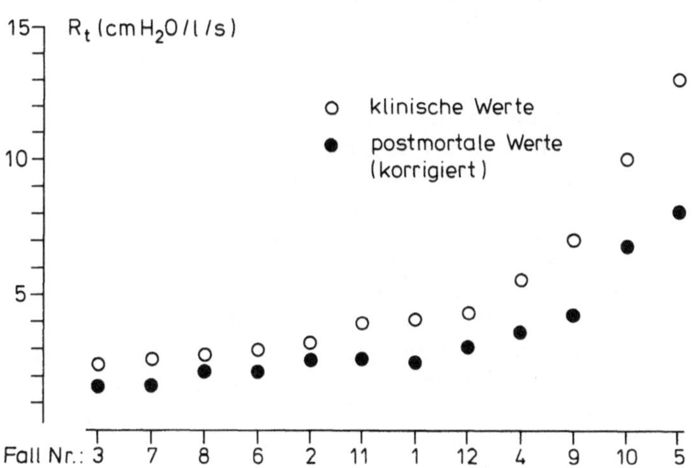

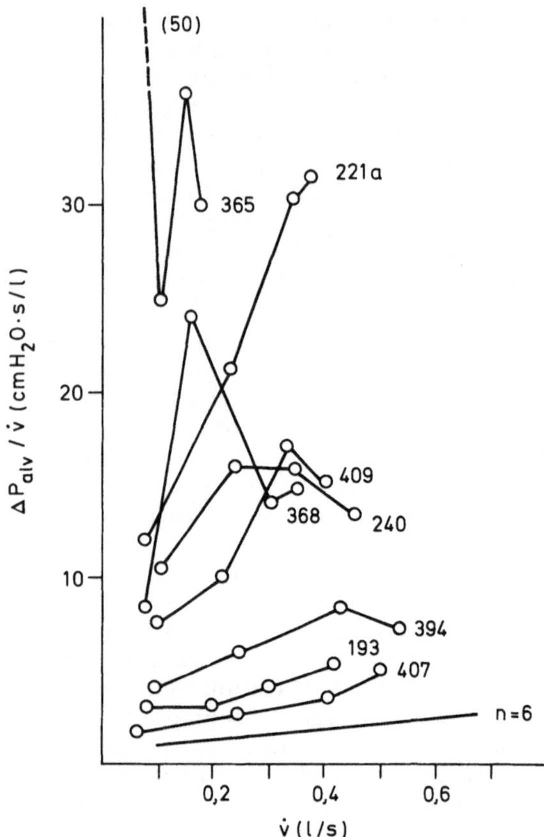

Abb. 6. Strömungswiderstände bei der Beatmung isolierter Lungen mit zunehmender Strömungsgeschwindigkeit $\dot{V}$ in l/sec) n — Mittelwerte von 6 normalen
Lungen; 193 = leichtes diffus-atrophisches (seniles) Emphysem, 394 u. 407 = fokales Staubemphysem bei leicht-
gradiger Anthrako-Silikose, $221\,a$ = experimentelle Trachealstenose bei einer normalen Lunge, 365, 368, 394
u. 409 = Bronchitis und teils bullöses bronchostenotisches Emphysem verschiedener Schweregrade. (Aus:
Hartung u. Kissler, Respiration 1970)

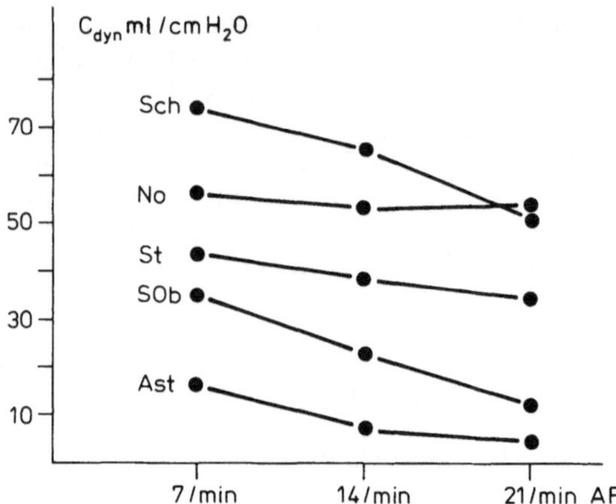

Abb. 7. Änderungen der dynamischen Compliance beat-
meter isolierter Lungen bei Steigerung der Atemfrequenz. No = normale, Sch = schlaffe Lungen mit diffus-
atrophischem Emphysem, St = statisch starre Lungen
mit Gerüstfibrose, SOb = schlaffe Lungen mit Schleimobstruktion, Ast = Asthmalunge mit hochgradiger
Schleimobstruktion bei Tod im Status asthmaticus.
(Aus: Hartung, Beitr. Klin. Tuberk. 1967)

Schleimverlegungen des Bronchialbaumes
wie bei Asthma erhöht (Abb. 6). Charakteristisch für eine derartige obstruktive Ventilationsstörung ist eine ausgeprägte Frequenzabhängigkeit der dynamischen Compliance,
die bei Übergang zu höheren Beatmungsfre-
quenzen stärker absinkt (Abb. 7), während
sie sich bei normalen Lungen nur verhältnismäßig wenig ändert. Eine hohe prozentuale
Abweichung der dynamischen von der statischen Compliance zeigt hohe Strömungswiderstände in schlaffen Lungen an. Der spontane Exspirationsstoß aus Totalkapazitäts-
volumen ist bei Emphysemlungen vermindert (Hartung, 1957; Pratt et al., 1965).

Forcierte Exspirationstests werden auch
an den isolierten Lungen unter den Sonder-
bedingungen noch höherer positiver Intrathorakaldrücke durchgeführt. Dadurch werden funktionell-dynamische Kollapsmechanismen in Gang gesetzt, die zu einer je nach
dem Zustand der Lungen und der Luftwege
unterschiedlich früh und bei unterschiedlich
hohen treibenden Drücken einsetzenden Li-
mitierung der maximalen exspiratorischen
Strömungsgeschwindigkeit bzw. des forcierten Exspirationsvolumens in der ersten Sekunde (FEV_1) führen (Hartung, 1970; Abb.
8). Diese Werte sind bei der obstruktiven
Atemwegs- und Lungenerkrankung stark reduziert. Maßgeblich hierfür ist die Lage bzw.
Lageänderung des Punktes gleichen intra-
und extrabronchialen Druckes (equal pressure point, Mead) während des Ablaufes der
Exspirationsbewegung (Abb. 9).

Da der gesamte Intrathorakalraum unter
dem positiven Intrathorakaldruck steht, ist
allein der elastische Lungendruck die treibende Kraft für die Luftströmung in den peripheren Luftwegen ($P_{alv} = P_{el} + P_{pl}$). Diese

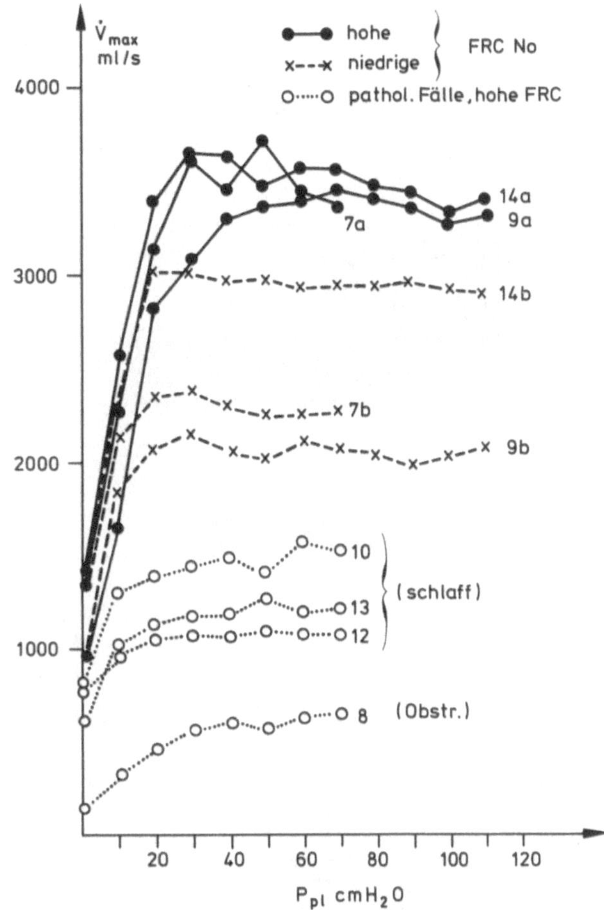

Abb. 8. Maximal erreichbare Ausatmungsstromstärken isolierter Lungen ($\dot{V}_{max}$) bei stufenweise gesteigerten transpulmonalen Drücken (p_{pl}). Lungen *7, 9* und *14: a* aus hoher, *b* aus niedriger Dehnungslage; Lungen *10, 12* u. *13* = schlaffe Lungen mit diffus-atrophischem Emphysem, Lunge *8* = Emphysemlunge mit starker Schleimobstruktion. (Aus: HARTUNG, Beitr. Klin. Tuberk. 1967)

Druckkomponente wird auf der peripheren Strecke gegen den Strömungswiderstand verbraucht. Oralwärts davon ist der Intrathorakaldruck maßgeblich, der intrabronchiale Druck wird niedriger als der extrabronchiale. Nur in diesem zentralen Abschnitt kann ein Bronchuskollaps (bzw. Einstülpung des Paries membranaceus) erfolgen. Ist nun die elastische Druckkomponente klein wie bei Emphysem oder wird eine auch normal große elastische Druckkomponente durch erhöhte Widerstände in den kleinen Luftwegen vorzeitig aufgebraucht, so rückt der Punkt gleichen intra- und extrabronchialen Druckes rasch peripherwärts, so daß eine größere Strecke auch der mittleren und kleineren Bronchien kollabieren kann. Dieser Kollaps wird um so leichter eintreten, je stärker die

Bronchuswände durch entzündliche Veränderungen und durch eine gelockerte Verspannung im emphysematischen Lungengewebe in ihrer Kollapsresistenz geschwächt sind.

Die Wanderung des equal pressure point während des Atemstoßes ließ sich an Lungen, in deren Bronchien Druckmeßsonden eingeführt wurden, bei eigenen Messungen unmittelbar verfolgen (Abb. 10). Der Kollaps der oralwärts gelegenen Bronchien konnte im übrigen auch röntgenologisch nachgewiesen werden (PETTY et al., 1965). Daß anatomisch fixierte Stenosen hierbei keine Rolle zu spielen brauchen, zeigt die unbehinderte lineare Zunahme des forcierten Inspirationsstoßes mit steigenden (negativen) Intrathorakaldrücken an (Abb. 11). Von be-

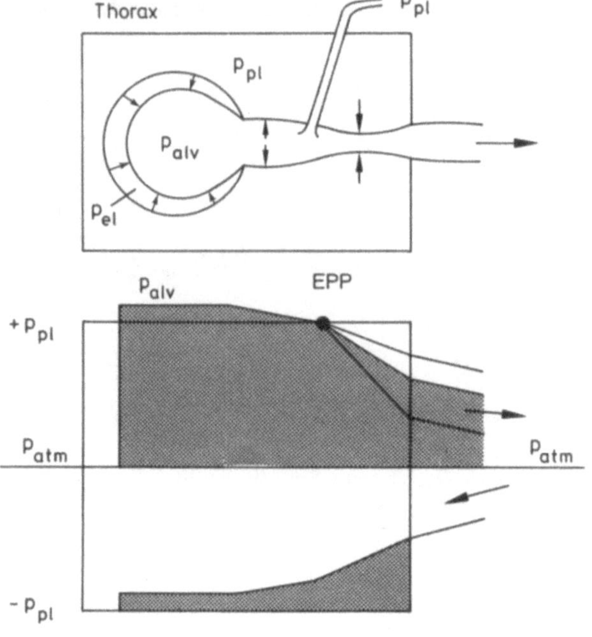

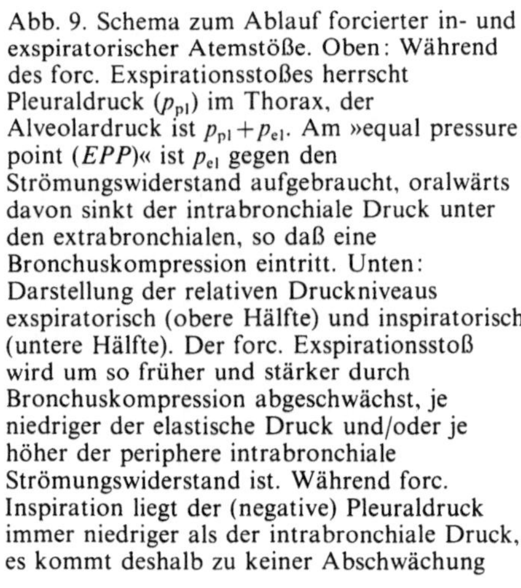

Abb. 9. Schema zum Ablauf forcierter in- und exspiratorischer Atemstöße. Oben: Während des forc. Exspirationsstoßes herrscht Pleuraldruck (p_{pl}) im Thorax, der Alveolardruck ist $p_{pl}+p_{el}$. Am »equal pressure point (EPP)« ist p_{el} gegen den Strömungswiderstand aufgebraucht, oralwärts davon sinkt der intrabronchiale Druck unter den extrabronchialen, so daß eine Bronchuskompression eintritt. Unten: Darstellung der relativen Druckniveaus exspiratorisch (obere Hälfte) und inspiratorisch (untere Hälfte). Der forc. Exspirationsstoß wird um so früher und stärker durch Bronchuskompression abgeschwächt, je niedriger der elastische Druck und/oder je höher der periphere intrabronchiale Strömungswiderstand ist. Während forc. Inspiration liegt der (negative) Pleuraldruck immer niedriger als der intrabronchiale Druck, es kommt deshalb zu keiner Abschwächung

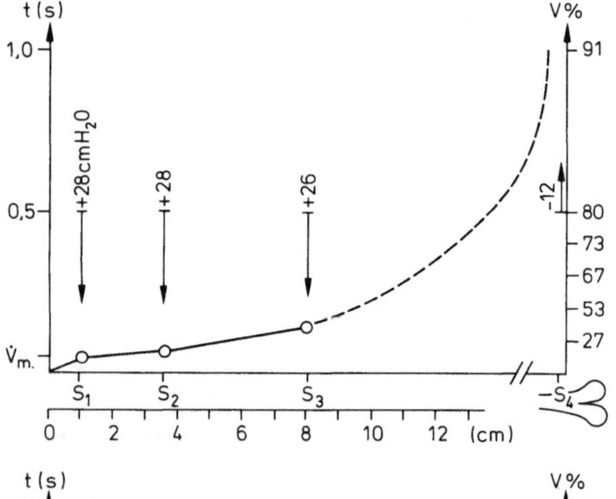

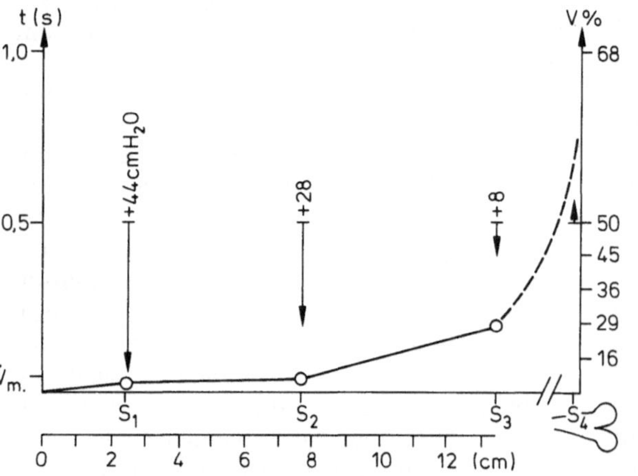

Abb. 10a u. b. Wanderung des »equal pressure point (EPP)« während der 1. Sekunde forcierter Atemstöße isolierter Lungen. Links: Zeitlicher Ablauf, $\dot{V}_m=$Zeitpunkt maximaler Strömungsgeschwindigkeit; rechts: exspiriertes Volumen in % der Vitalkapazität. Auf der Abszisse Luftwegsstrecke mit Lage der intrabronchialen Druckmeßpunkte (S_1–S_3) und der Alveolardrucksonde. Die Pfeile geben den jeweiligen aktuellen Druck im Beatmungskasten. (a) Normale jugendliche Lunge, $FEV_1=91\%$; b) schlaffe Alterslunge, $FEV_1=68\%$. In der schlaffen Lunge wandert der EPP sehr schnell alveolarwärts, wodurch es zu einer Abschwächung des Atemstoßes infolge zentraler Bronchuskompression kommt. Vgl. auch Text

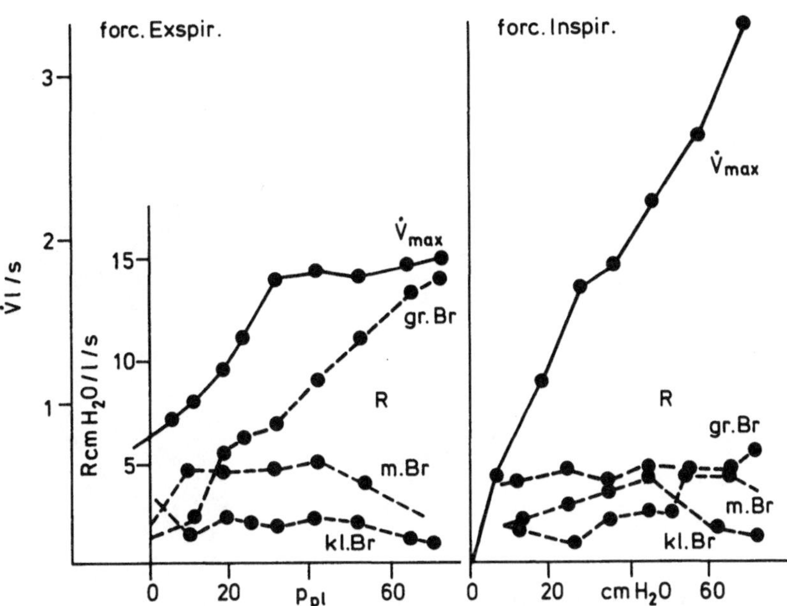

Abb. 11. Vergleich der maximalen Atemstromstärken ($\dot{V}_{max}$) und der Anteile der großen, mittleren und kleinen Atemwege am Strömungswiderstand während forcierter In- und Exspiration bei stufenweise gesteigerten transpulmonalen Druckdifferenzen bis 75 cm H$_2$O. Die forc. Exspiration wird durch Kompression der großen Bronchien limitiert, in denen der Widerstand stark ansteigt, während die forc. Inspiration unlimitiert etwa linear mit dem transpulmonalen Druck bei gleichbleibenden Teilwiderständen zunimmt. (Aus: HARTUNG et al., Progr. Resp. Res. VI, Karger 1971)

sonderem Interesse sind entsprechende Befunde schwererer obstruktiver Ventilationsstörungen an Lungen mit generalisiertem fokalem, meist zentrolobulärem Staubemphysem bei Anthrako-Silikose, in denen keine oder zumindest keine wesentliche Bronchitis und Bronchiolitis besteht (HARTUNG, 1974). Die Untersuchungen zeigen somit eine prinzipiell gleiche exspiratorisch-obstruktive Wirkung einer Minderung der elastischen Retraktionskraft der terminalen mechanischen Lungeneinheiten durch Emphysem wie stenosierter bronchitischer und insbesondere bronchiolitischer Veränderungen an den Luftwegen an.

IV. Cor pulmonale, Emphysem und Bronchitis

In dem Abschnitt über die peripheren Luftwegsstenosen wurde schon auf deren besondere Bedeutung für eine inhomogene Ventilation hingewiesen, die zu Störungen des Ventilations-Perfusionsverhältnisses und damit zu einer Insuffizienz des Gasaustausches führt. Die globale alveoläre Hypoventilation gilt als der wesentliche pathogenetische Mechanismus bei der Entstehung einer pulmonalen Hypertonie (HEATH et al., 1968). Eine Erhöhung des Herzzeitvolumens und eine kompensatorische Hypervolämie scheinen einen zusätzlichen Faktor darzustellen. Hinzu kommen weiterhin Einflüsse der bei obstruktiver Ventilationsstörung bestehenden abnormen atemmechanisch bedingten intrathorakalen und intrapulmonalen Druckverhältnisse auf die Zirkulation und das Kapillarbett in der Lunge (ULMER, REIF u. WELLER, 1966; ZEILHOFER, 1970). Letztere sind bei Durchströmungsversuchen an isolierten Lungenlappen unmittelbar nachweisbar (PIIPER, 1957; HARTUNG u. DELFMANN, 1960. Abb. 12) und können auch am Patienten ähnlich gefunden werden (SILL u. SIEMSSEN, 1975).

Abgesehen von diesen funktionell ausgelösten Rückwirkungen auf den Lungenkreislauf, die nach Korrelationsstudien mit einiger Regelmäßigkeit erst bei schweren Störungen Bedeutung gewinnen (MATTHYS et al., 1975), sollte die besonders bei Emphysem erhebliche Restriktion des Gefäßbettes (JUNGHANSS, 1959) berücksichtigt werden (Abb. 13). Eine Tendenz zur Mißachtung

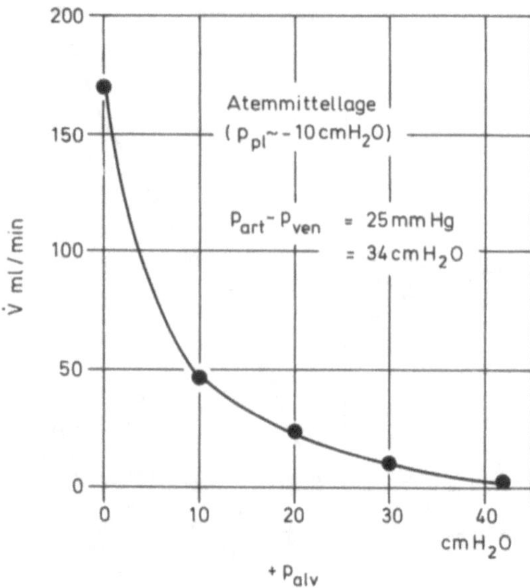

Abb. 12. Drosselung der Perfusibilität eines optimal mit $p_{art} = 25$ mm Hg perfundierten Lungenoberlappens durch Erhöhung des Alveolardruckes in Atemmittellage, die infolge Expansion der Lungen in Wasser nach dem Volumen-Komplementverfahren unverändert bleibt. Schon eine Alveolardrucksteigerung auf $+10$ cm H_2O senkt die Perfusion auf unter ein Drittel ab. (Aus: Hartung u. Delfmann, Beitr. Klin. Tuberk. 1960)

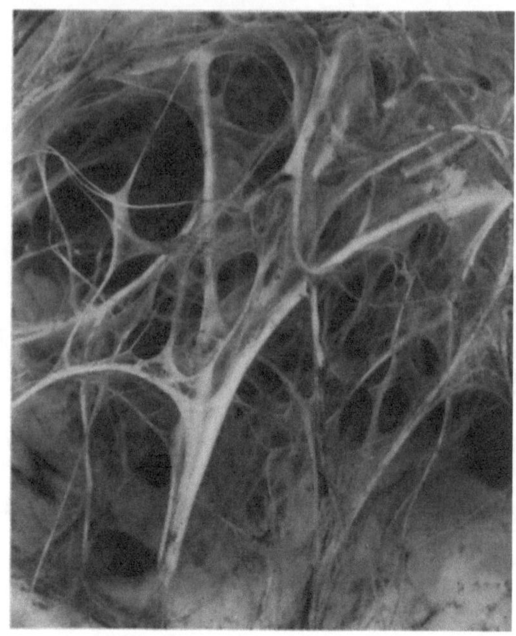

Abb. 13. Hochgradiger Gefäßverlust bei blasigem Lungenemphysem; nur noch restliche fibrosierte Gefäßstränge in der Blasenlichtung. Makrofoto, 2:1. (Aus: Hartung, Lungenemphysem, Springer 1964)

dieses anatomischen Faktors ist im klinischen Schrifttum erkennbar. Sie stützt sich vor allem auf die Untersuchungen nach experimenteller Lungenverkleinerung und auf klinische Beobachtungen an Pneumonektomierten, die eine sehr hohe hämodynamische Reservekapazität der Lungenstrombahn erkennen lassen. Dennoch stellt die anatomische Strombetteinschränkung einen wesentlichen Faktor in der Pathogenese der pulmonalen Hypertonie dar, und es scheint, daß die unterschiedliche Inzidenz der Entwicklung eines chronischen Cor pulmonale bei den nach der pathogenetischen Klassifikation definierten Emphysemtypen auf der unterschiedlichen Lokalisation der Gefäßveränderungen im Arteriolar- bzw. Kapillarbereich beruhen könnte (Giese, 1960; Hartung, 1964). In den späteren Phasen tragen die sekundären arteriosklerotischen Gefäßwandschäden zur Fixation der pulmonalen Hypertonie bei (Könn, 1958). Bei der manifesten kardio-respiratorischen Insuffizienz

gewinnen weiterhin gehäuft auftretende Lungenembolien Bedeutung.

Literatur

Anderson, A.E., Jr., Foraker, A.G.: Pathogenic implications of alveolitis in pulmonary emphysema. Arch. Path. **72**, 520 (1961)

Anderson, A.E., Jr., Foraker, A.G.: Relative dimensions of bronchioles and parenchymal spaces in lungs from normal subjects and emphysematous patients. Amer. J. Med. **32**, 218 (1962)

Anderson, A.E., Jr., Foraker, A.G.: Populations of nonrespiratory bronchioles in pulmonary emphysema. Arch. Path. **83**, 286 (1967)

Anderson, A.E., Jr., Foraker, A.G.: Pathology of disruptive pulmonary emphysema. Springfield, Ill.: Ch.C. Thomas Publ. 1976

Behrens, W., sen., Fanconi, A.: Bronchiolitis obliterans chronica. Beitr. Klin. Tuberk. **117**, 539 (1958)

Bignon, J., Andre-Bongarau, J., Brouet, G.: Parenchymal, bronchiolar and bronchial measurements in centrilobular emphysema. Relation to weight of right ventricle. Thorax **25**, 556 (1970)

BIGNON, J., KHOURY, F., EVEN, P., ANDRE, J., BROUET, G.: Morphometric study in chronic obstructive bronchopulmonary disease. Amer. Rev. resp. Dis. **99**, 669 (1969)

BOUSHY, S.F., ABOUMRAD, M.H., NORTH, L.B.., HELGASON, A.H.: Lung recoil pressure, airway resistance, and forced flows related to morphologic emphysema. Amer. Rev. resp. Dis. **104**, 551 (1971)

BURROWS, B., FLETCHER, C.M., HEARD, B.E., JONES, N.L., WOOTLIFF, J.S.: The emphysematous and bronchial types of chronic airway obstruction. A clinico-pathological study of patients in London and Chicago. Lancet **1966 I**, 830

CLOETTA, M.: Über die Zirkulation in der Lunge und deren Beeinflussung durch Über- und Unterdruck. Naunyn-Schmiedebergs Arch. exp. Path. Pharmak. **66**, 409 (1911)

CLOETTA, M.: Untersuchungen über die Elastizität der Lunge und deren Bedeutung für die Zirkulation. Pflügers Arch. ges. Physiol. **152**, 339 (1913)

DALQUEN, P., OBERHOLZER, M., WYSS, H., SPECHT, H., ROHR, H.P., HERZOG, H.: Bronchus morphometry. Correlations between morphometric data and lung function parameters in obstructive airway disease. Respiration **34**, 121 (1977)

DAYMAN, H.: Mechanics of air flow in health and in emphysema. J. clin. Invest. **30**, 1175 (1951)

DONDERS, F.C.: Beiträge zum Mechanismus der Respiration und Zirkulation im gesunden und kranken Zustande. Z. rat. Med., N.F. **3**, 287 (1853)

DORNHORST, A.C.: Respiratory insufficiency. Lancet **1955 I**, 1185

DUNNILL, M.S.: Quantitative observations on the anatomy of chronic non-specific lung disease. Med. thorac. (Respiration) **22**, 261 (1965)

DUNNILL, M.S.: The contribution of morphology to the study of chronic obstructive lung disease. Amer. J. Med. **57**, 506 (1974)

DUNNILL, M.S., MASSARELLA, G.R., ANDERSON, J.A.: A comparison of the quantitative anatomy of the bronchi in normal subject, in status asthmaticus, in chronic bronchitis and in emphysema. Thorax **24**, 176 (1969)

EULER, U.S.v., LILJESTRAND, G.: Observations on pulmonary arterial blood pressure in the cat. Acta physiol. scand. **12**, 301 (1946)

FAWELL, J.K., NEWMAN, A.J.: Automated method of quantitating experimental pulmonary emphysema. Amer. Rev. resp. Dis. **105**, 849 (1972)

GIESE, W.: Atemorgane. In: Lehrbuch der spez. path. Anatomie (KAUFMANN, STAEMMLER), 11. u. 12. Aufl., Bd. II,3. Berlin: W. de Gruyter 1960

GIESE, W.: Die allgemeine Pathologie der äußeren Atmung. In: Handbuch der allg. Pathologie, Bd. V,1. Berlin-Göttingen-Heidelberg: Springer 1961

GOUGH, J., WENTWORTH, J.E.: The use of thin sections of entire organs in morbid anatomical studies. J. roy. micr. Soc. Ser. III, **69**, 231 (1949)

HARTUNG, W.: Über die Bestimmung der Lungenelastizität an der isolierten Leichenlunge. Beitr. path. Anat. **117**, 90 (1957)

HARTUNG, W.: Morphologische und histomechanische Analyse der Ventilationsstörungen unter besonderer Berücksichtigung des Lungenemphysems. Ergebn. inn. Med. Kinderheilk. **15**, 273 (1960)

HARTUNG, W.: Untersuchungsmethoden an Thorax und Lungen zur postmortalen Analyse der Atmungsfunktion. Erg. allg. Path. path. Anat. **43**, 121 (1963)

HARTUNG, W.: Lungenemphysem; Morphologie, Pathogenese und funktionelle Bedeutung. Berlin-Göttingen-Heidelberg-New York: Springer 1964

HARTUNG, W.: Postmortem correlates of pulmonary function. In: A.A. LIEBOW, D.E. SMITH (eds.), The Lung. Baltimore: The Williams & Wilkins Co. 1968

HARTUNG, W.: Mechanical properties of excised human emphysematous lungs. Methods of measurement, results, and correlations. Path. Microbiol. **35**, 146 (1970)

HARTUNG, W.: Beziehungen zwischen Struktur und Funktion bei der disseminierten feinherdigen Anthrako-Silikose der Kohlenbergleute. Rev. Inst. Hyg. Mines **29**, 18 (1974)

HARTUNG, W.: Mechanical effects of structural lesions within the lungs on ventilation and pulmonary circulation. In: K.P. SCHÜREN, U. HÜTTEMANN, R. SCHRÖDER (Hrsg.), Chronisch obstruktive Lungenerkrankungen und Cor pulmonale. Stuttgart: F.K. Schattauer 1975

HARTUNG, W., DELFMANN, L.: Perfusionsversuche an Leichenlungen. Beitr. Klin. Tuberk. **123**, 41 (1960)

HARTUNG, W., DÜWELING, A.: Histomechanische Messungen an isolierten Leichentracheen. Med. thorac. (Respiration) **21**, 257 (1964)

HARTUNG, W., KISSLER, W.: Distribution of resistances in artificially ventilated human autopsy lungs. Respiration **27**, 176 (1970)

HARTUNG, W., MEYER-CARLSTÄDT, D.: Über den Reidschen Index zur Diagnose der chronischen Bronchitis. Beitr. path. Anat. **137**, 85 (1968)

HARTUNG, W., SCHMITZ, W., SCHÜRMEYER, E.: Untersuchungen über die Helium-Mischmethode an rhythmisch beatmeten isolierten menschlichen Leichenlungen. Beitr. Klin. Tuberk. **135**, 49 (1967)

HEATH, D., BREWER, D., HICKEN, P.: Cor pulmonale in emphysema: Mechanisms and pathology. Springfield, Ill.: Ch.C. Thomas Publ. 1968

HERZOG, H., KELLER, R., MAURER, W., BAUMANN, H.R., NADJAFI, A.: Distribution of bronchial resistance in obstructive pulmonary diseases and in dogs with artificially induced tracheal collapse. Respiration **25**, 361 (1968)

HOGG, J.G., MACKLEM, P.T., THURLBECK, W.M.: Site and nature of airway obstruction in chronic obstructive lung disease. New Engl. J. Med. **278**, 1355 (1968)

HOSSAIN, S., HEARD, B.E.: Hyperplasia of bronchial muscle in chronic bronchitis. J. Path. (Edinb.) **101**, 171 (1970)

HÜTTEMANN, U., SCHÜREN, K.P.: Chronisch obstruktive Lungenerkrankungen: Klinische Erscheinungsformen und ihre Korrelation zur gestörten Atmungsfunktion. Klin. Wschr. **50**, 944 (1972)

HUSTEN, K.: Das Emphysem und die chronische Bronchitis des Ruhrbergmanns. Statistische Auswertung von Obduktionsbefunden. Verh. dtsch. Ges. inn. Med. **62**, 112 (1956)

ISHIKAWA, S., FATTAL, G.A., ZYLAK, C., CHERNIAK, R.M., WYATT, J.P.: A postmortem study of viscoelastic properties of lung in emphysema. U.S.P.H.S. Publ. No. 1787 (1969)

ISLAM, M.S., ULMER, W.T.: Atemmechanische Untersuchungen zur Frage der Ventilationsbehinderung bei Patienten mit chronisch obstruktiver Atemwegserkrankung. Pneumonologie 146, 126 (1971)

JUNGHANSS, W.: Das Lungenemphysem im postmortalen Angiogramm. Virchows Arch. path. Anat. 332, 538 (1959)

KÖNN, G.: Die pathologische Morphologie der Lungengefäßerkrankungen und ihre Beziehungen zur chronischen pulmonalen Hypertonie. Ergebn. ges. Tuberk.- u. Lung.-Forsch. 14, 101 (1958)

LEOPOLD, J.G., GOUGH, J.: Post-mortem bronchography in the study of bronchitis and emphysema. Thorax 18, 172 (1963)

LEVINE, M.D., REISCH, M.L., THURLBECK, W.M.: Automated measurement of the internal surface area of the human lung. IEEE Trans. Bio-Med. Eng. 17, 254 (1970)

LIEBERMEISTER, G.: Zur normalen und pathologischen Physiologie der Atmungsorgane. I. Über das Verhältnis zwischen Lungendehnung und Lungenvolumen. Zbl. allg. Path. path. Anat. 18, 644 (1907)

LINHARTOVA, A., ANDERSON, A.E., Jr., FORAKER, A.G.: Radial traction and bronchiolar obstruction in pulmonary emphysema. Observed and theoretical aspects. Arch. Path. 92, 384 (1971)

LINHARTOVA, A., ANDERSON, A.E., Jr., FORAKER, A.G.: Nonrespiratory bronchiolar deformities–graphic assessment of normal and emphysematous lung. Arch. Path. 95, 45 (1973)

MAISEL, J.C., SILVERS, G.W., GEORGE, M.S., DART, G.A., PETTY, T.L., MITCHELL, R.S.: The significance of bronchial atrophy. Amer. J. Path. 67, 371 (1972)

MAISEL, J.C., SILVERS, G.W., MITCHELL, R.S., PETTY, T.L.: Bronchial atrophy and dynamic expiratory collapse. Amer. Rev. resp. Dis. 98, 988 (1968)

MATSUBA, K., THURLBECK, W.M.: A morphometric study of bronchial and bronchiolar walls in children. Amer. Rev. resp. Dis. 105, 908 (1972)

MATTHYS, H., ERNST, H., VOLZ, H., KONIETZKO, N.: Veränderungen der Lungenfunktion und ihre Bedeutung für die Diagnose des chronischen Cor pulmonale. In: K.P. SCHÜREN, U. HÜTTEMANN, R. SCHRÖDER (Hrsg.), Chronisch obstruktive Lungenerkrankungen und Cor pulmonale. Stuttgart: F.K. Schattauer 1975

MCLEAN, K.H.: The histology of generalized pulmonary emphysema. I. The genesis of the early centrilobular lesion: Focal emphysema. Aust. Ann. Med. 6, 124 (1957)

MCLEAN, K.H.: The pathogenesis of pulmonary emphysema. Amer. J. Med. 25, 62 (1958)

MEAD, J.: Mechanical properties of the lung. In: A.A. LIEBOW, D.E. SMITH (eds.), The Lung. Baltimore: The Williams & Wilkins Co. 1968

MEAD, J., TURNER, J.M., MACKLEM, P.T., LITTLE, J.B.: Significance of the relationship between lung recoil and maximum expiratory flow. J. appl. Physiol. 22, 95 (1967)

MITCHELL, R.S., FILLEY, G.F.: Chronic obstructive pulmonary disease. I. Clinical features. Amer. Rev. resp. Dis. 89, 360 (1964)

MITCHELL, R.S., STANFORD, R., JOHNSON, J.M., SILVERS, G.W., DART, G., GEORGE, M.: The morphology of chronic airways obstruction. In: K.P. SCHÜREN, U. HÜTTEMANN, R. SCHRÖDER (Hrsg.), Chronisch obstruktive Lungenerkrankungen und Cor pulmonale. Stuttgart: F.K. Schattauer 1975

MÜLLER, K.-M.: Chronische Bronchitis und Emphysem. Veröff. aus der morph. Pathologie (W. GIESE, A. BÜNGELER, G. SEIFERT, G. PETERS, Hrsg.), Heft 93. Stuttgart: G. Fischer 1973

MÜLLER, K.-M., STEINBACH, T., ROESSNER, A.: Structural alterations of the lung in anthraco-silicosis–automatic quantitation with an image-analysing computer. Respiration 35, 204 (1978)

OTTO, H.: Bedeutung, Morphologie und Einteilungsprinzipien des chronischen destruktiven Lungenemphysems. Atemwegs- u. Lungenkrh. 2, 95 (1976)

OTTO, H., ZEILHOFER, R., REISSINGER, O.: Vergleichende Untersuchungen zur Klinik und Symptomatik morphologisch gesicherter Emphysemfälle. Prax. Pneumol. 23, 776 (1969)

PARK, S.S., OK HI YOO, JANIS, M., WILLIAMS, M.H., Jr.: Post-mortem evaluation of air-flow limitation in chronic obstructive lung disease. J. appl. Physiol. 27, 308 (1969)

PETTY, T.L., MIERCORT, R., RYAN, S., VINCENT, T., FILLEY, G.F., MITCHELL, R.S.: The functional and bronchographic evaluation of postmortem human lungs. Clinical, physiologic, roentgenologic and pathologic correlations in normal subjects and patients with emphysema and chronic bronchitis. Amer. Rev. resp. Dis. 92, 450 (1965)

PIIPER, J.: Verhalten des Strömungswiderstandes und der Blutfüllung im isolierten Lungenlappen des Hundes. Pflügers Arch. ges. Physiol. 264, 596 (1957)

PIIPER, J.: Der Sauerstoffaustausch in der funktionell inhomogenen Lunge. In: Bad Oeynhausener Gespräche IV. Berlin-Göttingen-Heidelberg: Springer 1961

PRATT, PH.C.: Intrapulmonary radial traction: Measurement, magnitude and mechanics. Aspen Emphysema Conference 11, 159 (1968)

PRATT, PH.C., HAQUE, A., KLUGH, G.A.: Correlation of postmortem function and structure in normal and emphysematous lungs. Amer. Rev. resp. Dis. 83, 856 (1961)

PRATT, PH.C., HAQUE, A., KLUGH, G.A.: Correlation of postmortem function and structure in panlobular pulmonary emphysema. Lab. Invest. 11, 177 (1962)

PRATT, PH.C., JUTABHA, O., KLUGH, G.A.: Quantitative relationship between structural extent of centrilobular emphysema and postmortem volume and flow characteristics of lungs. Med. thorac. (Respiration) 22, 197 (1965)

ROHRER, F.: Der Strömungswiderstand in den menschlichen Atemwegen und der Einfluß der unregelmäßigen Verzweigung des Bronchialsystems auf den Atmungsverlauf in verschiedenen Lungenbezirken. Pflügers Arch. ges. Physiol. 162, 225 (1915)

ROHRER, F.: Physiologie der Atembewegung. In: Handbuch der norm. u. pathol. Physiologie (BETHE, BERGMANN, EMBDEN, Hrsg.), Bd. II. Berlin: Springer 1925

SCHÜREN, K.P., HÜTTEMANN, U., SCHRÖDER, R. (Hrsg.): Chronisch obstruktive Lungenerkrankungen und Cor pulmonale. Stuttgart: F.K. Schattauer 1975

SILL, V., SIEMSSEN, S.: Die Bedeutung positiver Alveolardrücke für den kleinen Kreislauf. In: K.P. SCHÜ-

REN, U. HÜTTEMANN, R. SCHRÖDER (Hrsg.), Chronisch obstruktive Lungenerkrankungen und Cor pulmonale. Stuttgart: F.K. Schattauer 1975

SPAIN, D.M., KAUFMAN, G.: The basic lesion in chronic pulmonary emphysema. Amer. Rev. Tuberc. **68**, 24 (1953)

TAKIZAWA, T., THURLBECK, W.M.: Muscle and mucous gland size in the major bronchi of patients with chronic bronchitis, asthma and asthmatic bronchitis. Amer. Rev. resp. Dis. **104**, 331 (1971)

THURLBECK, W.M.: Internal surface area and other measurements in emphysema. Thorax **22**, 483 (1967)

THURLBECK, W.M.: Chronic airflow obstruction in lung disease. Philadelphia: W.B. Saunders Co. 1976

THURLBECK, W.M., HENDERSON, J.A., FRASER, R.G., BATES, D.V.: Chronic obstructive lung disease. A comparison between clinical, roentgenologic, functional and morphologic criteria in chronic bronchitis, emphysema, asthma and bronchiectasis. Medicine (Baltimore) **49**, 81 (1970)

ULMER, W.T., REIF, E., WELLER, W.: Die obstruktiven Atemwegserkrankungen. Stuttgart: G. Thieme 1966

WEIBEL, E.R.: Morphometry of the human lung. Berlin-Göttingen-Heidelberg: Springer 1963

WIERICH, W.: Erfasung und Anwendung atemmechanischer Größen an isolierten Lungen mit Hilfe eines Datenerfassungssystems. Verh. Ges. Lungen- u. Atmungsforsch. 1977. Atemwegs- u. Lungenkrh. **4**, 201 (1978)

WIERICH, W., HARTUNG, W.: Measurements of total and intrabronchial resistances in normal and diseased isolated lungs. XXVIIe Congrès de l'association internationale de Bronchopneumologie, Toulouse 1978. Int. Rev. Broncho-Pneumology (1978) (im Druck)

WRIGHT, R.R.: Bronchial atrophy and collapse in chronic obstructive pulmonary emphysema. Amer. J. Path. **37**, 63 (1960)

WRIGHT, R.R., STUART, C.M.: Chronic bronchitis with emphysema: A pathological study of the bronchi. Med. thorac. (Respiration) **22**, 210 (1965)

WYATT, J.P., FISHER, V.W., SWEET, H.C.: Panlobular emphysema: Anatomy and pathodynamics. Dis. Chest **41**, 239 (1962)

ZEILHOFER, R.: Pathophysiologische Aspekte des chronischen Cor pulmonale. Med. Klin. **1970**, 386

Die obstruktiven Atemwegserkrankungen: Pathophysiologie und Epidemiologie

W.T. Ulmer

Mit 53 Abbildungen und 5 Tabellen

A. Ätiologie der Atemwegsobstruktionen

Atemwegsobstruktion ist die häufigste Ursache der Atemnot (s.S. 129). Das Angehen einer Atemwegsobstruktion bedeutet deshalb für die Patienten eine schwere Zessur, dies um so mehr, da sehr häufig die Atemwegsobstruktion vom Beginn der ersten Dyspnoebeschwerden an chronisch verläuft.

Die letzten Jahre brachten eine Reihe experimenteller Ergebnisse, die unsere Kenntnisse über die Ätiologie der Atemwegsobstruktion erheblich erweitert haben. Schon aus den seit langem bekannten ätiologischen Faktoren – Atemwegsallergie und Emphysem – war zu vermuten, daß die Ätiologie der Erkrankung »Atemwegsobstruktion« nicht einheitlich ist. Als erkennbare Ursachen kommen in Frage: Atemwegsallergie, Emphysem, Lungenentspannung (zu kleiner Thoraxraum, z.B. Pleuraerguß, Pneumothorax, Übergewicht mit hochstehenden Zwerchfellen), Infektion der Atemwege mit Proteasenaktivität, Lungenembolie, Lungenstauung, körperliche Belastung (exercise induced asthma). Im folgenden sollen die Grundlagen dargestellt werden, auf denen unser Wissen um die verschiedenen ätiologischen Faktoren der Atemwegsobstruktion aufgebaut ist.

I. Die allergische Atemwegsobstruktion

Im Abschnitt von Herrn Fuchs dieses Bandes (s.S. 543) ist die allergische Atemwegsobstruktion in all ihren Aspekten umfassend dargestellt. Natürlich spielen hier die Antigene, die verschiedenen Antigen-Antikörper-Mechanismen und die Freisetzung entsprechender Autokaide eine zentrale Rolle. Es bedarf hier keinerlei Ergänzung. Hier soll nur dargestellt werden, was aus den ätiologischen Forschungen bei allergischer Atemwegsobstruktion für das Gesamtproblem ableitbar ist.

1. Tierexperimentelle, antigeninduzierte Atemwegsobstruktion

Die Zahl der Versuche, bei kleinen Versuchstieren, wie Kaninchen, Meerschweinchen u.a., allergische Atemwegsobstruktionen auszulösen, um hieraus spezielle ätiologische und pathogenetische Fragen zu klären, ist groß (Giertz, 1972; Gold, 1973; Orr, 1973). In den letzten Jahren ist es gelungen, auch Primaten, wie Hunde, die entweder spontan allergisch waren oder die allergisiert wurden, als Versuchstiere zu verwenden (Patterson, 1969; Patterson u. Suszko, 1971; Patterson et al., 1972, 1974; Weiszer et al., 1968; Gold et al., 1972a, 1972b; Zimmermann et al., 1976a, 1976b). Eine Darstellung der älteren Geschichte der experimentellen Anaphylaxie liegt von Schadewaldt

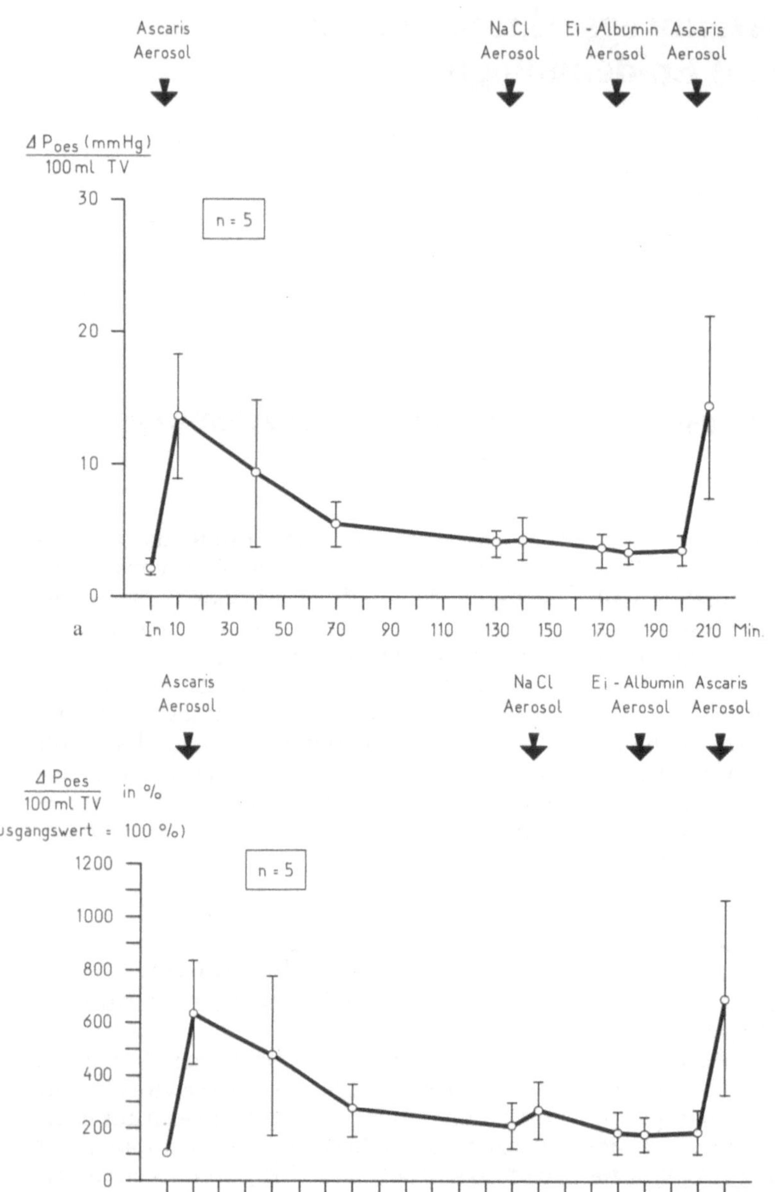

Abb. 1. Oesophagusdruck pro 100 ml Atemzugvolumen als Maß des Strömungswiderstandes in den Atemwegen vor, während und nach Ascaris-Extrakt-, physiologischer Kochsalzlösung- und Ei-Albumininhalation. a = absolute Werte; b = Prozentwerte in Relation zum Ausgangswert. (Nach ZIMMERMANN et al., 1976a)

(1960) vor. Die Einsatzmöglichkeit von größeren Versuchstieren, wie von Hunden oder Affen, ermöglichte es, manche Fragen experimentell anzugehen, die vorher nicht lösbar waren. Weitgehend wurden bei diesen Versuchen Ascaris-Extrakte als Antigen verwendet. Die meisten der frei lebenden Hunde sind originär gegen Ascaris allergisiert.

Nach Inhalation des Antigen-Extraktes kommt es bei den sensitivierten Tieren zu einem erheblichen Anstieg des Strömungswiderstandes in den Atemwegen, der über Stunden reproduzierbar ist (ZIMMERMANN et al., 1977) (Abb. 1). Diese Reaktion ist spezifisch, da auf andere inhalative Reize, wie physiologische Kochsalzlösung oder Ei-Albumin, keine bronchokonstriktorische Reaktion nachweisbar ist. Sehr spricht auch für die Annahme der allergischen Reaktionen, daß die Ascaris-Reaktion durch Dinatrium cromoglycat (INTAL), das als nur antiallergisch wirksames Medikament gelten darf, vollständig zu unterdrücken ist (ZIMMERMANN u. ULMER, 1976). Die durch Acetylcholin bzw. Histamin auslösbaren Atemwegsobstruktionen werden durch dieses Medikament nicht beeinflußt. Wie weiter unten bei der Besprechung der Reflexbronchokonstriktion zu zeigen ist, wird der Anstieg des Strömungswiderstandes nach Ascaris-Inhalation ausschließlich oder vorwiegend durch Kontraktion der Bronchialmuskulatur ausgelöst.

Da als Folge der Antigen-Antikörperreaktion Autokaide, wie Histamin, Serotonin, Slow Reacting Substances, Prostaglandin $F_2\alpha$ und andere, freigesetzt werden, wurden auch diese Substanzen in vielfältigen Tierversuchen auf ihre bronchokonstriktorische Wirkung hin untersucht. Ohne Zweifel kann mit all diesen Stoffen eine klinischen Atemwegsobstruktionen vergleichbare Symptomatik ausgelöst werden (ISLAM et al., 1972b; ISLAM u. ULMER, 1973a, 1973b, 1974b). Histamin wird aber offenbar auch durch andere Mechanismen als Antigen-Antikörperreaktion freigesetzt. So wurde z.B. im Baumwollstaub ein Histaminliberator nachgewiesen, der für das Montagsfieber der Byssinosekranken verantwortlich sein soll (BOUHUYS, i. Druck; BOUHUYS et al., 1960a; ANTWEILER, 1959, 1961). Derartige Histaminliberatoren stehen auch für experimentelle Zwecke als gut definierte Substanzen, wie z.B. in der Substanz 48/80 (FAWCETT, 1954; RILEY u. WEST, 1954; MOTA et al., 1956; SELYE, 1962), zur Verfügung.

Die Substanzmengen, die bei Inhalationen nötig sind, um entsprechende klinische Bilder zu erzeugen, sind ungleich geringer, als sie bei intravenöser Zufuhr erforderlich werden. Bei intravenöser Zufuhr, auch größerer Dosen dieser Substanzen, sind oft wegen der sonstigen Nebenwirkungen, insbesondere am Kreislauf, nur sehr geringe Veränderungen der Strömungswiderstände in den Atemwegen zu erwarten. Dies besagt, daß die Konzentrationen dieser Stoffe in loco entscheidend sind und daß ein lokales Geschehen im Einzelorgan die allergische Erkrankung beherrscht, ohne daß stärkere Allgemeinsymptome auftreten müssen. Auch die Suche nach erhöhten Spiegeln der entsprechenden bronchokonstriktorisch wirkenden körpereigenen Stoffe im Serum wird deshalb meistens negativ ausfallen.

Endothelzellen in der Lunge spielen aber offensichtlich eine große Rolle für den Auf- wie für den Abbau entsprechender Amine: (Serotonin), Peptide (Angiotensin, Bradykinin) wie Adeninnukleotide, wahrscheinlich auch für die Prostaglandine (JUNOD, 1976). Eine Störung dieser metabolischen Aktivität von Lungenendothelzellen, die einem bestimmten Krankheitsgeschehen zuzuordnen wäre, ist bislang nicht bekannt. GREEN et al. (1974) teilen mit, daß bei Patienten mit antigen-induziertem Asthma nach der Provokation der Serumspiegel im venösen Blut von 15-keto-13, 14-dihydro-prostaglandin $F_2\alpha$, der Hauptmetabolit von Prostaglandin $F_2\alpha$ bis zum 8fachen des Ausgangswertes ansteigt. Dieser, schon wenige Minuten nach der Provokation zu beobachtende Anstieg schien bei 5 Patienten mit der Schwere des auslösbaren Anfalls zu korrelieren.

II. Die Lungenentspannung

Immer dann, wenn die Lunge nicht mehr entsprechend ausgedehnt ist, werden die Bronchien in die Lage versetzt, sich zu kontrahieren, was gleichbedeutend ist mit einem Anstieg der Strömungswiderstände in den Atemwegen.

Normalerweise dehnt der inspiratorische Zug der Thoraxwand die Lunge. Die Verankerung des Lungenparenchyms an den Bronchien bewirkt hiermit gleichzeitig ein Offenhalten der Atemwege (Abb. 2).

Wird der Thoraxraum absolut oder relativ zu klein für die Lunge, so ist die Lunge gleichmäßig oder partiell ungenügend gedehnt, und entsprechend überwiegt der bronchokonstriktorische Tonus der Bronchialmuskulatur. Es kann hier zur Atemwegsobstruktion bei normalem Tonus der Bron-

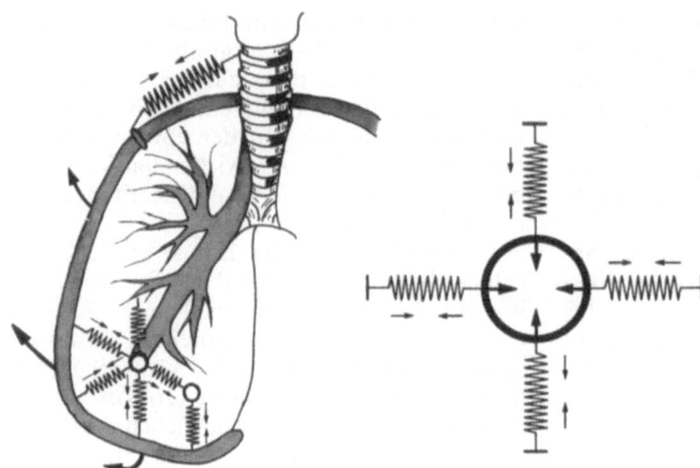

Abb. 2. Druckgleichgewicht zwischen Thoraxwand, Lungengewebe und Bronchien. (Nach Ulmer et al., 1976)

chialmuskulatur kommen. Wegen der dann engen Atemwege, welche den Reinigungsmechanismus stören, gehen in solchen Lungen auch gerne Infekte an, so daß es zu Mischbildern zwischen Entspannungs- und Infektionsobstruktion kommt. Derartige Patienten sind für Infekte besonders gefährdet, andererseits aber auch kann derartigen Patienten durch Beseitigung der infektiösen Komponente wesentlich geholfen werden.

1. Das Lungenemphysem

Über diesen Entspannungsmechanismus kommt es beim Lungenemphysem zur Atemwegsobstruktion, wobei ohne Infektion, d.h. mit normalem Bronchialmuskeltonus, diese Patienten bei entsprechender Emphysembildung ihre Thoraxwand endinspiratorisch bis an die Grenze der Totalkapazität oder um 10–40% darüber hinaus dehnen. Während der Ausatmung steigen dann bei sehr großen intrathorakalen Gasvolumina – wegen der einsetzenden Lungenentspannung – die Strömungswiderstände stark an. Bald sind alle Atemwege für die weitere Exspiration völlig verschlossen, so daß den Patienten keine Möglichkeit zur weiteren Ausatmung bleibt (Kowalski, 1978).

Die Abbildung 4 (S. 135) zeigt anhand einer Strömungswiderstand-Volumenkurve

(Islam u. Ulmer, 1971; Ulmer, 1975a; Matthys et al., 1970) eines Gesunden und eines Patienten mit schwerem Emphysem diese Verhältnisse. Es ist möglich, daß solche Patienten bei Ruheatmung normale, oder annähernd normale, Strömungswiderstände in den Atemwegen zeigen. Bei geringster Belastung, welche diese Patienten zur Vertiefung der Atmung zwingt, entwickelt sich rasch starke Dyspnoe, da ihre Atmung inspiratorisch durch sofortiges Erreichen der Totalkapazität begrenzt ist. Exspiratorisch steigen aber die Strömungswiderstände bei sehr großen intrathorakalen Gasvolumina so stark an, daß auch die Ausatmung nicht verstärkt werden kann. Ein nutzbares exspiratorisches Reservevolumen existiert nicht. Intrathorakale Gasvolumina, die den Sollwert um 50% überschreiten, sind auch bei normalen Strömungswiderständen in den Atemwegen suspekt auf eine derartige Entspannungsobstruktion bei geringer körperlicher Belastung (Ulmer, 1975a).

Bei älteren Versuchspersonen rückt die Strömungswiderstand/Volumenkurve »physiologischerweise« nach rechts. Entsprechend der Altersemphysembildung steigen die Strömungswiderstände exspiratorisch schon bei größeren intrathorakalen Gasvolumina an (Islam et al., 1978). Während die Strömungswiderstände bei gesunden Jugendlichen erst nahe dem Erreichen der Reserveluft als Ausdruck des Verschlusses der Atemwege beginnen anzusteigen, ist der Strömungswiderstandanstieg bei älteren Personen meist schon kurz oberhalb der funktionellen Residualluftkapazität (=endexspiratorisches intrathorakales Gasvolumen) nachzuweisen. Normalerweise erreicht das »Altersemphysen «nie die Ausmaße der Lungenentspannung, daß es hierdurch zu starken Einschränkungen der Atemreserven kommt, wenn auch ein Teil der Abnahme der körperlichen Belastbarkeit älterer Personen sicher über den Mechanismus zu erklären ist.

Abbildung 3 zeigt die entsprechenden Lungenvolumina als Mittelwerte von 12 Patienten mit schwerer Emphysembildung, aber noch normalen Strömungswiderständen in den Atemwegen bei Ruheatmung (mittlere Säule). Es ist deutlich zu sehen, wie die Totalkapazität um > 10% über dem Sollwert liegt, wie aber bei tiefer Exspiration gerade nur noch die mittlere Atemlage der gesunden Vergleichspersonen erreicht wird.

Die linke Säule der Abbildung 3 zeigt Patienten, bei denen sich auf dem Boden des schweren Emphysems eine Atemwegsobstruktion entwickelt hat. Das Atemzugvolumen wird oberhalb des Sollwertes der Totalkapazität geatmet. Das endexspiratorische intrathorakale Gasvolumen liegt nur geringgradig unterhalb der Soll-Totalkapazität. Die Atemtiefe hat entsprechend erheblich abgenommen, da inspiratorisch alle Reserven durch beträchtliches Überschreiten der normalen Totalkapazität erschöpft sind und da exspiratorisch schon in Höhe der Totalkapazität die Strömungswiderstände beginnen, stark anzusteigen.

Lungenemphyseme bilden sich nicht immer generalisiert. Lokale, peribronchiale, zentrolobuläre, subpleurale Formen sind beschrieben (s.S.377), wobei auch nur vereinzelte große Bullae das klinische Bild beherrschen können. Hier kann es auch zu Mischbildern kommen: Partielle Überdehnung, partielle Kompression, Entspannungsobstruktion, Angehen von Entzündungen mit Entwicklung einer zusätzlichen Infektionsobstruktion. Nur generalisierte Emphysembildungen geben Resultate, wie sie in dem ausgesuchten Krankengut der Abbildung 3 dargestellt sind. Geringgradige Vermehrung des intrathorakalen Gasvolumens schließt

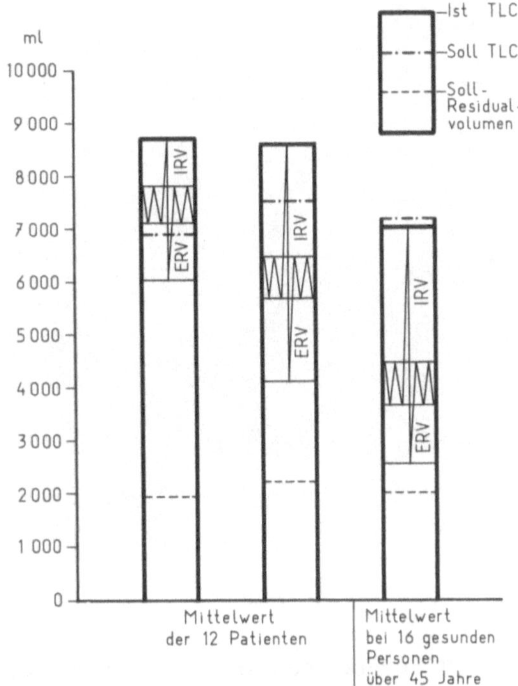

Abb. 3. Mittelwerte der Soll- und Ist-Werte der Totalkapazität (TLC), des inspiratorischen Reservevolumens (IRV), der Atemtiefe, des exspiratorischen Reservevolumens (ERV) und des Soll-Residualvolumens von 12 Patienten mit schwerem Emphysem und Atemwegsobstruktion (linke Säule), von 12 Patienten mit schwerem Emphysem, aber bei Ruheatmung noch normalen Strömungswiderständen in den Atemwegen (mittlere Säule) und von 16 gesunden Versuchspersonen etwa gleichen Alters (rechte Säule)

deshalb eine partielle Entspannung der Lunge nicht aus, wenn auch meist bei derartigen Patienten die Prognose quo ad therapeutischer Beeinflußbarkeit wesentlich besser ist.

Schließlich muß auch hier auf Mischbilder zwischen Restriktion und Obstruktion hingewiesen werden, wobei die Narben- und Fibrosestränge, welche durch die Lunge ziehen, die Vergrößerung des intrathorakalen Gasvolumens nicht ermöglichen, was eine Entspannungsobstruktion in den emphysematösen Bezirken um so eher zustande kommen läßt, weil die Thoraxwand durch die restriktive Komponente nicht in der Lage ist, kompensatorisch in die erforderliche Inspirationsstellung auszuweichen. OTTO u. HAUS-

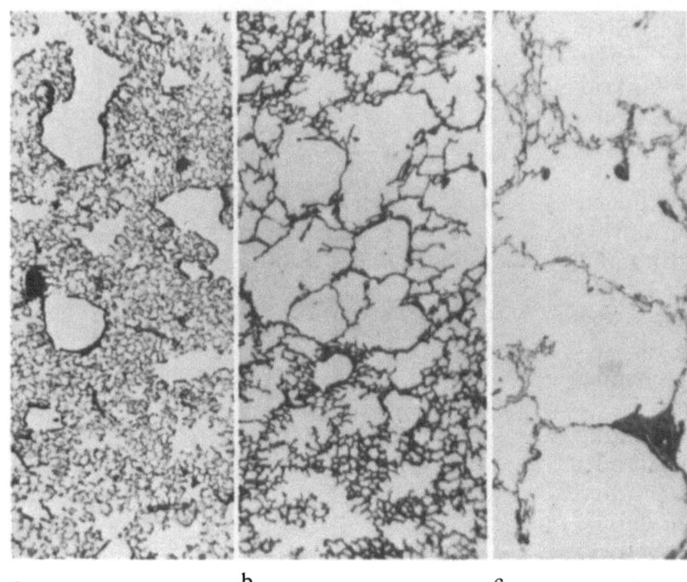

Abb. 4a–c. Bei gleicher Vergrößerung histologisch normal aufgebautes Lungengewebe eines Hundes (a) und nach Papaininjektion mit beginnendem (b) und fortgeschrittenem Emphysem (c). (Vergr. 100fach nach ISLAM et al., 1974a)

SER (1975) haben derartige Krankheitsbilder als emphysematöse Lungensklerose beschrieben. Die Ergebnisse der Compliance-Messungen bei einer größeren Gruppe von Emphysematikern bestätigen diese pathologisch-anatomische Erfahrung in der Klinik (KOWALSKI u. ISLAM, 1978).

Auch konnten ULMER u. HÖLTING (1975) im Vergleich zwischen Patienten mit Anthracosilikose bei Atemwegsobstruktion und Patienten mit Atemwegsobstruktion ohne Pneumokoniose diese restriktive Komponente bei Patienten mit derartigen Pneumokoniosen, bei denen die Obstruktion als entscheidender Faktor für den Krankheitsverlauf anzusehen ist (ULMER et al., 1968; REICHEL et al., 1969), belegen.

a) Experimentelles Lungenemphysem

Experimentell lassen sich derartige Lungenemphyseme leicht erzeugen. Die Inhalation von proteolytischen Enzymen führt bei Versuchstieren zu schweren Emphysembildungen (GROSS et al., 1965; MITTMAN, 1972; ISLAM et al., 1974a; GOLDRING et al., 1968; JOHANSON u. PIERCE, 1972) (Abb. 4). Während bei diesen Tieren das Lungenemphysem

durch ein Übermaß an proteolytischen Enzymen entsteht, entwickelt sich auf dem Boden nicht genügender Proteaseinhibitoren beim α_1-Antitrypsindefizit (LAURELL u. ERIKSSON, 1963; ERIKSSON u. BERVEN, 1972; RASCHE u. MARCIC, 1973; LIEBERMAN, 1975, 1976) bei Menschen ein schweres Emphysem (s.S. 384).

α_1-Antitrypsin ist ein polymorphes Protein. Etwa 25 Varianten des Moleküls sind bislang beschrieben. Entscheidend für das Ausmaß der Emphysembildung ist wahrscheinlich auch die Relation von spezifisch elastolytischer zu totaler proteolytischer Aktivität der Protease. Auch Bakterien-Proteasen sind in der Lage, Emphyseme auszulösen (BLACKWOOD et al., 1975). Der Abbau der verschiedenen Gewebebestandteile der Lunge wird von verschiedenen Proteasen unterschiedlich stark vorgenommen (HANCE u. CRYSTAL, 1975).

Die meisten dieser Patienten haben dann, wenn sie sich entsprechender Behandlung zuwenden, schon Atemwegsobstruktionen, wie unsere eigenen Beobachtungen zeigen (KOWALSKI et al., 1977). Emphyseme mit alleiniger Entspannungsobstruktion, aber auch häufige Mischbilder mit zusätzlicher Infektobstruktion sind dann zu beobachten.

2. Pneumonien als Ursache von Emphysem und Entspannungsobstruktion

In der Anamnese von Patienten mit Atemwegsobstruktion werden häufiger Lungenentzündungen genannt, nach denen dann die Atemnot begonnen habe. Diese Beobachtung ist doch so häufig, daß man sie nicht als einfache Folge des Kausalbestrebens der Patienten zur Seite schieben kann.

Neben der Möglichkeit der Virusinfektion der Bronchien, die wahrscheinlich über ganz andere Mechanismen die Atemwegsobstruktion verursacht (s.S. 458), besteht doch der Verdacht, daß bei der Freisetzung größerer Mengen proteolytischer Fermente, wie dies beim Zelluntergang in pneumonischen Herden anzunehmen ist, die Proteaseinhibition nicht ausreicht, um das Lungengewebe zu schützen. Auch bei normalem α_1-Antitrypsinspiegel im Blut – auch andere Proteine verfügen über proteaseinhibitorische Wirkung (RASCHE u. HOCHSTRASSER, 1976; HOCHSTRASSER et al., 1975; RASCHE et al., 1975a, 1976b; HOCHSTRASSER et al., 1974a, 1974b) – können wahrscheinlich Proteasen Emphysem erzeugen. Die Proteaseinhibitoren sind auch nur für bestimmte Proteasen spezifisch wirksam (LEBAS et al., 1976). Wenn also für die entsprechenden Proteasen der passende Inhibitor nicht in genügender Menge zur Verfügung steht, kann ein Andauen des Lungengewebes zustande kommen mit konsekutiver Emphysembildung. Daß solche Partialdefekte möglich sind, konnten SZABO et al. (1973), HOCHSTRASSER et al. (1974a, 1974b) wahrscheinlich machen. Schließlich wird es auch auf die Relation von Proteasen zu Proteaseinhibitoren ankommen. Ein Übermaß der ersteren wird das Lungengewebe in Gefahr bringen und irreversible Emphysembildung bedingen, auch wenn die Proteaseinhibitorspiegel » normal « sind.

3. Oberflächenaktive Substanzen

Viel Arbeit wurde der Frage gewidmet, inwieweit die Stabilität der Alveolen durch oberflächenaktives Material, welches die Alveolen ausgleitet, bestimmt wird (CLEMENTS et al., 1961; PATTLE, 1955; REIFENRATH u. ZIMMERMANN, 1973a, 1973b; REIFENRATH, 1973; KLUGE, 1967; CHERNICK et al., 1966). Obwohl möglicherweise oder wahrscheinlich dieser oberflächenaktive Film mit der Atelektasebildung, der Abnahme der Compliance bei Lungenvolumenverkleinerung und der verlängerten Kurzatmigkeit nach Anaesthesien oder nach einem Koma mit diesen viskoelastischen Parametern des Oberflächenfilms zu tun hat, liegen doch noch keine Ergebnisse vor, die bei Erwachsenen einen Zusammenhang zwischen der Lungenentspannung, den oberflächenaktiven Substanzen und der Atemwegsobstruktion mit genügender Sicherheit ableiten ließen.

4. Lungenentspannung bei absolut zu kleinem Thorax

Oft kommen Patienten zur Beobachtung, bei denen ein erhebliches Übergewicht besteht und von denen gleichzeitig über Atemnot geklagt wird. Oft ist auch bei diesen Patienten eine Atemwegsobstruktion die entscheidende Ursache der Atemnot. Durch die Adipositas (bei relativ straffen Bauchdecken) sind die Zwerchfelle hochgedrängt, das intrathorakale Gasvolumen ist kleiner, als es dem Sollwert entspricht, und die Strömungswiderstände in den Atemwegen sind erhöht (Abb. 5).

Diese Erhöhung der Strömungswiderstände in den Atemwegen entsteht ebenfalls über die Lungenentspannung. Während beim Emphysem die »zu groß gewordenen« Lungen für den Thorax zu groß sind, wird hier der Thorax für die normale Lunge zu klein. Es ist bei derartigen Patienten zu erwarten, daß durch eine entsprechende Gewichtsreduktion das intrathorakale Gasvolumen zunimmt und daß hierdurch gleichzeitig die Strömungswiderstände in den Atemwegen abnehmen bzw. sich normalisieren. Tatsächlich lassen sich immer wieder derartige Verläufe beobachten. Während ja normalerweise mit Abbau der Strömungswiderstände das intrathorakale Gasvolumen abnimmt

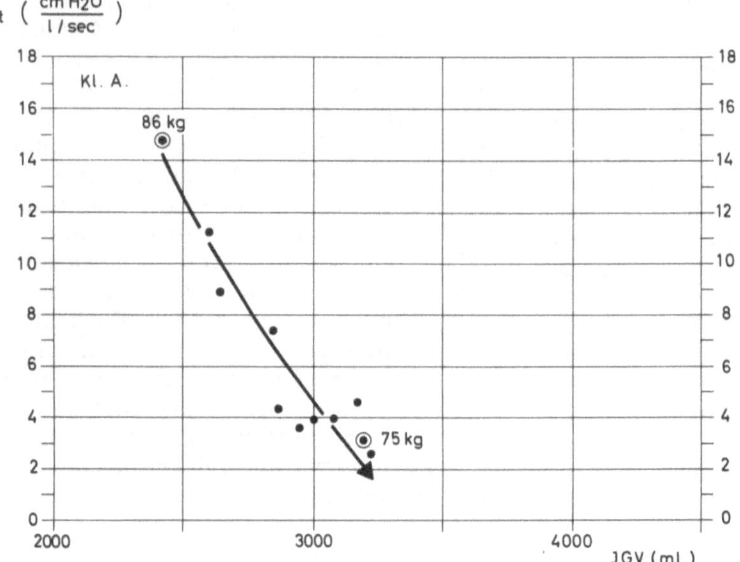

Abb. 5. Beziehung zwischen Strömungswiderständen in den Atemwegen (R_t) und intrathorakalem Gasvolumen (IGV) von Patienten mit starkem Übergewicht. Durch Gewichtsabnahme wird eine Vergrößerung des intrathorakalen Gasvolumens erreicht. Hierdurch sinken die Strömungswiderstände ab, die Atemnot verschwindet

(s. Abb. 8, S. 109), nimmt hier das intrathorakale Gasvolumen zu, und die Strömungswiderstände normalisieren sich. Man wird, da sich beide Mechanismen überschneiden können, nicht immer mit einer entsprechenden Zunahme des intrathorakalen Gasvolumens rechnen können. Eine Gewichtsabnahme mit deutlichem Abbau erhöhter Strömungswiderstände bei gleichbleibendem intrathorakalem Gasvolumen spricht ebenfalls für diesen Mechanismus der Lungenentspannung durch zu kleines intrathorakales Gasvolumen, zumindest als Teilfaktor. Nicht nur die Adipositas kann eine solche Lungenentspannung bewirken, auch Atemnot bei Zwerchfellhochstand durch Ascites findet ihre Erklärung in diesem Mechanismus der Lungenentspannung und seine Bestätigung im entsprechenden therapeutischen Erfolg mit dem Beweis durch adäquate Meßwerte.

5. Lungenentspannung durch Pneumothorax oder Pleuraerguß

Nicht selten werden Patienten beobachtet, die nach einem Pneumothorax starke Atemnot entwickeln. Auch bei größeren, einseitigen Pleuraergüssen kommen derartige Atem-notzustände vor. Von der Einschränkung der direkt belüftbaren Lungenteile her gesehen, sollte hierdurch keine so starke Atemnot entstehen. Besonders stark ist die Atemnot, wenn durch den Pneumothorax oder den Pleuraerguß das Mediastinum zur gesunden Seite verschoben wird. In dieser Lunge kommt es dann ebenfalls zur Lungenentspannung mit Anstieg der Strömungswiderstände in den Atemwegen. Inspiratorisch sind die Reserven für eine stärkere Vordehnung der Lunge zum Abbau erhöhter Strömungswiderstände wegen der Mediastinumverschiebung rasch erschöpft; exspiratorisch steigen die Strömungswiderstände rasch weiter an, was eine vertiefte Ausatmung unmöglich macht. Insbesondere sind Patienten mit starkem Altersemphysem oder anderweitiger leichter Atemwegsobstruktion durch solche Ereignisse gefährdet.

Im Experiment lassen sich diese Zusammenhänge gut zeigen. Islam et al. (1974a) fanden bei Hunden, die als Artspezifikum nur ein wenig ausgebildetes Mediastinum haben, durch Anlegen eines Pneumothorax eine erhebliche Zunahme der Strömungswiderstände in den Atemwegen (Abb. 6).

Auch aus den Versuchen von Hemingway u. Simmons (1958) sind die gleichen Zusammenhänge abzulesen.

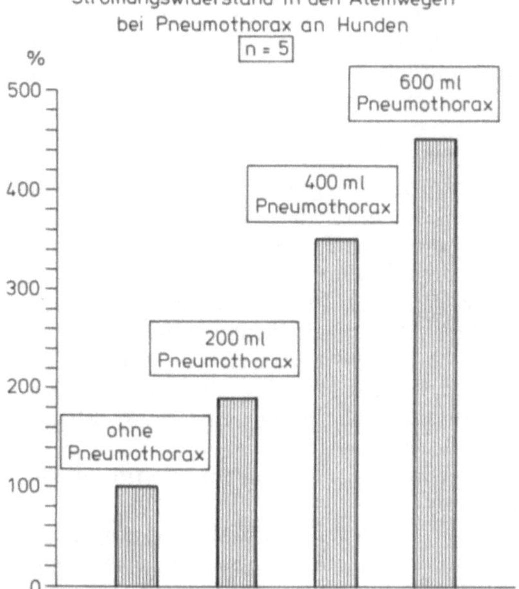

Abb. 6. Strömungswiderstand in den Atemwegen (ΔP_{oes} mm Hg/100 ml AZV) in % des Ausgangswertes unter verschieden starkem Pneumothorax bei Hunden ($n = 5$). (Nach ISLAM et al., 1974a)

Diese tierexperimentellen Ergebnisse konnten auch beim Menschen durch Versuche, bei denen der Thorax durch eine Bandage komprimiert wurde, bestätigt werden. Bei älteren Versuchspersonen (> 50 Jahre) stieg der Strömungswiderstand in den Atemwegen durch Thoraxbandage, welche das intrathorakale Gasvolumen um 600 ml verkleinerte, um knapp 100% an (ISLAM et al., 1974b).

Es ist deshalb wichtig, bei Patienten mit chronischer Atemwegsobstruktion und bei plötzlicher Verschlechterung des Zustandes an den Pneumothorax differentialdiagnostisch zu denken.

III. Atemwegsobstruktion nach Lungenembolie

Stärkere Atemnot wird häufig nach Lungenembolien beobachtet. Ein großer Teil dieser Atemnot ist aber auf durch die Lungenembolie ausgelöste Bronchospasmen zurückzuführen, wobei der sorgfältig beobachtende Kliniker den obstruktiven Anteil der Atemnot von der »Atemnot«, die durch den Kreislaufkollaps oder die durch eine einsetzende Linksherzinsuffizienz bedingt ist, abgrenzen wird. Gelegentlich wird die Lungenembolie nicht erkannt, da sie ein dem Asthma gleiches klinisches Bild bewirkt (WINDEBANK et al., 1973; WHITTERIDGE, 1950; GUREWICH et al., 1963; BOYER u. CURRY, 1944; CAHILL et al, 1961; COLP u. WILLIAMS, 1962).

Diese klinischen Beobachtungen konnten auch durch entsprechende Tierversuche bestätigt werden. NADEL et al. berichten 1964 über bronchospastische Reaktionen nach Embolien mit Bariumsulfat in die A. pulmonalis. In Hundeversuchen versuchten THOMAS et al. 1964 den Mechanismus der durch Thromboembolien hervorgerufenen Bronchokonstriktion zu klären. Offensichtlich muß es zu Zirkulationsstörungen im Bereich der kleineren Lungengefäße kommen, da durch kleinere autochthone Thromboembolien wie durch Glaskugelembolien, aber auch durch Linksherzinsuffizienz, eine entsprechende bronchokonstriktorische Reaktion ausgelöst werden kann. Auch längerer Verschluß eines Astes der A. pulmonalis bewirkt einen Anstieg der Strömungswiderstände in den Atemwegen, wie unsere eigenen Untersuchungen zeigten (ISLAM et al., 1977; ISLAM u. ULMER, 1977a). Ein noch mit dem Leben vereinbarer Verschluß des Hauptastes der A. pulmonalis hat aber offenbar, wenn überhaupt, nur einen wesentlich geringeren Einfluß auf die Bronchomotorik (ISLAM u. ULMER, 1977b).

IV. Atemwegsobstruktion bei Linksherzinsuffizienz

Die Atemnot des Herzkranken ist ein wesentliches Symptom der Herzinsuffizienz. Oft führt erst die Atemnot diese Patienten zum Arzt. Genauere Analytik der cardialen Dyspnoe zeigt, daß bei einer Großzahl dieser Patienten ebenfalls eine Atemwegsobstruktion vorliegt (KAMMLER u. ULMER, 1968). Alle von uns untersuchten Patienten mit cardialer Dyspnoe zeigten eindeutig erhöhte Strömungswiderstände in den Atemwegen. Obwohl im Mittel auch eine Korrelation zwischen den Dyspnoegraden und dem arteriellen Sauerstoffdruckwert besteht, so werden doch bei vielen der Patienten mit cardialer Dyspnoe der Kategorie III (Atemnot schon bei langsamem Gehen) noch normale arterielle Sauerstoffdruckwerte gemessen (Abb. 7, s.S. 137).

Die Lungenstauung führt also auch häufig zur Atemwegsobstruktion. Im Vergleich zu den Patienten mit »primär bronchialer« Atemwegsobstruktion liegen die Strömungswiderstände bei den Patienten mit cardialer Dyspnoe bei gleichem Dyspnoegrad deutlich niedriger. Die Atemnot ist bei cardialer Dyspnoe nicht allein durch die Atemwegsobstruktion bedingt.

Die ebenfalls durch die Lungenstauung ausgelöste verminderte Dehnbarkeit der Lunge (Comroe et al., 1964; Julich, 1963; Mauck et al., 1964) stellt ebenfalls einen Atemnotfaktor dar, der zusammen mit der Atemwegsobstruktion im wesentlichen das Ausmaß der Gesamtatemnot bestimmt.

Ob hier die gleichen Mechanismen wirksam werden wie bei der Lungenembolie, oder ob entscheidend die Schleimhautschwellung ist, kann noch nicht entschieden werden. Für den Kliniker ist wesentlich, daß diese cardialen Atemwegsobstruktionen ebenfalls auf Bronchodilatatoren der β_2-Stimulatoren wie der Atropinreihe ansprechen. Dies spricht dafür, daß über die alleinige Schleimhautschwellung hinaus auch die Bronchialmuskulatur bei der cardialen Atemwegsobstruktion beteiligt ist, womit der »typische Obstruktionsmechanismus« in Aktion gerufen sein dürfte.

V. Die infektiöse Atemwegsobstruktion

In der Anamnese vieler Patienten mit Atemwegsobstruktion finden sich grippale Infekte als entscheidende Faktoren, mit denen, oder unmittelbar nach denen, die Atemwegsobstruktion begonnen hat. Viele dieser Patienten haben dann mehr oder weniger purulentes Sputum, wobei die Atemwegsobstruktion immer dann schlimmer wird, wenn das Sputum deutlich purulent wird. Oft, nicht immer, nimmt dann auch die Sputummenge zu. Die Patienten geben häufig an, sich wieder »erkältet« zu haben.

Neben der allergischen Atemwegsobstruktion ist die infektiöse sicher die häufigste, wobei die chronische Infektion mit einem Lungenemphysem einhergehen kann, auf dem Boden einer Bronchiektasie besteht oder sonstige Abwehrschwächen allgemeiner Art (Barandun, 1975), wie z.B. γ-Globulindefizit, oder lokaler Art bei irreversibler Schleimhautschädigung eine ausschlaggebende Rolle spielen.

Wie wird die Infektion obstruktionsauslösend?

Auch bei dieser Form der Atemwegsobstruktion sind die Bronchialmuskeln entscheidend am Zustandekommen beteiligt. Wahrscheinlich spielen bakterielle Toxine, bakterielle Proteasen wie Leukozytenproteasen eine entscheidende Rolle an den sensorischen Rezeptoren im Bronchialbaum. Die genannten Faktoren treten immer mit jeder Exazerbation der Bronchitis in verstärktem Ausmaß auf, wobei sie tiefer in die Schleimhaut eindringen und auf nicht genügende Inhibitoraktivität treffen. Die sensorischen Rezeptoren werden überempfindlich und jeder Reiz, der normalerweise nur eine mäßige Tonuserhöhung in der Bronchialwand hervorruft, löst eine starke Kontraktion der Bronchialmuskulatur mit entsprechender Atemwegsobstruktion aus. Das überempfindliche Bronchialsystem ist ein typischer Befund dieser wie auch der anderen Formen der Atemwegsobstruktion (Ulmer et al., 1977).

Einer Häufung von obstruktiven Atemwegserkrankungen, z.B. bei Lungentuberkulose (Birath et al., 1966) oder nach Lungenembolien mit konsekutiver Verschwielung, können unterschiedliche Ursachen zugrunde liegen. Eine chronisch unspezifische Begleitbronchitis wird als häufigste Ursache derartiger Atemwegsobstruktionen nachweisbar sein. Die Therapie, wie bei alleiniger Infektionsobstruktion durchgeführt, kann im allgemeinen die Atemwegsobstruktion wesentlich bessern.

VI. Durch körperliche Belastung ausgelöste Atemwegsobstruktion (Exercise induced asthma)

Insbesondere bei Kindern kommt es häufig am Ende einer körperlichen Belastung – Laufen, Schwimmen, Radfahren – oder auch einige Minuten nach Belastungsende, zu einer u.U. auch schweren Atemwegsobstruktion (CROMPTON, 1968; FISCHER et al., 1970; JONES et al., 1962; KJELLMANN, 1969; MCNEILL et al., 1966; REBUCK u. REED, 1968; SLY et al., 1967; STANESCU u. TECULESCU, 1970; BAKRAN jr. et al., 1971) (Abb. 7).

Die Meinungen über die Ursachen dieser belastungsabhängigen Atemwegsobstruktion gehen noch weit auseinander. REBUCK und REED (1968) vermuten, daß die Hypokapnie, wie sie bei derartigen Belastungen auftreten kann, wesentliche Ursache der Obstruktion ist, stellen aber auch mechanische Effekte, wie das Gegeneinanderreiben der Bronchialwände, wie dies besonders bei Kindern mit den engen Bronchien bei Belastung zustande kommen kann, zur Diskussion. Auch NEWHOUSE et al. (1964) stützen die Hypokapnie-Hypothese, die auf Versuchen von SEVERINGHAUS et al. (1961) aufbaut. Diese Autoren fanden nach Verschluß eines Hauptastes der A. pulmonalis in dem entsprechenden Lungenflügel eine Hypokapnie und konsekutive Bronchokonstriktion. Die von MCNEILL (1966) vertretene Meinung, daß die Bronchokonstriktion beim exercise-induced-Asthma über einen Reflex oder einen humoralen Faktor ausgelöst wird, hilft nicht allzuviel weiter. Immerhin werden aber doch mit dieser Aussage prinzipielle Möglichkeiten angesprochen.

BUTLER et al. (1960) konnten bei Asthmatikern durch willkürliche Hyperventilation eine Bronchokonstriktion auslösen. Dem entspricht die Beobachtung von STANESCU u. TECULESCU (1970), die bei einem Patienten mit exercise-induced-Asthma ebenfalls durch willkürliche Hyperventilation wie durch wiederholte Ausführung des Tiffeneau-Testes gleichartige Atemnotanfälle beobachten konnten.

So vermuten auch IRNELL u. SWERTLING (1966), daß Rezeptoren in der Bronchialwand durch die höhere Strömung der Atemluft erregt werden und hiermit die Bronchokonstriktion eintritt, ein Befund, der gut mit den Ergebnissen der experimentellen Obstruktionsforschung der letzten Jahre (s.S. 493) übereinstimmt. Auch unsere eigenen Untersuchungen bei Patienten mit exercise-induced-Asthma machen wahrscheinlich, daß die Hyperventilation wesentliche Ursache für die Auslösung der Atemwegsobstruktion ist (BAKRAN jr. et al., 1971). Auch bei gesunden Personen war unter der Hyperventilation eine Tendenz zum Anstieg der Strömungswiderstände zu belegen. Die übermä-

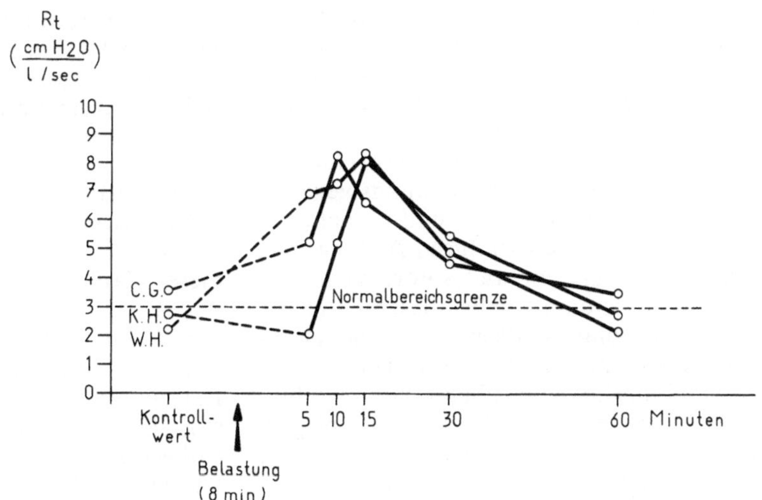

Abb. 7. Verlauf der Strömungswiderstandswerte von Patienten, die nach körperlicher Belastung Atemwegsobstruktionsanfälle zeigten. Minutenangaben beginnend nach Belastungsende. (Nach BAKRAN jr. et al., 1971)

ßige Reaktion von Patienten mit allergischer Atemwegsobstruktion wie bei Patienten mit chronisch infektiöser Atemwegsobstruktion oder bei Patienten mit exercise-induced-Asthma mit unter Ruhebedingungen normalen Strömungswiderständen in den Atemwegen wäre dann auf das »überempfindliche Bronchialsystem« zurückzuführen. Überempfindliches Bronchialsystem (s.S. 475 ff.) ist aber nach unserem heutigen Wissen weitgehend gleichbedeutend mit überempfindlichen sensorischen Rezeptoren.

GRIFFITHS et al. (1972) und BIANCO et al. (1974) nahmen an, daß zwischen der Höhe der Plasmakatecholaminspiegel und der unter Belastung auslösbaren Atemwegsobstruktion eine Beziehung besteht. Sie stellten die Hypothese auf, daß während körperlicher Belastung die α-adrenergische Reaktion und damit die Bronchokonstriktion mit ansteigendem Katecholaminspiegel vorherrschend wird. Voraussetzung wäre allerdings, daß bei derartigen Asthmatikern ein aktiviertes α-adrenergisches System vorliegt und möglicherweise ein gehemmtes β-adrenergisches System nicht genügend wirksam werden kann.

DEKOCK (1970), SIMONSSON et al. (1972), PATEL u. KERR (1973), FLEISCH et al. (1973) legten Untersuchungen vor, die eine gesteigerte α-adrenergische Aktivität oder eine funktionelle β-Rezeptorenblockade (SZENTIVANYI, 1968; PARKER, 1973; ALSTON et al., 1974) bei Patienten mit allergischem Asthma bronchiale möglich erscheinen ließen. Die Untersuchungen von BIANCO et al. (1974) wie die von BEIL u. DEKOCK (1978) brachten ebenfalls Anhaltspunkte für die Annahme, daß α-adrenergische Rezeptoren bei exercise-induced-Asthma beteiligt sind.

BEIL et al. (1977) überprüften in sorgfältigen Untersuchungen die Katecholaminspiegel im Serum bei sieben Gesunden und bei acht Patienten mit exercise-induced-Asthma bei Atemwegsallergie vor und sofort nach körperlicher Belastung. Die bei diesen Patienten unter Belastung auslösbare Bronchokonstriktion konnte durch vorangehende α-Rezeptorenblockade mit Phentolamin verhindert werden. Bei den Noradrenalinspiegeln fanden sich zwischen beiden Gruppen keine Unterschiede. Unter Belastung stieg sowohl bei Patienten als auch bei den gesunden Versuchspersonen der Noradrenalinspiegel im Serum signifikant an. Adrenalin war im Serum bei beiden Gruppen, sowohl in Ruhe als auch unter körperlicher Belastung, in gleicher Konzentration zu messen. Unter Belastung stieg der Adrenalinspiegel nicht signifikant an. Andererseits brachten diese Messungen Ergebnisse, die zu der Annahme berechtigten, daß bei Asthmatikern unter Belastung die Sympathikusaktivität, aus welchen Gründen auch immer, gesteigert ist, daß aber die Bronchokonstriktion wahrscheinlich nicht durch die unter Belastung gesteigerten Noradrenalinspiegel bedingt wird.

VII. Tabakkonsum und obstruktive Atemwegserkrankungen

Im Kapitel über die Häufigkeit der obstruktiven Atemwegserkrankungen wird auf einige Literaturstellen hingewiesen, die bei Häufigkeitsuntersuchungen die Tabakrauchgewohnheiten und die allgemeine Luftverschmutzung wie besondere berufliche Expositionen berücksichtigen. In der Problematik der Ätiologie müssen diese Punkte ebenfalls aufgegriffen werden.

Tabakrauchen verursacht mit Sicherheit eine Mehrproduktion von Bronchialschleim. Dies löst Husten aus, so daß die Symptome der »Bronchitis« erfüllt sind. Alle Studien haben übereinstimmend eine wesentlich größere Relevanz von derartigen Bronchitiden bei Rauchern gefunden. Die Häufigkeitsunterschiede schwanken zwischen 1:4 bis 1:13 zwischen Nichtrauchern und Rauchern. Exraucher liegen im allgemeinen zwischen diesen Zahlen. Auch lassen sich vernünftige Abstufungen in Abhängigkeit vom Schweregrad des Tabakrauchens nachweisen (Deutsche Forschungsgemeinschaft, 1975; REICHEL et al., 1970; SCHIMMEL u. MURAWSKI, 1976; SHY et al., 1974a, 1974b; Royal College of Physicians, 1970; LEUSCHNER u. ULMER, 1967).

In unseren eigenen Arbeiten wie in der Studie der Deutschen Forschungsgemeinschaft konnte auch gezeigt werden, daß Rauchen im Mittel um 10–20% erhöhtes intrathorakales Gasvolumen, im Mittel um den gleichen Prozentsatz herabgesetzte Vitalkapazität und 1-Sekunden-Werte verursacht. Auch der arterielle Sauerstoffpartialdruck liegt im Mittel bei den Rauchern um 2–5 mm Hg unter dem eines vergleichbaren Kollektivs von Nichtrauchern. Als Ausdruck der Verteilungsstörung, die offensichtlich der arteriellen Partialdruckerniedrigung zugrunde liegt, wird ein entsprechend erhöhter »alveolär«-arterieller Kohlensäuredruckgradient gefunden. Marco u. Minette (1976) fanden als Frühzeichen der Funktionsbeeinträchtigung durch Rauchen das ›Closing Volumen‹ wie die N_2-Auswaschkurven beeinträchtigt. Die von Tockman et al. (1976) vorgelegte Arbeit stimmt im Ergebnis prinzipiell mit den zitierten Arbeiten überein, wobei allerdings die N_2-Auswaschkurven wie die steady state Diffusionskapazität bei Rauchern prinzipiell pathologisch waren, unabhängig von der Dauer des Tabakkonsums. Die Autoren nehmen für diese Tests eine »Alles- oder Nichts-«Antwort an, während sie, wie wir, für den 1-Sekunden-Wert eine Abhängigkeit von Tabakrauchexposition fanden.

1. Periphere Atemwegserkrankung und Tabakrauchen

Was liegt diesen Funktionsstörungen zugrunde?

Ohne Zweifel handelt es sich um Veränderungen einmal im Sinne der einfachen, nichtobstruktiven Bronchitis und zum anderen um Veränderungen wohl vorwiegend in der Bronchienperipherie bzw. im Lungenparenchym, die heute gerne als »Erkrankungen der kleinen Atemwege« (small airway disease) bezeichnet werden. Manche Autoren sehen diese »Erkrankung der kleinen Atemwege« als Beginn obstruktiver Atemwegserkrankungen an (Macklem, 1973; Leblanc et al., 1970). Es ist sehr wahrscheinlich, daß die Emphyseme bei Rauchern viel häufiger

gefunden werden als bei Nichtrauchern (Thurlbeck, 1976; Spain et al., 1973). Bei Rauchern ist die Emphysembildung auch schwerer (Thurlbeck et al., 1974; Auerbach et al., 1967, 1974). Diese Emphysembildung kommt als Ursache von später auftretenden obstruktiven Atemwegserkrankungen in Frage. Hier muß aber klar definiert werden, was als obstruktive Atemwegserkrankung verstanden werden soll. Sind in die Definition der obstruktiven Atemwegserkrankungen die Erkrankung der peripheren Atemwege und, hiervon wahrscheinlich oft schwer abzugrenzen, auch das Übergreifen auf das Lungenparenchym einbegriffen, dann ist das Zigarettenrauchen als eine wesentliche, wenn nicht als die wesentliche Ursache dieser peripheren Atemwegserkrankungen anzusehen.

Diese Erkrankung hat aber klinisch im Vergleich zu den typischen »obstruktiven Patienten« wenig Relevanz. Diese peripheren Atemwegserkrankungen gehen isoliert, meist ohne Atemnot, einher. Sie schränken zwar die Atemreserven und damit die Belastungsfähigkeit der Betroffenen ein. Im Verhältnis zur obstruktiven Atemwegserkrankung mit erhöhtem Strömungswiderstand in den Atemwegen bei Ruheatmung sind diese Auswirkungen aber weniger gravierend. Das Ausmaß der Einschränkung der Belastungsfähigkeit hängt bei diesen small airway diseases von den inspiratorischen wie von den exspiratorischen Atemreserven ab. Bei körperlicher Belastung können die Strömungswiderstände in den Atemwegen, ganzkörperplethysmographisch gemessen, auch ansteigen, selbst wenn sie bei Ruheatmung normal sind.

Abbildung 8 zeigt das Meßergebnis eines solchen Patienten mit schwerer »peripherer Atemwegserkrankung«. Das intrathorakale Gasvolumen betrug bei diesem Patienten in Ruhe 4.812 ml und lag damit um +86% über dem Sollwert. Der Strömungswiderstand in den Atemwegen (R_t) betrug 2,74 cm $H_2O/l \cdot s^{-1}$. Bei forcierter Ausatmung ergab sich die in Abbildung 8 dargestellte Volumen-Strömungswiderstandsbeziehung. Es ist deutlich zu sehen, wie der Strömungswiderstand in den Atemwegen bei dem Patienten nur unter der forcierten Exspiration schon

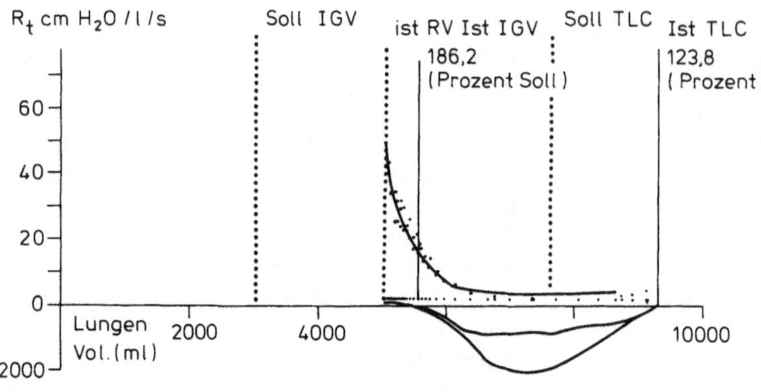

Abb. 8. Strömungswiderstandsvolumenbeziehung bei Patient mit »vorwiegend peripherer Atemwegserkrankung«. Unter Normalatmung lagen die Strömungswiderstandswerte im Normbereich; unter forcierter Exspiration, wie hier bei der Aufnahme der Strömungswiderstandsvolumenbeziehung, steigt der Strömungswiderstand schon bei relativ großen Lungenvolumina deutlich an und erreicht beim IGV-Wert 15 cm $H_2O/l \cdot s^{-1}$. IGV = 4812 ml = +86% vom Soll   TLC = 8652 ml = +23% vom Soll
Oberer Teil: Strömungswiderstandsvolumenbeziehung.
Unterer Teil: Strömung (ml/s) Volumenbeziehung. (Methodik nach Islam u. Ulmer, 1976, 1977)

oberhalb des normalen endexspiratorischen Volumens (IGV) erheblich ansteigt und bei dem Wert des intrathorakalen Gasvolumens einen Resistance-Wert von etwa 15 erreicht.

Hieraus sind für diese Patientengruppe, bei der es sich bis auf leichtere Stadien des α_1-Antitrypsinmangels fast ausschließlich um sehr starke Raucher handelt, folgende Funktionsmuster als typisch abzuleiten (Tabelle 1).

Tabelle 1. Funktionsmuster von Patienten mit peripherer Atemwegserkrankung (starke Raucher, α_1-Antitrypsinmangel). R_t = totaler Strömungswiderstand; IGV = intrathorakales Gasvolumen; VC = Vitalkapazität; FEV_1 = 1-Sekunden-Wert

Stadium der Erkrankung	R_t	IGV	VC	FEV_1
I	normal	normal	normal	leicht einge-schränkt
II	normal	leicht erhöht	leicht ver-mindert	leicht einge-schränkt
III	normal	leicht bis deutlich erhöht	ver-mindert	stark einge-schränkt
IV	bei for-cierter Atmung erhöht	erheb-lich erhöht	ver-mindert	stark einge-schränkt

VIII. Obstruktive Atemwegs-erkrankungen in obstruktions-relevanten Atemwegen

Nach unseren Ergebnissen kann in den meisten Fällen von peripherer Atemwegserkrankung, die das Stadium II (Tabelle 1) nicht überschritten haben, keine Ursache der »obstruktiven Atemwegserkrankung«, wenn diese als Erkrankung mit bei Ruheatmung ständig oder anfallsartig erhöhten Strömungswiderständen definiert wird, gesehen werden. Die klinischer Behandlung bedürftigen Patienten mit »obstruktiven Atemwegserkrankungen« zeigen praktisch ausnahmslos erhöhte Strömungswiderstände in den Atemwegen, ganzkörperplethysmographisch gemessen. Die für erhöhte Strömungswiderstände relevanten Atemwege müssen nach allen theoretischen Erwägungen und praktischen Erfahrungen größere Atemwege sein. Daß es sich beim Betroffensein der peripheren Atemwege und bei den klinisch relevanten obstruktiven Atemwegserkrankungen

Tabelle 2. Abhängigkeit des arteriellen Sauerstoffdruckes in Abhängigkeit von den Rauchergewohnheiten in den verschiedenen Altersklassen bei Männern. (Nach REICHEL et al., 1970)

	$P\,O_2a$		$P\,O_2a$		$P\,O_2a$	
	Ruhe	Belastung	Ruhe	Belastung	Ruhe	Belastung
	10–29jährige		30–49jährige		50–69jährige	
Nichtraucher	$n=455$ 95,2	92,6	$n=590$ 89,4	89,5	$n=305$ 84,3	85,2
Raucher I	$n=604$ 94,2	92,3	$n=483$ 88,4	89,1	$n=398$ 82,3	84,2
Raucher II	$n=151$ 91,9	91,1	$n=977$ 87,0	87,6	$n=482$ 81,8	83,2

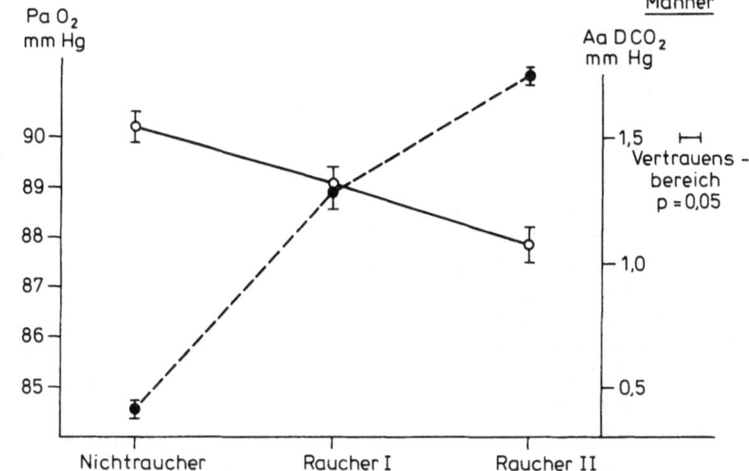

Abb. 9. Abhängigkeit des arteriellen Sauerstoffdruckes ($P\,O_2a$) und der Größe des alveolär-arteriellen Kohlensäuredruckgradienten ($AaDCO_2$) bei 30–60jährigen Männern von der Dauer und Schwere des Tabakrauchens. Die eingezeichneten Werte sind Mittelwerte. Die Streuung entspricht dem Fehler des Mittelwertes für $p=0,05$. (Nach REICHEL et al., 1970)

um meist verschiedene Dinge handelt, belegen folgende Ergebnisse: Wir konnten klare Abhängigkeiten für Husten und Auswurf vom Ausmaß des Tabakrauchens nachweisen. Die Abhängigkeit für auskultatorisch nachweisbare katarrhalische Nebengeräusche vom Rauchen waren nicht nur in allen Altersklassen deutlich, auch die anamnestische Angabe von Atemnot bei körperlicher Belastung zeigte nur bei den jüngeren männlichen Rauchern (Altersgruppe 10–29jährige) eine starke, bei den 30–49jährigen eine weniger starke und bei den 50–59jährigen keine Abhängigkeit. Bei den Frauen bestand diese Abhängigkeit nur bei der ersten Altersgruppe (10–29jährige).

Der arterielle Sauerstoffdruck nahm bei den verschiedenen Altersklassen in Abhängig-keit von der Stärke des Tabakkonsums signifikant ab (Tabelle 2).

Abbildung 9 zeigt das gemittelte Ergebnis des Gesamtkollektivs, wobei aus dem Anstieg der miteingezeichneten alveolär-arteriellen Kohlensäuredruckdifferenz als Ursache des Absinkens des arteriellen Sauerstoffpartialdruckes eine Zunahme von Verteilungsanomalien bei Rauchern zu erkennen ist (Abb. 9).

Der totale Strömungswiderstand in den Atemwegen wird aber praktisch nicht von den Rauchgewohnheiten beeinträchtigt, wie Tabelle 3 für Männer zeigt; gleichartig waren auch die Ergebnisse für die Frauenkollektive.

Dies bedeutet, daß die größeren Atemwege nicht (oder nur selten?) im Sinne der Ob-

Tabelle 3. Abhängigkeit des totalen Strömungswiderstandes in den Atemwegen (R_t) von den Rauchergewohnheiten in den verschiedenen Altersklassen bei Männern. (Nach REICHEL et al., 1970)

	10–29jährige R_t	30–49jährige R_t	50–69jährige R_t
Nichtraucher	$n = 416$ 1,9	$n = 602$ 2,2	$n = 314$ 2,8
Raucher I	$n = 619$ 1,8	$n = 492$ 2,1	$n = 400$ 3,4
Raucher II	$n = 150$ 2,1	$n = 1003$ 2,3	$n = 494$ 3,4

struktionserkrankung durch den Tabakrauch betroffen werden. Bei den Erkrankungen, bei denen wahrscheinlich vorwiegend die Reflexbronchokonstriktion (s.S. 493) eine Rolle spielt, spielt das Tabakrauchen als ätiologischer Faktor offensichtlich keine oder nur eine untergeordnete Rolle. Diese Einschränkung in Richtung untergeordnete Rolle muß gemacht werden, da bei Kombinationsbelastungen, wie starkes Rauchen und Staubbelastung am Arbeitsplatz, offensichtlich häufiger als in den Vergleichskollektiven »obstruktive Atemwegserkrankungen« mit erhöhten Strömungswiderständen gefunden werden. Wir haben auch Anhaltspunkte dafür, daß bei *sehr starken* Rauchern dann doch auch häufiger obstruktive Atemwegserkrankungen im Sinne ganzkörperplethysmographisch erhöhter Strömungswiderstände auftreten. Unsere Kollektive starker Raucher in der Allgemeinbevölkerung haben offensichtlich diese Kriterien noch nicht erfüllt.

Bei diesen Patienten mit sehr starkem Tabakkonsum kommen dann zwei Entwicklungsmöglichkeiten der »obstruktiven Atemwegserkrankung« in Frage: Einmal kann die sehr schwere »periphere Atemwegserkrankung« so wie bei α_1-Antitrypsindefizit durch eine zusätzliche Erkrankung der obstruktionsrelevanten Atemwege kompliziert werden. Eine *sehr schwere* (auch nur lokal sehr schwere) periphere Atemwegserkrankung kann sicher Schrittmacher der obstruktionsrelevanten Atemwegserkrankung sein. Andererseits kann aber auch eine zu starke, direkte Belastung der größeren Atemwege eine obstruktive Atemwegserkrankung auslösen, ohne daß die peripheren Atemwege eine entscheidende Rolle hierbei spielen müssen. Man wird im Einzelfall sicher nicht entscheiden können, welcher der genannten Faktoren der entscheidende war.

IX. Staubbelastung und obstruktive Atemwegserkrankung

Praktisch identisch wie bei der Tabakrauchbelastung stellen sich die Probleme der Ätiologie für die obstruktiven Atemwegserkrankungen im Zusammenhang mit der Staubbelastung meist an Arbeitsplätzen für »inerte« Stäube. Bei der Staubbelastung der Atmungsorgane muß immer sorgfältig zwischen »inerten« und »fibrogenen«, u.U. auch »cancerogenen« Staubarten unterschieden werden. Darüber hinaus spielt die Partikelgröße eines Staubes für dessen Wirksamwerden eine entscheidende Rolle. Während man schlechthin bei Stäuben $> 5\,\mu m$ von nicht mehr lungengängig spricht, ist diese Einteilung doch ganz korrekt. Viel besser ist die Einteilung entsprechend der Johannesburger Abscheidekurve. Hier werden Teilchen $> 10\,\mu m$ als nicht lungengängig angesehen. Ab $7–8\,\mu m$ werden dann zunehmend mehr Teilchen als lungengängig bezeichnet, bis bei $< 2\,\mu m$ über 90% der Teilchen den Alveolarraum der Lunge erreichen können. Weitere Einzelheiten zur Teilchendeposition und -retention siehe bei WALKENHORST (1976) in Bd. IV/1 dieses Handbuches wie bei REISNER (1973).

Inert wird ein Staub bezeichnet, wenn er, ohne (oder ohne wesentliche) Bindegewebsneubildung anzuregen, in der Lunge – meist peribronchial, perivaskulär, aber auch interstitiell – abgelagert wird. Um und zwischen diesen einzelnen Staubteilchen, die auch in Makrophagen phagozytiert angetroffen werden können, kommt es hierbei zu nicht mehr als einer unspezifischen Fremdkörperreaktion mit spärlicher Bindegewebsneubildung

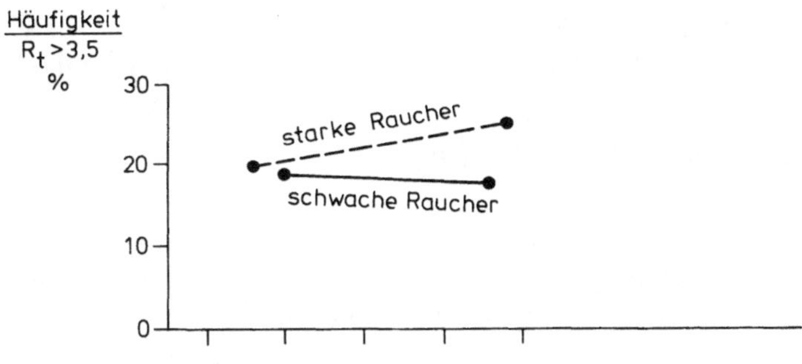

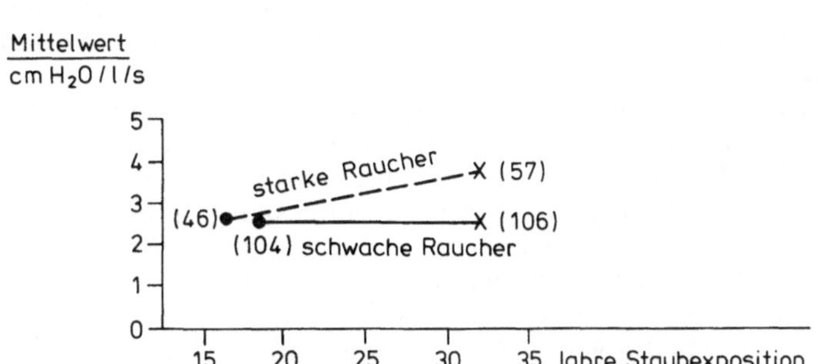

Abb. 10. Häufigkeit erhöhter Bronchialwiderstände ($R_t > 3,5$ cm $H_2O/l \cdot s^{-1}$) (obere Kurven) mit Mittelwerten des bronchialen Strömungswiderstandes; (untere Kurven) bei gleichaltrigen Bergleuten in Abhängigkeit von der Dauer der Staubexposition in Jahren. Ausgezogene Kurve = schwache Raucher; gestrichelte Kurve = starke Raucher. Die Differenz zwischen xx ist statistisch signifikant ($p < 0,05$). Die Zahlen in Klammern entsprechen der Zahl der Untersuchten. (Nach ULMER et al., 1968)

zur Abkapselung und Fixierung der »Fremdkörperteilchen«. Fibrogener Staub hingegen regt in der Lunge zu überschießenden und ständig weiter fortschreitenden Bindegewebsneubildungen an. Hierdurch kann es je nach Staubart zu diffusen Fibrosen oder zu mehr knötchenartigen Ablagerungen kommen. Derartige Knötchenfelder können schließlich zusammenschrumpfen und große pneumokoniotische »Schwielen« bilden. Die hierbei sich entwickelnden Funktionsbilder der Lunge sind unterschiedlich. Sie reichen von der reinen Restriktion bei der Asbestose bis zur obstruktiven Atemwegserkrankung bei den Anthracosilikosen (ULMER, 1976). Inerte Stäube können normalerweise nicht als Ursache obstruktiver Atemwegserkrankungen »im Sinne der gegebenen Definition« angesehen werden, wenn sie auch in den Lungen Veränderungen in den peripheren Atemwegen hervorrufen, die mit entsprechenden Funktionsstörungen einhergehen.

In der Abschätzung der Funktionsbeeinflussung des bronchopulmonalen Systems durch inerte Stäube in den an »staubbelasteten Arbeitsplätzen« vorkommenden Konzentrationen im Vergleich zur Einwirkung des Tabakrauchens steht das Tabakrauchen in allen Studien mit stärkeren und häufigeren Rückwirkungen an erster Stelle (Deutsche Forschungsgemeinschaft, 1975; LEUSCHNER u. ULMER, 1967; ULMER et al., 1967; REICHEL et al., 1969; ULMER et al., 1968). Wir haben bei Bergleuten ohne röntgenologische Zeichen einer Pneumokoniose keine Häufung obstruktiver Atemwegserkrankungen im Vergleich zu nichtstaubexponierten Arbeitern gefunden. Anhaltspunkte für Funktionsrückwirkungen auf die peripheren Atemwege, die allerdings in Größenordnungen sich abspielen, die ohne wesentliche klinische Relevanz sind, wurden immer wieder beschrieben (s.a.S. 523).

Unsere Untersuchungen lassen aber vermuten, daß es bei erheblicher Belastung des Bronchialsystems, wie oben schon für das Tabakrauchen beschrieben, doch zur Atemwegsobstruktion kommen kann. So konnten wir bei starken Rauchern und langjähriger Staubexposition eine Häufung obstruktiver Atemwegserkrankungen statistisch sichern. Man wird dem Tabakrauch hierbei die überragende Rolle zuzuschreiben haben (ULMER et al., 1968) (Abb. 10).

X. Allgemeine Luftverschmutzung und obstruktive Atemwegserkrankung

Auch diese Fragestellung wird im Kapitel über die Häufigkeit der Atemwegsobstruktion (s.S. 516) besprochen. Hier muß darauf hingewiesen werden, daß im europäischen Schrifttum keine zuverlässigen Arbeiten darüber vorliegen, die für die bei uns herrschenden Luftbelastungswerte eine Häufung obstruktiver Atemwegserkrankungen nachgewiesen hätten. Insbesondere konnten wir bei großen Reihenuntersuchungen mit Ganzkörperplethysmographie, arterieller Blutgasanalyse in Ruhe und Belastung wie mit klinischen Untersuchungen bei mehr als 8000 unselektierten Probanden keine Anhaltspunkte für eine Häufung von Atemwegsobstruktionen im Gebiet stärkerer Luftverschmutzung (Duisburg) gegenüber weniger belasteten Gebieten (Borken, Bocholt) finden (Reichel u. Ulmer, 1970a; Ulmer u. Reichel, 1970; Ulmer et al., 1970; Ulmer et al., 1968). Auch wurde in dieser Studie keine Häufung nichtobstruktiver Bronchitiden in den luftverschmutzten Gebieten gesehen, obwohl erhebliche Effekte des Tabakrauchens hierbei sowohl in luftverschmutzten als auch in weniger belasteten Regionen nachweisbar waren. Ähnliche Befunde wurden auch von Van der Lende et al. (1970) aus den Niederlanden vorgelegt.

Die nichtobstruktive »Bronchitis« wurde meist nach Fragebogenerhebungen in stärker luftverschmutzten Gebieten in einer Reihe von englischen und amerikanischen Arbeiten im Gegensatz zu unseren Ergebnissen häufiger beschrieben (Daly, 1954; Hewitt, 1956; Pemberton u. Goldberg, 1954; Heimann, 1961; Chess Studie, 1974; Chapel Hill Symposium, 1976; Royal College of Physicians, 1970). Studien nach Fragebogenerhebungen sind mit größter Skepsis zu beurteilen (Ulmer, 1977).

XI. Virusinfektionen und obstruktive Atemwegserkrankungen

Leider bestehen zu diesem, wahrscheinlich für die Klinik bedeutsamen Aspekt nur wenig brauchbare Arbeiten. Daß die Schäden, welche am Bronchialepithel durch Virusinfektionen hervorgerufen werden, Wegbereiter für nachfolgende bakterielle Infektionen sind, wird allgemein akzeptiert (Thurlbeck, 1976).

In früheren Arbeiten wurde viralen Infektionen geringe Bedeutung beigemessen (Hennessy, 1962; Jack u. Gandevia, 1960). Andere Arbeiten schreiben aber doch Influenca-Viren, Adeno-Viren, respiratory syncital-Viren und Rhino-Viren wie auch Parainfluenca-Viren eine größere Bedeutung für die Ätiologie dieser Erkrankungen zu (Ross et al., 1966; Carilli et al., 1964; Eadie et al., 1966; Sommerville, 1963; Stark et al., 1965; Stenhous, 1967, 1968; Chanock et al., 1976). Die meisten dieser Studien beschäftigen sich vor allem mit der Ursache der Exazerbationen, die für diese Krankheitsgruppe so typisch sind. Was aber für die Exazerbationen gilt, könnte durchaus auch ein prinzipielles ätiologisches Prinzip darstellen (Stuart-Harris, 1961). Influenca-Viren schädigen offensichtlich die Alveolarmakrophagen. Nach der Infektion nimmt deren Phagozytoseleistung wie deren bakterientötende Funktion signifikant ab (Warschauer et al., 1977).

In einem erheblichen Prozentsatz der Patienten beginnt die Erkrankung anamnestisch mit einem viralen Infekt. Kurze Zeit danach tritt dann das erste Mal »Atemnot«, d.h. die Atemwegsobstruktion auf. Bei anderen Patienten ist dann die mit dem grippalen Infekt einhergehende Bronchitis nicht mehr zur Ruhe gekommen. Einige Monate oder auch 1–2 Jahre nach dieser »verschleppten Grippe« treten dann die ersten Beschwerden über Atemnot, die fast ausschließlich funktionell als Atemwegsobstruktion zu fassen sind, auf.

Warum diese Virusinfekte einmal zur Atemwegsobstruktion führen und bei anderen Patienten nicht, ist nicht bekannt. Prädisponierende Faktoren spielen sicher eine bedeutsame Rolle. So ist doch der Anstieg der Erkrankungshäufigkeit nach dem 45. Lebensjahr schon recht auffällig. Auch rezidivierende Erkrankungen des bronchopulmonalen Systems im Kindesalter sind als solche prädisponierende Faktoren anzusehen (REID, 1970; HOLLAND et al., 1970; KERREBIJN, 1970; CEDERLÖF, 1970). Sicher spielen auch bei vielen dieser Infekte im Kindesalter Viren eine besondere Rolle.

XII. Bakterielle Infektionen und obstruktive Atemwegserkrankungen

Bei Patienten mit obstruktiver Atemwegserkrankung liegt sehr häufig auch eine chronische Bronchitis vor. Das Sputum ist meist mehr oder weniger infiziert. Bei sorgfältigen kulturellen Untersuchungen (MULDER, 1961) werden vor allem immer wieder Haemophilus influenzae und Diplococcus pneumoniae neben Streptococcen, Staphylococcen, Klebsiellen und Bacterium coli gefunden (Tabelle 4).

Aber auch alle möglichen anderen Bakterien wurden in Sputumkulturen beschrieben (BAVING u. ULMER, 1970; DOWLING et al., 1960; LINZENMEIER et al., 1962; RITZERFELD, 1968, 1975). MULDER (1938) und MAY (1953) haben die besondere Bedeutung des Haemophilus influenzae bei der chronischen Bronchitis betont. So wurden auch hohe Antikörpertiter gegen Haemophilus influenzae bei Patienten mit chronischer Bronchitis beschrieben (MAY, 1965), auch dann, wenn das Krankheitsbild eindeutig mit einer Atemwegsobstruktion einherging (GREGG, 1969; MAY et al., 1973; VAN DER ZWAN, 1976). Es muß aber dennoch offenbleiben, ob Haemophilus influenzae eine spezifische Rolle beim Emphysem und obstruktiven Atemwegserkrankungen zukommt (THURLBECK, 1976; MAY et al., 1973; REICHEL et al., 1970; ROSS et al., 1966; STORY et al., 1964).

Eine weniger spezifische Rolle wird den Pneumococcen zugeschrieben, auch wenn sie häufig nachweisbar sind (MAY, 1972; BURNS, 1968). Mit jedem Aufflackern des Infektes wird die Atemwegsobstruktion immer wieder schlimmer. Mit Sicherheit sind Infekte nicht die einzige Ursache von Atemwegsobstruktionen. So konnten bei einer sicheren Gruppe von Patienten mit Atemwegsobstruktion im Bronchialschleim keine Bakterien kultiviert werden. LESS u. MCNAUGHT fanden 1959 bei 82% der Patienten mit »chronischer Bronchitis« pathogene Bakterien im Bronchialschleim. Sicher aber spielen die Bakterien für einige Formen der Atemwegsobstruktion ätiologisch eine entscheidende Rolle, so, wie die Atemwegsallergie für andere Formen. Von ganz besonderer Bedeutung sind aber die bakteriellen Infekte für die Exazerbationen. Mit dem Infekt wandern mehr Leukozyten in die Atemwege. Die dann freiwerdenden proteolytischen Enzyme aus zerfallenden Leukozyten, wie möglicherweise auch aus Bakterien, sind in der Lage, das Bronchialsystem bronchokonstriktorischen Reizen gegenüber zu sensibilisieren. In höheren Konzentrationen wirken proteolytische Enzyme selbst erheblich bronchokonstriktorisch (ULMER et al., 1971; ISLAM et al., 1971; RASCHE

Tabelle 4. Prozentsatz an gefundenen Sputumkulturen von verschiedenen Erregern bei verschiedenen Untersuchern. (Nach STUART-HARRIS et al., 1953; BROWN et al., 1954; MAY, 1953; MILLER u. JONES, 1964)

	Pneumococcen	Haemophilus-influenzae	Streptococcen	Staphylococcen	Klebsiellen	Coli	Zahl der Patienten
STUART-HARRIS C.H. et al (1953)	51	15	5	12	1	3	113
BROWN, C.C. jr. et al. (1954)	73	51	6	2	1	14	20
MAY, J.R. (1953)	57	26	—	13	6	7	54
MILLER, D.L.	36	40	32	5	—	7	110
JONES, R. (1964)	45	70	20	—	—	5	20

u. Ulmer, 1972a; Rasche et al., 1973; Islam et al., 1974). Es besteht kein Grund, die Faktoren, welche in der Lage sind, die Krankheit immer wieder verschlimmernd zu beeinflussen, nicht auch als ätiologisch wesentliche Momente anzusehen. Die Frage stellt sich aber häufig, warum die Bronchien und Lungen derartiger Patienten so infektanfällig sind und warum sie mit diesen Infekten nicht fertig werden.

XIII. Mangelhafte Abwehrlage und obstruktive Atemwegserkrankungen

Der Bronchialbaum des Gesunden ist normalerweise steril (Brown et al., 1954; Brumfitt et al., 1957; Brumfitt u. Willoughby, 1958; Kalinske et al., 1967; Laurenzi et al., 1961; Lees u. McNaught, 1959a, 1959b; Pecora, 1963; Pecora u. Yegian, 1958). Das Angehen von Bakterieninfekten muß auf einer Abwehrschwäche des bronchopulmonalen Systems oder auch des humoralen Systems (Barandun, 1975; Michel, 1975) beruhen.

1. Ciliärer Reinigungsmechanismus

Die Auskleidung des Bronchialbaumes mit Flimmerepithel, dessen Cilientätigkeit eine ständige Reinigung auf Erfordernis sicherstellt, bedeutet einen wichtigen Faktor im Abwehrmechanismus des bronchopulmonalen Systems (Iravani u. Schüler, 1971; Iravani, 1971a, 1971b; Iravani, 1973; Policard et al., 1956). Zweifelsohne kann mangelhafter Sekrettransport zu Bronchopneumonien und zum Tode führen, wie Hilding schon 1943 belegte. Spätere Untersuchungen von Hilding (1965) an ausgeschnittenen Fragmenten des Bronchialbaumes bestätigen diese Annahme. Auch die Versuche an isolierten Tracheen von Dalhamn (1959a, 1959b) sowie die von Corssen u. Allen (1959) zeigten die Aktivität dieses Reinigungsmechanismus wie dessen Verwund-

barkeit. In der »effektiven« Phase schlagen die Cilien 2,6–2,7mal schneller als in der Erholungsphase. Im Schaft der Cilien sind die kontraktilen Elemente nach bestimmter Ordnung lokalisiert. Durch ein selbstregulierendes System wird die rhythmische Tätigkeit hervorgerufen (Kinosita u. Murakami, 1967). Der Cilienbewegung liegen sowohl unicellulärer als auch pluricellulärer Metachronismus zugrunde, für dessen Regulation wahrscheinlich die mechanische Theorie gegenüber der neuriden die zutreffende ist (Verworn, 1890; Engelmann, 1868; Parker, 1905; Iravani, 1968). Iravani (1968) konnte zeigen, daß die Flimmertätigkeit in metachronen Feldern zusammengefaßt ist und daß die Flimmerfrequenz im Bronchialraum von der Peripherie zu den großen Bronchien, entsprechend der Zunahme des Bronchialstromes, immer mehr zunimmt. Auch die Amplitude der Cilienbewegung nimmt von den kleineren zu den großen Bronchien um den Faktor 1:10 zu. Die Aktivität der Flimmerbewegung ist in hohem Maße von der Temperatur und von den lokalen Wasserstoffionenkonzentrationen abhängig. Bei einem pH-Wert von 5,2 der Spülflüssigkeit kommt die Flimmertätigkeit zum Erliegen. Auch Austrocknung hat einen stark schädigenden Effekt auf die Cilientätigkeit. Die Cilientätigkeit hängt auch in hohem Maße von der Luftfeuchtigkeit ab. Auch die Bewegung des Bronchialbaumes, Ausdehnung während der Inspiration und Kontraktion während der Exspiration, kann den Mucustransport beeinflussen, indem sie die Cilien stimuliert (Holma, 1971).

Katecholamine, die als Bronchodilatatoren bei den obstruktiven Atemwegserkrankungen in verschiedenen Präparationen zur Verfügung stehen, erhöhen die Flimmerfrequenz in Konzentrationen von 10^{-9} — 10^{-7} g/ml, also in durchaus therapeutisch relevanten Werten. Auch wird durch Adrenalin, N-Isopropylnoradrenalin und Orciprenalin die Sekretproduktion verstärkt (Iravani u. Melville, 1974a, 1975a). Auch die körpereigene Substanz Prostaglandin E_1 zeigt eine in großen Verdünnungen erhebliche Wirkung auf die Aktivität des Flimmerepithels wie auf die Schleimsekretion (Iravani u. Melville, 1975b).

Mehrere Untersucher konnten zeigen, daß Tabakrauch das Flimmerepithel erheblich beeinträchtigt (IRAVANI u. MELVILLE, 1974b). IRAVANI (1969, 1973) fand, daß bei Tieren mit Virusinfektion des Bronchiallumens die Koordination der Flimmertätigkeit gestört wird und daß es zur kreisenden Schlagrichtung bzw. in Gegenrichtung kommen kann. Die Entkoppelung der metachronen Aktivität kann als ein typisches Zeichen bakterieller wie viraler Schädigungen angesehen werden.

Obwohl das Flimmerepithel über eine erhebliche Regenerationsfähigkeit verfügt, kann es doch durch derartige Infektionen zu weitgehendem und definitivem Verlust des Flimmerepithels mit narbiger Ausheilung in den Bronchien kommen. Der gestörte ciliäre Reinigungsmechanismus kann sicher Ursache einer chronisch, u.U. chronisch obstruktiven Bronchitis sein. In solchen chronisch entzündeten Bronchien kann auch die Schleimsekretion zum Erliegen kommen. Bei diesen »trockenen Bronchitiden« fehlt dann der Auswurf. Die Rezeptoren, verantwortlich für die Bronchomotorik (s.S. 505) wie für den Hustenreflex, liegen dann u.U. ungeschützt in der entzündlich infiltrierten Bronchienwand und können auf geringste Reize hin einen Bronchospasmus wie einen Hustenanfall auslösen.

Die Flimmerepithelien zeigen bei entzündlichen Reizzuständen oft eine beträchtliche »Volumenzunahme«, die auf einer ödematösen Verquellung des Grundcytoplasmas beruht. Durch weitere Umbauvorgänge kann es zum Verlust des Cilienbesatzes der Flimmerzellen kommen (GIESEKING, 1971).

2. Mucöser Reinigungsmechanismus

Bei obstruktiven Atemwegserkrankungen kann Bronchialschleim ganz fehlen oder in großen Mengen vorhanden sein. Zwischen diesen Extremen gibt es alle Übergänge. Somit kann dem Bronchialschleim kein allgemein gültiger ätiologischer Faktor zugeschrieben werden. Andererseits hat aber die überwiegende Zahl von Patienten ständig Auswurf und Husten im Sinne einer chroni-

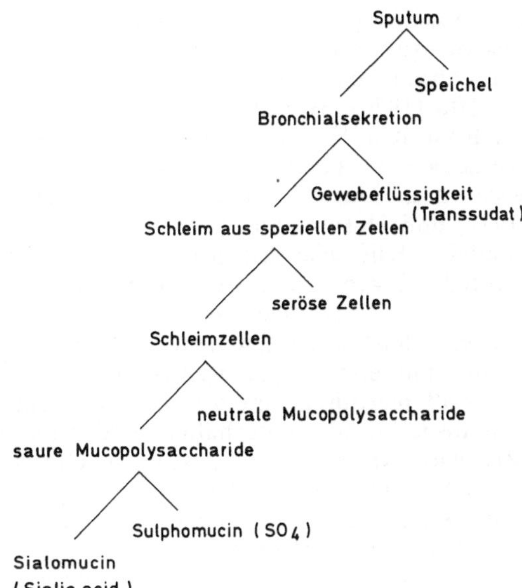

Abb. 11. Verschiedene Bestandteile des Sputums ohne Bestandteile der Becherzellen. (Nach REID, 1971)

schen Bronchitis. Das Parallelgehen zwischen Schleimmenge, Schleimbeschaffenheit und dem Schweregrad der Atemwegsobstruktion läßt an der ätiologischen Bedeutung des Bronchialschleimes für die Entstehung des Krankheitsbildes für eine größere Gruppe von Patienten kaum Zweifel aufkommen.

Der Bronchialschleim besteht aus sehr unterschiedlichen Bestandteilen (REID, 1971; ROUSSEL et al., 1978; GÖTZ, 1976). Im Kapitel S. 205 werden die wesentlichen Bestandteile und das, was über ihre physiologische wie pathophysiologische Wirkung bekannt ist, beschrieben. Abbildung 11 zeigt eine schematische Aufstellung der Sputumbestandteile nach REID (1971).

Im extremen Fall kann der Schleim eine gummiartige Konsistenz annehmen, und alle Bronchien können mit dieser Masse ausgegossen sein. Der Tod derartiger Patienten tritt dann ohne Zweifel als Folge des Verschlusses der Bronchien mit derartig zähen Schleimmassen ein. In den meisten Fällen von Atemwegsobstruktion spielt der Schleim aber als *direkt* die Atemwegsobstruktion bedingender Faktor nur eine untergeordnete Rolle. Daß aber seine Zusammensetzung für das Angehen und die Unterhaltung der Atemwegsobstruktion von erheblicher Bedeutung sein kann, ist nach den Untersuchungen von Rasche (1976), Hochstrasser et al. (1976) wie Rasche u. Hochstrasser (1976), Hochstrasser et al. (1974), Szabo et al. (1973 a), Rasche u. Ulmer (1972 b), Rasche et al. (1972) und Ulmer et al. (1971) nicht zu bezweifeln. Klinische Erfahrung wie experimentelle Ergebnisse lassen vermuten, daß auch relativ geringe Sekretmassen, die schwer abhustbar sind, »chemisch« oder mechanisch in relativ begrenzten Arealen so reizen, daß hierdurch eine Atemwegsobstruktion ausgelöst oder unterhalten werden kann (Zimmermann et al., 1976; Islam u. Ulmer, 1975). Sobald es diesen Patienten gelingt, relativ kleine Sputummengen abzuhusten, nimmt die Atemnot erheblich ab. Leider ist über die Mechanismen, welche die Sekretion des Bronchialschleimes steuern, nur sehr wenig bekannt; von dem Bekannten ist die Beziehung zur klinischen Relevanz noch weitgehend offen.

Iravani u. Melville (1975 b) konnten zeigen, daß Prostaglandin E_1 die Schleimproduktion erheblich anregt, wodurch auch die Cilientätigkeit wesentlich gesteigert wird. Allein die mechanische Belastung durch inhalierte Staubteilchen regt die Schleimsekretion und die Cilienbewegung an (Iravani u. Melville, 1974 a). Verschiedene chemische Substanzen sind ebenfalls in der Lage, die Schleimsekretion zu steigern, wie das für Bromhexinmetaboliten (Iravani u. Melville, 1974 c) und für Terodilin (Iravani u. Melville, 1975 c) gezeigt werden konnte. Auch SO_2 verstärkt in der Anfangsphase der Belastung die Sekretproduktion (Holma, 1967). Durch elektronenmikroskopische Untersuchungen wurden feinere Einzelheiten der Sekretionsvorgänge im Bronchialepithel erfaßt (Gieseking, 1971). Pilocarpin führt auch tierexperimentell zu starker Schleimsekretion. Schon 1 Std nach Pilocarbin-Injektion findet man im Oberflächenepithel 20–30mal mehr schleimhaltige Zellen als bei unbehandelten Kontrollen. Diese so rasch neu auftretenden Schleimzellen gehen aus der Basalzellschicht der Mucosa hervor. Die ersten Anfänge einer derartigen Differenzierung der Basalzellen in Schleimzellen können bereits $^1/_2$ Std nach der Pilocarbin-Injektion beobachtet werden. Bei entzündeter Bronchialschleimhaut reift offenbar ein Teil der Schleimzellen nicht mehr zu vollwertigen Becherzellen aus. Bei entzündlichen Reizzuständen mit vermehrter und überstürzter Schleimsekretion wird die Schleimsubstanz teilweise schon in Form der Prosekretgranula in die Bronchiallichtung abgeschieden, womit der sonst am Ende der »Reifungsperiode« zu beobachtende Quellungszustand unterbleibt. Dieser Schleim enthält wahrscheinlich auch weniger Mucopolysaccharide, dafür aber mehr Cytoplasmaproteine.

Die Hypersekretion bei chronischer Bronchitis beruht aber nicht nur auf den Veränderungen im Oberflächenepithel der Bronchialschleimhaut. Sie ist vor allem Folge einer beträchtlichen Hyperplasie der seromucösen Drüsen in der Submucosa. Diese submucösen Drüsen sondern Sekretgranula ab, die bei Kontakt mit dem Bronchialschleim zerfallen. Während der Ausstoßung der Sekretgranula werden aus ihnen offenbar Substanzen frei, welche die Konsistenz und die Viskosität der Schleimstoffe reduzieren. Entscheidend hierfür ist wohl der Fermentbesatz der Sekretgranula, die wahrscheinlich Lysosomen darstellen.

Die normale Beschaffenheit des Bronchialsekretes wird durch ein ausgewogenes Verhältnis in der Funktion von serösen und mucösen Drüsenepithelien bestimmt. Dieses Verhältnis ist offenbar in den hyperplastischen Drüsen der entzündeten Bronchialschleimhaut gestört. Die serösen Drüsenepithelien erscheinen weitgehend inaktiv. Lysosomenartige Sekretgranula werden nur noch ganz vereinzelt gebildet. Daher ist anzunehmen, daß die zähere Konsistenz des Bronchialsekretes bei der chronischen Bronchitis nicht allein auf dem geringen Einbau von sauren Mucopolysacchariden und dem dadurch bedingten geringeren Quellungszustand des Schleimes beruht. Sie ist offenbar z.T. auch die Folge der mangelhaften Bildung von fermenthaltigen, lysosomenartigen Sekretgranula, welche unter normalen Verhältnissen zur Spaltung der Schleimstoffe in niederpolymere Bestandteile führen und dadurch ihre Viskosität herabsetzen. Sekretolytische Substanzen können zu einer starken

Vermehrung der lysosomenartigen Sekretgranula in den serösen Epithelzellen der Bronchialdrüsen führen (GIESEKING, 1971). Auch SO_2-Inhalation kann eine Proliferation von Becherzellen bewirken (DALHAMN, 1956).

Es ist so nicht verwunderlich, daß die »Viskosität des Bronchialschleimes« immer wieder Gegenstand zahlreicher Untersuchungen war. Unter Verwendung relativ aufwendiger Apparaturen konnten STURGESS et al. (1970) mit Hilfe des Ferranti-Shirley-Viskosimeters und mit Hilfe des Weißenberg-Rheokoniometers eine charakteristische Viskositätseigenschaft des Sputums nachweisen, die in keiner anderen biologischen Flüssigkeit bisher gefunden wurde. Bei einer Oscillationsfrequenz von 0,1 s ist im Viskositätsverhalten über die Oscillationsfrequenz-Skala von 0,01–1 s eine Plateaubildung nachweisbar, die mit fundamentalen physiko-chemischen Eigenschaften des Sputumgels zusammenhängen muß.

Auch konnte eine statistisch sichere Korrelation zwischen dem Neuraminsäuregehalt des Sputums und seiner Viskosität nachgewiesen werden. Korrelationen zwischen der Schleimdrüsenhyperplasie und dem Schweregrad obstruktiver Atemwegserkrankungen in pathologisch-anatomischen Untersuchungen konnten so wahrscheinlich gemacht werden (VARGHA, 1971). LAMB u. REID fanden 1968, daß eine Becherzellvermehrung, die durch verschiedene Reize verursacht sein kann, zumindest über 5 Wochen nach Expositionsende weiterbesteht, wobei nicht sicher zu entscheiden war, ob die Becherzellmetaplasie reversibel ist oder nicht.

3. Zellulärer Reinigungsmechanismus

Ein wesentlicher Teil des Abwehrmechanismus wird in den Alveolen von den Alveolarmakrophagen geleistet. Sie phagocytieren Staubteilchen, Bakterien und endogene Abbauprodukte. Die Zahl der Alveolarmakrophagen hängt von der Teilchenbelastung des Alveolarraumes ab (LABELLE u. BRIEGER, 1959, 1960; RASCHE u. ULMER, 1965, 1966, 1969, 1970; RASCHE, 1967a, 1967b).

Viele Substanzen sind in der Lage, die Funktion der Alveolarmakrophagen zu hemmen (GREEN, 1969; STRECKER, 1965). Bei Infektionen erscheinen Alveolarmakrophagen in größeren Gruppen im Bronchialbaum (HOLMA, 1971). Von Alveolarmakrophagen aufgenommene Teilchen können auch in den Organismus verschleppt werden (RASCHE u. ULMER, 1965; MACKLIN, 1955; CASERETT, 1959; KLOSTERKÖTTER u. EINBRODT, 1965). Es ist deshalb leicht möglich, daß bei starker und langdauernder Schädigung der Alveolarmakrophagen eine entscheidende Barriere im Abwehrmechanismus des bronchopulmonalen Systems ausfällt. Das Angehen chronisch entzündlicher Prozesse erscheint hierbei möglich (GROSS et al., 1969; THOMAS, 1964).

Raucher haben mehr Alveolarmakrophagen in ihrem Alveolarraum. Alveolarmakrophagen enthalten Kathepsin, welches in der Lage ist, Lungengewebe anzudauen; es wird aber auch durch α_1-Antitrypsin gehemmt (REYNOLDS u. NEWBALL, 1976). Auch Staubbelastung führt zu einer Vermehrung der Alveolarmakrophagen (RASCHE, 1965; RASCHE u. ULMER, 1966). Im Bronchialbaum wie in der Mucosa und Submucosa werden auch Lymphozytenanreicherungen, Mastzellen und spezielle, immunkompetente Zellen gefunden, deren Relation zur Abwehrleistung noch nicht sicher zu übersehen ist (BIENENSTOCK et al., 1976), die aber mit großer Wahrscheinlichkeit mit der Ätiologie wie Pathogenese chronischer Bronchitiden wie Atemwegsobstruktionen zu tun haben.

KASS u. GREEN (1964) vermuten bei chronischer Infektion der Bronchien einen enzymatischen oder entsprechend konstitutionellen Defekt in den Alveolarmakrophagen. Dieser antibakterielle Abwehrmechanismus der Lunge kann durch exogene Einflüsse gehemmt werden. Virusinfekte in den Alveolarmakrophagen sind offensichtlich in der Lage, die Phagocytoseleistung dieser Zellen zu unterbinden (HERS, 1964; VOISIN et al., 1965).

XIV. Berufliche Faktoren

Daß von verschiedenen Autoren bei verschiedenen Berufen unterschiedliche Häufigkeiten von obstruktiven Atemwegserkrankungen gefunden wurden (ULMER u. REIF, 1966; REICHEL u. ULMER, 1970b; KINKEL, 1963; HIGGINS, 1970), wird auf S. 516 dargelegt. Ein Großteil dieser Arbeiten ist schwerlich als repräsentativ anzusehen, da nicht sichergestellt war, daß unselektierte Kollektive in jedem Falle untersucht wurden, zum anderen ist die Diagnose obstruktive Bronchitis nicht immer klar ausgesprochen, wenn auch aus dem Text dieser Arbeiten wahrscheinlich ist, daß mit »Bronchitis« oder »Emphysem« im wesentlichen Atemwegsobstruktionen gemeint sind. Immerhin kann nicht mit einheitlichem Krankengut in derartigen Arbeiten gerechnet werden. Schließlich wird man sehr vorsichtig sein müssen, wenn in statistischen Erhebungen im Mittel der 1-Sekunden-Wert oder der Strömungswiderstand in den Atemwegen zwar signifikant, aber doch nur geringgradig vom Vergleichskollektiv abweichen. Ein solches geringgradiges Abweichen vom Mittelwert kann bedeuten, daß mehrere der Untersuchten etwas vom Vergleichskollektiv abweichen, ohne daß hier die *Krankheit* angesprochen ist, die hier gemeint wird. Es kann aber auch bedeuten, daß das Gros der Kollektive weitgehend übereinstimmt, daß aber einige Probanden mehr als im anderen Kollektiv eindeutig pathologische Werte im Sinne der Krankheit »obstruktive Atemwegserkrankung« zeigen. Nach unseren Untersuchungen bestehen wahrscheinlich nicht fließende Übergänge zwischen gesund und krank. Bei ganzkörperplethysmographischen Messungen sind die Kollektive Gesunder klar von denen Kranker zu unterscheiden.

Unter diesen Einschränkungen fanden wir bei den Verwaltungsbüro-Berufen im allgemeinen etwas weniger häufig obstruktive Atemwegserkrankungen als bei Bergleuten, Metallarbeitern, Handwerkern und Landwirten (REICHEL u. ULMER, 1970a). In den meisten Fällen ließen sich bei uns diese Differenzen statistisch nicht sichern. Auch WORTH et al. (1969) fanden bei Hochofenarbeitern keine Unterschiede zwischen Belasteten und Nichtbelasteten in der Mortalitätshäufigkeit an obstruktiven Bronchialerkrankungen. Eine statistisch gesicherte Häufigkeit erhöhter Strömungswiderstände in den Atemwe-

gen wurde von uns bei Land- und Forstarbeitern ($+35$ bzw. $+20\%$ bei 20–44jährigen bzw. 45–65jährigen) gesehen. Die Gruppe der 20–44jährigen Bergarbeiter ($+40\%$) zeigte auch erhöhte Häufung von Strömungswiderständen $>3,5$ wie die 45–65jährigen Textilarbeiter ($+45\%$). Hier spielen offensichtlich Kombinationsschäden eine Rolle, da wir bei Bergleuten nur in der Kombination starkes Rauchen und Staubbelastung Überhäufigkeiten erhöhter Strömungswiderstände gefunden haben (ULMER et al., 1968). Ähnliche Kombinationswirkungen wurden von JOOSTING u. VISSER (1966) bei Stahlarbeitern und von LEUSCHNER u. ULMER (1967) bei Arbeitern in Thomasschlackenmühlen beschrieben. Zu ähnlichen Ergebnissen kamen im wesentlichen auch FLETCHER et al. (1966), HIGGINS et al. (1959), HIGGINS u. OLDHAM (1962), GREVE et al. (1963), KOURILSKY et al. (1966), JOOSTING u. VISSER (1966), FLETCHER u. TINKER (1961).

Bei den verschiedensten Einflüssen, wie berufliche Belastung, Tabakkonsum, sonstige inhalative Belastungen, Klimafaktoren, Lebensalter, Beschäftigung im Freien oder in geschlossenen, wohltemperierten Räumen usw., ist es trotz gewisser, bislang beobachteter Anhaltspunkte offensichtlich nicht möglich, partiell die Einzelfaktoren für die Ätiologie der obstruktiven Atemwegserkrankungen, was die berufliche Belastung anlangt, mit Sicherheit herauszuarbeiten.

Wesentliche Unterschiede zwischen staubbelasteten Berufen und nichtstaubbelasteten Berufen liegen offensichtlich nach den Ergebnissen der groß angelegten Querschnittstudie der Deutschen Forschungsgemeinschaft (1975) nicht vor. Daß Allergien bei bestimmten Berufen vorkommen und daß diese allergischen Atemwegserkrankungen dann als Berufskrankheit zu gelten haben, ist in den entsprechenden Nummern der Berufskrankheiten-Verordnung niedergelegt. Erwähnt sei nur das Bäckerasthma, aber auch Allergien, z.B. in der holzverarbeitenden Industrie oder beim Umgang mit Lacken und Farben, kommen in anderen Berufszweigen vor. Auch massive chemische Reize, wie z.B. bei massiver Exposition gegen Thomasmehl (Berufskrankheitenverordnung Nr. 36), können Ursache berufsbedingter Atemwegsobstruktionen sein. Berufliche Expositionen oder sonstige Expositionen, die zu einer allergischen Alveolitis führen und so schließlich auch zu einer obstruktiven Atemwegserkrankung, wurden von PEPYS (1968) eingehend beschrieben. Solche Allergieformen sind als »farmers lung«, Bagassose oder auch bei Taubenzüchtern beschrieben.

XV. Sonstige ätiologische Faktoren

1. Immunglobuline

Immunglobulin A (IGA) spielt in der lokalen Abwehr und in der Schleimhaut eine besondere Rolle (RASCHE, 1976; SZABO et al., 1973a; 1973b; RASCHE et al., 1972). Familiärer IGA-Mangel, verbunden mit immer wiederkehrenden Infektionen des Atemtraktes, zeigt, daß derartige Abwehrschwächen, u.U. auch familiär bedingt, Grundlage für eine obstruktive Atemwegserkrankung sein können (VASALLO et al., 1970). Auch MEDICI u. BUERGI (1971) fanden verminderte IGA-Spiegel bei langdauernden Bronchitiden, was durch unsere Arbeitsgruppe allerdings nicht bestätigt werden konnte (RASCHE et al., 1972). Auch FALK et al. (1972) wie SIEGLER u. CITRON (1974) fanden bei Patienten mit Bronchialerkrankungen keine verminderten IGA-Konzentrationen.

Die Beobachtung, daß Patienten mit Antikörpermangelsyndrom zu rezidivierenden Infekten des bronchopulmonalen Systems neigen und schließlich auch hierbei obstruktive Atemwegserkrankungen entwickeln, läßt die Bedeutung der Immunabwehr für das Angehen chronisch obstruktiver Atemwegserkrankungen recht deutlich werden (NICOLAS, 1963). Das hervorragende Ansprechen derartiger Patienten auf entsprechende Substitutionstherapie bestätigt auch von der therapeutischen Seite die Bedeutung der Abwehrschwäche. Auch bei Kindern mit verminderten γ-Globulinwerten, ohne daß ein definitiver γ-Globulinmangel vorliegt, unterstreicht das Ansprechen auf eine entspre-

chende Substitutionstherapie die Bedeutung der immunologischen Abwehr. Bei den meisten Formen der obstruktiven Atemwegserkrankungen bei Erwachsenen konnten aber bisher keine eindeutigen Immundefekte nachgewiesen werden (ROSE u. PHILLS, 1967), obwohl immer wieder vermutet wurde, daß entsprechende Defekte eine wesentliche Rolle spielen (KREUKNIET u. YOUNG, 1964; PATERSON, 1968). Wir konnten auch bei hochdosierter γ-Globulintherapie bei Patienten mit chronisch obstruktiver Bronchitis generell keine positiven Ergebnisse erzielen.

2. Allgemeine, hygienische Situation

Ratten entwickeln, insbesondere wenn sie älter werden, bei normaler Haltung sehr häufig entzündliche Veränderungen in Bronchien mit Bronchiektasien und Bronchopneumonien, wobei das klinische Bild terminal dann ganz dem der obstruktiven Atemwegserkrankung entspricht. Diese bei uns gemachte Erfahrung findet auch in anderen Literaturhinweisen ihre Bestätigung (ELMES u. BELL, 1963; KLIENERBERGER-NOBEL, 1962; PASSEY et al., 1936; RATCLIFFE, 1942; INNES et al., 1956). Mikroplasma-Infektionen sollen die wesentliche Ursache dieser chronisch obstruktiven Bronchitiden sein. THURLBECK (1976) kommt zu dem Schluß, daß diese Tiere deshalb ungeeignete Versuchstiere seien. Seitdem bei uns eine »reine« Haltung der murinen Versuchstiere durchgeführt wird (WELLER, 1975, 1976), treten derartige Erkrankungen nicht mehr auf. Die früher hohen Spontantodesraten an Bronchopneumonien sind vollständig verschwunden.

Es erscheint durchaus wahrscheinlich, daß die Unterschiede in der Bronchitishäufigkeit, die in zahlreichen englischen Arbeiten bei verschiedenen »sozialen Klassen« beschrieben wurden (HOLLAND et al., 1970; HIGGINS, 1970), hier im unterschiedlichen hygienischen Status eine wesentliche Grundlage haben.

3. Genetisch unterschiedliche Empfindlichkeit des Bronchialsystems

Ob genetisch unterschiedliche Empfindlichkeiten des Bronchialsystems (KERREBIJN, 1970; VAN DER LENDE et al., 1970; BOOIJ-NOORD et al., 1970) als Ursache chronisch obstruktiver Atemwegserkrankungen anzusehen sind, erscheint noch fraglich. Möglicherweise sind gerade im Kindesalter und im späteren Lebensalter wieder auftretende Überempfindlichkeiten bronchokonstriktorischen Reizen gegenüber doch durch ein fehlendes Gleichgewicht zwischen Proteaseaktivität und Proteaseinhibition auf und in der Schleimhaut zurückzuführen, wie die Untersuchungen von RASCHE et al. (1975, 1977) und HOCHSTRASSER et al. (1975, 1976) vermuten lassen. Auch ein stärkerer Histaminbesatz histaminliberierender Zellen wurde vermutet, wobei Histamin ebenfalls in der Lage ist, das Bronchialsystem zu sensibilisieren (s.S. 487). Wegen der Bedeutung der Bronchiektasie als Ursache von obstruktiven Atemwegserkrankungen s.S. 352.

4. Irritantien als Ursache obstruktiver Atemwegserkrankungen

Chlorgas ist in der Lage, tierexperimentell eine chronische Bronchitis auszulösen (BELL u. ELMES, 1965). Auch SO_2 und Phosgen sind neben dem schon diskutierten Tabakrauch als Ursache von Bronchitiden beschrieben (BELL u. ELMES, 1965; CHAKRIN u. SAUNDERS, 1974; JONES et al., 1973; LAMB u. REID, 1968; REID, 1963, 1973; PRÜGGER, 1974; DILLER, 1974). Über entsprechende Erfahrungen bei NO_2 (BILS, 1974; MUHAR u. RABER, 1974; SCHMID, 1974), Fluor-Wasserstoff (DE VRIES et al., 1974), Diisocyanaten (EHRLICHER, 1974) wie Zinknebelintoxikationen (SCHMAHL, 1974; FISCHER, 1974) wurde ebenfalls berichtet. Im allgemeinen kann nach unseren eigenen Erfahrungen mit diesen Substanzen nur in recht hohen Konzentrationen eine obstruktive Atemwegserkrankung ausgelöst werden. Man wird jeweils scharf zu unterscheiden haben zwischen

kausalen Faktoren und verschlimmernden Einflüssen, u.U. im Sinne einer richtunggebenden Verschlimmerung oder einer einmalig wirksamen, abgrenzbaren Verschlimmerung einer sonst schon vorliegenden Erkrankung.

Es sei schließlich noch erwähnt, daß Cadmiumdämpfe beschuldigt wurden, Emphysem zu verursachen, wie diese auch zu einer größeren Häufung von chronisch obstruktiven Atemwegserkrankungen bei entsprechend Exponierten führen sollen (LANE u. CAMPBELL, 1954; BAADER, 1951; FRIBERG, 1950; KAZANTZIS et al., 1963; PRINCI, 1947; TSUCHIYA, 1967). So wird dem Cadmiumgehalt im Zigarettenrauch eine wichtige Bedeutung für das Angehen der Emphysembronchitis beigemessen (s. THURLBECK, 1976), eine Vermutung, die wir für das Angehen obstruktiver Atemwegserkrankungen eher in Frage stellen würden, da auch andere, sehr große Staubbelastungen der Lunge zu entsprechendem emphysematösem Umbau führen. Die erhöhten Cadmiumspiegel in den Geweben von Patienten mit Emphysem oder obstruktiven Atemwegserkrankungen mögen nicht mehr als ein Zeichen des Tabakrauchens dieser Patienten bedeuten (THURLBECK, 1976). Nicht alle Untersucher konnten mit Cadmiumdämpfen Lungenemphysem erzeugen (PRINCI u. GEEVER, 1950).

5. Störungen der Blutversorgung der Lunge und Bronchien

MCLAUGHLIN et al. (1965) injizierten bei Pferden Chlorpromazine in die Bronchialarterien. Neben den sich entwickelnden ischämischen Nekrosen in den Bronchien und Bronchiolen kam es zu eindeutigen emphysematösen Veränderungen in den Lungen 3–11 Monate nach der Gefäßverödung. Mit Teilchen von 12–25 µm $\varnothing$ von Coledon-Blau entstehen als Folge der Alveolarwandischämie geringe emphysematöse Veränderungen (STRAWBRIDGE, 1960). Akute Lungenembolien können ohne Frage Atemwegsobstruktionen auslösen (s.S. 490). Ob allerdings Lungenembolien oder Gefäßverlust der Lunge und Bronchien beim Menschen in der

Lage sind, wirklich obstruktive Atemwegserkrankungen zu bedingen, wird man bei den guten Rekanalisationsmöglichkeiten (KÖNN u. SCHEJBAL, 1974) eher verneinen müssen und nur in besonders gelagerten Fällen, so z.B. als Verschlimmerung bestehender Erkrankungen, diskutieren können.

6. Atemwegsobstruktion durch Störungen im Orolaryngealbereich

CAMPBELL et al. (1976) machten darauf aufmerksam, daß sich bei Patienten mit obstruktiver Atemwegserkrankung häufig Einengungen im oropharyngealen Bereich finden, die nicht traumatisch bedingt oder anatomisch fixiert sind. Über der Glottis sind bei diesen Patienten deutliche Stenosegeräusche während der Atmung zu hören, die exspiratorisch besonders nachzuweisen sind. Von elf derartigen Patienten konnte die sehr hoch sitzende »funktionelle Stenose« bei sieben Patienten nachgewiesen werden. Wenn sich eine derartige Erhöhung des Strömungswiderstandes im Laryngealbereich fand, so betrug die dort zu lokalisierende, vorwiegend exspiratorische Resistance gewöhnlich mehr als 50% der Gesamtresistance. Der Strömungswiderstand soll bei diesen Patienten durch eine muskuläre Einengung der Glottis zustande kommen. Möglicherweise hat diese Stenosierung den gleichen Effekt wie das »pursed lips breathing«. Dort, wo die Stenosierung auch inspiratorisch nachweisbar ist, wird man keinen nützlichen Effekt ableiten können.

XVI. Das überempfindliche Bronchialsystem im Rahmen der Atemwegsobstruktion

Das Krankheitsbild des überempfindlichen Bronchialsystems ist nicht selten. Zu verstehen ist hierunter eine Neigung zu stärkeren bronchokonstriktorischen Reaktionen – mit entsprechender Atemnot – auf Reize, die bei Gesunden keine, oder nur eine mit empfind

lichen Methoden nachweisbare Erhöhung der Strömungswiderstände auslösen. Da weder die Art der Reize für die Diagnosestellung genormt ist, noch die Stärke der gemessenen Veränderungen, ab wann ein überempfindliches Bronchialsystem anzunehmen ist, einheitlich festgelegt wurde, lassen sich schwer präzise Angaben über die Häufigkeit dieses Krankheitsbildes machen. Auch die Methoden, mit denen die Reagibilität des Bronchialsystems nachgewiesen werden soll, sind recht unterschiedlich.

Nachweise derartiger Überempfindlichkeiten wurden schon von TIFFENEAU (1955) mit Acetylcholin als reizendes Agens geführt. Eine Ausweitung dieser Befunde, auch auf andere Reizsubstanzen, wurde ebenfalls von TIFFENEAU (1957, 1958) sowie von CURRY (1947) beschrieben. CURRY (1946) verwendete Histamin bei Gesunden und Asthmatikern und konnte eine Überempfindlichkeit Histamin gegenüber bei Asthmatikern nachweisen. Eingehende Studien mit den verschiedensten chemischen wie physikalischen Reizen wurden von DE VRIES (1961), DE VRIES et al. (1964) und BOOIJ-NOORD et al. (1970) vorgelegt. Diese Arbeitsgruppe prüfte Histamin, Acetylcholin, Zitronensäure, Ameisen- und Essigsäure, SO_2, kalte Luft und künstlichen Nebel. PATTY (1962) hat ebenfalls Ammoniak wie Methylamine geprüft. Wir selbst haben umfangreiche Untersuchungen mit Kaltluft, feuchter Luft, Histamin, SO_2, NO_X, Kohlenstaub und Serotonin bei Menschen durchgeführt (BEIL et al., 1977; JOSENHANS et al., 1969 a, 1969 b; NOLTE u. ULMER, 1966; ULMER, 1966; BIEBRICHER u. ULMER, 1963; ULMER, 1974 a). Auf die entsprechenden Tierversuche soll weiter unten eingegangen werden. MINETTE u. WIJMEERSCH (1958) und DAUTREBANDE (1960) führten ihre Untersuchungen hauptsächlich mit Acetylcholin durch.

Alle die genannten Untersucher fanden gewisse Korrelationen zwischen den verschiedenen Reizsubstanzen, so daß schlechthin von einem unspezifisch überempfindlichen Bronchialsystem gesprochen werden kann. Die Reihe der chemischen Substanzen wie der physikalischen Wirkungen, die bei einem derartigen Bronchialsystem verstärkte Reaktionen auslöst, ist sehr groß, wenn nicht unbegrenzt. Die Anamnesen derartiger Patienten weisen auf die verschiedensten Reizsubstanzen an Arbeitsplätzen, insbesondere in der chemischen Industrie, aber auch des täglichen Lebens hin, wie Aschestaub, Autoabgase, Küchendämpfe, Zigarettenrauch, frisch gedruckte Zeitungen (Druckerschwärze), Kaltluft usw.

Die verschiedenen Arbeiten, die versuchten, auf unterschiedliche Empfindlichkeiten gegenüber verschiedenen Reizstoffen in verschiedene Krankheitsgruppen, wie »Bronchitiker« oder »Asthmatiker« (bei letzteren sind wohl Atoptiker gemeint), unterscheiden zu können (Booij-Noord et al., 1970; Sarvan u. Debelic, 1971; Knol, 1965), führten bislang doch nicht zu überzeugenden Ergebnissen. Der Nachweis der Empfindlichkeit ist zwar gut reproduzierbar (De Vries et al., 1964). Unterschiedliche Empfindlichkeiten gegenüber verschiedenen Substanzen, oder die Möglichkeit unterschiedlicher Protektion durch verschiedene Pharmaka, müssen aber nicht prinzipiell differenten Krankheiten entsprechen. Schwierigkeiten der Interpreten derartiger Ergebnisse liegen vor allem in den unterschiedlichen Diffusionseigenschaften der Reizgase, in der unterschiedlichen Teilchengröße der verwendeten Aerosole und in den unterschiedlichen Diffusionsstrecken in verschiedenen Abschnitten des Bronchialbaumes. Wir haben Anhaltspunkte dafür, daß die Rezeptoren für verschiedene Reize nicht an gleicher Stelle im Bronchialbaum lokalisiert sind. Die Verwendung eines Aerosols mit unterschiedlichen Reizsubstanzen, aber gleicher Teilchengröße muß dann zum Ergebnis »unterschiedlicher Empfindlichkeit« kommen, obwohl eine gleich starke Überempfindlichkeit gegen die verschiedenen Reize vorliegen kann. Die entsprechenden Rezeptorenareale werden eben nicht immer in gleicher Konzentration belegt.

1. Methodik zur Prüfung der Überempfindlichkeit des Bronchialsystems

Zur Bestimmung der Empfindlichkeit des Bronchialsystems stehen im wesentlichen 2 Methoden zur Verfügung. Die eine Methode, wie sie von De Vries et al. (1964) und Knol (1965) angewendet wurde, verwendet ansteigende Konzentrationen der Testsubstanz, die jeweils über eine festgesetzte Zeit inhaliert wird. Die Konzentration wird als Schwellenwert angenommen, die ein sicheres Ansteigen der Strömungswiderstände in den Atemwegen hervorruft. Bei gesunden Versuchspersonen beschreiben De Vries et al. (1964) diese Schwellenwerte für Histamin mit > 32 mg/ml, für Acetylcholin mit > 256 mg/ml. Niedrigere Schwellenwerte werden dann als pathologisch bezeichnet. Eine weitere Graduierung ist dann möglich, wenn der Abstand zum Schwellenwert der Gesunden als Maß in die Betrachtung mit einbezogen wird. Die Arbeitsgruppe um Orie (De Vries, 1961) bevorzugt Histamin als Testsubstanz gegenüber Acetylcholin, da Acetylcholin rasch abgebaut wird und oft erheblichen Hustenreiz auslöst. Tiffeneau u. Drutel (1965) haben bei gesunden Versuchspersonen für den tussigen Effekt von Acetylcholin wesentlich geringere Schwellenkonzentrationen (500 µg/l, Inhalationszeit 90 s) als für den bronchokonstriktorischen Effekt (20 000 µg/l, Inhalationszeit 90 s) beschrieben.

Diese Methodik ist recht zeitaufwendig und birgt in der Abhängigkeit der Reaktion von der Körperlage (Islam u. Ulmer, 1976) wie von der Tageszeit (De Vries, 1961) ebenfalls gewisse Unsicherheiten. Von anderen Autoren, so auch von uns, wurde deshalb eine Methodik erarbeitet, mit der es gelingt, bei gesunden Versuchspersonen gerade eine leichte bronchokonstriktorische Reaktion auszulösen. Anstiege der Strömungswiderstände über diese leichte Reaktion hinausgehend sind dann als pathologisch etwa nach folgender Skala einzuordnen: Deutlich gesteigerte Empfindlichkeit des Bronchialsystems, erhebliche Überempfindlichkeit des Bronchialsystems, sehr starke Empfindlichkeitssteigerung (Stempel, 1971; Saravan u. Debelic, 1971; Werner u. Fruhmann, 1963; Ulmer, 1974b).

Leider sind all diese Methoden bislang nicht so genormt, daß die Ergebnisse der einen Arbeitsgruppe unbesehen mit denjenigen einer anderen verglichen werden können, auch stehen kommerzielle Geräte für diesen

Test noch nicht zur Verfügung. Die Schwellenkonzentration bzw. die für die Austestung zu verwendenden Konzentrationen hängen weitgehend von der Teilchengröße des Aerosols ab und damit von der Art des Aerosolgenerators, von der Menge des pro Zeiteinheit erzeugten Aerosols, von den das Aerosol zuführenden Wegen, abgesehen von der nicht zu beeinflussenden Atemtiefe und Atemfrequenz. Bei einem entsprechenden Versuchsaufbau wird man sich deshalb bei sonst konstant zu haltenden Bedingungen die geeignete Konzentration (noch) selbst zu erarbeiten haben.

Wir bevorzugen Acetylcholin als Testsubstanz, eben da die Reaktion relativ rasch abklingt und da mit einem Atropininhalat (Atrovent®) ein ganz sicher und praktisch sofort wirksames Antidot zur Verfügung steht. Die bei Histamininhalation gelegentlich zu beobachtenden Kreislaufschwierigkeiten (Absinken des Blutdruckes) und nachfolgende Kopfschmerzen treten bei Acetylcholin nicht auf. Ein verstärkter Hustenreiz, der gelegentlich die weitere Durchführung der Untersuchung unmöglich macht, läßt dann zwar keine Aussage über den Anstieg der Strömungswiderstände zu, zeigt aber, daß eindeutig ein überempfindliches Bronchialsystem vorliegt. Meist sind gesteigerte Empfindlichkeit des Hustenreflexes wie der bronchokonstriktorischen Reaktion gleichzeitig vorhanden. Aber auch alleinige Steigerung der bronchokonstriktorischen Reaktion wie alleinige Überempfindlichkeit des Hustenreflexes kommen vor. Gerade bei Tracheitiden ohne Obstruktion läßt sich diese Überempfindlichkeit des Hustenreflexes auch gut belegen. Vorwiegend wurden als Meßgröße spirometrische Werte herangezogen, wie Vitalkapazität, Strömungsgeschwindigkeit, Atemminutenvolumen, Atemgrenzwert, vor allem aber der 1-Sekunden-Wert (DROSZCZ, 1963/64; GRZAN, 1961; HANSEN u. WERNER, 1967; SARVAN, 1962; MINETTE u. WIJMEERSCH, 1958; SKEPIYAN u. IVANOVA, 1968; WERNER u. FRUHMANN, 1963; DE VRIES, 1961; DE VRIES et al., 1964; BOOIJ-NOORD et al., 1970; MINETTE et al., 1968). Meist wurde eine Abnahme des Meßwertes um 10–20% des Ausgangswertes nach der Exposition als sicheres Zeichen der positiven Reaktion (Schwellenwertkonzentration) bewertet (BRILLE, 1964; BIRATH, 1964; DEBELIC, 1975).

Trotz der guten Reproduzierbarkeit der Schwellenwertkonzentration (DE VRIES, 1961) muß doch betont werden, daß die Verwendung des 1-Sekunden-Wertes zusätzliche Unsicherheiten bringt, die mit dem Einsatz eines Ganzkörperplethysmographen zur direkten Messung der Strömungswiderstände in den Atemwegen zu umgehen sind.

Die starke Abhängigkeit der Spirometrie von der Mitarbeitsfähigkeit und Mitarbeitswilligkeit der Probanden (HERTZ, 1968; SOBOL, 1966; ULMER et al., 1976) ist nur eine der Schwierigkeiten. Der bei heftiger Exspiration mögliche Bronchiolenkollaps kann ebenfalls die Dynamik der Bronchokonstriktion überdecken (LEUSCHNER u. ULMER, 1967; BACHOFEN, 1967; NOLTE, 1967; SCHERRER, 1966). DAUTREBANDE et al. zeigten 1960 an eindrucksvollen Beispielen im Provokationstest die Überlegenheit der Ganzkörperplethysmographie. Bei gleichbleibendem 1-Sekunden-Wert stieg der Strömungswiderstand in den Atemwegen einmal von 1,7 auf 4,3 cm $H_2O/l/s$ und bei einem anderen Patienten von 5,3 auf 11,7 cm $H_2O/l/s$ an. Ähnliche Ergebnisse erhielten auch KELLER u. HERZOG (1969) wie LEUSCHNER u. ULMER (1967).

Wir verwenden deshalb den Ganzkörperplethysmographen, wobei ein Strömungswiderstandswert (R_t) über 6, ausgehend von normalen Strömungswiderstandswerten, bei der von uns verwendeten Testkonzentration als pathologisch zu bewerten ist (Abb. 12 und 13).

2. Häufigkeit des überempfindlichen Bronchialsystems und klinische Bedeutung

Die oben dargelegten methodischen und definitorischen Schwierigkeiten müssen Angaben über die Häufigkeit des überempfindlichen Bronchialsystems mit gewisser Unsicherheit belasten. Insbesondere ist der Vergleich der Ergebnisse verschiedener Arbeitsgruppen kaum möglich. Trotz der großen

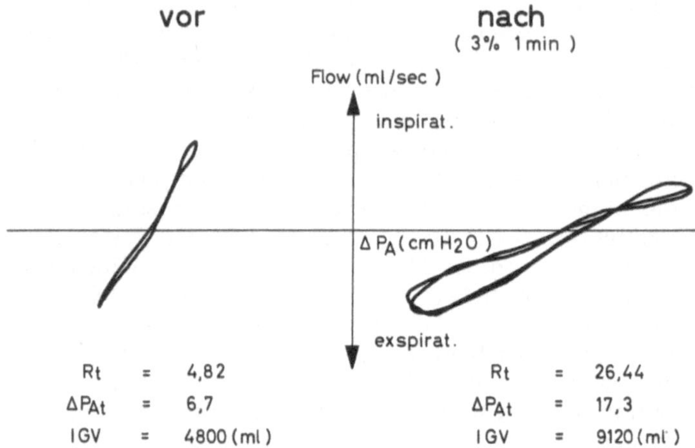

Abb. 12. Original ganzkörperplethysmographische Kurven und errechnete Meßwerte für totale Resistance (R_t), atemsynchrone, alveoläre totale Druckdifferenz (ΔP_{at}) und intrathorakales Gasvolumen (IGV) vor und nach Acetylcholintest bei Patienten mit überempfindlichem Bronchialsystem

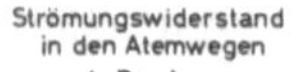

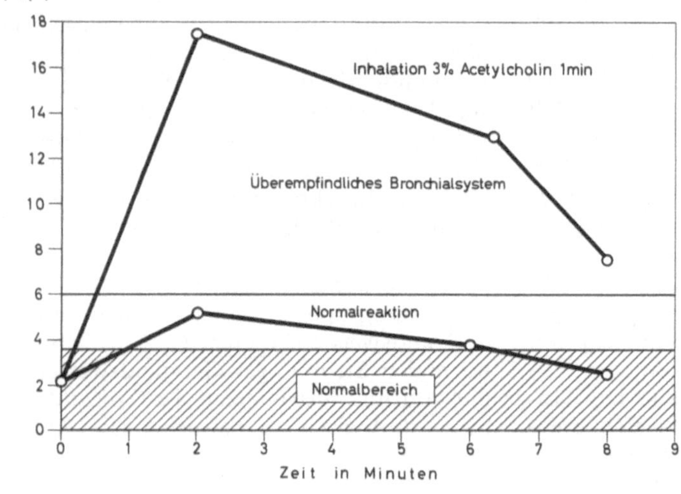

Abb. 13. Schema für Normalreaktion des Bronchialsystems von gesunden Versuchspersonen bei geeigneter Testkonzentration und Bereich des »überempfindlichen Bronchialsystems« im Acetylcholintest

klinischen Bedeutung dieses Phänomens finden sich bislang nur ganz begrenzte Aussagen über dessen Häufigkeit. Knol hat in größeren Untersuchungsreihen 1965 Angaben über die Häufigkeit der bronchialen Überempfindlichkeit bei Kindern gegeben. Als Maß des Strömungswiderstandes wurde bei den Kindern der sicher gut brauchbare Meßwert atemsynchrone oesophageale Druckdifferenz gewählt. Mit Anstieg des Strömungswiderstandes in den Atemwegen muß die Druckdifferenz (bei gleichbleibender Atemtiefe) größer werden. Ein Anstieg der atemsynchronen Druckdifferenz um > 2 cm H_2O wurde als Schwellenkonzentration angenommen, wobei Histamin als Reizsubstanz eingesetzt wurde. Trat bis 32 mg/ml Histamin ein derartiger Anstieg nicht auf, so wurde ein normal empfindliches Bronchialsystem angenommen.

Die überwiegende Anzahl von Kindern, die anamnestische Angaben über das Vorlie-

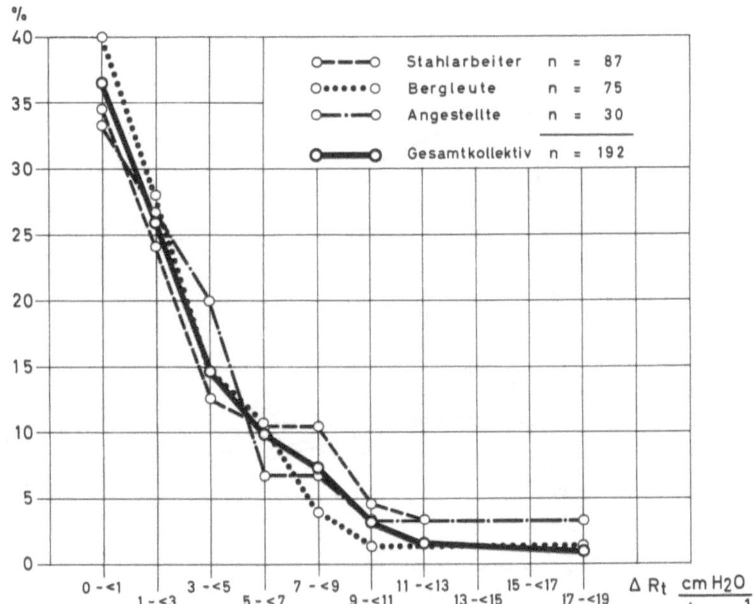

Abb. 14. Verteilung der Strömungswiderstandsanstiege (R_t) bei 3 Kollektiven beruflich staub- bzw. nichtstaubbelasteter gesunder Probanden nach der Inhalation 5%igen Acetylcholins (Anstieg $\Delta R_t > 7$ = pathologisch bei 5%igem Acetylcholin)

gen einer chronisch nichtspezifischen Lungenerkrankung boten, wozu anfallsweise oder chronische Atemnot gehörten, zeigte ein überempfindliches Bronchialsystem. In der Gruppe der älteren Kinder (8–13jährige) fanden sich häufiger diese Zeichen als in der Gruppe der jüngeren Kinder (2–7jährige). Wenn auch die bronchiale Hyperreagibilität häufiger bei den Kindern mit schweren Zeichen von Atemwegsobstruktion nachzuweisen war, so fanden sich doch auch Kinder mit zum Zeitpunkt der Untersuchung normalen Funktionsparametern, aber doch überempfindlichem Bronchialsystem. Von 477 Kindern im Alter zwischen 8 und 12 Jahren erfüllten anamnestisch 23,9% die Kriterien der chronisch nichtspezifischen Lungenerkrankung (CNSLD), die definiert wird als chronischer Husten und Auswurf mit intermittierender oder dauernder Atemnot. »Chronisch« fordert das Vorhandensein dieser Symptome an den meisten Tagen des Jahres, zumindest über 3 Monate pro Jahr während der letzten beiden Jahre (FLETCHER, 1961; ORIE et al., 1961). Zwischen den Geschlechtern fanden sich gewisse Unterschiede. CNSLD war in 29,5% der Jungen, in 18,3% der Mädchen anamnestisch belegt.

Die meisten dieser Kinder mit dieser Anamnese zeigten die Zeichen des überempfindlichen Bronchialsystems. Aus der Abnahme der Häufigkeit der chronisch obstruktiven Atemwegserkrankungen während der Pubertät (ZUIDERWEG, 1962) wird auch eine Abnahme der Häufigkeit des überempfindlichen Bronchialsystems angenommen.

STEMPEL (1971), REICHEL et al. (1969) und ULMER (1970) fanden bei einem Kollektiv von 192 Männern ein überempfindliches Bronchialsystem in knapp 20% der getesteten Personen, wobei eine starke Überempfindlichkeit in ca. 5% nachweisbar war. Unterschiede zwischen beruflich staub- und nichtstaubexponierten Kollektiven waren nicht nachzuweisen (Abb. 14).

Daß das überempfindliche Bronchialsystem so gut wie immer bei Patienten mit chronisch obstruktiver Atemwegserkrankung vorkommt, zeigt auch Abbildung 15. Bei den Patienten mit leichter Atemwegsobstruktion, die klinisch nicht nachzuweisen war, nur anamnestisch angegeben wurde und bei denen in der Ganzkörperplethysmographie leicht oberhalb der Normgrenze (R_t 3,5) liegende Strömungswiderstandswerte gemessen wurden, fand sich im Mittel ein doppelt

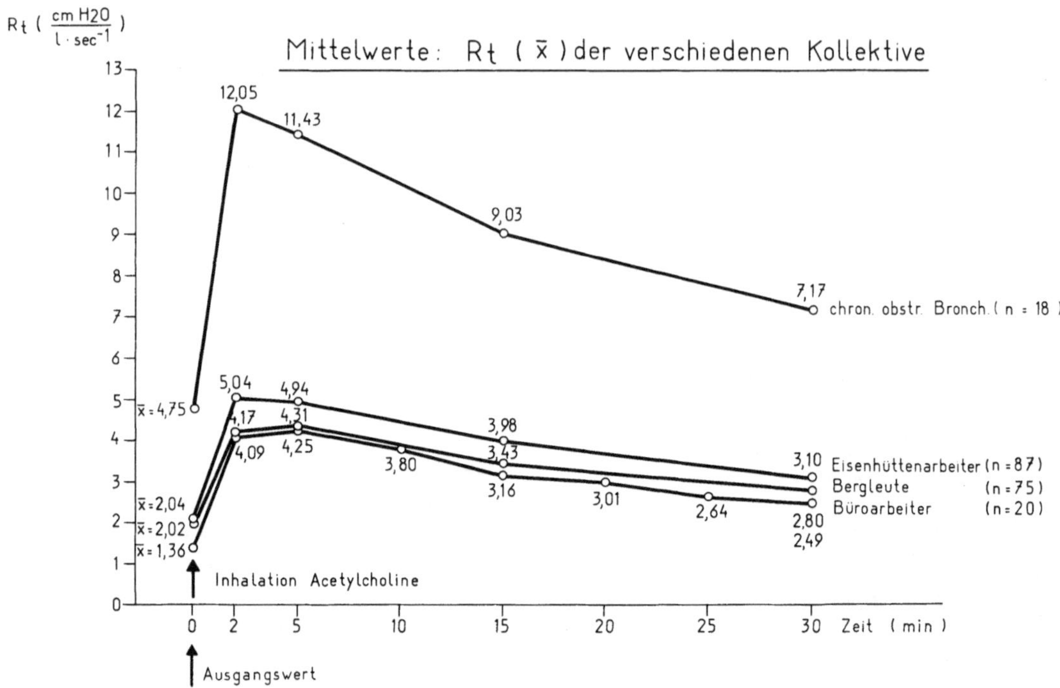

Abb. 15. Strömungswiderstandsmittelwerte (R_t) bei einem Kollektiv von Patienten mit chronisch obstruktiver Atemwegserkrankung und 3 Kollektiven gesunder Versuchspersonen verschiedener Berufsgruppen im Verlauf des Acetylcholintestes (hier mit 5%igem Acetylcholin)

so hoher Anstieg der Strömungswiderstände in den Atemwegen nach Acetylcholininhalation als bei gesunden Probanden, die sich aus drei Kollektiven von Stahlarbeitern, Bergleuten und Angestellten zusammensetzten.

Wenn somit das überempfindliche Bronchialsystem Bestandteil – nach DE VRIES et al. (1961) endogener Bestandteil – der obstruktiven Atemwegserkrankung ist, so werden doch immer wieder Patienten beobachtet, die auf dem Boden eines derartig überempfindlichen Bronchialsystems anfallsweise Atemnot haben, ohne daß die sonstigen Kriterien der chronisch unspezifischen Lungenerkrankung erfüllt sind. Wenn bei derartigen Patienten auch Husten und Auswurf fehlen und wenn sich auch Phasen mit völlig normalem klinischem Befund sowie völlig normalem funktionsanalytischem Ergebnis finden, so ist die Beziehung zur chronisch obstruktiven Atemwegserkrankung anhand vielfältiger Beobachtungen doch sicher zu belegen. Wir haben Patienten beobachtet, die über Jahre ein überempfindliches Bronchialsystem ohne

alle sonstigen klinischen Zeichen einer chronischen Bronchitis oder eines Emphysems boten. Allmählich entwickelte sich dann eine chronische Atemwegsobstruktion mit mäßigem Husten und Auswurf. Typisch für das überempfindliche Bronchialsystem wie für die chronische Atemwegsobstruktion ist der circadiane Rhythmus der Empfindlichkeit. In den Nacht- und frühen Morgenstunden steigt die Empfindlichkeit des Bronchialsystems deutlich an (DE VRIES, 1961), was für Vergleichsmessungen erforderlich macht, immer zur gleichen Tageszeit die Messungen auszuführen.

So beobachteten wir auch einige Patienten, die immer in den Nachtstunden über Atemnotanfälle klagten: »Jede Nacht sitze ich $^1/_2$–1 Std im Wohnzimmer, bis die Bronchodilatatoren gewirkt haben.« »Jede Nacht bekomme ich zwischen 3 und 5 Uhr einen Atemnotanfall; ich muß schon wegen der Atemnot aufstehen, aber auch um meinen Mann nicht immer zu stören«. Bei den Messungen über Tag sind alle Werte normal.

Diese Überempfindlichkeit kann unter der entsprechenden Therapie abklingen; sie kann aber auch der Beginn einer sich später manifestierenden chronisch obstruktiven Atemwegserkrankung sein. Welcher Natur derartige Überempfindlichkeiten sind, läßt sich nicht sagen, da diese Patienten nicht besonderen Reizstoffen ausgesetzt sind. Ob die in der Nachtstunde verstärkte Vagusaktivität für diese nächtlichen Anfälle verantwortlich ist oder ob der circadiane Rhythmus des Cortisols hierfür verantwortlich zeichnet, ist nicht zu entscheiden. Typisch für diese Patienten ist aber, daß sich ein überempfindliches Bronchialsystem durch entsprechende Reize in den allermeisten Fällen auch am Tag nachweisen läßt, zu einer Zeit also, wo normalerweise keine Beschwerden vorliegen und alle Meßwerte im Bereich der Norm liegen.

Auch wird in der Literatur für das Erwachsenenalter eine Altersabhängigkeit der Häufigkeit eines überempfindlichen Bronchialsystems diskutiert. HERXHEIMER berichtet 1956 über eine Altersabhängigkeit der bronchialen Reaktion auf Acetylcholin. MAKINO (1966), KREUKRIET u. PIJPER (1974) konnten keinerlei derartige Altersabhängigkeit nachweisen. Auch STEMPEL, der 1971 unter standardisierten Bedingungen an 192 freiwilligen Personen den Acetylcholintest ausführte, konnte keine Altersabhängigkeit bestätigen.

LÖLLGEN et al. (1975) beschrieben allerdings in verschiedenen Altersdekaden doch Unterschiede der Reagibilität. Bei den 40–49jährigen fanden sie die Häufigkeit positiver Acetylcholinteste höher als bei 30–39jährigen. Bei den über 50jährigen war die Häufigkeit positiver Ergebnisse wieder geringer. Über 70jährige zeigten wieder deutlich häufiger stärkere Abnahmen des 1-Sekunden-Wertes nach Acetylcholin. Endgültig scheint also die Frage der Altersabhängigkeit noch nicht geklärt. Hierbei wäre auch zu entscheiden, ob nur im Mittel die Schwelle altersabhängig verschoben wird oder ob eindeutig häufiger pathologische Empfindlichkeiten zu registrieren sind. TAMMELING et al. (1970) beschrieben auch für männliche wie für weibliche Patienten mit obstruktiver Atemwegserkrankung eine Altersabhängigkeit des

Schwellenwertes für Histamin, die von den Patienten unter 20 Jahren von 4,5 mg/ml allmählich bis zu den über 60jährigen auf 3,1 mg/ml abnahm.

Daß Tabakrauchen auf den Acetylcholintest Einfluß hat, wurde wiederholt vermutet. MINETTE (1964) fand bei 197 Bahnarbeitern und Arbeitern in der chemischen Industrie keine Beziehung zwischen den Rauchgewohnheiten und der Stärke der Reaktion im Acetylcholintest. Auch in der Untersuchung von 1973 bestätigte MINETTE, daß Tabakrauchen ohne Einfluß auf die bronchiale Überempfindlichkeit bleibt. LÖLLGEN et al. berichten in der 1975 veröffentlichten Studie an 345 freiwilligen Versuchspersonen positive Acetylcholinteste bei 21,4% der Raucher und bei 23,5% der Nichtraucher.

Andere Arbeiten berichten aber von einer größeren Empfindlichkeit von Rauchern im Acetylcholintest (KRIEGER, 1967; SIMONSSON, 1970; STEMPEL, 1971). Die Ergebnisse von STEMPEL zeigen allerdings, daß der Nachweis stark positiver Reaktionen bei Rauchern nur unter bestimmten Versuchsanordnungen gelingt, d.h., daß der Mittelwert geringgradig zur größeren Empfindlichkeit verschoben ist, ohne daß häufiger eindeutige pathologische Werte beobachtet wurden. SIMONSSON berichtete 1970 über einen auffallenden Einzelfall. Eine Frau zeigte eine stärkere Überempfindlichkeit ihres Bronchialsystems 1%igem Acetylcholin-Aerosol gegenüber, solange sie rauchte. Der Acetylcholintest wurde nach Aufgabe des Tabakrauchens negativ. Nachdem die Patientin wieder mit dem Rauchen begonnen hatte, wurde auch der Acetylcholintest wieder pathologisch. Zumindest muß an Summationseffekte gedacht werden, da Zigarettenrauch mit Sicherheit bei stärker überempfindlichem Bronchialsystem selbst eine starke Erhöhung der Strömungswiderstände in den Atemwegen auslösen kann.

Abbildung 14 hatte bereits gezeigt, daß zwischen beruflich staubexponierten und nichtstaubexponierten Personen keine Unterschiede in der Häufigkeit positiver Acetylcholinteste nachweisbar sind (STEMPEL, 1971). Von 356 Kohlenbergarbeitern, die sonst frei von Beschwerden waren, hatten nur 8,1% Zeichen einer gesteigerten Empfindlichkeit des Bronchialsystems. Diese

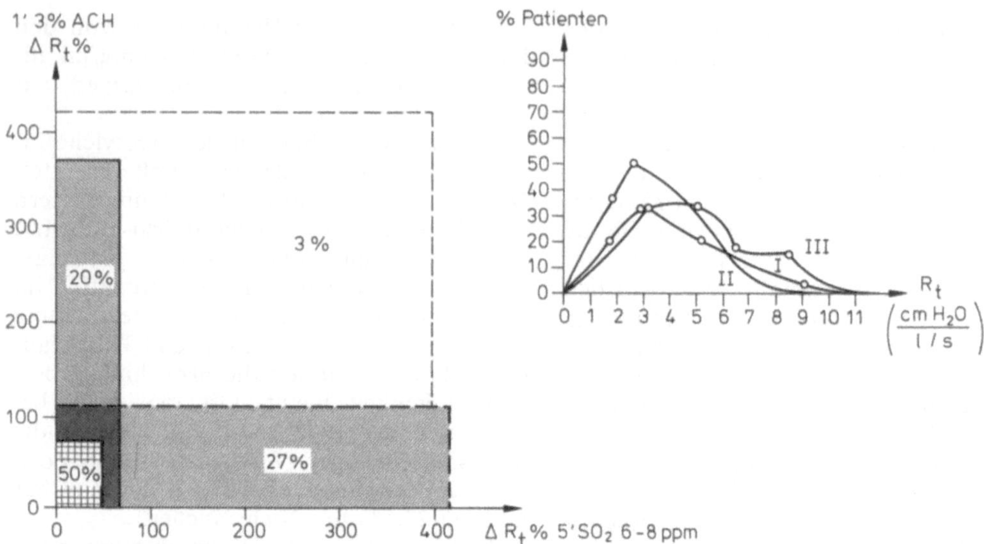

Abb. 16. Prozentualer Anstieg der Strömungswiderstände in den Atemwegen von 38 Patienten mit chronisch obstruktiver Atemwegserkrankung nach klinischer Behandlung. 50% der Patienten zeigten keine besondere Überempfindlichkeit, 20% waren Acetylcholin gegenüber empfindlich, 27% waren SO₂ gegenüber empfindlich, 3% (1 Patient) war sowohl Acetylcholin als auch SO₂ gegenüber überempfindlich (links). Die Reaktionsmuster (rechts) waren zwischen den Patienten, die nur SO₂ (II) und nur gegen Acetylcholin (III) oder die nur geringgradig reagierten, prinzipiell nicht unterschiedlich

Zahl scheint nicht höher zu liegen, als sie bei vergleichbaren Kollektiven Nichtstaubexponierter auch vorkommt (Roth, 1975). Bisher konnte kein Anhalt dafür gewonnen werden, daß an exponierten Arbeitsplätzen häufiger ein überempfindliches Bronchialsystem entsteht. Bei Bäckern, die an einem Bäckerasthma leiden, ist ein gleichzeitig nachweisbares überempfindliches Bronchialsystem mit großer Wahrscheinlichkeit auf die Berufsallergie zurückzuführen.

Die Reaktionsbereitschaft gegen die verschiedenen zur Austestung des Bronchialsystems verwendeten Reizsubstanzen ist nicht gleich. So kann bei geringer Reizstärke (und bei entsprechendem Teilchenspektrum) u.U. eine Überempfindlichkeit nur gegen bestimmte Reizsubstanzen nachweisbar sein, während sie anderen gegenüber fehlt. Von 38 Patienten mit chronisch obstruktiver Bronchitis reagierten nach klinischer Behandlung 50% sowohl auf Acetylcholin (3%) als auch auf SO₂ (6–8 ppm) geringgradig. Der mittlere Strömungswiderstandsanstieg dieser Patienten betrug Acetylcholin gegenüber 70%, SO₂ gegenüber 50% des Ausgangswertes. 27% der Patienten zeigten eine sehr starke Reaktion allein SO₂ gegenüber mit einem mittleren Anstieg der Strömungswiderstände um 410%, wobei der Anstieg der Strömungswiderstände Acetylcholin gegenüber mit +105% im Bereich der Norm blieb. 20% der Patienten reagierten allein Acetylcholin gegenüber überstark. Der Strömungswiderstand in den Atemwegen war um 370% angestiegen, SO₂ gegenüber aber nur um 70%. Nur eine der 30 Testpersonen reagierte auf beide Testsubstanzen sehr stark (Acetylcholin +410%, SO₂ +400%) (Islam, 1974) (Abb. 16).

Unsere Untersuchungen lassen vermuten, daß die entsprechenden Rezeptoren im Trachealbaum nicht an gleichen Stellen gleich stark vorhanden sind (Zimmermann et al., 1979). Daß auch bei gesunden Probanden mit entsprechend erhöhten Konzentrationen erhebliche Atemwegsobstruktionen auslösbar sind, zeigt Abbildung 17.

Auffallend ist, daß bei der Exposition höheren Reizstoffkonzentrationen gegenüber oft kaum von der Norm abweichende Werte der Strömungswiderstände zu messen sind,

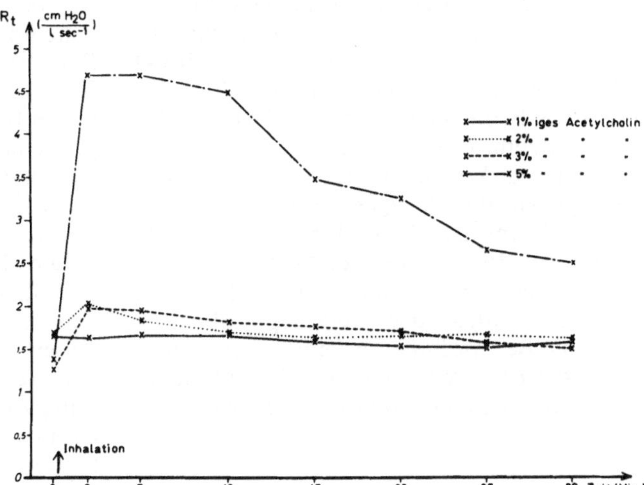

Abb. 17. Strömungswiderstände in den Atemwegen vor und nach Inhalation von 1-, 2-, 3- und 5%iger Acetylcholinlösung. Mittelwerte von 10 gesunden Versuchspersonen. (Nach STEMPEL, 1971)

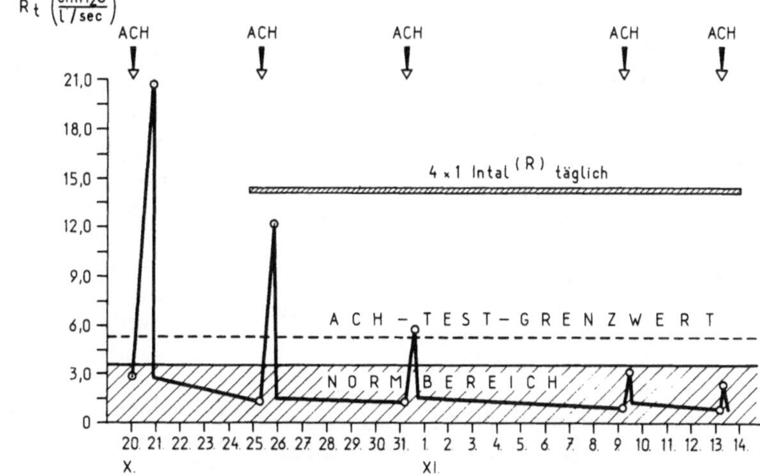

Abb. 18. Verhalten der Strömungswiderstände in den Atemwegen (R_t) im Acetylcholintest (ACH) bei Patienten mit überempfindlichem Bronchialsystem nach Exposition gegenüber Mehlstaub (»Bäckerasthma«). Unter INTAL-Medikation klingt die Überempfindlichkeit innerhalb von 10 Tagen vollständig ab

wenn diese Expositionen über längere Zeit erfolgen (ULMER, 1974a; ISLAM, 1973; FRANK et al., 1962). Die bisher vorliegenden Ergebnisse lassen deshalb vermuten, daß für die Auslösung bronchospastischer Reaktionen in gewissen Grenzen die Geschwindigkeit der Änderung der Reizgaskonzentration oder der sonstigen Reize wesentlicher ist als deren absolute Höhe (ULMER, 1974a; DE VRIES et al., 1964).

Wenn auch in den meisten Fällen der chronisch obstruktiven Bronchitis wie der chronisch obstruktiven Atemwegserkrankungen mit überempfindlichem Bronchialsystem diese Krankheiten nicht zur Ausheilung zu bringen sind, so kann doch ein überempfindliches Bronchialsystem unter günstigen Voraussetzungen abklingen. Da Atemwegsallergien Ursache eines derartig überempfindlichen Bronchialsystems sein können (ZIMMERMANN u. ULMER, 1976), kann eine solche Überempfindlichkeit durch rechtzeitigen Antigenentzug wieder seine normale Empfindlichkeit zurückgewinnen (Abb. 18).

Überempfindlichkeit und Allergie sind hierbei nicht synonym zu gebrauchen, da auch Allergien in geringsten Konzentrationen, die u.U. keinerlei Atemwegsobstruktion direkt selbst auslösen, Ursache für ein überempfindliches Bronchialsystem sein können. Da im Dinatrium cromoglycat (Intal®) ein Medikament zur Verfügung steht, welches spezifisch gegen die Antigen-Antikörper-Reaktion wirksam ist (Cox, 1967; Orr et al., 1970; Cox, 1971; Assem u. Morgan, 1970; Zimmermann u. Ulmer, 1976), kann in derartigen Fällen die Überempfindlichkeit durch die Behandlung mit Dinatrium cromoglycat zur Ruhe kommen, wie Abbildung 18 an einem entsprechenden Beispiel zeigt.

3. Ursachen des überempfindlichen Bronchialsystems

De Vries et al. stellten 1964 die Hypothese auf, daß die bronchiale Überempfindlichkeit ein endogenes Hauptkennzeichen der obstruktiven Komponente der Bronchitis sei. Lokalisation dieser Überempfindlichkeit und Ursache waren unbekannt. Sorgfältig beobachtende (und messende) Kliniker hatten schon vermutet, daß sich die bronchiale Überempfindlichkeit durch bronchiale Infektionen wie nach der Inhalation von Allergenen ändern kann (De Vries, 1961; Gökemeijer, 1976). Unserem Arbeitskreis ist es gelungen, in einer Reihe von Tierversuchen derartige »überempfindliche Bronchialsysteme« zu erzeugen und in Zusammenhang mit entsprechenden klinischen Bildern Prinzipien dieser Überempfindlichkeit aufzuklären.

a) Proteolytische Enzyme als Ursache der Überempfindlichkeit des Bronchialsystems

Gross et al. konnten 1965 zeigen, daß durch Pronase, ein pflanzliches proteolytisches Enzym, ein Emphysem experimentell zu erzeugen ist. Dieser Befund wurde wiederholt durch andere Arbeitsgruppen bestätigt (Islam et al., 1974a; Mittman, 1972) (s.S. 454).

Hier paßt gut die klinische Erfahrung, daß sich beim α_1-Antitrypsindefizit schwere Lungenemphysme entwickeln (Eriksson u. Berven, 1972; Laurell u. Eriksson, 1963; Kowalski et al., 1977). War hiermit die große Bedeutung der Proteasen für die Emphysementwicklung nachgewiesen, so war, bis auf die Möglichkeit der Entspannungsobstruktion, doch kein Bezug zum überempfindlichen Bronchialsystem gefunden.

Die Beobachtung von Pharmakologen, daß bei auf Histamin ungenügend reagierenden Muskelpräparaten der Zusatz von Proteasen die Histaminansprechbarkeit erheblich steigern kann, veranlaßte uns, die Wirkung von Proteasen auf das Bronchialsystem zu untersuchen. 1971 konnten wir bei intakten Hunden zeigen, daß die Inhalation proteolytischer Enzyme nachhaltig die Empfindlichkeit des Bronchialsystems Acetylcholin gegenüber bis zum 13fachen des Ausgangswertes steigern kann (Ulmer et al., 1971) (Abb. 19).

Dabei war es unerheblich, welches proteolytische Enzym inhaliert wurde. Trypsin, Chymotrypsin (Warmblüterprotease), Ficin (aus Feigenbaumlatex gewonnene Protease) wie Pronase (aus Streptomyces griseus gewonnene Protease) zeigten prinzipiell gleiche Effekte. Mit längerdauernder Einwirkung der Enzyme wurde die Empfindlichkeit immer ausgeprägter.

In weiteren Versuchen konnten dann im Bronchialschleim von Patienten mit chronisch obstruktiver Atemwegserkrankung verschiedene Proteasen wie Proteaseinhibitoren von Rasche (1974a, 1974b), Hochstrasser et al. (1974a), Rasche (1973), Hochstrasser et al. (1974b), Szabó et al. (1973) nachgewiesen werden, wobei immer auch »freie Proteasen« in unterschiedlichen Konzentrationen vorhanden waren.

Nachdem es schließlich gelungen war, durch von Patienten mit chronisch obstruktiver Atemwegserkrankung gewonnenem gefriergetrocknetem Sputum bei Hunden ein überempfindliches Bronchialsystem auszulösen, schien ein weiteres Argument für die Bedeutung der proteolytischen Enzyme in der Entstehung des überempfindlichen Bronchialsystems zu sprechen (Islam et al., 1971) (Abb. 20).

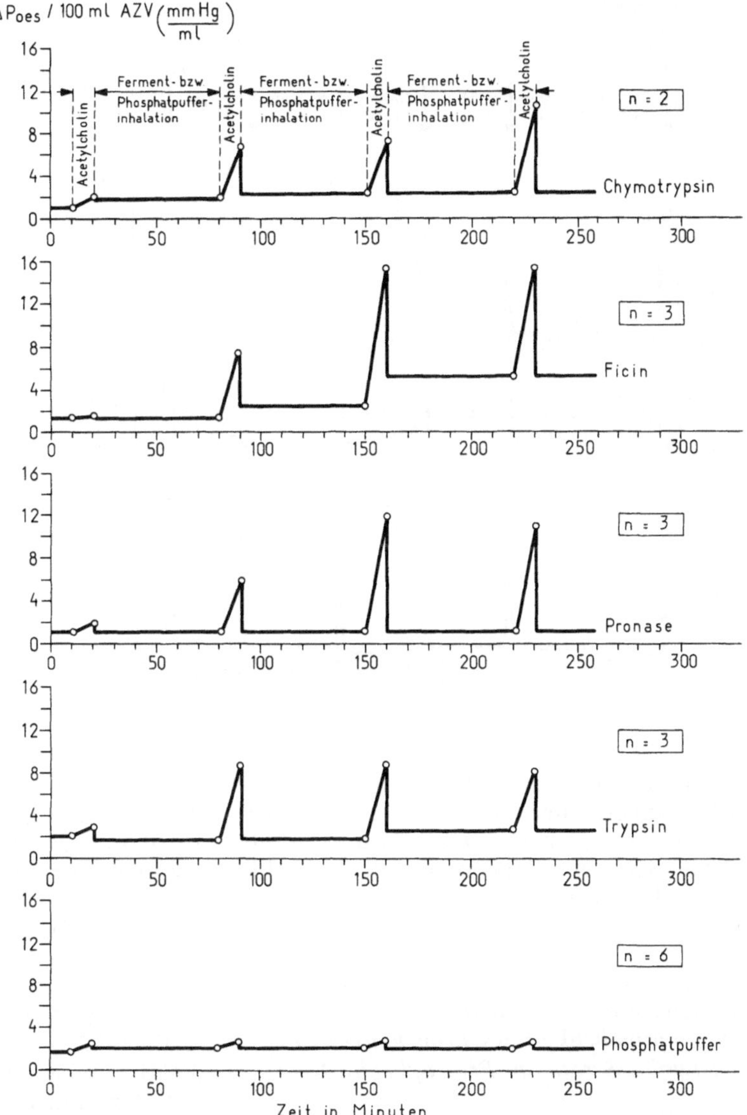

Abb. 19. Atemsynchrone intraoesophageale Druckdifferenzen/100 ml Atemzugvolumen als Maß der Strömungswiderstände in den Atemwegen (ΔP_{oes}/100 ml AZV) im Acetylcholintest nach der Inhalation verschiedener proteolytischer Enzyme bzw. von Phosphatpufferlösung

Es ist anzunehmen, daß die wesentlichen Enzyme aus Leukozyten stammen, die ja bei Patienten mit chronisch obstruktiver Bronchitis in großer Menge in das Bronchialsystem gelangen und dort weitgehend zerfallen (LIEBERMAN, 1976; LIEBERMAN u. KANESHIRO, 1972). Welche Rolle allerdings den Bakterienproteasen zukommt und ob möglicherweise gegen bestimmte Proteasen nicht ausreichend spezifische Proteaseinhibitoren vorhanden sind oder ob solche völlig fehlen,

ist noch ungeklärt. Jedenfalls erscheint hiermit die Beobachtung der Kliniker, daß die Empfindlichkeit des Bronchialsystems mit dem Aufflackern der Infektion und mit dem deutlicher Purulentwerden des Sputums zunimmt, weitgehend geklärt. EMPEY et al. (1976) fanden bei Patienten mit Virusinfekten des Bronchialbaumes eine sicher gesteigerte Empfindlichkeit gegen Zitronensäureaerosolinhalation. Leider haben Versuche, durch die Zufuhr von Proteaseinhibitoren zu

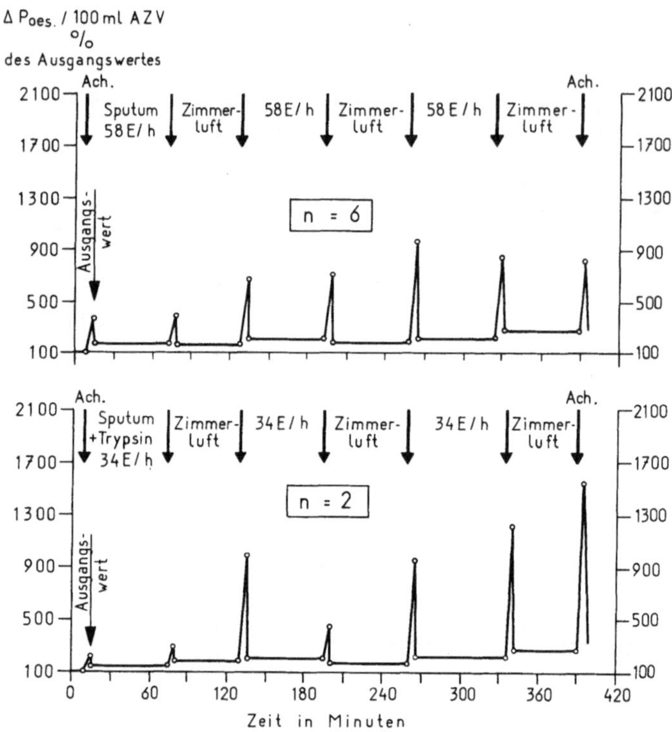

Abb. 20. Verhalten des Strömungswiderstandes in den Atemwegen (ΔP_{oes}/100 ml AZV) im Acetylcholintest (ACH) nach intermittierenden Gaben von Sputum mit sputumeigener proteolytischer Aktivität und Zimmerluft (oben) und von Sputum ohne Eigenaktivität, welchem Trypsin zugesetzt wurde (unten). (Nach Islam et al., 1971)

einem therapeutischen Erfolg zu gelangen, bisher unbefriedigende Ergebnisse gebracht (Rasche u. Ulmer, 1972; Rasche et al., 1975a; Rasche u. Hochstrasser, 1976; Lebas et al., 1976).

b) Bronchokonstriktorische körpereigene Substanzen als Ursache der Überempfindlichkeit des Bronchialsystems (Histamin, Serotonin, Prostaglandin $F_2\alpha$)

Daß Histamin, Serotonin und Prostaglandin $F_2\alpha$ bronchokonstriktorisch wirken, wurde schon oben besprochen (Giertz et al., 1968; Herxheimer, 1951; Bouhuys et al., 1960b). Allgemein herrscht die Meinung vor, daß diese Substanzen vorwiegend an der Bronchialmuskulatur direkt wirksam werden und somit den Bronchospasmus auslösen. Unsere Untersuchungen haben gezeigt, daß diese Stoffe in der Lage sind, in Konzentrationen, die selbst noch keine bronchospastische Aktivität erkennen lassen, die Empfindlichkeit des Bronchialsystems unspezifischen Reizen gegenüber ganz erheblich zu steigern. Abbildung 20 zeigt die Ergebnisse von Histamin-Inhalationen. Bei der untersten Kurve wurde zweimal über 60 min Histamin (0,5%ige Lösung, 0,018 ml/min als Aerosol) inhaliert. Die Strömungswiderstände in den Atemwegen stiegen hierdurch nicht an. Die Acetylcholinempfindlichkeit war aber bis auf das 12fache des Ausgangswertes gestiegen (Islam et al., 1972b). Die Abbildung 21 zeigt auch, daß die Gabe eines Antihistaminikums nach der Histamin-Inhalation auf die Überempfindlichkeitsreaktion ohne Einfluß bleibt. Antihistaminikum, vor der Histamin-Inhalation gegeben, ist aber eindeutig in der Lage, das Angehen der sonst lange bestehenden unspezifischen Überempfindlichkeit des Bronchialsystems zu verhindern. Dennoch bleiben die Antihistaminika bei überempfindlichem Bronchialsystem von recht begrenzter Wirkung, was möglicherweise bedeutet, daß diese Therapie immer zu spät kommt.

Der gleiche Effekt ist ebenso mit Serotonin in Konzentrationen auslösbar, die ebenfalls selbst noch kaum bronchokonstriktorische

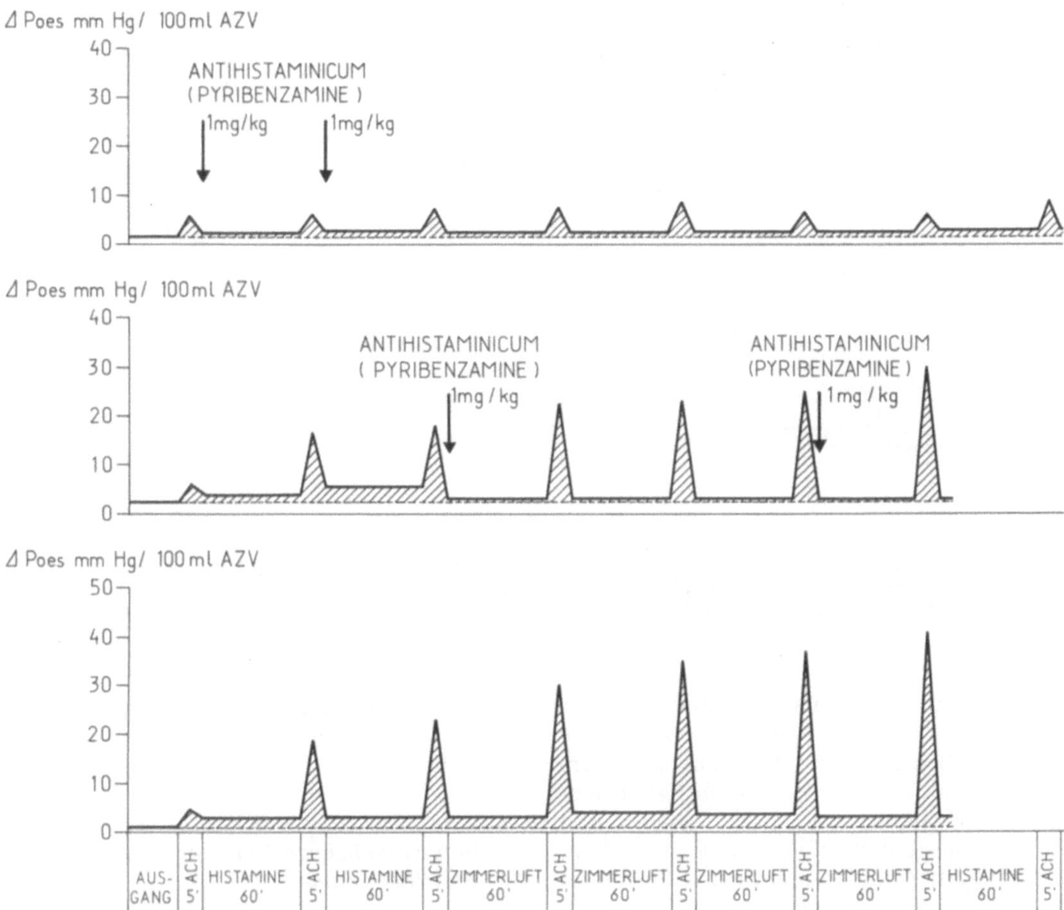

Abb. 21. Änderung der Empfindlichkeit des Bronchialsystems im Acetylcholintest (ACH) nach zweimaliger Inhalation sehr geringer Histaminmengen, die selbst ohne Bronchokonstriktion blieben. (Untere Kurve Mittelwerte aus 5 Einzelversuchen; mittlerer Kurvenverlauf unter Antihistaminikum, welches 2 Std nach Beginn der Histamininhalation gegeben wurde; oberer Kurvenverlauf unter Antihistaminikum, welches vor der Histamininhalation verabreicht wurde. Bei dieser Versuchsreihe wurde nach 6 Std erneut für 1 Std Histamin inhaliert) (Mittelwerte aus 3 Einzelversuchen). ΔP_{oes} mm Hg/100 ml AZV = Maß der Strömungswiderstände in den Atemwegen. (Nach ISLAM et al., 1972b)

Wirkung erkennen lassen. ISLAM u. ULMER (1973b) konnten nach 30 min Inhalation einer 0,5%igen Serotonin-Kreatin-Sulfatlösung, wobei von den Hunden jeweils 45 µg/kg inhaliert worden waren, eine über viele Stunden anhaltende Empfindlichkeitssteigerung des Bronchialsystems auslösen. Die Empfindlichkeit des Bronchialsystems stieg auf das 2,7fache (Abb. 22).

Prinzipiell gleiche Ergebnisse sind durch Prostaglandin $F_2\alpha$ zu erzielen. Prostaglandin ist in der Lage, in einer Dosierung von 15 µg/kg i.v. bei der Katze die Strömungswiderstände in den Atemwegen zu erhöhen (MAIN, 1964). Über gleiche Ergebnisse wurde mit 50 µg/kg bei Meerschweinchen (BERRY u. COLLIER, 1964) und bei Schweinen (ÄNGGARD u. BERGSTRÖM, 1963) berichtet. Isolierte Bronchialmuskulatur des Menschen kontrahiert sich ebenfalls durch Prostaglandin $F_2\alpha$ in Konzentrationen zwischen 0,8–800 ng/ml (SHEARD, 1968; SWEATMAN u. COLLIER, 1968). Auch zeigte sich, daß Asthmatiker Prostaglandin gegenüber wesentlich

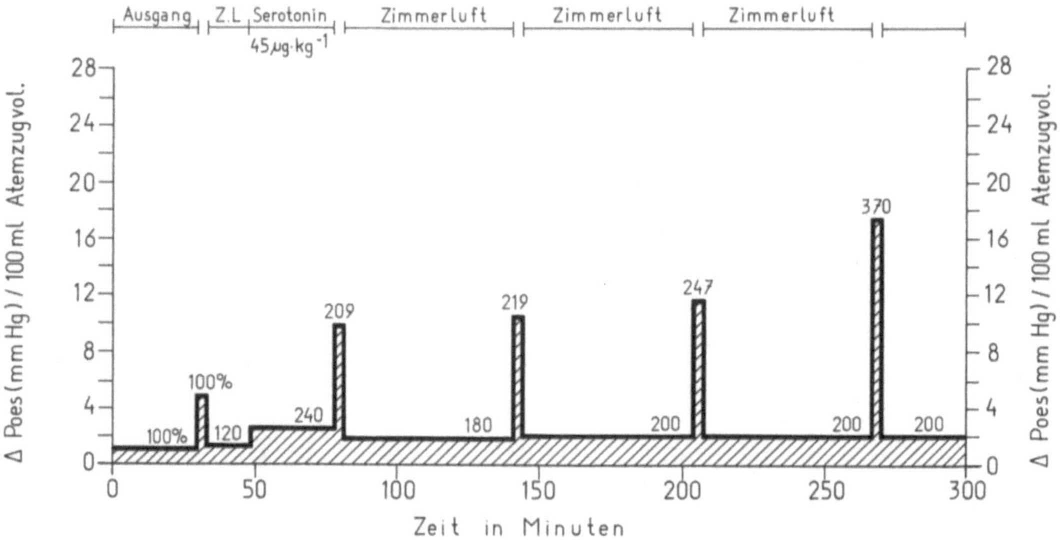

Abb. 22. Änderung der Empfindlichkeit des Bronchialsystems im Acetylcholintest vor und nach 30minütiger Serotonininhalation. Jedem säulenartigen Kurvenanstieg entspricht ein Acetylcholintest (Mittelwerte aus 8 Einzelversuchen). ΔP_{oes} mm Hg/100 ml AZV = Maß der Strömungswiderstände in den Atemwegen. (Nach Islam u. Ulmer, 1973 b)

empfindlicher sind als Gesunde (Mathe et al., 1973). Unsere Arbeitsgruppe konnte zeigen, daß nicht nur das Bronchialsystem von Asthmatikern Prostaglandin $F_2\alpha$ gegenüber empfindlicher ist, sondern daß durch diese Substanzen ebenfalls eine Empfindlichkeitssteigerung anderen bronchokonstriktorischen Reizen gegenüber ausgelöst wird (Abb. 23).

Die Empfindlichkeit des Bronchialsystems steigt mit zunehmender Dauer des Versuches bis auf 900% (80 min) an. Die Empfindlichkeitssteigerung bleibt dann ohne weitere Prostaglandinzufuhr über Stunden (bei uns über 3 Std geprüft) erhalten. Prostaglandin $F_2\alpha$ selbst zeigte in der verwendeten Konzentration keine wesentliche Bronchokonstriktion.

Nebennierenrindenhormone in relativ hoher Dosierung waren nicht in der Lage, diese Empfindlichkeitssteigerung prophylaktisch oder therapeutisch zu verhindern (Abb. 23, oben). Vielleicht war eine etwas geringere Antwort auf Acetylcholin nach der Glucocorticoidmedikation vorhanden (+900% ohne Glucocorticoide; +390% mit Glucocorticoiden). Dieses Ergebnis entspricht auch der klinischen Erfahrung, daß

das überempfindliche Bronchialsystem mit Nebennierenrindenhormonen allein nicht zu normalisieren ist.

c) Antigen-induzierte Überempfindlichkeit des Bronchialsystems

Da Histamin, Serotonin und Prostaglandin $F_2\alpha$ in der Lage sind, die Empfindlichkeit des Bronchialsystems erheblich zu steigern (Islam u. Ulmer, 1973 a; Ulmer, 1975 b), lag es nahe zu prüfen, ob nicht bei Atemwegsallergien durch das Allergen ebenfalls eine Überempfindlichkeit auszulösen ist. Histamin und Serotonin spielen, wie oben schon beschrieben und wie im Kapitel von Herrn Fuchs (s.S. 543) dargelegt, bei der Antigen-Antikörperreaktion freigesetzt eine entscheidende Rolle. Die Reaktion des Bronchialsystems auf inhalierte Allergene hängt ebenfalls in starkem Maß von der Menge des inhalierten Allergens ab. Es schien so möglich, daß sich durch Einwirkung von Allergenen in sehr geringen Mengen oder bei geringer Grundempfindlichkeit des Patienten, auch in größeren Konzentrationen, keine direkte allergen-induzierte

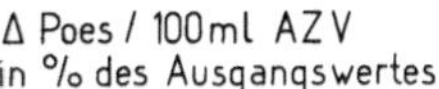

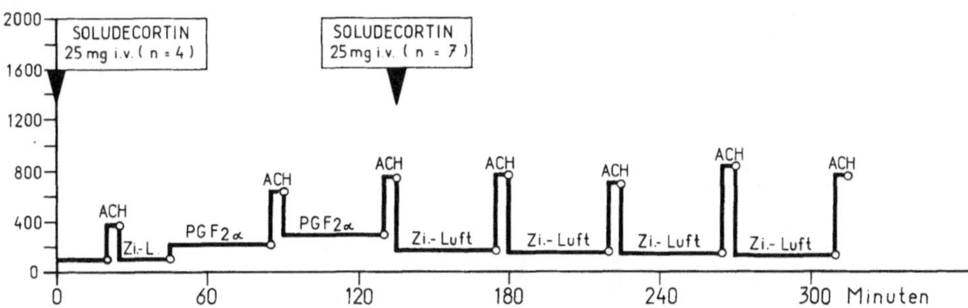

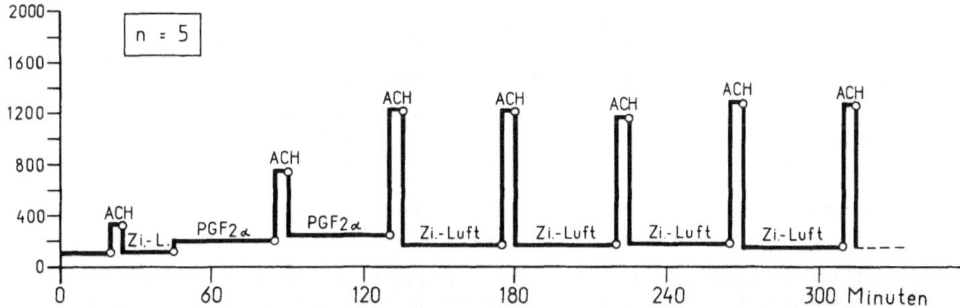

Abb. 23. Änderung der Empfindlichkeit des Bronchialsystems im Acetylcholintest (ACH) nach zweimaliger 40minütiger Inhalation von Prostaglandin $F_2\alpha$ (Konzentration in der Atemluft 6,0 µg/l) unten, oben der gleiche Versuch unter Glucocorticoidmedikation (2 × 25 mg/Solu-Decortin i.v.)

Atemwegsobstruktion auslösen läßt, dennoch aber ein überempfindliches Bronchialsystem entsteht. Experimentell läßt sich tatsächlich, sowohl bei inhalativer wie bei intravenöser Allergenzufuhr in geringsten Konzentrationen, bei allergischen Tieren ein derartiges, gegen Acetylcholin überempfindliches Bronchialsystem auslösen (ZIMMERMANN u. ULMER, 1976). Die Acetylcholinempfindlichkeit kann als Ausdruck einer Überempfindlichkeit unspezifischen Reizen gegenüber gelten (Abb. 24).

Eine direkte bronchokonstriktorische Reaktion des Allergenaerosols war in diesen geringen Konzentrationen nicht nachweisbar. Die Empfindlichkeit Acetylcholin gegenüber stieg aber um 200% an. Diese Überempfindlichkeit blieb nach der Exposition mit der 0,001%igen Lösung bis zu 7 Tagen bestehen. Nach der Exposition mit der 0,0005%igen Ascaris-suum-Lösung war sie 24 Std nach Expositionsende weitgehend abgeklungen.

Die Empfindlichkeitssteigerung Histamin gegenüber war im Vergleich zu Acetylcholin wesentlich weniger stark ausgeprägt wie auch weniger lang anhaltend. Auch intravenös gegebene Allergene, die selbst noch keinerlei erkennbaren Einfluß auf Blutdruck oder Herzfrequenz oder auf die arteriellen Blutgase zeigten, sind in der Lage, die Empfindlichkeit des Bronchialsystems Acetylcholin gegenüber zu erhöhen. 30 min nach der intravenösen Allergenzufuhr war die Empfindlichkeit des Bronchialsystems um ca. 100% angestiegen. Eine Empfindlichkeitssteigerung Histamin gegenüber war nicht nachweisbar. Da aber Acetylcholin eine entscheidende Rolle bei der Atemwegsobstruktion des Menschen spielt (ULMER, 1975b; ULMER et al., 1973), darf angenommen werden, daß Allergene, inhalativ wie humoral, in der Lage sind, ein überempfindliches Bronchialsystem auszulösen, welches u.U. recht lange bestehen bleibt. Auch nach allergen-induzierter Atemwegsobstruktion läßt sich ein nach

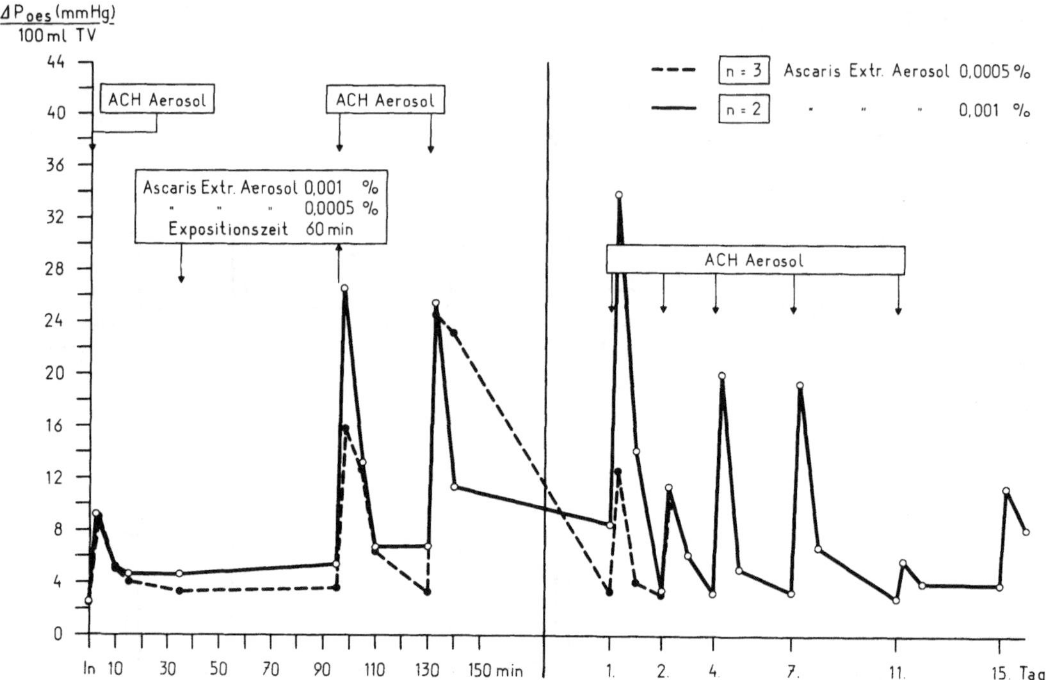

Abb. 24. Änderung der Empfindlichkeit des Bronchialsystems im Acetylcholintest (ACH). ΔP_{oes}/100 ml AZV = Maß des Strömungswiderstandes in den Atemwegen nach 60 min Inhalation von Ascaris-suum-Extrakt in sehr geringer Konzentration (0,001%- bzw. 0,005%iger Lösung). Mittelwerte aus 3 bzw. 2 Versuchen. (Nach ZIMMERMANN u. ULMER, 1976)

Abklingen des »Asthmaanfalls« längere Zeit bestehenbleibendes überempfindliches Bronchialsystem belegen. Das Allergen, dann in relativ großen Dosen gegeben, braucht hierfür nur kurze Zeit – in unseren Versuchen 3 min – einzuwirken (ZIMMERMANN u. ULMER, 1976). Dies stimmt gut mit den klinischen Beobachtungen von DE VRIES (1961) überein, nach denen sich im Anschluß an eine Allergeninhalation bei Menschen die unspezifische Empfindlichkeit des Bronchialsystems erhöht.

d) Lungenembolie und überempfindliches Bronchialsystem

Daß nach Lungenembolien immer wieder schwere Atemwegsobstruktionsanfälle auftreten, ist Klinikern seit langem bekannt und in der Literatur auch an Hand klinischer Beispiele wie mit Tierversuchen belegt (DUNN, 1920; THOMAS et al., 1964; GUREWICH et al., 1965; BOYER u. CURRY, 1944; CAHILL et al., 1961; HALMAGYI u. COLEBATCH, 1961; WHITTERIDGE, 1950; JAQUES u. HYMAN, 1957; COLP u. WILLIAMS, 1962; EHRNER et al., 1959; GUREWICH et al., 1963; HEILMAN et al., 1962; LANGFELD et al., 1959; WINDEBANK et al., 1973). Nach Lungenembolien, die vorwiegend die kleineren Lungengefäßgebiete verlegen (300–400 µm ⌀), kommt es nach einem Druckanstieg in der A. pulmonalis ebenfalls zu einer Empfindlichkeitssteigerung der Bronchien bis zu 400% gegenüber dem Kontrollwert (Abb. 25).

Hier fand sich kein prinzipieller Unterschied zwischen Lungenembolien, die mit Glaskugeln oder auch autochthonen Blutgerinnseln erzeugt worden waren. Dies spricht gegen die Vorstellung, daß die aus den Thrombozytenaggregaten freiwerdenden bronchokonstriktorischen Substanzen die Atemwegsobstruktion und möglicherweise auch diese Empfindlichkeitssteigerung des Bronchialsystems verursachen.

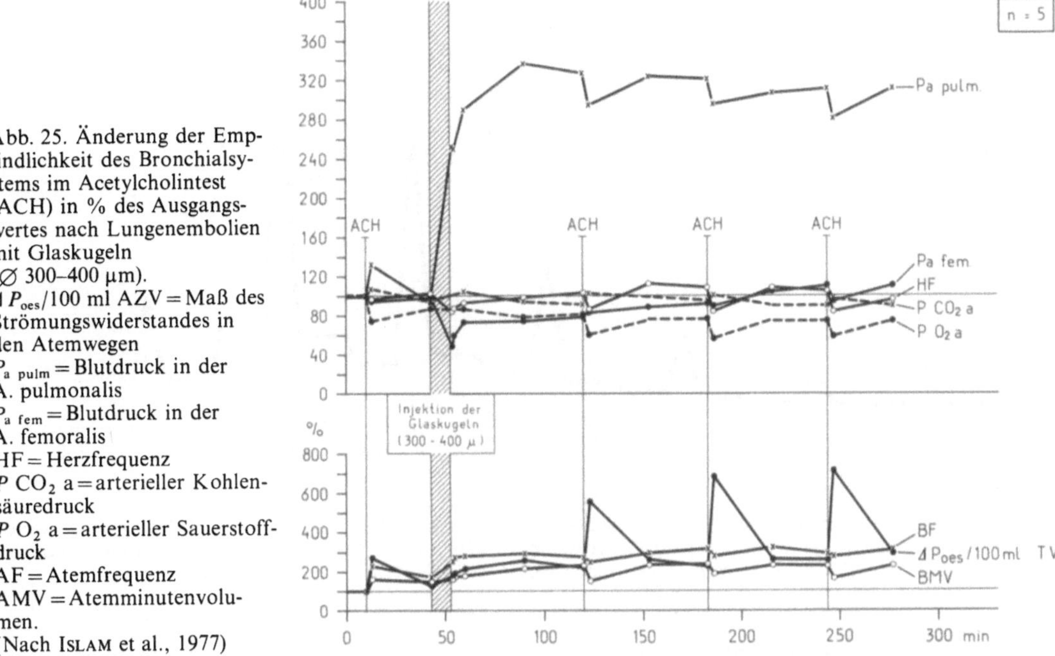

Abb. 25. Änderung der Empfindlichkeit des Bronchialsystems im Acetylcholintest (ACH) in % des Ausgangswertes nach Lungenembolien mit Glaskugeln ($\varnothing$ 300–400 μm). ΔP_{oes}/100 ml AZV = Maß des Strömungswiderstandes in den Atemwegen $P_{a\ pulm}$ = Blutdruck in der A. pulmonalis $P_{a\ fem}$ = Blutdruck in der A. femoralis HF = Herzfrequenz $P\ CO_2\ a$ = arterieller Kohlensäuredruck $P\ O_2\ a$ = arterieller Sauerstoffdruck AF = Atemfrequenz AMV = Atemminutenvolumen. (Nach ISLAM et al., 1977)

e) Lungenentspannung und überempfindliches Bronchialsystem

Entspannung des Lungengerüstes bedingt Atemwegsobstruktion. Hierbei ist die Obstruktion unabhängig von der Art der Lungenentspannung. Pleuraerguß, hochstehende Zwerchfelle, Pneumothorax und Verlust der Lungenstruktur, wie beim Lungenemphysem, können die Entspannung der Lungen, konsekutiv den Anstieg der Strömungswiderstände in den Atemwegen bedingen. Dies konnte sowohl in Tierversuchen als auch bei Untersuchungen am Menschen gezeigt werden (ISLAM et al., 1974b). Gleichzeitig steigt aber die Empfindlichkeit des Bronchialsystems bronchokonstriktorischen Reizen gegenüber an, so daß durch beliebige unspezifische Reize Atemnotanfälle auslösbar werden (Abb. 26).

Ein Pneumothorax, der selbst noch keine wesentliche Veränderung der arteriellen Blutgase bedingt, kann die Stärke der Bronchokonstriktion nach Acetylcholininhalation bis auf das 8fache des Wertes, wie er bei normaler Lungenspannung vorliegt, in die Höhe treiben. Auch eine Lungenentspannung durch Lungenkompression steigert bei Menschen die bronchokonstriktorische Reaktion (ISLAM et al., 1974b).

f) SO₂-induzierte Überempfindlichkeit des Bronchialsystems

SO₂ wird weitgehend als entscheidende Substanz der Luftverschmutzung angesehen; auch wurden für diese Substanz maximale Arbeitsplatzkonzentrationen festgelegt. Zumindest wird SO₂, weil relativ leicht meßbar, als ein wesentlicher Maßstab für das Ausmaß der Luftverschmutzung verwendet (SCHWEGLER, 1967; GUDERIAN u. VAN HAUT, 1970; GEORGII, 1960; ULMER, 1974a; TESKE, 1968; ULMER u. REICHEL, 1972). Die Konzentrationen anderer inhalativer Noxen laufen mit den SO₂-Spiegeln oft weitgehend parallel. Die Frage, welche Rolle SO₂-Konzentrationen, wie sie als Immissionswerte vorkommen, für die obstruktiven Atemwegserkran-

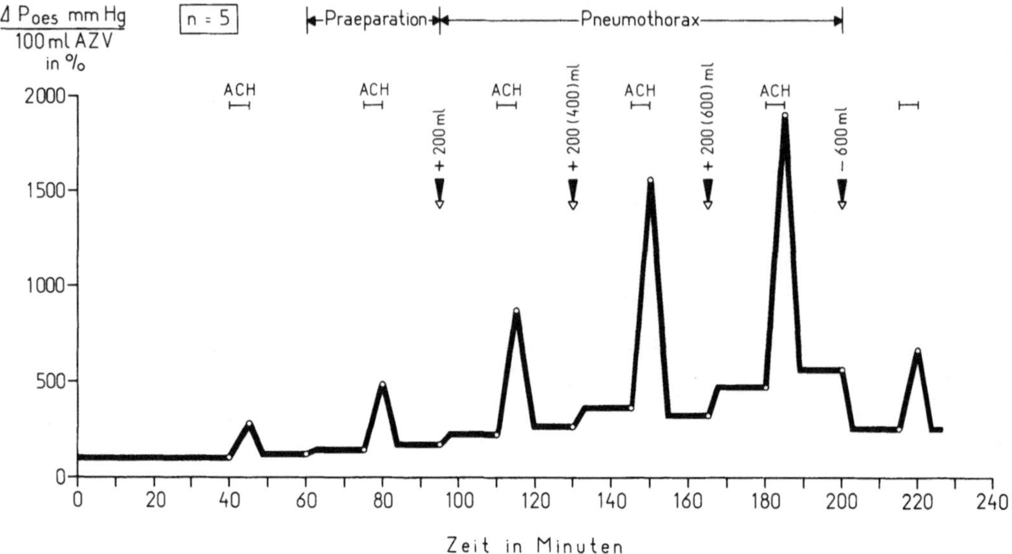

Abb. 26. Änderung der Empfindlichkeit des Bronchialsystems im Acetylcholintest (ACH) in % des Ausgangswertes unter Pneumothoraces unterschiedlicher Größe. ΔP_{oes} mm Hg/100 ml AZV = Maß des Strömungswiderstandes in den Atemwegen. Mittelwerte aus 5 Versuchen. (Nach Islam et al., 1974b)

kungen spielen, ist noch nicht voll zu übersehen, wenn auch vielfältige Untersuchungen zu dieser Frage mehr Klarheit in diese, auch volkswirtschaftlich wichtige Problematik gebracht haben. Zur Frage, ob SO_2 in der Lage ist, die Empfindlichkeit des Bronchialsystems unspezifischen Reizen gegenüber zu verändern, liegen Versuche von Islam ct al. (1972a) sowie von Islam (1973) vor. Diese Ergebnisse sind insofern interessant, als sie zeigten, daß es um so länger dauert, bis die Überempfindlichkeit des Bronchialsystems nachweisbar wird, je geringer die SO_2-Konzentration der Atemluft ist. Nachdem das Maximum der Empfindlichkeitssteigerung eingetreten ist, klingt diese wieder ab und kann bei Weiterbestehen der Exposition wieder völlig verschwinden. Die Versuche wurden an Hunden zwischen 2,7 und 32 mg SO_2/m^3 Atemluft ausgeführt. Aber auch entsprechende Langzeitversuche an Menschen in Expositionskammern sprechen für diese Deutung. Auch die Ergebnisse von Frank et al. (1962), die im Selbstversuch bei ganzkörperplethysmographischen Messungen zeigten, daß die geringgradigen Anstiege des Strömungswiderstandes in den Atemwegen unter SO_2-Inhalation in geringen Konzentra-

tionen innerhalb von 10–30 min wieder abklingen, stimmen mit unseren Versuchsergebnissen gut überein. Bei höheren SO_2-Konzentrationen kommt es allerdings bei Langzeitversuchen immer häufiger zu einer Überempfindlichkeitssteigerung des Bronchialsystems Acetylcholin gegenüber (Reichel, 1972), die dann offensichtlich nicht mehr einen solch passagären Verlauf zeigt. Die bei uns durchgeführten Langzeitexpositionsversuche liefen bei 7 ppm SO_2 in der Atemluft über 4 Tage.

SO_2, zusammen mit Kohlenstaub, brachte im Gegensatz zu der häufiger ausgesprochenen Vermutung keine ungünstigeren Ergebnisse als SO_2 allein (Ulmer, 1974a). Auch hier trat vom zweiten Expositionstag an mit SO_2-Konzentrationen von 6,5 ppm in der Atemluft und gleichzeitig 8,5 mg/m³ lungengängigem Kohlenstaub ab zweitem Versuchstag eine mäßige Steigerung der bronchokonstriktorischen Empfindlichkeit auf. 18 Std nach der über vier Tage laufenden täglichen 8 Std-Exposition lagen alle Werte, einschließlich derjenigen der Empfindlichkeitssteigerung, wieder im Normbereich. Auch frühere Ergebnisse von Amdur (1959, 1969), Amdur et al. (1952) und Amdur u. Dorn (1963) ließen schon vermuten, daß Kohlenstaub oder auch andere Begleitstäube in relativ hohen SO_2-Konzentrationen nicht gefährlicher sind als die entsprechenden SO_2-Konzentrationen allein.

B. Reflektorische Atemwegsobstruktion

I. Lungenreflexe

Nachdem BREUER (1868) und HERING u. BREUER (1868) den nach ihnen benannten Inflationsreflex der Lunge beschrieben hatten, konnte erst 1933 ADRIAN zeigen, daß der Reflex afferent über den N. vagus läuft. 1954 fand WIDDICOMBE, daß diese afferenten Fasern ihren Ursprung von Rezeptoren nehmen, die in der glatten Muskulatur der Atemwege lokalisiert sind.

Seitdem sind vielerlei Reflexe von der Lunge ausgehend beschrieben, die Atemtiefe, Atemfrequenz und Atemmuskulatur beeinflussen oder die Husten oder Schmerzen auslösen. Andere Reflexe beeinflussen die Atmung, obwohl die afferenten Bahnen und die Rezeptoren außerhalb der Lunge lokalisiert sind (Übersicht bei WIDDICOMBE, 1964, 1971).

In den Atemwegen und in der Lunge werden 3 Typen von Rezeptoren unterschieden, die als Ausgangspunkte entsprechender Reflexe in Frage kommen: Dehnungsrezeptoren, Irritationsrezeptoren und die von PAINTAL (1953, 1969, 1970) beschriebenen und eingehend studierten »Juxta Lungenkapillarrezeptoren«, einfach auch J-Rezeptoren genannt.

1. Der Lungendehnungs-(Inflations-) Reflex

Die Lungendehnungsrezeptoren zeigen ein Ansprechen oft schon bei geringen Volumen-

änderungen, gewöhnlich schon im Bereich normaler Atemtiefe bei Eupnoe (WIDDICOMBE, 1954a, 1954b). Die Dehnungsrezeptoren (Stretch-Rezeptoren) sind wahrscheinlich die in der glatten Muskulatur der Atemwege liegenden Muskelspindeln (DAWES u. COMROE, 1954; ELFTMAN, 1943; GAYLOR, 1934; LARSELL, 1921). Der Reflex kontrolliert Frequenz und Tiefe der Atemzüge. Durch diese Kontrolle könnte die Anpassung der Atmung an optimale Verhältnisse sichergestellt sein, d.h., die Atemarbeit könnte hierdurch so gering wie möglich gehalten werden (MEAD, 1960). Diese optimale Atmung hängt ab von den mechanischen Eigenschaften der Lunge, d.h. von der Dehnbarkeit und den Strömungswiderständen in den Atemwegen. Die Dehnungsrezeptoren sind in der Lage, Veränderungen in diesen Eigenschaften zu erfassen und die Atmung an die besten ökonomischen Bedingungen anzupassen (WIDDICOMBE, 1971). Die Dehnungsrezeptoren bewirken aber auch eine Reflexbronchodilatation (WIDDICOMBE, 1964). Ob diese Wirkung an den Strömungswiderständen in den Atemwegen für die Pathophysiologie der obstruktiven Atemwegserkrankungen von Bedeutung ist, scheint unwahrscheinlich. Immerhin ist hier ein Reflexweg gezeigt, über den die Bronchomotorik neben vielen anderen Reflexwegen beeinflußt werden kann. Die von WIDDICOMBE u. NADEL (1963) entwickelte Vorstellung, daß hier ein optimaler Bronchiendurchmesser in Relation zum Strömungswiderstand in den Atemwegen einstellbar sei, der die Vorteile eines niedrigen Strömungswiderstandes in den Atemwegen gegen die Vorteile eines kleinen Totraumes im Gleichgewicht hält, ist wohl recht hypothetisch und läßt ebenfalls noch keine Beziehung zu klinischen Störungen der Atemmechanik erkennen.

Bei manchen Tieren ist der HERING-BREUER-Reflex sehr ausgeprägt nachweisbar. Abbildung 27 zeigt den Einfluß der Vagusdurchtrennung auf Atemtiefe und Atemfrequenz im Hundeversuch.

Während auch bei Hunden der Einfluß der Vagusdurchtrennung auf Atemtiefe und Atemfrequenz individuell unterschiedlich stark ausgeprägt ist, soll dieser Reflex beim Menschen, wie Versuche mit bilateraler

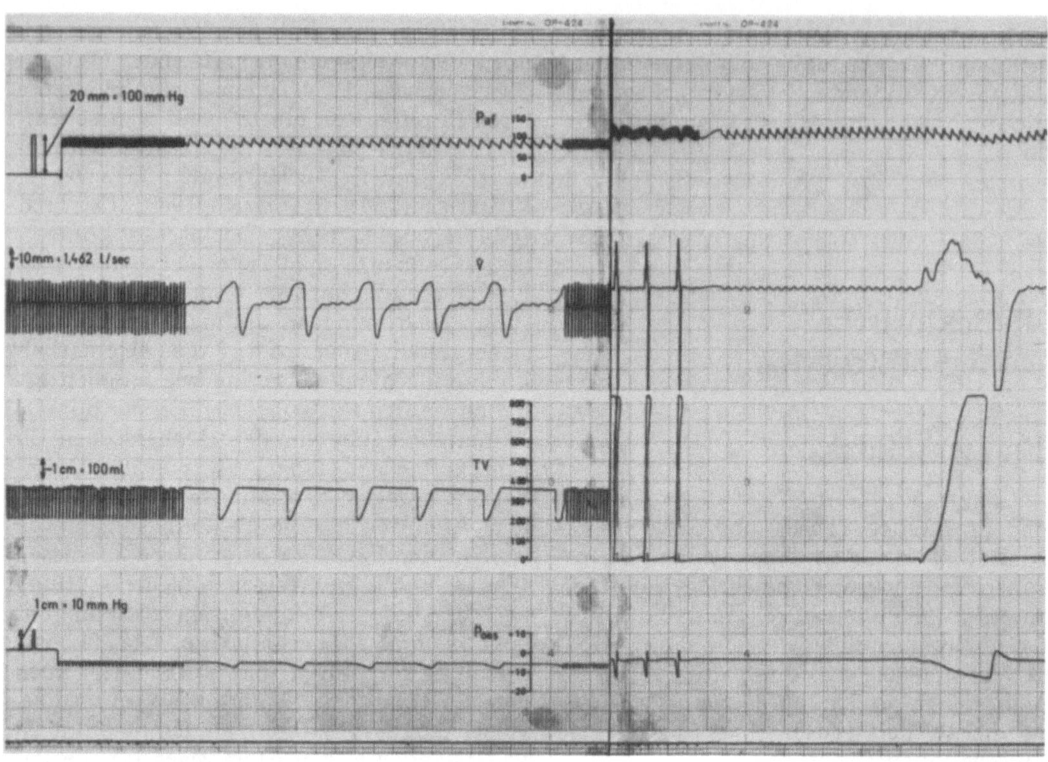

Abb. 27. Einfluß von bilateraler Vagusdurchtrennung auf Atemtiefe und Atemfrequenz. Links: Spontanatmung vor Vagusdurchtrennung. Rechts: Spontanatmung nach Vagusdurchtrennung. Von oben nach unten: P_{af} = Druck in der A. femoralis, $\dot{V}$ = Strömung der Atemluft, TV = Atemtiefe, P_{oes} = Oesophagusdruck. Zeitschreibung ganz unten: Intervalle = 1 s

Blockade des N. vagus mit Lokalanaesthetika im Selbstversuch gezeigt haben (Widdicombe, 1961; Guz et al., 1966, 1970; Noble et al., 1970), nur schwach ausgeprägt sein. Das Atembild wird beim Menschen nach Vagusblockade nicht verändert. Bei Hunden kann die Atemfrequenz um 50% reduziert werden, bei Steigerung der Atemtiefe um 100%. Auch Bilder mit nur noch 2–3 Atemzügen/min und Atemtiefen über den gesamten Vitalkapazitätsbereich wurden in eigenen Versuchen beobachtet. Unter diesen Bedingungen entwickelt sich eine, mit dem Leben nicht vereinbare, schwere alveoläre Hypoventilation. Reicht die alveoläre Ventilation unter vollständiger Vagusdurchtrennung aus, so entstehen schwere Störungen der Motorik des Magen-Darm-Traktes, die ebenfalls ein längeres Überleben der Tiere nicht ermöglichen. Auffallend ist ebenfalls eine sich entwickelnde schwere Unterlidptose nach

Vagusdurchtrennung in der Halsregion, die wahrscheinlich auf die hierbei gleichzeitige Durchschneidung von sympathischen Fasern beruht.

2. J-Rezeptoren-Reflex

Dieser, 1955 von Paintal beschriebene, von den Juxta-Lungenkapillar-Rezeptoren ausgehende Reflex ist durch Lungendehnung (Coleridge et al., 1965; Sellick u. Widdicombe, 1970), vor allem aber bei Lungenstauung, durch Lungenödembildung, Mikroembolisation und durch Inhalation stark irritierender Substanzen innerhalb von 0,3 s wie durch Injektion von Phenyl-Diguanidin in den rechten Vorhof innerhalb von 2,5 s auslösbar (Paintal, 1969). Dieser Reflex über die J-Rezeptoren zeigt immer noch Aktivität, auch wenn die myelinisierten Fasern des Vagus durch Anodenblockierung bzw. durch Kälteblockierung ausgeschaltet sind (GUZ et al., 1970). Es scheint möglich, daß die J-Rezeptoren Teil des nichtmyelinisierten nozizeptiven Systems der Lunge sind. PAINTAL (1969) vermutet, daß der echte Stimulus dieser Rezeptoren ein Anstieg des Lungenkapillardruckes ist, welcher durch eine Vermehrung des interstitiellen Flüssigkeitsvolumens in der Alveolarwand verursacht wird. Die J-Rezeptoren können so auch bei körperlicher Belastung stimuliert werden. Auch Halothan, welches als Narkosegas wenig irritierend ist, kann eine Tachypnoe durch Stimulation nichtmyelinisierter Vagusfasern auslösen (KAMINSKI et al., 1968). Dies stimmt gut überein mit einem über die J-Rezeptoren ausgelösten Reflex.

Da es bei Lungenembolisierung wie nach Lungenstauung auch zu einer Empfindlichkeitssteigerung des Bronchialsystems kommt (s.S. 490) (ISLAM et al., 1977; ISLAM u. ULMER, 1977b; ULMER et al., 1978), bestehen offensichtlich auch über die J-Rezeptoren, deren Reflexweg im Vagus verläuft, eindeutige Beziehungen zur Bronchomotorik und damit mögliche Beziehungen zu bestimmten Formen obstruktiver Atemwegserkrankungen.

3. Die Irritationsrezeptoren der Lunge

Bronchokonstriktion kann über einen im Vagus verlaufenden Reflex ausgelöst werden, durch Antigene bei allergisiertem Bronchialsystem, durch Lungenstauung, Mikroembolisation, Histamin, Atelektase, Pneumothorax, Inhalation von Irritantien wie von inertem Kohlenstaub. Die umfangreiche ältere Literatur zu dieser Reflexbronchokonstriktion ist zusammengefaßt bei MILLS et al. (1969), MILLS u. WIDDICOMBE (1970) und SELLICK u. WIDDICOMBE (1969, 1970).

Die Rezeptoren, welche die entsprechenden Änderungen des Bronchomotorentonus wie der Atemtiefe und Atemfrequenz auslösen, sind als Irritationsrezeptoren der Lunge beschrieben. Sie befinden sich im Epithel der Atemwege (IVANVO u. KORPAS, 1954; KOLLER, 1967; SELLICK u. WIDDICOMBE, 1969,

1970). Diese Rezeptoren besitzen myelinisierte Vagusfasern mit einer Leitungsgeschwindigkeit von 3,6–25,8 m/s bei Kaninchen. Die Endigungen der Rezeptoren reichen bis in die Ciliarschicht des Epithels der Bronchien und können somit sowohl auf chemische als auch auf mechanische Reize antworten. Wahrscheinlich handelt es sich bei diesen »Rezeptorendigungen« um die gleichen, die von KNOWLTON u. LARRABEE (1946) als rasch adaptierende Lungendehnungsrezeptoren beschrieben wurden. Wahrscheinlich gehören hierher auch die Hustenrezeptoren der Trachea.

Die Lungenirritations-Rezeptoren werden durch Lungenentleerung wie bei Pneumothoraxbildung stimuliert; sie sollen auch eine wesentliche Rolle beim Hering-Breuer-Entblähungsreflex spielen (LUCK, 1970; SELLICK u. WIDDICOMBE, 1970). Auch während Lungenanaphylaxie und bei histamin-induzierter Bronchokonstriktion kommt es zu einer Stimulation der Irritationsrezeptoren, wobei gleichzeitig eine vagale Reflexhyperpnoe und eine Reflexbronchokonstriktion beobachtet werden (KARCZEWSKI u. WIDDICOMBE, 1969a, 1969b; KOLLER, 1967). Auch Schmerzempfindungen sollen über die Irritationsrezeptoren vermittelt werden (BURGER u. MACKLEM, 1968; ERNSTING, 1960). So werden diese Rezeptoren für Schmerzen, welche bei Wiedereröffnung einer kollabierten Lunge empfunden werden, verantwortlich gemacht (TAKAGI et al., 1966). Ebenso verursacht die Einführung eines endobronchialen Tubus bei curarisierten Patienten brennende Schmerzen, wobei lediglich die epithelialen Irritationsrezeptoren gereizt werden (PRYS-ROBERTS, 1970). So wurde auch vermutet, daß die »Dyspnoe« bei Lungenerkrankungen über derartige afferente Fasern geleitet wird (s. Kapitel »Atemnot«, S. 129) (GUZ et al., 1970). Aber auch die J-Rezeptoren spielen bei der Informationsgewinnung der Dyspnoe eine wichtige Rolle. Unsere Arbeitsgruppe stimmt dieser Auffassung über die Dyspnoe nicht zu, da das nicht genügend Atmenkönnen vorwiegend über die zu leistende Atemarbeit signalisiert wird. Diese Rezeptoren liegen aber vorwiegend in der Atmungsmuskulatur der Thoraxwand (REICHEL et al., 1968).

4. Der Hustenreflex

Histologisch ähnliche Rezeptoren finden sich im Trachealepithel wie im Epithel der Bronchien und Bronchiolen. Die Stimulation dieser Trachealrezeptoren löst Husten aus. Bei Gesunden reagieren die Hustenrezeptoren vorwiegend auf mechanische Reize wie bei Staubinhalation oder auf Berührung durch intratracheale Tuben. Chronische Irritation trifft vorwiegend die Irritationsrezeptoren. Bei überempfindlichen Patienten kann aber der Hustenreiz so frühzeitig durch chemische Reize ausgelöst werden, daß die Irritationsreflexe noch nicht zum Tragen kommen. Im tieferen Respirationstrakt ist die Trachealbifurkation die empfindlichste Stelle für die Auslösung des Hustenreflexes. An gleicher Stelle findet sich auch histologisch eine Konzentration epithelialer Nervenendigungen. Wird die Veränderung der Atmung, wie sie beim Hustenreiz einsetzt, durch Curarisierung unterbunden, so folgt auf Reizung der Hustenrezeptoren eine über den N. vagus laufende Bronchokonstriktion. Diese ist sowohl vom Kehlkopf als auch von der Trachea aus auslösbar (Tomori u. Widdicombe, 1969). Bei relaxierten Patienten verursacht die Stimulation der Hustenrezeptoren im Larynx wie in der Trachea ein schmerzhaft brennendes Gefühl.

5. Der Aspirationsreflex

Dieser erstmals von Ivanco u. Korpas (1954) und Korpas et al. (1956) beschriebene Reflex wird durch Stimulation der epipharyngealen Mucosa ausgelöst (Tomori, 1965). Der Reflex kann auch durch Stimulation des N. glossopharyngicus an seiner Eintrittstelle in die Pharynxwand in Gang gesetzt werden (Widdicombe, 1971). Mechanische Stimulation der epipharyngealen Mucosa bewirkt eine Reflexbronchodilatation im Gegensatz zur Stimulation der Hustenrezeptoren oder Irritationsrezeptoren (Tomori u. Widdicombe, 1969). Andere Autoren konnten allerdings zeigen, daß durch Reizung der gleichen Gebiete ebenfalls stärkere Bronchokon-

striktionen zustande kommen. Hierauf wird weiter unten eingegangen (s. Abschn. II).

6. Nasale und andere Reflexe

Auch von der Nase gehen Reflexe aus, die Rückwirkungen auf die Lunge und Atemwege haben. Eine Übersicht der Literatur an Hand eigener Versuche findet sich bei James u. Daly (1969). Zigarettenrauch, kaltes Wasser oder reizende Gase verursachen Apnoe, Bradycardie und Bluthochdruck. Auch die Extremitätenmuskeln können über die Nasenschleimhaut erreicht werden. Nach entsprechender Reizung nimmt der Tonus ab (Andersen, 1954). Der afferente Reflexweg verläuft wahrscheinlich im Trigeminus. Ammoniak und Äther können die Nervenlaufgeschwindigkeit im N. trigeminus erhöhen (But u. Klimova-Cherkasova, 1967). Verschiedene bronchokonstriktorische wie bronchodilatatorische Einflüsse nach Stimulation der Nasenschleimhaut wurden beschrieben. Nach Stimulation der Pharynxmucosa kommt es zu Schluckbewegungen, gleichzeitig wird die Atmung gehemmt (Hukuhara u. Okada, 1956). Melville u. Morris (1972) und Melville (1972) beschrieben eine Bronchokonstriktion, die durch Kältereiz der Gesichtshaut bei Tieren und Menschen auslösbar ist. Der Reflexweg scheint afferent über den N. trigeminus, efferent über den N. vagus zu laufen. Gleiche Reaktionen konnten durch Inhalation kalter Luft wie durch Kältereiz der Gesichtshaut bei gesunden Personen wie bei Patienten mit obstruktiver Atemwegserkrankung ausgelöst werden. Die Patienten mit obstruktiver Atemwegserkrankung reagierten stärker.

II. Vagal geleitete Reflexbronchokonstriktion

Wenn im vorherigen Kapitel verschiedene Reflexe mit verschiedenen Rezeptorenfeldern und verschiedenen Reflexwegen beschrieben wurden, die in der Lage sind, eine Bronchokonstriktion auszulösen, so werden im folgenden die Versuchsergebnisse zusammengefaßt, die vorwiegend dem Ziel dienten, Möglichkeiten der Beeinflußbarkeit der reflektorischen Atemwegsobstruktion zu prüfen. Meistens wurde der N. vagus als der den Obstruktionsreflex leitende Nerv in den entsprechenden Versuchen blockiert, ohne daß über Lokalisation und Art der Rezeptoren wie über Interaktionen mit anderen Nervenbahnen sichere Ergebnisse vorlagen (WIDDICOMBE, 1975; WIDDICOMBE, 1976). ELFTMAN beschrieb 1943 nach eingehenden Studien die afferente und parasympathische Innervation der Trachea und der Lunge des Hundes, was wegen der häufigen Verwendung dieses Tieres als Asthmamodell eine wichtige Basis für funktionelle Studien darstellt. Leider sind zwischen diesen anatomischen Gegebenheiten und den funktionellen Resultaten noch nicht genügend Brücken geschlagen. Daß zwischen verschiedenen Tierspezies typische Unterschiede in der Antwort nach Vagotomie bestehen, zeigen die Versuche von KASHANI u. HAIGH (1975), die Hunde, Schafe und Kaninchen verglichen.

1. Histamin-, serotonin-, prostaglandin $F_2\alpha$-, bradykinin- bedingte Atemwegsobstruktion und Reflexbronchokonstriktion

Von den »Transmittern« und sonstigen körpereigenen Substanzen, die freigesetzt werden können und von denen eine direkte, die glatte Muskulatur kontrahierende Wirkung bekannt ist, wurden Histamin (GIERTZ, 1966; ISLAM et al., 1972), Serotonin und Prostaglandin $F_2\alpha$ (ALBERTY, 1969; GUZ et al., 1964; ISLAM et al., 1970; ÅNGGARD u. BERGSTRÖM, 1963; BERRY u. COLLIER, 1964; MAIN, 1964) wie Bradykinin besonders auf ihren Wirkungsmechanismus in vivo hin untersucht. Schon DEKOCK et al. konnten 1966 zeigen, daß trotz der im Reagenzglas nachweisbaren direkten konstriktorischen Wirkung von Histamin dessen bronchokonstriktorische Wirkung am lebenden Versuchstier

an den großen Atemwegen nur bei intaktem Vagus zustande kommt. Auch die Versuche von MILLS u. WIDDICOMBE (1970), SELLICK u. WIDDICOMBE (1971) wie diejenigen von DELLA-BELLA u. FERRARI (1970) sprechen dafür, daß der wesentliche Teil der Histaminbronchokonstriktion wohl nicht durch direkte Wirkung an der Bronchialmuskulatur, sondern über Vagusreflexe zu erklären ist.

Abbildung 28 zeigt, wie unter Vagusblockade, durch 0,5%iges Novocain, in beide N. vagi gespritzt, die durch Histamininhalation auslösbare Bronchokonstriktion unterbleibt (ISLAM u. ULMER, 1973). Die Aufhebung der Vagusblockade durch Spülen des Nervens mit physiologischer Kochsalzlösung bringt schwere Atemwegsobstruktion unter Histamininhalation wieder zurück (Abb. 28).

Gleiche Ergebnisse sind mit Serotonin zu erzielen. Auch nach Vagusblockade bleibt die Bronchokonstriktion unter Serotonininhalation aus. Unsere Versuche zeigten auch, daß Prostaglandin $F_2\alpha$, einer der potentesten Bronchokonstriktoren, über den N. vagus vor allem reflektorisch den Bronchialmuskeltonus bestimmt. SIMONSSON et al. (1973) erzielten gleiche Ergebnisse bei ihren Studien mit Bradykinin.

Offensichtlich sind die sensorischen Rezeptoren, die durch inhalierte Substanzen, wie Histamin, Serotonin und Prostaglandin $F_2\alpha$ oder proteolytische Enzyme (s.S. 484) wesentlich empfindlicher werden, selbst betroffen. Die Reizung der sensorischen Rezeptoren löst dann die Bronchokonstriktion aus. Versuche von SIMONSSON mit Bronchialmuskulatur von Patienten mit Atemwegsobstruktion lassen allerdings auch die Möglichkeit offen, daß die Bronchialmuskulatur selbst Bradykinin gegenüber empfindlicher geworden ist (SIMONSSON et al., 1970).

Die am Rezeptor lokal entstehende Konzentration dieser Substanzen ist offensichtlich relativ hoch. Dennoch werden diese Substanzen, trotz der starken bronchokonstriktorischen Wirkung, nicht im Blut nachweisbar. Bei intravenöser Gabe, z.B. von Histamin in adaequaten Dosen, treten erhebliche Kreislaufeffekte auf, ohne daß die Bronchialmuskulatur auch nur annähernd so stark reagiert wie bei lokal freigesetztem Histamin. Versuche von ISLAM und RASCHE

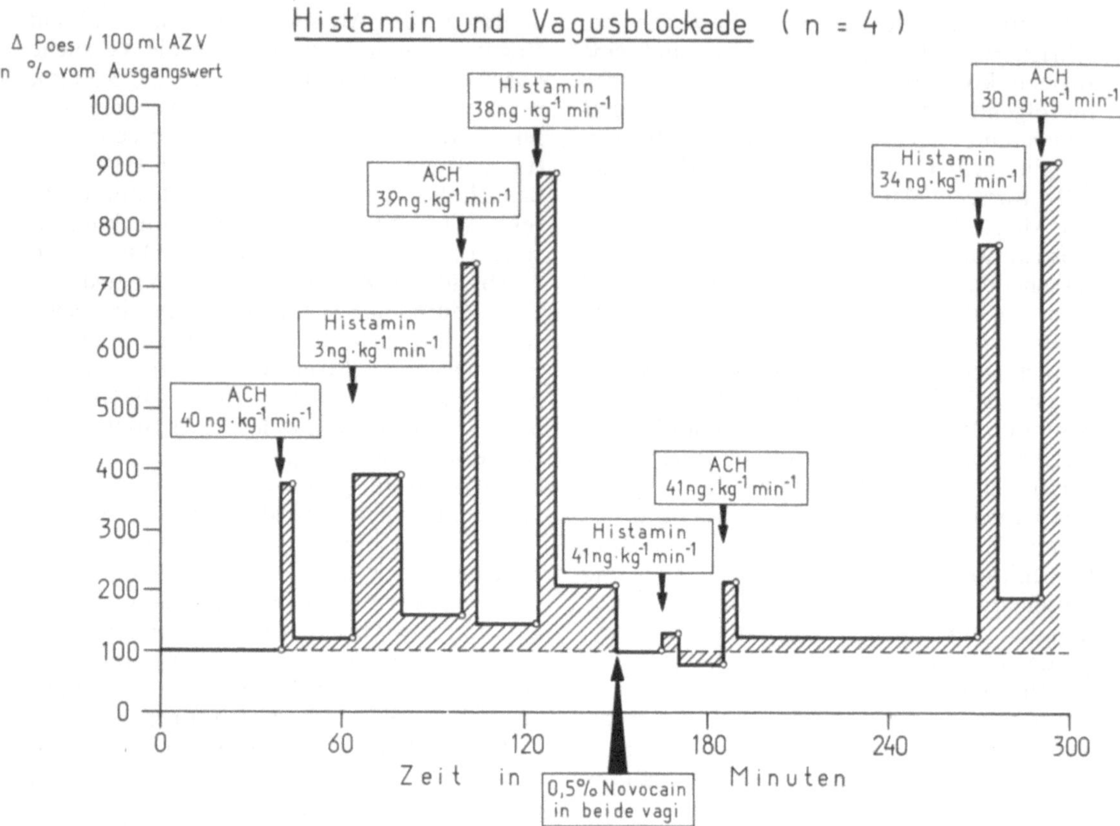

Abb. 28. Histamin und Vagusblockade. Die Bronchialobstruktion wird durch den Wert ΔP_{oes}/100 ml AZV in % des Ausgangswertes angezeigt. Histamin = Histamininhalation, ACH = Acetylcholininhalation. Nach der Histamin- und Acetylcholininhalation unter 0,5% Novocainblockade in beide N. vagi wird die Blockade durch Auswaschen des Novocains wieder aufgehoben. Die Bronchialobstruktion setzt unter Histamin und Acetylcholin wieder unvermindert stark ein. Mittelwert aus 4 Versuchen. (Nach Islah u. Ulmer, 1973)

(1977) mit dem Histaminliberator 48/80 zeigen dies sehr deutlich. Unter 48/80 intravenös steigt der Histaminspiegel im Blut auf das 7fache des Kontrollwertes, während bei inhaliertem 48/80 keine Änderung des Histaminspiegels im Blut nachzuweisen war. Eine Bronchialobstruktion kam aber nur bei inhaliertem 48/80 zustande. Die Empfindlichkeitssteigerung Acetylcholin gegenüber war auch nach inhaliertem 48/80 wesentlich stärker als nach 48/80 intravenös.

2. Acetylcholinobstruktion und Vagusaktivität

Läßt schon der Versuch, wie er in Abbildung 28 wiedergegeben ist, vermuten, daß auch inhaliertes Acetylcholin, wie es im Acetylcholintest zur Prüfung der Empfindlichkeit des Bronchialsystems verwendet wird, durch Vagusblockade weniger stark wirksam ist, so zeigten die direkt hierauf angesetzten Versuche, daß mit Sicherheit inhaliertes Acetylcholin auch über einen Vagusreflex eine bronchokonstriktorische Wirkung entfaltet (Ulmer und Islam, 1974).

Unsere Versuche mit bilateraler Vagotomie, in Abbildung 29 oben dargestellt, zeigen, wie gut die Acetylcholinbronchokonstriktion reproduzierbar ist. Viermalige Acetylcholininhalation in Abständen von jeweils ca. 30 min brachte immer etwa eine gleich starke Bronchokonstriktion mit einem Anstieg des Strömungswiderstandes in den Atemwegen um etwa das 5,5–6,5fache des

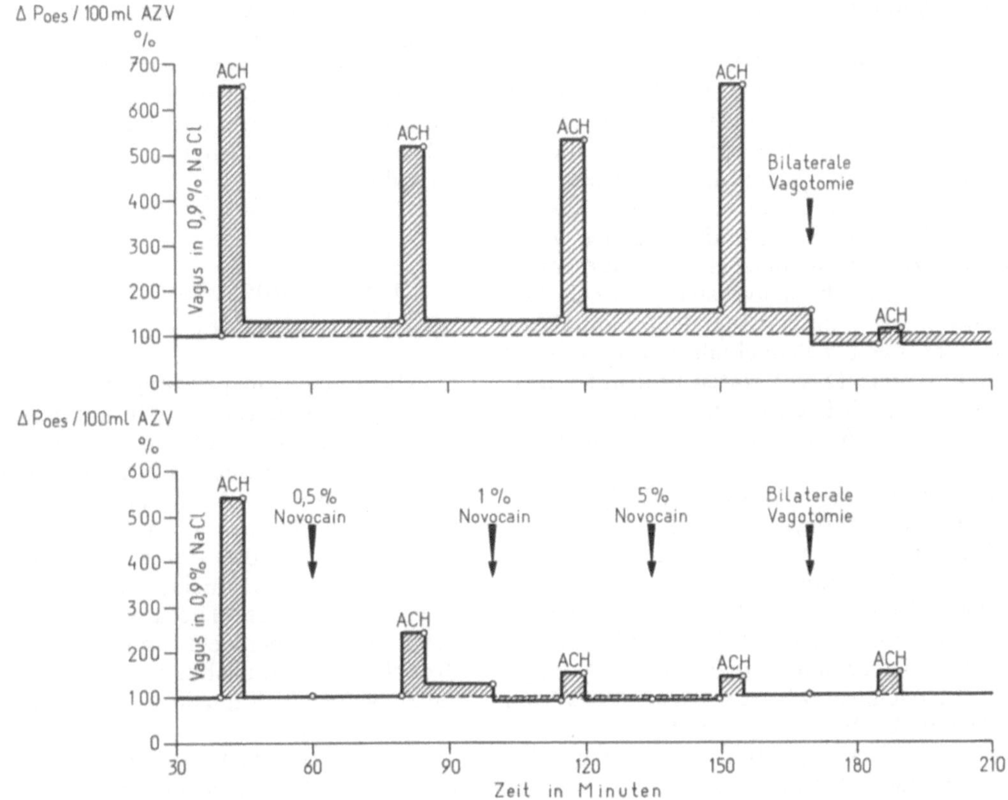

Abb. 29. ΔP_{oes}/100 ml AZV als Maß des Strömungswiderstandes in den Atemwegen unter Acetylcholin (ACH) vor und nach bilateraler Vagotomie (oben). Unten: Unter partieller Vagusblockade mit Novocain und nachfolgender bilateraler Vagotomie. Mittelwerte aus 5 Versuchen. (Nach ULMER u. ISLAM, 1974)

Ausgangswertes. Nach bilateraler Vagotomie blieb nur noch eine kaum mehr meßbare bronchokonstriktorische Reaktion zurück. Dieser Reaktionsrest ist wahrscheinlich auf den verbleibenden direkten Einfluß des inhalierten Acetylcholins auf die Bronchialmuskulatur zurückzuführen (Abb. 29).

Abbildung 29 zeigt im unteren Teil eine schrittweise Blockierung der Reflexbronchokonstriktion mit aufsteigender Novocainkonzentration. Mit 1% Novocain war der bronchokonstriktorische Reflex so gut zu blockieren wie mit bilateraler Vagotomie. Während bei 1%igem Novocain die Atmung, was Atemtiefe und Atemfrequenz anlangt, noch ganz unverändert bleibt, wird diese mit 5% Novocain entsprechend einer kompletten Vagotomie so verändert, wie es für die Vagusatmung tpyisch ist: Extreme

Atemtiefe über den ganzen Vitalkapazitätsbereich und sehr langsame Atemfrequenz.

Diese Ergebnisse zeigten uns, daß eine *partielle* Blockierung des die Bronchokonstriktion bedingenden Reflexes möglich ist. Auch mit partieller Unterkühlung konnten wir diesen Reflex, wie auch GOLD et al. (1972 b) zeigten, partiell blockieren. Andere Versuche mit partieller Sektion bzw. Anodenblockierung, die noch nicht veröffentlicht sind, zeigen immer, daß eine partielle Blockierung möglich ist. Die Beherrschung der partiellen Blockierung des N. vagus mit Ausschaltung dieses Bronchokonstriktionsreflexes erscheint eines der lohnendsten Ziele der weiteren Obstruktionsforschung. Daß partielle Blockierungen des N. vagus möglich sind, zeigten auch die Untersuchungen der Leitungsgeschwindigkeit von myelinisierten und nichtmyelinisierten Fasern bei fraktionierter Kühlung von FRANZ u. IGGO (1968) wie von PHILLIPSON et al. (1973).

Abbildung 29 zeigt auch, daß nach vollständiger Vagusblockade unter Acetylcholininhalation noch eine geringe bronchokonstriktorische Wirkung nachweisbar bleibt. Ein ähnliches Ergebnis war schon aus den der Abbildung 28 zugrunde liegenden Versuchen abzulesen. Wahrscheinlich ist dieser nach Vagotomie noch nachweisbare Bronchokonstriktionsrest unter Acetylcholininhalation der direkt an der Bronchialmuskulatur ansetzende Anteil. Dieser Anteil liegt unter unseren Versuchsbedingungen bei 5–20%. 80–95% der Acetylcholinobstruktion laufen somit ebenfalls von sensorischen Rezeptoren ausgehend im N. vagus als Reflexbogen.

Die vollständige beidseitige Vagotomie wird von den Versuchstieren nicht toleriert. Um so bedeutsamer ist deshalb die Beobachtung, daß eine partielle Blockierung des bronchokonstriktorischen Reflexes möglich ist.

Die überragende Bedeutung des N. vagus für die Atemwegsobstruktion auch des Menschen wird ebenfalls dadurch deutlich, daß Atropin (als kompetitiver Hemmer des Vagusübergangsstoffes Acetylcholin) in der Lage ist, ebenso gut bronchodilatatorisch wirksam zu sein wie die Overall-Bronchodilatatoren der Katecholaminreihe. Dies konnte sowohl im Tierversuch (ZIMMERMANN et al., 1977) wie mit ausgedehnten Untersuchungen bei Atemwegsobstruktion am Menschen (ULMER et al., 1973; BAKRAN et al., 1972; ZIMMERMANN u. ULMER, 1977c; SIMONSSON et al., 1967) sichergestellt werden. Neben dieser »cholinergischen Überempfindlichkeit« werden auch eine Reihe anderer Mechanismen diskutiert, die für die Atemwegsobstruktion verantwortlich sein sollen. Vor allem die β-adrenergische Blockade (SZENTIVANYI, 1968; BERNSTEIN et al., 1972; MAKINO et al., 1970; REED, 1973) steht immer noch zur Diskussion. PERKER u. SMITH (1973) und LOGSDON et al. (1972) zeigten, daß die Reaktion der Leukozyten von Asthmatikern beeinträchtigt war, auf Isoproterenol mit cyclischem AMP adäquat zu reagieren. Unter Behandlung mit Corticosteroiden verbesserte sich die Reaktionsbereitschaft, cyclisches AMP zu bilden.

Wie im einzelnen Atropin oder auch der Atropinabkömmling Atrovent® wirksam werden, muß offenbleiben. Wahrscheinlich ist mit den bisherigen Modellvorstellungen für eine befriedigende Erklärung der klinischen wie experimentellen Ergebnisse nicht auszukommen.

3. Entspannungsobstruktion und Vagusaktivität

Daß bei Lungenentspannung eine Atemwegsobstruktion manifest werden kann und daß schon vorher die Empfindlichkeit des Bronchialsystems im Sinne des überempfindlichen Bronchialsystems Acetylcholin gegenüber ansteigt, wurde oben schon beschrieben. Bei der Vorstellung, daß durch die Lungenentspannung der Bronchialmuskeltonus im Druckgleichgewicht Thoraxwand – Lunge – Bronchien – überwiegt und hierdurch die Bronchien die Möglichkeit zur Engerstellung haben, wäre eine Vaguswirkung nur dahingehend zu verstehen, daß mit Aufheben des Vagustonus eine weitestgehend mögliche Erschlaffung der Bronchialmuskulatur zustande kommt. Einen anderen, als den über den N. vagus vermittelten cholinergischen Tonus der Bronchialmuskulatur gibt es offensichtlich nicht (HAHN et al., 1976). Für die gleichzeitige oder dem Anstieg der Strömungswiderstände in den Atemwegen vorangehende Empfindlichkeitssteigerung Acetylcholin gegenüber (Abb. 30) wäre dann unter Lungenentspannung folgende Deutung möglich: Die Engerstellung des Bronchialsystems hat zunächst nur sehr geringen Einfluß auf die Strömungswiderstände in den Atemwegen. Die unter Acetylcholin dann aber weiterreichende, normale zusätzliche Verkürzung der Bronchialmuskulatur führt sehr rasch in den Bereich des starken Anstiegs der Strömungswiderstände, wodurch eine klinisch manifeste Atemwegsobstruktion entsteht (Abb. 30).

Abbildung 30 zeigt die Ergebnisse von Hundeversuchen, Abbildung 31 entsprechende Ergebnisse an gesunden Versuchspersonen, bei denen die Lungenentspannung durch Thoraxbandage erzeugt wurde.

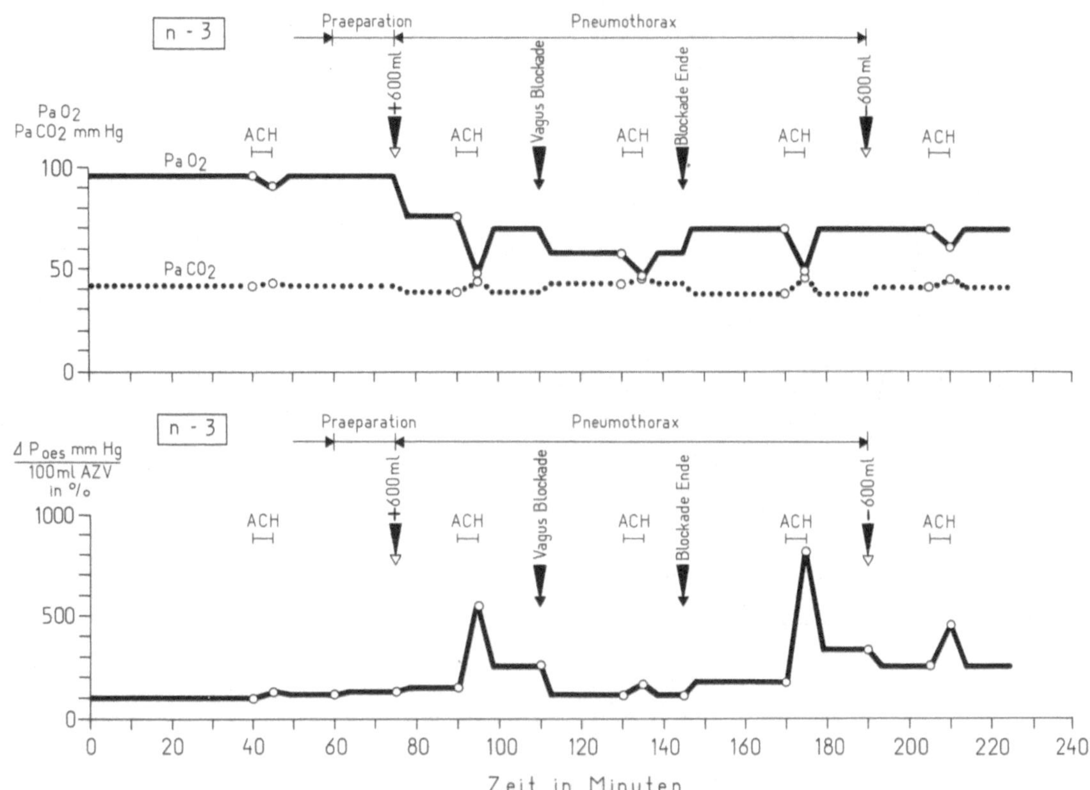

Abb. 30. Strömungswiderstandsverhalten (ΔP_{oes}/100 ml AZV) bei Lungenentspannung (Pneumothorax) und gleichzeitiger Acetylcholininhalation vor wie unter und nach bilateraler Vagusblockade (unten). Oben entsprechend arterielle Blutgaswerte. Mittelwerte aus 3 Versuchen. (Nach ISLAM et al., 1974)

Sowohl bei den Versuchstieren als auch bei den gesunden Versuchspersonen kommt es unter Lungenentspannung zu einer Steigerung der Empfindlichkeit des Bronchialsystems, die durch Vagusblockade aufgehoben bzw. zu normalisieren ist.

Die mehr mechanische Deutung dieses Befundes, wie sie oben gegeben wurde, muß nicht unbedingt akzeptiert werden. Es besteht ebenso die Möglichkeit, daß durch die Lungenentspannung Rezeptoren im Bronchialbaum oder in der Alveolarwand (Irritant-Rezeptoren oder J-Rezeptoren) in ihrer Empfindlichkeit gesteigert werden.

Dieser Befund ist auch von praktisch klinischer Bedeutung, da Atemnotanfälle, wie sie unter einem Pneumothorax gelegentlich in starkem Maße beobachtet werden, nicht allein aus dem Ausfall einer Lunge zu erklären sind. Das bronchokonstriktorische Reflexgeschehen läßt es geraten sein, neben den anderen erforderlichen therapeutischen Maßnahmen auch Bronchodilatatoren, wegen der fehlenden Kreislaufbelastung u.U. bevorzugt der Atropinreihe (Atrovent ®) einzusetzen. Diese therapeutische Schlußfolgerung gilt natürlich nicht nur für die Lungenentspannung nach Pneumothorax. Auch bei allen anderen Formen der Lungenentspannungsobstruktion sind Bronchodilatatoren gut wirksam.

4. Lungenembolie und Vagusaktivität

Nach Lungenembolien kommt es zur Überempfindlichkeit des Bronchialsystems (IsLAM et al., 1977). Atemnotanfälle können über diesen Mechanismus ausgelöst werden (WIDDICOMBE u. STERLING, 1970; GOLD,

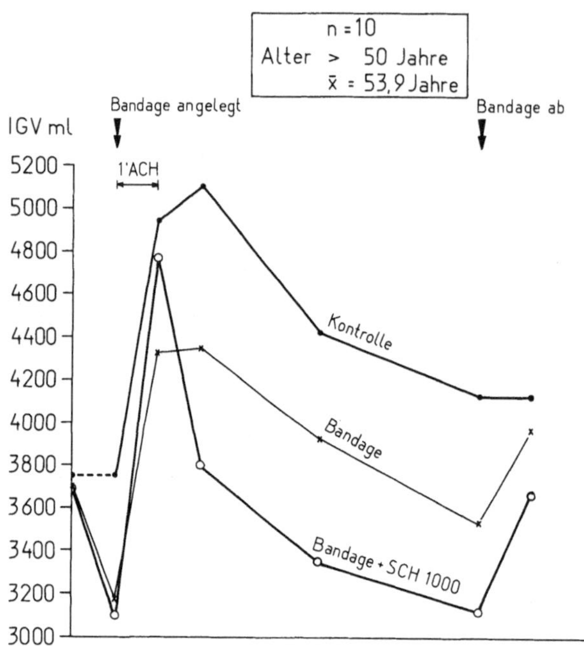

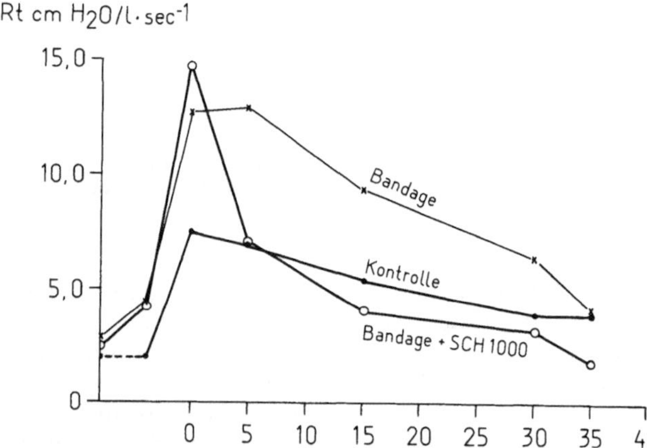

Abb. 31. Intrathorakales Gasvolumen (IGV) und Strömungswiderstand in den Atemwegen (R_t) vor und nach Kompression des Thorax durch Bandage und nach Inhalation von Acetylcholin. In der Versuchsreihe Bandage + Sch 1000 erhielten die Patienten nach dem Meßwert am Ende des Acetylcholintestes den Atropinabkömmling Atrovent® (= Sch 1000) per inhalationem. Mittleres Lebensalter der Versuchsgruppe = 53,9 Jahre

1975; Ulmer et al. 1978). Auch diese Atemwegsobstruktionen werden über den N. vagus als Reflexbronchokonstriktion ausgelöst.

Abbildung 32 zeigt oben den Druck in der A. pulmonalis nach einer Lungenembolisierung mit Glaskugeln, welche die kleineren Lungengefäße blockieren. Der Druck in der A. pulmonalis stieg um ~240% an. Während alle anderen Meßgrößen keine wesentlichen Veränderungen zeigen, steigt die Emp-findlichkeit des Bronchialsystems im Acetylcholintest auf das Doppelte des Ausgangswertes. Unter partieller Vagusblockade sinkt der unter der Lungenembolie um ca. 200% angestiegene Strömungswiderstand in den Atemwegen auf Normwerte ab. Auch unter Acetylcholininhalation ist nur noch ein minimaler Anstieg des Strömungswiderstandes zu beobachten (Abb. 32).

Ergebnisse mit Lungenembolien aus autochthonen Blutgerinnseln bringen prinzi-

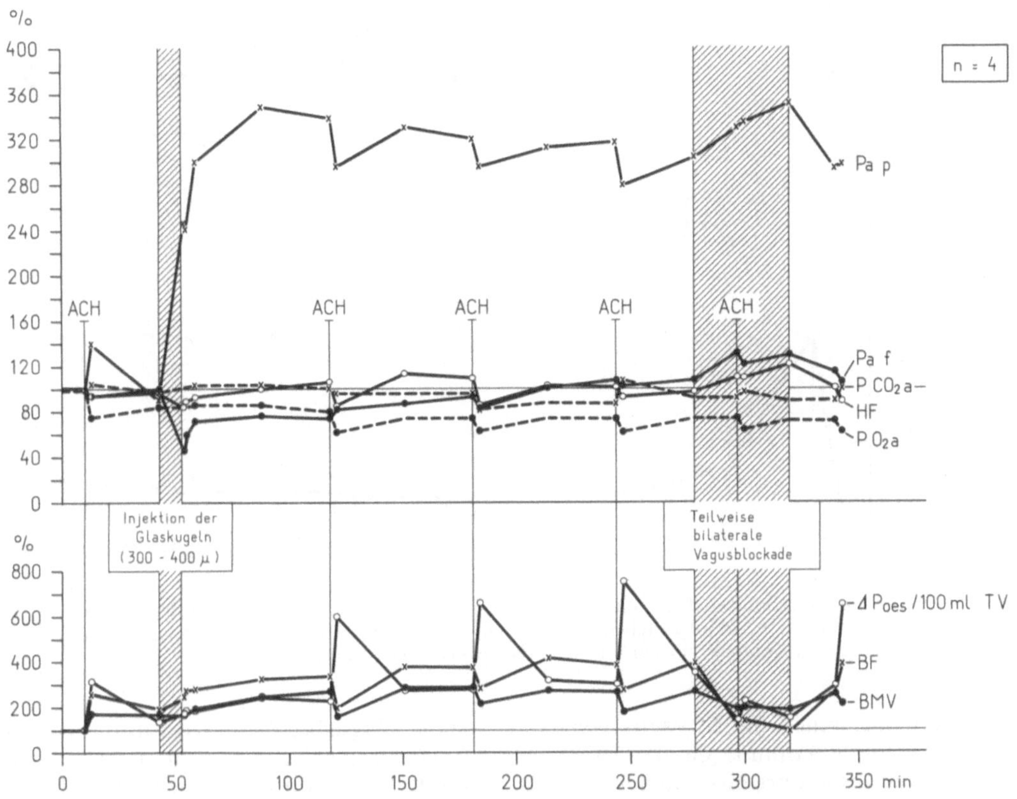

Abb. 32. Empfindlichkeit des Bronchialsystems unter Lungenembolie und anschließender partieller Vagusblockade. Von oben nach unten: $P_{a\,pulm}$ = Druck in der A. pulmonalis; $P_{a\,fem}$ = Druck in der A. femoralis; $P\,CO_2\,a$ = arterieller Kohlensäuredruck; $P\,O_2\,a$ = arterieller Sauerstoffdruck; HF = Herzfrequenz; AF = Atemfrequenz; AMV = Atemminutenvolumen.
$\Delta P_{oes}/100\,ml\,AZV$ = *atemsynchrone Druckdifferenz/100 ml Atemzugvolumen = Maß des Strömungswiderstandes in den Atemwegen.* Mittelwerte aus 4 Hundeversuchen. (Nach ISLAM et al., 1977)

piell unter Vagusblockade gleiche Ergebnisse.

ISLAM u. ULMER (1977b) führten weitere Untersuchungen zur Frage des Wirkungsmechanismus dieser Empfindlichkeitssteigerung des Bronchialsystems durch. Versuche mit Lungenstauung durch experimentelle Linksherzinsuffizienz mit länger dauernder einseitiger Blockade der A. pulmonalis zeigten ebenfalls eine über den N. vagus geleitete Überempfindlichkeit des Bronchialsystems. Wir kamen zu dem Schluß, daß Stoffwechselstörungen im Bereich der kleinen Gefäße in A. pulmonalis als Ursache dieser bronchokonstriktorischen Reize anzusehen sind. Stoffwechselstörungen können durch Entwicklung eines Prä-Ödems (PAINTAL, 1969;

CHAVEZ et al., 1970) oder durch Hypoxie in größeren Gefäßgebieten zustande kommen. Als Rezeptoren, in welche die Überempfindlichkeit zu lokalisieren ist und von denen aus der bronchokonstriktorische Vagusreflex läuft, kommen die J-Rezeptoren wie die Irritant-Rezeptoren in Frage (GLOGOWSKA u. WIDDICOMBE, 1973; PAINTAL, 1969; ISLAM u. ULMER, 1977b).

5. Antigen-induzierte Atemwegsobstruktion und Vagusaktivität

GOLD et al. (1972a, 1972b) konnten zeigen, daß auch die antigen-induzierte Atemwegsob-

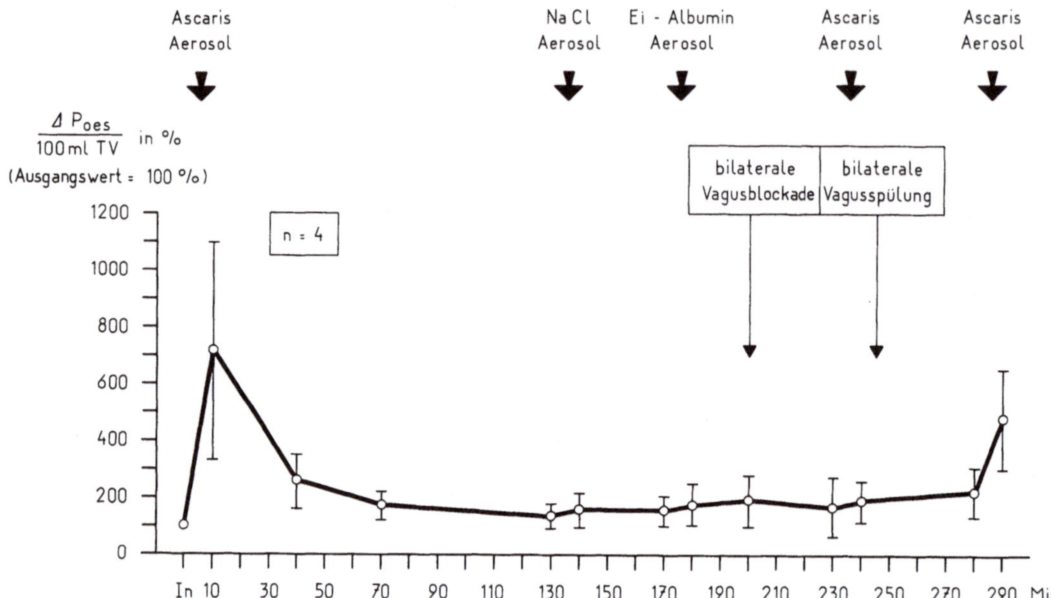

Abb. 33. Strömungswiderstand in den Atemwegen (ΔP_{oes}/100 ml AZV) in Prozent des Ausgangswertes unter Ascaris-suum-Extrakt-Inhalation bei allergischen Hunden vor, unter und nach bilateraler Vagusblockade. NaCl und Ei-Albumin wurden als Kontrollösungen inhaliert. (Nach Zimmermann et al., 1976)

struktion über einen im N. vagus geleiteten Reflex zustande kommt. Gold (1973) vermutete, daß diese antigen-induzierte Reflexbronchokonstriktion von epithelialen Irritant-Rezeptoren in den Atemwegen ihren Ursprung nimmt. Wir konnten diese Ergebnisse bestätigen (Zimmermann et al., 1976a, 1976b, 1976c). Da diese antigen-induzierte Atemwegsobstruktion durch Dinatrium cromoglycat (Intal®) zu verhüten ist, konnte an der antigen-induzierten Histaminfreisetzung aus Mastzellen kaum mehr ein Zweifel bestehen. Die einmal durch Histaminfreisetzung in Gang gekommene Überempfindlichkeit des Bronchialsystems ist natürlich durch Dinatrium cromoglycat nicht zu beeinflussen (Zimmermann u. Ulmer, 1976).

Abbildung 33 zeigt, wie unter Ascaris-suum-Extrakt-Inhalation der Strömungswiderstand in den Atemwegen im Mittel um ca. 600% bei allergischen Hunden ansteigt. Kochsalz- und Ei-Albumininhalationen bleiben ohne Effekt auf die Strömungswiderstände. Die erneute Ascaris-suum-Extrakt-Inhalation unter bilateraler Vagusblockade führt nicht mehr zur Atemwegsobstruktion. Nach Abklingen der pharmakologi-

schen Vagusblockade wird durch Antigeninhalation wieder eine entsprechende Bronchokonstriktion ausgelöst (Abb. 33).

Alle zur Reflexbronchokonstriktion bislang durchgeführten Versuche erlauben die in Abbildung 34 dargestellte, sicher zunächst vereinfachende schematische Darstellung (Abb. 34).

Sensorische Rezeptoren, gleich ob Irritant-Rezeptoren, Cough-Rezeptoren oder J-Rezeptoren, werden gereizt und lösen über den N. vagus als Reflexbogen die Bronchokonstriktion aus.

Die peripheren Atemwege, die weniger für die Strömungswiderstände in den Atemwegen, vor allem für das Verhalten der arteriellen Blutgase aber verantwortlich sind (Islam et al., 1973; Lanser et al., 1974; Hahn et al., 1976; Ulmer, 1975; Gold et al., 1972a, 1972b; Islam et al., 1974a, 1974b), scheinen nicht, oder wesentlich weniger stark, vom N. vagus kontrolliert zu werden. So sinkt nach Vagusblockade, nach welcher unter bronchokonstriktorischem Reiz die Bronchialobstruktion ausbleibt, der arterielle Sauerstoffdruck annähernd ebenso stark ab wie ohne Vagusblockade mit entsprechen-

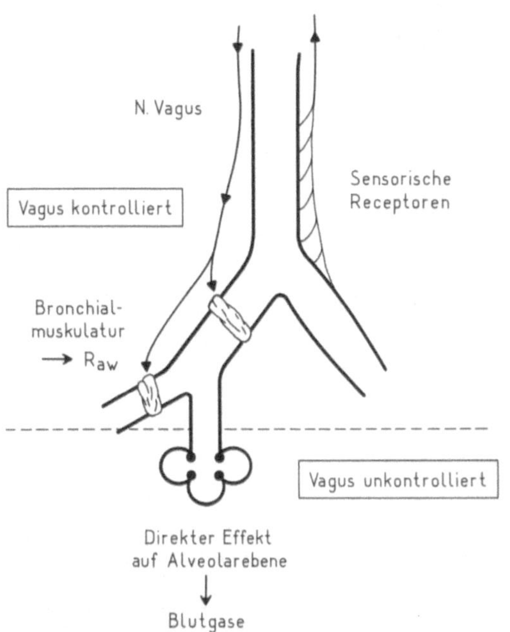

Abb. 34. Schematische Darstellung der über den N. vagus geleiteten Reflexbronchokonstriktion mit Abtrennung des vaguskontrollierten Teiles, der vorwiegend für das Verhalten der arteriellen Blutgase verantwortlich ist. (R_{aw} = Strömungswiderstand in den Atemwegen)

dem Anstieg der Strömungswiderstände in den Atemwegen.

Wenn wir auch den Sitz dieser Rezeptoren und die genauen Reflexwege und deren Interaktionen noch nicht kennen, so bestehen doch keine vernünftigen Argumente, welche die Relevanz dieser tierexperimentell erarbeiteten Zusammenhänge nicht auch für zumindest die meisten Formen der Atemwegsobstruktion beim Menschen annehmen lassen (WIDDICOMBE, 1975a, 1975b; SIMONSSON, 1972).

Einiges, was zur Frage der Lokalisation der Rezeptoren bislang erarbeitet wurde, sei im folgenden Abschnitt referiert.

6. Lokalisation der Rezeptoren und Reflexwege bei Reflexbronchokonstriktion

Die Rezeptoren, welche Atemwegsobstruktion auslösen können, sind in verschiedenen Regionen des Bronchialbaumes lokalisiert. Von den Irritant-Rezeptoren ist bekannt, daß sie im Nasenraum beginnen und weit bis in die kleinen Bronchien hinabreichen (NADEL u. WIDDICOMBE, 1963; WIDDICOMBE, 1976). Die epipharyngealen epithelialen Rezeptoren werden hiervon histologisch und nach ihrem funktionellen Verhalten abgegrenzt (WIDDICOMBE, 1975a). Die um die Alveolarkapillaren lokalisierten J-Rezeptoren (PAINTAL, 1955, 1969) sind ebenfalls über den N. vagus als Reflexbogen wirksam. Offensichtlich wirken nicht alle irritierenden Substanzen in allen Gebieten des Bronchialbaumes gleich stark. So konnten CURSCHMANN et al. (1977) zeigen, daß Aerosole von gleicher Partikelgröße aus Ascaris-suum-Extrakt ihre stärkste Wirkung zeigten, wenn der Kehlkopf und die obere Trachea mit als Depositionsplatz für das Aerosol zur Verfügung standen. Acetylcholin dagegen blieb hiervon unbeeinflußt, d.h., die Reaktion wurde vorwiegend von Reaktionen, beginnend mit der peripheren Trachea und in größeren Bronchien, ausgelöst (Abb. 35).

Versuche von FRANK u. SPEIZER (1965) konnten an Hunden zeigen, daß bei tracheotomierten Hunden wesentlich höhere SO_2-Dosen zur Auslösung eines Bronchospasmus nötig waren als bei Atmung durch Maul- und Nasenraum. Bei Meerschweinchen hatte AMDUR (1960) umgekehrte Ergebnisse mit Formaldehyd und Ameisensäure als irritierende Substanzen. Bei tracheotomierten Tieren war der Anstieg der Strömungswiderstände in den Atemwegen stärker als bei intakten Tieren.

Die Versuche von DAVIS et al. (1967) stimmen gut mit den Ergebnissen von FRANK u. SPEIZER (1965) wie mit unseren eigenen überein. Bei tracheotomierten Meerschweinchen waren keine Reaktionen auf inhaliertes Acrolein, SO_2, Formaldehyd, Polystyrenteilchen und NaCl-Aerosole wie bei Zigarettenrauch nachweisbar. Bei intakten Tieren riefen diese Substanzen alle eine (vorübergehende) Erhöhung der Strömungswiderstände in den Atemwegen hervor, so daß angenommen werden mußte, daß bei tracheotomierten Tieren die sensorischen Rezeptoren umgangen wurden (»head been bypassed«). Nach bilateraler Vagusblockade in der Hals-

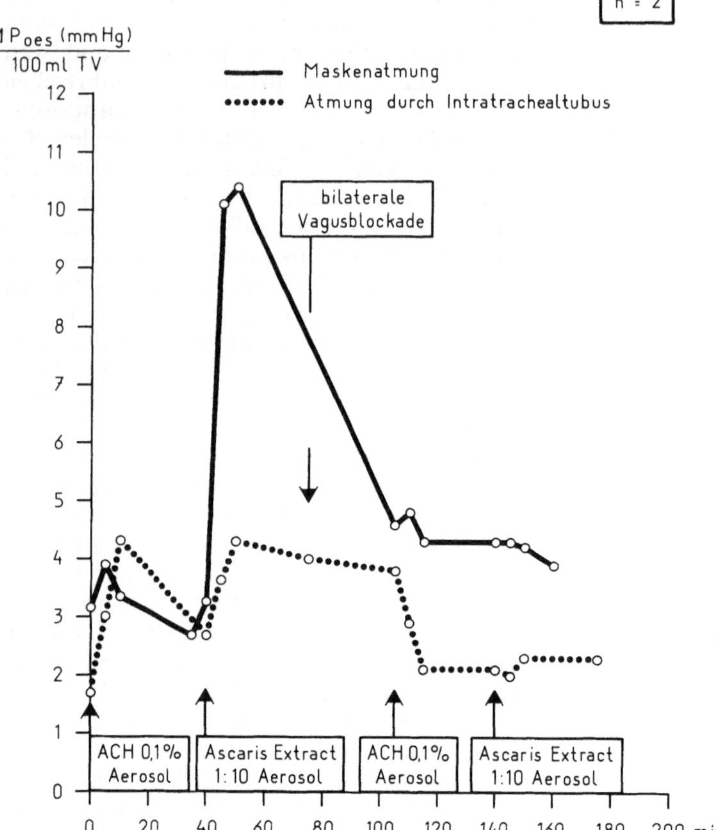

Abb. 35. Bronchokonstriktion, ausgelöst durch Ascaris-suum-Extrakt und Acetylcholinaerosol von gleicher Partikelgröße bei Atmung durch den gesamten Atemtrakt (Nasenatmung) und bei Atmung durch einen Trachealtubus, wobei Mundhöhle, Kehlkopf und oberer Trachealbereich ausgeschaltet waren. Der Ascaris-suum-Extrakt wirkt im Gegensatz zum Acetylcholin wesentlich stärker, wenn die oberen Atemwege als Depositionsort zur Verfügung stehen. (Nach CURSCHMANN et al., 1977)

region war mit keinem der die unterschiedlichen Rezeptorenfelder erreichenden Aerosole noch eine wesentliche Bronchokonstriktion auslösbar. Wahrscheinlich ist hierbei die Blockade der efferenten Vagusfasern entscheidend.

Bei Untersuchungen zur Frage einer lokalisierten Überempfindlichkeit in verschiedenen Bezirken des Bronchialsystems konnten ISLAM u. ULMER (1975) zeigen, daß allein die Belegung der Trachea durch einen mit Histamin getränkten Wattebausch – wobei keine allgemeinen Reaktionen beobachtet wurden – die Empfindlichkeit des gesamten Bronchialsystems Acetylcholin gegenüber um 200–260% in die Höhe treibt. Die intravenöse Gabe der gleichen Histaminmenge zeigte keinerlei Wirkung auf das Bronchialsystem.

Auch nach Gaben von Histamin in einen Segmentbronchus – ohne daß, wie bei intravenösen Gaben, immer nachweisbar Allgemeinreaktionen, vor allem am Kreislauf erkennbar waren – stieg die Reaktionsstärke nach inhaliertem Acetylcholin um ca. 200 bis 300% an, d.h., lokale Reize oder Störfelder mit lokaler Überempfindlichkeit der Rezeptoren sind in der Lage, das gesamte Bronchialsystem zu verstärkter Bronchokonstriktion zu bringen. Auch bei diesen Versuchen kann die von lokalen Störfeldern ausgehende Bronchokonstriktion durch Vagusblockade verhindert werden.

Auch lokale Applikationen von Ascaris-suum-Extrakt in einen Segmentbronchus verursachten eine erhebliche Bronchokonstriktion. Durch Blockade lediglich des ipsilateralen N. vagus in Kehlkopfhöhe war diese

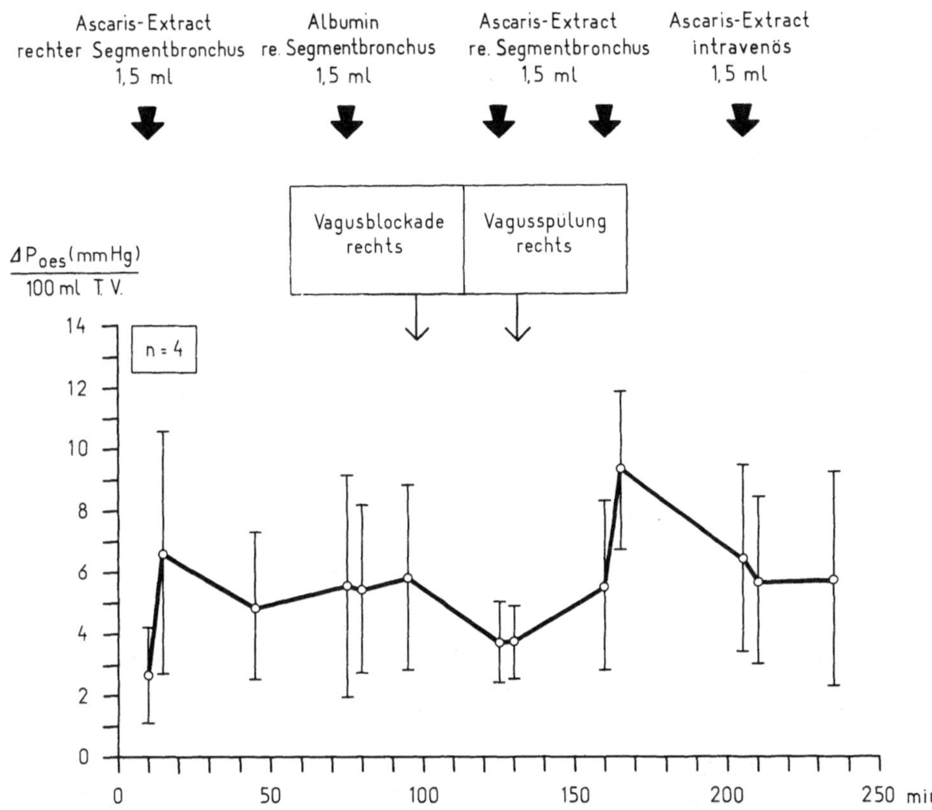

Abb. 36. Strömungswiderstand in den Atemwegen (ΔP_{oes}/100 ml TV) unter Ascaris-suum-Extrakt lokal in einen Segmentbronchus gegeben bei allergischen Hunden vor und nach ipsilateraler Vagusblockade. Zur Kontrolle wurde Ei-Albumin an der gleichen Stelle im Segmentbronchus aufgebracht

Reaktion zu verhindern, die nach Lösung der Vagusblockade durch Auswaschen des Novocains wieder zustande kam (Abb. 36) (ZIMMERMANN et al., 1976b).

Zu gleichen Ergebnissen waren GOLD et al. (1972a, 1972b) gekommen, in deren Versuchen bei einseitiger Inhalation eines Ascarissuum-Extraktes auch die andere Lunge bronchokonstriktorisch reagierte (GOLD, 1975).

Versuche mit der einseitigen Blockade des N. vagus, die Bronchokonstriktion zu verhindern, waren erfolgreich (ZIMMERMANN et al., 1976a, 1976b, 1976c). Versuche, die Reproduzierbarkeit dieser die Bronchokonstriktion verhütenden einseitigen Novocainblockade zu prüfen, zeigten, daß über die ganze 7wöchige Versuchszeit bei wöchentlicher Testung jeweils wieder die Bronchokonstriktion durch unilaterale Novocainblockade des N. vagus zu verhindern war. Abbildung 37 zeigt Ergebnisse nach 4wöchiger Versuchszeit (Abb. 37).

Bei diesen Versuchen war der N. vagus einseitig in einen Plastikschlauch unter die Haut verlegt worden, so daß einseitige Blockade jeweils perkutan erfolgen konnte.

Einseitige Durchtrennung des N. vagus hatte ebenfalls einen die Bronchokonstriktion vollständig verhütenden Effekt. Dieser Effekt hielt 3 Wochen an. 3 Wochen nach der einseitigen Durchtrennung war die Reaktion aber dann wieder in gleicher Stärke nachweisbar wie vor der Operation. Auch die Empfindlichkeitssteigerung Acetylcholin gegenüber durch Antigeninhalation war wieder, wie prä-operativ, auslösbar. Der Reflex lief offensichtlich vollständig über die kontralaterale Seite ab, da die Durchtren-

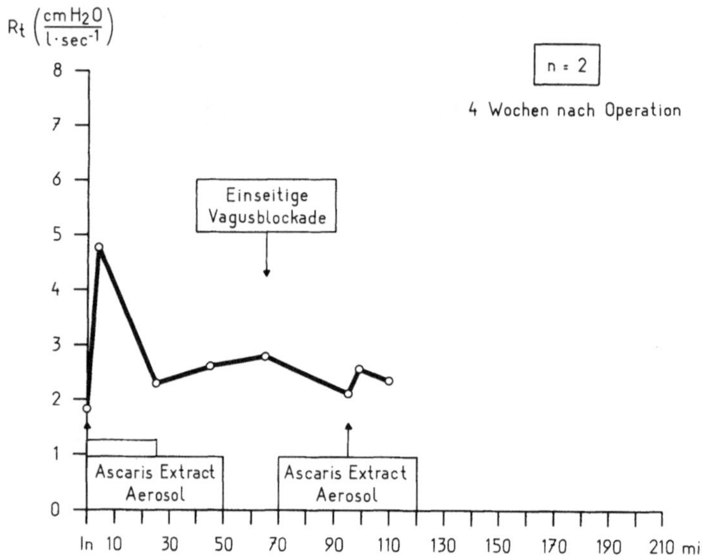

Abb. 37. Strömungswiderstand in den Atemwegen (R_t) vor und nach unilateraler Novokainblockade des N. vagus in der 4. Woche bei wöchentlicher Prüfung. (Nach ZIMMERMANN u. ULMER, 1977)

nung auch des zweiten N. vagus den Reflex wieder unterband.

Die Durchschneidung nur oberflächlicher Schichten des N. vagus beidseitig kann ebenfalls die Reflexbronchokonstriktion im Sinne einer partiellen Blockierung weitgehend verhindern. Diese partielle Durchtrennung ist gut mit dem Leben der Versuchstiere vereinbar. Die Vagusatmung bleibt aus, und soweit Schwierigkeiten von seiten des Magen-Darm-Traktes auftreten, klingen diese nach wenigen Tagen wieder ab. Leider kehrt aber auch nach dieser partiellen Blockade nach ca. 3 Wochen die ursprüngliche Empfindlichkeit wieder zurück, zumindest bei den meisten der Tiere.

Abbildung 38 zeigt, wie durch beidseitige Durchtrennung oberflächlicher Fasern des N. vagus die durch Ascaris-suum-Extrakt auslösbare Bronchokonstriktion weitgehend zu verhüten ist. 3 Wochen nach dieser Durchtrennung war bei zwei Hunden die ursprüngliche Empfindlichkeit wieder nachweisbar, während sie bei einem Versuchstier insgesamt bis zur 10. Woche – möglicherweise definitiv – bei gutem Wohlbefinden des Tieres unterdrückt blieb (Abb. 38).

Diese Ergebnisse zeigen, in welcher Richtung die Forschung weitergehen könnte, um auch für die Klinik zu brauchbaren Ergebnissen zu kommen.

Die partielle Ausschaltung des N. vagus scheint auch dann erfolgreich, wenn es schon zu einer massiven, länger andauernden Atemwegsobstruktion gekommen ist (ZIMMERMANN et al., 1977b). Diese Versuche waren deshalb von Bedeutung, da alle früheren Ergebnisse nur die Verhütung des Asthmaanfalles durch Vagusblockade gezeigt hatten, also ihren prophylaktischen Wert bewiesen, während hiermit auch der therapeutische Nutzen zu belegen war.

Die ausführliche Darstellung dieser vorläufig ganz überwiegend nur tierexperimentellen Ergebnisse scheint nicht nur wegen der hieraus abzuleitenden pathophysiologischen Erkenntnisse gerechtfertigt; sie soll einmal helfen, die entscheidenden Vorarbeiten zu leisten, die ein entsprechendes, gezieltes therapeutisches Vorgehen ermöglichen könnten. Sie sollten aber auch in der Darstellung der jetzt erkennbaren Komplexität verhüten, daß mit voreiligen, unqualifizierten Maßnahmen mehr Unheil als Nutzen verursacht wird.

Erste Versuche, gezielt die Vagusausschaltung am Menschen zu realisieren, wurden von GUZ et al. (1970) durchgeführt. Prinzipiell lassen sich die gleichen Gesetzmäßigkeiten, wie sie tierexperimentell erarbeitet wurden, aus diesen Behandlungsversuchen an zwölf Patienten ableiten. Das GUZ et al. zur Verfügung stehende Krankengut war sehr

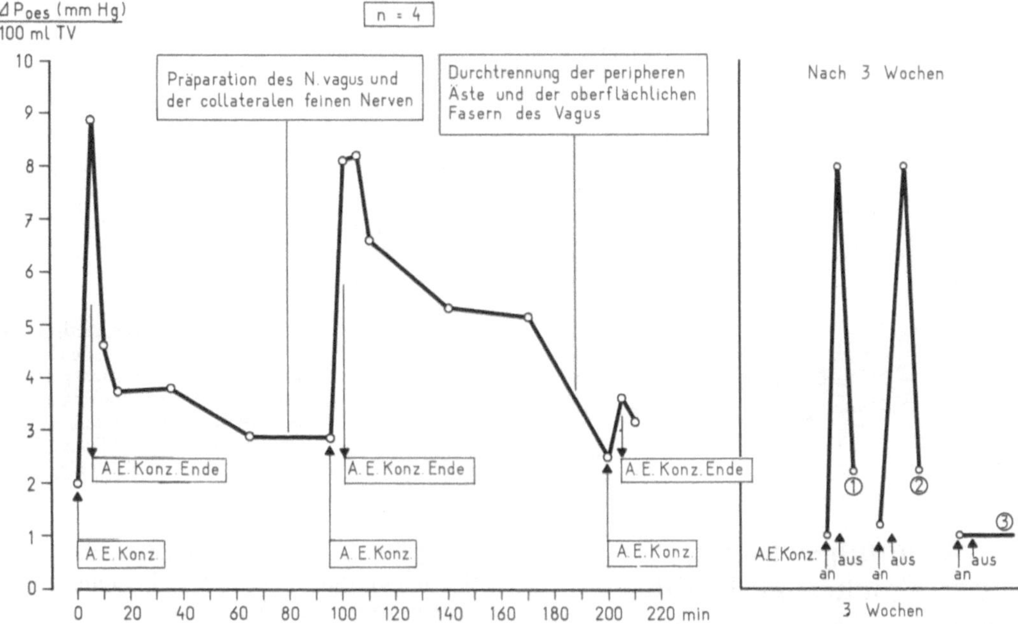

Abb. 38. Strömungswiderstand in den Atemwegen (ΔP_{oes}/100 ml AZV) vor und nach Durchtrennung oberflächlicher Fasern des N. vagus beidseitig unter AE = Ascaris-Extrakt-Inhalation bei allergischen Hunden. 3 Wochen nach der Operation war die Überempfindlichkeit wieder in alter Stärke bei 2 Tieren nachweisbar, während sie bei 1 Tier unterdrückt blieb

uneinheitlich. Die uneinheitlichen Ergebnisse dieser mit Lignocain durchgeführten Blockaden zeigen, daß es auch unerläßlich sein wird, die geeigneten Obstruktionsformen zu erkennen, wozu sicher die Studien der letzten Jahre schon wesentliche Grundlagen legten.

C. Lokalisation der Obstruktion in den Atemwegen

I. Strömungswiderstand in der Nase

Wo ausschließlich, oder vor allem in den Atemwegen die Obstruktion zustande kommt, war Gegenstand zahlreicher theoretischer und experimenteller Untersuchungen.

Die Nase hat am Gesamtwiderstand der Atemwege bei gesunden Probanden einen Anteil von im Mittel 62%, wie NOLTE et al. (1967) bei 43 Probanden messen konnten. Die Strömungswiderstände in der Nase sind relativ großen täglichen Schwankungen unterworfen. Anatomische Asymmetrien der Nasenhöhlen stellen den Regelfall dar, da sich die Strömungswiderstände der beiden Nasenhälften bei 16 Versuchspersonen im Mittel wie 3:1 verhielten.

Da bei Patienten mit obstruktiven Atemwegserkrankungen auch nicht selten die Nasenschleimhaut entzündlich mit verändert ist, sollte an den Anteil der Atemwegsobstruktion, den die Nase beiträgt, gedacht werden. Atmen durch den Mund wird von empfindlichen Patienten als sehr unangenehm empfunden. Wenn auch erhöhte Strömungswiderstände in der Nase eine wesentliche Ursache der »Atemwegsobstruktion« nur sehr selten darstellen, so sollten solche doch mit bedacht werden, zumal sie auch therapeutisch gut zu beeinflussen sind (Abb. 39). Normalisierung der Nasenresistance bringt diesen Patienten oft schon eine deutliche Erleichterung ihrer Obstruktionsbeschwerden.

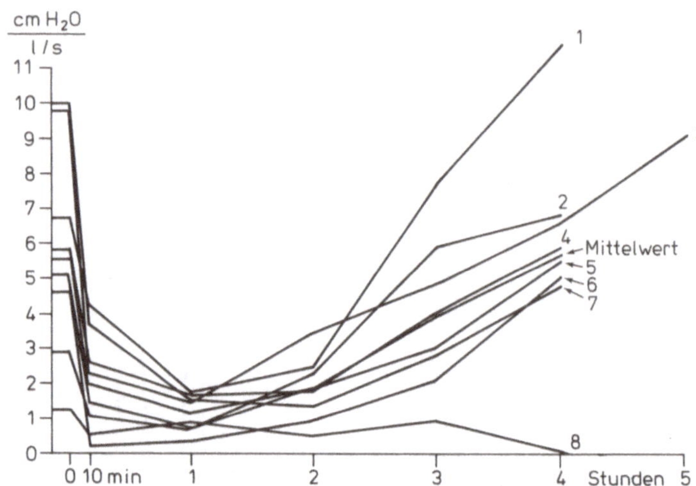

Abb. 39. Ganzkörperplethysmographische Verlaufsmessung der Nasenresistance bei 8 Versuchspersonen (5 mit Nasenobstruktion) nach lokaler Applikation einer schleimhautabschwellenden Salbe (Tyzine®). (Nach Nolte et al., 1967)

II. Strömungswiderstand in der Trachea und in den peripheren Atemwegen

Eine Analyse der Lokalisation der Strömungswiderstände, beginnend mit der Trachea als erster Generation bis zu den Bronchioli respiratorii als 23. Atemwegsgeneration, haben Nolte u. Ulmer (1967) vorgelegt. Die Berechnungen, aufbauend auf den anatomischen Studien von Weibel (1963), zeigten, daß prozentual physiologischerweise die größten Strömungswiderstände in den Bronchien der 4. bis etwa 12. Generation zu lokalisieren sind (Abb. 40).

Wie stark die Einengung des Radius der Bronchien in der 5. bis 23. Generation unter der Annahme einer gleichmäßigen Radiusverkleinerung in allen Generationen sein muß, um Strömungswiderstandswerte von 8, 12 oder 16 zustande zu bringen, zeigt Abbildung 41. Diese klinisch vorkommenden Werte bedürfen also einer Verkleinerung des Radius von 30, 37,5 bzw. 44% in allen Bronchien, um die genannten Strömungswiderstände zu bewirken. Wenn nur 90 bzw. 86,5

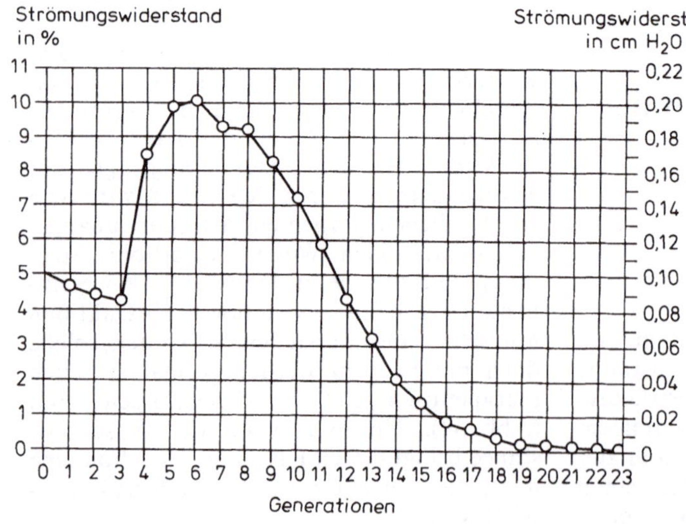

Abb. 40. Strömungswiderstand in Prozent (Ordinate) in den einzelnen Generationen des Tracheobronchialbaumes (Abszisse) einer durchschnittlichen Erwachsenenlunge bei einem Volumen von 4800 ml und einer Gesamtresistance von 2,0 cm $H_2O/l \cdot s^{-1}$. (Nach Nolte u. Ulmer, 1967)

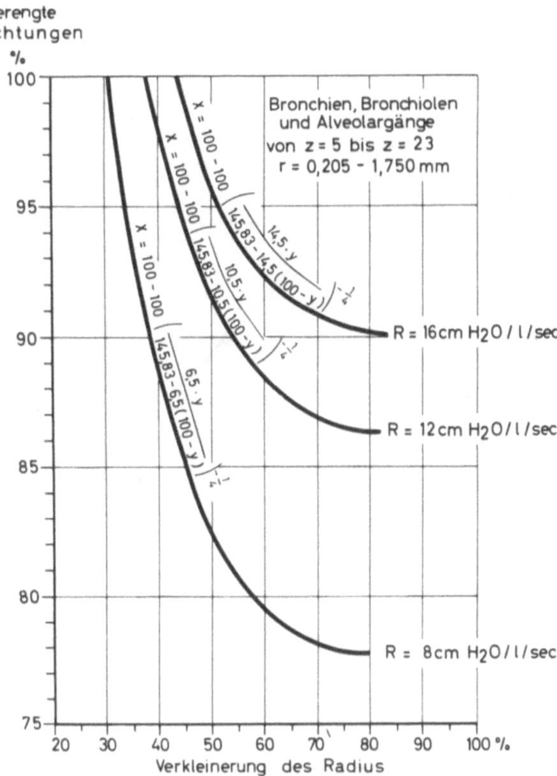

Abb. 41. Beziehung zwischen Prozentsatz der in jeder einzelnen Generation verengten Lichtungen (Ordinate) und dem Grad der Radiusverkleinerung (in %; Abszisse) für die Generationen 5–23 bei einer Erhöhung der Resistance auf 8, 12 und 16 cm $H_2O/1 \cdot s^{-1}$. rad = normaler Radius; R = Strömungswiderstand. (Nach NOLTE u. ULMER, 1967)

bzw. 77,5% der Bronchien an der Obstruktion beteiligt sind, so muß, um die Resistancewerte um 8, 12 oder 16 entstehen zu lassen, der Radius dieser Bronchien um jeweils 80% abgenommen haben (Abb. 41).

Bei den Bronchien der 20.–23. Generation genügt aber eine Einengung des Radius um 0,12 mm, bei dem der 13. Generation um 0,23 mm, bei der 10. Generation um 0,36 mm und bei der 8. Generation um 0,5 mm, um eine praktisch unendlich große Resistance entstehen zu lassen. 0,5 mm Radiusverkleinerung bedeuten bei der 8. Bronchiengeneration eine Erhöhung des Strömungswiderstandes um das 24-, bei der 7. Generation um das 10-, bei der 5. um das 4-, bei den Segmentbronchien um das 2- und in der Trachea um das 1,2fache des Normwertes.

Zeigen die Ergebnisse, daß die kleinsten Bronchien bis zu den Segmentbronchien mit relativ geringen absoluten Änderungen der Lichtungsradien gewaltige Strömungswider-

standserhöhungen zustande bringen können, so sind es doch offensichtlich nicht nur diese peripheren Bronchien, die immer und allein das Ausmaß der Atemwegsobstruktion bestimmen.

1. Trachealobstruktion

Abbildung 42 zeigt, und auch Versuche mit artifiziellen Stenosen ließen zunächst vermuten, daß die Trachea zur Krankheit »Atemwegsobstruktion« nicht beitragen kann, da so enorme Einengungen ihres Lumens kaum denkbar sind.

Die Motilität der Trachealwandung wurde 1957 von LOOFBOUROW et al., später von NADEL u. WIDDICOMBE (1962) wie WIDDICOMBE u. NADEL (1963) untersucht. DEKOCK et al. (1966) arbeiteten an einer in vivo partiell isolierten Trachea. HIMORI u. TAIRA (1976) wie ISLAM u. ULMER (1979) führten Untersuchun-

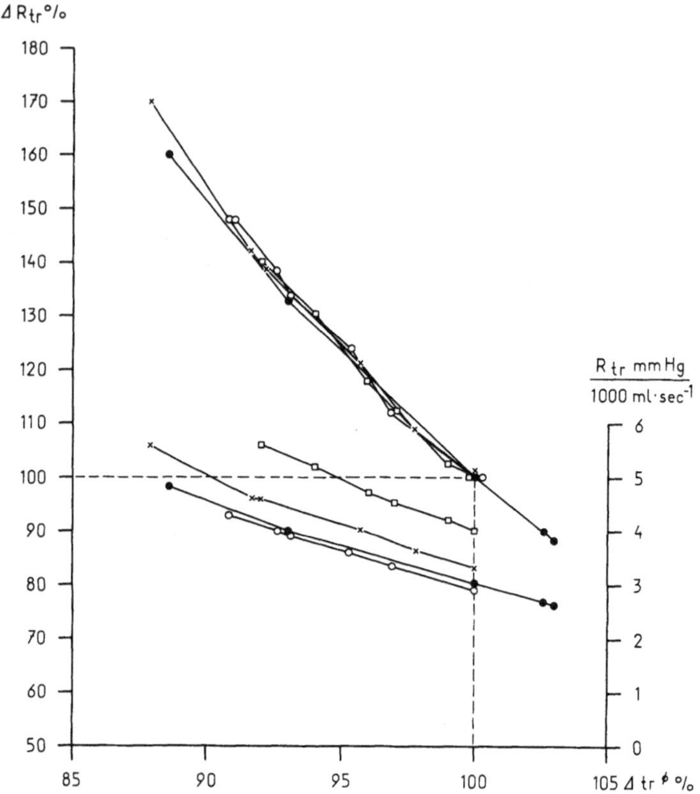

Abb. 42. Änderung des Strömungswiderstandes in der Trachea unter maximaler Stimulation bzw. Relaxation (Ordinate links mit oberer Kurvenschar) bzw. in absoluten Werten (Ordinate rechts mit unterer Kurvenschar) in Abhängigkeit vom Trachealdurchmesser ($\Delta t_r \varnothing\%$) in % des Ausgangswertes. (Nach Islam, 1977)

gen zur Motorik der Bronchialwand an ganz intakten Tracheen in vivo durch. Islam u. Ulmer konnten 1979 zeigen, daß unter Stimulation durch Acetylcholininhalation oder durch mechanische Reize der Druck in der Trachea bis auf Werte über 20 mm Hg ansteigen kann. Diese hohen Drucke, welche die Trachea während der Kontraktion aufzubringen in der Lage ist, führen aber nicht zu schweren Atemwegsobstruktionen. Der Trachealdurchmesser wird hierdurch maximal nur um 15% eingeengt, was einer Zunahme des trachealen Strömungswiderstandes um ca. 70% entspricht (Abb. 42). Da aber die Trachea am Gesamtwiderstand nur einen sehr geringen Anteil hat, ist dieser Anstieg des Strömungswiderstandes in der Trachea nicht sehr gravierend. Immerhin wird man aber bei schweren Atemnotattakken auch mit der Trachealbeteiligung zu rechnen haben. Auffallend ist bei diesen Untersuchungen von Islam u. Ulmer (1979),

wie große Drucke bei isovolumetrischer Kontraktion entstehen können. Dies bedeutet, daß die Trachea in dem Bewegungsraum, welcher ihrer Wand bleibt, sehr kraftvolle Kontraktionen auszuführen in der Lage ist.

Islam u. Ulmer (1979) konnten auch zeigen, daß bei Vagusblockade in der Halsregion auch die Trachea wesentlich weniger stark bronchokonstriktorisch reagiert, d.h., daß vom N. vagus in der Halsregion auch die oberen Teile des Atemtraktes bis zum Larynx erreichbar sind. Zu ähnlichen Ergebnissen waren auch Zimmermann et al. (1976) gekommen.

Dennoch kann die Trachea auch Hauptursache einer obstruktiven Atemwegserkrankung sein, wenn endotracheale oder exobronchiale Tumoren die Lichtung einengen oder wenn durch exobronchiale Verziehungen die Lichtung so weit eingeengt wird, daß ein entscheidendes Hindernis entsteht. Auffallend ist dann klinisch, daß nicht nur vorwiegend die Exspiration erschwert ist, sondern daß auch ein deutlicher inspiratorischer Stridor mit wie ohne Stethoskop hörbar ist.

HUTAS et al. haben 1974 entsprechende Funktionsmuster mit für derartige Stenosen typischen Strömungswiderstandskurven, die sich durch eine »verflachte, S-förmige Schleife« auszeichnen, beschrieben. Auch MATTHYS (1972) wie SIMON et al. (1971) wiesen darauf hin, daß die ganzkörperplethysmographischen Kurven von Patienten mit derartigen Stenosen relativ typisch und leicht zu erkennen sind.

Wir haben derartige Fälle beobachtet, bei denen die operative Beseitigung der Trachealstenose eine entscheidende Wende im Krankheitsgeschehen bedeutet. Trachealstenosen können sich durch narbige Schrumpfungen, z.B. nach Tracheotomie oder auch nach länger dauernder Entzündung, z.B. ausgelöst durch zu lange unter zu hohem Druck liegendem Trachealtubus, entwickeln. SPEAR et al. (1976) beschrieben einen Patienten mit einer Trachealobstruktion, die durch einen ballartigen Tumor aus Candida albicans-Pilzen hervorgerufen war.

HERZOG u. NISSEN (1954) sowie HERZOG (1958) und HERZOG et al. (1967) haben auf ein weiteres Krankheitsbild hingewiesen: Die Pars membranacea-Erschlaffung der großen Bronchien.

Bei diesem Krankheitsbild wird die Pars membranacea, wenn exspiratorisch um die Trachea hohe Drucke aufgebaut werden, soweit eingeengt, daß sie einen erheblichen Teil der exspiratorischen Strömungswiderstände aufbaut.

Diese exspiratorisch hohen Drucke kommen aber gewöhnlich nicht vor, so daß für Normalatmung oder leichtere körperliche Arbeit das Problem meist keine Dringlichkeit zeigt. Bei schweren zusätzlichen Asthmaattacken, wenn auch die übrigen Atemwege obstruiert werden, kann die Pars membranatia-Invagination eine zusätzliche Erschwerung der Exspiration bedeuten. Ohne Zweifel aber ist sie ein gravierendes Hindernis für das Abhustenkönnen dieser Patienten.

HERZOG et al. (1968) haben dieses Krankheitsbild auch experimentell bei Hunden erzeugt und konnten auch hierbei die Gesetz-

mäßigkeiten für die Strömungsverhältnisse und die Druckentwicklungen aufzeigen.

Diese zusätzliche Ausatmungserschwerung kann durch ein Hochhalten des Druckes im Rachenraum während der Ausatmung abgebaut werden. Derartige Patienten versuchen dies wohl intuitiv, indem sie im Bereich der Glottis die Atemwege exspiratorisch einengen (PROCTOR, 1964) oder mit gespitzten Lippen ausatmen (pursed-lip-breathing). CAMPBELL et al. (1976) sind allerdings der Meinung, daß exspiratorische Stenosen funktioneller Art im Larynxbereich oder am Pharynx-Glottis-Übergang durch muskuläre Kontraktion viel häufiger vorkommen, als normal angenommen wird. Sie veröffentlichten Ergebnisse von elf Patienten, die sie mit einer derartigen Obstruktion der oberen Atemwege vorwiegend bei Patienten mit chronisch obstruktiver Bronchitis beobachteten. Die Autoren räumen aber selbst die Möglichkeit ein, daß es sich hierbei um eine reflektorische exspiratorische Engerstellung handelt, die nicht Ursache der Atemwegsobstruktion ist, sondern deren Folge zur Vermeidung des peripheren Atemwegskollapses. Zweifelsohne könnte durch diesen Mechanismus der exspiratorische Atemwegskollaps vermindert (INGRAM u. SCHILDER, 1967), wodurch die Bedingungen für den Gasaustausch verbessert werden (THOMAN et al., 1966).

2. Periphere Atemwegsobstruktion

In ihren Untersuchungen an Menschen zur Lokalisation der Atemwegsobstruktion bei Patienten mit obstruktiven Atemwegserkrankungen kommen HERZOG et al. (1968) zu dem Schluß, daß »typische Beispiele für vorwiegend periphere Obstruktion der Atemwege Patienten mit Bronchialasthma, chronisch asthmatoider Bronchitis und exspiratorischem Kollaps der Bronchiolen in Verbindung mit fortgeschrittenem Lungenemphysem sind«, d.h. aber, daß bei den »typischen Patienten«, und damit auch bei den allermeisten Patienten mit obstruktiven Atemwegserkrankungen, die Lokalisation in den peripheren Atemwegen zu suchen ist. Was heißt aber periphere Atemwege? HERZOG et al. (1968)

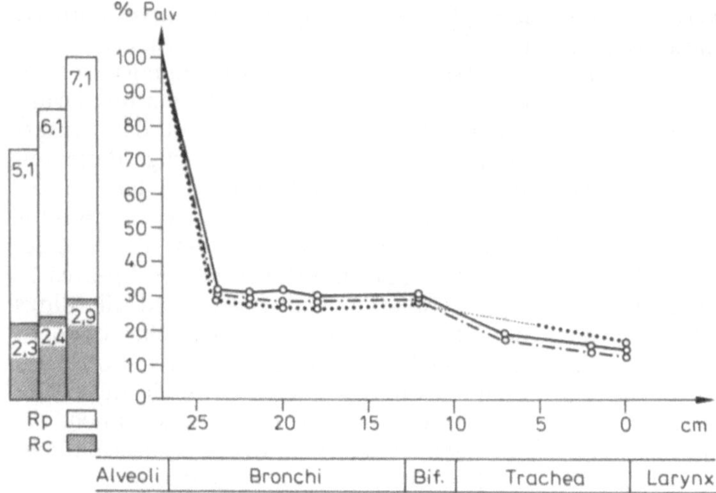

Abb. 43. Druckabfall im Bronchialbaum bei gesunder Versuchsperson (δ, 55 Jahre) unter verschiedenen Alveolardrucken unter Isovolumenbedingungen. Ordinate: Relativer Bronchialdruck (% Alveolardruck). Abszisse: Abstand der Katheterspitze von den Stimmbändern in cm. Säulen: Absoluter bronchialer Strömungswiderstand (cm $H_2O/l \cdot s^{-1}$) von links nach rechts bei geringem, mittlerem und hohem Alveolardruck, der angegeben ist. Weißer Teil: Periphere Resistance (Rp). Schwarzer Teil: Zentrale Resistance (Rc). Während forcierter Exspiration liegt der Hauptteil des bronchialen Druckabfalls ($\sim 70\%$) zwischen den Alveolen und den Bronchien mit einem Durchmesser von 2,5–3 mm. P_{alv}——$= 15$–20 cm H_2O, ———·———$= 25$–30 cm H_2O; $\cdots\cdots = 45$–50 cm H_2O; Volumen 6000–5700 ml. (Nach Herzog et al., 1968)

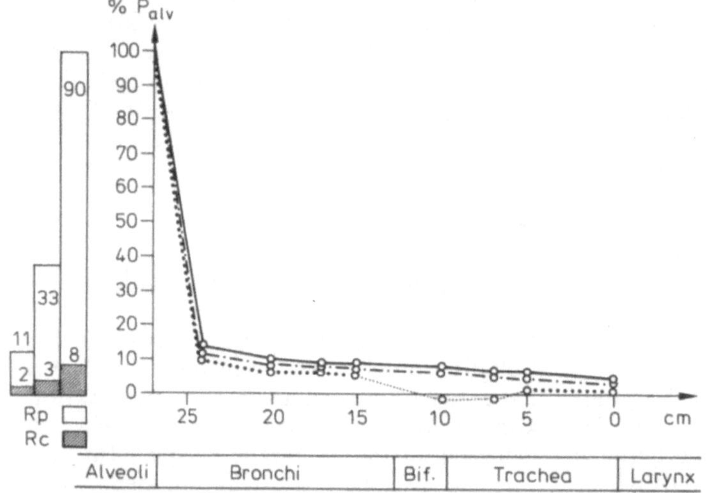

Abb. 44. Druckabfall im Bronchialbaum bei Patienten mit intermittierendem Bronchialasthma (φ, 46 Jahre) und normaler Lungenfunktion zwischen den Attacken. Sonstige Bezeichnungen wie Abb. 45. P_{alv}——$= 25$–30 cm H_2O, ———·———$= 35$–45 cm H_2O, $\cdots\cdots = 55$–60 cm H_2O; Volumen 4300–4100 ml. (Nach Herzog et al., 1968)

lokalisierten 70% der Strömungswiderstände bei gesunden Probanden peripher der 5.–6. Generation der Atemwege, d.h. also, in die 17 Generationen mit Durchmessern, die weniger als 2,5–3 mm betragen. Abbildung 43 zeigt diese Ergebnisse.

Bei Patienten mit Atemwegsobstruktion (Patienten mit Bronchialasthma nach Her-

zog) sieht das Bild des Druckabfalls im Verlauf der Bronchien und damit der Lokalisation der entscheidenden Atemwegsobstruktion sehr ähnlich aus (Abb. 44).

Der hohe Anteil, den die peripheren Atemwege am Gesamtwiderstand einnehmen, ist im wesentlichen auf die erhöhte Gesamtresistance zurückzuführen. 90% dieser Resistance liegt in den Bronchien peripher der 5.–6. Generation.

Daß bei höheren Exspirationsdrucken bei Patienten mit chronisch obstruktiver Bronchitis auch in den größeren Atemwegen ein erheblicher Teil des Strömungswiderstandes entstehen kann (Pars membranacea Invagination), der dann 50–60%, ja, in Einzelfällen bis 90% des Gesamtwiderstandes ausmacht (HERZOG et al., 1968), wurde schon oben bei der Trachealobstruktion besprochen.

Immerhin bleibt von der 6. Generation, die mit dünnen Kathetern gerade noch zu erreichen ist, bis zur 23. Generation noch ein weiter Weg, der offensichtlich in seinem funktionellen Verhalten auch nicht gleichartig ist.

So fanden OLSEN et al. (1965) in speziell auf diese Frage gerichteten Untersuchungen, daß die wesentliche bronchokonstriktorische Antwort nach Stimulation eines N. vagus in der gleichseitigen Lunge (bei Hunden und Katzen) auftritt. Eindeutig konnte aber gezeigt werden, daß nach einseitiger Stimulation schon die Lappenbronchien dieser Lunge wesentlich enger waren als diejenigen der unbeeinflußten Seite. Wichtig erscheint die Beobachtung, daß die respiratorischen Bronchiolen und Alveolargänge nicht eingeengt wurden.

In dem Bemühen, »Erkrankungen der kleinen Atemwege« möglichst frühzeitig erkennen zu können und damit einen empfindlichen Test zur Erkennung von Frühstadien der Atemwegsobstruktion in den »peripheren kleinen Atemwegen« zur Verfügung zu haben, wurde die Closing-Volume-Methode (DOLLFUSS et al., 1967; WOOLCOCK et al., 1968; MCCARTHY et al., 1972) entwickelt.

Diese Methode gibt dann nicht mehr brauchbare Ergebnisse, wenn schon eine obstruktive Atemwegserkrankung vorliegt (ISLAM u. ULMER, 1974). Wo allerdings die »peripheren Atemwege«, die bei der obstruktiven Atemwegserkrankung für die hohen Strömungswiderstände in den Atemwegen verantwortlich sind und diejenigen, die das Closing volume verursachen, genau zu lokalisieren sind, ist nicht zu entscheiden. Möglicherweise bestehen 2 Ebenen in den peripheren Atemwegen, in denen eine Obstruktion stattfinden kann (MACKLEM et al., 1965).

Diese Bolusmethode – ein zu bestimmendes Fremdgas wird zu Beginn der Einatmung als Bolus eingeatmet – zur Bestimmung des Closing volume zeigt wahrscheinlich nicht nur das Closing der Atemwege an, sondern auch eine inhomogene Entleerung der Lunge (ISLAM u. ULMER, 1976), worauf auch schon HYATT et al. (1973) hinwiesen. Mit Sicherheit läßt sich aber mit der gleichzeitigen Messung des Strömungswiderstandes in den Atemwegen und des aktuellen Lungenvolumens das Volumen erkennen, bei denen die Atemwege während der Ausatmung verschlossen werden (ISLAM u. ULMER, 1974, 1976, 1977). Dieses Strömungswiderstandanstiegsvolumen (StaV) bzw. die Strömungswiderstandanstiegskapazität (StaC) sind bei Bergarbeiterpneumokoniosen erhöht (BEIL et al., 1976). Diese Werte nehmen auch mit zunehmendem Lebensalter signifikant zu (ISLAM et al., 1978).

Mit diesen Methoden lassen sich eher die Veränderungen in den ganz peripheren Atemwegen erkennen, die z.B. bei allen Arten von Staubbelastungen auch die Vitalkapazität, den 1-Sekunden-Wert und den arteriellen Sauerstoffdruck beeinträchtigen (ULMER et al., 1967; WORTH et al., 1961; WORTH et al., 1964).

In den sehr peripheren Atemwegen können Obstruktionen mit Beeinflussung der arteriellen Blutgase zustande kommen, ohne daß die mit der Ganzkörperplethysmographie meßbaren Strömungswiderstände in den Atemwegen sicher erkennbar ansteigen (LANSER et al., 1974; ULMER, 1975). Diese Veränderungen haben aber mit großer Wahrscheinlichkeit in den meisten Fällen nichts zu tun mit dem klinischen Bild der »obstruktiven Atemwegserkrankung«, mit ständig oder anfallsweise erhöhten Strömungswiderständen in den Atemwegen. Hier werden wahrscheinlich vorwiegend die »vaguskontrollierten« Bereiche des Bronchialbaumes mit Reflexbronchokonstriktion betroffen.

Auf die Schwierigkeiten der Deutung des Closing volume als Frühdiagnostikum von Erkrankungen der peripheren Atemwege haben auch RESSL et al. (1976), GREEN et al. (1973), MARTIN et al. (1971), MCLEOD et al. (1971), GAYRAD u. MOURLOT (1971), COLLINS et al. (1973), VOIGT et al. (1976) hingewiesen. Bei der Prüfung des Closing volume für einzelne Lungenflügel fanden Frazier et al. (1976) erhebliche Unterschiede des Closing volume in den individuellen Lungen, auch bei gesunden Personen. Die Frage der Lageabhängigkeit dieser Meßgröße wird immer noch unterschiedlich beantwortet.

D. Häufigkeit der Atemwegsobstruktion

Die »nichtspezifische, chronisch obstruktive Atemwegserkrankung«, wozu die »chronisch obstruktive Bronchitis« und das »obstruktive Emphysem« zu zählen sind, ist die häufigste, prognostisch ernsteste und sozialmedizinisch bedeutsamste Erkrankung des bronchopulmonalen Systems (Orie u. Sluiter, 1964). »Die Einengung der Atemwege stellt einen der wichtigsten pathologischen Zustände bei den Erkrankungen der Lunge und der Luftwege dar« (Bühlmann, 1949).

Die Diagnosestellung ist nicht einheitlich, da einmal nach dem Ausfall des 1-Sekunden-Wertes und einmal nach dem Ergebnis der Strömungswiderstandsmessung mit dem Ganzkörperplethysmographen eingeteilt wird. Noch problematischer werden derartige Vergleichsversuche, wenn die Vitalkapazität als objektives Maß der Atemwegsobstruktion verwendet wird. Erhebliche Unsicherheiten bleiben auch bestehen, wenn nach dem klinischen Untersuchungsergebnis, also ohne Funktionsdiagnostik, eingeteilt wird. Hier ist die Abgrenzung zwischen der einfachen Bronchitis und der Atemwegsobstruktion nicht immer scharf; hier bestehen auch terminologische Differenzen, die bei verschiedenen Untersuchern unterschiedlich, z.B. Bronchitis, Emphysem, Cor pulmonale, Atmungsinsuffizienz usw., benannt werden.

I. Häufigkeit der obstruktiven Atemwegserkrankungen im klinischen Krankengut und in epidemiologischen Studien

Abbildung 45 stellt die Häufigkeit von Klagen über Atemnot wegen chronisch obstruktiver Atemwegserkrankungen bei verschiedenen Kollektiven, wie sie in der Literatur zusammengestellt wurden, dar (Abb. 45).

Da es sich bei der in Abbildung 45 dargestellten Bevölkerung um sehr unterschiedliche Kollektive handelt und da unterschiedliche Methoden zur Erfassung der Diagnose angewendet wurden, werden die großen Differenzen in den Häufigkeiten nicht allzusehr verwundern. In jedem Falle ist aber mit erheblichen Prozentsätzen in der Allgemeinbevölkerung zu rechnen. Keine der genannten Zahlen kommt unter 10% für den Dyspnoegrad 2 und stärker. Eine stärkere Altersabhängigkeit ist aus diesen Zahlen nicht ableitbar, obwohl eine solche nach aller klinischer Erfahrung mit Sicherheit vorhanden ist.

Pariente et al. (1974) fanden eine eindeutige Abhängigkeit der Häufigkeit obstruktiver Atemwegserkrankungen vom Lebensalter. Unterschiede in der Häufigkeit zwischen Land- und Stadtbevölkerung konnten nicht nachgewiesen werden. Ein Einfluß des Zigarettenrauchens auf die Erkrankungshäufigkeit konnte nur bei starken Rauchern (mehr als 100 000 Zigaretten während des Lebens) gesichert werden. Auch die Menge des Alkoholkonsums zeigte zur Erkrankungshäufigkeit hoch signifikante Beziehungen. In dieser Studie wird beschrieben, daß 31% der Bevölkerung »chronischen Husten« haben, 55% dieser Patienten haben auch Auswurf, nur 2% der Gesamtbevölkerung lassen »eitrigen« Auswurf nachweisen. Eine große Zahl obstruktiver Syndrome war ganz unabhängig von sämtlichen anderen Symptomen nachzuweisen. Diese Feststellung entspricht auch unserer Erfahrung, wenn wir auch an Stelle der »großen Zahl« »gelegentlich« oder »nicht selten« setzen würden.

Der Vergleich der Sterblichkeit an chronischer (obstruktiver) Bronchitis in den verschiedenen Ländern, bezogen auf 100 000

Einwohner, schwankt für 60–64jährige Männer zwischen 5,0 und 325,2 und für gleichaltrige Frauen zwischen 1,3 und 78,8 in den U.S.A. einerseits und England und Wales andererseits. Finnland, Kanada, Frankreich, Norwegen, Schweiz, Schweden, Dänemark, Australien, Niederlande, Bundesrepublik Deutschland, Portugal, Italien, Schottland, Nordirland liegen in aufsteigender Reihenfolge dazwischen (Pariente et al., 1974).

Bei diesen enormen Unterschieden in den Häufigkeitsangaben wird man sicher Unterschiede in der Diagnosestellung annehmen müssen. Es ist erstaunlich, daß eine so häufige und weltweit verbreitete Krankheit in der Medizin noch nicht einheitlich betrachtet wird.

Unsere eigenen Untersuchungen zur Frage der Häufigkeit obstruktiver Atemwegserkrankungen umfassen verschiedene Kollektive. Einmal haben wir in einer Gemeinschaftsstudie an 8 großen Kliniken geprüft, wie groß die Belegung im Verlauf eines Jahres mit Patienten, die wegen »obstruktiver Emphysembronchitis« klinischer Behandlung bedürfen, ist. Der Terminus »obstruktive Emphysembronchitis« entspricht dem damaligen Wissensstand und Terminologiegebrauch. Heute würden die gleichen Patienten unter »obstruktive Atemwegserkrankung« eingereiht, da in den meisten Fällen die Obstruktion den Schweregrad der Erkrankung bestimmt. Die Atemwegsobstruktion kann mit oder ohne Emphysem vorkommen. Das Ausmaß der Emphysembildung spielt, bis auf die wenigen Fälle des α_1-Antitrypsinmangels (Kowalski u. Ulmer, 1977), nur eine nachgeordnete Rolle.

4,2% der Patienten in inneren Kliniken in München, Stuttgart, Heidelberg, Erlangen, Marburg, Köln, Düsseldorf und Münster mit einer erheblichen Schwankungsbreite im Jahresverlauf (Abb. 46) waren derartige Patienten (Ulmer u. Reif, 1966).

Abbildung 46 zeigt, daß in den Wintermonaten etwa doppelt so viele Patienten in den Kliniken behandelt werden müssen wie während der Sommermonate. Zwischen den genannten Städten bestanden erhebliche Differenzen in der Belegungsstärke. Dies wird vor allem darauf zurückzuführen sein, daß die verschiedenen Kliniken verschiedene

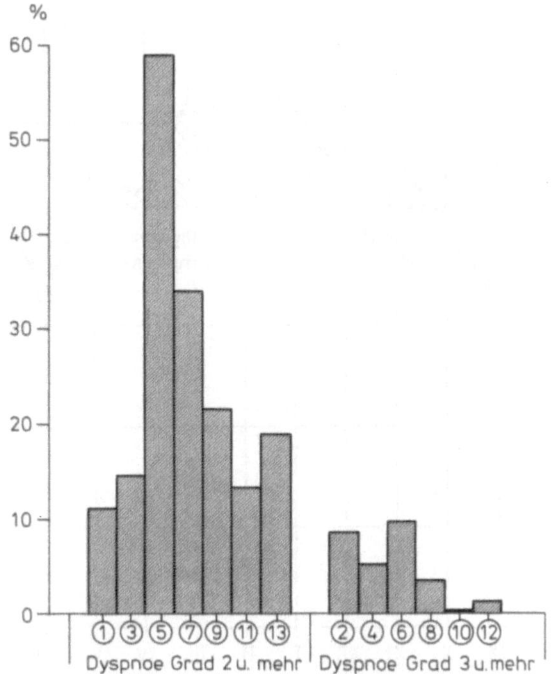

Abb. 45. Häufigkeit von Klagen über Dyspnoe Grad 2 und stärker bzw. Grad 3 und stärker wegen chronisch obstruktiver Atemwegserkrankungen bei verschiedenen Kollektiven der Literatur

1 und 2 = Fletcher u. Tinker (1961) Transportarbeiter, London, $n = 250$, 40–59jährige

3 und 4 = van der Lende et al. (1966) Allgemeinbevölkerung, $n = 1775$, 40–60jährige

5 und 6 = Holland u. Reid (1965) Postangestellte, London

7 und 8 = Holland u. Reid (1965) Postangestellte, Landstadt, $n = 426$, 40–60jährige

9 und 10 = Ferris u. Anderson (1964) Allgemeinbevölkerung, Chilliwack, $n = 51$, 25–34jährige

11 und 12 = Roelfsema (1966) Rekruten, $n = 485$, 20jährige

13 = Knol (1965) Allgemeinbevölkerung, $n = 237$, 8–11jährige

Schwerpunkte im Spektrum für innere Medizin betreuen. Marburg lag mit 9,4% an Patienten mit »obstruktiver Emphysembronchitis« am höchsten, Düsseldorf und München mit 1,6 bzw. 1,9% lagen am niedrigsten. Einflüsse der Luftverschmutzung waren in der Klinikbelegungsdichte nicht erkennbar.

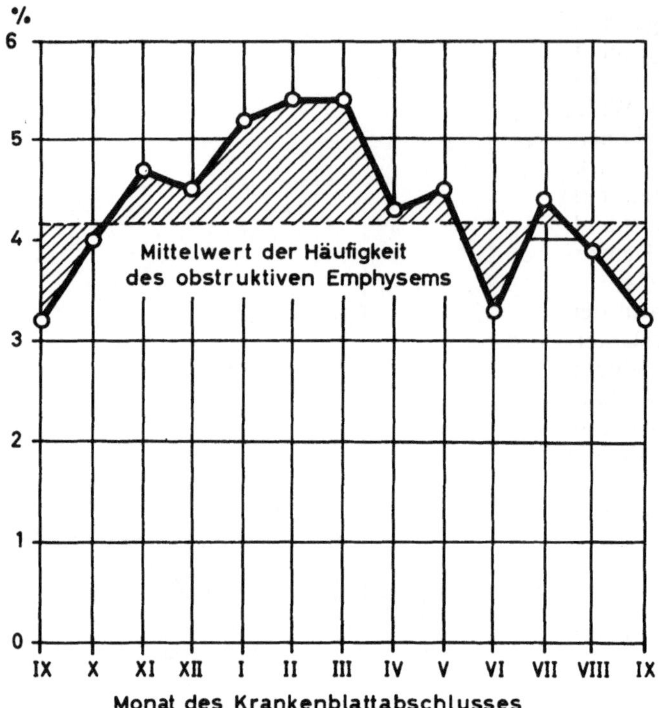

Abb. 46. Anteil der wegen einer obstruktiven Atemwegserkrankung in 8 Kliniken des Bundesgebietes behandelten Patienten in Relation zur Jahreszeit. (Nach ULMER u. REIF, 1966)

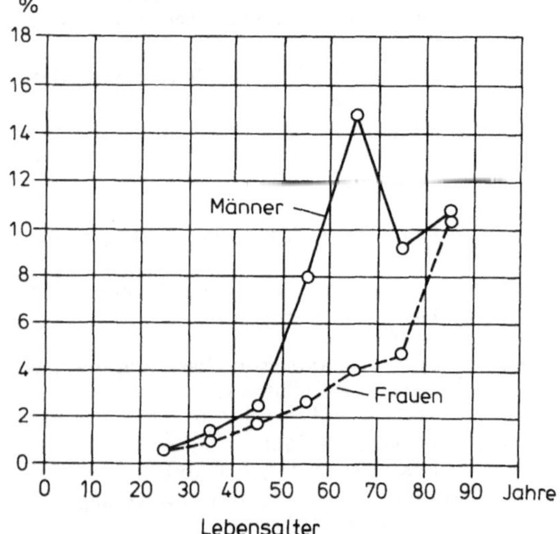

Abb. 47. Prozentsatz der an »obstruktiver Emphysembronchitis« erkrankten Männer und Frauen in den einzelnen Altersgruppen. (Nach ULMER u. REIF, 1966)

1. Häufigkeit bei Männern und Frauen, Berufseinflüsse

Während bei den Frauen die Belegungsdichte ab 25. Lebensjahr ziemlich stetig ansteigt, kommt es bei den Männern nach dem 45. Lebensjahr zu einem wesentlich stärkeren Anstieg der Häufigkeitskurve. Der Gipfel dieser Patienten liegt in der Altersgruppe 60–70jähriger, wobei 14,3% der klinischen Patienten wegen einer Atemwegsobstruktion behandelt werden müssen. Bei den Frauen wird das Maximum auch erst in den höchsten Altersgruppen erreicht: bei den 70–80jährigen sind es 4,4%, bei den über 80jährigen 10,1%.

Das Lebensalter der entsprechenden Patienten in % der Gesamtbelegung in den verschiedenen Altersgruppen gibt Abbildung 47 wieder.

Unterschiede der Häufigkeit zwischen Patienten, die in der Stadt bzw. auf dem Lande leben, in Relation zu den sonstigen Patienten der Klinik wurden nicht beobachtet. Bei den Landbewohnern wurden 5,2% und von den Stadtbewohnern 3,9% wegen obstruktiver Atemwegserkrankungen klinisch behandelt. Keinesfalls war also ein negativer Stadtfaktor nachweisbar. Immer wieder wurde disku-

Tabelle 5. Obstruktives Emphysem und Berufstätigkeit. (Nach ULMER u. REIF, 1966)

Schlüssel-zahl	Berufsgruppe	Personenzahl		Zahl der obstruktiven Emphyseme		Gesamt %	berechnete Zahl der obstruktiven Emphyseme (Sollwert)	Risiko %
		Männer	Frauen	Männer	Frauen			
30	Holzarbeiter	373	6	33	∅	8,0	18	+85
52	Verkehrsberufe	532	18	42	∅	7,1	14	+46
24	Bauarbeiter	636	3	35	∅	5,2	29	+20
26	Schlosser	1240	16	65	∅	4,9	56	+16
11	Landwirtschaft	545	46	42	∅	6,6	39	+ 8
51	Handel	1124	429	78	5	5,1	91	− 9
34	Textilarbeiter	201	307	13	5	3,4	15	−20
62	Hauswirtschaft	17	443	∅	5	1,1	7	−27
41	Techniker	443	18	16	∅	3,4	26	−38
71	Verwaltung	1683	1028	59	14	4,1	120	−39
84	Wissenschaft	583	108	4	1	0,7	20	−75

tiert, ob nicht in verschiedenen Berufen unterschiedlich häufig obstruktive Atemwegserkrankungen auftreten. Die genannte Studie (ULMER u. REIF, 1966) läßt solche Unterschiede in den die klinische Behandlung aufsuchenden Patienten erkennen (Tabelle 5).

Dennoch bedarf es bei der Deutung der Ergebnisse aus derartigem klinischen Material besonderer Vorsicht. Es müßte sichergestellt sein, daß die Neigung, klinische Behandlung aufzusuchen, bei den verschiedenen Berufen bei allen vorkommenden Krankheiten gleich groß ist. Dies konnte nicht überprüft werden. Die in Tabelle 5 errechneten Werte beziehen die Häufigkeit auf die Belegungsdichte mit den gleichen Berufen in diesen Kliniken, so daß die Unterschiede doch schon sehr auffallend sind.

In der klinischen Belegung wurden 5,91% männliche Patienten mit obstruktiven Atemwegserkrankungen und 2,59% Frauen unter dieser Diagnose behandelt. Die unterschiedliche Erkrankungshäufigkeit bei Männern und Frauen für die obstruktiven Atemwegserkrankungen wurde wiederholt beschrieben. In der Literatur finden sich Verhältniszahlen zwischen 2:1 bis 5:1 für Männer zu Frauen für die Morbidität und Mortalität (College of General Practitioners, 1961; FAHLENBACH, 1966; FLETCHER, 1958; GOODMAN et al., 1953; HERBERG et al., 1964; HIGGINS, 1957; KARTAGENER, 1956; MARX, 1963; ORIE u. SLUITER, 1961, 1964; SCHMIDT et al., 1965; STUART-HARRIS u. HANLEY, 1957; ULMER, 1963).

Die Mortalität zeigt ein Verhältnis von Männern zu Frauen von 100:41, für die Zahl der Behandlungsfälle ein Verhältnis von 36:10 bei den stationär Behandelten im erwerbsfähigen Alter (Statistik der Ortskrankenkassen, 1962). Bei unseren Untersuchungen wurde ein Verhältnis von Männern zu Frauen von 100:43 gefunden. Auch der ständige Anstieg der Erkrankungszahlen im Alter, insbesondere die frühere und steilere Zunahme der Morbidität bei Männern, findet Stützen in der Literatur. So fand HIGGINS (1957) westlich von Cardiff im Tal von Glamorgan in der Altersgruppe der 25–34jährigen 2,2% der Männer und 2,1% der Frauen, bei den 65–74jährigen 15,6% der Männer und 8,7% der Frauen mit entsprechenden Krankheitssymptomen.

Unterschiede in verschiedenen Berufen wurden auch in England berichtet (FLETCHER, 1958); allerdings unter der Diagnose »Bronchitis« werden Häufigkeiten von 13,9% bei den Gießereiarbeitern, von 11,2% bei den Bauarbeitern, von 10,8% bei den Eisenbahnern, von 9,6% bei den Bergleuten, 8,6% bei den Holzarbeitern und 6,6% bei den Landwirten beschrieben.

Prinzipiell wird man diesen unterschiedlichen statistischen Ergebnissen nicht absolute Beweiskraft zutrauen dürfen, da sie oft nicht von der gleichen Gruppe und sicher meist nicht genügend detailliert sind, was vor allem damit zusammenhängt, daß unser Wissensstand in den letzten Jahren, was bessere

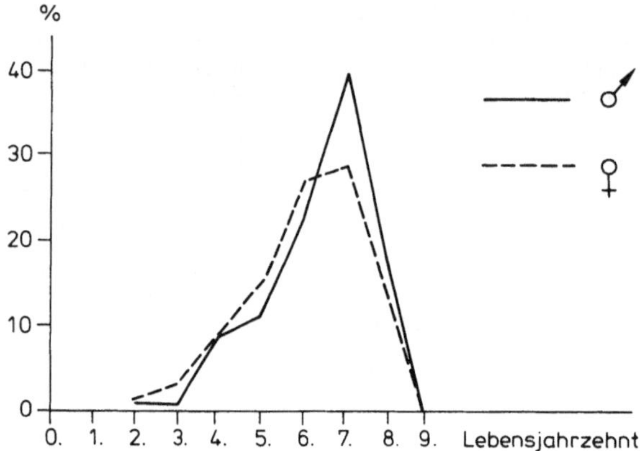

Abb. 48. Altersverteilung der hospitalisierten Patienten mit chronisch obstruktiver Atemwegserkrankung. (Nach Budniok, 1971)

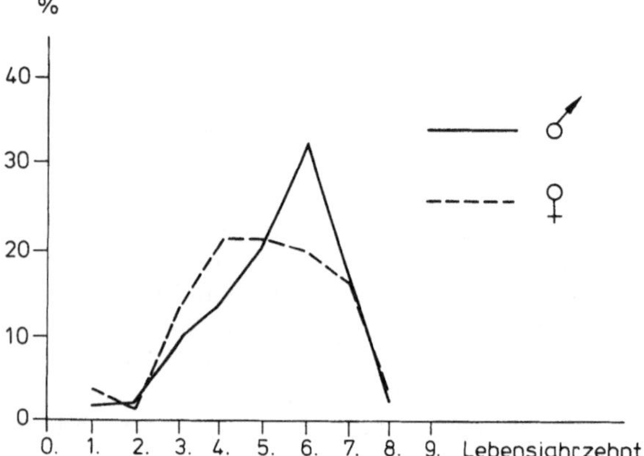

Abb. 49. Subjektive Angaben über das Lebensalter zum Zeitpunkt der erstmaligen Erkrankung an chronisch obstruktiver Atemwegserkrankung. (Nach Budniok, 1971)

Einteilungsmöglichkeiten betrifft, erheblich zugenommen hat. Diese Zahlen werden aber Ansatzpunkte für gezieltere weitere Sonderuntersuchungen abgeben können.

In einer weiteren Studie aus den Jahren 1966/1967 an den medizinischen Universitätskliniken in Erlangen, Marburg, Münster und Frankfurt fand Budniok (1971) die in Abbildung 48 wiedergegebene Altersverteilung der wegen chronisch obstruktiver Atemwegserkrankung hospitalisierten Patienten (Abb. 48).

Die Altersverteilung des Auftretens der ersten entsprechenden subjektiven Symptome bei diesen Patienten ist in Abbildung 48 wiedergegeben. Der Vergleich der Abbildungen 48 und 49 zeigt, daß im Mittel das Krankheitsbild bei den hospitalisierten Patienten schon 10 Jahre läuft, gerechnet vom Auftreten der ersten Symptome an, und daß doch schon nach dem 20. Lebensjahr immer häufiger erste Symptome bemerkbar werden (Abb. 49).

Alleinstehende Patienten mit chronisch obstruktiver Atemwegserkrankung suchen offensichtlich häufiger klinische Behandlung auf als Verheiratete (Budniok, 1971). In dieser Studie werden für die verschiedenen Berufe wiederum etwas andere Häufigkeiten gefunden. Alle diese Ergebnisse aus klinischem Material lassen schon erkennen, daß hier neben dem Beruf zusätzliche Faktoren eine Rolle spielen müssen, die wir im einzelnen noch nicht sicher erfassen.

Daß bestimmte Berufe besonders betroffen sind, ist sehr wahrscheinlich. Preda et al. fanden 1965 bei 700 Arbeitern der Baumwollspinnerei und einer Spinnerei für Hanf, Flachs und Jute in 52% bzw. 56% Anzeichen für das Vorliegen einer Atemwegserkrankung. 8,8% der Arbeiter zeigten eine chronische Bronchitis, 4,4% »Bronchialasthma«. Hier spielen sicher besondere Arbeitsstoffe mit Allergenen oder Histaminliberatoren im berufsbedingten Staub eine wesentliche Rolle. So wird man auch bei einem Teil der Holzarbeiter an ein allergisches Geschehen im Sinne des »Holzsägerasthmas« zu denken haben (OEHLING, 1961). BUDNIOK (1971) fand unter 111 ausschließlich industriellen Holzbearbeitern 10,8% mit einer obstruktiven Atemwegserkrankung im klinischen Krankengut.

Bei größeren Reihenuntersuchungen in der Bundesrepublik, also bei nicht klinischen Probanden, an unselektierten Personen fanden ULMER u. REICHEL (1970) die in Abbildung 50 wiedergegebenen Häufigkeiten der Strömungswiderstände in den Atemwegen bei Männern und Frauen (Abb. 50).

Die Abbildung zeigt, daß sich der Normbereich recht gut vom pathologischen Bereich abgrenzen läßt. Sowohl bei Männern als auch bei Frauen nehmen die Probanden mit erhöhten Strömungswiderständen in den Atemwegen mit ansteigendem Lebensalter zu. Probanden mit Strömungswiderständen (R_t) zwischen 3,6 und 5,0 werden in den 3 Altersklassen 10–29-, 30–49- und 50–69jährige mit 4, 5,5 und 15% gefunden; Strömungswiderstände (R_t) > 5,0 mit 1, 4 und ca. 20%. Bei diesen Reihenuntersuchungen der Allgemeinbevölkerung in Großstädten (Duisburg) und in ländlichen Bezirken (Bocholt und Borken) fanden sich keine Unterschiede in der Erkrankungshäufigkeit zwischen Männern und Frauen und auch nicht zwischen den Bezirken unterschiedlicher Luftverschmutzung (REICHEL u. ULMER, 1970).

Der aus klinischen Daten immer wieder erhobene Morbiditätsunterschied zwischen Männern und Frauen könnte somit auf einer unterschiedlichen Behandlungswilligkeit der Geschlechter beruhen. Mortalitätsstatistiken geben aber ähnliche Prävalenzen für die Männer, so daß auch angenommen werden kann, daß bestimmte Formen der obstruktiven Atemwegserkrankungen bei Männern schwerer verlaufen als bei Frauen. Die erhobenen Zahlen legen in jedem Falle die große Häufigkeit obstruktiver Atemwegserkrankungen, die vor allem die höheren Altersstufen befällt, klar. Diese Probanden sind be-

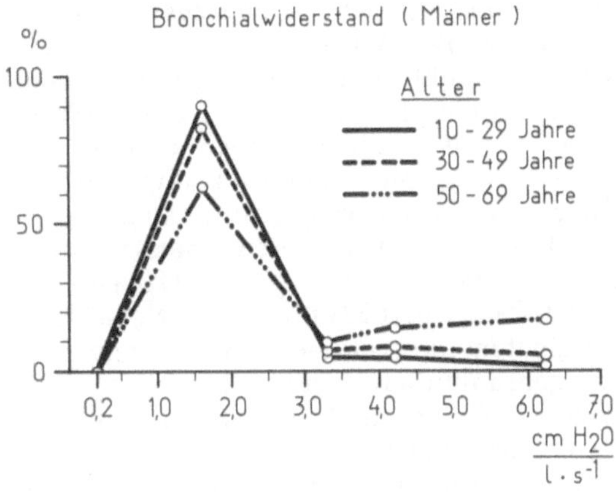

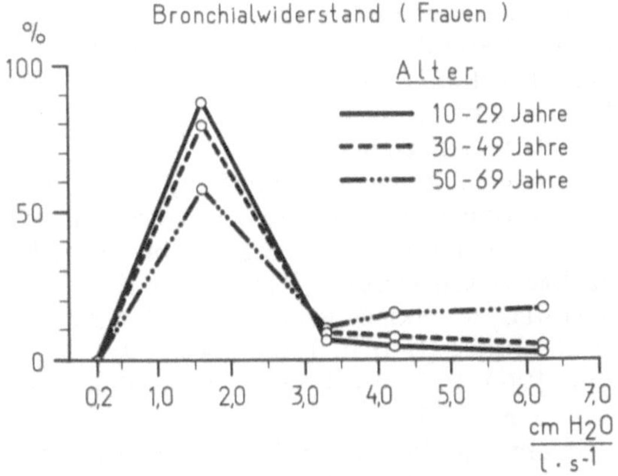

Abb. 50. Häufigkeit (Ordinate = %) der Verteilung des Strömungswiderstandes in den Atemwegen (Abszisse = cm $H_2O/l \cdot s^{-1}$) in 3 Altersklassen bei Männern und Frauen. Bei der χ^2-Prüfung ergibt sich eine statistisch gesicherte Abhängigkeit vom Lebensalter (p 0,001) (n = 8162). (Nach ULMER u. REICHEL, 1970)

handlungsbedürftig. Die hierfür notwendigen Maßnahmen bedeuten ein erhebliches sozialmedizinisches Problem.

Ähnliche Befunde wurden an Hand von 1-Sekunden-Wert-Bestimmungen bei großen Reihenuntersuchungen auch von VAN DER LENDE (1969), KOURILSKY et al. (1966), LEVI u. PARIENTE (1971) und PARIENTE et al. (1974) erhoben.

2. Beeinflussung der Erkrankungshäufigkeit durch Staubbelastung

Immer wieder wird diskutiert, inwieweit Staubbelastung am Arbeitsplatz Ursache einer obstruktiven Atemwegserkrankung sein kann. Bei Arbeitern in einer Thomasschlackenmühle mit sehr hoher Staubbelastung konnten LEUSCHNER u. ULMER (1967a) keine Anhaltspunkte gewinnen, daß die dort herrschende hohe Staubbelastung Ursache für eine Häufung obstruktiver Atemwegserkrankungen sei. Ähnliche Ergebnisse wurden von HIGGINS (1957) mitgeteilt. ULMER et al. (1967) fanden bei 632 unter Tage beschäftigten Bergleuten nur geringe Abweichungen der Lungenfunktion im Vergleich zu Nichtstaubbelasteten. Ganz ähnliche Ergebnisse wurden 1978 von PHAM et al. im Vergleich von Bauarbeitern, Hüttenarbeitern und nichtexponierten Arbeitern mitgeteilt. Sie bestätigen hierbei Befunde von WORTH (1960a, 1960b), SIEHOFF et al. (1961), MUYSERS (1965) und GASTHAUS et al. (1959).

Sichere Anzeichen für eine Häufung obstruktiver Atemwegserkrankungen konnten bei staubbelasteten Berufen, vorausgesetzt es handelt sich um »inerte« Stäube, bisher nicht nachgewiesen werden (REICHEL et al., 1963; REICHEL u. BREIDENBACH, 1962; REICHEL et al., 1962; REID u. FAIRBAIRN, 1958; ULMER, 1960, 1963, 1964; VALENTIN, 1965; VALENTIN et al., 1960).

In einer umfassenden Studie zur Frage der Einwirkung von Staub auf die Atemwege haben sieben Arbeitsgruppen ihre Ergebnisse im Forschungsbericht »Chronische Bronchitis und Staubbelastung am Arbeitsplatz« der Deutschen Forschungsgemeinschaft (1975) zusammengefaßt. Hierbei war eine sehr geringe Zunahme der Prävalenz erhöhter Strömungswiderstände bei Steatitstaubexponierten festzustellen; bei Männern und Frauen, exponiert in der Feinkeramik-Industrie, war keine sichere Häufung staubbezogener Atemwegsobstruktionen nachweisbar. Auch bei Staubbelasteten in der Feuerfestkeramik-Industrie wurde keine Überhäufigkeit obstruktiver Atemwegserkrankungen gefunden. Weder in der Asbest-Industrie Exponierte noch in Hüttenwerken tätige Arbeiter zeigten sichere staubbezogene Häufungen obstruktiver Atemwegserkrankungen. Auch bei Bergarbeitern ohne Silikose fand sich keine Häufung dieser Erkrankungsgruppe, womit Befunde von ULMER (1963) und ULMER u. REICHEL (1964) bestätigt wurden.

Auch die Ergebnisse der anderen staubexponierten Arbeitskollektive zeigten keine sichere Häufung obstruktiver Atemwegserkrankungen. Untersucht wurden in dieser Studie noch Eisenhüttenarbeiter, Gießereiarbeiter und Zementstaubexponierte. In dieser Studie findet sich auch eine Dokumentation der bis 1975 zum Problem Staubbelastung und Lungenfunktion bzw. Bronchitis bzw. Emphysembronchitis erschienenen Literatur. Daß für die Entstehung der einfachen nichtobstruktiven Bronchitis Staubbelastung von Bedeutung ist, kam in dieser Studie zur Darstellung und wurde in bezug zum Einfluß des Tabakrauchens gewertet. Diese Ergebnisse sind im Kapitel »Bronchitis« dargestellt (s.S. 303). Eine Zusammenfassung der Bedeutung der Staubbelastung für die Lungenfunktion, und damit auch für das Angehen einer obstruktiven Atemwegserkrankung, hat ULMER (1975) gegeben.

Wenn durch anorganischen Staub in den an Arbeitsplätzen wie in sonst belasteten Regionen vorkommenden Konzentrationen keine Häufungen von Atemwegsobstruktion beobachtet werden, so können doch Stäube Atemwegsobstruktion verursachen. Silikogener = fibrogener Staub bedingt Atemwegsobstruktionen, wenn die durch den Staub verursachten pathologisch-anatomischen Veränderungen ein gewisses Ausmaß erreicht haben. Für die Bergarbeiterpneumokoniose = Anthracosilikose war diese Frage lange Zeit strittig, da die Bergleute mit röntgenologisch nachweisbaren Anthracosilikosen, wenn sie aus pulmonalen Gründen klinischer Behandlung bedürfen, praktisch ausschließlich an einer obstruktiven Atemwegserkrankung leiden. Abbildung 51 zeigt die Häufigkeit der Strömungswiderstandswerte in den Atemwegen von 158 Patienten, die wegen Anthracosilikose unsere Klinik aufsuchten (Abb. 51).

Bis auf einen geringen Prozentsatz (7,5%) zeigten alle erhöhte Strömungswiderstände in den Atemwegen. Die Frage, inwieweit Atemwegsobstruktionen bei der Anthracosilikose häufiger vorkommen als bei der nichtstaubexponierten Allgemeinbevölkerung, konnte durch die Untersuchungen von REICHEL et al. (1969) beantwortet werden. Nur bei den »verschwielenden« Anthracosiliko-

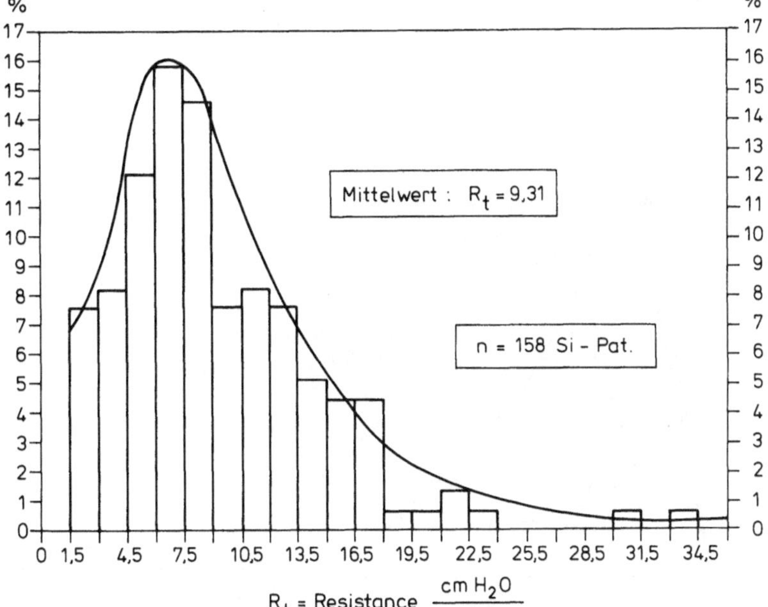

Abb. 51. Häufigkeit (Ordinate) der Strömungswiderstandswerte in den Atemwegen (R_t = Abszisse) von 158 Patienten mit Anthracosilikose, die wegen Atembeschwerden klinischer Behandlung bedurften. $R_t > 3,5$ = erhöhter Strömungswiderstand in den Atemwegen. (Nach ULMER, 1975)

sen, d.h. bei denjenigen mit den Kategorien B und C der Internationalen Labor Office-Klassifikation von 1971 (ILO-Klassifikation, 1971) findet sich ein höherer Prozentsatz an obstruktiven Atemwegserkrankungen (Abb. 52).

Die Überhäufigkeit ist bei diesen Gruppen knapp doppelt so groß wie bei den nichtstaubexponierten Gleichaltrigen (Abb. 53). Weitere Einzelheiten siehe Band IV, 1. Teil, »Pneumokoniosen«, dieses Handbuches (1976).

Diese Erkenntnis, daß erst sehr schwere röntgenologische Veränderungen bei der Anthracosilikose zu einer Häufung obstruktiver Atemwegserkrankungen führen, ist für das Verständnis der Ätiologie dieser Krankheitsgruppe wesentlich. Erst schwere Veränderungen im Lungenparenchym lassen eine obstruktive Bronchitis angehen. So lange nur Einzelknötchen im Lungenparenchym peribronchial oder perivaskulär vorliegen, auch wenn diese relativ dicht stehen, sind diese bei fibrotischen Stäuben entstehenden Knötchen doch nicht in der Lage, eine obstruktive Bronchitis zu verursachen. Diese Form der obstruktiven Atemwegserkrankung bei schweren Anthracosilikosen

kann wahrscheinlich als Folge eines gestörten Reinigungsmechanismus des Bronchialsystems aufgefaßt werden.

Es ist sicher von Interesse, daß diese Atemwegsobstruktion der Anthracosilikosen therapeutisch genau so gut und auf gleiche Medikamente anspricht wie die sonstigen Atemwegsobstruktionen (ULMER u. HÖLTING, 1975). Diese Behandlungsmöglichkeit der Atemwegsobstruktion bei Anthracosilikose hat mit bedingt, daß die Lebenserwartung des Anthracosilikotikers unter einer konsequenten Therapie derjenigen der Allgemeinbevölkerung gleichkommt (ULMER, 1976).

Auch andere Stäube sind in der Lage, eine chronisch obstruktive Atemwegserkrankung zu verursachen. Die hierbei wirksamen Mechanismen sind die Entwicklung von Lungenfibrosen, die in Spätstadien häufig durch Atemwegsobstruktion kompliziert werden. Wir wissen dies von den idiopathischen Lungenfibrosen (KAMMLER u. BEIL, 1975). Für die Pneumokoniosen, die zur Lungenfibrosierung führen, sind diese Zusammenhänge noch nicht quantitativ erarbeitet, aber sehr wahrscheinlich. In Frage kommen hier einige der Hartmetalllungen, auch die Vogelhalterlunge. Der

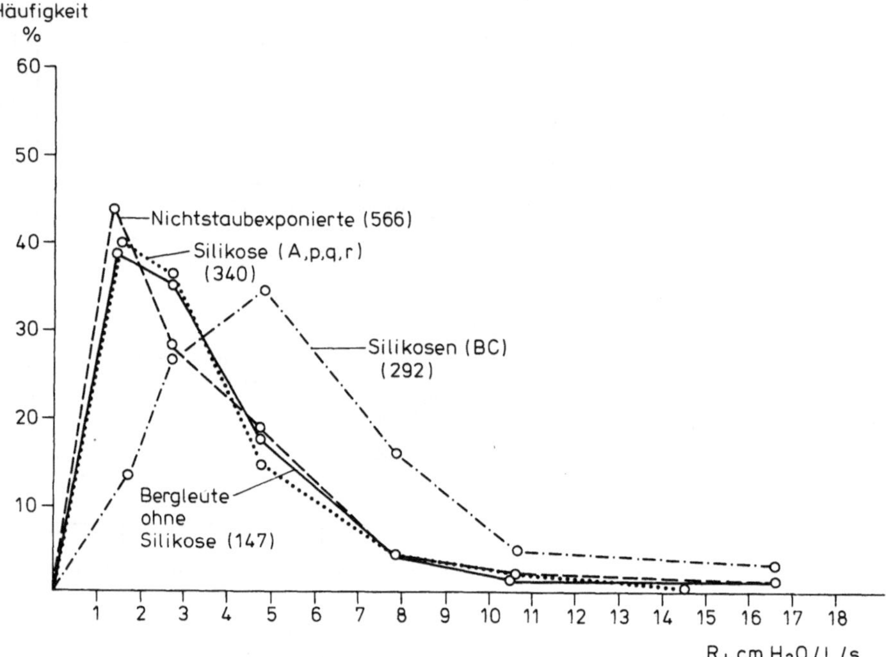

Abb. 52. Häufigkeit verschiedener Strömungswiderstände in den Atemwegen bei nichtstaubexponierten Arbeitern, Patienten mit Anthracosilikose der röntgenologischen Schweregrade m, n, p und A, was nach der »ILO«-Klassifikation von 1971 m, q, r und A entspricht und der Schweregrade B und C. (Nach ULMER et al., 1968)

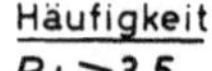

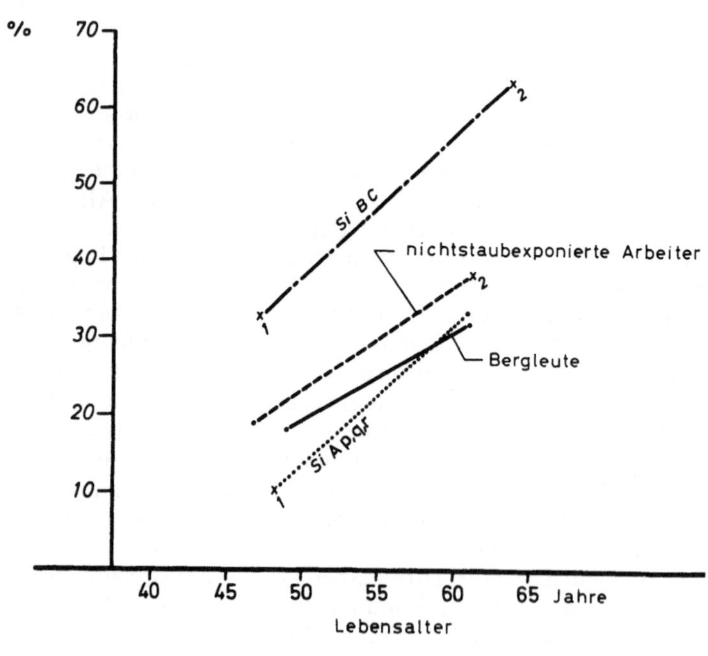

Abb. 53. Häufigkeit erhöhter Strömungswiderstände in den Atemwegen (R_t > 3,5) in Abhängigkeit vom Lebensalter bei nichtstaubexponierten Arbeitern, bei Kohlebergarbeitern mit Anthracosilikose der röntgenologischen Schweregrade m, n, p und A (was nach der »ILO«-Klassifikation von 1971 p, q, r und A entspricht) und der Schweregrade B und C. (Nach ULMER et al., 1968)

Mechanismus, der zur Atemwegsobstruktion führt, ist wahrscheinlich ebenfalls derjenige des gestörten Reinigungsmechanismus dieser Lungen. Klarheit sollte darüber bestehen, daß auch dieser Terminus »gestörter Reinigungsmechanismus« in seinen verschiedenen pathophysiologischen Mechanismen noch nicht genügend differenziert ist.

Organische wie auch anorganische Stäube können eine Atemwegsallergie verursachen und dann zu einer allergischen Atemwegsobstruktion führen: Mehlstaub, wie bei Bäckerasthma (ULMER u. BERGES, 1976), Baumwollstaub (ANTWEILER, 1976), die Farmerlunge, die Vogelhalterlunge, die Holzstaublunge (FRUHMANN, 1976) sind hier vor allem mit der Möglichkeit einer »Berufskrankheit« zu nennen.

Von den anorganischen Stäuben werden allergische Erkrankungen vor allem bei Hartmetallstaubexponierten diskutiert. Einzelheiten siehe Abschnitt »Allergische Atemwegsobstruktion«, S. 543 und Handbuch Innere Medizin, IV/1, bei REICHEL (1976) und BOHLIG (1976).

3. Häufigkeit der obstruktiven Atemwegserkrankungen nach pathologisch-anatomischen Untersuchungen

Aus Autopsiematerial läßt sich leider nichts Bindendes über die Häufigkeit von obstruktiven Atemwegserkrankungen aussagen, da hier meist nach der Häufigkeit von Emphysem bzw. von Bronchitis gefahndet wird. Wenn auch die schwereren Formen des Emphysems klinisch meist mit einer obstruktiven Symptomatik einhergehen, so gibt es doch auch relativ häufig Atemwegsobstruktionen ohne Emphysem und andererseits auch gelegentlich schwere Emphyseme ohne stärkere Obstruktion; ebenso liegen die Bedingungen bei der Bronchitis. Die meisten Bronchitiden verlaufen ohne Atemwegsobstruktion, die meisten Atemwegsobstruktionen gehen aber mit einer chronischen Bronchitis einher, wenn auch nicht allzu selten Atemwegsobstruktionen ohne Bronchitis

(sogen. »trockene Formen der Atemwegsobstruktion«) zu beobachten sind. Andererseits leiden Patienten, die an einem »Lungenemphysem« versterben, praktisch ausnehmend an einer Atemwegsobstruktion.

Unter dieser Voraussetzung können Autopsiestudien nur bedingt als Beleg für die Häufigkeit obstruktiver Atemwegserkrankungen herangezogen werden. Einige Zahlen mögen aber doch die Problematik der Häufigkeit beleuchten: OTTO et al. (1968) führten eine entsprechende Vergleichsstudie zwischen Stockholm und Erlangen durch. 10% der Autopsiefälle zeigten in beiden Städten »mehr oder minder schwere emphysematöse Strukturveränderungen«; die Geschlechterverteilung betrug Männer zu Frauen 8:1 und war nicht nur in Erlangen und Stockholm gleich, sie stimmte auch mit einer früheren vergleichenden Studie mit Cardiff überein (OTTO et al., 1966; GOUGH et al., 1967). Auch fanden sich zwischen den 3 Städten keine Unterschiede im Schweregrad des Emphysems. Etwa 30% dieser Patienten zeigten sehr schwere diffuse Emphysemformen. Die Gesamtfrequenz lag aber in Cardiff absolut und in den verschiedenen Altersklassen mindestens doppelt so hoch wie in Erlangen und Stockholm. Art und Verteilung der Strukturzerstörung, d.h. des Emphysems als Krankheit, zeigten keine ortspezifischen Besonderheiten. HAYES u. SUMMERELL (1969) fanden auf nicht industrialisierten tropischen Inseln bei 643 Autopsien nur in 1,8% bei Männern und in 1% bei Frauen Lungenemphyseme. Diese extreme Schwankungsbreite sollte Anlaß sein, die Ursachen hierfür abzuklären.

OTTO et al. betonen in ihrer Arbeit 1968, daß die Zahl über die Häufigkeitsverteilung des ersteren Risikos, also der Obstruktion, der Klinik überlassen werden müsse: »Obstruktion ist eine funktionelle Diagnose. Erst ihre Spätphasen oder Komplikationen sind der morphologischen Diagnostik zugänglich«. Es erscheint deshalb nicht sinnvoll, weitere pathologisch-anatomisch gewonnene Häufigkeitszahlen über Emphysembronchitis oder ähnliche Diagnosen, wie sie in der Literatur bei den angegebenen Literaturhinweisen diskutiert werden, hier zu erörtern. Die angegebenen Zahlen wie die dargelegten Beziehungen zur Atemwegsobstruktion zeigen aber ebenfalls, daß die Atemwegsobstruktion auch in der pathologisch-anatomisch erfaßbaren Symptomatik noch eine sehr große Rolle spielt und viele Fragen offenbleiben.

Literatur

ADRIAN, E.D.: Afferent impulses in the vagus and their effect in respiration. J. Physiol. (Lond.) 79, 332 (1933)

ÄNGGARD, E., BERGSTRÖM, S.: Biological effects of an unsurated trihydroxy acid (PGF$_2\alpha$) from normal swine lung. Acta physiol. scand. 58, 1 (1963)

ALBERTY, E.: Erzeugung von tierexperimentellen Asthmareaktionen. In: Handbuch der exp. Pharmakologie, Bd. XVI, S. 77 (1969)

ALSTON, W.C., PATEL, K.R., KERR, J.W.: Response of leucocyte adenyl cyclase to isoprenaline and effect of alpha-blocking drugs in extrinsic bronchial asthma. Brit. med. J. 1, 90 (1974)

AMDUR, M.O.: The physiologic response of Guinea pigs to atmospheric pollutants. Int. J. Air Pollut. 1, 170 (1959)

AMDUR, M.O.: The response of Guinea pigs to inhalation of Formaldehyde and Formic acide alone and with Sodium Chloride Aerosol. Int. J. Air Pollut. 3, 201 (1960)

AMDUR, M.O.: Toxicologic appraisal of particulate matter, oxids of sulfur and sulfuric acid. J. Air Pollut. Control Ass. 19, 638 (1969)

AMDUR, M.O., CORN, M.: Irritant potency of zinc ammonium sulfate of different particle size. Amer. industr. Hyg. Ass. J. 24, 326 (1963)

AMDUR, M.O., SCHULZ, R.Z., DRINKER, P.: Toxicity of sulfuric acid mist to Guinea pigs. Arch. industr. Hyg. 5, 318 (1952)

ANDERSEN, P.: Inhibitory reflexes elicited from the trigeminal and olfactory nerves in rabbits. Acta physiol. scand. 30, 137 (1954)

ANTWEILER, H.: Über einen Histaminliberator im Baumwollstaub. Naturwissenschaften 46, 493 (1959)

ANTWEILER, H.: Histamine liberation by cotton dust extracts: Evidence against its causation by bacterial endotoxine. Brit. J. industr. Med. 18, 130 (1961)

ANTWEILER, H.: Grundlagen der Pneumokonioseentstehung durch organische Stäube. In: Handbuch der inneren Medizin, Bd. IV/1. Berlin-Heidelberg-New York: Springer 1976

ASSEM, E.S.K., MORGAN, J.L.: Inhibition of allergic reactions in man and other species by cromoglycate. Int. Arch. Allergy 38, 68 (1970)

AUERBACH, O., GARFINKEL, L., HAMMOND, E.C.: Relation of smoking and age to findings in lung parenchyma: A microscopic study. Chest 65, 29 (1974)

AUERBACH, O., HAMMOND, E.C., KIRMAN, D., GARFINKEL, L.: Emphysema produced in dogs by cigarette smoking. J. Amer. med. Ass. 199, 241 (1967)

BAADER, E.W.: Die chronische Kadmiumvergiftung. Dtsch. med. Wschr. 76, 484 (1951)

BACHOFEN, H.: Physiologie und Pathophysiologie der Lungenmechanik. Beitr. Klin. Tuberk. 135, 145 (1967)

BAKRAN, I., Jr., ISLAM, M.S., ULMER, W.T.: Atemnotanfälle, hervorgerufen durch körperliche Belastung. Pneumonologie 146, 1 (1971)

BAKRAN, I., Jr., DE MILLAS, H., MARCIC, I., ULMER, W.T.: Beeinflussung der Atemwegsobstruktion durch kombinierte Katecholamin-Atropin-Therapie. Respiration 29, 40 (1972)

BARANDUN, S.: Die Bedeutung humoraler Faktoren für die Abwehrleistung der Lunge. Pneumonologie 152, 1 (1975)

BAVING, G., ULMER, W.T.: Bedeutung der Sputumantibiogramme bei der Behandlung der chronisch obstruktiven Bronchitis. Pneumonologie 143, 348 (1970)

BEIL, M., BRECHT, H.M., RASCHE, B.: Plasma catecholamines in exercise induced bronchoconstriction. Klin. Wschr. 55, 577 (1977)

BEIL, M., DEKOCK, M.A.: Role of alpha-adrenergic receptors in exercise induced bronchoconstriction. Respiration 35, 78 (1978)

BEIL, M., KNORPP, K., ULMER, W.T.: Verschlußvolumen und Resistance-Lungenvolumen-Beziehung bei kleinknotiger Anthrakosilikose. Lung 154, 75 (1976)

BEIL, M., ULMER, W.T.: Wirkung von NO$_2$ im MAK-Bereich auf Atemmechanik und bronchiale Acetylcholinempfindlichkeit bei Normalpersonen. Int. Arch. occup. environm. Hlth 38, 31 (1976)

BELL, D.P., ELMES, P.C.: The effects of chlorine gas on the lungs of rats without spontaneous pulmonary disease. J. Path. Bact. 89, 307 (1965)

BERNSTEIN, R.A., LINARELLI, L., FACKTOR, M.A.: Decreased urinary adenosine 3', 5' monophosphate (cyclic AMP) in asthmaties. J. Lab. clin. Med. 80, 772 (1972)

BERRY, P.A., COLLIER, H.O.J.: Bronchoconstrictor action and antagonism of a slow-reacting substance from anaphylaxis of Guinea-pig isolated lung. Brit. J. Pharmacol. 23, 201 (1964)

BIANCO, S., GRIFFIN, J.P., KAMBUROFF, P.L., PRIME, F.J.: Prevention of exercise induced asthma by Indoramin. Brit. med. J. 4, 18 (1974)

BIEBRICHER, W., ULMER, W.T.: Irritabilität des Bronchialsystems und Staubbelastung (Untersuchungen an Bergleuten und Nichtbergleuten). Med. thorac. 20, 358 (1963)

BIENENSTOCK, J.R., CLANCY, R.L., PEREY, D.Y.E.: Bronchus associated lymphoid tissue (BALT): Its relationship to mucocal immunity. In: Immunologic and Infectious Reactions in the Lung. New York-Basel: M. Dekker 1976

BILS, R.F.: Effects of nitrogen dioxide and ozone on monkey lung ultrastructure. Pneumonologie 150, 99 (1974)

BIRATH, G.: Hyperreactivity of the bronchial tree. In: Bronchitis II, p. 184. Assen: Royal Vangorcum 1964

BIRATH, G., CARO, J., MALMBERG, R., SIMONSSON, B.G.:

Airways obstruction in pulmonary tuberculosis. Scand. J. resp. Dis. **47**, 27 (1966)

BLACKWOOD, C.E., HOSANNAH, Y., PERMAN, E.: Experimental emphysema in rats: Elastologic titer of inducing enzyme as determinant of the response. Proc. Soc. exp. Biol. (N.Y.) **144**, 454 (1975)

BOHLIG, H.: Pneumokoniosen nach Inhalation vorwiegend silikathaltiger Stäube. In: Handbuch der inneren Medizin, Bd. IV/1. Berlin-Heidelberg-New York: Springer 1976

BOOIJ-NOORD, H., ORIE, N.G.M., BERG, W.CH., DE VRIES, K.: Results of provocation of human bronchial airways with allergic and non-allergic stimuli and of drug protection tests. In: Bronchitis III, p. 316. Assen: Royal Vangorcum 1970

BOUHUYS, A.: Byssinosis: Scheduled asthma in the textile industry. Pneumonology (in press)

BOUHUYS, A., JÖNSSEN, R., LICHTNECKERT, S., LINDELL, S.E., LUNDGREN, C., LUNDIN, G., RINGQUIST, T.R.: Effects of histamine on pulmonary ventilation in man. Clin. Sci. **19**, 79 (1960b)

BOUHUYS, A., LINDELL, S.E., LUNDIN, S.: Experimental studies on byssinosis. Brit. med. J. **1**, 324 (1960a)

BOYER, N.H., CURRY, J.J.: Bronchospasm associated with pulmonary embolism. Arch. intern. Med. **73**, 403 (1944)

BREUER, J.: Die Selbststeuerung der Atmung durch den Nervus vagus. Akad. Wiss. Wien **58** (II) 909 (1868)

BRILLE, D.: Hyperreactivity of the bronchial tree. In: Bronchitis II, p. 187. Assen: Royal Vangorcum 1964

BROWN, C.C., Jr., COLEMAN, M.B., ALLEY, R.D., STRANAHAN, A., STUART-HARRIS, C.H.: Chronic bronchitis and emphysema. Amer. J. Med. **17**, 478 (1954)

BRUMFITT, W., WILLOUGHBY, M.L.N.: Laboratory differentiation of chronic bronchial disease; an investigation of 117 cases. Lancet **1958 I**, 132

BRUMFITT, W., WILLOUGHBY, M.L.N., BROMLEY, L.L.: An evaluation of sputum examination in chronic bronchitis. Lancet **1957 II**, 1306

BUDNIOK, V.: Epidemiologische Untersuchung zur Häufigkeit der chronisch obstruktiven Bronchitis. Essen: Dissertation 1971

BÜHLMANN, A.: Experimentelle Untersuchungen über Stenoseatmung. Schweiz. Z. Tuberk. **6**, 89 (1949)

BURGER, E.J., MACKLEM, P.: Airway closure: Demonstration by breathing 100 per cent O_2 at low lung volumes and by N_2 washout. J. appl. Physiol. **25**, 139 (1968)

BURNS, M.W.: Precipitins to pneumococcal C-substance polysaccharide in the serum of patients with chronic bronchial disorders. Lancet **1968 I**, 223

BUT, V.I., KLIMOVA-CHERKASOVA, V.I.: Afferent fibers from the upper respiratory tract in branches of the trigeminal nerve. Bull. exp. Biol. Med. **64**, 13 (1967)

BUTLER, J., CARO, C., ALCALA, R., DUBOIS, A.B.: Physiological factors affecting airway resistance in normal subjects and in patients with obstructive respiratory disease. J. clin. Invest. **39**, 584 (1960)

CAHILL, J.M., ATTINGER, E.O., BYRNE, J.J.: Ventilatory responses to embolization of lung. J. appl. Physiol. **16**, 469 (1961)

CAMPBELL, A.H., IMBERGER, H., MCJONES, B.: Increased upper airway resistance in patients with airway narrowing. Brit. J. Dis. Chest **70**, 58 (1976)

CARILLI, A.D., GOHD, R.S., GORDON, W.: A virologic study of chronic bronchitis. New Engl. J. Med. **270**, 123 (1964)

CASARETT, L.J.: Mechanism of clearance of inhaled particulates from the lung. Washington: US Atom. Energy Comm. **1023**, 137 (1959)

CEDERLÖF, R.: The use of twin studies in CNSLD. In: Bronchitis III. Assen: Royal Vangorcum 1970

CHAKRIN, L.W., SAUNDERS, L.Z.: Experimental chronic bronchitis. Pathology in the dog. Lab. Invest. **30**, 145 (1974)

CHANOCK, R.M., KIM, H.W., BRANDT, C., PARROTT, R.H.: Respiratory syncytial virus. In: Viral Infections of Humans, p. 365. London-New York-Sidney-Toronto: John Wiley & Sons 1976

Chapel Hill Symposium: Strengthening environmental standards. J. occup. Med. **18** (1976)

CHAVEZ, F.R., HARRIS, J.O., SWENSON, E.W., DAICOFF, G.R., ANTON, A.H.: Pulmonary venous hypertension, edema and the altered function of the lungs after embolization with autologous clots. Progr. Resp. Res. **5**, 264 (1970)

CHERNICK, V., HODSON, W.A., GREENFIELD, L.J.: Effect of chronic pulmonary artery ligation on pulmonary mechanics and surfactant. J. appl. Physiol. **21**, 1315 (1966)

CHESS 1970–1971: Health Consequences of sulfur oxides: A report from CHESS 1970–1971. U.S. Environmental Protection Agency Washington, U.S. Government Printing Office 1974

CLEMENTS, J.A., HUSTEAD, R.F., JOHNSON, R.P., GRIBETZ, I.: Pulmonary surface tension and alveolar stability. J. appl. Physiol. **16**, 444 (1961)

COLERIDGE, H.M., COLERIDGE, J.C.G., LUCK, J.C.: Pulmonary afferent fibres of small diameter stimulated by capsaicin and by hyperinflation of the lungs. J. Physiol. (Lond.) **179**, 248 (1965)

College of General Practitioners: Chronic bronchitis in Great Britain. Brit. med. J. **II**, 973 (1961)

COLLINS, J.V., CLARK, T.J.H., MCHARDY-YOUNG, S., COCHRANE, G.M., CRAWLEY, J.: Closing volume in healthy non-smokers. Brit. J. Dis. Chest **67**, 19 (1973)

COLP, C.R., WILLIAMS, M.H.: Pulmonary function following pulmonary embolization. Amer. Rev. resp. Dis. **85**, 799 (1962)

COMROE, J.H., FORSTER, R.E., DUBOIS, A.B., BRISCOE, W.A., CARLSEN, E.: Die Lunge. Stuttgart: Schattauer 1964

CORSSEN, G., ALLEN, C.R.: Acetylcholine: Its significance in controlling ciliary activity of human respiratory epithelium in vitro. J. appl. Physiol. **14**, 901 (1959)

Cox, J.S.G.: Disodium cromoglycate (FPL 670) (Intal): A specific inhibitor of reaginic antibody-antigen mechanisms. Nature (Lond.) **216**, 1328 (1967)

Cox, J.S.G.: Disodium cromoglycate. Mode of action and its possible relevants to clinical use of the drug. Brit. J. Dis. Chest **65**, 189 (1971)

CROMPTON, G.C.: An unusual example of exercise-induced asthma. Thorax **23**, 165 (1968)

CURRY, J.J.: The action of histamine on the respiratory tract in normal and asthmatic subjects. J. clin. Invest. **25**, 785 (1946)

CURRY, J.J.: Comperative action of acetyl-beta-methylcholine and histamine on the respiratory tract in normals, patients with hay fever and subjects with bronchial asthma. J. clin. Invest. **26**, 430 (1947)

CURSCHMANN, P., ZIMMERMANN, I., KOWALSKI, J., ULMER, W.T.: Role of vagus nerve on upper airways induced bronchoconstriction. Lung **154**, 125 (1977)

DALHAMN, T.: Mucous flow and ciliary activity in the trachea of healthy rats and rats exposed to respiratory irritant gases (SO_2, H_3N, $HCHO$). Acta physiol. scand. **36**, (Suppl. 123) 1 (1956)

DALHAMN, T.: Ciliary beat rates in sinus and bronchial mucosa from bronchiectatic persons. Arch. Otolaryng. **70**, 25 (1959a)

DALHAMN, T.: The effect of cigarette smoke on ciliary activity in the upper respiratory tract. Arch. Otolaryng. **70**, 166 (1959b)

DALY, C.: Air pollution and bronchitis. Brit. med. J. **2**, 687 (1954)

DAUTREBANDE, L., LOVEJOY, F., CONSTANTINE, H.: New studies on aerosols. Arch. int. Pharmacodyn. **129**, 469 (1960)

DAVIS, T.R.A., BATTISTA, S.P., KENSLER, C.J.: Mechanism of respiratory effects during exposure of Guinea-pigs to irritants. Arch. environm. Hlth **15**, 412 (1967)

DAWES, G.S., COMROE, J.H.: Chemoreflexes from the heart and lungs. Physiol. Rev. **34**, 167 (1954)

DEKOCK, M.A.: Mechanism of bronchial obstruction in man. In: Bronchitis III, p. 300. Assen: Royal Vangorcum 1970

DEKOCK, M.A., NADEL, J.A., ZWI, S., COLEBATCH, H.J.H., OLSEN, C.R.: New method for perfusing bronchial arteries: Histamine bronchoconstriction and apnea. J. appl. Physiol. **21**, 185 (1966)

DELLA-BELLA, D., FERRARI, V.: Nuove ipotesi in tema di regolazione dell'attivita motoria bronchiale. In: Simposi della fondazione, G. Zambon, terapia inalatoria 1970, p. 1

Deutsche Forschungsgemeinschaft: Forschungsbericht »Chronische Bronchitis«. Boppard: Harald Boldt Verlag 1975

DE VRIES, K.: Diskussion. In: Bronchitis, p. 221. Assen: Royal Vangorcum 1961

DE VRIES, K., BOOIJ-NOORD, H., GOEI, J.T., GROBLER, H.J., SLUITER, H.J., TAMMELING, G.J., ORIE, N.G.M.: Hyperreactivity of the bronchial tree to drugs, chemical and physiological agents. In: Bronchitis II, p. 167. Assen: Royal Vangorcum 1964

DE VRIES, K., LÖWENBERG, A., COSTER VAN VOORHOUT, H.E.V., EBELS, J.H.: Langzeitbeobachtungen bei Fluorwasserstoffexposition. Pneumonologie **150**, 149 (1974)

DILLER, W.F.: Klinik und Pathologie der Phosgenvergiftung. Pneumonologie **150**, 139 (1974)

DOLLFUSS, R.E., MILIC-EMILI, J., BATES, D.V.: Regional ventilation of the lung, studies with boluses of ^{133}Xenon. Resp. Physiol. **2**, 234 (1967)

DOWLING, H.F., MELLODY, M., LEPPER, H.M., JACKSON, G.G.: Bacteriologic studies of the sputum in patients with chronic bronchitis and bronchiectasis. Amer. Rev. resp. Dis. **81**, 329 (1960)

DROSZCZ, W.: Untersuchungen über die broncholytische Wirkung des Alupent-Aerosols bei bronchospastischen Zuständen unter besonderer Berücksichtigung des Acetylcholintestes. Zbl. biol. Aerosol-Forsch. **11**, 512 (1963/64)

DUNN, J.S.: The effects of multiple embolism of pulmonary arterioles. Quart. J. Med. **13**, 129 (1920)

EADIE, M.B., STOTT, J.E., GRIST, N.R.: Virological studies in chronic bronchitis. Brit. med. J. **2**, 671 (1966)

EHRLICHER, H.: Klinik und Pathologie der Diisocyanatvergiftungen. Pneumonologie **150**, 155 (1974)

EHRNER, L., GARLIND, T., LINDERHOLM, H.: Chronic cor pulmonale following thromboembolism. Acta med. scand. **164**, 279 (1959)

ELFTMAN, A.G.: The afferent and parasympathetic innervation of the lungs and trachea of the dog. Amer. J. Anat. **72**, 1 (1943)

ELMES, P.C., BELL, D.P.: The effects of chlorine gas on the lungs of rats with spontaneous pulmonary disease. J. Path. Bact. **86**, 317 (1963)

EMPEY, D.W., LAITINEN, L.A., JACOBS, L., GOLD, W.M., NADEL, J.A.: Mechanisms of bronchial hyperreactivity in normal subjects after upper respiratory tract infection. Amer. Rev. resp. Dis. **113**, 131 (1976)

ENGELMANN, TH.W.: Über die Flimmerbewegung. Z. med. Naturw. **4**, 321 (1868)

ERIKSSON, S., BERVEN, H.: Lung function in homozygous α_1-antitrypsin deficiency: Studies in patients with severe disease. In: Pulmonary Emphysema and Proteolysis. Ed. Charles Mittmann, p. 7. New York-London: Acad. Press 1972

ERNSTING, J.: Some effects of oxygen breathing on man. Proc. roy. Soc. Med. **53**, 96 (1960)

FAHLENBACH, B.: Untersuchungen zur Ätiologie und Pathogenese des obstruktiven Lungenemphysems. Münster: Dissertation 1966

FALK, G.A., OKINAKA, A.J., SISKIND, G.W.: Immunglobulins in the bronchial washings of patients with chronic obstructive pulmonary disease. Amer. Rev. resp. Dis. **105**, 14 (1972)

FAWCETT, D.W.: Cytological and pharmacological observations on the release of histamine by mast cells. J. exp. Med. **100**, 217 (1954)

FERRIS, B.G., ANDERSON, D.O.: Epidemiological studies related to air pollution: A comparison of Berlin, New Hampshire and Chilliwack, British Columbia. Proc. roy. Soc. Med. **57**, 979 (1964)

FISCHER, H.: Morphologie der Zinknebelvergiftung der Lunge. Pneumonologie **150**, 171 (1974)

FISCHER, H.K., HOLTON, P., BUXTON, R.J., NADEL, J.A.: Resistance to breathing during exercise-induced asthma attacks. Amer. Rev. resp. Dis. **101**, 885 (1970)

FLEISCH, J.H., KENT, K.M., COOPER, TH.: Drug receptors in smooth muscle. In: Asthma. Physiology, Immunopharmacology, and Treatment, p. 139. New York: Academic Press 1973

FLETCHER, C.M.: Disability and mortality from chronic bronchitis in relation to dust exposure. Arch. industr. Hlth **18**, 368 (1958)

FLETCHER, C.M.: Definition and classification of bronchitis, asthma and emphysema. In: Bronchitis, p. 273. Assen: Royal Vangorcum 1961

FLETCHER, C.M., GILSON, J.C., PLATT, R., REID, D.D., SCADDING, J.G., STUART-HARRIS, C.H.: Chronic bronchitis and occupation. Brit. med. J. **1**, 101 (1966)

FLETCHER, C.M., TINKER, C.M.: A further study of simple diagnostic methods in a working population. Brit. med. J. **I**, 1491 (1961)

FRANK, N.R., AMDUR, M.O., WORCESTER, J., WHITTEN-

BERGER, J.L.: Effects of acute controlled exposure to SO₂ on respiratory mechanics in healthy mael addults. J. appl. Physiol. **17**, 252 (1962)

FRANK, N.R., SPEIZER, F.E.: SO₂ effects on the respiratory system in dogs. Arch. environm. Hlth **11**, 624 (1965)

FRANZ, D.N., IGGO, A.: Conduction failure in myelinated and non-myelinated axons at low temperatures. J. Physiol. (Lond.) **199**, 319 (1968)

FRAZIER, A.R., REHDER, K., SESSLER, A.D., RODARTE, J.R., HYATT, R.E.: Single-breath oxygen tests for individual lungs in awake man. J. appl. Physiol. **40**, 305 (1976)

FRIBERG, L.: Health hazards in the manufacture of alkaline accumulators with special reference to chronic cadmium poisoning clinical and experimental study. Acta med. scand. **238**, Suppl. 240, 7 (1950)

FRUHMANN, G.: Pneumokoniosen durch Inhalation organischer Stäube. In: Handbuch der inneren Medizin, Bd. IV/1. Berlin-Heidelberg-New York: Springer 1976

GASTHAUS, L., LÜHNIG, W., MUYSERS, K., SIEHOFF, F., WERNER, K.: Lungenvolumina und Lungenzeitvolumina bei Kohlenbergarbeitern. Arch. Gewerbepath. Gewerbehyg. **19**, 396 (1959)

GAYLOR, J.B.: The intrinsic nervous mechanism of the human lung. Brain **57**, 143 (1934)

GAYRARD, P., MOURLOT, J.-M.: Effets de l'inflation pulmonaire sur le calibre bronchique etude bronchographique chez le sujet normal et dans la bronchite chronique. In: Entretiens de Physio-Pathologie Respiratoire, Nancy, 8ᵉ Sér., p. 561. Paris: Masson & Cie. 1971

GEORGII, H.W.: Erforschung und Bekämpfung der Luftverunreinigung in den Vereinigten Staaten von Amerika. Staub **20**, Mr- 9, 329 (1960)

GIERTZ, H.: Bildung und Freisetzung biologisch aktiver Substanzen unter besonderer Berücksichtigung des Histamins. In: Pathogenese und Therapie allergischer Reaktionen. Stuttgart: Enke 1966

GIERTZ, H., HAHN, F., BERNAUER, W.: Wirkung von Histamin und Serotonin und Mastzellfunktion in der Lunge. Beitr. Klin. Tuberk. **138**, 297 (1968)

GIERTZ, H., SCHUSTER, J.: Die Bedeutung von Mediatorstoffen für das Asthma im Tierexperiment und in der Klinik. Med. Klin. **67**, 634 (1972)

GIESEKING, R.: Elektromikroskopie der Bronchialsekretion. Progr. Resp. Res. **6**, 43 1971

GLOGOWSKA, M., WIDDICOMBE, J.G.: The role of vagal reflexes in experimental lung oedema, bronchoconstriction and inhalation of halothane. Resp. Physiol. **18**, 116 (1973)

GÖKEMEIJER, J.D.M.: Hyperreactiviteit van de Luchtwegen. Proefschrift, Groningen 1976

GÖTZ, H.: Immunologische Untersuchungen an spezifischen Proteinen und Immunglobulinen des Bronchialsekrets. Krankenhausarzt **49**, 214 (1976)

GOLD, W.M.: Vagally-mediated reflex bronchoconstriction in allergic asthma. Chest **63**, 11 (1973)

GOLD, W.M.: Cholinergic pharmacology in asthma. In: Asthma, p. 169. New York-London: Acad. Press 1973

GOLD, W.M.: The role of the parasympathetic nervous system in airway disease. Postgr. med. J. **51**, 53 (1975)

GOLD, W.M., KESSLER, G.-F., YU, D.Y.C.: Role of vagus nerves in experimental asthma in allergic dogs. J. appl. Physiol. **33**, 719 (1972b)

GOLD, W.M., KESSLER, G.-F., YU, D.Y.C., FRICK, O.L.: Pulmonary physiologic abnormalities in experimental asthma in dogs. J. appl. Physiol. **33**, 496 (1972a)

GOLDRING, I.P., GREENBERG, L., RATNER, I.M.: On the production of emphysema in Syrian hamsters by aerosol inhalation of papain. Arch. environm. Hlth **16**, 59 (1968)

GOODMAN, N., LANE, R.E., RAMPLING, S.B.: Chronic bronchitis: An introductory examination of existing data. Brit. med. J. **II**, 237 (1953)

GOUGH, J., RYDER, R.C., OTTO, H., HELLER, G.: Vergleichende morphologische Untersuchungen zur Häufigkeit des Lungenemphysems. Frankfurt. Z. Path. **77**, 317 (1967)

GREEN, G.M.: The response of the alveolar macrophage system to host and environmental changes. Arch. environm. Hlth **18**, 548 (1969)

GREEN, K., HEDQVIST, P., SVANBORG, N.: Increased plasma levels of 15-keto-13, 14-dihydro-prostaglandin $F_2\alpha$ after allergen-provoked asthma in man. Lancet **7894**, 1419 (1974)

GREEN, M., MORGAN, M.S., HOPPIN, F.G., Jr.: Direct peripheral resistance measurements. Bull. Phys. Resp. **9**, 1263 (1973)

GREGG, I.: Infection and chronic bronchitis. A study carried out in general practice. Respiration (Suppl.) **26**, 16 (1969)

GREVE, L.H., VISSER, B.F., KROON, J.P.M., DE JOOSTING, P.E., HARTOGENSIS, F., JONGH, J.: Ventilatorische Verteilungsstörungen in Beziehung zur Staubbelastung. In: Fortschritte der Staublungenforschung, IV. Internat. Staublungentagung Münster, 1962. Dinslaken: Niederrheinische Druckerei 1963

GRIFFITHS, J., LEUNG, F.Y., GRZYBOWSKI, S., CHAN-YEUNG, M.M.W.: Sequential estimations of plasma catecholamines in exercise induced asthma. Chest **62**, 527 (1972)

GROSS, P., PFITZER, E.A., TOLKER, E.: Experimental emphysema. Its production with papain in normal and silicotic rats. Arch. environm. Hlth **11**, 50 (1965)

GROSS, P., DE TREVILLE, R.T.P., TOLKER, E., KASCHAK, M., BABYAK, M.A.: The pulmonary macrophage. An attempt at quantitation. Arch. environm. Hlth **18**, 174 (1969)

GRZAN, C.-J.: Der Acetylcholin-Bronchospasmus als klinische Methode zur quantitativen Beurteilung von Broncholytika. Arzneimittel-Forsch. **11**, 1142 (1961)

GUDERIAN, R., VAN HAUT, H.: Nachweis von Schwefeldioxid-Wirkungen an Pflanzen. Staub **30**, 17 (1970)

GUREWICH, V., SASAHARA, A.A., STEIN, M.: In: Pulmonary Embolic Disease, ed. A.A. SASAHARA and M. STEIN, p. 162. New York: Grune and Stratton 1965

GUREWICH, V., THOMAS, D., STEIN, M., WESSLER, ST.: Bronchoconstriction in the presence of pulmonary embolism. Circulation **27**, 339 (1963)

GUZ, A., NOBLE, M.I.M., EISELE, J.H., TRENCHARD, D.: Experimental results of vagal block in cardiopulmonary disease. In: Breathing. Hering-Breuer Centenary Symposium Ciba Foundation, p. 315. London: Churchill 1970

GUZ, A., NOBLE, M.I.M., TRENCHARD, D., COCHRANE, D., MACKEY, A.R.: Studies on the vagus nerves in man: Their role in respiratory and circulatory control. Clin. Sci. **27**, 293 (1964)

GUZ, A., NOBLE, M.I.M., WIDDICOMBE, J.G., TRENCHARD, D., MUSHIN, W.W.: The effect of bilateral block of vagus and glossopharyngeal nerves on the ventilatory response to CO_2 of conscious man. Resp. Physiol. **1**, 206 (1966)

HAHN, H.L., GRAF, P.D., NADEL, J.A.: Effect of vagal tone on airway diameters and on lung volume in anaesthetized dogs. J. appl. Physiol. **41**, 581 (1976)

HALMAGYI, D.F.J., COLEBATCH, H.J.H.: Cardiorespiratory effects of experimental lung embolism. J. clin. Invest. **40**, 1785 (1961)

HANCE, A.-J., CRYSTAL, R.G.: The connective tissue of lung. Amer. Rev. resp. Dis. **112**, 657 (1975)

HANSEN, K., WERNER, M.: Lehrbuch der klinischen Allergie. Stuttgart 1967

HAYES, J.A., SUMMERELL, B.: Emphysema in non-industrialized tropical Island. Thorax **24**, 623 (1969)

HEILMAN, R.S., TABAKIN, B.S., HANSON, J.S., NAEYE, R.L.: Alterations of circulatory and ventilatory dynamics in pulmonary vascular obstruction due to recurrent pulmonary emboli. Amer. J. Med. **32**, 298 (1962)

HEIMANN, H.: Effects of air pollution on human health. In: Air Pollution, p. 159. New York: Columbia University Press 1961

HEMINGWAY, A., SIMMONS, D.H.: Respiratory response to acute progressive pneumothorax. J. appl. Physiol. **13**, 165 (1958)

HENNESSY, A.V.: An attempt to demonstrate a viral etiology for chronic bronchitis. Amer. Rev. resp. Dis. **86**, 350 (1962)

HERBERG, D., GEISLER, L., DENGLER, H.J., WAGNER, F.: Spastische Emphysembronchitis und chronisches Cor pulmonale. Dtsch. med. Wschr. **89**, 1762 (1964)

HERING, E., BREUER, J.: Die Selbststeuerung der Atmung durch den Nervus vagus. Akad. Wiss. Wien **58** (II), 672 (1868)

HERS, J.F.PH.: Diskussionsbemerkung In: Bronchitis II, p. 84. Assen: Royal Vangorcum 1964

HERTZ, C.W.: Begutachtung von Lungenfunktionsstörungen. Stuttgart: Thieme 1968

HERXHEIMER, H.: Bronchial obstruction induced by allergens, histamine and acetyl-beta-methylcholine chloride. Int. Arch. Allergy **2**, 27 (1951)

HERXHEIMER, H.: Therapie des Asthma bronchiale, 2. Aufl. Stuttgart: Schwabe 1956

HERZOG, H.: Exspiratorische Stenose der Trachea und der großen Bronchien durch die erschlaffte Pars membranacea. Operative Korrektur durch Spanplastik. Thoraxchir. **5**, 281 (1958)

HERZOG, H., KELLER, R., BAUMANN, H.R., SPINELLI, F.: Klinik und Therapie der gestörten Tracheobronchialmechanik. Beitr. Klin. Tuberk. **135**, 251 (1967)

HERZOG, H., KELLER, R., MAURER, W., BAUMANN, H.R., NADJAFI, A.: Distribution of bronchial resistance in obstructive pulmonary diseases and in dogs with artificially induced tracheal collapse. Respiration **25**, 361 (1968)

HERZOG, H., NISSEN, R.: Erschlaffung und exspiratorische Invagination des membranösen Teils der intrathorakalen Luftröhre und der Hauptbronchien als Ursache der asphyktischen Anfälle beim Asthma bronchiale und bei der chronischen asthmoiden Bronchitis des Lungenemphysems. Schweiz. med. Wschr. **84**, 217 (1954)

HEWITT, D.: Mortality in the London boroughs, 1950–1952, with special reference to respiratory disease. Brit. J. Soc. prev. Med. **10**, 45 (1956)

HIGGINS, I.T.T.: Respiratory symptoms, bronchitis and ventilatory capacity in a random sample of an agriculture population. Brit. med. J. **II**, 1198 (1957)

HIGGINS, I.T.T.: Occupational factors in chronic bronchitis and emphysema. In: Bronchitis III. Assen: Royal Vangorcum 1970

HIGGINS, I.T.T., COCHRANE, A.L., GILSON, J.C., WOOD, C.H.: Population studies of chronic respiratory disease. A comparison of miners, foundry-workers, and others in Stavely, Derbyshire. Brit. J. industr. Med. **16**, 255 (1959)

HIGGINS, I.T.T., OLDHAM, P.D.: Ventilatory capacity in miners. Brit. J. industr. Med. **19**, 65 (1962)

HILDING, A.C.: The relation of ciliary insufficiency to death from asthma and other respiratory diseases. Ann. Otol. (St. Louis) **57**, 5 (1943)

HILDING, A.C.: Mucociliary insufficiency and its possible relation to chronic bronchitis and emphysema. Med. thorac. **22**, 329 (1965)

HIMORI, N., TAIRA, N.: A method for recording smooth muscle and vascular responses of the blood perfused dogs trachea in situ. Brit. J. Pharmacol. **56**, 293 (1976)

HOCHSTRASSER, K., HOCHGESAND, K., RASCHE, B.: Zur Frage der gleichzeitig vorhandenen proteolytischen und antiproteolytischen Aktivität im Sputum bei obstruktiven Atemwegserkrankungen. Respiration **31**, 343 (1974a)

HOCHSTRASSER, K., RASCHE, B., MIETENS, C., SCHORN, K., v. PILAR, C.E., BUM, A.: Der humorale Inter-alpha-trypsininhibitor als Inhibitogen für sekretorische Proteaseninhibitoren. Serumkonzentrationen bei Erwachsenen und bei Kindern mit Atemwegserkrankungen. Pneumonologie, Suppl. 1976, S. 137

HOCHSTRASSER, K., RASCHE, B., REICHERT, R., HOCHGESAND, K.: Freie und gebundene Proteaseinhibitoren im Bronchialschleim von Patienten mit langjährigen chronisch obstruktiven Lungenerkrankungen. Pneumonologie **150**, 253 (1974b)

HOCHSTRASSER, K., SCHORN, K., RASCHE, B., LEMPARTH, K., RAFFELT, CH.: Characterization of masked specific proteinase inhibitor from bronchial secretions in purulent sputum as complex with leucocytic proteinases. Pneumonologie **152**, 15 (1975)

HOLLAND, W.W., HALIL, T., BENNET, A.E., ELLIOTT, A.: Estimating the influence of personal and environmental factors on ventilatory function and respiratory symptoms in children. In Bronchitis III, p. 20. Assen: Royal Vangorcum 1970

HOLLAND, W.W., REID, D.D.: The urban factor in chronic bronchitis. Lancet **1965 I**, 445

HOLMA, B.: Lung clearance of mono- and di-disperse aerosols determined by profile scanning and whole-body counting. A study on normal and SO_2 exposed rabbits. Academic thesis. Acta med. scand., Suppl. 473 (1967)

HOLMA, B.: Pathophysiology of the cleaning mechanism of the lung. Progr. Resp. Res. **6**, 51 (1971)

HUKUHARA, T., OKADA, H.: Effects of deglutition upon the spike discharges of neurones in the respiratory center. Jap. J. Physiol. **6**, 162 (1956)

HUTAS, I., UNGAR, I., BÖSZÖRMENYI-NAGY, GY., GROSZ, A.: Die Veränderung des Strömungswiderstandes bei Stenose der oberen Luftwege (hohe Stenose). Prax. Pneumol. **28**, 93 (1974)

HYATT, R.E., OKESON, G.C., RODARTE, J.R.: Influence of expiratory flow limitation on the pattern of lung empting in normal man. J. appl. Physiol. **35**, 411 (1973)

INGRAM, R.H., SCHILDER, D.P.: Effect of pursed lips expiration on the pulmonary pressure-flow relationship in obstructive lung disease. Amer. Rev. resp. Dis. **96**, 38 (1967

INNES, J.R.M., MCADAMS, A.J., YEVICH, P.: Pulmonary disease in rats. A survey with comments in "chronic murine pneumonia". Amer. J. Path. **32**, 141 (1956)

IRAVANI, J.: In vitro Untersuchung der Flimmeraktivität im Bronchialbaum. Bochum: Habilitationsschrift 1968

IRAVANI, J.: Koordination der Flimmerbewegung im Bronchialepithel der Ratte. Pflügers Arch. ges. Physiol. **305**, 199 (1969)

IRAVANI, J.: Physiologie und Pathophysiologie der Cilientätigkeit und des Schleimtransportes im Tracheobronchialbaum. Pneumonologie **144**, 93 (1971a)

IRAVANI, J.: Clearance function of respiratoryciliated epithelium in normal and bronchitis rats. In: Inhaled Particles III, Vol. 1, p. 143. Surrey/England: Unwin Brothers Ltd. 1971b

IRAVANI, J.: Mucociliary abnormalities underlying impaired mucus elimination. Bull. Physio-Path. Respir. **9**, 397 (1973)

IRAVANI, J., MELVILLE, G.N.: Mucociliary function of the respiratory tract as influenced by drugs. Respiration **31**, 350 (1974a)

IRAVANI, J., MELVILLE, G.N.: Long-term effect of cigarette smoke on mucociliary function in animals. Respiration **31**, 358 (1974b)

IRAVANI, J., MELVILLE, G.N.: Wirkung von Bromhexin-Metabolit VIII und einen neuen adrenergen Stoff auf die mucociliäre Funktion des Respirationstraktes. Arzneimittel-Forsch. **24**, 849 (1974c)

IRAVANI, J., MELVILLE, G.N.: Wirkung von Pharmaka und Milieuänderungen auf die Flimmertätigkeit der Atemwege. Respiration **32**, 157 (1975a)

IRAVANI, J., MELVILLE, G.N.: Mucociliary activity in the respiratory tract as influenced by prostaglandin E_1. Respiration **32**, 305 (1975b)

IRAVANI, J., MELVILLE, G.N.: Wirkung von Terodilin auf die Bronchialmuskulatur und die tracheobronchiale Reinigung der Ratte. Arzneimittel-Forsch. **25**, 415 (1975c)

IRAVANI, J., SCHÜLER, K.G.: In vitro Untersuchungen der Bronchomotorik der Ratte. Pneumonologie **144**, 253 (1971)

IRNELL, L., SWERTLING, S.: Maximal expiratory flow at rest and during mucular work in patients with bronchial asthma. Scand. J. resp. Dis. **47**, 103 (1966)

ISLAM, M.S.: Schwefeldioxyd-induzierte Empfindlichkeitsveränderung des Bronchialsystems. Verh. dtsch. Ges. Arbeitsmed. **12**, 143 (1973)

ISLAM, M.S.: Die Bedeutung akuter Schwefeldioxyd-Exposition für Gesunde und Kranke mit chronischen Atemwegserkrankungen. In: Berichte des Silikose-Forschungsinstitutes der Bergbau-Berufsgenossenschaft Bochum, 1974, S. 41

ISLAM, M.S., BUCKUP, K., ULMER, W.T.: Altersabhängigkeit der mechanischen Eigenschaften der Lunge. Dtsch. med. Wschr. **103**, 1482 (1978)

ISLAM, M.S., KAMMLER, E., KILIAN, J., WALTER, F., WELLER, W., ULMER, W.T.: Der Einfluß biogener Amine auf die Atmung und den kleinen Kreislauf. II. Mitteilung: Verhalten von Atmung und Kreislauf bei Histamininhalation und nachfolgender Antihistamingabe. Pneumonologie **143**, 336 (1970)

ISLAM, M.S., KÖNN, G., OELLIG, W.-P., ULMER, W.T., WELLER, W.: Experimentelles proteolytisches Lungenemphysem und die Lungenfunktion (Hundeversuche). Pneumonologie **151**, 55 (1974a)

ISLAM, M.S., LANSER, K., ULMER, W.T.: Einfluß vagaler Reflexe auf Störungen des Belüftungs- und Durchblutungsverhältnisses der Lunge. In: Bericht des Silikose-Forschungsinstitutes der Bergbau-Berufsgenossenschaft Bochum, 1973, S. 41

ISLAM, M.S., MELVILLE, G.N., ULMER, W.T.: Role of atropine in antagonizing the effect of 5-hydroxytryptamine (5-HT) on bronchial and pulmonary vascular system. Respiration **31**, 47 (1974c)

ISLAM, M.S., RASCHE, B.: Effect of histamine liberator (48/80) applied as inhalative aerosol and as intravenous infusion, on respiratory sensitivity to inhalative acetylcholine. (In press)

ISLAM, M.S., RASCHE, B., VASTAG, E., ULMER, W.T.: Empfindlichkeitssteigerung der Bronchialmuskulatur durch proteolytische Fermente im Sputum. Pneumonologie **146**, 232 (1971)

ISLAM, M.S., RASCHE, B., VASTAG, E., ULMER, W.T.: Über den Wirkungsmechanismus von Histamin in den Atemwegen. Respiration **29**, 538 (1972b)

ISLAM, M.S., ULMER, W.T.: Beziehungen zwischen intrathorakalem Gasvolumen, gefesselter Luft und der Form des Druckströmungsdiagrammes. Klin. Wschr. **49**, 1222 (1971)

ISLAM, M.S., ULMER, W.T.: Der Wirkungsmechanismus von Serotonin (5-Hydroxytryptamin) und Histamin bei der Atemwegsobstruktion. Respiration **30**, 360 (1973a)

ISLAM, M.S., ULMER, W.T.: Über die Rolle von Serotonin als Bronchokonstriktor. Pneumonologie **148**, 135 (1973b)

ISLAM, M.S., ULMER, W.T.: Diagnostic value of »closing volume« in comparison to »airway resistance/lung volume plot«. Respiration **31**, 449 (1974a)

ISLAM, M.S., ULMER, W.T.: Prostaglandin $F_2\alpha$ als Bronchokonstriktor. Respiration **31**, 332 (1974b)

ISLAM, M.S., ULMER, W.T.: Lokale Überempfindlichkeit sensorischer Rezeptoren als Ursache reflektorischer Atemwegsobstruktion. Respiration **32**, 445 (1975)

ISLAM, M.S., ULMER, W.T.: Die Strömungswiderstand-Volumenbeziehung als Maß des Closing Volumen. Pneumonologie **153**, 289 (1976a)

ISLAM, M.S., ULMER, W.T.: Cardio-respiratorische Reaktion auf Acetylcholininhalation in Abhängigkeit von der Körperlage bei anaesthesierten Hunden. Res. exp. Med. **168**, 111 (1976b)

ISLAM, M.S., ULMER, W.T.: Der Strömungswiderstand

in den Atemwegen und das Lungenvolumen. Dtsch. med. Wschr. **102**, 1187 (1977a)

ISLAM, M.S., ULMER, W.T.: Mechanism of increased tracheo-bronchial response to inhalation acetylcholine aerosol in pulmonary vascular congestion and unilateral pulmonary artery occlusion. Res. exp. Med. **170**, 229 (1977b)

ISLAM, M.S., ULMER, W.T.: Tracheal contractility and flow resistance in anesthetized dogs with and without vagal block. Respiration **37**, 7 (1979)

ISLAM, M.S., ULMER, W.T., KNIEFELD, W.: Lungenfunktion bei Spannungsverlust der Lunge. Pneumonologie **151**, 73 (1974b)

ISLAM, M.S., VASTAG, E., ULMER, W.T.: Sulphur-dioxide induced bronchial hyperreactivity against acetylcholine. Int. Arch. Arbeitsmed. **29**, 221 (1972a)

ISLAM, M.S., ZIMMERMANN, I., ULMER, W.T.: Relationship between pulmonary embolism, airway obstruction, and oversensitivity of the airways and the influence of partial blockade of the nervus vagus on dogs. Respiration **34**, 105 (1977)

IVANCO, I., KORPAS, J.: K Otázke laryngeálneho a tracheálneho Kasla. Bratisl. lek. Listy **34**, 1391 (1954)

IVANCO, I., KORPAS, J., TOMORI, Z.: Ein Beitrag zur Interozeption der Luftwege. Physiol. bohemoslov. **5**, 84 (1956)

JACK, I., GANDEVIA, B.: Virus studies in chronic bronchitis. Amer. Rev. resp. Dis. **82**, 482 (1960)

JAMES, J.A., DALY, M.B.: Nasal reflexes. Proc. roy. Soc. Med. **62**, 1287 (1969)

JAQUES, W.E., HYMAN, A.L.: Experimental pulmonary embolism in dogs. Arch. Path. **64**, 487 (1957)

JOHANSON, W.G., PIERCE, A.K.: Effects of elastase, collagenase and papain on structure and function of rat lungs in vitro. J. clin. Invest. **51**, 288 (1972)

JONES, R., BOLDUC, P., REID, L.: Goblet cell glycoprotein and tracheal gland hypertrophy in rat airways: The effect of tobacco smoke with and without the antiinflammatory agant phenylmethyloxadiazole. Brit. J. exp. Path. **54**, 229 (1973)

JONES, R.S., BUSTON, M.H., WHERTON, J.M.: The effect of exercise on ventilatory function in the child with asthma. Brit. J. Dis. Chest **56**, 78 (1962)

JOOSTING, P.E., VISSER, B.F.: Spirogram and wash-out curve: Do these methods discriminate between the effects of dust inhalation and smoking upon lung ventilation. In Proc. Internat. Kongr. f. Arbeitsmed. Wien 1966, p. 623

JOSENHANS, W.T., MELVILLE, G.N., ULMER, W.T.: The effect of facial cold stimulation on airway conductance in healthy man. Canad. J. Physiol. Pharmacol. **47**, 453 (1969a)

JOSENHANS, W.T., MELVILLE, G.N., ULMER, W.T.: Effects of humidity in inspired air on airway resistance and functional residual capacity in patients with respiratory diseases. Respiration **26**, 435 (1969b)

JULICH, H.: Die verschiedenen Formen der Dyspnoe. Z. ärztl. Fortbild. **57**, 531 (1963)

JUNOD, A.F.,: The metabolic activity of pulmonary endothelial cells. Pneumonologie **153**, 169 (1976)

KALINSKE, R.W., PARKER, R.H., BRADT, D., HOEPRICH, P.D.: Diagnostic usefulness and safety of transtracheal aspiration. New Engl. J. Med. **276**, 604 (1967)

KAMINSKI, R., KARCZEWSKI, W., GORZYNSKI, J.: Influence of the certain inhalation anaesthetics on the function of pulmonary stretch receptors. Acta physiol. pol. **19**, 533 (1968)

KAMMLER, E., BEIL, M.: Über das Verhalten der Bronchien bei restriktiven Atemwegserkrankungen (Fibrosen) aus atemmechanischer Sicht. Inn. Med. **2**, 209 (1975)

KAMMLER, E., ULMER, W.T.: Untersuchungen zur pulmonalen und kardialen Dyspnoe. Respiration **25**, 421 (1968)

KARCZEWSKI, W., WIDDICOMBE, J.G.: The role of the vagus nerves in the respiratory and circulatory responses to intravenous histamine and phenyl diguanide in rabbits. J. Physiol. (Lond.) **201**, 271 (1969a)

KARCZEWSKI, W., WIDDICOMBE, J.G.: The role of the vagus nerves in the respiratory and circulatory reaction to anaphylaxis in rabbits. J. Physiol. (Lond.) **201**, 293 (1969b)

KARTAGENER, M.: Die Bronchitiden. In: Handbuch der inneren Medizin, 4. Aufl., Bd. IV/2, S. 320. Berlin-Göttingen-Heidelberg: Springer 1956

KASHANI, M., HAIGH, A.L.: The effects of vagotomy on ventilation and blood gas composition in dog, sheep, and rabbit. Quart. J. exp. Physiol. **60**, 285 (1975)

KASS, E.H., GREEN, G.M.: Mechanisms of resistance to chronic pulmonary infection. In: Bronchitis II. Assen: Royal Vangorcum 1964

KAZANTZIS, G., FLYNN, F.V., JENNIFER, S., SPOWAGE, S., TROTT, D.G.: Renal tubular malfunction and pulmonary emphysema in cadmium pigment workers. Quart. J. Med. **32**, 165 (1963)

KELLER, R., HERZOG, H.: Erweiterte Funktionsdiagnostik obstruktiver Erkrankungen der Atemwege mit der Ganzkörperplethysmographie. Beitr. Klin. Tuberk. **139**, 100 (1969)

KERREBIJN, K.F.: Endogenous factors in childhood CNSLD. Methodilogical aspects in population studies. In: Bronchitis III, p. 38. Assen: Royal Vangorcum 1970

KINKEL, H.: Die Häufigkeit der chronischen Bronchitis in der Rentenversicherung. Dtsch. med. Wschr. **88**, 1991 (1963)

KINOSITA, H., MURAKAMI, A.: Control of ciliary motion. Physiol. Rev. **47**, 53 (1967)

KJELLMANN, B.: Ventilatory capacity and efficiency after exercise in healthy and asthmatic children. Scand. J. resp. Dis. **50**, 41 (1969)

KLIENERBERGER-NOBEL, E.: Pleuropneumonia-Like Organisms (PPLO) Mycoplasmataceae, p. 13. London: Academic Press 1962

KLOSTERKÖTTER, W., EINBRODT, H.J.: Retention, penetration and elimination of inhaled dursts. In: Inhaled Particles. Oxford: Pergamon Press 1965

KLUGE, A.: Oberflächenspannung in der Lunge. Ergebn. Ges. Lungen- u. Tuberk.-Forsch. **16**, 10 (1967)

KNOL, K.: Een klinisch en epidemiologisch onderzoek naar de betekenis van bronchiale hyperreactiviteit bij kinderen met chronische aspecefieke aandoeningen (CARA). Groningen: Proefschrift 1965

KNOWLTON, G.C., LARRABEE, M.G.: A unitary analysis of pulmonary volume receptors. Amer. J. Physiol. **151**, 547 (1946)

KÖNN, G., SCHEIJBAL, V.: Pathologie der Lungenarterienembolie. Med. Klin. **69**, 167 (1974)

KOLLER, E.A.: Atmung und Kreislauf im anaphylaktischen Asthma bronchiale des Meerschweinchens. II. Die Bedeutung des N. vagus für die Atmungs- und Kreislaufreaktionen. Helv. physiol. Acta **25**, 353 (1967)

Kommission der Europäischen Gemeinschaften: Untersuchung der Häufigkeit und der Prävalenz der chronischen Bronchienerkrankungen im landwirtschaftlichen Sektor. Dok. 591/75d

Kourilsky, R., Brille, D., Hatte, J.: Physionomie de la bronchite chronique d'après une enquete épidémiologique faite chez 5476 travailleurs de la région parisienne. Bull. Acad. nat. Méd. (Paris) **150**, 168 (1966)

Kourilsky, R., Brille, D., Hatte, H., Carton, J., Hinglais, J.C.: Enquête sur l'étiologie et la prophylaxie de la bronchite chronique et de l'emphyséme pulmonaire. Achevé d'imprimer par la Caisse Régionale de Sêcurité Sociale de Paris le 10 Mars 1966

Kowalski, J., Islam, M.S.: Klinik und Funktion des Lungenemphysems. Atemwegs- u. Lungenkrankheiten **4**, 136 (1978)

Kowalski, J., Rasche, B., Ulmer, W.T.: Alpha₁-Antitrypsinmangel und Lungenemphysem (Lungenfunktion und Verlauf). Prax. Pneumol. **31**, 950 (1977)

Kowalski, J., Ulmer, W.T.: Volumen pulmonum auctum und Lungenemphysem. Vortrag auf der 83. Tagung der Deutschen Gesellschaft für Innere Medizin, 17.-21. April 1977, Wiesbaden

Kreukriet, J., Pijper, M.M.: Response to inhaled histamine and allergens in atopic patients. Respiration **30**, 345 (1974)

Kreukriet, J., Young, E.: Criteria of allergy in patients with chronic non specific lung disease (CNSLD). Med. Thorac. **21**, 284 (1964)

Krieger, M.: Le test a l'acétylcholine chez les bronchitiques chroniques. Lyon: Dissertation 1967

Labelle, C.W., Brieger, H.: Synergistic effects of aerosols. II. Effects on rate of clearance from the lung. Arch. industr. Hlth **20**, 100 (1959)

Labelle, C.W., Brieger, H.: The fate of inhaled particles in the early postexposure period. II. The role of pulmonary phagocytosis. Arch. environm. Hlth **1**, 423 (1960)

Lamb, D., Reid, L.: Mitotic rates, goblet cell increase and histochemical changes in mucus in rat bronchial epithelium during exposure to sulphur dioxide. J. Path. Bact. **96**, 97 (1968)

Lane, R.E., Campbell, A.C.P.: Fatal emphysema in two men making a copper cadmium alloy. Brit. J. industr. Med. **11**, 118 (1954)

Langfeld, S.B., Hopkins, F.T., Theurkauf, E.A.: Chronic cor pulmonale due to multiple pulmonary emboli and accompanied by diffuse interstitial fibrosis. Amer. J. Med. **27**, 494 (1959)

Lanser, K., Islam, M.S., Ulmer, W.T.: Untersuchungen zur Kontrolle der Ventilationsdurchblutungsregulation der Lunge. Verh. dtsch. Ges. inn. Med. **80**, 894 (1974)

Larsell, O.: Nerve terminations in the lung of the rabbit. J. comp. Neurol. **31**, 105 (1921)

Laurell, C.B., Eriksson, S.: The electrophoretic alpha₁-globulin pattern of serum. Scand. J. clin. Lab. Invest. **15**, 132 (1963)

Laurenzi, G.A., Potter, R.T., Kass, E.H.: Bacterial flora of the lower respiratory tract. New Engl. J. Med. **265**, 1273 (1961)

Lebas, J., Laine, A., Hayem, A.: Les antiprotéases du mucus bronchique. Lille méd. **21**, 136 (1976)

Leblanc, P., Ruff, F., Milic-Emili, J.: Effects of age and body position on "airway closure" in man. J. appl. Physiol. **28**, 448 (1970)

Lees, A.W., McNaught, W.: Bacteriology of the lower respiratory-tract secretions, sputum and upper-respiratory-tract secretions in »normals« and chronic bronchitis. Lancet **1959a II**, 1112

Lees, A.W., McNaught, W.: Non-tuberculous bacterial flora of sputum and of upper and lower respiratory tract in pulmonary tuberculosis. Lancet **1959b II**, 1115

Leuschner, A., Ulmer, W.T.: Bronchitishäufigkeit bei stärkerer Staubbelastung. Int. Arch. Gewerbepath. Gewerbehyg. **23**, 251 (1967a)

Leuschner, A., Ulmer, W.T.: Untersuchungen über Beziehungen zwischen intrathorakalem Gasvolumen, Vitalkapazität, 1-Sekundenwert und Strömungswiderstand in den Atemwegen sowie über die Zuverlässigkeit des 1-Sekundenwertes als Maß des Strömungswiderstandes. Beitr. Klin. Tuberk. **136**, 289 (1967b)

Levi, E., Pariente, R.: Le coût économique et social de la bronchite en France. Communautés Ecconomique Européennes 1971

Lieberman, J.: The mechanism of antitrypsin deficiency and their role in the pathogenesis of pulmonary emphysema. Pneumonologie **152**, 7 (1975)

Lieberman, J.: Elastance, colagenase, emphysema, and α₁-antitrypsin deficiency. Chest **70**, 62 (1976)

Lieberman, J., Gawad, M.A.: Inhibitors and activators of leucocytic proteases in purulent sputum: Digestion of human lung and inhibition by α₁-antitrypsin. J. Lav. clin. Med. **77**, 713 (1971)

Lieberman, J., Kaneshiro, W.: Inhibition of leucocytic elastase from purulent sputum by α₁-antitrypsin. J. Lab. clin. Med. **80**, 88 (1972)

Linzenmeier, G., Zöllner, N., Parrisius, G.: Bakteriologische Befunde im Sputum bei Langzeittherapie der chronischen Bronchitis. Chemotherapie **5**, 200 (1962)

Löllgen, H., Löllgen-Horres, J., Smidt, U., Kersten, W., Rabe, W., von Nieding, G.: Einflußgrößen beim inhalativen Provokationstest mit Acetylcholin. Pneumonologie **152**, 215 (1975)

Logsdon, P.D., Middleron, E., Jr., Coffey, R.G.: Stimulation of leucocyte adenyl cyclase by hydrocortisone and isoproterenol in asthmatic and non-asthmatic subjects. J. Allergy clin. Immunol. **50**, 45 (1972)

Loofbourrow, G.N., Wood, W.B., Baird, I.L.: Tracheal constriction in the dogs. Amer. J. Physiol. **191**, 411 (1957)

Luck, J.C.: Afferent vagal fibres with an expiratory discharge in the rabbit. J. Physiol. (Lond.) **211**, 63 (1970)

Macklem, P.T.: The pathophysiology of chronic bronchitis and emphysema. Med. Clin. N. Amer. **57**, 669 (1973)

Macklem, P.T., Wilson, N.J.: Measurement of intrabronchial pressure in man. J. appl. Physiol. **20**, 653 (1965)

MACKLIN, C.C.: Pulmonary sumps, dust accumulations, alveolar fluid and lymph vessels. Acta anat. (Basel) 23, 1 (1955)

MACLEOD, J.P., TAYLOR, N.W.G., MACKLEM, P.T.: Phase differences between gas displacement by the thorax and at the airway opening: In: Entretiens de Physio-Pathologie Respiratoire, Nancy, 8ᵉ Sér., p. 433. Paris: Masson & Cie. 1971

MAIN, I.H.M.: The inhibitory actions of prostaglandins on respiratory smooth muscle. Brit. J. Pharmacol. Chemotherap. 22, 511 (1964)

MAKINO, S.: Clinical significance of bronchial sensitivity to acetylcholine and histamine in bronchial asthma. J. Allergy 22, 127 (1966)

MAKINO, S., QUELLETTE, J.J., REED, C.E., FISHEL, C.: Correlation between increased bronchial response to acetylcholine and diminished metabolic and eosinopenic responses to epinephrine in asthma. J. Allergy 46, 178 (1970)

MARCO, M., MINETTE, A.: Lung function changes in smokers with normal conventional spirometry. Amer. Rev. resp. Dis. 114, 723 (1976)

MARTIN, R., WILSON, J., ANTHONISEN, N.R.: Detection of unequal time constants in the lung by Xe technique. In: Entretiens de Physio-Pathologie Respiratoire, Nancy, 8ᵉ Ser., p. 291. Paris: Masson & Cie. 1971

MARX, H.H.: Lungenemphysem und Bronchitis. Stuttgart: Thieme 1963

MATHE, A.A., HEDQVIST, P., HOLMGREN, A., SVANBORG, N.: Bronchial hyperreactivity to prostaglandin $F_2\alpha$ and histamine in patients with asthma. Brit. med. J. I, 193 (1973)

MATTHYS, H.: Lungenfunktionsdiagnostik mittels Ganzkörperplethysmographie, p. 93. Stuttgart: Schattauer 1972

MATTHYS, H., KELLER, R., HERZOG, H.: Plethysmographic assessment of trapped air in man. Respiration 27, 447 (1970)

MAUCK, H.P., Jr., SHAPIRO, W., PATTERSON, J.L., Jr.: Pulmonary venous (wedge) pressure. Correlation with onset and disappearance of dyspnoea in acute left ventricular heart failure. Amer. J. Cardiol. 13, 301 (1964)

MAY, J.R.: The bacteriology of chronic bronchitis. Lancet 1953 II, 534

MAY, J.R.: Antibodies to Haemophilus influenzae in the sera of patients with chronic bronchitis. J. Path. Bact. 90, 163 (1965)

MAY, J.R.: The chemotherapy of chronic bronchitis and allied disorders, p. 117. London: English Universities Press 1972

MAY, J.R., PETO, R., TINKER, C.M., FLETCHER, C.M.: A study of Haemophilus influenzae precipitins in the serum of working men in relation to smoking habits, bronchial infection, and airway obstruction. Amer. Rev. resp. Dis. 108, 460 (1973)

MCCARTHY, D.S., SPENCER, R., GREENE, R., MILIC-EMILI, J.: Measurement of »closing volume« as a simple and sensitive test for early detection of small airway disease. Amer. J. Med. 52, 747 (1972)

MCLAUGHLIN, R.F., Jr., TYLER, W.S.: Chlorpromazine-induced emphysema. Results of an inital study in the horse. Amer. Rev. resp. Dis. 92, 597 (1965)

MCNEILL, R.S., NAIRU, J.R., MILLER, J.S., INGRAM,

C.G.: Exercise-induced asthma. Inert. J. Med. 35, 55 (1966)

MEAD, J.: Control of respiratory frequency. J. appl. Physiol. 15, 325 (1960)

MEDICI, R.C., BUERGI, H.: The role of immunglobulin A in endogenous bronchial defense mechanisms in chronic bronchitis. Amer. Rev. resp. Dis. 193, 784 (1971)

MELVILLE, G.N.: Cold II: Nervous pathways in the respiratory response to facial cold. Environm. Physiol. Biochem. 2 (1972)

MELVILLE, G.N., MORRIS, D.: Cold 1: Effect on airway resistance in health and disease. Environm. Physiol. Biochem. 2, 1 (1972)

MICHEL, F.B.: Die verschiedenen Abwehrmechanismen des Respirationstraktes. Therapiewoche 25, 6738 (1975)

MILLER, D.L., JONES, R.: The bacterial flora of the upper respiratory tract and sputum of working men. J. Path. Bact. 87, 182 (1964)

MILLS, J., SELLICK, H., WIDDICOMBE, J.G.: Activity of lung irritant receptors in pulmonary microembolism, anaphylaxis and drug-induced bronchoconstrictions. J. Physiol. (Lond.) 203, 337 (1969)

MILLS, J.E., WIDDICOMBE, J.G.: Role of the vagus nerve in anaphylaxis and histamine-induced bronchoconstrictions in Guinea-pigs. Brit. J. Pharmacol. 39, 724 (1970)

MINETTE, A.: Hyperreactivity of the bronchial tree. In: Bronchitis II, p. 191. Assen: Royal Vangorcum 1964

MINETTE, A.: Valeur prognostique de la sensibilité respiratoire a'l'acétylcholine dans un group de miners de charbon. Rev. Inst. Hyg. Mines 28, 147 (1973)

MINETTE, A., VAN WIJMEERSCH, L.: Effects of aérosols d'acetylcholine chez les houilleurs. Acta allerg. (Kbh.) 12, 234 (1958)

MITTMAN, CH.: Pulmonary emphysema and proteolysis. New York-London: Academic Press 1972

MOTA, I., BERALDOS, W.T., FERRI, A.G., JUNQUEIRA, L.C.V.: Action of 48/80 on the mast cells population and histamine content of the wall of the gastro intestinal tract of the rat. In: Histamine. Ciba Foundation Symposium, p. 47. London: Churchill 1956

MUHAR, F., RABER, A.: Wirkungen von Nitrosegasen auf die Lunge. Pneumonologie 150, 113 (1974)

MULDER, J.: Haemophilus influenzae (Pfeiffer) as an unbiquitous cause of common acute and chronic purulent bronchitis. Acta med. scand. 94, 97 (1938)

MULDER, J.: Bacteriological examination of sputum in case of acute and chronic bronchitis. In: Bronchitis. Assen: Royal Vangorcum 1961

MUYSERS, K.: Der Einfluß der Expositionszeit auf die Lungenfunktion. Beitr. Silikose-Forsch., Sbd.: Grundfragen der Silikoseforschung 6, 407 (1965)

NADEL, J.A., COLEBATCH, H.J.H., OLSEN, C.R.: Location and mechanism of airway constriction after barium sulfate microembolism. Ann. appl. Physiol. 19, 387 (1964)

NADEL, J.A., WIDDICOMBE, J.G.: Effect of changes in blood gas tensiones and carotid sinus pres sure on tracheal volume and total lung resistance to airflow. J. Physiol. (Lond.) 163, 13 (1962)

NADEL, J.A., WIDDICOMBE, J.G.: Reflex control of airway size. Ann. N.Y. Acad. Sci. 109, 712 (1963)

NEWHOUSE, M.T., BECKLAKE, M.R., MACKLEM, P.T.,

McGregor, M.: Effect of alterations in endtidal CO_2 tension on flow resistance. J. appl. Physiol. **19**, 745 (1964)

Nicolas, R.: Beitrag zum Antikörpermangelsyndrom. Dtsch. med. Wschr. **88**, 1352 (1963)

Noble, M.I.M., Eisele, J.H., Trenchard, D., Guz, A.: Effect of selective peripheral nerve blocks on respiratory sensitions. In: Breathing. Ciba Foundation 1970, p. 233. London: Churchill 1970

Nolte, D.: Mechanik der Trachea und der Bronchien. Beitr. Klin. Tuberk. **135**, 197 (1967)

Nolte, D., Schlote, C., Ulmer, W.T.: Der Strömungswiderstand der Nase. Arch. klin. exp. Ohr.-, Nas.- u. Kehlk.-Heilk. **188**, 408 (1967)

Nolte, D., Ulmer, W.T.: Der Einfluß kalten Wetters auf die Lungenresistance. Beitr. Klin. Tuberk. **134**, 54 (1966)

Nolte, D., Ulmer, W.T.: Die Strömungswiderstände im normalen Tracheobronchialbaum und bei obstruktiven Atemwegserkrankungen. Beitr. Klin. Tuberk. **136**, 320 (1967)

Oehlig, A.: Über das sogenannte Holzsägerasthma. In: Aktuelle Allergiefragen. Leipzig: Findeisen und Hansen 1961

Olsen, C.R., Colebatch, H.J.H., Mebel, P.E., Nadel, J.A., Staub, N.C.: Motor control of pulmonary airways studied by nerve stimulation. J. appl. Physiol. **20**, 202 (1965)

Orie, N.G.M., Sluiter, H.J.: Bronchitis I. Assen: Royal Vangorcum 1961

Orie, N.G.M., Sluiter, H.J.: Bronchitis II. Assen: Royal Vangorcum 1964

Orie, N.G.M., Sluiter, H.J., de Vries, K., Tammeling, G.J.: Chronische Aspecifieke respiratoire Aandoeningen. Ned. T. Geneesk. **105**, 2136 (1961)

Orr, T.S.C.: Mast Cells and Allergic Asthma. Brit. J. Dis. Chest **67**, 87 (1973)

Orr, T.S.C., Pollard, M.C., Guillian, J., Cox, J.S.G.: Mode of action of disodium cromoglycate, studies on immediate type hypersensitivity reactions using »double sensitisation« with two antigenially distinct reagins. Clin. exp. Immun. **7**, 745 (1970)

Otto, H., Hausser, R.: Zur Pathologie und Klinik der interstitiellen Lungenerkrankungen. Verh. dtsch. Ges. inn. Med. **81**, 3339 (1975)

Otto, H., Orell, S.R., Guettich, R.: Vergleichende Untersuchungen zur Epidemiologie des Lungenemphysems. Prax. Pneumol. **22**, 481 (1968)

Otto, H., Ryder, R.C., Gough, J.: Zur geographischen Pathologie des Lungenemphysems. Verh. dtsch. Ges. Path. **50**, 378 (1966)

Paintal, A.S.: The conduction velocities of respiratory and cardiovascular afferent fibres in the vagus nerve. J. Physiol. (Lond.) **121**, 341 (1953)

Paintal, A.S.: Impulses in vagal afferent fibres from specific pulmonary deflation receptors. Quart. J. exp. Physiol. **40**, 89 (1955)

Paintal, A.S.: Mechanism of stimulation of type J pulmonary receptors. J. Physiol. (Lond.) **203**, 511 (1969)

Paintal, A.S.: The mechanism of excitation of type J receptors, and the J reflex. In: Breathing. Ciba Foundation 1970, p. 59. London: Churchill 1970

Pariente, R., Gouland, Ch., Fagnani: Untersuchung der Häufigkeit und der Prävalenz der chronischen Bronchienerkrankungen im landwirtschaftlichen Sektor. Komm. d. Europ. Gemeinschaften, Dok. 591/75d (1974)

Parker, C.W.: Adrenergic responsiveness in asthma. In: Asthma. Physiology, Immunopharmacology, and Treatment, p. 185. New York: Acad. Press 1973

Parker, C.W., Smith, J.W.: Alterations in cyclic adenosine monophosphate metabolism in human bronchial asthma. I. Leucocyte responsiveness to beta-adrenergic agents. J. clin. Invest. **52**, 48 (1973)

Parker, G.H.: The movement of the swimming plates in stenophores with reference to the theories of ciliary-metachronism. J. exp. Zool. **2**, 407 (1905)

Passey, R.D., Leese, A., Knox, J.C.: Bronchiectasis and metaplasia in the lung of the laboratory rat. J. Path. Bact. **42**, 425 (1936)

Patel, K.R., Kerr, J.W.: The airway-response to phenylephrine after blockade of alpha and beta receptors in extrinsic bronchial asthma. Clin. Allergy **3**, 439 (1973)

Paterson, P.Y.: Infections and immune synergistic factors in tissue injury. Parallels between chronic obstructive respiratory disease and chronic pyelonephritis. Yale J. Biol. Med. **40**, 550 (1968)

Patterson, R.: Laboratory models of reaginic allergy. Progr. Allergy **13**, 332 (1969)

Patterson, R., Mellies, C.J., Kelly, J.F., Harris, K.E.: Airway responses of dogs with ragweed and ascaris hypersensitivity. Chest **65**, 488 (1974)

Patterson, R., Suszko, I.M.: Primate respiratory mast cells. Reactions with ascaris antigen and anti-heavy chain sera. J. Immunol. **106**, 1274 (1971)

Patterson, R., Talbot, C.H., Brandfonbrener, M.: The use of IGE mediated response as a pharmacologic test system; the effect of disodium cromoglycate in respiratory and cutaneous reactions and on the electrocardiograms of rhesus monkeys. Int. Arch. Allergy **41**, 592 (1972)

Pattle, R.E.: Properties, function and origin of the alveolar lining layer. Nature (Lond.) **175**, 1125 (1955)

Patty, F.A.: Industrial hygiene and toxicology, Vol. II. New York-London: John Wiley 1962

Pecora, C.V.: A comparison of tracheal aspiration with other methods of determining the bacterial flora of the lower respiratory tract. New Engl. J. Med. **269**, 664 (1963)

Pecora, D.V., Yegian, D.: Bacteriology of the lower respiratory tract in health and chronic diseases. New Engl. J. Med. **258**, 71 (1958)

Pemberton, J., Goldberg, C.: Air pollution and bronchitis. Brit. med. J. **2**, 567 (1954)

Perps, J.: Immunological mechanisms in allergic diseases of the lungs. J. clin. Path. **21**, Suppl. 2, 127 (1968)

Pham, Q.T., Mur, J.M., Gerard, A., Marquis, P., Sadoul, P.: Prévalence de la bronchite chronique dans différents groupes socioprofessionnels. Respiration **35**, 209 (1978)

Phillipson, E.A., Fishman, N.H., Hickey, R.F., Nadel, J.A.: Effect of differential vagal blockade on ventilatory response to CO_2 in awake dogs. J. appl. Physiol. **34**, 759 (1973)

Policard, A., Charbonnier, J., Collet, A.: Recherches expérimentales sur la capacité dépuration du poumon normal vis-à-vis des poussiers. C. R. Acad. Sci. (Paris) 242, 2432 (1956)

PREDA, N., POPA, V., TECULESCU, D.: Les maladies de l'appareil respiratoire chez les travailleurs de l'industrie textile. Ministerul sanatatii si prevederilor sociale. Editura: Medicala (Bukarest) 1, 64 (1965)

PRINCI, F., GEEVER, E.F.: Prolonged inhalation of cadmium. Arch. industr. Hyg. 1, 651 (1950)

PRINCI, G.F.: A study of industrial exposure to cadmium. J. Ind. Hyg. Toxicol. 39, 315 (1947)

PROCTOR, D.F.: Physiology of the upper airway. In: Handbook of Physiology, p. 335. Washington: Amer. Physiol. Soc. 1964

PRÜGGER, F.: Ein Fall von subletaler, akuter Schwefeldioxydvergiftung und deren Folgeerscheinungen auf die Lungenfunktion. Pneumonologie 150, 97 (1974)

PRYS-ROBERTS, C.: Discussion. In: Breathing. Ciba Foundation 1970, p. 249. London: Churchill 1970

RASCHE, B.: Glucocorticoidwirkung auf Staubphagocytose durch Alveolarmakrophagen. In: Fortschritte der Staublungenforschung. V. Internat. Staublungentagung Münster 1967, S. 167. Dinslaken: Niederrh. Druckerei GmbH 1967a

RASCHE, B.: Eliminationsrate von in Alveolarmakrophagen aufgenommenen Staubteilchen. In: Fortschritte der Staublungenforschung. V. Internat. Staublungentagung Münster 1967, S. 563. Dinslaken: Niederrh. Druckerei GmbH 1967b

RASCHE, B.: Proteaseaktivität und deren Inhibitoren bei Patienten mit chronisch obstruktiver Bronchitis. In: Bericht des Silikose-Forschungsinstitutes der Bergbau-Berufsgenossenschaft Bochum, 1973, S. 47

RASCHE, B.: Untersuchungen über Proteaseinhibitoren bei chronisch obstruktiven Atemwegserkrankungen und α₁-Antitrypsinmangel. In: Beihefte zur Wien. med. Wschr., H. 6, 37 (1974a)

RASCHE, B.: Über die Bedeutung der proteolytischen und antiproteolytischen Aktivität für die Pathogenese der chronisch obstruktiven Bronchitis und des Lungenemphysems (Untersuchungen im Bronchialschleim). Prax. Pneumol. 28, 833 (1974b)

RASCHE, B.: Untersuchungen über sekretorisches IGA im Bronchialschleim von Patienten mit chronisch obstruktiven Atemwegserkrankungen und bei Aglobulinämie. Krankenhausarzt 49, 304 (1976)

RASCHE, B., BAVING, G., ULMER, W.T.: Möglichkeiten zur Beurteilung chronisch obstruktiver Atemwegserkrankungen mit Hilfe von Analysen im Bronchialschleim. Pneumonologie 148, 141 (1973)

RASCHE, B., HOCHSTRASSER, K.: Die Vorstufen der sekretorischen Proteaseinhibitoren und deren Aktivität bei Atemwegserkrankungen. Atemwegs- und Lungenkrankheiten 2, 83 (1976)

RASCHE, B., HOCHSTRASSER, K., MARCIC, I., ULMER, W.T.: Schleimhautspezifische Proteaseinhibitoren im Bronchialschleim bei schwerer chronisch obstruktiver Bronchitis und bei α₁-Antitrypsinmangelsyndrom. Respiration 32, 340 (1975)

RASCHE, B., HOCHSTRASSER, K., MIETENS, C.: Über die Bedeutung des Inter-α-Trypsininhibitors. (Serumkonzentrationen bei Kindern verschiedener Altersstufen). Klin. Wschr. 55, 795 (1977)

RASCHE, B., MARCIC, I.: Langzeituntersuchungen des α₁-Antitrypsingehaltes und der Inhibitorkapazität des Serums bei Patienten mit α₁-Antitrypsindefizit. Pneumonologie 149, 157 (1973)

RASCHE, B., MARCIC, I., ULMER, W.T.: Zusammensetzung des Bronchialschleims bei langzeitig vorbehandelter chronisch obstruktiver Bronchitis und bei unvorbehandelter Bronchitis in Abhängigkeit von der Therapie. Pneumonologie 146, 321 (1972)

RASCHE, B., MARCIC, I., ULMER, W.T.: Über die Wirkung des Proteaseinhibitors Aprotinin auf die Lungenfunktion sowie die inhibitorische Aktivität des Sputums bei Patienten mit chronisch obstruktiver Bronchitis. Arzneimittel-Forsch. 25, 110 (1975)

RASCHE, B., ULMER, W.T.: Untersuchungen über die Herkunft der Alveolar- und Peritonealmakrophagen. Med. thorac. 22, 516 (1965)

RASCHE, B., ULMER, W.T.: Experimentelle Beiträge zur cellulären Lungenreinigung. Klin. Wschr. 44, 841 (1966)

RASCHE, B., ULMER, W.T.: Zur Wirkung des glucocorticoides 9α-Fluor-16α, 17α-isopropylidinprednisolon auf die Phagozytoseleistung von Alveolarmakrophagen in vivo und auf Wachstum, Stoffwechsel und Phagozytoseaktivität permanenter Fibroblastenkulturen. Z. ges. exp. Med. 149, 316 (1969)

RASCHE, B., ULMER, W.T.: Tierexperimentelle Untersuchungen über die Abhängigkeit der cellulären Eliminationsrate im Alveolarraum nach Staubexposition vom Alter der Versuchstiere. Beitr. Silikose-Forsch. 22, 25 (1970)

RASCHE, B., ULMER, W.T.: Über die Möglichkeiten der Inaktivierung der Proteaseaktivität im Sputum bei chronisch obstruktiven Atemwegserkrankungen durch Proteaseinhibitoren. Res. exp. Med. 158, 229 (1972a)

RASCHE, B., ULMER, W.T.: Über den Histamingehalt des Bronchialschleims von Patienten mit chronisch obstruktiven Atemwegserkrankungen. Pneumonologie 147, 1 (1972b)

RATCLIFFE, H.L.: Spontaneous disease of laboratory rats. In: The Rat in Laboratory Investigation, p. 456. Philadelphia: J.B. Lippincott 1942

REBUCK, A.S., REED, J.: Exercise-induced asthma. Lancet 1968 II, 429

REED, C.E.: Abnormal autonomic mechanisms in asthma. J. Allergy 53, 34 (1973)

Regional Lung Function and Closing Volume. Scand. J. resp. Dis. Suppl. 85. Copenhagen: Munksgaard 1974

REICHEK, N., LEWIN, E.B., RHODEN, D.L., WEAVER, R.R., CRUTCHER, J.C.: Antibody responses to bacterial antigens during exacerbations of chronic bronchitis. Amer. Rev. resp. Dis. 101, 238 (1970)

REICHEL, G.: Die Wirkung von Schwefeldioxyd auf den Atemwegswiderstand des Menschen. Verh. dtsch. Ges. Arbeitsmed. 12, 135 (1972)

REICHEL, G.: Auf anorganische Stäube mit geringem oder fehlendem Quarzgehalt zurückgehende Lungenveränderungen. In: Handbuch der inneren Medizin, Bd. 4/1, S. 467. Berlin-Heidelberg-New York: Springer 1976

REICHEL, G., BIEBRICHER, W., BREIDENBACH, F., FELDMANN, A., REESCHUCH, K.: Die Lungenfunktion von staubbelasteten Bergarbeitern. In: Fortschr. d. Staublungen-Forsch. Dinslaken: Niederrh. Druckerei GmbH 1963

REICHEL, G., BREIDENBACH, F.: Die Lungenfunktion von staubbelasteten Bergarbeitern ohne röntgenologische Silikose in Ruhe und bei Belastung. Med. thorac. 19, 92 (1962)

REICHEL, G., FELDMANN, A., REESCHUCH, K., ULMER, W.T.: Die Lungenfunktion in Ruhe und bei Belastung vor und nach der Arbeit unter Tage. Med. thorac. 19, 13 (1962)

REICHEL, G., ULMER, W.T.: Luftverschmutzung und unspezifische Atemwegserkrankungen. Berlin-Heidelberg-New York: Springer 1970a

REICHEL, G., ULMER, W.T.: Luftverschmutzung und unspezifische Atemwegserkrankungen. Ergebnisse epidemiologischer Untersuchungen. I. Mitteilung: Der Untersuchungsort, seine atmosphärische Belastung, die Kollektivauswahl und -beschreibung. Methodik der Untersuchung. Int. Arch. Arbeitsmed. 27, 1 (1970b)

REICHEL, G., ULMER, W.T.: Berufliche Belastung und Häufigkeit unspezifischer Atemwegserkrankungen. II. Mitteilung. Int. Arch. Arbeitsmed. 27, 155 (1970c)

REICHEL, G., ULMER, W.T., BUCKUP, H., STEMPEL, G., WERNER, U.: Die chronisch obstruktiven Atemwegserkrankungen des Bergmannes. Dtsch. med. Wschr. 94, 2375 (1969)

REICHEL, G., ULMER, W.T., IKONOMIDES, S.Z.: Einflüsse der Rauchergewohnheiten auf die Häufigkeit unspezifischer Atemwegserkrankungen. Int. Arch. Arbeitsmed. 27, 49 (1970)

REICHEL, G., ULMER, W.T., ISLAM, M.S.: Untersuchungen zur Lokalisation mechanischer Atemantriebe bei Ventilationsstörungen. Verh. dtsch. Ges. inn. Med. 74, 199 (1968)

REID, D.D.: The international background to studies of chronicspecific lung disease in children. In: Bronchitis III. Assen: Royal Vangorcum 1970

REID, D.D., FAIRBAIRN, A.S. : The natural history of chronic bronchitis. Lancet 1958 I, 1147

REID, L.: An experimental study of hypersecretion of mucus in the bronchial tree. Brit. J. exp. Path. 44, 437 (1963)

REID, L.: The bronchial mucous glands and their acid glycoproteins. Progr. Resp. Res. 6, 29 (1971)

REID, L.: Bronchial epithelium in disease. Sci. Basis Med. 1973, p. 112

REIFENRATH, R.: Chemical analysis of the lung alveolar surfactant obtained by alveolar micropuncture. Resp. Physiol. 19, 35 (1973)

REIFENRATH, R., ZIMMERMANN, I.: Blood plasma contamination of the lung alveolar surfactant obtained by various sampling techniques. Resp. Physiol. 18, 238 (1973a)

REIFENRATH, R., ZIMMERMANN, I.: Surface tension properties of lung alveolar surfactant obtained by alveolar micropuncture. Resp. Physiol. 19, 369 (1973b)

REISNER, M.T.R.: Vergleichsmessungen mit gravimetrischen Feinstaub-Probenahmegeräten. In: Ergebnisse von Untersuchungen auf dem Gebiet der Staub- und Silikosebekämpfung im Steinkohlenbergbau, S. 11. Essen: Glückauf Verlag 1973

RESSL, J., CERNY, L., JANDOVA, R., NIKODYMOVA, L.: Obstruction of small airways in patients after acute myocardial infarction. Lung 154, 65 (1976)

REYNOLDS, H.Y., NEWBALL, H.H.: Fluid and cellular milieu of the human respiratory tract. In: Immunologic and Infectious Reactions in the Lung. New York-Basel: M. Dekker 1976

RILEY, J.F., WEST, G.B.: Histamine liberation in the rat and mouse. Arch. int. Pharmacodyn. 102, 304 (1955)

RITZERFELD, W.: Antibakterielle Therapie aus bakteriologischer Sicht. Chronische Bronchitis, S. 321. Bad Ems: Symposium 1968

RITZERFELD, W.: Die pathogene Bedeutung von Bakterien für chronische respiratorische Infekte. Therapiewoche 25, 6729 (1975)

ROELFSEMA, J.: Chronische aspecifieke respiratoire Aandoeningen (CARA) bij Recruten. Groningen: Dissertation 1966

ROSE, B., PHILLS, J.A.: The immune reaction in pulmonary disease. Arch. environm. Hlth 14, 97 (1967)

ROSS, C.A.C., MCMICHAEL, S., EADIE, M.B., LEES, A.W., MURRAY, E.A., PINKERTON, I.: Infective agents and chronic bronchitis. Thorax 21, 461 (1966)

ROTH, I.: Der Acetylcholintest in der arbeitsmedizinischen Tauglichkeitsbeurteilung von Bergleuten. Z. ges. Hyg. 21, 636 (1975)

ROUSSEL, P., DEGAND, P., LAMBLIN, G., LAINE, A., LAFITTE, J.J.: Biochemical definition of human tracheobronchial mucus. Lung 154, 241 (1978)

Royal College of Physicians: Air pollution and health. London: Pitman Medical and Scientific Publ. Co. Ltd. 1970

SARVAN, B.: Über die protektive Wirkung eines neuartigen Hustenmittels im Acetylcholin-Hustentest. Med. Klin. 37, 1142 (1962)

SARVAN, B., DEBELIC, M.: Bronchomotorische Reagibilität bei chronisch obstruktiven Atemwegserkrankungen. Med. Klin. 66, 1798 (1971)

SCHADEWALDT, H.: Zur Geschichte der experimentellen Anaphylaxie. Dtsch. med. Wschr. 85, 1987 (1960)

SCHERRER, M.: Die Lungenfunktionsstörung beim akuten Anfall von Asthma bronchiale. Schweiz. med. Wschr. 96, 935 (1966)

SCHIMMEL, H., MURAWSKI, T.J.: The relation of air pollution to mortality. Chapel Hill Symposium 1975. J. occ. Med. 18, 316 (1976)

SCHMAL, K.: Klinik der Zinknebelvergiftung. Pneumonologie 150, 161 (1974)

SCHMID, K.O.: Zur Pathologie der Spätfolgen nach Inhalation nitroser Gase. Pneumonologie 150, 133 (1974)

SCHMIDT, O.P., GÜNTHNER, W., BOTTKE, H.: Das bronchitische Syndrom. München: Lehmanns 1965

SCHWERGLER, H.: Luftreinhaltung in München. Staub 27, 429 (1967)

SELLICK, H., WIDDICOMBE, J.G.: The activity of lung irritant receptors during pneumothorax, hyperpnoea and pulmonary vascular congestion. J. Physiol. (Lond.) 203, 359 (1969)

SELLICK, H., WIDDICOMBE, J.G.: Vagal deflation and inflation reflexes mediated by lung irritant receptors. Quart. J. exp. Physiol. 55, 153 (1970)

SELLICK, H., WIDDICOMBE, J.G.: Stimulation of lung irritant receptors by cigarette smoke, carbon dust, and histamine aerosol. J. appl. Physiol. 31, 71 (1971)

SELYE, H.: The mast cells, p. 161. Washington: Butterworths 1962

SEVERINGHAUS, J.W., SWENSON, E.W., FINLEY, T.N.,

Lategola, M.T., Williams, J.: Unilateral hyperventilation produced in dogs by occluding one pulmonary artery. J. appl. Physiol. **16**, 53 (1961)

Sheard, P.: The effect of prostaglandin E_1 on isolated human bronchial muscle. J. Pharm. Pharmacol. **20**, 232 (1968)

Shy, C.M., Hasselblad, V., Finklea, J.F., Burton, R.M., Pravda, M., Chapman, R.S., Cohen, A.A.: Ventilatory function in school children: 1970–1971 New York Studies. In: A report from Chess, 1970–1971, p. 5.109. Washington: U.S. Government Printing Office 1974b

Shy, C.M., Nelson, C.J., Benson, F.B., Riggan, W.B., Newill, V.A., Chapman, R.S.: Ventilatory function in school children: 1967–1968 testing in Cincinnati Neighbourhoods. In: A report from Chess, 1970–1971, p. 6.3. Washington: U.S. Government Printing Office 1974a

Siegler, D.I.M., Citron, K.M.: Serum and parotid salivary IGA in chronic bronchitis and asthma. Thorax **29**, 313 (1974)

Siehoff, F., Worth, G., Gasthaus, L.: Neuere Ergebnisse atemphysiologischer Untersuchungen von Kohlebergarbeitern unter Berücksichtigung von Silikose, Bronchitis und Emphysem. Arch. Gewerbepath. Gewerbehyg. **18**, 358 (1961)

Simon, H., Felix, R., Ferlinz, R., Stadeler, H.J., Fricke, G., Esser, H., Winkler, C.: Untersuchungen über Zusammenhänge zwischen Hämodynamik des kleinen Kreislaufes und computerszintigraphischem Befund. Pneumonologie **150**, 240 (1971)

Simonsson, B.G.: Discussion comment. In: Bronchitis III, p. 237. Assen: Royal Vangorcum 1970

Simonsson, B.G.: Reflex control of airways calibre. Bull. Physio-path. resp. **8**, 439 (1972)

Simonsson, B.G., Andersson, R., Bergh, N.P., Skoogh, B.E., Svedmyr, N.: In vivo and in vitro studies of pharmacological effects on different receptors regulating bronchial tone in man. In: Bronchitis III, S. 334. Assen: Royal Vangorcum 1970

Simonsson, B.G., Jacobs, F.M., Nadel, J.A.: Role of autonomic nervous system and the cough reflex in the increased responsiveness of airways in patients with obstructive airway disease. J. clin. Invest. **46**, 1812 (1967)

Simonsson, B.G., Skoogh, B.E., Bergh, N.P., Andersson, R., Svedmyr, N.: In vivo and in vitro effect of Bradykinin on bronchial motor tone in normal subjects and patients with airways obstruction. Respiration **30**, 378 (1973)

Simonsson, B.G., Svedmyr, N., Skoogh, B.E.: In vivo and in vitro studies on α-receptors in human airways. Scand. J. Resp. Dis. **53**, 227 (1972)

Skepiyan, N.A., Ivanova, T.A.: Das Acetylcholin in der Diagnose der berufsbedingten Lungenerkrankungen. Gigiena truda **4**, 46 (1968)

Sly, R.M., Heimlich, E.M., Busser, R.J., Strick, L.: Exercise induced bronchospasm. Effect of adrenergic or cholinergic blockade. J. Allergy **40**, 43 (1967)

Sobol, B.J.: Some cautions in the use of routine spirometry. Arch. intern. Med. **118**, 335 (1966)

Sommerville, R.G.: Respiratory syncytial virus in acute exacerbations of chronic bronchitis. Lancet **1963 II**, 1247

Spear, R.K., Walker, P.D., Lampton, L.M.: Tracheal obstruction associated with a fungus ball. A case of primary tracheal canddiasis. Chest **70**, 662 (1976)

Stanescu, D.C., Teculescu, D.B.: Exercise and cough-induced asthma, Respiration **27**, 377 (1970)

Stark, J.E., Heath, R.B., Curwen, M.P.: Infections with influenza and parainfluenza viruses in chronic bronchitis. Thorax **20**, 124 (1965)

Statistik der Ortskrankenkassen: Krankheitsarten – Krankheitsursachen und Todesursachen. Bad Godesberg: Bundesverband der Ortskrankenkassen 1962

Stempel, G.: Reaktionen des Bronchialsystems auf Acetylcholinaerosol und ihre Beziehungen zur Staubexposition, zum Rauchen und zu unspezifischen Atemwegserkrankungen. Münster: Dissertation 1971

Stenhouse, A.C.: Rhinovirus infection in acute exacerbations of chronic bronchitis: A controlled prospective study. Brit. med. J. **3**, 461 (1967)

Stenhouse, A.C.: Viral antibody levels in clinical status in acute exacerbations of chronic bronchitis: A controlled prospective survey. Brit. med. J. **3**, 287 (1968)

Storey, P.B., Morgan, W.K.C., Diaz, A.J., Klaff, J.L., Spicer, W.S.: Chronic obstructive airway disease: Bacterial and cellular content of the sputum. Amer. Rev. resp. Dis. **90**, 720 (1964)

Strawbridge, H.T.G.: Chronic pulmonary emphysema (an experimental study). III. Experimental pulmonary emphysema. Amer. J. Path. **37**, 391 (1960)

Strecker, F.J.: Tissue-reactions in rat lungs after dust inhalations with special regard to the bronchial dust elimination, and to dust penetration in to the lung interstices and to the lymphatic nodules. In: Inhaled Particles and Vapours. Oxford-New York: Pergamon Press 1965

Stuart-Harris, C.H.: Viruses as causal and cytopathic agents in chronic bronchitis. Assen: Royal Vangorcum 1961

Stuart-Harris, C.H., Pownall, M., Scothorne, C.M., Franks, Z.: The factor of infection in chronic bronchitis. Quart. J. Med. **22**, 121 (1953)

Stuart-Harris, C.M., Hanley, T.: Chronic bronchitis, emphysema and cor pulmonale. Bristol: J. Wright 1957

Sturgess, J., Palfrey, A., Reid, L.: Viscosity of bronchial secretion. Clin. Sci. **38**, 145 (1970)

Sweatman, W.J.F., Collier, H.O.J.: Effects of prostaglandine on human bronchial muscle. Nature (Lond.) **217**, 69 (1968)

Szabó, S., Rasche, B., Iazigian, A., Mody, E., Lapohos, E.: Immuno-chemische Untersuchung der Antikörper in der Bronchial-Sekretion. Fiziologia **6**, 513 (1973a)

Szabó, S., Rasche, B., Mody, E.: Untersuchungen über die serologische Aktivität der Immunglobuline des Bronchialschleims bei chronisch obstruktiven Atemwegserkrankungen. Pneumonologie **149**, 1 (1973b)

Szentivanyi, A.: The β-adrenergic theory of the atopic abnormality in bronchial asthma. J. Allergy **42**, 203 (1968)

Takagi, Y., Irwin, J.V., Bosma, J.F.: Effect of electrical stimulation of the pharyngeal wall on respiratory action. J. appl. Physiol. **21**, 454 (1966)

Tammeling, G.J., Sluiter, H.J., Hilvering, Ch., Berg, W. Ch.: Transpulmonary pressure at full inspiration and dynamics of the airways in patients with obstructive lung disease. In: Bronchitis III, p.259. Assen: Royal Vangorcum 1970

TESKE, W.: Die Rolle der Schwefelverbindungen in der Luftreinhaltung. Staub **28**, 526 (1968)

THOMAN, R.L., STOKER, G.L., ROSS, J.C.: The efficiency of pursed lips breathing in patients with chronic obstructive pulmonary disease. Amer. Rev. resp. Dis. **93**, 100 (1966)

THOMAS, D., STEIN, M., TANABE, G., REGE, V., WESSLER, ST.: Mechanism of bronchoconstriction produced by thromboembolie in dogs. Amer. J. Physiol. **206**, 1207 (1964)

THOMAS, R.G.: Influence of aerosol properties upon gross distribution and excretion. Hlth Phys. **10**, 1013 (1964)

THURLBECK, W.M.: Chronic airflow obstruction in lung disease. Philadelphia-London-Toronto: W.B. Saunders 1976

THURLBECK, W.M., RYDER, R.C., STERNBY, N.: A comparative study of the severity of emphysema in necropsy populations in three different countries. Amer. Rev. resp. Dis. **109**, 239 (1974)

TIFFENEAU, R.: L'hyperexcitabilité acétylcholinique du poumon. Presse méd. **63**, 227 (1955)

TIFFENEAU, R.: Examen pulmonaire de l'asthmatique. Déductions diagnostiques, prognostiques et thérapeutiques. Paris: Masson 1957

TIFFENEAU, R.: Pharmacodynamic du poumon asthmatique. Pathol. Biol. Sem. Hop. **6**, 421 (1958)

TIFFENEAU, R., DRUTEL, P.: Les aérosols d'acetylcholine dans l'exploration functionelle des poumons. Poumon **5**, 385 (1965)

TOCKMAN, M., MENKES, H., COHEN, B., PERMUTT, S., BENJAMIN, J., BALL, W.C., JR., TONASCIA, J.: A comparison of pulmonary function in male smokers and nonsmokers. Amer. Rev. resp. Dis. **114**, 711 (1976)

TOMORI, Z.: Pleural, tracheal and abdominal pressure variations in defensive and pathologic reflexes of the respiratory tract. Physiol. bohemoslov. **14**, 84 (1965)

TOMORI, Z., WIDDICOMBE, J.G.: Muscular, bronchomotor and cardiovascular reflexes elicited by mechanical stimulation of the respiratory tract. J. Physiol. (Lond.) **200**, 25 (1969)

TSUCHIYA, K.: Proteinuria of workers exposed to cadmium fumes. The relation to concentration in the working environment. Arch. environm. Hlth **14**, 876 (1967)

ULMER, W.T.: Funktionsstörungen der Lunge und ihre Analyse. Beitr. Silikoseforsch., Sbd.: Grundfragen aus der Silikoseforsch. **4**, 345 (1960)

ULMER, W.T.: Staubbelastung und Lungenfunktion. In: Fortschritte der Staublungenforsch. IV. Internat. Staublungentagung Münster 1962, S.275. Dinslaken: Niederrhein. Druckerei GmbH 1963

ULMER, W.T.: Unspezifische chemisch-physikalische Reize als Ursache von Asthmaanfällen. Schweiz. med. Wschr. **96**, 941 (1966)

ULMER, W.T.: The relationship between dust exposure and chronic bronchitis and emphysema. In: Pneumoconiosis, p.328. London-New York-Toronto: Cape Town Oxford University Press 1970

ULMER, W.T.: Inhalative Noxen: Schwefeldioxyd. Pneumonologie **150**, 83 (1974a)

ULMER, W.T.: Pathophysiologie der Lungenkrankheiten. Röntgen-Berichte **3**, 1 (1974b)

ULMER, W.T.: Die Atemnot. Hippokrates (Stuttg.) **46**, 515 (1975a)

ULMER, W.T.: Pathophysiologische Grundlagen obstruktiver Atemwegserkrankungen. Dtsch. med. Wschr. **100**, 1575 (1975b)

ULMER, W.T.: Lungenerkrankungen durch anorganische Stäube. Verh. dtsch. Ges. inn. Med. **81**, 414 (1975)

ULMER, W.T.: Prognose der Pneumokoniosen. In: 12. Internat. Kongreß für Lebensversicherungsmedizin München, S.155. Karlsruhe: Versicherungswirtschaft e.V. 1976

ULMER, W.T.: Pneumokoniosen und Lungenfunktionen: In: Handbuch der inneren Medizin, Bd. 4/1, S.599. Berlin-Heidelberg-New York: Springer 1976

ULMER, W.T.: Wirkung von SO_2 in der Atemluft. VGB Kraftwerktechnik **8**, 545 (1977)

ULMER, W.T., BERGES, G.: Klinische Erfahrungen mit Beclometason-Dosieraerosol bei Patienten mit obstruktiver Atemwegserkrankung. Arzneimittel-Forsch. **26**, 2218 (1976)

ULMER, W.T., DORSCH, J., IRAVANI, J., SCHÜLER, K.-G., STEMPEL, G., VASTAG, E.: Anticholinergika als Bronchodilatatoren. Arzneimittel-Forsch. **23**, 468 (1973)

ULMER, W.T., HÖLTING, G.: Obstruktive Atemwegserkrankung bei Patienten mit und ohne Anthrakosilikose: Ein Vergleich. Beitr. Silikose-Forsch. **27**, 21 (1975)

ULMER, W.T., ISLAM, M.S.: Die Acetylcholinempfindlichkeit des Bronchialbaumes. Respiration **31**, 137 (1974)

ULMER, W.T., ISLAM, M.S., BAKRAN, I., JR.: Untersuchungen zur Ursache der Atemwegsobstruktion und des überempfindlichen Bronchialsystems. Dtsch. med. Wschr. **96**, 1759 (1971)

ULMER, W.T., ISLAM, M.S., ZIMMERMANN, I.: Das überempfindliche Bronchialsystem. Med. Klin. **72**, 1049 (1977)

ULMER, W.T., KOWALSKI, J., ISLAM, M.S., BUGALHO DE ALMEIDA, A.A.: Klinik und Diagnostik der akuten Lungenembolie. Verh. dtsch. Ges. inn. Med. **84**, 298 (1978)

ULMER, W.T., REICHEL, G.: Pathophysiologie der Anthrakosilikose. Dtsch. med. Wschr. **89**, 1333 (1964)

ULMER, W.T., REICHEL, G.: Zur Epidemiologie der chronischen Bronchitis und deren Zusammenhang mit der Luftverschmutzung. Dtsch. med. Wschr. **95**, 2549 (1970a)

ULMER, W.T., REICHEL, G.: Der Einfluß von Alter, Geschlecht und Gewicht auf die Häufigkeit unspezifischer Atemwegserkrankungen. Int. Arch. Arbeitsmed. **27**, 27 (1970b)

ULMER, W.T., REICHEL, G.: Epidemiological problems of coal workers' bronchitis in comparison with the general population. In: Coal Workers' Pneumoconiosis, p.211. New York: Acad. Sci. 1972

ULMER, W.T., REICHEL, G.: Die Pneumokoniosen. Handbuch der inneren Medizin, Bd. IV/1. Berlin-Heidelberg-New York: Springer 1976

ULMER, W.T., REICHEL, G., CZEIKE, A., LEUSCHNER, A.: Regionale Häufigkeit unspezifischer Atemwegserkrankungen. Int. Arch. Arbeitsmed. **27**, 73 (1970)

ULMER, W.T., REICHEL, G., NOLTE, D.: Die Lungenfunktion. Physiologie und Pathophysiologie. Methodik. 2. überarb. und erw. Aufl. Stuttgart: Thieme 1976

ULMER, W.T., REICHEL, G., ROESKE, G., FELDMANN, A., HEIDEMANN, H.G., LÖBERMANN, K.H., GEISLER, H.: Klinische und funktionsanalytische Untersuchungen bei Bergleuten mit und ohne Silikose im Vergleich zu nichtstaubexponierten Arbeitern. Int. Arch. Gewerbepath. Gewerbehyg. **23**, 32 (1967)

ULMER, W.T., REICHEL, G., WERNER, U.: Die chronisch obstruktive Bronchitis des Bergmannes. Int. Arch. Gewerbepath. Gewerbehyg. **25**, 75 (1968)

ULMER, W.T., REIF, E.: Epidemiologische Untersuchungen zur klinischen Bedeutung des chronisch obstruktiven Lungenemphysems. Beitr. Klin. Tuberk. **133**, 180 (1966)

VALENTIN, H.: Diskussionsbemerkung. Beitr. Silikoseforsch., Sbd.: Grundfragen der Silikoseforschung **6**, 410 (1965)

VALENTIN, H., VENRATH, H., SPORK, E.: Hat die chronische Staubbelastung einen Einfluß auf die Lungenfunktion? Wien. Z. inn. Med. **9**, 33 (1960)

VAN DER LENDE, R.: Epidemiology of chronic non-specific lung disease (chronic bronchitis). Assen: Royal Vangorcum 1969

VAN DER LENDE, R., DE KROON, J.P.M., VAN DER MEULEN, G.G., TAMMELING, G.J., VISSER, B.F., DE VRIES, K., ORIE, N.G.M.: Possible indicators of endogenous factors in the development of CNSLD, p. 52. Assen: Royal Vangorcum 1970

VAN DER LENDE, R., TERBRUGGE, R., DE KROON, J.P.M., SLUITER, H.J., TAMMELING, G.J., DE VRIES, K., ORIE, N.G.M.: Opzet van een epidemiologisch onderzoek. T. soc. Geneesk. **44**, 148 (1966)

VAN DER ZWAN, J.C.: Bronchial obstructive reactions and Haemophilus influenzae. Groningen: Proefschrift 1976

VARGHA, G.: Eine neue, auf die bronchiale Schleimdrüsenhyperplasie gegründete Entstehungstheorie für das obstruktive Lungenemphysem. Progr. Resp. Res. **6**, 467 (1971)

VASSALLO, C.L., ZAWADZKI, Z.A., SIMONS, J.R.: Recurrent respiratory infections in a family with immunoglobulin A deficiency. Amer. Rev. resp. Dis. **101**, 245 (1970)

VERWORN, M.: Studien zur Physiologie der Flimmerbewegung. Pflügers Arch. ges. Physiol. **48**, 149 (1890)

VOIGT, E., BRAUN, U., SCHORER, R.: Closing volume und ventilatorische Verteilungsstörungen. Anaesthesist **25**, 112 (1976)

VOISIN, C., VIVIER, E., AERTS, C., PETITPREZ, A., WATTEL, F.: Etude de la phagocytose du virus grippal par les macrophages alvéolares de cobaye. Ann. Inst. Pasteur Lille, **16**, 1 (1965)

WALKENHORST, W.: Physikalische Eigenschaften von Stäuben sowie Grundlagen der Staubmessung und Staubbekämpfung. In: Handbuch der inneren Medizin, Bd. IV/1, S. 11. Berlin-Heidelberg-New York: Springer 1976

WARSCHAUER, D., GOLDSTEIN, E., AKERS, TH., LIPPERT, W., KIM, M.: Effect of influenca viral infection on the ingestion and killing of bacteria by alveolar macrophages. Amer. Rev. resp. Dis. **115**, 269 (1977)

WEIBEL, E.R.: Morphometry of the human lung. Berlin-Göttingen-Heidelberg: Springer 1963

WEISZER, I., PATTERSON, R., BRUZANSKY, J.J.: Ascaris hypersensitivity in the rhesus monkey. I. A model for the study of immediate type hypersensitivity in the primate. J. Allergy **91**, 14 (1968)

WELLER, W.: Luftverschmutzung: tierexperimentelle Ergebnisse. Prax. Pneumol. **29**, 399 (1975)

WELLER, W.: Grundlagen der tierexperimentellen Pneumokonioseforschung. In: Handbuch der inneren Medizin, Bd. IV/1, S. 649. Berlin-Heidelberg-New York: Springer 1976

WERNER, M., FUHRMANN, H.: Quantitative Untersuchungen zum Acetylcholin-Bronchospasmus. Int. Arch. Allergy **22**, 150 (1963)

WHITTERIDGE, D.: Multiple Embolism of the lung and rapid shallow breathing. Physiol. Rev. **30**, 475 (1950)

WIDDICOMBE, J.G.: Receptors in the trachea and bronchi of the cat. J. Physiol. (Lond.) **123**, 71 (1954a)

WIDDICOMBE, J.G.: The site of pulmonary stretch receptors in the cat. J. Physiol. (Lond.) **125**, 336 (1954b)

WIDDICOMBE, J.G.: Respiratory reflexes in man and other mammalian species. Clin. Sci. **21**, 163 (1961)

WIDDICOMBE, J.G.: Respiratory reflexes. Respiration **I**, 585 (1964)

WIDDICOMBE, J.G.: Reflexes from the lungs and the respiratory tract. Acta physiol. pol. **3**, 27 (1971)

WIDDICOMBE, J.G.: The initiation of action potentials in epithelial receptors of the respiratory tract. Rheinisch-Westfälische Akademie der Wissenschaften **53**, 37 (1975a)

WIDDICOMBE, J.G.: Reflex control of airways smooth muscle. Postgrad. med. J. **51**, 36 (1975b)

WIDDICOMBE, J.G.: Modes of excitation of respiratory tract receptors. In: Progr. Brain Res. **43**, 243 (1976)

WIDDICOMBE, J.G., NADEL, J.A.: Reflex effect of lung inflation on tracheal volume. J. appl. Physiol. **18**, 681 (1963a)

WIDDICOMBE, J.G., NADEL, J.A.: Reflex effects of lung inflation on tracheal volume. J. appl. Physiol. **18**, 863 (1963b)

WIDDICOMBE, J.G., STERLING, G.M.: The autonomic nervous system an breathing. Arch. intern. Med. **126**, 311 (1970)

WINDEBANK, W.J., BOYD, G., MORAN, F.: Pulmonary thromboembolism presenting as asthma. Brit. med. J. **1**, 90 (1973)

WOOLCOCK, A.J., VINCENT, N.J., MACKLEM, P.T.: Frequency dependence of compliance as a test for obstruction in the small airways. J. clin. Invest. **48**, 1097 (1968)

WORTH, G.: Die Lungenfunktion bei der Silikose. Beitr. Silikoseforsch., Sdb.: Grundfragen der Silikoseforschung **4**, 361 (1960)

WORTH, G.: Die »Staublunge« des Kohlenbergarbeiters. Dtsch. med. Wschr. **6**, 221 (1960)

WORTH, G., GASTHAUS, L., MUYSERS, K., SIEHOFF, F.: Neuere Ergebnisse atemphysiologischer Untersuchungen von Kohlenbergarbeitern unter Berücksichtigung von Silikose, Bronchitis und Emphysem. III. Mitteilung. Alveolararterielle Sauerstoff- und Kohlensäuredruckdifferenzen. Arch. Gewerbepath. Gewerbehyg. **18**, 581 (1961)

WORTH, G., GASTHAUS, L., MUYSERS, K., SIEHOFF, F.: Zur Klinik der »Frühsilikose«. Beitr. Silikose-Forsch. **83**, 1 (1964)

Worth, G., Muysers, K., Smidt, U.: Lung function in iron-workers. Respiration **26**, 225 (1969)

Zimmermann, I., Curschmann, P., Kowalski, J., Ulmer, W.T.: Fatigue of airway obstruction during long-term exposure to allergen aerosol. Res. exp. Med. **171**, 219 (1977)

Zimmermann, I., Curschmann, P., Kowalski, J., Ulmer, W.T.: Therapeutical influence of vagus blokkade on antigen induced airway obstruction. Respiration **37**, 1 (1979)

Zimmermann, I., Curschmann, P., Ulmer, W.T.: The effect of sympathomimetics and antocholinergics on antigeninduced airway obstruction. Arzneim.-Forsch. **28**, 2256 (1978)

Zimmermann, I., Islam, M.S., Lanser, K., Ulmer, W.T.: Antigen induced airway obstruction and the influence of vagus blockade. Respiration **33**, 95 (1976a)

Zimmermann, I., Islam, M.S., Ulmer, W.T.: Effect of ascaris extract applied intravenously, on segment bronchus and the influence of ipsilateral vagus blokkade. Respiration **33**, 270 (1976b)

Zimmermann, I., Islam, M.S., Ulmer, W.T.: Effect of unilateral vagus blockade on antigen induced airway obstruction. Respiration **33**, 359 (1976c)

Zimmermann, I., Kowalski, J., Curschmann, P., Ulmer, W.T.: Reaction following allergen inhalation via mouth and via tracheal tube on dogs. Lung **154**, 41 (1976d)

Zimmermann, I., Ulmer, W.T.: Antigen induced hypersensitivity of the bronchial system and the influence of disodium cromoglycate. Pneumology **153**, 95 (1976)

Zimmermann, I., Ulmer, W.T.: Effect of unilateral vagus blockade on allergen induced airway obstruction (Results of short and long-term experiments). Respiration **34**, 69 (1977a)

Zimmermann, I., Ulmer, W.T.: Antigen-induzierte Atemwegsobstruktion und Empfindlichkeitssteigerung der Bronchomotorik. Respiration **34**, 141 (1977b)

Zimmermann, I., Ulmer, W.T.: Optimale Bronchodilatation durch Dosiserhöhung der Atropinkomponente? Prax. Pneumol. **31**, 603 (1977c)

Zimmermann, I., Ulmer, W.T.: Influence of low concentrations of allergens on bronchial system. Respiration **35**, 87 (1978)

Zimmermann, I., Walkenhorst, W., Ulmer, W.T.: The location of sensoric bronchoconstricting receptors in the upper airways. Res. exp. Med. (1979 im Druck)

Zuiderweg, A.: Over het voorkomen van asthma (CARA) in een huispractijk in Zuid-Oost Groningen. Groningen: Dissertation 1962

Allergische Atemwegsobstruktion (Allergisches – extrinsic – Asthma bronchiale)

Erich Fuchs *

Mit 22 Abbildungen und 19 Tabellen

A. Vorbemerkung

Definition und Abgrenzung

Nach Bildung allergenspezifischer Antikörper vom Typ des Immunglobulin E (seltener des Immunglobulin G) führt die inhalative, re-expositionelle Allergeninvasion zu einer allergischen Entzündung des Bronchialsystems. Während es hierdurch an den großen und mittleren Bronchien zu nur geringfügiger Beeinträchtigung der Atmung kommt, entsteht an den kleineren Bronchien (Bronchiolen) eine Einengung des Lumens, die erschwertes Atmen ($\overset{\circ}{\alpha}\sigma\vartheta\mu\alpha$), oder funktionell ausgedrückt, eine obstruktive Ventilationsstörung zur Folge hat. Der Vorgang ist reversibel und wiederholt sich bei jedem erneuten überschwelligen Kontakt mit dem auslösenden Allergen. Die reversible obstruktive Ventilationsstörung stellt als »asthmatische Dyspnoe« das einzige und obligate Zentralsymptom des klinischen Krankheitsbegriffs Asthma bronchiale oder präziser des Bronchiolenasthma (HANSEN, 1957) dar. Alle anderen Symptome des Asthma bronchiale sind fakultativer Art und betreffen Verlaufsart und -dauer, Ausprägungstärke und Neigung zu paroxystischem Anfallsgeschehen, die Kombination mit Äquivalenten u.a.m. – Fakultativ ist aber nicht nur die Vielfalt der symptomatologischen Varianten, sondern auch die Pathogenese des Asthma bronchiale. Sie ist keineswegs auf die allergische

Entstehungsweise beschränkt – wenngleich auch die häufigste, besonders in jüngerem Lebensalter. Es gibt eine Anzahl anderer asthmogener Reize, die auf den Atemtrakt treffen und eine »asthmatische Dyspnoe« hervorrufen können. Ferner können hämodynamisch bedingte Kreislaufstörungen, vor allem Linksherzinsuffizienz zu einer reversiblen Bronchiolenobstruktion führen (s. Kapitel ULMER, S. 457), des weiteren bakterielle Entzündungen der tieferen Bronchialabschnitte u.a.m. Hinzu kommt, worauf besonders schon RACKEMANN (1931) anhand von Längsschnittuntersuchungen und Verlaufsbeobachtungen immer wieder aufmerksam gemacht hat, daß der primären Pathogenese sich im Verlauf der Krankheit eine weitere oder sogar eine dritte hinzugesellen kann, die miteinander in Konkurrenz treten, – derartig, daß z.B. ein primäres »Extrinsic-Asthma« in ein »Intrinsic-Asthma« übergeht (s. später), oder daß z.B. eine psychogene Verselbständigung so die Überhand gewinnt, daß die primäre Entstehungsweise für den weiteren Krankheitsverlauf völlig an Bedeutung verliert.

Die Vielfalt ätiologischer Anlässe und die Buntheit, ja »Launenhaftigkeit« (BRAY, 1937) des individuellen Krankheitsgeschehens, seine Wandelbarkeit, die aus einer anfänglich paroxystischen Atemnot ein chronisches Dauerasthma, aus einem Periodenasthma eine anfallsfreie Form, aus einem »catarrhe sec« eine hypersekretorische, spastische Bronchitis werden läßt, haben in Ver-

* Herrn Professor Dr. med. W. Gronemeyer, Wiesbaden, und Herrn Professor Dr. med. F. Grosse-Brockhoff, Düsseldorf, in Dankbarkeit

bindung mit dem Bedeutungswechsel und der Plurivalenz der Pathogenese dazu geführt, daß es nach wie vor an einer eindeutigen Begriffsbestimmung mangelt. Der Streit der Meinungen über die Frage »was ist Asthma?« (s. z.B. auch die resignierende Antwort von Noelpp u. Noelpp-Eschenhagen, 1956) hat je nach Standpunkt, Art und Vermögen des Untersuchers eine äußerst unterschiedliche Beantwortung erfahren, deren Skala – um nur einige Anschauungen hier zu nennen – von der Reflex- bzw. Organneurose über einen »Spaltungsvorgang in der psychosomatischen Einheit Mensch« (Mitscherlich, 1950), vom ausschließlichen Anfallsleiden auf hereditär-allergischer Grundlage (Heymer u. Hoffmann, 1961) bis hin zur komplexen Einbeziehung in ein universelles »bronchitisches Syndrom« (Schmidt et al., 1967) reicht. Swineford (1965) hat aufgrund einer kritischen Analyse der Definitionen von zehn Experten sowie der »American Thoracic Society« versucht, eine eigene »umfassende« Begriffsbestimmung zu formulieren: »Asthma ist eine Art von Lungenversagen, bei der das Giemen (»wheezing«) das einzige konstante klinische Unterscheidungsmerkmal darstellt. Asthma ist keine Krankheitseinheit. Es ist ein komplexes Syndrom, das leicht oder schwer, akut oder chronisch, saisonal oder ganzjährig, mono- oder multikausal, mit oder ohne Komplikationen, als begleitendes oder selbständiges Symptom, reversibel oder irreversibel auftreten kann«.

Berman (1971) definiert »extrinsic asthma« in ähnlicher Weise und spricht von einer »obstruktiven Bronchitis allergischer Ursache«, die durch anfallsartige, spastische Perioden von Atemnot und Husten sowie durch »wheezing« und durch eine zumeist erfolgreiche Beeinflußbarkeit durch Sympathikomimetika gekennzeichnet ist. – Das Asthma bronchiale ist weder in seinem Erscheinungsbild und Verlauf noch in seiner Ätiopathogenese eine Einheit. Eine gültige Definition des Asthmabegriffes ist zur Zeit nicht möglich. Zu dem gleichen Ergebnis gelangten die Bemühungen einer englischen Forschergruppe (Fletcher et al., 1971).

Um diesem Dilemma zu entgehen, halten wir (Gronemeyer u. Fuchs, 1967) zusammen mit Werner (1965) vom klinischen Standpunkt aus eine Unterscheidung zwischen Asthma bronchiale als »eigentliche Krankheit« und »Asthma bronchiale als Syndrom« in sachlicher wie begrifflicher Hinsicht für zweckmäßig, um in der täglichen Praxis diagnostischen Fehlbeurteilungen und Therapieversäumnissen rechtzeitig zu begegnen.

Asthma als Syndrom tritt stets nur als Begleiterscheinung einer andersartigen Grunderkrankung der Bronchien, der Lunge oder des Herzens auf – sog. symptomatisches Asthma –, zum Beispiel bei Linksherzinsuffizienz, Bronchialkarzinom, Sarkoidose, Lungentuberkulose, um nur einige zu nennen, wobei neben der Symptomatik des kausalen Krankheitsbildes unterschiedliche Grade von asthmatischer Dyspnoe nachweisbar sind, die aber nicht sui generis das komplexe Krankheitsbild als Leitsymptom ausschließlich charakterisieren.

Asthma als selbständige Krankheit ist hingegen durch eine überwiegend funktionell determinierte, reversible Ventilationsbehinderung in den durch Knorpel nur unvollkommen gestützten kleinen Bronchien und Bronchiolen gekennzeichnet. Die Lokalisation der Obstruktionen ist für das Asthma als Krankheit wesentlich. Die »asthmatische« Dyspnoe ist in der Komplexion ihrer atemfunktionellen Befunde ihr obligates klinisches Symptom. Im Sinne dieser Gruppierung in »Asthma bronchiale als Syndrom« und »Asthma bronchiale als Krankheit« ist wohl auch die häufig gebrauchte Formulierung zu verstehen: »Nicht alles, was giemt, ist Asthma«, die in bezug auf das eigentliche Asthma bronchiale durch Frankland (1962) eine ebenso sinnvolle wie notwendige Erweiterung in: »Nicht alles, was giemt, ist Allergie« erfahren hat. Denn auch das eigentliche Asthma bronchiale ist *multikausal* und *keineswegs* – und das gilt grundsätzlich für jede Interpretation eines Symptoms als mögliches anaphylaktisches Schockfragment – a priori »ein Krankheitsbild mit einheitlicher allergischer Ätiologie« (Heymer, 1969).

Bei der das Asthma bronchiale charakterisierenden »asthmatischen Dyspnoe« handelt es sich um einen funktionellen Krankheitszustand. Die pathologisch-anatomisch feststellbaren morphischen Veränderungen an der Lunge sind Folge der krankhaft gewandelten Funktion (s. Kapitel HARTUNG, S. 431). Aus klinischer Sicht hat HANSEN (1957) den geweblichen Gesamtkomplex, der in die krankhaft gestörte Funktion einbezogen ist, im Begriff des »Asthmaapparates« zusammengefaßt. Sein anatomisches Substrat ist das Lungenhistion – der Azinus –, der die funktionelle Lungengrundeinheit repräsentiert und dem Versorgungsgebiet des Bronchiolus terminalis entspricht (LETTERER, 1957, 1974). Durch den funktionellen Synergismus der im Azinus vereinten geweblichen Strukturelemente kann die Auslösung der asthmatischen Dyspnoe bei adäquater Reizeinwirkung von *jedem Einzelgewebe* der Lungengrundeinheit – gleichgültig ob mesenchymal, vaskulär, epithelial oder auch über die neurale Steuerung, der die Einzelgewebe unterliegen –, seinen Ausgang nehmen. In Übereinstimmung mit den klinischen Befunden und Erfahrungen besitzt infolgedessen das Asthma bronchiale eine Vielzahl sehr unterschiedlicher Auslösungsursachen, – allergische und nicht allergische, chemische und physikalische, mechanische, reflektorische und psychonervale. Die verschiedenen Reizqualitäten bzw. Zufuhrwege der primären Reizeinwirkung führen weniger in ihren atemfunktionellen Folgen, sondern in anderen Einzelheiten des klinischen Bildes zu bemerkenswerten Unterschieden. So sind das durch inhalative Allergenaufnahme, z.B. Pollen, ausgelöste Asthma bronchiale wie auch seine »Äquivalente« Rhinitis, Konjunktivitis u.a. zumeist durch eine Hypersekretion gekennzeichnet, während bei peroraler und injektiver Aufnahme des aktuellen Allergens die Erscheinungen des trockenen Katarrhs im Vordergrund stehen (z.B. nach medikamentös ausgelösten Schocksyndromen). Auch das experimentelle Histaminasthma (KALLÓS u. KALLÓS-DEFFNER, 1937) als ein nichtallergisches, sondern chemisch ausgelöstes Asthma bronchiale sowie das durch Histaminliberierung (ANTWEILER, 1963; ANTWEILER et al., 1967) in seiner Pathogenese diesem weitgehend entsprechende »Baumwollasthma« sind durch mangelnde bronchiale

Hypersekretion ausgezeichnet. Eine weitere Eigentümlichkeit des experimentellen allergischen Asthma bronchiale scheint darin zu bestehen, daß es in bezug auf den nerval ausgelösten Bronchospasmus stärker bahnungsfördernd ist als das Histaminasthma (NOELPP u. NOELPP-ESCHENHAGEN, 1952, 1954; FRIEBEL, 1954). Dieser Umstand findet in Analogie zum menschlichen allergischen Asthma bronchiale darin eine gewisse Bestätigung, als die beim Allergiker häufiger anzutreffende gesteigerte nervöse Erregbarkeit durch die Sensibilisierung als solche bedingt ist und nicht allein auf einer wiederholten Erlebnisreaktion beruht.

Die muköse Dyskrinie, das Schleimhautödem und der Bronchiolenspasmus, die HERXHEIMER (1956, 1975) in Analogie zur LEWISschen Trias an der Haut als »dreifache Reaktion des Bronchus« bezeichnet hat, bedingen nicht nur als solche den Schweregrad der asthmatischen Dyspnoe, sondern ihre gegenseitigen pathomechanischen und funktionellen Wechselbeziehungen sind maßgebend für die Vielgestalt und den Wechsel des klinischen Krankheitsablaufes. Oft tritt nach provokativer Inhalation eines Allergenaerosols – hiervon konnten wir uns in zahlreichen Untersuchungen überzeugen (GRONEMEYER u. FUCHS, 1959) – die Lumenverengung des Bronchus so schnell, d.h. innerhalb 15–20 s ein und läßt sich ebenso rasch durch ein β_2-Adrenergikum kupieren, daß die geringe Zeit für die Ausbildung von Ödem und Hypersekretion kaum ausreichen dürfte. Ein so kurzfristiges und gegensinniges Verhalten ist nur einem »tachytrophen Gewebe« wie der glatten Muskulatur möglich (WERNER, 1962). Deshalb kann man HERXHEIMER zumindest für die Verlaufsformen mit Anfallscharakter zustimmen, daß »der stärkste Faktor in dieser Trias ... ohne Zweifel muskulär ist«. Ob ein primärer Bronchiolenspasmus notwendigerweise von einer Hypersekretion gefolgt ist, ist ungewiß. Aufgrund von klinischen Beobachtungen liegt eine Koinzidenz von Bronchiolenspasmus und Hypersekretion keineswegs immer vor. Dies zeigen sowohl das Auftreten von »asthma sec«, z.B. in Abhängigkeit von der Qualität und dem Zufuhrweg des asthmogenen Reizes (s. oben), wie aber auch manche akute, hypersekretori-

Tabelle 1. Differentialpathogenese des »Asthma«. (Nach Jäger, 1976, mit freundlicher Genehmigung des Autors)

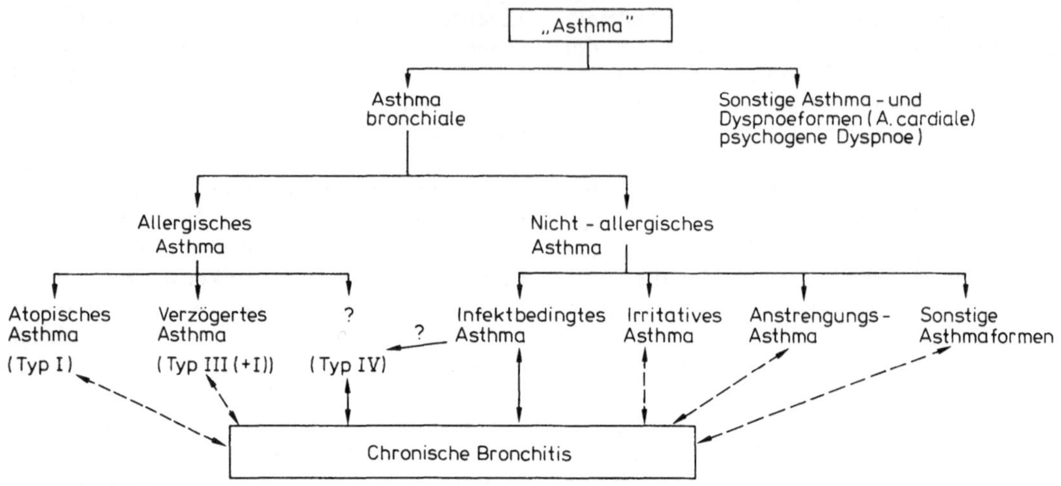

sche, meist infektbedingte Bronchitisformen, die zumindest ohne wesentlichen Bronchiolenspasmus ablaufen können. Die akute Ödementstehung i.S. einer »Endourtikaria« scheint aufgrund von Tierexperimenten sowie bronchoskopischen wie bioptischen Befunden beim Menschen innerhalb der akuten Auslösung der Reaktionstrias auf die allergische Pathogenese beschränkt zu sein, oder sie tritt zumindest bei Einwirkung andersartiger asthmogener Reize nicht in dem Ausmaß in Erscheinung.

In bezug auf die Atemfunktion führt die komplexe Auswirkung der Reaktionstrias am Bronchialsystem, die, wie dargestellt, aus der wechselweisen und additiven Wirkung ihrer Teilkomponenten besteht, zu einer obstruktiven Ventilationsstörung, die funktionsanalytisch durch apparative Messung der verschiedenen dynamischen und statischen Atemgrößen erfaßbar ist (s. S. 99), und zu klinischen Symptomen, die für den »respiratorischen Notstand« und seine Folgen charakteristisch sind.

Das klinische Krankheitsbild als solches – das sei hier noch einmal abschließend betont – ist in zweierlei Hinsicht »unspezifisch«. Dies betrifft die spezielle Ätiologie und die Pathogenese. Denn das Symptom verrät weder das auslösende Inhalationsallergen (z.B. Bettfedern, Pilzsporen, Hausstaub

usw.) noch besitzt es die »Signatur« der allergischen Entstehung (Hansen, 1957). Zahlreiche andersartige Noxen und Reize – toxische, chemische, physikalische, ferner psychische Faktoren, banale und spezifische Infekte sowie Anstrengung – können zu klinisch gleichartigen Funktionsstörungen führen, wie sie kürzlich zusammenfassend von Jäger (1976) in einem nach Ruppert (1975) modifizierten Schema dargestellt wurden (Tabelle 1). Gleichzeitig sind die Zusammenhänge zwischen Asthma bronchiale und chronischer Bronchitis angegeben. Ihre differential-pathogenetische Abgrenzung gelingt nicht durch Funktionsanalysen des erkrankten Organs, sondern nur durch Anstellung der klinischen Kriterien allergischer Reaktionsweise (s. später) (Gronemeyer, 1972).

Die Darstellung von funktionsanalytischen Untersuchungsmethoden und Ergebnissen kann sich daher auf die Brauchbarkeit und Anwendung im Rahmen der speziellen Allergie-Diagnostik beschränken. Dies betrifft in erster Linie die durch Provokation mit dem vermuteten Allergen erzielten Funktionsstörungen am Schockorgan zum Nachweis der speziellen Ätiologie und Pathogenese. Nicht oder kaum berücksichtigt bleiben aus dem gleichen Grunde die Spätstadien chronischer Verlaufsformen, deren irreparable Sekundärerscheinungen (z.B. Emphysem, Cor pulmonale usw.) zu einem Krankheitsbild sui generis geworden sind, für dessen weiteren Verlauf wie therapeutische Konsequenzen die primäre Pathogenese nur noch »historisches« Interesse besitzt.

B. Ätiologie und Pathogenese

I. Immunologische Grundlagen der allergischen Reaktionstypen

Für das Verständnis der ablaufenden Immunvorgänge ist davon auszugehen, daß bisher zwei Grundmechanismen für die Elimination des Antigens – als Ziel jeder Immunreaktion – im Organismus bekannt sind. Wir unterscheiden einerseits die Produktion von Antikörpern und andererseits von spezifisch sensibilisierten Lymphozyten und sprechen von humoraler beziehungsweise zellvermittelter Immunantwort. Die mit dem Serum übertragbaren antigenspezifischen Antikörper gehören verschiedenen Immunglobulinklassen an und bilden bei Begegnung mit dem Antigen unterschiedliche Immunkomplexe, die wiederum den jeweiligen klinischen Krankheitsbildern zugeordnet sind. Dementsprechend typisiert man mit COOMBS u. GELL (1963, 1968, 1975), etwas vereinfachend, vier Reaktionsformen:

1. Die Anaphylaxie oder den Reagintyp (Typ I),
2. die Reaktion vom zytotoxischen (Antikörper-)Typ (Typ II),
3. den Serum-Krankheitstyp oder ARTHUS-Typ (Typ III),
4. den Spättyp (Typ IV).

Nicht selten kommen in vivo Mischtypen vor. Für die *allergische Atemwegsobstruktion* ist die humorale Immunantwort entsprechend den genannten Typen I und III maßgeblich. Klinisch werden daher folgende Formen der allergischen Atemwegsobstruktion unterschieden:

1. Asthma bronchiale als *sofortige* Reaktionsfolge 10–20 min. nach Inhalation des spezifischen Allergens (extrinsic atopic immediate asthmatic reaction),
2. Asthma bronchiale als *verzögerte* Reaktionsfolge 4–8 Std nach Inhalation des spezifischen Allergens (extrinsic non-atopic late asthmatic reaction).

Beide Reaktionsformen können bei manchen Patienten nacheinander vorkommen (s. später). PEPYS (1974) unterscheidet bei der zweiten (verzögerten) Form sogar zwei Typen A und B, wobei die Höhepunkte der asthmatischen Reaktionen bei A 8 Std, bei B 4 Std nach Allergeninhalation registriert werden (s. S. 602, Tabelle 8).

1. Die allergische Reaktion vom Typ I

Die allergische Reaktion vom Typ I wird durch Intervention von »Reaginen« beziehungsweise anaphylaktischen Antikörpern vermittelt. ISHIZAKA et al. (1966) und JOHANSSON (1967) gelang ihre Identifizierung als Immunglobulin E (IgE), einem normalerweise, allerdings in nur sehr geringen Mengen (unter 500 ng/ml oder 200 E/ml; 1 E = 2–2,42 ng) im menschlichen Serum vorhandenen, hitzelabilen Immunglobulin. Das Immunglobulin E wird vorwiegend in Bronchial- und Peritoneallymphknoten und in Plasmazellen von Tonsillen und Adenoiden gebildet. Als freies IgE findet es sich im Serum, im Nasen- und Bronchialsekret, in der Tränenflüssigkeit sowie im Kolostrum, ist jedoch nicht Placenta durchgängig (zusammenfassende Darstellung s. LAMERZ u. FATEH-MOGHADAM, 1974, und besonders ISHIZAKA u. ISHIZAKA, 1975). Speziell bei Atopikern (s. später) entwickeln sich unter der Einwirkung von Allergenen spezifische IgE-Antikörper, die sich mit ihrem Fc-Stück in der Weise an die Gewebsmastzellen beziehungsweise im Serum an basophile Leukozyten (Target-Zellen) anheften, daß die Bindungsstellen frei und zugänglich für das Allergen an der Oberfläche bleiben. Das spezifische IgE an der Mastzellenoberfläche ist verantwortlich für die allergische Sofortreaktion an der Haut und für eine schnell eintretende Reaktion an der Nasen- und Bronchialschleimhaut nach Allergenprovokation (»immediate« reaction).

Derartige Sofortreaktionen können im Tier (BLOCH, 1967) wie am Menschen (PARISH, 1970; BRYANT et al., 1973) auch durch Antikörper von Subklassen des Immunglobulin G (IgG 4) ausgelöst werden. Diese sog. »short-term anaphylactic« Antikörper fixieren sich wie IgE auf der Zelloberfläche von Mastzellen und basophilen Leukozyten. Im Gegensatz zu IgE-Antikörpern fixieren sie sich schneller (u.U. in Minuten) und haften nur für Stunden auf der Zelloberfläche. Sie sind hitzestabil und werden auch als »short-term-latency«-Antikörper bezeichnet. IgE und diese Unterklassen von IgG bewirken *ohne* Komplementverbrauch u.a. eine Histaminfreisetzung aus den Mastzellen, worauf später gesondert eingegangen wird. Die Frage, ob nicht auch bei diesen Reaktionen die Mitbeteiligung des Komplementsystems wie bei den noch zu besprechenden Typ III-Reaktionen von Bedeutung ist, diskutieren HADDING et al. (1974), MALLEY et al. (1973), BERRENS et al. (1973) aufgrund von gesicherten Nebenschlußaktivierungen von C 3 durch IgA und IgE beim Menschen. Eine abschließende Beantwortung dieses Fragenkomplexes ist zur Zeit noch nicht möglich (s. auch ARROYAVE et al., 1977, STEVENS et al., 1979).

Auf die klinische Bedeutung von IgE-Bestimmungen wird im Kapitel Diagnostik eingegangen. – Gesamt-IgG-Bestimmungen in Seren von Kranken mit »extrinsic«-Asthma bronchiale (mit »immediate« und »late«-Reaktion auf spezifisches Allergen) sowie mit kryptogenetischem (»intrinsic«) Asthma bronchiale ergaben »normale« Werte; eine leichte Erniedrigung fand sich im Durchschnitt bei sog. atopischem Asthma bronchiale ohne Präzipitine, eine leichte Erhöhung bei nicht-atopischem Asthma bronchiale mit Präzipitinen (PARISH, 1975). Bei den allergischen (extrinsic) Alveolitiden, die durch Allergen-Antikörperkomplexe (Typ III) hervorgerufen werden, liegen die IgG-Werte höher (TURNER-WARWIK, 1975), was gleichzeitig als Hinweis auf die Pathogenese gedeutet wird (siehe später).

Auf welche Weise die Subklassen von Immunglobulin G beim Zustandekommen von immunologisch bedingten asthmatischen Reaktionen wirken, ist noch unklar, insbesondere, da von PARISH (1975) zwischen IgG 4 und IgG S-TS (short-term sensitizing anaphylactic IgG) weitere, zum Teil spezifische Unterschiede festgestellt wurden. In gleichem Sinne sind wohl auch das Vorhandensein von IgG 4-Antikörpern gegen Rizinusbohnen in Seren von Asthmatikern zu deuten, die lange Zeit entsprechend exponiert waren. Die IgG 4-Antikörper zeigten keine anaphylaktische Aktivität, möglicherweise haben sie zusammen mit Antikörpern anderer IgG-Unterklassen eine irgendwie geartete IgE »blockierende« Funktion (DEVEY u. PANZANI, 1975; s. auch VIJAY u. PERELMUTTER, 1977). Andererseits bestätigen die schon erwähnten klinischen Untersuchungen von BRYANT et al. (1973) das Vorhandensein von hitzelabilen, hautsensibilisierenden IgE-Antikörpern *und* hitzestabilen »short latency« (oder »short-term anaphylactic«) IgG-Antikörpern in Seren von allergischen Asthmatikern mit positivem inhalativem Provokationstest auf ihre spezifischen Allergene. Auf die mögliche klinische Bedeutung dieser wichtigen Befunde wird später eingegangen. IgG S-TS oder andere Subklassen von Immunglobulin G sollen keine Rolle beim Zustandekommen der verzögerten asthmatischen Reaktion spielen, was aber von PEPYS und PARISH bezweifelt wird (PARISH, 1975).

Ohne hier im einzelnen auf den von COCA et al. (1923) eingeführten Begriff »Atopie« einzugehen (s. auch VOORHORST, 1971), wird der Terminus jetzt einerseits zur Beschreibung des immunologischen Status einer vermutlich genetisch verankerten erhöhten Bereitschaft zur spezifischen IgE-Bildung durch allergene Stimuli und andererseits zur Charakterisierung der klinischen, durch IgE-vermittelten allergischen Reaktionsformen verwendet, so vorwiegend für Rhinitis allergica, Asthma bronchiale allergicum, aber auch für die Neurodermitis (als »atopisches Syndrom« VOORHORST, 1971), wobei die wirkliche Bedeutung des Immunglobulins E bei der Neurodermitis noch unklar ist. Zum jetzigen Zeitpunkt kann nur festgestellt werden, daß bei der Neurodermitis in Relation zur Schwere der Erkrankung (und ohne, daß gleichzeitig eine inhalative Allergie besteht), oft sehr hohe IgE-Spiegel gefunden werden (WÜTHRICH u. KOPPER, 1974; WÜTHRICH, 1975 b).

2. Die allergische Reaktion vom Typ III

Die allergische Reaktion vom Typ III (= Arthus-Phänomen; auch Serumkrankheitstyp) wird durch zirkulierende Antikörper, hauptsächlich durch IgG, aber auch durch IgA und IgM vermittelt. Die in mäßigem Allergen-Überschußbereich löslichen Allergen-Antikörper-Komplexe besitzen eine hohe biologische Aktivität. Es kommt intravasal zur Bildung von aggregierten Immunkomplexen, deren Bedeutung von PEPYS (1969) erstmals für Erkrankungen der unteren Atemwege erkannt wurde. Diese Typ III-Reaktion kann in den Atemwegen ablaufen, wenn das Allergen inhaliert wird oder in den Bronchien infolge von Infektion haftet und sich vermehrt (z.B. Aspergillus). Wenn entsprechende präzipitierende IgG-Antikörper gebildet sind, kommt es zur Präzipitatbildung unter Komplementverbrauch (C3-Komponente). Die Ablagerung der präzipitierten Immunkomplexe erfolgt in Kapillaren von Bronchiolen und Alveolen granulär, subendothelial zwischen Endothelzellen und Basalmembran. Es setzt eine Phagozytose durch Granulozyten ein, durch die es je nach Stärke und Häufigkeit der Allergenexposition und der damit verbundenen immunologischen Reaktionen schließlich zu irreversiblen Gewebsschäden kommen kann. Klinisch besteht auf dem Höhepunkt dieser allergischen Reaktion etwa 8 Std nach der Allergeninhalation Fieber mit Leukozytose und Atemnot. Neben der sog. »extrinsic non atopic (Typ III) asthmatic reaction« (der verzögerten asthmatischen Reaktion) kommt es speziell als Folge dieser allergischen Reaktion zur allergischen Alveolitis, ggf. zur Lungenfibrose (s. später). – *Ein* Allergen kann *beide* Reaktionsformen auslösen, wobei man annimmt, daß die Typ III-Reaktion durch eine zuvor, oft klinisch unbemerkt, ablaufende Typ I-Reaktion eingeleitet oder potenziert werden kann (MCCARTHY u. PEPYS, 1971 a). So erkranken zum Beispiel Landwirte bisweilen an beiden Reaktionstypen und haben je nach auslösendem Allergen und Expositionsverhältnissen sowohl ein akutes Bronchiolenasthma (Typ I), wie aber auch eine sog. »Drescherkrankheit«, die bei subakutem oder chronisch schleichendem Verlauf zur Farmerlunge (Typ III) führt. Der

Tabelle 2. Exogen-allergisches Bronchiolenasthma – Reaktionstypen. (Nach PEPYS, 1969, mit freundlicher Genehmigung des Autors)

Reaktionstypen:	Typ I, Anaphylaxie	Typ III, Arthus
Antikörper	Nicht präzipitierend Hitzelabil Reagin – IgE Zell-(Haut)sensibilisierend	Präzipitierend Hitzestabil IgG, IgM Immunkomplex-Bildner
Komplement	Komplementverbrauch $\varnothing$!	Komplementverbrauch + !
Zelltyp	Mastzellen	Neutrophile Leukozyten
Mediatoren	Histamin, Slow reacting substance (SRS-A) (Serotonin, Bradykinin)	Lysosome (?Anaphylatoxine?)
Gewebereaktionen	Glatte Muskulatur Kapillarpermeabilität Eosinophilie + Reversibel	Gefäßendothel Fibrinoide Nekrose usw. Eosinophilie + oder ± Irreversibel

Reaktionsdynamik
  Beginn
  Höhepunkt
  Dauer
	›Sofort‹ (immediate)
	1–2 min
	15–30 min
	$1^{1}/_{2}$–2 Std
		›Verzögert‹ (late)
		4–5 Std
		7–8 Std
		24–36 Std

Endzustand ist durch ein obstruktiv-restriktives Emphysem bzw. eine chronische Lungenfibrose charakterisiert. Zwischen der Exposition gegenüber »verschimmeltem« Heu (Micropolyspora faeni und Thermoaktinomyces vulgaris) und den serologischen Befunden (Präzipitationstiter) bestehen enge Beziehungen, die sich mit der Immunelektrophorese auch quantitativ nachweisen lassen. Mittels positiver serologischer Daten gelingt es jedoch nicht, zwischen exponierten, aber gesunden Personen und Kranken mit manifester Farmerlunge zu unterscheiden.

Die Ansichten über die praktische Bedeutung dieser Asthmaform sind noch sehr unterschiedlich (s. bei Jäger, 1976). Es gibt Mitteilungen über atopische Asthmatiker, zum Beispiel durch Haus- oder Blütenstaub (Robertson et al., 1974), bei denen bis zu 45% (!?) beide Reaktionstypen gefunden wurden. – Verzögerte (late) oder kombinierte Reaktionen – immediate und late – fanden sich nach Sensibilisierung durch folgende Allergene: Aspergillus (Klaustermeyer et al., 1977), Vogeleiweiß, Bacillus subtilis, Hölzer, Baumwollbestandteile und andere Berufsallergene wie Piperazin, Platinkomplexsalze, Isozyanate, wobei der Allergencharakter nicht für alle Substanzen erwiesen ist (s. auch S. 577ff.: Allergische Alveolitis). Auf die Möglichkeit einer doppelten Reaktion (»dual« reactions) als Sofortreaktion an der Haut und als Obstruktion an der Bronchialschleimhaut lediglich als Folge einer Intervention von IgE-Antikörpern weisen Dolovich et al. (1973) und Solley et al. (1977) hin, m.a.W., nicht jede sog. »late« (verzögerte) Reaktion muß IgG-vermittelt sein. Die wesentlichen Unterschiede beider Reaktionstypen sind in Tabelle 2 zusammengefaßt (Pepys, 1969) (s. S. 549).

3. Die allergische Reaktion vom Typ IV

Es gibt Menschen, die gegen das gleiche Allergen Reagine (=spezifische IgE-Antikörper) sowie eine zellvermittelte Allergie vom sog. *Spättyp (Typ IV)* entwickeln, klinisch aber nur entsprechend der einen oder anderen Reaktionsform erkranken, zum Beispiel gegen ätherische Öle, Chrom, Formalin, Ursol und andere. Über Spättypreaktionen an der Haut auf Inhalationsallergene liegen systematische Untersuchungen von Green et al. (1967) vor, sie traten bei sog. Atopikern wie auch Nicht-Atopikern (in etwa 5%) auf. Auch lassen sich experimentell Spättypreaktionen auf injizierte Ragweed-Pollenextrakte, die emulgiert waren, erzeugen (Feinberg et al., 1960; Becker et al., 1961; Slavin et al., 1963). Die Frage, ob der Spätreaktivität an der Haut, die auch mit Leukozytensuspensionen passiv übertragbar war, eine klinische Spättyp-Symptomatologie entspricht, muß wohl bejaht werden, allerdings konnte diese nur bei massiver experimenteller nasaler Insufflation eines Allergenextraktes hervorgerufen werden: Nach 6–24 Std Rhinorrhoe und Schwellung der Nasenschleimhaut (ohne Juckreiz und Niesen). Über eine saisongebundene Rhino-Conjunctivitis allergica pollinosa als *isolierte* Reaktion vom Spättyp durch »natürliche« Pollenexposition berichteten kürzlich Wüthrich et al. (1974). – Es bleibt abzuwarten, ob bei guter klinischer Beobachtung weitere derartige Fälle einer ausschließlich zellulären Sensibilisierung gegen Pollen (und möglicherweise auch gegen andere inhalative Allergene) die hier geschilderten Zusammenhänge bestätigen.

Es hat daher nicht an Überlegungen gefehlt, auch unter die vierte zellgebundene allergische Reaktion eine Asthmaform zu subsumieren. Bei dieser Reaktionsform wird als Folge des Allergenkontaktes mit sensibilisierten T(thymusabhängigen)-Lymphozyten die Synthese von Proteinen (Lymphokinen= Mediatoren zellvermittelter Immunantwort) ausgelöst, die in die Umgebung sezerniert werden und eine Anreicherung und Aktivierung von Makrophagen bewirken. Der Reaktionslauf ist protrahiert. Im Anschluß an diese immunologisch-spezifische Phase der (vorwiegenden) Infektabwehr phagozytieren die Makrophagen (als Effektorzellen) die spezifischen Erreger oder auch andere Antigene, mit anderen Worten: es kommt zur Antigenelimination und zur Infektabwehr (Macher, 1975). Im Intrakutantest entwickeln sich Infiltrationen mit Maximum erst nach 24–48 Std. Möglicherweise ist diese Reaktionsform bei Sensibilisierungen gegen Bakterien und Viren oder auch niedermolekularen Antigenen (Haptenen) pathogenetisch von Bedeutung. Es wird weiter angenommen, daß klinisch sich diese Asthmaform nicht im Anfall manifestiert, sondern als »asthmoide« Bronchitis mit mehr oder weniger ausgeprägter Obstruktion während Stunden und Tagen verläuft und daher auch nicht – experimentell – im inhalativen Provokationstest mit dem spezifischen Allergen nachgewiesen werden kann (JÄGER, 1976). Für diese – noch sehr umstrittene – Pathogenese finden recht unterschiedliche Bezeichnungen, wie z.B. »Asthma bronchiale vom Spättyp«, »intrinsic Asthma« oder auch – wegen der vermuteten vorwiegenden Infektgenese – »infektallergisches Asthma bronchiale« Verwendung.

Bei *Intrinsic* (oder *kryptogenetischem*) Asthma bronchiale (RACKEMANN, 1940) sind immunologische Vorgänge, die auf der Intervention von Immunglobulinmolekülen beruhen, bisher nicht nachgewiesen worden. Die Immunglobulin E-Spiegel im Serum sind normal (VIRCHOW, 1973), können aber manchmal lokal, z.B. in Nasenpolypen (DONOVAN et al., 1970) oder in Leukozyten (ASSEM et al., 1971) erhöht sein. Hingegen pathognomonisch erniedrigt ist die Histaminliberierungsrate durch Anti-IgE aus Leukozyten (VIRCHOW u. STRASSBURG, 1978). Unklar ist auch die Bedeutung der in 21% der Fälle gefundenen Immunglobulin G-Antikörper gegen glatte Muskulatur speziell bei »intrinsic asthma« (TURNER-WARWICK et al., 1970). Klinisch bedeutsam sind in diesen Fällen zumeist eine Eosinophilie (oft über 2000/mm^3), Nasenpolypen, eine erhöhte Empfindlichkeit gegen Aspirin und ein Krankheitsbeginn zumeist erst nach dem 40. Lebensjahr. In den von LOCKEY et al. (1963) mitgeteilten sechs Fällen von familiärem »intrinsic« Asthma bronchiale in Kombination mit Nasenpolyposis und Aspirinintoleranz lagen die IgE-Spiegel in fünf Fällen im Normbereich, im sechsten Fall im Grenzbereich.

Daß bei den – sicher etwas willkürlich – im einzelnen abgegrenzten immunologischen Reaktionstypen sich bei zunehmender Kenntnis Übergänge zwischen den verschiedenen Formen finden lassen, erweisen neuere immunologische Untersuchungen zum Beispiel bei der akuten Taubenzüchterlunge (= allergische Alveolitis, s. auch später). Diese Krankheit beruht nach diesen Untersuchungen (MOORE et al., 1974; HANSEN et al., 1974) nicht nur auf der Intervention von präzipitierenden Antikörpern (entsprechend dem Typ III-Arthus), die als zirkulierende Antikörper im Blut und im Gewebe mit dem inhalierten Allergen reagieren, vielmehr kommt es anschließend an diese Reaktion noch zu einer Reaktion immunkompetenter Lymphozyten (im Sinne der zellulären Immunantwort) (SENNEKAMP et al. 1978 a).

II. Die Antigen(Allergen)-Antikörperreaktion (AAR) und ihre biochemischen Folgen

Nach DOERR (1951) versteht man unter einem Antigen eine Substanz, die in einem höheren Organismus zwei getrennt faßbare Vorgänge bewirkt. Unter seinem Einfluß treten serologisch wie biologisch nachweisbare Reaktionsprodukte des Eiweißstoffwechsels auf, sog. Antikörper, im wesentlichen modifizierte Globuline. Demnach bedeutet das Wort Antigen zunächst nichts anderes als »Antikörperbildner«. Die zweite Eigenschaft des Antigens ist das spezifische Bindungsvermögen mit dem gebildeten Antikörper nach erneutem Kontakt, vorausgesetzt, daß die zu ausreichender Antikörperbildung erforderliche Zeit – im allgemeinen 7–9 Tage – verstrichen ist (Sensibilisierungsperiode). Gleichzeitig mit dem Prozeß der Antikörperbildung findet eine »Umstimmung« des Organismus statt, auf die entsprechenden Antigen-Antikörper-Komplexe (Immunkomplexe) mit der experimentellen wie klinischen Symptomatik des Schocks bzw. seinen Teilerscheinungen, der sog. Schockfragmente (HANSEN) zu reagieren. Als Synonyma für das Wort Antigen werden auch die Begriffe Allergen oder Atopen (COCA, 1925) gebraucht, wenn auch vorzugsweise für solche Antigene, die für die Entstehung und Auslösung von »Allergosen«

in Frage kommen. Die Antigene werden zunächst durch Makrophagen aufgenommen und aufgeschlossen, wobei die antigenen Bruchstücke an Ribonucleinsäure gekoppelt und als Komplex aus antigenem Bruchstück und Ribonucleinsäure an Zellen der lymphozytärplasmazellulären Reihe weitergegeben werden. Wie allerdings im einzelnen die Antigene (Allergene) zu den Makrophagen bzw. bei Re-Exposition zu den basophilen Leukozyten und Mastzellen in die Submukosa oder in die peripheren Bronchien gelangen, ist noch Aufgabe der Forschung. Der Komplex aus antigenem Bruchstück und Ribonucleinsäure soll die Information zur Synthese antigenspezifischer Immunglobuline auf die antikörperbildenden Zellen übertragen. Unter dem antigenen Reiz transformieren sich »bursaäquivalente« *(B)* Lymphozyten zu Plasmazellen mit der Fähigkeit zur Immunglobulin-Synthese (IgG, IgA, IgD, IgE) und »thymusabhängige« *(T)* Lymphozyten zu lymphozytären Zellen, die als antigenspezifische Immunzellen an den allergischen Reaktionen vom Spät-Typ (IV) teilnehmen (zellvermittelter Typ). Während der Entwicklung der verschiedenen Immunantworten können zwischen B- und T-Lymphozyten Interaktionen in Form von Hemmung und Stimulierung der Antikörperbildung bestehen (activated precursor). Auf weitere Einzelheiten soll hier nicht eingegangen werden (Katz u. Benacerraf, 1972; Pierce, 1973).

Die Anzahl möglicher Substanzen mit Antigenpotenz ist unbegrenzt und begründet die Suche nach einem brauchbaren Ordnungsprinzip, wobei sich folgende Einteilung der Antigene als zweckmäßig erwiesen hat:

A Bakterielle Antigene – spontan vermehrungsfähig und primär pathogen,

B Abakterielle Antigene – nicht vermehrungsfähig und primär apathogen – mit folgenden Untergruppen:
  a) *Hetero*antigene – körper*fremd* und art*fremd*, zum Beispiel diverse Stäube, Nahrungsmittel und Arzneimittel,
  b) *Iso*antigene – körper*fremd* und art*eigen*, zum Beispiel Blutgruppenantigene, Rhesusfaktor, Homotransplantationsantigene,

  c) *Auto*antigene – körper*eigen* und art*eigen*, zum Beispiel körpereigene Organproteine nach Gewebsautolyse durch Strahlen, Tumoren und bakterielle Entzündungsprozesse.

Die »*Allergosen« vom Soforttyp* und damit auch die hier vorzugsweise zu besprechende allergische Atemwegsobstruktion sind *klinische Manifestationen einer Heterosensibilisierung gegen exogene abakterielle Antigene (Allergene)* im Gegensatz zu Reaktionsabläufen, die auf einer Iso- oder Autosensibilisierung beruhen. Letztere können sowohl pathogenetisch andersartig bedingte Krankheitsbilder begleiten wie aber auch ursächlich auslösen und werden als sog. Immunerkankungen – wie z.B. immunologisch bedingte Blut-, Nieren- und Gefäßerkrankungen, Rheumatismus u.a. – von den »klassischen« Allergosen abgegrenzt.

Die Antikörper – als Reaktionspartner einer Immunantwort auf Antigenzufuhr als Immunglobuline bezeichnet – sind gamma-Globuline. Sie unterscheiden sich von den analogen Globulinen nomergischer Individuen durch ihre Funktionsspezifität gegenüber dem homologen Antigen. Antigen und Antikörper definieren sich gegenseitig in ihrer Spezifität. Die Spezifität eines Immunglobulins ist bedingt durch die Anwesenheit eines reaktiven Bezirks im Gesamtkomplex des Immunglobulins. Er entsteht durch die Wirkung der chemisch determinanten Gruppe des Antigens, die im Prozeß der Immunglobulinsynthese im Stadium der Peptidkettenfaltung sozusagen wie eine Matrize oder Schablone wirkt. Demzufolge bezeichnet man die reaktiven Bezirke der Immunglobuline, die bei der Antigen-Antikörper-Reaktion mit den Determinanten des Antigens reagieren, als Antideterminanten. (Antigen-)Determinante und (Immunglobulin-)Antideterminante sind sterisch komplementär und passen zueinander wie »ein Schlüssel zum Schloß«. – Außer ihrer Funktionsspezifität gegenüber dem homologen Antigen besitzen die Immunglobuline als Proteine naturgemäß selbst auch antigene Eigenschaften und somit determinante Gruppen am Immunglobulinmolekül. Demgemäß können sie selbst eine spezifische Antikörperbildung induzieren. Durch Herstellung spezifischer Antiseren gegen Immunglobuline oder deren Bruchstücke in Verbindung mit der Entwicklung physikalisch-chemischer Untersuchungsmethoden der Immunglobuline gelang die Differenzierung fünf verschiedener Immunglobulinklassen (IgA, IgG, IgM, IgD, IgE).

Die Komplexbildung zwischen Antigen und Antikörper vom Typ des Immunglobulin E verläuft nach dem Massenwirkungsgesetz und ist abhängig von den Antigen- und Antikörperkonzentrationen, der entgegengesetzten elektrostatischen Aufladung der

Reaktionspartner, der Ionenkonzentration und der Temperatur. Als Folge der Antigen-Antikörperreaktion (AAR) werden pharmakologisch aktive »Überträgerstoffe« (Transmitter) oder »Mediatoren« aus der Mastzelle freigesetzt. Die Reaktion kann wahrscheinlich nur ablaufen, wenn *ein* Antigenmolekül (= der immunologisch reaktive Bestandteil eines Allergenes, gegen den die Spezifität des gebildeten Antikörpers gerichtet ist) sich mit mindestens *zwei* Antikörpermolekülen (IgE) in einer Art Brückenschlag – »bridging« – auf der Mastzelloberfläche verbindet (ISHIZAKA u. ISHIZAKA, 1970, 1971, 1975; STANWORTH, 1971, 1973). Was im einzelnen geschieht, wenn sich ein bivalentes Antigen (oder anti-IgE) mit dem zellgebundenen IgE verbindet, ist noch nicht völlig geklärt. Einerseits wird daran gedacht, daß bei der Bindung besonders in der Fc-Region der anaphylaktischen (IgG und IgE) Antikörpermoleküle Konformationsänderungen und sog. »hot spots« (= spezielle Sequenzen von drei oder mehreren (?) basischen Aminosäureresten in Peptidbindung mit vermutlich histaminliberierender Aktivität) in kritischer Entfernung zur Zellmembran entstehen. Von Bedeutung ist wahrscheinlich infolge des »fluid mosaic« der Zellmembran eine vorübergehende Durchlässigkeit für Ca^{++}, die in die Zelle gelangen. Zum anderen kommt es zu einer »cap formation« der IgE-Moleküle, möglicherweise durch den »Brückenschlag«, und damit zu einer engen Näherung von zwei Rezeptormolekülen (Einzelheiten s. bei ISHIZAKA u. ISHIZAKA, 1975; MASSMAN et al., 1974; METZGER, 1974; STANWORTH, 1974). Mit dem Ablauf der Allergen-Antikörperreaktion endet die *spezifische* Phase im pathogenetischen Aufbau der allergischen Reaktion und der hierdurch ausgelösten Krankheitsbilder, die dem Typ I zugeordnet werden. Der resultierende Immunkomplex stellt den eigentlichen pathogenen Gewebsreiz dar. Die besondere Bedeutung gerade dieser Typ I-Reaktion für die allergische Atemwegsobstruktion rechtfertigt eine eingehendere Darstellung.

Die zweite Phase, die die durch den Immunkomplex ausgelöste biochemische Kettenreaktion beinhaltet, d.h. die von ihm ausgelöste Reizbeantwortung (Gewebsantwort) und das dazugehörige Krankheitsbild sind *un*spezifisch und können in gleicher Weise durch andersartige Gewebsreize (toxische, chemische, physikalische, auch psychische) ausgelöst werden. Dies bedeutet, daß das Krankheitsbild als solches weder durch das auslösende Allergen noch durch den gebildeten Immunkomplex in seinem Phänotypus geprägt ist. Das Epitheton »allergisch« zu einem klinischen Symptom oder Syndrom ist nur dann gerechtfertigt, wenn der primäre Gewebsreiz in einer AAR oder beim Spätreaktionstyp (Typ IV, z.B. Kontaktekzem) in einer Antigen-Immunzellen-Reaktion besteht. Die durch das Fc-Stück der anaphylaktischen Antikörper (IgE) besetzten Mastzellen geben unter der Einwirkung des Allergens ihre basophilen Granula frei, so daß die in den Granula gespeicherten pharmakologisch aktiven Stoffe, insbesondere Histamin in das umgebende Gewebe diffundieren (ORR, 1973; UVNÄS, 1974). Des weiteren werden u.a. die »slow reacting substance of anaphylaxis« (SRS-A) (BROCKLEHURST, 1962, 1970, 1975) und ein »eosinophil chemotactic factor of anaphylaxis« (ECF-A) (KAY u. AUSTEN, 1971) freigesetzt. Die freigesetzten »Mediatoren« konnten in Lungenresektionspräparaten von spezifisch sensibilisierten Asthmatikern nach Perfusion mit den entsprechenden Allergenlösungen nachgewiesen werden. – Ferner kommt es zum Auftreten von gewebsaktiven Kininen (besonders Bradykinin) und Prostaglandinen (E_1 und E_2, $F_{2\alpha}$) sowie eines »platelet aktivating factor« (PAF) (BENEVISTE et al., 1973) (Übersichten s.: VANE, 1971; AAS, 1972; AUSTEN, 1973, 1974; AUSTEN et al., 1975). Die Bedeutung der Mediatorenfreisetzung gerade für die allergische Atemwegsobstruktion steht außer Zweifel. In Anlehnung an eine kürzlich veröffentlichte Synopsis (KUNKEL et al., 1975b) sollen die heutigen Vorstellungen über die Freisetzung der Mediatoren kurz besprochen werden. Die Komplexbildung von Allergen und spezifischem Antikörper auf der Oberfläche der Target-Zelle bewirkt die Diffusion von extrazellulärem Calcium in das Zellinnere. Die Kontraktion der Mikrofilamente in der Zelle erfolgt in Anwesenheit von Calcium-Ionen, nachdem über eine Proesterase die Serinesterase ein noch fikti-

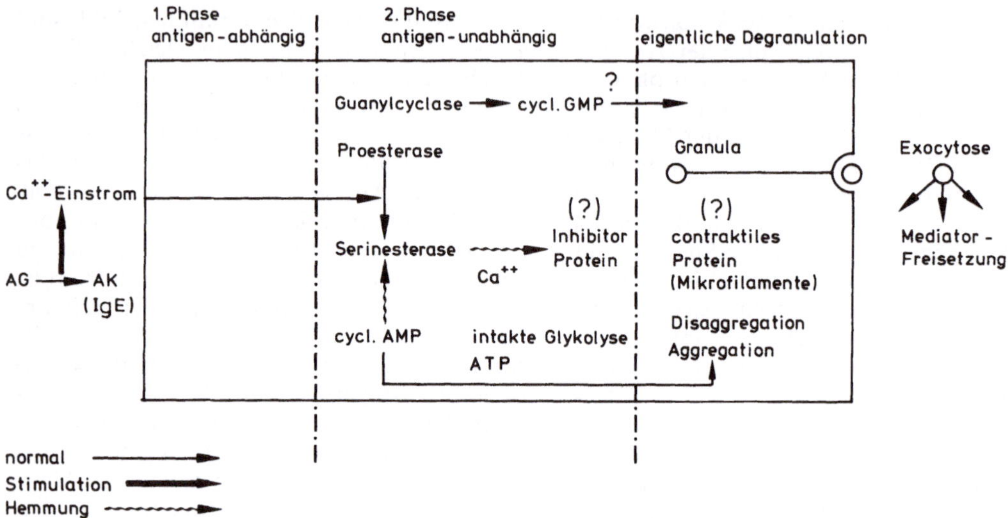

Abb. 1. Target-Zell-Degranulation durch Antigen-Provokation (Kunkel, 1978, mit freundlicher Genehmigung des Autors)

ves Hemmsystem inaktiviert hat. Erst bei einer Verminderung von zyklischem 3′,5′-AMP kontrahieren sich die intrazellulären Mikrofilamente, es folgen eine Exozytose der Granula und schließlich durch Kationenaustausch die extrazelluläre Mediatorenfreisetzung (s. schematische Übersicht – Abb. 1 von Kunkel, 1978). Dabei sollen Histamin und Bradykinin aus dem Inneren der Granula, SRS-A und Prostaglandine aus der Granulamembran stammen. Unspezifische Histaminliberatoren (z.B. Octyl- oder Decylamin) setzen in hoher Konzentration bei Zerstörung der Mastzellmembran, spezifische Histaminliberatoren (z.B. Dextran und Polyvinylpyrrolidon) in relativ geringen Konzentrationen gleiche biochemische Mechanismen in Gang, welche wie bei der allergischen Histaminfreisetzung zu einer Mastzelldegranulation *ohne* wesentliche Schädigung der Zelle führen. Die chemische Histaminliberation als Folge einer mastzellständigen Allergen-Antikörperreaktion kann nur bei intakter Zellstruktur, intaktem Stoffwechsel (u.a. Glykolyse, Aktivierung eines Proesterase-Esterase-Systems, bestimmter zyklischer 3′,5′-AMP-Gehalt) und bei einem definierten Ionenmilieu erfolgen. Die freigesetzten Histaminmengen reichen zur Symptombildung

(Bronchokonstriktion) aus: Neben der direkten Wirkung auf die glatte Muskulatur wird die Permeabilität gesteigert und die exokrine Sekretion angeregt. Histamin wirkt aber sehr wahrscheinlich auch über die sog. »Irritant«-Rezeptoren (Mills u. Widdicombe, 1970; Gold et al., 1972; Ulmer, 1975). Nach Giertz (1975) weisen die protrahierte Freisetzung erheblicher SRS-A-Mengen aus menschlichem sensibilisiertem Lungengewebe nach Antigenprovokation in vitro, die hohe lang anhaltende und selektive Wirksamkeit an isolierten menschlichen Bronchiolen sowie die Unwirksamkeit von Antihistaminika gegenüber der bronchokonstriktorischen SRS-A-Wirkung auf ihre Bedeutung bei der allergisch ausgelösten Atemwegsobstruktion hin. Dabei wird angenommen, daß Histamin und SRS-A auf die gesamten Bronchien einwirken, Bradykinin dagegen mehr auf die tiefen, Prostaglandin $F_{2\alpha}$ mehr auf die höheren Bronchialabschnitte. Die Wirkung von SRS-A wird in einer Beeinflussung der elastischen Lungengewebes gesehen. Letztlich ist aber die Frage der Bedeutung von SRS-A für das menschliche Asthma bronchiale noch nicht beantwortbar. Eine Beantwortung wird möglich werden, wenn die kürzlich entwickelten spezifischen Antagonisten der SRS-A, die sich chemisch vom Dinatrium cromoglicicum ableiten, in ihrer Wirkung am Menschen überprüft sind.

Die Prostaglandinforschung ist noch in vollem Fluß – die Prostaglandine scheinen für die Regulation des bronchomotorischen Tonus von Bedeutung, wobei sich PgE und $PgF_{2\alpha}$ antagonistisch verhalten (CUTHBERT, 1969; HERXHEIMER u. ROETSCHER, 1971; SWEATMAN u. COLLIER, 1968), Prostaglandin E führt zu einem Anstieg und Prostaglandin $F_{2\alpha}$ zu einem Abfall von zyklischem 3′,5′-AMP (TAUBER et al., 1973). Die Unterdrückung der Freisetzung von Prostaglandin E_2 und Prostaglandin $F_{2\alpha}$ im Tierversuch durch Indometacin (FREY u. SCHÄFER, 1974) ist jedoch ohne Bedeutung für den allergisch ausgelösten Bronchospasmus. Andererseits kommt es bei sensibilisierten Asthmatikern nach Inhalation ihres pathogenen Allergens (Pollen, Pferdehaare, Hausstaub, Katzenhaare) zu einem signifikanten Anstieg von 15-keto-13, 14-dihydro-Prostaglandin $F_{2\alpha}$ wobei die Schwere des Anfalls mit dem Anstieg des Prostaglandin $F_{2\alpha}$ korreliert scheint – Befunde, die auf die pathogenetische Rolle dieses Prostaglandins beim Asthma bronchiale hinweisen (GREEN et al., 1974). – Diskutiert wird die Bedeutung der Prostaglandine als Mediator beim »exercised induced asthma« (PIPER u. WALKER, 1973) und beim Antiphlogistika-induzierten Asthma bronchiale (SMITH u. WILLIS, 1971; VANE, 1971; OREHEK et al., 1977).

Auch Bradykinin kann bei Asthmatikern Bronchospasmen auslösen, bisher fehlt allerdings beim Menschen der Nachweis einer Bradykininerhöhung nach Allergenexposition. Im Experiment kann der Bradykininbronchospasmus durch Aspirin, Aminophenazon, Phenylbutazon weitgehend unterdrückt werden (STRESEMANN, 1963). Die permeabilitätsfördernde Wirkung von Bradykinin, besonders in der Mikrozirkulation, scheint von Bedeutung für die Entwicklung von Ödemen, so auch von allergischen Ödemen und für den Blutdruckabfall beim anaphylaktischen Schock.

Der »Eosinophil chemotactic factor of anaphylaxis« (ECF-A) wird nach Allergenprovokation ebenfalls aus den Granula der Target-Zellen freigesetzt (WASSERMANN et al., 1973), wobei daran gedacht wird, daß die eosinophilen Zellen durch spezifische Inhibitorfreisetzung eine Abschwächung der allergischen Reaktionen bewirken (HUBSCHER u. EISEN, 1973; KÖNIG, 1977). Neben einem Faktor, der die Histaminfreisetzung inhibiert, vermindert die freigesetzte Arylsulfatase die slow reacting substance of anaphylaxis (SRS-A) (GOETZL et al., 1975). – Nach Antigenexposition kann es durch einen »platelet activating factor« (PAF) zu einer Thrombozytenaggregation mit Liberierung von vasoaktiven Aminen kommen. Es wird angenommen, daß Gefäßpermeabilität und Exsudation durch diesen Faktor gesteigert werden (BENEVISTE et al., 1973). Von JONES u. KAY (1975) wird diskutiert, ob den eosinophilen Zellen nicht eine Bedeutung für Wiederherstellung der funktionalen Integrität von Mastzellen (nach lokaler anaphylaktischer Histaminausschüttung) zukommt, da die eosinophile Gewebsinfiltration mit ihrer Erneuerung eindeutig korreliert ist.

Im Hinblick auf die exogen-allergische Atemwegsobstruktion bestehen die pharmakologischen Wirkungen der »Mediatoren« hauptsächlich in einer Erregung der glatten Fasern der Bronchiolenmuskulatur und Auslösung des Bronchiolenspasmus sowie in der Erhöhung der Kapillarpermeabilität mit Ödembildung. Diese Stoffe wirken auf den Zellstoffwechsel und beeinflussen hierdurch wiederum die Empfindlichkeit der Bronchialmuskelzellen und der sensibilisierten Mastzellen. Die Kenntnis dieser sich gegenseitig abschwächenden oder verstärkenden Faktoren durch β-adrenerge oder cholinerge Stimulation und ihrer biochemischen Folgen ist speziell für die Pharmakotherapie der (allergischen) Atemwegsobstruktion von besonderer Bedeutung (LICHTENSTEIN, 1974; SCHMUTZLER, 1975, s. Abb. 18). Auslösung und Verlauf einer Atemwegsobstruktion hängen wesentlich von dem Funktionszustand der vegetativen Rezeptoren ab, worauf besonders REED (1968) und SZENTIVANYI (1968) hinwiesen, indem letzterer – allerdings hypothetisch – als wesentliche Ursache der asthmatischen Bereitschaft einen konstitutionellen Defekt oder Mangel an Adenylcyclase postulierte. Hierbei kann es sich um eine angeborene oder um eine zum Beispiel durch bakterielle bzw. virale Infekte (FILIPP, 1972b) erworbene Schwäche der zellwandständigen Adenylcyclase (= β-Rezeptor) handeln. Möglicherweise besteht ein Mißverhältnis zwischen der β-adrenergen, bronchienerweiternden und der »normal« vorhandenen α-adrenergen, bronchienverengenden Aktivität. Die verminderte Bildung von zyklischem 3′,5′-Adenosinmonophosphat (cAMP) als Folge der Mangelfunktion der β-adrenergen Rezeptoren bewirkt daher einen erhöhten cholinergischen Tonus der Bronchialmuskulatur mit gesteigerter Reagibilität gegen spezifische wie unspezifische Reize. Das membrangebundene Enzym Adenylcyclase katalysiert die intrazelluläre Bildung von 3′,5′ cAMP aus ATP. Durch eine Phosphordiesterase (PDE) wird 3′,5′ cAMP zu inaktivem 5′-AMP abgebaut. – Ein erhöhter intrazellulärer Gehalt an 3′,5′ cAMP bewirkt eine Bronchodilatation, ein erniedrigter Gehalt eine Bronchokonstriktion. ASSEM (1975) weist in der Diskussion der Theorie von SZENTIVANYI (1968) auf neuere Untersuchungen von MATHÉ et al. (1973) hin: Auf inhaliertes Histamin und Prostaglandin $F_{2\alpha}$ reagierten Asthmatiker mit einer erheblich höheren Empfindlichkeit auf Prostaglandin. Wenn die erhöhte Empfindlichkeit auf $PGF_{2\alpha}$ durch β-Rezeptoren-blockierende Substanzen ebenfalls erzeugt werden oder in eine Beziehung zu einem β-Rezeptoren-Defekt gesetzt werden könnte, worüber aber bisher keine Untersuchungen bekannt geworden sind, wären diese Befunde eine weitere Stütze für die Hypothese von SZENTIVANYI. Bei den jetzt bekannten und sich ständig erweiternden Teilergebnissen und Vorstellungen über den Ablauf der pharmakologischen und biologischen Reaktion in der Mastzelle bzw. in den basophilen Leukozyten (s. oben bei ASSEM u. LICHTENSTEIN) vermag auch diese Theorie von der Unterfunktion der β-adrenergen Rezeptoren letztlich die Frage nicht zu beantworten, ob sie die Ursache oder die Auswirkung des Asthma bronchiale ist, wie GROSS (1974) meint. Neben dem geschilderten Defekt im Adenylcyclase-System (LOGSDON et al., 1972; PARKER, 1973; PARKER et al., 1973) wird auch an die Möglichkeit gedacht, daß Asthmatiker hyperreaktive α-Rezeptoren besitzen, da beispielsweise Phentolamin als α-Sympatholytikum bei Asthmatikern eine durch Isoproterenol bewirkte zyklische 3′,5′-AMP-Bildung verstärken kann (LOGSDON et al., 1972; SZENTIVANYI, 1968). Nach Gabe von α-blockierenden Substanzen zeigt sich zum anderen eine Empfindlichkeitssteigerung auf β-Stimulation (PARKER, 1973, vgl. aber hierzu LÖLLGEN et al., 1977). SZENTIVANYI diskutiert aufgrund neuerer eigener Befunde (1978) die Möglichkeit der Änderung der Rezeptor*qualität* durch »Konversion« innerhalb *eines* Rezeptors von β zu α und umgekehrt. Ohne hier im einzelnen auf die regulativen Vorgänge durch die Nervi vagus und sympathicus speziell einzugehen, muß noch die bei vielen Asthmatikern zu beobachtende gesteigerte Erregbarkeit der sog. »Husten«- und »Irritant«-Rezeptoren (WIDDICOMBE, 1961) erwähnt und kurz die Frage diskutiert werden, ob Mediatoren auch an einer Reflexbronchokonstriktion beteiligt sind. Es konnte u.a. von AUSTEN (1973) gezeigt werden, daß durch cholinerge Stimulation von Mastzellen nach Einstrom von extrazellulären Calciumionen und Aktivierung der Guanylcyclase ein Anstieg von zyklischem 3′,5′-Guanosin-Monophosphat (zyklischem 3′,5′-GMP) erfolgt. Über die Erhöhung von zyklischem 3′,5′-GMP kommt es zur Liberierung von Mediatoren und zur Reflexbronchokonstriktion, wobei von AUSTEN eine Wechselwirkung zwischen zyklischem 3′,5′-GMP und zyklischem 3′,5′-AMP angenommen wird. Es wird vermutet, daß die Target-Zellen auch cholinerge Rezeptoren vom muskarinen Typ besitzen (KALINER et al., 1972; GOLD et al., 1972; YU, 1972).

III. Allergische Ursachen

1. Die Allergene – Spektrum und Vorkommen (Typ I)

Im Gegensatz zur experimentellen Anaphylaxie, bei der sowohl die Präparierung wie Auslösung durch Injektion erfolgt, treten nach Sensibilisierung und erneuter Allergeninvasion auf »natürlichem« Wege die krankhaften Folgen der Allergen-Antikörper-Reaktion zumeist nicht in so massiver Form auf. Nur selten kommt es zum anaphylaktischen Schock, sondern das klinische Erscheinungsbild ist – je nach Art und Gruppenzugehörigkeit des betreffenden Allergens bzw. des ihm zugehörigen Invasionsmodus – auf das jeweilige Resorptionsorgan beschränkt (»Schockfragment« – HANSEN). Für die enge Beziehung zwischen dem Ort des primären Allergenkontaktes und dem »sedes morbi« gilt für die Krankheiten durch inhalative Allergeninvasion in erster Linie die von HANSEN aufgestellte »Kontaktregel«. Naturgemäß werden durch Inhalationsallergene vorzugsweise die Schleimhäute der Atemwege betroffen und führen – je nach den anatomischen und physiologischen Bedingtheiten – zu charakteristischen, organeigenen, klinischen Symptomen (Rhinitis, Sinusitis, Tracheitis, Bronchitis, Bronchiolenasthma). Daneben können jedoch, wenn auch weit in der Minderzahl, die Inhalationsallergene an anderen erreichbaren Kontaktflächen zu Reaktionen führen, so am äußeren Auge, in den Gehörgängen und oberem Verdauungstrakt als typische Begleiterscheinungen mancher klinischer, in sich geschlossener Krankheitsbilder wie zum Beispiel der Pollen-Allergie. Ferner können Inhalationsallergene als Gelegenheitsursache bei der Auslösung eines Kontaktekzems oder von Magen-Darm-Beschwerden von Bedeutung sein. Allergische Reaktionen, die nach Durchbrechung der Kontaktflächen infolge hämatogener Allergenverbreitung von Inhalationsallergenen an »resorptionsfernen« Organen gelegentlich auftreten können, manifestieren sich als Urtikaria, Quincke-Ödem, Migräne u.a.

Nicht zu den Inhalationsallergenen im engeren Sinne gehören die *Bakterien*. Wenn es auch experimentelle und klinische Hinweise dafür gibt, daß ihre antigenen Inhaltsstoffe zu Reaktionen vom anaphylaktischen Typ (FRIEBEL u. LUND, 1956; SCHEUERMANN et al., 1963) und zur Bildung von präzipitierenden »spezifisch« kathodischen Antikörpern (z.B. gegen Haemophilus influencae) (PRESS u. BÜRGI, 1972; BÜRGI, 1974) führen können, so beruht ihr wesentlicher Unterschied gegenüber den exogenen Inhalationsallergenen auf ihrer primären Pathogenität und ihrer spontanen Vermehrungsfähigkeit im Gewebe. »Spezifische« Präzipitine treten erst in fortgeschrittenen Stadien der Krankheit vermehrt auf. Die sich ergebenden Probleme der »Infekt- und Infektions-

krankheitsallergie« (LETTERER, 1961) gehören nicht zum eigentlichen Thema unserer Darstellung und sollen nur insoweit eine Berücksichtigung erfahren, als sie vorwiegend die Wechselbeziehung zwischen bakteriellem oder mykotischem Infekt und exogener Sensibilisierung in bezug auf die Entstehung und den Verlauf der allergischen Atemwegsobstruktion betreffen (s.S. 566, 576). Schwerpunkt der Darstellung des Extrinsic-Asthma liegt auf der Wirkungsweise *exogener*, d.h. primär apathogener Allergene.

Den inhalativen Allergenen kommt bei der Entstehung und Auslösung einer allergischen Atemwegsobstruktion eine vorrangige Bedeutung zu. Ihre Anzahl ist unermeßlich. Die Inhalationsallergene sind verschiedenster Provenienz und umfassen im großen und ganzen zwei Hauptgruppen, und zwar Derivate organischer Herkunft (tierische und pflanzliche Allergene) und solche nicht organischer Natur (chemische Allergene). Daß bei der Vielzahl der Inhalationsallergene – gleichgültig nach welchen Gesichtspunkten sie gruppiert werden – sich Überschneidungen ergeben, mindert nicht den Wert eines Systematisierungsversuches. Insbesondere bei den beruflichen Allergenen hat sich die früher übliche Einteilung nach Berufssparten (z.B. Landarbeiter-Asthma, Lederberufsasthma u.a.) nicht bewährt, sowohl wegen der vielfachen Überschneidungen in bezug auf die beruflichen Tätigkeiten, wie aber auch auf das mannigfache Vorkommen der einzelnen Allergene an den verschiedenen Arbeitsplätzen. Durch eine Einteilung nach Berufssparten kommt es nur allzu leicht zur Einengung des diagnostischen Programms und zur Vernachlässigung in der Suche nach Beistoffen und obligaten Verunreinigungen. Der von GRONEMEYER u. FUCHS, 1967 zusammengestellte und ständig erweiterte Allergenkatalog (s. Tabelle 3) richtet daher neben der Art und Herkunft des Allergens sein besonderes Augenmerk auf die Verwendung der allergenen Arbeitsstoffe sowie auf die oft vielfältigen Möglichkeiten beruflicher Exposition in den verschiedenen Gewerbezweigen. Der Allergenkatalog kann naturgemäß keinen Anspruch auf Vollständigkeit erheben. Dies betrifft insbesondere die beruflichen Allergene, deren Skala entsprechend dem industriellen Fortschritt einem stetigen Wechsel und Wandel unterworfen ist. Ihre große und ständig wachsende Bedeutung sowie ge-

Tabelle 3. Katalog der häufigsten Inhalationsallergene mit Hinweisen zur »natürlichen« und beruflichen Exposition (Gronemeyer u. Fuchs, 1967*) (erweiterte Fassung)

Herkunft – Art	Exposition, Vorkommen und Verwendung	Beruf
A. Tierische Allergene (Haare, Schuppen)		
a) Mensch	Friseurbetrieb, Perücke, Ehepartner	Friseur, Perückenmacher
b) Tier Pferd, Rind, Schaf, Hund, Katze, Ziege, Kaninchen, Meerschweinchen, Ratten, Mäuse, Hamster, Jagdwild	Landwirtschaft, Forstwirtschaft, Tierzucht, biologische Laboratorien, Gerberei, Abdeckerei, Schlachthof, Zirkus, Textilindustrie (Bekleidung) Hobby: Tierhaltung, Jagdtrophäen	Bauer, Zoologe, Gerber, Polsterer, Teppichweber, wissenschaftl. Experimentatoren (Pharmakologe, Pathologe, Physiologe usw.) sowie deren med.-techn. Personal, Schlachter, Viehhändler, Tierärzte, Tierwärter, Förster Hobby: Reiter, Jäger
Hermelin, Nerz, Marder, Biber u.a. Pelztiere (unverarbeitet, ungefärbt)	Pelztierfarmen, Bekleidungsindustrie	Kürschner, Pelznäherin, Pelztierjäger und -händler
Vögel und Federvieh Hühner, Gänse, Tauben, Ziervögel (Wellensittich, Kanarienvogel, Papagei usw.)	Geflügelfarm, zoologische Handlung, Polstermaterial (Bettfedern) Hobby: Ziervögel im Haushalt	Bettfedernreinigung, Bettenfabrik, Geflügelzucht, Tierhandlung Hobby: Brieftaubensport
Schlangen(-gift) Ascaris(-duft)	Zoologische Handlung, (Serumgewinnung), biolog. Institute	Zoologe, Tierwärter, biolog.-techn. Assistenten
Insekten (Staub- und Duftallergen) Bienen, Milben, Motten, Mehlkäfer, Stubenfliege, Obstfliegen usw., Seidenspinner, Küchenschaben, Heuschrecken, Wanzen	ubiquitär (saisonal), Imkereibetriebe, Forschungslaboratorien, Mehl- und Kornverarbeitung, Silobetriebe, Rohseidenweberei, Bäckerei, Haushalt	Imker, Mehlberufe, Kammerjäger, Zoologe Präparator, Bäcker, Müller, Siloarbeiter, Seidenweber
Perlmutterstaub	Schmuck- und Knopfindustrie	Schleifer, Stanzer, Polierer
Hausstaub Hausstaubmilbe Vorratsmilbe	ubiquitär ubiquitär ubiquitär	
B. Pflanzliche Allergene (Stäube)		
Baumwolle	Landwirtschaft, Textilindustrie	Weber
Getreidestaub, Heustaub, Strohstaub, Malzstaub	Landwirtschaft, Mühlenbetriebe, Silobetriebe, Transportbetriebe (Schiff, Eisenbahn), Mälzerei	Bauer, Müller, Lohndrescher, Verladearbeiter, Schauerleute, Siloarbeiter, Mälzer
Luzerne	Futtermittelherstellung, Landwirtschaft	Bauer, Viehzüchter, Futtermüller
Mehl und Kleie (Roggen, Weizen, Mais, Buchweizen, Gerste, Reis, Tapioka, Soja usw.)	Mühlenbetriebe, Brotfabrik, Bäckerei, Futtermittelindustrie, Landwirtschaft, Brauerei	Müller, Bäcker, Bauer, Kolonialwarenhändler, Mälzer
Kaffee- u. Kakaobohnen (roh)	Kaffee- und Kakaoplantagen, Kaffeesortierung, Kaffee-Rösterei, Transportbetriebe (Schiffe, Eisenbahn), Börse	Kaffeeverlader, Kaffeeverleser, Kaffeeriecher, Kaffeeröster, Verlade-, Transport- und Hafenarbeiter
Flachs, Hanf, Jute, Kapok, Sisal	Seilerei, Weberei, Zwirnerei, Polsterei; Verpackungsindustrie, ubiquitär als Polstermaterial, Haushalt (Matratzeninhaltstoffe)	Seiler, Weber, Polsterer, Zwirner, Hausfrau, Raumpflegerin

Tabelle 3 (Fortsetzung)

Herkunft – Art	Exposition, Vorkommen und Verwendung	Beruf
Rizinusbohnen	Landwirtschaft (Dünger), Ölmühlen, Verladebetriebe, Staub und Abgase in Rizinusmühlen, Düngemittel-industrie	Ölmüller, Bauer, Verlade- und Transportarbeiter sowie endemisch in der Anwohnerschaft von Rizinusmühlen, Hobbygärtner
Holzstäube (einheimische: Eiche, Tanne, Fichte, Buche, Nußbaum usw., exotische: Limba, Abachi, Macoré, Teak, Mansonia, Gabun, Afrormosia, Palisander u.a.)	Holzgewinnung und -verarbeitung, Schleiferei, Sägerei, Furnierbetriebe, Möbelindustrie	Tischler, Parkettleger, Furnier-schneider, Waldarbeiter
Narzissen, Tulpen (Saft der Zwiebeln, flüchtige Duftstoffe, Pollen) u.a.	Gärtnerei	Gärtner, Tulpenzüchter
Pollen	ubiquitär (saisonal!) Gärten, Landwirtschaft, botanische Institute, Gewächshäuser, Plantagen Hobby: Haushalt	Botaniker, Biologe, Gärtner, Bauer
Lykopodium	Gummiindustrie, Theater, Apotheke	Gummiwerker, Apotheker, Schauspieler, Theaterfriseur
Pilzsporen (Schimmel, Hefe, u.a.)	haus- oder raumgebunden, ubiquitär (evtl. saisonal): feuchte Wohnung, Getreide und Futtermittel, pharma-zeutische Industrie (Antibiotika), Gährungsbetriebe, chemische Industrie, Bäckerei, Zuckerindustrie, Molkereibetriebe, Obst- u. Gemüseläden, Gewächshäuser, Weinbau, Baumwoll- u. Leinen-industrie	Müller, Drescher, Laborant, Bauer, Gärtner, Transport- und Silo-arbeiter, Bäcker, Käsewäscher, Zuckerrohrarbeiter, Schuster, Antiquar, Winzer
Gummi arabicum	Druckerei	Buchdrucker
Ätherische Öle (Kosmetika, Duftstoffe, Gewürze)	Drogerie, Parfümerie, kosmetische Industrie, Gewürzmühle, Getränke-industrie	Drogist, Friseur, Kosmetikerin, Gewürzmüller, Gewürzhandel
Proteasen (bakterielle Enzyme) Labferment	Waschmittelindustrie, Waschanstalten Großbäckerei, Käseherstellung	Fabrikarbeiter, Wäscherinnen Abwägerin in Großbäckerei Käsereiarbeiter
C. Chemische Allergene		
Epoxyd-Harze, Phthalsäureanhydrid (Naphthochinon), Formalin, Ursol, Öle (Turbinen), Glykokoll, Äthylendiamin, Hexamethylendiamin	Chemische Industrie, Pelzindustrie, Maschinenindustrie, Mehlbetriebe, Friseur, Desinfektion, Farben- u. Lackindustrie, Kosmetikindustrie	Chemiearbeiter, Maler, Anstreicher, Spritzlackierer, Pelznäherin, Kürschner, Gerber, Friseur, Desinfektor, Zahnärzte
Platin, Chrom, Vanadium, Beryllium, Nickel, Kobalt, Quecksilber	Chemische Industrie, metall-verarbeitende Industrie, Zement-fabrikation, Baugewerbe sowie in vielen Spezialbetrieben	Metallarbeiter, Gerber, Maurer und viele Spezialberufe
Arzneimittelstäube u. -aerosole (diverse Drogen, Antibiotika, Chemotherapeutica, Korrigentia, Insektizide u.a.)	Pharmazeutische Industrie, Apotheke, Drogerie, Praxis, Krankenhäuser, chem. u. pharmaz. Industrie, Schädlingsbekämpfung	Ärzte und Zahnärzte, Pflege-personal, Apotheker, Drogisten, Personal der pharmaz. Industrie und Großhandlungen, Kammerjäger

* Aus »Krankheiten durch inhalative Allergeninvasion« von W. GRONEMEYER und E. FUCHS, in: Lehrbuch der klinischen Allergie, hrsg. von K. HANSEN und M. WERNER. Stuttgart: Thieme 1967.

wisse Eigentümlichkeiten in bezug auf die Präparierung und Auslösung einer Sensibilisierung (Aggressivität des Allergens, Exposition usw.) sind im Abschnitt über das primär allergische Berufsasthma dargestellt (s.S. 611 ff.).

Ausdrücklich sei an dieser Stelle hervorgehoben, daß auch Nahrungs- und Arzneimittel, Parasiten- und Insektenallergene sowie Kontaktallergene, die über die Haut resorbiert werden, *hämatogen* ein allergisches Asthma bronchiale auslösen können, wenn auch bei weitem seltener.

Höchstwahrscheinlich *nicht* zu den arzneimittelallergisch ausgelösten Asthmaformen gehört das sog. »*Aspirin-Asthma*«. Nach neueren Anschauungen kommt dem durch Aspirin und durch andere Antiphlogistika (besonders Paracetamol, Pyramidonkörper, Indometacin, auch durch den Farbstoff Tartrazin) (z.B. Juhlin et al., 1972; Samter u. Beers, 1967; Virchow, 1976; Medici u. Fontana, 1977) induzierten Asthma bronchiale ein besonderer Wirkungsmechanismus zu, der auf der Hemmung der Prostaglandin-Synthetase beruhen soll (Vane, 1971; Smith u. Willis, 1971; Settipane et al., 1974; Szczeklik et al., 1975, 1976; Frey u. Dengjel, 1976). Es wird hierbei an die Möglichkeit gedacht, daß das Aspirin in den – noch hypothetischen – Antagonismus von Prostaglandin E_2 und Prostaglandin $F_{2\alpha}$ eingreift (siehe vorne) und über einen Abfall von zyklischem 3′,5′-AMP eine Mediatorenfreisetzung hervorruft. Schon 1956 wurde von Kallós postuliert, daß die Histaminfreisetzung beim Aspirin-Asthma auf einer genetisch bedingten Besonderheit der Mastzellmembran beruhe, wobei er an einen »inborn error of metabolism« dachte, der ein Enzym oder einen Rezeptor betreffen könnte. IgE-Antikörper gegen Aspirin und Derivate in Seren von aspirinintoleranten Asthmatikern konnten im Übertragungsversuch auf Rhesusaffen nicht gefunden werden (Schlumberger et al., 1974). Auch die Mitteilungen über gehäuftes familiäres Vorkommen von aspirininduziertem Asthma (s. Maur et al., 1974) sprechen *gegen* eine allergische Pathogenese und für die vermutete, möglicherweise »autosomal-rezessiv vererbte Eigenschaft« (Lockey et al., 1973). Für die Auslösung von Quinckeschen Ödemen und Urtikaria ist nach den Untersuchungen von de Weck (1971 b) das immunogene – in Aspirin als Verunreinigung enthaltene – Acetylsäureanhydrid von Bedeutung. Phills et al. (1972) konnten in Fällen von Aspirin-Intoleranz mit Urtikaria und Quincke-Ödemen mittels einer Rattenmastzelltechnik IgE-spezifische Antikörper nachweisen, während dieser Nachweis bei aspirinintoleranten Asthmatikern mit Nasenpolypen nicht gelang. – Die klinische Bedeutung des »Aspirin-Typ«-Asthma ist nicht unerheblich und beträgt im gesamten Krankengut der Asthmatiker bis zu 8% (!), wobei das häufige Zusammentreffen eines nicht atopischen Asthma bronchiale in Kombination mit einer polypösen Kieferhöhlenentzündung und einer »Aspirin-Intoleranz« in mehr als 20% bei Kindern (Falliers, 1973) und bei über 50% bei Erwachsenen (McDonald et al., 1972) besonders zu erwähnen ist. Stenius u. Lemola (1976) fanden be-

merkenswerterweise eine statistisch signifikante Kreuzreaktivität zwischen Tartrazin und Acetylsalicylsäure. Es handelt sich zumeist um äußerst bedrohliche, akute und nur schwer zu beeinflussende asthmatische Reaktionen.

Weitere Arzneimittel, die Asthma bronchiale auslösen können, sind u.a. (nach Medici u. Fontana, 1977): zahlreiche Antibiotika, MAO-Hemmer, Lokalanästhetika, jodhaltige Kontrastmittel, Quecksilberpräparate, Antihistaminika, Xanthine, Antiseren, Vakzinen, Beta-Blocker, Allergenextrakte, ACTH, Pituitrin, Trypsin, Eisendextran, Bromsulfalein, Vitamin K, Tetrazin, Suxamethonium, N-Acetylcystein, aber auch Isoproterenol und Dinatrium cromoglicicum. Im Einzelfall ist immer nach Möglichkeit zu prüfen, ob es sich um allergische, toxische oder um pharmakologische Reaktionen handelt, z.B. nach Applikation von Pilocarpin-Augentropfen (Bruchhausen et al., 1969 b).

Die wichtigsten Inhalationsallergene sind Hausstaub, Hausstaubmilben, Sporen verschiedener Pilzgattungen und Pollen, ferner die Inhalationsallergene, die durch individuelle Exposition Bedeutung gewinnen: Hausallergene wie Bettenstoffe (Bettfedern und Matratzeninhaltstoffe) und Tierhaare (Pferde, Schweine, Kühe; aber auch aus Liebhaberei: Hamster, Meerschweinchen, Hunde und Katzen, ferner Singvögel usw.), schließlich Menschenhaare und -hautschuppen und Insektenstäube. Die genannten Allergene besitzen zum Teil eine sehr große Allergenpotenz, doch hängen Sensibilisierungsgrad und Stärke der asthmatischen Reaktion weitgehend von der jeweiligen Expositionsgröße und der individuellen Disposition ab. Oft bestimmen menschliche Verhaltensweisen die expositionellen Gegebenheiten und bedingen damit die Häufigkeit von inhalativen Sensibilisierungen. Das Bestreben und Verlangen, mit Tieren zusammen zu leben, mit ihnen umzugehen, hat nach 1945 sehr zugenommen, so beispielsweise der Reitsport und die Kleintierhaltung in vielen städtischen Haushalten: Hunde, Katzen, aber auch in zunehmendem Maße Vögel und Kleintiere wie Hamster, Mäuse, Kaninchen und Meerschweinchen (u.a. Rudolph et al., 1975, 1978c; Schultze-Werninghaus et al., 1976a, 1976b). Die Tiere sind häufig in Kindergärten sowie in den Spiel- und Schlafzimmern untergebracht. Haare von Hamstern und Meerschweinchen (auch Ratten) sind sehr potente Sensibilisatoren – viele Pharmakologen können dieses bestätigen –, die Zahl der allergischen asthmatischen Kinder nimmt zu. BRUCHHAUSEN u. BRUCHHAUSEN (1975) ermittelten einen Sensibilisierungsindex (= Zahl der Sensibilisierten × 100 : Zahl der Exponierten) für Meerschweinchenhaar von über 50% und für Goldhamsterhaar von etwa 20%, die Morbiditätsziffer betrug im gleichen Krankengut 38% bzw. 9%! Zusammen mit GRONEMEYER sah ich in unserer Klinik allein 1973 und 1974 48 tierhaarsensibilisierte asthmatische Kinder, die uns zum Teil wegen des Verdachts auf eine Pollenallergie überwiesen waren. Es führte fast immer zu enormen Schwierigkeiten, teils mit den – unvernünftigen – Eltern, teils mit den Kindern, wenn sie mit der Tatsache der notwendigen Abschaffung der Tiere konfrontiert wurden. Sehr problematisch aber wird es, wenn ein Schulkind so hochgradig pferdehaarallergisch ist, daß schon Spuren von Pferdehaaren an der Kleidung reitender Mitschüler genügen, um bei ihm »derivativ«, wie wir diese mittelbare »Allergenübertragung« nennen, Asthma auszulösen (FUCHS, 1954). Diese Hinweise auf die kausalen Faktoren mögen hier genügen.

Wegen ihrer speziellen Bedeutung sollen folgende Allergene gesondert besprochen werden:

a) Hausstaub

Seit langem ist die eminente Bedeutung des Hausstaubes als Inhalationsallergen bekannt, auch, daß er wohl am häufigsten zu einer Allergie der Atemwege führt. Ausdrücklich vermerkt sei, daß es allergische Asthmatiker gibt, die nur auf den Hausstaub ihrer eigenen Wohnung (ganz analog nur auf den hauseigenen Schimmelpilz) reagieren. Die Hausstauballergie ist häufig monovalent. Die Allergenpotenz des Hausstaubes ist regional sehr unterschiedlich, wobei die Luftfeuchtigkeit und die Temperatur eine wichtige Rolle spielen.

Die Anschauungen über die Natur des *Hausstauballergens* waren in den letzten 50 Jahren vielfachem Wechsel und Wandel unterworfen. Der Hausstaub ist ein mixtum compositum, das durch die Einwirkung von Bakterien und Pilzsporen auf verschiedenartiges organisches Material entsteht: Textilfasern, Tier- und Menschenschuppen, Insekten, Polsterstoffe u.a. Lange Zeit glaubte man, daß der wichtigste allergene Anteil auf der Zersetzung von Menschenschuppen beruhe. Im letzten Jahrzehnt jedoch konnten insbesondere holländische Forscher (VOORHORST, SPIEKSMA u. SPIEKSMA, 1964; VOORHORST, SPIEKSMA u. VAREKAMP, 1969), die zu den Akarinen gehörige Hausstaubmilbe (Dermatophagoides pteronyssinus) aus dem Hausstaub kultivieren. Durch diffizile vergleichende Testuntersuchungen konnten sie den Nachweis erbringen, daß Milbenstaub und -kot in mehr als 80% die allergene Potenz des Hausstaubes verkörpern. Die Ergebnisse der holländischen Autoren, die einen wichtigen Fortschritt in der Erkennung und Erfassung unserer »allergenen Umwelt« darstellen, sind weltweit und vielfach bestätigt worden (z.B. MAUNSELL et al., 1968; MIYAMOTO et al., 1968; STENIUS u. CUNNINGTON, 1972; BESSOT et al., 1975), wobei die Frage nach der Natur des Allergens und insbesondere seine chemische Struktur noch umstritten ist. Vieles spricht dafür, daß die Faeces-Ballen das Allergen enthalten. Im Verdauungstrakt der Milben sind die chemischen Gegebenheiten für das Ablaufen der Maillard-Reaktionen, die aufgrund der Untersuchungen von BERRENS (1970, 1971) eine wesentliche Vorbedingung für die Allergenbildung (nicht nur des Hausstaubmilbenallergens) darstellen, äußerst günstig. Hautproben speziell mit Faeces-Extrakten an sensibilisierten Asthmatikern sind ein gewichtiger Hinweis für die vermuteten Zusammenhänge (MIYAMOTO et al., 1968; MITCHELL et al., 1969; HALMAI u. ALEXANDER, 1971). Milbenanzahl in verschiedenen Matratzenstäuben (auf Helgoland) und Hautproben mit den aus diesen Matratzenstäuben gewonnenen Allergenextrakten korrelierten an klinisch gesicherten Hausstauballergikern in den meisten Gruppen. Doch gaben auch pyroglyphidenfreie Hausstaubproben positive Hautreaktionen. Diese Befunde von BRONSWIJK u. JORDE (1975) sind möglicher Hinweis auf

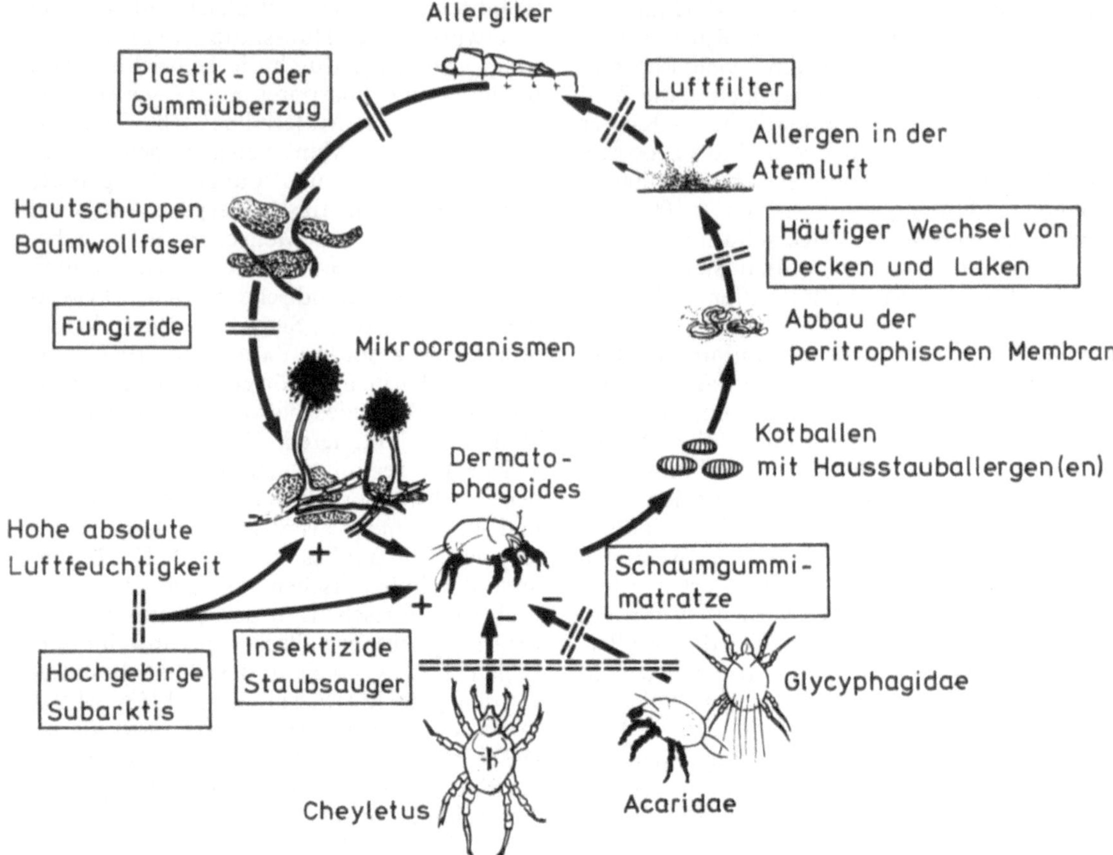

Abb. 2. Hausstaubökosystem der Milbe und seine Störfaktoren (van Bronswijk, 1974, mit freundlicher Genehmigung der Autorin).

Abbauprodukte im Hausstaub, die im Magen-Darmtrakt der Hausstaubmilben leichter entstehen als im milbenfreien Hausstaub. – Es besteht eine weitgehende Kreuzreaktivität zwischen Dermatophagoides pteronyssinus und Dermatophagoides farinae (Miyamoto et al., 1968; Pepys et al., 1968; Voorhorst et al., 1969; Stenius, 1973), was insofern von Bedeutung ist, als sich Dermatophagoides farinae (sive culinae) wesentlich leichter kultivieren läßt. Allergenextrakte für Diagnostik (Frankland et al., 1970) und Therapie lassen sich auf diese Weise leichter gewinnen. Die allergene Spezifität der Extrakte der verschiedenen Arten von Dermatophagoides und Hausstaub konnten durch in vitro- wie auch in vivo-Neutralisationstests (Miyamoto et al., 1968; Stenius, 1973) sowie ihre klini-

sche Pathogenität durch inhalative Provokationstests erwiesen werden (Pepys et al., 1968; Debelić, 1974; Richter u. Kriebel, 1975; eigene Erfahrungen).

Die Hausstaubmilben, die sowohl im Fußbodenstaub von Wohn- und Schlafräumen als auch in Betten und Polstermöbeln nachweisbar sind, finden ihre günstigsten Lebensbedingungen und das ihnen zusagende Kleinklima sowie ihr Nahrungsreservoir vorwiegend in Matratzen (Wärme, Feuchtigkeit, menschliche Hautschuppen). Die Populationskette der Hausstaubmilbe mit ihren wechselhaften Vegetationsbedingungen stellt sich im Lebensraum »Matratze« als kreisförmiges, ökologisches System dar (Abb. 2), das in bezug auf die Produktion des Hausstauballergens (Faecesballen der Milbe) sowohl durch natürliche (Raubmilben) wie künstliche Störfaktoren (Fungizide, Plastiküberzüge, Luftfilter) unterbrochen werden kann (BRONSWIJK, 1974). Neben diesem Kleinklima ist auch das Makro- und Lokalklima für die Milbenhäufigkeit von großer und damit auch klinischer Bedeutung, was schon VOORHORST (1969) feststellte und jetzt von MUMCUOGLU (1975) in einer umfassenden Untersuchung für die verschiedenen Regionen der Schweiz bestätigt wurde. Für die Milben, deren Zahl in den Monaten August bis Oktober überall zunimmt, und deren Wachstumsoptimum bei 25 °C und 80% relativer Luftfeuchtigkeit liegt, sind besonders die niedrigen Temperaturen und Feuchtigkeitsgrade der höheren Ortschaften in der Schweiz abträglich. Hierbei mag das ultraviolette Licht von Bedeutung sein, da sich nach BERRENS et al. (1971), BERRENS et al. (1973) die für die Allergenität wichtige Lysin-Zucker-Determinante als besonders empfindlich gegen ultraviolettes Licht erwiesen hat entsprechend den Untersuchungen von BRUCHHAUSEN et al. (1969), die Hausstauballergenextrakte durch UV-Bestrahlung inaktivieren konnten. In späteren klinischen vergleichenden Untersuchungen an Hausstauballergikern mit konventionellen und den UV-bestrahlten Allergenextrakten konnte gezeigt werden, daß in fast allen Fällen nicht nur die Hautreaktion nicht oder kaum noch auslösbar war, sondern auch der inhalative Provokationstest negativ verlief. In vier Fällen kam es nach Inhalation des UV-bestrahlten Hausstauballergenextraktes zu einer »late reaction«, die »immediate reaction« blieb aus (HENOCQ et al., 1974) (s. auch weiter unten: spezifische Desensibilisierung).

b) Pilzsporen

Seit STORM VAN LEEUWEN (1926), HANSEN (1928a) und JIMENEZ-DIAS et al. (1960) ist die Bedeutung von Sporen verschiedener Pilzgattungen als Inhalationsallergen von vielen Nachuntersuchern bestätigt worden (VAN DER WERFF, 1958, 1961; LIEBESKIND, 1964; MORROW u. PRINCE, 1964; NILSSON u. AAS, 1976). Dabei ist ihre Bedeutung aufgrund der expositionellen Gegebenheiten re-

gional sicher sehr unterschiedlich. So fand z.B. DEBELIĆ (1971, 1974) unter 596 Patienten mit exogen-allergischem Asthma bronchiale in 25% eindeutige Sensibilisierungen gegen verschiedene Schimmelpilze, vorwiegend gegen Aspergillus und Hausschwamm, aber auch andere, deren klinische Aktualität sich in etwa der Hälfte der Fälle im inhalativen Provokationstest bestätigte. NAKAYAMA et al. (1971) berichten aus Japan über etwa 50% Sensibilisierte (unter 594 asthmatischen Kindern), von denen 44% aktuell entsprechend der regionalen Exposition vorwiegend gegen Alternaria und Penicillium – oft monovalent – sensibilisiert waren. TEES u. MILNER (1962) ermittelten in Großbritannien an 5000 Fällen sogar 65% Sensibilisierte. RUDOLPH et al. (1977) fanden bei 483 Patienten mit ganzjährigem oder saisonalem Asthma (und/oder Rhinitis) mittels Hautproben im Durchschnitt in 8,4% Sensibilisierungen gegen Schimmelpilze und überraschenderweise auffällig viele, klinische aktuelle Sensibilisierungen gegen Fusarium sp., was zahlreiche noch nicht geklärte Probleme aufwirft (Expositionsmodus? – in Berlin wird speziell Fusarium selten angetroffen –, die mögliche Kreuzallergenität mit Pullularia, oder eine bisher nicht bekannte hohe Allergenpotenz). WORTMANN (1974) gibt dagegen für sein Klientel eine Sensibilisierungsrate von weit unter 5% an, was, wie er selbst sagt, keineswegs gegen die Bedeutung von Schimmelpilzen für die Auslösung von respiratorischen Allergien spricht; er folgert aus seinen Beobachtungen, daß Schimmelpilze im allgemeinen kein sehr potentes Allergen darstellen und insbesondere monovalente Sensibilisierungen verhältnismäßig selten sind.

In der *extramuralen* Sporenflora überwiegen fast überall Cladosporium und Alternaria, besonders in den Monaten Juni bis Oktober. Penicillium kann in einigen Gegenden das ganze Jahr im Aeroplankton vorhanden sein, in bestimmten Gegenden überwiegt dieser Schimmel ebenfalls im Sommer. Auch Aspergillus, Mucor und Pullularia sind häufige Bestandteile der extramuralen Sporenflora. Der Sporengehalt der Luft ist stark von klimatischen Bedingungen sowie von einem tageszeitlichen Rhythmus abhängig. In warmen Sommernächten kann es zu einer

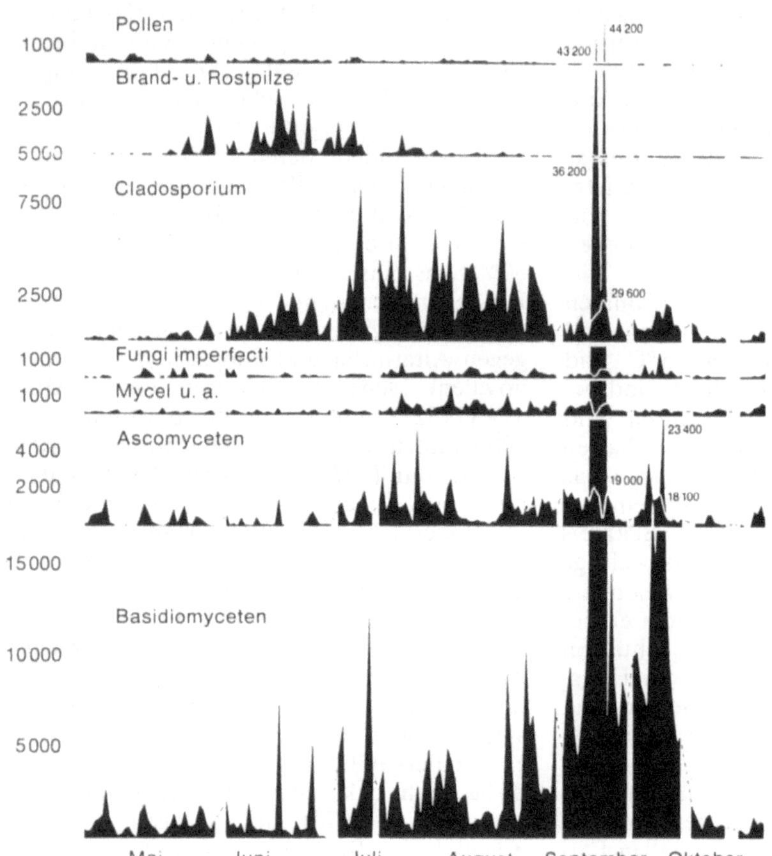

Abb. 3. Konzentrationen (Tageswerte je m³ Luft) der wichtigsten Komponenten des Aeroplanktons von Anfang Mai bis Ende Oktober 1965. Die mit » Mycel u. a. « bezeichnete Teildarstellung enthält die Summe aller nicht eigens aufgeführten Objekte, also hauptsächlich Mycelbruchstücke, verschiedene Pflanzenteile, tierische Fragmente und unbestimmte Sporen. Cladosporium = Schwärzepilz; Ascomyceten = Becherlinge und Verwandte; Basidiomyceten = Hutpilze und Verwandte.
Aus: Der Pollen- und Sporengehalt der Luft usw., Stix und Grosse-Brauckmann, Flora **159**, 1–37 (1970) (mit freundlicher Genehmigung der Autoren).

sehr hohen Sporenkonzentration kommen. Cladosporium zeigt dagegen einen Gipfel in den Nachmittagsstunden. Auch der Feuchtigkeitsgehalt der Luft ist von Bedeutung. Nach einem Gewitterschauer kann die Luft vorübergehend sehr sporenarm sein (Einzelheiten s. bei: Maunsell, 1954; Stix u. Grosse-Brauckmann, 1970 – s. Abb. 3 –; Hyde, 1972, 1973; Stix, 1977; Bagni et al., 1977). Auch im Hochgebirge finden sich selbst im Winter über Schneefeldern (Wortmann, 1955) hohe Sporenkonzentrationen (Davies, 1969).

Entsprechend den individuellen Gegebenheiten enthält die *intramurale* Sporenflora (s. Tabelle 4; van der Werff, 1958) häufig in Korrelation zur extramuralen Flora (Gravesen, 1972) wiederum Cladosporium, ferner Penicillium und Aspergillus, als echte –

meso- und xerophile – Hauspilze (van de Lustgraaf et al., 1978). Ausdrücklich sei bemerkt, daß z.B. Cladosporium und Botrytis in feuchten Häusern und Kellern ganzjährig

Tabelle 4. Häufigkeit »hausgebundener« Pilzgattungen (Nach van der Werff, 1958)

In 130 Häusern:	Penicillium
In 92 Häusern:	Cladosporium
In 88 Häusern:	Rhizopus
In 84 Häusern:	Mucor
In 37 Häusern:	Trichoderma
In 33 Häusern:	Fusarium
In 31 Häusern:	Botrytis
In 30 Häusern:	Aspergillus
In 22 Häusern:	Alternaria
In 19 Häusern:	Hefen
In 16 Häusern:	Stemphylilum
In 14 Häusern:	Pullularia
In 9 Häusern:	Thamnidium

Tabelle 5. Schimmelpilze von klinischer Bedeutung (WORTMANN, 1974, mit freundlicher Genehmigung des Autors)

Alternaria 12 × 35 μ	perennial Maximum: 3. Quartal	Gutwetterflora! rel. selten intramural Getreide/Gräser Wegen Größe meist Pflanzen Rhinitis. Sekundär Asthma
Aspergillus 2–3 μ∅	perennial Maximum: 4. Quartal	ubiquitär, eher in der Stadtluft. Kleine Sporen dringen tiefer ein: Infektion! (Asp. fumigatus: Vögel!)
Cladosporium ca. 4 × 10 μ	perennial Maximum: 2./3. Quartal	ubiquitär, häufigster extramuraler Schimmel Gräser/Blätter. Gutwetterflora! Gleiche Symptomatologie wie Gräser-Pollinosis.
Penicillium 3–5 μ∅	perennial Maximum: 2./3. Quartal	in Städten häufiger in der Luft als auf dem Land/intramural oft in feuchten Häusern. Früchte/Gemüse usw.
Botrytis	variabel 2.–4. Quartal	Vorkommen regional verschieden. Schlechtwetterflora! Gemüse/Tomaten/Moder-, Stockflecken in feuchten Wohnungen, Edelfäule (Wein).
Chaetomium	perennial	auf feuchter Zellulose: feuchtes Stroh, Mist, feuchte Tapeten.
Epicoccum	3./4. Quartal	auf Gemüse/eher bei trockenem Wetter in der Luft
Fusarium	3./4. Quartal	fast nur extramural/auf welken Pflanzen. Braucht hohe Feuchtigkeit/ Landarbeiter.
Merulius	perennial Maximum: 3./4. Quartal	fast nur intramural (feuchtes Holzwerk) Abbrucharbeiter/Installateure usw.
Mucor	perennial	Tierställe/Dreschbühnen/feuchte Wohnungen auf Nahrungsmitteln (Brot!).
Rhizopus	perennial	auf Früchten/Gemüse/oft im Hausstaub regional sehr unterschiedlich in der Luft
Pullularia	3./4. Quartal	regionale Häufigkeit unterschiedlich feuchte Blätter etc. (Gartenarbeiter).
Sporo- Bolomyces	3. Quartal	Schlechtwetterflora/Hefepilzartig auf feuchten Blättern/Maximum in tiefer Nacht in London + + +/in Paris u. Marseille (∅!).
Ustilago Uredinales	2./3. Quartal	Getreide-Rost u. -Brandpilze (rusts and smuts) in Getreideanbau-Gegenden oft sehr reichlich in der Luft. Bauern! Drescharbeiter!
echte und falsche *Hefen*	perennial	eher intramural/auf Früchten/Gemüse/in vielen Nahrungsmitteln (Bier/Maggi usw.) oft intestinale Beschwerden/(Pruritus ani)

vorkommen können. Von besonderer Bedeutung ist Merulius lacrymans (s. z.B. FRANK-LAND, 1952), der in alten wie auch in neuen Häusern die Holzdecken sowie Dachbalken befällt. Auch in Deutschland stellen Schimmelpilze ein wichtiges Inhalationsallergen dar. Die Expositionsmöglichkeiten, speziell die berufsbedingten (LIEBESKIND, 1964), werden oft verkannt (s. u.a. Tabelle 5 von WORTMANN, 1974). Der Schimmelgeruch wird von den Menschen, die jahrelang in dem gleichen Haus wohnen, oft nicht mehr wahrgenommen. Sie verneinen dann in der Anamnese den häuslichen Schimmelbefall, der aber gerade für das hausgebundene Asthma bronchiale zu einer mehr oder weniger »perennial« verlaufenden Symptomatik führt, die mit Beginn der Heizungsperiode meist einen besonderen Beschwerdegipfel zeigt (GRONEMEYER, 1968). Auch Leptosphaeria (Phoma) sowie Ascosporen von Didymella exitialis (MOREAU) Müller sind als

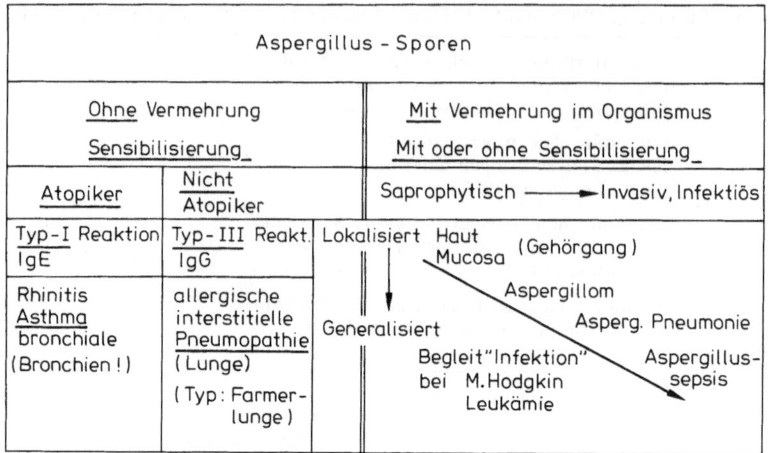

Abb. 4. Verschiedene Pathomechanismen nach Invasion von Pilz-(Aspergillus)sporen (WORTMANN, 1974; mit freundlicher Genehmigung des Autors).

inhalative Allergene identifiziert worden, sie können Typ I und Typ III-Reaktionen hervorrufen. Möglicherweise hat Didymella exitialis, dessen Ascosporen sich in trockenen Spätsommermonaten, speziell in der Nacht, über Weizen- und Gerstenfeldern in großer Anzahl finden, eine viel größere Bedeutung als bisher angenommen (»barley-asthma«) (GANDERTON, 1968; FRANKLAND u. GREGORY, 1973).

Die antigene Fraktion befindet sich wahrscheinlich vorwiegend in den Sporen, aber auch nach den Untersuchungen von RIEPE u. PALMSTIERNA (1963) in den Myzelien, was für die oft schwierige Extraktbereitung von Bedeutung ist. – Viele klinische und experimentelle Arbeiten befassen sich mit den Fragen der Kreuzantigenität (JONES et al., 1973; LEWIS et al., 1975) und der Spezifität, z.B. von verschiedenen Alternariaspezies (SCHUMACHER et al., 1975a, 1975b). Die Natur des/der atopischen »Pilzallergene« ist nach wie vor ungeklärt (Übersichten s.: BERRENS, 1971; JORDE, 1974; GRONEMEYER, 1977b). Zur Auffindung und Charakterisierung der allergenen Komponenten eignet sich der RAST (s. später) als Inhibitionstest. Hierbei fand sich eine sehr gute Korrelation zwischen dem Hauttitrationswert bei Alternaria-Allergikern und der im Inhibitionstest ermittelten Allergenpotenz (GLEICH et al., 1974; YUNGINGER et al., 1976).

Wie eingangs erwähnt, können Schimmelpilze als Allergene mit oder ohne vorausgehende bronchioläre

Obstruktion das Krankheitsbild der »allergischen Alveolitis« hervorrufen, die in späteren Stadien zur Entwicklung einer progressiven Lungenfibrose führt. – Schließlich können Schimmelpilze in Analogie zu den Bakterien aufgrund ihrer Vermehrungsfähigkeit im Gewebe Infektionen (Mykosen) bewirken (s. Abb. 4 von WORTMANN). Beispiele hierfür sind die Candidiose und die Aspergillose (DE HALLER, 1977).

Von Bedeutung sind die Candidainfektionen der Lunge durch *Candida albicans* und *tropicalis*. Fast immer handelt es sich um sekundäre Mykosen, die im Verlauf einer Antibiotikabehandlung oder einer konsumierenden Krankheit und bei chronischen Infekten der Atemwege zunächst als saprophytäre Besiedlung des Bronchialbaumes auftreten. Erst bei chronischem Verlauf infolge der sich entwickelnden Resistenzschwäche entsteht eine manifeste Infektion. Die Diagnose ist häufig nur per exclusionem zu stellen, da die Resultate von Sputumuntersuchungen meist unsicher sind und keine Schlüsse zulassen. Als Ausdruck der immunbiologischen Vorgänge können der positive Candidinhauttest angesehen werden sowie das Ansteigen des Agglutinationstiters und der Ausfall der Komplementbindungsreaktion. Keine der angeführten Reaktionen vermag jedoch die aktuelle Bedeutung der Besiedlung mit Candida als eigentliche Krankheitsursache sicherzustellen.

Ausdruck einer bronchopulmonalen Infektion mit *Aspergillus fumigatus* kann Asthma bronchiale (auch spastische Bronchitis!) in Verbindung mit eosinophilen Lungeninfiltraten sein. Sputum- und Bluteosinophilie sind hierbei fast immer vorhanden. Immunologisch lassen sich im Hauttest Typ III (Arthus)-Reaktionen sowie in vitro präzipitierende Antikörper gegen Aspergillus fumigatus (seltener gegen andere Aspergillus spp.) nachweisen. Im Sputum oder in den bräunlich-krümeligen Sputumflocken finden sich im Nativ-Präparat Aspergillus-Myzelien und kulturell ebenfalls Aspergillus (bei Exazerbation in etwa 83%, sonst in 50% der Fälle). In sehr ausgedehnten klinischen Untersuchungen konnten die ätiopathogenetischen Zusammenhänge von PEPYS et al. (1959), McCARTHY u. PEPYS (1971 a, b) erkannt werden. Diese Beobachtungen waren die Grundlage für die Konzeption, daß manche Bronchopneumopathien, deren Pathogenese bisher völlig unklar war, als Ausdruck allergischer Reaktionen anzusehen sind, die auf der Intervention von präzipitierenden Antikörpern (IgG) beruhen. Oft handelt es sich in diesen Fällen um jüngere Allergiker mit primärem Asthma bronchiale, die auch gegen andere inhalative Allergene (Pollen, Hausstaub u.a.) sensibilisiert sind (IgE). Isolierte Hautreaktionen vom Soforttyp gegen Aspergillus fanden sich nur in der Gruppe, in der die klinischen Erscheinungen (Asthma-Lungeninfiltrate) erst nach dem 30. Lebensjahr auftraten. Das Intervall zwischen dem ersten Auftreten von Asthma bronchiale und von eosinophilen Lungeninfiltraten scheint abhängig vom sog. »atopischen Status«. Bei der erwähnten Gruppe der über Dreißigjährigen betrug das Intervall im Schnitt nur 3,5 Jahre, während in der Gruppe, bei der die ersten asthmatischen Beschwerden schon vor dem zehnten Lebensjahr aufgetreten waren, dieses Intervall durchschnittlich 24 Jahre dauerte. Bei den über Dreißigjährigen scheint die Entwicklung von präzipitierenden Antikörpern schneller vonstatten zu gehen. Eosinophile Lungeninfiltrate in Verbindung mit Exazerbationen des Asthma bronchiale und Fieber (als Folge der immunologischen Reaktion oder einer sekundären bakteriellen Infektion?) kamen in Abhängigkeit von der Luftsporenkonzentration in den Wintermonaten, häufiger bei Stadtbewohnern vor. Der Grad der ventilatorischen Obstruktion und ihre zunehmende Unbeeinflußbarkeit durch Broncholytika zeigten in der Gruppe, bei der die ersten Beschwerden nach dem 30. Lebensjahr aufgetreten waren, eine schnellere Progredienz. Über einen Fall mit einem »verzögert« – 6 Std nach der Exposition – auftretenden, lungenfunktionsanalytisch gesicherten Asthma bronchiale (*ohne* Lungeninfiltrate, Bluteosinophilie und IgE-Erhöhung,

wie sonst bei bronchopulmonaler Aspergillose) infolge Sensibilisierung gegen Aspergillus berichten JOHNSON et al. (1975). Im Hauttest fand sich eine positive Reaktion nach 20 min und nach 6 Std mit eigens bereiteten Aspergillusextrakten (aus Wohnungsstaub und Sputum von Patienten). Auch gelangen die spezifische Histaminfreisetzung aus Leukozyten (Methode: MAY et al., 1970) und der Nachweis präzipitierender Antikörper (Gel-Diffusion). Es bleibt unklar, inwiefern der Patient nicht auch klinisch – immediate – reagierte. ARBESMAN et al. (1974) weisen in anderem Zusammenhang darauf hin, daß erhöhte spezifische IgE-Spiegel gegen Aspergillus fumigatus eine wichtige Stütze für die Diagnose einer allergischen bronchopulmonalen Aspergillose bedeuten. Auf weitere Einzelheiten kann hier nicht eingegangen werden.

Ergänzend hierzu sei aber auf die zunehmende allergene Bedeutung von Sporen des Speisepilz Pleurotus florida (»Austernseitling«) hingewiesen, der im Hinblick auf seine Wachstumsbedingungen sehr anspruchslos ist und daher auch in der eigenen, häuslichen Kultur gezogen werden kann. Entsprechende Strohkörbchen (auch Holzscheiben) werden nach erfolgtem Myzelwachstum im Handel angeboten. Nach Ausbildung des Pilzes kann die Zucht zu Hause immer wieder abgeerntet werden. Nach relativ nur kurzer Exposition (1–3 Wochen!) in den Kulturräumen ist die Sensibilisierung erfolgt. Das klinische Krankheitsbild entspricht dem einer allergischen Alveolitis mit Fieber, Abgeschlagenheit, Husten, Kopfschmerzen etwa 6–8 Std nach der Exposition. Im Hauttest zeigte sich mit Pleurotus florida-Extrakt (Extraktion mit Coca-Lösung) eine Sofortreaktion nach 20 min und eine Typ III-Reaktion nach 6–8 Std. Präzipitierende Antikörper (zwei verschiedene Komponenten) ließen sich mit der Agar-Doppeldiffusionstechnik nach OUCHTERLONY nachweisen. Es handelt sich, worauf besonders hinzuweisen ist, um eine – wohl vorwiegend – nach dem Typ III (Arthus) klinisch verlaufende Sensibilisierung durch Sporen *höherer* Pilze (Basidiomyzeten). Bei industrieller Inkulturnahme wie aber auch bei der »Heimzucht« sind wegen der hohen Allergenpotenz Schutzmaßnah-

men vordringlich (Schulz et al., 1974; Noster et al., 1976). Wie später bei der Besprechung des Blütenstaubes als auslösendes Allergen noch zu diskutieren ist, muß schon
hier im Hinblick auf Pilzsporen als Allergen
ausdrücklich bemerkt werden, daß trotz umfangreicher und intensiver Bemühungen und
auch Kooperation einzelner Fachdisziplinen
unsere Kenntnis noch sehr lückenhaft ist.
Die Konzentration einzelner Pilzsporen in
der Luft ist keinesfalls ein Hinweis auf ihre
Allergenität. Andererseits sollte der immense
Sporengehalt der Luft an Basidiomyceten
nicht völlig unbeachtet bleiben. Über Sensibilisierungen gegen Basidiomyceten berichteten u.a. Frankland, 1952 (Merulius lacrymans), Bruce, 1963 und Herxheimer et al.,
1966. An weiteren Pilzsporen als Inhalationsallergene sind in der Literatur erwähnt:
Cantharellus cibarius (Pfifferling), Tilletiop-
sis minor, Dacromyces deliquescens (Gallert-
träne), Stereum frustulatum (sog. Schicht-
pilz), Hypholoma sublaterium (Ziegelroter
Schwefelkopf), Coprinus comatus (Schopf-
tintling) (Lopez et al., 1975). Trotzdem wurden bisher Sporen von Basidiomyceten im
allgemeinen von den klinischen Allergologen
als nicht wesentlich für die Auslösung von
Typ I-Reaktionen angesehen. Um so mehr
verdient die neuerliche klinische Beobachtung einer Sensibilisierung gegen Basidiomyceten besondere Beachtung, wenn es sich hier
auch allem Anschein nach um eine bisher
nicht aktuelle Sensibilisierung entsprechend
dem Reagintyp handelt.

Abschließend sei darauf hingewiesen, daß
oberflächliche *Fadenpilzerkrankungen* der
Haut inhalativ zu allergischer Rhinitis und
zu allergischem Asthma bronchiale führen
können (Huguenin-Dumittan, 1977; eigene
Beobachtungen).

c) Blütenstaub (Pollen)

Unter den vielen Tausenden von pollen-emit-
tierenden Pflanzen kommen ungefähr nur
hundert für die Auslösung von Heufieber-
Erscheinungen in Frage, von diesen
wiederum nur ungefähr ein Dutzend als bevorzugte Heufieber-Erreger – und zwar in
Mitteleuropa, unterschiedlich je nach lokaler

Flora – neben einigen Baumpollen in der
Hauptsache die Gräser- und Getreidepollen.
Von ausschlaggebender Bedeutung ist die
Bestäubungsart der heufiebererregenden
Pflanzen. Man unterscheidet dementspre-
hend (Gronemeyer, 1967, 1968):

a) die sog. *anemophilen* Pflanzen oder
Windbestäuber, deren Pollen ausschließlich
durch den Wind verbreitet werden, zumeist
eingeschlechtliche Pflanzen mit unscheinba-
ren, nicht duftenden Blüten ohne Nektarbil-
dung. Ihre Pollenproduktion ist ungeheuer
groß, die Pollen sind trocken und klein
(meist unter $30\,\mu$), wie z.B. die Pollen der
Gramineen oder Poaceen (Gräser), Ambrosiaceen (z.B. Ragweed) u.a.

b) die sog. *entomophilen* Pflanzen oder *Insektenbestäuber*, duftend, mit schönfarbigen
Blüten, Nektar produzierend. Ihre Pollen
sind dick und relativ schwer, klebrig und von
nur relativ geringer Anzahl wie zum Beispiel
viele unserer Schnittblumen oder unserer
Obstbäume.

c) Die sog. *ambophilen* Pflanzen, deren Be-
stäubung sowohl durch den Wind wie durch
Insekten vonstatten geht, und welche die
Charakteristika der vorigen beiden Gruppen
miteinander vereinen: auffallend und duftend blühend, jedoch reichliche Produktion
von leichtgewichtigen Pollen, zum Beispiel
Weide, Maulbeerbaum, Linde, auch Sonnenblumen u.a.

Aus den *verschiedenen Bestäubungsmodi*
lassen sich die *wichtigsten Bedingungen* ableiten, die eine Pflanze als Erreger des »epide-
mischen« Heufiebers erfüllen muß, d.h. unter
»normalen« Expositionsbedingungen (Ausnahmen zum Beispiel Gärtner oder Ge-
wächshausarbeiter usw. sind hiervon nicht
betroffen).

Thommen (1931) hat folgende Richtlinien
aufgestellt:

– Die Pollen der heufiebererregenden Pflanzen müssen
  ein stark sensibilisierendes Antigen enthalten,
  m.a.W. die massive Anreicherung in der Luft allein
  genügt nicht, um als Heufiebererreger in Frage zu
  kommen, wie dies z.B. bei den Pollen von Kiefern
  und Fichten der Fall ist, deren massive Pollenmengen
  besonders vor Gewittern wie eine braune Wolke über
  den Waldrand hinwegziehen, aber so gut wie nie
  zur Auslösung von Heufieber führen.
– Die Pflanze muß – wie erwähnt – vorzugsweise zu
  den Windbestäubern gehören, wie dies ja auch bei
  den meisten heufiebererregenden Pflanzen (s. später)

der Fall ist. Eine Ausnahme bilden manche ambophilen Pflanzen wie z.B. die Linden, die Weiden u.a., oder auch solche Kompositen, die auf größeren Landflächen kultiviert werden, z.B. Sonnenblumen.
- Die Pollenproduktion muß sehr umfangreich sein, wie z.B. bei den meisten Windbestäubern.
- Die Pollen müssen leichtgewichtig sein, damit sie auf beträchtliche Entfernungen hin verweht und übertragen werden können. So führen z.B. Maispollen trotz ihrer abundanten Fülle wegen ihrer Dicke und Klebrigkeit nur relativ selten zu Heufiebererscheinungen.
- Die heufiebererregende Pflanze muß über große Landstriche verbreitet sein. Auch hierfür einige Beispiele: So führt bei uns das Mauerkraut (Parietaria officinalis) im Gegensatz zu den Mittelmeerländern (SERAFINI, 1958) praktisch niemals zu Pollinosis, obwohl es auch in unserer Flora vorkommt. Das gleiche gilt für die Gattung der Ambrosiaceen, wozu bekanntlich das »Ragweed« gehört, das in den Vereinigten Staaten von Amerika eine der wichtigsten heufiebererregenden Pflanzen ist.

Für die aktuelle Exposition ist aber nicht allein der botanische Steckbrief einer Pflanze als Heufiebererreger von Bedeutung, sondern eine Reihe von *meteorologischen* Faktoren beeinflußt direkt oder indirekt entscheidend das klinische Beschwerdebild. Von statistisch gesicherter Wirksamkeit sind folgende:
- Die häufig festzustellende morgendliche Zunahme wie Auslösung der Beschwerden sind bedingt sowohl durch Nebelbildung, indem es durch die nächtliche Abkühlung der Erdoberfläche zu einer Inversion von Luftschichten mit Abgleitvorgängen kommt, die eine hohe Konzentration von Pollen (aber auch von anderen Allergenen) in Erdnähe bewirken, sowie durch die für viele Pflanzen in der Morgenfrühe liegende Zeit der stärksten Pollenemission (Schlafzimmerfenster geschlossen halten!).
- Die von Jahr zu Jahr wechselnden Vegetationsbedingungen beeinflussen nicht nur die Quantität, sondern auch die Qualität der Pollen. Gelangen durch einen regnerischen, feucht-warmen April und Mai die Pflanzen zu einem üppigen Wachstum, so ist während der Blütezeit Juni/Juli außer der Pollenproduktion selbst auch die Antigenpotenz des einzelnen Pollenkornes gesteigert. Dies erklärt u.a. die von Jahr zu Jahr wechselnde Stärke der Pollenextrakte, auch wenn sie unter sonst gleichen Bedingungen zubereitet werden. Auf die hierdurch für die Standardisierung von Pollenextrakten für Diagnostik wie Therapie erwachsenden Probleme gehe ich nicht weiter ein.
- Der Grad der Besonnung, d.h. die mittlere Tagestemperatur sowie das Ausmaß der Niederschläge bestimmen entscheidend den Pollengehalt der Luft und somit den Wechsel und Wandel der klinischen Erscheinungen. Die Sonne fördert, Regen hemmt die Emission der Pollen aus den Antheren und schlägt die Pollen aus der Luft nieder, was durch zahlreiche Untersuchungen und Aufstellungen entsprechender Diagramme gesichert ist.
- Der Pollengehalt der Luft ist entsprechend der Lokalflora und der je nach der Himmelsrichtung verschiedenen Standorte der heufiebererregenden Pflanzen (Wiesen-, Getreideanbauflächen usw.) abhängig von der Windrichtung und Windstärke. Die Windverwehung der Pollen reicht außerordentlich weit und kann je nach Pollengröße und -gewicht bis zu 300 km betragen. So gewährt auch Helgoland als das bekannteste Refugium für Heufieberkranke keinen absoluten Schutz. – Auch die höheren Luftschichten können noch einen beträchtlichen Pollenreichtum aufweisen. Er soll bis etwa 1300 m gleich groß wie im Flachland sein. Über 5000 m ist die Atmosphäre so gut wie pollenfrei (Zusammenfassung, auch für Pilzsporen s. bei HYDE, 1973).

Außer den verschiedenen Gattungen der Gramineen (Poaceae = Süßgräser), die in Mitteleuropa das Hauptkontingent der heufiebererregenden Pflanzen darstellen, und die besonders bei günstigen Witterungsverhältnissen durch eine zweite Blüteperiode (von Mitte August bis Anfang Oktober) gelegentlich erneut zu Beschwerden führen können (s. Blühkalender, Abb. 5), kommen Sensibilisierungen gegenüber anderen Pflanzenfamilien vor. Die sog. »Frühjahrs-Katarrhe« im Februar/März sowie Anfang April (oder etwas später) beruhen meist auf einer Corylus- (Haselnuß-), Salix-(Weiden-), Populus-(Pappel-) oder Betula-(Birken-)Pollenallergie, gelegentlich auf einer Ulmus-(Ulmen-) oder Acer-(Ahorn-)Pollenallergie, seltener ab Mitte Mai auf einer Juglans-(Walnuß-)Pollenallergie. Gleichzeitig mit der Grasblüte können als Heufiebererreger unter anderen die Pollen folgender Bäume von – bisweilen isolierter – Bedeutung sein: Tilia (Linde), Robinia pseudacacia (»Falsche Akazie«), Sambucus (Holunder). Die an sich seltenen »Spät- und Herbstkatarrhe« beruhen bei uns abgesehen von Artemisia-(Beifuß-)Pollen meist auf einer Sensibilisierung gegen Solidago (Goldrute), von deren etwa achtzig Arten neben der Solidago virgaurea besonders zwei amerikanische Vertreter (S. gigantea und S. canadensis) sowohl in Gärten kultiviert wie auch über große Strecken verwildert vorkommen. Wesentlich seltener als die Gramineen-Pollenallergie werden Sensibilisierungen gegen Rumex (Ampfer), Plantago (Wegerich), Ligustrum (Liguster), sehr selten Fagus (Buche) angetroffen, so gut wie niemals jedoch gegen die stark stäubenden Pinus (Kiefern) und Quercus (Eichen). Die Möglichkeit einer Weinpollenallergie (ZELLWEGER u. FAVEZ, 1977) wird noch zu wenig beachtet. – Wegen des intensiven Anbaus sind bei uns in Deutschland unter den

Pflanzengattung		Feb.	März	April	Mai	Juni	Juli	Aug.	Sept.	Okt.
Alnus – Erle	W.	●	○	○						
Corylus – Hasel		●	●	○						
Populus – Pappel	W.		●	●	○					
Salix – Weide	W.I.	○	●	●	manche bis →			●		
Betula – Birke	W.			○	●	○				
Carex – Segge			○	●	●	●	○			
Luzula – Simse	W.		○	●	●	●	○			
Ulmus – Ulme	W.	○	○	●	○					
Platanus – Platane	W.		○	●	○					
Acer – Ahorn	W.			○	●	○				
Anthoxanthum – Ruchgras	W.			○	●	●	●	○	○	
Alopecurus – Fuchsschwanz	W.			○	●	●	○	○		
Dactylis – Knäuelgras	W.			○	●	●	●	○	○	
Carpinus – Hainbuche	W.			○	●	○				
Fagus – Rotbuche	W.			○	●	○				
Poa – Rispengras	W.			○	●	●	●	○		
Robinia – »Scheinakazie«	I.			○	●	○				
Syringa – Flieder	I.S.			○	●	○				
Platanus – Platane	W.			○	●	○				
Juglans – Walnuß	W.			○	●	○				
Taraxacum – Löwenzahn	I.S.			○	●	●	○	○	○	
Fraxinus – Esche	W.			○	●	○				
Quercus – Eiche	W.			○	●	○				
Festuca – Schwingel	W.				○	●	●	●	○	
Plantago – Wegerich	W.				○	●	●	●	○	
Bromus – Trespe	W.				○	●	●	●		
Arrhenatherum – Glatthafer	W.				○	●	●	●	○	
Cynosurus – Kammgras	W.				○	●	●	○	○	
Philadelphus – falscher Jasmin	I.				○	●	○			
Secale cereale – Roggen	W.				○	●	○			
Holcus – Honiggras	W.				○	●	●	●	○	
Hordeum – Gerste	W.				○	●	●	○	○	
Juncus – Binse	W.				○	●	●	○	○	
Lolium – Raygras (Lolch)	W.				○	●	●	●	○	
Melica – Perlgras	W.				○	●	○			
Milium – Flattergras	W.				○	●	○			
Phleum – Lieschgras	W.				○	●	●	○		
Rumex – Ampfer	W.				○	●	●	○		
Sambucus – Holunder	I.S.				○	●	○			
Tilia – Linde	W.I.				○	●	●	○		
Brachypodium – Zwenke	W.				○	●	●	●		
Agropyron – Quecke	W.					○	●	●	○	
Agrostis – Straußgras	W.					○	●	●	○	
Calamagrostis – Reitgras	W.					○	●	●	○	
Chrysanthemum – Wucherblume	I.					○	●	○	○	○
Deschampsia – Schmiele	W.					○	●	●	○	
Glyceria – Schwaden	W.					○	●	●	●	○
Parietaria offizinalis – Glaskraut	W.					○	●	●	●	●
Zea mays – Mais	W.						●	○		
Urtica – Brennessel	W.I.						○	●	●	○
Artemisia – Beifuß	W.I.						○	●	○	
Solidago – Goldrute	I.						○	●	●	
Phragmites – Schilf	W.							●	○	
Chenopodium – Gänsefuß	W.					○	○	●	○	○

W. = Windbestäuber; I. = Insektenbestäuber; S. = Selbstbestäuber; ○ = Vor- und Nachblüte; ● = Hauptblüte

Abb. 5. Blühkalender einiger wichtiger Heufieberpflanzen (vorwiegend bezogen auf die Bundesrepublik Deutschland bzw. Mitteleuropa[1] (GRONEMEYER u. FUCHS, 1974)

[1] Durch die von Jahr zu Jahr wechselnden meteorologischen Faktoren ergeben sich mögliche Spielbreiten von ± 10–14 Tagen

Getreidearten die Secale cereale-(Roggen-) Pollen von besonderer Bedeutung. Diese Tatsache bedarf der Berücksichtigung bei Verwendung ausländischer Extrakte (s. Kapitel Therapie), in denen das Roggenpollenallergen oft nicht genügend enthalten ist. – Die Existenz einer sog. »Duftallergie«, insbesondere gegen Rose, Jasmin, Flieder und andere, ist infolge bisher fehlender exakter Nachweismethoden eine noch ungeklärte Frage.

Klinik: Für das Gros der Heufieberkranken, das bei uns an einer Gräser-(Gramineen)-Pollenallergie leidet, beginnen die ersten Krankheitserscheinungen etwa in der Zeit vom 10. Mai bis Anfang Juni und enden meist mit Ablauf des Juli. Sonnige und windige Tage lassen die Beschwerden bis zur Unerträglichkeit anwachsen. Eisenbahn- und Autofahrten wirken infolge des Fahrwindes verschlimmernd, kühle Regentage, See- und Flugreisen verschaffen dem Kranken die ersehnte und befreiende Erleichterung. – Mit zunehmendem Erkrankungsalter, meist nach 5, 10, 15 Jahren, seltener von Anbeginn, macht sich eine Einbeziehung der tieferen Luftwege bemerkbar, die sich über eine Tracheobronchitis, spastische Bronchiolitis bis zu Asthma-Anfällen steigern kann, und die sich bei etwa einem Drittel aller Heufieber-Kranken im Lauf der Zeit entwickelt. Das Pollenasthma, wohl infolge gleichzeitiger Mitbeteiligung des Kehlkopfes (Glottis-Ödem), kann äußerst schwer verlaufen und gelegentlich sogar – wenn auch sehr selten – von einem universellen Schocksyndrom begleitet sein. Mit den Jahren tritt häufig im weiteren Verlauf ein völliger »Etagenwechsel« des Reaktionsablaufes ein – dergestalt, daß die Erscheinungen am Auge und im Nasen-Rachenraum allmählich verdämmern, und schließlich ein monosymptomatisches, streng saisonales Pollenasthma allein weiterbesteht. – Durch die Anwendung von Meßmethoden, die eine fortlaufende aerobiologische Kontrolle des ständigen Luftkörperwechsels gestatten, läßt sich in Verbindung mit einem Symptomenkalender die aktuelle Bedeutung des jeweiligen Pollengehaltes der Luft erweisen. Die klinischen Symptome »hinken« manchmal der Luftpollenkonzen-

tration etwas nach. Umfangreiche Untersuchungen über den Pollen- und Sporenflug liegen vor (z. B STIX u. GROSSE-BRAUCKMANN, 1970; STIX, 1971; HYDE, 1972, 1973; CHARPIN u. SURINYACH, 1974; LEUSCHNER, 1974). Die Übersichten von STIX u. GROSSE-BRAUCKMANN beziehen sich auf verschiedene Meßstellen in der Bundesrepublik Deutschland, die Übersichten von CHARPIN u. SURINYACH sowie von HYDE u. LEUSCHNER beziehen sich auf europäische und außereuropäische Länder. Der Übersicht von LEUSCHNER ist eine sehr ausführliche Literaturübersicht beigefügt. Als Beispiele aus neuerer Zeit sind zwei Pollenkalender von Darmstadt (Abb. 6, 7) eingefügt, die E. STIX (1976) ausgewertet und zusammengestellt hat. Es wird noch weiterer Zusammenarbeit zwischen Botanikern und Klinikern, insbesondere Allergologen bedürfen, um manche vermutete Zusammenhänge zu erweisen oder auch zu widerlegen. Sicher berücksichtigen die Kliniker nicht alle zur Verfügung stehenden Daten – auch wird zumeist von der Industrie ein mehr oder weniger »historisches« Sortiment an Pollenextrakten angeboten, deren einzelne antigene Potenz zwar wahrscheinlich ist, aber deren klinische Bedeutung keinesfalls in allen Fällen so gesichert ist, wie es aufgrund des Angebotes und des gemessenen Luftpollengehaltes scheinen mag. Zudem begegnen uns immer wieder Allergiker mit eindeutig saisonalem Krankheitsgeschehen, bei denen es trotz umfangreicher Diagnostik einschließlich RAST (s. unten) nicht gelingt, das vermutete Allergen, zu eruieren. In solchen Fällen wird sehr wahrscheinlich das von LEUSCHNER u. BOEHM (1977) entwickelte Pollenfanggerät für Einzelpersonen eine wertvolle diagnostische Hilfe sein. Dieses Gerät ermöglicht, die *individuelle* Exposition des Allergikers für umschriebene Zeiten zu analysieren. Das Gerät wird am Revers getragen und nachts im Zimmer des Patienten deponiert. Eine Übersicht über die bisherigen mühevollen Untersuchungen (z.B. MAUNSELL, 1957, s. Abb. 8), die sich mit der Frage des Zusammenfallens von Sporen- und Pollenkonzentration einerseits und allergischen Anfällen andererseits befassen, gibt LEUSCHNER (1972). Es gibt leider bisher nur sehr wenige exakte Untersuchungen dieser Art

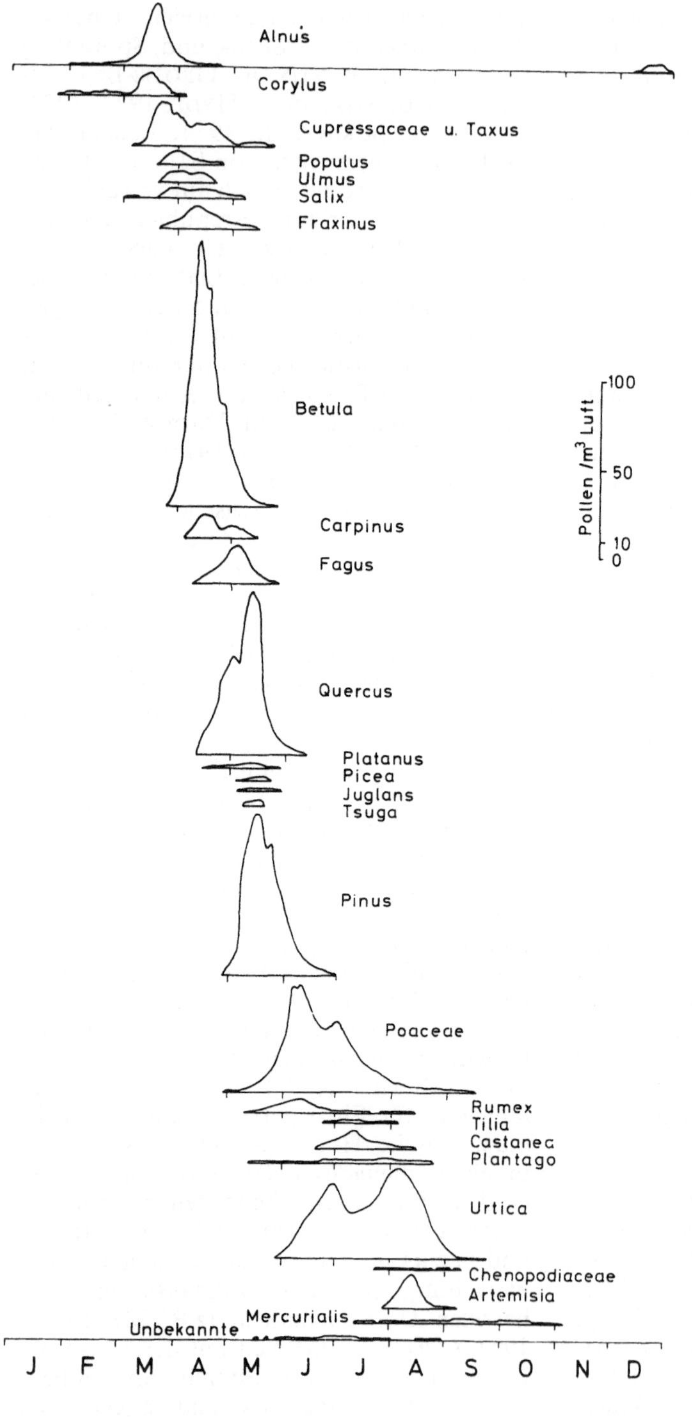

Abb. 6. E. Stix (1976): Pollenkalender von Darmstadt, zusammengestellt aus täglichen kontinuierlichen volumetrischen Bestimmungen des Pollengehaltes der Luft aus den Jahren 1965 bis 1970. Dargestellt sind die übergreifenden Mittel aus 10 mittleren Tageswerten der *häufig* vorkommenden Pollentypen. Auf den Abszissen sind die Monate Januar bis Dezember aufgetragen; die Ordinaten geben die täglichen Pollenkonzentrationen im Kubikmeter Luft an.

Zu Abb. 6 und 7. Bedeutung der lateinischen Bezeichnungen:
Abies – Tanne
Acer – Ahorn
Aesculus – Roßkastanie
Alnus – Erle
Apiaceae – Doldengewächse
Artemisia – Beifuß
Asteraceae – Korbblütler (ohne Artemisia)
Betula – Birke
Brassicaceae – Kreuzblütler
Carpinus – Hainbuche
Carya – Hickory
Castanea – Edelkastanie
Chenopodiaceae – Meldengewächse
Corylus – Hasel
Cupressaceae – Zypressengewächse
Cyperaceae – Sauergräser
Fagus – Buche
Fraxinus – Esche
Galium – Labkraut
Humulus – Hopfen
Juglans – Walnuß
Juncaceae – Binsengewächse
Larix – Lärche
Mercurialis – Bingelkraut
Picea – Fichte
Pinus – Kiefer
Plantago – Wegerich
Platanus – Platane
Poaceae – Süßgräser
Populus – Pappel
Quercus – Eiche
Ranunculaceae – Hahnenfußgewächse
Rumex – Ampfer
Salix – Weide
Sambucus – Holunder
Taxus – Eibe
Tilia – Linde
Tsuga – Hemlocktanne
Ulmus – Ulme
Urtica – Brennessel
(Abb. 6 und 7 mit freundlicher Genehmigung der Autorin).

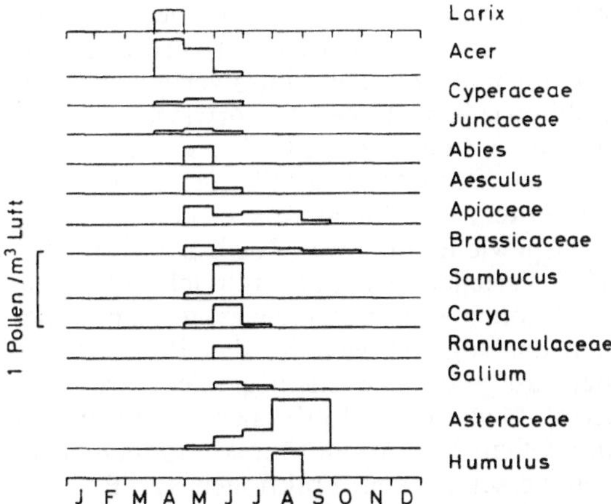

Abb. 7. E. Stix (1976): Pollenkalender von Darmstadt, zusammengestellt aus täglichen, kontinuierlichen volumetrischen Bestimmungen des Pollengehaltes der Luft aus den Jahren 1965 bis 1970. Dargestellt sind die mittleren Monatswerte der *selten* vorkommenden Pollentypen. Auf den Abszissen sind die Monate Januar bis Dezember aufgetragen: die Ordinaten geben die Pollenkonzentrationen bezogen auf den Kubikmeter Luft an.

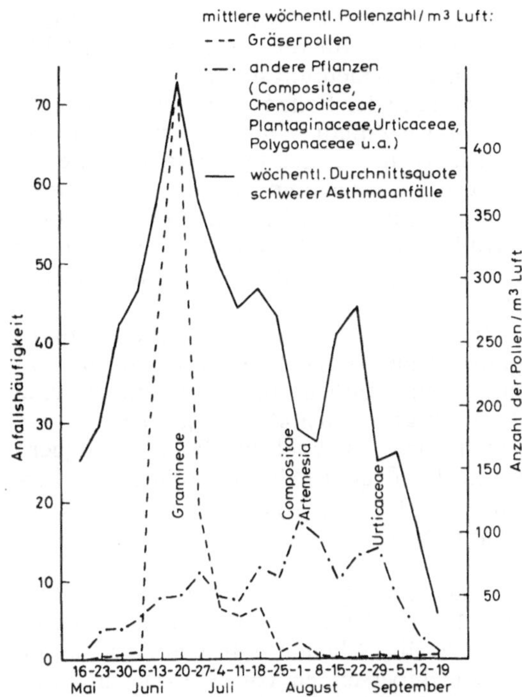

Abb. 8. Mittlere wöchentliche Pollenzahl/m³ Luft in bezug zur wöchentlichen Durchschnittsquote schwerer Asthmaanfälle (nach Maunsell, 1957)

(Gronemeyer, 1968). Diese Hinweise mögen hier genügen.

Zur Ermittlung und Identifizierung des Pollen- und Pilzsporengehaltes der Luft bedienen wir uns der Hirstschen Sporenfalle. Die Meßstationen des Umweltbundesamtes (Stix, 1971) bedienen sich einer modifizierten Burkard-Falle, die im wesentlichen nach dem Prinzip der Hirst-Falle arbeitet. Im Vergleich zur natürlichen Exposition, die sich schätzungsweise auf täglich 4000–5000 eingeatmete Pollen in der Hochsaison beläuft, ist die zur Auslösung von klinischen Erscheinungen erforderliche Pollenzahl als äußerst gering zu bezeichnen, selbst wenn man berücksichtigt, daß der größte Teil der Pollen durch den starken Sekretstrom »unversehrt« wieder hinausbefördert wird. In Übereinstimmung mit den Selbstversuchen von Blackley (a.a.O.) genügen bei hohem Sensibilisierungsgrad etwa 3–5 Pollenkörner, im Durchschnitt etwa 40–50, wie bei nasalen Provokationstests mit *nativen* Pollen ermittelt werden konnte (Connell, 1967). Entsprechende Vorsicht ist daher bei den conjunctivalen wie auch nasalen Proben geboten. Die Schwierigkeiten bestehen in der Dosierung der zu applizierenden Pollen. Von

inhalativen Proben mit nativen Pollen sollte mangels Dosierbarkeit abgesehen werden.

Die *Diagnose* der Pollenallergie wird durch Anstellung der Haut-, Schleimhaut- und Provokationsproben in Verbindung mit einer exakt erhobenen Anamnese sowie notfalls in vitro-Proben (RAST) geführt (s. S. 588 ff.). Die gleichzeitige Benutzung und Konfrontation eines Blühkalenders mit dem Testergebnis und den jeweiligen Beschwerdemonaten erleichtert eine sichere Orientierung über das »aktuelle« Pollenspektrum (s. Blühkalender, Abb. 5).

Von Wichtigkeit ist bei der Aufstellung der diagnostischen Proben die Miterfassung »akzessorischer Allergene«, z.B. einer begleitenden Pilzsporen-Sensibilisierung oder einer latenten Nahrungsmittelallergie (Milch, Ei, Fisch), oder auch anderer Inhalationsallergene, die unter dem Einfluß des Pollenallergens durch Summationswirkung »Schwellenwert« erreichen und so in erheblichem Maße zur Unterhaltung und Verschlimmerung der Symptomatik beitragen können. Diese für die übrige Jahreszeit klinisch meist bedeutungslosen Allergene müssen während der Pollensaison aus der Ernährung gewissenhaft eliminiert bzw. Inhalationsallergene bei der Desensibilisierung gesondert berücksichtigt werden (Pilzsporen, Hausstaub usw.). Es ist daher falsch, die Diagnostik des Heufiebers von vornherein auf den Nachweis der Pollenallergie zu beschränken.

Die manchmal die Heufieber-Symptomatik begleitenden gastrointestinalen Beschwerden können bisweilen durch eine gleichzeitige Sensibilisierung gegen ein gemeinsames, sowohl im Pollen (Roggen) wie in der Frucht (Mehl) enthaltenes Allergen bedingt sein. Es genügt dann meist, die entsprechende Brotsorte zu wechseln.

Pollenantigen und Spezifitätsproblem: Unendlich viel Mühe ist aufgewendet und eine kaum zu übersehende Zahl von Arbeiten (s. z.B. die Übersichten von Stanley u. Linskens, 1974; Straka, 1975) ist erstellt worden, um die Frage nach der Natur des Pollenantigens zu beantworten. Weder durch chemische Analyse noch mit Hilfe der Elektrophorese, der Ultrazentrifuge, der Gel-Diffusion und anderer serologischer Methoden war es bis vor kurzem gelungen, eindeutige Ergebnisse zu erhalten. Es kann angenommen werden, daß der Pollen mehrere antigene Substanzen enthält, deren Anzahl unterschiedlich bis zu 12 und mehr angegeben wird. Am besten untersucht ist der Pollen einer Ambrosiacee, des sog. Ragweed, einer Pflanze, die in Europa nur ganz vereinzelt, dafür aber im Nordwesten der Vereinigten Staaten von Amerika sehr verbreitet vorkommt und dort den Hauptverursacher der Pollinosis je nach Region vorwiegend in den Monaten August bis Oktober darstellt. Das Antigen E macht etwa 90% der immunogenen Potenz des Pollens aus, es hat ein Molekulargewicht von etwa 37000. Die restlichen 10% verteilen sich auf zahlreiche allergene Fraktionen mit Proteincharakter, unter denen das sog. Antigen K, das Ra3 wie das neu aufgefundene niedrigmolekulare Ra5 (Mol.-Gew. um 5130!) aktive Fraktionen darstellen. Die Aminosäurekomponenten in den verschiedenen Fraktionen (z. B. Vergleich von Antigen E und Ra3) sind hinsichtlich des Gesamtspektrums identisch, unterscheiden sich aber in bezug auf die einzelnen Aminosäuren sowohl anteilmäßig wie durch verschiedene Sequenzen, worauf die unterschiedliche Antigenität zurückgeführt wird. Es scheint gesichert, daß bei den Pollen dem Polysaccharidanteil keine antigene Potenz zukommt. Die einzelnen Fraktionen, z.B. E, Ra3 oder K, zeigen in unterschiedlicher Stärke Kreuzreaktionen bei den verschiedenen immunologischen Proben mit Antiseren vom Menschen und vom Kaninchen. Diesen Befunden entsprechen klinische Erfahrungen, wie sie durch Hautproben sichergestellt wurden. Eine Untersuchung von Duchaine (1959) zeigt sehr deutlich (s. Tabelle 6), daß in keinem Fall eine gleichzeitige Sensibilisierung gegen ein allen Gramineen gemeinsames Antigen erfolgt ist. Die jeweilige Sensibilisierung gegen die verschiedenen Partialantigene von Pollen der gleichen Pflanzenfamilie stellt offenbar ein individuel-

Tabelle 6. Gramineenpollenallergie. Prozentualer Vergleich positiver Hautreaktionen gegen sieben verschiedene Gräserpollen in USA, Italien und Belgien. (Nach Duchaine, 1959)

Art	USA (Virginia) =218 Fälle (Vaughan) (%)	Italien =872 Fälle (Serafini) (%)	Belgien =900 Fälle (Duchaine) (%)
Dactylis glomerata (Knäuelgras)	48,1	52,6	75
Phleum pratense (Wiesen-Lieschgras)	45,4	35,6	63
Agrostis alba (Weißes Straußgras)	65,6	56,2	59
Poa pratensis (Wiesen-Rispengras)	51,4	50,2	60
Bromus spp. (Trespe)	39,4	44,3	55
Sorghum halepense (Aleppobartgras)	44,5	32,5	40
Cynodon dactylon (Hundszahn-Bermudagras)	35,1	12,2	27

les Muster dar (GRONEMEYER, 1967a). Es ist daher – jedenfalls aufgrund der zur Zeit bestehenden Kenntnisse – sicherlich nicht ausreichend, bei einer Gramineenpollenallergie mit einem Extrakt aus nur einer oder zwei Gräserpollenarten eine spezifische Hyposensibilisierung auszuführen. –

In den letzten Jahren hat die Isolierung von allergenen Fraktionen aus Pollen wahrscheinlich entscheidende Fortschritte gemacht, was einerseits durch die Einführung des Radio-Allergo-Sorbent-Test (RAST) als eines spezifischen Immunglobulin E-Nachweises und andererseits durch verfeinerte biochemische Methoden möglich wurde. Entsprechend ihrer geographischen Bedeutung wurden in Skandinavien Untersuchungen an Birkenpollen (CESKA u. BRANDT, 1973), in USA an Ragweedpollen (LAPKOFF u. GOODFRIEND, 1974) und Blue grass(Wiesen-Rispengras)Pollen (EKRAMODOULLAH et al., 1977) durchgeführt. Die Isolierung des Birkenpollenallergens ergab eine annähernd gereinigte Fraktion, deren Molekulargewicht bei 26000 liegt (CESKA, 1973). Der amerikanischen Arbeitsgruppe gelang es, die Aminosäurenzusammensetzung des wahrscheinlich wichtigsten Ragweedallergens Ra5 festzustellen (ROEBBER et al., 1975). Eine deutschholländische Arbeitsgruppe beschäftigt sich mit der Isolierung der Allergenaktivität aus Roggenpollen. Nach anfänglichen Isolierungsversuchen mit der Ultrazentrifuge und Säulenchromatographie an Sephadex G 75 (JORDE u. LINSKENS, 1974), konnten in der Folgezeit an ACA-Ultragel mittels Isoelektrofokussing bei pH 4,5 eine hochaktive Allergenfraktion gewonnen werden, deren Molekulargewicht zwischen 20000 und 40000 liegt. Zu ähnlichen Ergebnissen kamen auch PATTERSON u. SUSZKO (1974) sowie SHAFIEE u. STABA (1973) und GRIFFITHS (1973) bei der Isolierung von Allergenen aus Ragweedpollen. Abbildung 9 zeigt das Elutionsdiagramm sowie den Gehalt an Allergenaktivität, gemessen sowohl mit dem RAST als auch im Hauttest (LINSKENS u. JORDE, 1975). Interessanterweise ist die Aminosäurenzusammensetzung der allergenaktiven Roggenpollenfraktion (JORDE et al., 1976) ähnlich derjenigen des Ra5, obwohl klinisch weniger als 2% von Roggenpollenallergikern auch eine Sensibilisierung gegen Ragweedpollen aufweisen. MORROW BROWN u. THANTREY (1976) weisen auf die mögliche Bedeutung der Extraktionszeit zur Gewinnung der allergenaktiven Fraktion(en) hin.

Insgesamt führen unsere Kenntnisse über das Spezifitätsproblem zur Zeit über diese wenigen Ansätze nicht hinaus, so daß als *klinischer* Behandlungsgrundsatz nach wie vor die von HANSEN aufgestellte Regel über die botanisch fundierte Allergenverwandtschaft der verschiedenen Pollen ihre Gültigkeit besitzt:

a) Spezifisch *polyvalente* Behandlung ist unbedingt erforderlich bei Allergie gegen Pollen verschiedener *Pflanzenfamilien.*

b) Bei Allergie gegen Pollen verschiedener *Pflanzengattungen* der gleichen Familie (z.B. Poaceae) ist es ratsam, mit einem polyvalenten Gräserpollenmischextrakt zu hyposensibilisieren.

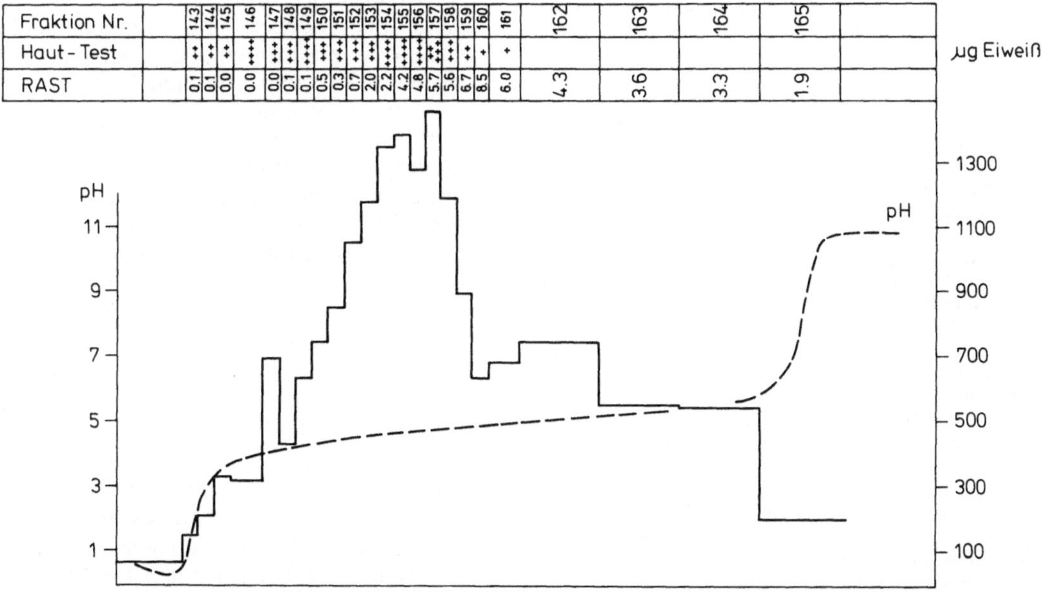

Fraktion Nr.			143	144	145	146	147	148	149	150	151	152	153	154	155	156	157	158	159	160	161		162		163		164		165		
Haut-Test			++	++	++	+++	+++	+++	++++	+++	+++	+++	+++	++++	++++	+++	+++++	+++	++	+	+										μg Eiweiß
RAST			0.1	0.1	0.0	0.0	0.0	0.1	0.1	0.5	0.3	0.7	2.0	2.2	4.2	4.8	5.7	5.6	6.7	8.5	6.0		4.3		3.6		3.3		1.9		

Abb. 9. Elutionsdiagramm – Allergenaktivität aus Roggenpollen in bezug zu Hautreaktion und RAST (Einzelheiten im Text) (LINSKENS u. JORDE, 1975)

c) Innerhalb der verschiedenen *Arten* der gleichen Gattung ist im allgemeinen eine besondere Spezifizierung nicht notwendig.

Da die *spezifische Hyposensibilisierung* als kausale Therapie bei keiner anderen Allergie so erfolgreich ist wie bei der Pollenallergie, verdient sie in jedem Fall Berücksichtigung neben einer *symptomatischen* peroralen oder lokalen Anwendung von Antihistaminika, Sympathomimetika, Kortikosteroiden und Dinatrium cromoglicicum. Durchführung und Indikation werden im Abschnitt F I 1 b, S. 628 besprochen. Dort auch weitere Einzelheiten über das Verhalten der Immunglobuline vor und während der Blühperiode sowie im Ablauf der spezifischen Hyposensibilisierungsbehandlung.

d) Infekt und »Infektallergie«

Wie einleitend gesagt, gehören die Bakterien nicht zu den Inhalationsallergenen im engeren Sinn (s. oben). Die Probleme des Infekts und der Infektallergie können daher trotz ihrer eminenten Wichtigkeit hier nur angedeutet werden. Schon seit langem wurde die Rolle des Infektes für die Genese des Asthma bronchiale diskutiert. 1922 machte Kämmerer (1956), die Feststellung, daß Infektionen der Luftwege in 56% der von ihm beobachteten Asthmatiker den Anfällen unmittelbar vorausgingen, ferner daß sich in 59% der anamnestischen Angaben intermittierende Lungenentzündungen fanden. Wenn es auch nicht immer leicht ist, anamnestisch die Infektgenese zu eruieren, so finden sich viele Indizien (u.a. kleine und größere Kontaktepidemien in der Umgebung des Patienten), die für die ursächliche Bedeutung des Infekts sprechen können.

Im Tierexperiment am Meerschweinchen gelang es Friebel und Lund (1956), die bakteriellallergische Asthmaauslösung zu beweisen. Die Annahme der Entwicklung einer Infektallergie war schon zu früherer Zeit vielfach geäußert worden, doch fehlten der Klinik entsprechende Nachweismöglichkeiten. Fortschritte brachten Untersuchungen von Jimenez-Dias (1960), der mit Bakterienextrakten aus Asthmatikersputen (Nukleoproteide und Polysaccharide) noch in größerer Verdünnung positive intrakutane Testreaktionen auslösen konnte, in deren Folge sich die klinischen Erscheinungen in einzelnen Fällen verschlimmerten. Auch wir (Scheuermann et al., 1963) sahen wie viele andere nach subkutaner Injektion von bakteriellen Mischvakzinen Exazerbationen bis zum Status asthmaticus auftreten. Bei Intrakutantestungen mit bakteriellen Mischextrakten werden Früh- und Spätreaktionen beobachtet. Fraglich ist bisher, für welchen Reaktionstyp der Polysaccharidanteil bzw. der Proteinanteil verantwortlich zu machen ist. Wiederholte positive intrakutane Sofortreaktionen an durch Anamnese und Befund ausgewiesenen Infektasthmatikern und die Übertragbarkeit der Reaktion im Prausnitz-Küstner-Versuch sprechen für die Spezifität

des bakteriellen Mischextraktes (Hampton et al., 1963). Inhalative Provokationstests können als Bestätigung dienen (Hajós, 1960; Scheuermann et al., 1963; Ricci, 1963; Bando, 1972). Wenn auch die Problematik keineswegs ausdiskutiert ist und von immunologischer Seite die Fähigkeit der Bakterien zur Bildung von hautsensibilisierenden Reaginen mit gewichtigen Gründen bezweifelt wird (Filipp, 1972), so scheint es dennoch statthaft, zumindest aus klinischer Sicht, Frühreaktionen an der Bronchialschleimhaut in Verbindung mit einer positiven Anamnese und einer positiven intrakutanen Sofortreaktion als *Hinweis* für ein »infektallergisches« Geschehen von anaphylaktischen Typ zu deuten. Eine gültige Interpretation der Spätreaktion an der Haut, wie aber auch an den Bronchien, ist hingegen in bezug auf den Krankheitsdekurs kaum möglich und berührt das Problem der Infektionskrankheitsallergie. Ob bei dieser Reaktionsform eine »Desensibilisierung« bzw. Vakzinetherapie angebracht ist, erscheint daher zumindest fraglich. Insgesamt ist jedoch an der klinischen Bedeutung des Infektes für die Entstehung, den Verlauf und die Unterhaltung eines Bronchiolenasthma kein Zweifel, wenngleich noch mancherlei Unklarheiten bestehen. Die Angaben über die Häufigkeit eines sog. Infektasthma differieren von 30–70%, was vorwiegend an der verschiedenen Zusammensetzung der untersuchten Kollektive sowie an der Beurteilung und den Untersuchungsmöglichkeiten der einzelnen Autoren liegt.

Folgende *Wechselwirkungen zwischen Infekt und exogener Allergie beim Bronchiolenasthma* können bestehen:

– Als Folge eines Infektes kommt es zur Entwicklung einer bakteriellen Allergie (intrinsic-asthma), wobei Substanzen und Stoffwechselprodukte der Bakterien, vielleicht auch körper- und organeigene Eiweißstoffe, zusammen oder einzeln als Allergene in Betracht kommen.

– Eine infektbedingte Entzündung verursacht eine Lockerung der »Schleimhautbarriere«, so daß exogene Allergene leichter durchwandern können, wobei gleichzeitig der Infekt die Organwahl für die exogene Allergie bestimmt (Infekt als »Schrittmacher für eine Sensibilisierung« – z. B. »Bettfedern-Asthma« nach vorausgegangener Pneumonie). Auch eine Adjuvans-Wirkung gewisser Bakterieninhaltsstoffe könnte für den Prozeß der »Allergisierung« von Bedeutung sein.

– Durch eine Sensibilisierung gegen exogene Inhalationsallergene besteht infolge Minderung der »Schleimhautresistenz« eine erhöhte Infektanfälligkeit (Sensibilisierung als »Schrittmacher für einen Infekt«).

– Ein lokalisierter Infektherd, z.B. Bronchiektasen, kann nerval reflektorisch

(Axon-Reflex?) eine generalisierte Bronchiolenobstruktion auslösen, was durch neuere tierexperimentelle Untersuchungen (ISLAM u. ULMER, 1976) weitgehend belegt werden kann.

Weitere umfangreiche tierexperimentelle Ergebnisse weisen auf die Bedeutung von proteolytischen Enzymen aus Leukozyten und Bakterien hin, die wie die schon erwähnten Mediatoren Histamin, Prostaglandin $F_{2\alpha}$ und andere in der Lage sind, die Ansprechbarkeit von sensorischen Rezeptoren in der Bronchialschleimhaut bedeutend zu erhöhen (»Empfindlichkeitsasthma«, irritables Bronchialsystem) und damit – vermutlich ohne Immunvorgänge – direkt zur Auslösung der Atemwegsobstruktion beizutragen (ULMER et al., 1971) (s. auch im Abschnitt Pathophysiologie der Lungenerkrankungen, S. 431).

Im Hinblick auf die auslösenden Bakterien und Viren gehen die Ansichten weit auseinander. Wir erwähnten schon die Bedeutung des Haemophilus influenzae. Von anderen Autoren werden vor allem der Streptococcus haemolyticus sowie der Streptococcus viridans, der Staphylococcus aureus, Neisseria catarrhalis, Pneumokokken und Friedländer-Bazillen angeschuldigt. Es greifen oft viele Faktoren ineinander, die im einzelnen, besonders bei chronischen Verlaufsformen, nicht mehr zu analysieren sind. Das gleiche gilt für andere chronische Infektionskrankheiten der Atmungsorgane, z. B. für die Tuberkulose.

2. Die Allergene – Spektrum und Vorkommen (Typ III bzw. Mischformen Typ I und III)

In Ergänzung der bisher besprochenen Allergene, die am Bronchialsystem fast ausschließlich allergische Reaktionen nach dem Reagin-Typus (IgE) auslösen, scheint es notwendig, anhand einer Übersicht (FORSCHBACH, 1974; HAMM, 1977; SÜHLER u. SEELIGER, 1973) noch diejenigen Allergene aufzuführen, die – ebenfalls mit oder ohne vorherige Obstruktion – zur exogen-allergischen Alveolitis (PEPYS, 1969) führen. Eine detaillierte Besprechung kann aber hier nicht erfolgen. Es handelt sich um die Farmerlunge (MOLINA et al., 1968; STAUD, 1971), die Vogelhalterlunge (WETTENGEL et al., 1972a; GEISLER et al., 1973; SENNEKAMP et al., 1974, 1978a), die Bagassose und andere (s. Tabelle 7), deren zahlenmäßige Bedeutung im Vergleich mit den exogen-allergischen Reaktionen am Bronchialsystem vom Typ I im Moment noch als gering anzusehen ist, deren

klinische Bedeutung aber deshalb nicht unterschätzt werden darf. Nur rechtzeitig erkannt, sind diese Krankheitsformen therapierbar und heilbar, andernfalls kommt es zu einer progredienten Lungenfibrose mit tödlichem Ausgang. Grundsätzlich können bei entsprechender Exposition alle Menschen in dieser Weise erkranken. Der Sensibilisierungsindex (= die prozentuale Anzahl der Sensibilisierten zur Gesamtzahl der Exponierten) scheint aufgrund der bisherigen Untersuchungen verhältnismäßig niedrig, z.B. bei Taubenzüchtern (WETTENGEL et al., 1969) schätzungsweise 0,1 (−0,2?)% – die Dunkelziffer ist groß! – (SENNEKAMP et al., 1975) oder Wellensittichhaltern (WETTENGEL et al., 1972b; MORR et al., 1974). Es ist bisher – wie schon vorne angedeutet – nicht geklärt, warum in manchen Fällen von Farmerlunge oder Vogelhalterlunge, sei es mit oder ohne klinische Symptome (bei den nur Exponierten aber bisher noch nicht Erkrankten), neben dem in den meisten Fällen signifikant erhöhten *Gesamt*-IgG (und -IgA) auch spezifische IgE-Antikörper nachzuweisen sind. Möglicherweise spielt die Dauer und Intensität der Exposition eine Rolle, was im Hinblick auf die Titerhöhe der präzipitierenden Antikörper, z.B. bei Taubenzüchtern, gesagt werden kann. Bei gesicherter Taubenzüchterlunge fanden sich in 66% verschiedene Antikörper, u.a. gegen Taubenserumalbumin und gegen Techoinsäure im Taubenkot. Unspezifisch sind eine Hypergammaglobulinaemie (über 1,6 g%) und eine IgG-Erhöhung (über 2000 mg%) in 88% bzw. in 82% der Fälle sowie eine IgA-Erhöhung (über 350 mg%) in allerdings nur 55% der Fälle und eine beschleunigte Blutsenkungsgeschwindigkeit (über 15/30 mm n.W.). Mit Hilfe der indirekten Immunfluoreszenz als einer noch empfindlicheren Methode lassen sich Antikörper gegen Taubenproteine bei exponierten gesunden wie kranken Taubenzüchtern nachweisen (SENNEKAMP et al., 1975). Der Nachweis präzipitierender Antikörper bei Wellensittichhaltern hat wahrscheinlich größere klinische Bedeutung, da das Auftreten der spezifischen Antikörper zumeist mit der manifesten Erkrankung (Alveolitis) parallel verläuft (FAUX, 1971a, 1971b; MORR et al., 1974).

Es ist noch unbekannt, welche konstitutionellen und dispositionellen Faktoren zusätzlich von Bedeutung sind (s. die kritische Diskussion aller zur Zeit bekannten Faktoren und Möglichkeiten – Schatz et al., 1977; Sennekamp et al., 1978b; Niaid Workshop 1978). Finden sich neben dem entscheidenden Nachweis von präzipitierenden Antikörpern erhöhte Gesamt-IgE-Spiegel (Wüthrich, 1970; Arbesman et al., 1973; Patterson et al., 1973), so sollte dieser Befund in jedem Fall Veranlassung sein, auch die Frage des gleichzeitigen Vorkommens einer Inhalationsallergie vom IgE-Typ genauestens durch Anstellung von Hautproben und evtl. von in vitro-Proben (RAST) zu überprüfen.

Tabelle 7. Durch organische Stäube hervorgerufene Krankheiten mit exogener allergischer Alveolitis. (Nach Forschbach, 1974)

Ursache	Deutscher Name	Original-bezeichnung bzw. Synonym	Erst-beob-achtung durch	Im Jahr	Antigen-kontakt	Praezipitin-bildung gegen	Bemerkungen
Bakterien Thermo-phile Aktino-myzeten	Farmerlunge Drescher-lunge	Farmer's lung Thresher's lung Harvester's lung	Campbell (Ramazzini)	1932 (1700)	schimmliges Heu schimmliges Getreide	Micropolyspora faeni. Thermoactino-myces vulgaris, Farmerlungen-heu-Antigen	gleiche Ätiologie beim »Fog-fever«, der »Urner Pneu-monie« bei Rin-dern sowie dem »Broken wind« der Pferde
	Bagassose	Bagassosis	Jamison u. Hopkins	1941	schimmlige Bagasse	Thermoactino-myces vulgaris	Bagasse: Rückstand bei Zuckergewinnung aus Zuckerrohr
	Pilzarbeiter-Lunge	Mush-room worker's lung	Bringhurst et al.	1959	Kompost aus Pferdemist mit Weizenstroh	Micropoly-spora faeni, Thermoactino-myces vulgaris und andere thermophile Actinomyces-arten	das zur Züchtung von Speisepilzen benötigte feucht-warme Milieu fördert Actino-mycetes-Wachstum. Manchmal gleich-zeitig Aspergillus fumigatus
	Befeuchter-fieber	–	Pestalozzi	1959	Luft-befeuchter, Klima-anlagen	Micropoly-spora faeni	Gruppenerkran-kungen am Ar-beitsplatz sind beobachtet
Bazillen	Waschmittel-lunge	Pulmonary disease due to inhalation of derivatives of bacillus subtilis	Flindt	1969	bei der De-tergentien-herstellung in der Waschmittel-industrie	Bacillus subtilis	die proteolyti-schen Enzyme des Bacillus sub-tilis werden ver-wandt. Jedes Gramm enthält Millionen Keime. Es kommt zu Sofort- und verzögerten Reak-tionen

Tabelle 7 (Fortsetzung)

Ursache	Deutscher Name	Originalbezeichnung bzw. Synonym	Erstbeobachtung durch	Im Jahr	Antigenkontakt	Praezipitinbildung gegen	Bemerkungen
Pilze	AhornrindenschälerKrankheit	Maple-Bark-Stripper's disease	TOWEY et al.	1932	Bei der Bearbeitung von Ahorn	Cryptostroma corticale	die Pilze finden sich in der Ahornrinde
	MalzarbeiterLunge	Maltworker's lung	RIDDLE et al.	1968	bei der Verarbeitung von Gerste zu Malz	Aspergillus clavatus, Aspergillus fumigatus	hohe Luftfeuchtigkeit und Temperatur, Bronchialobstruktion kommt vor
	PaprikaspalterLunge	Paprikasplitter's lung	KOVÁTS	1932	beim Spalten von schimmligen Paprikaschoten	Nicht nachgewiesen. Pilze: Mucor stolonifer. Penicillium glaucum. Rhizopus nigricans	klinisches Bild entspricht exogener allergischer Alveolitis. Gleichzeitig führt in der Schote enthaltenes Capsicain zu Schleimhautreiz
	KäsewascherKrankheit	Maladie des laveurs de fromage	DE WECK et al.	1969	bei Reinigung schimmelnden Käses durch Abreiben mit Tüchern	Penicillium casei	Lagerung des Käses bei 90° C. Bei Atopikern auch Typ I-Reaktion
	Sequoiose	Sequoiosis	COHEN et al.	1967	beim Sägen amerikanischen Rotholzes (Sequoia sempervirens)	Graphium aureobasidium pullulans	–
	Suberose	Suberosis	DE CARVALHO CANCELLA	1955	mit schimmligem Korkstaub bei der Produktion	Penicillium frequentans	Typ I-Reaktionen werden auf den Korkstaub, Typ III auf die Pilzverunreinigung zurückgeführt
	Lycoperdonose	Lycoperdonosis	STRAND et al.	1967	bei Instillation gegen Nasenbluten (in USA)	Lycoperdon-Sporen	bisher keine Sicherung durch Praezipitinnachweis. Es handelt sich um Bovistpilze, die in USA vorkommen
Heterologe Eiweiße	HypophysenschnupferLunge	Pituitary snufftaker's lung	MAHON et al.	1967	bei Inhalation von Schweineoder Rinderpulver	Heterologes Eiweiß, Hypophysenantigen	es kommt bei Atopikern bei dieser Therapie des Diabetes insipidus auch zu Typ I-Reaktion

Tabelle 7 (Fortsetzung)

Ursache	Deutscher Name	Original-bezeichnung bzw. Synonym	Erst-beob-achtung durch	Im Jahr	Antigen-kontakt	Praezipitin-bildung gegen	Bemerkungen
	Vogel-züchter-lunge (Tauben-züchter-, Hühner-züchter-, Wellen-sittich-züchter-Lunge)	Bird breeder's lung Pigeon breeder's lung Budgerigar breeder's lung	Plessner Reed et al. Bütikofer et al. Pearsall et al.	1960 1965 1969 1960	Beim Umgang mit Hühnern, Enten, Gänsen, Tauben, Papageien und Wellensit-tichen	Bestandteile von Federn, Kot und Serum (γ-Globulin)	bei Hühnern und Tauben akuter Verlauf häufiger, bei Wellensitti-chen und Papa-geien vorwiegend schleichend
Tierische und pflanzliche Antigene	Weizen-käfer-Krankheit	Wheat weevil disease	Jimenez-Dias et al.	1947	beim Kontakt mit Mühlenstaub	Sitophilus granarius (Weizenkäfer)	Reaktionen vom Typ I und III gegen Epidermis-bestandteile
	Sisal-arbeiter Kokosnuß-arbeiter Kaffee-arbeiter	weisen in einem hohen Prozentsatz Praezipitine gegen Extrakte des Materials auf, mit dem sie umgehen, jedoch keine Praezipitine gegen Pilze. Die pathogenetische Bedeutung ist nicht erheblich.					

IV. Nichtallergische Ursachen

Zu den nichtallergischen Ursachen gehören in erster Linie chemische und physikalische Reize. Durch die Einwirkung *chemischer* Reizstoffe können je nach Schweregrad funktionell-reversible, aber auch morpho-logisch destruktive Veränderungen an der Bronchial-schleimhaut auftreten (Herzog u. Pletscher, 1955), die von einer kurz- oder längerdauernden Lähmung der Zilienaktivität, definitivem Verlust des Flimmerepithels mit akuter und chronisch-entzündlicher Reaktion bis zu einer Metaplasie des Epithels reichen können. Die Schädigung des Flimmerepithels bedingt eine Störung der physiologischen Selbstreinigung des Bronchialsy-stems, der kontinuierlichen Fortbewegung des Schleim-teppichs sowie eine periphere Sekretstauung mit man-nigfachen klinischen Folgeerscheinungen. Es lassen sich mehrere klinische Verlaufsformen abgrenzen, die in an-derem Zusammenhang auf S. 618 abgehandelt sind.

Als *physikalische* Reize kommen in Frage: mecha-nisch-korpuskuläre Staubeinwirkungen (sog. inerte Stäube), sowie Hitze und Kälte, wobei einschränkend festgestellt werden muß, daß die durch Hitze (Kolloid-verfestigung?) und Kälte (reflektorisch?) hervorgerufe-nen asthmatischen Reaktionen hinsichtlich ihres patho-physiologischen Wirkungsmechanismus noch weiterer Klärung und Beobachtung bedürfen. Es geht um die Frage, inwieweit chemische und physikalische inhalative Noxen *primär verursachend* ein überempfindliches Bron-chialsystem und damit Asthma bronchiale bewirken können oder, ob die in vielen Fällen zu beobachtende zumeist unspezifisch gesteigerte Empfindlichkeit des Bronchialsystems *sekundäre Folge* einer anderen primä-ren Grunderkrankung ist.

V. Psychische Faktoren

Daß die Ausbildungsstärke der Symptome beim Bron-chiolenasthma der psychischen Beeinflussung unterliegt, ist eine auf vielfältigen klinischen Erfahrungen und Be-obachtungen beruhende unbestreitbare Tatsache. Han-sen (1927, 1930, 1957) hat immer wieder die Abhängig-keit der Reaktionsstärke von der Stimmungslage des Patienten betont und experimentell gezeigt, daß der Asthmaanfall selbst sowohl durch gemütliche Erregun-gen hervorgerufen, wie aber auch unterbrochen wer-den kann. Anders ausgedrückt: die Ausprägungsstärke asthmatischer Beschwerden steht in direkter Abhängig-keit von der vegetativen Erregbarkeitsschwelle, indem eine früher unterschwellige Allergenmenge Reizwert er-hält bzw. überschwellig wird oder umgekehrt. In vielfäl-tigen Abwandlungen sind diese Beziehungen immer wieder bestätigt worden und damit die Komplexität psychophysischen und psychosomatischer Wechselwirkung. Außer dem psychischen Steuerungseinflüssen unterliegenden Schwellenwert kann insbesondere bei chronischen Verlaufsformen die Auslösbarkeit von Asthmaanfällen (sekundär) abhängig werden von sog. »Signalmerkmalen« der Objekte nach dem Modell des bedingten Reflexes, wie NOELPP u. NOELPP-ESCHENHAGEN (1952, 1954) u.a. im Experiment zeigen konnten. Als Signalmerkmal ist hierbei ganz allgemein irgendeine Teilsituation des komplexhaften, psychophysischen Asthmageschehens zu verstehen, sei es auch nur die Angst vor erneuten Rezidiven. – Umgekehrt bedeutet eine psychotherapeutische »Heilung« in erster Linie die Zerstörung des Bedingungsreflexes (HANSEN, 1928 b), d.h. eine Unwirksammachung der Signalmerkmale, nicht aber der organischen Grundlagen des allergischen Reaktionsprinzips. Dies ist nur möglich durch eine strikte Expositionsprophylaxe (Allergenkarenz) oder durch Einleitung einer spezifischen Hyposensibilisierung.

Die bronchomotorische Erregbarkeitsschwelle unterliegt nun nicht nur psychovegetativen Steuerungsfaktoren und Mechanismen, sondern ist, wie TIFFENEAU (1960) zeigen konnte, ganz wesentlich dadurch mitbestimmt, wie häufig und mit welcher Intensität die Reaktionsabläufe sich wiederholen. Durch Toleranzschwellenbestimmungen mit inhaliertem Azetylcholin läßt sich zeigen, daß bei diskontinuierlichem Allergeneinstrom, wie zum Beispiel bei dem saisongebundenen Pollenasthma, nach Aufhören der Blütezeit die bronchomotorische Erregbarkeitsschwelle mehr und mehr abnimmt, während sie bei kontinuierlichem Allergeneinstrom, z.B. einer Hausstauballergie, sich stetig steigert. Dies hat zur Folge, daß durch die andauernde Bahnung der Reaktion eine Reihe nichtallergischer Reize Schwellenwerte erreichen, die normalerweise toleriert werden. Es kommt zu einer Verbreiterung des Reizspektrums, zur Entwicklung eines sog. »bronchialen Reizsyndromes«, d.h. es wirkt sich eine Großzahl unspezifischer Reize auf die Ausbildungsstärke der Symptomatik aus, wie z.B. außer den psychischen auch atmosphärische Einflüsse, plötzliche Kaltlufteinbrüche, Temperaturwechsel, Reizgase, Küchendünste, Auspuffgase, Tabakrauch und andere mehr.

Im Gegensatz zu den gesicherten klinischen und experimentellen Fakten, wie sie insbesondere für das primär allergische Bronchialasthma erarbeitet worden sind, steht die keineswegs übereinstimmende Beantwortung grundsätzlicher Fragen von seiten der psychosomatischen Betrachtungsweise. Dies betrifft sowohl eine definierte Charakter- und Persönlichkeitsstruktur des Asthmatikers als auch das Vorhandensein einer spezifisch auslösenden Konfliktsituation, sowie ferner die Frage nach einer psychisch bedingten Organdetermination im Sinne der Symbollehre bzw. der Ausdrucksphänomenologie (GRONEMEYER u. FUCHS, 1967).

Sowohl die von psychosomatischer Seite gegebenen unterschiedlichen Interpretationen als auch die eine spezifische Persönlichkeitsstruktur ausmachenden Charakteristika wie Ich-Stärke, Über-Ich, Eigenwilligkeit, Gewissenhaftigkeit, zwanghafte Ordentlichkeit, Unfähigkeit, Aggressionen zu äußern, unfrohe Lebensstimmung u.a.m. (JORES u. VON KEREKJARTO, 1967) sind in ihrer *primären* pathogenetischen Bedeutung weder gesichert noch ist ihr überwiegendes Vorhandensein beim Asthmatiker durch eine repräsentative Kontrollgruppe belegt, wenn man davon absieht, daß die vegetativ Dystonen (als Kontrollgruppe) dagegen vermehrt Ängstlichkeit, Unsicherheit, Schuldgefühle, emotionale Labilität und Überreiztheit zeigten. Diese von VON KEREKJARTO (1975) versuchte Differenzierung der Persönlichkeitsstruktur sind eine überzufällige Häufung von den genannten Merkmalen bei dem untersuchten Patientenkollektiv. Sie reichen aber nicht aus für eine vollständige Erfassung der Psychodynamik. Wenn auch ihr Vorkommen im Einzelfall nicht bestritten werden soll, so ist jedoch bisher nicht der Beweis dafür erbracht, daß es sich hierbei nicht um sekundäre, krankheitsdependente Persönlichkeitsverformungen handelt, die sich mit zunehmender Schwere der bronchialasthmatischen Erkrankung entwickeln und kontinuierlich, parallel zur Erkrankungsdauer, auftreten, wie z.B. HOFFMANN (1961) zeigen konnte. Diese Auffassung – und das sei nochmals betont – widerspricht keineswegs der Bedeutung, die psychische Gestaltungsfaktoren für die Ausprägungsstärke und Anfallshäufigkeit des Bronchiolenasthma besitzen, und negiert damit keinesfalls die möglichen Erfolge einer psychotherapeutischen Beeinflussung (HANSEN, 1927). Den ermittelten Untersuchungsergebnissen entsprechend lassen sich eine Über-Ich-Entlastung, ein Abbau der Hemmung von aggressiven Impulsen, eine Angstdämpfung und Abschwächung depressiver Tendenzen vornehmen. – Als unbewiesen muß jedoch weiterhin gelten (u.a. SCHMENGLER, 1974), ob die Entstehung eines Bronchiolenasthma bzw. die Auslösung der ersten Anfälle »originär einer psychischen Ursache zu Last gelegt werden kann«, hingegen gilt als unbestritten, daß »spätere Anfälle durch seelische Einwirkungen im allgemeinen Sinne ausgelöst, gefördert oder unterschwellig werden« können (HANSEN, 1930), wobei daran gedacht wird, daß pathophysiologisch hier entweder eine α-Rezeptoren-Stimulation oder eine zentrale Stimulierung über den N. vagus von Bedeutung sind.

C. Klinik

I. Häufigkeit

Nach Angaben in der Weltliteratur (z.B. COLLDAHL, 1964; FUST, 1964) wie auch aufgrund eigener Erfahrungen ist die Allergie die häufigste und bedeutungsvollste Ursache eines Asthma bronchiale. Die von zahlreichen Autoren gemachten Angaben über die Häufigkeit eines exogen-allergischen Asthma bronchiale schwanken ganz beträchtlich. Die Gründe hierfür sind u.a., daß sehr verschiedene Kollektive für die Auswertung herangezogen wurden, ferner, daß die meist summarische Auswertung nicht in Relation zum Erkrankungsalter gesetzt ist. Auch wird nicht immer klar zum Ausdruck gebracht, ob in den Zahlen nur die allergischen Asthmatiker erfaßt sind, bei denen das Asthma primär durch Inhalationsallergene verursacht ist, oder ob auch das bakterielle (allergische?) Asthma bronchiale mit einbezogen wurde. Nur so ist es erklärlich, daß die Zahlenangaben von 20–70% schwanken. Auch muß berücksichtigt werden, daß – je länger ein exogen-allergisches Asthma bronchiale andauert – Mischformen auftreten durch Kombination eines Inhalationsasthma (z.B. Pollen) mit einem infektbedingten/infektabhängigen Asthma bronchiale.

Obwohl z.B. für den Durchschnitt der Bevölkerung gegenüber den auslösenden Pollen eine annähernd gleiche Exposition besteht, erkrankt in Mitteleuropa an Pollinosis stets nur ein gewisser Prozentsatz der Bevölkerung, der in der Bundesrepublik Deutschland ungefähr 0,5–1% betragen dürfte. Dies beruht auf einer konstitutionellen Eigenschaft, die den Heufieber-Kranken genotypisch als Angehörigen des sog. »atopischen Formenkreises« (Asthma bronchiale, Neurodermitis, frühkindliches Ekzem) (s. später) auszeichnet. Von wenigen Ausnahmen abgesehen, steigt die Manifestationshäufigkeit vom 5. Lebensjahr kontinuierlich an und erreicht ihren Gipfel zwischen dem 20. und 30. Lebensjahr. Ersterkrankungen nach dem 45. Lebensjahr sind relativ selten. – In USA sind die Morbiditätszahlen erheblich höher, was durch andere expositionelle Umstände verursacht ist. Während drei jährlichen Heufieberperioden erkranken – je nach Region – 3–10% der Bevölkerung.

Die Verschiedenartigkeit der Pathogenese des Asthma bronchiale sowie der hinzutretenden Komplikationen führen zu ganz unterschiedlichen Zahlenangaben in bezug auf die jeweiligen Lebensstufen, Berufsgruppen, Bevölkerungsschichten u. a. m. Es sollen daher hier wenige summarische Zahlenangaben erfolgen: In der Bundesrepublik Deutschland schätzt man die Zahl der Asthmatiker auf etwa 500000 (zu niedrig?=1% der Bevölkerung) (Fuchs, 1967), in England auf 0,74–1,7% (Williams, 1958), für die Zü-

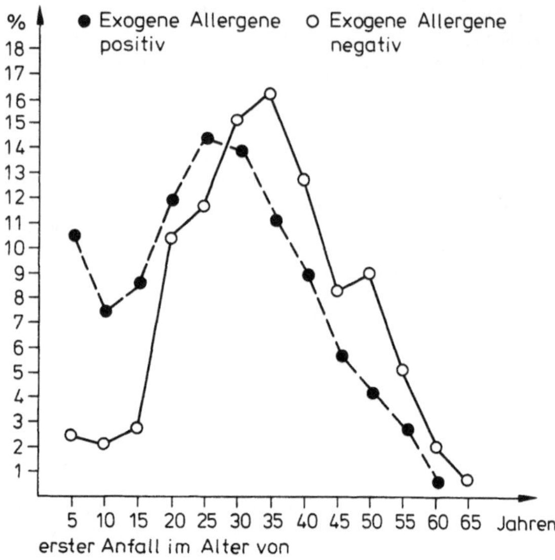

Abb. 10. Erkrankungsbeginn und exogene Sensibilisierung bei 3000 Asthmatikern (Fuchs, 1964)

richer Bevölkerung auf ca. 4% (Schnyder, 1960).

Asthma bronchiale tritt in der Bundesrepublik Deutschland bei Frauen etwa um 10 Jahre früher als bei Männern auf. Der Häufigkeitsgipfel liegt bei Frauen zwischen dem 15. und 20., bei Männern um das 30. Lebensjahr. Das exogen-allergische Asthma bronchiale tritt früher und häufiger als Asthma ohne Sensibilisierung gegen exogene Allergene in Erscheinung, wie Untersuchungen an 3000 unausgewählten Asthmatikern ergaben (Fuchs, 1964) (Abb. 10). Primäre bzw. sekundäre Realisationsfaktoren wie ein bronchiales Reizsyndrom, ein »sinubronchiales« Syndrom, Klimaeinflüsse, seelische Faktoren, Zyklusabhängigkeit bei Frauen zeigten eine fast gleiche Häufigkeitsverteilung bei sensibilisierten und nicht sensibilisierten Asthmatikern. Bei Asthmatikern mit Sensibilisierung gegen exogene inhalative Allergene treten andere allergische Erscheinungen wie Urtikaria, Ekzem usw. sowie eine positive Sofort-(immediate)Reaktion gegenüber Katarrherregern im Hauttest wesentlich häufiger als bei nicht sensibilisierten Asthmatikern auf. – Von 697 sensibilisierten Patienten erkrankten vor dem 10. Lebensjahr 167 (= 23,9%) und vor dem 20. Lebensjahr 204 (=

29,3%), was die Notwendigkeit einer umfassenden Allergie-Diagnostik zum frühestmöglichen Zeitpunkt unterstreicht (WERNER et al., 1970a) (Tabelle 19, s. S. 652). – In Holland manifestiert sich das allergische Hausstaubmilbenasthma in 26,8% schon vor dem 5. Lebensjahr (VOORHORST, 1976) – im Gegensatz zu einer monovalenten Graspollenallergie, deren Häufigkeitsgipfel zwischen dem 10. und 25. Lebensjahr liegt.

II. Konstitution – Disposition

Beim Bronchiolenasthma unterscheiden wir mit HANSEN zwischen konstitutionellen und auslösenden Ursachen. Eine einmalige, anfallsartige, akute ventilatorische Obstruktion führt in den meisten Fällen noch nicht zu einer asthmatischen Bereitschaft. Diese entwickelt sich erst, wenn durch Sensibilisierung oder andere »unspezifische« Anlässe eine reflektorische Bahnung erfolgt ist. Es wird angenommen, daß neben einer Änderung der Reaktivität des Lungenazinus mit seinen unterschiedlichen synergistischen Gewebeelementen auch das übergeordnete Nervensystem (sog. zentraler Asthmaapparat) einbezogen wird.

Keineswegs bisher befriedigend zu beantworten ist die Frage nach der Vererbbarkeit des Asthma bronchiale. Zwar hat die Humangenetik in mühevollen Untersuchungen seit vielen Jahrzehnten viel Material gesammelt und ausgewertet. Es gibt Familien, in denen Bronchiolenasthma als Konstitutionskrankheit auftritt. Unter den Geschwistern der Erkrankten treten häufig allergische Erscheinungen auf, wenn ein Elternteil, und noch häufiger, wenn beide Eltern betroffen sind. Die konstitutionelle, allergische Diathese erleichtert die Sensibilisierung und steigert die Intensität der Reaktion. Bei der Erhebung der Familien-Vorgeschichte von Kranken, die an Allergosen leiden, treffen wir nicht selten auf die verschiedenartigsten Manifestationen allergischer Reaktionsweise in der Aszendenz. Einer möglichen vererblichen Bereitschaft zu allergischer Reaktions-

weise steht andererseits die Tatsache entgegen, daß eine Sensibilisierung gegen das spezifisch auslösende Allergen *stets* erworben ist, sowie der Umstand, daß grundsätzlich *jedes* Individuum, unabhängig von seinen Erbeigenschaften, sensibilisierbar ist, wenn das Allergen eine entsprechend hohe Sensibilisierungspotenz besitzt, und zudem – oft über längere Zeiträume – massive Expositionsbedingungen bestehen. Der durch Erbfaktoren belastete Allergiker unterscheidet sich gegenüber der jedem Individuum eigenen Sensibilisierbarkeit durch eine erhöhte Sensibilisierungsbereitschaft. Hieraus ergeben sich für die Erbforschung bei den Allergosen eine Reihe von Schwierigkeiten. Im Gegensatz zu anderen Erbanlagen, bei denen zwischen der Grundstörung und dem Phänotypus eine gesicherte Beziehung besteht, liegt bei den Allergosen sowohl in der Aszendenz wie auch beim Probanden selbst ein wechselnder Phänotypus vor (Bronchiolenasthma, Rhinitis, Ekzem, Magen-Darm-Allergie usw.).

Für das exogen-allergische Bronchiolenasthma gelten hinsichtlich seiner Zugehörigkeit zur sog. Atopie-Gruppe gleiche Dispositions- und Erbverhältnisse wie bei der Rhinopathia allergica. Nach Untersuchungen von SCHNYDER (1960) bilden Asthma bronchiale, Rhinitis allergica (=Rhinitis atopica), konstitutionelles Kinderekzem und Neurodermitis disseminata den klinisch-symptomatologischen und genetischen Formenkreis der Atopie. Atopie bezeichnet die konstitutionell verankerte Erkrankungsbereitschaft für die erwähnten Krankheitsformen. Die Arzneimittelallergie (s. auch STEMBER u. LEVINE, 1973), das Kontaktekzem und ein großer Teil der Urtikaria und Quincke-Ödemfälle gehören genetisch nicht zum Formenkreis der Atopien. Dieses Untersuchungsergebnis ist von besonderer Bedeutung, deutet es doch auf einen nicht genetisch bedingten Pathomechanismus hin. SCHNYDER (1970) rechnet die Atopien sowohl klinisch als auch genetisch zu den erblichen Dispositionskrankheiten, wobei der Genotypus bei dieser Krankheitsgruppe das übergeordnete Prinzip darstellt und dem genetischen Modell einer »multifaktoriellen Vererbung mit Schwellenwerteffekt« entspricht (VOGEL, 1970).

Soweit aus klinischen Familienuntersuchungen ableitbar, hat der Genotypus nur einen geringen Einfluß auf das Manifestationsalter und die Schwere der Erkrankung, andererseits scheint für die Organmanifestation »ein fakultativ manifestierender dominanter Hauptfaktor« wesentlich. Die Auswahl des oder der Schockorgane erfolgt durch den Genotyp, wobei speziell die Krankheitsbereitschaft für Asthma bronchiale zusätzlich von der Geschlechtskonstitution (XY – männliches Geschlecht) gefördert wird.

Über diesen konstitutionellen Gegebenheiten darf das expositionelle Moment nicht vernachlässigt werden, denn gegen sog. aggressive Allergene ist grundsätzlich jeder Mensch sensibilisierbar. Die Bedeutung der Umweltfaktoren für die Entwicklung der asthmatischen Reaktionsweise im Kindesalter unterstreicht eine mühevolle Studie von Smith (1976) in Birmingham, der Kinder (Einheimische und Einwanderer) während verschiedener Perioden (1956/57, 1968/69, 1974/75) untersuchen und vergleichen konnte. Erst das Zusammenspiel von Erbbild (Genotyp) und Umwelt (Peristase) determiniert und realisiert die krankhafte Reaktionsweise (s. z.B. Kunkel u. Baumgarten, 1978).

Untersuchungen von Frankland (1953) wie auch die von Fuchs u. Gronemeyer (1959a) mitgeteilten Befunde an einem wissenschaftlichen Team von Zoologen, die sich sämtlich innerhalb von 1–2 Jahren(!) gegen den Schuppenstaub der afrikanischen Wanderheuschrecke (Locusta migratoria) sensibilisierten und mit Rhinitis und Bronchiolenasthma erkrankten, zeigen, wie auch bei zahlreichen anderen Berufsallergenen (s. später), daß aggressive Allergene in Abhängigkeit von der Expositionsgröße obligat und unabhängig von konstitutionellen Gegebenheiten aktuell zu sensibilisieren vermögen. Nach Arbeitsplatzwechsel bzw. Expositionsprophylaxe verschwinden die manifesten Krankheitserscheinungen zumeist vollständig, wenn nicht durch den intermittierenden Allergenkontakt sekundäre Schleimhaut- und Organschäden eingetreten sind und nunmehr den Krankheitsablauf bestimmen. Die Allergenwahl bzw. die Art der spezifischen

Reaginbildung dürften im wesentlichen die expositionellen Umweltfaktoren bedingen, doch deuten Versuche an Zwillingen darauf hin, daß auch die IgE-Spiegel einer Kontrolle durch ein oder mehrere Gene unterliegen können (Hamburger u. Bazaral, 1972).

Diskutiert wird die Möglichkeit der Zugehörigkeit auch der atopischen Krankheiten zu gewissen HL-A-Gruppen (Marsh et al., 1973). In Familien mit gehäuftem Auftreten einer Ragweed-Pollenallergie bestätigte sich eine signifikante Korrelation mit HL-A7, die wahrscheinlich darauf zurückzuführen ist, daß in diesen Familien die Allergie mit einem bestimmten H-Chromosom einhergeht, das auch die Information für das HL-A-System weitergibt. Aufgrund zahlreicher Untersuchungen an Mäuseinzuchtstämmen (Levine, 1973) wie aber auch am Menschen wird angenommen, daß sog. Immunresponse-Gene (Ir-Gen) für die Reaginproduktion von Bedeutung sind, wobei es HL-A-gebundene Ir-Gene (Goodfriend et al., 1973) wie aber auch an andere Loci gebundene Ir-Gene gibt. HL-A wäre dann als genetisches Merkmal (Kallós, 1975) anzusehen und nicht von direkter Bedeutung für die Entstehung der atopischen Krankheit. Für die Entstehung einer Ragweed-Pollenallergie ist das Vorhandensein eines Ir-Antigen E notwendig, aber keinesfalls allein ausreichend. Hinzu kommen zahlreiche unbekannte Faktoren, zum Teil wohl ebenfalls genetischer Natur, sowie die »natürliche« Exposition gegen das Allergen und seine Diffusion durch die Schleimhaut bis zu den lymphoiden Zellen. Rachelefsky et al. (1976) ermittelten in 30 Familien, in denen mindestens ein Mitglied Asthma bronchiale hatte, in 88% B Lymphozyten der Gruppe 2 im Gegensatz zu einer Kontrollgruppe mit nur 24%. – Auch die Möglichkeit der Entwicklung einer Pollenallergie in Abhängigkeit vom Geburtsmonat wird diskutiert (Pearson et al., 1977; Björkstén u. Suoniemi, 1976).

Der Gedanke, daß eine erhöhte Permeabilität der Mucosa, wie u.a. schon von Doerr (1951) vermutet, eine der Ursachen für die Entstehung von »Sensibilisierung« (=spezifischen Antikörperbildungen) darstellt, findet in Untersuchungen von Leskowitz et al. (1972), Schwartz et al. (1968) und Salvaggio (1969) eine experimentelle Stütze. Hierfür ist möglicherweise auch ein – vorübergehender(?) – Mangel an sekretorischem IgA (Taylor et al., 1973; Stokes et al., 1974) von Bedeutung. Hinzu kommt die besondere Fähigkeit der in der Schleimhaut von Respirations- und Gastrointestinaltrakt vorhandenen Plasmablasten und Plasmazellen, auf den allergenen Reiz hin die Entwicklung von spezifischem Immunglobulin E anzuregen (Tada et al., 1970).

Johansson et al. (1975) vermuten aufgrund der anatomischen Gegebenheiten, daß die durch die Schleimhaut invadierenden Allergene vorwiegend die IgE-Produktion anregen, während parenteral über den Kreislauf invadierende Allergene vorwiegend die IgG-Stimulation bedingen. – Von Augustin (1971) wird die Frage aufgeworfen, ob möglicherweise jeglicher Sensibilisierungsvorgang mit einer kurzen IgE-Stimulierung einhergeht, wobei der sog. Atopiker auch weiterhin bei Allergenstimulation nur IgE produzieren kann, während der »Normale« schnell auf eine IgG-Produktion übergeht. – Frühere klinisch-experimentelle Sensibilisierungsstudien am

Menschen weisen vielmehr darauf hin, daß sich als Folge der wiederholten Allergenexposition zunächst typische Spätreaktionen (entsprechend Typ IV) entwikkeln, die dann bei weiteren Expositionen in typische anaphylaktische Reaktionen (entsprechend Typ I) übergehen (SIMON u. RACKEMANN, 1934; FRANKLAND, 1955).

Die durch die Allergen-Antikörpervereinigung induzierte biologische Kettenreaktion wird durch initiale enzymatische Prozesse eingeleitet, die möglicherweise ähnlich wie bei manchen Formen von Arzneimittel-»Idiosynkrasie« auf vererbten Abartigkeiten des Enzymmusters bestehen können, wobei im Hinblick auf das Asthma bronchiale auf die Hypothese von SZENTIVANYI (1968) hinzuweisen ist, der – wie oben schon erwähnt – als wesentliche Ursache der asthmatischen Bereitschaft einen konstitutionellen Mangel an Adenylcyclase ($= \beta$-Rezeptor) annimmt.

Trotz vielfältiger Bemühungen sind unsere Kenntnisse über die konstitutionellen Faktoren, die für Entwicklung und Auslösung der allergischen Atemwegsobstruktion maßgeblich sind, noch recht lückenhaft.

III. Symptomatik und Verlauf

Das Bronchiolenasthma zeigt in seiner klinischen Symptomatologie wie im Verlauf »einen ähnlich polymorphen Charakter wie in seiner Ätiologie" (NOELPP u. NOELPP-ESCHENHAGEN, 1956), so daß eine Klassifikation vom symptomatologischen Standpunkt aus ebenso unmöglich erscheint wie vom ätiologischen. Während nach Auffassung vornehmlich älterer, aber auch mancher heutiger Autoren das Asthma als eine ausschließliche Anfallskrankheit charakterisiert wird, ist u.E. hierdurch das Leiden in seiner Komplexität keineswegs ausreichend definiert (SCHMENGLER, 1959). Mit WERNER (1965), HANSEN (1957) u.a. entspricht unter Berücksichtigung des Pathomechanismus folgende Einteilung weitgehend den klinischen Belangen:
- Asthmatische Dyspnoe mit Anfallscharakter, d.i. »akutes Bronchiolenasthma«,
- Asthmatische Dyspnoe ohne Anfälle, sog. Dauerasthma,
- Asthmatische Dyspnoe bei akuter, subakuter oder chronischer spastischer Bronchitis, sog. »Subasthma« nach HANSEN; und als Endglied dieser Reihe:
- Bronchitis spastica inappercepta (ROSSIER).

Kennzeichnend und gemeinsam für alle Formen ist die »asthmatische Dyspnoe«, die in ihrer vollen Ausprägung besonders im akuten Asthmaanfall sowie im Status asthmaticus sichtbar hervortritt.

Die oft zunächst nur auf die »obere Etage« begrenzte allergische Reaktionssymptomatik (Fließschnupfen, Niesanfälle, Konjunktivitis) – als »Asthmaäquivalent«, oft über Monate und Jahre bestehend – wird häufig in ihrer Ursache verkannt. Nur selten gibt sich die Ausweitung der allergischen Entzündung auf die »untere Etage« primär durch einen akuten Asthmaanfall kund, sondern die asthmatischen Beschwerden schleichen sich langsam über das Stadium der allergischen Bronchitis ein (Subasthma nach HANSEN). Das Auftreten klinischer Erscheinungen ist ein »individuelles Schwellenproblem«, wie schon BLACKLEY vor rund 100 Jahren beispielhaft an sich selbst feststellte. Nach 24-stündiger Exposition eines glycerinbestrichenen Objektträgers führte ein Luftpollengehalt von weniger als 20 je cm^2 bei ihm zu keinerlei Symptomatik, während bei etwa 25 Pollen je cm^2 schon leichte Reizerscheinungen in der Nase und bei über 50 Pollen schwere Heufieberanfälle auftraten. Eine Manifestierung tritt um so schneller ein, je kontinuierlicher und intensiver der Allergeneinstrom erfolgt (TIFFENEAU, 1960; »priming effect« CONNELL, 1969). Daneben bestimmen im einzelnen oft nicht abgrenzbare, ständig sich ändernde »dispositionelle« Faktoren wie psychische Verfassung, Infekte und interkurrente Erkrankungen den individuell unterschiedlichen Sensibilisierungstermin, d.h. den Beginn der spezifischen Reaginproduktion (Immunglobulin E), die nach Immunkomplexbildung mit dem jeweiligen inhalativen Allergen an den Kontaktflächen die geschilderte Organsymptomatik auslöst (allergische Sofortreaktion, Typ I).

Als *Asthmaanfall* bezeichnen wir einen zeitlich begrenzten, oft mit außerordentlicher Plötzlichkeit und Heftigkeit auftretenden

Anfall asthmatischer Dyspnoe, als dessen Hauptsymptome eine meist schon auf Distanz hörbare Keuchatmung, unterbrochen von Hustenattacken, und Expektoration eines zähen, »perlartigen Sputum« imponieren. Als Prodromi, insbesondere beim allergisch ausgelösten Bronchiolenasthma, deuten Husten und Niesanfälle, verbunden mit Augenjucken, Kopfschmerz, Übelkeit und Verdauungsstörungen sowie vermehrter Diurese und Müdigkeit auf den drohenden Anfall hin. Oft besteht ein unbestimmtes Angst- oder Druckgefühl in der Brust, eine Art »Aura«, die besonders die älteren Autoren dazu veranlaßt hat, das Anfallsasthma als eine Art »Epilepsia pulmonum« zu charakterisieren. – Die asthmatische Dyspnoe, die durch eine erschwerte Exspiration mit Umkehr des normalen Atemrhythmus gekennzeichnet ist, zwingt den Kranken, langsam und vorsichtig auszuatmen, so daß das an sich schon kurze Inspirium vor Beendigung der vollständigen Ausatmung vorzeitig einfällt. Hierdurch entwickelt sich eine progrediente Blähung des Thorax (akutes Volumen pulmonum auctum oder sog. akutes Anfallsemphysem), die mit tiefsitzenden, gürtelförmigen Brustschmerzen, einem Gefühl der Beengung, vermehrten Thoraxumfang und Verschiebung der Atemmittellage nach der inspiratorischen Seite einhergeht. Bei dem noch weichen Thorax des Kindes führt die inspiratorische Dehnungsstellung, insbesondere bei länger bestehender und erhöhter Anfallsbereitschaft, zu einer typischen Deformierung, dem sog. Thorax piriformis, verbunden mit Rundrücken. – Die zur Überwindung der Strömungswiderstände erforderliche vermehrte Atemarbeit ist nur unter Mitwirkung der auxiliären Atemmuskulatur möglich. Infolgedessen sind Bauch- und Halsmuskulatur hart gespannt und treten plastisch hervor. Bei weiterer Steigerung der Luftnot kann der Kranke nicht mehr liegen, er verläßt das Bett, rennt zum offenen Fenster und stützt sich in vornübergebeugter, oft grotesker Haltung mit den Ellenbogen oder mit nach hinten gestreckten Armen ab. Die anfänglich trockenen Hustenanfälle sind besonders quälend und verschlimmern die Atemnot. Merkliche Erleichterung tritt ein, sobald es dem Kranken gelingt, das zähe,

»perlartige« oder »sagoartige« Sputum in ausreichender Menge herauszubefördern. Bei lupenartiger oder stärkerer Vergrößerung zeigen die Schleimpfröpfe wirbel- oder zopfähnlich gedrehte Spiralbildung, die durch Achsendrehung der Schleimfäden infolge Kontraktion der Bronchialmuskulatur entstehen, sog. Curschmann-Spiralen. Daneben enthält das Sputum außer Epithelien massenhaft eosinophile Leukozyten (s. z. B. Voorhorst, 1962; Udwadia, 1975) und sog. Charcot-Leyden-Kristalle, die nach Essellier et al. (1955) aus den eosinophilen Granula entstehen sollen (vgl. hierzu die neuen experimentellen Ergebnisse von Gleich, 1978). Die hohe Viskosität des Bronchialsekrets bei Asthmatikern beruht auf der Anwesenheit von zwei Fasersystemen, die anteilmäßig unterschiedlich aus sauren Mukoproteinen bzw. Mukopolysacchariden oder bei aufgepfropften Infekten vorwiegend aus Desoxyribonukleinsäure bestehen (Bürgi, 1973). Die Haut des Kranken im Asthmaanfall, besonders im Gesicht und an den Händen ist feucht, bei schweren Zuständen zunehmend zyanotisch. Die Hals- und Zungenvenen sind prall gestaut. Bei der Perkussion bestehen hypersonorer Klopfschall, Zwerchfelltiefstand und mangelnde Verschieblichkeit der Lungengrenzen. Die von weitem hörbare Keuchatmung erweist sich bei der Auskultation als giemende und brummende Rasselgeräusche, vornehmlich während der Exspiration, die jedoch bei längerem Krankheitsverlauf auch als pfeifendes Ziehen während der Inspirationsphase hörbar sind. Sie entstehen durch lokale Strömungsturbulenzen infolge der Bronchiallumeneinengung und pflanzen sich mit dem Luftstrom fort. – *Röntgenologisch* sieht man außer dem vermehrten Luftgehalt der Lungen ein Verharren in Inspirationsstellung mit Querstellung der Rippen, Erweiterung der basalen Zwischenräume, glocken- und faßförmiger Deformierung des Thorax, Tiefstand des Zwerchfells sowie bei der Durchleuchtung biphasische Bewegungsabläufe des Zwerchfells, die sich besonders im Röntgenkymogramm darstellen. – Das *Elektrokardiogramm* im Asthmaanfall zeigt meist eine Sinustachykardie, hoch-spitzes P in Ableitung II und III sowie in aVF (P pulmonale); die

Übergangszone ist nach links verschoben. – In bezug auf Schweregrad und Dauer finden wir beim Asthmaanfall alle möglichen Spielarten, wobei sich fließende Übergänge zum Status asthmaticus ergeben.

Obwohl der Begriff des *Status asthmaticus* zur täglichen medizinischen Nomenklatur gehört, ist seine definitorische Abgrenzung nach wie vor schwierig und keineswegs klar. Die meisten Autoren bezeichnen als Status asthmaticus eine über längere Zeit (Tage bis Monate) *bestehende* schwere Form der asthmatischen Dyspnoe (z.B. TURIAF et al., 1972; NOLTE, 1974). Andere Autoren wie z.B. HADORN (1963) verstehen unter Status asthmaticus »einen länger als 24 Std anhaltenden, schweren Adrenalin- und Theophyllin-refraktären Asthmaanfall«. Wie dem auch sei, eine Häufung derartiger Zustände führt unter fortschreitender Schwächung des elastischen Lungengerüstes zu einer bleibenden Lungenblähung, dem chronischen substantiellen Emphysem. Anfänglich deckt sich die Symptomatologie des Status asthmaticus weitgehend mit der des schweren Asthmaanfalles. Bei protrahierter Dauer treten jedoch die Zeichen der körperlichen und seelischen Erschöpfung bald hinzu. Bei bedrohlichem Verlauf zeigt der Auskultationsbefund durch völlige Schleimverstopfung der Bronchien und chronische Überblähung partieller Lungenabschnitte eine Abschwächung des vesikulären Atemgeräusches sowie als ominöses Zeichen das Verschwinden der musikalischen Rasselgeräusche. Die Zyanose wird zunehmend ausgeprägter, der Puls ist paradox und meist stark beschleunigt. Die Schwere der Krankheit wird oft unterschätzt, wie eine Analyse von 90 Todesfällen ergab (MACDONALD et al., 1976). – Eine akut bedrohliche Komplikation bedeuten schwere asphyktische Anfälle, die durch einen lauten Trachealstridor während der Exspiration und zu Beginn der Inspiration gekennzeichnet sind und mit unstillbarem Reizhusten einhergehen. In krisenfreien Zeiten besteht eine Dysphagie sowie quälendes Würge- und Fremdkörpergefühl im Bereich der Glottis. Die Anfälle beruhen auf einer exspiratorischen Invagination der membranösen Hinterwand der Trachea und großen Bronchien, die – wie röntgenologisch sichtbar – beim Hustenstoß

zu einem fast völligen Kollaps der Trachea führen kann. Das exspiratorische, atemsynchrone Invaginationsphänomen läßt sich auch bronchoskopisch beobachten, wobei die Trachealstenose um so stärker wird, je heftiger und forcierter die Ausatmung erfolgt. In der extremen Dyspnoe mit Erstikkungsgefühl und dem intensiven Reizhusten gleicht diese Invagination dem Krankheitsbild der »Dyskinésie trachéobronchique« (HERZOG, 1963). – Die chronische Überblähung der Alveolen, die durch die zwangsweise forcierte Ausatmung noch verstärkt wird, führt zu einem Überdehnungsemphysem mit Druckerhöhung im Lungenparenchym, die bald den Druck in den Luftwegen übersteigt. Die Folge ist ein Bronchiolenkollaps im Exspirium. Durch die Druckunterschiede zwischen Lungenparenchym und Bronchiolenlumen entsteht während der Atmung ein Ventilmechanismus (sog. Checkvalve), der zur Folge hat, daß bei jeder Inspiration in steigendem Maße Luft in den Alveolen retiniert wird (sog. air-trapping). Der hierdurch bedingte Circulus vitiosus beschleunigt die Entstehung des Emphysems mit allen seinen verhängnisvollen Folgen auf das Herz-Kreislauf-System und seinen Rückwirkungen auf den Gasaustausch mit arterieller Hypoxämie (Partialinsuffizienz) sowie schließlich einer Globalinsuffizienz mit alveolärer Hypoventilation als schwerstem Grad der Ventilationsstörung.

Zu den subakuten chronischen Verlaufsformen der asthmatischen Dyspnoe gehören die chronische asthmatische Bronchitis und schließlich die über lange Jahre mit äußerst mildem subjektivem Beschwerdebild einhergehende Bronchitis spastica inappercepta. – Ausdrücklich sei auch hier noch einmal betont, daß aus vielfältigen Ursachen ein plötzlicher Wechsel und Wandel in bezug auf Progredienz und Intensität der Beschwerden einsetzen kann, und *fließende Übergänge* ein fast *regelhaftes* Ereignis im Dekurs der einzelnen Verlaufsformen darstellen. Wenn potente Allergene längere Zeit hindurch einwirken, bleibt schließlich die asthmatische Bereitschaft auch dann bestehen, wenn das primäre Allergen eliminiert ist, so daß nunmehr auch andere Reize (chemische, physikalische, psychische Faktoren usw.) asthmatische Anfälle auslösen können. Diesen Vorgang einer unspezifischen Verbreiterung des Auslösungsspektrums durch andere Pathomechanismen hat Hansen (1957) als »Asthmatisierung« gekennzeichnet. Durch reflektorische Bahnung kommt es zu einer zunehmenden »Verselbständigung« der Reaktionsauslösung. Die mit diesem Prozeß notwendigerweise gekoppelten Erlebnisreaktionen bilden zwanglos eine Brücke zum Verständnis der gerade beim Asthma – je nach primärer Persönlichkeitsstruktur – so häufig anzutreffenden psychischen Gestaltungsformen. Mit steigender Anfallsfrequenz wird die Toleranzschwelle der bronchomotorischen Erregbarkeit so herabgesetzt, daß es zur Entwicklung eines sog. »bronchialen Reizsyndroms« kommt, d.h. unspezifische Reize wie atmosphärische Einflüsse, Temperaturschwankungen, Kaltluft, Reizgase, Küchendünste, Auspuffgase, Tabakrauch usw. lösen nunmehr in Dosen, die der Normale toleriert, »asthmatische Dyspnoe« aus (sog. »Empfindlichkeitsasthma«) (Gronemeyer, 1958). Für das primär exogen-allergische Bronchiolenasthma sind Verlauf und Prognose wesentlich bestimmt durch die frühzeitige Abklärung der Pathogenese und speziellen Ätiologie. Die sich hierdurch ergebenden, kausalen therapeutischen Möglichkeiten (strikte Allergenkarenz, spezifische Hyposensibilisierung) und ihre Erfolgschancen sind um so höher, je geringer das Ausmaß der Sekundärfolgen ist, die sich infolge eines diagnostischen Versäumnisses fast regelhaft entwickeln. Hierzu gehören: Zunehmende Verbreiterung des Allergenspektrums, aufgepfropfte komplizierende Infekte, psychogene Mitbeteiligung und Verselbständigung, die – häufig im Akkord – durch Entwicklung einer progredienten pulmokaridalen Insuffizienz die Prognose von Fall zu Fall bestimmen.

D. Diagnostik

Die Diagnose des (exogen)-allergischen Bronchiolenasthma beruht auf den charakteristischen klinischen Befunden (Symptomdiagnostik), den wahrscheinlichen und sicheren Kriterien allergischer Reaktionsweise sowie dem Nachweis der gestörten Organleistung (Lungenfunktion). Da ein »allergieverdächtiges« Symptom oder Syndrom nicht unbedingt die Signatur seiner allergischen Herkunft trägt, vielmehr gleiche oder sehr ähnliche Bilder auch durch allergiefremde Ursachen entstehen können, ergeben sich für die Diagnostik zwei Grundfragen, deren Beantwortung untrennbar miteinander verbunden ist:

- Die »*Symptomdiagnose*« beruht sowohl auf den anamnestischen Angaben des Kranken wie auf der objektiven Erhebung des Status praesens mit dem Ziel einer nosologischen Einordnung des Krankheitsbildes als mögliches »Schockfragment«;
- Die *Durchführung spezieller allergologischer Untersuchungsverfahren* (Gronemeyer, 1961), um die allergische Entstehungsweise (Pathogenese) sowie die spezifische Auslösung (Ätiologie) abzuklären. Erst aus der Verknüpfung der Symptomdiagnose mit der speziellen Ätiopathogenese ergibt sich die vollständige klinische Diagnose.

Für die »Allergiebedingtheit« eines Krankheitsbildes gibt es eine Reihe von klinischen Kriterien, deren diagnostischer Aussagewert zum Teil auf indirekten (wahrscheinlichen) Allerg*ie*nachweisen, zum Teil auf direkten (sicheren) Allerg*en*nachweisen beruht.

Zu den *wahrscheinlichen Kriterien* gehören:
- Die Erhebung einer allergologisch ausgerichteten Familien- und Eigenanamnese mit detaillierten Angaben über die individuelle Expositionsabhängigkeit sowie über spezielle Expositionsmöglichkeiten;
- Die Eosinophilie des Blutes oder der Sekrete oder auch ihr histomorphischer Nachweis.

Als sichere *Kriterien* gelten:
- Der Nachweis der spezifischen Antikörperbildung durch Haut- und Schleimhautproben (»Tests«);
- Der Nachweis der Aktualität der ermittelten Allergene durch direkte Provokationsproben am reagierenden Manifestations-

organ (konjunktivale, nasale, bronchiale und gastrointestinale Provokationsproben);
- Immunologische Methoden (IgE-Nachweis sowie Titerbestimmung u.a.).

Zugleich als *therapeutische Kriterien:*
- Die Karenz- und Reexpositionsprobe unter natürlichen Expositionsbedingungen (Ortswechsel, Wohnungswechsel, Arbeitsplatzwechsel, Eliminationsdiät u.a.);
- Das positive Behandlungsresultat einer spezifischen Desensibilisierung (Hyposensibilisierung).

I. Anamnese

Die Anamnese soll nur in ihren Hauptbezügen dargestellt werden:

1. Familiäre Disposition, wobei – wie auch in der Probandenanamnese – nicht nur die sogenannte konventionell-allergische, sondern auch die fakultativ-allergiebedingte Symptomatik der Berücksichtigung bedarf; z.B. periodisches Erbrechen, Durchfälle, Migräne, Pruritus.

2. Allgemeine wie spezielle Vorgeschichte mit genauer Ermittlung der *Allergenexposition* im persönlichen (z.B. Eßgewohnheiten), häuslich-familiären wie beruflichen Lebensraum.

Fragen zur Expositionsabhängigkeit

a) Allgemeine Gesichtspunkte:

- Treten die Beschwerden *anfallartig* auf, oder sind sie *dauernd?*
- Sind die Beschwerden *saison*gebunden, *tageszeitlich* gebunden, *orts*gebunden oder *haus*gebunden oder sogar *raum*gebunden? Ist eine Abhängigkeit zu beobachten von der *Wetterbeschaffenheit*, von Temperatur, Klima, Luftverunreinigungen durch bestimmte Staubsorten oder von bestimmten Gerüchen?
- Machen sich *Vorboten* bemerkbar, z.B. Juckreiz in Nase und Augen, Niesanfälle; ungewohntes Aufstoßen, erhebliche Flatulenz, Erbrechen, Durchfall; Pruritus, Erytheme, urtikarielles Exanthem usw.?

- Stellen sich häufig oder regelmäßig *Begleiterscheinungen* ein (z.B. Kopfschmerzen, Gelenkschmerzen, Leibschmerzen)?
- Lösen *seelische Erregungen* anfallartige Beschwerden aus?
- Ist Auswurf vorhanden, und wie ist seine Menge und Beschaffenheit?

b) Spezielle Auslösungsfaktoren:

- Wie ist die Lage und Beschaffenheit des *Wohnhauses* (Flußnähe)? Und der eigentlichen Wohnung? Ist das Haus ganz oder teilunterkellert? Ist es feucht, ist häufiger Schimmelpilzbefall zu beobachten (Stockflecken an den Wänden, muffiger Geruch)?
- Welche *Pflanzen* (auch Bäume und Sträucher) sind in Zimmern, unmittelbar am Haus, im Hausgarten und in umliegenden Feldern vorhanden?
- Welche *Tiere* werden gehalten: Großtiere, Haustiere, Bienen, Laboratoriumstiere, als Hobby (Vögel, Hamster, Kaninchen, Meerschweinchen, weiße Mäuse usw.)?
- Finden *Tierfelle oder Pelze* Verwendung als Pelzmantel, Weste, Bettvorleger?
- Wie ist das *Bett* beschaffen, und mit welchen Füllstoffen sind Matratzen, die Unterlagen, das Zudeckbett, die Kopfkissen ausgestattet? Bettvorleger? Matratzenschoner?
- Werden oder wurden durch die jetzige oder eine frühere *Berufstätigkeit* Beschwerden ausgelöst oder verschlimmert? Genaue Angaben der Tätigkeit, des Arbeitsplatzes und der Arbeitsstoffe sind notwendig.
- Besteht eine *Unverträglichkeit* (welcher Art?) oder Abneigung gegen bestimmte Nahrungsmittel: Hühnerei – roh, gekocht, gebraten – oder andere »Eierspeisen«; Milch (roh oder gekocht) oder Milchspeisen; Fisch u.U. sogar Fischgeruch; Obstsorten (Erdbeeren, Tomaten, Apfelsinen); Schokolade oder gegen andere Nahrungs- und Genußmittel?
- Welche *Medikamente* werden gebraucht (gelegentlich: Fieber- und Kopfschmerzmittel, Salben und Tinkturen oder fortgesetzt: Abführmittel, Antidiabetika, Psychopharmaka und andere)?

– Ist eine *Serumtherapie* durchgeführt worden (welche, und wie ist sie vertragen worden)? Andere Impfungen?
– Welche *Kosmetika* werden benutzt (genaue Markenangabe notwendig)?

3. »Vorboten« der Symptomatik als Hinweis auf den primären Allergenkontakt beziehungsweise die Gruppenzugehörigkeit des Allergens, beispielsweise Aufstoßen, Übelkeit, Durchfälle: Bronchiolenasthma durch Nahrungsmittelallergene; Augenjucken, Niesanfälle: Bronchiolenasthma durch Inhalationsallergene.
4. Angaben zum Sensibilisierungsgrad bzw. zur Quantität der auslösenden Allergene, z. B. bereits durch Fischgeruch, Pferdedunst, Spuren von Hühnerei: Auftreten von Asthma oder Quincke-Ödem (diagnostische Zwischenfälle! S. später).
5. Selbstbeobachtete Symptomauslösung: ortsgebunden, saisongebunden, hausgebunden, raumgebunden, arbeitsplatzgebunden sowie bei speziellen Vorkommnissen und Verrichtungen.
6. Benutzung von Allergiefragebögen zum Selbststudium durch den Patienten (s. z. B. Schultze-Werninghaus, 1977), evtl. erst nach persönlicher Aufnahme der Vorgeschichte durch den Arzt.
Die diagnostische Bedeutung einer allergologisch ausgerichteten Spezialanamnese ist unbestritten. Aufgrund unserer eigenen Erfahrungen (Schwarting u. Gronemeyer, 1959) in mehr als 40 000 Untersuchungen ergab sich bei sinnvoller Auswertung der Angaben in etwa 80 Prozent eine Übereinstimmung mit den diagnostischen Proben des direkten Allergennachweises (Hauttestung und Provokationsproben), was die Schlüsselstellung einer anamnestischen, expositionsbezogenen Befragung als Untersuchungsmethode im Rahmen der praktischen Allergiediagnostik beweist. Nicht selten kann oder muß auf die Durchführung des Antikörpernachweises allein aufgrund der Vorgeschichte wegen Übernahme eines unnötigen Gefahrenrisikos verzichtet werden. In jedem Fall bestimmt die Anamnese zugleich auch das Ausmaß, den Ablauf wie auch die Reihenfolge des weiteren diagnostischen Programms. Trotz subtiler Technik kann bisweilen auch

die Anamnese speziell beim Asthma bronchiale fehlleiten oder ganz versagen. Hieran ist die gleichzeitige Wirksamkeit mehrerer auslösender Allergene schuld, die sich durch die örtliche, zeitliche und räumliche Exposition so überschneiden, daß sie sich der Selbstbeobachtung entziehen (z. B. Pollen *und* Pilzsporen bei saisonal gebundenem Asthma bronchiale).
Zu den wahrscheinlichen Kriterien rechnet man die *Eosinophilie*. Eine Eosinophilie kann jedoch durch vielfältige andere Ursachen bedingt sein, z. B. flüchtige Lungeninfiltrate (Löffler-Syndrom, Parasitenbefall, eosinophiles Leukämoid, Heilphase von akuten Infektionen, Resorptionseosinophilie u.a.m.) (z. B. Voorhorst, 1962; Udwadia, 1975). Eine Bluteosinophilie kann fehlen trotz Vorliegen eines allergischen Zustandes durch Abwanderung und Verhaftung der eosinophilen Zellen im Schockorgan. Größere Bedeutung kommt der Sekreteosinophilie (Nasen-, Konjunktival-, Bronchialsekret) zu, besonders wenn sie durch diagnostischen Allergenkontakt provoziert ist.

II. Hautproben

Die Klinik bedient sich beim Asthma bronchiale für die Allergensuche im allgemeinen der Hautproben in verschiedenen Modifikationen. Die Anstellung der Hautproben mit Allergenextrakten oder mit Allergenen im Nativzustand (s. Reibtest) dient in erster Linie dem Nachweis des Reagintypus, der auf der Bildung übertragbarer Antikörper (IgE, hautsensibilisierende, homozytotrope Antikörper) beruht, und zu einem geringeren Teil dem Nachweis des sog. Arthus-Typ (Typ III) (s. vorne).

1. Allergenextrakt

Zur Durchführung der Haut- und Schleimhautproben benötigt man Allergenextrakte. Zu ihrer Herstellung werden verschiedene Extraktionsflüssigkeiten (12%iger Alkohol nach Frugoni, K-Na-gepufferte NaCl-Lösung nach Evans, Bicarbonat-gepufferte NaCl-Lösung nach

COCA) benutzt, ohne daß die Potenz der Allergenextrakte hierdurch meßbar variiert. Das Extraktionsmaterial (Pollen, Tierhaare, Pilzsporen, Arbeitsstoffe usw.) wird nach vorheriger Zerkleinerung mit Äther entfettet und unterschiedlicher Einwirkung der Extraktionsflüssigkeit filtriert und sterilisiert. Die Eichung erfolgt entweder nach Eiweiß-Stickstoffeinheiten »Protein-Nitrogen-Units« (PNU) oder durch das Gewichts-Volumenverhältnis von Rohmaterial zur Extraktionsflüssigkeit [V(-Volumen) W(eight)-Einheiten = NOON-Einheiten]. Die erwähnten Standardeinheiten der industriellen Extrakte stehen etwa in folgender Relation zueinander.

Eine Eiweiß-Stickstoff-Einheit (PNU, auch COOKE-Einheit genannt) = 2 NOON-Einheiten (Gewichts-Volumen-Verhältnis) = 2,6 Gesamtstickstoff-Einheiten.

Die Eichmethoden sind mit Fehlerquellen behaftet, so daß nicht selten eine unterschiedliche Allergenpotenz resultiert. Bei Einhaltung der methodischen Vorschriften sind die selbst hergestellten Allergenextrakte den Handelspräparaten gegenüber gleichwertig. Insbesondere bei unbekannten und neuartigen Allergenen kann auf die sogenannte *biologische* Standardisierung, d.h. die vergleichende Hauttestung an bekannten Allergikern bzw. die Prüfung der individuellen Empfindlichkeit mit Hilfe der »Hauttitration« und anderer Parameter (VOORHORST u. VAN KRIEKEN, 1973a, b, 1975) nicht verzichtet werden (GRONEMEYER, 1974).

Möglicherweise läßt sich in Zukunft mit Hilfe des Radio-Allergo-Sorbent-Test (RAST) (s. später), wenigstens für die wichtigsten Allergene, mit sogenannten Referenzseren (Inhibition, Neutralisation) eine Standardisierung für Allergenextrakte erreichen (GLEICH et al., 1974; HAVNEN et al., 1974; SELIGMAN u. CHASE, 1975; AAS, 1975; BERRENS, 1975; DE WECK u. BAER, 1975; YUNGINGER et al., 1976 u.a.). Ideal wäre die Gewinnung – wie schon erwähnt – von »reinen« Allergenfraktionen, z.B. von Pollen (LINSKENS u. JORDE, 1976; ARBESMAN et al., 1977), von Insekten (ARBESMAN et al., 1975), wobei dann jedesmal die Frage zu prüfen wäre, ob nicht im Individualfall mehrere bzw. unterschiedliche Fraktionen für die spezifische IgE-Bildung und damit für die Auslösung des jeweiligen Krankheitsbildes verantwortlich sind. In der Bundesrepublik Deutschland werden vorwiegend industrielle Extrakte aus amerikanischer, englischer, spanischer und niederländischer sowie deutscher Produktion sowohl zur Diagnostik als auch zur Therapie angewendet oder auf Wunsch nach Einsendung des Rohmaterials, z.B. von hauseigenem Schimmel (LIEBESKIND, 1971), Hausstaub oder Arbeitsstoffen, angefertigt. Zur Zeit sind bei uns für die Durchführung von Intrakutan- oder Pricktests sowie Provokationstests Allergenextrakte bzw. »Testbestecke« folgender Firmen gebräuchlich:

Abellé (Madrid). Deutsche Vertretung Basotherm, Postfach 130, 7950 Biberach/Riss

Allergopharma, Postfach 1109, 2057 Reinbek über Hamburg.

Bencard-Allergy-Unit, Beecham-Research Laboratories-Ltd., Deutsche Vertretung: Johann A. Wülfing, Bencard-Allergie-Dienst, Stresemannallee 6, 4040 Neuss 1.

Diephuis/Trolab. Deutsche Vertretung: a.m.b.maser, Ludwigstr. 42a, 4690 Herne 2.

HAL Allergie, Emanuel-Leutze-Straße 1, 4000 Düsseldorf 11.

Hollister Stier, Deutsche Vertretung: Tropon, 5000 Köln 80.

Pharmacia. Deutsche Vertretung: Deutsche Pharmacia, Munzinger Str. 9, 7800 Freiburg 1.

2. Intrakutantest

Je nach diagnostischer Zielsetzung kann man sich von vorneherein damit begnügen, die anamnestisch verdächtigen Allergene allein zu prüfen (»Bestätigungstest«). Häufig handelt es sich jedoch um eine Suchdiagnostik, bei der es darauf ankommt, mit Hilfe von Gruppenextrakten ein möglichst breites Allergenspektrum zu überprüfen (»Suchtest«). Nach dem Vorschlag von HANSEN hat sich als routinemäßiger »Suchtest« die sog. große Allergenprobe klinisch bewährt, die die häufigsten Allergene des natürlichen Lebensraumes umfaßt (Abb. 11). Hierbei werden 0,03–0,05 ml des Allergenextraktes in entsprechender Verdünnung (Testkonzentration) mit einer Tuberkulinspritze mittels kurzgeschliffener Kanüle (Nr. 18) *streng intrakutan* in die Rückenhaut injiziert. Um ein großes Allergenspektrum mit einer möglichst geringen Zahl von Injektionen überprüfen zu können, werden zunächst Mischextrakte injiziert, die aus 3–6 ähnlichen Allergenen zusammengesetzt sind, z.B. Tierhaargruppen, Pilzsporen, Gramineen-(Gräser-)Pollen. Bei positiver Reaktion wird in einer zweiten Sitzung der Gruppenextrakt »aufgesplittert«. Die »urtikarielle Sofortreaktion« (blaßgelbliche Quaddeln mit Pseudopodien und umgebendem Erythem) erreicht ihr Reaktionsmaximum etwa 15–20 min nach der Injektion. Die Auswertung geschieht in Beziehung zur individuellen Hautreagibilität, die durch eine Nullquaddel (0,9%ige NaCl-Lösung) und eine Maximalquaddel (Histaminlösung 1:10000) markiert wird. Als sicher positive Reaktion (+ +) gilt eine Quaddel von 10–12 mm Durchmesser, meist mit Erythem von 20–25 mm Durchmesser. Keinesfalls dürfen Testreaktionen bewertet werden, wenn die Nullreaktion positiv (Urticaria factitia – »falschpositiv«) oder die Histaminreaktion nur schwach ausgeprägt sind (z.B. Neurodermitis, Medikamentenwirkung, vor allem Antihistaminika – »falschnegativ«)

Große Allergenprobe (Testbogen-Übersicht)

Datum: _______________ Uhrzeit: _______________ Name: _______________________ Alter: _______________

Intrakutan — Rötung: 1 schwach, 2 mittel, 3 stark; Quaddel: 4 schwach, 5 mittel, 6 stark. Sofortreaktion (20 Minuten). Inhalative Provokation.

Allergenextrakt	10^{-1}	10^{-2}	10^{-3}	10^{-4}	10^{-5}	10^{-6}	6 Std. Reaktion	24 Std. Reaktion	Anamnestischer Bezug	Inhalatkonzentration	max.	min.	(Berotec)
1. Tierhaare I		●											
2. Tierhaare II		●											
3. Hanf		●											
4. Kapok		●											
5. Baumwolle		●											
6. Federn		●											
7. Hausschwamm			●										
8. Mischschimmel I		●											
9. Mischschimmel II		●											
10. Hausstaub (A)		●											
11. Hausstaub (B)		●											
12. Hausstaubmilbe		●											
13. Baumpollen früh (I)		●											
14. Baumpollen mittel (II)		●											
15. Graspollen		●	(●)										
16. Blumenpollen		●	(●)										
17. diverse Pollen		●											
18. Roggenpollen		●	(●)										
19. Mehlmischextrakt		●											
20. Kleiemischextrakt			●										
21. Fisch			●	(●)									
22. Milch		●											
23. Ei		●	(●)										
24. Zwiebel		●											
25. Trichophytin		●											
26. Katarrherreger													
27.													
28.													
29.													
30.													
Na Cl 0,9 %													
Histamin 1 : 10 000				●									

● = gebräuchliche Extraktkonzentration

Abb. 11. Große Allergenprobe (Gronemeyer, 1979)

(Abb. 12). Man erkundige sich *vor* Durchführung der verschiedenen Hautproben (Prick- und Intrakutantest, Scratchtest, Reibtest), ob der Patient Antihistaminika, Kortikosteroide oder andere Pharmaka mit begleitender Antihistaminwirkung (z.B. Phenothiazine) eingenommen oder injiziert bekommen hat, um hierdurch bedingte »falschnegative« Reaktionen auszuschließen. Kortikosteroide in niedriger Dosierung, z.B. auch Erhaltungsdosen von 5–7,5 mg Prednisolon-Äquivalent pro die beeinträchtigen im all-

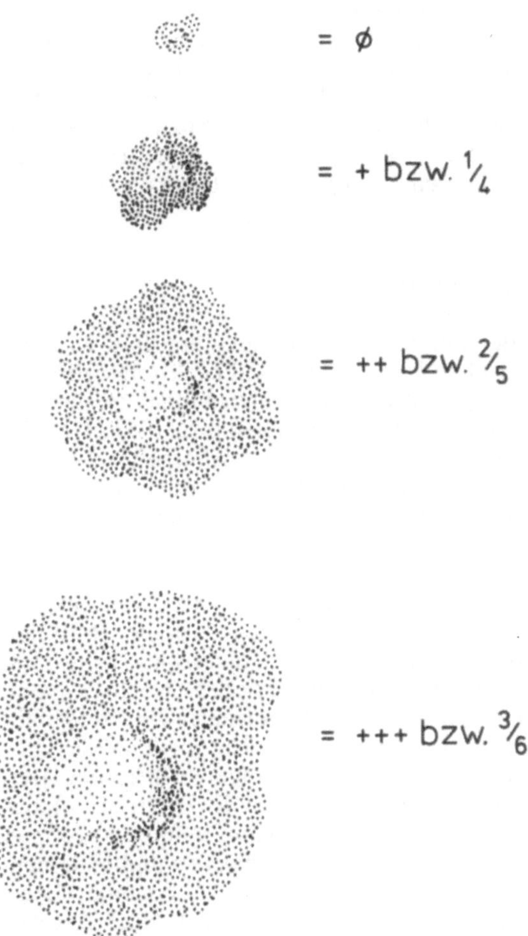

Abb. 12. Auswertung des Reaktionserfolges (schematische Darstellung in Originalgröße)

gemeinen die Testergebnisse nicht. Antihistaminika dürfen 24, besser 48 Std vor der Testung *nicht* verabfolgt sein (s. z. B. BRAUN u. LAPPE, 1970). Die sachgemäße Durchführung der großen Allergenprobe und ihre Bewertung setzen die Beherrschung einer einwandfreien Technik und ausreichende Erfahrung voraus. Insbesondere müssen bei anamnestisch hohem Sensibilisierungsgrad die »normalen« Testkonzentrationen entsprechend verdünnt, oder es muß auf den Testnachweis überhaupt verzichtet werden. Bekannt für Nebenreaktionen (Schock und Schockfragmente) durch Verwendung zu starker Lösungen sind Allergenproben mit

Fisch, Hühnereiweiß, Pollen, Pferdehaaren und -schuppen, Insektenstichallergene und -stäube sowie Pflanzensamen (Nüsse, Baumwolle, Rizinus), Penicillin und andere Medikamente. Bei hohem Sensibilisierungsgrad muß man mit extremen Verdünnungen (in Zehnerpotenzen) die Reaktionsschwelle durch »Hauttitration« vorsichtig ermitteln. Die Testreaktionen sind im allgemeinen spätestens nach 1–2 Std abgeklungen. Nur bei überschwelliger Allergendosis bzw. hohem Sensibilisierungsgrad bleibt ein entzündlich gerötetes Infiltrat über weitere 6–24 Std bestehen. Selten kommt es zur Nekrose. – Entsprechend der klinischen Reaktionssymptomatik, bei denen es nach einer Allergenprovokation mit Pilzsporen und organischen Stäuben verzögert, z. B. erst nach einigen Stunden, zu einer Reaktion kommen kann, beobachten wir sowohl bei negativer urtikarieller Primärreaktion (nach 20 min) oder nach vorübergehendem Abblassen der Primärreaktion erneut ein entzündlich gerötetes, teigiges Ödem an der Injektionsstelle mit einem Durchmesser von 3–10 cm als Ausdruck einer positiven Hautreaktion vom Typ III (ARTHUS), mit Höhepunkten nach etwa 4–8 Std. Der immunologische Grundvorgang beruht jedoch nicht auf der Anwesenheit von Reaginen (IgE), sondern auf präzipitierenden Antikörpern (IgG, IgM), die sich mit Hilfe verschiedener immunserologischer Untersuchungsmethoden nachweisen lassen (passiver Hämagglutinationstest, Agar-Gel-Doppeldiffusionstest, Immunelektrophorese u.a.).

Bei der Intrakutantestung mit Bakterien- und Hautpilzextrakten ist neben der Ablesung der urtikariellen Sofortreaktion auch eine Ablesung der für diese Allergene pathognomonischen, immunzellvermittelten Spätreaktion nach 24 bzw. auch 48 Std erforderlich, deren histologische Bilder eingehend von WERNER (1962a) untersucht und interpretiert sind.

3. Prick- und Scratchtest

Als weniger empfindliche Variationen der Intrakutantechnik (BRAUER, 1977) kommen der sog. *Pricktest* oder der noch weniger ergiebige und dosierbare *Scratchtest* in Betracht. Beim Pricktest wird der 5–25mal stärkere glyzerinhaltige Extrakt meist an der Innenseite des Vorderarmes aufgetropft. Durch den Tropfen hindurch wird die Haut entweder mit einer Pricknadel oder einer Impflanzette oberflächlich durchbohrt, ohne daß jedoch das Stratum capillare lädiert wird. Die aufgebrachten Allergenlösungen werden nach 5–15 min mit Fließpapier entfernt. Die Auswertung erfolgt wie bei der Intrakutanreaktion. Die Prickmethode ist vorteilhaft in der Kinderpraxis wegen der geringen Schmerzhaftigkeit sowie als Vorprobe bei hohem Sensibilisierungsgrad. Nachteile ergeben sich durch die ungewissen quantitativen Verhältnisse, die ungenauere Dosierbarkeit und beim Scratchtest durch den stärkeren mechanischen Reizeffekt (»falschpositive Reaktion«). Wir selbst bevorzugen seit über 30 Jahren zumeist den Intrakutantest trotz und wegen seiner größeren Empfindlichkeit, die den Erfahrenen nicht stört und beachtet werden muß (s. oben und z. B. Gronemeyer, 1961; Imber, 1977). Über die Wahl der verschiedenen Hautproben gibt es ein umfangreiches Schrifttum, auf das hier aber nicht weiter eingegangen werden soll. Die geschilderten Vor- und Nachteile zeigt anschaulich (s. Abb. 17b, S. 605) eine neuerliche Untersuchung von Debelic (1979), der die Beziehungen zwischen Prick- oder Intrakutantest und inhalativem Provokationstest an zwei größeren Kollektiven ermittelte. Es handelte sich um Asthmatiker mit inhalativen Allergien gegen verschiedene ubiquitäre Allergene: Bei den stark im Hauttest reagierenden Patienten $(+ + + + = ^3/_6 +$ und darüber, $+ + + = ^3/_6)$ lag der Prozentsatz der positiven bronchialen Inhalationstests beim Intrakutantest deutlich niedriger als beim Pricktest. Dieses Ergebnis weist auf eine größere Zuverlässigkeit einer stärker positiven Reaktion im Pricktest in bezug zur klinischen Aktualität von Inhalationsallergenen hin. Die starke intrakutane Testreaktion ist häufiger falsch positiv als die Pricktestreaktion im stark positiven Bereich. Andererseits schließt ein negativer Pricktest die klinische Aktualität noch nicht mit Sicherheit aus, wie 28% positive inhalative Provokationstests

erweisen; beim negativen Intrakutantest bleiben auch die inhalativen Provokationstests negativ. Ein negativer Pricktest muß daher bei entsprechender anamnestisch verdächtiger Allergenexposition (bzw. positivem RAST, s. später) durch Intrakutantest und inhalativen Provokationstest überprüft werden.

4. Reibtest

Bei anamnestisch hohem Sensibilisierungsgrad soll als weitere praktisch ungefährliche Vorprobe und Sicherheitsmaßnahme der von Gronemeyer et al. (Oehling, 1963; Gronemeyer u. Debelić, 1967) angegebene »*Reibtest*« erwähnt werden, der zudem wegen seiner Einfachheit als Bestätigungstest in jeder Praxis ausführbar ist: Beim Reibtest wird mit dem nativen Allergen (Tierhaare, Eiklar, Fisch, Nativpollen, Staub exotischer Hölzer, Medikamentenlösungen u. a.) die Haut an der Volarseite des Unterarmes acht- bis zehnmal kräftig eingerieben. Nach 2–3 min entwickeln sich (bei normaler Hautreagibilität) stecknadelkopfgroße urtikarielle Effloreszenzen, die als Folge »transfollikulärer Allergenresorption« um die Haarpori lokalisiert sind, innerhalb von 20 min zu großpapulösen Quaddeln anschwellen und bisweilen in großflächigen Plaques miteinander konfluieren (»Kontakturtikaria«). Nach Art der Durchführung und des Reaktionsablaufs kann der Reibtest als ein »modifizierter« Kutantest angesprochen werden. Das Auftreten positiver Reaktionen innerhalb weniger Minuten weist auf eine Sensibilisierung des IgE-vermittelten Sofortreaktionstypus hin. Der Reibtest fällt nur bei hohem Sensibilisierungsgrad positiv aus und zeigt stets eine »aktuelle« Sensibilisierung an (s. später), ersetzt jedoch bei negativem Reaktionsausfall die nachfolgende Durchführung der Intrakutandiagnostik nicht.

Grundsätzlich wichtig ist die richtige *Interpretation* der Hautreaktionen. Eine positive Hautreaktion kann stets *verschiedene Stadien* einer Sensibilisierung anzeigen:
– Unterschwellige apathogene Sensibilisierung ohne »aktuelle« Bedeutung, die u. U. erst nach Jahren oder gar nicht erreicht

wird, sog. »non-clinical-allergy« (TUFT, 1949) (negativer Provokationstest).

– Überstandene, inveterierte oder vernarbte, klinisch symptomlose Sensibilisierung (z.B. Spontanabheilung des Heufiebers im Regressionsalter).
– Überschwellige Sensibilisierung, jedoch ohne klinische Bedeutung infolge von Expositionsverlust (z.B. Wohnungswechsel bei Pilzsporenallergie, Berufswechsel).
– Manifeste aktuelle oder pathogene Sensibilisierung.
– Auch negative Hautreaktionen schließen das gesuchte Allergen (Nahrungsmittel, Arzneimittel u.a.) nicht aus. Der Grund besteht darin, daß die Sensibilisierung gegen ein sog. Sekundärallergen, d.h. eine Abbaustufe des Nahrungsmittels oder gegen einen Metaboliten des Arzneimittels gerichtet ist, oder daß das Hautorgan wegen konstitutioneller Anomalie (z.B. Neurodermitis) zu einer Reaktionsantwort nicht oder nur bedingt in der Lage ist. Eine endgültige Abklärung, d.h. die Auffindung des aktuellen Allergens, erfordert daher die direkte Prüfung an der Bronchialschleimhaut. Das Ergebnis der Provokationstests ist beweisend für die tatsächliche und aktuelle Bedeutung des verdächtigten oder vermuteten Allergens und gestattet zugleich einen Einblick in die effektive Wertigkeit und die gegenseitigen Beziehungen von Anamnese, Hautreaktion und/oder RAST-Titer zum Provokationstest. Aus Gründen einer richtigen korrelativen Bezugsetzung ist es daher eine zwingende Notwendigkeit, daß – nach Möglichkeit – Anamneseerhebung sowie Haut-*und*Schleimhautproben (Provokationsproben) in *einer* Hand bleiben und nicht in verschiedenen Kliniken und Instituten getrennt voneinander durchgeführt werden.

Die *Behandlung von Nebenreaktionen* wird auf S. 636ff. besprochen.

III. Provokationsproben mit Allergenaerosolen

Schon 1873 hat BLACKLEY als erster im Selbstversuch mit Blütenstaub und Schimmelpilzsporen (Penicillium) einen inhalativen Provokationsversuch unternommen, um durch direkte Symptomauslösung die Kausalität der vermuteten »Erregerstoffe« zu beweisen. Eine sehr starke klinische Sofortreaktion hinderte ihn jedoch an der Fortführung derartiger Experimente, die bis in die jüngste Zeit als gefährlich und klinisch nicht zumutbar galten. Bei den erstmals 1931 von PEIPERS und in der Folge von zahlreichen anderen Autoren unternommenen ähnlichen Provokationsversuchen wurde der Reaktionserfolg lediglich durch das Auftreten subjektiver Beschwerden wie durch den Auskultationsbefund erfaßt. Hierbei kam es ebenfalls nicht selten zu stärkeren und länger anhaltenden Dyspnoezuständen und auch zu anaphylaktischen Reaktionen.

Erst seit der apparativen Entwicklung der modernen Lungenfunktionsdiagnostik mit der Möglichkeit, bereits beginnende Veränderungen der verschiedenen Atemgrößen zu registrieren, werden inhalative Provokationstests (HERXHEIMER, 1951; SCHILLER u. LOWELL, 1952; FUCHS et al., 1956) zur ätiologischen Diagnose einer asthmatischen Dyspnoe auch bei Kindern (RYSSING, 1959; AAS, 1970; STEMMANN et al., 1976) in aller Welt in steigendem Maße durchgeführt und von vielen Autoren gefordert (TEN CATE, 1958; CITRON et al., 1958; COLLDAHL, 1967; PEPYS u. HUTCHCROFT, 1975).

Nach Vorversuchen (ab 1955) führten wir (GRONEMEYER u. FUCHS) 1959 den Inhalativen Allergen-Pneumometrie-Test (IAPT) als Standardmethode in die Allergie-Diagnostik ein (s. Abb. 13). Unsere Arbeiten waren ein wesentlicher Anstoß, inhalative Provokationstests nunmehr ohne größeren apparativen und zeitlichen Aufwand sowie auch ohne das noch von vielen Autoren gefürchtete Gefahrenrisiko in breitem Maße anzustellen. Seither gehören inhalative Provokationsproben mit Allergenaerosolen zu den Standardmethoden der Allergie-Diagnostik, in erster Linie – wenn auch nicht ausschließlich – für die Differential*pathogenese* des multikausalen asthmatischen Formenkreises. Das kutane Testergebnis gibt nur den Hinweis auf eine erfolgte Sensibilisierung (= Antikörperbildung), jedoch nicht deren pathogenetischen Beweis für das augenblickliche Krank-

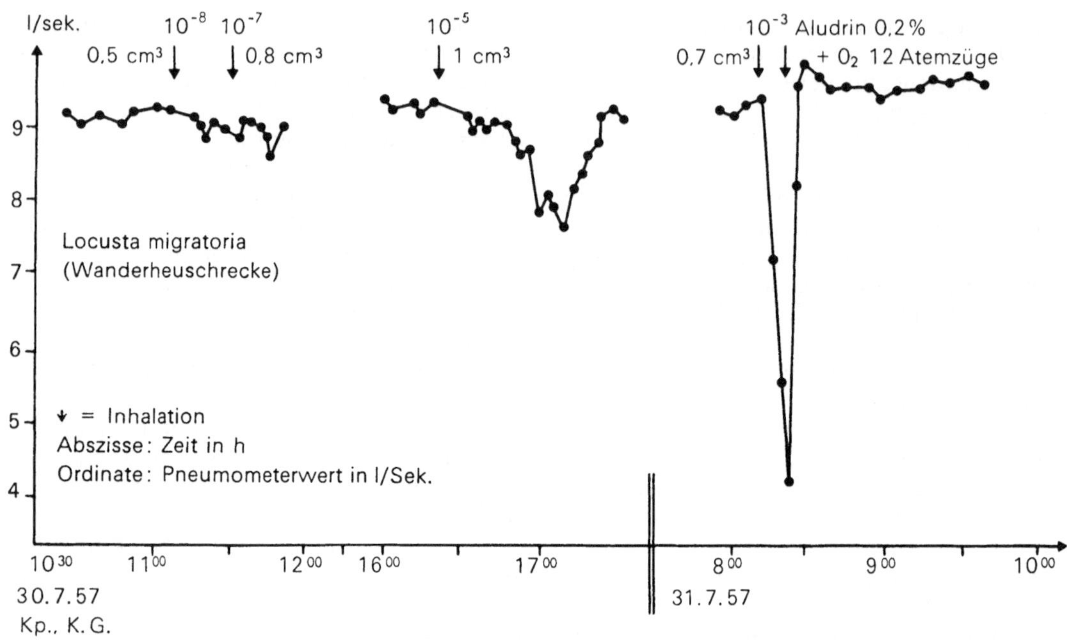

Abb. 13. Inhalativer Allergen-Pneumometrie-Test (nach GRONEMEYER u. FUCHS, 1959) bei gewerblicher Insekten-allergie (Locusta migratoria): Minderung der Pneumometerwerte in Abhängigkeit von der Inhalat-Konzentration des Allergenextraktes (FUCHS u. GRONEMEYER, 1959a).

heitsbild (GRONEMEYER, 1972). Die mit unserer Methode gewonnenen Erkenntnisse fanden in den Jahren nach 1955 ihre weitgehende Bestätigung. – Der Wert des Inhalativen Allergen-Pneumometrie-Test wird nicht grundsätzlich geschmälert durch die inzwischen erfolgte Entwicklung der Lungenfunktionsdiagnostik. Es lassen sich in offenen wie geschlossenen Systemen funktionsanalytisch bereits beginnende Veränderungen der verschiedenen Atemgrößen vor und nach Allergen-Inhalation messen, *bevor* subjektive und klinische Erscheinungen in erheblichem Maße auftreten, was ihre Durchführung wesentlich erleichtert hat. Im Gegensatz hierzu läßt es sich nicht vermeiden, daß es bei der Provokation der Typ III-Reaktion – in gleicher Weise wie bei der Auslösung der nasalen und konjunktivalen Provokationsproben – meist zum Auftreten des vollen klinischen Krankheitsbildes kommt, was für den Patienten möglicherweise eine Belastung bedeutet.

Es ist im Prinzip relativ gleichgültig, welche der verschiedenen atemfunktionellen Pa-

rameter gemessen werden. *Allen* Methoden haften mehr oder weniger Vor- und Nachteile an. Das maximale exspiratorische Atemvolumen pro Sekunde (F.E.V.$_{1,0}$) sowie das forcierte exspiratorische Atemvolumen (F.E.V.) mittels Vitalograph (DEBELIĆ, 1968a) (Abb. 14), desgleichen die Strömungsgeschwindigkeit der Luft mittels Pneumometer (der von uns inaugurierte Inhalative Allergen-Pneumometrie-Test), der Atemgrenzwert und die fortlaufende Registrierung der Vitalkapazität (HERXHEIMER, 1951) haben eine maximale aktive Mitarbeit des Probanden zur Voraussetzung. Hierdurch kann in einzelnen Fällen, besonders bei Begutachtungen, die Durchführung erschwert sein oder unmöglich werden. Ein weiterer Nachteil ist die Auslösung des sog. „Spirometrie-Asthma" (s. später). Die einfache Pneumotachographie besitzt diesen Nachteil nicht, doch lassen sich signifikante Quotientenänderungen nur oder erst bei stärkeren Formabweichungen der registrierten, in sich inhomogenen Kurven ablesen (WERNER, 1967a). Die neueren atemmechanischen

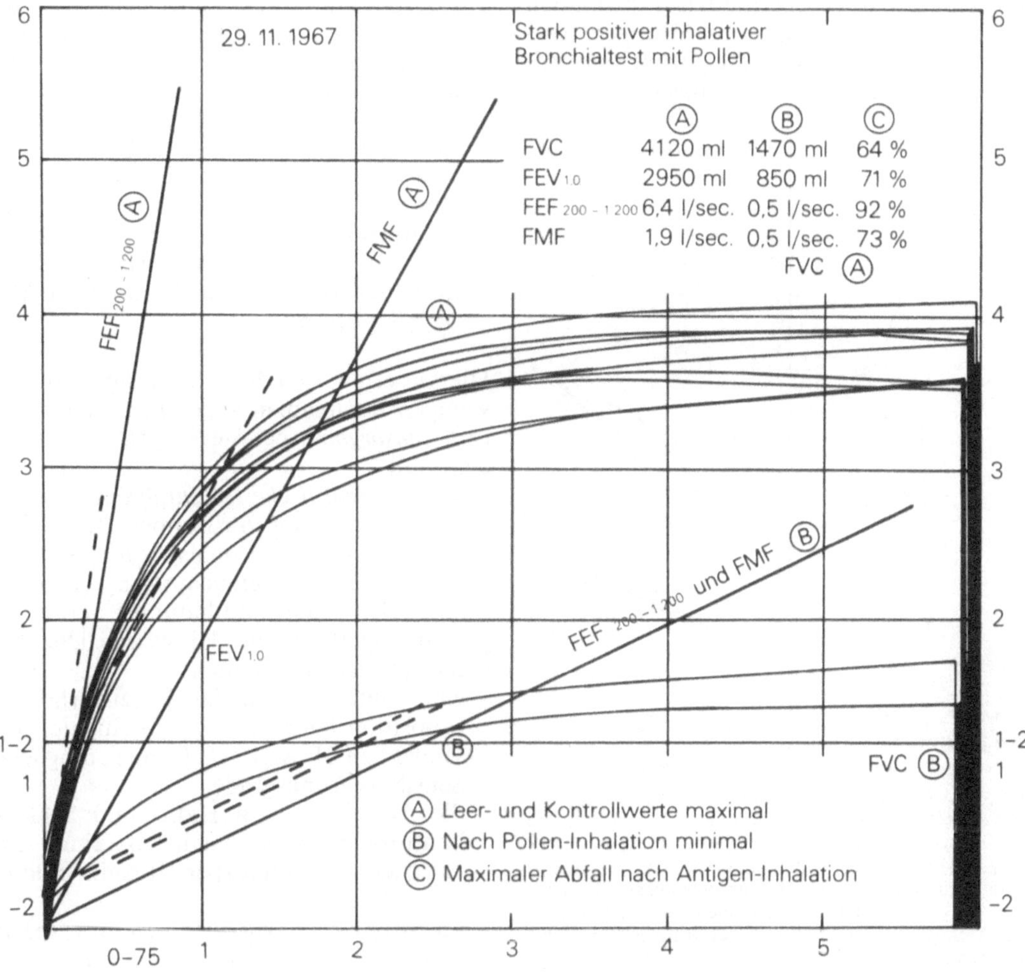

Abb. 14. Inhalativer Provokationstest mit Pollen. Vitalographische Registrierung (DEBELIĆ, 1968).

Untersuchungsverfahren mittels Ganzkörperplethysmographie registrieren den bronchialen Strömungswiderstand (Resistance, R_t) und die funktionelle Residualkapazität als endexspiratorisches, thorakales Gasvolumen (TGV_e) (s. Abb. 15a). Die letzteren Methoden machen jede aktive Mitarbeit des Untersuchten entbehrlich, was sicher ein nicht zu unterschätzender Vorteil ist. Ein gewisser Nachteil aber sind eine äußerst hohe Empfindlichkeit, die im Hinblick auf unsere Fragestellung bei den hier zu ermittelnden Meßdaten u. E. nicht unbedingt notwendig ist, und dazu – zur Zeit wenigstens noch – der apparative und kostenmäßige Aufwand

einschließlich des entsprechenden Fachpersonals. – Die neu entwickelte Registrierung des Atem(weg)widerstandes mittels Oszillographie (Siregnost FD 5) vereinigt die Vorteile niedriger Anschaffungs- und Wartungskosten mit der Aufzeichnung unter Ruheatmungsbedingungen ohne wesentliche aktive Mitarbeit des Patienten (s. Abb. 15b) (FUCHS u. THIEL, 1979a und b; BAUR et al., 1978; KROIDL, 1978; REICHEL et al., 1978; KAPPUS, 1978).

Grundsätzlich erlaubt die experimentelle kontrollierte Anwendung von Allergenen in »natürlicher« Form oder in Form eines Allergenextraktes bei den exogen-allergisch (d.h. durch Antikörperdiathese) bedingten und ausgelösten Funktionsstörungen und Krankheiten an Auge, Nase, Bronchien, Alveolen, Magen-Darm u.a. folgendes:

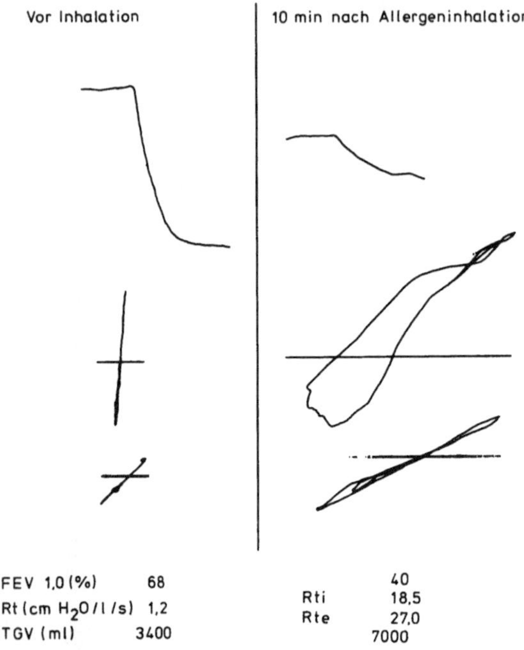

Abb. 15a. Inhalativer Provokationstest mit Roggenmehl-Allergenextrakt. Registrierung mit Spirographie und Body-Plethysmographie (eigene Beobachtung). $FEV_{1,0}(\%)$ = Sekundenkapazität in % der Ist-Vitalkapazität. R_t (cm H_2O/1/s) = Gesamtatemwegswiderstand. TGV (ml) = thorakales Gasvolumen. R_i = inspiratorischer Atemwegswiderstand. R_e = exspiratorischer Atemwegswiderstand.

– Reproduktion des klinischen Syndroms (Konjunktivitis, Rhinitis, Asthma bronchiale, Alveolitis, Enteritis) unter weitgehender Nachahmung der »natürlichen« Expositionsbedingungen – und damit
– Beantwortung der für die Allergie-Analyse so wichtigen Frage nach der aktuell pathogenen Bedeutung der durch verschiedene Hautproben (oder auch in vitro-Proben, wie den Radio-Allergo-Sorbent-Test) ermittelten Allergene für das jeweilige klinische Syndrom.

Hieraus ergibt sich die Forderung, daß – von wenigen Ausnahmen abgesehen – das *Manifestationsorgan* »belastet«, provoziert werden muß.

Was die *praktische Durchführung von bronchialen Provokationstests* anbetrifft, so müssen *nachfolgende Regeln* als *erfüllt gelten*. Sie betreffen die Voruntersuchungen, die Indikationen, die Kontraindikationen sowie allgemeine methodische Hinweise. Die *Voruntersuchungen* beinhalten
– eine subtile, bis in das Detail erhobene, expositionsbezogene Vorgeschichte, einschließlich Hinweise auf einen möglichen Sensibilisierungsgrad;
– die Anstellung von Haut- und Schleimhautproben zum Nachweis einer spezifischen Antikörper-(Reagin-)Bildung (s.S. 590);
– quantitative in vitro-Proben des spezifischen Immunglobulin E (RAST).

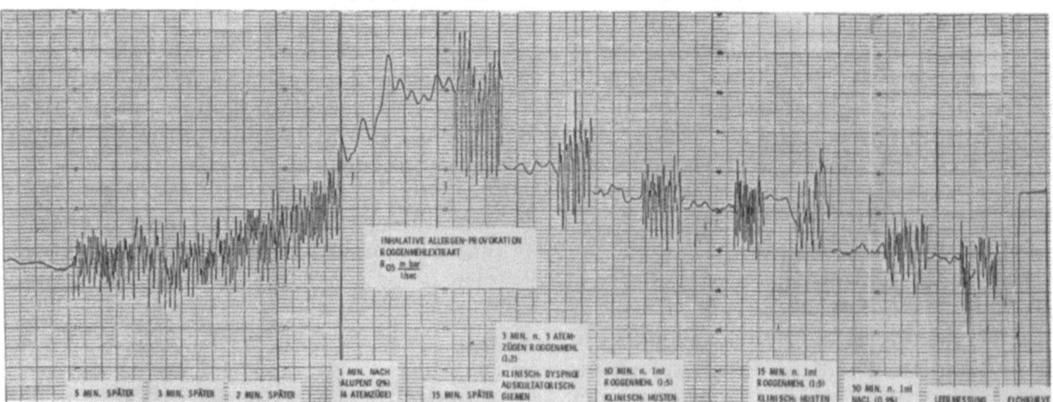

Abb. 15b. Inhalativer Provikationstest mit Roggenmehlextrakt. Atemwegswiderstandsmessung oszillatorisch mit SIREGNOST FD 5 (Siemens); Nach Allergeninhalation Anstieg des Atemwegswiderstandes von 4,0 auf 8,2 mbar/l/sec (Fuchs u. Thiel, 1979a). Die Kurve ist von rechts nach links zu lesen.

Diese Kriterien bedingen durch ihren von Fall zu Fall jeweils wechselnden Stellenwert die Indikation und die Kontraindikation für die Durchführung direkter Provokationsproben am Bronchialsystem. So können anamnestische Hinweise auf einen überhöhten Sensibilisierungsgrad (sog. Highest Sensitivity-Type) ihre Durchführung verbieten. Ein Gleiches gilt für übe4schießende Hautreaktionen und im allgemeinen auch für IgE-Titer der Rate 4 im RAST.

1. Indikationen

Unklarheit besteht oft darüber, wann provoziert werden muß. Unter der Voraussetzung, daß eine entsprechende Exposition gegen das fraglich auslösende Allergen besteht, wurden von uns (GRONEMEYER u. FUCHS, 1959) seinerzeit folgende *Indikationen* für die Durchführung von Provokationsproben am Schockorgan ermittelt, die auch heute unverändert ihre Gültigkeit unter Einbeziehung der jetzt zusätzlich möglichen in vitro-Proben (RAST) besitzen:

- Hinweisende Anamnese, d.h. selbst beobachtete Auslösung allergischer Erscheinungen, ohne entsprechende positive Hautreaktionen mit dem angeschuldigten Allergen und/oder mit zweifelhaftem IgE-Titer (Rate 1–2);
- Deutlich positive Hautreaktion ohne anamnestischen Bezug bei zweifelhaftem IgE-Titer (Rate 1–2);
- Einfach positive oder fraglich positive Hautreaktion mit anamnestischem Bezug und bei zweifelhaftem IgE-Titer (Rate 1–2);
- Negative oder nicht bewertbare Hautreaktion infolge konstitutioneller oder dispositioneller Reaktionsanomalien des Hautorganes (Neurodermitis – schwach ausgebildete Histaminreaktion und Rubrimentprobe; überschießende NaCl-Reaktion – Urticaria factitia) und positiver IgE-Titer (Rate 2 bzw. 3);
- Die unseres Erachtens sehr viel häufigere allergische Bronchitis, bei der die Selbstbeobachtung vereitelt ist, da ein Paroxysmus als Bezugsereignis fehlt (GRONEMEYER, 1956);

- Bestehen einer längeren Latenzzeit zwischen Exposition und Auslösung, wie z.B. bei nutritiv-allergisch bedingtem Bronchiolenasthma infolge digestiver Allergenaufnahme (GRONEMEYER u. FUCHS, 1959; WERNER, 1960; HOIGNÉ u. SCHERRER, 1960; JORDE et al., 1976) bzw. bei »verzögerter« Reaktion der Bronchialschleimhaut im Sinne der Typ (Arthus) III-Reaktion;
- Der im Zweifelsfalle stets zu fordernde Nachweis der Pathogenität eines Allergens *vor* Beginn der Hyposensibilisierungsbehandlung;
- Standortbestimmung und quantitative Erfolgsbeurteilung im Verlauf sowie nach Abschluß einer Hyposensibilisierungsbehandlung;
- Abklärung inhalativ ausgelöster, aber resorptionsferner Organmanifestationen, z.B. inhalatives Ekzem, Urtikaria, Migräne usw.;
- Prüfung der protektiven Wirkung von Pharmaka (Antihistaminika, Broncholytika, Kortikoide, Sedativa, Dinatrium cromoglicicum u. a.), sowie deren quantitative Auswirkung in bezug auf Wirkungseintritt, -dauer und -intensität (z. B. FUCHS u. GRONEMEYER, 1961 c; GRONEMEYER et al., 1961; SCHULTZE-WERNINGHAUS et al., 1977; ROSENTHAL et al., 1977).

Hieraus ergibt sich zwanglos, was oft in falschen Dimensionen gesehen wird, daß die Anstellung von inhalativen Provokationsproben *nur* in ausgewählten und besonderen Fällen notwendig ist. Wenn selbstbeobachtete Anfallsauslösung (Fließschnupfen, Asthma bronchiale) und Hautproben als Antikörpernachweis eindeutig korrelieren und sich anamnestisch keine allergen-expositionellen Überschneidungen ergeben, sind Provokationsproben an Nase und Bronchien überflüssig! Oder wenn z. B. ein Pollenallergiker seine Beschwerden nur von Mai bis Juli (mit Höhepunkt im Juni) hat, aber im Hauttest außer auf Gramineenpollen auch auf Haselnußpollen reagiert, so erübrigt sich ein Provokationstest mit Haselpollen. Selbst in gutachterlichen Fällen muß gelegentlich auf inhalative Provokationsproben mit Allergenen verzichtet werden. Hiergegen wird häufig in Verkennung allergologischer Gegebenheiten (z. B. überhöhter Sensibilisierungsgrad, Allergenpotenz) und der Zumutbarkeit (eingeschränkte Lungenfunktion – Emphysem) grob und fahrlässig verstoßen. Ein positiver »Reibtest« – lege artis ausgeführt – deutet so gut wie immer auf einen hohen Reagintiter hin, das ermittelte Allergen hat krankmachende, d.h. aktuelle Bedeutung – ein Provokationstest am Manifestationsorgan erübrigt sich. Andererseits erfordert ein negativer Reibtest bei entsprechender Allergenexposition weitere diagnostische Verfahren (s. oben).

Auf die Problematik von inhalativen Provokationsproben mit chemisch-toxischen Stoffen und ihren zumeist fraglichen Wert gehe ich später an anderer Stelle ein, muß sie aber in diesem Zusammenhang ausdrücklich erwähnen. – Bei den Typ III-Reaktionen besteht die mögliche, aber z. B. von GEISLER et al. (1976), der viele Provokationstests vorwiegend unter »natürlichen« Bedingungen mit Vogelallergenen durchführte, als gering angesehene Gefahr einer irreversiblen Progression einer interstitiellen Lungenerkrankung durch eine erneute Reaktionsauslösung nach experimenteller Provokation (s. später).

2. Kontraindikationen

Als *Kontraindikationen* für inhalative Provokationsproben mit Allergenen sind anzusehen:
– Ein fortgeschrittenes Krankheitsstadium mit deutlicher Einschränkung der pulmokardialen Leistungsbreite (z.B. höhergradiges obstruktives oder restriktives Emphysem, Lobektomie, ausgedehnte Schwielenbildungen, Dauerasthma;
– Jeder akute und subakute Krankheitszustand;
– Ein überhöhter Sensibilisierungsgrad (»highest sensitivity type«), der schon in der Anamnese deutlich wird, z.B. Asthmaauslösung allein durch Fischgeruch, Pferdedunst, Stockgeruch der Bienen, besonders aber durch Staub von Samenextrakten, z.B. Rizinusbohnen, Kaffeebohnen, Baumwollsamen u.a. Wir möchten aufgrund eigener Erfah-

rungen vor derartigen Provokationen ausdrücklich warnen.

Grundsätzlich sind *keine* Provokationsproben vorzunehmen (auch hiergegen wird leider sehr häufig verstoßen!), wenn beispielsweise die relative Sekundenkapazität unter 65% oder die Werte der Atemwegswiderstände R_{tot} über 5,0 oder analog der spezifische Atemwiderstand R_{spez} über 20 liegen. Für den oszillatorisch gemessenen Atem(wegs)widerstand R_{os} ist der Grenzwert bei 4,5 mbar/l/sec z.Zt. anzusetzen.

3. Zur Methodik inhalativer Provokationsproben

Provokationsproben sind möglichst im symptomfreien Intervall durchzuführen, der Proband darf nicht wissen, ob er mit dem Lösungsmittel oder ob er mit dem verdächtigen Allergen provoziert wird. Mindestens 18 Std vorher sollen keine Antihistaminika oder Pharmaka vom Wirkungstyp Adrenalin-Ephedrin, Anticholinergika oder DNCG verabfolgt sein. Am Untersuchungstag soll nicht geraucht werden. Als Ausnahme kann eine tägliche – notwendige – Erhaltungsdosis von Kortikosteroiden von 5–7,5 mg Prednisolon (oder äquieffektive Dosen) gelten. Wenn Depot-Kortikosteroide gegeben wurden, warten wir bis zu 14 Tagen, bis die Histaminquaddelprobe wieder »normal« auslösbar ist. Im übrigen sind kurzfristige systemische wie auch inhalative Kortikosteroidgaben ohne wesentliche Einwirkung auf die Auslösbarkeit inhalativer bronchialer Provokationstests bei Vorliegen des Reaktionstyps I. – Typ III-Reaktionen werden dagegen inhibiert.

Nach Ermittlung der Ausgangswerte inhaliert der Patient zunächst als Vor- oder Leertest 1 ml der Verdünnungsflüssigkeit des Allergenextraktes, meist physiologische Kochsalzlösung, was i.allg. zu keiner Änderung der Funktionswerte, manchmal aber zu leichter Broncholyse führt. Eine unspezifisch gesteigerte bronchomotorische Erregbarkeit im Sinne von TIFFENEAU (1960), insbesondere durch kontinuierlichen Allergeneinstrom, wird durch diesen Vortest ausgeschlossen. Bei der anschließenden Allergeninhalation erhält der Proband ohne Kenntnis des Inhalates 1 ml (möglichst konservierungsmittelfreien) Allergenextrakt als Aerosol. Ein »getarntes« Vorgehen schaltet psychische Steuerungsfaktoren weitgehend aus, was bei der Analyse eines professionellen Bronchiolenasthma besonders wichtig ist, da ein evtl. Entschädigungs- bzw. Rentenanspruch nicht selten allein von dem Ergebnis einer Provokationsprobe abhängt. Hierauf ist besonders zu achten, wenn die inhalativen Provokationstests mit »nativen« Allergenen, sei es am Arbeitsplatz selbst oder aber in der Klinik im Labor vorgenommen werden. Entsprechend dem Vorbild von BLACKLEY sind Provokationstests mit nativen Allergenen immer wieder versucht und vorgeschlagen worden. Nach einigen Vorversuchen haben wir dieses Vorgehen schon 1955 aus zahlreichen Gründen zugunsten der inhalativen Provokation mit Allergenextrakten als Aerosol verlassen. In jüngster Zeit wurde die Diskussion erneut angeregt, als WOITOWITZ et al. (1971a, b, c) den »Arbeitsplatzbezogenen Inhalationstest« (AIT) mit nativen Allergenen und auch PEPYS et al. (1972a), allerdings nur mit bestimmten chemischen »Allergenen« (und mit einem großen zeitlichen Aufwand), dieses Vorgehen propagierten. Hierzu sind einige Bemerkungen zu machen (GRONEMEYER, 1972). Ein Ausschluß psychogener Faktoren ist keineswegs gewährleistet, die unverdeckte Nachahmung der Arbeitsplatzsituation mit Kenntnis des inhalierten Allergens und die damit auch verbundene problematische Durchführung eines sog. »Leertestes« (zum Ausschluß einer unspezifisch gesteigerten bronchomotorischen Erregbarkeit) können als ein »Signalmerkmal« für die Auslösung eines Bedingungsreflexes (HANSEN) wirken und somit ein »falsch« positives Ergebnis »bedingen«. Bei Verwendung von aktiven Mischstäuben, wie z.B. Mehlstaub, der zahlreiche obligate und fakultative Verunreinigungen mit Allergenpotenz (Pilzsporen, Mehlmilben, Mehlmotten, Mehlkäfer, Küchenschaben u.a.) (CHARPIN, 1974; KLAUSTERMEYER et al., 1977; WALLENSTEIN u. REBOHLE, 1977) enthalten kann,

kann die Frage der Ubiquität des pathogenen Einzelallergens im außerberuflichen Milieu nicht beantwortet werden. Die Prognose – nach Aufgabe der beruflichen Tätigkeit –, auch die Höhe des evtl. Entschädigungsanspruches und die Erfolgsaussicht einer evtl. möglichen spezifischen Hyposensibilisierungsbehandlung sind kaum beurteilbar, weil das eigentlich auslösende und krankmachende Allergen bei Inhalation eines Allergengemisches nicht erkannt werden kann. Es ist ein Unterschied, ob ein Bäcker sich gegen Mehlstaub – ein Allergen, das im außerberuflichen Milieu kaum oder gar nicht vorkommt, jedenfalls kann eine Exposition gemieden werden – sensibilisiert hat oder gegen Pilzsporen oder gegen Mehlmilben, die als Allergenverwandte der Hausstaubmilben ein ubiquitäres Allergen darstellen und kaum gemieden werden können. Die mangelnde Dosierbarkeit des nativen allergenen Staubes mahnt schließlich zu äußerster Vorsicht, besonders bei bekannten hochpotenten Allergenen, wie Rizinus-Schrot u.a.

Zur Verneblung des Allergenextraktes eignet sich jeder Kompressor, der – wie z.B. das Gerät der Firma Heyer, Bad Ems – mit einer Prallhelmdüse (mittleres Tröpfchenspektrum 2–5 µ) und einem Bedienungshebel ausgerüstet ist, so daß nur während der Einatmung Allergen vernebelt wird und die verabfolgte Allergenmenge weitgehend bestimmbar ist. Es kann – selten – vorkommen, daß schon nach wenigen Atemzügen eine bronchiale Reaktion erfolgt. Sie kündet sich oft durch einen trockenen Husten, mehr Hüsteln und subjektive Atemnot mit Distanzgiemen an. Die Allergeninhalation ist dann sofort zu unterbrechen, die Atemfunktionswerte sind (mehrfach) zu messen, und eine sich anbahnende bronchioläre Ostruktion ist durch Inhalation eines Broncholytikums mit etwas Sauerstoff zu kupieren. Die Atemfunktionswerte werden nach Beendigung der Inhalation alle 5–10 min gemessen und registriert. Bei gleichbleibenden Funktionswerten, d.h. bei fehlender bronchiolärer Obstruktion wird nach Ablauf von etwa 30–40 min bzw. an einem der folgenden Tage die nächsthöhere Allergenkonzentration verabfolgt, bis eine signifikante Änderung der Werte (s. weiter unten) eintritt.

Tabelle 8. Inhalative Provokationstests – Reaktionstypen. (Nach Pepys, 1974)

	Typ I, Anaphylaxie »Immediate reactions«	Typ III, Arthus »late reactions«	
	Schneller Abfall von $FEV_{1.0}$	Langsamer progressiver Abfall	
	Akuter klinischer Beginn mit objektiver und subjektiver Symptomatik	Im Beginn klinisch symptomlos (nur bei Anstrengung), erst bei voller Entwicklung Atemnot mit Pfeifen	
Beginn der Reaktion	1–2 min	A 4–8 Std	B 1–2 Std
Höhepunkt der Reaktion	10–20 min	A 8 Std	B 3–4 Std
Dauer der Reaktion	1–2 Std	A 24–96 Std	B 3–4 Std
Systemische Reaktionen	Gewöhnlich keine	Manchmal Krankheitsgefühl, Muskelschmerzen, Fieber	
Weißes Blutbild	Geringe oder keine Änderung	Leukozytose, besonders bei systemischen Reaktionen	
Bluteosinophilie	0 zu (+) oder +	Manchmal Anstieg von 0 bis + oder + +	
Beeinflußbarkeit durch Isoprenalin-Inhalation	schnell und zumeist vollständig reversibel	gering oder nur temporär reversibel	
Unterdrückung der Reaktion	durch Vorinhalation von Intal, Isoprenalin	Kortikosteroide (systemisch oder inhalativ)	
Keine Unterdrückung der Reaktion	durch Kortikosteroide (systemisch oder inhalativ)	Intal (?)	

Der Eintritt der bronchialen Reaktion ist abhängig von der Potenz des Allergens, vom jeweiligen Sensibilisierungsgrad und von der Art der intervenierenden Antikörper. In ca. 66% lag das Reaktionsmaximum innerhalb der ersten 25 min nach Inhalationsbeginn, in ca. 22% erst in der Zeitspanne von 25–45 min, und in ca. 11% trat erst 4–8–12 Std nach der Allergeninhalation ein mehr oder weniger längerdauernder »asthmatischer« Zustand auf (Fuchs u. Gronemeyer, 1959 b) – Befunde, auf die zuerst von Herxheimer (1952) hingewiesen wurde. Nach heutiger Kenntnis sind die erst nach 4–8 Std auftretenden Reaktionen zu einem Teil dem (Arthus-)Typ III zuzuordnen. Wie aus der Tabelle 8 ersichtlich ist, unterscheidet Pepys (1974) inzwischen zwei verschiedene sog. »late reactions«. – Beide Reaktionstypen kommen isoliert oder aber auch zusammen vor. Um der Gefahr eines fehlerhaften Bezugs, ganz abgesehen von einer möglichen Summationswirkung mehrerer unterschwelliger Allergene, von vornherein zu entgehen, ergab sich aus der Tatsache des verzögerten Reaktionseintritts damals die auch jetzt noch gültige Regel, an *einem* Tag jeweils nur *ein* Allergen zu prüfen (evtl. in verschiedenen Konzentrationen, etwa im Abstand von 45 min). Um die verzögert eintretenden Reaktionen nach Allergen-Inhalation zu erfassen, ist es notwendig, nach den ersten 30–45 min etwa in stundenweisen Abständen (oder sofort bei einsetzender klinischer Symptomatik) weiterhin zu messen. Manche Autoren beschränken sich auf eine Messung nach 6 und 24 Std, was zumeist ausreichend ist.

Ein *inhalativer Provokationstest* gilt als *negativ*, wenn die Inhalation von 1 ml eines 10%igen Allergenextraktes (Stammextrakt) in der Verdünnung 1:2 keine signifikante Änderung der Atemparameter innerhalb 6–8 (–24) Std bewirkt hat. Zugegebenermaßen ist diese Grenzziehung willkürlich und empirisch. Inhalative Provokationstests sind reproduzierbar, wobei allerdings die zur Reaktionsauslösung notwendigen Allergenmengen individuell sehr unterschiedlich sein können, wir haben im allgemeinen 24–48 Std zwischengeschaltet – andere Autoren warten bis zu 8 Tagen (Pepys). Bei häufiger Reaktionsauslösung kann es sehr wahrscheinlich zu einer – wie auch immer gearteten – Mastzellerschöpfung kommen. Bleibt der Proband nach Beendigung der Untersuchung nicht unter ärztlicher Aufsicht, so ist auch bei fehlender bronchialer Reaktion vorsorglich Berotec oder Sultanol zwei Hübe aus einem Dosier-Aerosol zu geben. Die Bemühungen um eine Standardisierung bedürfen weiterer Nachprüfung (CHAI et al., 1975) und erscheinen in klinischer Hinsicht aus mancherlei Gründen wenig erfolgversprechend.

4. Beurteilungskriterien

Als Maß der experimentellen Obstruktion werden jetzt entweder spirographisch die absolute 1-Sekundenkapazität (FEV 1,0) oder ganzkörperplethysmographisch der Atemwegswiderstand (R_{tot}; R_{spez}), die spezifische Leitfähigkeit (spezifische Conductance) R_{spez}^1 bzw. oszillatorisch (R_{os}) bevorzugt. Vergleichende Untersuchungen (DEBELIC, 1974; GONSIOR et al., 1974, 1976) haben ergeben, daß bei den spirographischen Methoden eine Minderung der Ausgangswerte um mindestens 15% einem positiven inhalativen Provokationstest entspricht, wenn ein sog. Leertest mit dem Lösungs- und Verdünnungsmittel des Allergens als Aerosol negativ verlaufen ist (Tabelle 9 A). Bei den Messungen der Atemwegswiderstände mittels Ganzkörperplethysmographie werden verschiedene Werte als atemmechanische Kriterien bewertet (Tabelle 9 B). Bei oszillatorischer Atem(wegs)widerstandsmessung genügt ein Anstieg um 50%. Bei Werten über 6,0 mbar/l/s liegt in der Mehrzahl der Fälle bereits ein klinisch eindeutiger Befund vor. Die Beurteilung wird erschwert, wenn nicht gar unmöglich, wenn sich auch im Leertest nach Inhalation des »indifferenten« Aerosols oder allein durch die forcierte Exspiration eine Obstruktion anbahnt. Hier wird man nur von Fall zu Fall unter Berücksichtigung von Anamnese und klinischem Befund entscheiden können, ob die Durchführung der Provokation an diesem Tag angebracht ist. – Bei summarischer Auswertung unserer Ergebnisse konnten wir (GRONEMEYER u. FUCHS, 1959) fest-

Tabelle 9. Beurteilungskriterien für positive inhalative Provokationstests mit Allergenen oder mit pharmakodynamischen Aerosolen (FUCHS, 1976)

A. Änderung der *spirographischen* Funktionswerte als Maß der experimentellen Obstruktion

Pneumometerwert (zwischen 4–9 l/s)	↓	>15%
Absolute 1-Sekunden-Kapazität ($FEV_{1,0}$)	↓	>15%

B. Änderung der *ganzkörperplethysmographischen* Funktionswerte als Maß der experimentellen Obstruktion

Einfacher Atemwegswiderstand (R_{tot}) (cm H_2O/l/s)	>(50%), besser 100% ↑ (von einem Ausganswert *unter* 4,0)
Spezifischer Atemwegswiderstand ($R_{tot} \times TGV$)	>20 cm H_2O/l/s × TGV ↑ *und* 50% Zunahme
Spezifische Leitfähigkeit *1* (Spezififische Conductance) R_{spez}^1	mindestens ↓ 40% und <0,05

stellen, daß das *Reaktionsmaximum an der Bronchialschleimhaut* zwischen 10–25 min nach der Allergeninhalation – im Durchschnitt um etwa 20 min – eintritt, von uns als sog. »Zeit-Häufigkeitsrelation« bezeichnet (Abb. 16). Hier zeigte sich eine bemerkenswerte Analogie zur urtikariellen Sofortreaktion an der Haut.

Das Ausmaß unerwünschter Reaktionen bei der Inhalation von Allergenen in natürlicher Form oder als Extraktaerosol kann weitgehend gemindert werden, wenn bei unbekannten, neuartigen oder besonders »agressiven« Allergenen (Insektenstaub, Rizinusbohnenstaub, Leinsamenstaub, Kaffeebohnenstaub, Pferdeschuppen u.a.) die erste inhalative Belastungsdosis in Anlehnung an die in steigender Allergenverdünnung durchgeführte Hauttitration (Abb. 17 a) gewählt wird. Man beginnt in solchen Fällen mit der ersten hautnegativen Dosis als Inhalatkonzentration. Abgesehen von diesen Ausnahmen kann aber als erste Inhalatkonzentration aufgrund unserer Erfahrungen die als deutlich positiv zu bezeichnende Hautreaktionsdosis gewählt werden. Je stärker die Hautreaktion ausgeprägt ist, um so häufiger ist auch die Inhalationsprobe positiv (=ak-

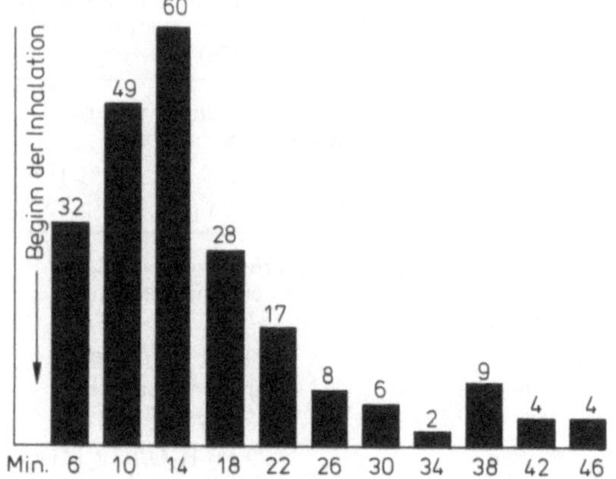

Abb. 16. Zeit-Häufigkeits-Relation (Höhepunkt der Reaktion an der Bronchialschleimhaut bei 219 Patienten nach Inhalation des spezifischen Allergens, gemessen mit dem Pneumometer (Gronemeyer u. Fuchs, 1959).

tuelles Allergen). In mehr als 20000 Untersuchungen fanden wir eindeutige quantitative Beziehungen zwischen Haut- und Schleimhautreaktionsdosis. Sie beträgt nach der von uns in Reihenuntersuchungen ermittelten

Haut-Schleimhautrelation im Mittel das Zehnfache der Hautreaktionsdosis (Tabelle 10). Mit zunehmender Inhalatkonzentration wird der Reaktionserfolg ausgeprägter, d.h. die Intensität des experimentell erzeugten Bronchialasthma nimmt zu (Abb. 13, 17a, b).

Bei Auswertung von mehreren tausend Provokationstests mit verschiedenen, vorzugsweise Inhalations- aber auch Nahrungsmittelallergenen ergaben sich für das Bronchiolenasthma unter Berücksichtigung von Anamnese und Hautreaktion nach unseren Untersuchungen folgende Beziehungen (s. Tabelle 11):

– Bei positiver Anamnese (d.h. selbstbeobachtete Anfallsauslösung) und gleichzeitiger positiver Intrakutanreaktion – Definition s. oben – liegt eine „stumme" Sensibilisierung in 20% vor;

– Bei negativer Anamnese (d.h. lediglich vorhandener oder möglicher Allergenexposition) und positiver Hautreaktion liegt eine „stumme" Sensibilisierung in etwa 34% vor;

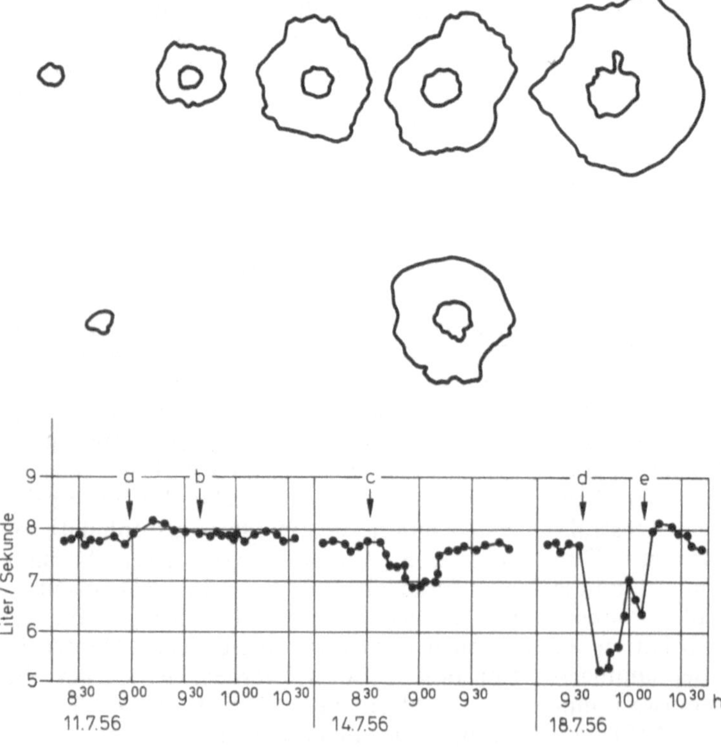

Abb. 17a. Inhalativer Provokationstest mit Gummi arabicum.

oben: »Hauttitration« mit Gummi arabicum. Von links nach rechts: obere Reihe Gummi arabicum 10^{-8}; 10^{-7}; 10^{-6}; 10^{-5}; 10^{-4}; untere Reihe NaCl(0,9%); Histamin 10^{-4} (*Abbildung* $= {}^1/_3$ *der Originalgröße*)

unten: Inhalation mit a) 0,9% NaCl 1 ml (Leerversuch); b) Gummi arabicum 10^{-8} 1 ml; c) Gummi arabicum 10^{-6} 1 ml; d) Gummi arabicum 10^{-4} 1 ml; e) Aludrin 0,2% $+O_2$ 8 Atemzüge (zur Broncholyse) (Gronemeyer et al., 1960).

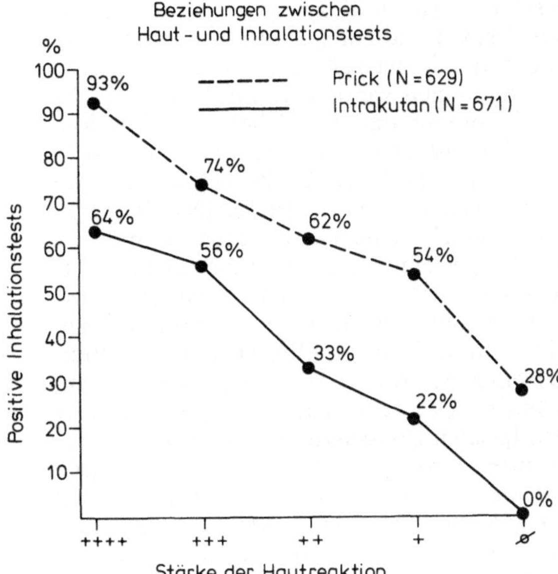

Abb. 17b (Debelić, 1977). Siehe im Text.

– Bei positiver Anamnese und einfach- oder fraglich-positiver sowie negativer Hautreaktion liegt eine »stumme« Sensibilisierung in etwa 42% vor.

Andere Autoren kamen zu z.T. unterschiedlichen Relationen, was seinen Grund in der Auswahl der Allergene, aber auch in anderen Bewertungskriterien haben dürfte.

Ergänzend hier ein paar Hinweise zur Durchführung und zur Beurteilung inhalati-ver Provokationsproben bei Verdacht auf allergische Reaktionen, die entsprechend dem Typ III verlaufen, im besonderen bei Verdacht auf eine Vogelhalterlunge. Wie auch bei den Typ I-Reaktionen ist eher mit einem positiven Resultat zu rechnen, wenn der letzte »natürliche« Allergenkontakt nicht zu lange zurückliegt. Erst nach wiederholtem Kontakt tritt der Reaktionserfolg ein. Bei Verdacht auf einen extrem hohen Sensibilisierungsgrad, der aufgrund der Vor-

Tabelle 10. Korrelative Häufigkeit der Hautreaktionsdosis zu wirksamer Inhalationskonzentration, z.B. + 10 = 63 (42,8%), d.h. in 63 Fällen betrug die Inhalatkonzentration das 10fache der Hautreaktionsdosis (Gronemeyer u. Fuchs, 1959)

−10000	−1000	−100	−50	−10	0	+10	+50	+100	+1000
1	–	2	–	10	36	63	30	3	2
0,7%	–	1,4%	–	6,8%	24,4%	42,8%	20,4%	2,1%	1,4%

Tabelle 11. Wertigkeit und Beziehung von Anamnese und Hautreaktion zum Provokationstest (I.A.P.T.) (Gronemeyer u. Fuchs, 1959)

Gruppe	Anamnese	Hautreaktion	Summe	I.A.P.T. +	I.A.P.T. −
I	+	+	133	107 = 80,0%	26 = 20,0%
II	−	+	159	105 = 66,0%	54 = 34,0%
III	+	(+) −	118	69 = 58,5%	49 = 41,5%

I = Hinweisende Anamnese (= selbstbeobachtete Anfallsauslösung) in Verbindung mit positiver Hautreaktion, II = Fehlende Anamnese und positive Hautreaktion, III = Hinweisende Anamnese und fraglich positive oder negative Hautreaktion. I.A.P.T. = Inhalativer Antigen-Pneumometrie-Test

geschichte abzuschätzen ist, muß die inhalative Provokation abgestuft, d.h. vorsichtig und nur mit geringfügigen Allergenmengen vorgenommen werden. Empfohlen wird die Nachahmung der »natürlichen« Situation, z.B. Aufenthalt in einem kliniksnahen, trokkenen und staubigen Taubenschlag für etwa 20 min (Geisler et al., 1977). Der Provokationsversuch ist als positiv zu bewerten, wenn die Körpertemperatur um mindestens 0,8° C (manchmal bis über 39° C) ansteigt, die Leukozytenzahl um mehr als $2500/mm^3$ zunimmt und dazu die klinischen Erscheinungen einer Alveolitis wie hartnäckiger Husten, Schüttelfrost, feinblasiges Krepitieren über den basalen Lungenabschnitten mit entsprechenden röntgenologisch nachweisbaren Veränderungen, Zyanose, Tachypnoe und Tachykardie auftreten. – Messung der Temperaturen, Auskultation jeweils stündlich nach Allergeninhalation, Bestimmung der Leukozyten. Auf dem Höhepunkt der Reaktion etwa 8 Std nach Provokationsbeginn Durchführung der Lungenfunktionsprüfung, Blutgasanalyse und Röntgen-Thoraxaufnahmen. – Bei Provokation mit Vogelserum ist zu berücksichtigen, daß das Serum nicht alle pathogenen Allergene enthält, so daß falsch negative Ergebnisse möglich sind. Bei der ersten Inhalation werden 2 ml des 1:100 mit 0,9%iger NaCl-Lösung verdünnten Serums (Tröpfchengröße unter 2 μ) als Aerosol inhaliert. Erst am nächsten Tag – bei negativem Ergebnis – zweite Inhalation mit einem auf 1:20 oder 1:10 verdünnten Serum. Auch noch höhere Konzentrationen sind möglich.

Bei den inhalativen Provokationen mit Serum ist eine sehr genaue Beobachtung des Patienten unter stationären Bedingungen erforderlich, um gegebenenfalls die überschießenden Reaktionen mit intravenösen Gaben von Kortikosteroiden abzufangen.

5. Wertbegrenzung

Auch unter Voraussetzung sachgemäßer Ausführung kann sich aus folgenden Gründen gelegentlich eine *Wertbegrenzung* inhalativer Provokationsproben ergeben (Fuchs u. Gronemeyer, 1967):

– Eine adäquate Inhalationsdosis ist bisweilen aus der Relation von Haut- zur Schleimhautschwelle nicht ableitbar. Hierdurch kann es zur Auslösung überschießender bronchialer Reaktionen, selten zu anaphylaktischem Schock kommen;
– Die angewendete Provokationsdosis steht in keinem meßbaren oder auch nur schätzbaren Verhältnis zur Dosis der »natürlichen« Allergen-Exposition. Hierdurch wird die Erfolgsbeurteilung und die prognostische Aussage einer durchgeführten Hyposensibilisierungsbehandlung trotz Erreichung der Enddosis eingeschränkt:
– Es ist oft nicht möglich, die Inhalationsprobe im Gegensatz zu den Intrakutanproben an einer völlig symptomfreien, normal reagierenden Bronchialschleimhaut durchzuführen (latentes Bronchiolenasthma).

6. Anhang: Provokationsproben mit pharmakodynamischen Aerosolen

Außer der Anstellung provokativer Bronchialtests durch inhalative Allergenzufuhr gilt als weiteres klinisch-diagnostisches Kriterium eines Asthma bronchiale die Prüfung mit funktionsfördernden bzw. mindernden Pharmaka, die meist inhalativ, bisweilen auch per Injektion angewendet werden. So können durch Sympathikomimetika die Provokationsfolgen wieder rückgängig gemacht werden, zum Beispiel durch Injektion von Adrenalin oder Inhalation von Hydroxy-Orciprenalin (Berotec), Salbutamol (Ventolin, Sultanol), Terbutalin (Bricanyl) als Dosier-Aerosol (bis zu drei Hüben), ferner läßt sich latentes Asthma bronchiale im klinisch freien Intervall durch Steigerung der Ventilation erfassen, sog. positiver »Aludrin-Test« (Wyss u. Stucki, 1949), wobei die physiologischen, circadianen Schwankungen der bronchiolären Obstruktion Berücksichtigung finden müssen (Fuchs u. Gronemeyer, 1961c; Stemmann et al., 1976 u.a.) Anstelle des Aludrin werden heute die oben genannten Sympathikomimetika verwendet. Umgekehrt führen funktionsmindernde Aerosole bei beschwerdefreien Asthmatikern infolge erhöhter bronchomotorischer Erregbarkeit (irritables Bronchialsystem) (Tiffeneau, 1960) zur Auslösung eines Bronchiolenspasmus. Nach dreiminütiger direkter Inhalation von 3%igem Histaminphosphataerosol bzw. von 15–20 Atemzügen einer 0,5 (–1)%igen Azetyl-Cholinchloridlösung tritt nur bei latenten Asthmatikern eine Minderung der Luftströmungsgeschwindigkeit infolge Bronchiolenspasmus auf, die sich mit den erwähnten Methoden erfassen läßt (Herxheimer, 1951; Panzani, 1955; Ulmer u. Islam, 1974; Kersten, 1977). Nach Debelić (1975b)

gilt der Test erst als negativ, wenn nach Inhalation von
1 ml des 0,5%igem Inhalats nach weiteren 30 min auch
nach Inhalation von 1 ml einer 1%igen Lösung (10 mg)
keine meßbare Obstruktion erfolgt.

Diesen Abschnitt abschließend sei noch einmal betont, daß sich trotz der erwähnten
Einschränkungen die Durchführung von inhalativen Provokationsproben an der Bronchialschleimhaut bei Asthmatikern sowohl
zur Ermittlung des aktuellen Allergens wie
aber auch für die Indikation und Erfolgsbeurteilung einer spezifischen Hyposensibilisierung und bei der Prüfung von protektiven
und broncholytischen Pharmaka und anderen Fragestellungen *sehr* bewährt hat.

Bei der Anstellung von Provokationsproben mit Allergen-Aerosolen ist die *primäre*
klinische Fragestellung weder auf die Ermittlung einer noch intakten oder bereits geschädigten Organleistung des pulmocardialen Systems gerichtet, noch auf eine subtile, quantitative Differenzierung der hieraus resultierenden Minderung der verschiedenen funktionsanalytischen Parameter, sondern in erster Linie auf das Vorliegen einer *spezifischen*
– eben der allergischen – Pathogenese einer
obstruktiven Ventilationsstörung (GRONE-
MEYER, 1976a).

Nicht selten gilt der positive Ausfall eines
bronchialen Provokationstests als das
alleinige Kriterium einer aktuellen Sensibilisierung, insbesondere wenn die IgE-Titer
(RAST) im fraglichen oder einfach positiven
Bereich liegen.

Demzufolge besitzen inhalative Bronchialtests als beweisendes Kriterium allergischer
Reaktionsweise einen erstrangigen Stellenwert im Rahmen der Allergiediagnostik.
Denn allein der gesicherte Nachweis der –
a priori stets »fakultativen« – Allergiebedingtheit einer obstruktiven Ventilationsstörung bildet die Grundlagen und sichert die
Erfolgschancen für eine kausale Therapie.

IV. In vitro-Proben

Mit der Auffindung des Immunglobulin E
(benannt nach Ragweed-Antigen E) durch
ISHIZAKA (1966) und unabhängig von ihm
durch JOHANSSON (1967) als den wahrscheinlich haupsächlichsten Träger von Reaginak-
tivitäten wurde eine neue Phase der Allergieforschung eröffnet. Es ergeben sich nunmehr
Möglichkeiten, den serologischen Grundvorgang der reaginischen »Überempfindlichkeit« weiter aufzuklären und immunologische Methoden zu entwickeln, die quantitative und qualitative Aussagen über das Immunglobulin E gestatten. Endlich hatte man
etwas Meßbares und Sichtbares im Reagenzglas in der Hand, was die klinischen Allergologen – nicht zuletzt seit PRAUSNITZ u. KÜST-
NER (1921) »wußten« und gegen alle Zweifler
klinisch nutzten – nunmehr waren die Allergologen auch in Deutschland »hoffähig«
(GRONEMEYER) geworden. In der ersten Be-
geisterung glaubte man, schon bald auf das
ganze »Testspektakulum«, insbesondere an
der Haut, verzichten zu können, auch sei
die Zeit nicht mehr allzu fern, die Allergie-
diagnostik nun endlich vom Arm bzw. Rük-
ken des Patienten in das Reagenzglas verlegen zu können. Bei allen Vorzügen und Zu-
kunftsaussichten, die die genaue Bestimmung des Immunglobulin E in vielfältiger
Hinsicht besitzt, so besonders für die Grund-
lagenforschung (Abklärung allergener Strukturen, Standardisierung von Allergenen und
Allergenextrakten), so ist zumindest derzeit
aufgrund der bisherigen Erfahrungen und
der zahlreichen vorliegenden Untersuchungsergebnisse ein Verzicht auf keines der
bisher gültigen klinischen Kriterien allergischer Reaktionsweise absehbar (JOHANSSON
et al., 1976).

*1. Radio-Immuno-Sorbent-Test   (RIST,
PRIST)*
*2. Enzyme-Linked-Immuno-Sorbent-Assay
(ELISA)*
3. Radio-Allergo-Sorbent-Test (RAST)
Zur Messung der zumeist sehr geringen
IgE-Mengen im Serum oder in anderen Kör-
perflüssigkeiten werden sog. Immuno-Sor-
bent-Techniken angewendet, entweder in
Form der sog. »Sandwich-Methode« mit
Verwendung von Anti-Antikörpern, oder in
Form eines kompetitiven Inhibitionstests,
z.B. RIST (Radio-Immuno-Sorbent-Test).
Zur Bestimmung des spezifischen IgE eignet
sich der von WIDE et al. (1967) entwickelte

Radio-Allergo-Sorbent-Test (RAST) oder aber der von Engvall u. Perlmann (1972) angegebene Enzyme-Linked-Immuno-Sorbent-Assay (ELISA), ein dem RAST prinzipiell ähnlich aufgebauter Test, über den aber im Vergleich zu den in großer Anzahl vorhandenen Veröffentlichungen über den RAST bisher nur wenige Erfahrungsberichte vorliegen. ELISA kann als Alternative zum RIST angewendet werden (Hoffman, 1973), IgE-Werte zwischen 10 und 200 ng sind gut reproduzierbar (1 E = 2,4 ng). Insgesamt werden Vorzüge von ELISA gegenüber RAST in der Form beschrieben, daß die konjugierten Immunglobuline bis zu einem halben Jahr haltbar sind, während die radiomarkierten Immunglobuline (bei Verwendung von ^{125}J) nur eine Lebensdauer von etwa 2 Monaten haben. Auch ist die apparative Ausrüstung (Spektralphotometer zur Messung der Enzymaktivitäten) einfacher und billiger. Die Übereinstimmung der Ergebnisse zwischen RAST und ELISA schwankt von Allergen zu Allergen, wobei die Übereinstimmung der Ergebnisse zunimmt, wenn man die RAST-Werte in Klassen und die ELISA-Werte in Extinktionseinheiten in Korrelation setzt. ELISA eignet sich auch zum Nachweis anderer Immunglobuline (z.B. Immunglobulin A in verschiedenen Körperflüssigkeiten) (Ahlstedt, 1975). Zur – gröberen – quantitativen Immunglobulin E-Bestimmung eignet sich die einfache radiale radioaktive Immunodiffusion nach Rowe (1969) in Anlehnung an die Methode von Mancini et al. (1965). Mit einer weiteren neueren Methode von Bergmann (1975) ist es möglich, auch *ohne* den Einsatz von Isotopen, IgE-Werte über 300 E/ml zu erfassen.

Prinzip des Phadebas RAST: Dem zu untersuchenden Serum werden kovalent an Papierscheiben gekoppelte Allergene zugegeben. Nach Ablauf der spezifischen Immunkomplexbildung an der Allergenscheibe wird das unspezifische IgE ausgewaschen. Anschließend Zusatz von ^{125}J markiertem Anti-IgE-haltigem Kaninchenserum, das vom allergenfixierten IgE gebunden wird. Nach Auswaschung des Überschusses erfolgt die Messung der Radioaktivität des Allergen-IgE-Anti-IgE-Komplexes im Liquid-Szintilations Counter, die direkt proportional der allergenspezifischen IgE-Konzentration im Serum ist. Für die Klinik werden die Ergebnisse nicht in absoluten Werten, sondern in sog. *RAST-Klassen* angegeben von 0 (=negativ) bis 4. Klasse 1 bedeutet einen Grenzwert (=sehr niedrige spezifische IgE-Kon-

zentration). Bei Pilzsporenallergikern ist die RAST-Klasse 1 möglicherweise schon von klinischer Bedeutung. Klasse 2–4 entsprechen IgE-Werten in ansteigenden Konzentrationen.

Die vielfältigen Hoffnungen, schon allein mit Hilfe der Bestimmung des *Gesamt-IgE* wesentliche Aussagen für die klinische Allergiediagnostik zu erhalten, haben sich aufgrund der inzwischen vorliegenden Ergebnisse nur zu einem Teil erfüllt. Zusammenfassend liegen die IgE-Serumspiegel im Mittel (mit Standardabweichung) bei Kranken mit eindeutigem allergisch ausgelösten Asthma bronchiale signifikant höher mit z.B. 789 ± 1003 E/ml (Wüthrich u. Kopper, 1974) gegenüber einer Kontrollgruppe und einer solchen mit Intrinsic-Asthma sowie auch gegenüber Gruppen mit Rhinitis pollinosa, bei denen die IgE-Serumspiegel im Sommer und im Winter bestimmt wurden. In weitgehender Übereinstimmung mit Untersuchungsergebnissen anderer Autoren (Johansson, 1967; Berg et al., 1969; Henderson et al., 1971; Gleich et al., 1971; Debelić et al., 1972; Spitz et al., 1972; Brutman et al., 1973; Morr et al., 1975; Subira et al., 1975; Düngemann u. Borelli, 1976) sind die IgE-Mittelwerte bei Inhalationsallergien in aufsteigender Folge von der ganzjährigen Rhinitis über die saisonale, vorwiegend pollenallergische Rhinitis bis zum exogen-allergischen Asthma bronchiale und in Abhängigkeit von der Zahl der Sensibilisierungen erhöht. Eine quantitative IgE-Bestimmung hat daher einen gewissen Wert in der ätiopathogenetischen Differenzierung der sog. unspezifischen Atemwegserkrankungen, auch bei Kindern (Havnen et al., 1973). Bei *normalen* Gesamt-IgE-Werten ist jedoch infolge der erheblichen Streuungsbreite der Einzelwerte eine Allergie *nicht* ausgeschlossen, wobei vor allem durch eine intermittierende allergene Expositionszeit (z.B. Pollen) die stimulierende Wirkung auf den spezifischen IgE-Titer zu berücksichtigen ist.

Eine wesentlich größere Bedeutung hat inzwischen die *Bestimmung des spezifischen IgE* für die Klinik bekommen.

Es liegen zahlreiche Untersuchungen vor, die im einzelnen die gefundenen Korrelationen zwischen Anamnese, Hauttest, Provokationsproben und RAST auch im Hinblick auf den Sensibilisierungsgrad und die einzelnen Allergene analysieren. Die mitgeteilten Ergebnisse sind z.T. noch sehr unterschiedlich, wenn sich auch insgesamt übereinstimmende Korrelationen zwischen RAST-Ergebnissen und Hautproben in etwa 70% (68–75%) ergaben (WIDE et al., 1967; ÖHMAN u. JOHANSSON, 1974; WÜTHRICH u. KOPPER, 1975; BERG u. JOHANSSON, 1974; EBNER u. KRAFT, 1975 u.a.). Pollen, Tierhaare, Hausstaubmilben (die sog. Gruppe I der RAST-aktiven Allergene nach AAS, 1974) geben die besten Korrelationen, was auch von AHLSTEDT et al. (1974) und anderen Untersuchern bestätigt wurde. Schlechtere Korrelationen für Pollen mit nur 52–60% beobachten SUBIRA u. OEHLING (1975). Für Hausstaub und Pilzsporen sind die Korrelationen insgesamt deutlich schlechter. Bei Pilzsporen besteht eine Konkordanz in 49% (nach WÜTHRICH in 57%), darunter am niedrigsten für Mucor mit 36% (APOLD et al., 1974). Vergleicht man RAST und Provokationstest miteinander, so sind die übereinstimmenden Ergebnisse teilweise noch besser als zwischen RAST und Hautproben. Sie betragen zwischen 61 und 96%, letztere in einer selektierten Gruppe (AAS u. JOHANSSON, 1971; BERG et al., 1971; AAS, 1974; MORR et al., 1975; BRYANT et al., 1975; ERIKSSON et al., 1976). Weitaus am besten entsprechen sich in Verbindung mit den anamnestischen Angaben der durch »Hauttitration« ermittelte Sensibilisierungsgrad und der spezifische IgE-Spiegel im Serum (u.a. GRONEMEYER et al., 1978), dagegen ist das Ergebnis quantitativer Bronchialtests mit dem IgE-Titer nicht immer korreliert. Hier gilt es zu berücksichtigen, daß das sensibilisierte Bronchialsystem, wie an anderer Stelle ausgeführt, in Abhängigkeit von der Art des »natürlichen« Allergeneinstroms (kontinuierlich oder diskontinuierlich) unterschiedlich anspricht. So kann es – zwar selten – vorkommen, daß trotz einwandfreier positiver Hautreaktion und positivem RAST-Ergebnis die Bronchialschleimhaut auf die einmalige Inhalation des pathogenen Allergens (in zu niedriger Menge) nicht anspricht und eine meßbare Atemwegsobstruktion ausbleibt. Im Hinblick auf die Befunde von WÜTHRICH u. KOPPER (1975) u.a. muß ausdrücklich festgestellt werden, daß die Korrelationen zwischen RAST und inhalativen Provokationstests besonders mit dem Hausstauballergen ausgesprochen dürftig sein können (nur 47% Übereinstimmung! – positive Korrelation, d.h. positiver RAST und positiver Bronchialtest nur in 12%), bei anderen Autoren (AAS u. JOHANSSON, 1971; MIYAMOTO et al., 1974) zwischen 60 und 75%. Noch wichtiger aber scheint der Hinweis, daß in 53% der Fälle trotz eindeutiger Vorgeschichte, positivem Haut- *und* inhalativem Provokationstest der RAST negativ blieb! In bezug auf weitere Allergene siehe WÜTHRICH u. KOPPER (1978).

Die vielfältig mitgeteilten positiven wie negativen Bezüge hängen sicher zu einem Teil nicht unwesentlich von der Art und Stärke der verwendeten Testlösungen, von der Art der Hautproben (Prick- oder Intrakutantests), vom Schockorgan im Hinblick auf die durchgeführte Provokation [conjunctival, nasal (z.B. STENIUS, 1973 b), bronchial] und von anderen Faktoren ab, u.a. davon, ob für die in vivo-Proben wie auch für das an Scheiben gebundene Allergen für die in vitro-Proben (RAST) Allergenextrakte *gleicher* Provenienz und Extraktion usw. Verwendung fanden – ein Problem, das grundsätzliche Bedeutung hat und das im Anfang keineswegs genügend berücksichtigt wurde. Die Korrelationen werden möglicherweise weiter verbessert durch die Einführung von Zwischenstufen zwischen den bisherigen RAST-Klassen, besonders zwischen Klasse 1 und 2, sowie durch die inzwischen erreichte höhere Empfindlichkeit der Methodik (1978).

Versucht man nun aufgrund der bisher vorliegenden Untersuchungsergebnisse die Bedeutung des RAST für die Allergiediagnostik schlechthin und im besonderen für die allergische Atemwegsobstruktion zu umreißen, so ergeben sich in Übereinstimmung mit AAS (1974), STENIUS (1975), GLEICH u. YUNGINGER (1975), GRONEMEYER (1976a), VON MULERT (1976), DEBELIĆ (1976), KLEINHANS (1977) folgende Punkte:

Vorteile:
– Ungefährlichkeit (daher besonders geeignet bei Verdacht auf einen hohen Sensibilisierungsgrad)
– Reproduzierbare quantitative Ergebnisse

- Unabhängigkeit von Prämedikation mit Antiallergika
- Unabhängigkeit vom Schweregrad der Krankheit
- Geringe Serummenge
- Allergenstabilität (in solider Phase)
- Ergebnisse zumeist gut korrelierbar zu anderen »allergischen« Parametern wie Sensibilisierungsgrad (Hauttitration), Schweregrad der Krankheit und Histaminfreisetzung (aus Leukozyten)

Nachteile:
- Kostenintensität
- Noch zu kleines Allergenspektrum*
- Untersuchungsdauer mindestens 2–3 Tage
- Noch zu hohe Fehlerquote bei einzelnen Allergenen (z.B. Hausstaub, Schimmelpilze u.a.)
- Erfordernis einer speziellen Laboreinrichtung (Gammazähler)
- Haptene bisher nicht erfaßbar
- Polysaccharid-Allergene sind oft nicht zu koppeln

Indikationen:
- Undurchführbarkeit von Hautproben (Anomalie des Hautorgans – Ekzem, Dermatitis, Urticaria factitia usw. –; Prämedikation; Kinder)
- »Gefährliche« Allergene, z.B. Insektenstichallergene, Penicillin, Nüsse, Fisch u.a.
- Widersprüchliche Ergebnisse von Anamnese, Haut- und Provokationsproben.
- Unterbrechung antiallergischer Therapie nicht erforderlich (Antihistaminika, Kortikosteroide)
- Erfolgskontrollen bei Einleitung der Immuno-(Hyposensibilisierungs)therapie
- Vermeidung zeitraubender und evtl. strapaziöser inhalativer Provokationstests
- Strukturanalyse von allergenen Stoffen
- Standardisierung von Allergenextrakten
- Potenzvergleich verschiedener (industrieller) Allergenextrakte.

Trotz aller zukunftsfreudigen Aussichten, die uns die Entwicklung des RAST gebracht hat – andere in vitro-Proben werden sicher folgen, s. z.B. die Entwicklung eines Radioim-

munoassay für IgG (RAST-IgG) (Halpern et al., 1977) – gehören die bisherigen klinischen diagnostischen Kriterien allergischer Reaktionsweise – Anamnese, Hautproben, Provokationsproben – zumindest in naher Zukunft noch keineswegs der Vergangenheit an. Es sei an dieser Stelle erlaubt, auch die *Vorteile der Durchführung von Hautproben* einmal herauszustellen, sie sind:
- Schnelle Durchführbarkeit und Ergebnisse
- Geringere Kostenintensivität
- Größeres Allergenspektrum für die »Allergensuche«
- Größere Empfindlichkeit
- Positives Resultat auch bei IgG_4 bzw. short-term-IgG vermittelter Sofortreaktion
- Zugleich Nachweis präzipitierender Antikörper (6-Stunden-Reaktion) und Spättyp-(24–48 Std)Reaktion
- Positiver Reibtest zeigt in etwa 90% die Aktualität an und erübrigt Provokationsproben.

Leider bringt uns die Aussage des RAST gerade in den Fällen, die uns im klinischen Alltag so häufig viele diagnostische Probleme bringen, nicht weiter: Bei nur mäßigem oder schwachem Sensibilisierungsgrad haften ihm alle die Mängel an, die jeder Antikörpernachweis als solcher prinzipiell besitzt, gleichgültig, ob er im Reagenzglas oder an der Haut erstellt ist. Die Aktualität des zugehörigen Allergens kann ausschließlich und nur durch Provokationsproben (Einschränkungen s. dort) erstellt und bewiesen werden, falls dieses ein diagnostisches Erfordernis darstellt.

Diesen Abschnitt abschließend gilt daher der Standpunkt eines so erfahrenen Klinikers wie K. Aas, dem wir zusammen mit Gleich u. Wüthrich zustimmen: »In a large number of patients the case history and skin test serve as sufficient and the most practicable screening methods for diagnosis of most allergens without need for any additional laboratory analyses«. – Hiermit werden der RAST und seine vielfältigen Möglichkeiten keineswegs verkannt, sein Stellenwert für die tägliche Routinediagnostik in Klinik und Praxis erfährt aber die gebührende Begrenzung.

---

* daher für »Suchdiagnostik« kaum geeignet (vergleiche aber Johansson, 1975)

E. Berufsbedingtes allergisches Asthma bronchiale

Unter den exogen-allergisch bedingten Asthmaformen und ihren Äquivalenten nimmt das berufsbedingte allergische Bronchialasthma in vielfacher Beziehung eine Sonderstellung ein, so daß aufgrund unserer heutigen Kenntnisse eine kurze zusammenfassende Darstellung, die sich allerdings auf das Grundsätzliche beschränken muß, notwendig erscheint.

Die allergische Pathogenese ist nur *eine* der möglichen Entstehungsweisen des professionellen Asthma, doch besitzt das allergische professionelle Asthma im Gegensatz zu den primär chemisch-irritativ (toxisch) und zu den physikalisch-irritativ (durch Wärme, Kälte und inerte Stäube) ausgelösten Asthmaformen ein abgerundetes klinisches Bild, eine zuverlässige und vor allem zumutbare Diagnostik, kausale, therapeutische Möglichkeiten wie auch gesicherte Grundlagen für eine sozialrechtliche Beurteilung (Entschädigungspflicht). Auf die oft unterschiedliche Bemessung des Entschädigungsanspruches gerade bei den exogen allergisch ausgelösten, berufsbedingten Asthmaformen gehe ich später noch ein.

Im Gegensatz zu dem »spontanen« allergischen Bronchiolenasthma durch Sensibilisierung gegen Allergene unseres »natürlichen« Lebensraumes ist das professionelle allergische Bronchiolenasthma durch besondere berufsspezifische Stigmata geprägt. Unter dem Aspekt einer möglichen Sensibilisierung unterscheidet sich das Berufsmilieu im wesentlichen in zweierlei Hinsicht von unserem »natürlichen« Lebensraum (GRONEMEYER, 1958):
- durch die spezielle berufsspezifische, massive Exposition (s.u.a. Allergenkatalog Tabelle 3, S. 558),
- durch die aggressive Potenz mancher beruflicher Allergene (»aufgezwungene« Sensibilisierung).

Die *Exposition* gegenüber dem Arbeitsstoff ist in erster Linie durch die zeitliche Dauer ausgezeichnet, d.h. die durch meist Monate und jahrelang sich ständig wiederholende Begegnung mit dem Allergen. Im Gegensatz zu vielen »spontanen« Sensibilisierungen durch irgendein Gelegenheitsallergen besteht beim professionellen allergischen Bronchiolenasthma eine »kontinuierliche« Exposition. Den konstanten Expositionsbedingungen, die das Arbeitsmilieu mit sich bringt, ist der Werktätige mit seiner variablen, stets schwankenden individuellen Disposition ausgesetzt. Diese ist – wenn auch von Fall zu Fall in bezug auf die aktuelle »biologische Stimmung« wechselnd und im Stellenwert ihrer einzelnen Faktoren (Infekt, interkurrente Erkrankung, psychische Verfassung usw.) kaum abgrenzbar – entscheidend für die Realisierung des Sensibilisierungstermines bzw. für die unterschiedliche Dauer der Expositionszeiten bis zum Auftreten manifester Erscheinungen. Die professionelle Exposition gegenüber gewerblichen Allergenen ist wesentlich gekennzeichnet durch ihre besondere Intensität. Sie ist bedingt durch den technischen Arbeitsvorgang, durch die speziellen Verhältnisse des Arbeitsplatzes und schließlich durch den Wechsel und Wandel der Arbeitsmethodik.

Bei der Erhebung der Anamnese muß daher besonders auf die genaue Erfassung des Arbeitsvorganges geachtet werden. Sie darf sich keinesfalls mit allgemeinen Berufsbezeichnungen, wie z.B. »Weber« begnügen. Denn hieraus ist nicht ersichtlich, welche Arbeitsstoffe verarbeitet werden, ob etwa Rohseide oder entbastete Seide, Kunstseide, gefärbte oder ungefärbte Seide, Wolle oder Baumwolle, ob Kunststoff u.a.m. Die Anamnese muß fernerhin die speziellen Verhältnisse am jeweiligen Arbeitsplatz, wie Klimatisierung, Belüftung, Staubentwicklung usw. berücksichtigen.

Von großer Wichtigkeit sind die in dem gleichen Industriezweig von Betrieb zu Betrieb wechselnden Einrichtungen des Arbeitsschutzes, wie etwa das Vorhandensein von Absaugvorrichtungen und anderen technischen Einrichtungen. Ein Beispiel ist das Bäckerasthma, das in Kleinbetrieben wegen der mangelnden technischen Ausrüstung weit häufiger, in ca. 44%, in modernen Großbetrieben hingegen nur in ca. 25% auftritt (PESTALOZZI u. SCHNYDER, 1955). Die Arbeitsmethodik selbst erstellt häufig erst die massiven Expositionsbedingungen, die zur Entstehung eines professionellen, allergischen Bronchialasthma führen, wie etwa die Verwendung von Spritzpistolen beim Auftragen von Farben (Fuchs et al., 1955), oder die Verstäubung von Arbeitsstoffen durch Düsen, z.B. früher im Druckereigewerbe (Fuchs et al., 1956; Schwarting, 1958), oder die massive Staubentwicklung an den verschiedenartigen Arbeitsplätzen, z.B. in den Schleifereien der Holzindustrie (Oehling, 1963), in Verlade- und Lagerräumen, in Silos, in Kardenräumen, in der Jute- und Hanfindustrie, in landwirtschaftlichen Betrieben, in Mühlen- und Bäckereibetrieben und vielen anderen Industriezweigen. So beruhen z.B. Konjunktivitis, Rhinitis und Bronchiolenasthma bei Kaffeeverlesern, Kaffeeriechern usw. auf einer zumeist monovalenten Sensibilisierung gegen *Roh*kaffee. Durch eine modifizierte Extraktherstellung konnte erstmals von uns (Gronemeyer u. Fuchs, 1958) der Nachweis geführt werden, daß es sich bei dem Kaffeeallergen um einen Duftstoff handelt, der beim Röstprozeß entweicht und durch Kochen von 3 min – wie Bruun (1957) zeigen konnte – zerstört wird. Es gelang uns, den flüchtigen Duftstoff durch einfache Überdestillation wieder aufzufangen und hierdurch generell den Nachweis und die Existenz einer aus klinischen Angaben vermuteten Duftstoffallergie experimentell unter Beweis zu stellen. Der Reaginnachweis erfolgte durch direkte und indirekte intrakutane Proben sowie durch Provokationstests am Manifestationsorgan. Direkte und indirekte Tests mit dem beim Rösten entweichenden Dampf sowie mit dem Rohkaffee verliefen eindeutig positiv.

Hansen (1953) ist daher zuzustimmen, wenn er in Anbetracht der durch das Berufsmilieu bedingten besonderen Expositionsverhältnisse das professionelle Bronchiolenasthma als eine »aufgezwungene« Sensibilisierung bezeichnet. Die Tatsache, daß die konstitutionell leicht Sensibilisierbaren – die sog. Atopiker – als Folge der massiven Exposition häufiger und schneller erkranken, spricht nicht dagegen, sondern vielmehr für den erstrangigen Stellenwert des expositionellen Faktors bei der Entwicklung einer berufsbedingten Sensibilisierung. Auch der konstitutionell Unbelastete sensibilisiert sich bei massiver kontinuierlicher Exposition, insbesondere gegen sog. aggressive Allergene, in einem hohen Prozentsatz.

I. Sensibilisierungsgrad und Sensibilisierungsindex

Die oft vorhandene, hohe Allergenpotenz vieler Arbeitsstoffe ist für das Zustandekommen des professionellen allergischen Asthma bronchiale von besonderer Bedeutung. Ein Maßstab hierfür ist die Ausprägung des *Sensibilisierungsgrades*, der sich durch die sog. »Hauttitration«, d.h. Intrakutantest mit steigenden Allergenverdünnungen (meist 10er Potenzen) zur Darstellung bringen läßt. Bei verschiedenen, bekannten, professionellen Allergenen wurden von uns Hauttitrationswerte von 10^{-6} an aufwärts bis zu 10^{-10} und höher beobachtet – ein Umstand, der bei der Diagnostik (Testung) zur Vermeidung von Schockzwischenfällen der Berücksichtigung bedarf. Allergene mit aggressiver Potenz:

Pflanzliche Allergene: Gummi arabicum (Fuchs et al., 1956; Gronemeyer et al., 1960), Rohkaffeebohnenstaub (Bruun, 1957; Gronemeyer u. Fuchs, 1958a u. b; Layton et al., 1965), Rizinusbohnenstaub, Baumwollsamen, Leinsamen; Soja (Virchow, 1965), Luzerne (Ordman, 1958; Scheven et al., 1963), Lykopodium (Rebohle, 1963) u.a.

Tierische Allergene: Heuschrecken (Frankland, 1953; Fuchs u. Gronemeyer, 1959), Küchenschaben, Mehlkäfter, Mehlmotten; Ratten (Frankland, 1974), Milben, Ascaris, Schlangengift-Allergen; Muschelschalen-Allergen (Gronemeyer, 1952) u.v.a. (s. später).

Als klinischer Ausdruck eines überhöhten Sensibilisierungsgrades gelten die meist in Spuren mittelbar übertragenen äußerst geringen Allergenmengen für die Auslösung der sog. »derivativen Allergie« (Fuchs, 1954), in der Diagnostik der positive Ausfall des

Tabelle 12. Berufliche Inhalationsallergene und »Sensibilisierungsindex«

Mehl (Bäckereibetriebe, Landwirtschaft usw.)		26–44%	(PESTALOZZI u. SCHNYDER, 1955)
Insektenallergene (Biologe, Zoologe usw.)	ca.	50%	(FRANKLAND, 1953; FUCHS u. GRONEMEYER, 1959a)
Gummi arabicum (Drucker)		30–60%	(GRONEMEYER et al., 1960)
Rizinus (Schrot, Preßkuchen-Düngemittel)		41%	(GHEORGHIU, 1970)
Kraftfutter (Soja, Tapioka, Luzerne u.a.)		15–18%	(GHEORGHIU, 1970; ORDMAN, 1958)
Naturseide (Textilindustrie) (Seidenraupenzucht)		23%	(FUCHS, 1955; KOBAYASHI, 1974)
Streptomycin (Pflegepersonal)	ca.	30%	(GHEORGHIU, 1970)
Lykopodium (Gummiindustrie, Apotheker)		20%	(REHBOHLE, 1963)
Getreidestäube (Siloarbeiter, Müller usw.)		10,8%	(GHEORGHIU, 1970)
Proteasen (Waschmittelindustrie)		50%	(WÜTHRICH u. SCHWARZ-SPECK, 1970)
Platinsalze (Petrochemie, Schmuckindustrie, Zahntechnik, Chemotechnik)		60%	(SCHULTZE-WERNINGHAUS, 1978)

Reibtests (s. Diagnostik) mit dem nativen Allergen.

Wichtiger jedoch als die graduelle Ausprägung einer Sensibilisierung erscheint für die Charakterisierung eines Stoffes als professionelles Allergen die Ermittlung des sog. *Sensibilisierungsindex*, d.h. die prozentuale Anzahl der Sensibilisierten zur Gesamtzahl der Exponierten (Tabelle 12). Als gemeinsamer klinischer Ausdruck von Sensibilisierungsindex und Allergenpotenz ist der bei einer Reihe von professionellen Allergenen anzutreffende »kollektive Befall« unter der exponierten Arbeiterschaft (TURIAF, 1959), ja u.U. sogar der Umwohnerschaft anzusehen, – sog. »endemisches« Asthma bronchiale – wie das Beispiel der Rizinusbohnenstaub-Allergie (PANZANI, 1957; ORDMAN, 1958) und »Maiko«-Staub (Amorphophalus konjac) lehrt (KOBAYASHI, 1974). – Systematische Untersuchungen zur Ermittlung des Sensibilisierungsindex, wie sie beispielsweise von GHEORGHIU (1970) für Rumänien mitgeteilt wurden, stehen leider für viele Berufsgruppen und Industriezweige noch aus, sie bilden aber für die Zukunft eine wichtige Grundlage für die Beurteilung der versicherungsrechtlichen Zusammenhänge.

Zusammenfassende Berichte über berufsbedingtes Asthma bronchiale in verschiedenen Ländern: USA, speziell Kalifornien (BERNSTEIN, 1974), Frankreich (CHARPIN, 1974), Japan (KOBAYASHI, 1974), Israel (LASS u. ARION, 1974), DDR (WALLENSTEIN u. REBOHLE, 1977) geben viele Ergänzungen. Sie zeigen das weltweite Bemühen, gefährliche inhalative Stoffe zu erkennen und im einzel-

nen ihre allergene oder chemisch-toxische Potenz und die durch sie ausgelösten verschiedenen asthmatischen Reaktionen abzugrenzen.

Aus einer von WAGNER (1974) veröffentlichten Übersicht ergibt sich für die Bundesrepublik Deutschland in den gemeldeten und in den erstmals entschädigten Fällen wie auch im Gesamtbestand eine *zunehmende* Tendenz. Bezogen auf die 1971 entschädigten Fälle aller Berufskrankheiten – sie betrugen 5374 – stellen die 120 Fälle von Bronchialasthma einen Anteil von 2%. Aus eigener Erfahrung durch gutachtliche Tätigkeit betrifft das Hauptkontingent die mehlverarbeitenden Berufe, also vor allem die Bäcker und Konditoren. – In einer anderen Zusammenstellung (RABER, 1974) von berufsbedingten Inhalationsschäden rangiert das Asthma bronchiale an dritter Stelle. Die Zahlen mögen genügen, um die sozialmedizinische Relevanz speziell dieser Krankheitsgruppe zu belegen.

Ein nicht geringer Teil der Stoffe, die im Katalog (s.S. 558/9) als berufliche Allergene aufgeführt sind, kommt auch im außerberuflichen Milieu vor und führt insbesondere bei konstitutionell veranlagten Personen zu Sensibilisierungserscheinungen (z.B. Tierhaare, Federn, Pilzsporen u.v.a.). Die Begegnung mit dem Allergen als solchem kann somit allein den Tatbestand einer berufsbedingten Sensibilisierung nicht erfüllen bzw. nur dann, wenn der Kontakt mit dem beruflichen Allergen *vorwiegend* an den Arbeitsplatz gebunden ist (SPAIN u. FONTANA, 1952).

Tabelle 13. Stäube und Aerosole als häufige Berufsallergene (nach Gronemeyer, 1972)

Mischallergene	Solitärallergene
Haarstaub	Rohkaffeebohnenstaub
Mehl- und Kleiestaub	Proteasen
Federnstaub	Insektenstaub
Polsterstaub	Rizinusbohnenstaub
Drogen- und	Rohseidenstaub (Serizin)
Medikamentenstaub	Gummi-arabicum-Staub
Blütenstaub	Lykopodium
Kosmetikastäube und	Proteasen
Aerosole	
Futtermittelstaub	
Diverse Pilzsporen	
Holzstäube	
Duftstoffaerosole	

Einen Überblick über die hauptsächlichen beruflichen Mischallergene sowie einige besonders wichtige Solitärallergene vermittelt Tabelle 13. Die Gegenüberstellung von Mischallergenen zu Solitärallergenen begründet sich durch die Tatsache, daß bei den sog. Mischallergenen häufig larvierte Zusätze und obligate Verunreinigungen zu einer professionellen Sensibilisierung führen können, was bei der Diagnostik Berücksichtigung finden muß.

Darüber hinaus ist im Schrifttum der letzten Jahre und Jahrzehnte (z.B. Michel, 1956) meist anhand von Kasuistiken über professionelle, inhalative Sensibilisierungen gegen folgende Allergene berichtet worden, von denen hier nur die wichtigsten aufgezählt werden:

– *Menschliche Allergene:* Human dander (Voorhorst, 1958, 1976).
– *Tierische Allergene:* Schlangengift (Mendes, 1960); Haarstäube von Laboratoriumstieren (Böhm u. Braun, 1972; Fuchs, 1973; Rudolph et al., 1975, 1978c) (Meerschweinchen, Hamster, Ratten, Mäuse); Küchenschaben (Twarog et al., 1977), Mehlkäfer, Kornkäfer (Frankland u. Lunn, 1965); Mehlmotten; Wachsmotte (Wüthrich, 1976); Seidenspinner (Fuchs, 1954; Kobayashi, 1974); Milben, Ascaris; Hirschhaare; Hasenhaare; Muschelschalen (Gronemeyer, 1952) (Knopfindustrie); Pepton (allerdings tryptisch verdaut) (Böhm, 1972); Daphnien (Meister, 1978).

– *Pflanzliche Allergene:* Luzerne (Ordman, 1958; Scheven et al., 1963); Soja (Virchow, 1965); Lykopodium (Rebohle, 1963) Gummiindustrie; Narzissen- und Tulpenzwiebeln (van der Werff, 1959); Bekunistee (Scheven et al., 1963), Proteasen (Wüthrich u. Schwarz-Speck, 1970; Reinheimer u. Utz, 1971; Wüthrich, 1976; Belin, 1977); Hölzer (Oehling, 1963; Scheven et al., 1963; Hausen, 1970; Pickering et al., 1972; Charpin, 1974; Kobayashi, 1974); Pollen von Euphorbia fulgens (Karw) (Hausen, Ketels-Harken, Schulz, 1976); Baumwolle (Oehling et al., 1972); Labferment (aus Endothia parasitica) (Wüthrich, 1976); Kolophonium (Fawcett et al., 1976), Pleurotus florida (»Austernseitling«), s.S. 567; Buchweizen (Nakamura et al., 1974/75).

– *Chemikalien:* Insektizide (Weiner, 1961); Phthalsäureanhydrid (Naphthochinon) (Kern, 1939; Frede, 1962; Fawcett et al., 1977; Chester et al., 1977); Epoxydharze (Maeder, 1964; Fawcett et al., 1977); Glykokol (Kammermeyer u. Mathews, 1973); Aethylendiamin, Hexamethylentetramin, Formaldehyd, Ammoniumthioglykol (Gelfand, 1963); Spiramycin (Davies u. Pepys, 1975); Formaldehyd (Hendrick, 1975; Wallenstein u. Rebohle, 1976); Amprolium hydrochlorid (Greene u. Freedman, 1976).

– *Metalle:* Platin (Jordi, 1951; Massmann u. Opitz, 1954; van der Bijl, 1963; Freedman u. Kuprey, 1968; Pepys et al., 1972 d; Schultze-Werninghaus et al., 1978; Cleare et al., 1977). Chrom (Jung, 1962; Rebohle, 1965; Kobayashi, 1974; Bonhomme, 1975); Vanadium (Symanski, 1953); Beryllium, Nickeltetrakarbonyl (Sondermann, 1961) und Kobalt.

Diese Liste erhebt keineswegs Anspruch auf Vollständigkeit und bedarf einer ständigen Ergänzung. Zugleich ist sie ein eindeutiger Beweis dafür, daß die Zahl derartiger »aggressiver« Allergene keinesweges »gering« ist, wie fälschlicherweise in der Literatur behauptet wird.

Die seit über 20 Jahre während Diskussion über die allergene oder toxische Potenz von Isozyanaten ist keineswegs abgeschlossen. Die Tatsache, daß es Menschen gibt, die nach einer gewissen Zeit der Exposition schon auf Spuren von Isozyanaten asthmatisch reagieren, sprach für eine allergische Pathogenese, andere Befunde, insbesondere morphologische, belegten die chemisch-toxische Pathogenese. Auf die Schwierigkeiten inhalativer Provokationsproben, speziell mit Isozyanaten, ist an anderer Stelle eingegangen worden (s.S. 619). Um so bemerkenswerter sind aber der inzwischen gelungene Nachweis von reaginischen Antikörpern gegen Toluylen-di-Isocyanat (TDI) in der PCA-Reaktion am Affen und von komplementbindenden Antikörpern (TAYLOR, 1970; KONZEN et al., 1966) wie aber auch die Inhibierung der asthmatischen Sofortreaktion durch prophylaktische Inhalation von Intal (PEPYS et al., 1972). Diese Befunde sind ein gewichtiger Hinweis auf immunologische Vorgänge bei der berufsbedingten Exposition gegen Isozyanate. Eine abschließende Stellungnahme ist nicht möglich (s.z.B. die Übersicht von WALLENSTEIN, 1977). Andererseits besteht auch weiterhin kein Zweifel daran, daß TDI ein die Bronchialschleimhaut sehr reizender Stoff sein kann (BERNSTEIN, 1974; KOBAYASHI, 1974; BUTCHER et al., 1975). Von REINL u. SCHNELLBÄCHER (1974) sind in einer mühsamen retrospektiven Studie Krankheitsverläufe über viele Jahre typisiert worden. Sie zeigen eindringlich die Variabilität der Entstehung und des Verlaufs der Isozyanatkrankheit. Da die angenommene dispositionelle Empfindlichkeit nicht von vorneherein erkannt werden kann, sind für alle Exponierten vorbeugende Maßnahmen und regelmäßige arbeitsmedizinische Kontrolluntersuchungen zwingend geboten.

Bei professionellem Bronchiolenasthma besteht bei dem Kranken oft ein sehr unterschiedlicher Zeitraum vom Beginn der Allergenexposition bis zum Auftreten erster Atembeschwerden. Hierfür sind neben der zumeist massiven Exposition gegen die beruflichen Allergene der kontinuierliche bzw. diskontinuierliche Allergeneinstrom von Bedeutung.

Die Entwicklung des klinischen Bildes als Ausdruck einer erfolgten und nunmehr aktuellen Sensibilisierung gegenüber dem aller-genen Arbeitsstoff zeigt sehr häufig die bekannten Prodromi und »Äquivalente« an den Bindehäuten der Augen sowie den Schleimhäuten im Nasenrachenraum und den oberen Luftwegen. Diese Erscheinungen können allein Monate oder Jahre hindurch bestehen bleiben. Es ist charakteristisch, daß sich in der überwiegenden Mehrzahl der Fälle erst langsam zunehmend ein Beklemmungsgefühl auf der Brust mit Anstrengungsdyspnoe sowie mit spärlichem Giemen und Brummen und geringen Mengen zähflüssigen Auswurfs entwickelt. Nur relativ selten gibt sich die Ausweitung der allergischen Entzündung auf die tieferen Luftwege durch einen akuten Paroxysmus kund, sondern es schleichen sich die asthmatischen Symptome langsam über das Stadium der »allergischen Bronchitis« ein (GRONEMEYER, 1956). Die anfängliche Bindung an Arbeitsplatz und Arbeitszeit sowie die rasche Erholung bei Meidung der Betriebsstätten während des Wochenendes verschwinden mehr und mehr. Während im Beginn meist innerhalb von 1–2 Std nach Verlassen des Arbeitsplatzes Beschwerdefreiheit durch Verschwinden der Äquivalente charakteristisch ist, nimmt im Laufe von Monaten und Jahren die asthmatische Dyspnoe langsam zu. Das erscheinungsfreie Intervall wird immer kürzer, die Nachtruhe ist gestört, und erst nach mehrtägiger Arbeitskarenz tritt wieder Beschwerdefreiheit ein, bis es nach jahrelangem Verlauf zur Entwicklung eines chronischen Dauerasthma mit seinen charakteristischen Sekundärfolgen kommt. Diese fast regelhafte Entwicklung über das Stadium der asthmatischen Bronchitis (»Substasthma« nach HANSEN) ist zu beachten, insbesondere im Hinblick auf die unterschiedliche Interpretation des »Krankheitsbegriffes« Bronchialasthma als eines ausschließlichen oder vorwiegenden Anfalleidens. Denn gerade beim professionellen allergischen Asthma treffen wir bei den einzelnen Kranken einen oft recht unterschiedlichen Zeitraum vom Beginn der Arbeitszeit (Exposition) bis zum Auftreten subjektiver Atembeschwerden an. In zahlreichen Fällen beginnen die ersten Atembeschwerden erst 2–4 Std, seltener 6 Std nach Arbeitsbeginn. Manchmal stellt sich die Dyspnoe sogar erst nach Verlassen des Arbeitsplatzes ein. Dieser klinische Hinweis erscheint uns wichtig, um nicht voreilig die Frage einer möglichen professionellen Entstehung zu verwerfen. Die Latenzzeit hängt wahrscheinlich – worauf als erster Tiffeneau (1960) hingewiesen hat – mit einem Reizschwellenproblem zusammen und entspricht klinisch der sog. »verzögerten« Reaktion der Bronchialschleimhaut bei der experimentellen Provokationsprüfung mit Allergenaerosolen (s. dort). Auch von der Art des inhalierten Allergens hängt es zuweilen ab, ob eine typische Sofortreaktion (immediate) innerhalb 20 min oder ob eine verzögerte Reaktion (late) eintritt. Wie schon oben ausgeführt, treten auch sog. biphasische Reaktionen auf, z.B. nach Inhalation von Enzymen (Bernstein, 1974; Dijkman, 1975), Isozyanaten und anderen Chemikalien, wobei die Frage noch nicht zu beantworten ist, ob diesen verzögerten asthmatischen Reaktionen, speziell nach Inhalation von chemischen Reizstoffen immer eine immunologische Pathogenese zugrunde liegt.

Im Zentrum der klinischen Diagnostik steht der Nachweis der Allergiebedingtheit durch die bekannten klinischen Kriterien allergischer Reaktionsweise. In bezug auf das professionelle allergische Bronchialasthma möchten wir nur einen uns wichtig erscheinenden Gesichtspunkt herausgreifen und betonen, daß trotz hinweisender Anamnese sowohl ein positiver kutaner Antikörpernachweis wie aber auch ein negatives Ergebnis für die sozialrechtliche Beurteilung in der Frage einer evtl. Entschädigungspflicht häufig nicht genügen. Die Entscheidung dieser Frage kann aufgrund eigener, sehr umfangreicher Erfahrungen und einer ausgedehnten Gutachtertätigkeit nur durch den Ausfall von Provokationsproben an der Bronchialschleimhaut mit genügender Sicherheit abgeklärt werden, wobei hier aber einschränkend noch einmal ausdrücklich darauf hinzuweisen ist, daß unter bestimmten Umständen, wie sie oben im einzelnen aufgeführt sind, auf die Durchführung eines inhalativen Provokationstests verzichtet werden muß. – In bezug auf die Verbreitung des beruflichen Allergens, seine Bedeutung in- und außerhalb des Berufsmilieus, seine Ausschaltbarkeit sowie weitere Gesichtspunkte zur Beurteilung der Entschädigungspflicht s. unten.

II. Zusammenhangsfrage und Entschädigungspflicht

Während nach der 5. Berufskrankheiten-Verordnung (BKVO) allein die berufsbedingten, allergischen Kontaktdermatosen der Entschädigungspflicht unterlagen, sind seit der am 28.4.1961 erlassenen Neufassung nunmehr auch die auf einer allergischen Pathogenese beruhenden Schleimhautreaktionen in den Versicherungsschutz einbezogen worden. Denn nach der 6. und 7. BKVO besteht nach Nr. 41 der Liste Entschädigungspflicht für alle Betriebe bei Vorliegen eines »berufsbedingten Bronchialasthma, das zur Aufgabe der beruflichen Beschäftigung oder jeder Erwerbsarbeit gezwungen hat«. Hierdurch gewinnen sowohl die spezielle Entstehungsweise, die Diagnose und Besonderheiten des klinischen Verlaufs, wie aber auch Behandlung und Prophylaxe der berufsbedingten Inhalationsallergien über die klinische Problematik hinaus eine allgemeine sowie sozial-medizinische Bedeutung. In Anlehnung an die Nr. 46 (Hautkrankheiten) der bisher gültigen 7. BKVO hat der Gesetzgeber bei der Schaffung der neuen Listennummer wohl bewußt darauf verzichtet, die Entschädigungspflicht einer speziellen (allergischen) Entstehungsweise vorzubehalten, um nicht von vorneherein andere mögliche berufsbedingte Noxen – insbesondere chemischer Natur – auszuklammern. Infolgedessen ist das entschädigungspflichtige Bronchialasthma in die Gruppe E der Liste als »durch nichteinheitliche Einwirkungen verursachte Krankheiten« eingruppiert worden. Zum anderen jedoch ist der Versicherungsschutz auf Krankheitsäußerungen der Schleimhäute in der »unteren Etage« begrenzt worden und ist zudem auf das äußerst vielgestaltige »Syndrom« Bronchialasthma festgelegt. Damit ist erstmalig – abgesehen von der Nr. 46 – und im Gegensatz zu den bisherigen Listennummern kein definiertes Krankheitsbild, sondern ein weder ätiologisch noch klinisch einheitliches »Syndrom« unter die entschädigungspflichtigen Berufskrankheiten aufgenommen worden. Die gewählte Formulierung der Nr. 41 hat zahlreiche, auch heute noch ungelöste Probleme aufgeworfen, wobei speziell auf die schwierige Diagnostik des »primär chemisch-irritativen Bronchiolenasthma« verwiesen sei (s. unten). Vom Standpunkt der allergischen Pathogenese aus betrachtet ist weder die auf ein einzelnes Organ noch die auf ein Symptom ausgerichtete Beschränkung u.E. sinnvoll, weil hierdurch wesensmäßig gleichartige Krankheitserscheinungen wie Konjunktivitis, Rhinitis, Tracheobronchitis u.a. als häufige und typische Vorboten und Begleiterscheinungen des Bronchiolenasthma nicht die gleiche Beurteilung erfahren, die naturgemäß wegen der gemeinsamen Pathogenese allen klinischen Erscheinungsformen berufsbedingter Inhalationsallergien zusteht. Entsprechend wurde in der DDR die Nr. 41 der dort gültigen Berufskrankheitenverordnung formuliert und *alle* allergischen Erkrankungen der Luftwege und der Lungen einbezogen, also auch die sog. »Asthmaäquivalente« (z.B. Rhinitis) und die (allergische) Alveolitis. Für die »irritativ« ausgelösten Atemwegserkrankungen bestehen Sonderentscheidungen (Rebohle, 1969; Wallenstein u. Rebohle, 1977).

Um den erwähnten begrifflichen Schwierigkeiten im Hinblick auf den Terminus »Asthma bronchiale« aus dem Wege zu gehen, unterscheidet der lange Zeit diskutierte (VALENTIN, 1976) zweite Entwurf zur Neuordnung der Berufskrankheiten-Liste für die Berufskrankheiten-Verordnung in der Bundesrepublik Deutschland unter der neuen Listennummer *43 Obstruktive Atemwegserkrankungen* getrennt eine allergische *und* eine chemisch-irritative oder toxische Verursachung. Inzwischen ist die Verordnung zur Änderung der 7. Berufskrankheiten-Verordnung seit dem 1. Januar 1977 in Kraft. Entgegen dem Entwurf lautet die neue Listennummer jetzt:

43 *Obstruktive Atemwegserkrankungen*

4301 Durch allergisierende Stoffe verursachte obstruktive Atemwegserkrankungen, die zur Unterlassung aller Tätigkeiten gezwungen haben, die für die Entstehung, die Verschlimmerung oder das Wiederaufleben der Krankheit ursächlich waren oder sein können.

4302 Durch chemisch-irritativ oder toxisch wirkende Stoffe verursachte obstruktive Atemwegserkrankungen, die zur Unterlassung aller Tätigkeiten gezwungen haben, die für die Entstehung, die Verschlimmerung oder das Wiederaufleben der Krankheit ursächlich waren oder sein können.

Die Anerkennung des professionellen Zusammenhanges bei einer allergischen Atemwegsobstruktion macht keine Schwierigkeiten (SPAIN u. FONTANA, 1952), wenn

- die Allergenexposition auf den Arbeitsplatz beschränkt ist, und keine außerberuflichen Kontaktmöglichkeiten bestehen;
- der nichtprofessionelle Allergenkontakt größenordnungsmäßig weit unter der massiven Exposition am Arbeitsplatz liegt, wie z.B. bei einer Arbeiterin mit einer Federnallergie in einer Bettenfabrik.

Zu erheblichen Schwierigkeiten in der Beurteilung der professionellen Zusammenhangsfrage kann es jedoch kommen, wenn das professionelle Allergen sowohl am Arbeitsplatz wie im »natürlichen« Lebensraum sehr reichlich vorhanden ist, wie beispielsweise bei einem Staubsaugervertreter oder Gebäudereiniger mit einer Hausstauballergie. In solchen Fällen kann nur ein sehr sorgfältiges Abwägen unter Berücksichtigung der Entstehung, des Verlaufs sowie des Ausfalles von Karenz- und Re-Expositionsproben am Arbeitsplatz eine Wahrscheinlichkeit in der Beurteilung der Zusammenhangsfrage erreichen.

Was die Höhe des Entschädigungsanspruches bei Bejahung der Zusammenhangsfrage anbetrifft, so sind zur Begründung der Minderung der Erwerbsfähigkeit neben dem allgemeinen klinischen Befund röntgenologische und funktionsanalytische (Spirometrie, Body-Plethysmographie, Gasanalysen usw.) Daten mit heranzuziehen. Letztere bedingen einen erheblichen apparativen Aufwand. Die Beurteilung der Funktionseinbuße kann trotz definierter Belastungsstufen sehr schwierig sein. Tabellen geben gewisse Anhaltspunkte. Eine weitere Einschränkung auch dieser Untersuchungsmethoden ist dadurch gegeben, daß die individuelle Anfallsbereitschaft nicht zu erfassen ist, obgleich sie oft einen wesentlichen Anteil der Leistungsminderung in bezug auf eine kontinuierliche Arbeitsleistung ausmachen kann. So bedarf gerechterweise eine professionelle Sensibilisierung gegen ein relativ selten vorkommendes und leicht ausschaltbares Allergen wie z.B. Rohkaffeebohnenstaub, das oft durch einen einfachen Arbeitsplatzwechsel innerhalb des Betriebes zu umgehen ist, einer geringeren prozentualen Bewertung des Entschädigungsanspruches, als eine z.B. in der Gärungsindustrie erworbene, professionelle Sensibilisierung gegen Pilzsporen – ein ubiquitäres Allergen, das sowohl an vielen anderen Arbeitsplätzen, wie aber auch im außerberuflichen Milieu zur Auslösung von Beschwerden führt und durch einen Arbeitsplatz- oder Berufswechsel sehr viel schwerer, u.U. gar nicht zu umgehen ist. Das gleiche gilt für eine berufsbedingte Sensibilisierung bei einer Krankenschwester, die sich gegen zahlreiche Medikamente sensibilisiert hat. Im ungünstigen Fall kann evtl. später ein lebensrettendes Medikament bei ihr nicht mehr angewendet werden.

Ferner finden folgende Gesichtspunkte u.E. oft nicht die genügende Berücksichtigung:

- Der Sensibilisierungsgrad, z.B. in bezug auf eine »derivative« Krankheitsauslösung (FUCHS, 1954), d.h. durch Zweitpersonen oder Zwischenträger vermittelte Allergenexposition. Beispiel: Tierarzt mit hochgradiger Tierhaarallergie. Nach Umschulung zum Lehrer in der Schule am gleichen Ort erneute Asthmaanfallsauslösung »derivativ« bei Kontakt mit Bauernkindern und ihren Eltern, die mit ihrer Kleidung Spuren des früheren Berufsallergens übertragen.

– Die sekundären Infektkomplikationen mit meist erhöhter Anfallsbereitschaft. Durch eine Sensibilisierung gegen exogene Inhalationsallergene besteht infolge Minderung der Schleimhautresistenz eine erhöhte Infektanfälligkeit (Sensibilisierung als »Schrittmacher« für einen Infekt).

Allzuhäufig werden leider nur die zum Zeitpunkt der Untersuchung erhobenen, funktionsanalytisch bestimmbaren Einschränkungen der Atemleistungsbreite und das Ausmaß der pulmokardialen Insuffizienz bewertet (Hertz, 1977) und bleiben die primären, allergenen Kausalfaktoren unberücksichtigt.

Besondere Schwierigkeiten ergeben sich oft durch die Tatsache, daß die Berufskrankheit (entsprechend dem Gesetzestext) erst anerkannt und damit die Entschädigungspflicht realisiert werden können, wenn der Beruf von dem Erkrankten endgültig aufgegeben wurde. Selbständige Landwirte, Viehauktionäre wie auch Bäckermeister u.a. sowie hochqualifizierte, spezialisierte Wissenschaftler (Zoologen, Botaniker, Physiologen, Pharmakologen, Pathologen usw.) sind oft nicht in der Lage und auch nicht willens, den Beruf, den eigenen Betrieb oder das Geschäft aufzugeben, sei es wegen des eigenen Unterhalts, oder um den Betrieb für die Familie zu erhalten, oder auch aus Altersgründen (Umschulung). – Wenn – wie auch in solchen Fällen – die Gefahr besteht, daß eine Berufskrankheit (im Sinne der Verordnung) entstehen, wiederaufleben oder sich verschlimmern kann, können aufgrund des §3 der zur Zeit geltenden Verordnung von den Berufsgenossenschaften Maßnahmen in Form von Verdienstausgleich bei evtl. notwendigem Arbeitsplatzwechsel, oder Übergangsrenten sowie Umschulungsbeihilfen und klinische Spezialbehandlung usw. gewährt werden. Auch kann der Gefährdete dazu aufgefordert werden, die für ihn gefährliche Beschäftigung zu unterlassen. M.a.W.: sub specie allergiae kann und soll der §3 angewendet werden, wenn erste Zeichen einer berufsbedingten, aktuellen Sensibilisierung, beispielsweise bei einem Bäcker als Mehlrhinitis (»Bäckerschnupfen«) auftreten. Gerade für den Allergiker bietet dieser Paragraph zusammen mit der oben genannten Listennummer 4301 den oft nicht genutzten Vorteil einer Frühbehandlung, sei es in der Ermöglichung einer Expositionsprophylaxe – Allergenkarenz – (durch Arbeitsplatz- oder Berufswechsel) oder einer spezifischen Hyposensibilisierung. Der §551, Abs. 2 gibt zusätzlich den Trägern der Versicherung die Möglichkeit, auch die nicht in der Liste erfaßten Härtefälle zu entschädigen, wenn nach neuen medizinischen Erkenntnissen Voraussetzungen gegeben sind, die den allgemeinen Entstehungsbedingungen von Berufskrankheiten entsprechen (s. §551, Abs. 1).

III. Anhang: Berufsbedingtes chemisches Asthma bronchiale

Obgleich nicht unmittelbar zur vorgegebenen Thematik gehörend, müssen hier einige Bemerkungen über die primär chemisch-berufsbedingten Asthmaformen und ihre versicherungsrechtliche Einordnung gemacht werden. Schwierigkeiten ergaben sich zunächst in terminologischer Sicht, indem von vielen Autoren die chemisch ausgelöste Atemwegsobstruktion nicht als »Bronchialasthma« im Sinne der Ziffer 41 gewertet wurde, Asthma bronchiale sei eine ausschließlich allergisch bedingte Krankheit, die mit Anfällen einhergeht. Dieser Ansicht ist von vielen Seiten – auch von uns – widersprochen worden, worauf aber hier nicht im einzelnen eingegangen werden soll.

Im Gegensatz zu der primär allergischen Atemwegsobstruktion gestaltet sich der Nachweis des Kausalzusammenhanges bei primär chemisch (toxisch)-berufsbedingtem Bronchialasthma wesentlich schwieriger. Bei primär chemisch-berufsbedingtem Bronchialasthma unterscheiden wir (Fuchs u. Gronemeyer, 1961) vier klinische Verlaufsformen:
– Akutes, schweres oder schwerstes Bronchiolenasthma nach massiver Inhalation des Reizstoffes mit anschließendem Dauerasthma (Unfallereignis), das evtl. durch Anwendung des § 548 RVO entschädigt werden kann;
– Chronisches Bronchiolenasthma (spastische Bronchitis) infolge mehrmaliger oder langfristiger Inhalation subtoxischer Dosen, das von individueller Toleranz und seinen Bedingungen abhängige »primäre« Empfindlichkeitsasthma;
– Bronchiolenasthma nach klinisch freiem Intervall von 1–4 Wochen *nach* der toxischen Schleimhautschädigung aufgrund eines sekundären Infektes mit oder ohne bakterielle Sensibilisierung;
– Primär subchronische Bronchitis mit nachfolgender Toleranzerniedrigung gegenüber beruflichen chemischen Reizstoffen, sog. »sekundäres« Empfindlich-

keitsasthma. Beispiel: Unverträglichkeit von Braten-
dunst, Ölqualm, Autoabgasen u.a. Als präparative
Ursache kommen für die Bronchitis ein blander ka-
tarrhalischer Infekt oder auch andere – außerberufliche – Schädigungen der Bronchialschleimhaut, vor
allem chronischer Tabakmißbrauch (»Raucherbron-
chitis«) in Frage.

Auslösende chemische Reizstoffe können sein:
Phthalsäureanhydrid (Naphthochinon), Vanadiumpen-
toxyd, Isozyanate, Chlorverbindungen, Schwefeldioxyd,
aber auch Azetylcholin, Histamin usw. (s. oben). Aufgrund dieser gegenseitig sich beeinflussenden Kausalfaktoren ist eine präzise Abgrenzung für den Einzelfall oft
äußerst schwierig. Eine einfache und routinemäßig
durchführbare Diagnostik gibt es nach wie vor aus mancherlei Gründen nicht. Die pharmakologischen Funk-
tionsprüfungen des broncho-pulmonalen Systems (Inhalativer Histamin-, Azetylcholin- und »Aludrin«-Test)
vermögen zwar in latenten Krankheitsstadien die bronchiale Hyperreagibilität und damit das Vorliegen einer
Asthma-Bereitschaft bzw. einer stattgehabten »Asthmatisierung« zu bestätigen, sind aber als solche *unspezifisch* und können somit zur Erkennung der schädigenden Noxe keine Hilfe bieten. Ihr diagnostischer Wert
besteht daher vorwiegend in dem Ausschluß einer asthmatischen Reaktionsbereitschaft. Darüber hinaus sind
nicht nur die pharmakodynamischen Prüfungen des
bronchopulmonalen Systems unspezifisch, sondern auch
in den meisten Fällen die Expositions- und Provokationsproben mit der angeschuldigten chemischen Noxe
selbst. Die bei chemisch irritativem Asthma bronchiale
resultierende bronchiale Hyperreaktivität kann in gleicher Weise nicht nur durch den vermuteten Schadstoff,
sondern auch durch andere bronchiale »reizunspezifi-
sche« Stoffe provoziert werden, wie von Gronemeyer
(1958) am Beispiel des Desmodur-Desmophen-Asthma
und von Reichel (1974) für weitere Schadstoffe gezeigt
werden konnte.
Die Durchführung von inhalativen Provokationsproben mit chemisch irritierenden Substanzen ist sehr viel
schwieriger und aufwendiger als mit Allergenaerosolen,
wobei auf die mitgeteilten Testmethoden von Woitowitz et al. (1971 a–c) sowie von Pepys et al. (1972a–d)
ausdrücklich verwiesen sei. Wie schon vorne bei der
Besprechung des »Arbeitsplatzbezogenen inhalativen
Provokationstests« von Woitowitz im einzelnen diskutiert wurde, ergeben sich bei den inhalativen Provokationstests mit chemisch irritierenden Noxen gleiche Probleme der Durchführung und Bewertung, wobei hier
besonders die Substanzwahl der Plazebo-Inhalation und
die Dosierung der Noxe hervorgehoben seien (Rebohle
u. Thiele, 1966; Zedda et al., 1976). Bei den Tests
von Pepys fällt auf, daß die Frage der unspezifisch gesteigerten bronchialen Reagibilität nicht immer mit in
die Diskussion einbezogen wurde. Es wurde vor allem
Wert gelegt auf die klinische Verlaufsform (nach der
Exposition) und ihre eventuelle Unterdrückbarkeit
durch Intal, um per exclusionem auch die nach der
Anamnese vermutete allergische Genese noch wahr-
scheinlicher zu machen. – Trotz dieser Bemühungen
bleibt der Beweis einer berufsbedingten *primär* chemischen Verursachung verschiedener Asthmaformen weiterhin schwierig. Wir sind auf das inzwischen angesammelte Erfahrungsgut angewiesen und wissen, daß eine

Anzahl von Stäuben, Gasen und Dämpfen die Bronchialschleimhaut toxisch irritieren kann. Nach Rebohle
(1969) bleibt die Möglichkeit einer »Indizienargumenta-
tion« mit folgenden Kriterien:
– Besonders genaue Erhebung der Vorgeschichte in bezug auf Bindung an Arbeitsplatz und Arbeitszeit,
  Erscheinungsfreiheit und Beschwerdefreiheit an den
  Wochenenden und in den Ferien. Wegen möglicherweise tendeziöser Färbung der Vorgeschichte ist
  eine Arbeitsplatzbesichtigung im Individualfall sicher
  aufschlußreich, doch vom begutachtenden Kliniker
  selten realisierbar;
– Häufige oder ständige Überschreitung arbeitshygie-
  nischer Normen. Es wird in diesem Zusammenhang
  auf die sog. MAK [1]-Werte (Henschler, 1972), ferner
  auf Staubnormen und Arbeitsplatzklimawerte hingewiesen;
– Die angeschuldigte Noxe muß sicher schädigen können.
– Außerberufliche Faktoren (z.B. Zigarettenrauchen)
  dürfen nicht überwiegen.

Auch der Katalog der chemischen asthmogenen
Reize ist umfangreich. Er ist ebenfalls entsprechend der
industriellen Entwicklung häufigen Änderungen unterworfen, was die Beurteilung eines eventuellen Kausalzusammenhanges weiter erschwert. Keineswegs aber erscheint es gerechtfertigt, von einem »Ausgestorbensein«
(Symanski, 1971) des chemisch-irritativen Bronchiolenasthma zu sprechen. Die zunehmende Kenntnis über
die chemisch-irritative Einwirkung eines Stoffes führt
zu Präventivmaßnahmen und zur Synthese neuer Verbindungen, die inhalativ nicht mehr so toxisch sind (Beispiel: Isozyanate). Besonders Metallverbindungen können sowohl als potente Allergene, wie aber auch als
Reizstoffe auf die Bronchialschleimhaut einwirken
(Chrom, Platin, Gold, Quecksilber, Vanadium usw.).
In der Diagnose sollte daher die ermittelte Pathogenese
eindeutig zum Ausdruck kommen. Ob es bei der Vielzahl der bronchialen Reizstoffe sinnvoll und überhaupt
möglich ist, eine eigene stoffliche »Auflistung« vorzunehmen, erscheint bei dem augenblicklichen Stand der
Erkenntnisse und den fehlenden Abgrenzungsmöglich-
keiten (Podiumdiskussion zur Ziffer 41 der 7. BKVO-
Jahrestagung der Deutschen Gesellschaft für Arbeitsmedizin 1973 München) auch heute noch äußerst
fraglich.
In diesem Zusammenhang muß noch auf eine *regionale Häufung von asthmatischen Reaktionen im Raum
von Tokio-Yokohama* kurz eingegangen werden, die erstmals 1946 im Winter bei amerikanischem Militärperso-
nal und gehäuft in den folgenden Jahren beobachtet
wurden. Eine Reihe von Charakteristika im klinischen
Bild wie aber auch im Krankheitsverlauf zeichnen das
– allerdings nur von den Amerikanern so bezeichnete
(Sugihara, 1975) – Tokio-Yokohama-Asthma aus. Die
ersten Symptome machen sich nach einer Aufenthalts-
dauer im Raum Yokohama-Tokio besonders bei Rauchern nach etwa 4–40 Monaten, selten später bemerkbar. Charakteristisch sind der Symptomenbeginn und
die Ausprägungsstärke in den Monaten September bis
Mai; in den Sommermonaten besteht weitgehende Be-

---

[1]   Maximale Arbeitsplatz-Konzentration

schwerdefreiheit. Im Beginn kommt es besonders des Nachts und in den frühen Morgenstunden zu heftigen Hustenanfällen ohne wesentlichen Auswurf. Im weiteren Krankheitsverlauf entwickeln sich eine Bronchospastik mit Giemen und Brummen sowie eine anfangs nur bei Belastung bemerkbare Dyspnoe. Schon früh fällt eine relativ ausgeprägte Resistenz und Unbeeinflußbarkeit durch Bronchodilatatoren der Katecholaminreihe auf. Hingegen führt ein Verlassen der Gegend von Yokohama vor allem im Beginn der Krankheit schnell zu subjektiver Beschwerdefreiheit, wenngleich die Zeichen einer latenten Obstruktion noch verhältnismäßig lange nachweisbar bleiben. Nach Rückkehr in die Gegend von Tokio-Yokohama treten in nur kurzer Zeit die gleichen Beschwerden erneut auf. Jeder Neuaufenthalt bzw. längerer Aufenthalt führt zu einer besonders raschen Progredienz des Leidenszustandes, wie man es sonst i. allg. in der Entwicklung eines komplikationslosen Bronchiolenasthma nicht zu sehen gewohnt ist. Schwere Verlaufsformen (Status asthmaticus) sind die Regel bei mehrjährigem Aufenthalt in dieser Gegend, auch tödliche Verlaufsformen sind mitgeteilt. Die schweren Verlaufsformen sprechen weder auf Expektorantien an noch auf Bronchodilatatoren der Katecholaminreihe, selbst nicht bei intermittierender Überdruckbeatmung. Nur die Anwendung von Steroiden führt zu einer eindrucksvollen (wenn auch vorübergehenden) Besserung. Bei den Kranken bestehen keine Anhaltspunkte für eine sog. genotypische Allergiebereitschaft im Sinne der Atopie. Es besteht keine Altersabhängigkeit und auch keine geschlechtsgebundene Morbidität. Ebenfalls fanden sich keine Hinweise für eine besondere primäre psychogene Erkrankungsbereitschaft. Eine *exogene Allergie* (auch gegen die in den Wintermonaten in der Luft vorhandenen Pilzsporen) kann als *Ursache des »Yokohama-Asthma«* als *ausgeschlossen* gelten (z.B. Huber et al., 1954). Vielmehr ist aufgrund unseres heutigen Wissens anzunehmen, daß – im Gegensatz zu anderen industriellen Ballungsräumen – erst der *Akkord* der *industriellen Emissionen in Verbindung mit den besonderen klimatogeographischen Verhältnissen* der von hohen Bergen umgebenen Bucht zu einer gegenseitigen Potenzierung und damit zur Auslösung des als »Yokohama-Asthma« bezeichneten Krankheitsbildes führt. Als Hauptquellen für die Luftkontamination müssen die Ölverbrennungsrückstände betrachtet werden, vor allem der Luftgehalt an Schwefeldioxyd, organischen Gasen und Dämpfen (Methan, Acetylen, Aldehyd, Phenol, Ketone, Ammoniak, Alkohole). Aus der Kohleverbrennung kommen hinzu Kohlenmonoxyd und -dioxyd, Stickstoffoxyde, Kohlenwasserstoffe und organische Säuren. Wenngleich verschiedene der einzelnen Kontaminanten an Smogtagen eine bis zu 8fach betragende Steigerung erfahren, so sind als statistisch gesichert bisher nur die ätherlöslichen Aerosolfraktionen und ein indifferenter Staubanteil zu betrachten. Die Anreicherung nur eines der definierten Stoffe kann ursächlich der Entstehung und auch Auslösung des Yokohama-Asthma aufgrund unserer heutigen Kenntnisse nicht zur Last gelegt werden. Es handelt sich um eine Summationswirkung (speziell bei Rauchern) von klimatogeographischen Gegebenheiten mit einer »Smog-Kondensation« (Phelps et al., 1961; Phelps u. Koike, 1962; Beard et al., 1964; Spotnitz, 1965; Miyamoto et al., 1966; Tremonti, 1970, 1972).

F. Therapie

Für die antiallergische Therapie der Atemwegsobstruktion ergeben sich entsprechend dem mehrphasigen Aufbau der allergischen Reaktion in eine allergie-(immunologisch-) spezifische und in eine allergie-(immunologisch-) *un*spezifische Phase prinzipielle Ansatzpunkte (s. Abb. 18, Schmutzler, 1975b; Assem, 1976); diese sind gerichtet:

– gegen die im Zentrum der allergischen Pathogenese stehenden Allergen-Antikörper-Reaktion;

– gegen die pharmakologisch entzündlich-funktionellen Wirkungen der freigesetzten Mediatorstoffe;

– gegen die »allergisch-hyperergische Gewebsreaktion« und ihre Komponenten;

– gegen die neuro-vegetativen Steuerungsfaktoren.

I. Kausale Therapieprinzipien

1. Die kausale oder ätiologische »allergenbezogene« Therapie richtet sich gegen die Allergen-Antikörper-Reaktion bzw. ihr Reaktionsprodukt, den Immunkomplex, und beinhaltet:

   a) Die Allergenkarenz (Expositionsprophylaxe) bei Typ I-, III- und IV-(?) Reaktionen,
   b) die spezifische Desensibilisierung (Hyposensibilisierung), auch Immunotherapie, *ausschließlich* bei Typ I-Reaktionen. Diese unter 1. genannten Therapiemaßnahmen sollen eingehender erörtert werden, die weiteren kausalen Therapieprinzipien (2–4) können hier nur kurz angeführt werden.

2. Bei den primär chemisch-irritativ ausgelösten Asthmaformen gehört zu den ätiologischen Behandlungsmaßnahmen die möglichst sofortige Expositionsprophylaxe und die daran anschließende symptomatische Therapie (s. später).

3. Bei den infektbedingten Asthmaformen gehört zu den ätiologischen Behandlungsmaßnahmen die Anwendung von Antibiotika unter Berücksichtigung der Sputumflora und ihrer Resistenz, wobei die ätiologische Rolle des Haemophilus influencae nicht außer acht gelassen werden darf (Breitbandantibiotikum). Als Behandlungsgrundsätze gelten die für die antibiotische Therapie gebräuchlichen Regeln und Dosierungsanweisungen. Ferner gehört hierher operative Infektionsanierung bei postsinusitischem Asthma bronchiale infolge chronisch-eitriger Sinusitis. – Nebenbei sei bemerkt: Die Indikation zu operativen Eingriffen am lymphatischen Rachenring ist sehr streng zu stellen. Bei gehäuften ka-

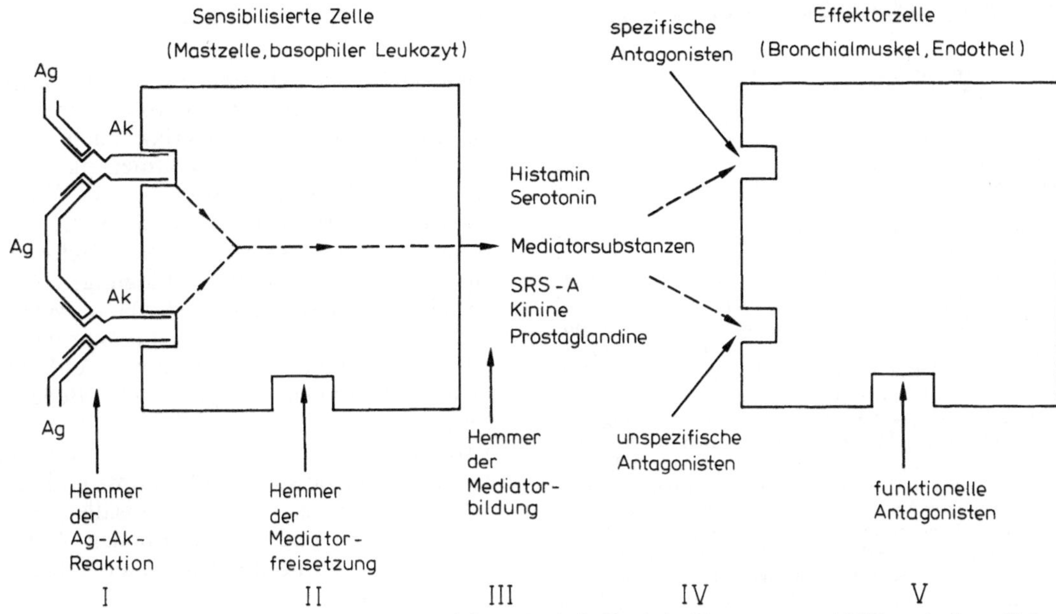

Abb. 18. Schema der allergischen Reaktion und ihrer Beeinflußbarkeit (SCHMUTZLER, 1975b; mit freundlicher Genehmigung des Autors).

I. Hemmung der Antigen-Antikörper-Reaktion

Hyposensibilisierung:
Ziel: Abfangen des Antigens im Blutplasma durch blokkierende Antikörper (IgG)

Antigenkompetition:
Ziel: Blockade der spezifischen Antigenbindungsstellen am Antikörpermolekül ohne Auslösung einer allergischen Reaktion

Verminderung der Antikörpersynthese durch Glucocorticoide

II. Hemmung der Freisetzung von Mediatorsubstanzen allergischer Reaktionen

Sympathomimetische Amine (z. B. Suprarenin, Arterenol Aludrin, Ventolin)	Histamin
Theophyllin	Serotonin
Papaverin	SRS-A
Dinatriumcromoglycat (Intal)	Prostaglandine
Xanthone (AH-Serie)	
Glucocorticoide	

III. Hemmung der Synthese von Mediatorsubstanzen allergischer Reaktionen

Adrenalin (Suprarenin)	Histamin SRS-A Prostaglandine
Indomethacin (Amuno) Acetylsalicylsäure (Aspirin) Phenylbutazon (Butazolidin)	Prostaglandine
Trasylol (Heparin?)	Kinine
Glucocorticoide	

IV. Hemmung der Wirkung freigesetzter Mediatorsubstanzen allergischer Reaktionen an den Effektorzellen

Spezifisch

1 H1-Rezeptorantagonisten (klassische Antihistaminica) (z. B. Mepyramin (Neo-Bridal) Antazolin (Antistin)	Histamin
2 Phenothiazinderivate (Megaphen)	Serotonin
3 Cyproheptadin (Periactin)	
4 Methysergid (Deseril)	

Unspezifisch

Glucocorticoide Phenylbutazon	Kinine (SRS-A) (Prostaglandine)

V. Funktioneller Antagonismus von Mediatorsubstanzen allergischer Reaktionen an den Effektorzellen

Sympathomimetische Amine (Arterenol, Suprarenin, Aludrin, Ventolin)	Broncholyse,
Theophyllin	Herabsetzung der Kapillarmeabilität (Hemmung der Drüsensekretion)
Papaverin	
Parasympatholytica (Atropin)	
Glucocorticoide	

tarrhalischen Infekten mit Behinderung der Nasenatmung und Neigung zu Otitis ist besonders bei asthmatischen Kindern (ohne Rücksicht auf die Pathogenese des Asthma bronchiale) die Adenotomie (evtl. in Vollnarkose speziell bei labilen Kindern) vorzunehmen. Die Frage der Indikation zur Tonsillektomie ist schwerer zu beantworten. Nach anfänglicher Euphorie (vor etwa 30 Jahren) sind wir aufgrund eigener Erfahrungen seit Jahren eher zurückhaltend, da der Zusammenhang zwischen dem Verlauf des Asthma bronchiale und der Tonsillektomie nur selten gesichert werden kann und speziell bei Allergikern eher eine Verschlechterung zu beobachten ist (STEPS, 1967; RÜDIGER, 1974). Der oben geschilderte, im Verlauf der Entwicklung der allergischen Reaktionssymptomatik an den Respirationsorganen auftretende, »Etagenwechsel« mit Einbeziehung der Bronchien in das krankhafte Geschehen wird gerade *nach* Tonsillektomie beobachtet, z.B. bei der Pollinosis. Eine zwingende Indikation zur Tonsillektomie ist unseres Erachtens dann gegeben, wenn gehäuft – mehrmals im Jahr – fieberhafte Tonsillitiden oder Tonsillarabszesse mit Inzision und Narbenbildungen, evtl. mit Exazerbation auch des Asthma bronchiale, auftreten und zum anderen, wenn bei Kindern zusätzlich ein mechanisches Hindernis durch die hypertrophen Tonsillen besteht und nicht erwartet werden kann, daß sich die Tonsillen in absehbarer Zeit zurückbilden werden.

4. Inwieweit eine psychotherapeutische Behandlung der ätiologischen Therapie zuzurechnen ist, ist nicht grundsätzlich, sondern nur von Fall zu Fall zu entscheiden. Unter Bezug auf die oben (S. 581) gegebene Darstellung der zumeist sekundären krankheitsdependenten psychischen Prägung kommen in Frage: Einzel-, Gruppen- und Verhaltenstherapie nach psychosomatischer Befunderhebung unter Verwertung psychodiagnostischer Verfahren, dazu sedierende Maßnahmen in Verbindung mit Atem- und Entspannungstherapie.

Zu 1

a) Allergenkarenz (Expositionsprophylaxe). Die Ausschaltung des auslösenden Allergens und damit die Verhinderung einer stets sich wiederholenden Immunkomplexbildung stellen vor allem im Beginn der Behandlung, noch vor Auftreten von sekundären Veränderungen an den verschiedenen Reaktionsorganen, den einfachsten und wirksamsten Weg dar. Vorbedingung hierfür ist die möglichst frühzeitige Erkennung des aktuellen Allergens wie des gesamten Allergenspektrums. Manchmal können mehrere Allergene, oft mit verschiedenen Invasionsmodi, die gleiche klinische Manifestationsform auslösen oder, wenn sie gleichzeitig wirksam werden, Grad und Stärke der Reaktion beeinflussen (Summationseffekt). Da die Allergenkarenz an eine beschränkte, meist lokal gebundene Allergenverbreitung geknüpft ist, kommen nur bestimmte Allergenreservoire in Betracht:

– »Hausallergene« (Betten- und Matratzeninhaltsstoffe, Haustiere, hausgebundener Schimmel, spezielle Kosmetika, auch Arzneimittel u.a.) durch »Sanierung des privaten Allergenmilieus« (auch Wohnungs- und Ortswechsel), durch Ausschaltung des Nahrungsmittelallergens) (schwierig bei Gemeinschaftsverpflegung). Als »Suchkost« (Additionskost nach WERNER, 1967b) gewinnt das Karenzprinzip, z.B. bei nutritiv ausgelöstem Asthma bronchiale zugleich diagnostische Bedeutung.
– »Berufsallergene« (Mehle, Futtermittel, Großtiere sowie spezielle betriebs- und gewerbegebundene Inhalationsallergene) durch »Sanierung des beruflichen Allergenmilieus«, zumeist Berufs- oder Arbeitsplatzwechsel.

Keine Schwierigkeit bereitet die Ausschaltung von Arzneimittelallergenen oder Kosmetika, da in den meisten Fällen ausreichende Ausweichmöglichkeiten zur Verfügung stehen. Anders jedoch verhält es sich mit dem Gros der Inhalationsallergene. Ihre Ausschaltung führt nicht selten zu sozialen und beruflichen Zwangslagen (z.B. Berufswechsel, Wohungswechsel, Ortswechesel), so daß andere Maßnahmen gesucht werden müssen (s. Hyposensibilisierung/Indikation). Hingegen kann für manche Pollenallergiker das Karenzprinzip wirksam werden, vor allem, wenn die Sensibilisierung gegen ein relativ kleines Pollenspektrum gerichtet ist (z.B. nur Lindenblüte, Haselblüte u.a.) oder der vorliegende Sensibilisierungsgrad nur während der Hauptblühperiode den Schwellenwert erreicht (s. Blühkalender, Abb. 5–7). So verlassen viele Pollenallergiker zu Beginn der Blühsaison ihren Heimatort und suchen nach Möglichkeit Orte an der Nordsee oder auch im Hochgebirge oder an der Mittelmeerküste auf, wo die Blühperiode zu einem anderen Termin einsetzt. Sie umgehen auf diese Weise den schädlichen Pollenflug. An der Nordseeküste ist die klinische Erscheinungsfreiheit nur bei Seewind garantiert. Selbst auf Helgoland kann infolge der Flugweite der Pollen (100 km und mehr) bei ungünstigen Windbedingungen die Pollenexposition zeitweise erheblich sein.

Für die Wirksamkeit einer Allergenkarenz ist ihre strikte und konsequente Durchführung Voraussetzung. Hierbei werden sehr häufig Fehler gemacht, die einerseits auf der Ungenauigkeit ärztlicher Unterweisungen, andererseits aber zumeist auf Mißverständnis und Gleichgültigkeit des Patienten beruhen. Anweisungen wie: »Sie müssen ihr Federbett entfernen« oder ähnlich sind im allgemeinen niemals ausreichend. Der Kranke entfernt zwar sein Federbett, behält aber sein federngefülltes Kopfkissen. Die Wirksamkeit von nur minimalen Allergenmengen wird zumeist – auch von Ärzten – unterschätzt (s. a.a.O. »derivative« Allergie). – Speziell für Kranke mit allergischer Atemwegsobstruktion soll der Schlafraum möglichst staubarm (allergenarm) gestaltet sein. Es empfiehlt sich ein einfacher Raum, trocken gelegen (Luftfeuchtigkeit nicht über 60%), frei von Hausschimmel, Süd- oder Südostlage, nicht zu ebener Erde. Die Entwicklung von Kunststoffen macht die Einrichtung heute wesentlich einfacher als noch vor wenigen Jahren durch abwaschbare Tapeten oder einen entsprechenden Wandanstrich, wischbare Fußböden (PVC-Boden, Linoleum, versiegeltes Parkett) und Kunststoffgardinen. Möglichst keine Läufer oder Teppiche, gegebenenfalls aus synthetischen Garnen. Polstermöbel und Kissen wie Betteinrichtung ohne pflanzliche oder tierische Füllmaterialien, Ersatz durch Schaumstoff oder Schaumgummi. Nach Möglichkeit sind auch andere Staubfänger – zumindest aus dem Schlafraum – zu entfernen oder auf ein Minimum zu begrenzen (Bücher, Wandschmuck usw.). Der Allergenkatalog der Betten- und Matratzeninhaltsstoffe ist auch heute noch sehr reichhaltig. Zumeist sind die Inhaltsstoffe weder dem Verkäufer noch dem Käufer bekannt. Auch die Matratzenschoner müssen hier genannt werden, sie sind zumeist sehr alt, ihre Füllungen brüchig und vermehrt Staub abgebend. Die wichtigsten Bett-Allergene sind: Tierhaarmischfüllungen (Pferde-, Ziegen-, auch Kaninchenhaare), Federn, Seegras (Tang) und Alpengras sowie verschiedene Strohsorten (z.B. Mais), Kapok, Hanf und Flachs. Wenn Pollenallergiker außerhalb der eigentlichen Pollensaison ihre Symptome weiterhin behalten, so ist daran zu denken, daß eine kontinuierliche Allergenexposition durch eine »Gras«-Matratzenfüllung erfolgt und zur Dauersymptomauslösung führt.

Wenn frühzeitig erkannt, bringt die »Sanierung« des Schlafzimmers in bezug auf die nächtliche Anfallbereitschaft oft ein erstaunliches Therapieergebnis, wie durch viele, auch eigene Beobachtungen (Fuchs u. Gronemeyer, 1956) belegt ist. Fußboden und Wände sind nur feucht zu wischen; häufiges Staubsaugen, speziell der Matratzen (auch von Schaummatratzen!) beseitigt nicht nur den allfälligen Staub, sondern unterbricht, wie auch die Anwendung von Paragerm (Bakterizid und Fungizid) als Aerosol (Penaud et al., 1977), die Populationskette der Hausstaubmilbe (Dermatophagoides spp., s. Abb. 2), die sich, wie neuere Untersuchungen erwiesen haben, nach einer gewissen Zeit des Beschlafens auch in Schaummatratzen ansiedeln und vermehren. Trockenes Fegen und Klopfen der Matratze im Zimmer soll unterlassen werden. Für die »Sanierung« eignen sich Kunststoffüllungen, z.B. Dralon oder Diolen für das Zudeck (Steppdecke), auch als einfache Decke, für Kopfkissen, Kopfkeil und Matratze Schaumfüllungen, die in verschiedenen Härtegraden für den individuellen »Geschmack« zur Verfügung stehen (Dunlopillo, Metzler usw.), auch einfache Schaumflocken eignen sich zur Kissenfüllung. Die Verminderung des Staubanfalles, speziell in den Schlafräumen, ist ferner eine Voraussetzung zur Durchführung einer spezifischen Hyposensibilisierung gegen Haus- und Milbenstaub (s. später). Vor der täglichen Reinigung ist der Raum gut zu lüften.

Eine weitere, auf dem Karenzprinzip beruhende Maßnahme ist die Einrichtung allergenfreier Kammern (Storm van Leeuwen, 1926; Heymer u. Hoffmann, 1961). Ihre Anwendung in Notfallsituationen (akutes und schwerstes Pollenasthma) wirkt sich zweifellos günstig aus und vermag den Einsatz von Corticosteroiden und anderen Pharmaka zu mindern, stellt aber jeweils nur eine zeitbegrenzte Hilfsmaßnahme dar. In gleicher Weise wirkt sich auch der Einbau von Klimageräten in häusliche Wohn- oder Schlafräume aus und kann Erleichterung bringen. Bei vollklimatisierten Bürogebäuden, Hotels und auch Kliniken ist die Wartung der Anlagen nicht immer zufriedenstellend gelöst, durch Befall mit thermophilen Aktinomyzeten oder auch Pilzen kommt es dann paradoxerweise hier zu schwersten asthmatischen Reaktionen bzw. Pneumopathien (sog. Befeuchterfieber), die nach dem Typ III verlaufen. – Das

Tragen von Atemmasken mit Allergenfiltern bei berufsbedingten allergischen Atemwegsobstruktionen ist eine mögliche Hilfe zur Ausschaltung des pathogenen Allergens, diese Maßnahme kann jedoch nur empfohlen werden bei kurzfristigen Expositionen (z.B. Betriebsbegehung). Für längerfristige und vorabsehbare Exposition ist die prophylaktische Inhalation von Dinatrium cromoglicicum (Intal) zu empfehlen (s. später). Insgesamt bedeutet die strikte Durchführung einer Allergenkarenz eine (nicht selten die einzige!) kausal-therapeutische Maßnahme erster Ordnung.

b) Spezifische Desensibilisierung (Hyposensibilisierung). Die spezifische Desensibilisierung (Hyposensibilisierung) oder »Immunotherapie« (z.B. Norman, 1974) führt durch eine Modifizierung der Antikörperbildung in einem hohen Prozentsatz zu einem guten Behandlungserfolg, oft zu einer klinischen Heilung, wenn sie frühzeitig und sachgemäß ausgeführt wird. Gerade bei der Pollinosis, aber auch bei anderen Inhalationsallergien, die durch spezifisches Immunglobulin E vermittelt sind, verdient diese – ursächliche – Behandlungsart auch unter Berücksichtigung gewichtiger kritischer und zweifelnder Stimmen (z.B. Norman, 1974; Rose, 1974; Lichtenstein et al., 1975) bei Beachtung der von uns später gegebenen Indikationen und Hinweise grundsätzlich den Vorzug vor einer jahrelangen symptomatischen, peroralen, parenteralen und lokalen Anwendung von Antihistaminika, Kortikosteroiden, Dinatrium cromoglicicum (Intal) und Ketotifen. Sie hat als kausales Behandlungsprinzip zu gelten, da sie – nach unseren heutigen Kenntnissen und Vorstellungen – auf die im Zentrum der allergischen Pathogenese stehende Allergen-Antikörper-Reaktion Einfluß nimmt.

α) Theorie und Grundlagen. Eine Übersicht über die heutigen theoretischen Grundlagen des Desensibilisierungsverfahrens zu geben, bedarf eines historischen Rückblickes. Schon bald nach der Entdeckung des Phänomens der Anaphylaxie durch Charles Richet (1850–1935) und Paul Portier (1866–1962) im Jahre 1902 war die Frage nach den Reaktionskörpern gestellt worden, die diese merkwürdigen Phänomene auslösten. Richet stellte ein Schema auf, wonach ein in den parenteral zugeführten Physalienextrakten enthaltenes Toxin nach Berührung mit den Körperzellen ein primär atoxisches »Toxogenin« bildet, und bei einer Zweitinjektion die Einwirkung des Toxins nach einer für diesen Prozeß notwendigen Latenzzeit auf das nun vorhandene Toxogenin zu einem die Anaphylaxie auslösenden Apotoxin führen soll. Wie die weitere experimentelle Anaphylaxie-Forschung zeigen konnte, entwickelt sich bei einem Tier, das einen anaphylaktischen Schock über

standen hat, ein vorübergehendes, bis zu 14 Tagen andauerndes Refraktärstadium. Weitere, in diesem Zeitraum verabfolgte schockauslösende Dosen des spezifischen Allergens werden reaktionslos vertragen. Das Tier befindet sich – bedingt durch temporären Antikörperschwund beziehungsweise -aufbrauch oder -absättigung – in einem Zustand, der von Otto (1906) als »Antianaphylaxie« bezeichnet worden ist. Der gleiche Zustand ist nach Besredka auch dann zu erreichen, wenn man anstelle einer einzigen, oft tödlichen Schockdosis unter besonders vorsichtigen Injektionsbedingungen das Allergen in hoher Verdünnung und in »refracta dosi« verabfolgt. Besredka nannte daher seine 1917 eingeführte Methode der Desensibilisierung eine »neutralisation lente de la sensibilisine par l'antigène«. Ein solches Verhalten im Sinne der Antianaphylaxie zu erreichen, bildete die Grundvorstellung für die zuerst von Dunbar (1903) und später von Noon u. Freemann (1911) inaugurierte Behandlung des Heufiebers durch Pollenextrakte. Dieses Behandlungsprinzip – als sog. spezifische Desensibilisierung bezeichnet – wurde bald auf eine Vielzahl anderer exogener Allergene erweitert und erfolgreich angewendet (s. Prausnitz u. Schadewaldt, 1967; Schadewaldt, 1970).

» Unter spezifischer De- oder Hyposensibilisierung (desensitization – hyposensitization) verstehen wir somit *alle Behandlungsverfahren, die durch Zuführung subklinischer Dosen des spezifisch auslösenden Allergens einen* (der Antianaphylaxie ähnelnden) *Zustand transitorischer oder dauernder Unter- oder Unempfindlichkeit herbeizuführen vermögen«* (Gronemeyer, 1967). Im Gegensatz zu den eindrucksvollen und immer von neuem bestätigten klinischen Behandlungserfolgen und trotz der jahrzehntelangen Erfahrung mit der Desensibilisierungstherapie ist bis heute der »biologische Grundvorgang«, auf dem der klinisch gesicherte Wirkungseffekt beruht, noch weitgehend unbekannt.

Folgende *Wirkungshypothesen* mit mehr oder weniger stichhaltigen Argumenten werden diskutiert:
1. Antianaphylaxie durch Antikörperaufbrauch oder Neutralisation. Das aus der tierexperimentellen Forschung abgeleitete Antianaphylaxie-Phänomen als Fundament des klinischen Behandlungserfolges hat sich sehr bald als falsch erwiesen. Denn ein Aufbrauch oder eine Neutralisation der Reagine ließ sich weder im Übertragungsversuch nach Prausnitz-Küstner noch durch die Anstellung der Hautreaktion feststellen. Im Gegenteil – der Reagintiter steigt besonders zu Beginn der Behandlung an und kehrt dann langsam auf den Ausgangswert zurück, selten darunter. Man nimmt an, daß durch Stimulierung von Gedächtniszellen der IgE-Bildung ein Titeranstieg erfolgt, der bei der Hyposensibilisierung fast immer zu objektivieren ist (Sehon u. Glyenes, 1965; Johannson et al., 1972; Lichtenstein et al., 1973; Tse et al., 1970). Nach Lichtenstein soll der initiale Titeranstieg einen prognostischen Hinweis auf ein günstiges klinisches Behandlungsresultat abgeben; wenn der Titer-

anstieg nicht zu registrieren sei, könne ein klinischer Erfolg nicht erwartet werden. Methodenabhängig wie auch vom Reinheitsgrad des Allergenextraktes abhängig, stellt sich erst nach mehrmonatiger bzw. mehrjähriger erfolgreicher Behandlung ein signifikanter Abfall des Reagintiters ein, der weder spontan durch das Lebensalter noch durch die Erkrankungsdauer bedingt ist, sondern ein echter Behandlungseffekt ist. Anfangs jedoch steht der klinische Behandlungserfolg nach dem Urteil der meisten Autoren zunächst nicht oder in nur fraglicher Korrelation zur Höhe des Reagintiters. Hingegen scheint der Reagintiter – gemessen durch den Hauttitrationswert, der durch Testung mit steigenden Allergenverdünnungen ermittelt werden kann – in bezug auf die tolerierte Allergendosis in direkter Abhängigkeit zu stehen. Dies betrifft sowohl die Chance wie das Ausmaß zu erwartender Schockerscheinungen nach therapeutischen Allergeninjektionen wie auch die Differenzierungsmöglichkeiten zwischen latenter und klinisch aktueller Sensibilisierung. Je niedriger die Hauttitrationsdosis liegt, um so häufiger ist sie Maß und Ausdruck aktueller klinischer Erscheinungen (GRONEMEYER et al., 1979). Diese in der Literatur niedergelegten Daten werden bestätigt durch neuere Untersuchungen, die durch die Entdeckung des Immunglobulins E durch ISHIZAKA u. JOHANNSON ermöglicht wurden. So wurde mit Hilfe des Radio-Immuno-Sorbent-Tests (RIST) sowie auch des Radio-Allergo-Sorbent-Tests (RAST) die Feststellung gemacht, daß bei Verfolgung des Reagintiters im Verlauf einer »rush-desensitization« (Stoß-Desensibilisierung) zunächst ein Anstieg erfolgt, der nach ungefähr 17 Tagen im Mittel etwa 161% für den spezifischen reaginischen Antikörper und etwa 41% für das Gesamtreagin beträgt (BERG u. JOHANSSON, 1971). Erst nach ungefähr sechsmonatiger Behandlung war ein eindeutiger Abfall der Reaginkonzentration im Serum festzustellen, der je nach Allergen sich unterschiedlich verhält, was sowohl den Abfall wie den Anstieg anbetrifft (ANFOSSO-CAPRA, 1975). Durch diese neueren in vitro-Methoden lassen sich manche der früher sich widersprechenden Ergebnisse in bezug auf die Titerbewegungen der verschiedenen, bei der Desensibilisierung auftretenden Antikörper erklären.

2. Das Auftreten und die Intervention von »blockierenden« Antikörpern. Die Annahme von COOKE et al. (1935a, b) daß neben dem Wechsel des Reagintiters unter Allergeneinwirkung sich die Bildung eines neuartigen Antikörpers mit blockierenden Eigenschaften vollzieht (»blocking antibodies«), konnte durch LOVELESS (1940) bewiesen werden, indem sie zeigte, daß die blockierenden Antikörper im Gegensatz zu den Reaginen durch längeres Erhitzen auf 56° nicht zerstört werden, sondern thermostabil sind. Der Titeranstieg der Immunglobuline, zumeist Immunglobulin G, ist nach wenigen Wochen der Stimulierung der Gedächtniszellen nachweisbar, der Titeranstieg erfolgt langsamer oder auch später als der Titeranstieg des Immunglobulins E und erreicht oft das 20fache seines Ausgangswertes. Das Maximum wird nach etwa 12 Monaten erreicht (SADAN et al., 1969; MELAM et al., 1971). Unbehandelte Pollenallergiker zeigen während der »natürlichen« Pollensaison keinen Anstieg der IgG-Titer (Abb. 19 LICHTENSTEIN et al., 1974). Booster-Injektionen in 6wöchentlichen Intervallen sind ausreichend, um den Titer aufrecht zu erhalten (NORMAN et al., 1971). Die Anwesen-

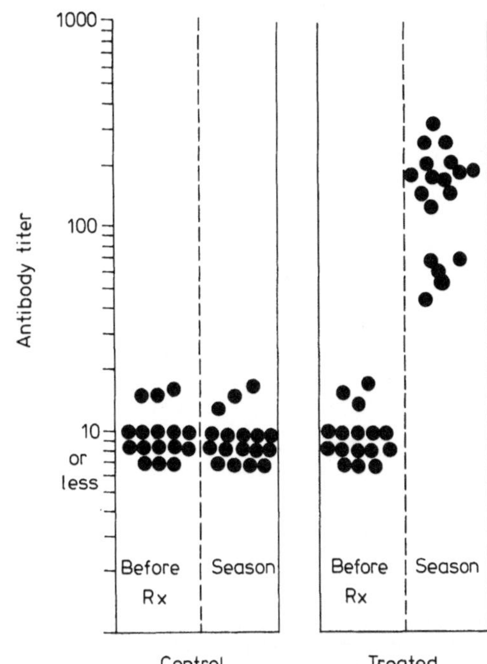

Abb. 19. Titer von blockierenden Antikörpern bei Patienten, die mit Ragweedpollen-Allergen bzw. mit Placebo behandelt wurden, vor Beginn der Therapie und nach Beendigung der Therapie während der Ragweedpollen-Saison. Jeder Kreis repräsentiert einen Patienten (LICHTENSTEIN et al., 1974; mit freundlicher Genehmigung der Autoren).

heit blockierender Antikörper in den durch Hitze inaktivierten Sera behandelter Allergiker kann auf verschiedene Weise gezeigt werden. Die einfachste Methode ist die direkte Prüfung einer Verdünnungsreihe des Allergens mit dem hitzeinaktivierten Serum eines behandelten Allergikers im Vergleich mit Normalserum durch Intrakutantestung an einem unbehandelten Allergiker. – Eine methodische Verbesserung des Neutralisationstests stellt der von FEINBERG und MONROE-ASHMAN 1969 angegebene P.S.-Test (=patient-self-test) dar (FEINBERG, 1970). Hierbei wird vor der Hyposensibilisierungsbehandlung Serum des Patienten gewonnen und bis zur Weiterverwendung eingefroren. 3 oder 4 Wochen nach Beendigung der Hyposensibilisierung wird wiederum Serum von dem Patienten gewonnen. Für den Test selbst wird eine Verdünnungsreihe aus einem wäßrigen Allergenextrakt hergestellt, bei Pollen beginnend mit 100 PNU pro ml, mit 5 Verdünnungsstufen bis 0,32 PNU pro ml. Eine Serie dieser Verdünnungsreihe wird nun jeweils mit gleichen Mengen des Vorbehandlungsserums beschickt, die zweite Verdünnungsmenge mit dem Nachbehandlungsserum. Die Mischungen werden über Nacht bei 37° C inkubiert, um den vorhandenen blockierenden Antikörpern die Gelegenheit zu geben, sich mit den Allergenen zu verbinden. Als Kontrolle wird das Vor- und Nachbehandlungsserum mit

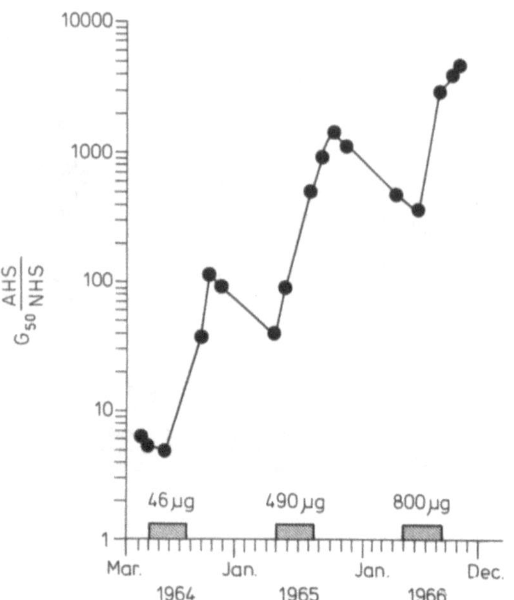

Abb. 20. Anstieg der Serumtiter von blockierenden Antikörpern im Verlauf einer dreijährigen präsaisonalen Immunotherapie mit Antigen E aus Ragweedpollen. Die schraffierten Kästchen zeigen die Dauer der Therapie, die darüber aufgeführten Zahlen die applizierten Mengen des Antigens E (LICHTENSTEIN et al., 1974; mit freundlicher Genehmigung der Autoren).

wenn bei der erneuten inhalativen Allergenzufuhr das Allergen direkt auf die zellständigen Reagine in der Schleimhaut des Respirationstraktes trifft. Denn nach neueren Untersuchungen sind bei erfolgreicher Desensibilisierung mit positivem klinischen Behandlungseffekt die Serumkonzentrationen von blockierenden Antikörpern relativ klein, insbesondere auch nach erfolgtem Abfall des Reagintiters. Andererseits besteht aber eine eindeutige »Schutzfunktion« passiv übertragener Antikörper, wohl in der Art, daß die blockierenden Antikörper in Form eines kompetitiven Antagonismus mit den spezifischen Reaginen die Antikörperbindungsstellen besetzen. Die Ausgangs-IgG-Titer steigen bei mehrjähriger präsaisonaler Behandlung einer Pollinosis von Jahr zu Jahr an (LICHTENSTEIN et al., 1974, Abb. 20; ZAVAZAL u. STAJNER, 1970), die Titer der blockierenden Antikörper im Serum wie aber auch im Nasensekret (TURK et al., 1970) korrelieren nicht immer mit der Stärke der klinischen Erscheinungen bzw. mit dem Erfolg der spezifischen Hyposensibilisierungsbehandlung. Zahlreiche Beobachtungen lassen eine inverse Beziehung zwischen dem Anstieg des IgG-Titers und dem Abfall des IgE-Titers während der Behandlung erkennen (STRANNEGÅRD, 1973; LICHTENSTEIN et al., 1974; GLEICH u. YUNGINGER, 1974; IRONS et al., 1977) – eine Beobachtung, die in Zukunft bei zunehmender Kenntnis von großer Bedeutung ist. Auch während und nach der Behandlung mit den neuen tyrosinadsorbierten Allergenextrakten treten annähernd gleiche Titerbewegungen des Immunglobulins G und des Immunglobulins E auf (JOHANSSON et al., 1974a; JOHANSSON et al., 1974b). Aufgrund der Untersuchungen von BELIN u. STRANNEGÅRD (1971) bewirken verschiedene Fraktionen des Allergens jeweils die Bildung von IgE bzw. von IgG-Antikörpern. Die entstehenden Antikörper richten sich gegen unterschiedliche Epitope auf dem Allergenmolekül. Hinzu kommt ferner, daß möglicherweise das native Allergen in anderer Weise als der später verwendete Allergenextrakt die Zellen stimuliert. Von den gleichen Autoren wird eine zusätzliche Blockierung der Reaginsynthese angenommen. Dies würde erklären, warum der anfängliche Titeranstieg von Immunglobulin E von einem langdauernden bzw. ständigen Abfall des Serumreaginspiegels gefolgt ist. Hierdurch würde gleichzeitig der von FILIPP et al. (1970) und FILIPP (1972a) erhobene Einwand entkräftet, daß ein im Blut kreisender präzipitierender, blockierender Antikörper eine Reaktion zwischen dem in der Nasenschleimhaut sessilen Reagin und dem auf die Nasenschleimhaut gelangten Pollenallergen immunologisch nicht verhindern kann, da das Inhalationsallergen unter Umgehung des Blutstromes in die Schockorgane gelangt, und damit via Blutweg keine Möglichkeit besteht zur Abreaktion des Allergens mit dem blockierenden Antikörper. Auch von GLEICH u. YUNGINGER (1974) werden Rückkoppelungsmechanismen (ein »negativer feedback«) diskutiert, andererseits auch an die Entwicklung einer partiellen Immuntoleranz gedacht. Von anderer Seite wird angenommen, daß die booster-Wirkungen weiterer Allergenexpositionen durch die blockierenden Antikörper (oder zusätzliche Mechanismen) unterdrückt werden und die spezifische Reaginbildung dadurch langsam aufhört. WORTMANN (1976) erinnert in diesem Zusammenhang an den oben erwähnten, von AUGUSTIN (1971) diskutierten »switch« von der Immunglobulin E-Bildung zur Immunglobu-

entsprechenden Mengen Kochsalzlösung versetzt. Daraufhin werden in zwei parallelen Reihen am Rücken des Patienten intradermale Testungen vorgenommen mit einer Injektionsdosis von jeweils 0,02 ml pro Impfstelle. Das Verhältnis der positiven Reaktion in den jeweiligen Verdünnungsstufen gibt einen zahlenmäßigen Ausdruck über den aktuellen Bestand an blockierenden Antikörpern. – Diese Immunglobuline können auch nach Erhitzung des Serums für 30 min auf über 56° C z.B. mit der indirekten Haemagglutination nachgewiesen werden (JÄGER, 1973). Eine weitere methodische Verbesserung bedeutet der von WIDE (1976) angegebene RAST-Neutralisations-Test zur genaueren quantitativen Erfassung der »blockierenden« Antikörper nach Hyposensibilisierungsbehandlung. Nach seinen Untersuchungen korreliert der subjektiv erfaßbare klinische Hyposensibilisierungserfolg besser mit den ermittelten RAST Neutralisations-Indices als mit den Ergebnissen der semiquantitativen in vivo-Methoden. – Der Wirkungsmechanismus der »blockierenden« Antikörper ist trotz zahlreicher weiterer Untersuchungen nach wie vor unklar. Ursprünglich war angenommen worden, daß die gebildeten Immunglobuline das erneut invadierende Allergen quasi abfangen und damit klinisch unwirksam machen. Dieser Vorstellung ist von vielen Seiten (s. unten z.B. FILIPP) widersprochen worden, da man sich nicht vorstellen kann, daß die Mengen zirkulierender Antikörper für eine blockierende Wirkung ausreichen,

lin G-Bildung und fragt, ob nicht bei einer Desensibilisierung Verhältnisse bewirkt werden, die diesen switch ermöglichen und damit den Allergiker dem »Normalen« angleichen.

3. Bildung von Auto- und »Hemm«-Antikörpern. Schon 1943 beschrieben VON DISHOEK u. KLEIN sog. »Anti-Reagine«, die bei der Desensibilisierung entstehen. Heute stellt man sich vor, daß sich das injizierte Antigen (Allergen) mit humoralen Antikörpern zu einem Antigen-Antikörper-Komplex verbindet, der als Immunkomplex teilweise sogar die Komplementsequenz in Gang setzt, womit einerseits die Arthusähnlichen Reaktionen an der Injektionsstelle und andererseits das Absinken des Serum-Komplementtiters eine Erklärung finden könnten (SCHUMACHER u. MAY, 1972). Möglicherweise sind diese Autoantikörper identisch mit den sog. »Hemmantikörpern« von FERSTL (1970). Nach den Vorstellungen von FERSTL kommt es unter der konsequenten subliminalen Zufuhr des spezifisch auslösenden Allergens zum Auftreten von sog. Hemmantikörpern, d.h. Reaginantikörpern im Serum der Desensibilisierten, die zu einer Neutralisation der im Blutstrom zirkulierenden Reagine führen. Da nach seiner Anschauung eine konstante Mengenrelation zwischen den sessilen und zirkulierenden Reaginen besteht, kommt es durch die Neutralisation der zirkulierenden Reagine zu einer ständigen Ausschwemmung von sessilen Reaginen aus dem Gewebsbestand und hierdurch zu einer konsekutiven Minderung der gewebsgebundenen sessilen Reagine. Der von FERSTL angegebene immunelektrophoretische Nachweis der Hemmantikörper im Serum Desensibilisierter, deren Ausbildung mit einer zunehmenden Negativität der Hautreaktionen bis zum Verlöschen einhergeht, bedarf noch einer nachprüfenden Bestätigung. Über die Entwicklung eines IgG-Antiglobulins bei 10 von 16 desensibilisierten Patienten berichtet BROSTOFF (1973). Bei der Diskussion der Bedeutung dieser Auto-Antikörper (WORTMANN, 1976) für die Wirkung einer Hyposensibilisierungsbehandlung geht es um die prinzipielle Frage, inwieweit möglicherweise viele (oder alle) Immunreaktionen durch die Bildung von Autoantikörpern gegen eigene Immunglobuline abgeschwächt oder völlig inhibiert werden, wofür von JERNE (1973) wie aber auch von LINDENMANN (1973) entsprechende Hypothesen entwickelt wurden. Ohne hier auf alle Einzelheiten dieser m.E. wichtigen Hypothesen näher eingehen zu können (s. z.B. die Übersichten von BRENT u. KILSHAW, 1976 und von RAFF, 1977), wird angenommen, daß die Fab-Bezirke selbst als Antigen wirken und ihrerseits wiederum eine Antikörperbildung – unter bestimmten Bedingungen – auslösen: Idiotyp und Anti-Idiotyp-Antikörper. Die sog. Netztheorie der Immunregulation besagt, daß jedes Allergen (Antigen) neben der Bildung des spezifischen gegen sich selbst gerichteten Antikörpers durch einen diesem Antikörper inhärenten Idiotyp nacheinander verschiedene Generationen von Anti-Idiotyp-Antikörpern auslöst. Die ursprüngliche Allergen-Antikörperreaktion (Immunreaktion) wird durch Sekundär- und Tertiär-Reaktionen usw. ständig weiter abgeschwächt, bis sie schließlich »im Sande verläuft«. Durch die Hyposensibilisierungsbehandlung kommt es immer mehr zur Bildung von Anti-Idiotyp-Antikörpern gegen das allergenspezifische IgE, das für allergische Reaktionen dann nicht mehr zur Verfügung steht (WORTMANN, 1977).

4. Inaktivierung von Schockgiften. Aufgrund von experimentellen Erfahrungen (PATON, 1958) ist es wahrscheinlich, daß unter dem Effekt fortlaufender Allergenzufuhr unterschwellige Mengen von Schockgiften, speziell Histamin, freigesetzt werden, und daß diese fortlaufende Entspeicherung zugleich zur Tachyphylaxie, d.h. zu einer verminderten Histaminempfindlichkeit führt bzw., daß freigesetztes Histamin vermehrt in biologisch inaktive Formen, etwa Acetylhistamin, überführt wird. Es soll nicht bestritten werden, daß derartige Effekte nachweisbar sind. Sie dürften aber kaum ausreichen, um bei »natürlichem« massivem Allergeneinstrom, wie dies bei der Pollenallergie z.B. der Fall ist, den klinischen Behandlungserfolg einer Desensibilisierung zu erklären. Es gibt auch Vorstellungen (LEVY et al., 1971), daß der Histaminliberierungsvorgang durch die Desensibilisierungsbehandlung so beeinflußt wird, daß trotz erneuter Allergenprovokation die Histaminliberierung und damit auch die klinische Reaktion ausbleiben. In Fortführung dieser in vitro-Untersuchungen konnte festgestellt werden, daß die Beeinflussung der Histaminliberierung aus Mastzellen durch die Hyposensibilisierung sich nicht nur auf das spezifische Allergen, mit dem behandelt wurde, bezog, sondern auf die Fähigkeit der Histaminliberierung überhaupt. Dieses Phänomen würde die klinische Beobachtung bestätigen, daß die Hyposensibilisierung mit einem Allergen manchmal ausreicht, auch gegen ein anderes – nicht kreuzreagierendes – Allergen eine Hyposensibilisierung herbeizuführen (LICHTENSTEIN u. LEVY, 1972). An menschlichem Lungengewebe konnte ferner in vitro nachgewiesen werden, daß trotz Vorhandensein des Allergens eine passive Sensibilisierung des Lungengewebes durch IgE-haltiges Serum möglich war. Dieses passiv sensibilisierte Lungengewebe blieb auf spätere entsprechende Allergengaben reaktionslos, eine Degranulation der Mastzellen und eine Histaminliberierung blieben aus. (DRAZEN et al., 1973). Es besteht die Annahme, daß – in Analogie zu den in vitro-Versuchen – bei der Desensibilisierung sich neugebildetes Immunglobulin E nur bei Anwesenheit des Allergens an die Mastzellen heften kann. Die Mastzellen laden sich mit IgE auf, dieses IgE bleibt aber auf erneute Allergengaben ohne Reaktion, eine Histaminliberierung kommt nicht zustande. Diese Reaktionsunfähigkeit könnte darauf beruhen, daß sich das IgE zusammen mit dem Allergen erst als Komplex an die Mastzelloberfläche heftet, und es deshalb nicht zur Degranulation kommt, oder daß ein derartiger Komplex in anderer Weise den Liberierungsmechanismus (auch für andere Mediatoren) hemmt. – Signifikant korrelieren im späteren Verlauf der Hyposensibilisierung der Abfall des Immunglobulin-E-Titers und die Minderung der zellulären Empfindlichkeit (spezifische Histaminliberierung aus Leukozyten) (IRONS et al., 1977).

5. Unspezifische Reizkörpertherapie – HNR-Stimulierung. Die theoretisch postulierte Hypophysennebennierenrindenaktivierung mit Kortikosteroidausschüttung ist weder durch entsprechende Blutspiegelbestimmungen im Laufe der Desensibilisierungsbehandlung nachgewiesen worden, noch dürfte sie in Anbetracht der therapeutisch erforderlichen Kortikosteroidmengen ausreichen, um sowohl einen positiven »antiallergischen« Behandlungseffekt als auch eine wirksame Unterdrückung der Reaginproduktion zu bewirken.

6. Induktion einer »immunologischen Toleranz«, d.h. spezifische Unterdrückung der Antikörperproduktion im Sinne der Reaginsynthese. Die von Filipp postulierte Immuntoleranz als Folge einer Desensibilisierungsbehandlung gegen heterogene, primär apathogene Allergene basiert auf tierexperimentellen Daten und besitzt in der humanen Desensibilisierungsbehandlung – abgesehen von den völlig anderen Voraussetzungen (Zeitspanne zwischen Sensibilisierung und Desensibilisierung) – keine adäquaten Paradigmata, wenn man von den neueren Befunden von Gleich u. Yunginger (s. oben) absieht.

7. Entwicklung von T-Lymphozyten (Subpopulation) mit Suppressorfunktion auf die IgE-Produktion. Ausgehend von der Beobachtung, daß bei Neurodermitikern zwischen IgE-Konzentration im Serum und der Anzahl spontan E-rosettenbildender T-Lymphozyten im peripheren Blut eine signifikante Korrelation besteht (je höher die IgE-Serumkonzentration, um so niedriger die T-Lymphozytenzahlen), wurden entsprechende Untersuchungen bei Pollenallergikern vorgenommen (Schöpf, 1974; Schöpf u. Müller, 1979). Auch bei den bisher nicht spezifisch behandelten Pollenallergikern war unabhängig von der klinischen Manifestation der prozentuale Anteil an peripheren T-Lymphozyten gegenüber Werten einer gesunden Kontrollgruppe signifikant erniedrigt, auch fand sich in gleicher Weise eine inverse Beziehung zwischen den IgE-Serumkonzentrationen und dem prozentualen Anteil peripherer T-Lymphozyten. Nach ersten Befunden (Schöpf u. Kim, 1979) scheint unter der spezifischen Hyposensibilisierung eine Erhöhung der T-Lymphozyten zu erfolgen. Zur Zeit ist die Frage nicht zu beantworten, inwieweit das Phänomen des Anstieges der T-Lymphozyten im periphern Blut unter der Desensibilisierung mit verschiedenen industriellen Allergenextrakten ein Begleitphänomen der spezifischen Behandlung darstellt oder von pathogenetischer Bedeutung für den Desensibilisierungseffekt ist. Hypothetisch wird angenommen, daß durch die spezifische Behandlung T-Lymphozyten mit Suppressorfunktion auf die IgE-Produktion gebildet werden, was schließlich den bekannten Abfall der IgE-Spiegel im Verlauf der Hyposensibilisierungsbehandlung bewirkt. – Ob wie bei der Neurodermitis auch bei der Pollinosis der T-Zellenmangel im peripheren Blut Ausdruck eines primären Immundefektes oder einer sekundären Störung (z.B. der Rezirkulation) von T-Zellen im Verlaufe der Erkrankung ist, ist ein offene Frage. Grundlegende Untersuchungen von Tada (1975, 1976) und Ishizaka (1976) weisen in eine ähnliche Richtung und belegen die mögliche Bedeutung der T-Suppressor-Zellen. Die Entwicklung dieser Zellen scheint u.a. abhängig von der Art der Allergenzufuhr, der applizierten Allergen-Dosis wie aber auch von der Präparation des Allergens. Eine abschließende Beurteilung ist nicht möglich.

β) Durchführung. Die Durchführung einer spezifischen Hyposensibilisierung setzt voraus, daß das auslösende »aktuelle« Allergen bekannt und das Spektrum der Allergene voll erfaßt ist. Dieses mag wie selbstverständlich klingen, beinhaltet jedoch eine Forderung, die aufgrund unserer Erfahrungen

nicht immer als erfüllt gelten darf. Denn abgesehen von einer unvollständigen und fehlerhaften Diagnostik ist es dringend erforderlich, zur Sicherung der Diagnose sich nicht allein mit einer hinweisenden Anamnese und einer positiven Hautreaktion oder einem positiven Radio-Allergo-Sorbent-Test (RAST) zu begnügen, sondern in Zweifelsfällen muß die »Aktualität« des vermuteten Allergens durch entsprechende Provokationsproben an der Bronchialschleimhaut, im Ophthalmo-, Nasen- oder Ingestionstest erwiesen sein. Dieses gilt besonders für den Fall, daß sich die vermuteten Allergene expositionell überschneiden und daher notgedrungen die Anamnese versagen muß.

1. *Indikationen.* Prinzipiell kommt die Einleitung einer Hyposensibilisierung nur dann in Frage, wenn eine Allergenkarenz nicht durchführbar ist oder sie sich aus besonderen Gründen (z.B. hoher Sensibilisierungsgrad) verbietet und als unzweckmäßig erweist. Hierdurch ergeben sich folgende Indikationen, die gleichzeitig den Allergenkatalog der für eine Hyposensibilisierungsbehandlung in Frage kommenden Allergene beinhalten:
– Nicht ausschaltbare, ubiquitäre Allergene, das sind: Baum-, Gräser-, Blumenpollen, Hausstaub, Hausstaubmilbe, Pilzsporen (und Insektenstichallergene);
– Manche Berufsallergene, bei denen eine Expositionsprophylaxe einem Berufswechsel oder einer Geschäftsaufgabe gleichkommt, wie Mehl- und Getreidestaub, Tierhaare, Textilstaub, Holzstaub und andere (s. auch weiter unten).

Meist ohne Schwierigkeiten ausschaltbar und daher nicht aufgeführt sind in obigem Allergenkatalog die Nahrungsmittel. Mit Ausnahme der peroralen »Hyposensibilisierung« bei Kindern sind die Behandlungsergebnisse nicht zufriedenstellend (Rowe u. Rowe, 1972). Zudem ist bei dem nicht selten anzutreffenden hohen Sensibilisierungsgrad, z.B. gegen Fisch oder Hühnerei, eine parenterale Hyposensibilisierung gefährlich. Ganz wesentlich für die *Indikation* zur Hyposensibilisierungsbehandlung sind daher neben der Auswahl der Allergene und der damit gegebenen Beschränkung
– das jeweils erreichte Krankheitsstadium,

– die Intensität der Beschwerden und
– der jeweilige Sensibilisierungsgrad des Patienten.

Man wird im Einzelfall immer sehr eingehend abwägen müssen, ob eine medikamentöse Behandlung noch ausreichend oder der Krankheitssituation eher angepaßt ist als die für Arzt wie Patient relativ unbequeme Behandlungsmethode der Hyposensibilisierung. Zudem ist die Behandlung – selbst bei korrekter Durchführung – nicht ganz ohne Gefahrenrisiko, besonders wenn wäßrige Allergenextrakte angewendet werden. In die Überlegungen zur Indikation müssen daher auch die Bereitwilligkeit bzw. der Wunsch des Patienten mit einbezogen werden, da die Behandlung langwierig, zumeist über mehrere Jahre hindurch, ist.

Es ist nicht möglich, für alle gegebenen Einzelfälle und -situationen exakte Behandlungsrichtlinien aufzustellen, doch soll versucht werden, im nachfolgenden einige *Anhaltspunkte für die ärztliche Entscheidung zu einer Hyposensibilisierung* unter Berücksichtigung einzelner Allergene zu geben:

a) Pollen. Subkutane injektive Behandlung ab 6.–8. Lebensjahr möglich (Pädiater fangen noch früher an), bei Kindern (vom 4.–11. Lebensjahr) zuvor Versuch mit peroraler Allergenapplikation über 1–3 Jahre, dann erst injektive Applikation:

1. bei zunehmender Schwere der Krankheitserscheinungen an Auge, Nase, in jedem Fall bei Einbeziehung der Bronchien (Asthma)=absolute Indikation

2. bei zunehmender saisonaler Krankheitsdauer über 2–4 Wochen hinaus

3. bei Verbreiterung des aktuellen Pollenspektrums, aber auch

4. bei schon vorhandenem breiten – aktuellen – Pollenspektrum (z.B. Frühblüher: Erle, Hasel *und* Gräser) Versuch, zunächst die Gräserpollenallergie präsaisonal zu »hypo«-sensibilisieren und die Frühblüherpollenallergie medikamentös zu inhibieren *oder*, aber nur bei Erwachsenen und älteren Jugendlichen, mit zwei Allergenextraktmischungen alternierend zu behandeln

5. nach Möglichkeit, bevor eine Krankheitsdauer von 8 Jahren erreicht ist, da erfahrungsgemäß (WERNER et al., 1970) die günstigen Behandlungsresultate bei längerer Krankheitsdauer deutlich schlechter werden, was aber z.B. von RUDOLPH et al. (1978) nicht bestätigt wurde.

b) Hausstaub- und Hausstaubmilben. Subkutane injektive Behandlung – wie bei der Pollenallergie – ab 6.–8. Lebensjahr möglich (Pädiater fangen noch früher an), bei Kindern (vom 4.–11. Lebensjahr) immer zuvor aber Versuch mit peroraler Allergenapplikation über 1–3 Jahre, erst dann injektive Applikation:

1. bei zunehmender allergenexpositionsabhängiger Schwere der Krankheitserscheinungen an Nase und Augen, in jedem Fall bei Einbeziehung der Bronchien (Asthma)= absolute Indikation, nachdem zuvor eine Beobachtungsperiode von etwa 6 Monaten abgelaufen ist, während der die Auswirkung einer weitgehenden, intramuralen »Sanierung« des häuslichen Lebensraumes, besonders des Schlafraumes (=Expositionsprophylaxe), auf den Krankheitsverlauf abzuschätzen ist

2. nach Möglichkeit, bevor eine Krankheitsdauer von 8 Jahren erreicht ist (s. oben).

c) Pilzsporen. Es gelten gleiche Richtlinien wie bei der Pollen- und/oder Hausstauballergie (s. oben). Die Indikation zu einer Hyposensibilisierungsbehandlung mit Pilzsporenextrakten soll besonders genau gestellt werden, d.h., es wird in fast jedem Fall wohl unumgänglich sein, daß der Aktualitätsbeweis durch Provokationsproben am jeweiligen Manifestationsorgan (Auge, Nase, Bronchien) zuvor erbracht ist.

d) Tierhaare, Mehle usw. Es gelten gleiche Richtlinien wie bei der Pollen- und/oder Hausstauballergie (s. oben). Eine spezifische Hyposensibilisierung kommt nur in wenigen ausgesuchten Fällen in Betracht. Zumeist bestehen ein so hoher Sensibilisierungsgrad bzw. eine erhebliche allergene Expositionsgröße, daß ein adäquates Dosierungsschema nicht ermittelt werden kann. Bestenfalls wird die Toleranzschwelle der Schleimhaut des Respirationstraktes angehoben. Andererseits besteht oft der Wunsch des Patienten, die Behandlung doch zu versuchen, z.B. bei einem tierhaarallergischen Pharmakologen, einem mehlallergischen Bäckermeister, oder einer pferdehaarallergischen Springreiterin.

Für solche Fälle empfiehlt sich manchmal die klinisch-stationäre Einleitung der Behandlung, evtl. auch, wenn es der Sensibilisierungsgrad des Patienten zuläßt – wie WÜTHRICH u. SCHÖPF vorschlagen – in Form der von FREEMANN (1952) angegebenen »rush-desensitization«. Dabei werden zunächst wäßrige Allergenextrakte täglich bis zu 5mal mit steigenden Dosen appliziert und nach Erreichung der Enddosis dann die Behandlung mit Semidepotextrakt fortgeführt. Ein Vorteil dieser Behandlungsart ist die wesentlich kürzere Zeitdauer bis zur Erreichung der sog. Enddosis, gleichzeitig erfolgt durch die klinische Aufnahme eine Distanzierung vom pathogenen Allergen, was häufig nur schwer realisierbar ist. – Ein Bäckermeister kann sich im allgemeinen nicht 3–4 Monate aus seinem Betrieb zurückziehen. Diese – aufwendige – Behandlungsform kann für den Patienten recht anstrengend und auch das Risiko der Nebenreaktionen infolge Kumulation groß sein. Die sog. »rush-desensitization« wird daher nur für einen ausgewählten Patientenkreis in Frage kommen und muß in jedem Fall der klinischen Durchführung vorbehalten bleiben (s. auch später).

2. Kontraindikationen. Als Kontraindikationen für die Durchführung einer spezifischen Hyposensibilisierung gelten:

– Komplizierende Infekte und Entzündungsprozesse im Bereich des Reaktionsorgans, vorzugsweise eitrige Rhinitis, Bronchitis, Sinusitis und Bronchiektasen. Daher ist intensive Infektbehandlung, u. U. chirurgische Ausschaltung vor Einleitung einer Hyposensibilisierung, erforderlich;

– Bei *bestehender* Schwangerschaft empfiehlt es sich i. allg., von der Einleitung einer Hyposensibilisierung abzusehen. Denn der durch die Gravidität bedingte »hormonale Ausnahmezustand« vermag bei etwa 30% der Schwangeren den Ablauf der allergischen Reaktionsbereitschaft im positiven wie im negativen Sinn so zu beeinflussen, daß der gegenwärtige Sensibilisierungsgrad als Maßstab für eine adäquate Dosierung in unübersichtlicher Weise Veränderungen erfährt. Hinzu kommt, daß die durch die Immunkomplexbildung freigesetzten Mittlersubstan-

zen (Histamin u.a.) auf einen in erhöhter Reaktionsbereitschaft befindlichen Uterus treffen, so daß u.U. Blutungen, Auslösung von Wehen und Abort beobachtet werden (s. hierzu u.a. METZGER et al., 1978). – Hingegen ist eine Unterbrechung einer Hyposensibilisierungsbehandlung wegen *eintretender* Schwangerschaft nach erreichter Enddosis nicht erforderlich;

– Bei tuberkulösen wie tuberkulo-allergischen Augenerkrankungen ist von einer Hyposensibilisierungsbehandlung abzuraten, da unspezifische Herdreaktionen im Sinne des Sanarelli-Shwartzman-Phänomens zu erheblichen Komplikationen des Augenleidens führen können; andererseits hat sich gezeigt, daß chronische Lungentuberkulosen, bei denen gleichzeitig eine inhalative Allergie vorliegt, trotz intensiver, medikamentöser und klimatischer Behandlung oft erst dann eine Besserungstendenz erkennen lassen, wenn eine spezifische Hyposensibilisierungsbehandlung die Einflüsse exogener inhalativer Allergene mindert oder gar aufhebt. Bei der Kombination von Lungentuberkulose und exogen-allergischer Atemwegsobstruktion muß die Indikation zu einer Hyposensibilisierungsbehandlung sehr individuell gestellt werden;

– Alle inneren Erkrankungen, insbesondere solche, denen ein Autoimmunmechanismus ursächlich oder begleitend zugrunde liegt, wie entzündliche Leber- und Nierenerkrankungen, Thyreoiditis, Enzephalitis u.a., schließen eine Hyposensibilisierungsbehandlung aus den gleichen Gründen aus;

– Der *häufigste* Fehler ist die Einleitung einer spezifischen Hyposensibilisierungsbehandlung im *fortgeschrittenen* Krankheitsstadium (ausgeprägtes Emphysem mit Einschränkung der pulmocardialen Leistungsbreite). Hier kann eine Hyposensibilisierung nicht mehr erfolgreich sein;

– Cerebrale Krampfleiden stellen eine relative Kontraindikation dar;

– Impfungen gegen virale oder bakterielle Krankheitserreger sollen während einer Hyposensibilisierung nur bedingt vorgenommen werden. Wird mit einem pollenhaltigen wäßrigen Allergenextrakt oder auch mit einem pollenhaltigen Semi-Depot-Extrakt präsaisonal hyposensibilisiert, so empfiehlt sich eine Verschiebung des Impftermins bis in den nächsten Herbst. – Wird ganzjährig mit einem wäßrigen Allergenextrakt parenteral hyposensibilisiert oder eine orale Behandlung durchgeführt, so empfiehlt es sich, die Behandlung nach dem Impftermin für etwa 2 Wochen zu unterbrechen, um dann erneut, allerdings mit der Hälfte der bisher erreichten tolerierten Allergendosis fortzufahren und je nach Verträglichkeit die schemagerechte, übliche Dosissteigerung wiederum vorzunehmen. – Bei der Behandlung mit Semi-Depot-Extrakten soll zwischen der letzten Semi-Depot-Allergeninjektion und dem Impftermin ein Intervall von mindestens einer Woche liegen. Die Fortsetzung der Hyposensibilisierung mit dem Semi-Depot soll etwa 3 Wochen nach der Impfung mit der Hälfte der zuletzt gegebenen Allergendosis erfolgen, anschließend wieder schemagerechte, aber individuelle Dosissteigerung.

Unter Berücksichtigung der hier aufgestellten Indikationen, insbesondere nach vorheriger diagnostischer Abklärung durch Provokationstests, hat COLLDAHL (1967) versucht, an einem größeren Krankengut von 385 klinisch behandelten Asthmatikern, ohne Rücksicht auf Geschlecht, Alter und Dauer der Erkrankung, den durchschnittlichen Patientensatz zu ermitteln, der für die Durchführung einer spezifischen Hyposensibilisierung überhaupt in Frage kommt – er beläuft sich auf etwa 25%. Dieser Zahlenwert verschiebt sich allerdings erheblich, wenn man bestimmte Altersstufen und das Erkrankungsalter betrachtet. So konnten wir (FUCHS, 1964) bei einer statistischen Auswertung von 3000 Asthmatikern in bezug auf Erkrankungsbeginn und exogene Sensibilisierung feststellen, daß nicht nur im Kindesalter das Asthma weit häufiger durch eine exogene Sensibilisierung bedingt ist, sondern auch der Erkrankungsbeginn des exogen-allergischen Bronchiolenasthmas der Erwachsenen mit seinem Gipfel zwischen dem 20. und 25. Lebensjahr von dem Asthmabeginn der Nichtsensibilisierten (35.–40. Lebensjahr) differiert (s. vorne Abb. 10, S. 582).

Bei *berufsbedingten Sensibilisierungen* macht die massive tägliche unvermeidbare Allergeninhalation am Arbeitsplatz eine adäquate ausreichende Dosierung zumeist unmöglich, so z.B. bei einem tierhaarallergischen Biologie-Laboranten oder bei einer Medizinisch-technischen Assistentin, die bei Fortführung ihrer beruflichen Tätigkeit fast ständig, d.h. täglich über viele Stunden ihren krankmachenden Allergenen ausgesetzt sind, im Gegensatz z.B. zu wissenschaftlich arbeitenden tierhaarallergischen Pharmakologen oder Pathologen und Immunologen, die die allergene Exposition am Arbeitsplatz auf eine kurze und vorabsehbare Zeit täglich reduzieren können. Es ist nur zu verständlich, wenn selbständige Unternehmer, vor allem Bäcker und Konditoren oder Wissenschaftler eines speziellen experimentellen Fachgebietes (Zoologen, Pharmakologen, Pathologen), die an einem berufsbedingten allergischen Bronchialasthma erkranken, fast in jedem Fall den Wunsch haben, zunächst eine spezifische Hyposensibilisierung zu versuchen, um weiter in ihrem Beruf bzw. in ihrer speziellen Forschung tätig bleiben zu können. Bei diesem Personenkreis ist damit zu rechnen, daß aus Eigeninteresse die Behandlung besonders genau und auch lange genug durchgeführt wird. Weitgehende Expositionsprophylaxe in Verbindung mit spezifischer Hyposensibilisierung erhalten oft die Berufsfähigkeit. In diesem Zusammenhang kann ich (FUCHS, 1973) über drei Pharmakologen berichten, die vorwiegend an einem Bronchialasthma infolge Sensibilisierung gegen Rattenhaare und teilweise auch gegen Meerschweinchenhaare litten. Alle drei wurden erfolgreich hyposensibilisiert, sie können ihrer Forschungstätigkeit weiter nachgehen. Der Umgang mit Laboratoriumstieren, der sonst innerhalb von wenigen Stunden zu schwersten Asthmakrisen führte, war nach der Hyposensibilisierung weiter möglich. Im Falle eines Pathologen blieb dagegen der Hyposensibilisierungserfolg aus, da neben der Sensibilisierung gegen Ratten-, Mäuse- und Meerschweinchenhaare sich auch eine Formalinsensibilisierung entwickelte. Trotz der an sich recht guten Hyposensibilisierungsergebnisse bei inhalativen Allergosen besteht für die meisten berufsbedingten allergischen

Asthmaformen die wichtigste Therapie in einer konsequenten Expositionsprophylaxe, d.h. zumeist Berufsaufgabe mit nachfolgender Umschulung (s. z.B. MEYER, 1977). Nach Arbeitsplatzwechsel bzw. Allergenkarenz verschwinden die manifesten Krankheitserscheinungen zumeist vollständig, wenn nicht schon sekundäre Organschäden den Krankheitsverlauf bestimmen. Eine spezifische Hyposensibilisierungsbehandlung ist nur in wenigen ausgesuchten Fällen zu empfehlen, besonders solchen, bei denen vorwiegend eine »diskontinuierliche«, vorhersehbare allergene Teilexposition besteht, z.B. bei einer mehlallergischen Ehefrau eines selbständigen Bäckermeisters.

γ) Spezielle Methoden und Gesichtspunkte. Für die Durchführung einer Hyposensibilisierung sind verschiedene Methoden entwickelt worden, die in folgenden Punkten voneinander differieren:

1. Allergenextrakte: monovalent – polyvalent; wäßrige Extrakte – Semi-Depot-Extrakte;

2. Dosierung; niedrige, mittlere, hohe Behandlungs- bzw. Enddosis;

3. Applikationsart: peroral, sublingual, transstomachal (Duodenalsonde), bronchial (inhalativ), intrakutan, subkutan sowie deren Kombinationen;

4. Behandlungstempo: Standard-Hyposensibilisierung, Schnell-Hyposensibilisierung, »rush-desensitization« (Stoß-Desensibilisierung);

5. Zeitpunkt und Dauer der Behandlung: prä-saisonal, co-saisonal, perennial.

Durch die zitierten Punkte ergeben sich eine Reihe methodischer Kombinations- und Variationsmöglichkeiten. Aufgrund der großen Erfahrungen, die bei der Behandlung der Pollinosis gesammelt wurden, haben sich heute einige vorwiegend geübte Behandlungsverfahren herauskristallisiert, die als Paradigma auch für die Hyposensibilisierung mit anderen Allergenen Gültigkeit besitzen.

Zu 1. Allergenextrakte. Es darf heute als gesichert gelten, daß die Mischung differenter Allergene in einem Extrakt den Hyposensibilisierungserfolg nicht nachweisbar beeinträchtigt. Es ist jedoch prinzipiell zu berücksichtigen, daß bei Anwendung von wäßrigen Lösungen, wie Semi-Depot-Extrakten, die Injektionsmenge 1 ml/Einzelinjektion nicht überschreiten soll. Erforderlichenfalls muß die Extraktmenge auf mehrere Injektionsstellen verteilt werden. Der Extrakt soll nach Möglichkeit nur (!) die wirklich krankmachenden, d.h. aktuellen Allergene enthalten, um einen gegenseitigen »Verdünnungseffekt« weitestgehend zu vermeiden. – Mit zunehmender Zahl der aktuellen Allergene im Extrakt nimmt die Häufigkeit von allergischen Nebenreaktionen (Lokalreaktionen, Aufflackern der Organsymptomatik) und von allgemeinen Nebenwirkungen (Fieber, Müdigkeit, Herzklopfen) zu (s. Tabelle 14). Zur Herstellung der Allergenextrakte werden verschiedene Extraktionsflüssigkeiten be-

Tabelle 14. Abhängigkeit der Nebenerscheinungen bei der spezifischen Hyposensibilierung von der Zahl der Allergengruppen im Extrakt (WERNER et al., 1970a)

	1 Allergen-gruppe		2 Allergen-gruppen		3 Allergen-gruppen		4 Allergen-gruppen		5 Allergen-gruppen		Sum-me
	n	%	n	%	n	%	n	%	n	%	
1. Lokale Reaktionen	48	9,8	84	17,2	108	22,1	101	20,7	147	30,1	488
2. Verstärkte Organ-manifestationen	19	7,9	42	17,4	56	23,1	52	21,5	73	30,1	242
3. Allgemeinsymptome	16	9,7	24	14,5	52	31,5	31	18,8	42	25,5	165
Summe	83		150		216		184		262		895
Reaktionsrate pro Patient	1,02		1,16		1,39		1,41		1,36		1,33

nutzt, ohne daß hierdurch die Potenz der Extrakte meßbar oder klinisch bedeutungsvoll variiert. Ein schwieriges, nach wie vor nicht zufriedenstellend gelöstes Problem ist die Eichung der Extrakte. Je nach Herstellerfirma beruhen die zur Zeit gebräuchlichen Standardisierungsmethoden entweder auf dem Gewicht: Volumen-Verhältnis des allergenen Ausgangsmaterials zu der Extraktionsflüssigkeit ($= W$(eight): V(olume) U(unit)$= 1:10^{-6} = 1$ NOON-Einheit) oder auf der Bestimmung des Eiweiß-Stickstoffgehaltes (Protein-Nitrogen-Unit$=$PNU) (s. vorne Seite 591). – Um die für die Behandlung mit wäßrigen Extrakten erforderliche, relativ hohe Anzahl von Injektionen zu reduzieren, wurden seit mehreren Jahrzehnten Anstrengungen unternommen, durch Hinzufügung von Depotstoffen eine verzögerte, möglichst kontinuierliche Freisetzung des Allergens zu erreichen. Während die Anwendung ölemulgierter Depotextrakte (E.A. BROWN, 1963) aus mannigfachen Gründen verlassen wurde, hat sich die Pyridinextraktion (FUCHS u. STRAUSS, 1959) bzw. und anschließende Adsorption an Aluminium sehr bewährt. Die als Semi-Depot-Extrakte bezeichneten Präparate sind unter verschiedenen Firmennamen im Handel (s. Tabelle 15) und gestatten eine Reduktion der Injektionszahl von 30 auf etwa 10–12, um die sog. »Enddosis« zu erreichen. Eine noch weitere Reduzierung der Injektionszahl ist mit den neuen wäßrigen, glutaraldehydmodifizierten und an L-Thyrosin adsorbierten Pollen- und Hausstaubmilbenextrakten möglich. Nach bisherigen Berichten reichen für eine präsaisonale Behandlung einer Pollinosis 3 Injektionen aus (MILLER u. TEES, 1974; PALMER, 1975; BLAIR, 1977; DÜNGEMANN, 1977).

Zu 2. Dosierung. Die für eine Hyposensibilisierungsbehandlung verwendeten Extrakte werden von der Industrie entsprechend der vom Arzt rezeptierten Anteile der verschiedenen Allergene individuell zusammengesetzt. Eine kontinuierliche Dosissteigerung wird mit Hilfe verschiedener Extraktkonzentrationen (A–D bzw. I-III) erreicht, so daß die injizierte Extraktmenge 1 ml nicht überschreitet. Die den Präparaten beigefügten Dosierungsanweisungen entsprechen einem

Tabelle 15. Allergenextrakte zur Therapie[a]

Wäßrige:
Novo-Helisen – Allergopharma
SDL (Bencard) – Wülfing
Allerset – HAL
WL (Hollister-Stier) – Tropon
Pangramin (Abelló) Basotherm
WE – Pharmacia
Diepset – Maser

Semi-Depots:
pyridinextrahiert, aluminiumadsorbiert:
  Allpyral (Miles) – Allergopharma
  Novo Helisen-Depot – Allergopharma
  ADL (Bencard) – Wülfing
  Depothal – HAL
  DL (Hollister-Stier) – Tropon
  Depot-Pangramin (Abelló) Basotherm
  Diepdepot – Maser
glutaraldehydmodifiziert, tyrosinadsorbiert:
  Tyrosin-Allergoid
  (Bencard) – Wülfing –
  (nur Gräser- und Roggenpollen)

[a] Firmenanschriften s.S. 591. Extrakte für die orale Behandlung s.S. 635.

durch Erfahrung ermittelten, durchschnittlich anzutreffenden Sensibilisierungsgrad. Weist das Ergebnis der diagnostischen Hauttestung auf einen hohen Sensibilisierungsgrad hin, so ist es zweckmäßig, $^{1}/_{10}$ der Dosis von Stärke I ($=$Stärke 0) der normalen Serie vorzuschalten. Das gleiche gilt auch für die Behandlung von Kindern vom 4.–8. Lebensjahr. Die Dosissteigerung soll nach Möglichkeit kontinuierlich erfolgen und bei Jugendlichen und Erwachsenen die Enddosis von 10 000 PNU erreichen.

Grundsätzlich ist für das Behandlungsergebnis die Höhe der erreichten Enddosis ausschlaggebend. Die Ansichten über die zu erreichende Enddosis sind unterschiedlich (s. bei GRONEMEYER, 1967; STORCK, 1973; WORTMANN, 1974; JOHNSTONE, 1975; NORMAN et al., 1978a u. b). Die zu erreichende Enddosis soll im allgemeinen das 1 000- bis 10 000fache der Initialdosis betragen. Sowohl zu hohe Dosen (»overtreatment«) wie auch zu niedrige Dosen können für ein Versagen der Hyposensibilisierung verantwortlich gemacht werden. Wenn bei einer Pollenallergie, evtl. aus zeitlichen Gründen, nur eine verhältnismäßig niedrige Enddosis erreicht wurde, empfiehlt Wortmann (1974) unter Hinweis auf Storck u. Wüthrich diese niedrigen Dosen auch während der Saison regelmäßig weiter zu geben; in diesen Fällen führt auch die niedrige Enddosis zu guten Ergebnissen. Wir bevorzugen in Übereinstimmung z.B. mit Frankland (1955), Henderson u. Gleich (1974) – unter strenger Berücksichtigung der *individuellen* Verträglichkeit – die höheren Enddosen und steigern u.U. bei einer zweiten und dritten präsaisonalen Behandlung mit Pollenextrakten die Dosis kontinuierlich über 10000 Einheiten hinaus. Eine zeitweilige Unterbrechung (z.B. durch einen interkurrenten Infekt) und damit Verlängerung der Behandlung hat keinen Einfluß auf das Ergebnis, wenn anschließend die Enddosis erreicht wird. Kommt es im Ablauf der Injektionsfolge zu verstärkter Lokalreaktion oder auch zu aufflackernder Organsymptomatik (Rhinitis, Asthma bronchiale), so ist es ratsam, keine weitere Dosissteigerung vorzunehmen, sondern die letzte tolerierte Dosis zu wiederholen bzw. die vorletzte Dosis zu injizieren und anschließend erneut die schemagerechte Dosissteigerung folgen zu lassen. Es gelingt dann meist ohne weiteres, die auftretenden Nebenreaktionen zu überspielen.

Zusammenfassend kann als *Grundsatz für das Dosierungsproblem* bei der subkutanen Standardmethode mit wäßrigen und mit Semi-Depot-Allergenextrakten gelten: *»Nicht schematische, sondern individuelle Behandlung, schonender Anstieg der Dosierung – jedoch Dosissteigerung bis zur Symptomfreiheit bzw. Toleranzgrenze«* (Gronemeyer, 1967b).

Zu 3. Applikationsarten. Von den oben erwähnten Applikationsarten haben sich im Laufe der Zeit die subkutane, die intrakutane, die perorale und die inhalative Behandlungsmethodik bzw. deren Kombinationen als klinisch brauchbar und empfehlenswert erwiesen.

Die *subkutane* Injektion ist die heute am häufigsten durchgeführte Behandlungsart. Als Injektionsbesteck dient eine Tuberkulinspritze, die mit einer dünnen Kanüle (Nr. 18) armiert ist. Die Injektionen erfolgen an der Streckseite des Oberarms, ca. handbreit oberhalb des Olecranon, bei leicht gebeug-

tem Ellenbogen, wobei eine Hautfalte mit Daumen und Zeigefinger der linken Hand kräftig angehoben wird. Es ist darauf zu achten, daß die Injektion auch tatsächlich zwischen Haut und Muskulatur und nicht oberflächlich in das subkutane Fettgewebe erfolgt, was häufig zu schmerzhafter Knotenbildung führt. Die Entwicklung von »Granulomen« wird besonders bei der Anwendung von Semi-Depotextrakten beobachtet, wobei neben der Spritztechnik auch andere Faktoren von Bedeutung sind. Es handelt sich z.T. um Fremdkörperreaktionen, aber sicher auch um lokale, immunologische Reaktionen, die sich spontan innerhalb von 40–60 Tagen vollständig zurückbilden (Baumgarten et al., 1978). Eine versehentlich intravasale Injektion – eine häufige Ursache für unerwünschte Nebenreaktionen (s. Abschnitt δ) – ist peinlichst zu vermeiden. Es ist zweckmäßig, die Injektionsstellen am rechten und linken Arm zu wechseln. Der Reaktionserfolg muß jederzeit der Sichtkontrolle von Arzt und Patient zugänglich sein.

Die ausschließlich *intrakutane* Injektionstechnik wird vorzugsweise bei der »co-saisonalen« Behandlung des Heufiebers angewendet. Zu ihrer praktischen Durchführung ist zu sagen, daß die Extraktmenge pro Quaddel nicht mehr als 0,2 ml betragen soll. Dementsprechend sind größere Dosen auf mehrere Injektionen zu verteilen (s. Punkt 5). Erwähnt sei in diesem Zusammenhang die von Blamoutier et al. (1963) inaugurierte »desensibilisierende« Behandlung mit »Quadrillagen«. Die jeweils Quaddeln erzeugende Allergenmenge (in ansteigenden Konzentrationen) wird – zumeist *co-saisonal* – durch ein Netz von nicht blutenden Skarifikationslinien in die Haut gebracht. Die Linien sollen etwa 2 mm auseinanderliegen auf einem Haut-Areal von etwa 2 × 2 cm–9 × 5 cm. Die Intervalle zwischen den einzelnen Skarifikationen betragen je nach klinischem Erfolg zunächst 2–6 Tage, später 1–4 Wochen (Wortmann, 1965b). Auffällig ist die berichtete geringe Nebenreaktionsrate.

Die *perorale* »Hyposensibilisierung« führt bei Erwachsenen meistens nicht zu dem gewünschten Erfolg, denn sie besitzt eine Reihe von Unsicherheitsfaktoren. Hingegen zeigt die Anwendung der peroralen Methode bei Kindern bis zum 10. Lebensjahr, bei denen offenbar die enterale Allergenschranke aus bisher unbekannten Gründen noch leichter passierbar ist, z.T. recht zufriedenstellende Ergebnisse (Wortmann, 1977; Geissler, 1968; Jorde, 1978). Die Vorteile der oralen Methode liegen auf der Hand: Fortfall der Injektionsserien, kaum je allergische Nebenreaktionen, Verwendung von Pollen und Nahrungsmitteln wie auch hauseigenen Allergenen, insbesondere Hausstaub. Wortmann (1965a) empfiehlt die perorale Hyposensibilisierung mit sog. »Pollenhonig« (100 g reiner Mischblüten-Heudebert-Pollen/1 kg

Bienenhonig, bzw. Phanergex) und läßt die Kinder präsaisonal davon täglich langsam steigende Mengen von einer Messerspitze bis zu mehreren Kaffeelöffeln einnehmen. Für die perorale Hausstaub-Desensibilisierung wird etwa eine Zündholzschachtel des Staubsaugerinhaltes (Mischstaub aus Betteninhaltsstoffen und Hausstaub) mit ungefähr 100–150 ml physiologischer NaCl-Lösung versetzt, kurz aufgekocht und anschließend 48 Std bei Zimmertemperatur stehengelassen unter verschiedentlichem Aufschütteln. Nach nochmaligem kurzem Aufkochen, Grobfiltrierung und Ansetzen einer Verdünnungsreihe in Zehnerpotenzen mit physiologischer NaCl-Lösung. Reagiert das Kind im Scratch-Test positiv, beispielsweise auf die Verdünnung 1:10, beginnt die Behandlung mit Verdünnung 1:50 durch Hinzufügen eines Gemisches von Glyzerin und Aqua dest. zu gleichen Teilen (1:50 = 20 ml Aqua dest., 20 ml Glyzerin, 10 ml Extraktverdünnung 1:10, dazu als Geschmackskorrigens 1–3 Tropfen Spiritus menthae). Von dieser Lösung werden am ersten Tag 5, am zweiten 6, am dritten 7 Tropfen und so fort nüchtern eingenommen, bis zu einer Dosis von 30 Tropfen, Fortsetzung mit der Verdünnung 1:10 (1:10 = 3 ml der Stammlösung zugeben), dann anschließend 1:3. Tägliche Weitergabe von 25 Tropfen der Verdünnung 1:3 (1:3 = Aqua dest. und Glyzerin zu gleichen Teilen ad 30 ml, dann 15 ml Stammlösung zugeben) für ungefähr 3–4 Wochen, dann allmählich für weitere 4 Wochen nur jeden zweiten Tag Tropfengabe, später nur jeden dritten Tag und so fort. Keine Dosissteigerung, wenn Herdreaktionen in Form von Asthma, Husten, Schnupfen usw. auftreten (WAHN et al., 1976; CLASEN u. WÜTHRICH, 1976). Auch industrielle individuell zusammengesetzte Allergenextrakte für die orale Behandlung stehen jetzt zur Verfügung (z.B. Novo Helisen oral/Allergopharma, Haloral/HAL) SDL-oral/Bencard, Allergenextrakte oral/Pharmacia, Dieporal/Maser, Pangramin oral (Abbelló)/Basotherm.

Die von HERXHEIMER (1952, 1963) inaugurierte »*inhalative*« Desensibilisierung ist eine vorwiegend der Klinik vorbehaltene Methode, weil sie relativ umständlich und zeitraubend ist sowie eine gewisse apparative Ausrüstung voraussetzt. Ihre Durchführung erfordert viel Geduld und Erfahrung. Ob es sich bei der peroralen und auch inhalativen Desensibilisierung um einen echten Immunmechanismus im Sinne der Neubildung von »blokkierenden« Antikörpern handelt, wie bei den injektiven Behandlungsmethoden, ist nach wie vor fraglich. Möglicherweise liegt dem Behandlungseffekt ein temporärer Antikörperaufbrauch (entsprechend der Desensibilisierung à petit repas – BESREDKA (s. SCHMIDT u. GRABAR, 1959), bzw. eine temporäre Mastzellenerschöpfung zugrunde.

Zu 4. Behandlungstempo. Bei der sog. Standardbehandlung mit *wäßrigen* Allergenextrakten erfolgen die Injektionen jeden zweiten oder dritten Tag. Ist man jedoch aus Zeitgründen, z.B. später Beginn einer präsaisonalen Pollen-Hyposensibilisierung, gezwungen, das Injektionstempo zu steigern, so ist dies vor allem bei Beginn der Behandlung sowie bei mittlerem Sensibilisierungsgrad oft ohne weiteres möglich. Man kann die Injek-

tionen zunächst täglich aufeinander folgen lassen [»Schnelldesensibilisierung« nach HANSEN (1957) bzw. »intensive treatment« nach WALDBOTT (1957)], um evtl. bei stärkeren Lokalreaktionen das Tempo zu mildern. – Eine noch raschere Injektionsfolge, bei der die Dosisstärke pro Injektion jeweils um etwa 20% ansteigt und bei der bis zu 5mal täglich alle 2 Std injiziert wird, ist die von FREEMANN (1952) angegebene »rush-desensitization«. Es muß aber ausdrücklich betont werden, daß diese Behandlungsform für den Patienten recht anstrengend und das Risiko der Nebenreaktionen infolge Kumulation groß ist. Sie ist daher ausschließlich der klinischen Durchführung vorbehalten.

Bei der sog. Standardbehandlung mit *Semi-Depot*-Allergenextrakten erfolgen die Injektionen etwa alle 10 Tage. Keinesfalls sollen die Injektionsintervalle 7 Tage unter- bzw. 14 Tage überschreiten. Im übrigen gelten gleiche Grundsätze wie bei der Behandlung mit wäßrigen Allergenextrakten.

Zu 5. Zeitpunkt und Dauer der Behandlung. Prinzipiell wird man versuchen, als Zeitpunkt für die Einleitung einer Hyposensibilisierung eine symptomfreie oder klinisch annähernd erscheinungsfreie Krankheitsperiode zu wählen, nötigenfalls muß diese zuvor durch eine intensive Behandlung vorbereitet werden. Um die Konsequenz des Dosierungsschemas nicht zu gefährden, ist es erforderlich, die Einleitung der Hyposensibilisierung mit einer gleichzeitigen strengen Distanzierung von weiterem unkontrollierbarem Allergeneinstrom zu verbinden. Dies trifft ganz besonders für gewerbliche Allergene zu, was oft eine mehrmonatige Arbeitspause, z.B. in den Mehlberufen, bedingt. Ausdrücklich sei darauf hingewiesen, daß durch *konsequente prophylaktische* Behandlung (nasal und bronchial) mit Dinatrium cromoglicicum (Intal) oder mit Ketotifen diese Periode überbrückt werden kann. Bei einer Gräserpollen-Allergie wird man bestrebt sein, die Behandlung in der pollenfreien Zeit, spätestens Anfang Januar, bei einer Frühblüherpollen-Allergie, z.B. Hasel, Weide, spätestens Mitte Oktober präsaisonal zu beginnen. Kommt jedoch ein Pollen-Allergiker erst während der Pollensaison mit bereits vorhandenen Heufiebersymptomen oder Asthma zum Arzt, so ist man gezwungen, eine »co-saisonale« Behandlung durchzuführen, wobei nach Ermittlung der Hautschwelle zunächst täglich intrakutan ein wäßriger Allergenextrakt injiziert wird. Die Quaddelgröße wird nach etwa 15 min beurteilt; sie soll sich in einer »kräftigen Hautreaktion« von $1^1/_2$–2 cm Quaddeldurchmesser (nicht Erythem!) äußern. Besteht am nächsten Tag an der Injektionsstelle noch ein Restödem, so darf die Dosis nicht gesteigert werden. Eine Erhöhung der Dosis erfolgt so lange, bis eine meist innerhalb einer halben Stunde einsetzende, 2–3 Tage anhaltende Besserung erreicht ist bzw. die Symptome verschwinden. Eine weitere Steigerung innerhalb der Saison soll zunächst nicht vorgenommen werden. Sie darf erst am Ende der Blütezeit erfolgen. Weitgehende Individualisierung des Behandlungsplans ist für den Therapieerfolg entscheidend. Ein Anhaltsschema gibt es nicht. Die co-saisonale Behandlung erfordert daher mehr Sorgfalt und Erfahrung als irgendeine andere Hyposensibilisierungsmethode.

Ist durch die verschiedenen Behandlungsmethoden das Stadium der De- oder Hyposensibilisierung, d.h. eine symptomfreie Toleranz gegenüber dem »natürlichen« Allergeneinstrom, erreicht, so handelt es sich hierbei zunächst um einen »transitorischen« Zustand, der nach Absetzen der Behandlung bzw. nach Aufhören der Exposition (z.B. Ende der Blütezeit) einer zunehmenden Resensibilisierung Platz macht. Daher muß (z.B. beim Heufieber) die Behandlung in den darauffolgenden 2–3 Jahren präsaisonal wiederholt werden. Um dies zu verhindern, ist es zweckmäßig, bei Behandlung mit wäßrigen Allergenextrakten die erreichte Enddosis in gewissen Zeitabständen das ganze Jahr hindurch zu verabfolgen, wobei während der Wintermonate das anfänglich 7tägige Injektionsintervall langsam auf 10, 18 und 21 Tage erweitert werden kann, um es bei Beginn der nächstjährigen Pollensaison erneut auf ein 7-Tage-Intervall zu verkürzen (»perennial desensitization« nach Stewart, 1926 und Brown, 1932).

Bei Behandlung mit Semi-Depot-Extrakten kann die Enddosis alle 2–4 Wochen wei-

tergegeben werden – oder es wird bei den folgenden präsaisonalen Behandlungen die Dosis unter Berücksichtigung der individuellen Toleranz schneller gesteigert, wodurch sich die Zahl der Injektionen verringert.

Eine *Langzeitbehandlung* bessert ganz allgemein das Erfolgsergebnis. Die Dauererfolge bei Pollen-Allergikern werden deutlich verbessert, wenn die Behandlung über mindestens 3 Jahre präsaisonal oder perennial weitergeführt wird. – Bei Hausstaub-Allergikern empfehlen wir eine Langzeitbehandlung für mindestens 1–2, auch 3 Jahre, wobei nach Möglichkeit eine weitgehend intramurale Milieusanierung schon vor Einleitung der Behandlung erfolgt sein muß (Bruun, 1971; Voorhorst et al., 1969; Wortmann, 1970 u.a.).

Wann im Einzelfall die Hyposensibilisierung erreicht ist, bzw. die Behandlung *endgültig* abgeschlossen werden kann, ist individuell verschieden. Als Anhaltspunkte für den Abschluß einer Hyposensibilisierungsbehandlung können gelten:

- Eine mindestens 2jährige Symptomenfreiheit;
- Der negative Ausfall von Provokationstests mit der Extraktkonzentration der erreichten Enddosis (nach 2jähriger Symptomenfreiheit);
- Eine meßbare und eindrucksvolle Reduktion der Hautproben, die bei länger dauernder Behandlung, wenn auch keineswegs in allen Fällen klinischer Heilung, langsam schwächer werden, bisweilen völlig erlöschen können (Vaughan u. Black, 1954; Urbach, 1937; Bruun, 1971; Voorhorst, 1971 u.a.). Gleiches gilt auch für die Minderung des spezifischen IgE-Titers (Johansson et al., 1974, 1975 u.a.)

δ) Nebenreaktionen. Ursache, Prophylaxe und *Therapie.* Bei der Durchführung der spezifischen De- oder Hyposensibilisierung können Fehler oder Irrtümer unterlaufen, die nicht nur den Behandlungserfolg in Frage stellen, sondern zu unerwünschten, u.U. recht unangenehmen Nebenreaktionen führen können.

Bei hohem Sensibilisierungsgrad oder bei »aggressiven« Allergenen kann sowohl die diagnostische wie therapeutische Applika-

Tabelle 16. Schockapotheke

1. Abschnürbinden bzw. Stauschläuche,
   Pinzette (für Giftstachel)
2. Adrenalin-(Suprarenin)Lösung 1:1000,
   Amp Nr. X à 1 mg
3. Wasserlösliche Kortikosteroide
   zur intravenösen Injektion:
   a) Prednisolon-Natrium-Succinat
      (10 Amp à 50 mg bzw. 3 Amp à 250 mg)
   b) Dexamethason-21-orthophosphat
      (10 Amp à 8 mg)
   c) Paramethason-Dinatriumphosphat
      (10 Amp à 20 mg) am besten als (»Fertig«)-
      Spritzampullen
4. Infusionsbesteck (Rheomacrodex bzw.
   Humanserum, 2 Amp à 500 ml)
5. Anthihistaminika zur intravenösen Injektion
   (5 Amp Clemastin à 2 ml bzw. Pheniramin)
6. Euphyllin-(Aminophyllin) 5 Amp à 0,24 g
7. Isoprenalin- bzw. Orciprenalin und Adrenalin
   · Dosieraerosol 1 OP
8. Kardiaka, Analeptika
9. Einmalspritzen (1, 2, 20 ml)
10. Physiologische NaCl-Lösung (Amp à 20 ml)

tion von Allergenextrakten zu unerwünscht starken Lokalreaktionen oder zu allergischen Reaktionen am Manifestationsorgan (Rhinitis, Asthma bronchiale u.a.) oder sogar – wenn auch selten – zum generalisierten anaphylaktischen Schock führen. Aufgrund einer geringeren Empfindlichkeit treten überschießende Reaktionen beim Pricktest seltener auf als beim Intrakutantest (s.S. 591 ff.). Bei der Durchführung aller Testverfahren wie auch bei der Hyposensibilisierungsbehandlung muß *stets* eine Schockapotheke griffbereit sein (Tabelle 16). Bei einwandfreier Technik und der notwendigen Sorgfalt lassen sich schwere Allgemeinreaktionen weitgehend vermeiden, so daß ein anaphylaktischer Schocktod ein wenn auch mögliches, so doch seltenes Vorkommnis darstellt (im Gegensatz zu Schock-Todesfällen nach Insektenstichen und den verschiedensten Arzneimittelinjektionen). Auch bei der Hyposensibilisierungsbehandlung werden – je nach Schweregrad und Ausprägung – *klinisch drei Formen von Nebenreaktionen* unterschieden.

Ihr jeweiliges Vorliegen bestimmt allein die Reihenfolge des *therapeutischen Vorgehens* (GRONEMEYER, 1976b, 1977a):

1. Die *gesteigerte Lokalreaktion*, die nach etwa 5–20 min am Ort der Allergeninjektion sich als Rötung und Schwellung entwickelt, soll einen Quaddeldurchmesser von 4–5 cm nicht überschreiten und bis zum nächsten Tag kein nennenswertes Restödem hinterlassen. Das Ausmaß der Lokalreaktion muß stets vom Arzt beobachtet werden und gilt zugleich als Maßstab für die Fortsetzung einer Therapie mit Allergenextrakten. Ein gleiches gilt für die Durchführung von diagnostischen Hautproben mit ansteigenden Allergenkonzentrationen (z.B. Testungen mit Penicillin). Wird der Quaddeldurchmesser zunehmend größer, ist nach Anlegen einer *Abschnürbinde* proximal vom Allergendepot zur Verhinderung einer weiteren Allergenresorption eine *Um- und Unterspritzung des Allergendepots* mit 0,3–0,5 ml *Adrenalin (1:1000)* angezeigt, u.U. sind weitere 0,3–0,5 ml subkutan (oder intramuskulär) zu empfehlen. Lokal *Kortikosteroide* als *Creme*.

2. Die *milde Allgemeinreaktion* – sichtbare Lymphangitis, leichte Fernsymptome wie Augenjucken, Husten, Rhinitis, Giemen und Enge auf der Brust – erfordert *rechtzeitige Venenpunktion* (Verweilkanüle) und sofortige *intravenöse Gaben von Antihistaminika*, insbesondere bei generalisierter Urtikaria und Quincke-Ödem sowie *intravenöse Gaben von wasserlöslichen Kortikosteroiden* (100 mg Prednisolon oder Äquivalente, gegebenenfalls mehrmals – Wirkungseintritt frühestens nach 15 min!). Ständige Kontrolle von Puls und Blutdruck ist erforderlich.

3. Die *schwere Allgemeinreaktion*, der »anaphylaktische Schock« tritt – soweit nicht aus den vorherigen Formen sich entwickelnd – nicht selten wenige Sekunden bis Minuten nach der Allergeninjektion auf, häufig noch vor Ausbildung einer Lokalreaktion. Ein typisches *Alarmsyndrom* kündigt die überaus gefährliche Situation an: Brennen, Jucken und Hitzegefühl auf und unter der Zunge, im Rachen und besonders in den Handtellern und Fußsohlen. Fast gleichzeitig entwickelt sich der akute allergische Kreislaufschock mit fahler, graublasser Zyanose, kleinem frequenten Puls sowie Blutdruckabfall auf extreme Werte, Bewußtlosigkeit, Stuhl- und Urinabgang. – Seltener, und daher meist nicht erkannt, können sich

die Initialsymptome des schweren anaphylaktischen Schocks – wahrscheinlich durch ein akutes Ödem im Bereich der Intestinalschleimhäute bedingt – unter dem Symptomenbild des »akuten Abdomen« mit schwersten krampfartigen Schmerzen verschiedener Lokalisation äußern. Erst wenn im weiteren Verlauf Hauterscheinungen und Zeichen des drohenden Kreislaufkollapses hinzutreten, wird auch dem weniger Erfahrenen die Diagnose möglich. Die vordringliche und *lebensrettende Maßnahme* ist die äußerst vorsichtige und langsame intravenöse Adrenalin-Injektion (0,5 ml Suprarenin 1:1000/20 ml 0,9%ige NaCl-Lösung), die *vor* allen anderen Maßnahmen, auch Kortikosteroidgaben, zu erfolgen hat.

Bei zunehmendem Kreislaufversagen Flachlagerung mit erhöhten Beinen, Kopf nach der Seite drehen (Erbrechen, Aspiration!). Außer der intravenösen Adrenalin-Injektion i.v.-Gaben von 100–250 mg (und mehr) eines wasserlöslichen Prednisolon-Präparates bzw. analoger Mengen anderer Cortisone bis zu einer Gesamtdosis von 2 g/24 Std. Es gelten wegen der vitalen Indikation *keine* Kontraindikationen. Wenn erforderlich, Anlegung einer Tropfinfusion (500 cm^3 Rheomacrodex bzw. Humanserum) mit Zusatz von 100–200 mg Norfenefrin bzw. 10–20 mg Noradrenalin oder 2,5–5,0 mg Angiotensin. Einstellung der Infusionsgeschwindigkeit unter Blutdruckkontrolle auf etwa 100 mm/Hg. Bei Auftreten eines Larynx-Ödems intravenöse Antihistamin- und weitere Prednisolon-Gaben, unter Umständen Intubation oder Tracheotomie. – Für Freiheit der oberen Luftwege sorgen! Unter Umständen Absaugen und künstliche Beatmung. Sauerstoff-Aludrin-Inhalationen bzw. Adrenalin-Spray. Bei Atemstillstand (in etwa 9% der Fälle von anaphylaktischem Schock) Mund-zu-Mund-Beatmung, notfalls Herzmassage am geschlossenen Thorax. Speziell beim anaphylaktischen Schock ist *abweichend* von anderen Schockformen folgende Reihenfolge der Pharmaka *zwingend*: a) Adrenalin, b) Antihistaminika, c) Kortikosteroide, d) Volumensubstitution. Ausdrücklich möchte ich in Übereinstimmung mit zahlreichen Klinikern und Allergologen (z.B. Bruun, 1959; Gronemeyer, 1977a;

Hoigné, 1977) hervorheben, daß das Adrenalin das entscheidende – lebensrettende – Pharmakon zur Behandlung der Frühphase des schweren anaphylaktischen Schocks darstellt. Die evtl. auftretenden unangenehmen Nebenwirkungen dürfen keinesfalls dazu führen, dieses Medikament nicht einzusetzen. Wegen des ebenfalls schnellen Wirkungseintritts sind anschließend an das Adrenalin intravenös Antihistaminika zu applizieren. Kortikosteroide sind, auch hochdosiert intravenös gegeben, wegen ihrer Wirkungslatenz ohne Einfluß auf die so bedrohliche Initialphase des schweren anaphylaktischen Geschehens. Sie sind kein Adrenalin-»Ersatz«, sie beeinflussen wirksam die »Zeit danach«, hierfür sind sie notwendig.

Nebenreaktionen bei der Hyposensibilisierungsbehandlung sind so gut wie *immer eine Folge von Allergen-Überdosierung*, die allerdings recht verschiedene Ursachen haben können:

1. Verwechslung der verschiedenen Extraktverdünnungen – ein häufiger Irrtum. Selbstverständlich muß eine Behandlungskarte angelegt und gewissenhaft geführt werden, in der unter Angabe von Datum und Dosis jede einzelne Injektion übersichtlich eingetragen werden kann.

2. Zu schnelle Steigerung der Dosis. Ihr kann man begegnen, indem man nach jeder Injektion die auftretende Lokalreaktion beobachtet und gegebenenfalls einen regelwidrigen Ausfall in der Behandlungskarte vermerkt. Ferner soll vor jeder neuen Injektion nach der Verträglichkeit der letzten Dosis ausdrücklich gefragt bzw. eine noch bestehende lokale Spätreaktion beachtet werden.

3. Überdosierung infolge Kumulation, entweder bei zu rascher Injektionsfolge (s. auch »rush-desensitization«) oder infolge Exposition gegen das gleiche oder gegen ein bisher nicht erkanntes Allergen (z.B. vorzeitiger Beginn der Pollensaison oder nicht erkannte saisonale Pilzsporenallergie) oder bei höheren Dosen zweier am gleichen Tag injizierter Allergenextrakte (speziell bei Anwendung von wäßrigen Extrakten).

4. Überdosierung infolge zu rascher Resorption des Allergens, etwa durch eine versehentliche intravenöse Injektion. Zeigt sich nach der Injektion ein Blutaustritt, so soll

die Injektionsstelle mit einem Zellstoffbausch unter leichtem Reiben komprimiert werden.

Für die Prophylaxe bedrohlicher Nebenreaktionen gilt als Regel: Der Patient muß post injectionem sich noch mindestens eine halbe Stunde im Wartezimmer oder in der Praxis des Arztes aufhalten. Bei der Behandlung mit Semi-Depot-Extrakten ist diese Vorsichtsmaßnahme nicht unbedingt notwendig, besonders wenn die ersten Injektionen gut vertragen worden sind. Gelegentlich kommt es nach 4–8 Std zu leichten Lokal- wie auch milden Allgemeinreaktionen, die meist durch ein Antihistaminikum oder gegebenenfalls Broncholytikum schnell zu kupieren sind. – Einer Erlernung der Injektionstechnik durch den Patienten selbst oder seine Ehefrau (wie in manchen Ländern üblich) ist unbedingt zu widerraten. – Bei Schwierigkeiten in der Dosissteigerung ist eine halbstündige Vorgabe eines Antihistaminikum empfehlenswert. Für die *Behandlung von Nebenreaktionen*, insbesondere von schweren allgemeinen Schockerscheinungen, muß als *wichtigster Grundsatz* gelten, daß *unter keinen Umständen Zeit versäumt* werden darf, denn der Ausgang einer schweren Allgemeinreaktion entscheidet sich in wenigen Minuten.

ε) Erfolge und Mißerfolge. Die Wirksamkeit der Desensibilisierungsbehandlung steht nach nunmehr über 60 Jahren außer Zweifel.

Sie ist durch zahlreiche Berichte an einem sehr großen Krankengut sichergestellt und gilt trotz der Einführung von Antihistaminika, Dinatriumcromoglykat und Kortikosteroiden auch heute noch als die Methode der Wahl. Die Ergebnisse der Behandlung mit wäßrigen Allergenextrakten zeigen, daß in der Hand von erfahrenen Autoren (FRANKLAND, 1965; FRANKLAND u. NOELPP, 1966; WÜTHRICH u. GÜNTHARD, 1974; WÜTHRICH u. STORCK, 1968; WERNER et al., 1970), die über ein genügend großes Krankengut verfügen, bei Asthma und Rhinitis allergica in 70–85% ein günstiges Behandlungsresultat erzielt wird (symptomfrei bzw. fast symptomfrei). Unsere Ergebnisse decken sich weitgehend mit denen anderer Autoren. Sie liegen bei beiden Geschlechtern um 80% (s. Tabelle 17). Wir beziehen uns hier besonders auf unsere gemeinsamen Untersuchungen mit WERNER, GRONEMEYER u. DEBELIĆ (1970a) an 700 Patienten, die katamnestisch unter den heute geltenden statistischen Kautelen ausgewertet wurden.

Die Problematik einer Erfolgsstatistik, die jeder Auswertung klinisch-therapeutischer Behandlungsergebnisse anhaftet, trifft für das Asthma bronchiale und die Rhinitis in besonderer Weise zu. Die vielfältigen Gründe hierfür sind allzu bekannt und bedürfen daher keiner weiteren Diskussion. Um so größeres Gewicht besitzen die u.a. von BRUUN (1949, 1971), LOWELL u. FRANKLIN (1965), JOHNSTONE u. DUTTON (1968),

Tabelle 17. Übersicht der Hyposensibilisierungsergebnisse bei den verschiedenen Manifestationen (WERNER et al., 1970b)

	N	sehr gut und gut	befrie-digend	mit Erfolg		ohne Erfolg	
				N	%	N	%
Rhinopathia allergica	174	68	76	144	82,8 ± 2,8	30	17,2 ± 2,8
Asthma bronchiale	259	126	89	215	83,0 ± 2,3	44	17,0 ± 2,3
Rhinopathia mit Asthma bronchiale	232	92	84	176	75,8 ± 2,8	56	24,2 ± 2,8
Rhinopathia, Asthma bronchiale mit Spätschäden	19	10	5	15	78,9 ± 9,3	4	21,1 ± 9,3
Rhinopathia mit anderen allergischen Manifestationen	13	6	1	7	53,8 ± 13,7	6	46,2 ± 13,7
Summe	697	302	255	557	79,9 ± 1,5	140	20,1 ± 1,5

Signifikanz: $\chi^2 = 46,7$; (5%: 9,488; 1%: 13,277); f = 4
Es besteht ein signifikatner Unterschied zwischen den Hyposensibilisierungsergebnissen bei Rhinopathia oder Asthma bronchiale gegenüber denen bei Rhinopathia mit Asthma bronchiale und den beiden letzten Gruppen
Ohne Erfolg bedeutet: nur vorübergehend gebessert; ungebessert; verschlechtert

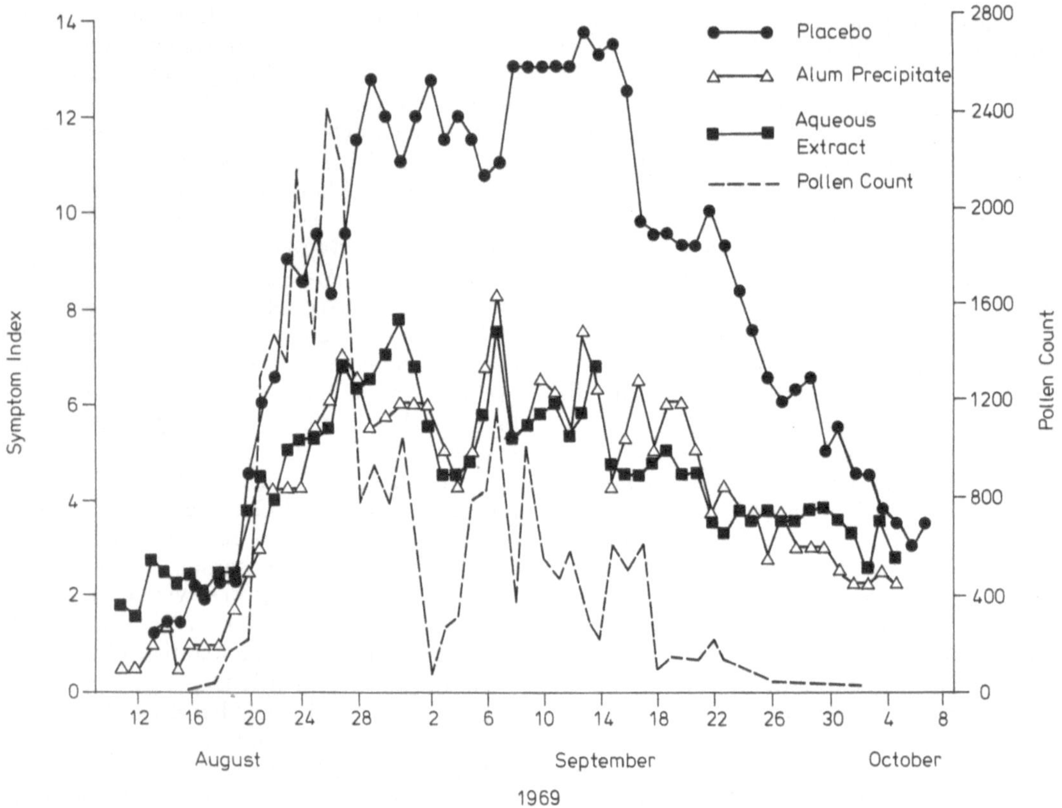

Abb. 21. Tägliche durchschnittliche Beschwerdeintensität und Pollengehalt der Luft bei vergleichbaren Patienten, die mit spezifischem Ragweedpollen-Allergenextrakt (wäßrig oder an Aluminium adsorbiert als Semi-Depot) bzw. mit Placebo injektiv behandelt wurden (Lichtenstein et al., 1974).

Lichtenstein et al. (1974) (s. Abb. 21) mitgeteilten Placebo-Serien, die den effektiven Wert der Hyposensibilisierungsbehandlung besonders eindrucksvoll unterstreichen. Die Erfolgsaussichten einer Hyposensibilisierung nehmen bei einer Krankheitsdauer von acht und mehr Jahren sowie polysymptomatischen Manifestationen deutlich ab. Es ergibt sich hieraus zwingend die Forderung nach einer Frühbehandlung, auch schon bei nur geringfügig ausgeprägter Symptomatik, z.B. Rhinitis, um der Entwicklung eines exogen-allergischen asthmatischen Syndroms zuvorzukommen, was in etwa 30%! die Regel ist. In unserem Krankengut erkrankten im 1.–9. Lebensjahr 24%, im 10.–19. Lebensjahr 29%, also über die Hälfte, was die Notwendigkeit einer umfassenden Allergie-Diagnostik zum frühestmöglichen Zeitpunkt unterstreicht (s. Tabelle 19, S. 652).

Bei regelmäßiger Einhaltung der Dosissteigerung bis zur Enddosis (bei Erwachsenen im allgemeinen 10 000 PNU) sind die Behandlungsergebnisse signifikant besser als bei unregelmäßiger Durchführung: 81,2% gegenüber 64,5%. Analoge Verhältnisse liegen beim Vergleich von regulärer mit unterbrochener Behandlung vor (Werner et al., 1970a).

In Übereinstimmung mit Wortmann (1970) und Wüthrich (1970) ist die Art des Allergen-Extraktes – wäßrig oder Semi-Depot – für den Behandlungserfolg von untergeordneter Bedeutung. Die Behandlungsergebnisse sind annähernd gleich (Brunet et al., 1967; Center, 1970; Frankland u. Noelpp, 1966; Charpin et al., 1967; Mun-

ROE-ASHMAN, 1966; TUFT u. TORSNEY, 1964, RUDOLPH et al., 1975; RUDOLPH et al., 1977, 1978; WÜTHRICH, 1977; s. auch die neuere Übersicht von DEBELIĆ, 1978). Nach WÜTHRICH u. GÜNTHARD (1974), URBANEK u. KARITZKY (1975) sind die Spätergebnisse nach Verwendung wäßriger Allergenextrakte etwas besser als nach Depotextraktapplikation. Die Einführung der Semidepotextrakte bedeutet insofern eine wesentliche Erleichterung für Patienten wie Arzt, als nicht nur die Injektionszahlen verringert sind, sondern auch das Schockrisiko deutlich gemindert, wenn auch nicht völlig ausgeschlossen ist. Für die neuen tyrosinadsorbierten Allergenextrakte kann eine abschließende Beurteilung noch nicht gegeben werden. Die ersten mitgeteilten Behandlungsergebnisse sind ermutigend (MILLER u. TEES, 1974; VERSTRAETEN et al., 1975; DÜNGEMANN, 1977; BLAIR, 1977).

Die *Gründe für die Mißerfolge* einer spezifischen Hyposensibilisierung sind schon mehrfach berührt worden und sollen daher hier nur kurz noch einmal zusammengefaßt werden:

- Falsche Indikationsstellung (insbesondere Prävalieren von irreparablen Sekundärerscheinungen sowie aufgepfropfte Infektkomplikationen - Bronchiektasen, purulente Sinusitis und so weiter);
- Unvollständige oder fehlerhafte Diagnostik (falsche Interpretation der Hautproben, unvollständiges Testspektrum, nicht beachtete Allergenkarenz während der Einleitung der Behandlung und so weiter);
- Fehlerhafte, meist zu rasche Dosissteigerung (»Overtreatment«);
- Extrem hoher Sensibilisierungsgrad, so daß selbst bei vorsichtigster Dosierung eine wirksame Enddosis nicht erreicht wird;
- Unfähigkeit des Patienten, den Status einer Hypo- oder Desensibilisierung zu erreichen trotz konsequenter und ausreichender Dosissteigerung (mangelhafte Bildung blockierender Antikörper?);
- Die zu behandelnde allergische Atemwegsobstruktion ist nicht IgE-vermittelt, sondern beruht auf der Intervention eines hitzestabilen »short-latency« Antikörpers, der zu einer Subklasse von IgG gehört.

Diese neuen Befunde von BRYANT et al. (1973) - s. vorne - werfen das nicht einfache diagnostische Problem einer durch unterschiedliche Antikörper-bedingten allergischen Reaktion auf. Wie oben ausgeführt, werden beide Reaktionstypen dem sog. Sofortreaktionstyp zugeordnet. Da die Hautreaktionen keinen Aufschluß über den Antikörpertyp geben können, muß man sich vorläufig - wie WÜTHRICH (1975) meint - in der Praxis auf die Bestimmung des spezifischen IgE mittels RAST und auf das Ansprechen bzw. Nichtansprechen auf Dinatrium cromoglicicum (Intal) stützen. So weit bisher bekannt, inhibiert die prophylaktische Inhalation von Intal nur die IgE-vermittelte asthmatische Sofortreaktion. Für die tägliche klinische Routine ist das vorgeschlagene diagnostische Programm kaum praktikabel, andererseits sei die Problematik keineswegs verkannt, die darin liegen könnte, daß in solchen Fällen einer IgG-Typ-Allergie als Folge einer desensibilisierenden Behandlung eine Verschlechterung bzw. Erhöhung der allergischen Reaktivität durch zusätzliche Stimulierung von Antikörpern der Subklassen von IgG erfolgt. Die mitgeteilten Befunde sind von großer Bedeutung - wie schon oben ausgeführt - engen aber unseres Erachtens bisher die Indikationsstellung zur spezifischen Hyposensibilisierungsbehandlung nicht wesentlich ein.

Abschließend ist festzustellen, daß die Risiken und Unbequemlichkeiten der Hyposensibilisierungsbehandlung durch die guten Behandlungsergebnisse vielfältig aufgewogen werden, wobei als oberster Grundsatz das Gebot der Frühdiagnostik gelten muß, möglichst schon im Stadium der Vorboten und Asthma-»Äquivalente« (Rhinitis und Konjunktivitis). Es erscheint mir nicht unwichtig, hier in diesem Zusammenhang noch einmal darauf hinzuweisen, daß speziell bei Pollenallergikern in vielen Fällen die asthmatische Reaktionsweise oft als erste durch die spezifische Hyposensibilisierungsbehandlung inhibiert wird, und danach im Verlauf der weiteren Behandlung erst die Rhinitis und schließlich die Konjunktivitis abgeschwächt werden. Es kommt auch vor, daß unter der spezifischen Behandlung von allergischen Rhinitikern sich erstmals eine asthmatische Reaktionsweise (z.B. nach Rudolph et al., 1978b, in 4,2%) manifestiert, was von Kritikern u.a. als Argument *gegen* die Hyposensibilisierung angeführt wird. Möglicherweise handelt es sich besonders um die Patienten, bei denen die Therapie mit Allergenen aus uns nicht bekannten Gründen (s. oben) sowieso versagt, oder es spielen expositionelle Faktoren eine Rolle (s. oben C III). Im Vertrauen auf die Wirkung der Therapie glaubt der Patient sich nun besonders exponieren zu können, was bekanntermaßen in vielen Fällen erst die Einbeziehung der Bronchien in das allergische Geschehen zur Folge hat.

Etwa 30% der Pollenallergiker werden im Laufe der jährlichen Expositionen zu »Asthmatikern« – Grund genug, frühzeitig eine spezifische Hyposensibilisierungsbehandlung zu erwägen. Die anfänglich funktionellen Schäden sind reversibel und hinterlassen keine nachteiligen Folgen, wenn einerseits Expositionsprophylaxe und andererseits spezifische Hyposensibilisierung als die derzeit alleinigen kausalen Behandlungsmaßnahmen der allergischen Rhinitis und des allergischen Asthma bronchiale rechtzeitig begonnen und lange genug fortgesetzt werden. Die Frage ist, ob es in naher Zukunft gelingt, die Allergene für die Hyposensibilisierung durch chemische Präparierung (z.B. Formaldehyd) in der Weise zu verändern, daß sie ihre Allgemein-(Schock-) und Lokalwirkung verlieren, nicht mehr einen Anstieg des Reagintiters (IgE) bewirken, sondern ausschließlich die Bildung blockierender Antikörper (IgG) induzieren (»Allergoide« nach Marsh, Lichtenstein, Campbell, 1970; Norman et al., 1975 und 1979). Entsprechend diesen Überlegungen sind die schon erwähnten an L-Tyrosin adsorbierten Allergenextrakte mit Glutaraldehyd vorbehandelt.

In Fortführung der von Bruchhausen et al. (1969a) angeregten Allergeninaktivierung durch UV-Bestrahlung sind jetzt erste Versuche einer Immunotherapie mit »photoinaktivierten« Hausstaubextrakten vorgenommen worden, wobei die klinische Wirksamkeit etwa der von Semidepotextrakten entsprach, die Nebenwirkungsquote aber deutlich herabgesetzt war (Henocq et al., 1973; Henocq et al., 1974). Aufgrund dieser Untersuchungsergebnisse wird gefolgert, daß

die Allergenität eines Extraktes für den Hyposensibilisierungserfolg nicht entscheidend ist.

Abschließend bleibt abzuwarten, ob andere – spezifische – Therapieprinzipien, wie die von de Weck (1971) zunächst nur für die Penicillinallergie entwickelte Therapie mit antikörperblockierenden Haptenen (monovalentes Allergen), oder die neuerdings von Hamburger (1975) gefundene Inhibition der allergischen Sofortreaktion durch synthetische Pentapeptide auch für die Behandlung von inhalativen Allergosen bedeutungsvoll werden, was aber von Stanworth et al. (1978) nicht bestätigt werden konnte.

II. Symptomatische Therapieprinzipien

Die symptomatische Therapie der allergischen Atemwegsobstruktion hat folgende Zielsetzung: Beherrschung der akuten respiratorischen Insuffizienz, Minderung der Atemarbeit, Beschwerdelinderung bei den chronischen Verlaufsformen mit (z. T. irreparablen) Sekundärfolgen, Behandlung intermittierender, zumeist infektbedingter Komplikationen und Anfallsprophylaxe. Diese Therapie kann immer nur unter Berücksichtigung der in den letzten Tagen eingenommenen Medikamente erfolgen, häufig besteht ein Abusus. Außer Morphingaben, die wegen ihrer atemdepressorischen Wirkung als Kunstfehler zu betrachten sind, ist die Anwendung folgender Medikamente bei Vorliegen eines Bronchiolenasthmas *kontraindiziert* und kann zur Auslösung und Verschlimmerung asthmatischer Beschwerden bis zum Status asthmaticus führen:

1. Parasympathomimetika, z.B. Pilocarpin (Augentropfen!) (Bruchhausen et al., 1969b), Carbaminoylchlorid (Blasen-Darm-Atonie);

2. Cholinesterasehemmer, z.B. Physostigmin (Glaukom), Prostigmin und verwandte Präparate (Myasthenia gravis u.a.);

3. Histamin;

4. β-Rezeptoren-Blocker.

Die Anwendung von Antihistaminika hat in der Behandlung des Bronchiolenasthma im Gegensatz zu anderen allergischen Reaktionsformen (Rhinitis, Urtikaria) versagt. Eine Ausnahmestellung nehmen solche Stoffe mit antihistaminärer Wirkung ein, die zugleich eine stärkere sedative und parasympathikolytische Wirkung entfalten, wie z.B. Thiazinamium (z. B. GRZAN, 1962; BOUHUYS u. ORTEGA, 1976 und Ketotifen (s.S. 647) (MARTIN u. ROEMER, 1977).

Zumeist ist eine Kombinationstherapie erforderlich, um die bronchiale Trias: Hypersekretion, Schleimhautödem und Bronchospasmus zu beeinflussen. Ausdrücklich sei hervorgehoben, daß die Darstellung dieser Therapieprinzipien hier im Rahmen der gegebenen Thematik nur in Form eines Abrisses erfolgen kann, sie gelten fast ausnahmslos auch für Atemwegsobstruktionen anderer Pathogenese.

1. Sekretolyse, Mukolyse, Expektoration

Die Lösung des oft hochviskösen Sekretes, das seinerseits die Bronchialobstruktion noch verstärkt, ist noch nicht befriedigend möglich. Es lassen sich mehrere pharmakodynamische und medikomechanische Wirkprinzipien, die durch die Bronchospasmolyse (s. unten) ergänzt werden müssen, kombinieren: Netzmittel (Detergentien), Fibrino- und Mukolytika (als eigentliche Sekretolytika), medikomechanische Maßnahmen (Lagerung, Vibrationsmassage), Expektorationsgymnastik und Bronchialspülungen (Lavage).

Netzmittel haben anfeuchtende, viskositätsmindernde und sekretverflüssigende Eigenschaften. - *Superinon* (Tacholiquin) als Inhalat und Spray (und zur Instillation) mit Aerosol-Geräten. Als Adjuvans oder Trägersubstanz (Richtdosis: 2–4mal täglich 2 ml der 1%-Lösung) für verschiedene Broncholytika, im besonderen die β-Adrenergika. Die mögliche Beeinflussung des oberflächenaktiven Systems der Lunge durch derartige Substanzen ist nicht geklärt. - *Sole-Lösungen* mit netzmittelähnlichen Wirkungen (z. B. Emser-Sole echt, Verdünnung 1:10–1:20). - *Mukolytika* bewirken Desintegration (Spaltung) der die hohe Viskosität und Zähflüssigkeit des Bronchialschleimes bedingenden Fasersysteme bei Bronchitisformen mit vorwiegend mukösem und mukopurulentem Auswurf: *N-Acetylcystein* (Mukolytikum Lappe; Fluimucil-X) (BÜRGI u. REGLI, 1968). Inhalationen 1–3mal mindestens 3 ml einer 10%-Lösung (KELLER, 1975), oder je nach Verträglichkeit nach Vor-Inhalation eines Broncholytikum (Berotec, Sultanol) 2 ml täglich der 20%igen Lösung. Zu beachten sind

das Wirkungsoptimum im alkalischen Milieu (pH 7,0–9,0) und seine schnelle Inaktivierung durch gleichzeitig mitinhalierten Sauerstoff. Auch besteht die Gefahr einer erhöhten Allergisierung und der Inaktivierung mancher – lokal – nicht systemisch angewendeter Antibiotika. Keinesfalls Langzeitanwendung, da die Möglichkeit einer Beeinflussung der Protease-Inhibitoren gegeben ist. – Bei Ultraschall-Aerosilierung häufig Reizerscheinungen und auch leichter Bronchospasmus! Unterstützend parenterale Anwendung (1–2mal 1 Amp. tief i.m.). Peroral anwendbar ist S-(carboxymethyl)-L-cystein (Transbronchin); Erwachsene 3–4mal 1 Eßlöffel täglich. *Sekretolytika und Expektorantien:* Bromhexin (Bisolvon) beeinflußt die Qualität und Quantität der Sekretbildung selbst (RENOVANZ, 1975) – eine Beobachtung, die klinisch als eine Viskositätsminderung des Sputums schon länger bekannt ist (BÜRGI, 1965). Die Ansichten, ob bei einer schweren Atemwegsobstruktion eine Zunahme des viskösen Bronchialsekretes durch Bromhexin-Gaben erreicht wird, sind geteilt, die Ergebnisse von Doppelblindstudien bei Patienten mit chronischer Bronchitis widersprüchlich (GENT et al., 1969; LANGLANDS, 1970; Research Committee of the British Thoracic and Tuberculosis Association, 1973). Zur Steigerung der mukoziliaren Clearance sind hohe Dosen zu empfehlen. Bisolvon oral 3mal 3–4 Tabl. (= 3×16 mg/Tag) oder in schweren Fällen mehrmals täglich 1–2 Amp. i.v. und als Aerosol 2–3mal 1 ml Lösung 1:1 mit Aq. dest. verdünnt. – Kalium jodatum offiz., Kaliumjodid (z.B. Rp. Solutio Kalii jodati 10,0/200,0; D.S. 2–4mal täglich 1 Eßlöffel in Milch mit Honigzusatz; maximal 10 g/Tag) (HERXHEIMER, 1956) intermittierend an 3 Tagen der Woche. Beachte: Schilddrüse, Jodallergie und diagnostische Jodindikationen. Bei Unverträglichkeit bzw. Allergie: *Ammoniumchlorid* (z.B. Mixtura solvens DRF; 3–5mal 1 Eßlöffel/Tag; weiter Transpulmin-Supp. 2–3/Tag). Eine Lungenspülung (Bronchial-Lavage) ist *nur* bei schweren Verlaufsformen des Status asthmaticus mit Sekretverhaltung bronchoskopisch in Beatmungsnarkose oder bei intubierten oder tracheotomierten Patienten indiziert; gut sedieren (Valium), vorher einige Minuten Überdruckbeatmung (z.B. manuell mit Ruben-Beutel). – Spülflüssigkeit: 15 ml stabil abgepuffert 0,9%ige NaCl-Lösung, evtl. mit 3–5 ml N-Acetylcystein; kurz einwirken lassen und absaugen. – Mehrfach wiederholen; zwischenzeitlich Überdruckbeatmung.

2. Entzündungshemmung und Schleimhautabschwellung

Sie gelingt am besten mit Kortikosteroiden. Die Steroide führen – oral, parenteral oder lokal – *nicht* zu einer direkten Beeinflussung der Bronchospastik (ENGELHARDT, 1968). Durch Schleimhautabschwellung mit Verringerung der Sputum-Viskosität und Hemmung der Transsudation (wahrscheinlich über die Herabsetzung der Permeabilität) kommt es indirekt langfristig zu einer Beeinflussung der bronchialen Obstruktion. – Jüngere Patienten und bronchospastische Zustände exogen-allergischer Ursache sprechen allgemein am besten an. Je

Tabelle 18. Zusammenfassende Übersicht der symptomatischen (medikamentösen) Therapie des Asthma bronchiale[a]

Schwerer Anfall, Status asthmaticus

Sofortmaßnahmen:
- Euphyllin 0,24–0,48 g oder (als Mischpräparat) Afpred forte 1–2 Amp. langsam i.v.;
- Kortikosteroide (keine Mischspritze!): initial Solu-Decortin-H 100 mg, bei lebensbedrohlichen Zuständen 250 mg, maximal bis 2 g/Tag i.v. oder wirkungsgleiche Dosen anderer Steroide: Urbason solubile, Monocortin S, Ultracorten H, Celestan solubile. – Anschließend *orale Fortführung* der Steroidtherapie s. unten: Chronisches Bronchialasthma.

- Bricanyl (bis zu 1 ml = 0,5 mg als maximale Einzeldosis), sonst 0,5 ml s.c. 1–4mal täglich oder Alupent 0,5–1,0 mg i.m. oder 0,25 mg (= $^1/_2$ Amp.) sehr langsam i.v. bzw. Sultanol (Ventolin) 500 mg (8 mg/kg Körpergewicht) i.m. (evtl. alle 4 Std) oder 250 mg (4 mg/kg Körpergewicht) i.v. Bei i.v.-Anwendung zweckmäßigerweise Verdünnung mit physiologischer Kochsalzlösung oder 5%iger Glukose. Bei Therapieresistenz Versuch mit Suprarenin bis zu 1 ml s.c. oder *sehr* langsam i.v. (0,5/20 ml 0,9% NaCl-Lösung); ggf. wiederholen.

oder Infusionsbehandlung:

- Initial 100 ml molares Natriumbikarbonat *schnell* infundieren, anschließend Tropfinfusion mit Euphyllin 4–5 Amp. (à 0,24 g), Alupent 5 mg, Solu-Decortin-H 100–250 (–1 000) mg in 5% Glukose 1 000 ml in 12 Std.

  Wichtig:
  Flüssigkeitsersatz, im allgemeinen 2–3 l/24 Std (Kontrolle Venendruck, cave: Rechtsherzinsuffizienz, gute Bilanzierung).

dazu:

- Inhalativ (wenn möglich): Alupent (2%) 15 (–25) Atemzüge, Berotec (0,1%) oder Sultanol (0,5%) 4–8 Tropfen auf 1 ml Aq. dest. bzw. 0,9% NaCl-Lösung mit Kompressorgerät, besser in Form der Bird (IPPB)-Beatmung individuell dosieren, z. B. Sultanol 0,5%-Respiratorlösung, evtl. kurzfristig wiederholen.

- Intermittierend kurzzeitig Sauerstoff, auch in Form von manueller Überdruckbeatmung über Mundstück oder Maske.

Weitere Maßnahmen:

- Antibiotika: Tetracyclin oder Ampicillin (cave: Penicillinallergie!).

- Sekretolyse: Bisolvon mehrmals täglich 1(= 8 mg)–2 Amp. i.v., evtl. als Aerosol 2–3mal 1 ml Lösung 1:1 mit Aq. dest. verdünnt.

- Herzbehandlung (relative Indikation): Digitalis. Beachte: Hypoxie steigert Empfindlichkeit gegen Digitalis. Bei Unwirksamkeit der angegebenen Maßnahmen *Intubation* und *Einleitung* der Respiratortherapie. *Kriterien* sind: Abnahme von Atemfrequenz und Atemtiefe bei zunehmender Erschöpfung, akute Rechtsherzinsuffizienzzeichen, Tachykardie und arrhythmische Phasen, Blutdruckanstieg mit nachfolgendem Abfall, arterieller Sauerstoffdruck unter 45 mmHg trotz Sauerstoffzufuhr.

Leichtes und chronisches Bronchialasthma

Inhalation von Bronchospasmolytika. Dosier-Aerosole (Berotec, Sultanol, Bricanyl, Bronchospasmin) u.a. – Kombination von β_2-Adrenergika (z.B. Berotec) mit Atrovent (Atropinderivat), etwa alle 3 Std im Wechsel je 1–2 Hübe aus einem Dosier-Aerosol. Euphyllin 0,24 g oder Afpred 5 ml langsam *intravenös* 2(–4)mal täglich und/oder subkutan Alupent, Bricanyl, Sultanol u.a. – Fortführung *oral* z.B.: Ditenate, Perspiran protrahiert, Asthma-Frenon, Asthma-Bisolvon, Priatan, Bricanyl comp., Sultanol forte, Perphyllon, Euphyllin retard. *Sedierung:* z.B. Atosil 25(–50) mg oder 5(–10) mg Valium. Vorsicht bei chronischer respiratorischer Insuffizienz! Suggestive Beruhigung, gezielte Atemtherapie! *Intervalltherapie* (auch zur Nacht): Euphyllin-Supp. oder Atosil 25 mg i.v. oder i.m. oder oral Theralene 5–10 Tropfen.

Wichtig:
Bei *primär hochdosierter Kortikosteroidtherapie* (s. oben: Schwerer Anfall) erst *nach* Wirkungseintritt langsame *Reduzierung der Dosis,* d.h. bei Tagesdosen über 20 mg Prednisolon jede Woche etwa um 5–10 mg, unterhalb 20 mg um 1–3 mg/Woche, da Unterdosierung klinisch erst nach etwa 4 Tagen sichtbar; *langsame Dosisminderung* notwendig zur *Festlegung der individuellen Minimaldosis!* – Bei Begleitinfekt »Ausschleichen« immer(!) unter gleichzeitigem Antibiotikaschutz solange die Tagesdosen über 10–15 mg Prednisolon betragen. Dauer- oder Erhaltungsdosis möglichst unter der sog. Cushing-Schwellendosis: 7,5 mg Prednisolon bzw. 5 mg Volon (Triamcinolon) morgens oder besser wegen der geringeren systemischen Wirkung Übergang auf Sanasthmyl oder Viarox (Beclometasondipropionat) als Dosier-Aerosol, initial 3 × 4 Hübe täglich, nachfolgende Reduzierung, evtl. mit Vorgabe eines Broncholytikum, z.B. Sultanol 3 × 1 Hub (Dosier-Aerosol).

Anfallsverhütung (Hemmung der Bronchokonstriktion)

Sie ist wirksam möglich durch die schon genannten β-2-Sympathomimetika, Atropinderivate und Xanthinderivate, besonders aber durch Dinatrium cromoglicicum (Intal) und Ketotifen, speziell bei exogen-allergischem Asthma bronchiale *prophylaktisch* bei vorhersehbarem Allergeneinstrom.

---

[a] Auswahl der Präparate aufgrund persönlicher Erfahrung, sie stellt keine Wertung dar.

stärker die destruierenden, emphysematischen Prozesse, um so weniger wirksam ist die Behandlung. Soweit bisher bekannt (s. z.B. SCHMUTZLER, 1975; CLAMAN, 1975; OEHLING et al., 1976), haben die Kortikosteroide keine »spezifische« Einwirkung auf die allergische Reaktion, in therapeutischen Dosen bleiben die Antikörperproduktion und die Antigen-Antikörper-Bindung unbeeinflußt. Diskutiert werden:

- Eine direkte Wirkung an der Zellmembran, indem sie gegen störende Einflüsse stabilisiert wird (WEISSMANN, 1973) und eine »entzündliche« Reaktion somit eher verhindert wird;
  Eine Hemmung auf die Histidin-decarboxylase und damit Verminderung der Histaminanflutung;
- Eine α-Rezeptor-Hemmung und Verringerung der Mediatorfreisetzung infolge Anstiegs von cyclischem 3′,5′-Adenosinmonophosphat. Ob Prostaglandine hierbei ebenfalls eine Rolle spielen, ist ungeklärt;
- Kortikosteroide potenzieren die Wirkung von β-Sympathomimetika und Theophyllin auf das cAMP-System (COFFEY et al., 1972; LOGSDON et al., 1972; PARKER et al., 1973; SHENFIELD et al., 1975 u.a.).

In völliger Übereinstimmung mit HERXHEIMER (1976) dürfen auch u. E. (HERTLE u. FUCHS, 1975) Kortikosteroide bei allergischer Atemwegsobstruktion erst dann eingesetzt werden, wenn jede Art der herkömmlichen Behandlung, insbesondere der Bronchospasmolyse, versagt haben, und Invalidität droht, oder wenn Lebensgefahr besteht. Dosierung und Applikationsarten s.S. 644 (Tabelle 18). Die neuerdings mögliche inhalative Anwendung von Beclometasondipropionat (Sanasthmyl, Viarox) ist eine Bereicherung für die Therapie der steroidabhängigen *chronisch* reversiblen Atemwegsobstruktion, da in therapeutischen Dosen die Nebennierenrinde nicht mehr supprimiert wird (MYGIND, 1973; BUISSERET, 1973; JACK, 1975), und licht- und elektronenmikroskopische Untersuchungen der Bronchialschleimhaut nach 12–18monatiger inhalativer Therapie erfreulicherweise – im Gegensatz zur topischen Anwendung von Kortikosteroiden an der Haut – keinerlei destruktive Gewebe-Veränderungen erkennen ließen (s. z.B. WERDERMANN u. JORDE, 1975; ANDERSSON et al., 1977); die orale notwendige Erhaltungsdosis kann vermindert oder sogar vollständig durch die inhalative Applikation ersetzt werden (HERXHEIMER, 1972; SCHMIDT, 1975; DEBELIĆ, 1975a; KUNKEL et al., 1975 u. v. a.).

3. Bronchospasmolyse

Pharmakodynamisch sind unterscheidbar: Substanzen mit Angriffspunkt an der glatten Muskulatur (Xanthin-Derivate, Papaverin), Sympathikus-Wirkstoffe (körpereigene Katecholamine) und Sympathomimetika, im besonderen β-adrenerge Substanzen. Verbindungen mit indirekter sympathomimetischer Wirkung (z. B. Ephedrin), weitere Substanzen (z. B. Khelline) und Kombinationspräparate, letztere in Verbindung mit sekretlösenden und schleimhautabschwellenden Substanzen u.a.

a) Xanthinderivate

Theophyllin (als Xanthinderivat) wirkt atemanaleptisch und bronchospasmolytisch über eine Phosphodiestera-

sehemmung (=Anstieg von cyclischem 3′,5′-AMP durch verminderten Abbau) sowie durch eine Beeinflussung der Hämodynamik des Lungenkreislaufs. Seine Anwendung erfolgt *prophylaktisch* und *therapeutisch* für akute Fälle wie für die Langzeitbehandlung. Theophyllin ist manchmal noch wirksam, wenn Sympathikuswirkstoffe versagt haben. Es besteht ein Synergismus zu den β-Sympathomimetika. Die bronchospasmolytische Wirkung ist abhängig von der Höhe des Theophyllin-Plasmaspiegels (MITENKO u. OGILVIE, 1973), wobei als Sättigungsdosis 6 mg/kg/20 min und eine anschließende Erhaltungsdosis von 0,9 mg/kg/60 min von PIAFSKY u. OGILVIE (1975) angegeben werden. *Euphyllin* 1–2mal 2 Amp. (à 0,24) *langsam* i.v., in schweren Fällen Wiederholung der ED 1–3mal; intramuskuläre Anwendung (0,36 + Lidocain) und Supp. 0,36 über den Tag verteilt zur Langzeitbehandlung oder oral in retard-Form 2 × 350 mg/Tag (ULMER, 1976; SCHINDL et al., 1975). Infusion: z. B. 3 Amp. Euphyllin in 250 ml physiol. NaCl-Lösung (Laevulose, Rheomacrodex) unter kurzzeitigen Kontrollen. Zu beachten ist die leicht blutdrucksenkende Wirkung des Lösungsvermittler Äthylendiamin.

b) β-Sympathomimetika

Sie bewirken über eine Stimulierung von β-adrenergen Rezeptoren einerseits prophylaktisch eine Hemmung einer sich anbahnenden Bronchokonstriktion und andererseits eine sehr ausgeprägte Bronchospasmolyse; sie wirken parenteral, peroral und inhalativ (u.a. als Dosier-Aerosole). *Isoprenalin* (Aludrin) und das Isomer *Orciprenalin* (Alupent) sind durch ihre gleichzeitige β-1-Stimulation noch mit Nebenwirkungen (Tachykardie, subjektiv Herzklopfen, leichte Angst- und Unruhezustände, feinschlägiger Tremor, Kopfschmerz) belastet, sie sind andererseits aber ausgesprochen rasch wirkende Bronchospasmolytika. Eine Überdosierung muß tunlichst vermieden werden. Bei leichter bis mittelschwerer Bronchospastik oral $^1/_2$–1 Tabl. (10–20 mg) alle 3–4 Std, höhere Dosen peroral nicht wirksamer. Drohender Anfall: 0,5–1,0 mg i.m., s.c. oder sehr langsam i.v. *oder* inhalativ. Auch geeignet zur » Bronchialöffnung« *vor* Mukolytika- oder Antibiotika-Inhalation oder als Zusatz zu Träger-Substanzen, z. B. 6–10 Tropfen der 2%igen Alupent-Lösung zu 1–2 ml Tacholiquin oder Emser-Sole-Lösung. – *Hydroxy-Orciprenalin* (Berotec), *Salbutamol* (Sultanol), *Terbutalin* (Bricanyl), *Clenbuterol* als Weiterentwicklung mit überwiegender *β-2-sympathomimetischer* Wirkung als Dosier-Aerosole, peroral und als Respiratorlösung haben den Vorteil nahezu fehlender kardiovaskulärer Nebenwirkungen, auch bei Gravidität vorsichtige Anwendung möglich und erlaubt. – Wirkungsdauer 4–6 Std. Terbutalin ist stärker und länger wirksam als Orciprenalin, oral (Richtdosis: 1–3 Tabl./Tag) und subkutan (0,5 ml = 1–4mal täglich); EMD 0,5 mg = 1 ml. – Bricanyl comp. zusätzlich mit expektorationsfördernder Substanz. – Sultanol oral 2–4mal 1 Tabl. (2 mg) täglich; Sultanol forte (4 mg/Tabl.), entsprechend reduzieren. IPPB-Behandlung (SHELDON, 1963; SEITH, 1972; HERZOG u. KELLER, 1973; MEIER-SYDOW u. GONSIOR, 1974; WYLICIL u. BEIL, 1974): Inhalationslösung von Salbutamol 0,5% (Sultanol): 5–10 Tropfen in entsprechenden Abständen (z.B. alle 4 Std) unverdünnt oder als verdünnte Lösung (z.B. 5 Tropfen/

3 ml Aq. dest. = 1,25 mg); in schweren Fällen max. 2–3 mg alle 2 Std. – Fenoterol-Respiratorlösung (Berotec): 4–8 Tropfen der 0,5%-Lösung auf 3 ml Aq. dest. (oder physiol. NaCl; Bepanthen). Wichtig ist *immer* eine *individuelle* Dosierung! Die Angabe, alle 3–4 Std 1–2 Hub kann nur als grober Dosierungshinweis gelten. Ungenügender Erfolg heißt nicht: höher dosieren (besonders nicht bei Dosier-Aerosolen), vielmehr Überprüfung der Medikation, evtl. Substanzwechsel. Da bei wirksamen Broncholytika (β-Adrenergika, Aminophyllin) durch Zunahme des Lungen-Blutvolumens und Öffnung von Shunt-Kapillaren anfänglich ein Abfall der Sauerstoffsättigung (TAI u. READ, 1967; FABEL u. WETTENGEL, 1969) beobachtet werden kann, ist eine kurzfristige Kombination mit Sauerstoff-Beatmung (maximal 40% des O_2-Gemisches) zum Zeitpunkt der Maximalwirkung sinnvoll. Die klinische Wirksamkeit der genannten Bronchospasmolytika ist unumstritten und durch kontrollierte Doppelblindstudien objektiviert (s. z.B. Berotec-Symposion, 1971; SIMONSSON et al., 1972).

c) Atropinderivate

Anticholinergisch wirksam ist das als Dosier-Aerosol vorliegende *Ipratropium-bromid* (Atrovent) ULMER, 1971; BAUER u. KUMMER, 1973; Colloquium Reichenhall, 1974; Internationales Symposium Killarney, 1975; STORMS et al., 1975; KAIK, 1975, 1976a, 1976b u.a.), das als quartärer Tropasäureester dem Atropin sehr ähnlich ist. Es sei hier auf die tierexperimentellen – in anderem Zusammenhang schon erwähnten – Untersuchungen (GOLD et al., 1972; KESSLER et al., 1974a, b; ULMER, 1975) verwiesen, die die Rolle des Nervus vagus für die allergisch ausgelöste Bronchokonstriktion belegen, was aber von ROSENTHAL et al. (1977) etwas relativiert wird. – Der Wirkungseintritt ist langsamer – die broncholytische Wirkung etwas geringer – als bei den β-2-Sympathomimetika und daher für den asthmatischen Patienten nicht so eindrucksvoll. In manchen Fällen besteht eine additive Wirkung mit den β-2-Sympathomimetika. *Dosierung:* 3–4 × 1 Hub/Tag; im leichten Anfall 2–3 Hübe. Auch alternierend mit einem adrenergisch wirksamen β-2-Dosier-Aerosol; jeweils 1–2 Hub im Wechsel alle 3–4 Std (REICHEL, 1973), die Nebenwirkungsrate wird weiter vermindert, da die inhalierte Katecholamindosis gering bleiben kann. *Indikationen* sind chronisch obstruktive Bronchitis, leichtes bis mittelschweres Asthma bronchiale, Bronchialobstruktion bei chronischem Cor pulmonale, vorbeugend auch im Intervall sowie bei vorhersehbarer Allergenexposition (KERSTEN, 1974; SCHULTZE-WERNINGHAUS et al., 1977). Bei Patienten mit verminderter Ansprechbarkeit für β-2-Adrenergika oder solchen, wo die Nebenwirkungen dieser Pharmaka nicht erwünscht sind, wie z.B. Asthmatiker mit tachykarden Herzrhythmusstörungen, bewährt sich dieses Atropinderivat besonders gut.

4. Anfallsprophylaxe

Eine Anfallsprophylaxe ist grundsätzlich mit den schon genannten Substanzen möglich, wie z.B. mit den Theophyllinen, mit den β-Sympathomimetika und mit den Kortikosteroiden. Ein völlig neuartiges therapeutisches Prinzip mit der *alleinigen Indikation der Anfallsprophylaxe,* speziell bei dem durch Allergen-Antikörper-Reaktionen ausgelösten Asthma bronchiale stellt das von ALTOUNYAN (1967) als wirksam erkannte Dinatrium cromoglicicum (DNCG, Intal) dar. Der Wirkungsmechanismus dieser gerade im Hinblick auf die allergisch ausgelösten Reaktionen so faszinierenden Substanz ist trotz umfangreicher tierexperimenteller Untersuchungen noch nicht völlig geklärt. DNCG verhindert die Degranulation der Mastzellen und damit die Freisetzung von Mediatoren (ORR u. COX, 1969; s. auch Intal-Monographie, 1973). Es wirkt nicht direkt broncholytisch oder antientzündlich. Es hat keine sympathomimetische oder antagonistische Wirkung auf die verschiedenen Mediatoren wie Histamin, SRS-A, Bradykinin, 5-Hydroxytryptamin, Prostaglandine und Acetylcholin (COX, 1969). Ein Anstieg der cyclischen $3',5'$-AMP schützt wahrscheinlich die Mastzelle (SCHMUTZLER u. FREUND, 1975). Auch eine unspezifisch, d.h. eine unabhängig von einer Allergen-Antikörperreaktion bewirkte Freisetzung von Mediatoren wird durch prophylaktisch angewendetes DNCG weitgehend inhibiert, was seine Wirksamkeit beim sog. Anstrengungsasthma (exercised induced asthma), allerdings in abgeschwächter Form, begründen würde. Nicht nur durch Immunglobulin E vermittelte asthmatische Reaktionen (Typ I) werden durch DNCG inhibiert (u.a. PEPYS, 1973), sondern auch die sog. dual reaction – Kombination von Typ I und Typ III-Reaktionen, also z.T. auch komplementabhängige, Immunglobulin G und M vermittelte, verzögerte asthmatische Reaktionen werden durch prophylaktische Verabreichung von DNCG abgeschwächt (PEPYS et al., 1968; ORIE et al., 1969; McCARTHY u. PEPYS, 1971a, b u.a.). In der Annahme, daß eine Typ I-Reaktion einer Typ III-Reaktion notwendigerweise vorausgeht, sieht PEPYS die Begründung der mittelbaren Wirksamkeit von DNCG auch auf die Typ III-Reaktion, was aber kaum für alle Fälle zutrifft. Es gibt einwandfreie klinische Beobachtungen einer Beeinflußbarkeit von Typ

III-Reaktionen durch prophylaktische Verabreichung von DNCG, ohne daß in diesen Fällen auch eine spezifische IgE-Bildung nachzuweisen ist. – DNCG wird als geschmackloses, leicht bitteres Pulver vermittels eines Turbo-Inhalators (Spinhaler) bzw. als 1% Lösung vermittels eines Aerosolgerätes inhaliert (oder mit einem Pulverbläser auf die Nasenschleimhaut geblasen). *Dosierung:* Initial (nicht im Anfall!, hier unwirksam) etwa alle 6 Std 1 Kapsel oder 1 Ampulle, später weniger in Anpassung an die zu erwartende allergene Expositionsgröße. Selten kommt es zu Reizerscheinungen und zu einer unspezifischen Reflexbronchokonstriktion. Günstig ist es, besonders in den Fällen mit lokaler Irritation, ein Broncholytikum vorweg zu inhalieren. Die Ziliarmotilität des Bronchialepithels wird nicht beeinflußt, selten kommt es zu urtikariellen perioralen Effloreszenzen (MÜLLER u. KOWALSKI, 1975). Jahrelange Anwendung ist möglich, histomorphologische Veränderungen an der Schleimhaut wurden nicht beobachtet.

Einen Mischtyp in seinem Wirkungsprinzip zwischen einem Antihistaminikum und DNCG(Intal) als Mastzellen-Stabilisator stellt das neuerdings in die Therapie eingeführte Ketotifen (ein Cycloheptathiophen-Derivat) dar. Es besitzt nach *peroraler* Verabfolgung sowohl eine ausgeprägte protektive Wirkung gegen den experimentellen Histamin-Bronchospasmus und gegen die Histaminliberation nach Allergeninhalation wie auch beim »Anstrengungs-Asthma«. – Aufgrund dieser Eigenschaften wird vermutlich dem Ketotifen eine bevorzugte Anwendung in der Prophylaxe der obstruktiven Atemwegserkrankung (Asthma bronchiale) zukommen (CRAPS et al., 1978; Workshop, Prague 1977; WÜTHRICH et al., 1978 u.a.). – Die Anwendung von Histamin-gamma-Globulin ist aufgrund eigener Erfahrung (GRONEMEYER et al., 1961) *ohne* Wirkung auf die IgE-vermittelte allergische Reaktion (Intrakutantest-Hauttitration; inhalativer Provokationstest mit Allergenen).

III. Unterstützende Maßnahmen

1. Physikalische Therapie

Die Atemgymnastik strebt die Korrektur von Fehlatmungsformen, insbesondere thorakaler Fehlatmung durch Umstellung auf eine Zwerchfellflankenatmung an. Durch Umstellung des Atemtypus und Training der Atmungs- und Haltungsmuskulatur kann es zur besseren Ausnutzung gewisser Ventilationsreserven kommen. Wie beim sonst üblichen körperlichen Muskeltraining wird hierbei gleichzeitig auch eine Leistungssteigerung der Atemmuskulatur als solcher erwirkt. Wieweit es allerdings möglich ist, eine effektive und meßbare Zunahme der verschiedenen Atemgrößen zu erzielen, ist umstritten. Untersuchungen, z.B. von HIRT (1965), sprechen nicht im positiven Sinne, hingegen ist eine Steigerung des subjektiven Leistungsgefühls häufig zu verzeichnen. Auch gelingt es, leichtere Anfälle und Luftnotbeschwerden durch bewußte Einschaltung der Zwerchfellatmung zu kupieren, wobei sicherlich Faktoren wie beim »autogenen Training« wirksam werden.

Durch Bindegewebsmassage in den Segmenten Th 3–9 werden segmentäre Verspannungen, die sich habituell durch Verschiebung der Atemmittellage vorzugsweise in der Inspirationsmuskulatur entwickeln, gelokkert. Ob zudem eine Beeinflussung der Lunge über segmental gesteuerte cutiviscerale Reflexe möglich ist, lassen temporäre Steigerungen der Vitalkapazität vermuten. In ähnlicher Weise wirkt die gleitende Saugwellenmassage (NÜCKEL), die sich mittels einer Saugglocke über einen automatisch regulierbaren, an- und abschwellenden Sog auf Haut, Unterhautzellgewebe und Muskulatur auswirkt. Neben Lösung der Bindegewebsverspannungen kommt es zu einer starken Durchblutung der Haut im cutivisceralen Reflexbereich der Lunge. Die Saugwelle wird als »erleichternd und entspannend« empfunden, wenngleich eine meßbare ventilatorische Leistungssteigerung nur schwer objektivierbar sein dürfte. Bei den chronisch entzündlichen Verlaufsformen läßt sich durch eine lokale focussierte Wärmeanwendung in der Tiefe des Gewebes mittels Elektrotherapie ein hyperämisierender Heilungseffekt erzielen. Es kommen hierfür in Frage Mikrowellen (Wellenlänge = 12,5 cm und Kurzwellen (Wellenlänge = 1 m).

Bei allen physikalischen Therapiemaßnahmen, insbesondere bei dosierter körperlicher Übungsbehandlung (Terrainkur, Gehen in Verbindung mit Atemübungen; Ergotherapie), bei den verschiedenen Massageformen und der Atemschulung ist die psychische Führung zu aktiver Mitarbeit sowie die Sichtbarmachung des noch vorhandenen Leistungsvermögens ein wesentlicher Faktor im Gesamtkomplex des Therapieerfolges.

2. Klimatherapie

Ohne auf die vielfältigen, z.T. hypothetischen, z.T. bestätigten Wirkungen einer Klimatherapie im einzelnen eingehen zu können, sollen hier nur die von Fall zu Fall wechselnden und in ihrer individuellen Wertigkeit sehr unterschiedlichen Teilfaktoren einer Klimawirkung aufgezählt werden:

- Distanzierung vom hausgebundenen oder beruflichen Allergen (z.B. durch Aufenthalt im allergenarmen Hochgebirgs- oder Seeklima);
- Ausschaltung industrieller Schadstoffe und Emissionen (z.B. durch Aufenthalt in waldreichem Schonklima oder Seeklima);
- Ausschaltung psychischer Konfliktsituationen durch den mit einer Klimatherapie zwangsläufig verbundenen Ortswechsel;
- Ausschaltung von belastenden Klimafaktoren wie biotropen Wetterlagen, die die Anfallsneigung erhöhen (Schwüle, Föhn usw.);
- Dosierte Einwirkung klimatischer Reizfaktoren wie Ultraviolettstrahlung, Kälte, Wind, Luftfeuchte bzw. Lufttrockenheit, die sich nach einer mehrwöchigen Anpassungsphase (Abhärtung, Akklimatisation usw.) vielfältig auswirken.

Aus den angeführten Punkten ergibt sich, daß eine Klimabehandlung mindestens 4–6 Wochen, besonders bei Kindern mehrere Monate betragen soll, um die klimabedingte »Umstimmung«, die ein komplexes Geschehen darstellt, zu erreichen. Als ein weiterer Wirkungsmodus der Klimatherapie, der für den Behandlungserfolg von grundsätzlicher Bedeutung sein kann, sei noch die Abheilung komplizierender oder ätiologischer Infekte hier mit angeführt (z.B. Aufenthalt in der Brandungszone – natürliches Kochsalz und jodreiches Aerosol). Andererseits muß festgestellt werden, daß – sobald erst einmal die In- und Akklimatisation nach mehrmonatigem Aufenthalt erfolgt ist – das alte Leiden, d.h. die Wirksamkeit des Allergens zurückkehrt.

Die Rolle der einzelnen Wirkungselemente voneinander abzugrenzen, wird oft nicht möglich sein. Der Erfolg einer Klimatherapie liegt vielmehr im »Akkord« der Faktoren begründet. Untersuchungen von HARTMANN et al. (1974) belegen u.a., daß Kranke mit ausgeprägter Obstruktion im Höhenklima bezüglich der PaO_2-Werte den günstigen Anpassungseffekt zeigen. Nach etwa 10–12tägiger Adaptation in 1600 m Höhe kommt es in 70% der Fälle zu einer Abnahme der Obstruktion und zu einem Anstieg von PaO_2; $PaCO_2$ bleibt dagegen unverändert. Diese mühsam erarbeiteten Teilergebnisse tragen mit dazu bei, Erfolge einer Klimatherapie (hier im Hochgebirge) zu objektivieren. Die Tatsache einer bronchospasmolytischen Wirkung des Höhenklima darf jedoch nicht dazu verleiten, die vorherige Abklärung kausaler Gesichtspunkte zu vernachlässigen. Diese gelingt besonders gut, wenn durch Milieuwechsel und evtl. symptomatische Katarrhbehandlung Symptomenfreiheit erreicht ist (GRONEMEYER, 1960).

Die Behandlung mit »künstlichem« Klima in Klimakammern, wobei die günstigsten Klimafaktoren unabhängig vom jeweiligen Ortsklima und vom Wetter sinnvoll aufeinander abgestimmt einwirken, kann eine mehrmonatige Klimakur naturgemäß nicht ersetzen. Die Klimakammertherapie ermöglicht aber sog. Klimastöße im Sinne einer Streßwirkung. Als Übungstherapie kann sie zur Überwindung der Wetterfühligkeit durch Steigerung der Anpassungsfähigkeit an Klimaschwankungen eingesetzt werden. Auf STORM VAN LEEUWEN (1926) geht die Anwendung von allergenfreien Kammern oder jetzt meist allergenfreien Zimmern zurück. Aufenthalt in diesen Zimmern bringt vor allem bei noch monovalentem Asthma infolge Sensibilisierung gegenüber inhalativen Allergenen (z.B. Pollen) schnell Beschwerdefreiheit (s. oben F.I.1 a).

3. Vakzinetherapie

Die Vakzinebehandlung ist seit etwa 60 Jahren in die Therapie eingeführt und gründet sich auf den empirisch gemachten Beobachtungen einer klinischen Besserung sowie einer Minderung der Infektanfälligkeit. Ob eine Vakzinetherapie als eine *echte* spezifische Hyposensibilisierungsbehandlung anzusehen ist, läßt sich nicht generell entscheiden. Die bei der Durchführung der Therapie gelegentlich auftretenden Schockfragmente und Schockzwischenfälle könnten Hinweis für eine echte Sensibilisierung sein. Die Möglichkeit einer Reaktion auf Begleitproteine aus dem Nährboden oder auch auf Antibiotikazusätze ist in einschlägigen Beobachtungen ausgeschlossen worden. Die Spezifität der Präparate ist bei Verwendung heterogener Vakzine zwangsläufig geringer als bei Behandlung mit Autovakzine. Der Vorteil einer heterogenen Mischvakzine (wie z.B. Bronas Berna, Liofil Vacuna) gegenüber einer Autovakzine liegt u.a. in ihrer Anwendbarkeit für jeden praktischen Arzt und kleinere Krankenhäuser, die nicht über eine eigene bakteriologische Abteilung verfügen. Die autogene Vakzine besitzt demgegenüber den Vorteil der größeren individuellen Spezifität. Dabei ist allerdings nicht gewährleistet, ob die Keime, gegen die eine Sensibilisierung vorliegt, in der jeweiligen Probe des Untersuchungsgutes »zufällig« erfaßt sind. Das Untersuchungsmaterial zur Herstellung einer Autovakzine soll möglichst direkt auf die Platten überimpft werden, spätestens aber innerhalb 4 Std zur Verarbeitung kommen. Ein überaltertes Untersuchungsgut schmälert das

Behandlungsergebnis. Das Material wird durch Abstrich aus Nase und Rachen bzw. durch Aufhusten von Sputum nach mehrfacher Mundspülung mit steriler Kochsalzlösung gewonnen. In diesem Zusammenhang sei auf die Ausführungen von BERGQUIST (1955) über die jahreszeitlichen Schwankungen der Bakterienflora hingewiesen. Es scheint ein geringerer Nachteil zu sein, wenn bei einem heterogenen Bakterienmischextrakt auch gleichzeitig gegen Keime »immunisiert« wird, die für den Patienten keine pathogene Bedeutung haben, als wenn wichtige Keime fehlen. SWINEFORD u. HOLMAN (1949) hielten aufgrund ausgedehnter Literaturstudien und eigener Erfahrungen die Behandlung mit autogenen und mit heterogenen Bakterienextrakten für gleichwertig. HELANDER (1959) sah in eigenen Untersuchungen zwischen autogener und heterogener Bakterienextraktbehandlung keinen Unterschied.

Von verschiedenen Seiten (u.a. BLATT, 1962; SCHEUERMANN et al., 1963; OEHLING et al., 1979) wurde versucht, den Therapieerfolg mit bakteriellen Mischvakzinen zu objektivieren. Es besteht u.a. die Möglichkeit, durch inhalative Provokationstests mit Bakterienmischextrakten in Analogie zur Hautreaktion die Frühreaktionen zu registrieren und den gleichen Test im Anschluß an die Behandlung mit der Vakzine zu wiederholen. Hierbei zeigt sich bei ausgesuchten Fällen die verminderte Ansprechbarkeit der Bronchialschleimhaut auf den inhalierten Bakterienmischextrakt nach der Behandlung. Auch Doppelblindversuche, allerdings an kleinen Kollektiven, zeigen den Wert einer Vakzinetherapie bei bakteriellem Asthma bronchiale, der aber nicht ungeteilte Bestätigung findet (FRANKLAND, 1956; JOHNSTONE, 1959; LICHTENSTEIN et al., 1975). Eine Vakzinebehandlung ist *indiziert*, wenn bei Vorliegen einer »echten« Infektallergie die chirurgische bzw. medikamentöse (antibiotische) Sanierung, die im Prinzip ebenfalls eine Antigenausschaltung darstellt, undurchführbar oder nicht erfolgreich ist. Sie läßt sich bei allen Formen des infektbedingten bzw. infektallergischen Bronchialasthma, bei chronischer Bronchitis, bei Rhinitis vasomotoria sowie Laryngitis und Pharyngitis anwenden. Die *Kontraindikationen* sind die gleichen wie bei der spezifischen Desensibilisierung mit Inhalationsallergenen (s. Seite 630). Die praktische Durchführung wird hinsichtlich Dosierung, Tempo der Injektionsfolge und Applikationsart unterschiedlich gehandhabt. Ein starres Dosierungsschema im Sinne einer Standardbehandlung kann nicht angegeben werden. Die erste Injektion wird im allgemeinen intrakutan gegeben, die Anfangsdosis beträgt 0,05 ml (Tuberkulinspritze, Kanüle Nr. 18, kurz angeschliffen). Bei guter Verträglichkeit (allgemein und lokal) wird bei der nächsten Injektion 0,1 ml subkutan verabfolgt. Bei den folgenden Injektionen erhöht sich die Injektionsmenge um weitere 0,05-0,1 ml, bis eine

individuelle Erhaltungsdosis von 0,4-0,8, evtl. sogar von 1 ml erreicht ist. Die ausschließlich intrakutane Behandlung wird vorzugsweise bei heterogener Vakzine empfohlen. Die jeweils erforderliche Menge wird auf mehrere Quaddeln verteilt. Bis zur Erreichung der individuellen Erhaltungsdosis wird nach Möglichkeit alle 3-5 Tage eine Injektion vorgenommen, später betragen die Injektionsintervalle etwa 7-9 Tage (für etwa 8 Wochen), und für weitere 3-6 Monate beträgt das Intervall dann 14 Tage. Entsprechend den Nebenreaktionen, die bei einer spezifischen Hyposensibilisierung mit inhalativen Allergenen auftreten können, ist auch bei der Vakzinetherapie hierauf zu achten. Als Nebenreaktionen werden Fieber, Lokalreaktionen und auch Verstärkung des Beschwerdekomplexes beobachtet. Diese Reaktionen sind Veranlassung, die Dosis nicht weiter zu steigern, evtl. sogar um die Hälfte oder noch mehr zu mindern. Die Behandlung soll nach Möglichkeit in einer symptomfreien oder klinisch annähernd erscheinungsfreien Krankheitsperiode begonnen werden. Wenn eine industrielle Mischvakzine zur Anwendung gelangt, ist darauf zu achten, daß Haemophilus influenzae-Antigen darin enthalten ist. Empfohlene bakterielle Mischvakzinen sind z.B. Liofil Vacuna, Bronas Berna, Paspat. Eine Mischung von Allergenextrakten und Bakterienextrakten ist grundsätzlich möglich, wirft aber zahlreiche Probleme auf. Um evtl. auftretende Nebenreaktionen und auch den Therapieerfolg besser beurteilen zu können, empfehlen wir, die Hyposensibilisierungsbehandlung mit Inhalationsallergenen und mit Bakterien getrennt vorzunehmen.

4. Chirurgische Therapie

Zu den vielfältigen Behandlungsmethoden des Asthma bronchiale gehören auch neurochirurgische Verfahren, die seinerzeit, besonders infolge der sich erweiternden Kenntnis über die Bedeutung der Lungeninnervation für die Genese des Asthma bronchiale, erstmals 1923 von KÜMMEL und 1924 von KAPPIS versucht und z.T. mit Erfolg ausgeführt wurden. NOELPP u. NOELPP-ESCHENHAGEN (1956) äußern sich in ihrem kritischen Überblick über die verschiedenen bis dahin geübten chirurgischen Methoden und ihre Ergebnisse zurückhaltend. – Heute kommen für die chirurgische Behandlung des Bronchialasthma vorwiegend zwei neurochirurgische Eingriffe in Frage, die thorakoskopische Vago- und Symphathikotomie nach KUX (1958) und die Exstirpation des Ganglion oder Glomus caroticum nach NAKAYAMA (1958). Auf die pathophysiologischen Vorstellungen zu diesen Eingriffen gehe ich hier nicht ein. Die Frage ist, ob durch diese neurochirurgischen Eingriffe die sensibilisierte Bronchialschleimhaut in ihrer Reaktivität so verändert werden kann, daß sie bei erneutem inhalativem Allergeneinstrom nicht mehr reagiert. Im Gegensatz zu – auch neueren – günstigen Mitteilungen von Chirurgen (MÜRTZ et al., 1967; BEUERS, 1970; LAFORET, 1972) sind wir aufgrund eigener Untersuchungen (FUCHS u. GRONEMEYER, 1961; FUCHS, 1966) (seit 1958) nach wie vor der Ansicht, die inzwischen auch von zahlreichen anderen Autoren bestätigt wurde, daß speziell das exogen-allergische Bronchiolenasthma *keine* Indikation zur Operation darstellt. Denn die spezifisch sensibi-

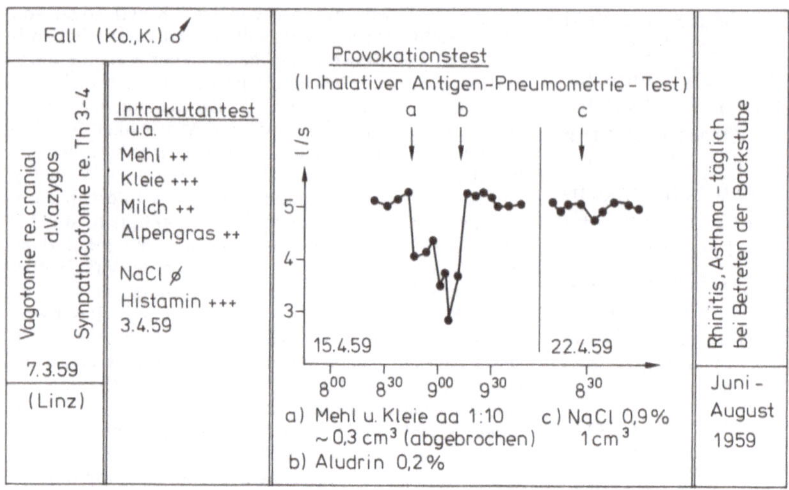

Abb. 22. Positiver inhalativer Provokationstest trotz operativer »Denervation« der Lunge (Vago- und Sympathicotomie) (Fuchs u. Gronemeyer, 1961 b).

lisierte Bronchialschleimhaut ändert sich in ihrer Reagibilität nach thorakoskopischer Vagotomie in Verbindung mit ein- oder beiderseitiger Sympathikotomie nach der Methode von Kux, evtl. mit Modifikationen (Wittmoser), sowie nach ein- oder beiderseitiger Exstirpation des Glomus caroticum nach der Methode von Nakayama *nicht*, gleichgültig, ob diese Eingriffe für sich allein, beiderseitig oder sogar kombiniert durchgeführt wurden (Abb. 22). Die experimentellen – ständig wiederholbaren – Provokationen mit Allergenaerosolen wie auch die »natürlichen« Expositionen gegen die speziellen Allergene vor und nach dem Eingriff erweisen in diesen Modellversuchen die Tatsache der unveränderten bronchialen Reaktivität auf inhaliertes Allergen (und auch auf inhaliertes Acetylcholin), was u.E. von grundsätzlicher Bedeutung ist. Zwar kommt es in vielen Fällen nach dem Eingriff vorübergehend (bis zu einigen Monaten) zu einer Verminderung der obstruktiven Ventilationsstörung, in einigen wenigen – nicht allergischen – Fällen bleiben später die schweren Anfallsspitzen aus. Auf die Schwierigkeiten der Aufstellung einer Erfolgsstatistik speziell beim Bronchiolenasthma braucht hier im einzelnen nicht hingewiesen zu werden, doch fällt bei den – durchweg günstigen – Mitteilungen der Chirurgen auf, daß mehr oder weniger prä- und postoperativ auch Kortikosteroide eingesetzt wurden, z.T. in Verbindung mit einer medikamentösen antibiotischen und sekretolytischen Therapie sowie mit physikalischen Maßnahmen. Diese Maßnahmen sind geeignet, schon allein, wenn gezielt und kombiniert angewendet, eine längere Remission des Asthma zu bewirken. Obwohl unsere Nachuntersuchungen an 100 in gleicher Weise analysierter Einzelbeobachtungen eine Art negative Auslese darstellen (nur 5 Fälle waren von uns auch vor der Operation untersucht worden), so gebietet das Ergebnis u.E. auch bei therapieresistenten Fällen Zurückhaltung. Keinesfalls sollen Asthmatiker mit einer berufsbedingten Sensibilisierung gegen Arbeitsstoffe operiert werden, etwa in dem Gedanken, daß auf diese Weise die Berufsfähigkeit erhalten bleibt!

Nebenwirkungen der Kuxschen Operation sind u.a. Durchblutungsstörungen der Hände mit einseitigem, sehr unangenehmem Schwitzen und Kältegefühl in der Hand. Bemerkenswerterweise tritt das einseitige Schwitzen auch am Kopf auf. Eine weitere, ebenfalls beachtenswerte Nebenwirkung ist in manchen Fällen das erschwerte Abhusten. Nebenwirkungen der Nakayamaschen Operation, abgesehen von nicht seltenen unschönen Narbenbildungen am Hals, sind bisher nicht bekannt geworden. Doch ist zu vermuten, daß bei Entwicklung einer Globalinsuffizienz sich das Fehlen der Chemorezeptoren im Sinus caroticus sehr ungünstig auswirken kann (Scherrer, 1965). Die *Indikation zur Operation* soll nicht nur nach chirurgischen Gesichtspunkten gestellt werden, d.h. ob technisch der Eingriff durchführbar ist oder nicht, sondern es soll zuvor eine pathogenetische und funktionsanalytische Differenzierung erfolgen. Auch das Stadium der Erkrankung muß berücksichtigt werden. »Frühoperationen« bei erst mehrwöchigem Bestehen eines Bronchiolenasthma sind unbedingt abzulehnen.

G. Prophylaxe und Rehabilitation

Versteht man unter *Rehabilitation* alle jene Bemühungen, die zum Ziel haben, krankheitsgeschädigte Menschen eine möglichst günstige Rück- und Eingliederung in das Leben ihrer Umwelt zu ermöglichen, so ist die Rehabilitation bei den allergischen Krankheiten, insbesondere bei den verschiedenen Krankheiten des asthmatischen Formenkreises dadurch ausgezeichnet, daß hier die Maßnahmen der Rehabilitation mit denen einer wirksamen Prophylaxe wie aber auch einer gezielten kausalen und symptomatischen Therapie sich in breitem Ausmaß überschneiden. Jede gelungene diagnostische Abklärung wie auch jede erfolgreiche therapeutische Maßnahme beinhalten bereits fast stets einen wesentlichen Teil der Rehabilitation, und oft bedeuten sie ihr Kernstück. Dieses wird z.B. deutlich, wenn man sich die vielfältigen ätiologischen und pathogenetischen Gestaltungsfaktoren vergegenwärtigt, die sowohl für die *primäre* Entstehung wie aber auch für die *progressive* Entwicklung dieser Krankheitsgruppe in Betracht kommen.

Gestaltungsfaktoren der allergischen Krankheiten sind:

- Konstitutionelle, erbliche Faktoren; Lebensalter und Geschlecht;
- Spezifisch wirksame (exogene) Allergene;
- Mikrobielle (bakterielle) Antigene;
- Klimatische Faktoren im weitesten Sinne (das Großklima, das Kleinklima, das spezielle Berufsklima am Arbeitsplatz usw.);
- Psychische Steuerungsfaktoren;
- *Sekundäre* Überlastungsschäden am Herz-Kreislaufsystem (Rechtsherzinsuffizienz bzw. Cor pulmonale) bei Erkrankungen des asthmatischen Formenkreises.

Diese kurze Übersicht zeigt den Umfang des Programms, den die Planung einer Rehabilitation für die allergischen Krankheiten erfahren muß, um eine möglichst hohe Erfolgschance zu besitzen. Zahlreiche Gesetze ermöglichen Rehabilitationsmaßnahmen.

Die Kosten einer ärztlichen Behandlung werden für den größten Teil der Bevölkerung der Bundesrepublik Deutschland zunächst und vordringlich von den *Krankenversicherungen* übernommen. Auch im Hinblick auf Allergiekranke übernehmen die Orts-, Betriebs-, Innungs-, Ersatz- und Landkrankenkassen die Kosten der ambulanten und stationären ärztlichen Behandlung, einschließlich der Hyposensibilisierungsmaßnahmen. Auch beteiligen sie sich auf Antrag z.B. an den Unkosten für Schaummatratzen und kunststoffgefüllte Decken und Kissen, die im Falle einer »Bettensanierung« bei einem Bettfedernasthmatiker entstehen, oder sie übernehmen die Kosten für ein transportables Inhaliergerät. In der *Rentenversicherung* hat der Gesetzgeber die Maßnahmen zur Erhaltung, Besserung und Wiederherstellung der Erwerbsfähigkeit als *Regel*leistung besonders

hervorgehoben. Seit 1957 können diese Maßnahmen auch zur Vorbeugung und zur Abwendung einer drohenden oder schon vorhandenen, aber behebbaren Berufsunfähigkeit gewährt werden. Für den Allergiker sind hier die Bestimmungen zur Berufsförderung bedeutungsvoll, da sie u.a. die Umschulung in einen anderen (nach Möglichkeit entsprechend dem sozialen Status der bisherigen Berufstätigkeit) zumutbaren Beruf ermöglichen. – Von Sozialversicherungsträgern wird durch Heilbehandlung und sog. berufsfördernde Maßnahmen schon außerordentlich viel, auch im Hinblick auf das Asthma bronchiale, geleistet. Etwa 15–20% aller Heilbehandlungen betreffen unspezifische Krankheiten der Atemwege. Auch im *Unfallversicherungsrecht* sind gleiche Grundsätze für Rehabilitationsmaßnahmen vorrangig enthalten. Aufgrund der Ziffer 43 der zur Zeit gültigen Verordnung über Ausdehnung der Unfallversicherung auf Berufskrankheiten (VI. BKVO vom 28. April 1961) besteht die Möglichkeit der Anerkennung einer obstruktiven Atemwegserkrankung und damit eines Asthma bronchiale als Berufskrankheit unter bestimmten Umständen (s. vorne). Mit weiteren Gesetzesgrundlagen und Vereinbarungen (z.B. das Recht der Arbeitslosenversicherung und -vermittlung und die Grundlagen des werksärztlichen Dienstes) wurde die deutsche Sozialversicherung seit 1957 noch umfassender und leistungsfähiger. Daß sich der Gesetzgeber bei uns zu diesen neuen Verordnungen entschloß, war nur möglich durch die zunehmende Kenntnis der pathophysiologischen Zusammenhänge und ihrer diagnostischen Sicherungsmöglichkeit speziell auch bei den Krankheiten der Atemwege.

Wiederholt sind von vielen Seiten (u.a. QUARLES VAN UFFORD, 1961; DÜNGEMANN, 1968, 1978; FINDEISEN, 1971) Vorschläge für Prophylaxe und Therapie gemacht worden; von diesen nenne ich einige wichtige:

- Verbesserung der allgemeinen Lebensbedingungen (gesunde, trockene Wohnungen; reine, unverfälschte Nahrungsmittel; Gewerbehygiene in den Betrieben; weitgehende Verhütung der Luftverunreinigung in Industriegebieten, aber auch ggf. in den Wohnungen. Dazu Aufklärung der Bevölkerung in geeigneter Form. Berufsberatung für fakultative (leicht sensibilisierbare) oder schon manifest erkrankte Allergiker. Eine Berufswahl wird oft ohne Berücksichtigung der vorhandenen, somatischen Bedingtheiten und Anlagen getroffen. Eine spätere Korrektur ist nur schwer möglich. Betriebliche Überwachung durch den Werks- und Betriebsarzt, Vorsicht beim Umgang mit bekannten, potenten Sensibilisatoren. Entsprechende Untersuchungen bei Erstmanifestationen, aber *nicht* routinemäßige Testungen. Sinnvolle Eheberatung, besonders wenn zwei Allergi-

Tabelle 19. Inhalationsallergie und Manifestationsalter (Werner et al., 1970a)

	Lebensjahr	n	%
I.	0–9	167	23,9
II.	10–19	204	29,3
III.	20–29	149	21,4
IV.	30–39	96	13,8
V.	40–49	49	7,0
VI.	50 und mehr	25	3,6
VII.	Keine sicheren Angaben	7	1,0
	Summe	697	

ker des atopischen Formenkreises beabsichtigen zu heiraten.

Die Benutzung eines »Allergiepasses« – in Analogie zum Diabetiker-Ausweis – hat dazu beigetragen, lebensbedrohliche Zustände, insbesondere Notfallsituationen zu vermeiden. Neben der Eintragung über festgestellte Allergien, besonders Arzneimittelallergien und Impfreaktionen, können in dem Paß Cortisonbehandlungen (besonders, wenn eine Dauermedikation vorgesehen ist oder schon erfolgt) und spezifische Hyposensibilisierungen vermerkt werden.

Ein großer Teil der allergischen Krankheiten beginnt bekanntlich schon während der Kindheit (s. Tabelle 19; Werner et al., 1970; Voorhorst, 1976). Die Frühbehandlung muß somit auch die Frühdiagnostik mit einbeziehen und muß bereits bei der Analyse der »Asthma-Äquivalente« wie Rhinitis, Konjunktivitis usw. beginnen. Die in bezug auf die Vollständigkeit des Allergenspektrums äußerst umfangreiche Diagnostik einschließlich der oft notwendigen Provokationsprüfungen erfordert besonders bei schwierigen Fällen entsprechende Spezialabteilungen mit der Möglichkeit für mehrtägige Beobachtungen. Nur bei sehr kritischer und auf Erfahrung beruhender Auswertung werden brauchbare Resultate einer Allergie-Analyse erreicht, was hier ausdrücklich betont sei.

– Frühzeitige Expositionsprophylaxe gegen bekannte Allergene mit hoher Sensibilisierungspotenz (z.B. Tierhaare) zwecks Vermeidung der Realisation einer allergischen

Anlage bei Atopikern wie auch einer ständigen Erweiterung des Allergenspektrum bei schon manifesten Allergosen.

Alle diese Einsichten und Möglichkeiten nutzen nichts, wenn sie im Individualfall von Arzt wie Patient nicht aufgegriffen werden. *Frühdiagnose und rechtzeitige Behandlung* (auch schon der »Asthmaäquivalente« und Vorboten) sind die wesentlichen Bedingungen zur Eindämmung dieser »Volkskrankheit« (Schmidt, 1974), was zur Voraussetzung hat, daß der behandelnde Arzt alle Möglichkeiten kennt, die die Medizin heute zur Diagnostik von sog. »Allergosen« zur Verfügung hat, und daß andererseits der Patient schon frühzeitig die Konsequenz und Disziplin aufbringt, zusätzlich schädigende Noxen, in erster Linie das Rauchen, zu meiden und alle Behandlungsmöglichkeiten sinnvoll auszuschöpfen.

Literatur

Aas, K.: Bronchial provocation tests in asthma. Arch. Dis. Childh. **45**, 221–228 (1970)

Aas, K.: The Biochemical and Immunological Basis of Bronchial Asthma. Springfield, Ill.: C. Thomas 1972

Aas, K.: The radioallergosorbenttest (RAST): Diagnostic and clinical significance. Ann. Allergy **33**, 251–255 (1974)

Aas, K.: Clinical and experimental aspects of standardization and purification of allergens. Int. Arch. Allergy **49**, 44–54 (1975)

Aas, K., Johansson, S.G.O.: The radioallergosorbent test in the in vitro diagnosis of multiple reaginic allergy. J. Allergy clin. Immunol. **48**, 134–142 (1971)

Ahlstedt, S.: IgE-Teste in der Allergiediagnostik (RIST, RAST und ELISA). In: Schriftenreihe Allergopharma, Bd. 6, S. 25–39. Reinbek: Allergopharma 1975

Ahlstedt, S., Eriksson, N., Lindgren, S., Roth, A.: Specific IgE determination by RAST compared with skin and provocation tests in allergy diagnosis with birch pollen, timothy pollen and dog epithelium allergens. Clin. Allergy **4**, 131–140 (1974)

Altounyan, R.E.C.: Inhibition of experimental asthma by a new compound – disodium cromoglycate – »Intal«. Acta allerg. (Kbh.) **22**, 487 (1967)

Andersson, E., Smidt, C.M., Sikjaer, B., Ainge, G., Poynter, D.: Bronchial biopsis after beclomethasone dipropionate aerosol. Brit. J. Dis. Chest **77**, 35–43 (1977)

Anfosso-Capra, F., Vervloet, D., Autran, P., Aubert, J., Charpin, J.: Evolution of reaginic antibodies in specific hyposensitization. Acta allerg. (Kbh.) **29**, 79–95 (1975)

Antweiler, H.: Über die Wirkung von Baumwollstaub und Baumwollextrakten im Tierexperiment. Ärztl. Forsch. **17**, 3 (1963)

Antweiler, H., Klosterkötter, W., Worth, G.: Untersuchungen der Staubquantität und -qualität sowie Atemfunktionsprüfungen zur Frage der Byssinose in nordwestdeutschen Baumwollspinnereien. Fortschr. Staublungenforsch. **2**, 499–506 (1967)

Apold, J., Havnen, J., Hvatum, M., Oseid, S., Aas, K.: The radioallergosorbent test (RAST) in the diagnosis of reaginic allergy. Clin. Allergy **4**, 401–409 (1974)

Arbesman, C.E., Wypych, J.I., Reisman, R.E.: Serum IgE in human diseases. In: Mechanism in Allergy, Reagin-Mediates Hypersensitivity, hrsg. von Goodfriend, L., Sehon, A.H., Orange, R.P., p. 163. New York: Marcel Dekker 1973

Arbesman, C.E., Wicher, K., Wypych, J.I., Reisman, R.E., Dickie, H., Reed, C.E.: IgE antibodies in sera of patients with allergic bronchopulmonary aspergillosis. Clin. Allergy **4**, 349–358 (1974)

Arbesman, C.E., Wypych, J.I., Reisman, R.E.: Standardization of stinging insect extract. In: Develop. Biol. Standard., vol. 29, pp. 249–257. Basel: Karger 1975

Arbesman, C.E., Wypych, J.I., Reisman, R.E.: Evaluation of RAST inhibition as a method for standardization of Ragweed pollen extracts. Int. Arch. Allergy **53**, 310–318 (1977)

Arndt, H.: Die Spülung des Bronchialsystems zur Behandlung des schweren Asthma bronchiale. Internist (Berl.) **9**, 454 (1968)

Arroyave, C.M., Stevenson, D.D., Vaughan, J.H., Tan, E.M.: Plasma complement changes during bronchospasm provoked in asthmatic patients. Clin. Allergy **7**, 173–182 (1977)

Assem, E.S.K.: Beta adrenoceptors and asthma: Functional aspects. Allergol. et Immunopath., Suppl. II, 75–86 (1975)

Assem, E.S.K.: Concepts pertaining to current search for new anti-allergy drugs. Allergol. et Immunopathol. Suppl. III, 117–124 (1974)

Assem, E.S.K., Turner-Warwick, M., Cole, P., Shaw, K.M.: Reversed anaphylactic reaction of leucocytes in intrinsic asthma. Clin. Allergy **1**, 353–361 (1971)

Augustin, R.: In: Int. Congr. Series, Nr. 251. Amsterdam: Excerpta medica 1971. Ref. In: Lancet **1973** II, 669

Austen, K.F.: Review of immunological, biochemical and pharmacological factors in the release of chemical mediators from human lung. In: Asthma, ed. by Austen, K.F., Lichtenstein, L.M., pp. 109–122. New York-London: Academic Press 1973

Austen, K.F.: Biochemicals characteristics and pharmacologic modulation of the antigen-induced release of the chemical mediators of immediate hypersensitivity. In: Allergology, ed. by Yamamura, Y. et al., pp. 306–315. Amsterdam: Excerpta medica 1974

Austen, K.F., Lewis, R.A., Wasserman, S.I., Goetzl, E.J.: Generation and release of chemical mediators of immediate hypersensitivity in human cells. In: New Directions in Asthma, ed. by Stein, M., pp. 187–209. Park Ridge, Illinois: Americ. College Chest Physicians 1975

Bagni, N., Davies, R.R., Mallea, M., Nolard, N., Spieksma, F.T., Stix, E.: Sporenkonzentrationen in Städten der Europäischen Gemeinschaft (EG). II. Cladosporium- und Alternaria-Sporen. Acta allerg. (Kbh) **32**, 118–138 (1977)

Bando, T.: Studies of antigenicity of microorganisms in the patients with bronchial asthma. I. Antigenicity of microbial extracts (auto or hetero) prepared from the microorganisms in the respiratory tract of asthmatics. Jap. J. Allerg. **21**, 727–742, 782 (1972)

Bauer, P., Kummer, F.: Doppelblindstudie zum Vergleich der broncholytischen Wirkung eines neuen Tropasäure-Derivates mit Isoprenalin. Int. J. clin. Pharmacol. **8**, 2, 135–145 (1973)

Baumgarten, C., Kunkel, G., Rudolph, R., Staud, R.-D., Schober, E., Nürnberger, F., Hoder, D., Multier, A.M.: Histopathological examinations of local granulomas during specific hyposensitization. Allergol. et Immunopath., **6**, 25–37 (1978)

Baur, X., Bergstermann, H., Fruhmann, G., Polke, H., Praml, G.: Oszillatorische und ganzkörperplathysmographische Messung des Atemwegswiderstands bei allergeninduzierten Bronchialobstruktionen. Atemwegs- u. Lungenkrankheiten **4**, 262–264 (1978)

Beard, R.R., Horton, R.J.M., McCaldin, R.O.: Observations on Tokyo-Yokohama asthma and air pollution in Japan. Publ. Hlth Rep. (Wash.) **79**, 439–444 (1964)

Becker, R.J., Sparks, D.B., Feinberg, S.M., Patterson, R., Pruzanskky, J.J.: Delayed and immediate skin reactivity in man after injection of antigen in emulsion. Cell transfer of delayed sensitivity. J. Allergy **32**, 229 (1961)

Belin, L.A., Norman, P.S.: Diagnostic tests in the skin and serum of workers sensitized to Bacillus subtilis enzymes. Clin. Allergy **7**, 55–68 (1977)

Belin, L., Strannegård, Ö.: Antibody response in rabbits following intranasal and parenteral administration of Birch pollen. Int. Arch. Allergy **41**, 655–669 (1971)

Beneviste, J., Henson, P.M., Cochrane, C.G.: A possible role for IgE in immune complex disease. Nath. Inst. of Health Symp., 1973

Berg, T., Bennich, H., Johansson, S.G.O.: In vitro diagnosis of atopic allergy. I. A comparison between provocation tests and the radioallergosorbent test. Int. Arch. Allergy **40**, 770–778 (1971)

Berg, T., Johansson, S.G.O.: IgE concentrations in children with atopic diseases. A clinical study. Int. Arch. Allergy **36**, 219–232 (1969)

Berg, T., Johansson, S.G.O.: In vitro diagnosis of atopic allergy. II. IgE and reaginic antibodies during and after rush desensitization. Int. Arch. Allergy **41**, 434–442 (1971)

Berg, T., Johansson, S.G.O.: Allergy diagnosis with the radioallergosorbenttest. J. Allergy clin. Immunol. **54**, 209–221 (1974)

Bergmann, K.-Ch.: Quantitative Bestimmung von Immunglobulin E mit einer einfachen radialen Immundiffusionstechnik. Dtsch. Gesundh.-Wes. **30**, 651–654 (1975)

Bergquist, G.: Vaccine therapy in bronchial asthma. Acta allerg. (Kbh.) **9**, 97 (1955)

Berman, B.A.: Definition of extrinsic asthma. In: New Concepts in Allergy and Clinical Immunology, ed. Serafini, U., Frankland, A.W., Masala, C., Jamar, J.M., p. 148. Amsterdam: Excerpta Medica 1971

Bernstein, I.L.: Occupational asthma: Current problems in the United States. In: Allergology, ed. by Yamamura, Y. et al., pp. 114–119. Amsterdam: Excerpta medica 1974

Berotec – Symposion 1971. Int. J. clin. Pharmacol., Suppl. **4** (1972)

Berrens, L.: The allergens in house dust. In: Progr. Allergy, ed. by Kallós, P. u. Waksman, B.H., vol. 14, pp. 259–339. Basel: Karger 1970

Berrens, L.: The chemistry of atopic allergens. Basel: Karger 1971

Berrens, L.: Plural actions of allergens. Int. Arch. Allergy **49**, 63–73 (1975)

Berrens, L., Henocq, E., Radermecker, M.: Photoinactivated allergens. I. Preparation, physicochemical and biological properties. Clin. Allergy **3**, 449–459 (1973 b)

Berrens, L., Van Rijswijk-Verbeek, J.: Inactivation of complement (C3) in human serum by atopic allergens. Int. Arch. Allergy **45**, 30–39 (1973 a)

Berrens, L., Young, E., Zuidema, P.: A comparative chemical and clinical investigation of house dust extracts from alpine and lowland regions. Acta allerg. (Kbh.) **26**, 200–212 (1971)

Bessot, J. Cl., Moreau, G., Lenz, D., Parini, J.P., Araujo-Fontaine, A., Pauli, G.: Etude comparative d'un essai de désensibilisation »en douple insu« aux extraits de poussière et aux extraits d'acariens. Rev. franç. Allerg. **15**, 73–80 (1975)

Beuers, B.: Die Glomektomie in der Therapie des Asthma bronchiale. Med. Welt 263 (1970)

Bijl, W.J.F. van der: Asthma als Berufskrankheit, Allergie gegen Platinammoniumchlorid. Allergie u. Asthma **9**, 155–157 (1963)

Björkstén, F., Suoniemi, I.: Dependence of immediate hypersensitivity on the month of birth. Clin. Allergy **6**, 165–171 (1976)

Blackley, C.H.: Experimental researches on the cause and nature of catarrhus aestivus. London: Baillière, Tindall & Cox. 1873 (Neudruck als Faksimile London: Dawson's of Pall Mall 1959)

Blair, H.: Letter to the editor. Clin. Allergy **7**, 291–294 (1977)

Blamoutier, P., Blamoutier, J., Guibert, K.: Le traitment de la pollinose par la méthode des »quadrillages cutanés« recouverts d'extraits de pollens. In: 5. Europäischer Allergie-Kongress Basel 1962, hrsg. v. Schuppli, R., pp. 199–205. Basel: Schwabe 1963

Blatt, H.: Microbial allergy, a critical review. Ann. Allergy **19**, 1037 (1962)

Bloch, H.J.: The anaphylactic antibodies of mammals including man. In: Progress in Allergy, vol. 10, ed. by Kallós, P., Waksman, B.H., pp. 84–270. Basel-New York: Karger 1967

Böhm, K.H.: Pepton als Inhalationsallergen. Allergie u. Asthma **13**, 185–186 (1967)

Böhm, W., Braun, W.: Berufsbedingte Sensibilisierungen der Atemwege durch Haare von Laboratoriumstieren. Arbeitsmed., Sozialmed., Arbeitshyg. **7**, 94–97 (1972)

Bonhomme, A.: Asthme au ciment. Oest med. **28**, 7/399–402 (1975)

Bouhuys, A., Ortega, J.: Improvement of »irreversible« airway obstruction by Thiazinamium (Multergan®). Pneumologie **153**, 185–195 (1976)

Brauer, I.: Vergleichende Auswertung von Intrakutan- und Pricktests mit Expositionsproben bei Respirationsallergien. (Z. Immunitätsf., Suppl. **2**, 146–148 (1977)

Braun, W., Lappe, U.: Die Beeinflussung allergologischer Tests durch Antihistaminika und Kortikosteroide. In: Allergie- und Immunitätsforschung, Bd. III, hrsg. v. Letterer, E., Gronemeyer, W., S. 73–79. Stuttgart: Schattauer 1970

Bray, G.W.: Recent Advances in Allergy. London: Churchill 1937

Brent, L., Kilshaw, P.J.: Anti-idiotypic antibodies: a clinical future? Nature (London) **262**, 443–444 (1976)

Brocklehurst, W.E.: Slow reacting substance and related compounds. In: Progr. Allergy, ed. by Kallós, P., Waksman, B.H., vol. 6, pp. 539–558. Basel-New York: Karger 1962

Brocklehurst, W.E.: The role of slow reacting substance in asthma. Advanc. Drug Res. **5**, 109 (1970)

Brocklehurst, W.E.: Current views on slow reacting substance. In: Allergy 1974, ed. by Ganderton, M.A., Frankland, A.W., pp. 72–78. Tunbridge Wells, Kent: Pitman medical 1975

Bronswijk, J.E.M.H. van: Hausstaub-Ökosystem und Hausstaub-Allergen(e). In: Arzneimittelallergie, hrsg. v. Werner, M., Gronemeyer, W. Z. Immun.-Forsch., Suppl. **1**, 49–54 (1974)

Bronswijk, J.E.M.H. van, Jorde, W.: Mites and allergic activity in house-dust on Helgoland. Acta allerg. (Kbh.) **30**, 209–215 (1975)

Brostoff, J.: Cellular and humoral effects of hyposensitization in patients with summer hay fever. Int. Arch. Allergy **45**, 162–169 (1973)

Brown, E.A.: The perennial treatment of seasonal hay fever. J. Allergy **3**, 113, 199 (1932)

Brown, E.A.: Die opsiphylaktische Behandlung der inhalativ ausgelösten allergischen Krankheiten – Die Emulsion. Allergie u. Asthma **9**, 44–50 (1963)

Bruce, R.A.: Bronchial and skin sensitivity in asthma. Int. Arch. Allergy **22**, 294–305 (1963)

Bruchhausen, D., Bruchhausen, M.: Beobachtungen über Meerschweinchen- und Goldhamsterhaarallergien. Z. Allgemeinmed. (Landarzt) **51**, 1600–1602 (1975)

Bruchhausen, D., Geissler, D., Haschem, J.: Über Inaktivierung des Hausstauballergens durch UV-Bestrahlung. Z. Immun.-Forsch. **138**, 434–438 (1969 a)

Bruchhausen, D., Haschem, J., Dardenne, M.U.: Veränderungen des Bronchialwiderstandes bei Asthmatikern nach Applikation von Pilocarpin in den Konjunktivalsack. Dtsch. med. Wschr. **94**, 1651–1654 (1969 b)

Brunet, D., Paupe, G., Marescaux, M., Planes, M., Vialatte, J.: Utilisation d'un nouvel extrait allergénique pyridinés précipité par l'Alun dans les traitements de désensibilisation spécifique. Rev. franç. Allerg. **3**, 136 (1967)

BRUTMANN, G., AGNIUS-DELORD, G., VILLEMAIN, D., HUGONIN, J., NEY, M.: Le dosage des IgE dans les maladies allergiques. Rev. franç. Allerg. **13**, 23 (1973)

BRUUN, E.: Control examination of the specifity of specific desensitization in asthma. Acta allerg. (Kbh.) **2**, 122–128 (1949)

BRUUN, E.: Allergy to coffee. Acta allerg. **11**, 150 (1957)

BRUUN, E.: Specific treatment of bronchial asthma. In: International Textbook of Allergy, hrsg. von JAMAR, J.M., spez. S. 290, Kopenhagen: Munksgard 1959

BRUUN, E.: Specific hyposensitization. In: New Concepts in Allergy and Clinical Immunology, ed. by. SERAFINI, U., FRANKLAND, A.W., MASALA, C., JAMAR, J.M., pp. 365–369. Amsterdam: Excerpta medica 1971

BRYANT, D.H., BURNS, M.W., LAZARUS, L.: New type of allergic asthma due to IgG »reaginic« antibody. Brit. med. J. **IV**, 589–592 (1973)

BRYANT, D.H., BURNS, M.W., LAZARUS, L.: The correlation between skin tests, bronchial provocation tests and the serum level of IgE specific for common allergens in patients with asthma. Clin. Allergy **5**, 145–157 (1975)

BÜRGI, H.: Erste klinisch-experimentelle Erfahrungen mit dem Mucolyticum Bisolvon. Schweiz. med. Wschr. **95**, 274 (1965)

BÜRGI, H.: Fibre systems in sputum. Bull. Physio-path. resp. **9**, 191–196 (1973)

BÜRGI, H.: Asthma durch Infektion. In: Asthmafibel, hrsg. von RUPPERT, V., S. 59–74. München: Schwarzeck 1974

BÜRGI, H., REGLI, J.: Mykolytische Behandlung mit N-Acetylcystein bei chronischer obstruktiver Bronchitis. Dtsch. med. Wschr. **93**, 1355 (1968)

BUISSERET, P.D.: Effect of beclomethasone dipropionate on the diurnal variations in plasma cortisol level. Acta allerg. (Kbh.) **28**, 126 (1973)

BUTCHER, B.T., SALVAGGIO, J.E., WEILL, H., ZISKIND. M.: Toluene di-isocyanate (TDI) pulmonary disease: Serologic and inhalation challenge studies. J. Allergy clin. Immunol. **55**, 129 (1975)

CATE, H.J. TEN: Demonstration of the inhalation test with allergenic extract. In: Occupational Allergy, p. 35. Leiden: Stenfert Kroese 1958

CENTNER, J.: La pollinose et son traitment par extraits allergéniques pyridiné précipités par l'Alun. Louvain Méd. **89**, 35 (1970)

CESKA, M.: Colums chromatography of allergens and assesment of their activities by the paper disc radioallergosorbent method. Int. Arch. Allergy **45**, 405–416 (1973)

CESKA, M., BRANDT, R.: Ultracentrifugation patterns of allergens in sucrose gradients and assesment of their activities by the paper disc radioallergosorbent method. Int. Arch. Allergy **45**, 808–818 (1973)

CHAI, H., FARR, R.S., FROEHLICH, L.A., MATHISON, D.A., McLEAN, J.A., ROSENTHAL, R.R., SHEFFER, A.L., SPECTOR, S.L., TOWNLEY, R.G.: Standardization of bronchial inhalation challenge procedures. J. Allergy clin. Immunol., **56**, 323–327 (1975)

CHARPIN, J.: Occupational asthma. In: Allergology, ed.

by YAMAMURA, Y., et al., pp. 120–122. Amsterdam: Excerpta medica 1974

CHARPIN, J., AUBERT, J., ROCCA-SERRA, J.P., ZAFIROPOULO, A.: Traitement de la pollinose aux graminées par un extrait-retard à l'Alun pyridiné. Rev. franç. Allerg. **3**, 129 (1967)

CHARPIN, J., SURINYACH, R., FRANKLAND, A.W. (eds.): Atlas Européen des pollens allergisants. Paris: Edition Sandoz 1974

CHESTER, E.H., SCHWARTZ, H.J., PAYNE, C.B., JR., GREENSTEIN, S.: Phthalic anhydride asthma. Clin. Allergy **7**, 15–20 (1977)

CITRON, K.M., FRANKLAND, A.W., SINCLAIR, J.D.: Inhalation tests on bronchial hypersensitivity in pollen asthma. Thorax **13**, 229 (1958)

CLAMAN, H.N.: How corticosteroids work. J. Allergy clin. Immunol. **55**, 145–151 (1975)

CLASEN, I., WÜTHRICH, B.: Neuere Ergebnisse der peroralen Hyposensibilisierung beim kindlichen Asthma bronchiale. Mschr. Kinderheilk. **124**, 248 (1976)

CLEARE, M.J., HUGHES, E.G., JACOBY, B., PEPYS, J.: Immediate (type 1) allergic responses to platinum compounds. Clin. Allergy **6**, 183–195 (1976)

COCA, A.F., COOKE, R.A.: On the classification of the phenomenon of hypersensitiviness. J. Immunol. **8**, 163 (1923)

COCA, A.F., GROVE, E.F.: Studies in hypersensitivines. XIII. A study of atopic reagins. Immunology **10**, 445 (1925)

COFFEY, R.G., LOGSDON, P.J., MIDDLETON, E., JR.: Effects of glucocorticoids on leucocyte adenyl cyclase and ATPase of asthmatic and normal children. J. Allergy **49**, 87 (1972)

COLLDAHL, H.: The importance of inhalation tests in the etiological diagnosis of allergic diseases of the bronchi and in the evaluation of the effects of specific hyposensitization treatment. Acta allerg. (Kbh.) **22**, Suppl. VIII, 7 (1967)

COLLDAHL, H., PEGELOW, K., RIEPE, E., SUNDBERG, B., SVANBORG, N., WERNER, M.: Etiologic factors of asthma in Sweden. In: V. Congr. intern. de Alergologia Madrid 1964, p. 269. Madrid: Montalvo 1964

Colloquium der Bad Reichenhaller Forschungsanstalt: Neues therapeutisches Prinzip bei obstruktiven Lungenkrankheiten. Wien. med. Wschr., Suppl. **21**, 5 (1974)

CONNELL, J.T.: Quantitative intranasal pollen challenges. I. Apparatus design and technique. J. Allergy **39**, 358–367 (1967)

CONNELL, J.T.: Quantitative intranasal pollen challenges. III. The priming effect in allergic rhinitis. J. Allergy **43**, 33–44 (1969)

COOKE, R., BARNARD, J.H., HEBALD, S.: Evidence of immunity with coexisting sensitization in a type of human allergy (hay fever). J. exp. Med. **62**, 733 (1935b)

COOKE, R.A., BARNARD, J., HEBALD, S., STULL, A.: A mechanism of protection produced in hay fever patients by the injection of pollen extract. J. Allergy **6**, 593–598 (1935a)

COOMBS, R.R.A., GELL, P.G.H.: The classification of the allergic reactions underlying disease. In: Clinical Aspects of Immunology, ed. by GELL, P.G.H.,

Coombs, R.R.A., p. 317. Oxford: Blackwell 1963 (2. Aufl. 1968, 3. Aufl. 1975)

Cox, J.S.G.: Review of chemistry, pharmacology, toxicity, metabolism, specific side-effects, anti-allergic properties in vitro and in vivo disodium cromoglycate. In: Disodium cromoglycate in Allergic Airways Disease, hrsg. von Pepys, J., Frankland, A.W. London: Butterworths 1969

Craps, L., Greenwood, C., Radielovic, P.: Clinical investigation of agents with prophylactic anti-allergic effects in bronchial asthma. Clin. Allergy 8, 373–382 (1978)

Cuthbert, M.F.: The effect on airway resistance of prostaglandine E by aerosol to healthy and asthmatic volunteers. Brit. med. J. 4, 723 (1969)

Davies, R.R.: Aerobiology and the relief of asthma in an alpine valley. Acta allerg. (Kbh.) 24, 377–395 (1969)

Davies, R.J., Pepys, J.: Asthma due to inhaled chemical agents – the macrolide antibiotic Spiramycin. Clin. Allergy 5, 99–107 (1975)

Debelić, M.: Ein einfacher und registrierbarer inhalativer Provokationstest. Acta allerg. (Kbh.) 22, 103–123 (1968)

Debelić, M.: Exogene Allergie bei Asthma bronchiale und asthmoider Bronchitis. Med. Welt 22, 1516–1521 (1971)

Debelić, M.: Diagnostik mit Aerosolen während einer klinisch stationären Heilbehandlung. Z. angew. Bäder- u. Klimaheilk. 21, 15–27 (1974)

Debelić, M.: Inhalative Kortikoidbehandlung. Atemwegs- u. Lungenkrankh. 1, 41 (1975a)

Debelić, M.: Inhalativer Acetylcholintest bei chronischen unspezifischen Atemwegserkrankungen. Dtsch. med. Wschr. 100, 1163–1168 (1975b)

Debelić, M.: Clinical significance of total and specific IgE in bronchial asthma. Allergol. et Immunopath. 4, 361–370 (1976)

Debelić, M.: Noch unveröffentlicht (1977)

Debelić, M.: Behandlungserfolge mit Halb-Depotextrakten. Atemwegs- u. Lungenkrankh. 4, 31–38 (1978)

Debelić, M., Virchow, Ch., Möller, E., Lipinsky, Ch.: Immunglobulin E – Diagnostische Bedeutung der Serumspiegelbestimmung bei unspezifischen Atemwegserkrankungen. Schweiz. med. Wschr. 102, 1442 (1972)

Devey, M.E., Panzani, R.: The IgG subclasses of antibodies to castor bean allergen in patients with allergic asthma: detection of a high incidence of antibodies of the IgG 4 subclass. Clin. Allergy 5, 353–361 (1975)

Dijkman, J.H.: Observations on biphasic bronchial reactions due to inhalation of enzymes of Bacillus subtilis. Clin. Allergy 5, 25–31 (1975)

Dishoek, H.A.E. van, Klein, S.P.: An anti-reagin in the desensitization of patients with allergic diseases. Acta med. scand. 115, 331–349 (1943)

Doerr, R.: Allergie. In: Die Immunitätsforschung, Bd. VIII, hrsg. von Doerr, R. Wien: Springer 1951

Dolovich, J., Hargreave, F.E., Chalmers, R., Shier, K.J., Gauldie, J., Bienenstock, J.: Late coutaneous allergic responses in isolated IgE-dependent reactions. J. Allergy clin. Immunol. 52, 38–46 (1973)

Donovan, R., Johansson, S.G.O., Bennich, H., Soo-

Thill, J.F.: Immunoglobulins in nasal polyp fluid. Int. Arch. Allergy 37, 154–166 (1970)

Drazen, J.M., Stechschulte, D.J., Austen, K.F.: Antigen-antibody mediated desensitization of human lung fragments in vitro. J. Allergy 52, 158–166 (1973)

Duchaine, J.: Allergy of the upper respiratory tract. In: Textbook of Allergy, ed. by Jamar, J.M., pp. 544–552. Kopenhagen: Munksgaard 1959

Düngemann, H.: Rehabilitation bei Atemwegsallergien. In: 10 Jahre Rehabilitation als Schlüssel zum Dauerarbeitsplatz. Stuttgart: Gentner 1968

Düngemann, H.: Zur präsaisonalen Behandlung des Heuschnupfens mit einem Depot-Pollenextrakt (L-Tyrosin-Adsorbat). Med. Klin. 72, 1071–1079 (1977)

Düngemann, H., Borelli, S.: Untersuchungen zur klinischen Relevanz von IgE-Bestimmungen (RIST und RAST). Allergol. et Immunopath. 4, 215–216 (1976)

Ebner, H., Kraft, D.: Untersuchungen über die Korrelation von Hauttest- und RAST-Ergebnissen bei Inhalationsallergien. Wien. klin. Wschr. 87, 627–631 (1975)

Ekramoddoullah, A.K.M., Kisil, F.T., Sehon, A.H.: Modulation of the IgE antibody response in rats to Kentucky blue grass pollen allergens. Int. Arch. Allergy 53, 162–173 (1977)

Engelhardt, G.: Pharmakologie der Glukokortikoidwirkung beim Asthma bronchiale. Therapiewoche 18, 2231 (1968)

Engvall, E., Perlman, P.: J. Immunol. 109, 129 (1972), zit. n. Ahlstedt (1975)

Eriksson, N.E., Ahlstedt, S., Belin, L.: Diagnosis of reaginic allergy with house dust, animal dander and pollen allergens in adult patients. Int. Arch. Allergy 52, 335–346 (1976)

Esselier, A.F., Jeannert, R.L., Marti, H.R.: Isolierung von Charcot-Leyden'schen Kristallen. Experimentia (Basel) 11, 392 (1955)

Fabel, H., Wettengel, R.: Einfluß von Aminophyllin auf das Ventilations-Perfusions-Verhältnis bei obstruktiven Ventilationsstörungen. Verh. dtsch. Ges. Lungen- u. Atmungsforsch. 2, 164–169 (1969)

Falliers, C.J.: Aspirin and subtypes of asthma: Risk factor analysis. J. Allergy clin. Immunol. 52, 141–147 (1973)

Faux, J.A., Wide, L., Hargreave, F.E., Longbottom, J.L., Pepys, J.: Immunological aspects of respiratory allergy in budgerigar (Melopsittacus undulatus) fancier. Clin. Allergy 1, 149–158 (1971a)

Faux, J.A., Wells, I.D., Pepys, J.: Specifity of avian serum proteins in tests against the sera of bird fanciers. Clin. Allergy 1, 159–170 (1971b)

Fawcett, I.W., Newman Taylor, A.J., Pepys, J.: Asthma due to inhaled chemical agents – fumes from »Multicore« soldering flux and colophony resin. Clin. Allergy 6, 577–585 (1976)

Fawcett, I.W., Newman Taylor, A.J., Pepys, J.: Asthma due to inhaled chemical agents-epoxy resin systems containing phthalic acid anhydride, trimellitic acid anhydride and triethylene tetramine. Clin. Allergy 7, 1–14 (1977)

Feinberg, J.G.: Immunologische Grundlagen der Hyposensibilisierung bei allergischen Krankheiten. In: Allergie- und Immunitätsforschung, hrsg. v. Letterer, E., Gronemeyer, W., Bd. III, S. 151–166. Stuttgart: Schattauer 1970

FEINBERG, S.M., RABINOWITZ, H.I., PANZANSKY, J.J., FEINBERG, A.R., KAMINKER, A.: Repository injections. Absorption studies by immunologic and radioactive methods. J. Allergy 31, 421 (1960)

FERSTL, A.: Theorie und Praxis der spezifischen Desensibilisierung. In: Allergie- und Immunitätsforschung, hrsg. von LETTERER, E., GRONEMEYER, W., Bd. III, S. 219–223. Stuttgart: Schattauer 1970

FILIPP, G.: Is specific desensitization due to specific blocking antibodies or due to an immunological tolerance? New experiments on this problem. J. Asthma Res. 9, 127–134 (1972a)

FILIPP, G.: Die Ätiopathogenese des Syndroms »Asthma bronchiale«. Therapiewoche 22, 418 (1972b)

FILIPP, G., BOROS, B. VON, HERZIG, J., KESZTHELYI, M., GLÖBEL, B.: Untersuchungen zur Theorie der spezifischen Desensibilisierung. In: Allergie- und Immunitätsforschung, hrsg. von LETTERER, E., GRONEMEYER, W., Bd. III, S. 209–217. Stuttgart: Schattauer 1970

FINDEISEN, D.G.R. (Hrsg.): Asthma bronchiale. Berlin: Volk u. Gesundheit 1971, Neuaufl. in Vorbereitung.

FLETCHER, C.M., HOWELL, J.B.L., PEPYS, J., SCADDING, J.G.: Addendum report of the working group on the definition of asthma. In: Identification of Asthma. Ciba Foundation Study Groupe No. 38, p. 172. Edinburgh and London: Churchill and Livingstone 1971

FORSCHBACH, G.: Organische Staublungen. Internist (Berl.) 15, 379–385 (1974)

FRANKLAND, A.W.: An investigation of dry rot as a cause of mould sensitivity. In: I. Internat. Allergie-Kongr. Zürich 1951, hrsg. von GRUMBACH, A.S., S. 865–868. Basel: Karger 1952

FRANKLAND, A.W.: Locust sensitivity. Ann. Allergy 11, 445–453 (1953)

FRANKLAND, A.W.: High and low dosage pollen extract treatment in summer hay fever and asthma. Acta allerg. (Kbh.) 9, 183 (1955a)

FRANKLAND, A.W.: Über die Entwicklung einer experimentell induzierten Überempfindlichkeit gegen Insekten (Rhodnius). Allergie u. Asthma 1, 229–230 (1955b)

FRANKLAND, A.W.: Bacterial vaccine therapy. In: The Therapy of Bronchial Asthma, hrsg. v. QUARLES VAN UFFORD, W., p. 58. Leiden: Stenfert Kroese 1956

FRANKLAND, A.W.: Management of intractable asthma. In: Allergology. Proc. IV Intern. Congr. Allergology, edt. by BROWN, E.A., p. 394. Oxford: Pergamon Press 1962

FRANKLAND, A.W.: Preseasonal injection treatment in hay fever using aqueous extracts. Int. Arch. Allergy 28, 1–11 (1965)

FRANKLAND, A.W., GREGORY, P.H.: Allergenic and agricultural implications of airborne ascospore concentrations from a fungus, didymella exitialis. Nature (Lond.) 245 No. 5424, 336–337 (1973)

FRANKLAND, A.W.: Rat asthma in laboratory workers. In: Allergology, ed. by YAMAMURA, Y. et al., p. 123. Amsterdam: Excerpta medica 1974

FRANKLAND, A.W., LUNN, J.A.: Asthma caused by the Grain Weevil. Brit. J. Industr. Med. 22, 157–159 (1965)

FRANKLAND, A.W., NOELPP, B.: Summer hay-fever treated with aqueous and alun-precipitated pyridine extracts. Practitioner 196, 766 (1966)

FRANKLAND, A.W., MCEWEN, L.M., FEINBERG, J.G.: Skin reactions to dust and mites. Int. Arch. Allergy 37, 351–356 (1970)

FREDE, G.: Gesundheitliche Gefahren bei der Herstellung von Phthalsäureanhydrid. Z. Hyg. u. Grenzgeb. 8, 177 (1962)

FREEDMAN, S.O., KUPREY, J.: Respiratory allergy caused by platinum salts. J. Allergy 42, 233–237 (1968)

FREEMAN, J.: Hay fever–a key to allergic disorders. London: Heinemann 1952

FREY, H.-H., DENGJEL, C.: Antagonism of arachidonic acid-induced Bronchoconstriction in cats by aspirin-like analgesics. Europ. J. Pharmacol. 40, 345–348 (1976)

FREY, H.H., SCHÄFER, A.: On the effect of prostaglandins E_2 und F_{2alpha} on bronchial tonus in cats. Europ. J. Pharmacol. 29, 267–278 (1974)

FRIEBEL, H.: Über das experimentelle allergische Asthma der Meerschweinchen und seine Beziehungen zum Asthma des Menschen. Int. Arch. Allergy 5, 377–401 (1954)

FRIEBEL, H., LUND, B.: Bakterien als Ursache allergischer Asthmaanfälle (Versuche mit Keimen aus der Klebsiella-Gruppe). Naunyn-Schmiedebergs Arch. exp. Path. Pharmak. 228, 189 (1956)

FUCHS, A.M., STRAUSS, M.B.: The clinical evaluation and preparation and standardization of suspensions of a new waterinsoluble whole ragweed pollen complex. J. Allergy 30, 66 (1959)

FUCHS, E.: Durch Zwischenträger vermittelte Kontaktallergie: »Derivative Allergie«. Dtsch. med. Wschr. 79, 473 (1954)

FUCHS, E.: Seide als Allergen. Dtsch. med. Wschr. 80, 36–39 (1955)

FUCHS, E.: Häufigkeit ätiologischer Faktoren beim Bronchialasthma in Deutschland. In: V. Congr. internac. Alergologia, Madrid 1964, S. 292. Madrid: Paz Montalvo 1964

FUCHS, E.: Chirurgische Methoden zur Behandlung des Asthma bronchiale. Schweiz. med. Wschr. 96, 957–960 (1966)

FUCHS, E.: Sozialhygienische Bedeutung der allergischen Krankheiten. In: Lehrbuch der klinischen Allergie, hrsg. von HANSEN, K., WERNER, M., S. 544. Stuttgart: Thieme 1967

FUCHS, E.: Praktische Durchführung einer spezifischen Hyposensibilisierung. Med. Klin. 67, 1262–1264 (1972)

FUCHS, E.: Asthma bronchiale in der Gewerbemedizin. Stuttgart: Gentner 1973

FUCHS, E., GRONEMEYER, W.: Zur Analyse nächtlicher Anfallsauslösung beim Asthma bronchiale. Münch. med. Wschr. 98, 524–528 (1956)

FUCHS, E., GRONEMEYER, W.: Berufsbedingte Insektenallergie. In: Occupational Allergy (Suppl.), S. 52–57. Leiden: Stenfert Kroese 1959a

FUCHS, E., GRONEMEYER, W.: Zur Frage der verspäteten bzw. verzögerten Reaktion an der Bronchialschleimhaut bei Provokationstesten mit Antigenextrakten. Allergie u. Asthma 5, 214–216 (1959b)

FUCHS, E., GRONEMEYER, W.: Zur Frage der Entschädigung beim Asthma bronchiale, insbesondere beim

Gewerbeasthma. Dtsch. med. Wschr. **86**, 298–302 (1961 a)

Fuchs, E., Gronemeyer, W.: Zur Beeinflußbarkeit des exogen-allergischen Bronchialasthma durch operative Eingriffe am vegetativen Nervensystem. Int. Arch. Allergy **18**, 145–156 (1961 b)

Fuchs, E., Gronemeyer, W.: Daily variations in the pneumatometrical findings as a method for the quantitative evaluation of the results obtained in the medical treatment of asthma. In: European Academy of Allergy, Mitteilungen II, S. 113–118. Leiden: Stenfert Kroese N.V. 1961 c

Fuchs, E., Gronemeyer, W.: The significance of the inhalatory pneumometry test in the indication and evaluation of specific desensitization. Acta allerg. (Kbh.), Suppl. VIII, **22**, 57–59 (1967)

Fuchs, E., Gronemeyer, W., Ivanoff, I.: Zur Diagnostik und Beurteilung einer Gewerbeallergie: Der inhalative Antigen-Pneumometrie-Test zur Ermittlung des aktuellen Antigens bei berufsbedingtem Asthma bronchiale (»Drucker-Asthma«). Dtsch. med. Wschr. **81**, 339–342/346 (1956)

Fuchs, E., Gronemeyer, W., Mevenkamp, H.: Zur Entstehung einer Gewerbeallergie; Arbeitsmethodik und Sensibilisierungszwang (Eukanol-Allergie). Dtsch. med. Wschr. **80**, 1733–1734 (1955)

Fuchs, E., Thiel, Cl.: Inhalativer Provokationstest mit Allergenen. Therapiewoche **29**, 3630–3038 (1979 a)

Fuchs, E., Thiel, Cl.: Zur Durchführung von inhalativen Provokationsproben mit Allergenen. Allergologie **2**, 38–42 (1979 b)

Fust, B.: Zur Ätiologie des Asthma bronchiale in der Schweiz. In: V. Congr. Intern. de Alergologia, Madrid 1964, S. 298. Madrid: Paz Montalvo 1964

Ganderton, M.A.: Phoma in the treatment of seasonal allergy due to Leptosphaeria. Acta allerg. (Kbh.) **23**, 173 (1968)

Geisler, L.S., Bachmann, G.W., Vogel, F.: Beitrag zur Pathogenese der allergischen Alveolitis (Vogelhalterlunge). Pneumologie **150**, 237–243 (1974)

Geisler, L.S., Vogel, F., Rost, H.-D., Sennekamp, J.: Beitrag zur Diagnose der exogen-allergischen Alveolitis (Taubenzüchterlunge). Tg. Dtsch. Ges. Allergie- u. Immunitätsforschg. München 1975. Z. Immunitätsf., Suppl. 2, 149–153 (1977)

Geissler, H.: Neuere Gesichtspunkte bei der Desensibilisierungsbehandlung von Inhalationsallergien. Verh. Dtsch. Ges. inn. Med., **74**, 1280–1283 (1968)

Gelfand, H.H.: Respiratory allergy due to chemical compounds ancountered in the rubber, lacquer, shellac, and beauty culture industries. J. Allergy **34**, 374–381 (1963)

Gent, M., Knowlson, P.A., Prime, F.J.: Effect of bromhexine on ventilatory capacity in patients with a variety of chest diseases. Lancet **1969 I**, 1904

Gheorghiu, Th.: Die systematische epidemiologische Untersuchung in der Berufsallergie. In: Verh. Dtsch. Ges. Allergie- u. Immunitätsforschung, III, hrsg. von Letterer, E., Gronemeyer, W., S. 61–71. Stuttgart: Schattauer 1970

Giertz, H.: Histamin, 5-Hydroxytryptamin, Kinine, Slow Reacting Substance of Anaphylaxis (SRS-A), Prostaglandine – Pharmakotherapie der Allergie; Arzneimittelallergie. In: Allgemeine und spezielle Pharmakologie und Toxikologie, hrsg. v. Forth,

W., Hemschler, D., Rummel, W., S. 158. Mannheim-Wien-Zürich: Bibliographisches Institut 1975

Gleich, G.: The eosinophil: New aspects of structure and function. J. Allergy clin. Immunol., **60**, 73–82 (1978)

Gleich, G.J., Averbeck, A.K., Swedlung, H.A.: Measurement of IgE in normal and allergic serum by radioimmunoassay. J. Lab. clin. Med. **77**, 690 (1971)

Gleich, G.J., Larson, J.B., Jones, R.T., Baer, H.: Measurement of the potency of allergy extracts by their inhibitory capacities in the radioallergosorbent test. J. Allergy clin. Immunol. **53**, 158–169 (1974)

Gleich, G.J., Yunginger, J.W.: Seasonal changes in IgE antibodies in patients with ragweed hay fever: Analysis of the effects of hyposensitization. In: Allergology, ed. by Yamamura, Y. et al., p. 44–53. Amsterdam: Excerpta medica 1974

Gleich, G.J., Yunginger, J.W.: The radioallergosorbent Test: Its present place and likely future in the practice of allergy. Advances in asthma & allergy **2**, 1–9 (1975)

Goetzl, E.J., Wasserman, S.I., Gigli, I., Austen, K.F.: Modulation of eosinophil function in immediate hypersensitivity. In: New Directions in Asthma, ed. by Stein, M., p. 173–186. Park Ridge, Ill.: Amer. Coll. of Chest Physicians 1975

Gold, W.M., Kessler, G.F., Yu, D.Y.C.: Role of vagus nerves in experimental asthma in allergic dogs. J. appl. Physiol. **33**, 719 (1972)

Gonsior, E., Krüger, M., Meier-Sydow, J.: Die Durchführung inhalativer Antigen-Provokationsproben mit Hilfe der Ganzkörperplethysmographie. Acta allerg. (Kbh.) **31**, 283–296 (1976)

Gonsior, E., Meier-Sydow, J., Thiel, C.: Die Weiterentwicklung der inhalativen Provokationsprobe durch Benutzung der Ganzkörperplethysmographie. In: Arzneimittelallergie, hrsg. v. Werner, M., Gronemeyer, W., S. 221–227. Z. Immun.-Forsch., Suppl. 1. Stuttgart: G. Fischer 1974

Goodfriend, L., Lapkoff, C.H., Marsh, D.G.: Ragweed pollen allergen Ra5: Isolation chemical properties, and genetic basis for its cutaneous activity in man. J. Allergy clin. Immunol. **51**, 81–82, Abstract (1973)

Gravesen, S.: Identification and quantitation of indor airborn mikro-fungi during 12 months from 44 Danish homes. Acta allerg. (Kbh.) **27**, 337 (1972)

Green, G.R., Zweiman, B., Beermann, H., Hildreth, E.A.: Delayed skin reactions to inhalant antigens. J. Allergy **40**, 224–236 (1967)

Green, K., Hedquist, P., Svanborg, N.: Increased plasma levels of 15-keto-13, 14-dihydro-prostaglandin F 2 alpha after allergen-provoked asthma in man. Lancet **1974**, No. 7894, 1419–1421

Greene, S.A., Freedman, S.: Asthma due to inhaled chemical agents-amprolium hydrochloride. Clin. Allergy **6**, 105–108 (1976)

Griffiths, B.W.: Structural studies on antigen E of ragweed pollen. Canad. J. Biochem. **51**, 1275 (1973)

Gronemeyer, W.: Allergische Reaktionen gegen ein Metall-Läuterungspulver (Austernschalenallergie). In: 1. Int. Allergie-Kongr., Zürich 1951, S. 285–290. Basel: Karger 1952

Gronemeyer, W.: Die chronische allergische Bronchitis

einschl. gewerblicher Formen. Verh. dtsch. Ges. inn. Med. **62**, 382 (1956)

GRONEMEYER, W.: Das gewerbliche Asthma. Dtsch. med. Wschr. **83**, 30, 33 (1958)

GRONEMEYER, W.: Diagnostik im Kurort? (Ein Beitrag zum Asthma-Problem.) Z. angew. Bäder- u. Klimaheilk. **7**, 643–650 (1960)

GRONEMEYER, W.: Kritische Stellungnahme zu den diagnostischen Methoden bei allergischen Krankheiten. Arch. klin. exp. Derm. **213**, 381–397 (1961)

GRONEMEYER, W.: Pollenallergie. In: Lehrbuch der klinischen Allergie, hrsg. von HANSEN, K., WERNER, M., S. 167–178. Stuttgart: Thieme 1967a

GRONEMEYER, W.: Therapie allergischer Krankheiten. In: Lehrbuch der klinischen Allergie, hrsg. von HANSEN, K., WERNER, M., S. 514–544. Stuttgart: Thieme 1967b

GRONEMEYER, W.: Die humanpathogenen Wirkungen von Pollen (sog. Pollinosis) und Pilzsporen. Ber. dtsch. bot. Ges. **81**, 535–547 (1968)

GRONEMEYER, W.: Berufliche Inhalationsallergien. In: Fortb. Thoraxkrankheiten, hrsg. v. BRECKE, F., Bd. 5, S. 35–45. Stuttgart: Hippokrates 1971

GRONEMEYER, W.: Diagnostischer Wert von Provokationsproben bei exogenen Respirationsallergien. Med. Klin. **67**, 971–976 (1972)

GRONEMEYER, W.: Intrakutaner Allergentest (Intrakutanprobe). In: Praktische Allergiediagnostik, 3. Aufl., hrsg. von WERNER, M., RUPPERT, V., Stuttgart: Thieme 1979

GRONEMEYER, W.: Provokationsproben bei Inhalationsallergien (Symposion 15.3.75 Bad Soden). Reinbek: Schriftenreihe Allergopharma, Bd. 7 (1976a)

GRONEMEYER, W.: Adrenalin oder Antihistaminika bei anaphylaktoider Reaktion? Dtsch. med. Wschr. **101**, 802 (1976b)

GRONEMEYER, W.: Noradrenalin statt Adrenalin beim (anaphylaktischen) Schock. Dtsch. med. Wschr. **102**, 101–102 (1977a)

GRONEMEYER, W.: Über Schimmelpilzallergie. Therapiewoche **27**, 4339–4350 (1977b)

GRONEMEYER, W., DEBELIĆ, M.: Der sog. Reibtest, seine Anwendung und klinische Bedeutung. Dermatologica (Basel) **134**, 208 (1967)

GRONEMEYER, W., FUCHS, E.: Coffee a occupational vapour allergen. In: Occupational Allergy, pp. 302–305. Leiden: Stenfert Kroese 1958a

GRONEMEYER, W., FUCHS, E.: Gewerbliche Kaffee-Allergie. Allergie u. Asthma **4**, 74–80 (1958b)

GRONEMEYER, W., FUCHS, E.: Der inhalative Antigen-Pneumometrie-Test als Standardmethode in der Diagnostik allergischer Krankheiten. Int. Arch. Allergy **14**, 217–240 (1959)

GRONEMEYER, W., FUCHS, E.: Krankheiten durch inhalative Allergeninvasion. In: Lehrbuch der klinischen Allergie, hrsg. von HANSEN, K., WERNER, M., S. 122–167. Stuttgart: Thieme 1967

GRONEMEYER, W., FUCHS, E. (Hrsg.): Allergosen. Ein Kompendium. Biberach an der Riss: Dr. K. Thomae 1974

GRONEMEYER, W., FUCHS, E., BRÜCKNER, M.: The possibility of affecting allergic reactions by a new type of histamine-γ-globulin compound. In: Int. Congr. Series, No. 42 (IV. Internat. Kongr. f. Allergologie, New York). Amsterdam: Excerpta Medica 1961

GRONEMEYER, W., FUCHS, E., BANDILLA, K.: Reibtest und RAST. 1. Kölner RAST-Symposium 1978 Z. Hautkr. **54**, 205–212 (1979)

GRONEMEYER, W., SCHWARTING, H.H., FUCHS, E.: Über das sog. »Druckerasthma«, Internist (Berl.) **1**, 75–80 (1960)

GROSS, N.J.: Bronchialasthma, Current Immunologic, Pathophysiologic and Management Concepts. Hagerstown, Maryland: Harper & Row 1974

GRZAN, C.J.: Die Entwicklung eines injizierbaren Asthma mittels durch klinisch-experimentelle Prüfung verschiedener Broncholytica. Dtsch. med. Wschr. **87**, 1342–1344 (1962)

HADDING, U., KÖNIG, W., DIERICH, M., BITTER-SUERMANN, D.: Ein neuer Weg der Komplementaktivierung: Seine Bedeutung für die allergische Reaktion. In: Arzneimittelallergie, hrsg. v. WERNER, M., GRONEMEYER, W., S. 55–60. Stuttgart: Fischer 1974

HADORN, W.: Krankheiten der Respirationsorgane. In: Lehrbuch der Therapie, hrsg. v. HADORN, W., S. 464. Bern: Huber 1963

HAJÓS, M.K.: A comparative study of skin tests and bronchial tests with bacterial solutions in infective bronchial asthma. Acta allerg. (Kbh.) **15**, 517 (1960)

HALLER, R. DE: Zum Problem der Pathogenität: Aspergillen und Candida. Prax. Pneumol. **31**, 539–545 (1977)

HALPERN, B.N., LEVY, CL., DONADIEU, M., HALPERN, G.M.: Radio-immuno-assay for specific serum IgG (RAST-IgG). In: Hyposensitization Problems, vol. 2, pp. 46–53, HAL Allergenen Laboratorium. Haarlem: 1977

HAMBURGER, R.N.: Peptide inhibition of the Prausnitz-Küstner reaction. Science **189**, 389–390 (1975)

HAMBURGER, R.N., BAZARAL, M.: IgE levels in twins confirm genetics control in human beings. J. Allergy clin. Immunol. **49**, 91 (Abstract) (1972)

HAMM, J.: Interstitielle Lungenkrankheiten. In: Innere Medizin in Praxis und Klinik, 2. Aufl., hrsg. von HORNBORSTEL, H., KAUFMANN, W., SIEGENTHALER, W., Bd. I, S. 3.169–3.180. Stuttgart: Thieme 1977

HAMPTON, S.F., JOHNSON, M.C., GALAKTOS, E.: Studies of bacterial hypersensitivity in asthma. I. The preparation antigens of Neisseria catarrhalis, the induction of asthma by aerosols, and performance of skin, and passive transfer tests.) J. Allergy **34**, 63–95, 476–478 (1963)

HANSEN, K.: Analyse, Indikation und Grenze der Psychotherapie beim Bronchialasthma. Dtsch. med. Wschr. **35**, 1462–1464 (1927)

HANSEN, K.: Über Schimmelpilzasthma. Verh. dtsch. Ges. inn. Med. **40**, 204 (1928a)

HANSEN, K.: Zur Therapie der Symptombildung in der Neurose. Nervenarzt **1**, 21–26 (1928b)

HANSEN, K.: Zur Frage der Psycho- oder Organogenese beim allergischen Bronchialasthma und den verwandten Krankheiten. Nervenarzt **3**, 513–523 (1930)

HANSEN, K.: Berufsallergische Asthmaerkrankungen und ihre Prophylaxe. Dtsch. med. Wschr. **78**, 537 (1953), Allergiebeilage **2**, 9 (1953)

HANSEN, K.: Bronchialasthma (Bronchiolenasthma) und verwandte Störungen. In: Allergie, hrsg. v. HANSEN, K., 3. Aufl. Stuttgart: Thieme 1957

HANSEN, K.: Das Heufieber oder die Pollenallergie. In:

Allergie, hrsg. v. Hansen, K., 3. Aufl. Stuttgart: Thieme 1957

Hansen, P.J., Penny, R.: Pigeon-Breeder's disease. Study of the cell-mediated immune response to pigeon antigens by the lymphocyte culture technique. Int. Arch. Allergy 47, 498–507 (1974)

Hartmann, B., Unger, M., Debelić, M., Hilpert, P.: Blutgaswerte und Atemwegswiderstand bei Gesunden und Patienten mit obstruktiven Atemwegserkrankungen vor und nach Höhenadaption. Respiration 31, 7–20 (1974)

Hausen, B.M.: Untersuchungen über gesundheitsschädigende Hölzer. Diss. Univ. Hamburg 1970

Hausen, B.M., Ketels-Harken, H., Schulz, K.H.: Berufsbedingte Inhalationsallergie durch Pollen von Euphorbia fulgens Karw. Dtsch. med. Wschr. 101, 567–570 (1976)

Havnen, J., Amlie, P.A., Hvatum, M., Oseld, S., Veggan, T., Aas, K.: IgE Concentrations in allergic asthma in children. Arch. Dis. Childh. 48, 850–855 (1973)

Havnen, J., Apold, J., Hvatum, M., Oseid, S., Aas, K.: The radioallergosorbent test in the in vitro diagnosis of multiple reaginic allergy. Clin. Allergy 4, 411–420 (1974)

Helander, E.: Bacterial vaccines in asthma. Acta allerg. (Kbh.) 13, 47 (1959)

Henderson, L.L., Gleich, G.J.: Reaginic antibodies and hyposensitization in atopic diseases. In: Allergology, ed. by Yamamura, Y. et al., pp. 54–60. Amsterdam: Excerpta medica 1974

Hendersohn, L.L., Swedlund, H.A., Van Dellen, R.G., Marcoux, J.P., Carryer, H.M., Peters, G.A., Gleich, G.J.: Evaluation of IgE tests in an allergy practice. J. Allergy clin. Immunol. 48, 361–365 (1971)

Hendrick, D.J., Lane, D.J.: Formalin asthma in hospital staff. Brit. med. J. 1, 607–608 (1975)

Henocq, E., Berrens, L., Garcelon, M., Meaume, J.: La désensibilisation dans l'asthme avec une poussière inactivée par irradiation (ultraviolets). Rev. franç. Allerg. 14, 1–7 (1974)

Henocq, E., Garcelon, M., Berrens, L.: Photo-inactivated allergens. II. Clinical experience with house dust allergen in pulmonary function tests and in immunotherapy.Clin. Allergy 3, 461–469 (1973)

Henschler, D.: Maximale Arbeitsplatzkonzentrationen, toxikologisch-arbeitsmedizinische Begründung. Weinheim: Verlag Chemie 1972

Hertle, F., Fuchs, E.: Erkrankungen der Atemwege. In: Internistische Therapie 1978, hrsg. von Wolff, H.P., Weihrauch, T.R., 2. Aufl., S. 381–454. München-Berlin-Wien: Urban & Schwarzenberg 1977

Hertz, C.W.: Interpretation der Lungenfunktionsanalyse unter besonderer Berücksichtigung der Begutachtung. Prax. Pneumol. 31, 165–173 (1977)

Herxheimer, H.: Bronchial obstruction induced by allergens, Histamin and Acetylbeta-methylcholinechlorid. Int. Arch. Allergy 2, 27–39 (1951)

Herxheimer, H.: The late bronchial reaction in induced Asthma. Int. Arch. Allergy 3, 323–328 (1952)

Herxheimer, H.: Therapie des Asthma bronchiale. Basel: Schwabe 1956

Herxheimer, H.: Hyposensitization by Inhalation. In: 5. Europäischer Allergie-Kongress, Basel 1962, hrsg.

v. Schuppli, R., S. 176–180. Basel: Schwabe 1963

Herxheimer, H.: Beclometason aerosol in asthma. Lancet 1972 II, 91

Herxheimer, H.: A Guide to Bronchial Asthma. London-New York-San Francisco: Academic Press 1975

Herxheimer, H.: Corticosteroide bei Asthma bronchiale. Arzneimittelbrief 10, 9–12 (1976)

Herxheimer, H., Hyde, H.A., Williams, D.A.: Allergic asthma caused by fungal spores. Lancet 1966 I, 572–573

Herxheimer, H., Roetscher, I.: Effects of Prostaglandin E_1 on lung function in bronchial asthma. Europ. J. clin. Pharmacol. 3, 123 (1971)

Herzog, H.: Exspiratorische Stenose der Trachea und der großen Bronchien bei obstruktivem Lungenemphysem. Triangel (De.) (Sandoz) 6, 85 (1963)

Herzog, H., Keller, R.: Indikation und Technik der Aerosoltherapie in der Langzeitbehandlung der chronischen Bronchitis. Med. Klin. 68, 1610 (1973)

Herzog, H., Pletscher, A.: Die Wirkung von industriellen Reizgasen auf die Bronchialschleimhaut. Schweiz. med. Wschr. 85, 477 (1955)

Heymer, A.: Krankheiten der Atmungsorgane. In: Lehrbuch der Inneren Medizin, 8. Aufl. hrsg. v. Dennig, H., S. 557. Stuttgart: Thieme 1969

Heymer, A., Hoffmann, H.: Asthma bronchiale (Klinik, Pathogenese und Therapie). Münch. med. Wschr. 103, 2078, 2144, 2224, 2271 (1961)

Hirt, M.: Physical conditioning in asthma II. Changes in V_{Ebts}, V_{O_2}, and external work. Int. Arch. Allergy 26, 191–203 (1965)

Hoffman, D.R.: Estimation of serum IgE by an enzyme-linked immunosorbent assay (ELISA). J. Allergy clin. Immunol. 51, 303–307 (1973)

Hoffmann, H.: Untersuchungen zur Frage psychischer Faktoren beim Asthma bronchiale. Med. Welt 1938, 2078 (1961)

Hoigné, R.: Drug therapy of allergic states, with special reference to anaphylactic shock, serum sickness and organ manifestations. Allergol. et Immunopathol. Suppl. III, 123–134 (1976)

Hoigné, R., Scherrer, M.: An attack of bronchial asthma produced by egg-white and studied by means of lung function tests. Int. Arch. Allergy 17, 152–156 (1960)

Huber, T.E., Joseph, S.W., Knoblock, E., Redfearn, P.L., Karakawa, J.A.: New invironmental respiratory disease (Yokohama-asthma). Arch. industr. Hyg. 10, 399–408 (1954)

Hubscher, T., Eisen, A.H.: A possible immuno-pharmacological role of human eosinophils in allergic reactions. In: Mechanism in Allergy. Ed. by Goodfriend, L., Sehon, A.H., Orange, R.P., pp. 413–437. New York: Marcel Dekker Inc. 1973

Huguenin-Dumittan, S.A.: L'allergie respiratoire à Trichophyton. Schweiz. med. Wschr. 107, 200–202 (1977)

Hyde, H.A.: Atmospheric pollen grains and spores in relation to allergy. I., Clin. Allergy 2, 153–179 (1972). II., Clin. Allergy 3, 109–126 (1973)

Imber, W.E.: Allergic skin testing: A clinical investigation. J. Allergy clin. Immunol. 60, 47–55 (1977)

Intal® (Cromolyn sodium-Fisons). A monograph. Bedford, Mass.: Fison Corporation 1973

Internationales Symposium Killarney: The place of parasympatholytic drugs in the management of chronic airways disease. Postgrad. med. J. **51** (Suppl. 7) (1975)

IRONS, J.S., PRUZANSKY, J.J., PATTERSON, R., ZEISS, C.S.: Studies of perennial ragweed immunotherapy. J. Allergy clin. Immunol. **59**, 190–199 (1977)

ISHIZAKA, K.: Induction and suppression of IgE antibody response. In: Molecular and biological aspects of acute allergic reaction, hrsg. v. JOHANSSON, STRANDBERG, UVNÄS, pp. 59–78. New York: Plenum Press 1976

ISHIZAKA, K., ISHIZAKA, T.: Biological function of gamma E antibodies and mechanisms of reaginic hypersensitivity. Clin. exp. Immunol. **6**, 25 (1970)

ISHIZAKA, K., ISHIZAKA, T.: Mechanisms of reaginic hypersensitivity: A review. Clin. Allergy **1**, 9–24 (1971)

ISHIZAKA, K., ISHIZAKA, T., HORNBROOK, M.M.: Physico-chemical properties of reaginic antibody. IV. Presence of a unique immunoglobulin as a carrier of reaginic activity. J. Immunol. **97**, 75 (1966)

ISHIZAKA, T., ISHIZAKA, K.: Biology of immunglobulin E molecular basis of reaginic hypersensitivity. In: Progr. Allergy, ed. by KALLÓS, P., WAKSMAN, B.H., DE WECK, A., vol. 19, pp. 60–121. Basel: Karger 1975

ISLAM, M.S., ULMER, W.T.: Lokale Überempfindlichkeit sensorischer Rezeptoren als Ursache reflektorischer Atemwegsobstruktion. Respiration **32**, 445 (1975)

JACK, D.: Die Wirkung von Beclometasondipropionat auf das Hypothalamus-Hypophyse-Nebennierenrinden-System. Atemwegs- u. Lungenkrankh. **1** (1. Beiheft), 13–20 (1975)

JÄGER, L.: Regulationsmechanismen bei atopischer Sensibilisierung. Allergie u. Immunol. **19**, 256–270 (1973)

JÄGER, L.: Klinische Immunologie und Allergologie. Jena: Fischer 1976

JERNE, N.K.: The immune system. Sci. Amer. Sept., 52–60 (1973)

JIMENEZ-DIAS, C. et al.: The aetiologic roll of moulds in bronchial asthma. Acta allerg. (Kbh.) **7**, 139 (Suppl.) (1960)

JOHANSSON, S.G.O.: Raised levels of a new immunoglobulin class (IgND) in asthma. Lancet **1967 II**, 951

JOHANSSON, S.G.O.: Comparison of in vivo and in vitro tests for diagnosis of immediate hypersensitivity. In: Laboratory Diagnosis of Immunologic Disorders, ed. by VYAS, G.N., STITES, D.N., BRECHER, G., pp. 225–236. New York: Grune & Stratton, Inc. 1975

JOHANSSON, S.G.O., BENNICH, H.: The role of IgE and IgA in Asthma. Allergol. et Immunopath. Suppl. II, 3–8 (1975)

JOHANSSON, S.G.O., BERG, T., FOUCARD, T.: IgE and specific reagins after hyposensitization. In: Allergology, ed. by CHARPIN, J., BOUTIN, C., AUBERT, J., FRANKLAND, A.W., pp. 357–365. Amsterdam: Excerpta Medica 1972

JOHANSSON, S.G.O., DANNAEUS, A., DEUSCHL, H., FOUCARD, T.: Determination of IgE and reaginic IgE antibodies in clinical routine. Allergol. et Immunopath. Suppl. III, 29–40 (1976)

JOHANSSON, S.G.O., MILLER, A.C.M.L., MULLAN, N.,

OVERELL, B.G., TEES, E.C., WHEELER, A.: Glutaraldehyde-pollen-tyrosine: clinical and immunological studies. Clin. Allergy **4**, 255–263 (1974)

JOHANSSON, S.G.O., MILLER, A.C.M.L., OVERELL, B.G., WHEELER, A.W.: Changes in serum antibody levels during treatment with grass pollen-tyrosin adsorbate. Clin. Allergy **4**, 57–70 (1974)

JOHNSON, T.F., REISMAN, E., ARBESMAN, C.E.: Late onset asthma due to inhalation of aspergillus niger. Clin. Allergy **5**, 397–401 (1975)

JOHNSTONE, D.E.: Study of the value of bacterial vaccines in the treatment of bronchial asthma associated with respiratory infections. Pediatrics **24**, 427–433 (1959)

JOHNSTONE, D.E.: The case for hyposensitization. Its rationale and justification. Pediat. Clin. N. Amer. **22**, 239–249 (1975)

JOHNSTONE, D.E., DUTTON, A.: The value of hyposensitization therapy for bronchial asthma in children–a 14-year study. Pediatrics **42**, 793–802 (1968)

JONES, D.G., KAY, A.B.: Chemical and biological properties of eosinophils and their chemotactic factors. Behring Inst. Mitt. No. **57**, 98–102 (1975)

JONES, H.E., RINALDI, M.G., CHAI, H., KAHN, G.: Apparent cross-reactivity of airborne molds and the dermatophytic fungi. J. Allergy clin. Immunol. **52**, 346–351 (1973)

JORDE, W.: Ergebnisse bisheriger Isolierungsversuche von Pilzallergenen. In: Immunologische Reaktionen auf Pilzantigene, hrsg. v. JORDE, W., Schriftenreihe Allergopharma **5**, 72–78 (1974)

JORDE, W.: Die orale Desensibilisierung. Ther. Gegenw., **117**, 823–833 (1978)

JORDE, W., LINSENMANN P., WERDERMANN, K., BOHLMANN, H.G.: Quantitative Untersuchungen zur enteralen Resorption inhalativer Allergene. Z. Immunitätsf., Suppl. 2, 135–138 (1977)

JORDE, W., LINSKENS, H.F.: Versuche zur Isolierung des Roggenpollenallergens. Z. Immun.-Forsch., Suppl. I, 214–220 (1974)

JORDE, W., LINSKENS, H.F.: Zur Resorption von Pollen und Sporen durch die intakte Darmschleimhaut. Acta allerg. (Kbh.) **29**, 165–175 (1974)

JORDE, W., LINSKENS, H.F., WERKEN, P. V.D.: Allergens in pollen-basic considerations and results of isolation process. 2nd Charles Blackley Symposium, Nottingham 1976

JORDI, A.: Asthma bronchiale und allergische Hauterscheinungen, verursacht durch komplexe Platinsalze – eine neue Berufskrankheit. Schweiz. med. Wschr. **81**, 1117 (1951)

JORES, A., KEREKJARTO, M. VON: Der Asthmatiker. Bern: Huber 1967

JUHLIN, L., MICHAÉLSSON, G., ZETTERSTRÖM, O.: Urticaria and Asthma induced by food-and-drug additives in patients with aspirin hypersensitivity. J. Allergy clin. Immunol. **50**, 92–98 (1972)

JUNG, E.G.: Beitrag zur Frage des Zementasthmas. Berufsdermatosen **10**, 257 (1962)

KÄMMERER, H.: Bakterielle Asthmagenese. In: Allergische Diathese und allergische Erkrankungen, hrsg. v. KÄMMERER, H., MICHEL, H., S. 366 ff. München: Bergmann 1965

KAIK, G.: Kombinierte Anwendung von Ipratropiumbromid (Sch 1000) und Fenoterol bei Patienten mit chronisch obstruktiver Atemwegserkrankung. Wien. klin. Wschr. **87** (19), 653–656 (1975)

Kaik, G.: Bodyplethysmographische Untersuchungen über den akuten bronchospasmolytischen Effekt von Chinoxalin, Prednisolon, Ipratropiumbromid und Fenoterol. Wien. klin. Wschr. **88**, (16), 538–542 (1976a)

Kaik, G.: Wirkungseintritt und Wirkungsintensität von bronchospasmolytisch wirksamen Dosieraerosolen. Klinische Untersuchungen mit Fenoterol, Hexoprenalin, Ipratropiumbromid, Isoprenalin, Orciprenalin, Salbutamol und Terbutalin. Wien. klin. Wschr. **88**, (20), 674–679 (1976b)

Kaliner, M., Orange, R.P., Austen, K.F.: Immunological release of histamine and slow reacting substance of anaphylaxis from human lung. VI. Enhancement by cholinergic and alpha adrenergic stimulation. J. exp. Med. **136**, 556 (1972)

Kallós, P.: Letters Int. Corresp. Soc. Allergists **19**, 70 (1956)

Kallós, P.: »Sofortreaktionen«, ausgelöst durch Arzneimittel. In: Immunologie und Gesellschaft, hrsg. v. Schwick, H.G., S. 149–153. Marburg/Lahn: Medizinische Verlagsges. 1975

Kallós, P., Kallós-Deffner, L.: Die experimentellen Grundlagen der Erkennung und Behandlung der allergischen Krankheiten. Ergebn. Hyg. Bakt. **19**, 178 (1937)

Kammermeyer, J.K., Mathews, K.P.: Hypersensitivity to phenylglycine acid chloride. J. Allergy **52**, 73–84 (1973)

Kappis, M.: Die Frage der operativen Behandlung des Asthma bronchiale. Med. Klin. 1347–1350 (1924)

Kappos, A.D., Giese, D., Gonsior, E., Schultze-Werninghaus, G., Meier-Sydow, J.: Forced oscillation measurement of airway resistance in diagnosis of extrinsic bronchial asthma. 3rd Charles Blackley Symposium, Nottingham 1978

Katz, D.H., Benacerraf, B.: The regulatory influence of activated T cells on B cell responses to antigen. In: Advances in Immunology. Ed. by Dixon, F.J., Kunkel, H.G., vol. 15, 1. New York: Academic Press 1972

Kay, A.B., Austen, A.F.: The IgE mediated release of an eosinophil leucocyte chemotactic factor from human lung. J. Immunol. **107**, 899 (1971)

Keller, R.: Inhalationstherapie bei obstruktiven Atemwegserkrankungen. Atemwegs- u. Lungenkrankh. **1**, 51–55 (1975)

Kerekjarto, M. v.: Psychosomatik und Asthma bronchiale. Diagnostik **8**, 650–652 (1975)

Kern, R.A.: Asthma and allergic rhinitis due to sensitization to phthalic anhydride. J. Allergy **10**, 164 (1939)

Kersten, W.: Protektive Wirkung von Ipratropiumbromid (SCH 1000) bei akuten Bronchokonstriktionen durch Allergeninhalation. Respiration **31**, 412 (1974)

Kersten, W.: Die Bedeutung des Acetylcholintests bei allergischen Atemwegserkrankungen, insbesondere unter dem Aspekt des beruflichen Bronchialasthmas. Prax. Pneumol. **31**, 653–656 (1977)

Kersten, W., Kasperski, J., Worth, G.: Ergebnisse spezifischer Hyposensibilisierung bei allergischen Erkrankungen. Dtsch. med. Wschr. **102**, 1877–1881 (1977)

Kessler, G.-Fr., Frick, O.L., Gold, W.M.: Immunologic and physiologic characterization of the role of reaginic antibodies in experimental asthma in dogs. Int. Arch. Allergy **47**, 319–328 (1974a)

Kessler, G.-Fr., Gold, W.M.: Antigen-induzierte Reflexbronchokonstriktion beim Hund. Pneumologie **150**, 277–328 (1974b)

Klaustermeyer, W.B., Bardana, E.J., Hale, F.C.: Pulmonary hypersensitivity to Alternaria and Aspergillus in baker's asthma. Clin. Allergy **7**, 227–233 (1977)

Kleinhans, D.: Der Radio-Allergo-Sorbenstest(RAST) – Allergiediagnostik in vitro? Ärztebl. Baden-Württemb. **32**, 130–132 (1977)

Kobayashi, S.: Occupational asthma due to inhalation of pharmacological dusts and other chemical agents with some reference to other occupational asthmas in Japan. In: Allergology, ed. by Yamamura, Y., et al., pp. 124–132. Amsterdam: Excerpta medica 1974

König, W.: Struktur und Funktion des eosinophilen Leukozyten. Immunität und Infektion **6**, 97–105 (1978)

Konzen, R.B., Craft, B.F., Scheel, L.D.: Human response to low concentrations of p,p diphenylmethane di-isocyanate (MDI). Amer. industr. Hyg. Ass. J. **27**, 121 (1966)

Kroidl, R.F.: Inhalativer Provokationstest mit Allergenen in der fachärztlichen Praxis. Prax. Pneumol. **32**, 521–528 (1978)

Kümmel, H.: Klin. Wschr. 2 (1923): Ursachen des Asthma bronchiale und seine chirurgische Behandlung. Langenbecks Arch. klin. Chir. **133**, 593 (1924)

Kunkel, G.: Bronchomotorischer Tonus (nervöse, humorale und umweltbedingte Einflüsse. Allergologie **1**, 197–206 (1978)

Kunkel, G., Baumgarten, C.: Grundlagen des Sensibilisierungsvorganges und Möglichkeiten der genetischen Kontrolle von Atemwegsatopien. Allergologie **1**, 187–190 (1978)

Kunkel, G., Staud, R.-D., Rudolph, R., Stock, U., Kersten, R.: Langzeitbehandlung mit Beclometason-dipropionat-Aerosol bei der steroid-abhängigen chronischen reversiblen Atemwegsobstruktion. Atemwegs- u. Lungenkrankh. **1** (1. Beiheft), 34–39 (1975a)

Kunkel, G., Stock, U., Rudolph, R., Staud, R.-D., Kersten, R.: Normal and pathological pathways in the regulation of bronchomotor tone (with special Reference to Bronchial asthma). Allergol. et Immunopath. **3**, 445–456 (1975b)

Kux, E., Kurrek, K.: Die thorakoskopische Denervation als Therapie des Asthma bronchiale. Münch. med. Wschr. **100**, 1049–1050 (1958) (dort weitere Literatur)

Laforet, E.: Surgical management of chronic obstructive lung disease. New Engl. J. Med. **287**, 185 (1972)

Lamerz, R., Fateh-Moghadam: Immunglobulin E. Biochemische, immunologische Eigenschaften und klinische Bedeutung. Klin. Wschr. **52**, 1–17 (1974)

Langlands, J.H.M.: Double-blind clinical trial of bromhexine as a mucolytic drug in chronic bronchitis. Lancet 1970 I, 448

LAPKOFF, CH.B., GOODFRIEND, L.: Isolation of a low molekular weight ragweed pollen allergen: Ra 5. Int. Arch. Allergy **46**, 215–229 (1974)

LASS, N., ARION, H.: Medico-legal aspects of occupational asthma. In: Allergology, ed. by YAMAMURA, Y. et al., pp. 133–138. Amsterdam: Excerpta medica 1974

LAYTON, L.K., GREENE, F.C., PANZANI, R.: Allergy to green coffee. J. Allergy **36**, 84 (1965)

LESKOWITZ, S., SALVAGGIO, J.E., SCHWARTZ, H.J.: An hypothesis for the development of atopic allergy in man. Clin. Allergy **2**, 237–246 (1972)

LETTERER, E.: Die pathologische Anatomie des Asthma bronchiale. Allergie u. Asthma **3**, 65 (1957)

LETTERER, E.: Morphische Manifestationen allergisch-hyperergischer Vorgänge im Verlaufe von Infektionskrankheiten. In: Aktuelle Allergiefragen, hrsg. v. FINDEISEN, D.G.R., HANSEN, K., Allergie- u. Asthmaforsch. **4**, 62–72. Leipzig: Barth 1961

LETTERER, E.: Morbid anatomy of bronchial asthma. Allergol. et Immunopath., Suppl. II, 47–56 (1974)

LEUSCHNER, R.M.: Gibt es einen meßbaren Pollenallergengehalt der Luft ohne nachweisbaren Pollenflug? In: Schriftenreihe Allergopharma, Bd. 2, hrsg. v. JORDE, W., S. 35–50. Reinbek: Allergopharma 1972

LEUSCHNER, R.M.: Luftpollenbestimmung in Basel während der Jahre 1969 und 1970. Verh. naturforsch. Ges. Basel **84**, 521–626 (1974)

LEUSCHNER, R.M., BOEHM, G.: Über ein Pollenfanggerät für Einzelpersonen. Schweiz. med. Wschr. **107**, 57–59 (1977)

LEVINE, B.B.: Genetics of atopic allergy and reagin production. Clin. Allergy **3** (Suppl.), 539–559 (1973)

LEVY, D.A., LICHTENSTEIN, L.M., GOLDSTEIN, E.O., ISHIZAKA, K.: Immunologic and cellular changes accompanying the therapy of pollen allergy. J. clin. Invest. **50**, 360–369 (1971)

LEWIS, W.H., IMBER, W.E., MANIOTIS, J.: Allergy epidemiology in the St. Louis, Missouri, Area. I. Fungi. Ann. Allergy **34**, 374 (1975)

LICHTENSTEIN, L.M.: In vitro studies on the biochemical mechanism and pharmacologic control of atopic reactions. In: Allergology, ed. by YAMAMURA, Y., et al., pp. 294–305. Amsterdam: Excerpta medica 1974

LICHTENSTEIN, L.M., ISHIZAKA, K., NORMAN, P.S., SOBOTKA, A.K., HILL, B.M.: IgE Antibody measurements in ragweed hay fever. J. clin. Invest. **53**, 593–598 (1973)

LICHTENSTEIN, L.M., LEVY, D.A.: Is »Desensitization« for Ragweed hay fever immunologically specific? Int. Arch. Allergy **42**, 615–626 (1972)

LICHTENSTEIN, L.M., NORMAN, P.S., BRUCE, C.A., ROSENTHAL, R.R.: Immunotherapie in extrinsic asthma. In: New Directions in Asthma, ed. by STEIN, M., pp. 457–482. Park Ridge, Illinois: Amer. Coll. Chest Physicians 1975

LICHTENSTEIN, L.M., NORMAN, P.S., ISHIZAKA, K.: Studies on the immunologic basis for the clinical effects of immunotherapy. In: Allergology, ed. by YAMAMURA, Y., et al., pp. 61–74. Amsterdam: Excerpta medica 1974

LIEBESKIND, A.: Mold allergy in workshops. In: V Congresso internacional de Allergologia, Comunicaciones, p. 10. Madrid: Editorial Paz Montalvo 1964

LIEBESKIND, A.: Mould allergy in haifa. Ann. Allergy **23**, 158 (1965)

LIEBESKIND, A.: Diagnostic value of cultive procedures and provocation tests in suspected mold allergies. Acta allerg. (Kbh.) **26**, 106 (1971)

LINDENMANN, J.: Speculations on idiotypes and homobodies. Ann. Immunol. (Inst. Pasteur) **124** C, 171–184 (1973)

LINSKENS, H.F., JORDE, W.: Weitere Versuche zur Isolierung des Roggenpollenallergens. 13. Tg. Dtsch. Ges. Allergie- u. Immunitätsforschg., München 1975. Z. Immunitätsf., Suppl. 2, 128–132 (1977)

LOCKEY, R.S., RUCKNAGEL, D.L., VANSELOW, N.A.: Familial occurence of asthma, nasal polyps and Aspirin Intolerance. Ann. intern. Med. **78**, 57 (1973)

LÖLLGEN, H., VON NIEDING, G., LÖLLGEN-HORRES, I.: Effect of an – Adrenergic – Blocking Drug on Bronchodilatation and Protection in Provocation Tests in Patients with Chronic Obstructive Airways Disease, Bronchial Asthma, and in Non-Responders. Respiration **34**, 314–322 (1977)

LOGSDON, P.J., MIDDLETON, E., COFFEY, R.G.: Stimulation of leucocyte adenyl cyclase by hydrocortisone and isoproterenol in asthmatic and nonasthmatic subjects. J. Allergy Clin. Immunol. **50**, 45–56 (1972)

LOPEZ, M., SALVAGGIO, J., BUTCHER, B.: Basidiomycetes as aeroallergens. J. Allergy clin. Immunol. **55**, 90 (1975)

LOVELESS, M.H.: The presence of two antibodies related to the same pollen antigen in the serum treated hay fever patients. J. Immunol. **38**, 25 (1940)

LOWELL, F.C., FRANKLIN, W.: A »double blind« study of treatment with aqueous allergenic extracts in cases of allergic rhinitis. J. Allergy **34**, 165–182 (1963)

LUSTGRAAF, VAN DEN B., RIJCKAERT, G., LINSKENS, H.F.: Ökologie der Hausstaub-Allergene. Allergologie **1**, 61–73 (1978)

MACDONALD, J.B., SEATON, A., WILLIAMS, D.A.: Asthma death in Cardiff 1963–74:90 deaths outside hospital. Brit. med. J. 1493–1495 (1976)

MACHER, E.: Mechanismen der zellvermittelten immunologischen Infektabwehr. Therapiewoche **25**, 16–20 (1975)

MCCARTHY, D.S., PEPYS, J.: Allergic bronchopulmonary aspergillosis. Clinical immunology: (1) Clinical features. Clin. Allergy **1**, 261–286 (1971 a)

MCCARTHY, D.S., PEPYS, J.: Allergic bronchopulmonary aspergillosis. Clinical immunological: (2) Skin, nasal and bronchial tests. Clin. Allergy **1**, 415–432 (1971 b)

MCDONALD, J.R., MATHISON, D.A., STEVENSON, D.D.: Aspirin intolerance in asthma. Detection by oral challenge. J. Allergy clin. Immunol. **50**, 198–207 (1972)

MAEDER, E.: Rhinitis vasomotoria auf Epoxydhärter (Phthalsäureanhydrid). Dermatologica (Basel) **129**, 416 (1964)

MALLEY, A., BAECHER, L., CROSSLEY, G., BURGER, D.: Allergen-reagin-mediated histamine release reactions. I. Role of the alternate complement pathway. Int. Arch Allergy **44**, 122–139 (1973)

MANCINI, G., CARBONARA, A.O., HEREMANS, J.F.: Immunochemical quantitation of antigen by single radial diffusion. Immunochemistry **2**, 245 (1965)

MARSH, D.G., BIAS, W.B., HSU, S.H., GOODFRIEND, L.:

Association of an HL-A7 cross reacting group with a specific reaginic antibody response in allergic man. Science 179, 691 (1973)

MARSH, D.D., NORMAN, P.S., KAUTZKY, E.E., LICHTENSTEIN, L.M.: An analysis of immunotherapy: allergoid versus allergen. J. Allergy clin. Immunol. Abstract 137, 61, 170 (1978)

MARTIN, U., ROEMER, E.: Ketotifen: a histamine release inhibitor. Monographs in Allergy 12, 145 Basel: Karger 1977

MASSMAN, H., MEYER-DELIUS, L., VORTISCH, U., KICKHÖFEN, B., HAMMER, D.K.: Experimental studies on the bridging hypothesis of anaphylaxis, haptenic determinants required to elicit immediate-type reactions in calf skin by separate or concurrent sensitization with reagins of different specifity. J. exp. Med. 140, 1468 (1974)

MASSMANN, W., OPITZ, H.: Über Platinallergie. Zbl. Arbeitsmed. 4, 1 (1954)

MATHÉ, A.A., HEDQUIST, P., HOLMGREN, A., SVANBORG, N.: Bronchial hyperreactivity to prostaglandin F_2 alpha and histamine in patients with asthma. Brit. med. J. I, 193–196 (1973)

MAUNSELL, K.: Respiratory allergy to fungus spores. Progr. Allergy 4, 457 (1954)

MAUNSELL, K.: The seasonal variations of allergic bronchial asthma in relation to the concentration of pollen and fungal spores in the air 1954, 1955 and 1956. Acta allerg. (Kbh.) 12, 257 (1957)

MAUNSELL, K., WRAITH, D.G., CUNNINGTON, A.M.: Mites and house dust allergy in bronchial asthma. Lancet 1968 I, 1267–1270

MAUR, K. VON, FRANKLIN ADKINSON, N., JR., METRE, T.E., VAN, JR., MARSH, D.G., NORMAN, P.S.: Aspirin intolerance in a family. J. Allergy clin. Immunol. 54, 380–395 (64 Literaturstellen) (1974)

MAY, C.D., LYMAN, M., ALBERTO, R., CHENG, J.: Procedures for immunochemical study of histamine release from leukocytes with small volumes of blood. J. Allergy 46, 12–20 (1970)

MEDICI, T.C., FONTANA, A.: Medikamentöse Lungenerkrankungen. Schweiz. med. Wschr. 107, 162–171 (1977)

MEIER-SYDOW, J., GONSIOR, E.: Klinik und Therapie des exogen-allergischen Asthma bronchiale. Therapiewoche 24, 3368 (1975)

MEISTER, W.: Berufsasthma infolge Daphienallergie. Allergie u. Immunol. 24, 191–193 (1978)

MELAM, H., PRUZANSKY, J., PATTERSON, R., SINGER, S.: Clinical and immunological studies of ragweed immunotherapy. J. Allergy 47, 269–272 (1971)

MENDES, E.: Allergy to snake venoms. J. Allergy 31, 68 (1960)

METZGER, H.: Antibody structure and the immune response. In: The Immune System, Genes, Receptors, Signals, ed. by SERCARZ, WILLIAMSON, FOX. New York: Academic Press 1974

METZGER, W.J., TURNER, E., PATTERSON, R.: The safety of immunotherapy during pregnancy. J. Allergy clin. Immunol. 61, 268–272 (1978)

MEYER, W.C.: Prognose des Asthma bronchiale nach Berufswechsel und Antigenkarenz. Münch. med. Wschr. 119, 363–366 (1977)

MICHEL, H.: Gewerbe-Allergie. In: Allergische Diathese und allergische Erkrankungen, 3. Aufl. hrsg. von KÄMMERER, H., MICHEL, H., S. 646–706. München: Bergmann 1956

MILLER, A.C.M.L., TEES, E.C.: A metabolizable adjuvant: clinical trial of grass pollen-tyrosin adsorbate. Clin. Allergy 4, 49–55 (1974)

MILLS, J.E., WIDDICOMBE, J.G.: Role of vagus nerves in anaphylaxis and histamin-induced bronchoconstriction in gunea pigs. Brit. J. Pharmacol. 39, 724 (1970)

MITENKO, P.A., OGILVIE, R.J.: Rational intravenous doses of theophylline. New Engl. J. Med. 289, 600 (1973)

MITSCHERLICH, A.: Psychosomatische Aspekte der Allergie. Int. Arch. Allergy 1, 79 (Suppl.) (1950)

MIYAMOTO, T., JOHANSSON, S.G.O., ITO, K., HORIUCHI, Y.: Atopic allergy in Japanese subjects: Studies primarily with radioallergosorbent test. J. Allergy clin. Immunol. 53, 9–19 (1974)

MIYAMOTO, T., MAKINO, S., KABE, J., KODAMA, T., SHIZAISHI, T.: Pulmonary diffusing capacity among japanese patients with clinical features similar to Tokyo-Yokohama asthma. Amer. Rev. resp. Dis. 94, 734–740 (1966)

MIYAMOTO, T., OSHIMA, S., ISHIZAKA, T., SATO, S.: Allergenic identity between the common floor mite (dermatophagoides farinae HUGHES 1961) and house dust as a causative antigen in bronchial asthma. J. Allergy 42, 14–28 (1968)

MOLINA, CL., AIACHE, J.M., CHEMINAT, J.C.: Diagnostic immunologique des pneumopathies professionelles d'origine végétale. Poumon 24, 319–326 (1968)

MOORE, V.L., FINK, J.N., BARBORIAK, J.J., RUFF, L.L., SCHLUETER, D.P.: Immunologic events in pigeon breeders' disease. J. Allergy clin. Immunol. 53, 319–328 (1974)

MORR, H., HAIN, E., WICHERT, P. VON: Praezipitierende spezifische Antikörper in der Diagnostik allergischer Lungenerkrankungen. Pneumologie 150, 245–251 (1974)

MORR, H., TACHEZY, H., WICHERT, P. VON: Verhalten des Serum-IgE beim atopischen extrinsic Asthma. Med. Klin. 70, 1039–1042 (1975)

MORR, H., TACHEZY, H., WICHERT, P. VON: Allergenspezifisches IgE und Asthma bronchiale. Pneumologie 152, 57–64 (1975)

MORROW, M.B., PRINCE, H.E.: A summary of airborne mould surveys. Ann. Allergy 22, 575 (1964)

MORROW BROWN, H., THANTREY, N.: Rapid extraction of grass pollen allergens and separation of their active fractions. Acta allerg. (Kbh.) 31, 22–34 (1976)

MÜLLER, J., KOWALSKI, J.: Unusual side effects during disodium cromoglycate (Intal) therapy in a case of bronchial asthma (case report). Pneumologie 151, 241 (1975)

MÜRTZ, R., WITTMOSER, R., ASHBA, J.: Untersuchungen vor und nach Vago-Sympathikotomie bei Asthma bronchiale. Med. Welt 681 (1967)

MULERT, L. VON: Die Bedeutung des RAST und des RIST bei der Diagnostik Typ I allergischer Erkrankungen (Asthma, Rhinitis etc.). Derm. Mittbl. 24, 546–554 (1976)

MUMCUOGLU, Y.: Zur Biologie der Hausstaubmilbe Dermatophagoides pteronyssinus. II. Milbenhäufigkeit in den verschiedenen Regionen der Schweiz und ihre Abhängigkeit vom Klima. Schweiz. med. Wschr. **105**, 1013–1020 (1975)

MUNROE-ASHMAN, D.: An alum-precipitated pyridine extract in the treatment of hay-fever. Practitioner **196**, 771 (1966)

MYGIND, N.: Beclometasondipropionate aerosol effect in the adrenals in normal persons. Acta allerg. (Kbh.) **28**, 2 (1973)

NAKAMURA, S., YAMAGUCHI, M., OISHI, M., HAYAMA, T.: Studies on the Buckwheat Allergose. Report 1: One the cases with the Buckwheat Allergose. Allergie u. Immunol. **20/21**, 449–456 (1974/1975)

NAKAMURA, S., YAMAGUCHI, M.: Studies on the Buckwheat Allergose. Report 2: Clinical investigation on 169 cases with the Buckwheat Allergose gathered from the whole country of Japan. Allergie u. Immunol. **20/21**, 457–465 (1974/1975)

NAKAYAMA, K.: Die Exstirpation des Carotis-Knotens zur Behandlung des Asthma bronchiale. Chirurg **29**, 180–182 (1958)

NAKAYAMA, K., SHIMANUKI, K., UEHARA, S., HIRAKATA, A.: Analysis of 80 cases of childhood asthma provokes by mould allergens. Acta paediat. jap. **13**, 36–43 (1971)

NIAID Workshop: Antigens in hypersensitivity pneumonitis. J. Allergy clin. Immunol. **61**, 201–239 (1978)

NILSSON, D., AAS, K.: Immunological specifity and correlation of diagnostic tests for bronchial allergy to Cladosporium herbarum. Acta paediat. scand. **65**, 33–38 (1976)

NOELPP, B., NOELPP-ESCHENHAGEN, I.: Bedingte Reflexe beim Asthma bronchiale. I. Intern. Allergie-Kongr. Zürich 1951, S. 783. Basel: Karger 1952

NOELPP, B., NOELPP-ESCHENHAGEN, I.: Asthma bronchiale. In: Hdb. d. inneren Medizin, 4. Aufl., Bd. IV, 2, hrsg. v. BERGMANN, G. v., SCHWIEGK, H., FREY, W., S. 526–805. Berlin-Göttingen-Heidelberg: Springer 1956

NOELPP-ESCHENHAGEN, I., NOELPP, B.: New contribution to experimental asthma. Progr. Allergy **4**, 361 (1954)

NOLTE, D.: Klinik und Funktionsdiagnostik des Asthma bronchiale aus internistischer Sicht. Prax. Pneumol. **28**, 144–148 (1974)

NORMAN, P.S.: Specific therapy. In: Allergy. Med. Clin. N. Amer. **58**, 111–125 (1974)

NORMAN, P.S., LICHTENSTEIN, L.M., TIGNALL, J.: The clinical and immunologic specifity of immunotherapy. J. Allergy clin. Immunol. **61**, 370–377 (1978a)

NORMAN, P.S., LICHTENSTEIN, L.M.: Comparisons of alum-precipitated and unprecipitated aqueous ragweed pollen extracts in the treatment of hay fever. J. Allergy clin. Immunol. **61**, 384–389 (1978b)

NORMAN, P.S., MARSH, D.G., LICHTENSTEIN, L.M., ISHIZAKA, K.: Immunologic and clinical responses to ragweed extract and its allergoid. J. Allergy **55**, 78 (1975)

NORMAN, P.S., MARSH, D.G., LICHTENSTEIN, L.M.: Long-term immunotherapy with ragweed allergen and allergoid. J. Allergy clin. Immunol. **63**, 167 (Abstract 109) (1979)

NORMAN, P.S., WINKENWERDER, W.L., LICHTENSTEIN, L.M.: Maintenance immunotherapy in ragweed hay fever. J. Allergy **47**, 273–282 (1971)

NOSTER, U., HAUSEN, B.M., ZADRAZIL, F., SCHULZ, K.H.: Allergische Reaktionen vom Typ III auf Speisepilzsporen (Pleurotus florida) Z. Immunitätsf., Suppl. **2** (1977)

NÜCKEL, H.: Saugwellentherapie. Starnberg: Paul Ritzau, Pariwerk

OEHLING, A.: Berufsallergie im Holzgewerbe. Allergie u. Asthma **9**, 312–322 (1963)

OEHLING, A., GONZALEZ DE LA REGUERA, I., VIÑES-RUEDA, J.J.: A Contribution to the allergic ethiopathogenity of byssinosis. Respiration **29**, 155–160 (1972)

OEHLING, A., JEREZ, J., NEFFEN, H., SANCHEZ PALACIOS, A.: Bacterial immunotherapy in bronchial asthma. et Immunopath., **7**, 47–54 (1979)

OEHLING, A., SANZ, MARÍA-L., CRISCI, C.D., SUBIRA, MARÍA-L.: The immunosuppressive effect of corticosteroids of the humoral and cellular immune response. Allergol. et Immunopath., Suppl. III, 171–184 (1976)

ÖHMAN, S., JOHANSSON, S.G.O.: Allergen-specific IgE in atopic dermatitis. Acta derm. venereol. (Stockh.) **54**, 283 (1974)

ORDMAN, D.: An outbreak of bronchial asthma in South Africa, affecting more than 200 persons, caused by castor bean dust from oil-processing factory. Int. Arch. Allergy **7**, 10–24 (1955)

ORDMAN, D.: Lucerne as a cause of respiratory allergy in South Africa. S. Afr. med. J. **32**, 1121–1122 (1958)

OREHEK, J., GAYRARD, P., GRIMAUD, C., CHARPIN, J.: Bronchial response to inhaled prostaglandin F_2 alpha in patients with common or aspirin sensitive asthma. J. Allergy clin. Immunol. **59**, 414–419 (1977)

ORIE, N.G.M., BOOY-NOORD, H., PELIKAN, Z., SNOEK, W., VAN LOOKERENCAMPAGNE, G., DE VRIES, K.: Protective effect of disodium cromoglycate on nasal and bronchial reactions after allergen challenge. In: Disodium Cromoglycate in Allergic Airways Disease, ed. by PEPYS, J., FRANKLAND, A.W. London: Butterworths 1969

ORR, T.S.C.: Mast cells and allergic asthma. Brit. J. Dis. Chest **67**, 87–106 (1973)

ORR, T.S.C., COX, J.S.G.: Disodium cromoglycate, an inhibitor of mast cell degranulation and histamine release induced by phospholipase A. Nature (Lond.) **223**, 197 (1969)

PALMER, W.R.: Neuere Aspekte der Hypo-(De-)Sensibilisierungsbehandlung pollenallergischer Erkrankungen. Therapiewoche **25**, 4646 (1975)

PANZANI, R.: Test de la dyspnée provoquée par l'acétylcholine et diagnostic de l'allergie respiratoire. Int. Arch. Allergy **7**, 25–41 (1955)

PANZANI, R.: Respiratory castor bean dust allergy in the South of France with special reference to Marseille. Int. Arch. Allergy **11**, 224–236 (1957)

PARISH, W.E.: Short term anaphylactic IgG antibodies in human sera. Lancet **1970 II**, 591

PARISH, W.E.: A human heat-stable anaphylactic or anaphylactoid antibody which may participate in pulmonary disorders. In: Asthma, ed. by AUSTEN, K.F., LICHTENSTEIN, L.M., pp. 71–90. New York and London: Academic Press 1973

PARISH, W.E.: Concentrations of total IgG and of subclasses IgG_1 and IgG_4 in asthma. Occurence of human anaphylactic IgG S-TS, and failure to generate anaphylatoxin in whole asthmatic sera. Allergol. et Immunopath., Suppl. II, 9–20 (1975)

Parish, W.E.: Some biological activities of IgG subclass antibodies after inoculation and in disease. In: Allergy 1974 Proc. 9th Europ. Congr. Allerg. and Clin. Immunol., ed. by Ganderton, M.A., Frankland, A.W., pp. 153–175. Tunbridge Wells, Kent: Pitman Medical 1975

Parker, C.W.: Adrenergic responsivness in asthma. In: Asthma: Physiology, Immunopharmacology and Treatment. Ed. by Lichtenstein, L.M., Austen, K.F., pp. 185–210. New York: Academic Press 1973

Parker, C.W., Huber, M.G., Baumann, M.L.: Alterations in cyclic AMP metabolism in human bronchial asthma. J. clin. Invest. 52, 1342 (1973)

Parker, C.W., Smith, J.W.: Alterations in cyclic adenosine monophosphate metabolism in human bronchial asthma. J. clin. Invest. 52, 48 (1973)

Paton, W.D.M.: The release of histamin. In: Prog. Allergy, ed. by Kallós, P., Vol. V, pp. 79–148. Basel: Karger 1958

Patterson, R., Fink, J.N., Pruzansky, J.J., Reed, C., Roberts, M., Slavin, R., Zeuss, C.R.: Serum immunoglobulin levels in pulmonary allergic aspergillosis and certain other lunge diseases, with special reference to immunoglobulin E. Amer. J. Med. 54, 16 (1973)

Patterson, R., Suszko, I.M.: Polymerized ragweed antigen E. III. Differences in immune response to three molecular weight ranges of monomer and polymer. J. Immunol. 112, 1855 (1974)

Pearson, D.J., Freed, L.J., Geoffrey Taylor: Respiratory allergy and month of birth. Clin. Allergy 7, 29–33 (1977)

Peipers, S.: Z. Immun. Forsch. 71, 359 (1932) (zit. nach Urbach, E., Gottlieb, P.M.: Allergy 2. Edt. New York: Grune & Stratton, 1949)

Penaud, A., Nourrit, J., Timon-David, P., Charpin, J.: Results of a controlled trial of the acaricide Paragerm on Dermatophagoides spp. in dwelling houses. Clin. Allergy 7, 49–53 (1977)

Pepys, J.: Hypersensitivity Diseases of the Lungs due to Fungi and Organic Dusts. Basel-New York: Karger 1969

Pepys, J.: Immunopathology of allergic lung disease. Clin. Allergy 3, 1–22 (1973)

Pepys, J., Non-immediate type of hypersensitivity in bronchial asthma. In: Allergology, ed. by Yamamura, Y., et al., pp. 84–94. Amsterdam: Excerpta medica 1974

Pepys, J., Chan, M., Hargreave, F.E.: Mites and house dust-allergy. Lancet 1968I, 1270

Pepys, J., Hargreave, F.E., Chan, M., McCarthy, D.S.: Inhibitory effects of disodium cromoglycate (Intal) on allergen inhalationstest. Lancet 1968II, 134–137

Pepys, J., Hutchcroft, B.J.: Bronchial provocation tests in etiologic diagnosis and analysis of asthma. Amer. Rev. resp. Dis. 112, 829–859 (1975)

Pepys, J., Pickering, C.A.C.: Asthma due to inhaled chemical fumes-amino-ethyl ethanolamine in aluminium soldering flux. Clin. Allergy 2, 197–204 (1972b)

Pepys, J., Pickering, C.A.C., Breslin, A.B.X., Terry, D.J.: Asthma due to inhaled chemical agents-tolylene di-isocyanate. Clin. Allergy 2, 225–236 (1972c)

Pepys, J., Pickering, C.A.C., Hughes, E.G.: Asthma due to inhaled chemical agent-complex salts of platinum. Clin. Allergy 2, 391–396 (1972d)

Pepys, J., Pickering, C.A.C., Loudon, H.W.G.: Asthma due to inhaled chemical agents-piperazine dihydrochloride. Clin. Allergy 2, 189–196 (1972a)

Pepys, J., Riddel, R.W., Citron, K.M., Clayton, Y.M., Short, E.I.: Clinical and immunological significance of Aspergillus fumigatus in the sputum. Amer. Rev. resp. Dis. 80, 167 (1959)

Pestalozzi, C., Schnyder, U.W.: Zur Frage der Bäckerrhinitis und des Bäckerasthmas. Schweiz. med. Wschr. 85, 496 (1955)

Phelps, H.W., Koike, S.: »Tokyo Yokohama asthma«. Amer. Rev. resp. Dis. 86, 55–63 (1962)

Phelps, H.W., Sobel, G.W., Fisher, N.E.: Air pollution asthma among military personnel in Japan. J. Amer. med. Ass. 175, 990–993 (1961)

Phills, J.A., Perelmutter, L., Liakopoulou, Ph.D.: Employment of the rat mast cell technique to separate immunologic from nonimmunologic types of allergic reactions to aspirin. (Abstr.). J. Allergy clin. Immunol. 49, 97 (1972)

Piafsky, K.M., Ogilvie, J.R.: Dosage of theophylline in bronchial asthma. New Engl. J. Med. 292, 1218 (1975)

Pickering, C.A.C., Batten, J.C., Pepys, J.: Asthma due to inhaled wood dust-Western red cedar and Iroko. Clin. Allergy 2, 213–218 (1972)

Pierce, C.W.: Antibody formation in vitro. In: Allergology, ed. by Yamamura, Y. et al., pp. 176–194. Amsterdam: Excerpta medica 1974

Prausnitz, C., Schadewaldt, H.: Geschichte der Allergieforschung. In: Lehrbuch der klinischen Allergie, hrsg. von Hansen, K., Werner, M., S. 3–21. Stuttgart: Thieme 1967

Press, J., Bürgi, H.: Anticorps anti-Hemophilus influenzae dans la bronchite chronique. Schweiz. med. Wschr. 102, 1469–1470 (1972)

Quarles van Ufford, W.J., Oostrum, P.J. van: Rehabilitation of asthmatics. Int. Arch. Allergy 18, 157–167 (1961)

Raber, A.: Die epidemiologische Bedeutung der inhaliven Noxen. In: Inhalative Noxen, Bd. 4. Verh. Ges. f. Lungen- u. Atmungsforschg. [Pneumologie 150, 67–76 (1974).] Berlin-Heidelberg-New York: Springer 1974

Rachelefsky, G., Park, M.S., Siegel, S., Terasaki, P.I., Katz, R., Saito, S.: Strong association between B-lymphocyte group-2 specifity and asthma. Lancet 1976, 1042–1044

Rackemann, F.M., Clinical Allergy. New York: MacMillan 1931

Rackemann, F.M.: Intrinsic asthma. J. Allergy 11, 147 (1940)

Raff, M.: Immunological networks. Nature (Lond.) 265, 205–207 (1977)

Rebohle, E.: Asthma, Bronchitis und Rhinitis als berufliche Lycopodium-Allergie in der Gummiindustrie. Allergie u. Asthma 9, 360–367 (1963)

Rebohle, E.: Signification and limits of the provocation test by allergen inhalation for the diagnostic of the occupational asthma. Abstract 47. 6. Europ. Congr. Allergology, Stockholm 1965

Rebohle, E.: Begutachtung des Asthma bronchiale und

der obstruktiven Bronchitis. Allergie u. Asthma **15**, 97–106 (1969)

REBOHLE, E., THIELE, H.: Erkennung und Beurteilung der beruflich verursachten Bronchitis und des Asthma bronchiale. Arbeitsmed., Sozialmed., Arbeitshyg. **1**, 280–286 (1966)

REED, C.E.: The autonomic nervous system in the pathogenesis of bronchial asthma. In: Allergology, ed. by ROSE, B., RICHTER, M., SEHON, A., FRANKLAND, A.W., pp. 402–415. Amsterdam: Excerpta medica 1968

REICHEL, G.: Die broncholytische Inhalationstherapie. In: Tag. Bericht 1. Int. Kongr. Aerosole in der Medizin (Sept. 1973 Baden/Wien), S. 229–302

REICHEL, G.: Zur Problematik der unspezifischen Hyperreagibilität des Bronchialbaums auf berufliche Schadstoffe. In: Verh. Dtsch. Ges. Arbeitsmed., 13. Tag. 1973, hrsg. v. FLORIAN, H.J., FUCHS, G., S. 55–65. Stuttgart: Gentner 1974

REICHEL, G., HÖLTING, G., TEMME, V., ULLRICH, D.: Funktionelle Diagnostik von obstruktiven Atemwegserkrankungen mit Hilfe der oszillatorischen Atemwegswiderstandsmessung in der arbeitsmedizinischen und pneumologischen Praxis. Prax. Pneumol. **32**, 388–397 (1978)

REINHEIMER, W., UTZ, G.: Allergisches Asthma bronchiale auf den Waschmittelzusatz Maxatase. Dtsch. med. Wschr. **96**, 246–247 (1971)

REINL, W., SCHNELLBÄCHER, F.: Über die unterschiedlichen Reaktionen auf Isocyanate. Kasuistische Beiträge und arbeitsmedizinische Untersuchungen. Zbl. Arbeitsmed. 106–118 (1974)

RENOVANZ, H.-D.: Bronchosekretolyse und Schleimtransport. Atemwegs- u. Lungenkrankh. **1**, 29–32 (1975)

Research Committee of the British Thoracic and Tuberculosis Associacion: A controlled trial of the effects of bromhexine on the symptoms of chronic bronchitis. Brit. J. Dis. Chest **67**, 49 (1973)

RICCI, M.: Bakterienallergie als Ursache des Asthma bronchiale. Mkurse ärztl. Fortb. **13**, 627–632 (1963)

RICHTER, I., KRIEBEL, I.: Milbenhausstauballergie bei obstruktiven Atemwegserkrankungen des Kindesalters. Med. Klin. **70**, 1484–1487 (1975)

RIPE, E., PALMSTIERNA, H.: Mould allergy III. Extract preparation of moulds. Acta allerg. (Kbh.) **18**, 413 (1963)

ROBERTSON, D.G., KERIGAN, A.T., HARGREAVE, F.E., CHALMERS, R., DOLOVICH, J.: Late asthmatic responses induced by ragweed pollen allergen. J. Allergy clin. Immunol. **54**, 244–254 (1974)

ROEBER, M., MARSH, D.G., GOODFRIEND, L.: An improved procedure for isolation of Ragweed pollen allergen Ra 5. J. Immunology **115**, 303–304 (1975)

ROSE, B.: Immunotherapie. Areas of doubt. Med. Clin. N. Amer. **58**, 127–133 (1974)

ROSENTHAL, R.R., NORMAN, P.S., SUMMER, W.R., PERMUTT, S.: Role of the parasympathetic system in antigen-induced bronchospasm. J. appl. Physiol. **42** (4), 600–606 (1977)

ROWE, A.H., ROWE, A.: Food Allergy-its manifestation and control and the elimination diets. Springfield: Thomas 1972

ROWE, D.S.: Radioactive single radial diffusion. Bull. Wld Hlth Org. **40**, 613 (1969)

RUDOLPH, R., KUNKEL, G., STAUD, R.-D., BAUMGARTEN, C., KOSSACK, G.: The clinical actuality of sensitizations against Fusarium sp. Int. Meeting of Asthmalogy (Interasma 77), Torremolinos

RUDOLPH, R., KUNKEL, G., STAUD, R.-D., BAUMGARTEN, C.: Zur Bedeutung der Tierepithelien als Umweltantigene bei allergischem Asthma bronchiale. Atemwegs- und Lungenkrankheiten **4**, 270–273 (1978c)

RUDOLPH, R., MEIER-DUIS, H., KUNKEL, G., STAUD, R.-D., STOCK, U.: Über die Bedeutung von Tierhaarallergien bei Erkrankungen der oberen Luftwege. Dtsch. med. Wschr. **100**, 2557–2561 (1975)

RUDOLPH, R., STAUD, R.-D., BAUMGARTEN, C., KUNKEL, G.: Specific hyposensitization of respiratory allergies with a new, tetrahydrofurantreated (TEAP) semi-depot extract. A 2-year study on effects and side effects. Lung **155**, 297 (1978a)

RUDOLPH, R., STAUD, R.-D., KUNKEL, G., BAUMGARTEN, C.: Semi-Depot Hyposensitization in severe Hay Fever: Its clinical Effectiveness and the therapeutic Problems. A four year study using intranasal challenge testing to monitor succes. Allergol. et Immunopath., **6**, 133–152 (1978

RUDOLPH, R., STAUD, R.-D., KUNKEL, G., STOCK, U.: Specific Hyposensitization of Pollinosis with Semidepot-Extracts (A follow-up-study with intranasal provokation to control success). Proc. VIII Interasma Congress Vlissingen – The Netherlands, Part I, pp. 38–51, Fisons 1975

RÜDIGER, W.: Oto-rhino-laryngologische Erkrankungen in ihrer Beziehung zum Asthma. In: Asthmafibel, hrsg. v. RUPPERT, V., S. 51–57. München: Schwarzeck 1974

RUPPERT, V.: Asthma-Fibel. München: Schwarzeck 1974

RYSSING, E.: The results of provocative tests with inhalant allergens in asthmatic children. Acta allerg. (Kbh.) **14**, 433 (1959)

SADAN, N., RHYNE, M.B., MELLITS, E.D., GOLDSTEIN, E.O., LEVY, D.A., LICHTENSTEIN, M.L.: Immunotherapy of pollinosis in children. New Engl. J. Med. **280**, 623–627 (1969)

SALVAGGIO, J.E., CASTRO-MURILLO, E., KUNDUR, V.: Immunologic response of atopic and normal individuals to keyhole limpet hemocyanin. J. Allergy **44**, 344–354 (1969)

SAMTER, M., BEERS, R.F.: Concerning the nature of intolerance to aspirin. J. Allergy **40**, 281–293 (1967)

SCHADEWALDT, H.: Zur Geschichte der Desensibilisierungsverfahren. In Allergie- und Immunitätsforschung, hrsg. von LETTERER, E. u. GRONEMEYER, W., Bd. III, S. 137–149. Stuttgart: Schattauer 1970

SCHATZ, M., PATTERSON, R., FINK, J.: Immunopathogenesis of hypersensitivity pneumonitis. J. Allergy clin. Immunol., **60**, 27–37 (1977)

SCHERRER, M.: Eingriffe am vegetativen Nervensystem und Glomus caroticum. Praxis **54**, 649 (1965)

SCHEUERMANN, H.E., FUCHS, E., GRONEMEYER, W.: Klinisch-experimentelle Studien zum Problem des infektallergischen Bronchialasthma. Allergie u. Asthma **9**, 219–226 (1963)

SCHEVEN, H., GRONEMEYER, E., FUCHS, E.: Zum Antigenkatalog gewerblicher Inhalationsallergien. Allergie u. Asthma **9**, 286–290 (1963)

Schiller, J., Lowell, F.L.: The inhalation test as e diagnostic procedure with special emphasis on the house dust allergen. J. Allergy 23, 234 (1952)

Schindl, R., Mayer, K., Aigner, K.: Orales Langzeit-Euphyllin beim Asthma bronchiale. Münch. med. Wschr. 117, 729–732 (1975)

Schlumberger, H.D., Löbbecke, E.-A., Kallós, P.: Acetylsalicylic acid intolerance. Acta med. scand. 196, 451–458 (1974)

Schmengler, F.E.: Asthma bronchiale. Stuttgart: Enke 1959

Schmengler, F.E.: Psychologische Aspekte beim Asthma bronchiale. Med. Klin. 67, Nr. 29/30 (1972)

Schmidt, H., Grabar, L.: Die Besredkasche Desensibilisierung. Med. Klin. 54, 848 (1959)

Schmidt, O.P.: Zur Inhalationsbehandlung bei obstruktiven Atemwegskrankheiten mit dem Kortikoid Beclometasondipropionat. Z. Physiotherapie (Leipzig), 153–159 (1975)

Schmidt, O.P.: Bronchitis und Asthma – Soziale Bedeutung. Dtsch. Ärztebl. 71, 689–691 (1974)

Schmidt, O.P., Günthner, W., Bottke, H.: Das bronchitischeSyndrom, 2. Aufl. München: Lehmann (1967)

Schmutzler, W.: Pharmakologie der Kortikosteroide. Atemwegs- u. Lungenkrankh. 1 (1. Beiheft), 6–12 (1975a)

Schmutzler, W.: Pharmakologische Grundlagen moderner Asthmatherapie. Therapiewoche 25, 3362–3368 (1975b)

Schmutzler, W., Freundt, G.P.: Influence of glucocorticoids, catecholamines and disodium cromoglycate on tissue levels of cyclic 3′,5′-adenosine monophosphate and the allergic histamine release in Guinea pig lung. Int. Arch. Allergy 49, 209–212 (1975)

Schnyder, U.E.: Neurodermitis – Asthma – Rhinitis. Basel: Karger 1960

Schnyder, U.W.: Allergie und Genetik aus klassischer Sicht. In: Allergie- und Immunitätsforschung, hrsg. v. Letterer, E., Gronemeyer, W., Bd. III, S. 27–33. Stuttgart: Schattauer 1970

Schöpf, E.: Störung zellvermittelter Immunreaktionen bei Neurodermitis atopica. Verminderte Spontanrosettenbildung von T-Lymphozyten. Dermatologica (Basel) 149, 210–219 (1974)

Schöpf, E., Kim, Ch.W.: Increase of spontaneous rosette formation of T-lymphocytes by desensitization in patients with pollinosis. In preparation (1979)

Schöpf, E., Müller, Th.: Reduced spontaneous rosette formation of T-lymphocytes in patients with pollinosis. In preparation (1979)

Schultze-Werninghaus, G.: Ein neuer Fragebogen zur Diagnostik allergischer Atemwegserkrankungen mit der Möglichkeit einer computergestützten Auswertung. Prax. Pneumol. 31, 642–652 (1977)

Schultze-Werninghaus, G., Gonsior, E., Meier-Sydow, J.: Meerschweinchen-Asthma. Dtsch. med. Wschr. 101, 275–279 (1976a)

Schultze-Werninghaus, G., Gonsior, E., Thiel, Cl., Kroidl, R., Meier-Sydow, J.: Häufigkeit und korrelative Beziehung von diagnostischen Kriterien bei der Tierschuppenallergie. Acta allerg. (Kbh.) 31, 44–60 (1976b)

Schultze-Werninghaus, G., Roesch, A., Wilhelms, O.-H., Gonsior, E., Meier-Sydow, J.: Asthma bronchiale durch berufsbedingte Allergie vom Soforttyp gegen Platinsalze. Dtsch. med. Wschr. 103, 972–975 (1978)

Schultze-Werninghaus, G., Rüdiger, M., Gonsior, E., Meier-Sydow, J.: Anticholinergica in der Therapie obstruktiver Atemwegserkrankungen. Atemwegs- u. Lungenkrankh. 3, 5–12 (1977)

Schulz, K.H., Felten, G., Hausen, B.M.: Allergy to the spores of pleurotus. Lancet 1974, 29

Schumacher, M.J., Farr, R.S., McClatchy, J.K., Minden, P.: Primary interaction between antibody and components of Alternaria. II. Antibodies in sera from normal, allergic, and immunoglobulin-deficient children. J. Allergy clin. Immunol. 56, 54–63 (1975b)

Schumacher, M.J., May, C.D.: Effects of injections of allergen extracts on antigenic release of histamine from leucocytes, skin tests and bronchial challenge in allergic children. Clin. Allergy 2, 345–360 (1972)

Schumacher, M.J., McClatchy, J.K., Farr, R.S., Minden, P.: Primary interaction between antibody and components of Alternaria. I. Immunological and chemical characteristics of labeled antigens. J. Allergy clin. Immunol. 56, 39–53 (1975a)

Schwarting, H.H.: Occupational allergy in printers. In: Occupational Allergy, pp. 278–289. Leiden: Stenfert Kroese 1958

Schwarting, H.-H., Gronemeyer, W.: Die Bedeutung der Anamnese für die Diagnose exogen-allergischer Erkrankungen. Landarzt 35, 224–228 (1959)

Schwartz, H.J., Leskowitz, S., Lowell, F.C.: Studies on »intrinsic« allergic respiratory diseases, with a hypothesis concerning its pathogenesis. J. Allergy 42, 169–175 (1968)

Sehon, A.H., Glyenes, L.: Antibodies in non-treated patients and antibodies developed during treatment. In: Immunological Diseases, ed. by Samter, M., pp. 519–538. Boston: Little Brown 1965

Seith, U.: Inhalation mit intermittierendem Überdruck bei chronisch obstruktiven Lungenerkrankungen. Prax. Pneumol. 26, 353 (1972)

Seligmann, E.B., Chase, N.W.: Standardization, Session VI. In: Int. WHO-IABS-Symp. on Standardization and Control of Allergens administered in Man, Geneva 1974. Develop. biol. Standard., 29, 339–392. Basel: Karger 1975

Sennekamp, J., Grips, K.H., Felix, R., Schoroth, P.: Exogene allergische Alveolitis auf Huhn- und Taubenantigene – Vogelhalterlunge. Dtsch. med. Wschr. 99, 2570–2576 (1974)

Sennekamp, J., Niese, D., Stroehmann, I., Rittner, C.: Pigeon breeders' lung lacking detectable antibodies. Clinical Allergy 8, 305–310 (1978a)

Sennekamp, J., Rittner, C., Vogel, F., Täuberecht, I.: Verteilung der HLA-Antigene bei Patienten mit Taubenzüchterlunge. Schweiz. med. Wschr. 108, 315–317 (1978b)

Sennekamp, J., Rost, H.D., Vogel, F., Felix, R., Geisler, L.S.: Beitrag zur Diagnose, Prophylaxe und Therapie der Taubenzüchterlunge. Pneumologie 152, 45–50 (1975)

Serafini, U.: Studies on hay fever (with special regard to pollinosis due to parietaria officinalis). Acta allerg. (Kbh.) 11, 3 (1957)

Settipane, G.A., Chafee, F.H., Klein, D.E.: Aspirin intolerence. II. A prospective study in an atopic and normal population. J. Allergy clin. Immunol. **53**, 200–204 (1974)

SHAFIEE, A., STABA, E.J.: Allergens from short ragweed leaf tissue cultures. In Vitro **9**, 19 (1973)

SHELDON, G.P.: Asthma, chronic bronchitis and emphysema. The use of intermittens positive pressure breathing with inspiratory flow rate control. Calif. Med. **98**, 212 (1963)

SHENFIELD, G.M., HODSON, M.E., CLARKE, S.W., PATERSON, J.W.: Interaction of corticosteroids and catecholamines in the treatment of asthma. Thorax **30**, 430 (1975)

SIMON, F.A., RACKEMANN, F.M.: The development of hypersensitiveness in man. II. Absorption of the antigen through the nasal mucous membrane. J. Allergy **5**, 439, 451 (1934)

SIMONSSON, B.G., STIKSA, J., STRÖM, B.: Double blind trial with increasing doses of salbutamol and terbutaline aerosols in patients with reversible airways obstruction. Acta med. scand. **192**, 371 (1972)

SLAVIN, R.G., FINK, J.N., BECKER, R.J., TENNENBAUM, J.I., FEINBERG, S.M.: Delayed response to antigen challenge in induced delayed reactivity. A clinical and cytologic study in man. J. Allergy **35**, 499–505 (1964)

SMITH, J.B., WILLIS, A.-L.: Aspirin selectively inhibits prostaglandin production in human platelets. Ann. intern. Med. **68**, 975 (1971)

SMITH, J.M.: The prevalence of Asthma and wheezing in children. Brit. J. Dis. Chest **70**, 73–77 (1976)

SOLLEY, G.O., GLEICH, G.J., JORDON, R.E., SCHROETER, A.E.: Late Cutaneous Ractions Due to IgE Antibodies. In: Asthma, hrsg. von LICHTENSTEIN, L.M., AUSTEN, K.F., S. 283–299. New York: Academic Press 1977

SONDERMANN, F.W., SONDERMANN, F.W., JR.: Löffler-Syndrom in Verbindung mit Nickelüberempfindlichkeit. Arch. intern. Med. **107**, 405 (1961)

SPAIN, W.-C., FONTANA, V.J.: Problem of asthma in industry. Arch. industr. Hyg. **5**, 478 (1952)

SPITZ, E., GELFAUD, E.W., SHEFFER, A.L., AUSTEN, K.F.: Serum IgE in clinical immunology and allergy. J. Allergy clin. Immunol. **49**, 337–347 (1972)

SPOTNITZ, M.: The significance of Yokohama asthma. Amer. Rev. resp. Dis. **92**, 371–375 (1965)

STANLEY, R.G., LINSKENS, H.F.: Pollen (Biology Biochemistry Management). Berlin-Heidelberg-New York: Springer 1974

STANWORTH, D.R.: The experimental inhibition of reagin-mediated reactions. Clin. Allergy **1**, 25–35 (1971)

STANWORTH, D.R.: Immediate Hypersensitivity, the Molecular Basis of the Allergic Response. Amsterdam-London: North-Holland Publishing Comp. 1973

STANWORTH, D.R.: The role of the antibody in immunological cell triggering processes. Haematologia **8**, 299–319 (1974)

STANWORTH, D.R., KINGS, M., ROY, P.D., MORAN, D.M.: Investigation of the Reputed Inhibition of the Prausnitz-Küstner Reaction by the Pentapeptide Asp-Ser-Asp-Pro-Arg. Int. Archs Allergy appl. Immun. **56**, 409–415 (1978)

STAUD, R.-D.: Einige Fälle von Farmerlunge. Med. Diss. Heidelberg 1971

STEMBER, R.H., LEVINE, B.B.: Prevalence of allergic diseases, penicillin hypersensitivity, and aeroallergen hypersensitivity in various populations. J. Allergy clin. Immunol. **51**, 100 (Abstracts) (1973)

STEMMANN, E.A., VÖLKER, P., BOTH, A., SCHACHOFF, R., BAYER, J., WILSING, L.: Diagnostische Differenzierung asthmatischer Syndrome zur Verbesserung der therapeutischen Resultate. Mschr. Kinderheilk. **124**, 260–262 (1976)

STENIUS, B.: Reactions to Dermatophagoides pteronyssinus and Dermatophagoides farinae in patients with respiratory allergy. The presence of mites in finnish house dust. Helsinki: Keskuskirjapaino 1973a

STENIUS, B.: Skin and provocation tests with dermatophagoides pteronyssinus in allergic rhinitis. Comparison of prick and intracutaneous skin test methods and correlation with specific IgE. Acta allerg. (Kbh.) **28**, 81 (1973b)

STENIUS, B., CUNNINGTON, A.M.: House dust mites and respiratory allergy: A qualitative survey of species occuring in Finnish house dust. Scand. J. resp. Dis. **53**, 338–348 (1972)

STENIUS, B., LEMOLA, M.: Hypersensitivity to acetylsalicylic acid (ASA) and tartrazine in patients with asthma. Clin. Allergy **6**, 119–129 (1976)

STEPS, H.J.: Tonsillektomie-Probleme bei Asthmatikern. Allergie u. Asthma **13**, 180–185 (1967)

STEVENS, E., DURME, P. VAN, MARIEN, G., BILLIET, L.: Complement after "bronchial challenge". Int. Symposium, Paul-Ehrlich Institut, Frankfurt 1979 (in press)

STEWART, Z.W.: J. Iowa St. med. Soc. **16**, 277 (1926), zit. nach URBACH, E., GOTTLIEB, PH.M.: Allergy, p. 548. New York: Grune & Stratton 1949

STIX, E.: Vorkommen von Pollen und Sporen in der Luft. In: DFG, Kommission zur Erforschung der Luftverunreinigung, Mitteilung VI, S. 46–77. Bonn: Deutsche Forschungsgemeinschaft 1971

STIX, E.: Jahreszeitliche Veränderungen des Pollengehaltes in der Luft. Flora **165**, 389–406 (1976)

STIX, E.: Pilzsporengehalt der Luft in München. Münch. med. Wschr. **119**, 79–82 (1977)

STIX, E., GROSSE-BRAUCKMANN, G.: Der Pollen- und Sporengehalt der Luft und seine tages- und jahreszeitlichen Schwankungen unter mitteleuropäischen Verhältnissen. Flora **159**, 1–37 (1970)

STOKES, C.R., TAYLOR, B.M., TURNER, M.W.: Association of house-dust and grass-pollen allergies with specific IgA antibody deficiency. Lancet **1974II**, 485–488

STORCK, H.: Allergie, speziell S. 112/113. Bern: Huber 1973

STORMS, W.W., DOPICO, G.A., REED, C.E.: Aerosol Sch 1000. An anticholinergic bronchodilator. Amer. Rev. resp. Dis. **111**, 419 (1975)

STORM VAN LEEUWEN, W.: Allergische Krankheiten. Berlin: Springer 1926

STRAKA, H.: Pollen- und Sporenkunde. Eine Einführung in die Palynologie. Stuttgart: Fischer 1975

STRANNEGÅRD, Ö.: Regulatory mechanisms in reagin synthesis. Int. Arch. Allergy **45**, 24–25 (1973)

STRESEMANN, E.: Die Wirkung von Bradykinin-Aerosol auf die Atmung des Menschen und des Meerschweinchens und der Einfluß verschiedener Substanzen auf den experimentellen Bradykinin-Bronchospasmus. Acta allerg. (Kbh.) **18**, 235 (1963)

Stresemann, E.: Dexamethason-Isonicotinsäureester in der Lokalbehandlung des Bronchialasthma. Klin. Wschr. 45 (1967)

Subira, M.L., Oehling, A.: Diagnostic value of total IgE and antigen specific IgE using RAST in pollinosis. Allergol. et Immunopath. 3, 9–16 (1975)

Subira, M.L., Sampedro, J., Oehling, A., Martin-Gil, D.: Evaluation of total IgE in diverse allergosis. Comparative study with other techniques. Allergol. et Immunopath. 3, 309–324 (1975)

Sühler, H., Seeliger, H.P.R.: Die organischen Koniosen unter besonderer Berücksichtigung von Farmer- und Taubenzüchterlunge. Bd. 4 Reinbek: Allergopharma 1973

Sugihara, H.: Persönliche Mitteilung 1975

Sweatman, W.J.F., Collier, H.O.J.: Effect of prostaglandins on human bronchial muscle. Nature (Lond.) 217, 69 (1968)

Swineford, O.: Definition of asthma. J. Asthma Res. 2, 283 (1965)

Swineford, O.J., Holman, J.: Studies in bacterial allergy. J. Allergy 20, 418 (1949)

Symanski, H.: Gesundheitsschädigungen durch Vanadin. Berufsgenossenschaften, Heft 9 (1953)

Symanski, H.: Die Bedeutung der Berufskrankheiten im Rahmen der Arbeitsmedizin. Med. Welt 22, 1627–1631 (1971)

Szczeklik, A., Gryglewski, R.J., Czerniawska-Mysik, G.: Relationship of inhibition of prostaglandin biosynthesis by analgetics to asthma attacks in aspirin-sensitive patients. Brit. med. J. 1, 67–69 (1975)

Szczeklik, A., Gryglewski, R.J., Czerniawska-Mysik, G., Zmuda, A.: Aspirin-induced asthma. Hypersensitivity to fenoprofen and ibuprofen in relation to their inhibitory action on prostaglandin generation by different microsomal enzymic preparations. J. Allergy clin. Immunol. 58, 10–18 (1976)

Szentivanyi, A.: The beta adrenergic theory of the atopic abnormality in bronchial asthma. J. Allergy 42, 203 –232 (1968)

Szentivanyi, A., Fishel, C.W.: The beta-adrenergic theory and cyclic AMP-mediated control mechanisms in human asthma. In: Bronchial Asthma, ed. by Weiss, E.B., Segal, M.S., pp. 137–153. Boston: Little, Brown and Company 1976

Tada, T.: Regulation of reaginic antibody formation in animals. In: Progress in Allergy, ed. by Kallós, P., Waksman, B.H., De Weck, A., Bd. 19, pp. 122–194. Basel: Karger 1975

Tada, T.: T-cell mediated regulations of IgE antibody production. In: Molecular and Biological Aspects of Acute Allergic Reaction, ed. by Johansson, Strandberg, Uvnäs, pp. 79–102. New York: Plenum Press 1976

Tada, T., Ishizaka, K.: Distribution of gamma E forming cells in lymphoid tissues of the human and monkey. J. Immunol. 104, 377 (1970)

Tai, E., Read, J.: Response of blood-gas tensions to aminophyllin and isoprenaline in patients with asthma. Thorax 22, 543 (1967)

Tauber, A.I., Kaliner, M., Stechschulte, D.J., Austen, K.F.: The effect of prostaglandins on the immunologic release of histamine from human lung tissue. J. Allergy clin. Immunol. 51, 106 (1973)

Taylor, B., Norman, A.P., Orgel, H.A., Stokes. C.R.,

Turner, M.W., Soothill, J.: Transient IgE-deficiency and pathogenesis of infantile atopy. Lancet 1973 II, 111–113

Taylor, G.: Immune respons to tolylene diisocyanate (TDI) exposure in man. Proc. roy. Soc. Med. 63, 379 (1970)

Tees, O., Milner, F.H.: The allergens of asthma. Acta allerg. (Kbh.) 17, 536–546 (1962)

Thommen, A.A.: Hay fever. In: Asthma and Hay Fever, ed. by von Coca, A., Walzer, M., Thommen, A.A., p. 165. Springfield, Ill.: Thomas 1931

Tiffeneau, R.: Über nichtkontinuierliche (Pollen) und kontinuierliche (Hausstaub) Allergeneffekte und deren Einfluß auf die bronchomotorische Erregbarkeit des Asthmatikers. Allergie u. Asthma 6, 10–15 (1960)

Tremonti, L.P.: Tokyo-Yokohama asthma. Ann. Allergy 28, 590–595 (1970)

Tremonti, L.P.: Eosinophilia in Tokyo-Yokohama asthma. Ann. Allergy 30, 524–527 (1972)

Tse, K.S., Wicher, K., Arbesman, C.E.: The effect of immunotherapy on IgE-antibodies in nasal secretions and serum of ragweed-sensitivity patients. J. Allergy 45, 106 (1970)

Tuft, L.: Clinical Allergy. Philadelphia: Lea & Febiger 1949

Tuft, L., Torsney, P.J.: Treatment of ragweed hay fever with Allpyral extracts. J. Allergy 35, 94 (1964)

Turiaf, J.: L'asthme professionnel. Presse méd. 67, 203–206 (1959)

Turiaf, J., Battesti, J.P.: Status asthmaticus: clinical aspects and biological observations. In: Allergology, ed. by Charpin, J., et al., pp. 257–264. Amsterdam: Excerpta medica 1972

Turk, A., Lichtenstein, L.M., Norman, P.S.: Nasal secretory antibody to inhalant allergens in allergic and non-allergic patients. Immunology 19, 85–92 (1970)

Turner-Warwick, M.: The value of measurement of total immunoglobulins in the management of allergic respiratory disease. In: Allergy 1974, ed. by Ganderton, M.A., Frankland, A.W., p. 204. Turnbridge Wells, Kent: Pitman Medical 1975

Turner-Warwick, M., Haslam, P.: Smooth muscle antibody in bronchial asthma. Clin. exp. Immunol. 7, 31 (1970)

Twarog, F.J., Picone, F.J., Strunk, R.S., So, J., Colten, H.R.: Immediate hypersensitivity to cockroach. Isolation and purification of the major allergen. J. Allergy clin. Immunol. 59, 154–160 (1977)

Udwadia, F.E.: Pulmonary eosinophilia. In: Progress in Respiration Research, ed. by Herzog, H., vol. 7. Basel: Karger 1975

Ulmer, W.T.: Inhalationstherapie mit Atropinderivaten. Med. Klin. 9, 329 (1971)

Ulmer, W.T.: Pathophysiologische Grundlagen obstruktiver Atemwegserkrankungen. Dtsch. med. Wschr. 100, 1575–1580 (1975)

Ulmer, W.T.: Über die bronchodilatatorische Wirkung von Theophyllin-Äthylendiamin-Oblongtabletten (Euphyllin® retard) im Vergleich zu Theophyllin und Orciprenalin. Inn. Med. 3, 19–26 (1976)

Ulmer, W.T., Islam, M.S.: Die Acetylcholinempfindlichkeit des Bronchialbaumes. Respiration 31, 137 (1974)

Ulmer, W.T., Islam, M.S., Barkan, L., Jr.: Untersuchungen zur Ursache der Atemwegsobstruktion und des überempfindlichen Bronchialsystems. Dtsch. med. Wschr. **96**, 1759 (1971)

URBACH, E.: Das Heufieber und seine Behandlung. Wien: Maudrich 1937

URBANEK, R., KARITZKY, D.: Spätergebnisse nach parenteraler spezifischer Hyposensibilisierung im Kindesalter. Klin. Pädiat. **187**, 513–517 (1975)

UVNÄS, B.: Degranulation of mast cells. In: Allergology, ed. by Yamamura, Y., et al., pp. 286–293. Amsterdam: Excerpta medica 1974

VALENTIN, H.: Die neue Berufskrankheiten-Verordnung nach modernen systematischen Gesichtspunkten (mit anschließendem Referenten-Entwurf des Bundesministeriums für Arbeit und Sozialordnung zur Neuordnung der Berufskrankheiten-Liste. Arbeitsmed., Sozialmed., Präventivmed. **11**, 121–126 (1976)

VANE, J.R.: Mediators of the anaphylactic reaction. Identification of asthma. Clin. exp. Immunol. **31**, 7 (1970)

VANE, J.R.: Inhibition of prostaglandin synthesis as a mechanism of action for aspirin-like drugs. Nature (Lond.) **231**, 232 (1971)

VAUGHAN, W.T., BLACK, J.H.: Practice of Allergy, 3. Aufl. Saint Louis: Mosby 1954

VERSTRAETEN, J.M., BAL, J., VAERENBERG, C., ROBIENCE, Y., SPINOIT, C., MAMPUYS, R., DESCHEPPER, P.: Expérience clinique en Belgique pendant la saison pollinique 1973 avec un extrait de pollen adsorbé sur tyrosine. Rev. franç. Allergol. **15**, 173–174 (1975)

VIJAY, H.M., PERELMUTTER, L.: Inhibition of reagin-mediated PCA reactions in monkeys and histamine release from human leukocytes by human IgG_4 subclass. Int. Arch. Allergy **53**, 78–87 (1977)

VIRCHOW, C.: Über Sojabohnenallergie. Allergie u. Asthma **11**, 57 (1965)

VIRCHOW, C.: Intrinsic asthma. Symptomatologie, IgE-Serum-Spiegel, Pathophysiologie. Prax. Pneumol. **27**, 578–591 (1973)

VIRCHOW, C.: Analgetika-Intoleranz bei Asthmatikern (Anagetika-Asthma-Syndrom). Prax. Pneumol. **30**, 684–692 (1976)

VIRCHOW, C., STRASSBURG, J.: Histaminfreisetzung aus Leukozyten. Vergleich zwischen allergischem Asthma, Intrinsic-Asthma und Normalpersonen – Beitrag zur Pathogenese des Intrinsic-Asthmas. Prax. Pneumol., **32**, 14–28 (1978)

VOGEL, F.: Genetische Faktoren bei Allergien, insbesondere bei dem atopischen Formenkreis. In: Allergie- und Immunitätsforschung, hrsg. v. LETTERER, E., GRONEMEYER, W., Bd. III, S. 15–25. Stuttgart: Schattauer 1970

VOORHORST, R.: The human dander allergen, in particular in relation to hairdresser's allergy. In: Occupational Allergy, pp. 260–272. Leiden: Stenfert Kroese 1958

VOORHORST, R.: Basic Facts of Allergy, speziell S. 70–95. Leiden: Stenfert Kroese 1962

VOORHORST, R.: Het Atopie-Syndrom 2nd. Leiden: Stafleu 1971

VOORHORST, R.: Specific causes of bronchial asthma: mites and house dust. In: New Concepts in Allergy and Clinical Immunology, ed. by SERAFINI, U., FRANKLAND, A.W., MASALA, C., JAMAR, J.M., pp. 113–121. Amsterdam: Excerpta medica 1971

VOORHORST, R.: The age factor in asthma, hay fever, and vasomotor rhinitis. Allergol. et Immunopath. Suppl. III, 85–94 (1976)

VOORHORST, R.: Die pathogenen Allergene im Hausstaub. Therapiewoche **27**, 4351–4361 (1977)

VOORHORST, R., KRIEKEN, H. VAN: Atopic skin test re-evaluated. I. Perfection of Skin Testing Technique. Ann. Allergy **31**, 137–142 (1973a)

VOORHORST, R., KRIEKEN, H. VAN: Atopic skin test re-evaluated. II. Variability in results of skin testing done in octuplicate. Ann. Allergy **31**, 195–204 (1973b)

VOORHORST, R., KRIEKEN, H. VAN: Atopic skin test re-evaluated, III. The wheal: Flare ratio, the Log-dose response curve and the Bio-assay of allergen extracts. Ann. Allergy **34**, 77–86 (1975)

VOORHORST, R., SPIEKSMA-BORZEMAN, M.I.A., SPIEKSMA, F.TH.M.: Is a mite (Dermatophagoides sp.) the producer of the house dust allergen? Allergie u. Asthma **10**, 329–334 (1964)

VOORHORST, R., SPIEKSMA, F.TH.M., VAREKAMP, H.: House dust atopy and the house dust mite Dermatophagoides pteronyssinus. Leiden: Stafleu 1969

WAGNER, R.: Gegenwärtige Bedeutung des berufsbedingten Asthma bronchiale in der BRD. In: Verh. Dtsch. Ges. Arbeitsmed., 13. Tg. München 1973, hrsg. v. FLORIAN, H.J., FUCHS, G., S. 17–19. Stuttgart: Gentner 1974

WAHN, U., MAIER, A., GEIGER, H.: Orale Hyposensibilisierung bei Pollenallergien im Kindesalter. Mschr. Kinderheilk. **124**, 245–247 (1976)

WALDBOTT, G.L.: Die Technik der Desensibilisierungsbehandlung. In: Allergie- und Asthmaforschung. Bd. I, hrsg. v. FINDEISEN, D.G.R., HANSEN, K., KLEINSORGE, H., LETTERER, E., SCHUBERT, R. Leipzig: Barth 1957

WALLENSTEIN, G.: Immunologische Diagnostik isozyanatbedingter Atemwegserkrankungen (Literaturübersicht). Allergie u. Immunol. **23**, 120–126 (1977)

WALLENSTEIN, G., REBOHLE, E.: Sensibilisierungen durch Formaldehyd bei beruflicher inhalativer Exposition. Allergie u. Immunol. **22**, 287–290 (1976)

WALLENSTEIN, G., REBOHLE, E.: Zur Ätiologie, Diagnostik und Begutachtung des beruflichen Asthma bronchiale in der DDR. Proc. Int. Meeting of Asthmology (Interasma), Torremolinos (1977). – Im Druck

WASSERMANN, S.I., GOETZEL, E.J., AUSTEN, K.P.: Immunologic release of preformed eosinophil chemotactic factor of anaphylaxis (ECF-A) from isolated mast cells. Fed. proc. **32**, 819 (1973)

WECK, A.L. DE: Immunochemical mechanisms of hypersensitivity to antibodies. Solutions to the penicillin allergy problem? In: New Concepts in Allergy and Clinical Immunology, hrsg. by SERAFINI, U., FRANKLAND, A.W., MASALA, C., JAMAR, J.M., pp. 208–215. Amsterdam: Excerpta Medica 1971a

WECK, A.L. DE: Immunological effects of aspirin anhydride, a contaminant of commercial acetylsalicylic acid preparations. Int. Arch. Allergy **41**, 393–418 (1971b)

WECK, A.L. DE, BAER, H.: Report on the joint I.U.I.S.-W.H.O. Workshop, »Standardization of allergens«. J. Biol. Standard. **3**, 121–126 (1975)

WEINER, A.: Bronchial asthma due to the organic phosphate insecticides. Ann. Allergy **19**, 397 (1961)

Weissmann, G.: Effects of corticosteroids on the stability and fusion of biomembranes. In: Asthma. Physiology, Immunopharmacology and Treatment, ed. by Austen, K.F., Lichtenstein, L.M., p. 221. New York-London: Academic Press 1973

Werdermann, K., Jorde, W.: Schleimhautbiopsien nach längerer Inhalation von Beclometasondipropionat. Atemwegs- u. Lungenkrankh. 1 (1. Beiheft) 28–32 (1975)

Werff, P.J. van der: Mould fungi and bronchial asthma. Leiden: Stenfert Kroese 1958

Werff, P.J. van der: Occupational diseases among workers in the bulb industries. Acta allerg. (Kbh.) 14, 338 (1959)

Werff, P.J. van der: Allergie gegen Schimmelpilzsporen. In: Aktuelle Allergiefragen, hrsg. v. Findeisen, D.G.R., Hansen, K., p. 258. Leipzig: Barth 1961

Werner, M.: Der intestinale Expositionstest bei Nahrungsmittel-Allergie. Internist 1, 202–211 (1960)

Werner, M.: Über die Mechanismen der allergischen Gewebsreaktionen, dargestellt am Modellfall der allergischen Testreaktionen der Haut. Internist 3, 705–712 (1962a)

Werner, M.: Zur Ätiologie und Pathomechanismus des Asthma bronchiale. Dtsch. med. Wschr. 87, 1 (1962b)

Werner, M.: Asthma bronchiale als Syndrom und als Krankheit. Kongr. Ber. 9. wiss. Tg. Norddtsch. Ges. Tuberk. u. Lungenkrankh. Lübeck: Hansisches Verlagskontor 1965

Werner, M.: Die Änderung der exspiratorischen Luftstromgeschwindigkeit nach Allergeninhalation als diagnostischer Provokationstest. Acta allerg. (Kbh.) 22 (Suppl. VIII), 61 (1967a)

Werner, M.: Krankheiten infolge peroraler Allergen-Invasion. In: Lehrbuch der klinischen Allergie, hrsg. v. Hansen, K., Werner, M., S. 179–231. Stuttgart: Thieme 1967b

Werner, M., Gronemeyer, W., Fuchs, E.: Ergebnisse der spezifischen Desensibilisierung mit wäßrigen Allergen-Extrakten. Dtsch. med. Wschr. 95, 877–882 (1970b)

Werner, M., Gronemeyer, W., Fuchs, E., Debelić, M.: Behandlung mit wäßrigen Allergenextrakten. In: Allergie- und Immunitätsforschung, hrsg. v. Letterer, E., Gronemeyer, W., Bd. III, S. 167–183. Stuttgart: Schattauer 1970a

Wettengel, R., Fabel, H., Deicher, H.: Taubenzüchterkrankheit. Med. Klin. 64, 1969–1974 (1969)

Wettengel, R., Fabel, H., Deicher, H.: Vogelhalterlunge. Med. Klin. 67, 812 (1972a)

Wettengel, R., Fabel, H., Kreth, W.: Allergische Alveolitis durch Wellensittichproteine. Med. Klin. 67, 160 (1972b)

Widdicombe, J.G.: Action potentials in vagal efferent nerve fibres to the lungs of the cat. Naunyn-Schmiedebergs Arch. exp. Path. Pharmak. 241, 415 (1961)

Wide, L.: A RAST neutralization test for detection of blocking antibodies in serum after hyposensitization. Int. Arch. Allergy 52, 219–226 (1976)

Wide, L., Bennich, H., Johansson, S.G.O.: Diagnosis in allergy by an in vitro test for allergen antibodies. Lancet 1967 II, 1105

Williams, D.A.: L'allergie et son retentissement social dans les différent pays. Symposium VII. Great Britain. In: Congr. int. Allergologie. Paris: Flammarion 1958

Woitowitz, H.J., Schäcke, G., Woitowitz, R.H.: Inhalationsdiagnostik und berufliches Asthma bronchiale. Med. Klin. 66, 322–326 (1971b)

Woitowitz, H.J., Woitowitz, R.H.: Berufsbedingtes allergisches Asthma bronchiale. Prax. Pneumologie 25, 185–193 (1971a)

Woitowitz, H.J., Woitowitz, R.H., Schäcke, G.: Arbeitsmedizinische Aspekte des allergischen Asthma bronchiale durch Mehlberufe. Dtsch. med. Wschr. 96, 276 (1971c)

Workshop: Current treatment of bronchial asthma and mechanism of action of drugs used. Prague, 10th Europ. Congr. of Allergology and clinical Immunology. Allergol. et Immunopathol., Suppl. V (1977)

Wortmann, F.: Untersuchungen über den Gehalt der Luft an Schimmelpilzsporen in Basel und Samaden (Engadin). Acta allerg. (Kbh.) 9, 45–52 (1955)

Wortmann, F.: Perorale Desensibilisierung bei Kindern. Allergie u. Asthma 11, 118–123 (1965a)

Wortmann, F.: Co-saisonale Behandlung des Pollinosis und anderer Inhalationsallergien mit »Quadrillagen«. Schweiz. med. Wschr. 95, 1141–1143 (1965b)

Wortmann, F.: Behandlung mit Halbdepot- und Depotextrakten. In: Allergie- und Immunitätsforschung, hrsg. v. Letterer, E., Gronemeyer, W., Bd. III, S. 185–195. Stuttgart: Schattauer 1970

Wortmann, F.: Diagnostik und Therapie von Pilzsporen-Allergien vom Typ I. In: Immunologische Reaktionen auf Pilzantigene, hrsg. v. Jorde, W., S. 37–46. Reinbek: Allergopharma 1974a

Wortmann, F.: Die Ergebnisse der Hyposensibilisierung bei Pollinose und anderen inhalativen Allergien in der Schweiz. Therapiewoche 24, 1177–1182 (1974b)

Wortmann, F.: Neuere Ergebnisse über zelluläre und humorale Veränderungen bei der allergischen Sensibilisierung und der spezifischen Desensibilisierung. Allergie u. Immunol. 22, 43–61 (1976)

Wortmann, F.: Immunologic events responsible for the clinical effect of spezific hyposensitization. In: Hyposensitization Problems, vol. 2, pp. 66–76. HAL Allergenen Laboratorium. Haarlem: 1977

Wortmann, F.: Oral hyposensitization of children with pollinosis or house-dust asthma. Allergol. et Immunopathol. 5, 15–26 (1977)

Wüthrich, B.: Erfahrungen und Resultate der Pollinosebehandlung mit Halbdepotextrakten. In: Allergie- und Immunitätsforschung, hrsg. v. Letterer, E., Gronemeyer, W., Bd. III, S. 225–232. Stuttgart: Schattauer 1970

Wüthrich, B.: Zur Diagnose und Therapie der Farmerlunge und des Asthma bronchiale in der Landwirtschaft. Praxis 59, 369 (1970)

Wüthrich, B.: IgE- und IgG-Antikörper bei allergischem Asthma. Schweiz. med. Wschr. 105, 230/231 (1975a)

Wüthrich, B.: Zur Immunpathologie der Neurodermitis constitutionalis. Bern-Stuttgart-Wien: Huber 1975b

Wüthrich, B.: Zum Allergenkatalog beruflicher Inhalationsallergien, Asthma bronchiale auf synthetisches Labferment, Rhinitis allergica auf Protease und Rhinoconjunctivitis allergica auf Puppe des Falters Galleria mellonella. Berufsdermatosen **24**, 123–131 (1976)

WÜTHRICH, B.: Zur spezifischen Hyposensibilisierung der Pollinosis (Ergebnisse einer zweijährigen Studie mit einem neuen Allergen-Präparat – Novo-Helisen Depot). Schweiz. Rundschau Med. (Praxis) **66**, 260–266 (1977)

WÜTHRICH, B., GILLIET, F., HITZIG, W.H.: Pollinosis als Überempfindlichkeitsreaktion vom Spättyp. Schweiz. med. Wschr. **104**, 534–539 (1974)

WÜTHRICH, B., GÜNTHARD, H.P.: Spätergebnisse der Hyposensibilisierungstherapie der Pollinosis. Schweiz. med. Wschr. **104**, 713 (1974)

WÜTHRICH, B., KOPPER, E.: Ergebnisse der IgE-Serumspiegel-Bestimmungen und ihre klinische Bedeutung. Schweiz. med. Wschr. **104**, 1437–1443 (1974)

WÜTHRICH, B., KOPPER, E.: Nachweis von spezifischen IgE-Serumantikörpern mit dem Radio-Allergo-Sorbent-Test (RAST) und seine Bedeutung für die Diagnostik der atopischen Allergie. Schweiz. med. Wschr. **105**, 1337–1345 (1975)

WÜTHRICH, B., KOPPER, E.: Die Bedeutung des Radio-Allergo-Sorbent-Test (RAST) in der spezifischen Diagnostik des atopischen Asthma bronchiale. Dtsch. med. Wschr. **103**, 603–609 (1978)

WÜTHRICH, B., RADIELOVIC, P.: Zur medikamentösen Bronchialasthma-Prophylaxe. Dtsch. med. Wschr. **103**, 1865–1869 (1978)

WÜTHRICH, B., SCHWARZ-SPECK, M.: Asthma bronchiale nach beruflicher Exposition mit proteolytischen Enzymen (Bazillussubtilis-Proteasen). Schweiz. med. Wschr. **100**, 1908–1914 (1970)

WÜTHRICH, B., STORCK, H.: Desensibilisierungsresultate bei Pollenallergikern mit Allpyral und mit wäßrigen Extrakten. Schweiz. med. Wschr. **98**, 653 (1968)

WYLICIL, P., BEIL, M.: Wirksamkeit der Organisation der assistierenden Überdruckbeatmung mit Aerosolinhalation bei chronischen obstruktiven Lungenkrankheiten. Dtsch. med. Wschr. **99**, 1098 (1974)

WYSS, F., STUCKI, H.: Die Bedeutung des Aludrintestes in der Diagnose des Asthma bronchiale. Helv. med. Acta **16**, 138 (1949)

YU, D., GALANT, S., GOLD, W.M.: Inhibition of antigen induced bronchoconstriction by atropine in asthmatic patients. J. appl. Physiol. **32**, 823 (1972)

YUNGINGER, J.W., ROBERTS, G.D., GLEICH, G.J.: Studies on Alternaria allergens. I. Establishment of the radioallergosorbent test for measurement of Alternaria allergens. J. Allergy clin. Immunol. **57**, 293–301 (1976)

ZAVAZAL, V., STAJNER, A.: Die Bindungskapazität und blockierende Aktivität der Immunglobuline im Verlauf der spezifischen Therapie des Heufiebers. In: Allergie- und Immunitätsforschung, hrsg. von LETTERER, E., GRONEMEYER, W., Bd. III, S. 203–207. Stuttgart: Schattauer 1970

ZEDDA, S., CIRLA, A., ARESINI, G., SALA, C.: Ätiologische Diagnose des Asthmas durch Toluylendiisozyanat mittels berufsbezogener Testung. Respiration (Basel) **33**, 14 (1976)

ZELLWEGER, J.P., FAVEZ, G.: Une allergie bronchique au pollen de vigne et deux pneumopathies à précipitines. Schweiz. med. Wschr. **107**, 195–197 (1977)

Klinisches Bild der nichtatopischen Atemwegsobstruktion

W. T. ULMER

Mit 25 Abbildungen und 4 Tabellen

Daß bei manchen Formen der »nichtatopischen Atemwegsobstruktion« dennoch immunologische Vorgänge ablaufen, die möglicherweise sehr eng mit pathophysiologischen Abläufen bei atopischen Atemwegsobstruktionen verwandt sind, konnte bislang weder bewiesen noch sicher negativ entschieden werden. Andererseits gibt es Übergänge zwischen atopischen und nichtatopischen Formen und auch dort, wo keinerlei Atopie nachweisbar ist, gibt es klinische Hinweise, daß Immunreaktionen wirksam sind. So kann die Abgrenzung von atopischen Formen zunächst nur aus der Anamnese und aus dem Fehlen eines Allergenbezuges bzw. aus dem offensichtlich andersartigen Zusammenhang, wie z.B. mit Linksherzinsuffizienz, Zwerchfellhochstand, Lungenembolie, abgeleitet werden. Bei der großen Zahl von Patienten mit derartigen Erkrankungen ist eine solche Abgrenzung aber erforderlich, da die eindeutigen Atopien eine klar umrissene Gruppe darstellen (RUPPERT, 1974).

A. Anamnese

Die Anamnese der Atemwegsobstruktion wird durch die Atemnot geprägt. Der Patient klagt über ständige Atemnot: »ich bekomme einfach keine Luft«. Hierbei kann die Atemnot ganz unterschiedlich stark ausgeprägt sein, mehr chronischen Charakter tragen oder mehr anfallsweise auftreten. Besonders häufig kommt es zu entsprechenden Atembeschwerden in den Stunden nach Mitternacht bis zu den frühen Morgenstunden, was seine Erklärung im zirkardianen Rhythmus der Strömungswiderstände in den Atemwegen hat (DE MILLAS u. ULMER, 1971). Wir beobachteten Patienten, die jahrelang jede Nacht stärkere obstruktive Atemnotanfälle hatten, tagsüber aber ihrem Beruf als Lehrer oder Angestellte relativ gut nachkommen konnten. Die Atemnot zwang sie, jede Nacht für $^1/_2$–1 h aufzustehen, weil das »Engsein« im Liegen nicht zu ertragen war. Die Patienten klagen, es sei »als ob ein Panzer um die Brust gezogen wäre«, »die Luft geht nicht heraus«, »es geht einfach nicht mehr«, womit das Atmen gemeint ist, »es war so schlimm, ich habe wirklich Angst – Todesangst«. Diese Aussagen geben nur einige wenige typische Klagen wieder, die von Patienten mit Atemwegsobstruktion vorgebracht werden.

Plötzliche Atemnotattacken können aber auch »wie aus heiterem Himmel« einsetzen. Die Atemwege können in schwersten Fällen so massiv verschlossen werden, daß innerhalb von Minuten der Tod an Ersticken eintritt, wenn dies auch die Ausnahme darstellt. Immerhin haben wir eine größere Zahl derartiger Patienten beobachtet, bei denen offensichtlich unspezifische Reize schwerste lebensbedrohliche Atemnotanfälle auslösten: kalte Luft, »muffiger Kellerdunst«. Aber auch ohne erkennbare Ursachen können derartige Zustände eintreten. Dies kann aus völligem Wohlbefinden heraus, d.h. auch ausgehend von normalen Strömungswiderständen in den Atemwegen und normalem intrathorakalem Gasvolumen, aber auch von einer erträglich chronischen Atemwegsobstruktion aus zustande kommen. Das überempfindliche Bronchialsystem, das ohne Dauerobstruktion, aber praktisch ausnahmslos bei chronisch obstruktiven Patienten vorhanden ist, muß als Grundlage für dieses u. U. lebensbedrohliche Geschehen angesehen werden.

I. Die Exazerbationen und Zwischenanamnese

Häufig klagen die Patienten, die schon jahrelang mit ihrem Leiden vertraut sind, »ich habe mich wieder erkältet«. Die »Erkältung« wird als Ursache der Verschlimmerung des Leidens angesehen. Häufig geben die Patienten dann auch an, daß der Auswurf wieder mehr gelb, mehr grün geworden sei oder auch, daß die Auswurfmenge zugenommen habe. Ebenso kann aber auch den Patienten zum Arzt führen, weil der Auswurf nicht abgehustet werden kann: »der Auswurf ist einfach zu zäh«. Etwa 20% der Patienten geben an, keinerlei Auswurf zu haben, oder »der Auswurf spielt bei mir gar keine Rolle«. Die »Bronchitis« ist also kein obligates Symptom der Atemwegsobstruktion. Da es sich bei der chronischen Atemwegsobstruktion um eine meist über viele Jahre ablaufende Krankheit mit wechselndem Schweregrad handelt, sind die Anamnesen meist schon weit zurückreichend. Die aktuelle Anamnese ist dann nur eine Zwischenanamnese, die sowohl von seiten des Patienten als auch von seiten des Arztes versucht, eine Erklärung für die Verschlimmerung zu geben. In den meisten Fällen spielen für die Verschlimmerung das Wiederaufflackern oder das erneute Angehen eines bakteriellen Infektes im Bronchialsystem eine entscheidende Rolle. Diese Infekte können bis zur hoch fieberhaften Bronchopneumonie führen, mit der sich, parallel laufend, die Atemwegsobstruktion immer mehr verschlimmert. Die Patienten sind sich ihrer Anfälligkeit Erkältungen gegenüber bewußt: »ich fange jede Erkältung auf«, »mich braucht nur jemand anzuhu-

Tabelle 1. Symptome, mit denen Krankheitsverschlechterungen bei obstruktiver Atemwegserkrankung beginnen ($n=317$)

Atemnot	72%
»Erkältung«	52%
Sputumzunahme	44,5%
allgemeine Hinfälligkeit	34,5%

sten, und schon hat es mich wieder erwischt«.

Es ist aber ebenso möglich, daß sich auf unspezifische Reize hin die Atemwegsobstruktion verstärkt, auch die Schleimsekretion kann zunächst zunehmen, und der Infekt setzt, jedenfalls erkennbar, erst einige Tage später ein. Daß der Infekt bei derartigen Formen nicht das primär dominierende Geschehen darstellt, ist daraus abzuleiten, daß derartige Formen in der Frühphase der Exazerbation oft allein mit Glucocorticoiden, evtl. durch Erhöhung der Dosis, zu beherrschen sind.

Tabelle 1 zeigt aus einer bei uns durchgeführten Studie, welche Symptome von den Patienten als Ursache der Verschlechterung der Erkrankung, die zur Krankenhausaufnahme geführt hat, als wesentlich empfunden wurden.

II. Hustenanfälle

So, wie die bronchokonstriktorischen Rezeptoren im Bronchialsystem überempfindlich geworden sein können, so können dies auch die Hustenrezeptoren. Nicht selten besteht für beide, offensichtlich nicht unbedingt identische Rezeptoren gleichzeitig eine Überempfindlichkeit. Einige Patienten klagen deshalb über Hustenanfälle: »ich habe die halbe Nacht gehustet«. Derartige Hustenanfälle können dann rein mechanisch die Atmung so verschlechtern, daß verstärkte Atemantriebe auftreten, die sehr häufig bei den Patienten zur Atemnot führen, da eine Vertiefung der Atmung eine unverhältnismäßig starke Vergrößerung der Atemarbeit erfordert.

Sicher sind es aber nicht nur die rein mechanischen Gegebenheiten, welche den

Atemnotanfall bei diesen Patienten auslösen. Nach einigen Hustenattacken beginnt es über den Lungen dieser Patienten deutlich stärker zu giemen, zu pfeifen und zu brummen, so daß der die Atemwegsobstruktion direkt beherrschende Mechanismus durch Hustenanfälle verstärkt oder wieder ausgelöst werden kann. Es gibt Patienten, bei denen sich die Atemwegsobstruktion dann unter entsprechenden Medikamenten ganz gut beherrschen läßt, die Hustenanfälle aber als ein hartnäckiges therapeutisches Problem bestehen bleiben.

III. Exercise induced asthma

Die Anamnese zeichnet sich bei diesen Formen, die vorwiegend im Kindesalter beobachtet werden (s.S. 459), dadurch aus, daß diese Jugendlichen keine Atembeschwerden haben, so lange sie sich ruhig verhalten. Etwas stärkere körperliche Belastungen: »immer nach dem Schwimmen«, »während des Fußballspielens« oder kurze Zeit nach einem Lauf kommt es zu mehr oder weniger starker Atemnot, die eindeutig als Atemwegsobstruktion zu erkennen ist. Die Eltern versuchen es immer wieder mit der aus Gesundheitsgründen angestrebten körperlichen Belastung, aber immer wieder tritt diese Atemnot auf.

Sicher ist von einer derartigen Anamnese des Exercise induced asthma bei Jugendlichen die Atemnot des Erwachsenen mit Atemwegsobstruktion unter körperlicher Belastung abzugrenzen. Hier gibt es zwar ebenso vereinzelt Patienten, die nach körperlicher Belastung eine wesentliche Verschlechterung angeben, häufiger aber werden Patienten mit obstruktiver Atemwegserkrankung beobachtet, bei denen in Ruhe keine Atemnot besteht, die geringste körperliche Belastung aber Atemnot auslöst. Vorwiegend sind es die Patienten mit schwerer Emphysembildung, bei denen bei Ruheatmung die Strömungswiderstände in den Atemwegen normal sein können, unter körperlicher Belastung, bei dem Versuch, die Atmung zu vertiefen, rasch die exspiratorischen Strömungswiderstände ansteigen. Hiermit kommt es zur Verstärkung der exspiratorischen Drucke, die Bronchien obstruieren. Schon oberhalb des intrathorakalen Gasvolumens steigen die Strömungswiderstände während des Ausatmens bei diesen Patienten steil an; inspiratorisch bestehen aber keine wesentlichen Reserven, da schon an der oberen Grenze der Totalkapazität geatmet wird. Diese Patienten können nicht selten mit entsprechenden, sehr detaillierten anamnestischen Angaben ihre Beschwerden schildern, die sich aus der Kenntnis der pathophysiologischen Grundlagen meist gut ableiten lassen. Bei den Patienten mit Exercise induced asthma lassen sich meist vor der Belastung oder auch noch während der Belastung keinerlei Abnormitäten im Gegensatz zu der eben beschriebenen Gruppe erfassen. Die Atemnot bei diesen Patienten mit Exercise induced asthma tritt erst nach einer länger dauernden Belastung oder in der hierauf folgenden Ruhephase auf.

IV. Lungenembolie und Linksherzinsuffizienz

Bei und nach Lungenembolien können erstmals schwere Atemwegsobstruktionen auftreten, oder eine bestehende chronische Atemwegserkrankung kann erheblich verschlimmert werden. Nicht immer wird die zugrunde liegende Lungenembolie erkannt. Bei sorgfältig erhobener Anamnese lassen sich aber derartige Ereignisse nicht selten erkennen: bei plötzlicher Verschlechterung mit gleichzeitiger pleuritischer Reizung, Blutbeimengung zum Auswurf, beim Auftreten einer röntgenologisch nachweisbaren Infarzierung oder eines Winkelergusses wird man die Lungenembolie sorgfältig mit in die Überlegungen mit einzubeziehen haben (ULMER et al., 1978).

Bei der Linksherzinsuffizienz, wie sie im Rahmen eines dekompensierten Hochdruckes bei einem Herzinfarkt oder einer Perikarditis constrictiva, bei einem Vitium oder bei einer sonstigen Stoffwechselstörung des Myokards auftritt, gibt es zwei typische

Anamnesen: einmal klagen die Patienten zwar über Atemnot, da diese Patienten aber von ihrem Herz- oder Kreislaufleiden wissen, werden diese Beschwerden alle auf das Herz-Kreislaufsystem bezogen. Daß eine »sekundäre Atemwegsobstruktion« entscheidend für die Beschwerden ist, deren typische Behandlung auch bei diesen Patienten erhebliche Erleichterung bringt, wird nicht realisiert. Zum anderen klagen die Patienten über Atemnot. Der Arzt stellt das Herz-Kreislaufleiden fest und beurteilt alles als »Asthma cardiale« oder »cardiale Atemnot«, obwohl ein ganz erheblicher Anteil auch dieser Atemnot durch sekundäre Atemwegsobstruktion bedingt sein kann (s.S. 129).

V. Andere Ursachen sekundärer Atemwegsobstruktion

Narbenzustände in der Lunge wie in der Pleura können Ursache sich entwickelnder Atemwegsobstruktionen sein. So finden sich typische Anamnesen für Pleuritiden, auch für die Pleuritis exsudativa specifica, und für Lungentuberkulosen. Auch Jahre nach Unfällen mit Thoraxbeteiligung und Verschwartungen treten noch entsprechende Atemwegsobstruktionen auf. Man sollte sich also bei entsprechendem röntgenologischem Befund und bei einer Unfallanamnese und dem späteren Auftreten von Atemnot nicht mit der Schicksalhaftigkeit dieser Befunde zufrieden geben; es bleibt zu prüfen, welche Rolle die Atemwegsobstruktion spielt, da sie auch bei diesen Patienten gut auf Therapie anspricht.

Auch Kyphoskoliotiker entwickeln mit zunehmendem Lebensalter häufig Atemwegsobstruktionen. Das Manifestationsalter liegt bei diesen Patienten häufig früher als bei den übrigen obstruktiven Patienten. Die Kyphoskoliotiker sind oft geneigt, ihre Atemnot auf die Kyphoskoliose, evtl. auf eine hierdurch bedingte Herzerkrankung zu beziehen. Auch hier ist zu prüfen, inwieweit die Kyphoskoliose eine Atemwegsobstruktion bedingt. Diese typischen Beispiele andersartiger Anamnesen, die leicht die Atemnot auf andere Erkrankungen beziehen lassen, sollten auch anregen, prinzipiell bei der Klage Atemnot, auch wenn andere primäre Erkrankungen offensichtlich sind, zu prüfen, inwieweit eine Atemwegsobstruktion die Primärerkrankung überlagert oder im Gefolge einer anderen Erkrankung aufgetreten ist.

VI. Der Beginn der Atemwegsobstruktion

Von den Patienten mit Atemwegsobstruktion war bei 91% eines Krankengutes der Medizinischen Universitätsklinik Erlangen, der II. Medizinischen Universitätsklinik München, der Medizinischen Universitätsklinik Marburg, des Katharinen-Hospitals Stuttgart wie des Institutes für Arbeits- und Sozialmedizin Erlangen die Atemwegsobstruktion die Hauptkrankheit. In 3,5% wurden eine Herz- und Kreislauferkrankung als Hauptursache angegeben; bei 5,5% der Patienten lagen andere Erkrankungen vor, wie sie oben als anamnestische Bezüge aufgeführt wurden (Fahlenbach, 1967).

Wenn viele der bisher hier beschriebenen anamnestischen Angaben entsprechender Patienten sich vorwiegend auf den Verlauf kurz vor der Zeit, die zur Inanspruchnahme ärztlicher Hilfe geführt hat, beziehen, so stellt sich doch immer die Frage, wie hat die Erkrankung anamnestisch mit den ersten Anfängen begonnen. Abgesehen davon, daß sich diese Angaben nicht immer mit sicherer Präzision erhalten lassen, was dafür spricht, daß sich das Krankheitsbild allmählich entwickelt hat, ohne daß es dem Patienten bis zur ersten Exazerbation richtig zum Bewußtsein kam, gibt es doch einige recht typische Anamnesen, die auch Bezüge zu ätiologischen Faktoren erlauben.

Oswald et al. (1953) betonten in einer Studie in Großbritannien, daß die meisten Patienten für viele Jahre vor dem Beginn der Obstruktion über produktiven Husten zu klagen haben. Die Dyspnoe habe sich dann allmählich entwickelt; bei vielen scheint es so, als sei sie dann erstmalig nach einer akuten bronchopulmonalen Infektion aufgetreten. Von manchen Patienten wird dieses akute Ereignis als eine Grippe, »eine Erkältung«, als Beginn der Atemwegsobstruktion bezeichnet, ohne daß eine einfache chronische Bronchitis der Atemwegsobstruktion vorausgegangen wäre. 5,4% unserer Patienten gaben an, einen derartig akuten Beginn ihres Leidens beobachtet zu haben. 39,5% unserer Patienten vermuteten in häufigen Erkältungen die Ursache ihrer Erkrankung. Das »akute Ereignis« kann dann sofort mit Atemnot einhergehen, oder die Atemwegsobstruktion entwickelt sich innerhalb von Tagen bis Wochen oder wenigen Monaten nach einer derartigen bronchopulmonalen, grippalen (Virus-)Infektion. Die meisten Autoren stimmen darin überein, daß Husten, Sputumproduktion in der überwiegenden Zahl der Fälle die ersten Krankheitszeichen sind, bei denen die Atemnot zunächst noch keine Rolle, oder nur eine kaum bemerkte Rolle, spielt (FRUHMANN, 1965; KINKEL, 1963; LEESE, 1956; SCHMIDT et al., 1965; FLETCHER et al., 1970). 70% unserer Patienten gaben Husten, 52,5% Auswurf als erste Krankheitszeichen an. Hiermit wird die Abgrenzung zunächst von der nichtobstruktiven Bronchitis schwierig, wenn wirklich die meisten obstruktiven Atemwegserkrankungen wie eine einfache, nichtobstruktive Bronchitis beginnen. Eindeutig ist aber auch nach unseren Reihenuntersuchungen, daß die meisten Formen der sogenannten nichtobstruktiven Bronchitiden nie in obstruktive Formen übergehen.

Auch HERZOG (1960) und LEESE (1956) vertreten die Meinung, daß sich ein schleichender Beginn von einem akuten (nach Pneumonie oder Grippe) unterscheiden läßt. FRY kontrollierte 1960 Patienten, die an einer hartnäckigen schweren Pneumonie bzw. Bronchitis erkrankt waren, 5–10 Jahre nach diesem Krankheitsereignis. Bei 71% dieser Patienten fand er Anzeichen einer chronischen Atemwegserkrankung z.T. mit Atemnot. Bei einigen unserer Patienten wird klar die Angabe gemacht, daß der erste Atemnotanfall erst nach einer Tonsillen-Operation oder einer Kieferhöhlen-Operation aufgetreten sei. Die entsprechende Operation sei zwar wegen einer chronischen Bronchitis durchgeführt worden, Atemnot oder atem-

notähnliche Zustände hätten aber bis dahin nicht bestanden.

Ist es bei einer chronischen Bronchitis erst zur obstruktiven Atemwegserkrankung gekommen, so neigen nach den Ergebnissen von FLETCHER et al. (1970) diejenigen Patienten mit größeren Sputummengen zu häufigeren Exazerbationen als diejenigen mit geringerer Sputummenge oder mit trockener Bronchitis.

Die von uns durchgeführten Untersuchungen über das Alter der Männer und Frauen bei Beginn der obstruktiven Atemwegserkrankung gibt Abbildung 1 wieder.

Es ist zu sehen, wie sowohl bei Frauen als auch bei Männern der Beginn der Erkrankung mit zunehmendem Lebensalter immer häufiger wird, um im 50.–55. Lebensjahr einen Gipfelwert zu erreichen. Vergleicht man hiermit das Alter der Patienten, die wegen der obstruktiven Atemwegserkrankung erstmalig klinische Behandlung aufsuchen mußten (Abb. 2), so liegt dieses Alter im Mittel deutlich höher.

Im Mittel reichte die Anamnese 10 Jahre zurück, bis eine erste Krankenhausbehandlung erfolgte. Aus solchen Zahlen, wie sie der Abbildung 2 entnommen werden können, wird leicht die Behauptung abgeleitet, daß die Krankheit vor allem bei den Männern meist erst nach dem 45. Lebensjahr beginnt, was aber nach diesen Ergebnissen bei sorgfältiger Anamneseerhebung offensichtlich nicht stimmt.

Bei größeren Sputummengen, die typisch für Bronchiektasien sind, und bei Patienten, bei denen diese Bronchiektasien auch nachgewiesen wurden, kommt es nicht selten im Verlauf der Bronchiektasenerkrankung zur Atemwegsobstruktion. Eine Bronchiektasenanamnese sollte deshalb unser besonderes Augenmerk auf das Angehen einer Atemwegsobstruktion richten lassen, da derartige Formen in frühen Phasen der Erkrankung meist recht gut kompensiert gehalten werden können (s. S. 361).

Daß in den Familien von Patienten mit Atemwegsobstruktion relativ häufig Erkrankungen, die in Relation zur Atemwegsobstruktion zu sehen sind, beobachtet werden, wurde in der Literatur wiederholt niedergelegt (ORIE et al., 1961). So werden Atemwegs-

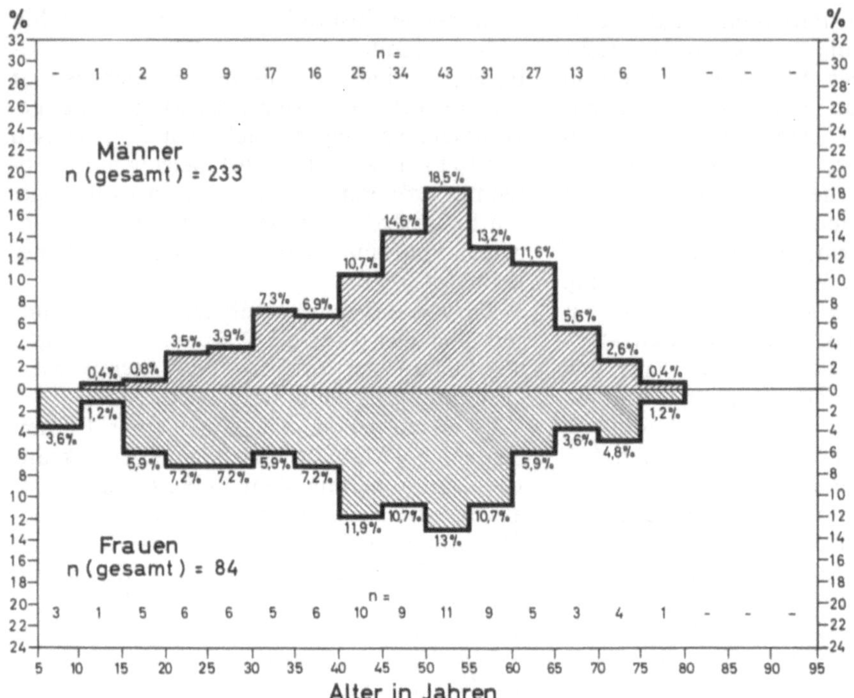

Abb. 1. Alter der Patienten mit obstruktiver Atemwegserkrankung zu Beginn der Erkrankung. (Nach Fahlenbach, 1967)

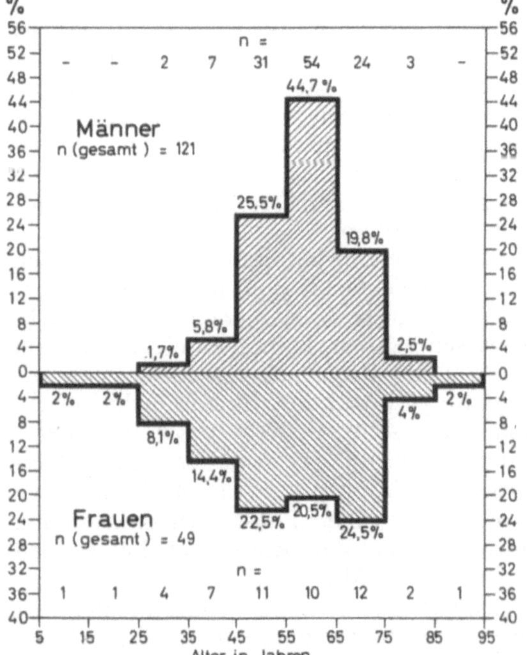

Abb. 2. Alter der Patienten, die wegen obstruktiver Atemwegserkrankung erstmalig klinisch behandelt wurden. (Nach Fahlenbach, 1967)

allergien, chronisch einfache Bronchitiden, Bronchiektasien wie auch Neurodermitiden in familiärer Häufung beschrieben. Bei der absoluten Häufigkeit dieser Erkrankungen wird doch Vorsicht mit der Behauptung einer »positiven Familienanamnese« nötig sein, wenn auch entsprechende klinische Erfahrung und Untersuchungen an Zwillingen gewisse Argumente in dieser Hinsicht liefern (Cederlöf et al., 1966, 1967).

Bei der großen Häufigkeit von obstruktiven Atemwegserkrankungen, meist obstruktiven Bronchitiden im Kindesalter, stellt sich die Frage, inwieweit die Anamnese bei den Erwachsenen mit chronisch obstruktiver Atemwegserkrankung bis in das Kindesalter zurückreicht. Bei den meisten Kindern mit chronisch obstruktiver Bronchitis schwinden diese Erscheinungen in der Praepubertät. Man wird aber nicht sicher sein können, ob es sich bei einer bis in das Kindesalter hineinreichenden Anamnese mit dazwischenliegendem freien Intervall um die gleiche Erkrankung handelt. Ohne Frage liegt bei einigen Patienten die gleiche Erkrankung vor, da sich die Anamnese annähernd lückenlos bis

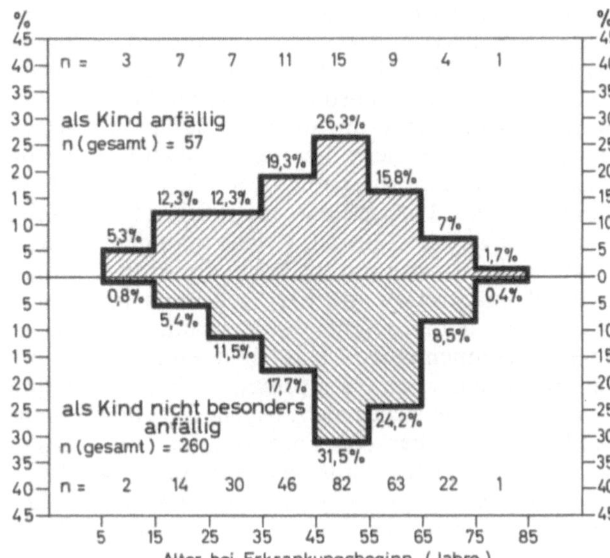

Abb. 3. Alter bei Erkrankungsbeginn der Patienten mit obstruktiver Atemwegserkrankung, die schon als Kind anfällig gegen Atemwegserkrankungen waren (oben); im Vergleich zum Alter bei Erkrankungsbeginn der Patienten, die als Kind keine besondere Anfälligkeit zeigten (unten). (Nach FAHLENBACH, 1967)

in die frühe Kindheit zurückverfolgen läßt und da andere Erkrankungen, die in gewisser Häufung mit Atemwegserkrankungen vorkommen, gleichzeitig vorliegen, wie Ekzeme, Neurodermien oder auch eindeutige anderweitige Atopien der Haut oder des Magen-Darm-Traktes. Oft besteht eine derartige Kontinuität zwischen einer frühkindlichen Atopie und einer im späteren Lebensalter vorhandenen chronisch obstruktiven, nichtatopischen Atemwegsobstruktion. Auf die Problematik des Überganges zwischen Atopie und nichtatopischer Atemwegsobstruktion wurde einleitend schon hingewiesen. 18% der von uns anamnestisch genauer Befragten gaben an, schon als Kind anfällig gegen Erkrankungen der Atemwege gewesen zu sein. Einen Unterschied im Manifestationsalter der Erkrankung im Erwachsenenalter zwischen den Patienten, die angaben, schon im Kindesalter besonders anfällig gewesen zu sein ($n = 57$), gegenüber denjenigen, die dieses nicht angaben ($n = 260$), konnten wir nicht nachweisen (Abb. 3).

Trotz aller dieser Einflüsse und Variationen, die anamnestisch zu eruieren sind, entwickelt sich in den meisten Fällen »aus den bedeutungslosen, banalen Erkältungsaffektionen bei den künftigen Bronchitikern

durch ständiges Wiederauftreten der Affektionen langsam ihr schweres Leiden, das nun dem Zustand einer Krankheit im klinischen Sinne gleichkommt« (HERZOG, 1960).

VII. Psychogene Faktoren

Häufig wird der Arzt von den Patienten oder von den Angehörigen auf mögliche psychogene Faktoren angesprochen. Der Anfall würde immer auftreten, wenn bestimmte Situationen eintreten oder bestimmte Spannungszustände in der Familie oder im Beruf werden ursächlich für das Leiden beschuldigt. Die entsprechenden Kasuistiken, auch die mehr oder weniger theoretische Literatur, helfen eigentlich bislang nicht weiter. Wir konnten bei unserem großen Krankengut anamnestisch oder auch während des Krankenhausaufenthaltes keine Auffälligkeiten beobachten, die diese Krankheit als primär psychogen verursacht deuten ließen. Bei psychischer Auffälligkeit war es meist Angst vor der unheimlichen Atemnot oder Angst, durch die Krankheit aus dem Leben geworfen zu werden oder auch schon eine gewisse Resignation, weil dies schon als eingetreten empfunden wurde.

Ohne Frage wird diese Krankheit bei einer größeren Zahl von Patienten psychisch-somatisch moduliert. Die Beobachtung, daß Erregungen verschiedenster Art Atemnotanfälle auslösen, scheint uns über die Bahnung entsprechender Reflexe bei der reflektorischen Atemwegsobstruktion (s.S. 493) gut erklärbar. Das Übergreifen entsprechender Erregungen auf die Zentren, welche über den N. vagus die Bronchomotorik wie die Bronchialschleimsekretion nervös beherrschen, scheint uns eine ausreichende Erklärung für diese Zusammenhänge. Das überempfindliche Bronchialsystem, das primär in den allermeisten Fällen sicher nicht psychogen entstanden ist, ist aber die Voraussetzung für das Wirksamwerden derartiger nervöser Erregungen in der Auslösung oder Verstärkung einer Atemwegsobstruktion.

B. Klinische Diagnose

I. Patientenbesichtigung

Die Atemnot muß nicht mit einer Cyanose verbunden sein. Patienten mit schwerster Atemnot können normale arterielle Blutgase haben. Selbst wenn eine Cyanose vorliegt, so ist diese nicht unbedingt vorwiegend arteriell bedingt. Mischbilder mit venöser-cardialer Cyanose kommen häufig vor. Andererseits werden oft bei arteriellen Cyanosen bei fortgeschrittenen Krankheitsbildern mit Störungen vorwiegend in den peripheren Atemwegen erhöhte arterio-venöse Kurzschlüsse in der Lunge nachgewiesen. Diese pulmonalen Shunts bedeuten Durchblutung von nicht mehr ventilierten Alveolarbezirken.

Durch die obstruierten Atemwege treten inspiratorisch im Intrapleuralspalt erhebliche negative Drucke auf. Da die Atemluft diesem inspiratorischen Sog nicht folgen kann, werden auch die Interkostalräume inspiratorisch nach innen gezogen, was besonders bei mageren Patienten deutlich zu er-

kennen ist. Ähnliche inspiratorische Einziehungen sind in den Supra- und Infraklavikulargruben zu sehen.

Bei sehr schweren Atemwegsobstruktionen, wobei dann häufiger eine bis tiefblaue Cyanose vorliegt, wird die Einatmung immer kürzer, schnappender, mit exspiratorisch aktiver Ausatmung. Im Terminalstadium wird die Ausatmung dann wieder passiv bei ausgesprochen inspiratorischer Schnappatmung. Inspiratorisch werden dann auch häufig die Nasenflügel erweitert. Die Patienten können nicht flach liegen, sitzende Position ermöglicht bessere atemmechanische Bedingungen, da die auxilliären Atemmuskeln so besser eingesetzt werden können und das Zwerchfell tiefer tritt.

Der Thorax ist in Inspirationsstellung. Das Ausmaß der Inspirationsstellung ist von der Größe des Strömungswiderstandes in den Atemwegen abhängig. Dieses entsprechend der Abbaufähigkeit der erhöhten Strömungswiderstände reversible Volumen pulmonum auctum (Kowalski u. Ulmer, 1977a) kann bis 6 l betragen und die Thoraxwand bis an die Grenze der Dehnbarkeit führen. In diesem Bereich wird dann der Zwerchfell-Thoraxwand-Antagonismus (Ulmer et al., 1976) oft sichtbar. Der starke inspiratorische Zug des Zwerchfelles übertrifft in dieser Thoraxwandposition die inspiratorische Kraft der Interkostalmuskulatur. Während der Einatmungsphase werden dann die zwerchfellnahen Thoraxflanken nach innen gezogen, während der Ausatmung bewegen sie sich in inspiratorischer Richtung (s.S. 396). Das Ausmaß der Emphysementwicklung bestimmt den irreversiblen Anteil der Inspirationsstellung des Thorax. Aber auch bei schweren Emphysembildungen ist immer noch ein der Obstruktion entsprechendes Volumen pulmonum auctum aufgelagert. Im Röntgenbild sind dann typische Zeichen der Lungenüberblähung nachweisbar (s.S. 235). Häufig bestimmen bei Patienten mit chronischer Atemwegsobstruktion, oder unter den Bedingungen einer Exazerbation der chronischen Erkrankung, eine Bronchitis oder eine Bronchopneumonie weitgehend das klinische Bild. Ein »positiver« Abhusteversuch gibt hier wichtige Hinweise, soweit der Patient nicht schon bei spontanen Hustenattacken zeigt, daß eine Verschleimung der Bronchien vorliegt. Der Anhusteversuch läßt rasch erkennen, ob es sich um eine mehr oder weniger produktive oder trockene Bronchitis handelt.

Das Abdomen ist bei schwereren Fällen oft gebläht, oder es sind bei entsprechender Rechtsherzinsuffizienz Zeichen der Einflußstauung vorhanden, wie Aszites, Venenstauung im Bereich der unteren Hohlvene mit verstärkter Zeichnung der Bauchdeckenvenen.

Da mit fortschreitender Erkrankungsdauer nicht selten eine pulmonale Kachexie einsetzt, werden die Patienten oft untergewichtig gefunden. Die Extremitäten sind wenig muskulös mit nur geringem oder fehlendem subkutanen Fettgewebe. Bei der Rechtsherzinsuffizienz finden sich an der unteren Extremität bzw. an den abhängenden Körperpartien Ödeme.

Da viele dieser Patienten unter einer Glucocorticoid-Dauertherapie stehen, wird häufiger als früher eine Hautatrophie mit den Zeichen einer Cutis senilis beobachtet. Auch Zeichen von Hautblutungen, welche durch das Brüchigwerden der Hautkapillaren entstehen, sind besonders an den oberen Extremitäten häufiger nachweisbar. Alle Stadien petechialer Blutungen nach Ausdehnung und Dauer können manchmal nebeneinander beobachtet werden. Gewöhnlich überschreitet aber die Ausdehnung dieser Hautblutungen die Größe eines 5-Mark-Stückes bis maximal diejenige einer Handfläche nicht. Die Farbe dieser Hautblutungen kann entsprechend der Dauer des Bestehens hellrot-blaurot, schwarzrot oder grün-gelb sein.

II. Auskultation

Auskultatorisch lassen sich mit Giemen, Pfeifen und Brummen die typischen Zeichen der Atemwegsobstruktion meistens erkennen. Die Stärke dieser Phänomene muß aber nicht der Stärke der Atemwegsobstruktion entsprechen. Die Stärke dieser trockenen Atemgeräusche wird von der Lokalisation der Atemwegsobstruktion wie von der *Stromstärke* der Atemluft bestimmt. Obstruktion in den kleineren Atemwegen kann oft ohne deutliches Giemen, Pfeifen oder Brummen einhergehen. Aber auch dann, wenn die Atemstromstärke bei starker Lungenüberblähung herabgesetzt ist, kann das sonst typische und oft schon auf Distanz hörbare Giemen, Pfeifen und Brummen fehlen. Giemen, Pfeifen und Brummen sind auch oft über allen Lungenabschnitten nicht gleich stark nachweisbar. Ob die Atemwegsobstruktion unterschiedlich stark in verschiedenen Lungenabschnitten ausgeprägt sein kann, wurde wiederholt diskutiert. Jedenfalls gibt es bei schwereren Atemwegsobstruktionen größere lufthaltige Lungenbezirke, die von der Ventilation abgeschlossen sind. Über diesen Bezirken gefesselter Luft (trapped air), die bis zu 3 l betragen kann (ISLAM u. ULMER, 1971a), sind natürlich keine Atemgeräusche zu hören. Da exspiratorisch bei schweren Atemwegsobstruktionen auch schon frühzeitig mehr und mehr Atemwege ganz verschlossen werden, lassen über derartigen Bezirken während der Ausatmung die trockenen Atemgeräusche schon sehr frühzeitig nach oder fehlen weitgehend. Im Sitzen und Stehen sind es vorwiegend die zwerchfellnäheren Bezirke, die exspiratorisch vorzeitig verschlossen werden. Daß über Gebieten, unter denen sich emphysematöse Bullae befinden, das Atemgeräusch fehlt oder weitgehend aufgehoben ist, wird nicht verwundern. Da solche Bullae auch nicht selten Kindskopfgröße und darüber hinaus annehmen können, kann auch hier auskultatorisch der Eindruck einer nur partiellen Obstruktion der Lunge entstehen. Abgeschwächtes Atmen wird über solchen Bezirken wie auch bei der oft erheblichen Lungenüberblähung beobachtet. Pleuraergüsse finden sich trotz erheblicher Cor pulmonale-Entwicklung selten. Meist sind komplizierende Lungenembolien die Ursache kleinerer Pleuraergüsse, wobei größere Stauungsergüsse extrem selten sind. Das Auftreten eines größeren Pleuraergusses sollte deshalb immer differentialdiagnostische Erwägungen aufkommen lassen: Pleuritis exsudativa, Lungenembolie, Bronchialkarzinom oder Pleurakarzinose.

Feuchte Geräusche, ob grob-, mittel- oder feinblasige Rasselgeräusche, sind in einem hohen Prozentsatz der Patienten wegen der gleichzeitig bestehenden produktiven Bronchitis nachweisbar.

III. Perkussion

Schon die einhändige Perkussion bietet meist die Zeichen vermehrten Luftgehaltes der Lunge. Typisch ist der hypersonore Klopfschall, auch Schachtelton genannt. Natürlich wird das Ausmaß der den Thorax bedeckenden Gewebsschichten die absolute Charakteristik des Klopfschalles modifizieren. Je weniger Muskulatur und Fettgewebe den Thorax bedecken, um so eindrucksvoller wird gegebenenfalls das Phänomen des Schachteltones. Das mit dem Zeigefinger der einen Hand über den Mittelfinger der anderen durchgeführte zweihändige Perkutieren gibt prinzipiell die gleichen Phänomene wieder, wenn es auch feinere Differenzierung erlaubt. Hierbei lassen sich Zwerchfellstand und Zwerchfellverschieblichkeit gut erfassen. Ein tiefstehendes Zwerchfell und in seiner Exkursion wenig verschiebliches ist wiederum Ausdruck der Lungenüberblähung. Auch eine Abnahme der absoluten Herzdämpfung spricht für eine Lungenüberdehnung, wobei die Vorderfläche des Herzens zunehmend von lufthaltigem Lungengewebe überdeckt wird.

Seitendifferenzen oder apikobasale Differenzen geben sowohl bei der Auskultation als auch bei der Perkussion Anhaltspunkte für einseitige Bullae, Schwielenbildungen, Thoraxschrumpfungen, Zwerchfellähmungen, Pleuraergüsse, Pneumothoraxbildungen.

Diese Zeichen sind aber zunächst keine typischen Phänomene der Atemwegsobstruktion. Derartige Phänomene geben aber wichtige Hinweise für die Ätiologie mancher obstruktiven Atemwegserkrankung.

C. Klinischer Verlauf der nichtatopischen Atemwegsobstruktion

Gemeinsam ist allen Verläufen die Einengung der Atemwege mit Atemnot, häufig verbunden mit auskultatorisch oder schon auf Distanz hörbarem Giemen, Pfeifen und Brummen und Husten und Auswurf.

Neben diesen, allen Formen mehr oder weniger gemeinsamen Symptomen werden doch im klinischen Verlauf erhebliche Unterschiede beobachtet, die immer wieder Veranlassung gegeben haben, unterschiedliche Formen zu beschreiben.

I. Vorwiegend anfallsweise auftretende Atemwegsobstruktion

Einige Patienten zeigen in der anfallsfreien Phase praktisch keine Symptome. Auch das intrathorakale Gasvolumen kann ganz normal sein. Dennoch kann es, wie »aus heiterem Himmel«, zu schwersten Atemwegsobstruktionen mit entsprechender Atemnot kommen. Zunächst wird man bei dieser Anamnese an eine Atemwegsallergie denken. Bei dem Fehlen des anamnestischen Bezuges für eine Atemwegsallergie und bei dem fehlenden Nachweis eines Allergens müssen wir doch derartige Fälle auch zur Reihe der nichtallergischen Atemwegsobstruktionen mit anfallsweisen Atemnotanfällen einordnen.

Alle diese Patienten zeigen ein überempfindliches Bronchialsystem, welches sich mit entsprechenden Reizen, wie Acetylcholin, Histamin, SO_2, Kaltluft u.a., nachweisen läßt. Abgesehen davon, daß die entsprechenden Reize offenbar nicht immer beliebig austauschbar sind, wenn auch im allgemeinen eine multifaktorielle Überempfindlichkeit vorliegt, ist die Empfindlichkeit des Bronchialsystems nicht immer gleich groß. Viele Stoffe sind inzwischen bekannt geworden, die in der Lage sind, die Empfindlichkeit des Bronchialsystems zu modifizieren (Ulmer,

1975b; MUNOZ u. BERGMANN, 1960). Die nachgewiesene Stärke einer Überempfindlichkeitsreaktion erlaubt deshalb nicht, Zuverlässiges über die Gefährlichkeit der Situation auszusagen. Der akute Atemnotanfall kann lebensbedrohlich verlaufen. Jedes Jahr beobachten wir ein bis zwei Patienten, die in einem akuten Zustand ad exitum kommen. Da die meisten derartigen Patienten schon entsprechende Erfahrungen aus früheren Anfällen von akuter Atemwegsobstruktion haben, liegt in der Prophylaxe wie in der Akut-Therapie die ganze Sicherheit für diese Patienten. Die Patienten müssen unterrichtet sein, was sie im akuten Notfall zu unternehmen haben. Sie sollten auch die notwendigen Medikamente, Bronchodilatatoren, wasserlösliche Nebennierenrindenhormone und Antihistaminika, ständig mit entsprechenden Spritzen und Kanülen bei sich tragen; u.U. ist auch jemand aus der Familie oder in der Nachbarschaft so weit medizinisch ausgebildet, daß entsprechende Injektionen sofort ausgeführt werden können.

Die Prognose derartiger Patienten hängt im wesentlichen von der Stärke und der Häufigkeit derartiger Anfälle ab. Im Anfall kommt es zu einer raschen Überblähung der Lunge. Bei maximalem Volumen pulmonum auctum sind die Atemexkursionen dann minimal. Bei den praktisch verschlossenen Atemwegen tritt eine immer deutlicher werdende Cyanose auf, die aber bei den gravierendsten Verläufen selten besonders stark hervortritt. Die hypoxische Schädigung der lebensnotwendigen Zentren des zentralen Nervensystems setzt offensichtlich schon frühzeitig ein. Zunehmend werden unter deutlicher Schnappatmung die Kreislaufverhältnisse schlechter; der Blutdruck sinkt ab, wobei eine abnehmende Herzleistung bei noch über längere Zeiten ablesbarem EKG typisch ist. Offensichtlich spielen die unter den abnormen Druckverhältnissen im Thoraxraum eintretende Belastung des rechten Herzens wie die Abnahme der Möglichkeit des Blutrückstromes in den Thorax für die Abnahme des Herzzeitvolumens eine wichtige Rolle (PODLESCH et al., 1966). Je rascher die Atemwege vollständig verschlossen werden, um so weniger ausgeprägt ist die Cyanose.

Bei etwas protrahierterem Verlauf kann aber zum Zeitpunkt des Todes eine schwerste Cyanose vorliegen. Neben diesen tödlich verlaufenden Anfällen gibt es auch alle Übergänge bis zu gelegentlichen »leichten Atembeschwerden«, die oft auch nur als Beklemmung oder als Gefühl des Nichtdurchatmenkönnens angegeben werden. Nach schweren Anfällen können Folgen cerebraler Hypoxie zurückbleiben, wie wir dies als Halbseitenlähmung oder motorische Sprachstörungen lokalisieren konnten. Eine allgemeine Hinfälligkeit, Konzentrationsschwäche, Unruhe und Schlafstörungen können im Gefolge solcher überstandener schwerer Atemnotanfälle beobachtet werden. Auch Erhöhung der SGOT und SGPT, geringe Anstiege der CPK und der LDH im Serum solcher Patienten kommen vor, die aussagen, daß neben dem zentralen Nervensystem auch andere Organsysteme betroffen waren. Für einige Zeit nach solchen Anfällen kann als Folge der akuten Herzschädigung wie der möglichen Kapillarschädigung eine Ödemneigung beobachtet werden. Alle diese Folgen der akuten lebensbedrohlichen Atemwegsobstruktion bilden sich meist zurück, wenn die bronchopulmonale Situation normalisiert wird und bleibt.

In der anfallsfreien Zeit lassen sich bei diesen Patienten, bis auf die Zeichen der Überempfindlichkeit des Bronchialsystems, keinerlei pathologische Befunde erheben. Eine gewisse Angst vor derartigen Anfällen, auch mit dem Bewußtsein, daß hierbei lebensbedrohliche Situationen auftreten können, ist häufiger im Gespräch mit diesen Patienten zu eruieren. Daß immer eine Atemwegsallergie so sicher wie möglich abzuklären ist und daß das Vorliegen eines α_1-Antitrypsindefizits bzw. eines Antikörpermangelsyndroms (γ-Globulinmangelsyndrom) (NICOLAS, 1963) auszuschließen sind, bedarf kaum der Erwähnung.

Neben diesen Atemnotanfällen aus heiterem Himmel kommt es auch zu derartigen akuten Atemnotanfällen bei Patienten, die in der Zwischenphase nicht ganz normale Strömungswiderstände in den Atemwegen bieten. Die Atembeschwerden in den Zwischenphasen kommen diesen Patienten manchmal nicht zum Bewußtsein. Sie geben an, praktisch ohne Beschwerden zu sein. Die Messung des 1-Sekunden-Wertes und der Strömungswiderstände in den Atemwegen läßt aber dann doch deutlich pathologische Werte registrieren. R_t-Werte zwischen 4–10 cm $H_2O/l \cdot s^{-1}$ kommen bei diesen Patienten durchaus in den »beschwerdefreien« Zwischenphasen vor. Die gezielte Befragung, ob nicht doch gelegentlich Atemnot vorliegt oder ob die Patienten in der Lage sind, mit Gleichaltrigen beim Treppensteigen oder bei ähnlichen körperlichen Belastungen Schritt zu halten, bringt dann meist doch entsprechende Beschwerden hervor. Ja, gelegentlich werden die Beschwerden erst bei der klinischen Untersuchung, wenn diskretes Giemen, Pfeifen und Brummen nachweisbar sind oder wenn auf die geringe Beweglichkeit des Thorax hingewiesen wird, zugegeben: »ach ja, so ganz in Ordnung ist das ja wohl nicht, aber es geht mir sonst ganz gut«. Die Krankheit kommt diesen Patienten auch immer erst deutlich zum Bewußtsein, wenn eine Verschlimmerung der Atemwegsobstruktion auftritt. Neben unspezifischen Reizen können neue Infekte oder Exazerbationen einer chronischen Bronchitis entscheidend beteiligt sein. So kommt es meist zu derartiger Verschlimmerung mit u.U. schwerer Atemnot in den »Erkältungsmonaten«.

Schwer abhustbarer Auswurf kann auftreten. Die Farbe des Auswurfes kann als Zeichen der Anreicherung mit Zellen und der Bakterienbesiedlung von weiß nach gelb und grün wechseln. Besonders in den Nachtstunden bis in die frühen Morgenstunden wird die Situation kritischer. Aber auch aufbauend auf einer von den Patienten schon empfundenen leichten Verschlechterung kann ganz akut eine schwere Atemnot angehen.

In der anfallsfreien Zeit sind weder im Blutbild noch im Urin dieser Patienten irgendwelche Besonderheiten nachweisbar. Die Situation des Herzens wird vom Ausmaß der Dauerobstruktion bestimmt. Zeichen vermehrter Rechtsherzbelastung sind elektrokardiographisch manchmal auch in den Zwischenphasen zu finden. Bei körperlicher Belastung werden mehr oder weniger starke praetibiale Ödeme beobachtet. Die arteriellen Blutgase sind in den Zwischenphasen meist normal. Das intrathorakale Gasvolumen entspricht der gleichzeitig vorliegenden Emphysembildung, die aber nicht vorhanden sein muß und in etwa 50% unserer derartigen Patienten nicht nachweisbar war. Im allgemeinen sind nach akuten Exazerbationen mit Anstieg der Strömungswiderstände die Funktionswerte immer wieder auf den gleichen Intervallstand zurückzuführen, so daß unter den heute gegebenen therapeutischen Möglichkeiten eine Verschlechterung der funktionellen Basissituation über viele Jahre nicht zu beobachten ist.

Die hier vorwiegend durch ihre Anfälle im klinischen Bild geprägten Formen mit Intervallen, die immer noch die Zeichen der Atemwegsobstruktion erkennen lassen, führen über zu den Formen der chronischen Atemwegsobstruktion.

II. Formen chronischer Atemwegsobstruktion

Diese Patienten werden nie ganz beschwerdefrei. Aber auch bei diesen Patienten, wie bei allen Patienten mit obstruktiver Atemwegserkrankung, ist das Krankheitsbild als dynamisches Geschehen zu verstehen mit ständig in gewisser Grenze schwankendem Funktionsbild. Die Belastungsdyspnoe bleibt immer bestehen; sie ist abhängig von der Größe des Strömungswiderstandes in den Atemwegen und der Größe des intrathorakalen Gasvolumens. Bei Körperruhe kann eine weitgehende Erleichterung bis zur Beschwerdefreiheit gegeben sein. Die Ventilation der Lunge erfolgt aber so an der Grenze der Leistungsbreite, daß ein geringes Maß an erforderlicher Mehrventilation an die Grenzen der Kompensationsfähigkeit stößt. Zweierlei Faktoren bestimmen diese Grenzen. Einmal werden exspiratorisch die Atemwege verschlossen bei mehr oder weniger erhöhter Strömungswiderstandsanstiegkapazität (closing capacity). Eine weitere Exspiration ist dann nicht möglich. Zum anderen befinden sich manche der Patienten endinspiratorisch an der oberen Grenze der Totalkapazität, so daß auch ein Ausweichen zur inspiratorischen Seite für eine Vertiefung der Atmung nicht mehr gelingt. Eine Verstärkung der Atmung erfordert verstärkte atemsynchrone Druckdifferenzen; diese wiederum bedingen ein noch früheres Auftreten des exspiratorischen Strömungswiderstandsanstieges. Trotz relativ ertragbarer Ruhesituation bestehen nur sehr begrenzte Belastungsreserven oder sie fehlen vollständig.

1. Patienten mit Hauterkrankungen

In unserem Krankengut zeigen etwa 5% unserer Patienten gleichzeitig chronische Hautveränderungen im Sinne einer Neurodermie oder eines chronischen Ekzems. Die Anamnese der Atemwegsobstruktion reicht bis in die Kindheit zurück, ebenso die Hauterscheinungen. Gelegentlich wechseln Stärke der Hauterscheinungen und Stärke der Atemwegsobstruktion in ihrer Intensität ab. Durchaus nicht immer gehen die Hauterscheinungen mit der Stärke der Atemwegsobstruktion parallel. Unter den heute gegebenen therapeutischen Möglichkeiten kann die Atemwegsobstruktion z.B. sehr gut beherrscht werden, wobei die Haut als therapeutisches Problem bestehen bleibt. Umgekehrt haben wir auch wesentliche Besserung der Hautsymptomatik gesehen bei ständig intensiver Therapie bedürftiger Atemwegserkrankung.

Unter Umständen läßt sich die Atemwegsobstruktion sehr gut mit Dinatrium cromoglycicum beherrschen, wobei die Haut zusätzlich lokaler oder systemischer Therapie bedarf. Bei anderen Patienten ist die Atemwegsobstruktion gut durch inhalatives Beclomethason (Sanasthmyl, Viarox) anzugehen, wobei zusätzliche Gaben von Glucocorticoiden der Haut wegen intermittierend notwendig werden. Die zusätzliche orale Glucocorticoid-Therapie verbessert dann immer auch die Atemwegsobstruktion. Die von uns beobachteten Formen entwickelten keine schweren Lungenemphyseme. Die Atemwegsobstruktion mit geringen Auswurfmengen steht ganz im Vordergrund, sie ist mit den angedeuteten therapeutischen Verfahren (s. auch S. 715) relativ gut zu beherrschen. Für

jüngere Patienten muß natürlich eine sorgfältige Berufsberatung erfolgen, die auf das anfällige Bronchialsystem Rücksicht nimmt und Aufenthalte im Freien, Belastung durch Staub, Rauch oder Gase sowie körperlich anstrengende Tätigkeit vermeidet.

2. Bronchiektasie und Atemwegsobstruktion

Auch bei Bronchiektasie kommt es nicht selten zur Atemwegsobstruktion. Die größeren Auswurfmengen, auch als Schichtsputum zu beobachten, stehen im Mittelpunkt. Oft kann unter der entsprechenden Therapie die Atemwegsobstruktion wesentlich gebessert werden; es kommt dann nicht selten zu ganz beschwerdefreien Intervallen, was die Obstruktion anlangt, aber geringe Auswurfmengen bleiben meist. Nach unseren Erfahrungen sprechen die auf dem Boden einer Bronchiektasie bestehenden Atemwegsobstruktionen eher besser im Vergleich zu anderen Formen der Atemwegsobstruktion auf die Therapie an. Zunahme der Auswurfmenge und Verfärbung des Sputums sind meist Zeichen der Verschlimmerung oder des erneuten Angehens der Atemwegsobstruktion. Nach dem Abhusten des Bronchialsekretes tritt meist auch eine Besserung der Atemnot ein. Die Bronchialtoilette ist deshalb, gerade bei diesen Formen, ein wichtiger therapeutischer Faktor auch der Atemwegsobstruktion.

3. Die emphysematöse Entspannungsobstruktion

Bei etwa 40–50% der Patienten mit obstruktiver Atemwegserkrankung spielt der emphysematöse Umbau der Lunge die entscheidende oder eine wesentliche Rolle für die das klinische Geschehen beherrschende Atemwegsobstruktion. Bei diffusem Lungenemphysem ist erstaunlich, wie groß die Überdehnung des Lungengewebes sein kann, bis sich hierauf eine Atemwegsobstruktion als offensichtliche Entspannungsobstruktion aufpfropft. Das intrathorakale Gasvolumen liegt dann bei 180–220% des Sollwertes (KOWALSKI u. ULMER, 1977). Auch dann ist es möglich, daß die Strömungswiderstände in den Atemwegen bei Ruheatmung im Normbereich liegen oder nur ganz geringgradig erhöht sind. Jeder Zwang, die Atmung zu vertiefen, führt aber unmittelbar zur Atemnot, da inspiratorisch die Grenzen der Totalkapazität schon überschritten sind und weitere inspiratorische Reserven nicht zur Verfügung stehen. Bei Messung der Strömungswiderstandsvolumenbeziehung sind derartige Zusammenhänge leicht zu erkennen (ISLAM u. ULMER, 1976, 1977). In dieser Gruppe finden sich die homocygoten α_1-Antitrypsinmangelpatienten. Nimmt die Emphysembildung darüber hinaus noch weiter zu, so kommt es zu einer therapeutisch sehr schwer beeinflußbaren Atemwegsobstruktion. Die Infektanfälligkeit dieser Patienten ist sehr groß, und auch wenn es gelingt, die Entzündung zurückzudrängen bzw. den zusätzlichen funktionellen Bronchospasmus zu lösen, so bleibt doch die Entspannungsobstruktion bestehen.

Neben diesen diffusen Emphysemen spielen aber auch lokale Emphysembildungen in Form von großen Bullae oder auch mehr lokalen, größerblasigen emphysematösen Umbauvorgängen als Grund von Entspannungsobstruktionen oft eine entscheidende Rolle. Das intrathorakale Gasvolumen braucht dann nicht extrem vergrößert zu sein. Werte zwischen 120 und 180% des Sollwertes werden bei u.U. erheblichen Atemwegsobstruktionen beobachtet. Die Entspannungsobstruktion in den Gebieten um den emphysematösen Umbau herum wie die Verziehung der Bronchialbaumstrukturen mit gestörtem Reinigungsmechanismus und ständig unterhaltener Entzündung beherrschen das klinische Bild derartiger Mischtypen. Der funktionelle Teil des Bronchospasmus läßt sich therapeutisch gut beeinflussen, der entspannungsbedingte mit der Störung des Reinigungsmechanismus ist weitgehend beeinflußbar. Strömungswiderstandsvolumenkurven zeigen immer, daß der Verschluß der Atemwege schon bei größeren Lungenvolumina einsetzt, auch wenn nach erfolgreicher Therapie unter Ruheatmung der Strömungswiderstand in den Atemwegen normal gefunden wird.

Die arteriellen Blutgase können, selbst bei den extremen Emphysembildungen, normal sein. Erst wenn die peripheren Atemwege mit Ventilations-/Perfusionsinhomogenität beeinflußt werden, kommt es zur arteriellen Hypoxämie bzw. zur alveolären Hypoventilation. Weniger das Emphysem als die zusätzliche Obstruktion kleiner Atemwege bestimmen dann das Verhalten des Gasaustausches. Da der emphysematöse Umbau bei α_1-Antitrypsinmangel vorwiegend die Lungenunterfelder betrifft und da auch diese Areale dann weniger stark durchblutet werden (ERIKSSON u. BERVEN, 1972; ERIKSSON et al., 1972), können auch bei diesen Patienten die arteriellen Blutgase bis zu schwerster Emphysembildung normal sein.

4. Mischformen

Die meisten der nichtatopischen Atemwegsobstruktionen sind Mischformen, wobei sich mäßige bis deutliche emphysematöse Veränderungen finden. Zeichen der Bronchitis bestehen mit Auswurfmengen zwischen 5 und 150 ml mit mehr oder weniger starken Verdachtsmomenten auf bronchiektatische Schädigungen des Bronchialbaumes.

Je nachdem, ob das Emphysem im Vordergrund des Geschehens steht oder die Atemwegsobstruktion ohne Emphysem, besteht eine Tendenz zu etwas unterschiedlichen klinischen Bildern. Die emphysematösen Formen neigen mehr zu Blutgasveränderungen und zu einer mehr »stabilen Atemwegsobstruktion«, während die »nur obstruktiven« häufig mehr anfallsweise die Atemnot zeigen (BIGNON et al., 1969; PARK et al., 1970; BURROWS et al., 1966; KARPICK et al., 1970); bei den »nur obstruktiven« besteht häufig mehr Dynamik im Krankheitsablauf.

Der circadiane Rhythmus mit den Atemnotanfällen oder der Verstärkung der Atemnot in den Stunden nach Mitternacht oder in den frühen Morgenstunden findet sich bei beiden Gruppen. Die möglicherweise zugrunde liegenden Mechanismen wurden von WYSS u. WILBRANDT (1945), ISRAELS (1952),

De Vries et al. (1961), Weller et al. (1968) und de Millas u. Ulmer (1971) diskutiert.

Die verschiedenen klinischen Verlaufsformen haben zu Einteilungsversuchen geführt, die leider zum Teil nicht gut definiert sind, zum anderen unterschiedlich gehandhabt werden und meistens ohne pathophysiologische Differenzierung gegeben werden (Ulmer et al., 1977; Thurlbeck, 1976).

Der eine Verlauf zeigt dominierend die arterielle Hypoxämie und u.U. eine gleichzeitig bestehende alveoläre Hypoventilation mit entsprechend erhöhtem arteriellen Kohlensäuredruck. Bei diesen Formen wird nicht selten eine Rechtsherzinsuffizienz bei chronischem Cor pulmonale beobachtet. Der andere Typ zeigt eher gesteigertes Atemminutenvolumen, normale arterielle Blutgase und keine Anzeichen vermehrter Belastung des rechten Herzens. Die Strömungswiderstände in den Atemwegen sind in der zweiten Gruppe von Patienten gewöhnlich höher als bei der ersten. Dornhorst (1955) beschrieb diese beiden Formen obstruktiver Atemwegserkrankung als »blue bloaters« bzw. als »pink puffers«. Schließlich wurde noch eine Gruppe mit vorwiegend anfallsweiser Atemnot als isolierte Gruppe (»wheezing willies«) beschrieben, die nach Staub (1965) 16% der Patienten mit chronisch obstruktiver Atemwegserkrankung ausmacht.

Die blue bloaters wurden dann mehr oder weniger präzise auch mit anderen Bezeichnungen belegt, wie B-Typ (Nash et al., 1965; King u. Briscoe, 1968), BB-Typ (Mitchell et al., 1970), Bronchialtyp (Burrows et al., 1966), obstruktive Bronchitis ohne schweres Emphysem (Fletcher, 1965), chronische Bronchitis (Mitchell et al., 1964). Verschiedene Kriterien wurden jeweils zur Definition der verschiedenen Typen verwendet (Duffel et al., 1970; Ingram et al., 1972; Mitchell et al., 1970; Burrows et al., 1964; Fletcher et al., 1963; Mitchell et al., 1964; Hüttemann u. Schüren, 1973). Andere Autoren versuchten, verschiedene emphysematöse Typen voneinander abzugrenzen, wobei zentrolobuläre und panacinäre unterschiedliche klinische Bilder hervorgerufen werden sollen, was aber von Thurlbeck (1976) abgelehnt wurde und auch nach unseren Erfahrungen *nicht als brauchbares klinisches Einteilungs-*

prinzip angesehen werden kann. So bringen Hicken et al. (1966) den B-Typ mit einer hohen Inzidenz von Rechtsherzinsuffizienz in einer Häufung von zentrolobulärem Emphysem zusammen. Burrows et al. (1965) teilten dann in eine A-Gruppe (emphysematöser Typ) und in eine B-Gruppe (bronchitischer Typ) ein. Auch läßt sich die Vermutung nicht halten, daß die Typ-B-Patienten diejenigen wären, welche nicht auf CO_2 bei der Erstellung von CO_2-Antwortkurven reagieren (Jones, 1965; Clark, 1968; Clark et al., 1969). Untersuchungen der geleisteten Atemarbeit unter CO_2-Atmung lassen vermuten, daß auch die Typ-B-Patienten dieselbe Atemarbeit leisten wie die A-Typ-Patienten (Ingram et al., 1972).

Lindsay u. Read vermuteten 1972, daß die unterschiedlichen Typen darauf beruhen, daß die blue bloaters »non responders« und die pink puffers »responders« wären. Die »non responders« seien nicht in der Lage, ihre Perfusionsverhältnisse in den verschiedenen Alveolarbezirken jeweils an die Ventilationsverhältnisse anzupassen, während die »responders« in der Lage seien, den Blutstrom aus unterventilierten Gebieten in die besser ventilierten umzuleiten. Ein Drittel ihrer Patienten etwa seien »non responders« mit entsprechend schlechter Prognose. Möglicherweise spielt dieses Phänomen eine wichtige Rolle, wobei aber der zugrunde liegende Mechanismus des »non responders« bzw. des »responders« nicht erklärt werden kann.

Es erscheint deshalb besser, die einzelnen Meßwerte, die ja heute mit den funktionsanalytischen Verfahren leicht zu erhalten sind, zu beschreiben und sich dann im Einzelfall auf die zugrunde liegenden pathophysiologischen Mechanismen zu beziehen (Ulmer et al., 1977). Entsprechend der emphysematösen bzw. funktionellen Lungenüberdehnung ist dann ein »Faßthorax« zu sehen, bei dem ein vergrößerter ap-Durchmesser die normalerweise größere Breitenausdehnung des Thorax nicht mehr erkennen läßt. Gleichzeitig stehen die Zwerchfelle tief, und sie sind wenig verschieblich. Das intrathorakale Gasvolumen kann bei den Atemwegsobstruktionen mit Emphysem dem Sollwert der Totalkapazität entsprechen; normalerweise beträgt das intrathorakale Gasvolumen nur

40–50% der Totalkapazität. Es kommt dann zum Zwerchfellthoraxwandantagonismus. Bei Betroffensein der mehr peripheren Atemwege mit hierdurch bedingter Vergrößerung des funktionellen Totraumes kommt es zur arteriellen Hypoxie und schließlich zusätzlich zur Hyperkapnie (alveoläre Hypoventilation). Gleichzeitig nachweisbare Cyanose spricht meist schon für das Vorliegen einer zusätzlichen venösen vermehrten Ausschöpfung des Blutes, da so schwere alleinige arterielle Cyanosen seltener vorkommen.

Auch bei den Mischformen wird das Krankheitsbild oft von den in unterschiedlicher Häufigkeit auftretenden Exazerbationen der »Bronchitis« geprägt. Die Patienten klagen dann, sich wieder erkältet zu haben. Innerhalb weniger Stunden bis zu einigen Tagen verschlimmert sich dann die Atemnot oft bis zu lebensbedrohlichen Zuständen. Gleichzeitig nimmt oft die Sputummenge zu, und eine stärker putride Beschaffenheit des Sputums deutet auf ein neues oder stärkeres Befallensein des Bronchialbaumes mit Bakterien mit gleichzeitig verstärkter Leukozyteneinwanderung hin.

Meist wird in dieser Situation noch keine Temperaturerhöhung beobachtet. Das Blutbild zeigt häufig eine leichte Leukozytose mit oft fehlender Linksverschiebung. Alle sonstigen Blutbildergebnisse oder Serumanalysen sind weitgehend unauffällig. γ-Globulinvermehrungen sind Ausdruck stärkerer systemischer Rückwirkungen des chronischen Bronchialinfektes, sind aber durchaus nicht die Regel. Eine Erhöhung der SGOT und der SGPT sind Ausdruck einer Leberstauung bei oft gleichzeitiger Hypoxie. Fast ausnahmslos sind dann aber schon die Zeichen vermehrter Rechtsherzbelastung mit Rechtsherzinsuffizienz nachweisbar.

Wandern die Bakterien in die Bronchialwandungen und in das Lungeninterstitium ein, so entwickeln sich Bronchopneumonien mit entsprechenden Temperatursteigerungen, Leukozytosen und Linksverschiebungen des Blutbildes. Die Leukozyten gehen allerdings selten über 30 000 Zellen/ml hinaus, und die Linksverschiebung hält sich in Grenzen. Das Verhalten der Lymphozyten ist uncharakteristisch und entspricht insgesamt mehr der Entzündungssituation.

In der älteren Literatur wurde immer wieder auf das Auftreten von Trommelschlegelfingern und Uhrglasnagelbildung hingewiesen. Bei reiner Atemwegsobstruktion werden diese so gut wie nie beobachtet. Bei Lungenfibrosen sind sie annähernd regelmäßig zu sehen. So wird das Beobachten von Trommelschlegelfingern und Uhrglasnagelbildung mehr an einen gleichzeitig vorliegenden sklerotischen Prozeß im Lungengewebe denken lassen, etwa im Sinne der »emphysematösen Lungensklerose« (Otto et al., 1969).

In der Literatur findet sich auch eine Diskussion über die möglichen Gründe unterschiedlich stark ausgeprägter Polyglobulien (Wilson et al., 1951). Auch lassen sich keine sicheren Beziehungen zwischen dem Erythrozyten-Volumen, dem Hämoglobingehalt und der arteriellen Hypoxie aufstellen (Grant et al., 1958; Hume, 1958; Hume u. Goldberg, 1964; Lertzmann et al., 1962; Wilson et al., 1950). Die Erythropoetin-Spiegel werden bei den hypoxischen Patienten häufig erhöht gefunden, auch wenn die Polyglobulie fehlt (Whitcomb et al., 1959). Polyglobulien finden sich aber nur bei Patienten mit arterieller Hypoxämie, also bei den blue bloater-Typen. Bis zu arteriellen Sauerstoffpartialdrucken von etwa 65 mm Hg wird keine sichere Polyglobulie beobachtet. Bei chronisch bestehender Sauerstoffdruckerniedrigung mit Werten unter 60 mm Hg werden allerdings dann annähernd regelmäßig eine Vermehrung der roten Blutkörperchen und des Hämoglobingehaltes nachgewiesen. Die Erythrozytenzahl kann auf über 8 Mill./ml und der Hämatokritwert über 65% ansteigen. Das Zellvolumen pflegt schneller anzusteigen als der Hämoglobingehalt (clorotische Polyglobulie) (Harvey et al., 1951).

Das allgemeine Blutvolumen steigt entsprechend der Vermehrung des Zellanteils. Das Plasma-Volumen nimmt nur zu, wenn es zur Herzinsuffizienz mit Stauung kommt. Polyglobulie und Hypervolämie entsprechen bei diesen Patienten mit herabgesetzter arterieller Sauerstoffsättigung im allgemeinen denjenigen, die bei gesunden Personen bei Aufenthalt in großen Höhen bei entsprechendem arteriellen Sauerstoffmangel beobachtet werden. Schwere chronische Infekte, fast immer dann verbunden mit größeren Auswurfmengen, können als anämisierende Faktoren wirksam werden. Die Polyglobulie und Hypervolämie können dann trotz der arteriellen Hypoxie fehlen.

Da viele dieser Patienten häufig husten, und da das zähe Sputum oft schwer abzuhusten ist, kommt es immer wieder zu lange dauernden Hustenattacken. Bei solchen Hustenattacken kann es zu Bewußtseinsverlust kommen, wie schon 1876 CHARCOT beschrieben hat und die McCANN et al. (1949) treffend als »tussive syncope« bezeichnet haben. Da die Patienten hierbei zusammenbrechen können, besteht immer eine gewisse Verletzungsgefahr. Die Situation entspricht weitgehend dem Kollaps, wie er während eines Preßdruckversuches auftreten kann (LÜTHY, 1956).

Bei den hohen, während des Hustens auftretenden, intrathorakalen Drucken, nimmt der Rückfluß des Blutes in den Thoraxraum kritisch ab. Das entsprechende Absinken des Systemblutdruckes verursacht die Synkope.

In Endstadien werden dann auch bei den Patienten mit alveolärer Hypoventilation Hirnfunktionsstörungen nachweisbar. Je nach der Geschwindigkeit der Veränderungen, dem Schweregrad der arteriellen Hypoxämie und der CO_2-Anreicherung finden sich ein vermehrtes Ruhebedürfnis, eine verminderte Aktivität und eine allgemeine desinteressierte und passive Haltung. Aber auch eine zum Teil erhebliche innere Unruhe, Reizbarkeit und Schlafstörungen können beobachtet werden. Im Kontrast hierzu steht eine schwere Erschöpfung des Organismus. Derartige Zustände entsprechen meist quo ad vitam kritischen Situationen. Im Oszillieren zwischen Schlafen und Wachen gewinnt die Schlafsucht und später die Bewußtseinstrübung zunehmend die Oberhand. Die Rückkehr zum Wachsein ist verlängert, und die Sinneseindrücke werden unwirklich und fern. Das Atemminutenvolumen nimmt in diesen Phasen meist erheblich ab. Es kann eine Zunahme der Schnappatmung beobachtet werden, wobei die das Krankheitsbild vorher beherrschende Atemnot kaum mehr auffällt. Der in maximaler Inspirationsstellung stehende Thorax und die Cyanose können aber bei derartigen Stadien auf die richtige Diagnose führen. Das rasche Erkennen dieser Situation ist deshalb so wichtig, da mit den heute gegebenen therapeutischen Möglichkeiten auch in diesen Phasen durchaus noch geholfen werden kann.

Im Verlaufe dieser durch verminderte Zirkulation und arterielle Hypoxämie und Hyperkapnie eingeleiteten Hirnfunktionsstörungen werden auch krisenhafte Halluzinationen manifest. Illusionäre Umdeutungen halbbewußter körperlicher Situationen können vorkommen. Nur kurz dauernde Unterhaltungen sind in dieser Phase möglich. Deutlich werden zunehmende Gedächtnislücken, Orientierungsdefekte und der Verlust der Psychokontrolle. Nicht selten treten delirante Tobsuchtsanfälle auf, wobei die Patienten nur mit Gewalt im Bett zu halten sind. Bei schwerer arterieller Hypoxie mit den Zeichen beginnender Hirnfunktionsstörungen sollten Glucocorticoide mit besonderem Bedacht verordnet werden, da diese selbst eine, wohl auf dem Boden der Verminderung des Zellstoffwechsels (RASCHE u. ULMER, 1970a, 1972), psychoneurotische Wirkung entfalten können. Bei an der Grenze der Dekompensation stehender Leistungsfähigkeit kann nach unseren Beobachtungen die Dekompensation durch eine derartige Medikation ausgelöst werden. Man wird also, wenn irgend vertretbar, mit einer einschleichenden Dosierung auszukommen versuchen.

Bei den bewußtseinsgetrübten Patienten finden sich auch motorische Störungen in Form klonischer und fibrillärer hypoxämiebedingter Zuckungen im Gesicht. Auch vorübergehende herdförmige neurologische Ausfälle, Paresen, Sprachstörungen und Augenmuskellähmungen (JAHN, 1952) kommen vor. Auch werden dann gelegentlich ungleiche Pupillen beobachtet. Dem Auftreten eines Papillenödems (WESTLAKE u. KAYE, 1954) gehen retinale Venenerweiterungen und -schlängelungen voraus.

Eine rasche Verschlechterung des Gasaustausches kann zum Anstieg des Liquordruckes mit Entwicklung einer Stauungspapille führen (McCANN et al., 1949). Diese Zustände, u.U. verbunden mit erheblichen Kopfschmerzen, haben gelegentlich zu Fehldiagnosen eines Hirntumors bzw. eines Hirnabszesses geführt (Ludwig, 1955). Papillen-ödem wird in 10% der Patienten mit Cor pulmonale von Flint (1954) wie von Simpson (1954) beschrieben. Es ist immer als Ausdruck gesteigerten intracraniellen Druckes und eines cerebralen Ödems anzusehen (Westlake u. Kaye, 1954).

Die geschilderten schweren Formen werden bei der heute möglichen Therapie seltener beobachtet. Erstaunlich ist oft, wie sie mit Besserung der Ventilierbarkeit der Lunge und mit dem Abbau der atemsynchronen intrathorakalen Druckdifferenzen meist rasch vollständig reversibel sind.

Unter der heute möglichen Dauertherapie entwickeln sich viele Fälle nicht mehr in so dramatischer Form. Über Jahre bleibt, unterbrochen durch Exazerbationen, die klinische Situation weitgehend konstant. Die Patienten – dann auch im hohen Lebensalter – »brennen aus«, wobei die ständige Glucocorticoid-Therapie wie die häufigen Antibiotikagaben diesen Verlauf mitbestimmen. Die terminal sehr schlechten arteriellen Blutgaswerte sind dann therapeutisch kaum mehr zu beeinflussen. Unter den Zeichen der Rechtsherzinsuffizienz, der pulmonalen Kachexie, Zeichen der Nebenwirkung der Glucocorticoid-Therapie bei immer mehr mit Schleim angefüllten Lungen und Bronchien, wobei das Abhusten große Schwierigkeiten bereitet, unter den klinischen Zeichen der Osteoporose, wobei vor allem die Inaktivität der letzten Lebensmonate neben der Glucocorticoid-Dosierung verantwortlich ist, tritt mit abnehmender intellektueller Leistungsfähigkeit und zunehmender Eintrübung der Exitus letalis ein. Manchmal besteht der Eindruck, als ob bei unter der Therapie prinzipiell gleichbleibender pulmonaler Situation die letzten Jahre bzw. Monate dieser Patienten mehr durch den fortschreitenden Altersabbau geprägt werden, der dann die bronchopulmonale Situation mehr in den Vordergrund schiebt und weniger gut beherrschbar macht.

III. Chronisches Cor pulmonale bei Atemwegsobstruktion

1. Begriffliche Abgrenzung

Der Begriff »Cor pulmonale« wurde in den Vereinigten Staaten von Nordamerika vor etwa 50 Jahren geprägt; wegen seiner Kürze und klinischen Treffsicherheit hat er sich bald durchgesetzt. Ähnlich gebrauchte White (1933) die Bezeichnung »pulmonary heart disease«. Kirch hat schon 1924 von »pulmonaler Herzhypertrophie« gesprochen, entsprechend dem chronischen Cor pulmonale.

Unter Cor pulmonale versteht man die Reaktion des Herzens auf eine akute oder chronische, durch eine Erkrankung der Lunge bedingte Drucksteigerung im Lungenkreislauf. In sehr knapper Form könnte diese Definition lauten: »Cor pulmonale ist eine primär pulmonalbedingte vermehrte Belastung des rechten Herzens«. Für den Pathologen beinhaltet aber der Begriff »Cor pulmonale« die Hypertrophie des rechten Ventrikels bei Lungenerkrankungen.

The World Health Organization (1963) sowie die Kommission von Behnke et al. (1970) lehnten eine funktionelle Definition wegen der Variabilität des pulmonalen Hochdruckes und der Schwierigkeit, diesen zu messen, ab. Diese Expertenkommissionen wählten deshalb als Basis der Definition die anatomischen Veränderungen und definierten »Cor pulmonale« als Hypertrophie des rechten Ventrikels, hervorgerufen durch Erkrankungen, funktionelle oder strukturelle Veränderungen der Lunge. Ausgenommen wurden Lungenveränderungen, die Folgen von primären Erkrankungen des linken Herzens oder von kongenitalen Herzfehlern sind. Wenn also die Hypertrophie des rechten Ventrikels nicht gesichert werden kann, sollten besser Ausdrücke wie »pulmonale Hypertension« oder »erhöhter Strömungswiderstand im Lungenkreislauf« gebraucht werden (Thurlbeck, 1976).

Im allgemeinen kommt es zu entsprechenden Formveränderungen des Herzens, die auch klinisch u.U. im Röntgenbild erkannt werden können und oft im Elektrokardiogramm Ausdruck finden (s.S. 293). Im klinischen Verlauf lassen sich, abhängig von der Dynamik der Atemwegsobstruktion, verschiedene Stadien der Anpassung des Herzens an den verstärkten Druck im Lungenkreislauf nachweisen, die pathologisch-anatomisch von der tonogenen Dilatation über die tonogene Hypertrophie zur konzentrischen und exzentrischen rechtsseitigen Hypertrophie führen können. Klinisch ist immer bedeutsam, ein kompensiertes Stadium von der Rechtsherzinsuffizienz abzugrenzen. Entsprechend der Dynamik der Atemwegsobstruktion kann die Insuffizienz des rechten Herzens in jedem pathologisch-anatomischen Stadium eintreten. Fordert man in der Definition des chronischen Cor pulmonale entsprechende pathologisch-anatomische Veränderungen, so ist ein pulmonaler Hochdruck infolge von Lungenerkrankungen nicht unbedingt identisch mit Cor pulmonale, da die Dynamik des Druckverhaltens im Lungenkreislauf und die Anpassungsvorgänge des rechten Herzens unterschiedlichen Zeitkonstanten gehorchen.

RAUTMANN hat 1951 darauf hingewiesen, daß bei Dauerbelastung, z.B. Langstreckenlauf, das rechte Herz mehr belastet wird als das linke. Vergleichende Untersuchungen am System- und Lungenkreislauf sprechen für eine relativ geringere Abnahme des pulmonalen Gefäßwiderstandes bei körperlicher Arbeit (BÜHLMANN et al., 1955; DONALD et al., 1955), so daß das rechte Herz zusätzlich zu der Volumenbelastung einer verhältnismäßig hohen Druckbelastung ausgesetzt ist. So steigt der mittlere Druck in der A. pulmonalis bei 18–29jährigen bei körperlicher Belastung um ca. 31%, bei 30–39jährigen um ca. 40%, bei 40–49jährigen um ca. 45% und bei den 50–70jährigen um ca. 56% (s. Abb. S. 124).
Die Rechtshypertrophie des Dauersportlers ist also die Folge des während der Leistung auftretenden pulmonalen Hochdruckes, der lange genug andauern muß, um morphologische Veränderungen zu erzeugen.

Erfahrungen mit Erkrankungen des Lungenkreislaufes belegen, daß jede Einschränkung des Querschnittes der Lungenstrombahn (Pneumektomie, pulmonale Arterienerkrankung) dazu führt, daß der Anstieg des Pulmonalisdruckes bei Arbeit bei immer geringeren Steigerungen des Herzzeitvolumens eintritt.
Körperliche Arbeit bzw. Sport bewirken aber kein Cor pulmonale, zu dem ex definitione eine Lungenerkrankung gehört. Bei vorhandenen Lungenerkrankungen wird aber körperliche Belastung die Entwicklung eines Cor pulmonale begünstigen.

Analoges gilt vom Sauerstoffmangel. Aufenthalt in großen Höhen führt im Mittel zu einer Druckerhöhung im Lungenkreislauf und zur vermehrten Belastung des rechten Herzens (ROTTA et al., 1952; CHAVEZ et al., 1953).

Eine so entstandene Hypertrophie des rechten Herzens fällt nicht unter den Begriff des Cor pulmonale. Aufenthalt in großen Höhen begünstigt aber zweifellos bei vorhandenen Lungenerkrankungen die Entwicklung eines Cor pulmonale.

Schwierigkeiten kann die Abgrenzung des Cor pulmonale bei anderen Herzerkrankungen machen, die eine vermehrte Belastung des Lungenkreislaufes und des rechten Herzens bedingen. Die Definition des Cor pulmonale durch die New York Heart Association fordert ausdrücklich den Nachweis des Fehlens jedes selbständigen Herzleidens, schließt also Erkrankungen der Lunge, die im Gefolge eines anderen selbständigen Herzleidens auftreten, wie z.B. einer Mitralstenose, eines Eisenmengerkomplexes, eines Vorhofseptumdefektes, als Ursache eines Cor pulmonale aus.

Vom eigentlichen Cor pulmonale unterscheiden sich diese Zustände dadurch, daß der sogenannte pulmonale Kapillardruck (p.c.p.), der auch als »pulmonary wedge pressure« (p.w.p.) bezeichnet wird, bei primärer Linksherzinsuffizienz, und besonders bei der Mitralstenose, stets erhöht ist. Diese begriffliche Abgrenzung des Cor pulmonale mit der Forderung nach einem normalen p.c.p. ist klar (DENOLIN, 1955), hat aber den Nachteil, daß eine schwer bestimmbare und in der Praxis kaum je ermittelte Größe zum Hauptkriterium einer klinischen Unterscheidung gemacht werden soll. Hinzu kommt, daß unter rascher Entwicklung eines pulmonalen Hochdruckes, z.B. durch Gasaustauschstörungen bei starker Acidose, auch der Druck im linken Vorhof ansteigen kann (DAUM et al., 1969a). Auch bei akutem Cor pulmonale durch große Lungenembolien steigt der p.c.p. oft erheblich an, wie eigene Untersuchungen wiederholt gezeigt haben (ULMER et al., 1978).

Einfacher und den praktischen Belangen besser entsprechend dürfte es deshalb sein, gemäß dem Vorschlag der New York Heart Association, alle selbständigen anderen Herzerkrankungen bei der Definition des Cor pulmonale auszuschließen, selbst wenn diese zu funktionellen und morphologischen Umstellungen der Lungengefäße führen, die denen gleichen, wie sie bei bestimmten Formen des chronischen Cor pulmonale beobachtet werden.

Die scharfe Abgrenzung des derartig definierten Cor pulmonale hat klinisch hervorragende Bedeutung und sollte deshalb gepflegt werden: Die Therapie des Cor pulmonale, vor allem des chronischen, hat im Gegensatz zu den anderen Formen pulmonalen Hochdruckes ihr ganzes Augenmerk auf die Lunge zu richten. Bei den uns heute gegebenen guten therapeutischen Möglichkeiten der obstruktiven Atemwegserkrankungen ist deshalb die Abgrenzung eines Cor pulmonale bei diesen Erkrankungen von besonderer klinischer Relevanz. Da die obstruktiven Atemwegserkrankungen die weitaus häufigste pulmonale Erkrankungsgruppe darstellen, sind auch die meisten in der Klinik zu beobachtenden chronischen Cor pulmonale-Patienten solche, die an einer Atemwegsobstruktion erkrankt sind. Die chronisch obstruktive Atemwegserkrankung ist die häufigste Ursache des klinisch zu beobachtenden Cor pulmonale.

2. Erkennung der Rechtsherzhypertrophie

Die Hypertrophie des rechten Herzens ist noch schwieriger als diejenige des linken am Lebenden wahrscheinlich zu machen, da das Gewicht des rechten Ventrikels nur 30–35% des Gesamtherzgewichtes ausmacht (Berblinger, 1943; Husten, 1952). Bei dem Herzgewicht von 300 g entfallen ca. 110 g auf das »rechte Herz«. Eine isolierte Hypertrophie des rechten Herzens mit einer Verdoppelung des Gewichtes würde einer Gewichtszunahme des Gesamtherzens von 37% entsprechen. Bei den vielfältigen Formvarianten, in welchen sich uns das Herz röntgenologisch

darstellt, fällt es schwer, auch eine derartige Vergrößerung mit Sicherheit als pathologisch zu erkennen. Noch schwerer ist es, diese auf eine Hypertrophie des rechten Herzens zu beziehen, da eine Dilatation der rechten Herzkammer gleichzeitig vorliegen kann.

Das Herz macht mit zunehmender Hypertrophie des rechten Ventrikels eine Reihe von Formveränderungen durch, auf die schon Kirsch (1933, 1955) wie Giese (1966), Könn u. Berg (1965) hingewiesen haben. Die Hypertrophie beginnt mit einer Verlängerung der pulmonalen Ausflußbahn, womit meist gleichzeitig eine Rotation des Herzens um seine Längsachse nach links, von oben gesehen, statthat. Der verdickte rechte Ventrikel nimmt hierbei zunehmend die Vorderfläche des Herzens ein. Die Herzspitze wird schließlich vom rechten Ventrikel gebildet; später verlängert sich auch die »Einflußbahn«, als welche wir die Strecke Tricuspidal – Herzspitze bezeichnen.

Erst später kommt es gewöhnlich zur Querdilatation der Kammer. Bei vielen Patienten ist die zeitliche Reihenfolge dieser morphologischen Veränderungen so streng zu beobachten, worauf bei der Besprechung der Ursachen der Rechtsherzhypertrophie zurückzukommen ist.

Das normalerweise eindeutig zum linken Ventrikel zu zählende Kammerseptum hypertrophiert zunehmend mit der Hypertrophie der rechten Kammerwand und gehört bei extremen Rechtshypertrophien nach der Form der Kammerlichtung immer deutlicher, auch funktionell, zum rechten Ventrikel. Die Kammerlichtung ist normalerweise links mehr zylinderförmig. Die rechte Kammerlichtung umgreift infolge der Wölbung des Kammerseptums mehr spaltförmig den linken Ventrikel. Im Laufe der Hypertrophie wird die Form der rechten Herzhöhle durch Verlagerung des Kammerseptums günstiger für die mechanische Leistung des rechten Ventrikels (Matthes et al., 1960). Diese Vorwölbung des Kammerseptums kann selbst die Funktion der linken Kammer beeinträchtigen (Friese, 1955; Liebow et al., 1949; Hayek v., 1951; Susmann et al., 1942). Bahler (1977) kommt allerdings zu dem Schluß, daß ein chronisches Cor pulmonale die Leistungsfähigkeit des linken Ventrikels nicht signifikant beeinträchtigt. Bei entsprechendem linksventrikulärem Versagen müßte nach anderen Ursachen gefahndet werden, die den linken Ventrikel direkt schädigen. Ähnliche Ergebnisse legten REICHEL et al. (1974) vor, die allerdings wie DAUM et al. (1969a, b) eine gleichzeitige Linksherzinsuffizienz bei schwerer respiratorischer Acidose vermuten. Kommt es zur vermehrten Belastung des rechten Vorhofes, so kann auch dieser hypertrophieren, was dann besonders deutlich an der Trabekelhypertrophie zu erkennen ist.

Das Verständnis des mit der Hypertrophie einhergehenden Formumbaues ist besonders wichtig, da sich dieser Formumbau dem Kliniker im Röntgenbild als indirektes Zeichen der Hypertrophie deutlicher darstellt als die Hypertrophie selbst.

Der Röntgenbefund des rechtshypertrophierten Herzens wurde seit der grundlegenden Beschreibung von ZDANSKY (1949) wiederholt eingehend abgehandelt (MATTHES et al., 1960; REINDELL u. DOLL, 1966). Dennoch müssen wir bekennen, daß leichtere Grade der Rechtsherzüberlastung zu keiner eindeutigen Form- und Größenveränderung des Herzens führen und somit auch röntgenologisch nicht zu erfassen sind (BERNSMEIER, 1966). Manches Röntgenbild zeigt noch dieses unauffällige Stadium, auch wenn der Patient am »Rechtsherzversagen«, wie der Kliniker zu sagen pflegt, ad exitum kommt. Pathologisch-anatomisch ist dann meist doch eine deutliche Rechtshypertrophie nachweisbar. Die Rechtsherzhypertrophie ist auch deshalb röntgenologisch oft schwer zu erkennen, da bei der pulmonalbedingten Rechtsherzhypertrophie (Cor pulmonale) das Herz durch die tiefstehenden Zwerchfelle und die hierdurch bedingte Steil- und Medianstellung so »ausgehängt« und klein erscheint.

Diese Herzen erscheinen deshalb auch in der seitlichen Aufnahme im Verhältnis zur Thoraxtiefe nicht vergrößert, da die Emphysembildung auch den Sagittaldurchmesser des Thoraxraumes vergrößert hat. Extreme Herzgewichte, ja, schon Vergrößerungen der Herzgewichte über das kritische Herzgewicht von 500 g hinausgehend, sind nach den Ergebnissen von GIESE (1966), denen auch unsere Erfahrungen entsprechen, bei isolierter Belastung des rechten Herzens eher selten. Herzgröße und Herzform sollten deshalb auch in Relation zum intrathorakalen Gasvolumen gesehen werden, welches bei Emphysembildung mit Werten bis zu 10 l auf über das $2^1/_2$fache der Norm ansteigen kann.

LENÈGRE et al. (1954), ULMER et al. (1976) und KOWALSKI u. ULMER (1977) konnten nur in einem Fünftel ihrer Fälle mit Rechtsherzhypertrophie diese röntgenologisch erfassen. Bei 54 pathologisch-anatomisch gesicherten Fällen von WALZER u. FROST (1954) war die klinische Symptomatik in 40% nachweisbar. Unter 202 autoptisch gesicherten Fällen von Patienten mit chronischem Cor pulmonale zeigten in einer Studie von BERNSMEIER (1966) 50% Symptome einer vermehrten Belastung des rechten Herzens. Die vom Kliniker oft bevorzugte Angabe »Zeichen vermehrter Belastung des rechten Herzens« ist aber für unsere Fragestellung nicht ausreichend, da in der Regel mit einer Vergesellschaftung von Hypertrophie und Dilatation (HOLZMANN, 1952), wenn auch in sehr unterschiedlichem Ausmaß, zu rechnen ist.

Die Verlängerung der pulmonalen Ausflußbahn ist oft an dem besonders im ersten schrägen Durchmesser hervortretenden Conus pulmonalis, welcher mit dem erweiterten Stamm der Pulmonalarterie eine glatte, konvexe Prominenz unterhalb des Aortenbogens bildet, zu erkennen. Diese Vorwölbung führt zu einer Abflachung der Herzbucht und damit zu einer Annäherung an die Mitralkonfiguration.

Im zweiten schrägen Durchmesser wird der rechte Ventrikel rechts randbildend. Mit fortschreitender Dilatation kommt es zu einer Verlängerung und Aufrundung dieser Kontur.

Eine pathologische Vergrößerung des Herzens im ganzen bleibt oft, selbst terminal, aus (AALSMEER u. WENCKENBACH, 1929). Aus der Beobachtung von HORT (1968) ist zu folgern, daß sich hinter einem gar nicht oder kaum vergrößerten Herzschatten eine beträchtliche Dilatation eines Ventrikels verbergen kann.

Ein nicht vergrößertes oder »kleines rechtes Herz« haben wir, wie REINDELL u. DOLL (1966), bis zu Drucken in der A. pulmonalis von 45 mm Hg beobachtet. Da die Rechtsherzhypertrophie in den meisten Fällen durch eine überwiegende Druckbelastung entsteht, kann die Restblutmenge normal oder selbst verkleinert sein (HÖFFKEN, 1961; REINDELL u. DOLL, 1966), was ebenfalls das »kleine rechtshypertrophierte rechte Herz« verständlich erscheinen läßt.

Vergleiche zwischen den Druckwerten in der A. pulmonalis, im rechten Vorhof, der Herzgröße und dem klinischen Zustand lassen keine allgemein gültigen Zusammenhänge erkennen. Insuffizienz kann bei relativ kleinen Herzen mit hohen Druckwerten wie bei niedrigen Drucken und bei großen Herzen vorhanden sein oder auch fehlen, wobei allerdings die deutliche Herzvergrößerung meist mit einer Insuffizienz einhergeht. Oft sind auch anamnestisch eindeutige Insuffizienzschübe nachweisbar. Der Zeitpunkt der Untersuchung mit seinen verschiedenen Meßgrößen ist nur eine Momentaufnahme in einem oft dynamisch ablaufenden Krankheitsgeschehen.

Der massiv dilatierte rechte Ventrikel mit dem wesentlich vergrößerten Herzen ist im Rahmen der Rechtsherzhypertrophie die Ausnahme. Gelegentlich werden solche massiv vergrößerten Herzen bei akuten Exazerbationen mit einer Atemwegsobstruktion bei chronischem Cor pulmonale gesehen, wenn der arterielle Sauerstoffdruck über längere Zeit sehr niedrig liegt. Bei arteriellen Sauerstoffdrucken unter 50 mm Hg kann das Herz aus jedem Stadium der Hypertrophie heraus massiv dilatieren.

Die Verkleinerung des Herzens unter der Therapie kann weitgehend gelingen oder trotz Verbesserungen des Gasaustausches und der Atemmechanik nur unwesentlich möglich sein. Die Rechtshypertrophie, gemessen am Gewicht des rechten Herzens, wobei auf die Problematik der Ventrikelwägung oder ähnlicher Methoden hier nicht eingegangen werden soll (WEGNER, 1971), kann bei diesen unterschiedlichen röntgenologischen Bildern annähernd gleich groß sein.

EKG-Veränderungen, welche mit Sicherheit nur auf eine Hypertrophie des rechten Herzens bezogen werden können, gibt es nicht (CHLUP et al., 1975). Da Hypertrophie

und vermehrte Leistung fast immer parallel verlaufen, hat HOLZMANN (1955) vom »Hyperfunktionstyp« gesprochen. Die Verlagerungen des Herzens, wie sie bei der Lungenüberblähung zustande kommen, beeinflussen ebenfalls das EKG.

Bei den pulmonal bedingten Hypertrophien ist häufig eine deutliche Tachykardie vorhanden. Die Ursache dieser Tachykardien ist nicht sicher bekannt. KELLER et al. (1971) diskutierten den im Plasma bei Patienten mit chronischem Cor pulmonale von ihnen nachgewiesenen signifikant erhöhten Katecholaminspiegel. Auch die Tierexperimente von HATCHER u. JENNINGS (1966) unter Sauerstoffmangelatmung mit und ohne Adrenalektomie sprechen für die Bedeutung der Katecholamine. Diese Tachykardien sind therapeutisch, so lange die Ursache der vermehrten Belastung des rechten Herzens nicht beseitigt wird, mit Digitalis oder β-Rezeptorenblockern nur sehr schlecht zu beeinflussen.

Das P-Pulmonale kommt auch bei Gesunden in etwa 8% der Fälle vor. Mit zunehmender Atemwegsobstruktion wird es immer häufiger nachweisbar (REICHEL et al., 1968). Ebenso fanden sich eindeutige Zeichen vermehrter Belastung des rechten Herzens immer häufiger, je größer der irreversible Anteil des intrathorakalen Gasvolumens war (KOWALSKI u. ULMER, 1977) (s. auch Abb. 8 S. 109). Solche Atemwegsobstruktionen wie Emphysembildungen allein können somit Ursache der elektrokardiographischen Zeichen vermehrter Belastung des rechten Herzens sein. Weitere Einzelheiten über die elektrokardiographischen Rechtsherzzeichen s. FABEL, S. 293 ff. dieses Handbuches.

Die Verschiebung der Übergangszone in den Brustwandableitungen über V_4 hinaus darf nur auf eine anatomische Verlagerung des Septums bezogen werden, wenn nicht gleichzeitig eine rechtsventrikuläre Leitungsstörung vorhanden ist (v. LUTTEROTTI, 1953).

Obwohl auch die Verschiebung der Übergangszone in den Brustwandableitungen häufig bei Patienten mit Lungenfunktionsausfällen, bei welchen eine Rechtsherzüberlastung und konsekutive Hypertrophie anzunehmen sind, gefunden wird, läßt sich doch zeigen, daß hier auch allein die mit der Emphysembildung einhergehende Verlagerung des Herzens diese Verschiebung der RS-Relation verursachen kann. Im akuten Versuch mit Stenoseatmung, wobei es zu einer Vermehrung des intrathorakalen Gasvolumens von etwa 700 ml kommt (ISLAM u. ULMER, 1971), verschiebt sich die RS-Relation in V_4 im Elektrokardiogramm schon nach 10 min bei über 30% der Probanden. Es läßt somit nicht erstaunen, daß bei Emphysembildungen, welche einer Vermehrung des intrathorakalen Gasvolumens um 2–5 l entsprechen können, die Verschiebung der Übergangszonen noch deutlicher wird.

Inkompletter und kompletter Rechtsschenkelblock lassen sich ebenfalls als Folge verstärkter Ventrikelfüllung deuten (CABRERA u. MONROY, 1952). Solche Schenkelblockbilder wurden auch in besonderem Maße bei Hochleistungssportlern von DELACHOUX et al. (1945), BECKNER u. WINSOR (1954) sowie von FREEDMAN et al. (1955) beschrieben. Auch bei Hochleistungssportlern kommt es zu starken atemsynchronen intrathorakalen Druckschwankungen mit entsprechend verstärkten Schwankungen der Vorhof- und Ventrikelfüllung. Nicht allein das vermehrte Herzzeitvolumen, auch die Füllungs- und Auswurfschwankungen des Herzens tragen zur Entwicklung des Rechtsschenkelblockbildes wahrscheinlich bei.

Auch Abweichungen des Integralvektors von QRS nach rechts werden bei Patienten mit Rechtsherzbelastung bis zu pathologischen Lagetypen häufiger beobachtet. Aber auch hier lassen sich Einflüsse der Herzverlagerung durch die Zwerchfellverschiebung von denjenigen, wie sie im Rahmen der Hypertrophie oder einer Dilatation einsetzen, schwer abgrenzen (BURCKHARDT, 1974).

Vergleichende elektrokardiographische und anatomische Untersuchungen von MYERS et al. (1948) wie von SHMOCK et al. (1971a) zeigten, daß die genannten Abweichungen des Elektrokardiogramms anatomisch einer Rechtsherzhypertrophie des Herzens entsprechen. JOHNSON et al. (1950) fanden dann derartige Veränderungen der Herzstromkurve, wenn der Druck in der A. pulmonalis 30 mm Hg überschritten hatte. Diese Ergebnisse haben SCOTT et al. (1955) bestätigt.

Da mit zunehmender Erkrankung der Lunge die Atemarbeit ansteigt und da hiermit, insbesondere bei den obstruktiven Atemwegserkrankungen, die atemsynchronen Druckschwankungen vergrößert werden, wobei es gleichzeitig zu einer Vergrößerung des intrathorakalen Gasvolumens kommt, findet sich eine strenge Korrelation zwischen der Höhe der Strömungswiderstände in den Atemwegen und der Häufigkeit der auf eine vermehrte Belastung des rechten Herzens hinweisenden EKG-Befunde (ULMER et al., 1968a). SHMOCK et al. (1971a, b) gaben eine Analyse des für Rechtshypertrophie typischen Elektrokardiogramms, welche sich weitgehend mit unserer Auffassung deckt. Spezielle elektrokardiographische Untersuchungen bei Patienten mit chronischem Cor pulmonale wurden auch von FISCHER (1970) vorgelegt, wobei möglicherweise die vermehrte Rechtsherzbelastung noch präziser zu erfassen ist.

Die Bestimmung der Muskelmasse des linken Ventrikels intravitam hat offenbar schon zu befriedigenden Ergebnissen geführt (DODGE u. BAXLEY, 1969; MAHLER et al., 1970; SJÖGREN, 1971), obwohl auch hierbei einige Aufnahmen erforderlich sind. Für die Bestimmung der Muskelmasse des rechten Ventrikels stehen brauchbare Verfahren noch nicht zur Verfügung. Die Sonographie wird möglicherweise hier wesentliche Fortschritte bringen.

Klinische Zeichen einer »Rechtsherzhypertrophie« sind Zeichen vermehrter Belastung des rechten Herzens und hierbei wegen der schon genannten Interferenzen mit dem intrathorakalen Gasvolumen, dem Kontraktilitätszustand des Herzmuskels, insbesondere bei schon eintretender Herzinsuffizienz, nicht mehr zuverlässig zu erfassen. So kann nach WALZER u. FROST (1954) die Rechtsherzhypertrophie anatomisch weit häufiger diagnostiziert werden als nach den klinischen Befunden. Klinische Hinweise können das parasternal nachweisbare Pulsieren des rechten Ventrikels wie ein betonter zweiter Pulmonalton sein.

Nimmt man röntgenologische, elektrokardiographische und klinische Zeichen zusammen, so fand BERNSMEIER (1966) bei 202 autoptisch gesicherten Fällen von Rechtsherzhypertrophie in 80% in einem der in der Klinik üblichen Untersuchungsverfahren Hinweise auf die Rechtshypertrophie.

Die Ursachen der vermehrten Belastung des rechten Herzens sind klinisch leichter zu erkennen. Erkennen wir sichere Ursachen einer vermehrten Belastung des rechten Herzens, so kann mit gewissen Einschränkungen, auf die noch weiter unten einzugehen ist, auf eine Rechtsherzhypertrophie geschlossen werden.

3. Ursachen der Rechtsherz-hypertrophie und der Rechtsherzinsuffizienz

Das vorwiegend druckbelastete rechte Herz hypertrophiert in oft exzessiver Weise mit mächtiger Verdickung der Wand des rechten Ventrikels bei kleinbleibendem Ventrikelvolumen, ja, das Ventrikelvolumen kann kleiner als der Norm entsprechend sein. Auf diese Zusammenhänge haben GEBHARDT (1964), KLEPZIG (1955), REINDELL et al. (1960, 1964) wiederholt hingewiesen. Von Jugend auf druckbelastete rechte Ventrikel können sehr hohe Drucke tolerieren, ohne zu dilatieren, ohne Anzeichen einer Rechtsherzinsuffizienz. Unter Belastung wurden Drucke bis zu 80 mm Hg in der A. pulmonalis bei Höhenbewohnern in Marococha, einer Höhe von 5440 m, ohne Anzeichen einer Herzinsuffizienz von PEÑALOZA et al. (1962) beschrieben. Diese Probanden können für 90 min Fußball spielen, ohne alle Anzeichen der Erschöpfung, obwohl der rechte Ventrikel das Vierfache an Leistung aufbringen muß im Verhältnis zu Normalbedingungen. Das rechte Herz kann trotz solcher exzessiver Drucke im rechten Ventrikel normal groß, ja, sogar klein erscheinen (VOGEL et al., 1962). Bei sonst gesunden rechten Herzen sind also extreme Herzbelastungen (bis etwa zum 5fachen der Norm) mit entsprechender Hypertrophie möglich, bevor es zur Dilatation kommt. Kommt es schon bei geringeren Druckbelastungen zur Dilatation, so wird man nach zusätzlichen Faktoren zu suchen haben, welche für die Dilatation verantwortlich sind.

Der volumenbelastete rechte Ventrikel hypertrophiert auch. Gleichzeitig wird aber das Restblutvolumen vergrößert, was zu einer Vergrößerung des Kammervolumens führt (REINDELL et al., 1964, 1967; GEBHARDT, 1964; KLEPZIG, 1955). Das volumenbelastete Herz erscheint somit größer. Die Ventrikelgewichte sind nicht wesentlich unterschiedlich zwischen druck- und volumenbelasteten Herzen, was den Vorstellungen über die Herzhypertrophie LINZBACHS (1948) entspricht.

Wir müssen die Anschauung zurückweisen, welche im wesentlichen auf die Arbeit von RILEY et al. (1948) zurückgeht, daß in der normalen Lunge der Druck in der A. pulmonalis bei ansteigendem Herzzeitvolumen nicht ansteigt. Wir fanden bei Anstieg des Herzzeitvolumens unter Belastung bei 14 gesunden Versuchspersonen belastungsabhängige Druckanstiege bis zu 28 mm Hg in der A. pulmonalis. Dies stimmt mit den Ergebnissen von FREEDMAN et al. (1955) überein, welche bei 2000 ml Sauerstoffaufnahme bei fünf Probanden Druckanstiege in der A. pulmonalis zwischen +33 und 110% mit einem mittleren Druckanstieg von ca. 90% fanden. Das entspricht auch den Ergebnissen von DONALD et al. (1955) sowie von DEXTER et al. (1951). Auch die Ergebnisse von MESSING et al. (1970) entsprechen unseren Befunden, wobei diese Autoren keine Unterschiede in verschiedenen Altersgruppen fanden. STANEK et al. (1970) glauben allerdings, daß bei höherem Alter die Drucke in der A. pulmonalis unter Belastung bei unveränderten Ruhewerten stärker ansteigen. Diese Ergebnisse wurden auch von GLOGER (1972) an 187 gesunden Versuchspersonen verschiedener Altersklassen bestätigt (Abb. 4; s.a. S. 124).

In Relation zum Strömungswiderstand im Lungenkreislauf bedeutet dies, daß dieser bei erheblicher individueller Schwankungsbreite unter Arbeitsbelastung nur um etwa $^2/_3$ des Wertes absinkt, was zur Aufrechterhaltung von normalen Blutdruckwerten in der A. pulmonalis notwendig wäre. Hohes Herzzeitvolumen bedeutet deshalb für das rechte Herz nicht nur Volumenbelastung, auch die Druckbelastung steigt. Dennoch nimmt das vorwiegend volumenbelastete Herz, im Ge-

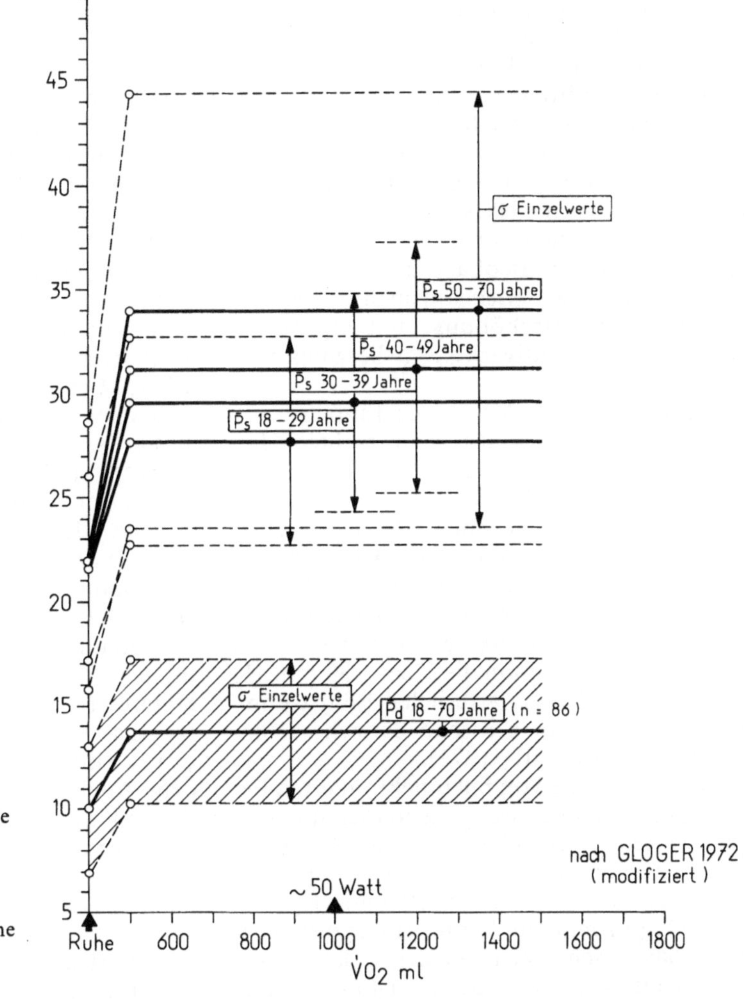

Abb. 4. Diastolische und systolische Mitteldrucke in der A. pulmonalis in Ruhe und unter körperlicher Belastung (O₂-Verbrauch) in verschiedenen Altersgruppen. Die Pfeile geben die Sigma-Streubereiche der Einzelwerte an. (Nach GLOGER, 1972)

gensatz zum vorwiegend druckbelasteten, zunächst, ohne klinische Insuffizienzzeichen erkennen zu lassen, an Größe zu. Nach der Anpassungsdilatation kommt es zur Insuffizienzdilatation. Der Kliniker verfügt aus einmaligen Bestimmungen der Herzgröße, besonders in den Übergangsphasen, sicher über eine nur ungenügende Kenngröße für die Abgrenzung dieser beiden Funktionsstadien. Die Wiederholungen von Herzvolumenbestimmungen (REINDELL et al., 1960) lassen eine Insuffizienzdilatation wesentlich sicherer abgrenzen.

Die Lungenembolie mit dem »akuten Cor pulmonale« gehört nicht zu dem gestellten Thema; sie trifft ein an eine übermäßig akute Belastung nicht angepaßtes Herz. Lungenembolien kommen aber relativ häufig, insbesondere in der letzten Phase des chronischen Cor pulmonale, vor und treffen dann auf einen entsprechend hypertrophierten rechten Ventrikel. Theoretisch wäre zu erwarten, daß solche Ventrikel der akuten Belastung eher gewachsen sind als nicht angepaßte Herzen. Da diese terminalen Lungenembolien aber meist ein Cor pulmonale treffen, dessen

Funktionszustand nicht mehr normal ist, läßt sich der Nutzen der Hypertrophie schwer beurteilen.

Die Rechtsherzhypertrophie aus pulmonaler Ursache kann einmal bei primären Lungengefäßerkrankungen zustande kommen; sie kann Folge von Störungen des Gasaustausches sein. Auch stehen nicht selten Störungen der Atemmechanik ganz im Vordergrund des Krankheitsgeschehens, wobei dann ebenfalls eine Hypertrophie des rechten Ventrikels gesehen wird. Mischbilder kommen im klinischen Beobachtungsgut häufiger vor. Jeder dieser Mechanismen verursacht eine Widerstandserhöhung im Lungenkreislauf mit konsekutiver Rechtsherzhypertrophie.

Gefäßverlust in der Lunge führt zu entsprechendem Druckanstieg im rechten Herzen. Bei einem Gefäßverlust von 50% ist mit einem Anstieg des Druckes in der A. pulmonalis von 50% zu rechnen. 70%iger Gefäßverlust verursacht einen Druckanstieg von etwa 85%. Die arteriellen Blutgase bleiben in Ruhe im Normbereich. Bei der Resektion von 91% des Gefäßbettes liegt der Druck in der A. pulmonalis bei 38 mm Hg (+170%), wobei die arteriellen Blutgase immer noch nicht in kritische Bereiche absinken (KAMMLER et al., 1972). Die Ergebnisse von pneumektomierten Patienten entsprechen weitgehend diesen tierexperimentellen Befunden. Nach der Pneumektomie lag der Mitteldruck in der A. pulmonalis von 16 Patienten bei 20,3 mm Hg, um bei 250 kpm/min auf 35 mm Hg anzusteigen. Der diastolische Ventrikeldruck lag rechts bei 6,1 mm Hg; unter der Belastung stieg er auf 12,1 mm Hg. Obwohl die Herzindices in Ruhe und bei Belastung der Norm entsprachen, waren die Füllungsdrucke erhöht (STANEK et al., 1970; ROSKAMM et al., 1970a). Ganz erhebliche Anteile des Gefäßquerschnittes müssen also zugrunde gehen, bis es zu Druckanstiegen in der A. pulmonalis kommt, die ein angepaßtes, d.h. normal hypertrophiertes Herz zur Insuffizienz bringen können (HEATH, 1970). Dennoch werden diese Herzen meist schon bei relativ niedrigen Drucken insuffizient. Entweder ist bei diesen Patienten das hypertrophierte Herz nicht entsprechend leistungsfähig oder diese

Herzen werden schon insuffizient, noch ehe es zu einer entsprechenden Hypertrophie gekommen ist. Unsere Beobachtungen von Patienten mit entsprechenden Krankheitsbildern, z.B. rezidivierenden Lungenembolien, sprechen für die letztere Annahme. Diese Herzen werden oft insuffizient bei mehr oder weniger starker Dilatation, ohne daß es zu einer optimal möglichen Hypertrophie gekommen ist. Wir werden auf diese Frage noch einmal bei der Besprechung der Gasaustausch- und atemmechanischen Faktoren zurückkommen.

Bei den in ihrer Kausalität umstrittenen recht seltenen Fällen von primär pulmonaler Hypertonie (WAGENVOORT u. WAGENVOORT, 1970; MATTHES et al., 1960; ROMBERG, 1891; PARMLEY u. JONES, 1952; STAEMMLER, 1937; BARETT u. COLE, 1946; MOSCHKOWITZ, 1949; KIRSCH, 1955; DELIUS u. WITZENHAUSEN, 1949), sieht man von den mit der Aminorex-Fumarat-Einnahme in Zusammenhang gebrachten Häufungen zunächst ab, ist die Hypertrophie des rechten Ventrikels obligatorisch. Bei den von DESDALE et al. (1951) eingehend untersuchten Fällen lagen die Drucke in der A. pulmonalis zwischen 55 und 80 mm Hg, wobei schon erhöhte Drucke im rechten Vorhof wie erhöhte diastolische Drucke im rechten Ventrikel registriert wurden. Auch waren die Herzzeitvolumina bei diesen Patienten herabgesetzt. In Spätstadien dieser Erkrankung ist aber auch der Gasaustausch in der Lunge gestört (WITEK, 1969). Bei den Patienten, welche im Zusammenhang mit der Aminorex-Fumarat-Einnahme publiziert wurden (GAHL et al., 1970), waren 15 von 21 nach dem Druckverhalten im rechten Vorhof dekompensiert. Röntgenologisch wurde zwar, wie zu erwarten, eine Rechtsbetonung des Herzens beschrieben, eine wesentliche Vergrößerung wurde aber nicht erwähnt. Der Mitteldruck in der A. pulmonalis lag bei diesen Patienten über 30 mm Hg. Das mittlere Lebensalter dieser Patienten betrug 43,3 Jahre mit einer Schwankungsbreite von 26–64. Wir sehen, daß das rechte Herz schon bei mittleren Pulmonalisdrucken, welche über 30 mm Hg liegen, gehäuft insuffizient werden kann.

Nach der Übersicht von VOSS u. HARMS (1970) von 33 Patienten mit primärer Gefäßerkrankung der Lunge ist am röntgenologischen Befund die Größe des Herzens weniger wichtig als die Konfiguration. Sekundär kommt es nach SMEKAL et al. (1970) wie nach HARMS u. VOSS (1970) zur arteriellen Hypoxie, welche das Herz zusätzlich belastet und u.U. einen Faktor für die vorzeitige Insuffizienz darstellt. Leistungsabfall und Atemnot beherrschen im allgemeinen das klinische Bild.

Elektrokardiographische Zeichen von Rechtsherzbelastung ohne sichere atemmechanische Störungen sollten immer an das Krankheitsbild der primären pulmonalen Hypertonie denken lassen, welche sich dann mit der Druckmessung im kleinen Kreislauf abklären läßt.

Rezidivierende Lungenembolien wie Lungenembolien mit apositionellem Wachstum können zu ganz erheblicher Rechtshypertrophie führen. Die Rechtshypertrophien können an Bilder, wie sie sonst nur bei angeborenen Vitien zu sehen sind, erinnern. Wie stark das rechte Herz hypertrophiert, hängt aber auch hier, wie dies besonders deutlich bei den Cor pulmonale-Fällen mit atemmechanischer und Gasaustauschstörung zu sehen ist, von der Hypertrophiefähigkeit des Herzens ab. Diese Hypertrophiefähigkeit kann auch zum Zeitpunkt der Embolisierung schon sehr eingeschränkt sein. Das Herz versagt dann, ohne die Grenze seiner primären Hypertrophiefähigkeit erlangt zu haben. Unsere Beobachtungen lassen kaum Zweifel darüber, daß es Herzen mit eingeschränkter Hypertrophiefähigkeit gibt. Solche Herzen mit eingeschränkter Hypertrophiefähigkeit können an einer relativ kleinen neuen Lungenembolie versagen, wobei die Obduktion nur eine mäßige Rechtsherzhypertrophie und eine deutliche, wenn auch keineswegs exzessive Dilatation zeigt.

Lungenembolien sind eine häufige Komplikation bei Patienten mit chronisch obstruktiver Atemwegserkrankung. Häufigkeitsangaben schwanken zwischen 13 und 62% in pathologisch-anatomischen Studien (BIGNON et al., 1969; THURLBECK et al., 1970; MITCHELL et al., 1968a; CULLEN et al., 1970; KARPICK et al., 1970). MITCHELL et al. (1968a) fanden bei Patienten mit leichtem bis mildem Emphysem, aber ohne Atemwegs-

obstruktion, bei 13,3%, bei Patienten mit Atemwegsobstruktion bei 41,7% ($n = 162$) Lungenembolien. Bei Patienten mit schwerem Emphysem lagen die Häufigkeiten nicht prinzipiell anders. Patienten mit schwerem Emphysem, aber ohne Atemwegsobstruktion, hatten in 12,5%, Patienten mit schwerem Emphysem und Atemwegsobstruktion in 30,4% Lungenembolien ($n = 72$).

Diese Angaben lassen vermuten, daß die Lungenembolien mehr den Atemwegsobstruktionen als der Schwere der Emphysembildung zuzuschreiben sind. Entscheidend ist aber auch die Rechtsherzinsuffizienz. Ohne Herzinsuffizienz fanden die gleichen Autoren Lungenembolien in 12 bzw. 12,2% bei Patienten ohne bzw. mit Atemwegsobstruktion. Liegt aber eine Rechtsherzinsuffizienz vor, erhöht sich der Prozentsatz bei Patienten ohne Atemwegsobstruktion auf 20,8%, bei Patienten mit chronischer Atemwegsobstruktion auf 37,9%.

Es ist nicht sicher, ob die Lungenembolien vorwiegend nur als Komplikation der Atemwegsobstruktion anzusehen sind. Lungenembolien können bei schweren Emphysemen Symptome einer Atemwegsobstruktion auslösen oder verstärken (THURLBECK, 1976; ISLAM et al., 1977). Wiederholte Schübe von sicher häufiger nicht oder schwer zu erkennenden Lungenembolien sind nicht selten Ursache verstärkter Atemwegsobstruktionen mit Zunahme oder erneutem Aufflackern der Rechtsherzinsuffizienz.

Patienten mit chronischem Cor pulmonale bei obstruktiver Atemwegserkrankung sind aber ohne Zweifel besonders emboliegefährdet. Die Embolie verstärkt dann die Atemwegsobstruktion, die Gasaustauschstörung wie die Rechtsherzinsuffizienz. Oft ist dann eine neue relativ kleine Lungenembolie die letzte Todesursache.

Weitaus am häufigsten wird die pulmonalbedingte Rechtsherzhypertrophie bei atemmechanischer Störung mit konsekutiver Gasaustauschstörung beobachtet. Hierher gehört das chronische Cor pulmonale bei obstruktiver Atemwegserkrankung.

Das Lungenemphysem als solches bleibt weitgehend ohne stärkere Rückwirkungen auf das rechte Herz (MATTHES u. ULMER, 1957), so wie das Lungenemphysem auch den

Gasaustausch zunächst wenig beeinflußt. Erst die Atemwegsobstruktion bringt die für das rechte Herz entscheidenden Faktoren (ULMER et al., 1966, 1976). Für die Belastung, vor allem des rechten Herzens, sind bei der Atemwegsobstruktion verantwortlich zu machen:

1. Störungen des Gasaustausches,
2. atemsynchrone Füllungs- und Auswurfschwankungen des Herzens,
3. gefesselte Luft,
4. Hustenattacken,
5. die chronische Infektion.

Seit den Versuchen von EULER u. LILJESTRAND (1946) ist bekannt, daß unter akuter Hypoxie der Strömungswiderstand im Lungenkreislauf ansteigt. Im akuten Versuch mit starker Hypoxie läßt sich beim Hund (REICHEL et al., 1965) wie beim Menschen (REICHEL et al., 1965; ULMER u. WENKE, 1957a; HERTZ, 1956; WEIDEMANN et al., 1969; MOTLEY et al., 1947; WESTCOTT et al., 1951; DOYLE et al., 1952) eine Druckerhöhung im Lungenkreislauf von 5–10 mm Hg nachweisen.

Bei verschiedenen Tierspezies bestehen erhebliche Unterschiede in der Hypoxie-Empfindlichkeit der Lungenkapillaren (GROVER, 1966). Die Hypertonie, wie sie bei chronischem Cor pulmonale beobachtet wird, ist aber wesentlich stärker als sie im akuten Hypoxieversuch zu erzielen ist. Offensichtlich verursacht die Hypoxie eine akute mäßiggradige Vasokonstriktion, der dann hyperoxiebedingte, pathologisch-anatomisch faßbare Gefäßveränderungen, als Media-Hypertrophia beschrieben (AALSMEER u. WENCKENBACH, 1929; NAEYE, 1962; VOGEL et al., 1962; PEÑALOZA et al., 1962; SHELTON et al., 1977), folgen. Diese sekundär hypoxiebedingten Strömungswiderstandszunahmen sind ebenfalls reversibel. Die Rückbildung benötigt aber Wochen bis Monate.

Die hypoxiebedingte Widerstandserhöhung im Lungenkreislauf ist sehr wahrscheinlich auf lokale Mechanismen zurückzuführen (FISHMAN, 1976). Dieses regulatorische Prinzip ermöglicht eine Umleitung von Blut aus schlecht ventilierten Alveolarbezirken in gut ventilierte (PETERS u. ROSS, 1952; ULMER u. WENKE, 1957b; HERTZ, 1955). Da es wahrscheinlich Probanden gibt mit einer guten derartigen Reaktionsbereitschaft und solche mit geringer Reaktion, wurde auch von »good responders« und »bad responders« gesprochen, wobei die »bad responders« diejenigen seien, bei denen sich schlechte arterielle Blutgasverhältnisse entwickeln. Denkt man diese Hypothese ganz durch, so müßten die »bad responders« diejenigen mit schlechten arteriellen Blutgasen, aber relativ niedrigem Druck in der A. pulmonalis sein. Diejenigen Patienten mit den besseren oder normalen arteriellen Blutgasen müßten bei schweren Verteilungsstörungen der Ventilation eher hohe Pulmonalisdrucke haben. Derartige Zusammenhänge konnten aber noch nicht aufgezeigt werden.

Gabe von Sauerstoff vermindert so auch sehr rasch erhöhte Drucke in der A. pulmonalis. Da diese Regulation auch im akuten Versuch nachweisbar ist, können einem vergrößerten Herzzeitvolumen sowie einem vergrößerten Blutvolumen und einer möglichen Acidose nur eine untergeordnete, gelegentlich additive Wirkung zugesprochen werden.

Auch die Hyperkapnie und Acidose können das rechte Herz belasten. Offensichtlich geschieht dies aber erst bei pH-Werten unter 7,2 (DAUM et al., 1969a, b; FISHMAN et al., 1960; KAMMERMEIER et al., 1968; REICHEL et al., 1968), wobei unter der Acidose auch im linken Vorhof der Druck ansteigt. Die Acidose beeinflußt also nicht die Leistungsfähigkeit des rechten sondern die des gesamten Herzens (DAUM et al., 1969a), wobei die immer dann vorhandene Hypoxie die Acidosegefahr zusätzlich verstärkt (GRIGGS, 1970).

Neben diesem allgemein anerkannten Hypoxiefaktor sind aber Faktoren zu diskutieren, deren Wirksamkeit für das rechte Herz nach dem klinischen Bild kaum bezweifelt werden kann.

Mit zunehmender Atemwegsobstruktion steigen die atemsynchronen intrathorakalen Druckdifferenzen an. Sie können von den Normalwerten (2–3 cm H_2O) Werte von über 50 cm H_2O erreichen. Hierdurch kommt es zu starken atemsynchronen Füllungs- und Auswurfschwankungen des rechten wie des linken Herzens (ULMER et al., 1966; ZEILHOFER, 1967), deren Rückwirkungen auf das Herz noch nicht geklärt sind. Sicher aber bedeuten

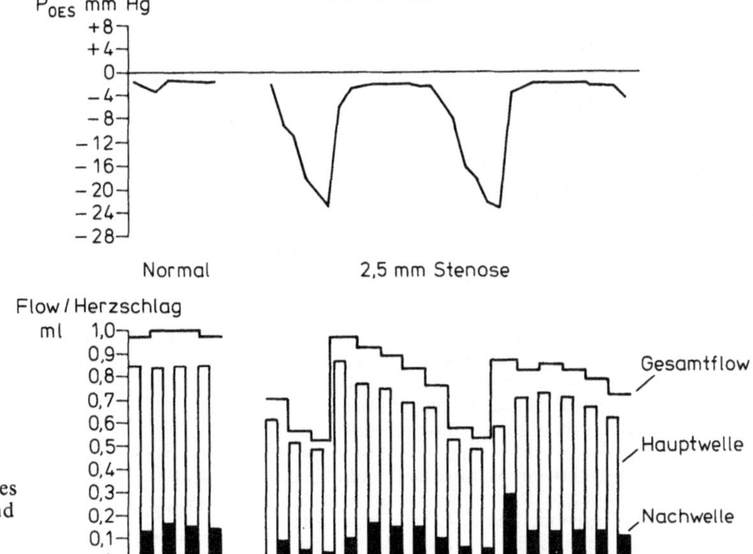

Abb. 5. Druckschwankungen im Thoraxraum (P_{oes}) (oben) wie herzsynchrone Strömung des Blutes in der A. femoralis (unten) vor und während experimenteller Atemwegsobstruktion

sie für das Herz nicht das gleiche wie gleichgroße Herzzeitvolumina bei atemsynchron annähernd konstant bleibender Füllung und konstant bleibendem Auswurf (KAUFMANN et al., 1971). Gleichzeitig mit den starken atemsynchronen Füllungs- und Auswurfschwankungen muß es zu atemsynchroner, je nach Herzphase mehr isometrischer oder isotonischer Dehnung bzw. Entspannung des Herzmuskels kommen, deren quantitative Bedeutung für die Ventrikeldynamik ebenfalls noch nicht erarbeitet ist (Abb. 5).

Auch die »gefesselte Luft« in diesen Lungen muß das rechte Herz belasten. Mit zunehmender Atemwegsobstruktion steigt der Prozentsatz der selbst endinspiratorisch noch gefesselten Luft erheblich an (ISLAM u. ULMER, 1971). Da mit dem Anstieg des Strömungswiderstandes auch die Größe des intrathorakalen Gasvolumens zunimmt (ULMER et al., 1976; ULMER et al., 1966; ULMER et al., 1968a), besteht auch eine sichere Korrelation zwischen der Größe des intrathorakalen Gasvolumens und der Menge der selbst endinspiratorisch gefesselten Luft. In diesen Räumen mit gefesselter Luft bestehen Alveolardrucke, welche sicher zum Teil wesentlich über denen der ventilierbaren Alveolarbezirke liegen. Hohe Intraalveolardrucke belasten aber das rechte Herz, da diese

Drucke vom rechten Herzen zur Durchblutung der Alveolarkapillaren aufgebracht werden müssen. Für die Verteilung des Blutes in der Lunge ist entscheidend, ob die Compliance des die ventilierbaren Alveolen versorgenden Gefäßbettes noch ausreicht, um das notwendige Herzzeitvolumen aufzunehmen, ehe es bei entsprechend angehobenen Drucken zur Durchblutung der nicht mehr ventilierbaren Alveolarbezirke kommt. Das Ausmaß der arteriellen Hypoxie wird von dieser Relation entscheidend beeinflußt.

Viele dieser Patienten haben, besonders in Phasen akuter Exazerbation der Bronchitis, Hustenattacken, welche über mehrere Minuten andauern können. Die enormen Drucksteigerungen im Thoraxraum, welche auch ungemindert das Herz und Gefäßsystem treffen, verhindern oft eine ausreichende Füllung des Herzens. Ein deletäres Versagen des rechtshypertrophierten Herzens sehen wir gelegentlich als Folge solcher Hustenparoxysmen. Diese Hustenparoxysmen müssen als zusätzlicher möglicher Schädigungsfaktor, welcher auch die Hypertrophiefähigkeit des Herzens beeinflussen kann, gewertet werden.

Bei diesen Patienten sind oft tägliche Sputummengen bis über 200 ml, die oft in der Endphase reines Pus darstellen, zu messen.

Ohne daß exzessive Drucke in der A. pulmonalis vorliegen, ohne daß exzessive Rechtshypertrophien zu beobachten sind, wird der rechte Ventrikel solcher Patienten oft insuffizient. Auch wenn diese Zusammenhänge nicht sicher darzustellen sind, muß der Kliniker doch auch im chronischen Infekt einen Faktor diskutieren, welcher die Hypertrophiefähigkeit, damit den Aufbau größerer Leistungsreserven, beeinflußt, was dann den rechten Ventrikel besonders treffen kann.

Auch bei den Lungenfibrosen kommt es zu Blutgasveränderungen, meist zur isolierten Hypoxämie. Da Mischbilder zwischen Atemwegsobstruktion und Lungenfibrose vorkommen, sei hier auf die etwas anders liegende Problematik bei den Lungenfibrosen hingewiesen. Die atemsynchronen Füllungs- und Auswurfschwankungen des Herzens sind nicht so ausgeprägt wie bei den obstruktiven Atemwegserkrankungen. Bei den Lungenfibrosen steht aber der Gefäßverlust in der Lunge im Vordergrund. Die Faktoren, gefesselte Luft und chronisch bakterieller Infekt, fehlen bei den Lungenfibrosen zunächst. Vorwiegend wegen des Gefäßunterganges wird der rechte Ventrikel stark belastet, und entsprechend wird eine Hypertrophie nachgewiesen. Die Herzen bei Lungenfibrosen bleiben meist lange Zeit suffizient. Wir haben Ruhedrucke bis zu 50 mm Hg, welche unter Belastung bis 75 mm Hg anstiegen, bei suffizienten rechten Herzen beobachtet.

HARVEY et al. beschrieben 1951, daß bei Patienten mit chronischem Cor pulmonale und Emphysem die Herzinsuffizienz im allgemeinen charakterisiert ist durch ein hohes Herzzeitvolumen. Seitdem ist diese auch für die Frage der Rechtshypertrophie wichtige Diskussion über den high output-Fehler bei Cor pulmonale nicht mehr zur Ruhe gekommen (DENOLIN et al., 1971; WILLIAMS et al., 1968). Die Ergebnisse von HARVEY et al. (1951), nach denen bei durch Emphysem hervorgerufenem Cor pulmonale ein high output vorliegt, während bei Silikosen das Herzzeitvolumen nicht erhöht ist, können wir nicht bestätigen. Sicher wirken bei beiden Erkrankungen Faktoren, welche das Herzzeitvolumen in die Höhe treiben, wie die Hypoxie, Einflüssen entgegen, welche in der Lage sind, das Herzzeitvolumen zu senken, wie die Acidose, erhöhter Gefäßwiderstand und ein in seiner Kontraktionsfähigkeit herabgesetztes Myokard (KAUFMANN et al., 1971; DOWNING, 1966; POCHE et al., 1967; SPOTNITZ et al., 1966; WADE et al., 1962).

Die Frage, ob das Herzzeitvolumen häufiger über einen normalen venösen Sauerstoffdruck hinaus angehoben ist, ist nach den Angaben der Literatur noch nicht zu entscheiden. Unsere Messungen lassen solche Rechtsherzhypertrophien mit high output bei vermehrter Druckbelastung im allgemeinen als unwahrscheinlich erscheinen.

Versuche über das Verhalten des Herzzeitvolumens bei experimenteller externer Atemwegsobstruktion wie bei pharmakologisch ausgelöster führten KOWALSKI u. ISLAM (1978) bei uns durch. Mechanische externe Stenoseatmung über 1 Std führte nicht zu Veränderungen des Herzzeitvolumens. Bei schwerer Obstruktion unter Acetylcholin steigt das Herzzeitvolumen eher etwas an (Abb. 6).

BISHOP (1968) kam zu dem Ergebnis, daß bei Patienten mit Atemwegsobstruktion das Herzzeitvolumen entweder erniedrigt oder normal ist. Erhöhte Herzzeitvolumina sind selten. Auch die Ergebnisse von BURROWS et al. (1972), an 50 Patienten gewonnen, entsprechen dieser Auffassung.

Bei der arteriellen Hypoxämie kommt es häufig auch zur Polyglobulie. Der erhöhte Hämatokrit-Wert kann ebenfalls das Herz belasten, da die Fließeigenschaften des Blutes verschlechtert werden. Zumindest muß aber ab Hämatokrit-Werten von > als 50 Volumenprozent mit einer erheblich die Hypertrophie fördernden Erschwerung der Fließeigenschaften des Blutes gerechnet werden, wie SCHLAAK u. JIPP (1971) tierexperimentell zeigen konnten.

Auch PALMER u. AGARWAL (1970) kommen zu gleichen Ergebnissen. Die Polyglobulie entwickelt sich aber nicht regelmäßig. Den negativen Einflüssen der chronischen Infektion auf die Blutbildung wird das Ausbleiben einer Polyglobulie bei stärkerer Hypoxie zugeschrieben.

Besonders große Belastung des rechten Herzens ist von Krankheitsprozessen zu erwarten, welche mit einer Kombination von obstruktiver Atemwegserkrankung mit ausgedehnten Parenchymschäden, mit massivem Gefäßuntergang in der Lunge einhergehen. Die Pneumokoniosen gehören in diese Gruppe. Die Pneumokoniosen, was deutlich bei der Pneumokoniose der Bergarbeiter gezeigt werden konnte (REICHEL et al., 1969), führen immer erst dann zu bedeutsameren funktionellen Schäden, wenn sie mit einer obstruktiven Atemwegserkrankung einhergehen (Abb. 7).

KÖNN hat die Relation der Wandstärke rechter/linker Ventrikel bei 173 Patienten untersucht, welche vorwie-

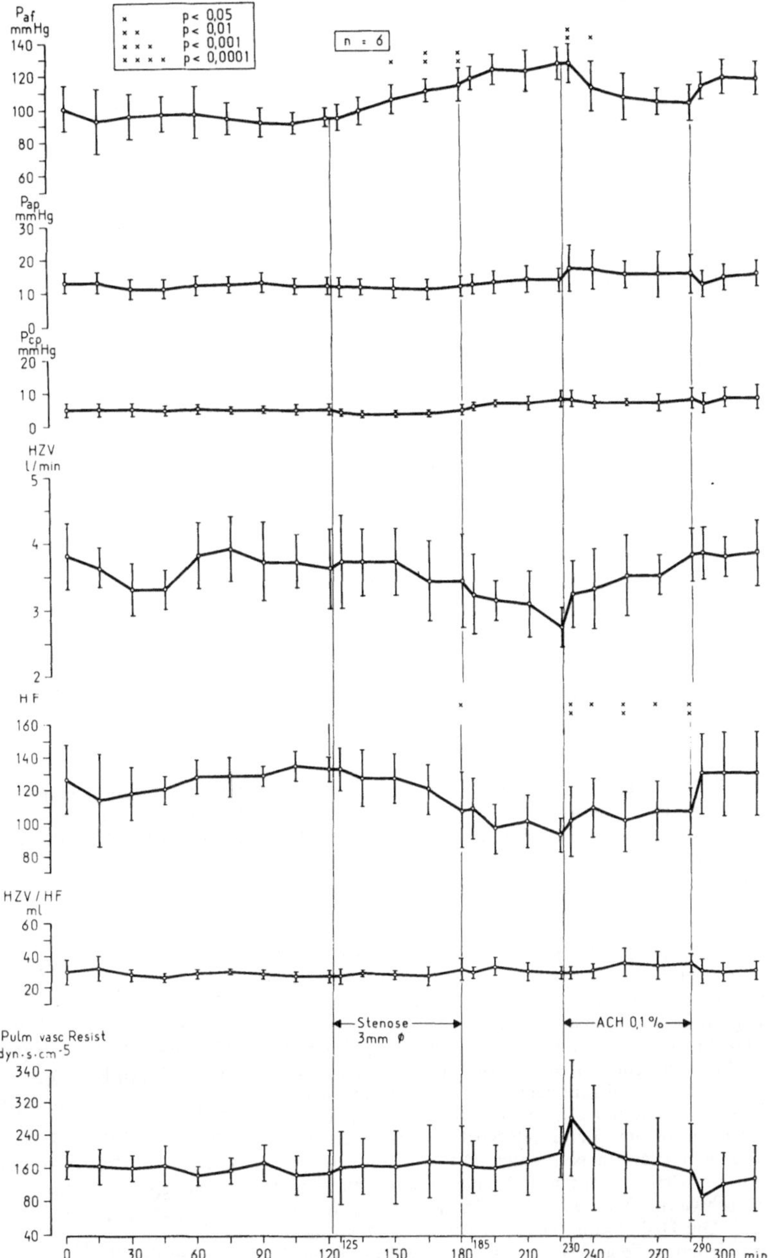

Abb. 6. Verhalten des Lungengefäßwiderstandes (Pulm. vasc. Resist.), des Schlagvolumens (HZV/HF), der Herzfrequenz (HF), des Herzzeitvolumens (HZV), des Lungenkapillardruckes (P_{cp}), des Druckes in der A. pulmonalis (P_{ap}) und A. femoralis (P_{af}) vor wie unter externer Stenoseatmung und unter pharmakologisch mit Acetylcholin ausgelöster Atemwegsobstruktion

gend unter den Zeichen der kardiorespiratorischen Insuffizienz bei Bergarbeiterpneumokoniose ad exitum kamen. Die meisten dieser Patienten verstarben an Komplikationen der Grundkrankheit, wie Bronchopneumonie, Lungenembolien, Blutungen oder an unabhängigen Begleiterkrankungen. Nur 18mal erreichte hierbei der rechte Ventrikel mehr als 60% der Wandstärke des linken. Auch die Dilatation, welche ja entsprechend den Ergebnissen LINZBACHS (1948) wieder zu einer Reduktion der Wandstärke führt, entsprach nur selten einer Verdoppelung des normalen Kammervolumens. 16 Patienten waren nach Ansicht der Kliniker, wie auch nach Ansicht der Pathologen, am »Cor pulmonale« verstorben. Bei 11 dieser Patienten lag der Wandstärke-Index unter 0,5, bei weiteren drei Patienten erreichte er 60% der Wandstärke des linken Ventrikels. Bei nur zwei Pa-

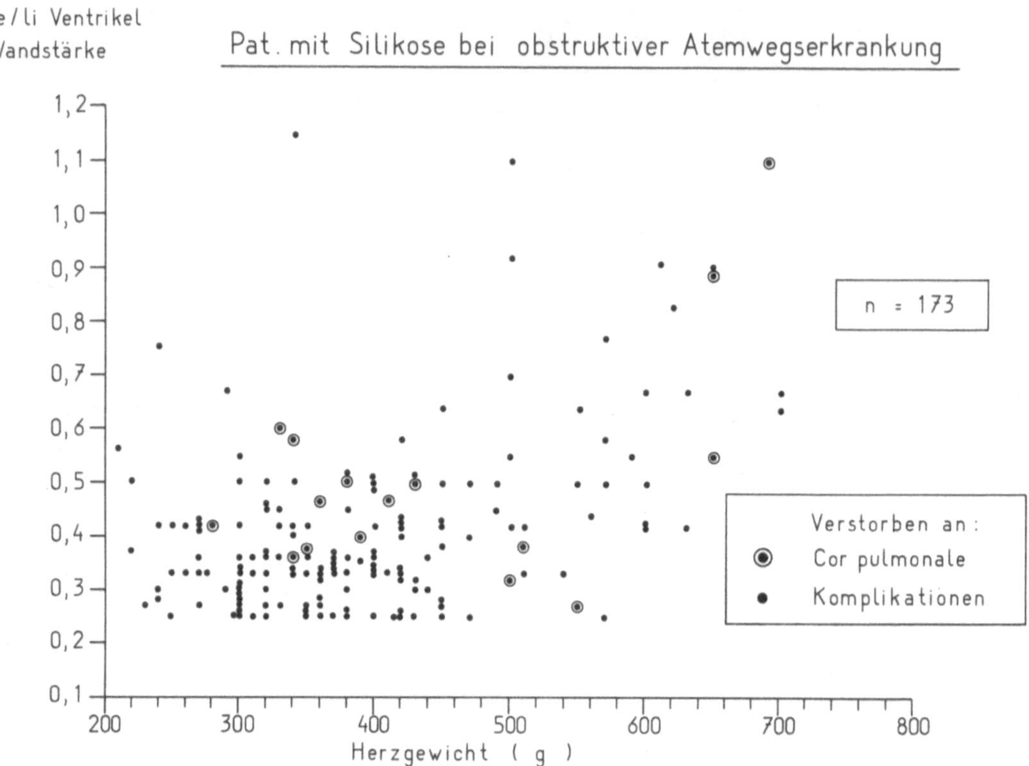

Abb. 7. Wandstärkerelation rechter/linker Ventrikel in Beziehung zum Herzgewicht von Patienten mit Silikose bei obstruktiver Atemwegserkrankung mit Angabe, welche Patienten am Cor pulmonale = Rechtsherzinsuffizienz und welche an sonstigen Komplikationen, ohne daß die chronische Rechtsherzinsuffizienz direkt Ursache war, verstarben

tienten wurde die Wandstärke des linken Ventrikels erreicht. Entsprechend lagen nur sechs dieser an »Cor pulmonale« Verstorbenen mit ihrem Herzgewicht über 500 g, mit dem Höchstgewicht von 685 g.

Da die Dickemessung der Ventrikel eine eindimensionale Messung eines dreidimensionalen Vorganges darstellt, wird sie im allgemeinen nicht als sehr aussagefähig angesehen (Thurlbeck, 1976). Die Messung des Gewichtes des rechten Ventrikels wird als wesentlich zuverlässigeres Kriterium betrachtet. Die Aufsplitterung des Septums in einen rechten und einen linken Teil ist aber sehr schwierig (Muller, 1883; Herrmann u. Wilson, 1922). Die Diskussion, wie am besten die Messung der verschiedenen Teile des Herzens durchzuführen sei, ist offensichtlich nicht endgültig abgeschlossen (Fulton et al., 1952; Thurlbeck et al., 1970).

Warum versagen diese Herzen bei nur mäßiger Dilatation und nur mäßiggradiger Rechtsherzhypertrophie?

Es gibt zwei Möglichkeiten: entweder ist die Hypertrophiefähigkeit eingeschränkt, und die Insuffizienz beginnt, bevor eine nach anderen Beobachtungen möglich erscheinende Hypertrophie einsetzt oder eine stärkere Hypertrophie ist nach der Leistungsanforderung an das rechte Herz nicht erforderlich. Die terminale Schädigung ist dann so massiv, daß sie doch einen nur mäßig angepaßten Ventrikel trifft und diesen zum Versagen bringt. Mit individuell sicher unterschiedlicher Wertigkeit spielen wahrscheinlich beide Möglichkeiten im klinischen Geschehen der Rechtsherzhypertrophie und Rechtsherzinsuffizienz ihre Rolle.

Die Hypertrophiefähigkeit kann eingeschränkt sein wegen einer ungenügenden Koronarreserve (Barmeyer, 1971; Schoenmackers, 1949; Vogelberg, 1957). Da die meisten dieser Patienten mit chronischem Cor pulmonale erst im Alter von über 45 Jahren, also zu Zeiten schon eingeschränkter

Koronarreserve, erkranken, wird eine stärkere Hypoxie schon zu irreversiblen Schäden führen, welche bei intakter Koronarreserve noch eine Hypertrophie ermöglicht. Welche Rolle der chronische Infekt hierbei spielt, wissen wir nicht. Diese Patienten entwickeln auch häufig in den letzten Jahren ihrer Erkrankung eine »pulmonale Kachexie«. Dieser nicht näher zu umschreibende Kachexiefaktor wird möglicherweise auch die Energiereserven des Herzens beeinflussen. LINZBACH (1947) hat den typischen pathologisch-anatomischen Befund bei extremer Hungerkachexie beschrieben, welcher wahrscheinlich macht, daß die pulmonale Kachexie einen Teilfaktor für die eingeschränkte Hypertrophiefähigkeit darstellen kann.

Bei Patienten mit Cor pulmonale spielt ohne Zweifel auch die Beeinflussung von Energieübertragung, welche an normale Wasserstoffionenkonzentration und an ein intra-/extrazelluläres Ionengleichgewicht gebunden ist, des öfteren eine wesentliche Rolle (FLECKENSTEIN, 1967; MEESSEN, 1964).

Besonders von der Funktion der Atemmechanik her gesehen, verlaufen die obstruktiven Atemwegserkrankungen in ausgesprochenen Schüben. Abgesehen davon, daß oft eine starke Tagesrhythmik der Strömungswiderstände in den Atemwegen besteht (DE MILLAS u. ULMER, 1971), kommt es bei vielen Verlaufsformen pro Jahr zu oft mehrmaligen Krisen. Die Strömungswiderstände in den Atemwegen können extreme Werte erreichen, und der arterielle Sauerstoffpartialdruck sinkt auf Werte unter 40 mm Hg, wobei Kohlensäuredruckwerte bis 80, ja, bis 100 mm Hg und pH-Werte bis unter 7,1 zu messen sind. Auch REINDELL u. DOLL (1966) haben auf krisenhafte Verläufe aufmerksam gemacht. In diesen Phasen kommt es häufig zur Rechtsherz-, manchmal gleichzeitig zur Linksherzinsuffizienz (WILDENTHAL et al., 1968).

Heute gelingt es meist, die Patienten aus diesen Exazerbationen der obstruktiven Atemwegserkrankungen herauszubekommen. Oft ist es aber an der nicht mehr vollständigen Kompensationsfähigkeit des Herzens abzulesen, daß das Herz einen definitiven Schaden seiner Leistungsfähigkeit erlitten hat. Auch bei weniger dramatischen Schüben schwankt der Kompensationszustand des Herzens oft stark, meist parallel gehend mit dem Zustand der Lungenfunktion. Auch bei diesen Phasen werden sicher immer wieder kleinere Schäden im Myocard gesetzt, für welche uns die Arbeiten von BÜCHNER und seiner Schule sowie von MEESSEN u. POCHE (1963), (MEESSEN, 1968; BÜCHNER, 1971; BÜCHNER u. ONISHI, 1967, 1968; HASPER, 1964; BÓZNER u. MEESSEN, 1969; NOVI, 1968; ONISHI u. ZITTEL, 1968; ONISHI et al., 1969; PFITZER, 1971; POCHE et al., 1967, 1968, 1969; WEGNER u. MÖLBERT, 1966) bis in den elektronenoptischen Bereich hinein heute schon so gute Parallelen zwischen dem funktionellen Geschehen und den morphologischen Veränderungen aufzeigen. Vielleicht lassen sich diese Zusammenhänge auch zwischen dem klinischen Bild und dem Bindegewebsanteil des rechten Ventrikels, wie dies von JANSEN (1967) sowie von BERGMANN (1968) und KNIERIEM (1964) in anderem Zusammenhang geschehen ist, noch besser untermauern.

DAUM et al. (1969b, 1970) untersuchten, welche Ionenverschiebungen bei Hyperkapnie zustande kommen und welche Rückwirkungen diese Ionenverschiebungen auf die Ventrikelfunktion haben. KNIERIEM (1964) konnte experimentell eine energetisch hypodynamische Insuffizienz mit Dissoziation der elektrisch mechanischen Systole durch hypertone Kochsalzinfusion erzeugen. Die Myocardhypoxie verursacht Kaliumverlust des Myocards (CASE, 1966). Ohne Frage ist manches Versagen des Herzens bei Cor pulmonale auch solchen Ionenverschiebungen zuzuschreiben, wobei das klinische Bild mit fehlendem Mechanogramm, aber noch ableitbarer elektrischer Erregung, am ehesten einer Störung der elektromechanischen Koppelung entspricht (FLECKENSTEIN, 1968; JENNY, 1968; LÜTTGAU, 1968).

Warum das rechte Herz relativ selten so massiv dilatiert, wie dies vom linken Ventrikel öfters gesehen wird, kann seinen Grund in einer Änderung der Dehnbarkeit des Ventrikels haben. Aber auch die oft für die mäßiggradige Belastung des rechten Ventrikels ausreichende Hypertrophie und Dilatation mögen Grund für das im allgemeinen kleine Cor pulmonale sein, wobei dann der akute Schub mit den atemmechanischen Einflüssen, mit den schweren Blutgasveränderungen und den Ionenverschiebungen das Versagen des Herzens einleitet. Dieses Versagen kann auf jeder Stufe der Hypertrophie zustande kommen.

Wir sind nicht der Meinung, daß der bei Rechtsinsuffizienz häufig gefundene nur mäßig erhöhte Druck in der A. pulmonalis erst mit Einsetzen der Insuffizienz abgesunken ist. Wiederholte Druckmessungen über mehrere Jahre bei gleichen Patienten haben uns gezeigt, daß akute Phasen der hypoxischen und mechanischen Rechtsherzbelastung den Ventrikel Schritt für Schritt geschädigt haben. Bei nur geringgradig erhöhtem Druck wird er schließlich schon insuffizient. Abbildung 9 zeigt, daß bei den Patienten mit Cor pulmonale und Herzinsuffizienz ein Großteil nur geringgradig erhöhte Drucke in der A. pulmonalis hatte. Ein Großteil dieser Patienten war körperlich nicht mehr belastbar. Aber auch von diesen Patienten, welche klinisch noch keine Herzinsuffizienz annehmen lassen, ist ein Großteil nicht mehr fähig, sich auch nur geringsten Belastungen zu unterziehen. Auch hier besteht keine Beziehung zwischen der klinischen Belastbarkeitsgrenze und dem Druck in der A. pulmonalis im Einzelfall.

In den meisten Fällen ist es die gestörte Atemmechanik, welche die Leistungsbegrenzung setzt. Schon bei geringen Belastungsstufen kommt es zu maximalen atemsynchronen intrathorakalen Druckschwankungen mit einer exspiratorischen Positivierung des Intrapleuraldruckes. Diese exspiratorisch positiven Intrapleuraldrucke sind besonders kritisch, da sie das normale Strömungsgefälle des Blutes extrathorakal-intrathorakal umkehren können und hiermit über lange Phasen Bluteinstrom in den Thoraxraum verhindern. Diese durch die atemmechanische Leistungsbegrenzung erzwungene Vita minima schont sicher das Herz dieser Patienten und wird mit ein Grund für die relative Schonung des Herzens vor übermäßiger Belastung und damit übermäßiger Hypertrophie und Dilatation in vielen Fällen sein. Wir haben oft gesehen, daß schon bei relativ geringgradiger Belastung die Drucke im rechten Ventrikel stark ansteigen und daß auch die Vorhof-

drucke schon bei geringsten Belastungen stark in die Höhe schnellen. Diese Patienten setzen sich solchen Belastungen aber praktisch nicht aus, da die enorme Atemarbeit, welche sie hierbei zu leisten haben, ihnen solche Belastungen zu sehr erschwert.

Diese klinisch funktionsanalytische Erfahrung entspricht sicher besser den Gegebenheiten am Krankenbett als der Versuch, hier wieder in Verhaltensweisen des Cor pulmonale bei »bronchitischen« oder »emphysematösen« Typen zu unterscheiden, wie dies von Burrows et al. (1972) versucht wurde. Nach dem Verhalten unter körperlicher Belastung teilten diese Autoren in »Cor pulmonale low output type« bei Emphysematikern und in »Cor pulmonale hypoxemic type« beim bronchitischen Typ ein.

Zwei Beispiele mögen diese typischen Verläufe von Patienten mit chronischem Cor pulmonale zeigen:

Der arterielle Sauerstoffdruck des einen Patienten (Lu) liegt in Phasen der Kompensation seiner chronisch obstruktiven Atemwegserkrankung zwischen 65 und 72 mm Hg, ist also nur geringgradig unter der Altersnorm. Der Druck in der A. pulmonalis beträgt in Ruhe 25 mm Hg, im rechten Vorhof 3 mm Hg. Der Patient ist nicht belastbar. Schon bei dem Versuch, die Beine etwas zu bewegen, steigt der Druck im rechten Vorhof auf 13 mm Hg an. Bei Hustenstößen kommt es zu Druckspitzen in der A. pulmonalis von 115 mm Hg. Der Strömungswiderstand in den Atemwegen betrug zum Zeitpunkt der Herzsondierung 8,3 cm $H_2O/l \cdot s^{-1}$, das intrathorakale Gasvolumen 5640 ml bei einem Sollwert von 3275 ml. Das Elektrokardiogramm zeigte alle Zeichen vermehrter Belastung des rechten Herzens mit P-pulmonale $\measuredangle \alpha 93°$, Rechtsschenkelblock und verschobener Übergangszone nach V_5. Die Herzgröße lag röntgenologisch an der oberen Grenze der Norm.

Die Verlaufsbeobachtung über fünf Jahre zeigt (Abb. 8), in wie starkem Ausmaß die Strömungswiderstände in den Atemwegen und die Größe des intrathorakalen Gasvolumens schwanken. Seit vier Jahren besteht eine Rechtsherzinsuffizienz, welche mit entsprechender Therapie bedingt kompensiert gehalten werden kann. Dieses Beispiel bedeutet aber auch, wie wesentlich es für das rechte Herz ist, diese Patienten zu schonen und die Schübe der akuten Verschlechterung der Atemwegsobstruktion schon zu Beginn abzufangen, was heute mit unseren neuen therapeutischen Möglichkeiten meist gut gelingt. Der Patient verstarb schließlich unter den Zeichen schwerer pulmonaler Kachexie, nicht mehr beeinflußbarer chronischer, broncho-pulmonaler Infektion und nicht mehr beeinflußbarer Rechtsherzinsuffizienz 1977.

Der zweite Patient zeigt seit Jahren eine mäßige Rechtsherzinsuffizienz. Der Druck in der A. pulmonalis betrug in Ruhe 27 mm Hg. Der Patient war nicht belast-

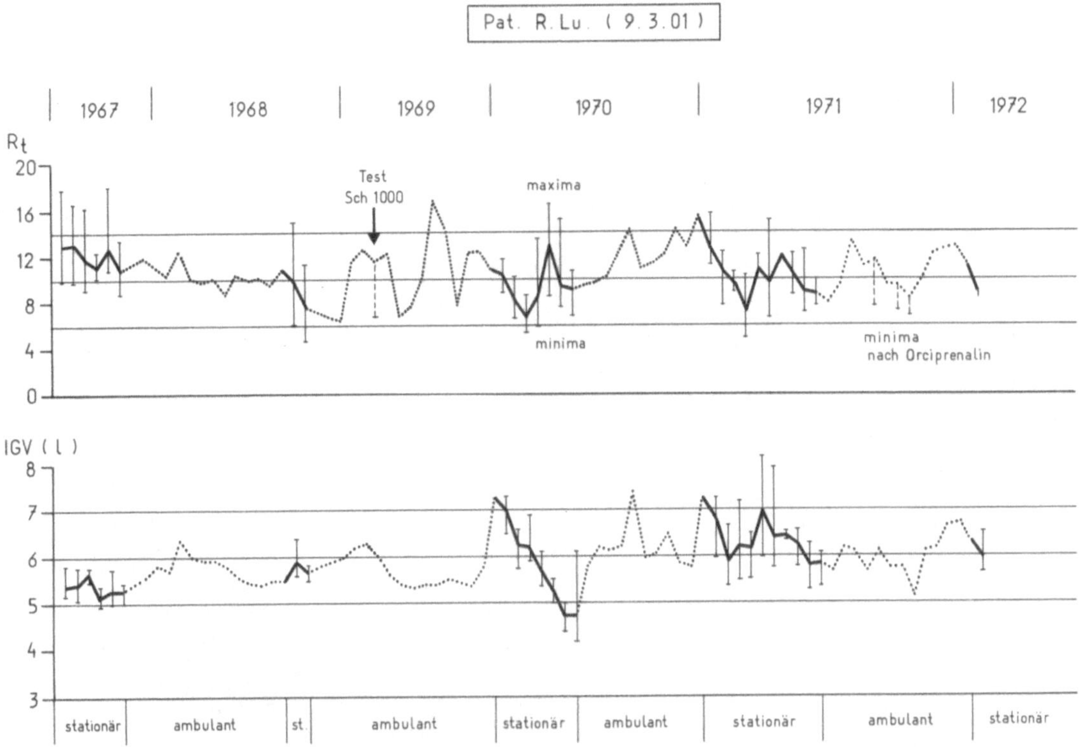

Abb. 8. Verlauf der Strömungswiderstände in den Atemwegen (R_t) und des intrathorakalen Gasvolumens von einem Patienten über fünf Jahre. In dieser Zeit waren wegen akuter bronchopneumonischer Schübe fünf stationäre Behandlungen erforderlich. Der Patient war bei einem Druck in der A. pulmonalis von 25 mm Hg partiell dekompensiert

bar. PO_2 a 67 mm Hg, PCO_2 a 45 mm Hg. Strömungswiderstand in den Atemwegen R_t 10,3 cm $H_2O/l \cdot s^{-1}$, bei einem IGV von 7380 ml, Sollwert 4320 ml. Bei einem Schwielenzerfall seiner gleichzeitig vorliegenden Pneumokoniose kam es zu einem bronchopneumonischen Schub mit Temperaturen bis 39° C. Obwohl diese Temperaturen beherrscht werden konnten, verstarb der Patient zwei Tage nach Abklingen der Temperaturen am Rechtsherzversagen. Das Röntgenbild zeigt ein an der Grenze der Norm liegendes Herz. Bei der Obduktion war eine Ventrikelwandrelation von rechts zu links von 0,7, wobei die rechte Kammer keinesfalls massiv dilatiert war, nachzuweisen.

Ähnliche Schlußfolgerungen sind aus der bei 136 Patienten durchgeführten Verlaufsbeobachtung von BOUSHY et al. (1977) zu ziehen. Zwei Jahre nach der ersten Druckmessung in der A. pulmonalis war es zu keinen wesentlichen Änderungen der hämodynamischen Daten bei diesen Patienten mit chronisch obstruktiver Atemwegserkrankung gekommen.

Bei körperlicher Belastung steigt der Druck in der A. pulmonalis bei diesen Patienten, so weit sie belastbar sind, oft erheblich an. Drucke bis über 70 mm Hg kommen unter Belastung vor. Die arteriellen Blutgase sinken im Mittel in der A. pulmonalis unter der körperlichen Belastung nicht ab. Eine Verstärkung der arteriellen Hypoxie kann also unter Belastung gewöhnlich nicht als Gefahr für das Herz angesehen werden. Der Anstieg der Mitteldrucke in der A. pulmonalis kann bei erzwungener Belastung bis zur Grenze der Leistungsfähigkeit des Herzens führen, wobei das Herzzeitvolumen nicht der Belastungsstufe adaequat ansteigt.

Die Vorhofdrucke in Relation zu den Mitteldrucken in der A. pulmonalis zeigen (Abb. 9), daß diese häufig auch bei schon insuffizienten Patienten in Ruhe noch im Normbereich liegen und daß auch die Belastbarkeit

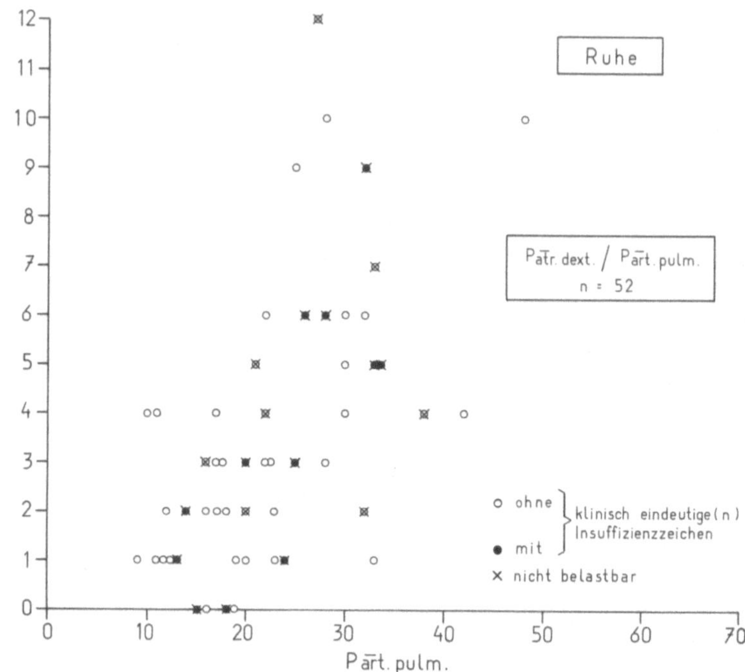

Abb. 9. Beziehung zwischen Mitteldruck im rechten Vorhof und Mitteldruck in der A. pulmonalis bei 52 Patienten mit klinischen Zeichen vermehrter Rechtsherzbelastung. ● = Patienten mit Rechtsherzinsuffizienz × = Patienten nicht belastbar

der Patienten mit Cor pulmonale in keiner Beziehung zum Druck im rechten Vorhof wie auch nicht zum Druck in der A. pulmonalis steht.

Der Druck im rechten Vorhof steigt bei Belastung oft von Normalwerten als Zeichen der Insuffizienz deutlich an (Roskamm et al., 1970a; Jonsson, 1967). Ob im Stadium einer Kontraktionsschwäche, d.h. bei Vorliegen gestärkter Fluß-Druck-Beziehungen bei Belastung, schon im Ruhezustand eine Abnahme der maximalen Druckanstiegsgeschwindigkeit vorliegt, ist für das rechte Herz noch nicht bekannt (Roskamm et al., 1970 b). Den Wert des gemischten venösen Sauerstoffpartialdruckes zum Maß der Herzinsuffizienz zu machen, hieße, das herabgesetzte Herzzeitvolumen als entscheidenden Maßstab zu wählen. Für das Cor pulmonale ist das Herzzeitvolumen nach unseren Ergebnissen, zumindest für die Ruhe, keine ausreichende Kenngröße. Da die Patienten oft aus atemmechanischen Gründen nicht belastbar sind, sind brauchbare Belastungswerte des Herzzeitvolumens oft nicht zu erhalten.

Doll u. Keul (1968) kommen für die Linksherzinsuffizienz zu prinzipiell ähnlichen Vorstellungen.

Die Kontraktilität als Maß der Insuffizienz, insbesondere der Praeinsuffizienz (Wollheim, 1968), zu wählen, scheint neue Beurteilungsmöglichkeiten zu eröffnen (Degenring, 1971; Degenring et al., 1971; Krayenbühl et al., 1968; Rutishauser u. Krayenbühl, 1968; Sonnenblick, 1968; Spann et al., 1967). Bei dem jetzigen Stand unserer Kenntnisse ist es aber schwierig, nach einem Einzelergebnis die Rechtsherzinsuffizienz oder, was noch wünschenswerter wäre, die Praeinsuffizienz zu kennzeichnen (Pipping, 1968).

Die Ursachen der Insuffizienz des rechten Ventrikels können, so wie die Faktoren, welche eine Hypertrophie auslösen, vielfältig sein (Bing, 1967; Denolin et al., 1971). Jeder Faktor, welcher die Hypertrophie verursachen kann, kann auch die Insuffizienz bewirken.

Filley et al. (1968) vermuteten, daß bei einer Gruppe von Patienten mit chronisch obstruktiver Atemwegserkrankung die Sauerstoffabgabemöglichkeit an das Gewebe verschlechtert ist. Die bei diesen Patienten nachweisbaren Ödeme mögen nicht allein durch die Rechtsherzinsuffizienz bedingt sein. WHITE u. WOODINGS (1971) bemerken, daß Patienten mit chronisch obstruktiver Atemwegserkrankung nach Wasserbelastung mehr Wasser retinieren als gesunde Kontrollpersonen. Je höher die arteriellen Kohlensäuredrucke lagen, um so geringer war die nach der Wasserbelastung beobachtete Ausscheidung.

Es soll noch, da bei vielen der Patienten eine arterielle Hypoxie vorliegt, die direkte Rolle der Hypoxie als Insuffizienzursache diskutiert werden. Nach unserer klinischen Erfahrung wird die Situation für die Patienten kritisch, wenn die arteriellen Sauerstoffdrucke unter 40 mm Hg absinken. Wir kommen dann in den Bereich, der auch experimentell als kritische Sauerstoffsättigung (BRETSCHNEIDER, 1961) festgelegt wurde. Der kritische venöse Sauerstoffpartialdruck des hypertrophierten Herzens liegt wahrscheinlich zwischen 10 und 15 mm Hg. Die Grenze der Kompensationsfähigkeit der Koronarien durch Einsatz der »Koronarreserve« dürfte bei den Sauerstoffsättigungswerten liegen, welche dem Kliniker als kritische arterielle Sättigungswerte geläufig sind.

Diese Patienten kommen aber keinesfalls immer am primären Versagen des rechten Herzens ad exitum. Unsere Untersuchungen von Patienten wie entsprechende Tierversuche (ULMER et al., 1966) haben gezeigt, daß häufig bei arteriellen PO_2-Werten unter 35 mm Hg zuerst das Atemzentrum versagt. Sowohl das linke als auch das rechte Herz lassen dann noch für 1–2 min ein ausreichendes Mechanogramm ableiten. Dann kommt es zu akuter Dilatation, wobei gleichzeitig das Mechanogramm stumm wird. Elektrokardiographisch sind aber dann immer noch über längere Zeiten Erregungsabläufe ableitbar.

4. Klinik der Rechtsherzinsuffizienz

Die Erkennung der vermehrten Belastung des rechten Herzens bei der direkten Krankenuntersuchung ist oft nicht einfach. Die Herzfigur ist häufig durch emphysematöse Lungenränder oder durch die obstruktionsbedingte funktionelle Vergrößerung des Luftgehaltes der Lunge überdeckt.

Dies sowie die beim Emphysem häufige Steilstellung des Herzens machen den perkutorischen Nachweis einer Herzvergrößerung meist unmöglich, wenn es sich nicht um einen der doch seltenen Fälle von erheblicher allseitiger Herzvergrößerung bei Cor pulmonale handelt. Auch die Drehung des Herzens um seine Längsachse, worauf schon oben hingewiesen wurde, läßt eher klinisch ein kleines Herz erscheinen. Die Herztöne können infolge der Überlagerung besonders leise sein, so daß eine Verstärkung des zweiten Pulmonaltones weniger deutlich hervortritt. Viel weniger als bei Mitralfehlern kann man sich beim chronischen Cor pulmonale auf dieses Symptom eines erhöhten Pulmonalisdruckes verlassen (FULTON, 1953). Dies liegt z. T. daran, daß der Pulmonalisdruck beim chronischen Cor pulmonale nur selten in Ruhe so hoch ist, wie z.B. bei Mitralstenosen, z. T. an dem höheren Alter der Patienten, welches auch den zweiten Aortenton deutlich hervortreten läßt. Systolische Geräusche über dem unteren Sternum und rechts davon können auf eine relative Tricuspidalinsuffizienz hinweisen, ein Befund, der durch Beobachtungen, Registrierung des Venenpulses, evtl. auch durch den Nachweis einer Leberpulsation, erhärtet werden kann. Es handelt sich in der Regel um ein Spätsymptom bei schon manifester Herzinsuffizienz. Ein leises Diastolikum über dem 2.–3. linken Interkostalraum kann auf eine Insuffizienz der Pulmonalisklappen bei erweitertem Conus pulmonalis hinweisen. Abgrenzung von einem akzidentellen Aortengeräusch ist oft schwierig.

Alle diese Geräusche sind keinesfalls regelmäßig, eher selten hörbar. In der Mehrzahl der Fälle ist der Auskultationsbefund des Herzens, oft auch der Perkussionsbefund, ganz unauffällig. Der konstanteste Befund am Herzen ist eine mäßige bis erhebliche Beschleunigung der Pulsfrequenz bei Sinusrhythmus. Die Ursachen dieser pulmonalen Tachykardie sind letztlich noch nicht geklärt. Bei experimenteller Stenoseatmung wird keine auffallende Tachykardie beobachtet (ULMER et al., 1966). Extrasystolen werden nicht selten beobachtet. Arrhythmia absoluta ist selten und deutet meist auf eine anderweitige Herzerkrankung hin. SCHÜREN et al. (1974) beschrieben bei 120 Patienten mit chronischem Cor pulmonale die hierbei zu findenden Rhythmusstörungen; sie fanden in 30% Rhythmusstörungen bei 120 stationär behandelten Patienten mit irreversibler, chronisch obstruktiver Lungenerkrankung und Cor pulmonale, davon zeigten 12 Patienten jeweils mehrere unterschiedliche Arrhythmietypen. Supraventrikuläre Rhythmusstörungen fanden sich etwa fünfmal häufiger als ventrikuläre Arrhythmien; auffällig war die Häufigkeit von paroxysmalen Vorhoftachykardien mit atrioventrikulärem Block, die bei sieben Patienten unabhängig von den Einflüssen einer Digitalismedikation bestanden. Bei 10 der 36 Patienten waren die Rhythmusstörungen auf eine Digitalisintoxikation zu beziehen, in drei weiteren Fällen ließ sich eine Induktion der Arrhythmien durch Herzglykoside nicht sicher ausschließen. Acht Patienten, die im Gefolge frischer bronchopulmonaler Infektionen mit konsekutiver akuter respiratorischer Insuffizienz vorübergehend auf einer Intensiv-Station behandelt wurden, boten ausnahmslos multiple Formen vorwiegend tachykarder supraventrikulärer Arrhythmien. Eine eindeutige Beziehung zwischen dem Auftreten von Rhythmusstörungen und dem jeweiligen Ausmaß der arteriellen Hypoxie oder Hyperkapnie ließ sich aber nicht sichern.

Wenn auch im Mittel bei erhöhtem Pulmonalisdruck bei obstruktiven Atemwegserkrankungen die Rechtsherzinsuffizienz beobachtet wird, so kommen doch Rechtsherzinsuffizienzen auch bei in Ruhe noch normalen Drucken vor. Entsprechend der Dynamik der Atemwegsobstruktion gehen meist mehrere Dekompensationsschübe der endgültigen Dauerinsuffizienz voraus. Im Rahmen einer Exazerbation der Atemwegsobstruktion kommt es meist erstmalig zur Dekompensation. Unter entsprechender Therapie kann oft eine Rekompensation erreicht werden, wobei ganz entscheidend die Möglichkeit der therapeutischen Beeinflußbarkeit der Atemwegsobstruktion ist. Gelingt es, das Volumen pulmonum auctum abzubauen, die Strömungswiderstände in den Atemwegen herabzusetzen und die arteriellen Blutgase zu verbessern, dann gelingt mit sehr großer Wahrscheinlichkeit auch die Rekompensation des chronischen Cor pulmonale.

Gerade bei den dekompensierten Fällen wird deutlich, daß es vor allem die Patienten mit den »peripheren Atemwegserkrankungen« sind, die ein Cor pulmonale und dessen Insuffizienz entwickeln. Die Atemnot entspricht den nur mäßig erhöhten Strömungswiderständen, braucht zumindest in Ruhe nicht stark hervorzutreten. Die arteriellen Blutgase sind aber immer deutlich pathologisch (blue bloaters), wobei ab arteriellen Sauerstoffdrucken von < 55 mm Hg die arterielle Cyanose immer deutlicher zu erkennen ist. Umgekehrt kommt bei Erkrankungen vorwiegend der größeren Atemwege, wobei häufig schwere Atemnot besteht, bei normalen arteriellen Blutgasen so gut wie nie eine Dekompensation eines chronischen Cor pulmonale vor.

Die Insuffizienz des rechten Herzens kann meist durch die Halsvenenstauung und die Erhöhung des Venendruckes leicht erkannt werden. Vergrößerung und Druckempfindlichkeit der Leber werden meist als Symptome der Herzinsuffizienz zu werten sein. Nicht selten kommt es bei schwerer Dekompensation, bei der gleichzeitig bestehenden arteriellen Hypoxie, zu leicht pathologischen Serumtransaminasen. Es ist aber zu bedenken, daß ein mäßiger Lebertiefstand allein durch den Zwerchfelltiefstand bedingt sein kann.

Schmerzen an der Thoraxwand, häufig auch erst nach Durchbrechung der schweren Atemnot, beruhen meist nicht auf cardialer Mangeldurchblutung. Differentialdiagnostisch ist ein zwerchfellzugbedingter Schmerz an den Insertionsstellen an der Thoraxwand abzugrenzen. Die starken Atemanstrengungen wie die Hustenattacken bedingen diesen Reizzustand an den Insertionsstellen des Zwerchfelles, der mehrere Tage andauern kann. Die Behauptung, daß es beim chronischen Cor pulmonale gehäuft zu Magenulcera kommt (WEEVER u. GREGG, 1955; PLOTKIN, 1957; THURLBECK, 1963; OTTO et al., 1969), können wir in dieser starken Betonung nicht bestätigen. THURLBECK beschreibt eine Häufigkeit von 15,4–42,9% von Magenulcera. OTTO et al. (1969) beschreiben ein- bis zehnmal häufigeres Auftreten als in entsprechenden Vergleichskollektiven (FLINT u. WARRACK, 1958; ZASLY et al., 1960). In anderen Vergleichsstudien wurden aber auch gleiche Häufigkeiten von Magen- wie Duodenalulcera beschrieben (THURLBECK, 1963; COHEN u. JENNEY, 1962). Mit Sicherheit werden heutigen Tages nicht mehr bei 12% der Patienten mit chronisch obstruktiver Atemwegserkrankung, die zur Autopsie kommen, peptische Ulcera als primäre Todesursache nachzuweisen sein, wie dies noch MITCHELL u. FILLEY (1964) beschrieben. Terminal entstehen sicher häufiger Ulcera, die der Pathologe dann nachweisen kann. Die Hyperkapnie (BROWNE u. VINEBURG, 1932) wie die Hypoxie und das dekompensierte Cor pulmonale werden sicher hierbei ursächliche Faktoren darstellen. Andererseits ist zu bedenken, daß die heutigen Behandlungsmöglichkeiten und der hierdurch oft wesentlich andere Krankheitsverlauf auch für diese Komplikation zu einer Änderung der Häufigkeit geführt haben. Nach entsprechenden Anamnesen wird aber sorgfältig zu fahnden sein, da die meist erforderliche Nebennierenrindenhormontherapie ein zusätzliches Risiko darstellt.

Ausgesprochene Stauungslebercirrhosen sind bei Fällen von chronischem Cor pulmonale selten, wenn auch Vorstadien häufiger nachzuweisen sind. Stauungsödeme sind ein Spätstadium; sie werden trotz deutlicher Halsvenenstauung oft lange Zeit vermißt. Diese »trockenen Dekompensationen« sind nicht selten bei chronischem Cor pulmonale, wenn dann auch im Endstadium ein allgemeiner Hydrops meist nachweisbar wird.

Bei 5–15% der Patienten mit schwerer chronisch obstruktiver Atemwegserkrankung wird gleichzeitig eine Linksherzhypertrophie nachgewiesen (THURLBECK, 1976). Bei diesen Fällen läßt sich sicher keine andere Ursache der Linkshypertrophie aufzeigen. Nimmt man alle Fälle von chronischem Cor pulmonale bei Atemwegserkrankungen, so werden Zeichen der gleichzeitigen Linksherzinsuffizienz in 15–90% beschrieben (BOVE u. SCOTT, 1966; FLUCK et al., 1966;

HASLETON, 1973; MICHELSON, 1960; MILLARD, 1967; THURLBECK et al., 1970). Natürlich lassen sich bei diesen großen angegebenen Häufigkeiten dann nicht selten andere, gleichzeitig vorhandene Erkrankungen aufzeigen, die in einem größeren Prozentsatz die gleichzeitig vorliegende Linksherzinsuffizienz erklären können, wie Coronarinsuffizienz, Bluthochdruck, Aortenklappenfehler. THURLBECK et al. (1970) fanden die Linkshypertrophie bei denjenigen Patienten mit dem größten rechten Ventrikel, die auch diejenigen mit der stärksten Hypoxie waren. HASLETON (1973) beschrieb ähnliche Beziehungen. MURPHY et al. (1974) fanden allerdings keine Relation zwischen der Linksherzhypertrophie und der Rechtsherzhypertrophie. So wurde auch von einer Reihe von Klinikern eine Funktionsminderung des linken Ventrikels bei Patienten mit chronisch obstruktiver Atemwegserkrankung beschrieben (BAUM et al., 1971; DAUM et al., 1969b; JEZEK u. SCHRIJEN, 1973; KHAJA u. PARKER, 1971; McCREDIE, 1970; RAO et al., 1968), während BURROWS et al. (1972) dieses Zusammentreffen als sehr selten beschreiben. DAVIES u. OVERY (1970), FRANK et al. (1973), WILLIAMS et al. (1968) und BAHLER (1977) haben keine derartigen Zusammenhänge gefunden. Unsere eigenen Beobachtungen lassen vermuten, daß bei rasch sich verschlechternden arteriellen Blutgasen doch mit der Rechtsherzinsuffizienz gleichzeitig eine Linksherzinsuffizienz, bis hin zum Lungenödem, auftreten kann. Der linke Ventrikel kann offensichtlich eine schwere Hypoxie schlechter bestehen als der rechte. Auch die von der Prager Gruppe beschriebenen erhöhten Lungenkapillardruckwerte, die den Druck im linken Vorhof reflektieren (HERLES et al., 1968; JEZEK u. HERLES, 1969; JEZEK u. SCHRIJEN, 1973), lassen die Möglichkeit gleichzeitiger Linksherzschädigung bei chronisch obstruktiver Atemwegserkrankung wahrscheinlich erscheinen. REICHEL et al. (1974, 1975) konnten an einer tierexperimentellen Studie zeigen, daß besonders die Acidose zur Linksherzinsuffizienz führt, wie dieses schon die Prager Gruppe beschrieben hatte. Bei Patienten mit chronisch obstruktiver Atemwegserkrankung fanden wir den Druck im linken Vorhof bei sechs Patienten in Ruhe bei

+7 mm Hg (Druck in der A. pulmonalis 19 mm Hg). Unter mäßiger Belastung stieg der linke Vorhofdruck bei diesen Patienten aber deutlich bis auf 17 mm Hg (2–24 mm Hg) an. Der mittlere Pulmonalisdruck lag hierbei bei 25 mm Hg (11–38 mm Hg).

Das röntgenologisch oft »kleine Cor pulmonale« (DIETLEN, 1923; ROESLER, 1973; ZDANSKY, 1949; REID u. MILLARD, 1964; NORDENSTRÖM u. KUMAZAKI, 1974) läßt sich autoptisch nicht immer bestätigen, wurde aber doch auch autoptisch beschrieben (THURLBECK et al., 1970). So wurde auch eine verminderte Größe der linken Herzkammer bei Patienten mit schwerem Emphysem, trotz eines vergrößerten rechten Ventrikels, beschrieben (FORAKER et al., 1970). Auch wurde eine relative Hypotonie im Systemkreislauf bei Patienten mit schwerem Lungenemphysem als Ursache des kleinen Herzens vermutet (ANDERSON et al., 1971). Im wesentlichen ist aber der Eindruck eines röntgenologisch kleinen Herzens auf die aus dem Zwerchfelltiefstand resultierende Steil- und Medianstellung zurückzuführen. Nur in $^1/_5$ der Fälle des chronischen Cor pulmonale im Anfangsstadium konnten LENÈGRE et al. (1954) die Hypertonie des rechten Ventrikels röntgenologisch erfassen. Eine Unterscheidung, was nur Hypertrophie des rechten Ventrikels ist oder schon Dilatation, erscheint röntgenologisch kaum gerechtfertigt, da mit Ausnahme der akuten Dilatation in der Regel mit einer Vergesellschaftung von Hypertrophie und Dilatation zu rechnen ist.

Der Nachweis alter Herzinfarkte bei Patienten mit chronisch obstruktiver Atemwegserkrankung gelingt in etwa gleicher Häufigkeit wie bei Kontrollgruppen (THOMAS, 1958; MITCHELL et al., 1968a; KARPICK et al., 1970). Akute Myocardinfarkte mit dem typischen klinischen Infarktereignis sind aber ganz offensichtlich bei Patienten mit Atemwegsobstruktion und schwerem Emphysem seltener als in Vergleichskollektiven (MITCHELL et al., 1968a), wie auch unsere Erfahrungen zeigen.

ELLIS (1961) berichtete über Nierengewichte von Patienten mit chronischem Cor pulmonale bei chronisch obstruktiver Atemwegserkrankung. 22% dieser Patienten zeigten Nierengewichte schwerer als 500 g.

Im Vergleichskollektiv fanden sich Nierengewichte schwerer als 500 g nur bei 0,4%, wenn lokale Nierenerkrankungen ausgeschlossen wurden. ROSENMANN et al. (1972) sprechen bei der gleichen Patientengruppe von einer »proliferativen Glomerulopathie«, die als Vergrößerung der Glomerula mit vergrößertem Zellgehalt und gesteigerter Läppchenbildung und Verbreiterung des Gefäßmesenchyms beschrieben wird. Insbesondere fällt bei den Patienten mit Lungenerkrankung die Stauung in den Glomerula auf. Nierenvergrößerungen wurden aber nicht gesehen. Auch ISHIKAWA et al. (1969) fanden bei über 31 Patienten mit chronischem Cor pulmonale keine Nierenvergrößerungen. Glomerulavergrößerungen fanden sich bei diesen Fällen aber regelmäßig. Von BAUER u. ROSENBERG (1960), MEESSEN u. SITTON (1953) wie SPEAR (1960) wurden ebenfalls Nieren- und Glomerulavergrößerungen bei cyanotischen Herzfehlern beschrieben, so daß die entsprechenden Nierenveränderungen, zumindest teilweise, auf die Hypoxie zurückzuführen sein dürften (ISHIKAWA et al., 1969).

HEATH et al. (1970) beschrieben eine Korrelation zwischen dem Gewicht der Karotiskörperchen und dem Gewicht des rechten Ventrikels. Diskutiert wird auch hier die arterielle Hypoxie als gemeinsame Ursache der Hypertrophie. Da aber auch manche Fälle mit Linkshypertrophie mit vergrößerten Karotiskörperchen einhergehen, bleibt die Frage offen, ob tatsächlich die arterielle Hypoxie als Ursache der Karotiskörperchen-Hypertrophie anzusehen ist.

5. Therapeutische Hinweise zum chronischen Cor pulmonale

Die beste Therapie des chronischen Cor pulmonale bei obstruktiven Atemwegserkrankungen ist die Behandlung der Atemwegsobstruktion, die auf Seite 715 abgehandelt wird. Dennoch hat natürlich die direkte Herzbehandlung ihren Platz auch beim chronischen Cor pulmonale und soll hier entsprechend diskutiert werden. Die Beurteilung des Nutzens von Digitalis bei Cor pulmonale reicht von der Empfehlung einer Handhabung wie bei der Linksherzdigitalisierung bis zur Meinung völliger Fragwürdigkeit (HAR-GREAVE, 1965; FISHMAN, 1976 b). Wenn wir uns dieser letzten Meinung auch keinesfalls anschließen, so ist das chronische Cor pulmonale im allgemeinen doch sehr digitalis-empfindlich, um nicht zu sagen überempfindlich. 31% der Patienten von CORAZZA u. PASTOR (1958) und 30% der Fälle von SCHÜREN et al. (1974) zeigten Herzrhythmusstörungen, die durch Digitalis kaum beeinflußbar, wohl aber auslösbar sind (GOLDBERG et al., 1960). So lange es nicht gelingt, die Situation der Lunge zu verbessern, so lange bleibt die Wirkung von Digitalis oft begrenzt (SZÁM, 1975), wenn auch bei an chronischem Cor pulmonale dekompensierten Patienten nur durch eine sachgemäße Digitalisierung, u.U. in Zusammenhang mit Diuretica und Kaliumgaben, eine ausreichende Kompensation erzielt werden kann. Entscheidend für das rechte Herz ist aber letztlich das sorgfältige Abfangen jedes neuen Schubes der Atemwegsobstruktion. Gerade während dieser Schübe ist das rechte Herz besonders gefährdet und erleidet leicht irreversible Schäden, die während der Normalbelastung bei entsprechender körperlicher Schonung nicht auftreten oder lange Zeit in erträglichen Grenzen bleiben.

Die während akuter Schübe der Atemwegsobstruktion zu beobachtenden akuten Dilatationen des Herzens sind oft erstaunlich gut in relativ kurzer Zeit reversibel. Druckbelastung, Volumenbelastung, Polyglobulie und Hypoxie wie Hyperkapnie mit Acidose sind die Faktoren, welche die Dilatation bedingen. Da alle diese Faktoren durch pulmonale Therapie gut abbaubar sind, sind die Voraussetzungen für eine gute Reversibilität besser als bei vielen anderen Herzerkrankungen gegeben. Warum die relative Tachykardie des chronischen Cor pulmonale trotz relativ guter Ergebnisse an der Lungenfunktion und trotz Abbaus der Hypoxie oft so lange bestehen bleibt und therapeutisch kaum zu beeinflussen ist, scheint noch ungeklärt.

D. Therapie der obstruktiven Atemwegserkrankungen

Die Therapie der obstruktiven Atemwegserkrankungen baut auf vier Säulen auf, die von flankierenden Maßnahmen unterstützt werden. Diese vier Säulen sind:
Die Bronchodilatatoren,
die Glucocorticoide,
die Antibiotika
und die spezifische Therapie der allergischen Atemwegserkrankungen mit Hyposensibilisierung und Dinatrium cromoglycat.

An flankierenden Maßnahmen sind die Gaben von Secretolytika, die Atemgymnastik, Sauerstoffatmung, in Notfallsituationen die Beatmung wie in bestimmten Fällen der Einsatz weiterer Medikamente, wie Antihistaminika oder Aspirin, zu nennen.

Die Großzahl der therapeutischen Möglichkeiten besagt nicht, daß noch keine brauchbare Therapie zur Verfügung steht oder daß Polypragmasie noch das Feld beherrscht. Die heute gegebenen therapeutischen Möglichkeiten sind in vielen Fällen sehr gut, sie müssen aber an jeden Einzelfall angepaßt sein, wobei gewisse Richtlinien gegeben werden können, deren Einhaltung erst die praktischen Erfolge sicherstellt.

I. Bronchodilatatoren

Drei Stoffe mit direkter bronchodilatatorischer Wirkung stehen dem Arzt heute zur Behandlung der obstruktiven Atemwegserkrankung zur Verfügung:
Die Katecholaminabkömmlinge,
die Anticholinergika – das Atropin oder hiervon abgeleitete Substanzen –
und das Theophyllin.

1. Grundlagen der bronchomotorischen Aktivität

Die glatte Muskulatur der Trachea, der Bronchien wie Bronchiolen ist bereit, sich zu kontrahieren, um die Alveolarzellen vor gefährlichen Substanzen, die in der Einatemluft vorhanden sein können, zu schützen (MIECH, 1975). Übereinstimmung besteht darüber, daß die Kontraktion der glatten Muskulatur durch einen Anstieg der intrazellulären freien Calciumionen zustande kommt. Eine Erhöhung der Calciumionenkonzentration über 10^{-6} M baut die hemmende Wirkung von Troponin ab, wodurch Actin und Myosin für eine Bronchokonstriktion zusammen wirken können. Freies Calcium ist der Kupplungsfaktor bei der Kontraktion, wobei dieser Mechanismus durch Stimulation von Nerven ausgelöst wird. Die Depolarisation der Zellmembran wird innerhalb von Millisekunden von einem Anstieg der freien intrazellulären Calciumionenkonzentration gefolgt (BÜLBRING u. NEEDHAM, 1973; NICKERSON, 1973). Über viele Jahre wurde der Ort der Wirkung an der Zelle als theoretischer Faktor angenommen. In den letzten Jahren ist es gelungen, den Rezeptor an der Zellmembran zu isolieren und seine Eigenschaften im Reagenzglas zu untersuchen.

Umfangreiche Studien wurden über die β-adrenergen Rezeptoren durchgeführt, die Adenyl-Cyclase aktivieren, wodurch die intrazelluläre Konzentration an cyclischem Adenosinmonophosphat (c-AMP) ansteigt. Die Höhe des c-AMP korreliert mit dem Ausmaß der Muskeldilatation wie mit der Stärke der Glycogenolyse.

Leider ist unser Wissen über die Wirkung der Prostaglandine, Prostaglandin $F_2\alpha$ als Konstriktor und Prostaglandin E_2 als Dilatator, noch wenig umfassend, wenn auch für Prostaglandin wie für Bradycinin eine Beeinflussung der Bildung cyclischer Nucleotide in der Lunge beschrieben wurde (STONER et al., 1974). Auch die Bedeutung des cyclischen Guanylmonophosphates (c-GMP) ist noch nicht so sicher zu beschreiben.

Zweifelsohne bedingt die Kontraktion der glatten Muskulatur des Bronchialbaumes die entscheidenden Beschwerden der Atemwegsobstruktion, wenn auch hiermit nicht festgelegt ist, ob die Ursache dieses Phänomens in den Muskelfasern, in den Nervenverbindungen oder im Zentralnervensystem, im Ursprung der entsprechenden Nerven, liegt (WILLIS, 1679). Diese 300 Jahre zur Diskus-

sion gestellten Möglichkeiten der Kausalität sind heute noch offen, wenn auch immer gezieltere Experimente zu erkennen sind, welche die Lösung dieser Frage vorantreiben. Unsere therapeutischen Ansätze zwingen uns aber, das zu verstehen, was über die Mechanismen der Muskelkontraktion bekannt ist. Hier scheint unser Wissen am weitesten vorangekommen zu sein, wenn auch nicht auszuschließen ist, daß die entscheidenden Vorgänge an anderer Stelle, wie z. B. in den sensorischen Rezeptoren des Bronchialsystems oder in der cholinergen-adrenergen Balance des Vegetativums (EPPINGER u. HESS, 1940; HERZOG, 1977), liegen.

SZENTIVANYI (1968) vermutet eine Imbalance zwischen α- und β-Rezeptoren, was einer Präzision der Imbalance-Theorie in etwa gleichkommt.

Daß auch die Bronchialdrüsensekretion, deren Überfunktion oft entscheidend an der Atemwegsobstruktion beteiligt ist, über die Stimulation des N. vagus gesteuert wird, wird schon in Versuchen von FLOREY et al. (1932) deutlich. Die ursprüngliche Annahme, daß die Becherzellaktivität unabhängig von nervöser Versorgung funktioniert, wird durch die Ergebnisse von LAUWERYNS u. PEUSKENS (1972) und LAUWERYNS u. COKALAERE (1973) doch wieder sehr in Zweifel gestellt. Auch diese Beobachtungen lassen es eher unwahrscheinlich erscheinen, daß der primäre Schaden bei der Muskelkontraktion bei obstruktiven Atemwegserkrankungen an der Bronchialmuskulatur direkt liegt.

Von besonderer Bedeutung scheinen die neuroepithelialen Körperchen, die im Epithel des ganzen Bronchialbaumes gefunden werden, zu sein. Ihre Dichte ist besonders groß an den Bifurkationsstellen. Diese Zellen enthalten extrakorporale Nervenendigungen mit Synapsen zu den neuroepithelialen Zellen. Ein Teil der Vesikel in den neuroepithelialen Körperchen enthält Serotonin. Die Innervation dieser neuroepithelialen Körperchen läßt afferente wie efferente Beziehungen mit dem Zentralnervensystem annehmen (KLEINERMAN, 1975; LAUWERYNS u. COKALAERE, 1973; LAUWERYNS et al., 1977). Beziehungen zwischen neurosekretorischen Zellen (Feyerter Zellen) im Bronchialsystem und den Becherzellen wurden von TERZAKIS et al. (1972) beschrieben. Aber auch »intraepitheliale Reflexwege« für die Freisetzung der neurosekretorischen Vesikel müssen diskutiert werden (KLEINERMAN, 1975).

Die Möglichkeit der Stimulation sensorischer Nerven wie der Erregung der glatten Muskulatur durch Degranulation der in allen Teilen der Bronchien und Lunge vorhandenen Mastzellen wird ebenfalls als wesentliche Ursache bronchomotorischer Aktivität angesehen. Die Granula der Mastzellen enthalten Histamin, Heparin, Proteasen, Serotonin und Slow reacting substances (BRINKMANN, 1968). Auch die Kontraktionsfähigkeit von Mikrofibrillen im Cytoplasma der interstitiellen Zellen in den Alveolarsepten wird von KAPANCY et al. (1974) für möglich gehalten.

Vom Hilus ausgehend verlaufen myelinierte wie nichtmyelinierte autonome Nerven in die Lunge zu den glatten Bronchialmuskeln. In den synaptischen Vesikeln wird die unterschiedliche Speicherung von Acetylcholin, Noradrenalin und Serotonin oder 5-Hydroxydopamin angenommen. Auch Adenosintriphosphat wird als Transmittersubstanz vermutet (BURNSTOCK et al., 1972; SILVA u. ROSS, 1974).

Auch elektronenoptisch konnten inzwischen Zellularorganellen beschrieben werden (SOMLYO u. SOMLYO, 1975), welche die kontraktile Aktivität über Freisetzung und Aufnahme freier Calciumionen in der glatten Muskelzelle ermöglichen. Das plasmatische Reticulum ist möglicherweise der Ort der Calciumaktivation. Abnormale Kontraktionseigenschaften der glatten Muskelzellen lassen sich dann auf abnormale Stimulation von außen oder Abnormalität der Oberflächenmembran (JONES, 1973) oder der intrazellulären Organellen und Enzymsysteme zurückführen (SOMLYO u. SOMLYO, 1970; SOMLYO et al., 1972).

Die akute autonome Reaktion der Bronchialmuskulatur wie deren Reaktion auf Medikamente bei der Behandlung des Asthma kann als Veränderung der relativen Konzentration des c-AMP und des c-GMP verstanden werden (MAYER, 1975; CARON u. LEFKOWITZ, 1975; GOLDBERG et al., 1975; AUSTEN et al., 1975). Beide Substanzen werden unter Stimulation des autonomen Nervensystems gebildet.

Das Enzym, welches für den raschen Abbau des c-AMP verantwortlich ist, die cyclische Nucleotidphosphodiesterase, wird in Abhängigkeit von der Calciumionenkonzentration aktiviert (IGNARRO u. GEORGE, 1974; KREBS et al., 1973). Ebenso ist die Bildung von c-GMP abhängig von den Calciumionen (IGNARRO u. GEORGE, 1974; SCHULTZ et al., 1973).

Ob c-AMP die Calciumionenpermeabilität seinerseits kontrolliert, ist noch nicht entschieden. c-AMP aktiviert aber Proteinkinasen, die wiederum die adenosintriphosphatabhängige Phosphorylierung vieler Proteine steuern (MAYER, 1975).

Katecholamine verursachen (am Herzmuskel) innerhalb von Sekunden einen reversiblen Anstieg von c-AMP, verbunden mit Aktivierung der Phosphorylasekinase (SUTHERLAND u. ROBISION, 1966). Die Katecholamine werden an den β-Rezeptoren der entsprechenden Zellen wirksam, wenn Bronchodilatation erreicht wird; sie werden an α-Rezeptoren wirksam, wenn Bronchokonstriktion zustande kommt. Das Konzept für α- und β-Rezeptoren an der glatten Muskulatur geht auf AHLQUIST (1948) zurück. Erst wesentlich später wurde dann in β_1-Rezeptoren, die vorwiegend am Herzen und Fettgewebe lokalisiert sind, und in β_2-Rezeptoren unterteilt. Letztere werden in Gefäßwandungen, in anderen glatten Muskelzellen wie im Bronchialbaum und in der Leber, aber auch im Skelettmuskel, gefunden (LANDS et al., 1967). Für die möglichst selektive Wirksamkeit der Bronchodilatatoren der Katecholaminreihe ist ihre β_2-Spezifität deshalb von besonderer Bedeutung. SUTHERLAND u. ROBISION (1966) beschrieben die zellgebundene Adenylcyclase als verantwortlich für das Funktionieren der β-adrenergen Rezeptoren. Durch β-Blocker, wie Propranolol, kann die Adenylcyclase gehemmt werden, während α-adrenergische Substanzen, wie Phentolamine, an der Adenylcyclase ohne Effekt bleiben (BURGESS u. BLACKBURN, 1972; MAYER, 1974; MURAD et al., 1962; CARON u. LEFKOWITZ, 1974). Die c-AMP-Konzentration steigt nach Aktivierung der Adenylcyclase als »second messenger« nach Stimulation β-

adrenerger Katecholamine an. Auch im Reagenzglas läßt sich die hypothetische Differenzierung zwischen β_1- und β_2-Rezeptoren in unterschiedlichen Reaktionen verschiedener Gewebe nachweisen (Caron u. Lefkowitz, 1975). Auch die Wirksamkeit der β_2-Rezeptoren der Bronchialmuskulatur hängt an der Aktivierung deren Adenylcyclase.

So könnte die Bronchokonstriktion bei der Atemwegsobstruktion auch als Defekt des Ansprechens der Bronchialmuskulatur auf endogene Katecholamine verstanden werden. Es ist von erheblichem Interesse in diesem Zusammenhang, daß die Adenylcyclase in Leukozyten von Asthmatikern signifikant weniger stark auf Katecholamine anspricht als das Enzym von gesunden Versuchspersonen (Parker u. Smith, 1973; Parker et al., 1973). Besonders nahm das Ansprechen dieser Leukozyten von »Asthmatikern« auf β-Stimulatoren der Katecholaminreihe während der Exazerbation der Atemwegsobstruktion ab, was die Hypothese des Defektes der Stimulierbarkeit der Adenylcyclase durch Katecholamine stärken könnte.

Selbst wenn für einige Patienten diese Hypothese zutreffen sollte, so ist nicht entschieden, ob die Rezeptorenbindung oder die Aktivationsfunktion gestört ist. Offensichtlich sind Membranlipide bei der Bindung der Katecholamine am Adenylcyclase-Rezeptor beteiligt (Levey, 1971; Rethy et al., 1972; Yamashita u. Field, 1973). Andererseits ist auch das Nucleotid GTP sehr wirksam in der Steigerung der Empfindlichkeit der Adenylcyclase Katecholaminen gegenüber (Rodbell et al., 1971). Offensichtlich sind mit diesen Untersuchungsergebnissen Wege aufgezeigt, wie die Katecholamine in der Muskelzelle wirken können und wie ein »Nichtansprechen« auf diese Substanzen erklärbar wäre.

Der Dualismus zwischen c-AMP und c-GMP wurde auch als Yin-Yang-Mechanismus oder -Hypothese beschrieben (Goldberg et al., 1974a, b). Dieses intrazelluläre System stellt einen biologischen Effektor dar, der Zellfunktionen reguliert, die jeweils in zweierlei Richtungen ablaufen können. Die intrazelluläre Konzentration des c-GMP beträgt etwa $^1/_{10}$ bis $^1/_{50}$ dessen vom c-AMP. Der Rezeptor für die c-GMP ist wahrscheinlich die Guanylcyclase (Goldberg et al., 1975). Sowohl die c-GMP als auch die c-AMP werden durch spezielle cyclische Nucleotidphosphodiesterasen selektiv abgebaut (Appleman et al., 1973). Unter Acetylcholin steigt die Konzentration von c-GMP erheblich an, während c-AMP sich kaum ändert (George et al., 1970), was die These über die Bedeutung des c-GMP für die Bronchokonstriktion stützt. Isoproterenol hebt die Konzentration von c-AMP, während es diejenige von c-GMP vermindert (George et al., 1970). Atropin selbst bleibt auf die c-GMP ohne Effekt, verhütet aber den cholinergischen Anstieg von c-GMP. Auch Prostaglandin $F_2\alpha$ zeigt einen erheblichen Einfluß auf das Verhältnis von c-AMP/c-GMP, indem dieser Faktor auf die Hälfte bis auf ein Drittel verkleinert wird. Das Umgekehrte findet unter Prostaglandin E_1 statt oder unter Isoproterenol (Dunham et al., 1974; Kaliner, 1977). Kaliner konnte auch zeigen, daß ein c-GMP-Konzentrationsanstieg innerhalb von 30 s mit der Spitzenkonzentration 120 s nach Acetylcholinstimulation in der Lunge zustande kommt. Auch die Ergebnisse von Kaukel et al. (1978) zeigen, daß die durch parasympathische Stimulation hervorgerufene Bronchokonstriktion verbunden oder bedingt ist durch einen entsprechenden Anstieg der c-GMP/c-AMP-Relation. Offensichtlich wird auch unter Histamin die c-GMP-Konzentration erhöht.

Die uns heute zur Verfügung stehenden Bronchodilatatoren greifen alle am c-AMP-wie c-GMP-System an. Die β_2-Stimulatoren wie auch Prostaglandin E_1 und E_2 stimulieren die Bildung von c-AMP. Theophyllin wirkt an anderer Stelle, es hemmt den Abbau der c-AMP. Atropin blockiert den Aufbau von c-GMP und bedingt (auf diese Weise) Bronchodilatation (Spector et al., 1975).

Untersuchungen von Fünger (1977) lassen es als möglich erscheinen, daß β_2-selektive Katecholamine bei antigen-induzierter Histaminfreisetzung eine deutlich inhibierende Wirkung entfalten (Sörenby, 1975). Hiermit könnte ein dualistischer Wirkungsmechanismus der β_2-Stimulatoren angenommen werden, einmal ein direkter Angriff an der Adenylcyclase zur Förderung des c-AMP-Anstieges zum anderen ein die Histaminfreisetzung hemmender Mechanismus.

β-adrenergisch stimulierende Bronchodilatatoren werden am meisten bei der Behandlung obstruktiver Atemwegserkrankungen gebraucht. Die Größe der Substitutionsgruppen bestimmt die mehr α- oder β-Spezifität der Substanz. Je kleiner die Gruppe desto stärker die α-Stimulation; je größer desto deutlicher die β-Stimulation.

Isoprenalin, welches schon sehr ausgedehnte β-Spezifität zeigt, wird leider sehr rasch abgebaut, sowohl bei Inhalation über eine Katechol-O-Methyltransferase als auch nach peroraler Aufnahme durch eine Sulfatbindung (VAN AS, 1975). Präparate mit deutlicher $β_2$-Spezifität sind Terbutalin, Hexoprenalin, Orciprenalin, Salbutamol und Fenoterol. Die Unterteilung in verschiedene β-Sensivität verschiedenen Rezeptoren gegenüber ist offenbar nur mit synthetischen β-Stimulatoren zu demonstrieren. Diese pharmakologische Unterscheidbarkeit hängt offenbar von der chemischen Reaktion des natürlichen Rezeptors wie von zusätzlichen Interaktionen zwischen dem β-Stimulans und dem umliegenden Gewebe ab (JACK, 1970; BRITTAIN et al., 1970). Beide Wirkungen zusammen werden dann als »Isorezeptoren«-Wirkung beschrieben, die sich aus derjenigen des natürlichen und des außerhalb der Zelle liegenden Rezeptors zusammensetzt.

Atropin und Atropinabkömmlinge: Atropinsulfat und in wesentlich geringerer Dosis und mit geringeren Nebenwirkungen ((8 r)-8-Isopropyl-3α-[(±)-tropoyl-oxy]-1αH, 5αH-tropanium-bromid) (= Sch 1000 = Atrovent) sind hervorragende Bronchodilatatoren (ULMER u. REIF, 1965; ULMER, 1971; ULMER et al., 1973). Experimentell konnte eine gleich gute Bronchodilatation erreicht werden wie mit den $β_2$-spezifischen Katecholaminen. Dennoch geben einzelne Patienten an, von Katecholaminen eine »stärkere Wirkung« zu verspüren. Atropin wirkt als kompetitiver Hemmer für Acetylcholin. Acetylcholin stimuliert die Bildung von c-GMP (SCHULTZ u. HARDMAN, 1974; GOLDBERG et al., 1973).

Cholinergica führen aber auch zu einer gesteigerten Freisetzung lysosomaler Enzyme (IGNARRO u. GEORGE, 1974). Atropin kann auch diese Wirkung kompetitiv hemmen.

Theophyllin: Der therapeutische Effekt von Theophyllin ist direkt proportional der Plasmakonzentration dieses Stoffes (MITENKO u. OLGILVIE, 1973). 87% der verabreichten Dosis werden als Metaboliten wieder ausgeschieden (BRODIE et al., 1952; CORNISH u. CHRISTMAN, 1957; MIECH u. LOHMAN, 1975).

Die Entstehung von c-AMP aus Adenosintriphosphat geschieht über die Aktivierung durch Adenylcyclase, der Abbau von c-AMP zu AMP über die aktivierte Phosphodiesterase. Theophyllin wirkt hier als kompetitiver Hemmer der Phosphodiesterase. Der steady state-Spiegel der c-AMP entspricht linear der Aktivität der Adenylcyclase und erreicht ein Maximum nach vollständiger Aktivierung dieses Fermentes, wenn alle β-adrenergen Rezeptoren besetzt sind. Der Anstieg zu einem steady state-Spiegel der c-AMP ist aber keine lineare Funktion der prozentualen Hemmung durch die Phosphodiesterase. 50% Hemmung bedingen einen Anstieg des c-AMP auf das Doppelte. Weiterer Anstieg der Phosphodiesterasehemmung bewirkt dann aber einen parabolischen Anstieg des c-AMP-Spiegels (80% Hemmung ~6fachem Anstieg; 90% Hemmung ~10fachem Anstieg) (MIECH, 1975; COLLINS et al., 1973).

Die Kombination von Theophyllin mit Adenylcyclasestimulation führt zu einem exponentiellen Anstieg des c-AMP. Ein eindeutig synergistischer Effekt ist also nachweisbar. Klinisch muß allerdings festgestellt werden, daß mit jeder der Einzelsubstanzen in der gebräuchlichen optimalen Dosierung eine maximale Bronchodilatation möglich ist, welche durch Hinzufügen des anderen Wirkprinzipes keine sichere weitere Steigerung des bronchodilatatorischen Effektes erkennen läßt. Dies konnten wir in umfangreichen, auf diese Frage gerichteten Studien zeigen, was auch die Versuche von JENNE (1975) deutlich machen. Allerdings gibt es auch klinische Beobachtungen, die unter besonderen Bedingungen an eine über die β-Stimulation hinausgehende Wirkung der Xanthine denken lassen (PATERSON et al., 1971; FLEISCH u. TITUS, 1972).

Xanthine wirken möglicherweise aber auch nicht nur relaxierend auf die glatte

Muskulatur. Sie hemmen die Histamin- und Slow reacting substance of anaphylaxis-Freisetzung bei IgE vermittelter Mastzelldegranulation. Ebenso hemmen sie die Freisetzung proteolytischer Enzyme aus Leukozyten (JENNE, 1975).

Dem Konzept, daß Theophyllin vor allem über die Hemmung der Phosphodiesterase wirkt, wurde von POLPCEK et al. (1971) widersprochen (siehe auch BLINKS et al., 1972 und MARCUS et al., 1972). Die Halbwertzeit des Abbaues des Theophyllins im Serum hat erhebliche individuelle Variationen. Raucher zeigen eine wesentlich kürzere Halbwertzeit als Nichtraucher (4,14:7,19 Std, p < 0,0001) (JENNE, 1975). Patienten mit Atemwegsobstruktionen zeigten eine recht kurze Halbwertzeit von 3,6 Std. Kinder haben ebenfalls wesentlich kürzere Halbwertzeiten als Erwachsene (WEINBERGER u. BRONSKY, 1974).

Für therapeutische Zwecke sollten Serum-Spiegel über 10 bzw. 12 µg/ml erreicht werden (TURNER-WARWICK, 1957; JACKSON et al., 1964). NICHOLSON u. CHICK (1973) konnten schon Wirkungen an den Atemwegen ab Blutspiegeln von 2 µg/ml nachweisen. LAMPTON et al. (1974) beschreiben einen über die Isoproterenol-Inhalation hinausgehenden bronchodilatatorischen Effekt bei Theophyllinspiegeln von 20 µg/ml, eine Beobachtung, die wir nicht bestätigen konnten, wenn die vorher verabreichte Katecholamin-Dosis optimal war.

Toxische Wirkungen des Theophyllins treten etwa ab 13 µg/ml im Serum auf und werden ab 20 µg/ml recht häufig (JENNE et al., 1972; JACOBS et al., 1974). Schwindel wie supraventrikuläre Extrasystolen sind dann typische Nebenwirkungssymptome, die ab 30 µg/ml regelmäßig beobachtet werden. Bei geringeren Serumspiegeln kommt es aber auch schon zu Übelkeit, Erbrechen, Appetitlosigkeit, Kopfschmerzen, Nervosität und Schlaflosigkeit (LAMPTON et al., 1974).

Rasche Injektion von Aminophyllin zeigt verschiedene andere Nebenwirkungen. Bei rascher Injektion in die A. pulmonalis kann es zu akutem Herztod kommen (CAMARATA et al., 1971). Plötzlicher Blutdruckabfall wie Schwindelanfälle, Bewußtlosigkeit werden ebenfalls bei zu raschen intravenösen Injektionen beschrieben (JENNE, 1975). 500 mg

Aminophyllin innerhalb 15 min als Tropfinjektion gegeben erreichen einen Serum-Theophyllinspiegel von 12–15 µg/ml. Nach MITENKO u. OGILVIE (1973) werden mit Dosen um 5,6 mg/kg Plasmaspiegel um 10 µg/ml erreicht. Diese Dosen können auch peroral verabreicht werden. Die Erhaltungsdosis für Aminophyllin würde dann bei 0,85 bzw. 0,90 mg/kg/Std liegen (JENNE, 1975; MITENKO u. OGILVIE, 1973). Dies entspricht etwa 1200 mg/die, womit Durchschnittsspiegel von 10 µg/ml im Mittel bei erheblichen individuellen Schwankungen erreicht werden können.

2. β-adrenergisch stimulierende Bronchodilatatoren

Die β-adrenergisch stimulierenden Substanzen sind die – nach unserem heutigen Wissen – am zuverlässigsten wirkenden Bronchodilatatoren. Obwohl keine wissenschaftlichen Untersuchungen Anhaltspunkte liefern konnten, daß Atropin oder Atropinabkömmlinge nicht gleich gut bronchodilatatorisch wirksam sind, berichten Patienten doch häufiger, daß β-Adrenergika (Katecholaminabkömmlinge) intensiver und zuverlässiger wirken.

Die Entwicklung dieser Medikamente ging aus vom Aludrin mit seiner ausgeprägten β_1-Aktivität und führte über Orciprenalin (Alupent), Hexoprenalin (Etoscol), Salbutamol (Sultanol), Terbutalin (Bricanyl) zum Fenoterol (Berotec) zu immer stärker β_2-spezifischen Präparaten. Eine Reihe weiterer Präparate befindet sich im Stadium der klinischen Prüfung.

Eine sehr große Zahl von Mischpräparaten ist auf dem Markt, die als Bronchodilatatoren verschiedenste Substanzen enthalten, sehr häufig aber als wesentlichen Bestandteil einen Katecholaminabkömmling.

Die β_1-Aktivität zeigt sich in cardiozirkulatorischen Nebenwirkungen, die sich in Frequenzsteigerung des Herzens, Blutdruckanstieg und positiv inotroper Wirkung bemerkbar machen. Besonders letztere Wirkung empfinden die Patienten als »verstärktes Herzklopfen«. Die β_2-Aktivität beinhaltet leider neben der broncholytischen Spezifität auch Nebenwirkungen, die mit der zunehmenden β_2-Wirkung auch immer deutlicher werden. Diese »side effects« sind eine tremorogene Wirkung wie eine deutlichere Weckwirkung, die von manchen Patienten als »Unruhe« empfunden wird.

Ein weiterer entscheidender Faktor für die Medikamentenwahl ist die Wirkdauer. Mit zunehmender β_2-Spezifität wird auch eine zunehmende Wirkdauer beobachtet. Isoprenalin zeigt eine nur recht kurze Wirkdauer von 30 bis maximal 60 min. Über Orciprenalin, Salbutamol, Terbutalin bis hin zum Fenoterol wird die Wirkdauer der Substanzen immer länger. Schon beim Orciprenalin kann mit einer Wirkdauer von 3–4 Std gerechnet werden, die bei Fenoterol 4–7 Std erreicht.

Entsprechend lassen sich auch unterschiedliche Halbwertzeiten für Blutspiegel nachweisen. Für Isoprenalin beträgt sie 3–4 min (CONWAY et al., 1955) bei intravenöser Verabreichung, länger als 2 Std bei oraler Gabe. Die biologischen Halbwertzeiten für Orciprenalin (ROMINGER, 1970), Salbutamol (MARTIN et al., 1971) und Fenoterol (BUCHEL u. ROMINGER, 1972) nach oraler Aufnahme betragen mehrere Stunden. Für Fenoterol wurde eine Halbwertzeit von 6 Std beschrieben (VAN ROSSUM, 1972; FREEDMAN, 1974).

Der Wirkungseintritt ist bei allen diesen Medikamenten sehr rasch und läßt zwischen den verschiedenen Medikamentengruppen Unterschiede nicht sicher erkennen; er hängt aber von der Darreichungsart ab.

Als Darreichungsformen stehen Dosier-Aerosole, Tabletten, Suppositorien und Ampullen zur Injektion bzw. als Lösung zur Verneblung in Aerosolgeräten zur Verfügung. Vor kurzem kam mit dem Reproterol (Bronchospasmin) ein Bronchodilatator in den Handel, dessen Struktur eine monomolekulare Verbindung eines Katecholamins mit Theophyllin (NOLTE et al., 1977) ist. Diese Substanz zeigte eine sehr gute und relativ lang anhaltende Wirkung in Tablettenform. Das ebenfalls neue Clenbuterol zeigt in Tabletten- bzw. Saftform (Spiropent) eine hervorragende Rezeptoraffinität. Zweimal täglich 0,02 mg bzw. dreimal täglich 0,01 mg bewirken eine sehr gute Basisdilatation. Die

Plasmaspiegelhalbwertzeit beträgt etwa 30 Std (ZIMMER, 1976; LOOS, 1975; SCHINDL, 1975; KAIK, 1975 b).

Normalerweise sollte das Dosier-Aerosol die Verabreichungsart der Wahl sein. Die notwendige Dosierung ist z.B. im Vergleich zur peroralen Medikation immer wesentlich geringer; der Wirkungseintritt ist immer wesentlich rascher (mit Ausnahme der i.v.-Gabe, die aber im allgemeinen mehr cardiozirkulatorische Nebenwirkungen verursacht), und die Nebenwirkungshäufigkeit und -stärke sind bei den Dosier-Aerosolen ebenfalls am geringsten.

Die Vorstellungen, die gegen die in den Dosier-Aerosolen enthaltenen Treibgase entwickelt wurden, lassen sich nicht halten. Wir haben bei sorgfältiger Beobachtung mit den Dosier-Aerosolen in der Anwendung über 10 Jahre bei Dauertherapie bei einer sehr großen Zahl von Patienten keinerlei negative Beobachtungen erhoben. Auch bei extrem hohen Dosierungen mit 40–80 Hüben/die konnten keine, dem Treibstoff zur Last zu legenden Nebenwirkungen beobachtet werden.

Bei den β-Stimulatoren kommt es bei der Verabreichung als Tablette zu einer gewissen Stuhlträgheit, die bei der Gabe mit dem Dosier-Aerosol nicht auftritt.

Neben dem Vorteil des raschen Wirkungseintrittes der geringen erforderlichen Wirkstoffmenge spricht auch die Handlichkeit dieser kleinen Geräte für die Bevorzugung dieser Verabreichungsart, da die Patienten diese Geräte immer bei sich tragen und gegebenenfalls auch relativ unauffällig hiervon Gebrauch machen können.

In ganz seltenen Fällen, bei extrem empfindlichen Schleimhäuten, kann die Anwendung eines Dosier-Aerosols nicht möglich sein. Bei diesen Patienten muß dann eine entsprechende Einstellung auf Tabletten erfolgen. Die Schleimhäute werden bei diesen Patienten wahrscheinlich sowohl durch die Medikamente als auch durch das Treibgas gereizt.

Die absolute Bevorzugung der Dosier-Aerosole kann seit der Entwicklung der auch in Tablettenform hochspezifischen β_2-Stimulatoren, wie z.B. des Clenbuterol oder Fenoterol, nicht mehr so uneingeschränkt auf-

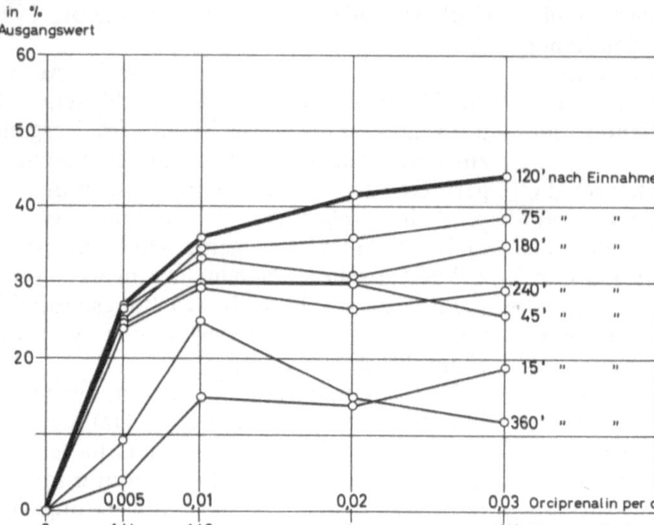

Abb. 10. Dosiswirkungskurve von Orciprenalin (Alupent) bei peroraler Verabreichung. $n = 20$ Patienten mit chronisch obstruktiver Atemwegserkrankung

recht erhalten werden. Die Verabreichung dieser Substanzen als Basistherapie, wobei z. B. von dem Atrovent als Anticholinergikum alle 3 Std 2 Hübe aus dem Dosier-Aerosol zusätzlich inhaliert werden, bringt hervorragende bronchodilatatorische Ergebnisse.

Mit all den genannten Präparaten ist eine gewisse »optimale« Bronchodilatation zu erreichen. Keines der genannten Präparate erreicht nach unseren Untersuchungen, wie nach zahlreichen Literaturangaben, mehr als ein anderes bei »optimaler« Dosierung (Leblanc, 1972; Ulmer, 1972a). Entscheidend sollten deshalb die Nebenwirkungshäufigkeit und -stärke wie die Wirkdauer für die Wahl des Präparates sein.

Für jedes dieser Präparate lassen sich genaue Dosiswirkungskurven erstellen, deren Grundlagen anhand der in Abbildung 10 für Orciprenalin (Alupent), in Tablettenform verabreicht, dargestellt werden sollen (Baving u. Ulmer, 1970) (Abb. 10).

Eine Tablette Alupent enthält 20 mg Orciprenalin. Schon mit 5 mg werden annähernd $^2/_3$ der optimal möglichen Bronchodilatation erreicht, mit einer halben Tablette (10 mg) etwa 85%. Die Verdoppelung der Dosis (20 mg) bringt dann nur noch eine Wirkungsverstärkung von ca. 10%. Eine weitere Erhöhung der Dosis bringt nur noch sehr wenig weitere Verbesserung der Atemwegsobstruktion. Die Nebenwirkungshäufigkeit und die Nebenwirkungsstärke steigen aber sehr rasch dann an.

15 min nach Einnahme der Tablette werden etwa 30% der Maximalwirkung, die $1^1/_4$ bis 2 Std nach der Tabletteneinnahme erreicht wird, gemessen. Im Anschluß hieran nimmt die bronchodilatatorische Wirkung langsam wieder ab, um sich nach 6 Std dem Ausgangspunkt zu nähern.

Um eine optimale perorale bronchodilatatorische Therapie zu erreichen, bedeutet dies, daß alle 3 Std eine halbe Tablette von Orciprenalin (Alupent) eingenommen werden soll. Für andere Präparate liegen die Verhältnisse ganz ähnlich: bei Terbutalin (Bricanyl) wird man in 3stündlichen Abständen eine halbe bis eine Tablette empfehlen, von Clenbuterol (Spiropent) dreimal täglich eine halbe bis eine Tablette.

Abbildung 11 zeigt bei den maximalen Dosierungen den Vergleich der Ergebnisse zwischen Orciprenalin (Alupent) und Terbutalin (Bricanyl) (Dorsch u. Ulmer, 1971) (Abb. 11).

Aus der Abbildung ist zu erkennen, daß etwa nach 60 min die Maximalwirkungen erreicht werden, daß die Bricanyl-Wirkung in dieser Versuchsreihe bei der höheren Dosierung eher etwas stärker ausfällt als die der Orciprenalinwirkung. Eine Verdoppelung der Terbutalin-Dosis von 2,5 auf 5 mg bringt nur noch eine geringgradige weitere Wirkungsverbesserung. Bricanyl wirkt aber deutlich länger als Orciprenalin. Nach 6 Std ist bei Orciprenalin wieder der Ausgangswert erreicht, bei Bricanyl werden immer noch ca. 25% Strömungswiderstandserniedrigung gemessen. Für die zu bevorzugende Inhalation dieser Bronchodilatatoren läßt sich der rasche Wirkungseintritt gut zeigen. Schon 1 min nach der Inhalation werden 50% der optimalen Wirkung erreicht, wie KRIEGER (1972) für Berotec und Alupent zeigen konnte. 5 min nach der Inhalation wird schon annähernd die optimale Bronchodilatation nachweisbar, wie wir für Alupent und

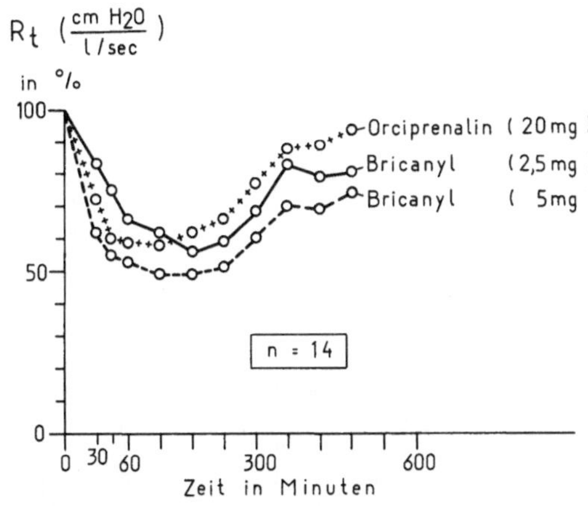

Abb. 11. Verhalten der Strömungswiderstände in den Atemwegen nach peroraler Einnahme von 20 mg Orciprenalin (1 Tabl. Alupent) bzw. 2,5 und 5 mg Terbutalin ($^1/_2$–1 Tabl. Bricanyl) bei 14 Patienten mit hronisch obstruktiver Atemwegserkrankung

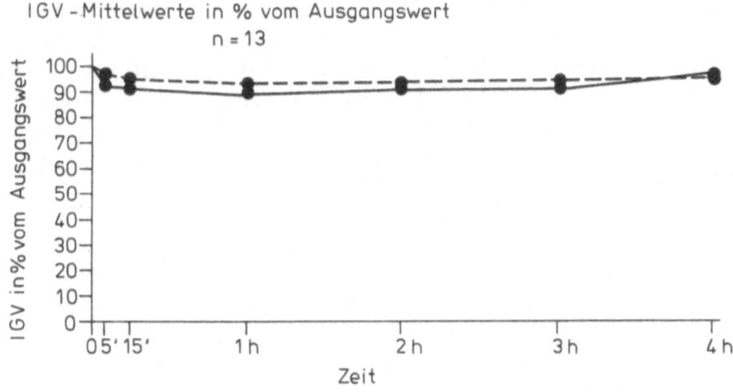

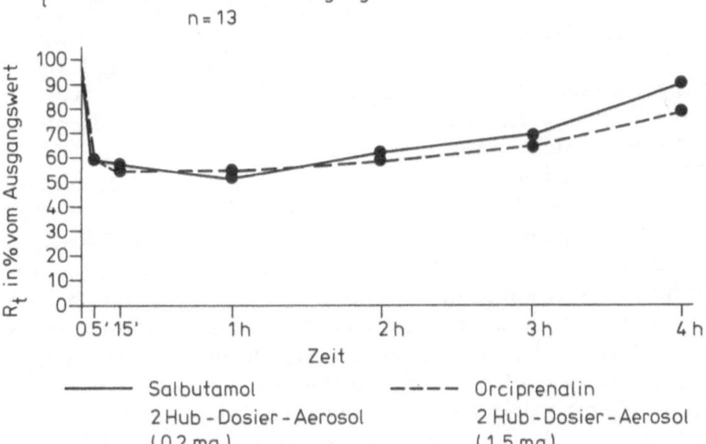

Abb. 12. Vergleich der Wirkstärke und der Wirkdauer der Orciprenalin- (Alupent) und Salbutamol- (Sultanol-Ventolin) Dosier-Aerosole nach Inhalation von zwei Hüben bei 13 identischen Patienten mit chronisch obstruktiver Atemwegserkrankung

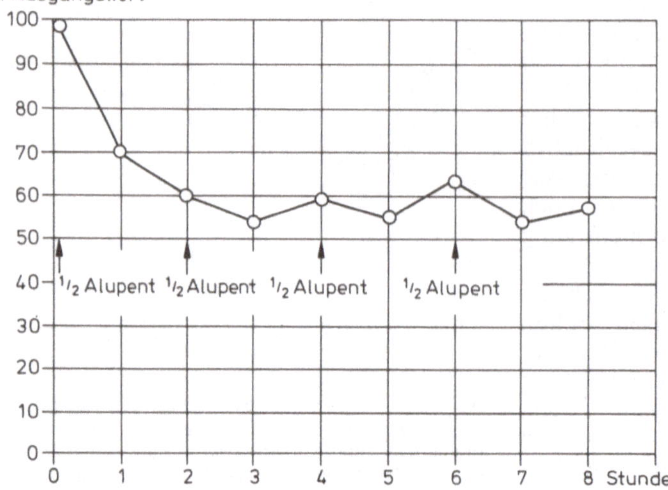

Abb. 13. Abnahme des Strömungswiderstandes in den Atemwegen bei acht Patienten mit chronisch obstruktiver Atemwegserkrankung in Abhängigkeit von 2stündlich gegebenen Dosen in nahezu optimaler Gabe von Orciprenalin (jeweils 10 mg) peroral

Salbutanol (THIEDE u. ULMER, 1971) (Abb. 12) messen konnten. In verschiedenen Arbeiten wurde auch die besonders lange Wirkdauer von Fenoterol (Berotec) belegt (KRIEGER, 1972; MINETTE, 1970, 1972; NOLTE, 1972; RIEDEL-DIBBEN u. LEBLANC, 1972; UTZ u. KNOPP, 1972) (Abb. 12).

Etwa alle 3 Std sollte deshalb zur Aufrechterhaltung einer möglichst optimalen Bronchienweite die Normaldosis aus den Dosier-Aerosolen verabreicht werden, da ab dieser Zeit mit einem Wiederanstieg der Strömungswiderstände zu rechnen ist. Weder bei peroraler noch bei inhalativer Gabe wird mit einer weiteren Erhöhung der Dosis noch eine wesentliche Verbesserung des therapeutischen Effektes erzielt (Abb. 13).

Die Patienten sollten diese Zusammenhänge wissen, damit sie durch erhebliche Überdosierung, zu welcher sie in ihrer Atemnot neigen, nicht, unter Umständen auch gefährliche, cardiale Nebenwirkungen hervorrufen. Wir gestatten den Patienten im Notfall eine Verdoppelung der Normaldosis. Wenn dieses keine genügende Erleichterung bringt, sollte der Arzt aufgesucht werden.

Unter einer derartigen Dauertherapie lassen sich dann die Strömungswiderstände im allgemeinen zwischen 20 und 50% unter dem Kontrollwert halten (Abb. 13), was für diese Patienten, auch wenn keine Normalisierung

erreicht wird, eine erhebliche Erleichterung bedeutet (LARSSON, 1977). Nicht nur der Abbau der Dyspnoe ist entscheidend, auch werden die offengehaltenen Atemwege das Abhusten erleichtern und das Angehen eines Infektrezidives erschweren.

3. Parasympathicolytische Bronchodilatatoren

Atropin ist schon lange als Antiasthmatikum bekannt. Die »Asthmazigarette« enthielt das Parasympatholytikum als wirksames Prinzip. Parenteral verabreicht treten jedoch, wenn in optimal bronchodilatatorischer Wirkung dosiert wird, erhebliche Nebenwirkungen, wie Tachykardie, Trockenheit im Mundschleimhautbereich und Sehstörungen auf.

Per inhalationem gegeben zeigt aber Atropin eine hervorragende bronchodilatatorische Wirkung (ULMER et al., 1973; CHICK u. JENNE, 1977). Abbildung 14 gibt die Ergebnisse nach berechneter Deposition in den Atemwegen von etwa 0,2–0,4 mg Atropinmethylnitrat von 34 Patienten mit chronisch obstruktiver Atemwegserkrankung auf die Strömungswiderstände und das intrathorakale Gasvolumen wieder.

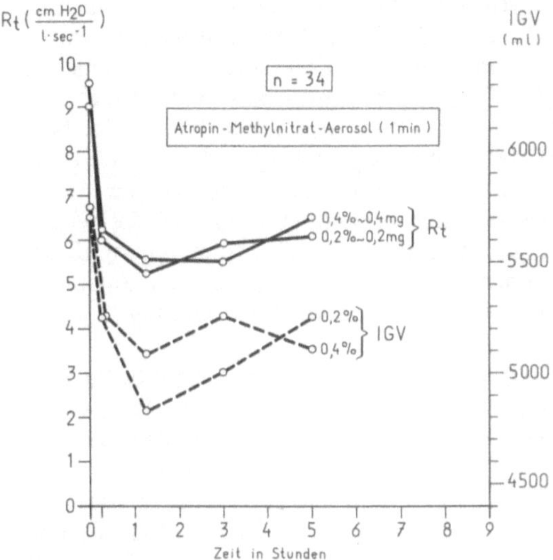

Abb. 14. Verhalten der Strömungswiderstände in den Atemwegen (R_t) und des intrathorakalen Gasvolumens (IGV) über 5 h nach 1minütiger Inhalation von 0,2 bzw. 0,4% Atropinmethylnitrat. Die mg-Werte entsprechen den in den Atemwegen deponierten Substanzmengen. Mittelwerte von 34 Patienten mit chronisch obstruktiver Atemwegserkrankung. (Aus ULMER et al., 1973)

Diese klinischen und eine Reihe experimenteller Ergebnisse (GOLD, 1975; NADEL, 1975; ISLAM u. ULMER, 1975; ULMER, 1975; ZIMMERMANN et al., 1976; CURSCHMANN et al., 1977; ISLAM et al., 1977) ordnen dem N. vagus, und damit dem Acetylcholin, eine zentrale Rolle bei den obstruktiven Atemwegserkrankungen aller Arten zu.

Mit der Entwicklung des Sch 1000, dem 8-Isopropyl-Noratropinmethobromid (Atrovent) (DECKERS, 1975), gelang im Dosisvergleich eine wesentliche Steigerung der lokalen bronchodilatatorischen Wirksamkeit bei einem weiteren Zurückdrängen der schon sehr geringen Nebenwirkungen des inhalierten Atropins (ENGELHARDT u. KLUPP, 1975; ULMER, 1971).

Die bronchodilatatorische Wirkung des Sch 1000 (Atrovent) war in allen von uns durchgeführten Versuchen an weit über 150 Patienten mit chronisch obstruktiver Atemwegserkrankung gleich gut derjenigen von Bronchodilatatoren der Katecholaminreihe (ULMER et al., 1973) (Abb. 15).

Auch eine Kombination mit einem Katecholaminabkömmling bringt nicht mehr an Bronchodilatation, wie Abbildung 16 zeigt, wo bei den gleichen 35 Patienten am ersten Versuchstag Orciprenalin und 30 min später Atrovent inhaliert wurden. Am darauf folgenden Tag erhielten die Patienten die gleichen Medikamente in umgekehrter Reihenfolge. Die zweite Inhalation hatte keinen, die Bronchodilatation wesentlich verstärkenden Effekt (Abb. 16).

Die Wirkdauer des Atrovent entspricht nach allen in der Literatur niedergelegten Daten (MEIER, 1974; STORMS et al., 1975; MINETTE, 1970) wie nach unseren Ergebnissen ebenfalls derjenigen der am längsten wirkenden Katecholamine (ULMER, 1971; ULMER et al., 1973).

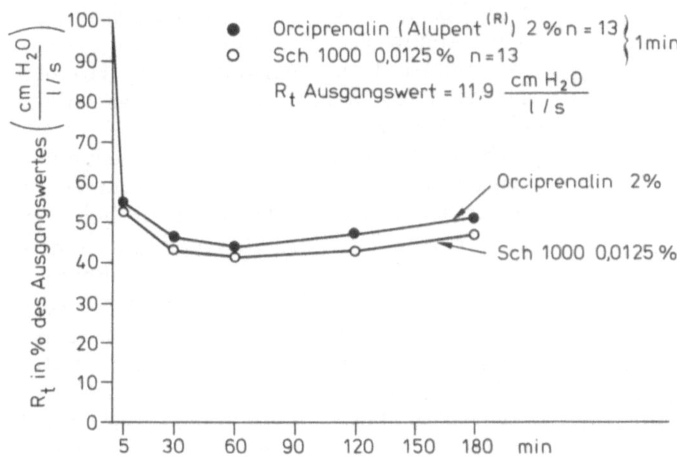

Abb. 15. Abnahme des Strömungswiderstandes in den Atemwegen (R_t) in % des Ausgangswertes bei 13 Patienten mit chronisch obstruktiver Atemwegserkrankung.
——●——= Orciprenalin (Alupent) in optimaler Dosierung (zwei Hub aus dem Dosier-Aerosol). ——○——= Atrovent in optimaler Dosierung (zwei Hub aus dem Dosier-Aerosol)

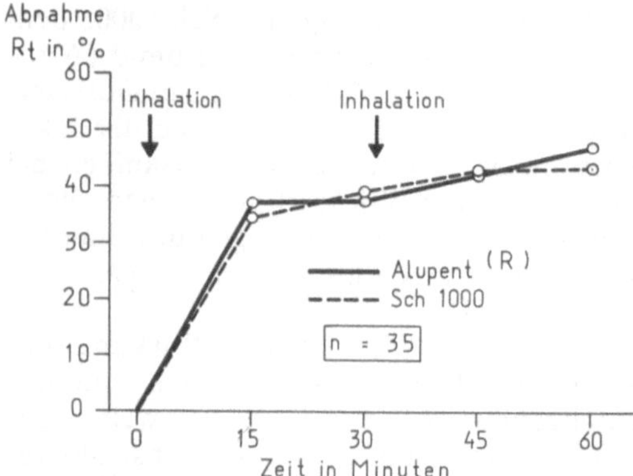

Abb. 16. Abnahme des Strömungswiderstandes in den Atemwegen (R_t) in % des Ausgangswertes bei 35 Patienten mit chronisch obstruktiver Atemwegserkrankung nach Inhalation von Orciprenalin (Alupent) bzw. Atrovent im 30minütigen Abstand in jeweils optimaler Dosierung am ersten Versuchstag; am zweiten Versuchstag erfolgte die Medikamentengabe in umgekehrter Reihenfolge ——— = Beginn mit Alupent ------ = Beginn mit Atrovent

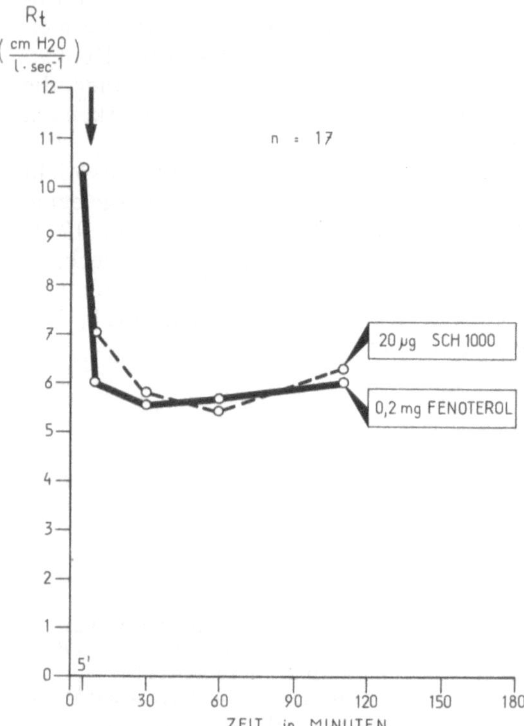

Abb. 17. Wirkung von Fenoterol (Berotec) und von Sch 1000 (Atrovent) nach im Mittel vierjähriger kontinuierlicher Gabe in »optimaler bronchodilatatorischer Dosierung« bei 17 Patienten mit chronisch obstruktiver Atemwegserkrankung

Mit Sicherheit ist auch kein Gewöhnungseffekt an die Bronchodilatatoren zu erwarten, wie dies von HOLGATE u. TATTERSFIELD (1977) für Salbutamol bzw. von JENNE et al. (1977) für Terbutalin vermutet wurde. Nach jahrelangem, regelmäßigem Gebrauch ist die Wirkung in unveränderter Stärke immer wieder nachweisbar (ULMER, 1975), wie die Ergebnisse nach vierjährigem regelmäßigem Gebrauch an 17 Patienten mit chronisch obstruktiver Atemwegserkrankung zeigen (Abb. 17).

In verschiedenen Studien konnte auch gezeigt werden, daß Atrovent bei allen Formen von Atemwegsobstruktion wirksam ist. ULMER et al. (1973), KERSTEN (1974), GAYRARD et al. (1973), OREHEK et al. (1975) wie WERNER u. THOMSEN (1975) belegten, daß die Substanz auch bei antigen-induzierten Atemwegsobstruktionen wirkt. DE VRIES (1975), NOLTE (1974), BEUMER (1975) und ALANKO u. POPPIUS (1973) fanden eine gute bronchodilatatorische Wirkung von Atrovent bei durch verschiedenste Bronchokonstriktoren ausgelösten Atemwegsobstruktionen, wie nach Prostaglandin $F_2\alpha$, Serotonin, Histamin und Acetylcholin. Auch die durch Zigarettenrauch oder durch anderen Staub induzierte Atemwegsobstruktion ist durch Atrovent zu beseitigen (GAMAIN, 1975; GAYRARD et al., 1974; NOLTE, 1974). Ebenso wirkt dieses Parasympatholytikum auch therapeutisch wie preventiv beim exercise induced asthma (POPPIUS et al., 1972; STEMMANN et al., 1973).

Auch im Tierversuch konnte die gute bronchospasmolytische Wirkung bei allergischer Atemwegsobstruktion des gegen Ascaris suum-Extrakt sensibilisierten Hundes nachgewiesen werden (ZIMMERMANN et al., 1977) (Abb. 18).

Dennoch geben immer wieder einzelne Patienten an, daß ihnen Sympathikomimetika besser helfen als ein Parasympatholytikum. Als Ursache für diese Diskrepanz kommen neben möglichen, noch nicht erfaßbaren, Differenzen im Wirkspektrum beider Medikamentengruppen einige zu beachtende Unterschiede in Betracht. Einmal wirken die Katecholamine wohl etwas rascher als das Atrovent. Dieser Unterschied im Wirkungseintritt besteht aber nur während der

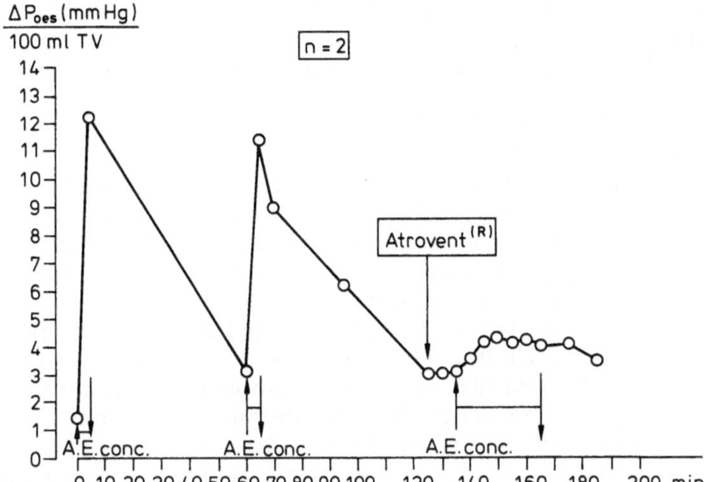

Abb. 18. Anstieg des Strömungswiderstandes in den Atemwegen (ΔP_oes/100 ml TV = dynamische Elastance) von sensibilisierten Hunden nach Ascaris suum-Extract-Inhalation vor und nach der inhalativen Gabe von Atrovent

ersten Minuten, kann aber in einer akuten Situation für die Patienten fühlbar sein (BÖHNING u. FABEL, 1975; KAIK, 1975a; TOWNLEY, 1975). Zum anderen zeigen die Katecholamine eine positiv inotrope Wirkung am Herzen, die von den Patienten empfunden wird. Auch eine gewisse tremorogene Wirkung ist besonders bei den β_2-spezifischen Präparaten vorhanden. Schließlich wird auch die deutliche Weckwirkung der Katecholamine von den Patienten empfunden, und es

mag sein, daß das Ausbleiben all dieser Nebenwirkungen von den Patienten als ein Mangel an Wirkung bei Atropinabkömmlingen empfunden wird.

Gerade aber das Fehlen von Nebenwirkungen bei Atrovent zeigt einige wichtige Indikationen an: Patienten mit Herzrhythmusstörungen, Zuständen nach Herzinfarkt oder Lungenembolie, aber auch wegen der enormen therapeutischen Breite, wobei es praktisch nicht zu wesentlichen Überdo-

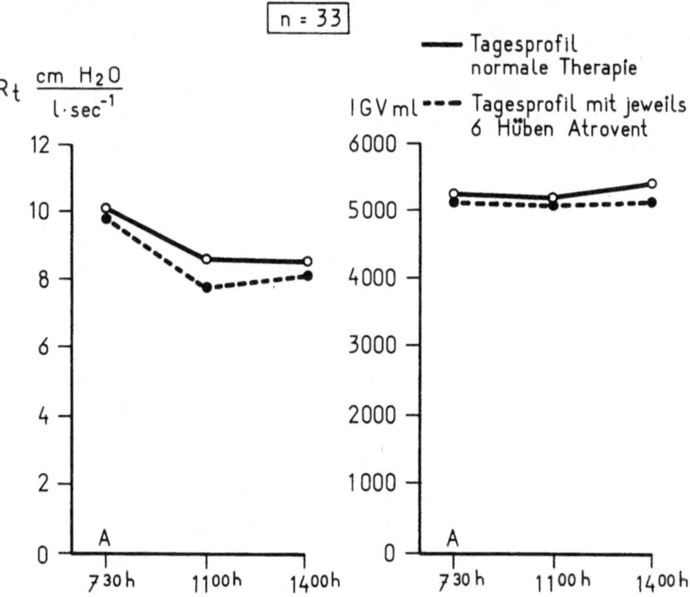

Abb. 19. Strömungswiderstandswerte und intrathorakales Gasvolumen von 33 Patienten mit chronisch obstruktiver Atemwegserkrankung unter Normaltherapie (alternierend alle 3 h ein Hub Fenoterol (Berotec = 0,2 mg) bzw. zwei Hübe Atrovent (= 0,04 mg) bzw. sechs Hübe Atrovent (= 0,12 mg)

sierungserscheinungen kommen kann, machen diesen Bronchodilatator zum Mittel der Wahl bei Patienten, die dazu neigen, Bronchodilatatoren unkontrolliert überzudosieren. Auch für die Behandlung von Atemwegsobstruktionen bei Kindern besteht hier für Atrovent eine Schwerpunktindikation.

Wir gehen so vor, daß wir den Patienten ein Mischpräparat aus einem Katecholaminabkömmling (Fenoterol) und dem Atrovent als Dosier-Aerosol (Berodual) verordnen und von diesem Dosier-Aerosol 3mal täglich bis zu 3stündlich zwei Hübe inhalieren lassen. Die Einzeldosis bei dieser Kombination beträgt von jeder der beiden Substanzen nur jeweils 50% der Optimaldosis, wobei mit dem Vorzug wesentlich gesteigerter therapeutischer Breite in jedem Fall eine optimale Bronchodilatation erreicht wird. Auch Clenbuterol als Basistherapie in Tablettenform und Atrovent, alle 3 Std zwei Hübe, bringen »optimale« Ergebnisse.

Schwerkranken und besonders gefährdeten Patienten gestatten wir, diese Dosis im Bedarfsfall zu verdoppeln. Wenn diese nicht genügt, können darüber hinaus bis zu sechs Hübe Atrovent zusätzlich inhaliert werden.

Bei sehr schweren Zuständen von Atemwegsobstruktionen zeigen manchmal zunächst die Bronchodilatatoren nur eine sehr geringe Wirkung. Durch eine »ungefährliche« Überdosierung mit Atrovent ist dann aber doch eine unter Umständen noch geringgradige zusätzliche Besserung zu erreichen, die für diese Patienten entscheidend sein kann (Bakran et al., 1972; Zimmermann u. Ulmer, 1977) (Abb. 19).

4. Theophyllin als Bronchodilatator

Theophyllin zeigt eindeutig sehr gute bronchodilatatorische Wirkungen. Es stehen verschiedene Anwendungsmöglichkeiten in verschiedenen Verbindungen mit sehr unterschiedlicher Wirkung zu Verfügung. Es ist erforderlich, diese Wirkungen genau zu kennen, da die Patienten immer wieder nach allem möglichen greifen, was ihnen helfen könnte, ohne daß die Wirkung der Einzelsubstanz dann noch abzuschätzen ist.

Theophyllin-Tabletten stehen in der Verbindung mit Aethylendiamin 0,1 g zur Verfügung. Die orale Wirkung des Theophyllins wird von Debelic (1974) als relativ gering angesehen, von Millard (1965) sogar bestritten. Wir haben Theophyllin-Tabletten auf ihre bronchodilatatorische Wirkung hin überprüft und bei Dosierungen von 600 bzw. 1000 mg bei weitem nicht die Wirkung von zwei Hüben Berotec aus dem Dosier-Aerosol erreicht.

Theophyllin-Aethylendiamin (Euphyllin) steht auch zur Injektion bzw. zur Dauertropfinfusion in Ampullen zu 0,24 g bzw. zur intramuskulären Verabreichung (Depot-Euphyllin) zur Wahl. Relativ rasch tritt nach diesen parenteralen Gaben eine gute Bronchodilatation ein, die aber nicht stärker ist als durch inhalierte Bronchodilatatoren der Katecholamin- oder Atropinreihe. Auch war bei sorgfältiger Kontrolle kein die Bronchodilatation verstärkender Effekt nach der Inhalation der genannten Bronchodilatatoren durch Theophyllin nachweisbar. Es sei aber darauf hingewiesen, daß die Patienten nach entsprechenden intravenösen oder intramuskulären Injektionen doch eine zusätzliche Erleichterung angeben, deren Ursache noch nicht belegt werden kann.

Da der Lösungsvermittler Aethylendiamin wegen seines alkalischen pH-Wertes lokal schlecht vertragen wird und auch pharmakologisch nicht indifferent ist, wurde in den letzten Jahren Theophyllin in neutraler Lösung (Solosin) eingehender untersucht und als guter Bronchodilatator eingesetzt. Wegen der guten Verträglichkeit des Lösungsvermittlers kann Solosin deshalb wesentlich rascher injiziert werden, paravenöse Injektionen sind wesentlich weniger schmerzhaft, und die gute lokale Verträglichkeit erlaubt auch, daß die gleiche 5 ml Ampulle intramuskulär gegeben werden kann (Kammler u. Ulmer, 1976).

Sowohl nach Solosin (208 mg) als auch nach Euphyllin (240 mg) werden bei intravenösen Gaben Blutspiegel erreicht, die innerhalb von wenigen Minuten bei 9 µg/ml Theophyllin liegen und innerhalb 6 Std auf Werte um 5–6 µg/ml absinken. Auch nach der intramuskulären Gabe von Solosin werden annähernd so rasch diese Blutspiegel erreicht wie nach intravenöser Applikation. Solosin kann auch in Tropfenform als sehr gut wirksamer Bronchodilatator gegeben werden. Auch nach oraler Gabe dieser Solosintropfen werden in praktisch gleicher Zeit wie nach intravenöser Gabe gleich gute Blutspiegel meßbar (ZIMMERMANN et al., 1978).

Nach HARTNETT et al. (1974) soll ab 6,3 μg/ml Theophyllin eine signifikante bronchodilatatorische Wirkung nachweisbar sein. Diese Plasmaspiegel werden also mit Sicherheit bei den angegebenen Dosierungen und Präparaten überschritten. Die Serumhalbwertzeit für intravenös gegebenes Theophyllin liegt nach NICHOLSON u. CHICK (1973) bei 3,5 Std. Nach unseren Ergebnissen sind etwas längere Werte anzunehmen (bis 5 Std) (ZIMMERMANN et al., 1978).

Unsere Versuche zeigen auch einen bronchodilatatorischen Effekt ab 2 μg/ml, wobei der Maximaleffekt bei 8 μg/ml erzielt wird. Die Toxizität von Theophyllin steigt ab Blutspiegeln von 20 μg/ml nach NICHOLSON u. CHICK (1973) deutlich an. Bei allen üblichen Darreichungsarten liegt man unter diesen Spiegeln. Bei Dauertropfinfusionen mit Theophyllin sollte man aber diese Zahlen zusammen mit der Halbwertzeit bedenken.

Eine interessante weitere Darreichungsform des Theophyllins steht seit einiger Zeit in Form der Euphyllin retard- bzw. Phylotemp-Tabletten (360 mg) im Angebot. Diese Retardformen führen zu einer verzögerten Freigabe der Substanz im Magen-Darm-Trakt, womit ein bronchodilatatorischer Langzeiteffekt erreicht wird (WIESSMANN, 1975; ULMER, 1976a). Die Begrenzung der bisherigen bronchodilatatorischen Effekte bei den Katecholaminen und bei Atrovent auf 3 bis maximal 6 Std läßt besonders wegen der kritischen Nachtstunden Ausschau halten nach Präparaten mit länger dauernder Wirkung. Euphyllin retard scheint eine derartig verlängerte Wirkung zu haben, wenn auch ein optimaler bronchodilatatorischer Effekt (im Vergleich zur 3stündlichen Gabe von Atrovent oder Katecholamin) bei 2maliger täglicher Gabe nicht erreicht wird. Immerhin steht hier eine hochwirksame, lang anhaltende Medikationsform zur Verfügung, die besonders über die Nachtstunden manchem Patienten hinweghelfen kann (Abb. 20).

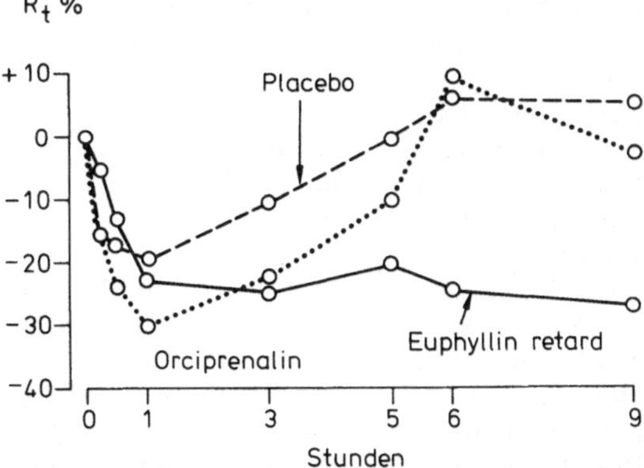

Abb. 20. Prozentuale Veränderungen (bezogen auf die Ausgangswerte) des Strömungswiderstandes in den Atemwegen von elf, gut auf Euphyllin retard ansprechenden, Patienten (Doppelblindversuch)

Da Theophyllin eine deutliche Weckwirkung zeigt, können Schlafstörungen auftreten. Es steht auch eine geringere Dosierung (Euphyllin retard mite) zur Wahl, die natürlich auch etwas geringere Bronchodilatation bringt, bei Patienten mit Schlafstörungen aber gut einzusetzen ist.

5. Allgemeine Hinweise für die Behandlung mit Bronchodilatatoren

Die umfangreiche Literatur und die jahrelangen Erfahrungen mit den Bronchodilatatoren der in den drei vorhergehenden Kapiteln abgehandelten Substanzen lassen einige Grundsätze der Bronchodilatatorbehandlung bei Patienten mit chronisch obstruktiven Atemwegserkrankungen ableiten, die hier zusammengefaßt sein sollen.

Mit Katecholaminabkömmlingen wie mit Atropinabkömmlingen (Atrovent) läßt sich prinzipiell gleich gute Bronchodilatation erreichen. Patienten bezeichnen gelegentlich Katecholaminabkömmlinge als wirksamer, wobei deren therapeutische Breite geringer ist und bei denen häufiger schon bei optimaler bronchodilatatorischer Dosis (im allgemeinen relativ harmlose) Nebenwirkungen auftreten. Die Gabe eines Mischpräparates, wobei eine additive Wirkung mit jeweils 50% der als Einzelsubstanz optimalen bronchodilatatorischen Wirksamkeit den maximal erreichbaren Effekt bringt, scheint deshalb besonders geeignet. Die enorme therapeutische Breite der Atropinabkömmlinge (Atrovent) gestattet bei Krisensituationen der Patienten, mit dieser Substanz die Dosis zu erhöhen, ohne daß ernstere Komplikationen zu befürchten sind.

Die Gabe der Bronchodilatatoren als Dosier-Aerosol sollte die Verabreichungsart der Wahl sein. Tabletten, Suppositorien wie Injektionen haben Sonderindikationen, auf die nicht verzichtet werden kann. Die neuen β_2-Stimulatoren mit sehr großer Rezeptoraffinität gestatten eine sehr gute Basisbronchodilatation mit Tabletten, die am besten durch Inhalation von Atrovent ergänzt wird.

Die Bronchodilatation sollte »rund um die Uhr« erfolgen, wobei die Wirkdauer der am längsten wirkenden Medikamente zur Aufrechterhaltung der optimalen Bronchodilatation Dosiswiederholungen in etwa 3stündlichem Abstand erforderlich macht.

Die Bronchodilatatoren wirken auch protektiv, nicht nur therapeutisch; sie sollten deshalb nicht nur nach eingetretenem oder verschlimmertem Bronchospasmus angewendet werden.

Bronchospasmolyse ist entscheidend für die Verbesserung der Atemnot, Rezidivverhütung, für den Gasaustausch und den Kreislauf, insbesondere den Lungenkreislauf.

Die bronchodilatatorische Behandlung sollte jeweils so früh wie möglich in den Morgenstunden begonnen werden, da die frühen Morgenstunden in den meisten Fällen von obstruktiver Atemwegserkrankung die Zeit mit den höchsten Strömungswiderständen im circadianen Rhythmus der Atemwegsobstruktion sind. Je früher am Morgen das erste bronchodilatatorische Medikament gegeben wird, desto günstiger ist der gesamte Tagesverlauf (Abb. 21) (Bakran et al., 1972).

Trotz optimaler Dosierung können Bronchodilatatoren wirkungslos bleiben bei Patienten mit akuten Exazerbationen. Als Ursache für diese fehlende Wirksamkeit, unter bestimmten Bedingungen schwerster Obstruktion, werden nicht genügende intrazelluläre Konzentration wie ungenügendes Ansprechen der Wirksubstanz unter diesen Bedingungen diskutiert. Wir haben keinen Anhalt dafür gewonnen, daß diese Situation auf eine Gewöhnung an ein bestimmtes Präparat zustande kommt. Auch nach 10jährigem Gebrauch rund um die Uhr konnten wir zeigen, daß die Wirksamkeit unverändert war. Die von Jenne et al. (1977) vermutete Tachyphylaxie nach oraler Gabe von Terbutalin konnten wir für keinen Bronchodilatator als echte Tachyphylaxie nachweisen. Ein vermindertes oder fehlendes Ansprechen entspricht immer einer Verschlechterung der Gesamtsituation, die nach Abklingen wieder von einem Normalansprechen auf Bronchodilatatorbehandlung gefolgt wird. Holgate u. Tattersfield (1977) glauben, an »gesunden Versuchspersonen« ebenfalls einen Tachyphylaxie-Effekt von Salbutamol nachgewiesen zu haben. Diese Ergebnisse widersprechen mit der oben gegebenen Erfahrung unseren Messungen an Patienten wie der klinischen Erfahrung.

In der Situation, in der die Patienten auf die bekannten Bronchodilatatoren nicht mehr ansprechen, ist es der sicherste Weg, Nebennierenrindenhormone zu verabreichen. In jedem Falle ist es uns gelungen, durch Nebennierenrindenhormongaben (u.U. mit Antibiotika) ein Wiederansprechen auf Bronchodilatatoren zu erreichen (Abb. 22).

Der Patient, dessen Verhalten in Abbildung 22 dargestellt ist, spricht zunächst (Tag 1) nicht auf die Bronchodilatatoren an. Am sechsten Tage ist ein gutes Ansprechen auf die morgendlichen Bronchodilatatoren nachweisbar, wobei die Morgenwerte noch relativ schlecht sind ($R_t = 16$ cm $H_2O \cdot l \cdot s^{-1}$). Nach 14 Tagen kontinuierlicher Behandlung lassen sich dann unter Bronchodilatatoren über den ganzen Tag zufriedenstellende Strömungswiderstandswerte aufrechterhalten, nachdem auch die »Morgengipfel« abgebaut sind. Diese Reihenfolge des Ansprechens auf Bronchodilatatoren bei Schwerkranken ist relativ typisch. Immer sollte versucht werden, auch die »Morgengipfel« (Abb. 22, Tag 2) noch zu beseitigen.

Bei älteren Patienten wie bei Kindern, insbesondere im Zustand der »oft nächtlichen« Atemnotanfälle, ist es oft schwierig, die Technik des Inhalierens, so wie sie in den Beschreibungen gefordert wird, zu erreichen. Viele Patienten drücken einen Hub aus

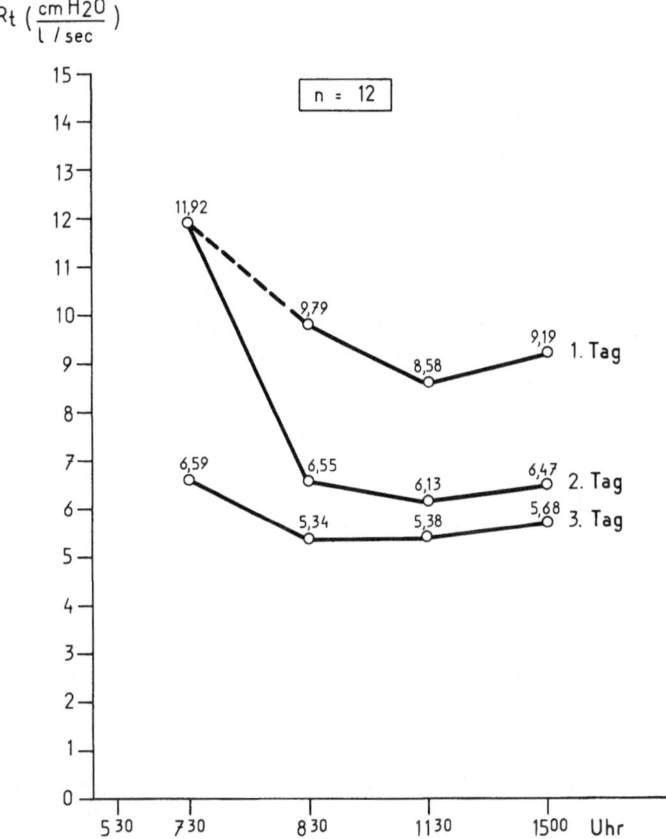

Abb. 21. Bronchodilatatorische Therapie sollte möglichst früh in den Morgenstunden begonnen werden: 1. Tag: Strömungswiderstandstagesverlauf ohne Bronchodilatatoren, 2. Tag: Strömungswiderstandstagesverlauf bei erster bronchodilatatorischer Medikamentengabe um 7.30 Uhr, 3. Tag: erste bronchodilatatorische Medikamentengabe um 5.30 Uhr (das Tagesprofil der Strömungswiderstände in den Atemwegen des 3. Tages bringt die besten Ergebnisse)

dem Dosier-Aerosol einfach in den Mund, ohne hierbei tief einzuatmen. Die meisten dieser Patienten geben an, auch hierbei gute Erleichterung der Atemnot zu erfahren.

Systematische Prüfung dieses Zusammenhanges hat gezeigt, daß im Mittel bei der Gabe der Bronchodilatation in den Mund aus dem Dosier-Aerosol ohne gleichzeitige tiefe Inspiration (im Versuch nach tiefer Inspiration) 80% der sonst erreichbaren Bronchodilatation zustande kommen. Ergebnisse von ZIMMERMANN et al. (im Druck) lassen vermuten, daß Rezeptoren, welche die Atemwegsobstruktion auslösen, sehr hoch in den Atemwegen (oberhalb und unterhalb des Kehlkopfes) lokalisiert sind und daß auch an diesen Stellen medikamentöse Wirkungen durch Bronchodilatatoren von entscheidender Bedeutung erreichbar sind.

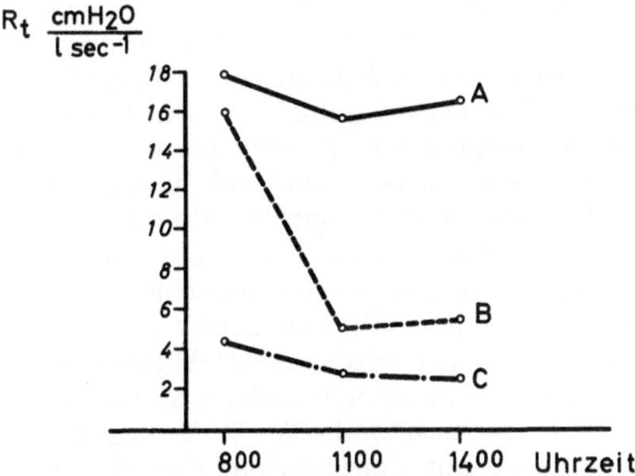

Abb. 22. Strömungswiderstandskurven in den Atemwegen (8.00 Uhr, 11.00 Uhr und 14.00 Uhr = Tagesprofile) des Patienten am ersten Tag der klinischen Behandlung, sechster und vierzehnter Tag nach typischer Behandlung mit Bronchodilatatoren, Nebennierenrindenhormonen und Antibiotika

Diese Befunde sind auch für die Therapie bronchospastischer Zustände bei Kindern wichtig, da bei schweren Atemnotanfällen die anderen Darreichungsformen in ihrer Wirkung oft längere Zeit bis zum befriedigenden Wirkungseintritt benötigen. Dosier-Aerosole wurden aber wegen der schwieriger zu handhabenden Technik als für Kinder nicht brauchbar angesehen. Es genügt nach dem oben Gesagten und nach unseren Erfahrungen, wie Messungen bei diesen Patienten (während der normalen Inspiration) belegten, die Normaldosierung (1–3 Hübe) aus dem Dosier-Aerosol in den geöffneten Mund zu sprühen. Eine rasch einsetzende Besserung bringt in vielen Fällen, sowohl für die Eltern als auch für das Kind, auch ein wichtiges Gefühl der Sicherheit für derartige Situationen akuter Atemwegsobstruktion.

II. Glucocorticoide

1. Grundlagen der Corticosteroid-Therapie

Glucocorticoide haben kein steroidspezifisches Endorgan, wenn nicht doch Leber und Lymphgewebe hier die Ausnahme bilden (PILOT u. YETVIN, 1973). Sie sind für die Lebensfähigkeit des Gesamtorganismus entscheidend. Wirkungen von Glucocorticoiden an der Lunge sind zu diskutieren, an Bronchial- und Gefäßmuskeln, Schleimdrüsen, Mastzellen, Bindegewebe und möglicherweise auch an anderen sensorischen und motorischen Nerven, die an der vagusvermittelten Bronchokonstriktion beteiligt sind (MIDDLETON, 1975). In jedem dieser verschiedenen Zelltypen verursachen Glucocorticoide Änderungen der Konzentration wie der Aktivität verschiedener Enzyme oder anderer Substanzen.

Die Literatur über die Wirkungen der Corticosteroide auf Zellfunktion, Gewebestoffwechsel und Enzymsynthese wie Enzymstoffwechsel und Enzymabbau ist unübersehbar (RASCHE u. ULMER, 1968; PILOT u. YETVIN, 1973; MYLES u. DALY, 1974; BAXTER u. FORSHAM, 1972).

Corticosteroide ermöglichen oder erleichtern die adrenerge Stimulation (INGLE, 1956; BRODIE et al., 1966). Dieser Effekt kann sowohl klinisch (REBUCK u. READ, 1971; ULMER, 1971) als auch an der isolierten Trachea nachgewiesen werden (TOWNLEY et al., 1970, 1972). In diesen Versuchen verminderte Hydrocortison die α-Stimulation und förderte eine nach Propranolol blockierte β-Aktivität. Klinische Beobachtungen nach i.v.-Gabe wasserlöslicher Corticosteroide geben auch Anlaß zur Annahme eines derartigen relativ rasch einsetzenden Effektes der Glucocorticosteroide, wobei zweifelsohne daneben langsam einsetzende Effekte, die bei der Therapie der Atemwegsobstruktion wirksam werden, vorhanden sind.

Steroide können einen sehr raschen Anstieg der cAMP bewirken. Dieser Anstieg kann allerdings durch β-adrenerge Antagonisten geblockt werden (SZEGO u. DAVIS, 1969). Dieser Blockierungseffekt kann offensichtlich nicht in allen Geweben nachgewiesen werden (LOGSDON et al., 1972). Corticosteroide vermindern auch die intrazelluläre cGMP-Konzentration in der Lunge (GOLDBERG et al., 1973). In hohen Konzentrationen hemmen die Corticosteroide die Phosphodiesterase-Aktivität, so daß der Abbau der zyklischen Nucleotide zur 5-AMP bzw. 5-GMP gehemmt wird (LOGSDON et al., 1972; SENFT et al., 1968). Bei Versuchen in vivo bewirken Corticosteroide eine Abnahme der Phosphodiesterase-Aktivität in verschiedenen Geweben, wobei es zu einer Anreicherung von cAMP in den Zellen kommen kann (SENFT et al., 1968).

Die Beobachtung, daß Leukozyten wie Lymphozyten von Patienten mit »Asthma« nicht so gut auf β-Adrenergika mit der Bildung von cAMP reagieren (LOGSDON et al., 1972; PARKER u. SMITH, 1973; PARKER et al., 1973; LOGSDON et al., 1973; SZENTIVANYI, 1968; MIDDLETON, 1972), führte zum Konzept der β-Rezeptorendysfunktion bei »Asthma« (SZENTIVANYI, 1968; MIDDLETON, 1972). Auch gegenteilige Ergebnisse wurden mitgeteilt (GILLESPIE et al., 1974; CONOLLY et al., 1974), was an der nicht immer eindeutigen Definition des »Asthmabegriffes« liegen könnte. Die Zellen der Asthmapatienten waren unter oraler Corticosteroid-Therapie empfindlicher einer Katecholaminstimulation gegenüber (LOGSDON et al., 1973). Von den zuletzt genannten Autoren wie von der Gruppe um PARKER (1973) konnten entsprechende Effekte an Leukozyten auch in vitro gezeigt werden. COFFEY et al. (1974) fanden in der Membranfraktion von Leukozyten von Asthmatikern und gesunden Versuchspersonen eine Steigerung der Mg- und Ca-abhängigen ATPase-Aktivität unter Corticosteroiden. Bei Patienten mit »Asthma« aber wurde die Leukozyten-ATPase-Aktivität unter Corticosteroiden zwischen derjenigen unbehandelter Patienten und normaler Versuchspersonen gefunden. Die ATPase-Aktivität wurde aber unter Corticosteroiden bei Asthma-Patienten vermindert. Corticosteroide sind also in der Lage, die ATPase-Aktivität in der Zelle zu modifizieren. Wovon die in der Richtung unterschiedlichen Ergebnisse abhängen, ist noch nicht sicher zu sagen. Ähnliche Ergebnisse wie mit Corticosteroiden konnten auch mit dem α-Rezeptor antagonistischen Phentolamin nachgewiesen werden, wobei die Isoproterenol-Stimulation der cAMP-Bildung in Leukozyten von »Asthmatikern« auf das normale Maß gebracht wurde, ähnlich wie unter Corticosteroiden (LOGSDON et al., 1973; ALSTON et al., 1974; MIDDLETON, 1974).

Corticosteroide sind offensichtlich auch in der Lage, den Abbau von Katecholaminen zu hemmen, indem die Katechol-O-Methyltransferase beeinflußt wird (KALSNER, 1969). Dieses Ergebnis wurde von WURTMANN u. AXELROD (1966) nicht bestätigt. Immerhin wäre die Verfügbarkeit einer gering größeren Konzentration von Katecholaminen am Effektor eine verlockende Wirkungshypothese.

Schließlich liegen auch Untersuchungen über die Wirkung von Corticosteroiden auf die Bildung von Katecholaminen vor. Die Umwandlung von Norepinephrin in Epinephrin im Nebennierenmark ist abhängig von der Phenylaethanolamine-N-Methyltransferase. Die Bildung dieses Fermentes wird durch Hydrocortison begünstigt (WURTMANN u. AXELROD, 1966).

Zum Teil unter hohen Dosen von Methyl-Prednisolon, zum Teil unter Langzeittherapie von asthmatischen Kindern, wurde eine Abnahme von IGE, IGA und IGM im Serum beschrieben (KUMAR et al., 1971; BUTLER u. ROSSEN, 1973). Dieser Effekt scheint aber nach klinischer Erfahrung für die Wirkung der Glucocorticoide bei Patienten mit obstruktiver Atemwegserkrankung zumindest von untergeordneter Bedeutung zu sein. Bei Menschen wird die Produktion zirkulierender Antikörper durch Corticosteroide offenbar nicht gehemmt (CLAMAN, 1972; DAVID et al., 1970).

Nach RASCHE u. ULMER (1969) setzen Corticosteroide in therapeutischen Dosen den Stoffwechsel der Leukozyten herab. Diese erhebliche Depression der Stoffwechselaktivität hat sicher Rückwirkungen auf alle Enzymaktivitäten. Bei hohen Dosen von Corticosteroiden kommt es zu einer ausgeprägten Lymphopenie und Eosinopenie (YU et al., 1974). Bei der Gabe von 1 g Prednisolon/die über längere Zeit kommt es zu einer erheblichen Lymphopenie, die auch nach Absetzen der Corticosteroide noch über längere Wochen langsam zurückgehend bestehen bleibt, wie eigene Beobachtungen an Patienten mit chronisch obstruktiver Atemwegserkrankung zeigten. Diese Lymphopenie betrifft sowohl die B- als auch die T-Lymphozyten (YU et al., 1974).

Die »antiinflammatorische Wirkung« der Corticosteroide wird sicher mit der Beeinflussung der Leukozytenaktivität und allen hieraus ableitbaren Wirkungen verbunden sein (RASCHE u. ULMER, 1968).

Unter den Corticosteroiden wird schließlich auch Slow-reacting-substance-A aus Lungen in verminderter Konzentration nach Allergeninhalation freigesetzt, wie die Arbeiten von GOADBY u. SMITH (1964) zeigten.

Corticosteroide bewirken auch eine Verminderung der Bildung von Slow-reacting-substance-A wie von Histamin im Gewebe (GOADBY u. SMITH, 1964; KOVACS, 1965). Über die Wirkung von Corticosteroiden auf die Prostaglandine liegen widersprüchliche Mitteilungen vor (FLOWER et al., 1972; VANE, 1972). Immerhin zeigt Prostaglandin E_1 eine Reihe sehr ähnlicher Wirkungen wie die Corticosteroide, weshalb möglicherweise eine funktionelle Beziehung bislang nicht nachgewiesen werden konnte (MIDDLETON, 1975).

Welche dieser vielfältigen Wirkungen der Corticosteroide bei der Behandlung der obstruktiven Atemwegserkrankungen mit welchem Stellenwert eingeht, kann bislang noch nicht belegt werden. Ziemlich sicher ist aber, daß mehrere der Einzelwirkungen am praktisch ausnahmslos überzeugenden therapeutischen Effekt, je nach klinischer Situation, in unterschiedlicher Wertigkeit beteiligt sind.

2. Behandlung mit Glucocorticosteroiden

Die Glucocorticosteroide haben sicher einen ganz entscheidenden Durchbruch in der Behandlung der chronisch obstruktiven Atemwegserkrankung gebracht. Sie sind in der Lage, bei allen Formen entscheidende klinische Besserungen zu erzielen.

Bei akuten Atemwegsobstruktionen ist ihr Einsatz u.U. lebensrettend; bei den chronischen Atemwegsobstruktionen ist eine sorgfältig eingestellte Langzeittherapie entscheidend für die Prognose dieser Patienten.

Wegen der noch zu besprechenden Nebenwirkungen (s.S. 739) sollten zwei Grundprinzipien die Indikation beherrschen:

1. besteht nur dann eine Indikation zur Corticoid-Therapie, wenn mit allen anderen zur Verfügung stehenden Medikamenten (vorwiegend Bronchospasmolyse, Antibiotika, Dinatrium cromoglycicum (Intal) u.U. auch mit Hyposensibilisierung) kein ausreichender Effekt zu erzielen ist. Dies gilt sowohl für den akuten Obstruktionsanfall als auch für die chronische Atemwegsobstruktion.

2. Bei bestehender Indikation ist eine sorgfältige Einstellung des Patienten notwendig, nach dem Grundsatz soviel wie nötig, so wenig wie möglich. Da es sich um eine hochwirksame, sehr differenzierte Therapie handelt, kommt es auf die genaue Einstellung an, da 2,5 mg/die Prednisolon oder Prednisolon-Äquivalent zu wenig den Therapie-Effekt in Frage stellen, 2,5 mg/die zu viel aber u.U. den Patienten in eine deutlich höhere Stufe des Nebenwirkungsbereiches bringen.

Für die Behandlung mit Glucocorticoiden stehen folgende Darreichungsformen zur Verfügung:

1. Dosier-Aerosol zur Inhalation,
2. Tabletten
3. wasserlösliche Präparate zur intravenösen wie intramuskulären Gabe,
4. Kristallsuspensionen mit Depot-Effekt zur intramuskulären Gabe
5. Suppositorien.

Schließlich sei noch die Therapie mit adrenocorticodropem Hormon (ACTH) zur Anregung der Bildung und Freisetzung von Glucocorticoiden in der eigenen Nebennierenrinde erwähnt.

a) Corticosteroide in Form von Dosier-Aerosolen

Wenn es möglich ist, Glucocorticoide per inhalationem in höherer Konzentration an den benötigten Ort zu bringen als bei peroraler oder parenteraler Verabreichung in vergleichbaren Dosen, so ist einer derartigen Therapie der Vorzug zu geben. Da wir noch nicht sicher wissen, wo die Glucocorticoide vor allem bei den obstruktiven Atemwegserkrankungen benötigt werden, kann die Frage, ob die Inhalation aus einem Dosier-Aerosol Vorteile bietet, nur klinisch entschieden werden.

Mit dem Beclomethason-Dosier-Aerosol (Becotide, Sanasthmyl, Viarox) steht ein derartiges Corticoid-Präparat zur Verfügung, das offensichtlich nach der Resorption sehr rasch abgebaut wird, so daß mit einer bevorzugten lokalen Wirkung gerechnet werden kann (Martin, 1973; Martin et al., 1974). Hiermit werden die sonst möglichen systemischen Wirkungen zurückgedrängt, was sich auch in einer Verminderung der Nebennierenrinden-Suppression, wie sie bei oralen oder injizierten Gaben von Nebennierenrindenhormonen vorkommt, zeigt (Maberly et al., 1973; Buisseret, 1973; Harris et al., 1973a, b; Ulmer, 1976b).

Wenn die Patienten in der Lage sind, die Dosier-Aerosole richtig zu handhaben, sollte deshalb die inhalative Glucocorticoid-Therapie mit Beclomethasone die bevorzugte Darreichungsform sein. Die meisten Patienten – angefangen von Kindern mit 4–5 Jahren – sind hierzu nach entsprechender Unterrichtung und Übung fähig.

Die notwendige Dosierung kann zwischen täglich 2mal ein Hub aus dem Dosier-Aerosol bis zu täglich 3mal drei Hüben individuell schwanken. Pro Hub werden hierbei 50 µg Beclomethasone freigesetzt. Gemessen an oral verabreichtem Prednisolon werden hierbei klinische Wirkungen, die 5 (7,5) mg Prednisolon-Äquivalent entsprechen, erreicht (ULMER, 1976b; LAL et al., 1972). Höhere inhalative Dosierung ist vor allem wegen der Schleimhautbeeinträchtigung in der Mundhöhle nicht zu empfehlen. Das Befallenwerden der Mundschleimhaut mit Candida albicans ist eines der Hauptprobleme der inhalativen Corticosteroid-Therapie, die sich aber gegebenenfalls nach Absetzen immer rasch wieder zurückbilden (MILNE u. CROMPTON, 1974; GODFREY et al., 1974; CLARK, 1974). Auch eine unterschiedlich stark ausgeprägte Heiserkeit wird als Nebenwirkung der Inhalation beschrieben, die ebenfalls bei Dosis-Reduktion wieder abklingt. Diese lokalen Nebenwirkungen sind wesentlich geringer oder ganz zu verhüten, wenn die Inhalation jeweils vor der Mahlzeit erfolgt oder wenn die Mundhöhle nach der Inhalation jeweils gut ausgespült wird.

Entsprechend den bei der Inhalations-Therapie gemessenen Plasma-Cortisol-Spiegeln im Vergleich zur systemischen Prednisolon-Therapie ist anzunehmen, daß bis zu 800 µg/die = 16 Hübe/die keine systemischen Wirkungen auftreten. Einige Arbeiten geben Dosen bis zu 1 600 µg/die als systemisch nebenwirkungsfrei an (GADDIE et al., 1973b; APOLD, 1974; DICKSON et al., 1973; GODFREY u. KÖNIG, 1973; ERIKSSON, 1974; CLARK, 1974; CHATTERJEE, 1974). Ab diesen Dosen treten dann auch leichte cushingoide Gesichtsveränderungen als Zeichen systemischer Wirkungen auf (COOKE et al., 1973; BATTEN et al., 1973; ULMER, 1976b). Daß diese systemischen Wirkungen als wesentlich geringer im Verhältnis zur lokalen Wirksamkeit sind, zeigen Beobachtungen, nach denen bei der Umstellung von der peroralen Gabe mit Prednisolon auf die Inhalation von Beclomethason-Dosier-Aerosol die früher gleichzeitig vorhandenen Hauterscheinungen, wie Pruritus, Ekzem und Neurodermien, wieder auftraten, trotz gut bleibender Bronchialsituation (ULMER, 1976b).

Auch wurde nach Untersuchungen von MABERLEY et al. (1973), BUISSERET (1973) wie HARRIS et al. (1973b) eine Nebennierenrindensuppression, wie sie bei oralen oder injizierten Gaben von Nebennierenrindenhormonen vorkommt, unter Beclomethason-Inhalationen rückläufig oder vermißt.

In unserem Krankengut können ca. 36% der corticoidpflichtigen Patienten allein mit Beclomethason-Inhalationen befriedigend eingestellt werden. Im Mittel kann bei allen corticoidpflichtigen Patienten mit chronisch obstruktiver Atemwegserkrankung die orale bzw. parenteral notwendige Medikation um 76% durch die Beclomethason-Inhalation herabgesetzt werden (ULMER, 1976b). Über ähnlich gute Erfahrungen mit der inhalativen Beclomethason-Therapie berichten SMITH et al. (1973), BROWN et al. (1972), GREGG (1972), CHOO-KANG et al. (1972), CLARK (1972), LAL et al. (1972), BRUUN u. HANSEN (1973), PINES (1974), GRANT et al. (1974), TURNER-WARWICK u. FOX (1974), The Royal College of Physicians (1974), KERSTEN (1975), STEMMANN (1975), KRIEGER (1975), ULMER (1976b), KUNKEL et al. (1975). Immer dort, wo mit 9 (12) Hüben/die aus einem Beclomethason-Dosier-Aerosol (Sanasthmyl, Viarox, Becotide) kein ausreichendes Ergebnis erzielt werden kann, ist die darüber hinaus nötige Dosierung bevorzugt peroral zu verabreichen.

b) Perorale Corticosteroid-Therapie

Für die perorale wie für die parenterale Corticosteroid-Therapie stehen eine Großzahl von Prednisolon-Modifikationen, die durch Molekül-Substitutionen erzielt wurden, zur Verfügung. Im wesentlichen handelt es sich hierbei um Wirkungsverstärkungen pro Gewichtseinheit verabreichter Dosis durch verzögerten Abbau, so daß eine »Corticosteroid-Einsparung« nicht eintritt. Unsere mit den wesentlichen Stoffgruppen durchgeführten Vergleichsuntersuchungen ließen auch in der Langzeittherapie keine Vorteile dieser Präparate erkennen, so daß wir immer wieder zum Prednisolon als Standardpräparat zurückgekehrt sind.

Tabelle 2: Vergleich der Wirkungsstärken von Nebennierenrindenhormonen in der Relation der Glucocorticoidwirkung, der Mineralcorticoidwirkung und der Cushingschwellendosis

Substanzname	Relative Gluco-corticoid-wirkung	Relative Mineral-corticoid-wirkung	Cushing Schwellen-Dosis (mg/Tag)
Cortisol (Hydrocortison)	1	1	30 mg
Cortison	0,8	0,8	40 mg
Prednison (Δ'-Dehydrocortison)	4	0,6	7,5 mg
Prednisolon (Δ'-Dehydrocortisol)	4	0,6	7,5 mg
6α-Methyl-prednisolon	5	0	6 mg
Triamcinolon (9α-Fluor-16α-hydroxy-prednisolon)	5	0	6 mg
Dexamethason (9α-Fluor-16α-methyl-prednisolon)	30	0	1,5 mg
Betamethason (9α-Fluor-16β-methyl-prednisolon)	30	0	1,0 mg
Paramethason (6α-Fluor-16α-methyl-prednisolon)	10	0	3 mg
Fluocortolon (6α-Fluor-16α-methyl-l-dehydro-corticosteron)	5	0	7,5 mg

In der Literatur sind bestimmte Wirkungsspektrumverschiebungen bei den verschiedenen Prednisolon-Modifikationen vorwiegend von Pharmakologen beschrieben (Neumann u. Schenck, 1977; s. Tabelle 2), die sich bei den für die Behandlung der obstruktiven Atemwegserkrankung benötigten Dosen in der sorgfältigen klinischen Beobachtung über viele Jahre von uns nicht bestätigen ließen. Zu gleichen Ergebnissen kommen auch Myles u. Daly (1974) (Tabelle 2).

In Abhängigkeit von der physiologischen circadianen Rhythmik der Cortisol-Produktion und Freisetzung durch die Nebennierenrinde (Myles u. Daly, 1974; Ceresa et al., 1969, 1970) konnten Nichols et al. (1965) zeigen, daß 0,5 mg Dexamethason, um 8, 16 bzw. 24 Uhr verabreicht, eine Cortisol-Sekretion in den nächsten 24 Stunden von 19, 7,2 bzw. 1,9 mg zur Folge haben. Hiernach erschien die Gabe um 8 Uhr am günstigsten zu sein. Obwohl wir klinisch keinen Anhalt dafür gewonnen haben, daß eine mittägliche oder abendliche Gabe der erforderlichen peroralen Zusatzmedikation irgendwelche Side-Effekt-Probleme, z.B. eine besondere Gefährdung in Streßsituationen, gibt, sollte doch, da nichts dagegen spricht, die Zusatzdosis, soweit sie 5 mg/die peroral nicht überschreitet, morgens gegeben werden. Wegen der möglichen lokalen Schädigung der Magenschleimhaut sollten peroral verabreichte Glucocorticoide prinzipiell

nach Mahlzeiten eingenommen werden. Prinzipiell darf angenommen werden, daß Patienten mit chronisch obstruktiver Atemwegserkrankung bei den erforderlichen Dosierungen mit Glucocorticoiden auch in der Langzeittherapie ihre normale Ansprechbarkeit der Nebennierenrinden behalten (Hicklin u. Wills, 1968; Daly u. Glass, 1971; Jasani et al., 1967; Kuzemko u. Lines, 1970; Westerhof et al., 1970, 1972). Unsere Erfahrungen bestätigen diese Ergebnisse an einer größeren Zahl von Patienten, die sich größeren Operationen, trotz Corticosteroid-Langzeittherapie über mehrere Jahre von 2,5–12,5 mg Prednisolon/die, unterziehen mußten. Während der Operationsphase wurde die Prednisolon-Dosis auf die geringst mögliche Dosis (2,5–7,5 mg/die) herabgesetzt, um wenige Tage nach der Operation – je nach Situation – die »Erhaltungsdosis« wieder zu erreichen. Bei keinem dieser Patienten hatten wir wegen der lebensnotwendigen Nebennierenrindenhormon-Therapie irgendwelche hierauf zu beziehende Schwierigkeiten.

Einige Arbeiten empfehlen eine alternierende Nebennierenrindenhormon-Gabe an jedem zweiten Tag, da dies von der Hypophysennebennierenrindenachse besser toleriert werde. Bei den entsprechenden Arbeiten handelt es sich im allgemeinen um höhere Dosen als sie von Patienten mit chronisch obstruktiver Atemwegserkrankung benötigt werden (ACKERMANN u. NOLAN, 1968; CARTER u. JAMES, 1972; HARTER et al., 1963; MacGREGOR et al., 1969; SOYKA, 1972).

Zu bedenken bleibt aber, daß die alternierende Medikation größere Unsicherheiten für die konsequente notwendige Therapie wegen der Unachtsamkeit vieler, insbesondere älterer, Patienten bringt. Wir haben auch Anhaltspunkte aus Vergleichsstudien, daß die Sicherstellung eines gleichmäßigen Glucocorticoidspiegels, wie er z.B. durch intramuskuläre Kristallsuspensionen erreicht wird, in manchen Fällen bessere Ergebnisse bringt als eine täglich einmalige Gabe des Medikamentes.

Müßte die alternierende Therapie für eine adäquate optimale therapeutische Behandlung der Patienten durch eine Dosis-Erhöhung erkauft werden, so wäre sicher der günstige Effekt in Frage gestellt. Für die bei den Patienten mit chronisch obstruktiver Atemwegserkrankung benötigten Dosen sahen wir auch in der Langzeittherapie über Jahrzehnte bislang keine Indikation, die alternierende Therapie zu übernehmen oder zu empfehlen. Auch MYLES u. DALY (1974) kommen zu dem Schluß, daß bei Dosen < 20 mg Prednisolon/die die alternierende Therapie unnötig ist (MYLES et al., 1971, 1973). Allerdings wird empfohlen, die Einzeldosis jeweils morgens zu geben, da während dieser Zeit die Hypophysennebennierenrindenachse weniger empfindlich ist (NICHOLS et al., 1965; CERESA et al., 1969, 1970).

Die Nebennierenrinde erholt sich auch nach längerer Therapie nach Absetzen der Glucocorticoide wieder rasch (PLUMPTON et al., 1969; DALY et al., 1967; HODGES u. MITCHLEY, 1970; ROBINSON et al., 1962).

Allerdings sind auch Literaturangaben zu finden, die eine vollständige Wiederherstellung der normalen ACTH- wie Glucocorticoidspiegel erst Monate nach dem Glucocor-

ticoid-Entzug nachweisen konnten (GRABER et al., 1965).

Unsere Erfahrungen aus dem Umsetzen von peroraler Medikation auf inhalative Therapie mit Beclomethason sprechen dafür, daß es in Einzelfällen mehrere Monate dauern kann, bis eine vollwertige Eigenproduktion von Glucocorticoiden wieder zur Verfügung steht. Die von uns beobachteten Patienten haben über mehr als $4^1/_2$ Jahre täglich 5–10 mg Prednisolon eingenommen. Andererseits muß aber betont werden, daß wir unter dieser peroralen Therapie in den weiter unten angegebenen Dosen, auch nach jahrelangem Gebrauch, bei 852 Patienten keine Komplikationen gesehen haben, die dem Versagen der Hypophysennebennierenrindenachse unter Streßsituation zur Last gelegt werden könnten.

So darf angenommen werden, daß kleine Dosen von Glucocorticoiden die Corticosteroid-Spiegel im Blut erhöhen und daß die Nebennierenrinden-Suppressionen nur gering sind (SHUSTER u. WILLIAMS, 1961; WESTERHOF et al., 1970). In einer Zusammenstellung der bei sorgfältiger Einstellung benötigten Dosis für die Langzeittherapie kamen wir (ULMER u. NICOLAS, 1966a) bei 424 Patienten zu den in Tabelle 3 aufgeführten Erhaltungsdosen (Tabelle 3).

32% (44%) der Patienten benötigen hiernach Dosen, die unterhalb der Cushingschwelle (5 mg bzw. 7,5 mg) liegen.

c) wasserlösliche Glucocorticosteroide

Die wasserlöslichen intramuskulär, vor allem aber intravenös zu verabreichenden Glucocorticosteroid-Präparate sind für den akuten Anfall wie für den Status asthmaticus von unschätzbarem Wert. Mit 25–50 (100) mg – nur in ganz seltenen Ausnahmen sind hö-

Tabelle 3. Höhe der erforderlichen Erhaltungsdosis an Prednisolon-Äquivalent in 424 Behandlungsfällen von chronisch obstruktiver Atemwegserkrankung

Prednisonäquivalent in mg	2,5	5,0	7,5	10,0	12,5	15,0	>15	Ges.
Anzahl	58	120	92	76	28	35	15	424
%	14	28	22	18	7	8	4	100

here Dosen erforderlich – lassen sich die Atemnotanfälle durchbrechen. Bei Patienten, bei denen die vorausgehende Verschlimmerung schon mehrere Tage bis Wochen bestand, ist hiermit auch nur eine gewisse, aber entscheidende Verbesserung der Situation zu erreichen. Mit weiterer Erhöhung der intravenösen Glucocorticoid-Dosis ist hier kein dramatischer Durchbruch zu erzielen. Die weitere Verbesserung der Situation bedarf bei diesen Fällen längerer Zeit, verbunden mit sinnvoller Langzeittherapie und nicht verbunden mit extrem hohen Glucocorticoid-Dosen.

Da die wasserlöslichen Glucocorticosteroide rasch abgebaut werden, muß gleichzeitig mit deren Verabreichung die Langzeittherapie mit oralen Gaben oder mit intramuskulären Gaben von Kristallsuspensionen eingeleitet werden. Die intravenösen Gaben können auch helfen, schwächere Exazerbationen bei sonst gut eingestellter Glucocorticoid-Langzeittherapie zu überbrücken. 25 mg i.v., u.U. mit gleichzeitiger Einleitung einer Antibiotika-Therapie, lassen manche Exazerbation rasch abklingen und verhüten somit eine entscheidende Verschlechterung, die sonst nicht selten zur Klinikeinweisung führen muß. Da diese wasserlöslichen Glucocorticoide rasch abgebaut werden, ist auch die Gefahr der sonst zu bedenkenden Nebenwirkungen relativ gering.

d) Kristallsuspensionen

Die zur Verfügung stehenden Kristallsuspensionen zur intramuskulären Verabreichung haben eine Wirkdauer von 10–24 Tagen, je nach Präparat. Von dem weit verbreiteten Triamcinolonum-Acetonid entsprechen 40 mg i.m. (Volon-A-40) 5–7 mg/die über etwa 21 (24) Tagen an Prednisolon. Rasche et al. (1967a, b) wie Rasche u. Ulmer (1968, 1969, 1970a, b) konnten zeigen, daß im Vergleich zur wasserlöslichen Suspension die Kristalle phagozytiert werden. Die in den Zellen gelösten Glucocorticoide können offensichtlich durch die Zellmembran austreten (Rasche u. Ulmer, 1972). Etwa drei Wochen lang ist experimentell in den permanenten Fibroblastenkulturen sowie auch bei Pa-

tienten eine entsprechende Glucocorticoidwirkung nachweisbar.

Die Kristallsuspension wird man nur geben, wenn die Patienten peroral nicht einnehmen können oder wenn die peroral notwendige Einnahme nicht gewährleistet ist. Auch bei leichter verlaufenden Formen, bei denen nur 1–2malige Schübe im Jahr mit Glucocorticoiden abgefangen werden müssen, kann zur Überbrückung dieser Phasen die intramuskuläre Kristallsuspension nützlich sein. Gelegentlich geben wir auch die Kristallsuspension bei Verschlechterung der Atemwegsobstruktion bei schon relativ hoch peroral inhalativ eingestellten Patienten.

Es bleibt zu bedenken, daß bis zum klinischen Wirkungseintritt, der nach wasserlöslichen Präparaten schon nach 15–30 min manchmal zu erkennen ist, bei den Kristallsuspensionen mehrere Stunden vergehen und daß das Optimum der Wirkung erst nach 24(48) Std erreicht wird. Für die akut bedrohliche Situation kann es deshalb ratsam sein, neben der notwendigen intravenösen Gabe eines wasserlöslichen Präparates gleichzeitig eine Kristallsuspension intramuskulär zu verabreichen.

e) Glucocorticosteroid-Suppositorien

Bei bestehender Gastritis oder beim Magenulcus und dennoch bestehender absoluter Glucocorticoid-Indikation sollten zunächst in der akuten Situation keine Tabletten verabreicht werden. Obwohl die Nebenwirkungen an der Magenschleimhaut durchaus nicht nur lokal zu sehen sind, sondern auch bei anderen Darreichungsformen als systematische verstanden werden müssen, ist doch zunächst besondere Vorsicht angezeigt. Hier stehen auch Suppositorien mit 5 und 10 mg Prednisolon (Rectodelt) mit guter Wirksamkeit zu Verfügung.

In derartigen Situationen ist zu bedenken, daß u.U. die vor oder mit der Exazerbation der Bronchitis eingetretene (aerosive) Gastritis ebenfalls allergenbedingt sein kann und erst unter Glucocorticoiden zu beherrschen ist. In jedem Fall sollte aber bei entsprechender Anamnese wie bei entsprechenden Beschwerden die Indikation noch strenger gestellt werden. Gleichzeitige Verabreichung von Anacida und von Methanthelinbromid (Vagantin) bzw. Cimetidin (Tagamet) ermöglichte bei all unseren Patienten bislang, trotz entsprechender Beschwerden oder Anamnesen, die unbedingt erforderliche Glucocorticoid-Therapie.

f) Adreno-corticotropes Hormon

In früheren Arbeiten wurde wiederholt diskutiert, ob nicht ACTH-Gaben in Intervallen zur Vermeidung der Nebennierenrinden-Atrophie erforderlich sind. Wir haben schon oben darauf hingewiesen, daß dies bei den Glucocorticoid-Dosierungen, wie wir sie für die Behandlung der chronisch obstruktiven Atemwegserkrankung einsetzen müssen, nicht erforderlich ist und keine Vorteile bringt. Die Nachteile der ACTH-Therapie sind einmal darin begründet, daß die entsprechenden Präparate nur parenteral (i.m.) gegeben werden können und daß eine gewisse Mineralcorticoid-Bildung gleichzeitig angeregt wird, was die Ödembildung fördert. Die heute zur Verfügung stehenden Depot-Präparate (Cortrophin-S-Depot, Synacten-Depot) zeigen, im Verhältnis zu der früher bei den tierischen Präparaten häufig zu beobachtenden, eine eindeutig geringere Sensibilisierungsquote. Ihre an der Glucocorticoidwirkung gemessene Wirkdauer beträgt 2–4 (5) Tage nach einmaliger intramuskulärer Verabreichung. Wir geben bei mit kleinen oder mittleren Dosen eingestellten Patienten diese synthetischen Depot-ACTH-Präparate dann, wenn leichte, wahrscheinlich passagere Verschlechterungen vorliegen, zu deren Überwindung eine Erhöhung der Glucocorticoid-Dosis für längere Zeit nicht notwendig erscheint und bei den Patienten keine Ödemneigung besteht.

3. Glucocorticosteroid-Nebenwirkungen

Glucocorticosteroid-Nebenwirkungen bei Langzeittherapie der chronisch obstruktiven Atemwegserkrankungen sind recht selten. Auf mögliche Nebenwirkungen haben BOCK (1959, 1961), OBERDISSE (1961) und SCHOEN (1963) hingewiesen. In dem von uns 1966 (ULMER u. NICOLAS) zusammengestellten Patientengut wurden bei 290 unter Langzeittherapie stehenden Patienten die in Tabelle 4 wiedergegebenen Nebenwirkungen gesehen (Tabelle 4).

Diese damals niedergelegten Erfahrungen können nach 12 weiteren Jahren kontrollierter Langzeittherapie eher noch günstiger beurteilt werden. Eine auf eine adäquate Glucocorticoid-Therapie zurückzuführende Tuberkuloseaktivierung haben wir in den letzten Jahren, auch bei den Silikosen, nicht mehr gesehen.

Bei chronisch obstruktiver Atemwegserkrankung und gleichzeitig vorliegender Tuberkulose sind die für die Behandlung der Atemwegsobstruktion erforderlichen geringen Dosen an Glucocorticoiden für die Heilung der Tuberkulose unter Tuberkulostatika im allgemeinen eindeutig günstig. Die Erhaltung des Allgemeinzustandes der Patienten mit chronisch obstruktiver Atemwegserkrankung und die Verminderung der Hu-

Tabelle 4. Nebenwirkungen der Steroid-Langzeittherapie bei 290 Patienten mit chronisch obstruktiver Atemwegserkrankung (Nach ULMER u. NICOLAS, 1966)

	Tbc-Aktivierung	Blutung aus Magen-Darmtrakt Ulcus Gastritis	Diabetes mellitus	Oesteoporose	Elektrolytveränderungen	Hypercortizismus	Augensymptome	Psychotische Zeichen	Epileptiforme Anfälle	Insgesamt %
schwer		2		1				1	1	2
leicht		8	39	2		13	3	2	1	23
möglich	1	9		13	12					12

stenattacken lassen eher eine Verminderung des Angehens von tuberkulösen Komplikationen annehmen.

Beschwerden von seiten des Magens treten am häufigsten bei Patienten mit entsprechenden Anamnesen auf. Wir konnten mit Anacida und Vagantin bzw. Tagamet diese Fälle beherrschen. Unter dieser Therapie war immer die erforderliche Langzeitbehandlung möglich. Im Verhältnis zu den früheren Beobachtungen, wobei vor der Glucocorticoid-Therapie bei Patienten mit Atemwegsobstruktion eine relative Häufung von Magenulcera wiederholt beschrieben wurde (MATTHES et al., 1960), werden derartige Komplikationen unter der entsprechenden Langzeittherapie insgesamt mit Sicherheit seltener beobachtet, da diese dramatischen »Endzustände« des chronischen Cor pulmonale weitgehend vermieden werden können.

Dennoch sollte bei entsprechender Anamnese wie bei entsprechenden Beschwerden die Medikation auch auf andere den Magen belastende Medikamente überprüft werden. Neben den erwähnten Anacida bzw. Antihistaminika sollte dann bei der Umstellung auf die erforderliche perorale Langzeittherapie besonders darauf geachtet werden, daß die Glucocorticoide jeweils nach den Mahlzeiten eingenommen werden.

Bei 3% unserer Patienten kam es unter der einleitenden Glucocorticoid-Therapie zu erhöhten Blutzuckerwerten (maximal 82 mg%) mit Glucosurie. Der Diabetes ließ sich immer diätetisch oder durch Sulphonylharnstoff kompensieren. Nur 0,5% unserer Patienten benötigten zum Tolerieren der notwendigen Glucocorticoide geringe Dosen oraler Antidiabetika. Bei den übrigen 2,5% genügte eine Dosisreduzierung der anfänglich höher dosierten Glucocorticoide, um unter leichten diätetischen Beschränkungen die notwendige Therapie zu ermöglichen. Wiederholt haben wir beobachtet, daß ein Diabetes mellitus bei chronischer Bronchitis mit Atemwegsobstruktion unter der Kombinationstherapie mit Glucocorticoiden entscheidend gebessert wurde. Diabetes mellitus ist also keine absolute Gegenindikation für die Nebennierenrindenhormon-Dauertherapie, wenn auch besondere Kautelen zu beachten sind (ULMER u. NICOLAS, 1966).

Die Möglichkeit der Entwicklung einer Osteoporose durch Glucocorticoide wird von den Patienten (»Knochenerweichung«), die durch allerlei mögliche Quellen verunsichert sind, häufig diskutiert (ALBRIGHT et al., 1941; BAER, 1941; BEICKERT u. HAUSTEIN, 1964; BERNSTEIN, 1961; GASCON u. GRIGNON, 1960; RANKIN u. MARKHAM, 1961; ROSENBERG, 1958). Mit Sicherheit sehen wir heute seltener Spontanfrakturen als vor der Glucocorticoid-Therapie, wo die Patienten häufiger ans Bett gefesselt waren und eine Inaktivitätsosteoporose entwickelten. In den Fällen von Patienten mit chronisch obstruktiver Atemwegserkrankung nach Glucocorticoid-Therapie von 3–10 Jahren, die autoptisch untersucht werden konnten, fanden sich im Mittel keine über die Altersnorm hinausgehenden osteoporotischen Veränderungen. Dennoch sollte eine optimale Osteoporose-Prophylaxe durchgeführt werden. Die beste Osteoporose-Prophylaxe (und Therapie) ist die Belastung des Knochengerüstes. Wir legen deshalb unseren Patienten nahe, unbedingt jeden Tag sich körperlich zu betätigen. In den letzten Jahren haben wir nach 8–17jähriger Glucocorticoid-Dauertherapie (5–12,5 mg/die) fünfmal Spontanfrakturen gesehen. Zwei Patienten erlitten Rippenfrakturen durch Hustenattacken während einer Exazerbation, bei drei Patienten kam es zu Wirbelfrakturen im Thorax- bzw. Lumbalwirbelbereich. Unter gezielter körperlicher Belastung, Calcium-Therapie und Natriumfluorid konnte in allen Fällen wieder eine gute Stabilisierung erreicht werden, trotz Weiterführung der lebensnotwendigen Glucocorticoidbehandlung.

Die Corticoid-Therapie mit den von uns verwendeten Präparaten und Dosen beeinflußt das Blutdruckverhalten nicht nachweislich; auch wurde eine evtl. notwendige Hypertoniebehandlung nicht beeinträchtigt (ROSENBERG, 1958). Irgendwelche relevanten Elektrolyt-Verschiebungen im Serum wurden von uns ebenfalls nicht beobachtet.

Cushingoide Veränderungen treten bei Überschreiten der »Cushing-Dosis« auf (s. Tabelle 2), die nach unserer Erfahrung bei Frauen niedriger als bei Männern liegt (DuBOIS, 1960). Diese Cushing-Dosis ist auch eindeutig altersabhängig. Sie verschiebt sich mit höherem Lebensalter zu höheren Dosen. Cushingoide Veränderungen leichteren Grades treten ab (5) 7,5 mg/die Prednisolon auf, wobei sie mit höheren täglichen Dosen immer häufiger und deutlicher nachzuweisen sind. Es besteht aber eine erhebliche individuelle Variabilität, wobei bis zu 5 mg/die im allgemeinen keine wesentlichen Cushing-Zeichen eintreten.

Die Möglichkeit einer Glaukom-Entwicklung muß bei allen Nebennierenrindenhormon-Gaben bedacht werden. Bei den für die chronische Bronchitis benötigten Dosen sind in unserer 20jährigen Beobachtung nie ernste Glaukom-Anfälle aufgetreten. Bei drei Patienten, die an Glaukom erkrankt waren, mußte die Glucocorticoid-Therapie vorübergehend abgesetzt werden. Unter Zusammenarbeit mit dem Ophthalmologen war dann aber immer eine adäquate Therapie der Bronchien möglich.

Gravierender ist u.U. die Manifestation einer »Glucocorticosteroid-Psychose«, die bei schwerkranken Patienten bei gleichzeitig starker arterieller Hypoxämie zu befürchten ist. Hypoxie-Psychosen wurden auch früher schon bei Patienten mit chronisch obstruktiver Atemwegserkrankung immer wieder gesehen (s.S. 691). Mit Besserung des Gasaustausches und der Kreislaufverhältnisse klangen derartige Psychosen meist ab. Ohne Frage verstärken auch relativ geringe Dosen von Glucocorticoiden diese Manifestationstendenz. Bei Patienten mit schwerer Hypoxie und Hyperkapnie sollte deshalb die Dosierung an Glucocorticoiden überprüft werden, wenn die Patienten eine entsprechende psychotische Symptomatik entwickeln. Durch vorübergehende Reduktion der Dosis und mit der Verbesserung der pulmonalen Gasaustauschsituation wurden die Psychosen in allen von uns beobachteten Fällen beherrschbar. Derartige Psychosen haben wir nur beobachtet bei schon schwer vorgeschädigten Patienten mit starker Hypoxie. Mit den in den letzten Jahren verbesserten Behandlungsbedingungen der Atemwegsobstruktion ist auch die Häufigkeit schwerer psychotischer Bilder sehr selten geworden, wenn auch leichtere Verhaltensstörungen der Patienten immer wieder zu beobachten sind. Bei diesen fast ausnahmslos älteren Personen

tritt dann aber auch unter Glucocorticoiden immer eine wesentliche Besserung der psychotischen Symptomatik ein, wenn die pulmonal cardiale Symptomatik gebessert ist. Suchttypische Erscheinungen (BOCK, 1959, 1961) haben wir in keinem unserer über 2000 Langzeitfälle beobachtet.

Häufiger sind bei älteren Patienten unter der Langzeittherapie mit Glucocorticoiden petechiale Hautblutungen, vorwiegend an den Unterarmen und Händen, zu beobachten. Diese, als verstärktes Symptom der »Purpura senilis« zu verstehende Erscheinung tritt auch bei den gleichen Patienten oft phasenartig auf, ohne daß ein Zusammenhang mit unterschiedlicher Dosierung oder sonstigen therapeutischen Maßnahmen nachweisbar ist. Diese pfennigstück- bis handtellergroßen, flachen, reizlosen Petechien sind immer harmlos. Für Frauen stellen sie in dem Alter der Betroffenen und neben der Bedeutung der Grundkrankheit nur selten ein ernsteres kosmetisches Problem dar.

Mit den Glucocorticoiden stehen uns heute zweifelsohne die wirkungsvollsten therapeutischen Waffen in der Behandlung der chronisch obstruktiven Atemwegserkrankung zur Verfügung (BICKERMANN et al., 1955; CLIFTON u. STUART-HARRIS, 1962; HERZOG H., 1958, 1960; HERZOG W., 1965; HOOGENDIJK, 1959; NOACH, 1960; DE VRIES et al., 1961; WYSS, 1959; MERTINI et al., 1956; ULMER, 1975a, b).

Die erhebliche Lebensverlängerung dieser Patienten beruht zum großen Teil auf dem Einsatz von Glucocorticoiden. Immer wird, wie bei jedem Medikament, der Nutzen neben dem Risiko abzuschätzen sein. Immer bleibt zu bedenken, daß häufig aufflackernde Infekte Bronchien und Lunge sehr gefährden und daß auch die dann einsetzende Entwicklung eines chronischen Cor pulmonale eine schwere Gefährdung der Patienten darstellt. Die sorgfältige Nebennierenrindenhormon-Dauertherapie läßt in den meisten Fällen diese Entwicklung durchbrechen, wobei die »Gefahren« der Glucocorticoidnebenwirkungen sicher meistens wesentlich geringer sind als der sonst einsetzende Verlauf der Grundkrankheit. Im Gegensatz zu dem sonstigen Verlauf gelingt es, durch die Glucocorticoid-Therapie vielen Patienten mit chronisch obstruktiver Atemwegserkrankung ein Leben in relativ erträglichem Zustand zu ermöglichen. In geeigneten Fällen kann auch die Arbeitsfähigkeit erhalten oder wiedergewonnen werden (Ulmer, 1966).

III. Antibiotika und Chemotherapeutika

Die allgemeinen Grundsätze der Antibiotika-Behandlung wurden schon bei der Besprechung der Therapie der chronischen Bronchitis abgehandelt (s.S. 328). Diese Grundsätze gelten auch für die Behandlung der chronischen Bronchitis bei obstruktiver Atemwegserkrankung. Einige Besonderheiten sind aber zu ergänzen, die im Zusammenhang mit dem Vorliegen der Atemwegsobstruktion immer wieder zur Diskussion stehen.

Von den verschiedenen Antibiotika und Chemotherapeutika sind alle für die Behandlung der chronisch obstruktiven Atemwegserkrankungen geeignet, wenn der als verantwortlich anzusehende Keim entsprechend empfindlich ist (Antibiogramm) (Bartmann, 1975). Aber auch bei Kenntnis des entsprechenden Keimes wird die Nebenwirkungsquote des entsprechenden Antibiotikums, wie sie z.B. durch Allergisierung Penicillinen gegenüber bei der chronischen Bronchitis relativ häufig oder durch anderweitige mögliche Side-Effects vorkommt, mit in die Entscheidung, zu welchem Antibiotikum oder Chemotherapeutikum zu greifen ist, einfließen müssen. Auch wird zu bedenken sein, daß im Laufe der Erkrankung, auch während einer Exazerbation, häufig ein Erregerwechsel vorkommt, für den dann das ursprünglich aufgestellte Antibiogramm nicht mehr zutrifft. Die »Abwehrschwäche« des bronchopulmonalen Systems ist eben das Hauptproblem, und mit jedem Atemzug kommt eine größere Zahl von Keimen in den Atemtrakt. So fanden wir unter 18 Patienten, bei denen täglich im Laufe der klinischen Behandlung mit Tetracyclinen über neun Tage Sputum-Antibiogramme unter größtmöglicher Sorgfalt erstellt wurden, regelmäßig einen Erregerwechsel, wobei immer häufiger tetracyclinresistente Keime gezüchtet wurden (Baving u. Ulmer, 1970).

Ähnliche Ergebnisse wurden in der Literatur vielfältig mitgeteilt (Marx, 1963, 1965; Ritzerfeld, 1968). Trotz dieser Befunde waren aber die klinischen Ergebnisse in unserer Tetracyclinreihe gleich gut wie bei derjenigen Gruppe, welche jeweils entsprechend dem Antibiogramm behandelt wurde. Bei gutem klinischem Ansprechen sollte man deshalb bei dem gewählten Antibiotikum bzw. Chemotherapeutikum bleiben, so lange nicht klinische Gesichtspunkte einen Antibiotikumwechsel erfordern. Auch sonstige Interaktionen der verschiedenen Antibiotika mit anderen Medikamenten wie die Möglichkeiten additiver bzw. potenzierender Wirkungen sind jeweils zu berücksichtigen, wobei auf die Arbeit von Kuhlmann u. Rietbrock (1975) verwiesen sei.

Die Erfassung des verantwortlichen Keimes aus dem Sputum ist auch bei optimaler Technik sehr schwierig und erfordert das Einhalten besonderer Richtlinien (Linzenmeier, 1968; Mulder, 1961). Nicht nur das Waschen des Sputums wie der rasche Transport zur Untersuchungsstelle und rasche Aufarbeitung an der Untersuchungsstelle müssen sichergestellt sein, auch sollte möglichst Körpertemperatur eingehalten werden, da der oft beteiligte Haemophilus influenzae sehr temperaturempfindlich ist. Wegen der Schwierigkeiten, aus dem normal exspirierten Sputum eine zuverlässige Keimbestimmung zu erstellen, wurde in den letzten Jahren wiederholt zur Sputumgewinnung die transtracheale Punktion empfohlen (De Koster et al., 1976). Wir selbst haben von dieser Methode noch nie Gebrauch gemacht und glauben auch nicht, daß sie für klinische Belange relevante Vorteile ermöglicht.

Praktisch wurden keine Unterschiede in der Bakterienflora gefunden zwischen der Situation einer akuten Exazerbation und der stabilen Langzeitsituation bei Patienten mit chronisch obstruktiver Bronchitis (Storey et al., 1964).

Da die bakterielle Infektion immer aber im Stadium der Exazerbation in der Lage ist, die Atemwegsobstruktion zu verschlimmern, so sind frische Schübe der chronischen Begleitbronchitis die Hauptindikation zur Antibiotika-Therapie. Bei leichteren Schüben mit milderem Beginn kann es manchmal genügen, lediglich die Dosis der Glucocorticosteroide zu erhöhen. Bei schwereren Formen genügt dies nicht, zumindest dauert es länger, bis eine wesentliche Besserung des Zustandes dieser Patienten erreicht wird. So wird man bei leichteren Formen die Kombinationstherapie mit Glucocorticosteroiden und einem Antibiotikum oder Chemotherapeutikum vom Einzelfall abhängig machen.

Die Chemotherapie mit Sulfonamiden (Sulfa-Methaxol) in Kombination mit Folsäureantagonisten (Trimethoprim), z.B. Bactrim, Eusaprim, genügt in den meisten leichteren Fällen (ULMER, 1967; BÖHNI, 1969; DARREL et al., 1968; LAL, 1969; MARCIC u. ULMER, 1970), wenn auch die üblichen Antibiotika etwas größere Sicherheit geben, weshalb wir bei den schwereren Formen in jedem Fall Antibiotika vorziehen.

Auch bei chronischer Atemwegsobstruktion mit Bronchitis sind Antibiotika angezeigt, wenn die Bronchitis klinisch eindeutig nachweisbar ist und wenn das Sputum Hinweise auf eine bakterielle Infektion erkennen läßt. Meist berichten die Patienten, daß die Atemnot und der Auswurf in den letzten Tagen oder Wochen schlimmer geworden sind. Mit der Kombinationstherapie, Antibiotika und Glucocorticosteroide (Dosiserhöhung), läßt sich eigentlich immer die Ausgangssituation wieder erreichen.

Immer wieder wird die Antibiotika-Langzeittherapie diskutiert (ZÖLLNER et al., 1963; ULMER, 1974). Eine Langzeittherapie ist immer dann angezeigt, wenn – was insbesondere während der kalten Jahreszeit vorkommt – einzelne Patienten nach Absetzen der Antibiotika-Behandlung sofort wieder mit ihrer Bronchitis rezidivieren, was auch jeweils eine Verschlimmerung der Atemwegsobstruktion im Gefolge hat. Vereinzelt haben wir deshalb Patienten über mehrere Monate kontinuierlich mit Antibiotika oder Chemotherapeutika mit gutem Ergebnis behandelt. Wenn über längere Zeit der Infekt zurückgedrängt wird, scheint manchmal das Krankheitsgeschehen besser stabilisiert zu sein.

Neben diesen Patienten gibt es eine größere Gruppe, die immer wieder, besonders in der kälteren Jahreszeit, häufig Exazerbationen erleidet. Die Exazerbation kann jeweils das Leben dieser Patienten gefährden; ebenso führt sie häufig immer wieder zur Krankenhausbehandlung. Diesen Patienten geben wir, wenn es nach dem Intellekt möglich ist, ein Antibiotikum-Chemotherapeutikum in die Hand, welches dann bei entsprechender Verschlimmerung sofort eingenommen wird. Eine größere Zahl unserer Patienten muß so 3–8mal/Jahr eine entsprechende Antibiotikum-Behandlung vornehmen. Fast ausnahmslos lassen sich dann wesentliche Verschlimmerungen rechtzeitig abfangen. Meist nehmen die Patienten in diesen Situationen mit uns Kontakt auf, um Rat zur Indikationsstellung und evtl. zur Dosierung einzuholen. Natürlich darf eine derartige Antibiotika-Therapie nicht aus der Kontrolle des Arztes geraten (JOHNSTON et al., 1969; FLETCHER et al., 1966; ULMER, 1973).

Prinzipiell ist mit allen im Handel befindlichen Breitbandantibiotika ein befriedigendes Ergebnis zu erzielen (ARTESE u. PRENCIPE, 1967; BLOEDNER, 1969; BÖHNI, 1969; CALONGHI et al., 1968; DARREL et al., 1968; DREW et al., 1967; EYCHMÜLLER, 1968; KERREBIJN, 1966; LAL, 1969; MARX, 1965, 1968; PELZL et al., 1970; SCHMIDT et al., 1965; ULMER, 1967; MAY u. DELVES, 1965; MARCIC u. ULMER, 1970).

Daß hiermit einzelne, besonders lange Remissionen erreichbar sein sollen, wie BÜRGI (1973) und PINES et al. (1972) für Amoxycillin, einem halbsynthetischen Penicillin mit ähnlicher Wirksamkeit wie Ampicillin (SUTHERLAND, 1974), beschreiben, erscheint zunächst weiterer Überprüfung zu bedürfen.

Klinische wie experimentelle Überprüfung (BAVING u. ULMER, 1970), die wir in den letzten Jahren wesentlich erweitert haben, ließen uns zu dem Ergebnis kommen, daß wir das Antibiogramm nicht abzuwarten brauchen (MÖSSNER u. QUARZ, 1973; ULMER, 1974; Editorial Chemotherapy, 1970). 95% unserer Patienten sprechen auf Tetracycline an. Sie sprechen auch immer wieder auf dieses Chemotherapeutikum an, selbst wenn sie schon wiederholt, bis zu 20mal und häufiger, mit Tetracyclinen erfolgreich behandelt wurden. Auch die anderen Vorteile, die praktisch nicht bestehende Allergisierung durch Tetracycline (extrem selten!) und die gute, auch orale Verträglichkeit, lassen Tetracycline als das Antibiotikum der ersten Wahl ansprechen.

Mit Tetracyclinen entstehen auch therapeutische Konzentrationen im Sputum. Wir fanden unter Tetracyclin bei 2mal ein Oblong-Dragee »Hostacyclin« 500/die Sputumspiegel zwischen 1,05 µg/ml und 4,6 µg/ml bei einem Mittelwert von 1,6 µg/ml. Der therapeutische Bereich beginnt bei 0,5 µg/ml (ZIMMERMANN et al., 1977).

CAMPBELL (1970) fand unter 1 g Tetracyclin-HCL/die den Serumspiegel parallelverlaufend der Sputumkonzentration, die bei 42 Patienten im Mittel 0,5 µg/ml betrug. 14% der Haemophilus influenzae-Stämme hatten aber eine maximale Hemmkonzentration von 1,0 µg/ml, während 86% der Haemophilus influenzae-Stämme und des Streptococus pneumoniae schon auf 0,5 µg/ml Empfindlichkeit zeigten. Im Lungengewebe waren 1 Std nach einmaliger Gabe von 275 mg Reverin (Pyrrolidino-methyltetracyclin) über doppelt so hohe Spiegel ($\sim 5\gamma$/ml) wie im Serum nachzuweisen (WACHA u. HARTEL, 1975).

Serumspiegel von Minocyclin, Tetracyclin, Doxicyclin und Oxitetracyclin sowie deren Verteilungsmodus wurden von GREEN et al. (1976) untersucht. Trotz gewisser Unterschiede scheinen keine für die Bronchitisbehandlung entscheidenden Differenzen zu bestehen.

Auch bei Ampicillin werden im Sputum unterschiedliche Hemmkonzentrationen erreicht. Sie liegen bei oralen Gaben von 4 g/die zwischen 1,0 und 0,00 µg/ml (MAY u. DELVES, 1965). REGULA et al. (1974) empfehlen für Ampicillin 4–5 g/die aufgrund ihrer pharmakokinetischen Studien.

Nach den Untersuchungen von STEWART et al. (1970) liegen die Ampicillin-Spiegel im Sputum 30–40mal niedriger als die entsprechenden Serum-Werte. Diuretika oder Corticosteroide beeinflussen die Spiegel nicht.

HALPRIN u. MCMAHON (1973) untersuchten die Cephalexin-Spiegel im Sputum. Die Menge des im Sputum nachweisbaren Cephalexins hängt mit von der Integrität der Blut-Bronchien-Barriere ab, wobei kein Anhalt für einen aktiven Transport gefunden wurde. Diffusion vom Serum ins Sputum reicht als Erklärung der Konzentrationsvergleiche aus. Nach den Untersuchungen von SAGGERS u. LAWSON (1967) scheint die Sputum-Konzentration in ihrer Relation zu den Serumkonzentrationen vom Molekulargewicht der Antibiotika abhängig zu sein.

PUCHELLE et al. (1976) diskutierten die verschiedenen Möglichkeiten der Beeinflußbarkeit der Serum-, Lungengewebs- und Sputumkonzentrationen von verschiedenen Antibiotika. Die Relation Sputum:Serum liegt für Tetracycline über Erythromycin, Ampicillin, Amoxycilline, Spiramycin bis zum Triamphenicol mit Werten von 0,2–0,4–0,5–0,75–>1–>1 am günstigsten.

Der Befund, daß nur Pyrrolidino-methyltetracycline die »Viskosität« des Sputums im Vergleich zu Oxytetracyclin, Tetracyclin, Chlortetracyclin und Demethyl-chlortetracyclin herabsetzt (MARRIOTT u. KELLAWAY, 1975), bedarf noch der Beurteilung auf seine klinische Relevanz.

Bei Kindern unter acht Jahren sind Tetracycline kontraindiziert (KUHLMANN u. RIETBROCK, 1975), weil es zu Verfärbungen der Zähne kommt. Bei Kindern können Breitbandpenicilline oder Cephalosporine, ebenfalls meist mit gutem Erfolg, eingesetzt werden. Auch bei Patienten mit gleichzeitig bestehenden Leberschäden bevorzugen wir diese Antibiotika-Gruppe, da deren fehlende Zelltoxizität bei großer therapeutischer Breite bei diesen Sonderfällen ein spezielles Sicherheitsrisiko darstellt, was gegenüber dem Allergisierungsrisiko abzuwägen ist.

Natürlich wird immer dann, wenn innerhalb von 1–3 Tagen keine deutliche Besserung der Infektion nachweisbar ist, entsprechend dem Antibiogramm die weitere Antibiotika/Chemotherapie fortzusetzen sein. Es bleibt aber leider festzustellen, daß in dieser Gruppe (5% unserer Patienten) dann nur etwa knapp die Hälfte unter der gezielten Antibiotika-Therapie bessere Ergebnisse im Sinne einer nachhaltigen Besserung erfährt. Etwa 60% dieser Patientengruppe zeigen dann gelegentlich noch eine vorübergehende Besserung ihrer chronischen Infektion, die aber letztlich auf Dauer mit keinem der dann einsetzbaren Antibiotika entscheidend zu beeinflussen ist. Welche Rolle die einzelnen, die Resistenz der verschiedenen Keime ausmachenden Faktoren – natürliche Speciesresistenz, primär oder sekundär erworbene Mutationsresistenz und die plasmitische Resistenz (transverable) – bei der chronischen Bronchitis spielen (LEBEK, 1975), ist noch nicht geklärt.

Von großer Wichtigkeit ist in jedem Fall eine ausreichend lange Antibiotika-Therapie. (Fünf) Acht Tage sollten nicht unterschritten werden. Nach unseren Erfahrungen hilft eine länger dauernde Antibiotika-Therapie, die Situation im broncho-pulmonalen System zu stabilisieren, was die Patienten dann auch über längere Zeit von stärkeren Beschwerden befreit. Trotz aller guten Ergebnisse, die mit dem Antibiotika im Gesamttherapieplan der chronisch obstruktiven Atemwegserkrankung zu erzielen sind, gelingt es nicht, durch irgendeines der uns heute zur Verfügung stehenden Antibiotika eine Ausheilung der chronischen Bronchitis oder der chronisch obstruktiven Atemwegserkrankung zu erreichen (PINES et al., 1968; VOISIN et al., 1976).

IV. Weitere therapeutische Maßnahmen bei chronisch obstruktiver Atemwegserkrankung

1. Antihistaminika

Da als erwiesen angesehen werden kann, daß zumindest bei den allergischen Formen der Atemwegsobstruktion Histamin als Bronchokonstriktor eine entscheidende Rolle spielt, wurde immer wieder diskutiert, ob nicht Antihistaminika geeignete Therapeutika gegenüber funktioneller Atemwegsobstruktion wären.

Da Antihistaminika, je nach Präparat mit unterschiedlichen Teilwirkungen, klinisch jeweils drei verschiedene Wirkungen nachweisen lassen, wird für diese drei Komponenten zu fragen sein, welcher Wirkungsmechanismus tatsächlich zum Tragen kommt: Die

Antihistaminwirkung, die sedative Komponente, die anticholinergische Wirkung.

Sedation kann, trotz der lang vertretenen Meinung, daß diese bei obstruktiver Atemwegserkrankung gefährlich sei, ausgesprochen nützlich werden. Hier ist Differenzierung erforderlich. Bei schwerer alveolärer Hypoventilation wird eine zusätzliche Sedation auch die Ventilation vermindern und so u.U. den Patienten zu entscheidender Verschlechterung der arteriellen Blutgase bringen (KATZ u. CHANDLER, 1948; LUDWIG, 1955; SALTER, 1952; WILSON et al., 1954; MICHELSON et al., 1954; SIMPSON, 1954; COHN et al., 1954). Bei vielen Fällen von schwerer Atemwegsobstruktion bleiben aber über lange Zeit die arteriellen Blutgase normal oder nur wenig beeinflußt. Die schwere Atemnot beeinträchtigt die Patienten erheblich, wobei auch stärkere Rückwirkungen auf den Kreislauf nachweisbar sind. Die gesteigerte Atemarbeit ist das bedeutsamere Problem als die arteriellen Blutgase. Hier kann vorsichtige Sedierung von erheblichem Nutzen sein. Diese »Nebenwirkung« der Antihistaminika ist also mit zu bedenken.

Die anticholinergische Wirkung ist bei den Antihistaminika ebenfalls relevant, da wir ja wissen, daß Atropin bei allen Formen von Atemwegsobstruktion, insbesondere inhalativ, einen sehr guten bronchodilatatorischen Effekt zeigt (s.S. 724). Es kann deshalb nützlich sein, diesen Effekt der Antihistaminika zusammen mit der Sedation einzusetzen (VAN BORK et al., 1977).

Leider zeigt die spezifische Antihistaminwirkung offensichtlich die geringsten Effekte, wenn solche nicht gänzlich fehlen. Experimentell lassen sich Antihistaminwirkungen bei obstruktiver Atemwegserkrankung nur dann nachweisen, wenn das Antihistaminikum vor der Histamingabe verabreicht wird. Nach der histamininduzierten Bronchokonstriktion war keine sichere Wirkung erkennbar (ISLAM et al., 1972; ISLAM u. ULMER, 1973). Dem entspricht auch die klinische Erfahrung. Möglicherweise tritt Histamin lokal in der Bronchialwand in so hoher Konzentration auf, daß therapeutisch die Antihistaminwirkung der systemisch zur Verfügung stehenden Antihistaminika nicht wirksam werden kann. Eine gute Übersicht über die Gesamtproblematik der Antihistaminika wie über deren Stoffwechsel wurde anhand von Untersuchungen über Thiazinamin-Methylsulfat (Multergan) von Jenkman (1977) vorgelegt.

2. Atemgymnastik

Immer wieder wurde Atemgymnastik mit speziellen Atemübungen als geeignete Therapie bei Asthma wie Emphysem diskutiert. Die entsprechende Literatur kann keine überzeugenden Argumente für die entsprechenden Vorschläge liefern (Döhrmann, 1971; Brüne, 1977). Im allgemeinen gilt, daß der Patient die Atemlage wählt, welche ihm am wenigsten Atemarbeit abverlangt (McIlroy u. Christie, 1954; Mead, 1960). Dort, wo ein Ausatmen mit erhöhtem Widerstand Erleichterung bringt, wählen entsprechende Patienten von selbst das »pursed-lips-breathing« (Berger u. Nolte, 1976; Thoman et al., 1966; Mueller et al., 1970). Die Vorstellungen, diese Patienten mit obstruktiver Atemwegserkrankung würden falsch atmen, sie müßten mehr mit dem Zwerchfell oder. mehr mit den auxilliären Ausatemmuskeln oder mehr thorakal atmen, sind alle nicht erwiesen. Entsprechend ausgerichtete Atemübungen bringen auch keine meßbaren Ergebnisse, wenn sie auch in der Lage sind, den Patienten durch Ablenkung und Beschäftigung das Gefühl zu geben, einiges für sich tun zu können. Wir haben in einer größeren Vergleichsstudie in zwei Gruppen bei Behandlung mit best ausgebildeten Atemgymnastinnen und ohne diese Behandlung keine Unterschiede im meßbaren Bereich der Sputummengen, Sputumbeschaffenheit, Strömungswiderstände in den Atemwegen und des intrathorakalen Gasvolumens wie der arteriellen Blutgase gesehen.

Dennoch sollen derartige Therapieversuche nicht ganz abgelehnt werden (Schmidt, 1971; Weimann, 1977). Die körperliche Bewegung, die mit den entsprechenden Übungen verbunden ist, bringt einen wichtigen Teil der notwendigen Belastung des Knochengerüstes zur Osteoporoseprophylaxe. Ansonsten erreichen derartige Maßnahmen einen entsprechenden allgemein roborierenden Effekt, womit aber die notwendige Grundtherapie nicht entlastet wird. Von großer Bedeutung sind allerdings entsprechende Atemübungen bei Patienten mit Bronchiektasien und größeren Sputummengen und erschwertem Abhusten. Hier können entsprechende Seitenlagerung, Kopftieflage, Abklopfen und verstärktes Atmen entscheidende therapeutische Maßnahmen darstellen (Ferlinz, 1974; Lane, 1976; Sinclair, 1955; Miller, 1954; Saunders u. White, 1965; Grimby, 1974; Innocenti, 1966).

3. Beatmung

Immer wieder wird auch die Beatmung von Patienten mit chronisch obstruktiver Atemwegserkrankung empfohlen. Es bedarf keiner Diskussion, daß Intubation oder Tracheotomie erforderlich sein können in lebensbedrohlicher Situation bei Atemwegsobstruktion. Einmal läßt sich dann auch gegen stark erhöhte Strömungswiderstände in den Atemwegen noch eine gewisse Atmung erzwingen, zum anderen läßt sich Sauerstoff zur Atemluft mischen, ohne daß die Gefahr einer weiteren Zunahme der alveolären Hypoventilation entsteht und schließlich können aus dem leichten Zugang oft größere Schleimmengen abgesaugt werden. Auch reizt das Absaugen diese Patienten zum Husten, wenn bei der gleichzeitig oft vorhandenen Somnolenz schon das Abhusten nicht mehr in der wünschenswerten Art erfolgt.

Unter den heutigen medikamentösen Therapiemöglichkeiten mit ihrem raschen Wirkungseintritt ist diese Art der Behandlung immer seltener indiziert. Nur noch ganz vereinzelt waren wir in den letzten Jahren auf derartige Eingriffe angewiesen.

Parallel hierzu wurde die Idee der intermittierenden positiven Druckbeatmung (IPP-Beatmung) entwickelt. Einmal sollte damit ein besseres Eindringen der bronchodilatatorischen Aerosole ermöglicht werden, gleichzeitig wurde diese Beatmung auch als Dauertherapie bei chronisch obstruktiver Atemwegserkrankung empfohlen.

Sheldon (1963) beschrieb unter dieser IPP-Beatmung eine Verbesserung der alveolären Ventilation wie der intrapulmonalen Gasmischung, verminderten Strömungswiderstand in den Atemwegen wie eine Abnahme der Atemarbeit und eine Verbesserung der Bronchodilatation. Es muß aber betont werden, daß die meisten Studien mit positiven Ergebnissen keine Vergleichsgruppen enthalten oder gleichzeitig andere intensiv wirkende Therapeutika einsetzten, so daß der wirkliche Effekt dieser aufwendigen Maßnahme nicht zu erkennen ist (LANE, 1976). Wir selbst konnten keine überzeugenden Ergebnisse mit der IPP-Beatmung bei derartigen Patienten feststellen. Wir stimmen mit den Folgerungen von BIRNBAUM et al. (1966) überein, daß bei wenigen, schwerkranken Patienten die Beatmung einen gewissen, vorübergehenden Anreiz zur mäßigen, passiven Hyperventilation gibt (TORRES et al., 1960). Auch die Ergebnisse von EMMANUEL et al. (1966) sprechen für diese Deutung, da sie prinzipiell »gleich gute« Ergebnisse mit willkürlicher Hyperventilation ihrer Patienten erzielen konnten. Ähnliche negative Erfahrungen beschreiben LEFCOE u. CARTER (1970) und THORNTON et al. (1974). CURTIS et al. (1968) beobachteten 187 Patienten über vier Jahre, von denen 78 mit IPP-Beatmung zusätzlich behandelt wurden. Sie konnten keine Unterschiede zwischen der Mortalität oder den Blutgaswerten in beiden Gruppen beobachten. Ja, die Gruppe mit IPP-Beatmung zeigte eine raschere Verschlechterung des exspiratorischen 1-Sekunden-Wertes als die Kontrollgruppe. Obwohl diese Studie keine Besserung objektivieren konnte, gaben doch die meisten Patienten an, daß die IPP-Beatmung ihnen hilft: » Die Atemnot würde verbessert und das Abhusten würde erleichtert«. Der letztere Effekt wurde auch von uns beobachtet, was aber natürlich schwerlich den Einsatz dieser Therapieform, die auf ganz andere Ziele gerichtet ist, rechtfertigt.

Da uns heute die Dosier-Aerosole zur Verfügung stehen, ist auch nicht zu erwarten, daß die IPP-Beatmung mit gleichzeitigen bronchodilatatorischen Aerosol-Gaben eine Verbesserung des bronchodilatatorischen Effektes bringt. Unsere eigenen Ergebnisse zeigen in beiden Gruppen gleich gute bronchodilatatorische Resultate. CHESTER et al. (1972) wie CHERNIACK u. SVANHILL (1976)

kamen zu gleichen Ergebnissen während der Überwachung von 88 Patienten mit chronisch obstruktiver Atemwegserkrankung. Es fanden sich keine Unterschiede zwischen der Häufigkeit der Krankenhauseinweisungen, der Krankenhausverweildauer wie der Mortalität (CHERNIACK u. SVANHILL, 1976).

In der kürzlich erneut aufgegriffenen Diskussion über die Frage des Nutzens der IPP-Beatmung vertrat GOLD (1975) die Meinung, daß das IPP-Atmen sich zu einem gigantischen Geschäft ausgewachsen habe, obwohl die Anwendung falsch sei. Auch nach der eingehenden Diskussion dieser Frage bleibt GOLD (1976) bei dieser Meinung in Übereinstimmung mit einer weiteren Zahl anderer Autoren (BAKER, 1974; MURRAY, 1974; ZIMENT, 1973; LEITH, 1974; BARACH u. SEGAL, 1975; PETTY, 1974). DOLOVICH et al. (1977) fanden auch keine Unterschiede in der Deposition von 3 μm-Teilchen zwischen ruhiger Atmung und der Verabreichung während IPP-Atmung bei Patienten mit chronisch obstruktiver Atemwegserkrankung.

4. Sauerstoffatmung

Die Sauerstoffatmung ist indiziert bei deutlicher arterieller Hypoxämie. Den positiven Effekten für die Aufsättigung des arteriellen Blutes und damit für die Sauerstoffversorgung des Organismus und für die Verminderung des gesteigerten Herzzeitvolumens wie für die Verminderung des erhöhten Druckes in der A. pulmonalis und einer (allerdings recht geringgradigen) Minderung erhöhter Strömungswiderstände steht die Gefahr der Abnahme des Sauerstoffantriebes für die Atmungsregulation entgegen. Unter Sauerstoffatmung kann das Atemminutenvolumen erheblich abnehmen, was eine Verstärkung der alveolären Hypoventilation mit Anstieg des Kohlensäuredruckes in kritische Bereiche zur Folge hat.

Durch die rasche Aufoxidation des u.U. stark untersättigten Blutes wird allein durch den Bohr-Effekt ein Absinken des pH-Wertes um mehrere hundertstel Einheiten auftreten. Die zusätzliche respiratorische Azidose kann zu einer erheblichen Gefährdung führen. Gewiß bewirkt der Anstieg des Sauerstoffgehaltes im Blut auf die Dauer auch eine Abnahme der fixen Säuren und damit der Azidität des Blutes (Matthes u. Ulmer, 1957). Diese reparativen Stoffwechselvorgänge kommen dann aber u.U. zu spät, um eine akute Verschlechterung des Gesamtzustandes nach Sauerstoffatmung zu verhindern. Die Ergebnisse von Neil (1959) lassen annehmen, daß auch die Chemorezeptoren bei stärkeren Graden von Hypoxie durch massive Impulsaussendung eine reflektorische Vasokonstriktion im großen Kreislauf auslösen können. Beobachtungen von kollapsartigem Blutdruckabfall kurze Zeit nach der Sauerstoffgabe können in der Abnahme dieser Impulsaussendungen eine zusätzliche Ursache haben.

Ohne Zweifel kann Sauerstoffgabe von großem Nutzen sein. Sauerstoff ist aber kein indifferentes Arzneimittel. Die Gefahren müssen bei der Anwendung sorgfältig beachtet werden.

Sauerstoff sollte nicht über eine Maske gegeben werden, denn einmal vergrößern die Masken den Totraum und zum anderen führt die Maskenatmung leichter als bei anderen Verfahren dazu, zu hoch konzentrierten Sauerstoff anzubieten. Von allen getesteten Verfahren hat sich uns das »Sauerstoffinsufflationsgerät« der Firma Braun/Melsungen (Abb. 23) am besten bewährt. Diese Anordnung wurde von allen getesteten Verfahren auch von den Patienten weitaus bevorzugt (Abb. 23).

Dieses Sauerstoffinsufflationsgerät läßt sich schnell und gut anbringen, ohne den Patienten zu belästigen. Auch ist es von den Patienten leicht selbst zu handhaben. Auch die über die üblichen Waschflaschen nur unzureichende Anfeuchtung des Sauerstoffes wird, da über die Nase geatmet wird, noch relativ besser sichergestellt.

Neben den Sauerstoffzylindern stehen heute auch Sauerstoffgeneratoren für die Langzeittherapie relativ preiswert zur Verfügung (Gracey, 1975).

Der Anstieg des Sauerstoffpartialdruckes wie des arteriellen Kohlensäuredruckes hängt von der Menge des insufflierten Sauerstoffes ab. Abbildung 24 zeigt, daß schon mit einem Liter O_2/min ein ganz entschei-

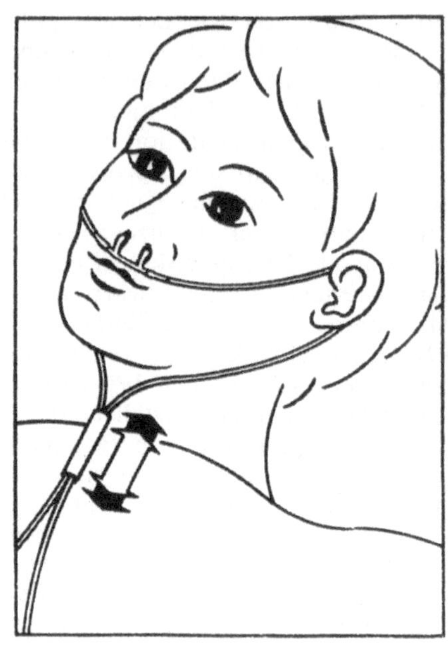

Abb. 23. »Sauerstoffinsufflationsgerät« (Firma Braun/ Melsungen)

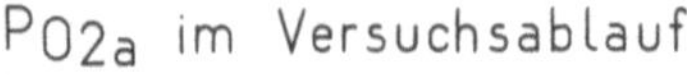

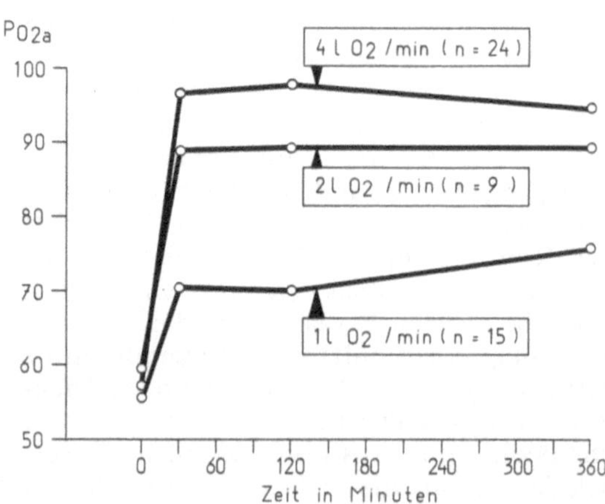

Abb. 24. Verhalten des arteriellen Sauerstoffdruckes (PO_2 a) bei Gabe von 1, 2 bzw. 4 l/min über das Insufflationsgerät. (Nach Ehehalt u. Ulmer, 1973)

dender, den Sauerstoffantrieb noch wenig beeinflussender Anstieg des Sauerstoffdruckes im arteriellen Blut im Mittel zustande kommt (Abb. 24).

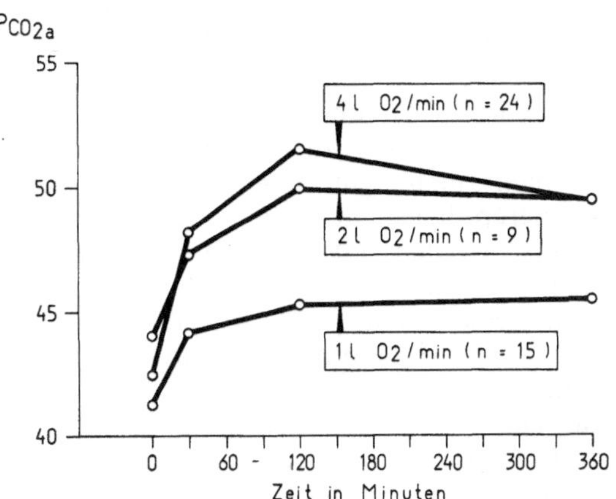

Abb. 25. Verhalten des arteriellen Kohlensäuredruckes ($P\,CO_2$ a) bei Gabe von 1, 2 und 4 l/min über das Insufflationsgerät

Das entsprechende Verhalten des arteriellen Kohlensäuredruckes gibt Abbildung 25 wieder. Man wird den Anstieg des Kohlensäuredruckes von 4 mm Hg bei 1 l O_2/min im Mittel tolerieren können (Abb. 25).

Bei hohen arteriellen Kohlensäuredrucken wird man anfänglich vorsichtig sein, wenn auch bei den schwerkranken Patienten oft wegen erheblicher »echter« arterio-venöser Shuntdurchblutung in der Lunge auch die Gefahr der dramatischen Aufsättigung meist gering ist.

NOLTE (1973) kam zu ähnlichen Ergebnissen mit Sauerstoffinsufflation von 2 l/min. Die CO_2-Drucke stiegen bei seinen 16 Patienten im Mittel um 6 mm Hg an.

In den meisten Fällen pulmonalbedingter arterieller Hypoxämie genügt die O_2-Gabe von 1 l/min durch ein Insufflationsgerät mit offener Nasenzuführung. Für den Patienten ist es nützlich, eine Dosiereinrichtung zur Verfügung zu haben, die ihm den sicheren Bereich bis etwa 1,2 l/min, von den höheren, meist unnötigen und gefährlichen Sauerstoffflußmengen abgrenzend, sicher anzeigt. Die Firma Dräger bietet einen derartigen Sauerstoffinsufflationsapparat an, der über eine mit Aqua dest. zu füllende Anfeuchteflasche den Sauerstoff über einen Rotameter zuführt. Der Rotameter ist in seiner Skala mit verschiedenen Farben angelegt, die den Pa-

tienten an die Einhaltung eines bestimmten Bereiches erinnern.

CO_2-Anstieg in gefährliche Bereiche macht sich durch Kopfdruck, Schwitzen, zunehmende Unruhe und Somnolenz der Patienten bemerkbar. Hier ist zu prüfen und am besten durch Messungen sicherzustellen, ob die Blutgase unter der Sauerstofftherapie tatsächlich Schuld an der Verschlechterung des klinischen Bildes tragen. Hieraus muß u.U. die Indikation zur Gerätebeatmung gestellt werden. Bei dem ganz überwiegenden Teil unserer Patienten sind aber diese Gefahren mit der Dosierung von 1 l O_2/min bei hierdurch erreichter ausreichender O_2-Beladung des arteriellen Blutes sehr gering. Arterielle Sauerstoffdrucke unter 60 mm Hg sind eine Indikation zur Sauerstoffinsufflationstherapie. Die Dyspnoe muß nicht Indikation zur Sauerstofftherapie darstellen, da die Dyspnoe bei Patienten mit obstruktiver Atemwegserkrankung viel stärker durch atemmechanische Faktoren als durch pathologische Blutgase ausgelöst wird (s.S. 129). Zu gleichen Indikationsstellungen kamen NEFF (1975) und KETTEL (1973). MITHOEFER et al. (1974) konnten zeigen, daß unter der Sauerstoffatmung der O_2-Gehalt des venösen Blutes deutlich ansteigt, was einer verbesserten Sauerstoffversorgung des Gewebes der Patienten mit obstruktiver Atemwegserkrankung unter Sauerstofftherapie gleichkommt. Die Autoren vertreten die Ansicht, daß der arterielle Sauerstoffdruck nicht zuverlässig den Effekt der Sauerstoffatmung auf das venöse Mischblut widerspiegelt.

STEWART et al. (1975) behandelten kontrolliert 12 Patienten mit schwerer Atemwegsobstruktion sogar mit einem portablen Sauerstoffgerät, welches die Patienten mit sich herumtragen können, über zwei Jahre. Obwohl die Situation dieser Patienten wohl doch nicht prinzipiell gebessert werden konnte (fünf Patienten verstarben in der Kontrollperiode), so sei doch die Lebensqualität verbessert gewesen, was sich auch in einer Abnahme sonst nötiger Krankenhauseinweisungen dokumentierte. Auch PETTY (1974b) empfiehlt diese Art der Sauerstofftherapie. GIMENEZ et al. (1977) montierten einen Sauerstoffzylinder auf einen Karren, welchen die Patienten dann während der

O_2-Atmung mit sich herumschieben können. Derartige apparative Versorgung dürfte aber nur ganz selten erforderlich sein.

Auch unsere Erfahrungen zeigen, daß die entsprechenden Patienten deutliche Erleichterung ihrer Situation unter Sauerstofflangzeittherapie erfahren, welche wir im allgemeinen bis zu 50% der Zeit mit einer Zufuhr von 1 l O_2/min empfehlen. Wir gehen allerdings nicht so weit, portable Sauerstoffgeräte zu verordnen (Stewart et al., 1975; Petty et al., 1968). Die hierdurch evtl. zu erreichenden Verbesserungen, wie sie in der Literatur beschrieben sind, überzeugen doch nicht für derartig aufwendige Maßnahmen. Auch Lilker et al. (1975) berichten über einen Doppelblindversuch an neun Patienten mit einem $P O_2$ a-Wert von 53 mm Hg und einem relativ besseren Effekt durch die Gabe von O_2 über ein tragbares Sauerstoffgerät mit flüssigem Sauerstoff als in der Placebo-Periode. Aber auch hier sind bei der kleinen Gruppe von Patienten nur überwiegend subjektive Symptome berücksichtigt.

Nach Absetzen der Sauerstoff-Inhalation dauert es ca. 18–24 min, bis die arteriellen Blutgaswerte wieder den Ausgangswert erreichen. Diese Ergebnisse von Sherter et al. (1975), von Patienten mit chronisch obstruktiver Atemwegserkrankung gewonnen, zeigen, daß »gewisse« Reserven im Alveolarraum aufgebaut werden können. Sie zeigen aber auch, daß korrekte Messungen nach einer Sauerstoffgabe zur Beurteilung der Normalsituation erst 25 min nach Insufflationsende sinnvoll sind.

5. Sekretolytika

Die Sekretelimination ist auch bei chronisch obstruktiver Atemwegserkrankung oft erheblich erschwert (Herzog, 1976). Sekretolytika können nur einen Teilaspekt der Eliminationsschwierigkeiten angehen, wobei zu prüfen ist, ob eine entsprechende Indikation tatsächlich vorliegt.

Das Sekret bedarf zur Möglichkeit des optimalen Abhustenkönnens einer bestimmten Konsistenz. Zu zähes Sekret verursacht den Patienten große Schwierigkeiten, wobei lokal-mechanische wie entsprechende chemische (Trypsin, Histamin etc.) Reize die Atemwegsobstruktion selbst auslösen bzw. verstärken können. Aber auch die ständigen Hustenattacken treiben diese Patienten immer wieder in Atemnotanfälle.

Andererseits kann auch ein zu flüssiges Sekret nicht mehr gut abgehustet und vom Flimmerepithel nicht mehr genügend transportiert werden (Iravani u. Melville, 1975).

Sehr verschiedene Stoffe stehen als Tabletten, Tropfen, Hustensäfte, Inhalation wie zur Injektion als »Sekretolytika oder Mucolytika« zur Verfügung. Ätherische Öle, wie im Ozothin oder in Latschenkieferextrakten, Guajakol, Ipecacuanha, Ammoniumchlorid, Bromhexin (Bisolvon) und Mesna (Mistabronco) werden teilweise durch Bronchialschleimdrüsen ausgeschieden und verflüssigen das vorhandene Sekret im Lumen der Luftwege.

Kaliumjodat, sicher ebenfalls ein gut wirksames, preisgünstiges Sekretolytikum, sollte nach Möglichkeit wegen der Interaktion mit der Schilddrüse und den entstehenden Schwierigkeiten bei dort notwendig werdenden diagnostischen Maßnahmen vermieden werden. Es kann, da genügend andere ebenso wirksame Sekretolytika zur Verfügung stehen, auf die Anwendung von Kaliumjodat verzichtet werden.

N-Acetylcystein oder S-Carboxy-Methyl-Cystein (Wilde, 1975; Quevauviller et al., 1976) wie das Natrium-Salz der 2-Mercaptoäthan-sulfonsäure (Mesna) wirken direkt auf die Disulfidbrücken der Mukopolysaccharide ein und setzen hierdurch die erhöhte Viskosität des Bronchialschleimes herab.

Vor der Inhalation von Proteasen zur Sputumverflüssigung sei gewarnt, da diese Substanzen Asthmaanfälle auslösen können, wobei der Mechanismus über die von uns beschriebene Empfindlichkeitssteigerung der bronchokonstriktorischen Rezeptoren (Islam et al., 1971; Ulmer et al., 1971) ablaufen dürfte.

Trotz einiger Kenntnisse über das Bronchialsystem (s.S. 449) (Bürgi, 1976; Konietzko, 1976) sind unsere Kenntnisse über Mechanismen und zum Wirknachweis entsprechender Pharmaka noch recht ungenügend. Die entsprechende Literatur über den Wirkungsmechanismus der verschiedenen Substanzen wie deren Wirknachweis ist dennoch umfangreich. QUEVAUVILLER et al. (1976) berichten über die Pharmakodynamik und den Wirkungsmechanismus von S-Carboxy-Methyl-L-Cystein (Transbronchin). Diese Substanz kann in vitro Sialyltransferase reaktivieren und die Aktivität der Neuraminidase hemmen. Hierauf wird teilweise der mucusregulierende Wirkungsmechanismus zurückgeführt. Bromhexin (Bisolvon) hat sich auch seit vielen Jahren als gutes Sekretolytikum bewährt. Seine Wirkung soll vor allem auf Destruktion der Fasern saurer Mucopolysaccharide im Sputum beruhen (BÜRGI, 1965; GÜNTHNER, 1970). Auch eine zusätzliche Flüssigkeitsabgabe aus dem kapillären Raum als Folge einer Permeabilitätsverbesserung wird als ein wichtiger Wirkungsmechanismus von Bromhexin diskutiert (BÜRGI et al., 1968; KLÉBER, 1970). Die Ergebnisse von BÜRGI u. MAKIN (1972) zeigen auch, daß Glycoproteinfaserbefunde und Viskosität praktisch parallel verlaufen und daß Bromhexin sowohl die Zahl der Fasern reduziert als auch die Viskosität des Sputums senkt. Ähnliche Ergebnisse legten auch BRUCE u. KUMAR (1967) wie PALMER et al. (1970) vor. Auch eine Steigerung der Sekretionsaktivität von Zellen der Bronchialwand wie der Nasenschleimhaut wurde unter Bisolvon beschrieben (GIESEKING u. BALDAMUS, 1968; MERKER, 1966).

Bei Inhalationsversuchen mit Sekretolytika konnte allerdings gezeigt werden, daß die vorhandenen Medikamente ebenso abschnitten wie inhalierte physiologische NaCl-Aerosole (SIEMON u. THOMA, 1977). All diese Unsicherheiten beruhen nicht zuletzt auf der großen Schwierigkeit, einen adäquaten Wirkungsmechanismus von Sekretolytika zu führen. Weitgehend sind wir noch auf die Angaben der Patienten angewiesen, wobei schon wegen der sonstigen Zusatztherapie eine Beurteilung des Sekretolytikums sehr schwierig ist und immer auch erhebliche Placebo-Effekte zu erheben waren. So wurden von allen Kennern der Problematik immer wieder Kritiken zur Sekretolyse-Therapie geäußert (PRIMER, 1976; HAMILTON et al., 1970).

Dies führte auch SIEMON u. THOMA (1977) dazu, dem Wasser eine wesentliche Rolle in der sekretolytischen Therapie entsprechender Patienten zuzuordnen. Insbesondere, wenn Zeichen von Wasserverlust vorliegen, kann durch orale, notfalls parenterale wie inhalative Flüssigkeitszufuhr ein guter sekretolytischer Effekt erreicht werden.

MEDICI beschreibt 1976 die Schwierigkeiten der Viskositäts-, Elastizitäts- und Adhäsionsmessung im Sputum, wobei immer noch Bedenken für die Interpretation entsprechender Ergebnisse für die klinische Relevanz bestehen bleiben.

Auch wurden Messungen der Oberflächenspannung mit der Ring-Methode nach LECOMPTE DU NOUY mit dem Interfacialtensiometer versucht. Die Ergebnisse zeigen eine gewisse Parallelität zur Viskosität des Sputums (NICOLAS, 1964).

Neuere, allerdings relativ schwierige und aufwendige Wege, um bessere Einblicke in die Wirkmechanismen von Mucolytika zu erhalten, beschrieben ALBEGGER et al. (1976), die anhand rastermikroskopischer Untersuchungen von auf Flimmerepithel aufgebrachten Schleimflocken verschiedenartige Auflösungsbilder erhielten.

6. Gewichtsreduktion

Daß bei Übergewichtigen, vor allem durch Zwerchfellhochstand, der Thoraxraum zu klein wird und daß es hierdurch zur Entspannungsobstruktion kommen kann, wurde schon bei der Besprechung der pathophysiologischen Mechanismen der verschiedenen Obstruktionsformen erwähnt. Gewichtsreduktion führt dann zur Zunahme des intrathorakalen Gasvolumens mit parallel verlaufender Abnahme erhöhter Strömungswiderstände. Auch andere meßbare Atmungsparameter werden verbessert (ARNOLD u. WEIMANN, 1976). Durch Anstieg des Closing volume unter Gewichtsreduktion verbessern sich auch die Gasaustauschverhältnisse (FAREBROTHER et al., 1973).

Ein auffallend kleines intrathorakales Gasvolumen in Relation zum Sollwert bei entsprechendem Broca-Index sollte deshalb immer die Frage prüfen lassen, ob nicht in entsprechender Gewichtsreduktion eine entscheidende therapeutische Hilfe liegen kann.

7. Heilklima

Die Diskussion um gutes »Heilklima«, worauf die Empfehlung, verschiedene Kurorte zu besuchen, beruht, ist noch nicht abgeschlossen. Wir selbst haben von entsprechenden Kuren noch keine definitiven oder über die medikamentösen Möglichkeiten hinausgehenden entscheidenden Besserungen gesehen. Die »Kur« bringt Entspannung, Zeit zur Roborierung und zusammen mit allen angeführten therapeutischen Maßnahmen in wohltuender Umgebung vorübergehende Linderung. Letztlich gilt aber, daß der Kuraufenthalt ganz vorwiegend von der Qualität der gleichzeitigen ärztlichen Versorgung abhängt.

8. Antitussiva

Durch Husten, insbesondere Hustenattakken, wie sie recht häufig bei Tracheitiden auftreten, können Obstruktionsanfälle ausgelöst werden. Therapie mit Antitussiva (s.S. 334) kann deshalb nicht nur zur Behandlung des Hustens notwendig werden, auch zur Therapie der durch Husten ausgelösten Atemwegsobstruktion ist ein Antitussivum gelegentlich bei entsprechender Anamnese bzw. bei entsprechendem klinischem Befund angezeigt.

Codeinhaltige Präparate sind sehr stark hustendämpfend. Wesentliche Nebenwirkungen in Form von Dämpfung des Atemzentrums, u.U. mit Verstärkung der alveolären Hypoventilation, Verstärkung des Sekretstaues im Bronchialsystem, Sedierung wie Darmträgheit müssen bei der Indikationsstellung bedacht werden.

Fominoben-HCl (Noleptan) zeigt eine sehr gute, hustendämpfende Wirkung bei gleichzeitiger Stimulation des Atemzentrums; auch fehlen die Sedation und die Wirkung auf die Darmmotilität (Engelhorn et

al., 1973; Loos, 1973; Nolte u. Streller, 1973). Es erscheint deshalb bei entsprechender Indikation immer zunächst ein Versuch mit Fominoben-HCl angezeigt, evtl. in Kombination mit geringer Dosierung von Codein, womit immer gute therapeutische Erfolge zu erreichen sind. Eine gleichzeitige, auf das Grundleiden ausgerichtete Therapie ist natürlich unerläßlich, womit meist nach Tagen bis Wochen die Antitussiva entbehrlich werden.

9. Calcium-Therapie

Schon in den Anfängen der Calcium-Therapie wurde Calcium als wirksam gegen Atemwegsobstruktion erkannt. Auch in letzter Zeit wurden Nachweise erbracht, daß Calcium, auch oral gegeben, zumindest bei allergischer Atemwegsobstruktion einen gewissen bronchodilatatorischen Effekt zeigt (Utz u. Hauck, 1976; Kropp u. Zimmermann, 1971).

Wir selbst geben bei schwerer Atemwegsobstruktion, insbesondere während des Winterhalbjahres, gerne gleichzeitig ein orales Calciumpräparat, womit eine gegen die drohende Osteoporose gerichtete Therapie erreicht wird.

10. Dinatrium cromoglycat bei »exercise induced asthma«

Bei der durch körperliche Belastung auslösbaren Atemwegsobstruktion (Beil u. Dekock, 1978; Bianco et al., 1974; Sly et al., 1967) zeigt Dinatrium cromoglycicum (Intal) ebenso wie bei allergischer Atemwegsobstruktion einen sehr guten protektiven Schutz. Ohne daß bislang die dem »exercise induced asthma« zugrundeliegenden Mechanismen bekannt sind, steht uns mit dem Dinatrium cromoglycat ein hervorragend wirksames Medikament zur Verfügung (Chan-Yeung, 1977). Das Medikament muß vor der körperlichen Belastung inhaliert werden. Belastungen, die sonst immer eine mehr oder weniger starke »Asthmaattacke«, was insbesondere bei Jugendlichen beobachtet wird, im Gefolge haben, bleiben unter diesem Schutz ohne Folgen. Diese, wegen der Nebenwirkungsfreiheit von Intal unproblematische Prophylaxe ermöglicht so dem Jugendlichen weiter die oft dringend notwendigen sportlichen Aktivitäten. Die Inhalation schützt das Bronchialsystem für 2–3 Std. So ist nach dem Ablauf von 3 Std u. U. eine Dosiswiederholung erforderlich.

Literatur

AALSMEER, W.C., WENCKENBACH, K.F.: Herz und Kreislauf bei der Beri-Beri-Krankheit. Berlin-Wien: Urban & Schwarzenberg 1929

ACKERMANN, G.L., NOLAN, C.M.: Adrenocortical responsiveness after alternate day corticosteroid therapy. New Engl. J. Med. 278, 405 (1968)

AHLQUIST, R.P.: Study of adrenotropic receptors. Amer. J. Physiol. 135, 586 (1948)

ALANKO, K., POPPIUS, H.: Anticholinergic blocking of prostaglandin-induced bronchoconstriction. Brit. med. J. 1, 294 (1973)

ALBEGGER, K.W., ALDRIAN, A., WALTINGER, H., OSWALD, H.: Neue Untersuchungsmethode zum Nachweis der lokalen mukolytischen Wirkung mit Hilfe der Rasterelektronenmikroskopie. Therapiewoche 26, 8293 (1976)

ALBRIGHT, F., SMITH, P.H., RICHARDSON, A.M.: Postmenopausal osteoporosis. Its clinical features. Amer. med. Ass. 116, 2465 (1941)

ALSTON, W.C., PATEL, K.R., KERR, J.W.: Response of leukocyte adenyl cyclase to isoprenaline and effect of alphablocking drugs in extrinsic bronchial asthma. Brit. med. J. 1, 90 (1974)

ANDERSON, A.E., Jr., BEDROSSIAN, C.W.M., FORAKER, A.G.: Systemic blood pressure in subjects with and without emphysema. Amer. Rev. resp. Dis. 103, 576 (1971)

APOLD, J.: Experience with Beclomethasone dipropionate in children. In: The Proceedings of an International Symposium on Beclomethasone Dipropionate Aerosols. London: The Royal College of Physicians 1974

APPLEMAN, M.M., THOMPSON, W.J., RUSSELL, T.R.: Cyclic nucleotide phosphodiesterase. In: Advances in Cyclic Nucleotide Research, Vol. 3, p. 65, 1973

ARNOLD, C.-R., WEIMANN, G.: Zum Einfluß der Gewichtsreduktion auf einige Ventilationsgrößen Adipöser. Verh. dtsch. Ges. inn. Med. 82, 1800 (1976)

ARTESE, D., PRENCIPE, D.: Sulla terapia della bronchite cronica con ampillina. Minerva med. 58, 3586 (1967)

AUSTEN, K.F., LEWIS, R.A., WASSERMAN, ST.I., GOETZL, E.J.: Generation and release of chemical mediators of immediate hypersensitivity in human cells. In: New Direction in Asthma, p. 187. Park Ridge, Illinois: American College of Chest Physicians 1975

BAER, G.J.: Fractures in chronic arthritis. Ann. rheum. Dis. 2, 269 (1941)

BAHLER, R.C.: Does increased work of the right ventricle diminish left ventricular function. Chest 72, 551 (1977)

BAKER, J.P.: Magnitude of usage of intermittent positive pressure breathing. Amer. Rev. resp. Dis. 110, 170 (1974)

BAKRAN, I., Jr., DE MILLAS, H., MARCIC, I., ULMER, W.T.: Beeinflussung der Atemwegsobstruktion durch kombinierte Katecholamin-Atropin-Therapie. Respiration 29, 40 (1972)

BARACH, A.L., SEGAL, M.S.: The indiscriminate use of IPPB. J. Amer. med. Ass. 231, 1141 (1975)

BARMEYER, J.: Vergleichende postmortale Durchflußmessungen am Koronargefäßsystem bei Normalherzen und Herzen mit unterschiedlichen Graden von Koronarsklerose und Hypertrophie. Z. Kreisl.-Forsch. 60, 203 (1971)

BARRETT, A.M., COLE, L.: Pulmonary vascular sclerosis with right ventricular failure. Brit. Heart J. 2, 76 (1946)

BARTMANN, K.: Mikrobiologische und pharmakokinetische Grundlagen der antimikrobiellen Chemotherapie von nicht-tuberkulösen Infektionen des Atemtrakts. Atemwegs- u. Lungenkrankh. 4, 191 (1975)

BATTEN, J.C., CLARKE, S.W., GREGG, I., HODSON, M.E.: Corticosteroid withdrawal in asthma. Brit. med. J. 1, 296 (1973)

BAUER, W.C., ROSENBERG, B.F.: A quantitative study of glomerular enlargement in children with tetralogy of Fallot. A condition of glomerular enlargement without an increase in renal mass. Amer. J. Path. 37, 695 (1960)

BAUM, G.L., SCHWARTZ, A., LLAMAS, R., CASTILLO, C.: Left ventricular function in chronic obstructive lung disease. New Engl. J. Med. 285, 361 (1971)

BAVING, G., ULMER, W.T.: Oral orciprenaline in obstructive lung disease. Mediese Bydraes 16, Nr. 23, 381 (1970a)

BAVING, G., ULMER, W.T.: Bedeutung der Sputumantibiogramme bei der Behandlung der chronisch obstruktiven Bronchitis. Pneumonologie 143, 348 (1970b)

BAXTER, J.D., FORSHAM, P.H.: Tissue effects of glucocorticoids. Amer. J. Med. 53, 573 (1972)

BECKNER, G.L., WINSOR, T.: Cardiovascular adaptations to prolonged physical effort. Circulation 9, 835 (1954)

BEHNKE, R.H., BLOUNT, S.G., KRISTOW, J.D., CARRINI, V., PIERCE, J.A., SASAHARA, A., SOFFER, A.: Primary prevention of pulmonary heart disease. Pulmonary heart disease study group. Circulation 41, 17 (1970)

BEICKERT, A., HAUSTEIN, K.-O.: Die Glukokortikoid-Therapie innerer Erkrankungen einschließlich ihrer Grundlagen und Nebenwirkungen. Jena 1964

BEIL, M., DEKOCK, M.A.: Role of alpha-adrenergic receptors in exercise-induced bronchoconstriction. Respiration 35, 78 (1978)

BERBLINGER, W.: Die Massenverhältnisse des Herzens bei chronischer Lungentuberkulose. Schweiz. med. Wschr. **73**, 1311 (1943)

BERGER, D., NOLTE, D.: Zum Einfluß des »Pursed-lips-breathing« auf die Strömungsmechanik bei Patienten mit obstruktiver Lungenerkrankung (dreidimensionale Analyse). In: Atmungsregulation, Bd. 6. Verh. Ges. Lungen- u. Atmungsforsch., S. 118 (1976)

BERGMANN, W.: Der Bindegewebsgehalt im Herzmuskel des Menschen bei akutem und chronischem Myokardinfarkt. Arch. Kreisl.-Forsch. **56**, 106 (1968)

BERNSMEIER, A.: Klinik des chronischen Cor pulmonale. Verh. dtsch. Ges. inn. Med. **72**, 509 (1966)

BERNTSEN, C.A.: Rheumatoid patients after five or more years of corticosteroid treatment: A comparative analysis of 183 cases. Ann. intern. Med. **54**, 938 (1961)

BEUMER, H.M.: The antagonistic effect of several doses of inhaled Sch 1000 administered by mentered dose inhaler (MDI) or a Bird Respirator on acetylcholine-induced bronchospasm. Postgrad. med. J. **51**, (Suppl. 7) 101 (1975)

BIANCO, S., GRIFFIN, J.P., KAMBUROFF, L.P., PRIME, F.J.: Prevention of exercise-induced asthma by Indoramine. Brit. med. J. **4**, 18 (1974)

BICKERMANN, H.A., BECK, G.J., BARACH, A.L.: The use of prednisone (Meticorten) in respiratory disease. II.: Pulmonary emphysema and pulmonary fibrosis. J. chron. Dis. **2**, 247 (1955)

BIGNON, J., KHOURY, F., EVEN, P., ANDRE, J., BROUET, G.: Morphometric study in chronic obstructive bronchopulmonary disease. Amer. Rev. resp. Dis. **99**, 669 (1969)

BING, R.: Le métabolisme cardiaque. In: Das Medizinische Prisma. Ingelheim: Boehringer 1967

BIRNBAUM, M.L., CREE, E.M., RASMUSSEN, H., LEWIS, P., CURTIS, J.K.: Effects of intermittent positive pressure breathing on emphysematous patients. Amer. J. Med. **41**, 552 (1966)

BISHOP, J.M.: The origins of pulmonary hypertension in patients with chronic bronchitis and emphysema. In: Form and Function in the Human Lung, p. 134. Edinburgh-London: E. & S. Livingstone, 1968

BLINKS, J.R., OLSSON, C.B., JEWELL, B.R., BRAVENY, P.: Influence of caffeine and other methylxanthines on mechanical properties of isolated mammalian heart muscle. Circulat. Res. **30**, 367 (1972)

BLOEDNER, C.D.: Die Behandlung akuter Schübe der chronisch rezidivierenden Bronchitis mit RO 6-2580. Chemotherapy, Suppl. 14 (1969)

BOCK, H.E.: Die Steroid-Therapie rheumatischer Erkrankungen. Verh. dtsch. Ges. inn. Med. **65**, 125 (1959)

BOCK, H.E.: Nebenwirkungen der Therapie mit Nebennierenrindenhormonen. Arch. klin. exp. Derm. **213**, 193 (1961)

BÖHNI, E.: Vergleichende bakteriologische Untersuchungen mit der Kombination Trimethoprim/Sulfamethoxazol in vitro und in vivo. Chemotherapy, Suppl. 14 (1969)

BÖHNING, W., FABEL, H.: Comparison of the onset of action of Sch 1000 and orciprenaline given by metered dose inhaler (MDI). Postgrad. med. J. **51**, (Suppl. 7) 95 (1975)

BOUSHY, S.F., NORTH, L.B.: Hemodynamic changes in chronic obstructive pulmonary disease. Chest **72**, 565 (1977)

BOVE, K.E., SCOTT, R.C.: The anatomy of chronic cor pulmonale secondary to intrinsic lung disease. Progr. cardiovasc. Dis. **9**, 227 (1966)

BÓZNER, A., MEESSEN, H.: Die Feinstruktur des Herzmuskels der Ratte nach einmaligem und nach wiederholtem Schwimmtraining. Virchows Arch. Abt. B. Zellpath. **3**, 248 (1969)

BRETSCHNEIDER, H.J.: Sauerstoffbedarf und -versorgung des Herzmuskels. Verh. dtsch. Ges. Kreisl.-Forsch. **27**, 32 (1961)

BRINKMANN, G.L.: The mast cell in normal human bronchus and lung. J. Ultrastruct. Res. **23**, 115 (1968)

BRITTAIN, R.T., JACK, D., RITCHIE, A.C.: Recent β-adrenoreceptor stimulants. Adv. Drug Res. **5**, 197 (1970)

BRODIE, B.B., AXELROD, J., REICHENTHAL, J.: Metabolism of theophylline (1 = 3-dimethylxanthine) in man. J. biol. Chem. **194**, 215 (1952)

BRODIE, B.B., DAVIES, J.I., HYNIE, S.: Interrelationship of catecholamines with other endocrine systems. Pharmacol. Rev. **18**, 273 (1966)

BROWN, H.M., STOREY, G., GEORGE, W.H.S.: Beclomethasone dipropionate: A new steroid aerosol for the treatment of allergic asthma. Brit. med. J. **1**, 585 (1972)

BROWNE, J.S.L., VINEBURG, A.M.: The interdependence of gastric secretion and the CO_2 content of the blood. J. Physiol. (Lond.) **75**, 345 (1932)

BRUCE, R.A., KUMAR, V.: The fibre system of sputum: Significance and simple techniques of demonstration. Lab. Pract. London **16**, 316 (1967)

BRÜNE, L.: Reflektorische Atemtherapie. Stuttgart: Thieme 1977

BRUUN, E., HANSEN, I.B.: Beclomethasone dipropionate aerosol (Becotide) in severe bronchial asthma. Acta allerg. (Kbh.) **28**, 425 (1973)

BUCHELT, L., ROMINGER, K.L.: Pharmakokinetik und Metabolismus von Th 1165a beim Menschen. Int. J. clin. Pharmacol., Beiheft 4 Berotec, S. 37 (1972)

BÜCHNER, F.: Qualitative morphology of heart failure. Meth. Achievm. exp. Path., pp. 60. Basel-München-Paris-New York: Karger 1971

BÜCHNER, F., ONISHI, S.: Frühstadien der akuten hypoxischen Veränderungen des Herzmuskels im elektronenmikroskopischen Bild und ihre Bedeutung für die akute hypoxische Herzinsuffizienz. Beitr. path. Anat. **135**, 153 (1967)

BÜCHNER, F., ONISHI, S.: Der Herzmuskel bei akuter Koronarinsuffizienz im elektronenmikroskopischen Bild. München-Berlin-Wien: Urban & Schwarzenberg 1968

BÜHLMANN, A., SCHAUB, F., LUCHSINGER, P.: Die Hämodynamik des Lungenkreislaufes während Ruhe und körperlicher Arbeit beim Gesunden und bei den verschiedenen Formen der pulmonalen Hypertonie. Schweiz. med. Wschr. 253 (1955)

BÜLBRING, E., NEEDHAM, D.: A discussion on recent developments in vertebrale smooth muscle physiology. Phil. Trans. B **265**, 1 (1973)

BÜRGI, H.: In vitro Untersuchungen mit dem Sekretolyticum Bisolvon. Praxis **54**, 1327 (1965)

BÜRGI, H.: Klinisch-experimentelle Erfahrungen mit

Amoxycillin bei chronischer Bronchitis. Chemotherapy **18**, 19 (1973)

BÜRGI, H.: Biochemie des Bronchialsekretes. Therapiewoche **26**, 8224 (1976)

BÜRGI, H., KLÉBER, A., REGLI, J., GENT, M.: Antibiotics in sinus secretions. Lancet **1968 II**, 406

BÜRGI, H., MAKIN, E.J.B.: Publikationen. Im Druck (1972)

BUISSERET, P.D.: Effect of Beclomethasone dipropionate on the diurnal variations in plasma cortisol level. Acta allerg. (Kbh.) **28**, 126 (1973)

BURCKHARDT, D.: Das Elektrokardiogramm beim chronischen Cor pulmonale. Z. Kardiol. **3**, 220 (1974)

BURGESS, R.A., BLACKBURN, K.J.: Adenyl cyclase and differentiation of β-adrenoreceptors. Nature (Lond.) New Biol. **235**, 249 (1972)

BURNSTOCK, G., SATCHELL, D.L., SMYTHE, A.: A comparison of the excitatory and inhibitory effects of nonadrenergic, noncholinergic nerve stimulation and exogenously applied ATP on a variety of smooth muscle preparation from different vertebrate species. Brit. J. Pharmacol. **46**, 234 (1972)

BURROWS, B., FLETCHER, C.M., HEARD, B.E., JONES, N.L., WOOTLIFF, J.S.: The emphysematous and bronchial types of chronic airways obstruction: A clinicopathological study of patients in London and Chicago. Lancet **1966 I**, 830

BURROWS, B., KETTEL, L.J., NIDEN, A.H., RABINOWITZ, M., DIENER, F.C.: Patterns of cardiovascular dysfunction in chronic obstructive lung disease. New Engl. J. Med. **286**, 912 (1972)

BURROWS, B., NEVIN, W.: Antibiotic management in patients with chronic bronchitis and emphysema. Ann. intern. Med. **77**, 994 (1972)

BURROWS, B., NIDEN, A.H., BARCLAY, W.R., KASIK, J.E.: Chronic obstructive lung disease. II. Relationship of clinical and physiologic findings to the severity of airways obstruction. Amer. Rev. resp. Dis. **91**, 665 (1965)

BURROWS, B., NIDEN, A.H., FLETCHER, C.M., JONES, N.L.: Clinical types of chronic obstructive lung disease in London and Chicago. A study of one hundred patients. Amer. Rev. resp. Dis. **90**, 14 (1964)

BUTLER, W.T., ROSSEN, R.D.: Effect of corticosteroids on immunity in man. 1. Decreased serum IgG concentration caused by 3 or 5 days of high doses of methylprednisolone. J. clin. Invest. **52**, 2629 (1973)

CABRERA, C.E., MONROY, J.R.: Systolic and diastolic loading of the heart. II. Amer. Heart J. **43**, 669 (1952)

CALONGHI, G.F., SUERI, A., IELASI, G.: Sensibilita in vitro al preparato RO 6-2580 di n. 41 ceppi die Salmonelle di recente isolamento. G. Mal. infett. **9**, 824 (1968)

CAMARATA, S.J., WEIL, M.H., HANASHIRO, P.K.: Cardiac arrest in the critically ill. 1. A study of predisposing causes in 132 patients. Circ. **44**, 688 (1971)

CAMPBELL, M.J.: Tetracycline levels in bronchial secretions. J. clin. Path. **23**, 427 (1970)

CARON, M.G., LEFKOWITZ, R.J.: Temperature immutability of adenyl cyclase-coupled β-adrenoreceptors. Nature (Lond.) New Biol. **249**, 258 (1974)

CARON, M.G., LEFKOWITZ, R.J.: Beta-Adrenergic receptors: Basic studies and clinical implications. In: New Directions in Asthma, p. 85. Park Ridge, Illinois: American College of Chest Physicians 1975

CARTER, M.E., JAMES, V.H.T.: Effect of alternate-date, single-dose, corticosteroid therapy on pituitary-adrenal function. Ann. rheum. Dis. **31**, 379 (1972)

CASE, R.B.: Effect of low PO_2 on left ventricular function. In: Proc. Int. Symp. Cardiovasc. Respir. Effects Hypoxia. Kingston, Ont. Basel-New York: Karger 1966

CEDERLÖF, R., EDFORDS, M.L., FRIBERG, L., JONSSON, E.: Hereditary factors, »spontaneous cough« and »smokers' cough«. Arch. environm. Hlth **14**, 401 (1967)

CEDERLÖF, R., FRIBERG, L., KAIJ, L.: Respiratory symptoms and "Angina pectoris" in twins with reference to smoking habits. Arch. environm. Hlth **13**, 726 (1966)

CERESA, F., ANGELI, A., BOCCUZZI, G., MOLINO, F.: Once-a-day neurally stimulated and basal ACTH secretion phases in man and their response to corticoid inhibition. J. clin. Endocr. **29**, 1074 (1969)

CERESA, F., ANGELI, A., BOCCUZZI, G., PEROTTI, L.: Impulsive and basal ACTH secretion phases in normal subjects, in obese subjects with signs of adrenocortical hyperfunction and in hyperthyroid patients. J. clin. Endocr. **31**, 491 (1970)

CHAN-YEUNG, M.: The effect of Sch 1000 and Disodium cromoglycate on exercise-induced asthma. Chest **71**, 320 (1977)

CHARCOT, C.R.: Soc. Biol. Paris **28**, 336 (1876)

CHATTERJEE, S.S.: Management of steroid-dependent asthma with Beclomethasone dipropionate by inhalation. Postgrad. med. J. **1**, 13 (1974)

CHAVEZ, J., ESPINO-VELA, J., LIMON, R., DORBEEKER, N.: Arch. Inst. Cardiol. Mexico **23**, 687 (1953)

CHERNIACK, R.M., SVANHILL, E.: Long-term use of intermittent positive pressure breathing (IPPB) in chronic obstructive pulmonary disease. Amer. Rev. resp. Dis. **113**, 721 (1976)

CHESTER, E.M., RACZ, I., BARLOW, P.B., BAUM, G.L.: Bronchodilatator therapy: comparison of acute response to three methods of administration. Chest **62**, 394 (1972)

CHICK, T.W., JENNE, J.W.: Comparative bronchodilatator responses to atropine and terbutaline in asthma and chronic bronchitis. Chest **72**, 719 (1977)

CHLUP, J., FUĆIK, A., OUREDNIK, A.: Das elektrokardiographische Bild der Hypertrophie der rechten Herzkammer bei kryptogener fibrotisierender Lungenalveolitis (Vergleich mit der chronischen obstruktiven bronchopulmonalen Krankheit). Z. Kardiol. **64**, 959 (1975)

CHOO-KANG, Y.F.J., COOPER, E.J., TRIBE, A.E., GRANT, I.W.B.: Beclomethasone dipropionate by inhalation in the treatment of airways obstruction. Brit. J. Dis. Chest **66**, 101 (1972)

CLAMAN, H.N.: Corticosteroids and lymphoid cells. New Engl. J. Med. **287**, 388 (1972)

CLARK, T.J.H.: The ventilatory response to CO_2 in chronic airways obstruction measured by a rebreathing method. Clin. Sci. **34**, 559 (1968)

CLARK, T.J.H.: Effect of Beclomethasone dipropionate delivered by aerosol in patients with asthma. Lancet **1972 I**, 1361

CLARK, T.J.H.: The effects of Beclomethasone dipropionate aerosol given in high dosis to patients with asthma. In: The Proceedings of an Internat. Symposium on Beclomethasone Dipropionate Aerosols. London: The Royal College of Physicians 1974

CLARK, T.J.H., FREEDMAN, S., CAMPBELL, E.J.M., WINN, R.R.: The ventilatory capacity of patients with chronic airways obstruction. Clin. Sci. **36**, 307 (1969)

CLIFTON, M., STUART-HARRIS, C.H.: Steroid therapy in chronic bronchitis. Lancet **1962 I**, 1311

COFFEY, R.G., HADDEN, J.W., MIDDLETON, E., Jr.: Increased adenosine triphosphatase in leukocytes of asthmatic children. J. clin. Invest. **54**, 138 (1974)

COHEN, A.C., JENNEY, F.S.: The frequency of peptic ulcer in patients with chronic pulmonary emphysema. Amer. Rev. resp. Dis. **85**, 130 (1962)

COHN, J.E., CAROLL, D.G., RILEY, R.L.: Respiratory acidosis in patients with emphysema. Amer. J. Med. **17**, 447 (1954)

COLLINS, M., PALMER, G.C., BACA, G.: Stimulation of cyclic AMP in the isolated perfused rat lung. Res. Commun. Chem. Path. Pharmacol. **6**, 805 (1973)

CONOLLY, M.E., GREENACRE, J.A., FOLLERY, C.T.: β-adrenoreceptor function (RF) in asthma. In: Proceedings of the Second Internat. Conference on Cyclic AMP. Vancouver 1974

CONWAY, W., MINATOYA, D.H., LANDS, A.M., SHEKOSKY, J.M.: Absorption and elimination profile of isoproterenol III. J. Pharm. Sci. **57**, 1135 (1955)

COOKE, N.J., CAMERON, S.J., CROMPTON, G.K., GRANT, I.W.B.: Adrenal failure in bronchial asthma. Brit. med. J. **4**, 49 (1973)

CORAZZA, L.J., PASTOR, B.H.: Cardiac arrhythmias in chronic cor pulmonale. New Engl. J. Med. **259**, 862 (1958)

CORNISH, H.H., CHRISTMAN, A.A.: A study of the metabolism of theobromine, theophylline, and caffeine in man. J. biol. Chem. **228**, 315 (1957)

CULLEN, J.H., KAEMMERLEN, J.T. et al.: A prospective clinical-pathologic study of the lungs and heart in chronic obstructive lung disease. Amer. Rev. resp. Dis. **102**, 190 (1970)

CURSCHMANN, P., ZIMMERMANN, I., KOWALSKI, J., ULMER, W.T.: Role of vagus nerve on upper airways-induced bronchoconstriction. Lung **154**, 125 (1977)

CURTIS, J.K., LISKA, A.P., RASMUSSEN, H.K., CREE, E.M.: IPPB therapy in chronic obstructive pulmonary disease. J. Amer. med. Ass. **206**, 1037 (1968)

DALY, J.R., GLASS, D.: Pituitary function during long-term, low-dose corticosteroid therapy. Abstr. Seventh Europ. Rheumatology Congr. **14**, 10 (1971)

DALY, J.R., MYLES, A.B., BACON, P.A., BEARDWELL, C.G., SAVAGE, O.: Pituitary-adrenal function during corticosteroid withdrawal in rheumatoid arthritis. Ann. rheum. Dis. **26**, 18 (1967)

DARRELL, J.H., GARROD, L.P., WATERWORTH, P.M.: Trimethoprim: laboratory and clinical studies. J. clin. Path. **21**, 2202 (1968)

DAUM, S., KROFTA, K., DRAB, K., NIKODÝMOVÁ, L., SVORĆIK, C., JÁHN, J.: Die Lungenzirkulation während der akuten Hyperkapnie und hyperkapnischen Acidose. Verh. Ges. Lungen- u. Atmungsforsch. **2**, 122 (1969a)

DAUM, S., KROFTA, K., JAHN, J., NIKODÝMOVÁ, L., SVORĆIK, C.: Effect of carbon dioxide on the pulmonary capillary circulation in acute experiments. Progr. Resp. Res. **5**, 166 (1970)

DAUM, S., SVORĆIK, C., PROCHÁZKA, J., KROFTA, K.: The function of the heart muscle in respiratory insufficiency. Respiration **26**, 387 (1969b)

DAVID, D.S., GRIECO, M.H., CUSCHMAN, P., Jr.: Adrenal glucocorticoids after twenty years: a review of their clinically relevant consequences. J. chron. Dis. **22**, 637 (1970)

DAVIES, H., OVERY, H.R.: Left ventricular function in cor pulmonale. Chest **58**, 8 (1970)

DEBELIĆ, M.: Neuzeitliche Therapie von Bronchitis, Asthma und Emphysem. Der Inform. Arzt **2**, 131 (1974)

DECKERS, W.: The chemistry of new derivatives of tropane alkaloids and the pharmacokinetics of a new quaternary compound. Postgrad. med. J. **51**, (Suppl. 7) 76 (1975)

DEGENRING, F.H.: Linksventrikuläre Herzmuskeldynamik und Kontraktilität bei reinen valvulären Aorteninsuffizienzen verschiedener Schweregrade. Arch. Kreisl.-Forsch. **64**, 215 (1971)

DEGENRING, F.H., WALTHER, H., RADECK, R.: Dynamik und Kontraktilität der hypertrophierten linksventrikulären Muskulatur bei reinen valvulären Aortenstenosen verschiedener Schweregrade. Arch. Kreisl.-Forsch. **64**, 225 (1971)

DE KOSTER, J.P., VEREERSTRAETEN, J., SCHOUTENS, E., MOENS, J.P., YOURASSOWSKY, E.: La ponction transtrachéale dans le diagnostic étiologique des infections broncho-pulmonaires. Lille méd. **21**, 108 (1976)

DELACHAUX, A., MAMIE, M., AYMON, G.: Le cœur dans l'entraînement physique et le surentraînement. Cardiologia (Basel) **9**, 173 (1945)

DELIUS, L., WITZENHAUSEN, R.: Über die Entstehungsbedingungen und Folgen der essentiellen und akzidentellen pulmonalen Hypertonie. Z. Kreisl.-Forsch. **38**, 87 (1949)

DENOLIN, H.: Le cœur pulmonaire chronique en médicine interne. Verh. dtsch. Ges. Kreisl.-Forsch. **21**, 257 (1955)

DENOLIN, H., DE COSTER, A., BERNARD, R.: Les causes de l'insuffisance droite dans les pneumopathies chroniques. Progr. Resp. Res. **6**, 147 (1971)

DE VRIES, K.: The protective effect of inhaled Sch 1000 MDI on bronchoconstriction induced by serotonin, histamine, acetylcholine and propranolol. Postgrad. med. J. **51**, (Suppl. 7) 106 (1975)

DE VRIES, K., GOEI, J.T., BOOY-NOORD, H., ORIE, N.G.M.: Changes during 24 hours in the lung function and histamine reactivity of the bronchialtree in asthmatic and bronchitic patients. Int. Arch. Allergy **20**, 93 (1962)

DE VRIES, K., WITKOP, J., HANSEN, J.F., SLUITER, H.J.: Hormonal treatment in chronic bronchitis. An International Symposium, Groningen 1960. Assen: Royal Vangorcum 1961

DEXTER, L., WHITTENBERGER, J.L., HAYNES, F.W., GOODALE, W.T., GORLIN, R., SAWYER, C.G.: Effect of exercise on circulatory dynamics of normal individuals. J. appl. Physiol. **3**, 439 (1951)

DICKSON, W., HALL, C.E., ELLIS, M., HORROCKS, R.H.: Beclomethasone dipropionate aerosol in childhood asthma. Arch. Dis. Childh. **48**, 671 (1973)

DIETLEN, H.: Herz und Gefäße im Röntgenbild. Leipzig: Johann Ambrosius Barth 1923

DODGE, H.T., BAXLEY, W.A.: Left ventricular volume and mass and their significance in heart disease. Amer. J. Cardiol. **23**, 528 (1969)

DÖHRMANN, D.: Einfluß der Physiotherapie auf bodyplethysmographische Meßwerte bei obstruktiven Atemwegserkrankungen. Münster: Dissertation 1971

DOLL, E., KEUL, J.: Der koronarvenöse Sauerstoffdruck und die arteriokoronarvenöse Sauerstoffgehaltsdifferenz beim insuffizienten Herzen. In: Herzinsuffizienz. Stuttgart: Thieme 1968

DOLOVICH, M.B., KILLIAN, D., WOLFF, R.K., OBMINSKI, G., NEWHOUSE, M.T.: Pulmonary aerosol deposition in chronic bronchitis: intermittent positive pressure breathing versus quiet breathing. Amer. Rev. resp. Dis. **115**, 397 (1977)

DONALD, K.W., BISHOP, J.M., CUMMING, G., WADE, O.L.: The effect of exercise on the cardiac output and circulatory dynamics of normal subjects. Clin. Sci. **14**, 37 (1955)

DORNHORST, A.C.: Respiratory insufficiency. (Frederick W. Price Memorial lecture.) Lancet **1955 I**, 1185

DORSCH, J., ULMER, W.T.: Untersuchungen über Wirkstärke und Wirkdauer von Terbutalin (Bricanyl®) per os im Vergleich zu Orciprenalin. Med. Klin. **66**, 959 (1971)

DOWNING, S.E.: Autonomic influences on cardiac function in systemic hypoxia. Proc. Int. Symp. Cardiovasc. Respir. Effects Hypoxia, Kingston, Ont. 1965, pp. 208. Basel-New York: Karger 1966

DOYLE, J.T., WILSON, J.S., WARREN, J.V.: The pulmonary vascular responses to short-term hypoxia in human subjects. Circulation **5**, 263 (1952)

DRESDALE, D.T., SCHULTZ, M., MICHTOM, R.J.: Primary pulmonary hypertension. I. Clinical and hemodynamic study. Amer. J. Med. **11**, 686 (1951)

DREW, C.D.M., HUGHES, D.T.D., JENKINS, G.C.: Long term treatment of chest infections with a combination of trimethoprim and sulfonamide, the clinical, bacteriological and haematological effects. 5. Internat. Kongreß für Chemotherapie, Wien 1967, S. 107

DUBOIS, E.L.: Current therapy of systemic lupus erythematosus. A comparative evaluation of corticosteroids and their side-effects with emphasis on fifty patients treated with Dexamethasone. J. Amer. med. Ass. **173**, 1633 (1960)

DUFFELL, G.M., MARCUS, J.H., INGRAM, R.H.: Limitation of expiratory flow in chronic obstructive pulmonary disease. Ann. intern. Med. **72**, 365 (1970)

DUNHAM, E.W., HADDOX, M.K., GOLDBERG, N.D.: Alteration of vein cyclic 3', 5' nucleotide concentrations during changes in contractility. Proc. nat. Acad. Sci. (Wash.) **71**, 815 (1974)

Editorial: Chemotherapy of bronchitis. Brit. med. J. **1**, 125 (1970)

EHEHALT, V., ULMER, W.T.: Was ist gesichert in der Sauerstofftherapie bei arterieller Hypoxämie? Internist (Berl.) **14**, 631 (1973)

ELLIS, P.A.: Renal enlargement in chronic cor pulmonale. J. clin. Path. **14**, 552 (1961)

EMMANUEL, G.E., SMITH, W.M., BRISCOE, W.A.: The effect of intermittent positive pressure breathing and voluntary hyperventilation upon the distribution of ventilation and pulmonary blood flow to the lung in chronic obstructive lung disease. J. clin. Invest. **45**, 1221 (1966)

ENGELHARDT, A., KLUPP, H.: The pharmacology and toxicology of a new tropane alkaloid derivate. Postgrad. med. J. **51**, (Suppl. 7) 82 (1975)

ENGELHORN, R., TRIEB, G., WELLER, E.: Einfluß einer neuen antitussiv und atmungsanregend wirkenden Verbindung auf die Aktivität respiratorischer E_β-Neurone in der Medulla oblongata der Katze. Arzneimittel-Forsch. **23**, 305 (1973)

EPPINGER, H., HESS, L.: Vagotonia: A clinical study in vegetative neurology. Nervous and mental disease monographs (ser. 20). New York: Johnson reprint 1940

ERIKSSON, N.E.: A double-blind comparison of Beclomethasone dipropionate aerosol and Prednisolone in asthmatic patients. In: The Proceedings of an Internat. Symposium on Beclomethasone Dipropionate Aerosols. London: The Royal College of Physicians 1974

ERIKSSON, S., BERVEN, H.: Lungfunction in homozygous alpha$_1$-antitrypsin deficiency. In: Pulmonary Emphysema and Proteolysis, p. 7. New York-London: Acad. Press 1972

ERIKSSON, S., HEDENSTIERNA, G., SÖDERHOLM, B.: Lung function in homozygous alpha$_1$-antitrypsin deficiency: Mechanics and regional function in an asymptomatic male. In: Pulmonary Emphysema and Proteolysis, p. 25. New York-London: Acad. Press 1972

EULER, V. U.S., LILJESTRAND, G.: Observations on the pulmonary arterial blood pressure in the cat. Acta physiol. scand. (Stockh.) **12**, 301 (1946)

EYCHMÜLLER, W.: Erfahrungen mit Tetracyclin bei Bronchialkrankheiten in der Lungenfachpraxis. Therapiewoche **18**, 813 (1968)

FAHLENBACH, B.: Untersuchungen zur Ätiologie und Pathogenese des obstruktiven Lungenemphysems. Münster: Inaugural-Diss. 1967

FAREBROTHER, M.J.B., MCHARDY, G.J.R., MUNRO, J.M.: The effect of weight loss on small airway closure and pulmonary gas exchange in obese subjects. Bull. physio-path. resp. **9**, 1264 (1973)

FERLINZ, R.: Lungen- und Bronchialerkrankungen. Stuttgart: Thieme 1974

FILLEY, G.F., BECKWITT, H.J., REEVES, J.J.: Chronic obstructive bronchopulmonary disease. II.: Oxygen transport in two clinical types. Amer. J. Med. **44**, 26 (1968)

FISCHER, T.: Über den frühdiagnostischen Wert der vektorkardiographischen Zeichen des chronischen Cor pulmonale. Z. Kreisl.-Forsch. **59**, 236 (1970)

FISHMAN, A.P.: Hypoxia on the pulmonary circulation how and where it acts. Circulat. Res. **38**, 221 (1976a)

FISHMAN, A.P.: Chronic cor pulmonale. Amer. Rev. resp. Dis. **114**, 775 (1976b)

FISHMAN, A.P., FRITTS, H.W., Jr., COURNAND, A.: Effects of breathing carbon dioxide upon the pulmonary circulation. Circulation **22**, 220 (1960)

FLECKENSTEIN, A.: Stoffwechselprobleme bei der Myokard-Insuffizienz. Verh. dtsch. Ges. Path. **51**, 15 (1967)

FLECKENSTEIN, A.: Die Bedeutung der elektromechanischen Kopplung in der Herzpathologie. In: Herzinsuffizienz. Stuttgart: Thieme 1968

Fleisch, J.H., Titus, E.: The prevention of isoproterenol desensitization and isoproterenol reversal. J. Pharmacol. exp. Ther. **181**, 425 (1972)

Fletcher, C.M.: Philip Ellman Lecture. Some recent advances in the prevention and treatment of chronic bronchitis and related disorders with special reference to the effects of cigarette smoking. Proc. roy. Soc. Med. **58**, 918 (1965)

Fletcher, C.M., Ball, J.D., Carstairs, L.W.: Value of chemoprophylaxis and chemotherapy in early chronic bronchitis. A report to the Medical Research Council by their working party on trials of chemotherapy in early chronic bronchitis. Brit. med. J. **1**, 1317 (1966)

Fletcher, C.M., Hugh-Jones, P., McNicol, M.W., Pride, N.B.: The diagnosis of pulmonary emphysema in the presence of chronic bronchitis. Quart. J. Med. **32**, 33 (1963)

Fletcher, C.M., Peto, R., Speizer, F.S., Tinker, C.M.: A follow-up study of the natural history of obstructive bronchitis. In: Bronchitis III, p. 103. Assen: Royal Vangorcum 1970

Flint, F.I.: Cor pulmonale. Incidents and etiology in an industrial city. Lancet **1954 II**, 51

Flint, F.J., Warrack, A.J.: Acute peptic ulceration in chronic emphysema. Lancet **1958 II**, 178

Florey, H., Carleton, H.M., Wells, A.Q.: Mucus secretion in the trachea. Brit. J. exp. Path. **13**, 269 (1932)

Flower, R., Gryglewski, R., Herbaczynska-Cedra, K.: Effects of antiinflammatory drugs on prostaglandin biosynthesis. Nature (Lond.) New Biol. **238**, 104 (1972)

Fluck, D.C., Chandrasekar, R.G., Gardner, F.V.: Left ventricular hypertrophy in chronic bronchitis. Brit. Heart J. **28**, 92 (1966)

Foraker, A.G., Bedrossian, C.W.M., Anderson, A.E., Jr.: Myocardial dimensions and proportions in pulmonary emphysema. Arch. Path. **90**, 344 (1970)

Forth, W., Henschler, D., Rummel, W.: Allgemeine und spezielle Pharmakologie und Toxikologie. Mannheim: B.I.-Wissenschaftsverlag 1977

Frank, M.J., Weisse, A.B., Moschos, Ch.B., Levinson, G.E.: Left ventricular function, metabolism and blood flow in chronic cor pulmonale. Circulation **47**, 798 (1973)

Freedman, B.J.: Principles of comparative drug trials with special reference to bronchodilators. In: Evaluation of Bronchodilator Drugs. Folkestone: Parsons 1974

Freedman, M.E., Snider, G.L., Brostoff, P., Kimelblot, S., Katz, L.N.: Effects of training on response of cardiac output to muscular exercise in athletes. J. appl. Phys. (Wash.) **8**, 37 (1955)

Friese, G.: Über das Oesophagoatriogramm des Herzgesunden und des Herzkranken. Arch. Kreisl.-Forsch. **22**, 288 (1955)

Fruhmann, G.: Diagnostische und pathogenetische Probleme der chronisch obstruktiven Emphysembronchitis. Münch. med. Wschr. **107**, 1097 (1965)

Fry, J.: Fate of 424 patients with pneumonia and bronchitis. Brit. med. J. **2**, 1483 (1960)

Fügner, A.: Inhibition of antigen-induced histamine release by β-adrenergic stimulants in vivo. Int. Arch. Allergy **54**, 78 (1977)

Fulton, R.M: The heart in chronic pulmonary disease. Quart. J. Med. **22**, 43 (1953)

Fulton, R.M., Hutchinson, E.C., Jones, A.M.: Ventricular weight in cardiac hypertrophy. Brit. Heart J. **14**, 413 (1952)

Gaddie, J., Reid, I.W., Skinner, C., Petrie, G.R., Sinclair, D.J.M., Palmer, K.N.V.: Aerosol Beclomethasone dipropionate in chronic bronchial asthma. Lancet **1973a I**, 691

Gaddie, J., Reid, I.W., Skinner, C., Petrie, G.R., Sinclair, D.J.M., Palmer, K.N.V.: Aerosol Beclomethasone dipropionate: A dose-response study in chronic bronchial asthma. Lancet **1973b II**, 280

Gahl, K., Fabel, H., Greiser, E., Harmjanz, D., Ostertag, H., Stender, H.-St.: Primär vaskuläre pulmonale Hypertonie. Z. Kreisl.-Forsch. **59**, 868 (1970)

Gamain, B.: Bronchoconstriction following inhalation of dust or acetylcholine and its reversibility by Sch 1000 MDI. Postgrad. med. J. **51** (Suppl 7) 102 (1975)

Gascon, J., Grignon, C.M.: Canad. med. Ass. J. **83**, 376 (1960)

Gayrard, P., Orehek, J., Charpin, J.: Effets bronchodilatateurs d'un atropinique de sythèse: Sch 1000 aerosol-doseur. Rev. franç. Malad. Resp. **1**, 481 (1973)

Gayrard, P., Orehek, J., Grimaud, Ch., Charpin, J.: Bronchoconstriction due à l'inhalation de fumée de tabac. Effets comparés chez le sujet normal et l'asthmatique. Bull. physio.-path. resp. Nancy **10**, 451 (1974)

Gebhardt, W.: Tonus und Kontraktilität des menschlichen Herzens. Verh. dtsch. Ges. inn. Med. **70**, 57 (1964)

George, W.J., Polson, J.B., O Toole AG: Elevation of guanosine 3′,5′-cyclic phosphate in rat heart after perfusion with acetylcholine. Proc. nat. Acad. Sci. (Wash.) **66**, 398 (1970)

Giese, W.: Morphologie des Cor pulmonale und seiner Ursachen. Verh. dtsch. Ges. inn. Med. **72**, 469 (1966)

Gieseking, R., Baldamus, U.: Elektronenmikroskopische Befunde an der menschlichen Bronchialschleimhaut nach Behandlung mit Bisolvon. Beitr. Klin. Tuberk. **137**, 1 (1968)

Gillespie, E., Valentine, M., Lichtenstein, L.M.: Cyclic AMP metabolism in asthma: Studies with leukocytes and lymphocytes. J. Allergy clin. Immunol. **53**, 27 (1974)

Gimenez, M., Goepfert, P.C., Lacoste, J.: The oxygen car (OXAR) in pulmonary rehabilitation of patients with respiratory failure. Respiratory Care **22**, 726 (1977)

Gloger, K.: Die Altersabhängigkeit des Pulmonalarteriendruckes während stufenweise gesteigerter Ergometerarbeit. Z. Kreisl.-Forsch. **61**, 728 (1972)

Goadby, P., Smith, W.G.: Observations on the antianaphylactic activity of hydrocortisone and related steroids. J. Pharm. Pharmacol. **16**, 108 (1964)

Godfrey, S., Hambleton, G., König, P.: Steroid aerosols and candidiasis. Brit. med. J. **2**, 387 (1974)

Godfrey, S., König, P.: Beclomethasone aerosol in childhood asthma. Arch. Dis. Childh. **48**, 665 (1973)

Gold, M.I.: The present status of IPPB therapy. Chest **67**, 469 (1975)

GOLD, M.I.: Communications to the editor. Chest **69**, 134 (1976)

GOLD, W.M.: The role of the parasympathetic nervous system in airway disease. Postgrad. med. J. **51**, 53 (1975)

GOLDBERG, L., BRISTOW, J.D., PARKER, B.K., RITZMANN, L.W.: Paroxysmal atrial tachycardia with atrioventricular block. Circulation **21**, 499 (1960)

GOLDBERG, N., O'DEA, R.F., HADDOX, M.K.: Cyclic GMP. In: Advances in Cyclic Nucleotide Research, vol. 3, p. 155. New York: Raven Press Publishers 1973

GOLDBERG, N.D., HADDOX, M.K., DUNHAM, E.: The yin yang hypothesis of biological control: Opposing influences of cyclic GMP and cyclic AMP in the regulation of cell proliferation and other biological processes. In: The Cold Spring Harbor Symposium on the Regulation of Proliferation in Animal Cells, p. 609. New York: Cold Spring Harbor Laboratory 1974b

GOLDBERG, N.D., HADDOX, M.K., ESTENSEN, R.: Evidence for a dualism between cyclic GMP and cyclic AMP in the regulation of cell proliferation and other cellular processes. In: Cyclic AMP, Cell Growth and the Immune Response, p. 247. Berlin-Heidelberg-New York: Springer 1974a

GOLDBERG, N.D., HADDOX, M.K., NICOL, S.E., SANFORD, C.H., GLASS, D.B.: Cyclic GMP and cyclic AMP in biologic regulation: The Yin Yang Hypothesis. In: New Directions in Asthma, p. 103. Park Ridge, Illinois: American College of Chest Physicians, 1975

GRABER, A.L., NEY, R.L., NICHOLSON, W.E., ISLAND, D.P., LIDDLE, G.W.: Natural history of pituitary-adrenal recovery following long-term suppression with corticosteroids. J. clin. Endocr. **25**, 11 (1965)

GRACEY, D.R.: Home oxygen therapy for the COPD patient. Heart and Lung **4**, 792 (1975)

GRANT, I.W.B., CROMPTON, G.K., MILNE, L.J.R.: Beclomethasone aerosol in chronic bronchial asthma. Lancet **1974 II**, 838

GRANT, J.L., MACDONALD, A., EDWARDS, J.R., STACEY, R.R., STUECK, G.H.: Red cell changes in chronic pulmonary insufficiency. J. clin. Invest. **37**, 1166 (1958)

GREEN, R., BROWN, J.R., CALVERT, R.T.: The disposition of four tetracyclines in normal subjects. Europ. J. clin. Pharmacol. **10**, 245 (1976)

GREGG, I.: Treatment of asthma with Beclomethasone aerosol. Brit. med. J. **2**, 110 (1972)

GRIGGS, D.M., Jr.: Cardiac output and peripheral resistance influenced by acidosis and alkalosis. In: Pre- and Postoperative Management of the Cardiopulmonary Patient. New York-London: Grune & Stratton 1970

GRIMBY, G.: Aspects of lung expansion in relation to pulmonary physiotherapy. Amer. Rev. resp. Dis. **110**, 145 (1974)

GROVER, R.F.: Comperative physiology of hypoxic pulmonary hypertension. Proc. Int. Symp. Cardiovasc. Respir. Effects Hypoxia, Kingston, Ont. 1965, pp. 307. Basel-New York: Karger 1966

GÜNTHNER, W.: Sechs Jahre Therapie mit Bisolvon. Ther. d. Gegenw. **109**, 34 (1970)

HALPRIN, G.M., McMAHON, S.M.: Cephalexin concentrations in sputum during acute respiratory infections. Antimicrobial Agents and Chemotherapy **3**, 703 (1973)

HAMILTON, W.F., PALMER, K.N.V., GENT, M.: Expectorantaction of bromhexine in chronic obstructive bronchitis. Brit. med. J. **1**, 260 (1970)

HARGREAVE, F.E.: Digitalis and cor pulmonale. Brit. med. J. **2**, 943 (1965)

HARMS, H., VOSS, H.: Blutgasanalytische Untersuchungen bei primär vaskulärer pulmonaler Hypertonie. Z. Kreisl.-Forsch. **59**, 897 (1970)

HARRIS, D.M., MARTIN, L.E., HARRISON, C., JACK, D.: The effect of oral and inhaled Beclomethasone dipropionate on adrenal function. Clin. Allergy **3**, 243 (1973b)

HARRIS, D.M., MARTIN, L.E., TANNER, R.J.: Asthma in the elderly. Brit. med. J. **1**, 111 (1973a)

HARTER, J.G., REDDY, W.J., THORN, G.W.: Studies on an intermittent corticosteroid dosage regimen. New Engl. J. Med. **269**, 591 (1963)

HARTNETT, B.J.S., MARLIN, G.E., GRAHAM, G.: Clinical trial of rapidly dissolving Theophylline tablets. Med. J. Aust. **1** (14), 532 (1974)

HARVEY, R.M., FERRER, I.M., RICHARDS, W.D., COURNAND, A.: Influence of chronic pulmonary disease on the heart and circulation. Amer. J. Med. **10**, 719 (1951)

HASLETON, P.S.: Right ventricular hypertrophy in emphysema. J. Path. **110**, 27 (1973)

HASPER, B.: Ultramikroskopische Herzmuskelveränderungen nach wiederholter Hypoxie. Beitr. path. Anat. **130**, 321 (1964)

HATCHER, J.D., JENNINGS, D.B.: Evidence for the role of humoral mechanisms in the cardiovascular responses to hypoxia and anaemia. In: Proc. Int. Symp. Cardiovasc. Respir. Effects Hypoxia, Kingston, Ont. 1965, p. 174. Basel-New York: Karger 1966

HAYEK, H., v.: Über die funktionelle Anatomie der Lungengefäße. Verh. dtsch. Ges. Kreisl.-Forsch. **17**, 17 (1951)

HEATH, D.: Hypoxic hypertensive pulmonary vascular disease. Progr. Resp. Res. **5**, 13 (1970)

HEATH, D., EDWARDS, C., HARRIS, P.: Post mortem size and structure of the human carotid body. Its relation to pulmonary disease and cardiac hypertrophy. Thorax **25**, 129 (1970)

HERLES, F., JEZEK, V., DAUM, S.: Site of pulmonary resistance in cor pulmonale in chronic bronchitis. Brit. Heart J. **30**, 654 (1968)

HERRMANN, G.R., WILSON, F.N.: Ventricular hypertrophy. A comparison of electrocardiographic and postmortem observations. Heart **9**, 91 (1922)

HERTZ, C.W.: Die Durchblutungsgröße hypoventilierter Lungenbezirke. Verh. dtsch Ges. Kreisl.-Forsch. **21**, 447 (1955)

HERTZ, C.W.: Untersuchungen über den Einfluß der alveolaren Gasdrucke auf die intrapulmonale Durchblutungsverteilung beim Menschen. Klin. Wschr. **34**, 472 (1956)

HERZOG, H.: Exspiratorische Stenose der Trachea und der großen Bronchien durch die erschlaffte Pars membranacea. Operative Korrektur durch Spanplastik. Thoraxchirurgie **5**, 22 (1958)

HERZOG, H.: Neue Aspekte der chronischen Bronchitis. Dtsch. med. Wschr. **85**, 2269 (1960)

HERZOG, H.: Die Bedeutung der Sekretelimination bei Bronchialkrankheiten. Therapiewoche **26**, 8212 (1976)

HERZOG, H.: 25 Jahre obstruktives Syndrom der Atemwege. Hippokrates (Stuttg.) **4**, 315 (1977)

HERZOG, W.: Langzeittherapie unspezifischer chronischer Lungenkrankheiten. Schweiz. med. Wschr. **95**, 571 (1965)

HICKEN, P., HEATH, D., BREWER, D.: The relation between the weight of the right ventricle and the percentage of abnormal air space in the lung in emphysema. J. Path. Bact. **9**, 519 (1966)

HICKLIN, J.R., WILLS, M.R.: Plasma "control" response to Synacthen in patients on long-term small-dose prednisone therapy. Ann. rheum. Dis. **27**, 33 (1968)

HODGES, J.R., MITCHLEY, S.: Recovery of hypothalmo-pituitary-adrenal function in the rat after prolonged treatment with Bethametasone. Brit. J. Pharmacol. **40**, 732 (1970)

HÖFFKEN, W.: Das Cor pulmonale. Radiologie **1**, 27 (1961)

HOGG, J.C., NEPSZY, S.J., MACKLEM, P.T., THURLBECK, W.M.: Elastic properties of the centrilobular emphysematous space. J. clin. Invest. **48**, 1306 (1969)

HOLGATE, S.T., TATTERSFIELD, A.E.: Induction of bronchial β-adrenergic receptor resistance in normal man. Brit. J. clin. Pharmacol. **4**, 385 (1977)

HOLZMANN, M.: Erkrankungen des Herzens und der Gefäße. In: Lehrbuch der Röntgendiagnostik (SCHINZ, BÄNSCH, FRIEDL und UEHLINGER). Stuttgart: Thieme 1952

HOLZMANN, M.: Klinische Elektrokardiographie. Stuttgart: Thieme 1955

HOOGENDIJK, A.: Behandeling van bronchospasmus en lonemfyseem met corticosteroiden. Geneesk. Gids. **37**, 357 (1959)

HORT, W.: Strukturelle Analyse akut insuffizienter Herzen. In: Herzinsuffizienz. Stuttgart: Thieme 1968

HÜTTEMANN, U., SCHÜREN, K.P.: Korrelation klinischer und pathologisch physiologischer Befunde bei unterschiedlichen Erscheinungsformen chronisch obstruktiver Lungenerkrankungen. Pneumonologie **149**, 133 (1973)

HUME, R.: Blood volume changes in chronic bronchitis and emphysema. Brit. J. Med. **15**, 131 (1958)

HUME, R., GOLDBERG, A.: Actual and predicted-normal red cell and plasma volumes in primary and secondary polycythaemia. Clin. Sci. **26**, 499 (1964)

HUSTEN, K.: Die anatomischen Veränderungen des Herzens bei Silikose. Beitr. Silikose-Forsch. Bochum, Sdb. **1**, 7 (1952)

IGNARRO, L.J., GEORGE, W.J.: Mediation of immunologic discharge of lysosomal enzymes from human neutrophils by guanosine 3′,5′-monophosphate. J. exp. Med. **140**, 224 (1974)

IGNARRO, L.J., GEORGE, W.J.: Hormonal control of lysosomal enzyme release from human neutrophils: elevation of cyclic nucleotide levels by autonomic neurohormones. Proc. nat. Acad. Sci. (Wash.) **71**, 2027 (1974)

INGLE, D.J.: The role of adrenal cortex in homeostasis. Pediatrics **17**, 407 (1956)

INGRAM, R.H., Jr., MILLER, R.B., TATE, L.A.: Ventilatory response to carbon dioxide and to exercise in relation to the pathophysiologic type of chronic obstructive pulmonary disease. Amer. Rev. resp. Dis. **105**, 541 (1972)

INNOCENTI, D.M.: Breathing exercise in the treatment of emphysema. Physiotherapy **52**, 437 (1966)

IRAVANI, J., MELVILLE, G.N.: Wirkung von Pharmaka und Milieuänderungen auf die Flimmertätigkeit der Atemwege. Respiration **32**, 157 (1975)

ISHIKAWA, S., BOWDEN, D.H., WYATT, J.P.: The glomerular capillary bed in chronic pulmonary emphysema. A patho-physiologic study. Amer. Rev. resp. Dis. **100**, 95 (1969)

ISLAM, M.S., RASCHE, B., VASTAG, E., ULMER, W.T.: Empfindlichkeitssteigerung der Bronchialmuskulatur durch proteolytische Fermente im Sputum. Pneumonologie **146**, 232 (1971)

ISLAM, M.S., RASCHE, B., VASTAG, E., ULMER, W.T.: Über den Wirkungsmechanismus von Histamin in den Atemwegen. Respiration **29**, 538 (1972)

ISLAM, M.S., ULMER, W.T.: Beziehungen zwischen intrathorakalem Gasvolumen, gefesselter Luft und der Form des Druckströmungsdiagrammes. Klin. Wschr. **49**, 1222 (1971)

ISLAM, M.S., ULMER, W.T.: Der Wirkungsmechanismus von Serotonin (5-Hydroxytryptamin) und Histamin bei der Atemwegsobstruktion. Respiration **30**, 360 (1973)

ISLAM, M.S., ULMER, W.T.: Lokale Überempfindlichkeit sensorischer Rezeptoren als Ursache reflektorischer Atemwegsobstruktion. Respiration **32**, 445 (1975)

ISLAM, M.S., ULMER, W.T.: Die Strömungswiderstand-Volumenbeziehung als Maß des Closing Volumen. Pneumonologie **153**, 289 (1976)

ISLAM, M.S., ULMER, W.T.: Der Strömungswiderstand in den Atemwegen und das Lungenvolumen. Dtsch. med. Wschr. **102**, 1187 (1977)

ISLAM, M.S., ZIMMERMANN, I., ULMER, W.T.: Relationship between pulmonary embolism, airway obstruction, and oversensitivity of the airways and the influence of partial blockade of the nervus vagus on dogs. Respiration **34**, 105 (1977)

ISRAELS, A.A.: Asthma bronchiale, etterige (bacteriele) bronchitis en het endocrine systeem. Groningen: Proefschrift 1952

JACK, D.: β-adrenoreceptor stimulants and the nature of β-adrenoreceptors. Pharm. J. **205**, 237 (1970)

JACKSON, R.H., McHENRY, J.I., MORELAND, F.B.: Clinical evaluation of elxophylline with correlation of pulmonary function studies and theophylline serum levels in acute and chronic asthma patients. Chest **45**, 75 (1964)

JACOBS, M.H., SENIOR, R.M., KESSLER, G.: Clinical experience with theophylline: relationship between dosage, serum concentration, and toxicity. Amer. Rev. resp. Dis. **109**, 715 (1974)

JAHN, D.: Klinische Beiträge zu den zentralnervösen Schädigungen durch Hypoxie. Medizinische **42** (1952)

JANSEN, H.H.: Quantitative Bindegewebsverhältnisse in den Kammerwänden insuffizienter Herzen, dargestellt am Beispiel der Hydroxyprolinbestimmung. Verh. dtsch. Ges. Path. **51**, 199 (1967)

JASANI, M.K., BOYLE, J.A., GREIG, W.R., DALAKOS,

T.G., Browning, M.C.K., Thompson, A., Buchanan, W.W.: Corticosteroid-induced suppression of the hypothalamo-pituitary-adrenal axis: observations on patients given oral corticosteroids for rheumatoid arthritis. Quart. J. Med. **36**, 261 (1967)

Jenkman, J.H.G.: Thiazinamin methyl sulfate, bioanalysis and pharmacokinetics. Groningen: Dissertation 1977

Jenne, J.W.: Rationale for methylxanthines in asthma. In: New Directions in Asthma, p. 391. Park Ridge, Illinois: American College of Chest Physicians 1975

Jenne, J.W., Chick, T.W., Strickland, R.D., Wall, F.J.: Subsensitivity of beta responses during therapy with a long acting beta-2 preparation. J. Allergy clin. Immunol. **59**, 383 (1977)

Jenne, J.W., Wyze, E., Rood, F.S.: Pharmacokinetics of theophylline: Application to adjustment of the clinical dose of aminophylline. Clin. Pharmacol. Ther. **13**, 349 (1972)

Jenny, E.: Die physikalischen Eigenschaften der kontraktilen Proteine bei suffizientem und insuffizientem Myokard. In: Herzinsuffizienz. Stuttgart: Thieme 1968

Jezek, V., Herles, F.: Uneven distribution of pulmonary arterial wedge pressure in chronic bronchitis and emphysema. Cardiologia (Basel) **54**, 164 (1969)

Jezek, V., Schrijen, F.: Left ventricular function in chronic obstructive pulmonary disease with and without cardiac failure. Sci. Molec. Med. **45**, 267 (1973)

Johnson, J.B., Ferrer, M.J., West, I.R., Cournand, A.: The relation between electrocardiographic evidence of right ventricular hypertrophy and pulmonary arterial pressure in patients with chronic pulmonary disease. Circulation **1**, 536 (1950)

Johnston, R.N., McNeill, R.S., Smith, D.H.: Five-year winter chemoprophylaxis for chronic bronchitis. Brit. med. J. **4**, 265 (1969)

Jones, A.W.: Altered ion transport in vascular smooth muscle from spontaneously hypertensive rats. Circulation **33**, 563 (1973)

Jones, N.L.: A comparison of pulmonary gas exchange during exercise in emphysema with that in chronic bronchitis. Amer. Rev. resp. Dis. **92**, 311 (1965)

Jonsson, B.: Cardiac catheterization. In: T. Sjöstrand, Clinical Physiol. Stockholm 1967

Kaik, G.: Über die Beeinflussung des Bronchospasmus nach Acetylcholin-Inhalation durch Dosieraerosole. Vergleich von Ipratropiumbromid (Sch 1000) und Fenoterol (Berotec). Respiration **32**, 62 (1975a)

Kaik, G.: Bodyplethysmographische Untersuchung mit dem neuen Bronchospasmolytikum NAB 365. Münch. med. Wschr. **117**, 959 (1975b)

Kaliner, M.: Human lung tissue and anaphylaxis. I. The role of cyclic GMP as a modulator of the immunologically induced secretory process. J. Allergy clin. Immunol. **60**, 204 (1977)

Kalsner, S.: Mechanism of hydrocortisone potentiation of response to epinephrine and norepinephrine in rabbit aorta. Circulat. Res. **24**, 383 (1969)

Kammermeier, H., Rudroff, W., Gerlach, E.: Beeinflussung von Kontraktilität, Koronarfluß und intrazellulären Metaboliten des isolierten Herzens bei Variation von pH, P_{CO_2} und Bikarbonat. Stuttgart: Thieme 1968

Kammler, E., Gude, A.-W., Engineer, S., Ulmer, W.T., Weller, W.: Über den Einfluß lungenverkleinernder Operationen auf den Gasaustausch, die Hämodynamik des kleinen Kreislaufes und die Atemmechanik. Respiration **29**, 289 (1972)

Kammler, E., Ulmer, W.T.: Über die bronchodilatatorische Wirkung von neutral gelöstem Theophyllin und Theophyllin-Äthylendiamin. Therapiewoche **26**, 4905 (1976)

Kapancy, Y., Assimacopoulos, A., Irle, C.: "Contractile interstitial cells" in pulmonary alveolar septa: A possible regulator of ventilation/perfusion ratio? J. Cell Biol. **60**, 375 (1974)

Karpick, R.J., Pratt, P.C., Asmundsson, T., Kilburn, K.H.: Pathological findings in respiratory failure. Goblet cell metaplasia, alveolar damage, and myocardial infarction. Ann. intern. Med. **72**, 189 (1970)

Katz, K.H., Chandler, H.C.: Morphine hypersensitivity in kyphoscoliosis. New Engl. J. Med. **238**, 322 (1948)

Kaufmann, R., Homburger, H., Wirth, H.: Nachweis einer elektromechanischen Kopplungs-Insuffizienz als Ursache der gestörten Kontraktilität des hypertrophierten Myokards. Verh. dtsch. Ges. Kreisl.-Forsch. **37**, 237 (1971)

Kaukel, E., Lanser, K., Völkel, N., Beier, W., Sill, V.: Cyclic nucleotide metabolism in experimental bronchial constriction in rabbits. Respiration **35**, 158 (1978)

Keller, R., Lohmann, F.W., Schüren, K.P.: Catecholamines in chronic respiratory insufficiency. Respiration **28**, 273 (1971)

Kerrebijn, K.F.: Fragwürdige vorbeugende Wirkung von Ampicillin bei chronischen Bronchitiden. Ned. T. Geneesk. **110**, 1542 (1966)

Kersten, W.: Protektive Wirkung von Atrovent bei Allergenprovokation. Wien. med. Wschr. **124**, 19 (1974)

Kersten, W.: Die Wirkung von inhalierbaren Kortikosteroiden auf die inhalative Bronchoprovokation. Atemwegs- u. Lungenkrankh., 1. Beiheft, 21 (1975)

Kettel, L.J.: Recommendations for continuous oxygen therapy in chronic obstructive lung disease. Chest **64**, 505 (1973)

Khaja, F., Parker, J.O.: Right and left ventricular performance in chronic obstructive lung disease. Amer. Heart J. **82**, 319 (1971)

King, T.K.C., Briscoe, W.A.: The distribution of ventilation, perfusion, lung volume and transfer factor (diffusing capacity) in patients with obstructive lung disease. Clin. Sci. **35**, 153 (1968)

Kinkel, H.: Die Häufigkeit der Bronchitis in der Rentenversicherung. Dtsch. med. Wschr. **88**, 1991 (1963)

Kirsch, E.: Die Veränderungen der Herzproportionen bei rechtsseitiger Herzhypertrophie. Zbl. Path. **35**, 305 (1924)

Kirsch, E.: Entwicklungsablauf der rechtsseitigen tonogenen Herzdilatation bei Mensch und Versuchstier und seine physiologische Erklärung. Virchows Arch. path. Anat. **291**, 682 (1933)

Kirsch, E.: Die pathologische Anatomie des Cor pulmonale. Verh. dtsch. Ges. Kreisl.-Forsch. **21**, 163 (1955)

Kléber, A.: Bern: Dissertation 1970

Kleinerman, J.: Aspects of structure and ultrastructure

of the lung as related to asthma. In: New Directions in Asthma, p. 25. Park Ridge, Illinois: American College of Chest Physicians 1975

KLEPZIG, H.: Untersuchungen über die Arbeitsweise des menschlichen Herzens bei vermehrter Belastung. Arch. Kreisl.-Forsch. **23**, 96 (1955)

KNIERIEM, H.-J.: Über den Bindegewebsgehalt des Herzmuskels des Menschen. Arch. Kreisl.-Forsch. **44**, 231 (1964)

KÖNN, G., BERG, P.: Tierexperimentelle chronische pulmonale Hypertonie nach rezidivierender Mikrolungenembolie und ihre Rückwirkung auf Herz und Arterien. Beitr. path. Anat. **132**, 1 (1965)

KONIETZKO, N.: Die Bronchialwegsreinigung: Möglichkeiten ihrer Beeinflussung. Therapiewoche **26**, 8230 (1976)

KOVACS, E.M.: Changes in tissue histamine content of guinea pigs following treatment with cortisone and metyrapone. Brit. J. Pharmacol. **24**, 574 (1965)

KOWALSKI, J., ISLAM, M.S.: Klinik und Funktion des Lungenemphysems. Verh. Bericht Gesellschaft f. Lungen- und Atmungsforschung Atemwegs- u. Lungenkrankh. Sdb. 1978

KOWALSKI, J., RASCHE, B., ULMER, W.T.: Alpha$_1$-Antitrypsinmangel und Lungenemphysem (Lungenfunktion und Verlauf). Prax. Pneumol. **31**, 950 (1977)

KOWALSKI, J., ULMER, W.T.: Atemwegsobstruktion, Emphysem und Volumen pulmonum auctum. Verh. dtsch. Ges. inn. Med. **83**, 1472 (1977)

KRAYENBÜHL, H.P., RUTISHAUSER, W., WIRZ, P., LÜTHY, E.: Die Hämodynamik des linken Ventrikels beim Menschen unter chronischer Volumen- und Druckbelastung in Suffizienz. In: Herzinsuffizienz, Stuttgart: Thieme 1968

KREBS, E.G., STULL, J.T., ENGLAND, P.J.: The regulation of muscle metabolism and function by protein phosphorylation. In: Protein Phosphorylation in Control Mechanisms, p. 31. New York: Academic Press 1973

KRIEGER, E.: Bronchospasmolytische Wirkung bei obstruktiven Ventilationsstörungen. Int. J. clin. Pharmacol., Beiheft 4 Berotec, S. 102 (1972)

KRIEGER, E.: Die inhalative Kortikoidtherapie im Rahmen der stationären Kurbehandlung obstruktiver Atemwegskrankheiten. Atemwegs- u. Lungenkrankh., 1. Beiheft, 40 (1975)

KROPP, K., ZIMMERMANN, H.: Zur Therapie der asthmoiden Dyspnoe und der allergischen Exantheme in der pädiatrischen Praxis. Dtsch. med. J. **22**, 34 (1971)

KUHLMANN, J., RIETBROCK, N.: Wechselwirkungen bei der antiinfektiösen Therapie. Dtsch. med. Wschr. **100**, 2496 (1975)

KUMAR, L., NEWCOMB, R.W., ISHIZAKA, K.: IgE levels in sera of children with asthma. Pediatrics **47**, 848 (1971)

KUNKEL, G., STAUD, R.-D., RUDOLPH, R., STOCK, U., KERSTEN, R.: Langzeitbehandlung mit Beclometason-dipropionat-Aerosol bei der steroidabhängigen chronischen reversiblen Atemwegsobstruktion. Atemwegs- u. Lungenkrankh., 1. Beiheft, 34 (1975)

KUZEMKO, J.A., LINES, J.G.: Adrenal cortical function in children on steroids. Arch. Dis. Childh. **45**, 215 (1970)

LAL, S.: Comparison of tetracycline and trimethoprim-sulpha-methoxazole in acute episodes in chronic chest infections – some pitfalls analysed. Conference on the Synery of Trimethoprim and Sulfonamides. London 1969

LAL, S., HARRIS, D.M., BHALLA, K.K., SINGHAL, S.N., BUTLER, A.G.: Comparison of beclomethasone dipropionate aerosol and prednisolone in reversible airways obstruction. Brit. med. J. **3**, 314 (1972)

LAMPTON, L., MANION, C., AZARNOFF, D.: Is a dose formula adequate to predict physiological effects of intravenous theophylline? Amer. Rev. resp. Dis. **109**, 715 (1974)

LANDS, A.M., ARNOLD, A., MCAULIFF, J.P.: Differentiation of receptor systems activated by sympathomimetic amines. Nature (Lond.) **214**, 597 (1967)

LANE, D.J.: Respiratory disease. London: William Heinemann Medical Books Ltd. 1976

LAPP, H.: Über das Verhalten der Bronchialarterien und ihre Anastomosen mit der Arteria pulmonalis unter pathologischen Kreislaufbedingungen, insbesondere bei den einzelnen Formen der angeborenen Herzfehler. Verh. dtsch. Ges. Kreisl.-Forsch. **17**, 110 (1951)

LARSSON, S.: Long-term treatment with β_2-adrenostimulants in asthma. Acta med. scand., Suppl. 608 (1977)

LAUWERYNS, J., COKALAERE, M.: Hypoxia-sensitive neuro-epithelial bodies intrapulmonary secretory neuroreceptors, modulated by the CNS. Z. Zellforsch. **145**, 521 (1973)

LAUWERYNS, J.M., COKELAERE, M., DELEERSNYDER, M., LIEBENS, M.: Intrapulmonary neuro-epithelial bodies in newborn rabbits. Influence of hypoxia, hyperoxia, hypercapnia, nicotine, reserpine, L-DOPA and 5-HTP. Cell Tiss. Res. **182**, 425 (1977)

LAUWERYNS, J., PEUSKENS, J.C.: Neuro-epithelial bodies (neuroreceptor or secretory organs?) in human infant bronchial and bronchiolar epithelium. Anat. Rec. **172**, 471 (1972)

LEBEK, G.: Die infektiöse (plasmidische) bakterielle Antibioticaresistenz. Internist (Berl.) **16**, 416 (1975)

LEBLANC, K.: Dosis-Wirkungs-Vergleich von Berotec und Salbutamol-Dosier-Aerosol. Int. J. clin. Pharmacol., Beiheft 4 Berotec, S. 104 (1972)

LEESE, W.L.B.: An investigation into bronchitis. Lancet **1956 II**, 762

LEFCOE, N.P., CARTER, J.: Intermittent positive pressure breathing in chronic obstructive pulmonary disease. Canad. med. Ass. J. **103**, 279 (1970)

LEITH, D.E.: Review of comments concerning presentations and discussions of the intermittent positive pressure breathing session. Amer. Rev. resp. Dis. **110**, 200 (1974)

LENÈGRE, J., MAURICE, P., SCEBAT, L.: Les stades initiaux du cœur pulmonaire chronique. Acta cardiol. (Brux.) **9**, 314 (1954)

LERTZMANN, M., ISRAELS, L.G., CHERNIACK, R.M.: Erythropoiesis and ferrokinetics in chronic respiratory disease. Ann. intern. Med. **56**, 821 (1962)

LEVEY, G.S.: Solubilization of myocardial adenyl cyclase: loss of hormoneresponsiveness and activation by phospholipids. Ann. N.Y. Acad. Sci. **185**, 449 (1971)

LIEBOW, A.A., HALES, M.R., LINDSKOG, G.E. BLOOMER, M.R., HARRISON, W.D.: Enlargement of the bronchial arteries and there anastomoses with the pulmonary arteries in bronchiectasis. Amer. J. Path. **25**, 211 (1949)

LILKER, E.S., KARNICK, A., LERNER, L.: Portable oxygen in chronic obstructive lung disease with hypoxemia and cor pulmonale. Chest **68**, 236 (1975)

LINDSAY, D.H., READ, J.: Pulmonary vascular responsiveness in the prognosis of chronic obstructive lung disease. Amer. Rev. resp. Dis. **105**, 242 (1972)

LINZBACH, A.J.: Mikrometrische und histologische Analyse menschlicher Hungerherzen. Virchows Arch. path. Anat. **314**, 600 (1947)

LINZBACH, A.J.: Herzhypertrophie und kritisches Herzgewicht. Klin. Wschr. **26**, 459 (1948)

LINZENMEIER, G.: Bedeutung bakterieller Infekte für die chronische Bronchitis. Symposium Bad Ems 1968, S. 111

LOCKHART, A., TZAREVA, M., NADER, F., LEBLANC, P., SCHRIJEN, F., SADOUL, P.: Elevated pulmonary artery wedge pressure at rest and during exercise in chronic bronchitis: fact of fancy. Clin. Sci. **37**, 503 (1969)

LOGSDON, P.J., CARNRIGHT, D.V., MIDDLETON, E., Jr.: The effect of phentolamine on adenylate cyclase and on isoproterenol stimulation in leukocytes from asthmatic and nonasthmatic subjects. J. Allergy clin. Immunol. **52**, 148 (1973)

LOGSDON, P.J., MIDDLETON, E., Jr., COFFEY, R.G.: Stimulation of leukocyte adenyl cyclase by hydrocortisone and isoprotenol in asthmatic and nonasthmatic subjects. J. Allergy clin. Immunol. **50**, 45 (1972)

LOOS, M.: Antitussive Therapie chronisch-unspezifischer Bronchial- und Lungenkrankheiten. Arzneimittel-Forsch. **23**, 331 (1973)

LOOS, M.: Doppelblindstudie mit NAB 365 und zwei weiteren Sympathikomimetika zur Überprüfung von Lungenfunktions- und Kreislaufparametern sowie des Schlafverhaltens. Wien. med. Wschr., Suppl. **23**, 1 (1975)

LUDWIG, H.: Besondere Verlaufsformen des Cor pulmonale. Schweiz. med. Wschr. **85**, 1261 (1955)

LÜTHY, E.: Valsalvaversuch beim Gesunden und beim Emphysemkranken. Arch. Kreisl.-Forsch. **24**, 260 (1956)

LÜTTGAU, H.C.: Die Bedeutung der Ca-Ionen für die elektromechanische Kuppelung. In: Herzinsuffizienz. Stuttgart: Thieme 1968

LUTTEROTTI, M., v.: Die Überbelastung des rechten Herzens im Elektrokardiogramm. Dtsch. med. Wschr. **78**, 30 (1953)

MABERLY, D.J., GIBSON, G.J., BUTLER, A.G.: Recovery of adrenal function after substitution of Beclomethasone dipropionate for oral corticosteroids. Brit. med. J. **1**, 778 (1973)

MACGREGOR, R.R., SHEAGREN, J.N., LIPSETT, M.B., WOLFF, S.M.: Alternate day prednisone therapy: evaluation of hypersensitivity responses, control of disease and steroid side-effects. New Engl. J. Med. **280**, 1427 (1969)

MAHLER, F., KRAYENBÜHL, H.P., RUTISHAUSER, W., WIRZ, P., MIOTTI, R.: Cinéangiokardiographische Bestimmung des enddiastolischen Volumens und der Muskelmasse des linken Ventrikels. Verh. dtsch. Ges. Kreisl.-Forsch. **36**, 265 (1970)

MARCIC, I., ULMER, W.T.: Die Langzeitbehandlung der chronischen Bronchitis mit dem Breitband-Chemotherapeuticum »Bactrim«. Pneumonologie **142**, 59 (1970)

MARCUS, M.L., SKELTON, C.L., GRAUER, L.E.: Effects of theophylline on myocardial mechanics. Amer. J. Physiol. **222**, 1361 (1972)

MARRIOTT, CH., KELLAWAY, J.W.: The effect of tetracyclines on the viscoelastic properties of bronchial mucus. Biorheology **12**, 391 (1975)

MARTIN, L.E.: Pharmacological and metabolic studies on Beclomethasone dipropionate communication to the Charles Blackley Centenary Symposium on Asthma and Allergy. Nottingham: University 1973

MARTIN, L.E., HOBSON, J.C., PAGE, J.A., HARRISON, C.: Metabolic studies of Salbutamol-3H: A new bronchodilator in rat, rabbit, dog and man. Europ. J. Pharmacol. **14**, 183 (1971)

MARTIN, L.E., TANNER, R.J.N., CLARK, T.J.H., COCHRANE, G.M.: Absorption and metabolism of orally administered Beclomethasone dipropionate. Clin. Pharmacol. Ther. **15**, 267 (1974)

MARX, H.H.: Lungenemphysem und Bronchitis. Stuttgart: Thieme 1963

MARX, H.H.: Therapie der chronisch respiratorischen Insuffizienz. Z. ges. inn. Med. **20**, 34 (1965)

MARX, H.H.: Behandlung der Bronchiektasen. Dtsch. med. Wschr. **93**, 38 (1968)

MATTHES, K., ULMER, W.: Untersuchungen über die pathophysiologische Bedeutung des Emphysems. Dtsch. Arch. klin. Med. **204**, 275, 284, 298 (1957)

MATTHES, K., ULMER, W., WITTEKIND, D.: Cor pulmonale. Handbuch der inneren Medizin, Bd. IX, Teil 4. Berlin-Göttingen-Heidelberg-New York: Springer 1960

MAY, J.R., DELVES, D.M.: Treatment of chronic bronchitis with ampicillin. Lancet **1965 I**, 929

MAYER, ST.E.: Effects of adrenergic agonists and antagonists on adenylate cyclase activity of dog heart and liver. J. Pharmacol. exp. Ther. **181**, 116 (1972)

MAYER, ST.E.: Modulation of cyclic AMP-Dependent intracellular events. In: New Directions in Asthma, p. 71. Park Ridge, Illinois: American College of Chest Physicians 1975

MCCANN, W.S., BRUCE, R.A., LOVEJOY, F.W., YU, P.N.G., PEARSON, R., EMERSON, E.B., ENGEL, G., KELLY, J.: Tussive syncope; observations on the disease formerly called laryngeal epilepsy, with report of two cases. Arch. intern. Med. **84**, 845 (1949)

MCCREDIE, R.M.: Pulmonary oedema in lung disease. Brit. Heart J. **32**, 66 (1970)

MCILLROY, M.B., CHRISTIE, R.V.: The work of breathing in emphysema. Clin. Sci. **13**, 147 (1954)

MEAD, J.: Control of respiratory frequency. J. appl. Physiol. **15**, 325 (1960)

MEDICI, T.C.: Methoden zur experimentellen Untersuchung von Pharmaka, die die Bronchialsekretion beeinflussen. Therapiewoche **26**, 8278 (1976)

MEESSEN, H.: Strukturelle Veränderungen bei Herzstillstand und Herzstillegung. Verh. dtsch. Ges. Kreisl.-Forsch. **30**, 34 (1964)

MEESSEN, H.: Ausgewählte Beiträge der quantitativen und submikroskopischen Morphologie zum Verständnis der Herzinsuffizienz. In: Herzinsuffizienz. Stuttgart: Thieme 1968

MEESSEN, H., POCHE, R.: Pathomorphologie des Myokards. In: Das Herz des Menschen, Bd. II. Stuttgart: Thieme 1963

MEESSEN, H., SITTON, M.A.: Morphology of the kidney in morbus caeruleus. Arch. Path. **56**, 480 (1953)

MEIER, J.: Dosis- und Zeitwirkungsstudien mit Ipratropiumbromid und Placebo bei chronischer Bronchitis und Asthma bronchiale. Wien. med. Wschr. **124**, 29 (1974)

MERKER, H.J.: Elektronenmikroskopische Untersuchungen über die Wirkung von N-Cyclohexyl-N-methyl-(2-amino-3,5-dibrombenzyl)-amonium-chlorid auf das Bronchialepithel der Ratte. Arzneimittel-Forsch. **16**, 509 (1966)

MERTINI, H., GENTSCHY, E., GERMANN, W.: Klinische Erfahrungen und Untersuchungen mit neuen Cortisonderivaten bei Asthma bronchiale. Ärztl. Forsch. **10**, 201 (1956)

MESSING, R., DEGRE, S., DEMARET, B., VANDERMOTEN, P., DENOLIN, H.: The effect of age on pulmonary circulation in normal subjects. In: Progress in Respiration Research, vol. 5. Basel: Karger 1970

MICHELSON, A.L., FRAHM, CH.J., KATZ, K.H.: Delayed barbiturate intoxication. J. Amer. med. Assoc. **155**, 440 (1954)

MICHELSON, N.: Bilateral ventricular hypertrophy due to chronic pulmonary disease. Dis. Chest **38**, 435 (1960)

MIDDLETON, E., Jr.: Autonomic imbalance in asthma with special reference to β-adrenergic blockade. Adv. intern. Med. **18**, 177 (1972)

MIDDLETON, E., Jr.: Alpha receptors: Some pharmacological and clinical considerations. In: Allergology Proceedings of the 8th Congress of the International Association of Allergology, Tokyo 1973. Amsterdam: Excerpta Medica 1974

MIDDLETON, E., Jr.: Mechanism of action of corticosteroids. In: New Directions in Asthma, p. 433. Park Ridge, Illinois: American College of Chest Physicians 1975

MIECH, R.P.: The electrophysiology and biochemistry of smooth muscle. In: New Directions in Asthma, p. 21. Park Ridge, Illinois: American College of Chest Physicians 1975

MIECH, R.P., LOHMAN, S.M.: Metabolism and pharmacodynamics of theophylline. In: New Direction in Asthma, p. 377. Park Ridge, Illinois: American College of Chest Physicians 1975

MILLARD, F.J.C.: Geriatrics 854 (1965)

MILLARD, F.J.C.: The electrocardiogram in chronic lung disease. Brit. Heart J. **29**, 43 (1967)

MILLAS, H. DE, ULMER, W.T.: Der Tagesrhythmus der Strömungswiderstände in den Atemwegen und deren Beeinflußbarkeit. Pneumonologie **144**, 237 (1971)

MILLER, W.F.: Physiologic evaluation of the effects of diaphragmatic breathing training in patients with chronic pulmonary emphysema. Amer. J. Med. **17**, 471 (1954)

MILNE, L.R.J., CROMPTON, G.K.: Beclomethasone dipropionate and oropharyngeal candidiasis. Brit. med. J. **3**, 797 (1974)

MINETTE, A.: Spirometric study of the bronchodilating effects of hydroxyphenyl-orciprenaline (Th 1165a) in various forms in a group of 124 coal miners suffering from bronchospasms. Respiration **27**, 276 (1970)

MINETTE, A.: Beitrag zum Studium der ventilatorischen Effekte und Nebenwirkungen von Berotec, Orciprenalin, Salbutamol und Terbutalin. Int. J. clin. Pharmacol., Beiheft 4 Berotec, S. 120 (1972)

MITCHELL, R.S., FILLEY, G.F.: Chronic obstructive bronchopulmonary disease. I. Clinical features. Amer. Rev. resp. Dis. **89**, 360 (1964)

MITCHELL, R.S., PETTY, T.L., FILLEY, G.F., DART, G.A., SILVERS, G.W., MAISEL, J.C.: Clinical, physiologic and morphologic correlations in chronic airways obstruction. In: Bronchitis III, p. 164. Assen: Royal Vangorcum 1970

MITCHELL, R.S., SILVERS, G.W., DART, G.A., PETTY, T.L., VINCENT, T.N., RYAN, S.F., FILLEY, G.F.: Clinical and morphologic correlations in chronic airway obstruction. Amer. Rev. resp. Dis. **97**, 54 (1968b)

MITCHELL, R.S., VINCENT, T.N., RYAN, S., FILLEY, G.F.: Chronic obstructive bronchopulmonary disease. IV. The clinical and physiological differentiation of chronic bronchitis and emphysema. Amer. J. med. Sci. **247**, 513 (1964)

MITCHELL, R.S., WALKER, S.H., MAISEL, J.C.: The causes of death in chronic airway obstruction. II. Myocardial infarction. Amer. Rev. resp. Dis. **98**, 611 (1968a)

MITENKO, P.A., OGILVIE, R.I.: Rational intravenous doses of theophylline. New Engl. J. Med. **289**, 600 (1973)

MITHOEFER, J.G., HOLFORD, F.D., KEIGHLEY, J.F.H.: The effect of oxygen administration on mixed venous oxygenation in chronic obstructive pulmonary disease. Chest **66**, 122 (1974)

MÖSSNER, G., QUARZ, W.: Infection I, 3 (1973)

MOSCHKOWITZ, E.: Hypertonie im kleinen Kreislauf und Gefäßschaden. Ann. intern. Med. **30**, 1156 (1949)

MOTLEY, H.L., COURNAND, A., WERKO, L., HIMMELSTEIN, A., DESDALE, D.: The influence of short periods of induced acute anoxia upon pulmonary artery pressures in man. Amer. J. Physiol. **150**, 315 (1947)

MUELLER, R.E., PETTY, T.L., FILLEY, G.F.: Ventilation and arterial blood gas changes induced by pursed lips breathing. J. appl. Physiol. **28**, 784 (1970)

MULDER, J.: Bacteriological examination of sputum in case of acute and chronic bronchitis. In: Bronchitis. Assen: Royal Vangorcum 1961

MULLER, W.: Die Massenverhältnisse des menschlichen Herzens. Hamburg u. Leipzig: 1883

MUNOZ, J., BERGMAN, R.K.: Histamine sensitizing factors from microbial agents with equal reference to Bordetella pertussis. Bact. Rev. **32**, 103 (1960)

MURAD, F., CHI, M.Y., RALL, T.W.: Adenyl cyclase. 3. The effect of catecholamine and choline esters on the formation of adenosine 3',5'-phosphate by preparations from cardiac muscle and liver. J. biol. Chem. **237**, 1233 (1962)

MURPHY, M.L., ADAMSON, J., HUTCHESON, F.: Left ventricular hypertrophy in patients with chronic bronchitis and emphysema. Ann. intern. Med. **81**, 307 (1974)

MURRAY, J.F.: Review of the state of the art in intermittent positive pressure breathing therapy. Amer. Rev. resp. Dis. **110**, 193 (1974)

MYERS, G.B., KLEIN, A.H., STOFER, B.E.: The electrocardiographic diagnosis of right ventricular hypertrophy. Amer. Heart J. **35**, 1 (1948)

MYLES, A.B., BACON, P.A., DALY, J.R.: Single daily dose corticosteroid treatment: effect on adrenal function and therapeutic efficacy in various diseases. Ann. rheum. Dis. **30**, 149 (1971)

MYLES, A.B., GLASS, D., DALY, J.R.: Single daily dose corticosteroid treatment. Abstr. Thirteenth Int. Congr. Rheumatol. **148**, 46 (1973)

MYLES, R.B., DALY, J.R.: Corticosteroid and ACTH treatment. Principles and Problems. London: Edward Arnold 1974

NADEL, J.A.: Parasympathetic regulation of lungs and airways. Postgrad. med. J. **51**, (Suppl. 7) 86 (1975)

NAEYE, R.L.: Hypoxemia, effects on the pulmonary vascular bed. Med. thorac. **19**, 494 (1962)

NASH, E.S., BRISCOE, W.A., COURNAND, A.: The relationship between clinical and physiological findings in chronic obstructive disease of the lungs. Med. thorac. **22**, 305 (1965)

NEFF, TH.: Selection of patients for oxygen therapy. Chest **68**, 481 (1975)

NEIL, E.: Die afferente Innervation und die Reflexe des arteriellen Systems. Verh. dtsch. Ges. Kreisl.-Forsch. **25**, (1959)

NEUMANN, F., SCHENCK, B.: Pharmakotherapie mit Hormonen. In: Pharmakologie und Toxikologie, S. 310. Mannheim: Wissenschaftsverlag 1977

NICHOLS, F., NUGENT, C.A., TYLER, F.H.: Diurnal variation in suppression of adrenal function by glucocorticoids. J. clin. Endocr. **25**, 343 (1965)

NICHOLSON, D.P., CHICK, T.W.: A re-evaluation of parenteral aminophylline. Amer. Rev. resp. Dis. **108**, 241 (1973)

NICKERSON, M.: Adrenergic receptors. Circ. Res. (Suppl. 22) **23**, 53 (1973)

NICOLAS, R.: Beitrag zum Antikörpermangelsyndrom. Dtsch. med. Wschr. **88**, 1352 (1963)

NICOLAS, R.: Klinisch-experimentelle Sputumuntersuchungen bei chronischer Bronchitis. Med. thorac. **21**, 223 (1964)

NOACH, A.: Die Behandlung der chronischen Bronchitis und Bronchiektasen. Mkurse ärztl. Fortbild. **10**, 47 (1960)

NOLTE, D.: Ganzkörperplethysmographische Untersuchungen zu Wirkungseintritt und Wirkungsdauer von Berotec (Th 1165a). Int. J. clin. Pharmacol., Beiheft 4 Berotec, S. 127 (1972)

NOLTE, D.: Zur atemdepressorischen Wirkung von Sauerstoff bei Patienten mit alveolärer Hypoventilation. Verh. dtsch. Ges. inn. Med. **79**, 894 (1973)

NOLTE, D.: Physiologische und therapeutische Aspekte der Reflexbronchokonstriktion. Wien. med. Wschr. **124**, 22 (1974)

NOLTE, D., GALGÓCZY, G., LODE, H., MÁNDI, A., MATTHYS, H., STRESEMANN, E.: Ergebnisse einer multizentrischen Prüfung des Bronchospasmolytikums Reproterol. Dtsch. med. Wschr. **102**, 619 (1977)

NOLTE, D., STRELLER, S.E.: Fominoben und zentrale Atemregulation. Arzneimittel-Forsch. **23**, 348 (1973)

NORDENSTRÖM, B., KUMAZAKI, T.: Aorta, heart and lung vessels in idiopathic pulmonary emphysema related to pulmonary function. Acta radiol. (Stockh.) **15**, 198 (1974)

NOVI, A.M.: Beitrag zur Feinstruktur des Herzmuskels bei experimenteller Herzhypertrophie. Beitr. path. Anat. **137**, 19 (1968)

OBERDISSE, K.: Die Therapie mit Glucocorticoiden (Substitution, Hemmwirkung, Therapie mit pharmakologischen Dosen). Naunyn-Schmiedebergs Arch. exp. Path. Pharmak. **241**, 102 (1961)

ONISHI, S., BÜCHNER, F., THERMANN, M., ZITTEL, R.: Das elektronenmikroskopische Bild des Herzmuskels bei experimenteller chronischer Hypertrophie in der Phase der Kompensation. Beitr. path. Anat. **140**, 38 (1969)

ONISHI, S., ZITTEL, R.: Frühstadien der experimentellen Herzhypertrophie im elektronenmikroskopischen Bild. Naturwissenschaften **55**, 549 (1968)

OREHEK, J., GAYRARD, P., GRIMAUD, CH., CHARPIN, J.: Bronchoconstriction provoquée par inhalation d'allergène dans l'asthma. Effet antagoniste d'un anticholinergique de synthèse. Bull. physio-path. resp. Nancy **11**, 193 (1975)

ORIE, N.G.M., SLUITER, H.J., DE VRIES, K., TAMMELING, G.J., WITKOP, J.: The host factor in bronchitis. In: Bronchitis I, p. 43. Assen: Royal Vangorcum 1961

OSWALD, N.C., HAROLD, J.T., MARTIN, W.J.: Clinical patterns of chronic bronchitis. Lancet **1953 II**, 639

OTTO, H., ZEILHOFER, R., REISSINGER, O.: Vergleichende Untersuchungen zur Klinik und Symptomatik morphologisch gesicherter Emphysemfälle. Prax. Pneumol. **23**, 776 (1969)

PALMER, K.N.V., BALLANTYNE, D., DIAMONT, M.L., HAMILTON, W.F.D.: The rheology of bronchitic sputum. Brit. J. Dis. Chest **64**, 185 (1970)

PALMER, W.H., AGARWAL, J.B.: The effects of red blood cell concentration on pulmonary blood flow. Progr. Resp. Res. **5**, 84 (1970)

PARK, S.S., JANIS, M., SHIM, C.S., WILLIAMS, M.H., Jr.: Relationship of bronchitis and emphysema to altered pulmonary function. Amer. Rev. resp. Dis. **102**, 927 (1970)

PARKER, C.W., HUBER, M.G., BAUMANN, M.L.: Alterations in cyclic AMP metabolism in human bronchial asthma. 3. Leukocyte and lymphocyte responses to steroids. J. clin. Invest. **52**, 1342 (1973)

PARKER, C.W., SMITH, J.W.: Alterations in cyclic adenosine monophosphate metabolism in human bronchial asthma. 1. Leukocyte responsiveness to adrenergic agents. J. clin. Invest. **52**, 48 (1973)

PARMLEY, L.F., JONES, F.S.: Primary pulmonary arteriosclerosis. Arch. intern. Med. **90**, 157 (1952)

PATERSON, J.W., COURTENAY EVANS, R.J., PRIME, F.J.: Selectivity of bronchodilator action of salbutamol in asthma patients. Brit. J. Dis. Chest **65**, 21 (1971)

PELZI, H.O., ZELTER, O., TAUBER, R.: Behandlung chirurgischer Infektionen mit Lincomycin und 7-Chlor-Lincomycin. Arzneimittel-Forsch. **20**, 95 (1970)

PEÑALOZA, D., SIME, F., BANCHERO, N., GAMBOA, R.: Pulmonary hypertension in healthy man born and living at high altitudes. Med. thorac. **19**, 449 (1962)

PETERS, R.M., ROOS, A.: Effect of unilateral nitrogen breathing upon pulmonary blood flow. Amer. J. Physiol. **171**, 250 (1952)

PETTY, T.L.: A critical look at IPPB, editorial. Chest **66**, 1 (1974a)

PETTY, T.L.: Management of acute and chronic respiratory insufficiency in chronic airways obstruction. In: Textbook of Pulmonary Disease. Boston: Little, Brown and Company 1974b

PETTY, T.L., FINIGAN, M.M.: Clinical evaluation of prolonged ambulatory oxygen therapy in chronic airway obstruction. Amer. J. Med. **45**, 242 (1968)

PFITZER, P.: Polyploide Zellkerne im Herzmuskel des Schweins. Virchows Arch. Abt. B Zellpath. **9**, 180 (1971)

PILOT, H.C., YETVIN, M.B.: Interrelationship of mammalian hormones and enzyme levels in vivo. Physiol. Rev. **53**, 228 (1973)

PINES, A.: Steroid aerosols on asthma. Brit. med. J. **1**, 518 (1974)

PINES, A., RAAFAT, H., GREENFIELD, J.S.B.: Antibiotic regimes in moderately ill patients with purulent exacerbations of chronic bronchitis. Brit. J. Dis. Chest **66**, 107 (1972)

PINES, A., RAAFAT, H., PLUCIRESKI, K.: Antibiotic regimes in severe and acute purulent exacerbations of chronic bronchitis. Brit. med. J. **2**, 735 (1968)

PIPPIG, L.: Kreislaufzeiten, Blutvolumen; Problem der Stauung. In: Herzinsuffizienz. Stuttgart: Thieme 1968

PLOTKIN, Z.: The syndrom of gastroduodenal disease associated with chronic cor pulmonale. Dis. Chest **31**, 195 (1957)

PLUMPTON, F.S., BESSER, G.M., COLE, P.V.: Corticosteroid treatment and surgery. Anaesthesia **24**, 3 (1969)

POCHE, R., ARNOLD, G., NIER, H.: Die Ultrastruktur der Muskelzellen und der Blutcapillaren des isolierten Rattenherzens nach diffuser Ischämie und Hyperkapnie. Virchows Arch. Abt. A Path. Anat. **346**, 239 (1969)

POCHE, R., ARNOLD, G., REMBARZ, H.-W., NIER, H.: Über den Einfluß des Sauerstoffmangels auf die Feinstruktur des Herzmuskels im stillgestellten und im leerschlagenden isolierten Herzen der Ratte. Beitr. path. Anat. **136**, 58 (1967)

POCHE, R., MELLO MATTOS, C.M., DE, REMBARZ, H.-W., STOEPEL, K.: Über das Verhältnis Mitochondrien: Myofibrillen in den Herzmuskelzellen der Ratte bei Druckhypertrophie des Herzens. Virchows Arch. Abt. A Path. Anat. **344**, 100 (1968)

PODLESCH, I., WELLER, W., REIF, E.: Der Einfluß künstlicher Beatmung auf das Schlagvolumen und seine Ursachen. Elektromagnetische Flowmessung. Anaesthesist **15**, 126 (1966)

POLPCEK, I., BOLAN, J., DANIEL, E.E.: Accumulation of adenosine 3′,5′-monophosphate and relaxation in the rat uterus in vitro. Canad. J. Physiol. Pharmacol. **49**, 999 (1971)

POPPIUS, H., SALORINNE, Y., VILJANEN, A.A.: Inhalation of a new anticholinergic drug, Sch 1000 in asthma and chronic bronchitis: effect on airway resistance, thoracic gas volume, blood gases and exercise-induced asthma. Bull. physio-path. resp. Nancy **8**, 643 (1972)

PRIMER, G.: Klinisch-experimentelle Studie zur Bronchosekretolyse mit S-Carboxy-methyl-Cystein (SCMC). Therapiewoche **26**, 8256 (1976)

PUCHELLE, E., BECK, G., PHAM, Q.T., SADOUL, P.: Concentration des sécrétions bronchiques en antibiotiques au cours du traitement. Lille méd. **21**, 149 (1976)

QUEVAIVILLER, A., GARCET, S., VU-NGOC-HUYEN: Pharmakodynamik und Wirkungsmechanismus eines neuen Mukoregulans: S-Carboxy-Methyl-L-Cystein. Therapiewoche **26**, 8244 (1976)

RANKIN, T.J., MARKHAM, S.: Low dosage adrenocorticosteroid maintenance therapy of rheumatoid arthritis: Incidence of peptic ulcer and osteoporosis. Amer. Practit. **12**, 255 (1961)

RAO, B.S., COHN, K.E., ELDRIDGE, F.L., HANCOCK, E.W.: Left ventricular failure secondary to chronic pulmonary disease. Amer. J. Med. **45**, 229 (1968)

RASCHE, B., LEDER, L.-D., ULMER, W.T.: Zur Wirkung der Glucocorticoide auf permanente Fibroblastenkulturen bei Dauerbehandlung (Wachstum, Morphologie, Zellstoffwechsel). Z. ges. exp. Med. **144**, 322 (1967a)

RASCHE, B., MAY, G., ULMER, W.T.: Die Phagocytoseaktivität von permanenten Fibroblasten (Monocyten) Rattenalveolarmakrophagen und menschlichen Entzündungsmakrophagen unter der Wirkung von Glucocorticoiden. Z. ges. exp. Med. **144**, 335 (1967)

RASCHE, B., ULMER, W.T.: Glucocorticoidwirkung auf Wachstum und Stoffwechsel permanenter Fibroblastenkulturen in Abhängigkeit von Konzentration und Expositionsdauer. Z. Zellforsch. **84**, 506 (1968)

RASCHE, B., ULMER, W.T.: Zur Wirkung des Glucocorticoides 9α-Fluor-16α, 17α-isopropylidin-prednisolon auf die Phagocytoseleistung von Alveolarmakrophagen in vivo und auf Wachstum, Stoffwechsel und Phagocytoseaktivität permanenter Fibroblastenkulturen. Z. ges. exp. Med. **149**, 316 (1969)

RASCHE, B., ULMER, W.T.: Über die Wirkung der Glucocorticoide und der Mineralcorticoide auf Stoffwechsel und Wachstum von Zellen mesenchymalen sowie epithelialen Ursprungs. Untersuchungen an stabilisierten Zellkulturen. Z. ges. exp. Med. **152**, 42 (1970a)

RASCHE, B., ULMER, W.T.: Über die Phagocytoseaktivität von permanenten Fibrocyten (strain L 929) unter der Wirkung von Glucocorticoiden (Prednisolon) in Abhängigkeit von der Konzentration und von der Zeit nach Applikation. Z. Zellforsch. **105**, 123 (1970b)

RASCHE, B., ULMER, W.T.: Die sekundäre Wachstums- und Stoffwechselwirkung von phagozytiertem mikrokristallinem Glucocorticoid (9α-Fluor-16α, 17α-isopropylidin-dioxyprednisolon) auf permanente Fibroblastenkulturen. Res. exp. Med. **157**, 26 (1972)

RAUTMANN, H.: Die Untersuchung und Beurteilung der röntgenologischen Herzgröße. In: Kreislaufbücherei, Bd. 9. Darmstadt: Steinkopff 1951

REBUCK, A.S., READ, J.: Assessment and management of severe asthma. Amer. J. Med. **51**, 788 (1971)

REGULA, H., WIESER, O., WUNDT, W., KLEINHUBER, U.: Die Ausscheidung von Ampicillin über den Bronchialbaum. Med. Welt **25**, 547 (1974)

REICHEL, G., REIF, E., WELLER, W.: Über die Bedeutung der alveolargasabhängigen funktionellen Faktoren für die Entstehung der pulmonalen Hypertonie. Verh. dtsch. Ges. Kreisl.-Forsch. **31**, 77 (1965)

REICHEL, G., DANNENBERG, G., REDECKER, R.: Elektrokardiographische und lungenfunktionsdiagnostische Vergleichsuntersuchungen zur Frage der Rechtsherzbelastung bei chronischer Emphysembronchitis und Silikose. Z. Kreisl.-Forsch. **57**, 141 (1968)

REICHEL, G., ISLAM, M.S., LANSER, K.: Das linke Herz bei Cor pulmonale. Prax. Pneumol. **28**, 1082 (1974)

REICHEL, G., ISLAM, M.S., LANSER, K., MARCIC, I.: Relation between pulmonary artery wedge capillary and left atrial pressure in obstructive lung diseases. Progr. Resp. Res. **9**, 41 (1975)

REICHEL, G., ULMER, W.T., BUCKUP, H., STEMPEL, G., WERNER, U.: Die chronisch obstruktiven Atemwegserkrankungen des Bergmannes. Dtsch. med. Wschr. **94**, 2375 (1969)

REID, L., MILLARD, F.J.C.: Correlation between radiological diagnosis and structural lung changes in emphysema. Clin. Radiol. **15**, 307 (1964)

REINDELL, H., DOLL, E.: Die Röntgendiagnostik des Cor pulmonale. Verh. dtsch. Ges. inn. Med. **72**, 529 (1966)

REINDELL, H., GEBHARDT, W., KÖNIG, K., STEIM, H.: Herzgröße bei Herzinsuffizienz. In: WOLLHEIM, E. und SCHNEIDER, K.W., Herzinsuffizienz-Hämodynamik und Stoffwechsel. Stuttgart: Thieme 1964

REINDELL, H., KÖNIG, K., GEBHARDT, W., MUSSHOFF, K.: Die Größe des suffizienten und insuffizienten volumen- und druckbelasteten Herzens extrakardialer Genese. Radiologie **7**, 183 (1967)

REINDELL, H., MUSSHOFF, K., KLEPZIG, H.: Physiologische und patho-physiologische Grundlagen der Größen- und Formänderungen des Herzens. Handb. inn. Med., 4. Aufl. Bd. 9/1, S. 801. Berlin, Göttingen, Heidelberg: Springer 1960

RETHY, A., TOMASI, V., TREVISANI, A.: The role of phosphatidylserine in the hormone control of adenylate cyclase of rat liver plasma membranes. Biochim. biophys. Acta (Amst.) **290**, 58 (1972)

RIEDEL-DIBBERN, E., LEBLANC, K.: Kontrollierter Vergleich von Berotec- und Salbutamol-Dosier-Aerosol. Int. J. clin. Pharmacol., Beiheft 4 Berotec, S. 129 (1972)

RILEY, R.L., HIMMELSTEIN, A., MOTLEY, H.L., WEINER, H.M., COURNAND, A.: Studies of the pulmonary circulation at rest and during exercise in normal individuals and in patients with chronic pulmonary disease. Amer. J. Physiol. **152**, 372 (1948)

RITZERFELD, W.: Antibakterielle Therapie aus bakteriologischer Sicht. Chronische Bronchitis. Bad Ems: Symposium 1968, S. 321

ROBINSON, B.H.B., MATTINGLY, D., COPE, C.L.: Adrenal function after prolonged corticosteroid therapy. Brit. med. J. **1**, 1579 (1962)

RODBELL, M., KRANS, H.M.J., POHL, S.L.: The glucagon-sensitive adenyl cyclase system in plasma membranes of rat liver. 4. Effects of guanylnucleotides on binding of 125I glucagon. J. biol. Chem. **246**, 1872 (1971)

ROESLER, H.: Clinical roentgenology of the cardiovascular system. Springfield, Ill.: Thomas 1973

ROMBERG, E.: Über Sklerose der Lungenarterie. Dtsch. Arch. klin. Med. **48**, 197 (1891)

ROMINGER, K.: Mathematische Analyse der renalen Ausscheidungsdaten von Alupent nach oraler Applikation beim Menschen. In: Report, W.A. Biochemie. Ingelheim: C.H. Boehringer Sohn 1970

ROSENBERG, E.F.: Rheumatoid arthritis: Therapeutic experiences with 6α-Methylprednisolone (Medrol). Metabolism. **4**, 487 (1958)

ROSENMANN, E., DWARKA, L., BOSS, J.H.: Proliferative glomerulopathy in rheumatic heart disease and chronic lung disease. Amer. J. med. Sci. **264**, 213 (1972)

ROSKAMM, H., PETERSEN, J., WEIDEMANN, H., BLÜMCHEN, G., LANDRY, F., REINDELL, H.: Der kombinierte Einfluß von körperlicher Belastung und Sauerstoffmangelatmung auf den Pulmonalarteriendruck. Z. Kreisl.-Forsch. **59**, 1017 (1970a)

ROSKAMM, H., RUDROFF, W., PETERSEN, J., SCHWENDEL, V., PITTROFF, B., WEIDEMANN, H., REINDELL, H.: Die maximale Druckanstiegsgeschwindigkeit während standardisierter körperlicher Belastung als Maß für die Kontraktilität des Herzens. Verh. dtsch. Ges. Kreisl.-Forsch. **36**, 278 (1970b)

ROTTA, A., MIRANDA, A., ACOSTA, S.J.: Rev. Peruana Cardiol. **1**, 95 (1952)

RUPPERT, V.: Asthmafibel. Diagnostik und Therapie des Asthma bronchiale. München: Schwareck-Verlag 1974

RUTISHAUSER, W., KRAYENBÜHL, H.P.: Faktoren zur Beurteilung der Kontraktilität. In: Herzinsuffizienz. Stuttgart: Thieme 1968

SAGGERS, B.A., LAWSON, D.: Studies on the penetration of antibiotics into cystic fibrosis sputum in vivo. Vth Internat. Congr. of Chemotherapy, Vol. I, p. 419 (1967)

SALTER, W.T.: A textbook of pharmacology. Philadelphia: Saunders Comp. 1952

SAUNDERS, K.B., WHITE, J.E.: Controlled trial of breathing exercise. Brit. med. J. **2**, 680 (1965)

SCHINDL, R., IRNBERGER, E., PRIGLINGER, L.: Kurz-Langzeitvergleich adrenerger Bronchospasmolytika. Med. Welt **26**, 834 (1975)

SCHLAAK, M., JIPP, P.: Experimentelle Untersuchungen zur Pathogenese des Cor pulmonale. Z. Kreisl.-Forsch. **60**, 480 (1971)

SCHMIDT, O.P.: Sinnvolle Atemschulung bei obstruktiver Bronchialkrankheit. Krankengymnastik **23**, 207 (1971)

SCHMIDT, O.P., GÜNTHNER, W., BOTTKE, H.: Das bronchiale Syndrom. München: J.F. Lehmann 1965

SCHOEN, R.: Gefahren des Hypercorticismus. Dtsch. med. Wschr. **88**, 1174 (1963)

SCHOENMACKERS, J.: Die Herzkranzschlagadern bei der arterio-kardialen Hypertrophie. Z. Kreisl.-Forsch. **38**, 321 (1949)

SCHÜREN, K.P., CALDER, D., HÜTTEMANN, U.: Rhythmusstörungen bei chronischem Cor pulmonale. Pneumonologie **150**, 291 (1974)

SCHULTZ, G., HARDMAN, J.G.: Regulation of cyclic GMP levels in smooth muscle and other tissues. Proceedings of the Second Internat. Conference of Cyclic AMP. Vancouver 1974

SCHULTZ, G., HARDMAN, J.G., SCHULTZ, K.: The importance of calcium ions for the regulation of guanosine 3',5'-cyclic monophosphate levels. Proc. nat. Acad. Sci. (Wash.) **70**, 3889 (1973)

SCOTT, R.C., KAPLAN, S., FOWLER, N.O., STILLES, W.J.: The electrocardiographic pattern of right ventricular hypertrophy in mitral valve disease. Circulation **11**, 761 (1955)

SENFT, G., SCHULTZ, G., MUNSKE, K.: Effect of glucocorticoids and insulin on 3',5'-AMP phosphodiesterase activity in adrenalectomized rats. Diabetologia **4**, 330 (1968)

SHELDON, G.P.: Pressure breathing in chronic obstructive lung disease. Medicine (Baltimore) **42**, 197 (1963)

Shelton, D.M., Keal, E., Reid, L.: The pulmonary circulation in chronic bronchitis and emphysema. Chest **71**, 303 (1977)

Sherter, C.B., Jabbour, S.M., Kovnat, D.M., Snider, G.L.: Prolonged rate of decay of arterial PO_2 following oxygen breathing in chronic airways obstruction. Chest **67**, 259 (1975)

Shmock, C.L., Mitchell, R.S., Pomerantz, B., Pryor, R., Maisel, J.C.: The electrocardiogramm in chronic obstruction. Chest **60**, 335 (1971 b)

Shmock, C.L., Pomerantz, B., Mitchell, R.S., Pryor, R., Maisel, J.C.: The electrocardiogramm in emphysema with and without chronic airways obstruction. Chest **60**, 328 (1971 a)

Shuster, S., Williams, I.A.: Pituitary and adrenal function during administration of small doses of corticosteroids. Lancet **1961 II**, 674

Siemon, G., Thoma, R.: Therapie mit Antihistaminika und Broncholytika. Therapiewoche **27**, 4103 (1977)

Silva, D.G., Ross, G.: Ultrastructure and fluorescence histochemical studies on the innervation of the tracheobronchial muscle of normal cats and cats treated with 6-hydroxydopamine. J. Ultrastruct. Res. **47**, 310 (1974)

Simon, H., Felix, R., Ferlinz, R., Stadeler, H.J., Fricke, G., Esser, H., Winkler, C.: Untersuchungen über Zusammenhänge zwischen Hämodynamik des kleinen Kreislaufes und computerszintigraphischem Befund. Pneumonologie **150**, 240 (1971)

Simpson, T.: Acute respiratory infections in emphysema; account of 118 cases. Brit. med. J. **1**, 297 (1954)

Sinclair, J.D.: The effects of breathing exercises in pulmonary emphysema. Thorax **10**, 246 (1955)

Sjögren, A.L.: Left ventricular wall thickness determined by ultrasound in 100 subjects without heart disease. Chest **60**, 341 (1971)

Sly, R.M., Heimlich, E.M., Busser, R.J., Strick, L.: Exercise-induced bronchospasm: effect of adrenergic or cholinergic blockade. J. Allergy **40**, 93 (1967)

Smekal, P., v., Standfuss, K., Rau, G.: Zunahme der primär vaskulären pulmonalen Hypertonie im Zusammenhang mit der Einnahme von Appetitzüglern? Fragen zur Atemregulation. Z. Kreisl.-Forsch. **59**, 892 (1970)

Smith, A.P., Booth, M., Davey, A.J.: Treating asthma. Brit. med. J. **3**, 705 (1971)

Smith, A.P., Booth, M., Davey, A.J.: A controlled trial of Beclomethasone dipropionate for asthma. Brit. J. Dis. Chest **67**, 208 (1973)

Sörenby, L.: The β-adrenoreceptors of the lung mediating inhibition of antigen-induced histamine release. Europ. J. Pharmacol. **30**, 140 (1975)

Somlyo, A.P., Somlyo, A.V.: Vascular smooth muscle. 2. Pharmacology of normal and hypertensive vessels. Pharmacol. Rev. **22**, 249 (1970)

Somlyo, A.P., Somlyo, A.V.: The ultrastructural bases of contraction in smooth muscle. In: New Directions in Asthma, p. 55. Park Ridge, Illinois: American College of Chest Physicians 1975

Somlyo, A.P., Somlyo, A.V., Smiesko, V.: Cyclic AMP and vascular smooth muscle. In: Advances in Cyclic Nucleotide Research (Vol. 1) (Paoletti, R., Robinson, G.A., eds.), p. 175. New York: Raven Press 1972

Sonnenblick, E.H.: The contractile state of the heart in hypertrophy and failure. In: Herzinsuffizienz. Stuttgart: Thieme 1968

Soyka, L.F.: Alternate-day corticosteroid therapy. Advanc. Pediat. **19**, 47 (1972)

Spann, J.F., Jr., Buccino, R.A., Sonnenblick, E.H., Braunwald, E.: Contractile state of cardiac muscle obtained from cats with experimentally produced ventricular hypertrophy and heart failure. Circulation **21**, 341 (1967)

Spear, G.S.: Glomerular alterations in cyanotic congenital heart disease. Bull. Johns Hopk. Hosp. **106**, 347 (1960)

Spector, S., Kinsman, R.A., Farr, R.S.: A scheme to characterize asthma. In: New Directions in Asthma, p. 301. Park Ridge, Illinois: American College of Chest Physicians 1975

Spotnitz, H.M., Sonnenblick, E.H., Spiro, D.: Relation of ultrastructure to function in the intact heart: sarcomere structure relative to the pressure-volume curves of the intact heart ventricles of dog and cat. Circulat. Res. **18**, 49 (1966)

Staemmler, M.: Die Thromboendarteriitis obliterans der Lungenarterien. Klin. Wschr. **16**, 1669 (1937)

Stanek, V., Widimsky, J., Hurych, J.: The effect of age on the pressure-flow relationship and on the capacity of the pulmonary vascular bed with special reference to the condition of high flow. Progr. Resp. Res. **5** (1970)

Staub, N.C.: Time-dependent factors in pulmonary gas exchange. Med. Thorac **22**, 132 (1965)

Stemmann, E.A.: Inhalation von Beclomethasondipropionat in der Pädiatrie. Atemwegs- u. Lungenkrankh., 1. Beiheft, 44 (1975)

Stemmann, E.A., Liersch, R., Brewer, A.: Wirkung von Bronchodilatoren beim Asthma bronchiale. Mschr. Kinderheilk. **121**, 490 (1973)

Stewart, B.N., Hood, C.I., Block, A.J.: Long-term results of continuous oxygen therapy at sea level. Chest **68**, 486 (1975)

Stewart, S.M., Fisher, M., Young, J.E., Lutz, W.: Ampicillin levels in sputum, serum, and saliva. Thorax **25**, 304 (1970)

Stoner, J., Manganiello, V.C., Vaughan, M.: Guanosine cyclic 3',5'-monophosphate and guanylate cyclase activity in guinea pig lung: Effects of acetylcholine and cholinesterase inhibitors. Molec. Pharmacol. **10**, 155 (1974)

Storey, P.B., Morgan, W.K., Dray, A.J.: Chronic obstructive airway disease bacterial and cellular content of sputum. Amer. Rev. resp. Dis. **90**, 730 (1964)

Storms, W.W., Dopico, G.A., Reed, C.E.: Aerosol Sch 1000: An anticholinergic bronchodilator. Amer. Rev. resp. Dis. **111**, 419 (1975)

Susmann, M.L., Steinberg, M.F., Grishman, A.: Contrast visualitation of the heart and great vessels in emphysema. Amer. J. Roentgenol. **47**, 368 (1942)

Sutherland, E.W., Robision, G.A.: The role of cyclic-3',5'-AMP in response to catecholamines and other hormones. Pharmacol. Rev. **18**, 145 (1966)

Sutherland, R.: In vitro antibacterial activity of amoxicillin alone and in combination with other antibiotics. In: Calmoxyl-Symposium 1973, p. 7. München: Urban & Schwarzenberg 1974

Szám, J.: Cor pulmonale chronicum. Stuttgart-New York: Schattauer 1975

Szego, C.M., Davis, J.S.: Inhibition of estrogen-induced elevation of cyclic 3′,5′-adenosine monophosphate in rat uterus. 1. By β-adrenergic receptor blocking drugs. Molec. Pharmacol. **5**, 470 (1969)

Szentivanyi, A.: The β-adrenergic theory of the atopic abnormality in bronchial asthma. J. Allergy clin. Immunol. **42**, 203 (1968)

Tager et al.: Chemotherapie – Telegramm 2/77

Terzakis, J.A., Sommers, S.C., Andersson, B.: Neurosecretory appearing cells of human segmental bronchi. Lab. Invest. **26**, 127 (1972)

The Royal College of Physicians: The Proceedings of an International Symposium on Beclomethasone Dipropionate Aerosols. London 1974

Thiede, D., Ulmer, W.T.: Inhalationstherapie mit Katecholamin. Med. Klin. **66**, 705 (1971)

Thoman, R.L., Stoker, G.L., Ross, J.C.: The efficacy of pursed-lips-breathing in patients with chronic obstructive pulmonary disease. Amer. Rev. resp. Dis. **93**, 100 (1966)

Thomas, A.J.: Coronary heart disease in the presence of pulmonary disease. Brit. Heart J. **20**, 83 (1958)

Thornton, J.A., Darke, C.S., Herbert, P.: Intermittent positive pressure breathing in chronic respiratory disease. Anaesthesia **29**, 44 (1974)

Thurlbeck, W.M.: A clinico-pathological study of emphysema in an American hospital. Thorax **18**, 59 (1963)

Thurlbeck, W.M.: Chronic airflow obstruction in lung disease. Vol. V in the series Major Problems in Pathology. Philadelphia-London-Toronto: W.B. Saunders Company 1976

Thurlbeck, W.M., Henderson, J.A., Fraser, R.G., Bates, D.V.: Chronic obstructive lung disease. A comparison between clinical, roentgenologic, functional and morphologic criteria in chronic bronchitis, emphysema, asthma, and bronchiectasis. Medicine (Baltimore) **49**, 81 (1970)

Torres, G., Lyons, H.A., Emerson, P.: Effects of intermittent positive pressure breathing on the intrapulmonary distribution of inspired air. Amer. J. Med. **29**, 946 (1960)

Townley, R.G.: The onset of action of Sch 1000 MDI and its comparison with isoprenaline. Postgrad. med. J. **51**, (Suppl. 7) 100 (1975)

Townley, R.G., Honrath, T., Guirgis, H.M.: The inhibitory effect of hydrocortisone on the alpha-adrenergic responses of human and guinea pig isolated respiratory smooth muscle. J. Allergy clin. Immunol. **49**, 88 (1972)

Townley, R.G., Reeb, R., Fitzgibbons, T.: The effect of corticosteroids on the β-adrenergic receptors in bronchial smooth muscle. J. Allergy clin. Immunol. **45**, 118 (1970)

Turner-Warwick, M.: Study of theophylline plasma levels after oral administration of new theophylline compounds. Brit. med. J. **2**, 67 (1957)

Turner-Warwick, M., Fox, W.: Beclomethasone aerosol in chronic bronchial asthma. Lancet **1974 II**, 838

Ulmer, W.T.: Unspezifische chemisch-physikalische Reize als Ursache von Asthmaanfällen. Schweiz. med. Wschr. **96**, 941 (1966)

Ulmer, W.T.: Langzeitbehandlung der chronischen Bronchitis. Therapiewoche **17**, 663 (1967)

Ulmer, W.T.: Inhalationstherapie mit Atropinderivaten. Med. Klin. **66**, 326 (1971)

Ulmer, W.T.: Was ist gesichert in der Behandlung der obstruktiven Atemwegserkrankungen? Internist (Berl.) **13**, 507 (1972a)

Ulmer, W.T.: Hypertrophie des rechten Herzens aus der Sicht des Klinikers. Verh. dtsch. Ges. Kreisl.-Forsch. **38**, 102 (1972b)

Ulmer, W.T.: Antibiotika in der Behandlung der chronischen Bronchitis. Med. Klin. **68**, 1617 (1973)

Ulmer, W.T.: Langzeittherapie oder intermittierende Behandlung bei chronischer Bronchitis? Dtsch. med. Wschr. **99**, 1831 (1974)

Ulmer, W.T.: Pathophysiologsiche Grundlagen obstruktiver Atemwegserkrankungen. Dtsch. med. Wschr. **100**, 1575 (1975a)

Ulmer, W.T.: Bronchitis. Richtlinien für eine moderne medikamentöse Therapie. Med. Welt **26**, 922 (1975b)

Ulmer, W.T.: Der Weg zur kontrollierten Therapie der Atemwegserkrankungen. Prax. Pneumol. **29**, 709 (1975c)

Ulmer, W.T.: Repeated measurements of total airways resistance (R_t), intrathoracic gas volume (TGV), PaO_2, $PaCO_2$ and clinical features in patients with chronic obstructive lung disease during long-term treatment with Sch 1000 inhalations. Postgrad. med. J. **51** (Suppl. 7), 133 (1975d)

Ulmer, W.T.: Über die bronchodilatatorische Wirkung von Theophyllin-Äthylendiamin-Oblongtabletten (Euphyllin retard) im Vergleich zu Theophyllin und Orciprenalin. Inn. Med. **3**, 19 (1976a)

Ulmer, W.T.: Klinische Erfahrung mit Beclomethason-Dosieraerosol bei Patienten mit obstruktiver Atemwegserkrankung. Arzneimittel-Forsch. **26**, 2218 (1976b)

Ulmer, W.T., Dorsch, J., Iravani, J., Schüler, J., Stempel, K.-G., Vastag, E.: Anticholinergika als Bronchodilatatoren. Arzneimittel-Forsch. **23**, 468 (1973)

Ulmer, W.T., Islam, M.S., Bakran, I., Jr.: Untersuchungen zur Ursache der Atemwegsobstruktion und des überempfindlichen Bronchialsystems. Dtsch. med. Wschr. **96**, 1759 (1971)

Ulmer, W.T., Kowalski, J., Islam, M.S., Bugalho de Almeida, A.A.: Klinik und Diagnostik der akuten Lungenembolie. Verh. Dtsch. Ges. inn. Med. **84**, 298 (1978)

Ulmer, W.T., Kowalski, J., Zimmermann, I.: Klinische und funktionsanalytische Untersuchungen zur Frage verschiedener Formen obstruktiver Atemwegserkrankungen. Inn. Med. **4**, 186 (1977)

Ulmer, W.T., Nicolas, R.: Langzeitbehandlung der chronisch obstruktiven Bronchitis mit Corticosteroiden. Dtsch. med. Wschr. **91**, 1861 (1966)

Ulmer, W.T., Podlesch, I., Sell, R., Islam, M.S.: Untersuchungen zur Pathogenese des obstruktiven Lungenemphysems (Abhängigkeit des intrathorakalen Gasvolumens vom Ausmaß der Atemwegsobstruktion). Respiration **25**, 485 (1968a)

Ulmer, W.T., Reichel, G., Islam, M.S.: Pathophysiologische Bedeutung der Größe der Residualluftkapazität. Verh. dtsch. Ges. inn. Med. **74**, 202 (1968b)

ULMER, W.T., REICHEL, G., NOLTE, D.: Die Lungenfunktion. Physiologie und Pathophysiologie, Methodik. Stuttgart: Thieme 1976

ULMER, W.T., REIF, E.: Die obstruktiven Erkrankungen der Atemwege. Klinische Bedeutung und objektiver Nachweis mit der Ganzkörperplethysmographie. Dtsch. med. Wschr. **90**, 1803 (1965)

ULMER, W.T., REIF, E., WELLER, W.: Die obstruktiven Atemwegserkrankungen. Pathophysiologie des Kreislaufes, der Ventilation und des Gasaustausches. Stuttgart: Thieme 1966

ULMER, W.T., WENKE, A.: Bronchospirometrische Untersuchungen zur Frage der gasspannungsabhängigen Durchblutungsregulation der Alveolarkapillaren. Arch. Kreisl.-Forsch. **26**, 256 (1957a)

ULMER, W.T., WENKE, A.: Bronchospirometrische Untersuchungen über Ausmaß und Geschwindigkeit der Durchblutungsregulation des Alveolarraumes in Abhängigkeit von partieller Sauerstoffmangelatmung bei gesunden Versuchspersonen. Internat. Thoraxkongr., Köln 1957b

UTZ, G., HAUCK, A.M.: Orale Anwendung von Kalzium + Vitamin D_2 bei allergischem Asthma bronchiale. Münch. med. Wschr. **118**, 1395 (1976)

UTZ, G., KNOPP, P.: Zeit-Wirkungs-Kurven des Bronchospasmolytikums Th 1165a in Form eines Dosier-Aerosols im Placebovergleich. Int. J. clin. Pharmacol., Beiheft 4 Berotec, S. 135 (1972)

VAN AS, A.: Beta-adrenergic stimulant bronchodilators. In: New Directions in Asthma, p. 415. Park Ridge, Illinois: American College of Chest Physicians 1975

VAN BORK, L.E., JONKMAN, J.H.G., DE ZEEUW, R.A., ORIE, N.G.M., PESET, R., DE VRIES, K.: Diagnostisch en therapeutisch gebruik van thiazinamium (Multergan). Ned. T. Geneesk. **121**, 1196 (1977)

VANE, J.I.: Prostaglandins in the inflammatory response. In: Inflammation Mechanisms and Control, p. 261. New York: Academic Press 1972

VAN ROSSUM, J.M.: Pharmacokinetics of inhalation medication. Int. J. clin. Pharmacol., Beiheft 4 Berotec, S. 28 (1972)

VOGEL, J.H.K., WEAVER, W.F., ROSE, R.L., BOUNT, S.G., Jr., GROVER, R.F.: Pulmonary hypertension on exertion in normal man living at 10,150 feet (Leadville, Colorado). Med. thorac. **19**, 461 (1962)

VOGELBERG, K.: Die Lichtungsweite der Koronarostien an normalen und hypertrophen Herzen. Z. Kreisl.-Forsch. **46**, 101 (1957)

VOISIN, C., AERTZ, C., TONNEL, A.B., RAMON, P.: Eine neue In-Vitro-Methode zur Untersuchung des Verhaltens von Alveolarmakrophagen bei der bakteriellen Infektabwehr. Krankenhausarzt **49**, 195 (1976)

VOSS, H., HARMS, H.: Epidemiologie und Klinik der primär vaskulären pulmonalen Hypertonie. Z. Kreisl.-Forsch. **59**, 887 (1970)

WACHA, H., HARTEL, W.: Antibiotika-Konzentration in der menschlichen Lunge. Fortschr. Med. **93**, 1094 (1975)

WADE, O.L., BISHOP, J.M., DONALD, K.W.: Cardiac Output and Regional Blood Flow. Oxford, Blackwell Scientific Publ. 1962

WAGENVOORT, C.A., WAGENVOORT, N.: A classification of primary pulmonary hypertension. Progr. Resp. Res. **5**, 17 (1970)

WALZER, I., FROST, T.T.: Cor pulmonale. Dis. Chest **26**, 192 (1954)

WEEVER, J.M., GREGG, L.A.: The coincidence of gastric ulcer and chronic pulmonary disease. Ann. intern. Med. 1026 (1955)

WEGNER, G., MÖLBERT, E.: Das Verhalten des Myokards bei der experimentellen supravalvulären Aortenstenose. Virchows Arch. path. Anat. **341**, 54 (1966)

WEGNER, W.: Das Herzgewicht – ein hoch erbliches Merkmal beim Schwein. Arch. Kreisl.-Forsch. **64**, 1 (1971)

WEIDEMANN, H., ROSKAMM, H., BLÜMCHEN, G., SCHNELLBACHER, K., LANDRY, F., PETERSEN, J., LÖNNE, E., REINDELL, H.: Pulmonalisdruck und Herzminutenvolumen während Ergometerbelastung unter zunehmender Hypoxie. Verh. dtsch. Ges. Kreisl.-Forsch. **35**, 382 (1969)

WEIMANN, G.: Physikalische Behandlung bei Atemstörungen und Erkrankungen der Atmungsorgane. Therapiewoche **27**, 872 (1977)

WEINBERGER, M.W., BRONSKY, E.A.: Evaluation of oral bronchodilator therapy in asthmatic children. J. Pediat. **84**, 421 (1974)

WELLER, H.H., VAN DER STRAETEN, M., VERMEULEN, A., ORIE, N.G.M.: Hormonal pattern in bronchial asthma. Scand. J. resp. Dis. **49**, 163 (1968)

WERNER, M., THOMSEN, R.: The effect of allergen challenge on $FEV_{1.0}$ and its antagonization by Sch 1000 MDI compared with placebo. Postgrad. med. J. **51** (Suppl. 7) 106 (1975)

WESTCOTT, R.N., FOWLER, N.O., SCOTT, R.C., HAUENSTEIN, V.D., McGUIRE, J.: Anoxia and human pulmonary vascular resistance. J. clin. Invest. **30**, 957 (1951)

WESTERHOF, L., VAN DITMARS, M.J., DER KINDEREN, P.J., THIJSSEN, J.H.H., SCHWARZ, F.: Recovery of adrenal function during long-term treatment with corticosteroids. Brit. med. J. **4**, 534 (1970)

WESTERHOF, L., VAN DITMARS, M.J., DER KINDEREN, P.J., THIJSSEN, J.H.H., SCHWARZ, F.: Recovery of adrenocortical function during long-term treatment with corticosteroids. Brit. med. J. **2**, 195 (1972)

WESTLAKE, E.K., KAYE, M.: Raised intracranial pressure in emphysema. Brit. med. J. **1**, 302 (1954)

WHITCOMB, W.H., BIRD, R.M., JOHNSON, P.C., HAMMASTEN, J.F., MOORE, M.: The erythropoietic factor in hypoxic patients with emphysema without secondary polycythemia. Arch. intern. Med. **103**, 871 (1959)

WHITE, P.D.: Weekness and failure of the left ventricle without failure of the right ventricle. J. Amer. med. Ass. **100**, 1993 (1933)

WHITE, R.J., WOODINGS, D.F.: Impaired water handling in chronic obstructive airway disease. Brit. med. J. **2**, 561 (1971)

WIESSMANN, K.J.: Der Einfluß eines oralen Theophyllin-Äthylendiaminpräparates mit Retardwirkung auf die Lungenfunktionsparameter bei obstruktiven Atemwegserkrankungen. Dtsch. med. Wschr. **100**, 1781 (1975)

WILDE, W.: Therapie der chronischen Bronchitis mit

einem neuen Cysteinpräparat. Therapiewoche **36**, 4781 (1975)

WILDENTHAL, K., MIERZWIAK, D.S., MYERS, R.W., MITCHELL, J.H.: Effects of acute lactic acidosis on left ventricular performance. Amer. J. Physiol. **214**, 1352 (1968)

WILLIAMS, J.F., CHILDRESS, R.H., BOYD, D.L., HIGGS, L.M., BEHNKE, R.H.: Left ventricular function in patients with chronic obstructive pulmonary disease. J. clin. Invest. **47**, 1143 (1968)

WILLIS, T.: Pharmaceutic Rationalis (p 72). London: Dring, Harper and Leigh 1679, p. 82

WILSON, R.H., BORDEN, C.W., EBERT, R.V.: Adaptation to anoxia in chronic pulmonary emphysema. Arch. intern. Med. **88**, 581 (1951)

WILSON, R.H., BORDEN, C.W., EBERT, R.V., JOHNSON, J.J.: Hematologic adaptation to anoxemia in chronic pulmonary emphysema. J. Lab. clin. Med. **36**, 1004 (1950)

WILSON, R.H., HOSETH, W., DEMPSEY, M.E.: Respiratory acidosis. I. Effect of decreasing respiratory minute-volume in patients with severe chronic pulmonary emphysema with specific reference to oxygen, morphine and barbiturates. Amer. J. Med. **17**, 464 (1954)

WITEK, F.: Funktionsstörungen bei primären Gefäßerkrankungen der Lunge. Verh. Ges. Lungen- u. Atmungsforsch. **2**, 99 (1969)

WOLLHEIM, E.: Zur Klinik der Herzinsuffizienz. A. Genese der menschlichen Myokardinsuffizienz. In: Herzinsuffizienz. Stuttgart: Thieme 1968

World Health Organization: Chronic cor pulmonale: report of an expert committee. Circulation **27**, 594 (1963)

WURTMANN, R.J., AXELROD, J.: Control of enzymatic synthesis of adrenalin in the adrenal medulla by adrenal corticol steroids. J. biol. Chem. **241**, 2301 (1966)

WYSS, F.: Die Therapie des Status asthmaticus. Dtsch. med. Wschr. **84**, 1609 (1959)

WYSS, F., WILBRANDT, W.: Die quantitative pneumometrische Beurteilung asthmatischer Zustände und ihrer pharmako-therapeutischen Beeinflussung. Helv. med. Acta **6**, 819 (1945)

YAMASHITA, K., FIELD, J.B.: The role of phospholipide in TSH stimulation of adenylate cyclase in thyroid plasma membranes. Biochim. biophys. Acta (Amst.) **304**, 686 (1973)

YU, D.T.Y., CLEMENTS, P.J., PAULIS, H.E.: Human lymphocyte subpopulations: Effects of corticosteroids. J. clin. Invest. **53**, 565 (1974)

ZASLY, L., BAUM, G.L., RUMBALL, J.M.: The incidence of peptic ulceration in chronic obstructive pulmonary emphysema: a statistical study. Dis. Chest **37**, 400 (1960)

ZDANSKY, E.: Röntgendiagnostik des Herzens und der großen Gefäße. Wien: Springer 1949

ZEILHOFER, R.: Der venöse Rückfluß bei obstruktiven Lungenerkrankungen, beurteilt an atemmechanischen, hämodynamischen und phonokardiographischen Untersuchungen. Verh. dtsch. Ges. inn. Med. **72**, 970 (1967)

ZIMENT, I.: Why are they saying bad things about IPPB? Respir. Care **18**, 677 (1973)

ZIMMER, A.: Einmalapplikation, Mehrfachapplikation und Metabolitenmuster von Clenbuterol beim Menschen. Arzneimittel-Forsch. **26**, 1446 (1976)

ZIMMERMANN, I., CURSCHMANN, P., ULMER, W.T.: The effects of sympathicomimetics and anticholinergics on antigen-induced airway obstruction. Arzneim.-Forsch. **28**, 2256 (1978)

ZIMMERMANN, I., ISLAM, M.S., LANSER, K., ULMER, W.T.: Antigen-induced airway obstruction and the influence of vagus blockade. Respiration **33**, 95 (1976)

ZIMMERMANN, I., SCHULZ, H.-U., ULMER, W.T.: Blutspiegelverlauf bei intravenöser, intramuskulärer und oraler Gabe von Theophyllin-Äthylendiamin und neutral gelöstem Theophyllin. Arzneim.-Forsch. **28**, 1652 (1978)

ZIMMERMANN, I., ULMER, W.T.: Optimale Bronchodilatation durch Dosiserhöhung der Atropinkomponente? Praxis Pneumol. **31**, 603 (1977)

ZIMMERMANN, I., ULMER, W.T., RITZERFELD, W.: Tetracyclin-Spiegel im Sputum bei chronisch obstruktiver Bronchitis. Münch. med. Wschr. **119**, 845 (1977)

ZIMMERMANN, I., ULMER, W.T., WELLER, W.: The role of upper airways and of sensoric receptors on reflex bronchoconstriction. Res. Exp. Med. **174**, 253 (1979)

ZIMMERMANN, I., WALKENHORST, M., ULMER, W.T.: The location of sensoric bronchoconstricting receptors in the upper airways. (Im Druck)

ZÖLLNER, N., PARRISIUS, G., LINZENMEIER, G.: Langzeitbehandlung der chronischen Bronchitis mit Tetracyclinen. Dtsch. med. Wschr. **88**, 1457 (1963)

Sachverzeichnis

—, Lungenvolumenkurve 118
Respiratorbehandlung 364
Responders 689
Restblutmenge 696
Restlunge 182
Restriktion 453
Restriktion-Atemwegsobstruktion, Mischbilder 104
Retentionspneumonie, poststenotische 189
Retraktionsdruck, elastischer 439
Retraktionskraft, elastische 6, 45, 393
Retrokardialraum 259
Retrosternalraum 259
Rezeptoraffinität 721
Rezeptoren 138, 497
Rezeptoren, irritante 554
—, sensorische 212
Rezeptorenlokalisation 505
Rhonchi sonori 308
Rhythmus, circadianer 481
Riesenblase 272
Riesenkapillaren 17
Riesenzellen, epitheliale 145
Riesenzellenbronchiolitis 153
Riesenzysten 272
Röntgenbild 235
Röntgenologie 586
Röntgenologie, Differentialdiagnose 271
Rotationsviskosimeter 208
Rotationsviskosimetrie 311
R/S-Relation V_1 298
R/S-Relation V_6 298

Sacklunge 158
Sarkoidose 151
Sauerstoff, chemische Löslichkeit 61
—, physikalische Löslichkeit 61
Sauerstoffatmung 747
Sauerstoff-Dosierung 749
Sauerstoffdruck 122
Sauerstoffgenerator 748
Sauerstoffinsufflationsgerät 748
Sauna 335
S-Carboxy-Methylcystein 750
S-Carboxy-Methyl-L-Cystein 751
Schadstoffe, berufliche 315
Schatten, bandförmige 282
—, handschuhfingerartig 282
Schenkelblock 697
Schichtuntersuchung 239
Schimmelpilze 565
Schleim, fibrillärer 206
Schleimanalyse 207
Schleimdrüsen 14
Schleimdrüsenhyperplasie 471
Schleimdrüsenvolumen 437
Schleimfasern 206
Schleimhaut, respiratorische 12
Schleimhautabschwellung 643
Schleimhautabwehr, immunologische 311
Schleimhautinhibitor 213
Schleimhautverdickung 437
Schleimphase 205, 217
Schleimproduktion 394
Schleimzellen 470

Schock, anaphylaktischer 637
Schockapotheke 637
Schockfragment 557
Schockgifte 627
Schocklunge 193
—, Pathogenese 194
Schwellkörper 9
Schwerkraft 32
Schwerkrafteinfluß 52
Schwiele, pneumokoniotische 465
Scratchtest 593
Secretory piece 208
Segmentatelektase 187
Segmenteinschnürung 282
Segmentengstellung 282
Sekretions-IGA 208, 325
Sekretolyse 643
Sekretolytika 364, 750
—, Inhalation 751
Sekrettransport, ziliärer 13
Sekundenkapazität 403
Selektivkollaps 188
Sensibilisierung, exogene 582
Sensibilisierungsgrad 593, 612
Sensibilisierungsindex 561, 612
Serotonin 322, 475, 486, 497
Serumantikörper 309
Serumkrankheitstyp 547, 549
Serumtransaminasen 712
Serum-trypsin-inhibitory-capacity 385
SF_6-Auswaschkurve 409
short term anaphylactic 548
short term latency 548
Shunt 65
Shuntformel 66
Sialomucine 217
Signalmerkmale 581
Silikose 706
Sinobronchitis 318
Sinu-bronchiales Syndrom 151
Sinusitis 318, 352
—, chronische 351
slow reacting substance of anaphylaxis 553
Small airway disease 431
Smog 317
Sofortreaktion 547
Soziologie 315
SO_2 318, 470, 474, 491, 505
Spätkatarrh 569
Spätreaktion 547
Spättyp 550
Speisepilz 567
Sperrarterien 17
Spezifität, klinische 575
spiders 251
Spirometer 30
Spirometrie 101, 107
Spirometrie-Asthma 596
Spitzennarbenblasenemphysem 179
Spitzennarbenemphysem 276
Splenisation 187
Spontanpneumothorax 180
Sporen 567
Sporenfalle, Hirstsche 573
Sporenflora, extramurale 563

Handbuch der medizinischen Radiologie

Encyclopedia of Medical Radiology

Herausgeber: L. Diethelm,
F. Heuck, O. Olsson,
K. Ranniger, F. Strnad,
H. Vieten, A. Zuppinger

**9. Band: Röntgendiagnostik
der oberen Speise- und
Atemwege, der Atemorgane
und des Mediastinums. –
Roentgen Diagnosis of the
Upper Alimentary Tract and
Air Passages, the
Respiratory Organs and the
Mediastinum**

In 6 Bandteilen
Redigiert von F. Strnad

1. Teil: 1969. 626 Abbil-
dungen. XX, 886 Seiten
Gebunden DM 430,–;
US $ 236.50
Subskriptionspreis
Gebunden DM 344,–;
US $ 189.20
ISBN 3-540-04526-0

2. Teil: 1969. 373 Abbil-
dungen. XV, 466 Seiten
Gebunden DM 290,–;
US $ 159.50
Subskriptionspreis
Gebunden DM 232,–;
US $ 127.60
ISBN 3-540-04527-9

3. Teil: 1968. 435 Abbil-
dungen. XII, 1011 Seiten
(48 Seiten in Englisch)
Gebunden DM 460.–;
US $ 253.00
Subskriptionspreis
Gebunden DM 368,–;
US $ 202.40
ISBN 3-540-04161-3

4. Teil: W. Schulze:
**Geschwülste der Bronchien,
Lungen und Pleura**

a/b: 1974. 604 Abbildungen
in 1642 Einzeldarstellungen
XIV, X, 1532 Seiten
In zwei Teilbänden, die nur
zusammen abgegeben
werden
Gebunden DM 980,–;
US $ 539.00
Subskriptionspreis
Gebunden DM 784,–;
US $ 431.20
ISBN 3-540-06476-1

c: 1973. 341 Abbildungen
in 1001 Einzeldarstellungen
XV, 828 Seiten
Gebunden DM 540,–;
US $ 297.00
Subskriptionspreis
Gebunden DM 432,–;
US $ 237.60
ISBN 3-540-05874-5

5. Teil a:
Von/By H. Behrend,
H. Blaha, M. Loew,
W. Schermuly, V. Schneider
Redigiert von/Edited by
F. Strnad, F. Heuck
1978. 240 Abbildungen
(9 in Farbe), in 495 Einzel-
darstellungen, 39 Tabellen
XII, 737 Seiten
Gebunden DM 580.–;
US $ 319.00
Subskriptionspreis
Gebunden DM 464.–;
US $ 255.20
ISBN 3-540-08387-1

6. Teil: 1970. 322 Abbil-
dungen. XV, 650 Seiten
Gebunden DM 440,–;
US $ 242.00
Subskriptionspreis
Gebunden DM 352,–;
US $ 193.60
ISBN 3-540-04853-7

Preisänderungen vor-
behalten

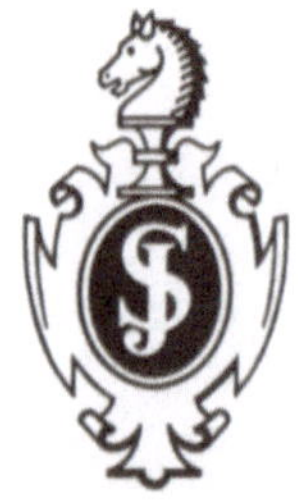

Springer-Verlag
Berlin
Heidelberg
New York